CARL FLÜGGEs
GRUNDRISS DER HYGIENE

FÜR STUDIERENDE UND PRAKTISCHE ÄRZTE MEDIZINAL- UND VERWALTUNGSBEAMTE

ZEHNTE AUFLAGE

NEU BEARBEITET VON

Dr. BRUNO HEYMANN
A. O. PROFESSOR AN DER UNIVERSITÄT BERLIN

MIT 213 ABBILDÜNGEN

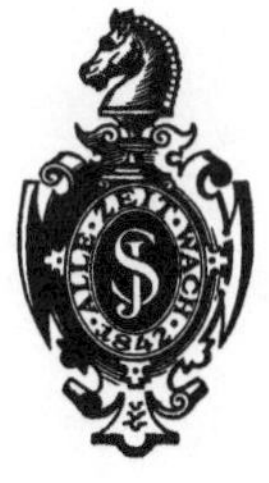

BERLIN
VERLAG VON JULIUS SPRINGER
1927

ISBN-13:978-3-642-89846-4   e-ISBN-13:978-3-642-91703-5
DOI: 10.1007/978-3-642-91703-5

Vorwort zur zehnten Auflage.

Als Carl Flügge am 12. Oktober 1923 im Alter von fast 76 Jahren aus seinem arbeits- und erfolgreichen Leben schied, stand er gerade im Begriff, an eine neue Bearbeitung seines „Grundrisses der Hygiene" heranzutreten. Abgesehen von einigen Vorbemerkungen mußte demnach die vorliegende Auflage erscheinen, ohne daß seine Meisterhand daran mitgewirkt hat. Ich war bestrebt, meine Aufgabe in dem gleichen Geiste zu lösen, dem das Werk seit Jahrzehnten seine weitgehende Beliebtheit verdankt, dabei aber auch den Fortschritten der Neuzeit durch zahlreiche Änderungen und Ergänzungen gebührend Rechnung zu tragen. So sind die Abschnitte über Ernährung, Wohnung, Gewerbehygiene und Infektionskrankheiten zu einem großen Teile neu bearbeitet. Auch von den Abbildungen sind sehr viele durch andere ersetzt worden.

Für mancherlei Ratschläge und freundliche Unterstützung bin ich den Herren Geheimen Hofrat Professor Dr. Hahn, Professor Dr. Grotjahn, Professor Dr. Korff-Petersen (Kiel) weil. und Professor Dr. Falck (Hann.-Minden), sowie den Herren Institutskollegen, insbesondere Herrn Professor Dr. Schütz, den Herren Privatdozenten Dr. Hirsch und Dr. Strauss und Herrn Dr. Freudenberg, zu großem Danke verpflichtet.

Auch der Verlagsbuchhandlung möchte ich für das verständnisvolle Eingehen auf meine Wünsche und für die schöne Ausstattung des Buches bestens danken.

Es würde mich freuen, wenn es mir gelungen wäre, dem Werke nicht nur bei Studierenden und Ärzten, sondern auch in weiteren hygienisch interessierten Kreisen den Ruf eines bewährten Lehr- und Nachschlagebuches über den Tod des Meisters hinaus erhalten zu haben.

Berlin, Anfang August 1927. Bruno Heymann.

Aus dem Vorwort zur ersten Auflage.

Zur Herausgabe des vorliegenden Buches haben mich die wiederholten und dringenden Bitten mehrerer Kollegen veranlaßt, denen gleich mir der Unterricht und die Prüfung in der Hygiene dadurch erschwert wurde, daß bisher kein für Studierende brauchbares kurzes Lehrbuch der Hygiene existierte.

Da somit der „Grundriß" vorzugsweise ein Lehrbuch sein soll, gebe ich in demselben keineswegs eine vollständige Sammlung aller Beobachtungs- und Forschungsresultate aus dem ganzen Bereich der Hygiene. Dagegen habe ich in den einzelnen Kapiteln wichtigere Fragen um so ausführlicher erörtert. Knapp

gefaßte Lehrsätze sind meines Erachtens in der gegenwärtigen Entwicklungs-
phase der hygienischen Wissenschaft für den Unterricht nicht geeignet. Wir
leben noch in einer Periode so raschen Wechsels der hygienischen Anschauungen,
daß wir selten in der Lage sind, dem angehenden Arzt festgegründete Maximen
mit auf seinen Weg zu geben; sondern wir müssen versuchen, die Studierenden
zu einem eigenen Urteil in hygienischen Fragen zu erziehen, das sie befähigt,
demnächst auch die Fortschritte der Wissenschaft bei ihrem praktischen Handeln
richtig zu verwerten. Dieses Ziel ist aber nur dadurch erreichbar, daß beim Unterricht die aufgestellten Lehrsätze ausführlicher begründet, frühere irrtümliche
Anschauungen kritisiert, die angreifbaren Punkte mancher Hypothesen bezeichnet
und die Lücken unserer Erkenntnis offen dargelegt werden.

Mit einer solchen Erörterung der hygienischen Lehren darf freilich der
Unterricht des angehenden Arztes noch nicht als abgeschlossen gelten. Ein
volles Verständnis kann vielmehr erst dadurch erzielt werden, daß der Studierende die zur hygienischen Untersuchung erforderlichen Apparate und Methoden
sieht oder selbst übt, und daß er die praktischen Einrichtungen, welche auf den
hygienischen Lehren fußen, durch Abbildungen, Modelle, Experimente und so
viel als möglich durch Besichtigung der ausgeführten Anlagen kennen lernt.

Breslau, Anfang Oktober 1889.   C. FLÜGGE.

Inhaltsverzeichnis.

Achtes Kapitel.

Inhaltsverzeichnis. IX

Anhang.

Einleitung.

Inhalt, Aufgaben und bisherige Leistungen der Hygiene.

Zahlreiche statistische Erhebungen über die Sterblichkeitsverhältnisse der jetzt lebenden Menschen liefern uns den Nachweis, daß wir von dem biblischen Ideal „Unser Leben währet 70 Jahre" weit entfernt sind. Nur wenige Menschen erreichen dies hohe Ziel; weitaus die meisten werden in früherem Alter dahingerafft, und in Wirklichkeit zeigt die Bewegung der Bevölkerung in den Kulturstaaten der Gegenwart außerordentlich große Unterschiede, je nach Ländern und Bevölkerungsgruppen.

Tabelle 1.
Sterbetafel für das Deutsche Reich 1901—1910.

Alter in vollen Jahren:	Zahl der zu Anfang der nebenbezeichneten Altersstufen Überlebenden, „Absterbeordnung":		Von Tausend sterben jährlich bis zur Erreichung der nächsten Altersstufe, „Tausendfache Sterbewahrscheinlichkeit":		Mittlere Lebensdauer in Jahren vom nebenbezeichneten Alter an gerechnet, „Lebenserwartung":	
	männl.	weibl.	männl.	weibl.	männl.	weibl.
0	100 000	100 000	202,3	170,5	44,8	48,3
1	79 766	82 952	39,8	38,7	55,1	57,2
2	76 585	79 761	14,9	14,6	56,4	58,5
3	75 442	78 594	9,5	9,3	56,2	58,3
4	74 727	77 867	6,9	6,8	55,8	57,9
5	74 211	77 334	5,3	5,3	55,2	57,3
10	72 827	75 845	2,4	2,6	51,2	53,4
15	72 007	74 887	2,8	3,0	46,7	49,0
20	70 647	73 564	5,0	4,2	42,6	44,8
25	68 881	71 849	5,1	5,4	38,6	40,8
30	67 092	69 848	5,6	6,0	34,6	36,9
35	65 104	67 679	7,0	6,9	30,5	33,0
40	62 598	65 283	9,2	7,7	26,2	29,2
45	59 405	62 717	12,4	8,5	22,9	25,3
50	55 340	59 812	17,0	11,3	19,4	21,4
55	50 186	55 984	23,6	16,2	16,2	17,6
60	43 807	50 780	32,6	24,7	13,1	14,2
65	36 079	43 540	47,1	39,6	10,4	11,1
70	27 136	34 078	69,4	62,1	8,0	8,5
75	17 586	25 006	106,4	98,3	6,0	6,3
80	8 987	12 348	157,9	146,5	4,4	4,7
85	3 212	4 752	231,6	217,4	3,2	3,4
90	683	1 131	320,0	295,7	2,4	2,6
95	74	157	414,0	368,6	1,8	2,1
100	4	13	496,7	420,8	1,5	1,9

Die vorstehende, für Deutschland abgeleitete Sterblichkeitstafel ergibt zwar, daß die absolute Zahl der Todesfälle unter den erwachsenen Lebensaltern bei etwa 70 Jahren am größten ist (ein gesetzmäßiges Verhalten, das auch für andere europäische Länder statistisch festgestellt wurde), die wahrscheinlichste (normale Lebensdauer also etwa 70 Jahre beträgt, daß aber die mittlere Lebensdauer viel geringer ist, da namentlich den niederen Altersklassen bis zum dritten Jahre eine sehr hohe Sterblichkeit zukommt (Tab. 1).

In Tabelle 2 ist ferner die Zahl der Todesfälle angegeben, die in den größeren europäischen Staaten und in Japan auf je 1000 Einwohner entfallen. Die Sterblichkeit zeigt danach in verschiedenen Ländern bedeutende Unterschiede, die vor 50 Jahren noch stärker hervortraten, aber bis jetzt keineswegs ausgeglichen sind. — Auch nach Lebensaltern zerlegt, treten, wie Tab. 3 zeigt, außerordentlich große Unterschiede in der Sterblichkeit verschiedener Länder hervor.

Tabelle 2.

Allgemeine Sterbeziffern in europäischen Ländern und in Japan.

Länder	Auf 1000 Einwohner entfallen Gestorbene (ohne Totgeborene)			
	1876—1885	1886—1895	1896—1905	1906—1913
Deutsches Reich .	25,8	23,9	20,6	16,5
Österreich	30,3	28,4	24,9	21,5
Ungarn	35,1	31,8	27,0	24,6
Italien	28,4	26,2	22,4	20,4
Frankreich	22,5	22,3	20,4	18,6
England und Wales	20,0	18,8	16,8	14,1
Irland	18,3	18,2	17,9	16,9
Schweden	17,8	16,5	15,8	14,0
Japan	.	20,0	20,9	20,6

Tabelle 3.

Sterblichkeit in europäischen Ländern nach Altersklassen.

Altersklasse	1907—14 starben auf 10000 der betreffenden Altersklasse			
	Deutschland	Österreich	England	Schweden
0— 1 Jahr	1930	2264	1296	793
1— 5 „	146	254	164	92
5—15 „	28	48	27	29
15—25 „	50	59	32	50
25—35 „	66	76	46	58
35—45 „	78	100	75	68
45—55 „	128	154	133	97
55—65 „	272	309	270	179
65—75 „	618	684	572	415
75—85 „	1434	1477	1282	1051
über 85 „	2935	2743	2559	2433

Beträchtliche Schwankungen der Sterblichkeit werden ferner bemerkbar, wenn die Wohlhabenheit einer städtischen Bevölkerung in Rechnung gezogen wird (Tab. 4, Bremen 1901—10).

Tabelle 4.
Sterblichkeit nach Wohlstand und Wohnung.

Altersstufe	Auf 10000 Lebende jeden Geschlechts und jeder Altersstufe kommen Gestorbene								
	Wohlhabende			Mittelstand			Ärmere		
	männl.	weibl.	zus.	männl.	weibl.	zus.	männl.	weibl.	zus.
0— 1 Jahre	598	381	489	804	1031	909	3018	2119	2558
1— 5 ,,	31	25	28	65	121	92	277	246	262
5—15 ,,	10	24	17	20	30	25	47	34	40
15—30 ,,	23	9,6	12	31	24	27	62	70	66
30—60 ,,	86	46	62	106	70	86	165	107	136
über 60 ,,	547	480	507	578	548	561	518	502	509
zusammen	105	58	73	109	106	107	210	182	196

Die ungeheuere Steigerung der Todesfälle in den ersten Lebensjahren und die starken Gegensätze in der Sterblichkeit zwischen verschiedenen Ländern und Bevölkerungsklassen lassen die jetzige Absterbeordnung nicht etwa als einfache Folge gewisser unabänderlicher, teils vererbter, teils erworbener krankhafter Abweichungen des menschlichen Körpers erscheinen.

Wir sehen vielmehr, daß in einigen Ländern und bei den Wohlhabenden Verhältnisse vorliegen, welche dem erreichbaren Ideal sehr nahe kommen; und wenn die Bewegung der Bevölkerung in den weitaus größten Teilen der zivilisierten Länder so außerordentlich abweicht, dann berechtigt uns das zu der Annahme, daß allerlei unnatürliche und regelwidrige äußere Verhältnisse, unter denen der heutige Kulturmensch zu leben gezwungen ist, sein Dasein erschweren und sein vorzeitiges Erliegen bewirken. Es ist von vornherein wahrscheinlich, daß manche jener schädigenden Einflüsse vermeidbar und viele der jetzt vorherrschenden Todesursachen durch menschliches Zutun einer Einschränkung zugänglich sind.

In Tabelle 5 ist angegeben, in welcher Weise sich in Deutschland die einzelnen Krankheiten an der Gesamtmenge der Todesfälle beteiligen. Trotzdem diese Statistik noch vielfache Mängel aufweist, welche namentlich in der Unvollständigkeit der obligatorischen ärztlichen Leichenschau liegen, so läßt sich doch so viel ersehen, daß allein etwa 20 Prozent aller Todesfälle auf Krankheiten und namentlich Ernährungsstörungen der Kinder zu rechnen sind; 9 Prozent entfallen auf Tuberkulose, ein großer, zeitlich wechselnder Anteil auf andere Infektionskrankheiten, 14 Prozent auf akute Erkrankungen der Respirationsorgane. Die große Mehrzahl aller Todesfälle ist also auf Ansteckungen, Unbekömmlichkeit der Nahrung und Störungen der Wärmeregulierung zurückzuführen; d. h. die tödlichen Erkrankungen kommen zum größeren Teile durch offenbare Einwirkung von schädlichen Einflüssen unserer äußeren Umgebung auf den bis dahin gesunden Körper zustande.

Die Bedeutsamkeit der äußeren Umgebung für den Gesundheitszustand einer Bevölkerung kann im Grunde für uns nichts Überraschendes haben. Physiologie und Pathologie haben uns längst gelehrt, daß der Mensch nur lebensfähig ist durch einen steten regen Wechselverkehr mit seiner Umgebung, aus welcher er Nahrung, Wasser, Luft usw. aufnimmt, an welche er Wärme, Wasser,

4 Einleitung.

Kohlensäure und eine Reihe von anderen Ausscheidungen abgibt und daß nur
eine Umgebung von bestimmter, in gewissen engen Grenzen schwankender Beschaffenheit einen normalen Ablauf des Lebens ermöglicht. Auf jede zu
heftige oder zu lange anhaltende Abweichung im Verhalten der äußeren Umgebung antwortet der Körper mit krankhafter Störung.

Tabelle 5.

Das Auftreten der einzelnen Todesursachen in Preußen während des Jahres 1912.

Lfd. Nr.	Todesursachen	Sterbefälle auf 10000 Lebende	An den nebenverzeichneten Ursachen starben unter 100 Todesfällen:
1	Angeborene Lebensschwäche und Bildungsfehler . .	10,6	6,81
2	Altersschwäche (über 60 Jahre)	17,4	11,21
3	Im Kindbett gestorben	1,0	0,64
	darunter: Kindbettfieber	*0,5*	*0,30*
4	Scharlach	1,0	0,67
5	Masern und Röteln	1,5	0,94
6	Diphtherie und Croup	2,0	1,32
7	Keuchhusten	2,3	1,49
8	Typhus	0,4	0,25
9	Übertragbare Tierkrankheiten	0,0	0,00
10a	Rose (Erysipel)	0,3	0,21
10b	Andere Wundinfektionskrankheiten	0,7	0,42
11	Tuberkulose	14,6	9,42
12	Lungenentzündung	13,5	8,70
13	Influenza	1,1	0,72
14	Andere übertragbare Krankheiten	0,3	0,21
15	Krankheiten der Atmungsorgane (ausschließlich 6, 7, 11, 12, 13 und 20)	8,7	5,61
16	Krankheiten der Kreislaufsorgane (Herz usw.) . . .	15,5	9,97
17a	Gehirnschlag	5,6	3,63
17b	Andere Krankheiten des Nervensystems	4,9	3,19
18a	Magen- und Darmkatarrh, Brechdurchfall	10,8	6,96
18b	Andere Krankheiten der Verdauungsorgane (ausschl. 11, 20)	5,1	3,33
19	Krankheiten der Harn- und Geschlechtsorgane (ausschließlich 3 und 20 u. d. vener. Krankh.) . . .	2,9	1,85
20a	Krebs	7,3	4,72
20b	Andere Neubildungen	0,8	0,54
21a	Selbstmord	2,1	1,37
21b	Mord und Totschlag	0,2	0,13
21c	Verunglückung oder andere gewaltsame Einwirkung	4,1	2,63
22	Andere benannte Todesursachen	16,3	10,52
23	Todesursache unbekannt	3,9	2,54
	Überhaupt	154,9	100,00

Daher bergen sowohl die natürlichen Lebensbedingungen — Luft, Wärme,
Boden, Wasser, Nahrung —, wie auch die künstlich veränderte Umgebung des
Menschen — Kleidung, Wohnung, Beruf und Beschäftigung — vielfache Krankheitsursachen, die um so gefährlicher erscheinen, weil der Mensch mit allen
seinen Funktionen auf einen steten regen Verkehr mit der Außenwelt angewiesen ist. Tritt daher ungewöhnlich hohe Sterblichkeit innerhalb einer Bevölkerung auf, oder kommt es zu auffällig starker Erkrankung einzelner Lebens-

alter, oder greifen epidemische Krankheiten um sich, — fast ausnahmslos werden wir in den jeweiligen äußeren Lebensverhältnissen die Ursache zu suchen haben.

Hieraus ergibt sich ohne weiteres, daß wir das lebhafteste Verlangen nach einer gründlichen Durchforschung und genauen Erkenntnis der äußeren Lebensbedingungen und der in ihnen gelegenen Krankheitsursachen haben müssen.

Die ärztliche Wissenschaft früherer Jahre hat der äußeren Umgebung des Menschen nur wenig Aufmerksamkeit geschenkt. Sie beschäftigte sich vorzugsweise mit den Vorgängen im Innern des menschlichen Körpers, und wenn sie einmal die Beziehungen der äußeren Lebensbedingungen zum Menschen berücksichtigte, so begnügte sie sich mit einer ziemlich rohen Empirie und mit ergänzenden Spekulationen und überließ gründlichere Forschungen auf diesem Gebiet anderen Wissenschaften wie der Meteorologie, Chemie, Botanik und Zoologie. Da aber erfahrungsgemäß in naturwissenschaftlichen Forschungsgebieten nur induktive und experimentelle Methoden zu sicheren Erfolgen führen, und da wiederum die Vertreter jener anderen Fächer ihre Arbeiten nicht nach medizinischen Gesichtspunkten wählten und ausführten, vollzog sich der Fortschritt in der Erkenntnis der uns interessierenden Verhältnisse der Außenwelt nur äußerst langsam.

Erst vor wenigen Jahrzehnten hat sich — teils infolge des schnellen Anwachsens der großen Städte und Industriebezirke und der dort sich häufenden Gefahren für die Gesundheit, teils unter dem mächtigen Eindruck verheerender Choleraeinbrüche — in den weitesten Kreisen die Überzeugung Bahn gebrochen, daß die Erkenntnis der äußeren Umgebung des Menschen und der in dieser gelegenen Krankheitsursachen eine der wichtigsten Aufgaben der medizinischen Forschung ist, und daß die hier gewonnenen Untersuchungsergebnisse einen bedeutsamen Teil der medizinischen Lehre ausmachen.

Diese Forschung und diese Lehre bilden die eigentliche Aufgabe der Hygiene. Die Hygiene läßt sich daher bezeichnen als derjenige Teil der medizinischen Wissenschaft, welcher sich mit der gewohnheitsmäßigen Umgebung des Menschen beschäftigt und diejenigen Momente in derselben zu entdecken sucht, welche Störungen im Organismus zu veranlassen und seiner Entwicklung zu höchster Leistungsfähigkeit entgegenzuwirken imstande sind.

Begreift man freilich unter Hygiene, so wie es früher geschah, die Zusammenfassung aller praktischen Maßnahmen zur Förderung der Volksgesundheit, so ist die Hygiene so alt wie die älteste Kultur.

Geschichtliches. Schon seit den Anfängen der geschichtlichen Zeit bestanden Sammlungen von Vorschriften, die darauf abzielten, dem Wesen nach zwar unbekannte, aber doch z. T. richtig beobachtete gesundheitliche Gefahren vom Einzelnen und mehr noch von Stamm, Sippe, Familie und Volk abzuwehren.

Namentlich in Ägypten und Vorderasien müssen solche Regelsammlungen in großem Umfange und bunter Mannigfaltigkeit bestanden haben. Sie wurden von den Dienern der religiösen Kulte gehütet und waren mit Sitte, Glauben und wirtschaftlichen Einrichtungen so eng verschlungen, daß sie selbst dort, wo sie uns noch am klarsten überliefert sind, im Alten Testament der Juden, sich nicht mehr rein herausschälen lassen. Diese Kulthygiene, wie man sie genannt hat, litt mangels jeder naturwissenschaftlichen Grundlage bezüglich ihrer hygienischen Wirkung an einer großen Unsicherheit, die in

merkwürdigem Gegensatz zu der Umständlichkeit der einzelnen Speise-, Bade- und Fort-
pflanzungsregeln stand.

Den Griechen war es vorbehalten, wie auf allen anderen Kulturgebieten auch auf dem
der Hygiene ein deutliches Kulturziel aufzustellen, nämlich das der Gleichwertigkeit des
schönen und leistungsfähigen Körpers neben der Bildung des Geistes. Die Verwirklichung
dieses Ideals suchten und fanden sie in einer hochentwickelten Gymnastik und einem sorg-
sam gepflegten Badewesen. Beides übernahmen von ihnen die Römer und fügten ein
großartiges System der Städteassanierung hinzu, als deren Zeugen noch heute zahlreiche Aquädukte und Kanalanlagen in Rom und anderen Städten des Mittelmeeres
erhalten sind.

Das aus dem Wirrsal der Völkerwanderung und dem Zusammenbruch des römischen
Imperiums hervorgehende Mittelalter war allzu stark metaphysisch eingestellt, als daß
es sich sonderlich um die Pflege der irdischen Hülle der Seele zu kümmern gewillt war.
Die Städteassanierung, durch welche die Römer die Ausbreitung der Seuchen in ihren
Städten zu verhindern gewußt hatten, fand in den umwallten Niederlassungen der Feudal-
zeit keine Nachahmung oder gar Weiterentwicklung. Vielmehr bedeuten die mittelalter-
lichen Städte geradezu einen Tiefstand der hygienischen Kultur, der sich denn auch in
einer ungeheueren Sterblichkeit offenbart. Aber einige Fortschritte sind auch hier zu
buchen. So fand das Krankenanstaltswesen, von der christlichen Liebestätigkeit ausgehend, in allen Städten Einlaß und erreichte namentlich im Anschluß an die kirchlichen
Orden eine hohe Blüte. Auch die erfolgreiche Bekämpfung des Aussatzes durch rücksichts-
lose Absonderung der Kranken in eigenen Anstalten verdient Bewunderung; und ferner
erlangte im späteren Mittelalter das Baden eine in Deutschland nie wieder erreichte
Beliebtheit.

Die furchtbaren Seuchen des 14. und 15. Jahrhunderts werden anfangs gar nicht,
später mit ganz unzulänglichen Maßregeln bekämpft. Erst im 18. Jahrhundert beginnt
man, planmäßig Sperren und Anzeigepflicht für ansteckende Krankheiten einzuführen,
verseuchte Wohnungen durch Räucherungen mit Schwefel oder salzsauren Dämpfen
zu reinigen. Ferner werden bei der Bau-, Straßen- und Marktpolizei hygienische Gesichtspunkte berücksichtigt; auch zeigen sich die Anfänge einer Gewerbe- und einer Schulhygiene. In PETER FRANKs „System der medizinischen Polizei", dessen erster Band 1779
erschien, ist uns eine achtbändige Zusammenstellung aller damals für erforderlich gehaltenen hygienischen Maßnahmen überliefert, von denen freilich die meisten jeder wissenschaftlichen Grundlage entbehrten und einer strengeren Kritik nicht standhalten.

Einen neuen Antrieb bekamen die hygienischen Reformbestrebungen in den Jahren 1830
bis 1850 in England. Einmal war es das ungeahnt rasche Wachsen der großen Städte,
das zu außerordentlichen hygienischen Mißständen führte und Abhilfemaßregeln erforderlich machte. Sodann aber drängte aufs schärfste die Cholera dazu, die 1823 das europäische Festland und bald auch England zum ersten Male heimsuchte.

Englische Ärzte wiesen damals darauf hin, daß die städtische Bevölkerung Englands eine viel höhere Sterblichkeit hätte als die Landbevölkerung, und daß ein großer Prozentsatz der Erkrankungen und Todesfälle auf „vermeidbare" Krankheiten entfiele.
1842 wurde eine königliche Untersuchungskommission eingesetzt mit dem Auftrag, den
gegenwärtigen Zustand der großen Städte zu prüfen und über die Mittel zur Abhilfe der
gefundenen Schäden zu berichten. Dieser Untersuchung folgte 1848 die Public Health Act,
ein Gesetz zur Beförderung der öffentlichen Gesundheitspflege, und dann die Durchführung
großartiger praktischer Reformen. Enge, dicht bewohnte Straßen und Stadtteile wurden
niedergerissen, neue Stadtviertel mit hygienisch einwandfreien Wohnungen erbaut; durch
unterirdische Schwemmkanäle oder durch besondere Abfuhrsysteme wurden die Abfallstoffe entfernt, zentrale Wasserversorgungen eingerichtet, die Nahrungsmittel einer strengen
Untersuchung unterworfen, die Kranken- und Armenpflege besser organisiert. In dem
ernsten Streben nach Beseitigung der hygienischen Schäden beugte sich das englische Volk
einer Menge von lästigen polizeilichen Aufsichtsmaßregeln und Eingriffen in seine kommunale Selbstverwaltung. Der „General Board of Health" hatte beispielsweise eine Anzahl
Inspektoren, welche von den Gemeinden Einblick in alle Dokumente, Pläne, Steuerrollen usw.
verlangen konnten, und auf deren Bericht hin die Gemeinden zur Einrichtung eines Orts-
gesundheitsamts gezwungen werden konnten, welches das Recht erhielt zur Erhebung von
Steuern behufs Deckung aller zugunsten der öffentlichen Gesundheitspflege aufgewendeten
Kosten.

Ohne Zweifel wurde nach Ablauf einiger Jahre durch die englischen Neuerungen eine meßbare Wirkung auf den Gesundheitszustand erzielt. Die Sterblichkeit sank; die einheimischen ansteckenden Krankheiten nahmen in vielen Städten ab oder hörten ganz auf; an Choleraeinbrüche schloß sich keine Ausbreitung im Lande an. — Mit Stolz blickten Staatsmänner und Ärzte auf diese Erfolge, und die Hygiene war innerhalb kurzer Zeit nicht nur in England, sondern auch in den übrigen zivilisierten Staaten volkstümlich geworden. —

Trotzdem wir auch heute noch dem tatkräftigen Vorgehen der englischen Hygieniker unsere Anerkennung nicht versagen können, dürfen wir uns doch nicht verhehlen, daß jene Reformen in erster Linie eine Besserung der sozialen Lage der ärmeren Bevölkerung und größtenteils erst auf diesem Umwege eine Beseitigung jener Gesundheitsschädigungen bewirkten, die den eigentlichen Ausgangspunkt der Reformen gebildet hatten. Spezifisch hygienische Maßnahmen waren damals auch gar nicht möglich, und zwar deshalb, weil man über die Ursachen der hygienischen Schäden, vor allem der besonders gefürchteten Infektionskrankheiten, so gut wie nichts wußte, und weil doch lediglich diese Ursachen einer zielbewußten hygienischen Reform zum Angriffspunkt dienen konnten. In bezug auf die Entstehungsweise der Krankheiten und namentlich der Infektionskrankheiten ließ man sich damals von allerlei, der wissenschaftlichen Begründung durchaus entbehrenden Hypothesen leiten; beispielsweise nahm man an, daß Seuchen ihren Ursprung riechenden Gasen und der Einwirkung gewisser Luftströmungen („Miasmen") verdanken.

Die englischen Reformen sind im Grunde nur ein Beweis dafür, daß Beseitigung sozialer Mißstände und planmäßige Erziehung zur Reinlichkeit an der Hebung der Volksgesundheit höchst erfolgreich mitwirken. Aber es ist auch von vornherein wahrscheinlich, daß die damalige Art des Vorgehens nicht selten über das Ziel hinausschoß und — von unserem Standpunkte einer strengen hygienischen Indication — eine erhebliche Verschwendung darstellte, da die hauptsächlichsten vermeidbaren Krankheiten vielfach durch weit einfachere Mittel beseitigt werden können. Und ebenso ist es wahrscheinlich, daß jene ohne Kenntnis der Krankheitsursachen durchgeführten Reformen ihren Zweck oft sogar ganz verfehlt haben. In der Tat haben sich z. B. so manche damals angelegten Wasserversorgungen nicht bewährt und mußten später durch andere ersetzt werden, weil scheinbar reine, in Wirklichkeit aber sehr verdächtige Wässer gewählt waren. Ebenso kam man, geleitet von übertriebenen Ansichten über die Gefahren verunreinigten Bodens, zu Verfahren der Abfallbeseitigung, die in der Neuzeit von Grund aus geändert werden mußten. In manchen der assanierten Städte ereigneten sich trotz allem ausgedehnte Typhusausbrüche, als Zeichen, daß man die eigentliche Krankheitsursache nicht in richtiger Weise beseitigt hatte; und eine Reihe wichtiger endemischer Krankheiten blieb in zahlreichen Städten von den eingeführten Reformen völlig unbeeinflußt.

Offenbar lag damals eine klaffende Lücke unserer wissenschaftlichen Erkenntnis vor, die ausgefüllt werden mußte, ehe folgerichtig begründete praktische Reformen auf dem Gebiet der Hygiene möglich waren. — Erst vor etwa 60 Jahren hat Pettenkofer eine wissenschaftliche hygienische Forschung begründet. Er war der erste, welcher eine größere Reihe von Experimentaluntersuchungen über Fragen der Heizung und Lüftung, über Kleidung, über das Verhalten von Neubauten, über das Grundwasser und die Bodenluft anstellte, und welcher dadurch der Experimentalhygiene eine erste feste Basis gab. Im Verein mit VOIT legte PETTENKOFER außerdem den Grund zu unseren heutigen Anschauungen über Nahrungsmittel und Ernährung. 20 Jahre später waren es besonders die Entdeckungen KOCHS, welche neue Arbeitsgebiete erschlossen und für die so überaus wichtigen Fragen der Entstehung und Verbreitung der Infektionskrankheiten die Anwendung genauer Forschungsmethoden ermöglichten.

Seitdem sind auch meßbare praktische Erfolge viel deutlicher zutage getreten als früher.

Eine solche Messung und Prüfung kann nur unter Anwendung der statistischen Methoden erfolgen. — Unter medizinischer Statistik ist die zahlenmäßige Erfassung der Krankheiten der Menschen zu verstehen, und zwar sowohl nach ihrer biologischen Einteilung, also nach Alter, Geschlecht usw., als auch besonders nach ihrer sozialen Unterscheidung, indem einzelne Bevölkerungsschichten, Wohlstandsklassen, Berufe usw. gesondert auf typische Krankheiten ausgezählt werden.

Die Bezeichnung „Statistik" ist zum ersten Male von einem Arzte in den wissenschaftlichen Sprachgebrauch eingeführt, nämlich von dem Braunschweigisch-Lüneburgischen Leibarzte und Helmstädter Professor HERMANN CONRING (gest. 1681). Der Engländer JOHN GRAUNT (gest. 1674) und der Arzt PETTY (gest. 1687) schufen die Sterblichkeitsstatistik, und EDMUND HALLEY in London berechnete nach dem Material, das ihm der Propst KASPAR NEUMANN aus den Breslauer Kirchenbüchern zur Verfügung stellte, die erste immerhin brauchbare Sterbetafel, gewiß ein für jene Zeit merkwürdiges Beispiel internationaler wissenschaftlicher Zusammenarbeit. Aus den Geistlichen jener Zeit gingen in Deutschland, veranlaßt durch ihre Beschäftigung mit der Führung der Kirchenbücher, zahlreiche Statistiker hervor, unter denen der Feldprediger Friedrich des Großen, JOHANN PETER SÜSSMILCH (gest. 1767), bei weitem der hervorragendste ist. Sein Buch „Betrachtungen über die göttliche Ordnung in den Veränderungen des menschlichen Geschlechtes, aus der Geburt, dem Tode und der Fortpflanzung desselben erwiesen" vom Jahre 1740 gilt mit Recht als die erste wissenschaftliche Bevölkerungsstatistik und ist noch heute lesenswert. —

Jeder Mediziner, den der Stoff zwingt, mit Zahlen und Massenbeobachtungen zu arbeiten, sollte bedenken, daß die Statistik eine wohlbegründete Wissenschaft ist, deren Methoden zur Vermeidung von Fehlschlüssen bekannt sein müssen. Die statistische Methodik kann hier nicht genauer erörtert werden. Nur auf einige elementare Fehler, denen man häufig begegnet, möge an dieser Stelle aufmerksam gemacht werden. So ist es unzulässig, Zahlen miteinander zu vergleichen, wenn man sich nicht genau darüber unterrichtet hat, wie diese Zahlen erhoben worden sind, und ob das Material, aus dem sie gewonnen wurden, überhaupt einen Vergleich zuläßt. — Weiterhin muß davor gewarnt werden, aus der Parallelität von Zahlenreihen ohne weiteres auf eine Kausalität zu schließen. So ist es z. B. nicht richtig, in der Abnahme der Tuberkulosesterblichkeit in den letzten Jahrzehnten vor dem Kriege eine Wirkung von Maßnahmen, die in diesen Jahren getroffen wurden, zu sehen, wenn die gleiche Abnahme in anderen Ländern schon früher und im höheren Grade auch ohne jene Maßnahmen beobachtet worden ist. — Ferner sollte niemals vergessen werden, daß nur konkrete Dinge oder eindeutig umschreibbare Tatsachen sich statistisch behandeln lassen. Man kann Todesfälle zählen, Beinbrüche, Typhuserkrankungen, auch Heilungen, aber z. B. die „Besserung" der Lungenspitzenkatarrhe als ein der Statistik zugängliches Objekt zu behandeln, ist unzulässig. — Auch eine Überschreitung der Grenzen der medizinischen Statistik ist zu vermeiden. Diese liegen ungefähr dort, wo das Gebiet der reinen Bevölkerungsstatistik anfängt. Die Statistik der Geburten und der Todesfälle bleibt besser dem mathematisch geschulten Statistiker vom Fach überlassen.

Die Zahl, welche angibt, wieviel Todesfälle auf das Tausend der Bevölkerung jährlich gezählt werden, nennt man die Sterblichkeitsziffer, wie man denn überhaupt stets von „Ziffern" zu sprechen sich gewöhnt hat, wenn es sich um Relativzahlen, bezogen auf das Tausend (bei der Sterblichkeits- und Geburtenziffer) oder auf das Hundert (bei Totgeburten, bei der Ziffer der Säuglingssterblichkeit) oder auf Zehntausend bzw.

Hunderttausend (bei der Sterblichkeit an einzelnen Krankheiten, z. B. Lungentuberkulose) handelt.

Die Sterblichkeitsziffer ist ein beliebtes Maß der gesundheitlichen Verhältnisse eines Landes oder einer Stadt und wird häufig zu Vergleichs- und Beweiszwecken verwandt, obgleich dieser Maßstab nur mit großer Vorsicht als solcher zu gebrauchen ist. Denn zählt eine Stadt oder ein Beruf oder eine Landschaft unverhältnismäßig viele Personen im rüstigen Alter und wenig Säuglinge und Greise, so wird sie unter allen Umständen eine viel geringere Sterblichkeit haben als umgekehrt. Bei jedem Vergleich der Sterblichkeit, der zur Aufstellung ursächlicher Beziehungen beweiskräftig herangezogen werden soll, sollte daher eine Berechnung nach Altersklassen gefordert werden; nur mit dieser Einschränkung können aus der Sterblichkeitsstatistik weitgehende Schlüsse auf Besserung der hygienischen Zustände gezogen werden.

Diese Warnung vor der uneingeschränkten Verwertung der Sterblichkeitsziffer als Maßstab der Volksgesundheit muß verschärft werden angesichts der großen Störungen, welche der Weltkrieg im normalen Bevölkerungsaufbau dadurch hervorgerufen hat, daß erstens Millionen Männer der mittleren Altersklassen gefallen sind, und daß zweitens ein Vielfaches dieser Zahl infolge des Geburtenausfalls während des Krieges und infolge des beispiellosen jetzigen Geburtenrückgangs in der Gesamtbevölkerung fehlt. —

Zu beachten ist endlich, daß durch die medizinische Statistik das Typische nur dann herausgesondert und anschaulich dargestellt werden kann, wenn es sich um ein genügend großes Material handelt, weil sonst irgend eine Zufälligkeit oder eine Regelwidrigkeit das Ergebnis zu fälschen imstande ist. Das „Gesetz der großen Zahl", dessen Beachtung allein vor Irrtümern in dieser Hinsicht bewahren kann, ist daher in der medizinischen Statistik besonders zu berücksichtigen, und man wird häufig außer Prozent- oder Promille-Angaben auch die absoluten Zahlen, aus denen die Relativzahlen berechnet sind, angeben müssen, um eine Prüfung daraufhin zu ermöglichen, ob diesem Gesetz im Einzelfall Genüge geleistet ist.

Streng zu unterscheiden ist zwischen Letalität und Mortalität, für welche beiden Ausdrücke leider immer noch die gleiche Bezeichnung „Sterblichkeit" gebräuchlich ist. Die Letalität ist die Tödlichkeit an einer Krankheit, bezogen auf die Zahl der Erkrankungen, während die Mortalität die Sterblichkeit angibt, bezogen auf die Anzahl aller überhaupt lebenden Einwohner, Berufsangehörigen usw.

Die bedeutenden Wirkungen der hygienischen Maßnahmen, die auf Grund der wissenschaftlichen Forschungsergebnisse eingeleitet wurden, lassen sich aus der folgenden Zusammenstellung erkennen:

Tabelle 6.

Mortalität in Deutschland (auf 1000 Lebende).

1861—1870	26,9	1903—1907	19,0
1871—1880	27,2	1908—1910	17,0
1881—1887	25,1	1911	16,3
1888—1892	23,7	1912	15,5
1893—1897	22,1	1913	15,8
1898—1902	20,7		

Tabelle 7.

Mittlere und wahrscheinliche Lebensdauer in Deutschland.

	Mittlere Lebensdauer (Jahre)		Wahrscheinliche Lebensdauer (Jahre)	
	männl.	weibl.	männl.	weibl.
1881—1890	37,17	38,45	41,70	47,0
1891—1900	40,56	43,97	48,85	54,9
1901—1910	44,82	48,33	55,10	60,6

Die gleiche Besserung der Gesundheitsverhältnisse ergibt sich aus vorstehender Zusammenstellung über a) die **mittlere Lebensdauer** (d. h. die Anzahl von Jahren, welche durchschnittlich von den Gestorbenen beim Tode erreicht ist); b) die **wahrscheinliche Lebensdauer** (d. h. die Anzahl von Lebensjahren, nach deren Zurücklegung der Tod bei der Hälfte aller in einem bestimmten Zeitraum Geborenen eingetreten ist).

Statistische Vergleiche, bei denen alle Altersklassen und beide Geschlechter zusammengefaßt werden, leiden allerdings an erheblichen Fehlerquellen infolge der Verschiedenheiten im Altersaufbau der Bevölkerung. In den Städten ist dieser, wie z. B. Tabelle 8 zeigt, ganz anders wie in den kleinen Gemeinden, weil die großstädtische Bevölkerung sich hauptsächlich durch Zuzug von Erwachsenen in mittleren Jahren vermehrt, während auf dem Lande die Kinder einen entsprechend größeren Anteil der Bevölkerung ausmachen.

Tabelle 8.

Altersschichtung für 1000 der männlichen Bevölkerung in Preußen 1910.

Altersklasse	Land	Stadt
0— 5	140	113
5—15	246	204
15—25	166	211
25—40	196	240
40—60	175	175
60—80	72	54
über 80	5	3
	1000	1000

Die Sterblichkeit muß durch eine solche Verschiebung des Altersaufbaus stark beeinflußt werden, da Tabelle 3 uns lehrt, daß die Sterblichkeit der einzelnen Altersklassen außerordentlich starke Unterschiede aufweist. — Auch beim Vergleich von Sterblichkeitsziffern bei der gleichen Bevölkerung, aber zu verschiedener Zeit, ist Vorsicht geboten. Hier ist vor allem die Höhe der Geburtenziffer von bedeutendem Einfluß.

Auch eine Zusammenstellung nach Altersklassen führt, wie Tab. 9 zeigt, zu einem ähnlich günstigen Ergebnis wie Tab. 6 und 7:

Tabelle 9.

Zunahme der Lebenserwartung in Deutschland 1871—1911.

Für die Altersklassen von:	Männliche Personen		
	1871—1880	1891—1900	1910—1911
0 Jahren	35,58	40,56	47,41
1 „	46,52	51,85	56,86
10 „	46,51	49,66	52,08
20 „	38,45	41,23	43,43
30 „	31,41	33,46	35,29
40 „	24,46	25,89	27,18
50 „	17,98	19,00	19,71
60 „	12,11	12,82	13,18
70 „	7,34	7,76	7,90

Tabelle 9 (Fortsetzung).

Für die Alters-klassen von:	Weibliche Personen		
	1871—1880	1891—1900	1910—1911
0 Jahren	38,45	43,97	50,68
1 ,,	48,06	53,78	58,78
10 ,,	48,18	51,71	53,99
20 ,,	40,19	43,37	45,35
30 ,,	33,07	35,62	37,30
40 ,,	26,32	28,14	29,38
50 ,,	19,29	20,58	21,45
60 ,,	12,70	13,60	14,17
70 ,,	7,60	8,10	8,35

Einen unter Umständen brauchbaren Maßstab für die Wirksamkeit hygienischer Maßregeln haben wir ferner an der Abnahme der Sterblichkeit an einzelnen Krankheiten, die aus Tab. 10 hervorgeht:

Tabelle 10.

Sterblichkeit nach Todesursachen.

In Preußen starben auf 10000 Lebende	1875	1912
Überhaupt	266,5	154,9
Angeborene Lebensschwäche usw.	19,8	8,6
Scharlach	4,6	1,0
Masern	3,1	1,5
Keuchhusten	4,1	2,3
Diphtherie	15,9	2,0
Brechdurchfall, Darmkatarrh	8,6	10,8
Typhus	7,4	0,4
Ruhr	3,0	0,02
Tuberkulose	32,3	14,6
Andere Erkrankungen der Atemorgane	16,5	23,3
Herz- und Gefäßerkrankungen, Schlag	20,9	21,1
Krebs	2,3	7,3
Altersschwäche	26,8	17,4

Zu beachten ist namentlich der starke Rückgang der ansteckenden Krankheiten; fast bis zum völligen Verschwinden bei Typhus und Ruhr, sehr bedeutend auch bei Diphtherie und Tuberkulose. — Mit Vorbedacht sind nur Angaben aus der Zeit vor dem Weltkriege herangezogen worden; wie oben bereits betont wurde und umstehende Tab. 11 zeigt, ist im Hinblick auf die ungewöhnliche Gestaltung des Altersaufbaus ein unmittelbarer Vergleich der Nachkriegszeit mit der Vorkriegszeit unstatthaft.

Noch deutlicher und unbestrittener ist die Wirkung der neueren hygienischen Lehren und Maßnahmen auf die exotischen Infektionskrankheiten, Cholera, Pest und Fleckfieber. Das Schreckgespenst der Cholera rief in Deutschland zum letzten Male 1892 eine Panik hervor. Zufällig betraf damals die erste Einschleppung eine Stadt, die in bezug auf manche hygienischen Einrichtungen und namentlich in bezug auf Wasserversorgung um Jahrzehnte hinter anderen Städten zurück war; und so entstand jene explosive Hamburger Choleraepidemie,

Tabelle 11.

Altersschichtung in Preußen 1910 und 1920.

Altersklasse	1910			1920		
	männl.	weibl.	zus.	männl.	weibl.	zus.
0— 5 Jahren	131	126	129	77	70	74
5—15 ,,	227	220	224	224	206	214
15—30 ,,	266	259	262	277	285	281
30—60 ,,	308	312	310	345	350	348
über 60 ,,	68	83	75	77	89	83
	1000	1000	1000	1000	1000	1000

die an vielen Orten übertriebene Angst und Vorsichtsmaßregeln zeitigte. Es schien ganz in Vergessenheit geraten zu sein, daß wir inzwischen den Choleraerreger genau kennen und sicher vernichten gelernt hatten. Aber bald erfolgte eine Bekämpfung genau entsprechend den nunmehr erkannten Lebenseigenschaften des Erregers; und diese Bekämpfung war ebenso einfach und für den Verkehr und das wirtschaftliche Leben schonend, wie sie erfolgreich war. Viele Male hat seither, auch während des Weltkrieges, eine Einschleppung von Cholera stattgefunden; an die meisten dieser Einschleppungen schlossen sich kleine Epidemien an; es gelang aber jedesmal rasch, dieselben zu begrenzen; und die Bevölkerung hat sich an diese Erfolge bald so gewöhnt, daß die späteren Einschleppungen kaum noch beachtet wurden. Welch ein Gegensatz zu der allgemeinen Verwirrung und der folgenschweren Störung von Handel und Verkehr, die früher schon der Ausbruch der Seuche in einem Nachbarlande hervorrief!

Ähnlich steht es jetzt mit der Pest. Diese alte Geißel des Menschengeschlechts war seit mehr als einem Jahrhundert aus Europa verschwunden, als sie plötzlich 1878 in Wetljanka im Gouvernement Astrachan auftauchte. Die Nachricht rief damals große Bestürzung in ganz Europa hervor; schon sah man die Schrecken des „schwarzen Todes" wieder wie im Mittelalter über ganz Europa dahinziehen. — Ganz anders die heutige Auffassung. In zahlreichen europäischen Städten sind in den letzten Jahren Pesterkrankungen vorgekommen, und wir haben sicher noch manches neue Auftauchen von solchen Erkrankungen zu erwarten. Aber inzwischen haben wir den Erreger, seine Lebensbedingungen und Verbreitungsweise genau kennen gelernt; jetzt können wir die Krankheit mit sicher wirkenden und doch schonenden Mitteln bekämpfen; und die Erfahrung zeigt uns, daß sie nicht schwer, sondern verhältnismäßig leicht zu tilgen oder in Schranken zu halten ist.

Eine dritte in Deutschland seit langer Zeit nicht mehr einheimische Seuche, das Fleckfieber, wurde bei uns im letzten Kriege eingeschleppt und bedroht uns seitdem fortgesetzt. Auch dieser Krankheit stand man früher fast machtlos gegenüber. Nachdem aber erkannt ist, daß die Übertragung der Krankheitserreger ausschließlich durch Kleiderläuse erfolgt, und daß deren Vertilgung und Reinlichkeit, namentlich in bezug auf Leibwäsche, schon einen ausreichenden Schutz gewährt, hat auch diese Seuche ihren Schrecken für uns verloren.

Wie unrichtig ist die Vorstellung, von der man nicht selten hört und liest, daß die Entdeckung der Krankheitserreger eine übertriebene Bacillenfurcht und Beunruhigung ins Volk getragen habe! Gerade im Gegenteil ist die verläßliche und zielbewußte Art, in der wir jetzt die Seuchen zu bekämpfen imstande sind, gewiß nur geeignet, Ruhe und Vertrauen unter der Bevölkerung zu verbreiten. —

Seit dem Beginne ihrer selbständigen Entwicklung ist die Hygiene auch mannigfaltigen Einwänden gegen ihre praktische Leistungsfähigkeit ausgesetzt gewesen.

Der erste ist schon vor etwa 100 Jahren von MALTHUS, einem englischen Nationalökonomen, ausgesprochen und begründet. Nach MALTHUS vermehrt sich jede Bevölkerung, solange keinerlei Hemmung wirkt, in geometrischer Progression, verdoppelt sich also immer in einer bestimmten Reihe von Jahren (z. B. bei 1,3 % jährlichem Zuwachs alle 55 Jahre; bei 1,8 % Zuwachs alle 39 Jahre); die Unterhaltsmittel dagegen können nur in arithmetischer Progression vermehrt werden. Hierdurch ist das Anwachsen einer Bevölkerung stark beschränkt; denn dieses kann naturgemäß nicht weitergehen, wenn das niedrigste Maß von Unterhaltsmitteln erreicht ist, dessen die Bevölkerung zu ihrem Leben bedarf. Jeder stärkeren Vermehrung wirken vielmehr kräftige Hemmnisse entgegen; und diese sind zum Teil vorbeugende (Beschränkung der Nachkommenschaft durch sittliche Enthaltsamkeit, Ehelosigkeit, Vorsicht nach der Heirat; Präventivmittel verwirft MALTHUS als „Laster"), besonders aber zerstörende, auf gesundheitsschädlichen Einflüssen aller Art beruhende (schlechte Ernährung der Kinder, Seuchen, Kriege, Hunger usw.). Wirkt eine erfolgreiche Hygiene dahin, daß die Mortalitätsziffer absinkt, der jährliche Bevölkerungszuwachs also größer wird, so müssen nur um so eher jene hemmenden Einflüsse zur Geltung kommen. Dauernde stärkere Zunahme der Bevölkerung kann also auch durch die hygienischen Maßregeln gar nicht erreicht werden.

Angesichts der starken Bevölkerungszunahme, welche die meisten Kulturstaaten in den letzten Jahrzehnten aufwiesen, war in der Tat ein Zweifel darüber wohl berechtigt, ob sich für solche Menschenmassen Unterhaltsmittel würden beschaffen lassen. Aber es ist das eine Frage, die den Hygieniker eigentlich wenig berührt. Wir können nicht eine einzige, die Gesundheit der jetzt lebenden Generation fördernde Maßnahme unterlassen, weil vielleicht kommenden Geschlechtern der Nutzen wieder verloren geht oder gar Schwierigkeiten daraus erwachsen. Außerdem aber ist es zweifellos, daß gerade in unserer jetzigen Zeit das MALTHUSsche Gesetz in bezug auf die langsame und begrenzte Vermehrung des Unterhalts seine Gültigkeit verloren hat. Auf den verschiedensten Wegen gelingt es, solange nicht Krieg und wirtschaftliche Umwälzungen störend eingreifen, dank den sich häufenden wissenschaftlichen Entdeckungen und technischen Erfindungen, den Kreis der nutzbaren Lebensmittel zu erweitern. Die Landwirtschaft kann gesteigerte Erträge in Aussicht stellen durch neue Hilfsmittel für die Regenerierung des Stickstoffs und der Phosphorsäure des Ackers, durch wirksame Bekämpfung der Viehseuchen und Pflanzenschädlinge, durch Heranziehung elektrischer Kraft für ihre Betriebe. Schon ist der Chemie die künstliche Herstellung von Kohlenhydraten im Laboratorium geglückt, und in nicht zu ferner Zeit werden vielleicht die technischen Schwierigkeiten überwunden sein, welche sich einer gewinnbringenden künstlichen Herstellung mancher Nährstoffe noch entgegenstellen. Schon jetzt gelingt es, aus billigen Rohstoffen oder aus Abfallprodukten der Industrie vollwertigen Ersatz für einzelne teuere Nährstoffe herzustellen. Und schließlich sind die neuzeitlichen Verkehrsmittel imstande, durch reichliche Einfuhr eine ungenügende heimische Erzeugung in hohem Maße auszugleichen.

Allerdings treten gleichzeitig sehr deutlich jene Hemmnisse der weiteren Vermehrung der Bevölkerung zutage, die namentlich durch die zunehmende Verbreitung der geburtenvorbeugenden Mittel bedingt sind und sich in einer Verminderung der Nachkommenschaft und in einer geringeren Bevölkerungszunahme aussprechen, wie Tab. 12 zeigt.

Tabelle 12 (vgl. Tab. 2).

	Auf 1000 Einwohner entfielen:							
	1876—85		1886—95		1896—1905		1906—13	
	Lebend-geborene	Geburten-überschuß	Lebend-geborene	Geburten-überschuß	Lebend-geborene	Geburten-überschuß	Lebend-geborene	Geburten-überschuß
Deutschland . . .	38,0	12,2	36,5	12,6	35,2	14,6	29,5	13,0
Österreich . . .	38,4	8,1	37,6	9,2	36,4	11,5	31,9	10,4
Ungarn	44,4	9,3	42,5	10,7	38,3	11,3	36,0	11,4
Italien	37,3	8,9	36,6	10,4	33,2	10,8	32,4	12,0
Frankreich . . .	24,9	2,4	22,8	0,5	21,8	1,4	19,5	0,9
England u. Wales	34,2	14,2	30,9	12,1	28,6	11,8	24,9	10,8
Irland	24,7	6,4	22,9	4,7	23,3	5,4	32,1	6,2
Schweden	29,8	12,0	28,1	11,6	26,4	10,6	24,4	10,4

Der Bevölkerungszuwachs, gemessen durch den Überschuß der Lebendgeborenen über die Sterbefälle, nahm also in den genannten Kulturländern nur wenig zu oder ging sogar zurück, letzteres am stärksten in Frankreich. Aber auch in Deutschland sinkt die Geburtenziffer in den letzten Jahren vor dem Kriege, namentlich in den Städten, stetig ab; und die Fruchtbarkeitsziffer, d. h. die Zahl der Geburten, die auf je 1000 gebärfähige Frauen im Alter von 15—45 Jahren entfällt, betrug in Preußen:

	insgesamt:	in den Städten:	auf dem Lande:
1876—1880 . . .	174,6	160,6	182,9
1906—1910 . . .	143,7	118,7	168,9
1911 . . .	129,5	.	.

Die Abnahme der Fruchtbarkeitsziffer ist also auch bei uns derartig rasch erfolgt, daß ein Rückgang der Bevölkerungszunahme befürchtet werden muß; denn eine noch erheblich fortschreitende Verringerung der Sterblichkeitsziffer, des zweiten dafür maßgebenden Faktors, ist kaum mehr zu erwarten.

Noch viel stärker ist der Rückgang der ehelichen Fruchtbarkeit in den Großstädten; in Berlin z. B. betrug sie auf 1000 Ehefrauen (jeden Alters):

1876	240		1896	138
1880	206		1900	127
1884	184		1904	112
1888	172		1908	104
1892	159		1912	80

Einen kaum noch zu überbietenden Tiefstand hat Berlin in jüngster Zeit erreicht; einschließlich der eingemeindeten Vororte wies es im Jahre 1923 nur noch eine Geburtenziffer von 10,0 °/$_{00}$ gegenüber einer Sterblichkeitsziffer von 12,8 °/$_{00}$ auf! —

Dieser Geburtenrückgang beruht nicht etwa auf Entartung und Zeugungsunfähigkeit; nur Alkoholismus und Geschlechtskrankheiten geben in größerer Ausdehnung zu physischer Unfruchtbarkeit Anlaß und sind infolge des Anwachsens der Städte in den letzten Jahren etwas an dem Rückgang beteiligt. Im wesentlichen kommen vielmehr jene absichtlichen Hemmungen in Betracht, die einerseits in günstigen Zeiten durch den kulturellen Aufstieg der breiten Volksmassen angeregt und gefördert, andererseits aber auch bei wirtschaftlichem Niedergang geradezu erzwungen werden.

Die Fragen der „Bevölkerungspolitik" haben infolge des 4jährigen Krieges für die beteiligten Staaten und ganz besonders für Deutschland außerordentliche Bedeutung gewonnen. Genaue statistische Angaben über den durch den Krieg veranlaßten Ausfall an Menschenleben sind zur Zeit noch nicht von allen Staaten veröffentlicht. Aber die durch die „Dänische Studiengesellschaft für soziale Folgen des Krieges" bekannt gewordenen Zahlen gewähren doch einen vorläufig ausreichenden Einblick in die furchtbaren Wirkungen, die der Krieg auf die Bevölkerungsbewegung ausgeübt hat. Nach den von C. Döring im Auftrage dieser Gesellschaft veröffentlichten, allerdings vielfach auf Schätzung beruhenden, Zusammenstellungen zeigen Deutschland, Frankreich und England nach dem Weltkriege folgende Entwicklung der Bevölkerungsbewegung im Vergleich zum Jahre 1913:

Tabelle 13.

Bevölkerungsbewegung in Deutschland, Frankreich und England 1913 und 1920—1922.

	Deutschland		Frankreich		England	
	Geburtenziffer °/$_{00}$	Sterblichkeitsz. °/$_{00}$	Geburtenziffer °/$_{00}$	Sterblichkeitsz. °/$_{00}$	Geburtenziffer °/$_{00}$	Sterblichkeitsz. °/$_{00}$
1913	28,3	15,8	19,1	17,6	23,9	13,7
1920	26,8	16,0	21,3	17,2	25,5	12,4
1921	26,1	14,7	20,7	17,7	22,4	12,1
1922	23,6	15,1	19,4	17,6	20,4	12,8

Für die am Kriege beteiligten Länder (mit Ausnahme der Verein. Staaten) sind die Verluste in der folgenden Tabelle 14 zusammengestellt.

Zu bedenken ist, daß die Kriegsgefallenen sämtlich kräftige Männer im Alter von 18—45 Jahren waren, und daß dadurch der Altersaufbau der Bevölkerung und das Zahlenverhältnis der Geschlechter stark verschoben ist; der Frauenüberschuß hat sich in England fast verdoppelt, in den anderen Ländern verdreifacht. Noch auf lange Jahre hinaus werden ferner namentlich die Wirkungen des Geburtenausfalls fühlbar werden; in kurzem wird die Zahl der Schulrekruten etwa auf die Hälfte absinken, und weiterhin in demselben Maße unsere wirtschaftliche Arbeit des jungen Nachwuchses entbehren müssen; nach etwa 20 Jahren werden viel weniger Ehen geschlossen und alsdann wiederum entsprechend weniger Kinder geboren werden. — Um diese ganzen furchtbaren

Tabelle 14.
Opfer des Weltkrieges 1914—1918.

	Gefallene	Geburtenverlust	Mehrsterblichkeit	Insgesamt
Deutschland . . .	2 000 000	3 600 000	700 000	6 300 000
Österreich-Ungarn .	1 500 000	3 800 000	500 000	5 800 000
England	800 000	850 000	200 000	1 850 000
Frankreich	1 400 000	1 500 000	440 000	3 340 000
Italien	600 000	1 400 000	280 000	2 280 000
Belgien	115 000	175 000	85 000	375 000
Bulgarien	65 000	155 000	55 000	275 000
Rumänien.	159 000	150 000	201 000	510 000
Serbien	690 000	320 000	640 000	1 650 000
Rußland	2 500 000	8 300 000	2 200 000	13 000 000
Insgesamt	9 829 000	20 250 000	5 301 000	35 380 000

Folgen des Krieges zu bekämpfen, werden auch jetzt trotz aller Schwierigkeiten hygienische Maßnahmen mit Anspannung aller Kräfte und ohne den oft hervortretenden Abbau-Schematismus und Fanatismus durchgeführt werden müssen, unbekümmert um alle Einwände, welche gegen die Leistungen der Hygiene bezüglich der **Zahl** der Individuen ins Feld geführt werden können.

Eine besondere Betrachtung erfordern aber noch die Bedenken, die von dem englischen Philosophen SPENCER gegen die Leistungen der Hygiene bezüglich der **Qualität** der Bevölkerung erhoben sind. SPENCER stellt sich im großen ganzen auf den MALTHUSschen Standpunkt, fügt aber noch die Behauptung hinzu, daß durch die Verminderung der Schädlichkeiten eine Anzahl schwächerer Individuen am Leben erhalten werde, welche sich dann vermehren und so die durchschnittliche Tüchtigkeit herabsetzen. Die schwächlicher gewordene Gesellschaft vermöge dann auch den geringer gewordenen Schädlichkeiten nicht zu widerstehen, und so komme die Sterblichkeit bald wieder auf das frühere Maß, und die hygienische Besserung sei vergeblich gewesen. — Auch der Kampf der Hygiene gegen die Infektionskrankheiten könne vom Standpunkt der Eugenik beanstandet werden, insoweit man diese Krankheiten als Mittel zur Herstellung einer besseren Auslese betrachtet. Werde ein Teil der Menschen durch die Tuberkulose rasch dahingerafft, so bedeute das einen geringeren Schaden, als wenn sie durch frühzeitige Gegenmaßregeln länger am Leben erhalten würden.

Solche Gedankengänge treffen indes die Hygiene eigentlich nicht. Die Hygiene hat nicht nur die Aufgabe, Erkrankte und Entartete am Leben zu erhalten, sondern auch Erkrankung und Entartung zu verhüten. Werden durch hygienische Maßregeln gewisse Schädlichkeiten beseitigt, denen gegenüber eine Anzahl von Individuen die Schwächeren waren, so sind diese nach Beseitigung der Schädlichkeit gar nicht mehr die Schwächeren, sondern sie waren es nur gegenüber jenen bestimmten Krankheitsursachen. Auch die für Infektionskrankheiten besonders Empfänglichen sind nicht etwa die allgemein schwächeren, weniger leistungsfähigen und den Nachwuchs verschlechternden Individuen; vielmehr suchen Cholera, Typhus, Diphtherie usw. ihre Opfer oft gerade unter

den kräftigsten Erwachsenen und Kindern, die nur infolge einer besonderen Epithel-
beschaffenheit, Giftempfänglichkeit u. dgl. diesen Krankheiten erliegen, aber
wenn sie gegen die Aufnahme der Erreger geschützt werden, die Rasse keineswegs verschlechtern. Die Säuglingssterblichkeit betrifft auch nicht vorzugsweise
Kinder, die von Anfang an schwächlich waren und zu kräftigen Menschen
nicht hätten heranwachsen können, sondern ursprünglich vollgesunde Kinder
sehen wir durch unverständige Behandlung und Ernährungsfehler für die
Schäden der heißen Sommermonate besonders empfindlich werden, die sie
dann in großer Zahl dahinraffen.

Da die Krankheiten selbst von größtem Einfluß auf die menschliche Fortpflanzung sind, muß das gleiche auch von der Bekämpfung der Krankheiten
durch die Hygiene gelten. Man denke an Krankheiten, die jugendliche und
kräftige Personen dahinraffen und dadurch die Fortpflanzung unter allen Umständen beeinflussen wie die akuten Infektionskrankheiten und die tödlichen
Unfälle, ferner an solche, die wahllos Rüstige und Minderwertige befallen und
dadurch ebenfalls für die Fortpflanzung ungünstig sind, oder endlich an Krankheiten, die Rüstige zwar nicht dahinraffen, aber unfruchtbar machen wie die
Geschlechtskrankheiten. Eine Bekämpfung dieser dysgenisch wirkenden Krankheiten durch die Hygiene wird also auch unmittelbar die Fortpflanzung quantitativ und qualitativ günstig beeinflussen, also eugenisch wirken. Anders ist
das jedoch bei jenen krankhaften Zuständen, die konstitutionell Minderwertige
vor dem pflanzungsfähigen Alter dahinraffen und dadurch die Fortpflanzung
günstig beeinflussen, z. B. bei der Lungentuberkulose; hier entsteht in der Tat
ein Widerstreit zwischen der aus humanen Gründen gebotenen Erhaltung
minderwertiger Konstitutionen durch Pflege sowie Heilkunst und dem genera-
tiven Wohle der Gesamtheit. Ferner haben zahlreiche Minderwertige ihre
Körperfehler von den Eltern ererbt und werden, da diese Fehler in den meisten
Fällen nicht ausreichen, sie unfruchtbar zu machen, ihre Minderwertigkeit
weitervererben. Daß degenerative Tendenzen mannigfachster Art innerhalb
einer jeden Bevölkerung vorhanden sind, dürfte also nicht zweifelhaft sein. Ist
doch schließlich jede körperliche oder geistige Minderwertigkeit, die durch Vererbung auf die Nachkommen übergehen kann, der Ausdruck einer solchen Tendenz. Nach vorsichtiger Schätzung dürften in Deutschland auf 100 000 Einwohner etwa 400 Geisteskranke und Idioten, 150 Epileptiker, 200 Trunksüchtige,
auch 250 Verkrüppelte anzunehmen sein, die zum großen Teile die Anlage zu
ihrem Leiden erblich übernommen haben. Rechnet man aber die Defekte und
Körperfehler geringfügiger Art, wie etwa die Sehfehler, mit ein, so dürfte die
Annahme nicht übertrieben sein, daß die Summe aller, die in irgendeiner Weise
nicht ganz vollwertig veranlagt sind, etwa ein Viertel der Bevölkerung beträgt.
Die Hygiene wirkt ohne weiteres noch nicht auf die Verkleinerung des Heeres
dieser Schwächlinge und Gebrechlichen hin. Anderseits geht es aber selbstverständlich nicht an, solchen Personen die hygienische Obsorge behufs möglichster Beschränkung ihres Nachwuchses zu entziehen. Vielmehr muß hier die unmittelbare Beeinflussung der Fortpflanzung eingreifen, die nicht mehr
wie bisher lediglich dem blinden Zufall und den Trieben überlassen bleiben darf,
sondern rationell beeinflußt werden muß. Diese im wesentlichen der Zukunft
noch vorbehaltene Entwicklung der Hygiene wird den dringend erforderlichen
Ausgleich zwischen dem Schutz der Minderwertigen auf der einen Seite und der

Vermeidung der Vererbung der Minderwertigkeit auf die kommenden Generationen anderseits herbeiführen. Weniger die Erfahrungen des Pflanzen- und Tierzüchters, die nur mit großer Vorsicht auf die menschliche Fortpflanzung bezogen werden können, als vielmehr Vererbungsbiologie, Erblichkeitsstatistik und medizinische Stammbaumforschung müssen zur Gewinnung fester Regeln herangezogen werden. Die Frage der Beeinflussung der menschlichen Fortpflanzung ist ungemein verwickelt. Es ist deshalb kein Wunder, daß die Medizin und Hygiene, die zunächst dringendere Aufgaben hatten, sich erst spät damit beschäftigten. Trotzdem wäre es verkehrt, dem Walten entartender und verkümmernder Faktoren gegenüber untätig zu verharren. Obgleich wir hier erst in den Anfängen der Erkenntnis stehen, gelangen doch allmählich Maßnahmen in das Gesichtsfeld des Zulässigen und Möglichen, durch die wir hoffen dürfen, auch die menschliche Fortpflanzung einstmals quantitativ und qualitativ günstig zu beeinflussen. Wir streifen damit den jüngsten Zweig der Hygiene, die Eugenik, die Hygiene der menschlichen Fortpflanzung, die mit einer mißverständlichen und deshalb besser zu vermeidenden Bezeichnung auch Rassenhygiene genannt worden ist. Da sich ihre Methoden jedoch gar zu weit von denen der experimentellen Hygiene entfernen und diese die Grundlage für die folgende Darstellung bildet, muß bezüglich der Einzelheiten der Eugenik auf die Spezialwerke hingewiesen werden.

Eine ungezwungene Einteilung des Inhalts der Hygiene ist durch die Fülle und Ungleichartigkeit des Stoffes einigermaßen erschwert. Zweckmäßig werden zwei größere Abteilungen dadurch hergestellt, daß zunächst die allgemeinen, überall in Betracht kommenden Einflüsse der natürlichen Umgebung besprochen werden; diesen gegenüber sind zweitens die besonderen Einflüsse der künstlich durch Eingreifen des Menschen geänderten Umgebung zu erörtern. Es würde jedoch das Verständnis nur erschweren, wollte man diese Einteilung in ganz strenger Weise durchführen. In einzelnen Kapiteln, wie z. B. beim Wasser, ist die Beschreibung der künstlichen Einrichtungen zur Wasserversorgung nicht recht von der Schilderung der natürlich gegebenen Bezugsquellen des Wassers zu trennen. Demnach wird die angegebene Einteilung nur im allgemeinen für die Reihenfolge der einzelnen, im Inhaltsverzeichnis näher aufgeführten Kapitel maßgebend sein.

Die folgende Darstellung berücksichtigt in erster Linie die hygienischen Beziehungen zwischen der Außenwelt und dem menschlichen Individuum; denn die Art, wie das Individuum auf schädliche Momente der Umgebung reagiert, muß die Grundlage für die Bewertung der hygienisch bedeutsamen Faktoren liefern. Daneben sind aber auch die Aufgaben und Leistungen der sozialen Hygiene nicht zu vernachlässigen. Diese behandelt die hygienischen Bedürfnisse von Bevölkerungsgruppen und die durch Sitte, Vereinbarungen und behördliche Verordnungen geschaffenen Einrichtungen, mit denen man jenen Anforderungen mehr und mehr gerecht zu werden sucht. Sie hat insbesondere die Erfahrungen zu sammeln und zu sichten, die Staat, Gemeinden, Versicherungskörperschaften und Wohlfahrtsvereine in ihrem Kampfe gegen Tuberkulose, Säuglingssterblichkeit, Alkoholismus, Geschlechtskrankheiten usw. bereits gemacht haben, und hat die ferneren derartigen Bestrebungen an der Hand der Erkenntnisse der persönlichen Hygiene in richtige

Bahnen zu leiten. Die soziale Hygiene hat sich demgemäß mit den verschiedenen Wohlfahrts- und Fürsorgeeinrichtungen zu befassen, ihre Wirksamkeit unter Anwendung richtiger statistischer Methoden zu prüfen, Forderungen für die Zukunft zu begründen und Fragen der Eugenik zu bearbeiten.

Im Hinblick auf die hervorragende Bedeutung dieser Aufgaben für eine Beschleunigung des Wiederaufbaues unserer Bevölkerung erschien es wünschenswert, an einigen Hochschulen besondere Forschungs- und Unterrichtsstätten für soziale Hygiene einzurichten; auch der übliche hygienische Unterricht der Medizinstudierenden und die für sie berechneten Lehrbücher werden — neben den nach wie vor unentbehrlichen und im Vordergrund verbleibenden Lehren der persönlichen Hygiene — mehr als früher die sozialhygienischen Bestrebungen berücksichtigen müssen.

Nicht zu verwechseln ist — wie es manchmal geschieht — mit der sozialen Hygiene die soziale Medizin. Diese behandelt die ärztliche Tätigkeit auf sozialem Gebiete und besonders die Gutachtertätigkeit in der Versicherungsmedizin. Sie hat also als Lehr- und Arbeitsgebiet nichts mit der Hygiene gemein. Wenn trotzdem vielfach einzelne Teile der Hygiene, z. B. Gewerbehygiene, Seuchenbekämpfung usw., in die soziale Medizin einbezogen werden, so geschieht das mit Unrecht. Diese Kapitel setzen für Unterrichts- und Forschungszwecke volle Vertrautheit mit den Lehren und Methoden der Hygiene voraus und können daher nur in der Hygiene eine sachgemäße Behandlung erfahren.

Zur Literatur über medizinische Statistik, soziale Hygiene und Eugenik.

GROTJAHN-KAUP: Handwörterbuch d. soz. Hygiene. 2 Bde. 1912. — MOSSE und TUGENDREICH: Krankheit und soziale Lage. 1912. — GROTJAHN: Soziale Pathologie. 3. Aufl. 1923. — GOTTSTEIN und TUGENDREICH: Sozialärztliches Praktikum. 2. Aufl. 1920. — FISCHER: Grundriß d. soz. Hygiene. 2. Aufl. 1925. — GOTTSTEIN, SCHLOSSMANN und TELEKY: Handbuch der sozialen Hygiene. 6 Bde. 1926. — PRINZING: Handbuch der medizinischen Statistik. 1906. — KISSKALT: Einführung in die Medizinalstatistik. Leipzig 1919. — GRUBER und KAUP: Statistik. Handbuch der Hygiene von GRUBER, RUBNER und FICKER. Bd. 4. 1923. — SCHALLMEYER: Vererbung und Auslese. 3. Aufl. 1918. — BAUER, FISCHER, LENZ: Grundriß der menschlichen Erblichkeitslehre und Rassenhygiene. 2 Bde. 2. Aufl. 1923. — GROTJAHN: Hygiene der menschlichen Fortpflanzung, Versuch einer praktischen Eugenik. 1926.

Erstes Kapitel

Die physikalische Beschaffenheit der Atmosphäre.

In der freien Atmosphäre laufen eine Reihe von Erscheinungen ab, welche in hohem Grade hygienische Beachtung beanspruchen, und zwar kommen teils physikalische Vorgänge, wie die Druck-, Bewegungs-, Feuchtigkeits-, Temperatur-, Licht- und Elektrizitätsverhältnisse der Atmosphäre in Betracht; teils das chemische Verhalten der Luft, ihr Gehalt an Sauerstoff, Ozon, Kohlensäure und fremden Gasen; und drittens die Beimengung staubförmiger Bestandteile.

Viele der physikalischen Vorgänge faßt man gewöhnlich in den Ausdrücken „Witterung und Klima" zusammen. Unter Witterung oder Wetter versteht man im besonderen die betreffenden physikalischen Vorgänge in der Atmosphäre während einer bestimmten kürzeren Zeit; unter Klima dagegen das mittlere Verhalten der meteorologischen Erscheinungen, welches für irgend einen Ort durch längere Beobachtung sich ergeben hat.

Beide, Wetter und Klima, sind von alters her als hygienisch bedeutungsvoll erkannt; beide werden jetzt noch von Ärzten und Laien gern als Ursache zahlreicher geringer oder schwerer Störungen der Gesundheit angeschuldigt. Statistische Erhebungen haben ferner gezeigt, daß gewisse Krankheiten nur in einem bestimmten Klima vorkommen, daß andere eine wesentlich verschiedene Ausbreitung zeigen, je nach den klimatischen Verhältnissen des Landes. Ebenso hat sich herausgestellt, daß sich das Auftreten verschiedener Krankheiten je nach dem Wechsel der Jahreszeiten und der Witterung ändert.

Es wird daher erforderlich sein, sowohl die einzelnen klimatischen Faktoren wie ihre vereinte Wirkung darauf zu prüfen, inwieweit sie für unser Befinden von Bedeutung sein können. — Dabei wird es nicht zu vermeiden sein, daß schon in diesem Kapitel an manchen Stellen auch die künstlich veränderten klimatischen Einflüsse, denen wir in Kleidung und Wohnung ausgesetzt sind, kurz mit in Betracht gezogen werden, während deren ausführliche Besprechung den späteren Kapiteln „Kleidung" und „Wohnung" vorbehalten bleibt.

I. Der Luftdruck.

Die Messung des Luftdruckes erfolgt für hygienische Zwecke in der üblichen Weise durch Quecksilberbarometer oder Holosteric-(Aneroid-)Barometer (auch selbstregistrierende Apparate). Um den Luftdruck an verschiedenen Orten und zu verschiedenen Zeiten vergleichen zu können, müssen die Barometerablesungen auf 0^0 und auf Seehöhe reduziert werden. Die erstere Reduktion erfolgt nach der Formel:

$$B_0 = \frac{B}{1 + t \cdot 0,0001815}$$

in der B_0 den auf 0^0 reduzierten, B den abgelesenen Barometerstand, t die Lufttemperatur und 0,0001815 den Ausdehnungskoeffizienten des Quecksilbers bedeutet. Die Reduktion auf Seehöhe geschieht bis zu etwa 500 m Seehöhe für hygienische Zwecke hinreichend genau, wenn man für eine Erhebung um je 11 m eine Abnahme des Luftdrucks um 1 mm annimmt. Für genauere Berechnungen sind die am Kapitelende angeführten Anleitungen zu meteorologiscben Beobachtungen einzusehen.

1. Örtliche und zeitliche Verteilung des Luftdruckes.

Die Tagesschwankungen des Luftdrucks sind geringfügig und in der gemäßigten Zone unregelmäßig; die Jahresschwankungen machen höchstens 30—40 mm aus; zwischen den Extremen mehrerer Jahre können 40—50 mm Unterschied liegen, was aber immerhin erst einen Ausschlag um $6^0/_0$ des gesamten Luftdruckes darstellt.

Die örtliche Verteilung des Luftdruckes wird gewöhnlich registriert durch Isobaren, d. h. Linien, welche die Orte mit gleichem Luftdruck bzw. mit gleichem Monatsmittel des Luftdruckes verbinden (die Barometerstände auf Meereshöhe reduziert). Eine Karte der Isobaren zeigt lokal begrenzte Minima (Zyklone) und Maxima (Antizyklone), und von diesen Zentren aus steigt oder fällt der Luftdruck nach allen Richtungen hin. Auch diese örtliche Vergleichung läßt indessen nur eine geringe Weite der Schwankungen erkennen; dieselben bewegen sich zwischen 740 und 780 mm, betragen also höchstens $5^0/_0$ des gesamten Luftdruckes.

Weitaus stärkere Schwankungen ergeben sich, wenn die Höhenlage nicht ausgeschaltet wird, da im Mittel jede Erhebung um 11 m eine Druckabnahme um 1 mm, jedes Hinabsteigen unter den Meeresspiegel eine entsprechende Steigerung bewirkt. So ist in der Stadt Mexiko (2270 m) 586 mm Barometerstand beobachtet. Bei vorübergehendem Aufenthalt in großen Höhen wurden noch niedrigere Drucke abgelesen: so im Luftballon von BERSON und SÜRING (am 31. Juli 1901) in 10500 m Höhe nur 202 mm Hg.

Andererseits sind Menschen in tiefen Bergwerken bei oft langdauerndem Aufenthalt und anstrengender Arbeit einem um 50 mm und mehr über das Normale gesteigerten Luftdruck ausgesetzt. Noch viel höherer Druck (bis zu 3 Atmosphären und mehr) kommt in den Taucherglocken und in den sog. Caissons zustande, mit deren Hilfe Arbeiten unter Wasser ausgeführt werden (s. im 9. Kap.). Die oben aufgeführten örtlich und zeitlich wechselnden Druckschwankungen des Luftmeeres verschwinden fast gegenüber diesen außerordentlich großen Ausschlägen.

2. Hygienische Bedeutung der Luftdruckschwankungen.

1. **Stark gesteigerter** Luftdruck ruft zunächst eine Verlangsamung und Vertiefung der Atmung hervor; auch der Puls wird ein wenig verlangsamt. Bei geschlossener Tube wird das Trommelfell eingewölbt und dadurch das Gehör beeinträchtigt. Sprechen und Pfeifen ist erschwert, auch die sonstige Muskel-

arbeit etwas behindert. Bei längerem Aufenthalt kann abnorme Ausdehnung der Lunge bestehen bleiben.

Außer der Druckwirkung kommt noch der Einfluß der vermehrten Sauerstoffaufnahme in Frage. Da komprimierte Luft in 1 cbm eine dem stärkeren Druck entsprechend größere Gewichtsmenge Sauerstoff enthält als weniger dichte Luft, da aber das eingeatmete Luftvolum mindestens das gleiche bleibt, so müßte eigentlich eine stärkere Sauerstoffaufnahme erfolgen.

In der Tat wird beim Aufenthalt in komprimierter Luft das Venenblut heller; zu einer erheblichen Vermehrung des Blutsauerstoffes kommt es jedoch nicht, da das Hämoglobin schon bei weniger als gewöhnlichem Druck mit Sauerstoff gesättigt ist und eine vermehrte Aufnahme von Sauerstoff daher nur mittels einfacher Absorption im Plasma erfolgen kann. Bedeutendere Schädigungen werden daher selbst durch sehr stark vermehrten Luftdruck nicht ausgelöst. Dagegen muß der Übergang aus der komprimierten Luft in gewöhnliche mit Vorsicht erfolgen; bei raschem Wechsel, wie er aber eigentlich nur in gewissen Gewerben vorkommt, können durch plötzlichen Austritt der im Blut absorbierten Gase in Form von Gasblasen gefährliche Gefäßverstopfungen entstehen (s. im 9. Kap.).

2. **Stark verminderter** Luftdruck wirkt teils durch die Druckabnahme, teils durch Verminderung der Sauerstoffzufuhr. Das Trommelfell wölbt sich nach außen, Muskelbewegungen sind erleichtert; die Atmung wird durch Ausdehnung der Magen-Darmgase und Hinauftreiben des Zwerchfelles etwas beeinträchtigt. — Nicht ohne Bedeutung ist unter manchen Verhältnissen die mit der Abnahme des Luftdruckes sich einstellende Erleichterung der Wasserverdampfung von der Haut.

Einflußreicher ist die verminderte Sauerstoffzufuhr. In 2000—2500 m Höhe ist die im gleichen Luftvolum enthaltene Sauerstoffmenge schon um mehr als ein Viertel verringert; in 5000 m Höhe ist sie fast auf 50% vermindert, so daß das gleiche Quantum Sauerstoff unter gewöhnlichem Luftdruck bei einem Gehalt der Luft von nur 11% Sauerstoff aufgenommen werden würde; man kann also mit einem kurzen Ausdruck sagen, daß die Luft in 5000 m Höhe nur noch 11% Sauerstoff enthält. Diese Verminderung macht sich aber physiologisch relativ wenig bemerkbar, weil die Aufnahmefähigkeit des Hämoglobins für O sehr langsam mit dem Druck abnimmt, so daß es bei nur 50% des normalen O-Druckes immer noch zu 92% gesättigt ist. — Maßgebend für den Gaswechsel ist allerdings die Zusammensetzung der Alveolarluft. Diese zeigt bei 5000 m Höhe nur 30—35 mm O-Spannung, und dabei würde Gefährdung eintreten, wenn nicht durch Beschleunigung der Blutzirkulation und Vermehrung der Atemfrequenz ein Ausgleich geschaffen würde. Der Puls steigt bei 1000 m Erhebung um 4—5, in 4000 m Höhe um 12—20 Schläge pro Minute (einige Beobachter behaupten, daß diese Zunahme sich bei längerem Aufenthalt in gleicher Höhe wieder verliere); die Atemfrequenz ist bei 4000 m nahezu verdoppelt; das Atemvolum dagegen verringert. Außerdem hat sich aus den vielfach einander widersprechenden Versuchsergebnissen schließlich doch erwiesen, daß unter dem Einfluß des verminderten Partialdruckes des Sauerstoffes eine Zunahme der roten Blutkörperchen und eine Vermehrung des Hämoglobingehaltes des Blutes zustande kommt. Ferner erfolgt bei Anämischen eine schnellere Regeneration der Erythrocyten. Anzeichen unzureichender Sauerstoffzufuhr treten daher bis zu einer Höhe von etwa 3000 m nicht auf, und erst in 4—5000 m Höhe ist schwächliche Körperbeschaffenheit und verminderte Leistungsfähigkeit der Bewohner unausbleiblich (ZUNTZ).

Bei vorübergehendem Aufenthalt in größeren Höhen kommt es leichter zu Gesundheitsstörungen, weil die Schnelligkeit der Veränderung dem Körper nicht immer genügende Zeit zur Anpassung läßt. Es tritt dann hochgradige Ermüdung, Herzklopfen, Atemnot, Schwindel, schließlich Bewußtlosigkeit ein, oft kommt es zu Blutungen. An diesen Wirkungen ist sowohl die Druck- wie die Sauerstoffabnahme (weniger die von MOSSO angeschuldigte geringere CO_2-Spannung des Blutes) beteiligt; die O-Abnahme am wesentlichsten, da bei Ballonfahrten die Erfahrung gemacht wurde, daß durch zeitweises Einatmen von reinem Sauerstoffgas die meisten störenden Erscheinungen vermieden werden. — Bei der sog. „Bergkrankheit" handelt es sich um ähnliche Erscheinungen, die bei Bergsteigern schon unter 3000 m auftreten können; sie sind nur zum Teil auf Druck- und O-Abnahme, zum Teil dagegen auf die Kälte, den Wind und vielleicht auch das elektrische Verhalten der Luft, namentlich aber auf die anstrengende Muskelarbeit zurückzuführen; bei Ruhe pflegen die Erscheinungen zu schwinden.

Die örtlichen Schwankungen des Luftdruckes, wie sie in den Isobaren zum Ausdruck kommen, oder seine zeitlichen Unterschiede äußern offenbar keinerlei unmittelbaren Wirkungen auf den gesunden Menschen. Was statistisch über Änderungen im subjektiven Befinden und im psychischen Verhalten infolge von Luftdruckabnahme ermittelt ist, bedarf noch weiterer kritischer Prüfung. Nur ein mittelbarer Einfluß zeigt sich darin, daß die Luftdruckschwankungen Bewegungen der im Boden enthaltenen Luft veranlassen; beim Sinken des Luftdruckes erhebt sich die Bodenluft über die Oberfläche und kann in die Wohnungen eindringen. — Ferner spielen die Luftdruckschwankungen zuweilen eine Rolle beim Entstehen der sog. „bösen Wetter" in Steinkohlengruben, weil außer anderen schädlichen Gasen namentlich das Methan, das mit Luft gemengt explosiv ist, infolge plötzlichen Sinkens des Luftdruckes in großer Masse aus tieferen Erdspalten in die Gruben eintreten und furchtbare Katastrophen herbeiführen kann (s. Kapitel 9).

II. Die Luftbewegung.

Die Bewegungsvorgänge in der Atmosphäre hängen aufs innigste mit den Verhältnissen des Luftdruckes bzw. der Temperatur zusammen.

Die Richtung des Windes wird bestimmt durch frei aufgestellte Windfahnen, die aus zwei im Winkel von 20° gegeneinander geneigten Flügeln bestehen.

Die Stärke der Luftbewegung kann zunächst annähernd ermittelt werden: schwächste Strömungen durch die Ablenkung einer Kerzenflamme, durch Tabaksrauch, Flaumfedern oder dergleichen; stärkerer Wind durch Feststellung seiner Wirkung auf Baumblätter, Baumzweige usw. — Zu genaueren Messungen benutzt man Anemometer; entweder statische, bei denen der Druck des Windes gemessen wird, oder dynamische, bei welchen man die Geschwindigkeit aus der Zahl der Umdrehungen eines Rotationsapparates entnimmt (windmühlenähnliche Flügel-Anemometer verschiedener Bauart; ROBINSONsches Schalenkreuz-Anemometer). Zur Messung schwacher Luftströme eignet sich vielleicht auch HILLS Katathermometer (vgl. S. 33). — Die nachstehende, der sechsstufigen, sog. Landskala entsprechende Tabelle gibt einen Vergleich der empirisch beobachteten Windgeschwindigkeit und der durch statische und dynamische Instrumente gemessenen. Vielfach wird eine zwölfstufige „Seeskala" (nach BEAUFORT) benutzt. — Mit großen Schwierigkeiten ist die Wahl eines für die Aufstellung der Anemometer geeigneten Ortes verbunden. Wenige Meter über der Erdoberfläche sind Hemmnisse nicht zu vermeiden; und in größerer Höhe sind die gefundenen Werte mit denen in unserer Umgebung nicht vergleichbar. Die Anemometer geben nur für den Ort, wo sie aufgestellt sind, richtige Werte; aus ihren Angaben lassen sich für einen anderen nah gelegenen Ort keine Schlüsse ziehen. Außerdem wechselt, wie sich an selbstregistrierenden Anemometern zeigen läßt, die Windgeschwindigkeit fortwährend in sehr hohem Grade, so daß kurzdauernde Beobachtungen keine Charakteristik für längere Zeitabschnitte geben. — Man kann nur durch Überblicken eines größeren Gebiets von einer hohen Warte aus ungefähre Schätzungen der allgemeinen Windstärke vornehmen und danach mit Hilfe der Skala zahlenmäßige Angaben machen.

Wind-stärke	Geschwindigkeit des Windes	Winddruck	Wirkungen des Windes
0—6	Meter in der Sekunde	Kilogr. auf den Quadratmeter	
0 Stille	0—0,5	0—0,15	Der Rauch steigt gerade oder fast gerade empor.
1 Schwach	0,5—4	0,15—1,9	Für das Gefühl merkbar, bewegt einen Wimpel.
2 Mäßig	4—7	1,9—6	Streckt einen Wimpel, bewegt die Blätter der Bäume.
3 Frisch	7—12	6—16	Bewegt die Zweige der Bäume.
4 Stark	12—20	16—42	Bewegt große Zweige und schwächere Stämme.
5 Sturm	20—29	42—112	Die ganzen Bäume werden bewegt.
6 Orkan	über 29	über 112	Zerstörende Wirkungen.

1. Verteilung der Luftbewegung auf der Erdoberfläche.

Die Winde stehen betreffs ihrer Richtung in enger Beziehung zur Verteilung der Tief- und Hochdruckgebiete und werden um so raschere Strömung zeigen müssen, je kürzer die Wegstrecke zwischen zwei Isobaren wird, je steiler also der Abfall des Luftdruckes ist.

Eine gute Übersicht über die zu bestimmter Zeit herrschenden Windverhältnisse geben die synoptischen Wetterkarten (Abb. 1), die täglich von den amtlichen Wetterdienststellen ausgegeben und von manchen Tagesblättern veröffentlicht werden. Auf diesen Karten sind die Isobaren eingezeichnet; ferner Pfeile, welche die Windrichtung (der runde Kopf des Pfeiles geht voran) und durch die Fiederung des Pfeiles die Windstärke anzeigen (sechs ganze Striche bedeuten stärksten Orkan). Der Kopf der Pfeile gibt außerdem durch die verschiedene Schattierung Aufschluß über den Grad der Bewölkung; ein Punkt neben dem Kopf bedeutet Regen.

An vielen Orten treten lokale Ursachen für die Windbewegung hinzu. So haben wir am Meeresufer häufig örtlich beschränkte Land- und Seewinde; vormittags findet in den oberen Schichten eine Strömung von dem stark erwärmten Land zur See statt, in den unteren Schichten umgekehrt, in den Abendstunden erfolgt allmählicher Ausgleich, und in der Nacht stellt sich eine entgegengesetzte Strömung her wie am Tage, weil jetzt das Land stärkere Abkühlung erleidet. — Höhere Gebirgskämme führen zu Föhnwinden dadurch, daß die Luftmassen, die über den Kamm ziehen, sich beim Herabsinken erwärmen und ein höheres Sättigungsdefizit (vgl. S. 28) bekommen. Ferner beobachtet man in Gebirgstälern einen regelmäßigen Wechsel der Luftströmungen, indem am Tage ein heftiger Auftrieb der erwärmten Talluft, nachts dagegen ein Niederströmen der kalten Luft eintritt. Größere, nahe der Meeresküste gelegene Gebirgskämme pflegen oft sehr starke Temperaturdifferenzen und dadurch heftige örtliche Winde zu veranlassen, so den Mistral in der Provence, die Bora in Dalmatien usw.

Außer der Richtung und Stärke des Windes ist auch seine sonstige Beschaffenheit, namentlich die Temperatur und die Feuchtigkeit der Luft, von Bedeutung. Für meteorologische Zwecke sucht man die mittlere Temperatur, Feuchtigkeit usw. für jede einzelne

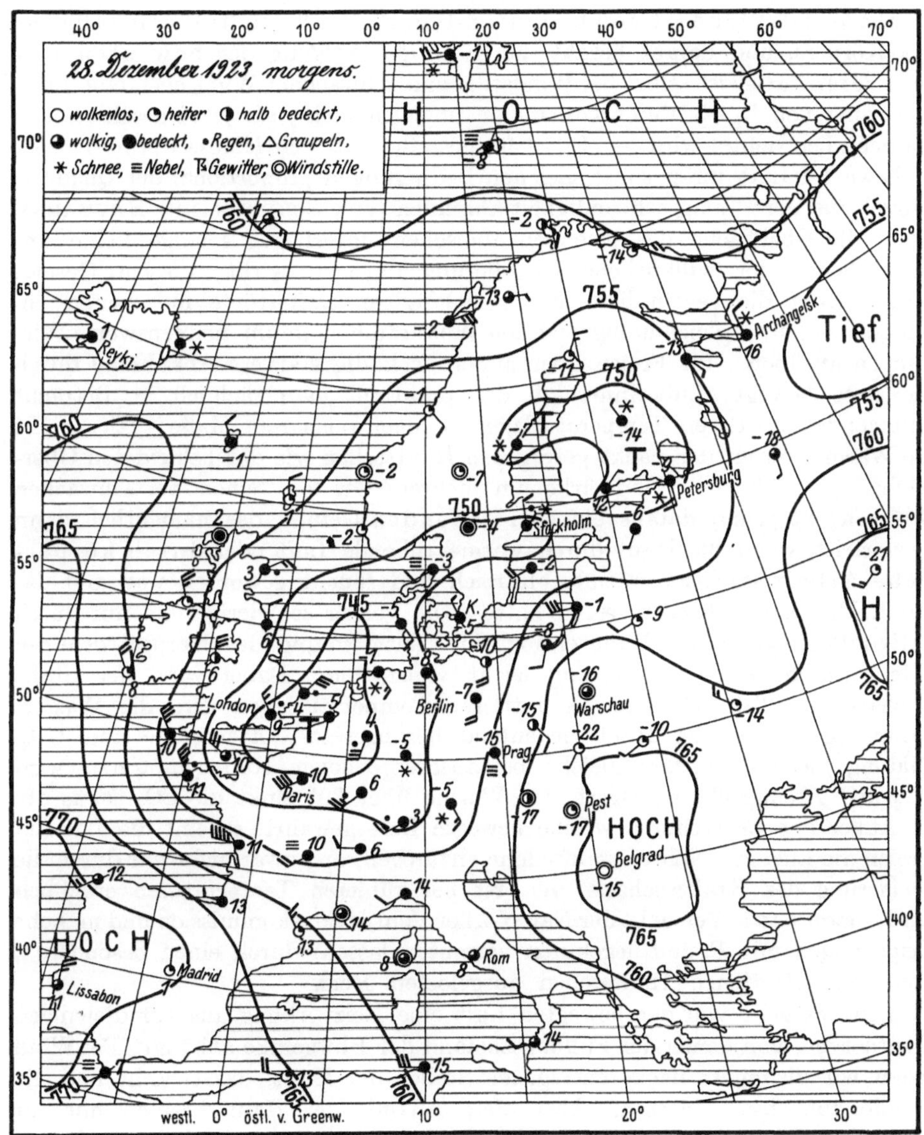

Abb. 1. Synoptische Wetterkarte.

Windrichtung aus langjährigen Beobachtungen zu ermitteln. Man erhält in dieser Weise gewisse, den verschiedenen Windrichtungen eigentümliche Merkmale und gewinnt damit, besonders bei einem dichten Netz von Beobachtungsstationen, zugleich Unterlagen für eine vorsichtige und örtlich begrenzte Vorhersage des Wetters, das im Gefolge eines Windes mit Wahrscheinlichkeit zu erwarten ist.

2. Hygienische Bedeutung der Luftbewegung.

Die Windrichtung ist nur bedeutungsvoll durch den begleitenden Charakter des Windes, durch die Temperatur, Feuchtigkeit, Wolken, Niederschläge, welche eine bestimmte Windrichtung mit sich zu bringen pflegt.

Die Windstärke ist von bedeutendem Einfluß auf die Wärmeabgabe des Körpers, und darauf beruht die mächtige Wirkung der bewegten Luft im Freien. Hier ist selbst bei Windstille und schwachem Wind noch eine Luftbewegung von $^1/_2$—3 Meter vorhanden, ungleich mehr, als je in geschlossenen Räumen beobachtet wird. — Es ist festgestellt, daß sich leblose warme Körper in bewegter Luft unter sonst gleichen Bedingungen proportional der Quadratwurzel aus der Windgeschwindigkeit abkühlen (von SCHUCKMANN, HEYMANN). Auch die Oberfläche des lebenden Menschen unterliegt, solange keine unwillkürliche oder willkürliche Regulierung dagegen wirkt, diesem Gesetz. Zwar werden die gewöhnlich sehr geringfügigen Luftströme in unseren geschlossenen, fast gleichmäßig warmen Wohnräumen kaum nennenswerte Wirkungen ausüben. Im Freien aber äußert sich die stärkere Abkühlung durch die stets bewegte Luft innerhalb der praktisch hauptsächlich in Betracht kommenden mittleren Temperaturlagen in nachweisbarem Maße. Hier sinkt die Wärme sowohl der nackt getragenen Hautstellen wie der bekleideten Oberflächen je nach der Windstärke um mehrere Grade. Schon bei schwachen Strömen entspringt daraus ein erfrischendes Gefühl, das namentlich dann hervortritt, wenn die Haut durch warme ruhende Luft oder durch körperliche Arbeit stärker erwärmt, blutreich und feucht geworden war und dadurch Unbehagen hervorgerufen hatte. Die vorher schwierige und nur durch aktive Beteiligung der Haut ermöglichte Entwärmung des Körpers geht im Winde durch vermehrte Leitung leicht vonstatten. Dabei wird der Stoffwechsel zum Teil geändert: in mittleren Temperaturlagen wird die Wasserdampfabgabe von der Haut bedeutend herabgesetzt, Atemgröße und CO_2-Bildung bleiben ungefähr gleich; bei ausgesprochenen Kältesymptomen wird CO_2 und Atemgröße gesteigert; bei Wärme über 30^0 sinkt die CO_2 etwas ab.

Außer der Erfrischung, welche bewegte Luft gewährt, scheint die Luft im Freien die Lust zur Nahrungsaufnahme anzuregen, und zwar nicht nur durch die Steigerung des Kraftwechsels, die erst bei kühleren Temperaturen erheblich wird, sondern (wie Versuche der New Yorker Ventilationskommission und manche Erfahrungen mit Freiluftliegekuren vermuten lassen) durch einen besonderen, von den getroffenen Hautstellen ausgelösten Reiz.

Drittens geht von der bewegten Luft eine Reizwirkung aus auf diejenigen Hautnerven, von denen der Füllungszustand der Blutgefäße abhängt. Bei Wind sehen wir die meist nackt getragenen Stellen der Haut, das Gesicht und die Hände zunächst erblassen. Aber diese Anämie der Haut besteht nur für sehr kurze Zeit; bald rötet sich die Haut, offenbar weil die abgekühlten Nerven vasomotorische Zentren zur Wiedererweiterung der Hautgefäße angeregt haben. Diese Reaktion wiederholt sich beim Aufenthalt im Wind fortgesetzt, weil die Luftbewegung im Freien in ihrer Geschwindigkeit außerordentlich stark wechselt, und weil infolgedessen immer wieder kräftige Kältereize mit Nachlaßperioden abwechseln. Die Vasomotoren der Haut werden dadurch geübt, erforderlichenfalls schnellstens mit Gefäßerweiterung zu reagieren und uns so gegen Kälteempfindung zu schützen; diese Reaktion macht die Haut schließlich dauernd blutreicher und verhindert vermutlich das Zustandekommen von Erkältungskrankheiten, deren erste Ursache in einer fühlbaren Abkühlung der Haut zu suchen ist. Je größere Teile der Haut unbekleidet der Windwirkung ausgesetzt und an eine zuverlässige Tätigkeit der Gefäßnerven gewöhnt werden, um so größer wird die „Abhärtung" gegen Erkältungen; Luftbäder mit wenig bzw. sehr leicht bekleidetem Körper können diese abhärtende Wirkung der bewegten Luft besonders gut vermitteln.

Der günstige Einfluß des Aufenthalts und der Körperbewegung im Freien, der Liegekuren, der Luftbäder und Waldschulen ist hauptsächlich auf die Wirkungen der bewegten Luft zurückzuführen.

Andererseits können stärkere Winde bei kaltem Wetter schädliche Wirkungen durch zu hohen Wärmeverlust (Erkältungen, Erfrierungen) außerordentlich befördern, wenn auch der Körper einer zu stark abkühlenden Wirkung des Windes bei niederer Temperatur durch gesteigerte Wärmeproduktion bis zu einem gewissen Grade zu begegnen vermag.

Ferner ist die zerstörende Gewalt der heftigsten Stürme und Orkane zu erwähnen, denen alljährlich eine große Anzahl von Menschen zum Opfer fällt. Zum Schutze der Seefahrer werden, wenn sich aus den synoptischen Witterungskarten (s. S. 25) drohende Stürme erkennen lassen, von der Seewarte in Hamburg an die Küstenhäfen telegraphische Sturmwarnungen gesandt.

Indirekt haben die Winde insofern hygienische Bedeutung, als sie eine lebhafte Durchmischung der Atmosphäre bewirken, üble Gerüche, schädliche Gase und schwebende körperliche Bestandteile schnell ins Unendliche verdünnen und eine einigermaßen gleiche Beschaffenheit der Luft gewährleisten. Auch die Lüftung der Wohnungen ist zu einem erheblichen Teile von der Windrichtung und Windstärke abhängig. — Ferner sei der mächtige Einfluß des Windes auf die Austrocknung an freien Flächen, besonders an der Bodenoberfläche betont; heftigere Winde können starke Belästigung dadurch herbeiführen, daß sie große Massen von Staub aufwirbeln und der Luft beimengen.

III. Die Luftfeuchtigkeit.

Verhalten des Wasserdampfes in der Luft. Der beim Verdunsten des Wassers gebildete Wasserdampf verteilt sich gleichmäßig in der Luft und übt dort einen gewissen Druck aus, so daß das Barometer um einige Millimeter fallen müßte, wenn die Luft plötzlich getrocknet würde. Die Menge des in der Luft enthaltenen Wasserdampfes kann durch den von ihm ausgeübten Druck (Spannung, Tension) gemessen werden; man gibt daher die Wasserdampfmenge gewöhnlich in Millimetern Quecksilbersäule (seltener in Gramm oder Liter pro 1 cbm Luft) an. — Um den Feuchtigkeitszustand der Atmosphäre zu beurteilen, bestimmt oder berechnet man folgende Größen:

1. Die maximale Feuchtigkeit (F_m). Mit steigender Temperatur vergrößert sich das Aufnahmevermögen der Luft für Wasserdampf; je wärmer also die Luft ist, um so höher kann der Druck des Wasserdampfes steigen. Für jeden Temperaturgrad ist aber die Aufnahmefähigkeit der Luft für Wasserdampf scharf begrenzt, es existiert für jeden Grad ein Zustand der Sättigung mit Wasserdampf oder der maximalen Tension des Wasserdampfes, wie die umstehende Kurve (Abb. 2) und die „Spannungstafel" im Anhang (S. 675) zeigen: sobald die Temperatur sinkt, muß Kondensation von Wasserdampf oder Taubildung eintreten, da nunmehr die der höheren Temperatur entsprechende Wasserdampfmenge nicht mehr von der kälteren Luft in Dampfform behalten werden kann.

Für gewöhnlich ist aber die Luft nicht mit Wasserdampf gesättigt, sondern enthält eine geringere Menge, so daß bei der betreffenden Temperatur noch mehr Wasser in Dampfform aufgenommen werden könnte. Die dann wirklich in der Luft vorhandene Wasserdampfmenge bezeichnet man als

2. Die absolute Feuchtigkeit (F_a), d. h. diejenige Menge Wasserdampf in Millimetern Hg ausgedrückt, welche augenblicklich in der Luft enthalten ist. Dieser Ausdruck bildet gewöhnlich die Grundlage für die Berechnung der übrigen Faktoren.

3. Die relative Feuchtigkeit (F_r) oder die Feuchtigkeitsprozente, d. h. die vorhandene Feuchtigkeit in Prozenten der für die betreffende Temperatur möglichen maximalen Feuchtigkeit. Die relative Feuchtigkeit sucht also das Verhältnis $\dfrac{F_a}{F_m}$ anzugeben oder, in Prozenten berechnet, $F_r = \dfrac{100\,F_a}{F_m}$.

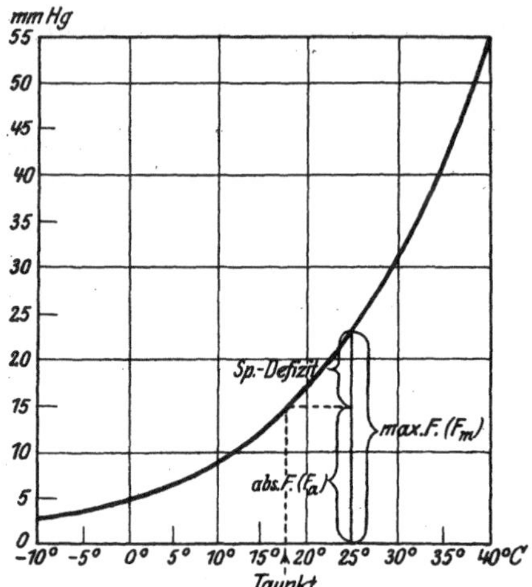

Abb. 2. Die verschiedenen Feuchtigkeitsfaktoren, z. B. bei einer Luft von 25° C Temperatur und 15 mm Hg Wasserdampfspannung.

4. Das Sättigungs-(Spannungs-)defizit, d. h. die Differenz zwischen maximaler und wirklich vorhandener Feuchtigkeit, also $F_m - F_a$; dasselbe wird ausgedrückt entweder in Millimeter Quecksilber (Spannungsdefizit) oder in Gramm Wasserdampf auf 1 cbm Luft (Sättigungsdefizit) und zeigt bei gleicher relativer Feuchtigkeit ganz verschiedene Werte je nach der vorhandenen Temperatur, wie nachstehende Tab. ausweist:

Spannungsdefizit (in mm Hg):

Temperatur:	Relative Feuchtigkeit		
	20%	60%	80%
+ 5°	5,2 mm	2,6 mm	1,3 mm
+ 10°	7,3 ,,	3,7 ,,	1,8 ,,
+ 15°	10,2 ,,	5,1 ,,	2,5 ,,
+ 20°	13,9 ,,	7,0 ,,	3,5 ,,
+ 25°	18,8 ,,	9,4 ,,	4,7 ,,
+ 30°	25,2 ,,	12,6 ,,	6,3 ,,

5. Den Taupunkt, d. h. diejenige Temperatur, bei welcher die Luft mit der augenblicklich vorhandenen Wasserdampfmenge gesättigt wäre; oder: für welche F_a die Bedeutung von F_m hat. Sobald diese Temperatur um ein Minimum erniedrigt wird, muß Taubildung (Regen) eintreten. Die Taupunktbestimmung dient wesentlich zur Wettervorhersage.

1. Methoden zur Bestimmung der Luftfeuchtigkeit.

1. Bestimmung durch Wägung des Wasserdampfes, welcher aus einem gemessenen Luftvolum durch Schwefelsäure oder Calciumchlorid absorbiert ist.

2. Kondensationshygrometer, bestimmen den Taupunkt und aus diesem mit Hilfe der im Anhang gegebenen Tabelle die absolute Feuchtigkeit (Daniel, Regnault).

3. Haarhygrometer; entfettete Haare verkürzen sich bei relativ trockener Luft und verlängern sich mit steigender relativer Feuchtigkeit. In passender Weise aufgehängt und mit einem Zeiger verbunden, der sich auf einer Skala bewegt, geben sie ohne weiteres die relative Feuchtigkeit in Prozenten an. Die Instrumente sind sehr veränderlich und

müssen häufig nachgeprüft werden. Eine leichte Eichung gestatten die KOPPEschen Hygrometer. — Zur Beobachtung des menschlichen Hautklimas zwischen den Kleiderschichten dient das WURSTERsche Kleiderhygrometer.

4. Atmometer, messen das in der Zeiteinheit von einer bekannten Fläche verdunstete Wasser. Mit den bislang hergestellten Atmometern sind jedoch zuverlässige Angaben nicht zu erhalten.

5. Psychrometer. Man beobachtet zwei Thermometer, von welchen die Kugel des einen mit Musselin umhüllt und mit Wasser befeuchtet ist; an dem feuchten Thermometer wird Wasser verdunsten und Wärme latent werden, und zwar um so stärker, je trockener die Luft und je niedriger der Barometerstand ist; das feuchte Thermometer muß also eine um so niedrigere Temperatur gegenüber dem trockenen Thermometer zeigen, je austrocknender die Luft wirkt. Hat das feuchte Thermometer seinen tiefsten Stand erreicht, so liest man beide Thermometer ab und berechnet (s. Anhang) mit Hilfe von Tabellen (Psychrometertafeln des Preuß. meteorol. Instituts) die absolute Feuchtigkeit.

Das Psychrometer liefert ungenaue Angaben, sobald die Windgeschwindigkeit, welche die Verdunstung gleichfalls erheblich beeinflußt, wechselt. Vergleichbare Werte erhält man daher sowohl im Freien, wie besonders in der Zimmerluft nur dann, wenn stets ein Luftstrom von gleicher Geschwindigkeit über die feuchte Kugel streicht. Dies wird z. B. bei ASSMANNs Aspirationspsychrometer (Abb. 3) dadurch erreicht, daß ein Exhaustor-Scheibenpaar im Kopfe des Gehäuses durch ein Federkraft-Laufwerk in schnelle Umdrehung versetzt, und damit im Mittelrohr (a) und in seinen gabelförmigen Endstücken (b und b′) ein aufsteigender Luftstrom erzeugt wird, der mit 2,3 m pro Sek. Geschwindigkeit an beiden Thermometergefäßen vorbeistreicht. Berechnung nach besonderen Psychrometertafeln. — Man kann auch das feuchte Thermometer an einer 1 m langen Schnur befestigen und es einmal pro Sek. im Kreise schwingen. Mit einem solchen Schleuder-Psychrometer erhält man für hygienische Untersuchungen ausreichend genaue Werte (s. Anhang).

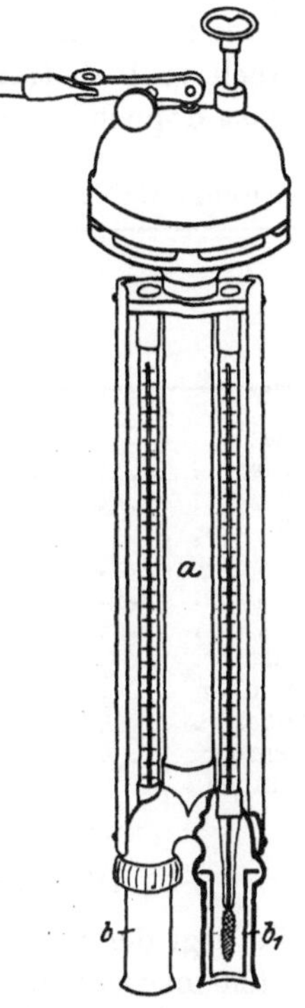

Abb. 3. ASSMANNs
Aspirationspsychrometer.

2. Örtliche und zeitliche Schwankungen der Luftfeuchtigkeit.

1. Die Menge der **absoluten** Feuchtigkeit hängt vor allem ab von der Temperatur, sodann von der Möglichkeit reichlicher Wasserverdunstung. Die höchsten Werte erreicht sie z. B. im mexikanischen Meerbusen bei windstillem Wetter, die niedrigsten in den Polargegenden.

Die Tages- und Jahresschwankung ist gering und ohne Bedeutung.

2. Die **relative** Feuchtigkeit ist am größten zur Zeit des Sonnenaufgangs, am geringsten zwischen 2 und 4 Uhr. Die Jahresschwankung zeigt nur geringe Unterschiede; in unserem Klima beträgt im Winter die höchste relative Feuchtigkeit 75—85 %, in den Sommermonaten 65—75 %.

Die örtliche Verteilung weist ebenfalls nur geringe Verschiedenheiten auf. Über den Kontinenten finden wir im allgemeinen ein Jahresmittel von 70—80 % relativer Feuchtigkeit, an den Meeresküsten 80—90 %. — An der bekanntlich sehr trockenen Ostküste von Nordamerika beträgt die mittlere relative Feuchtigkeit noch nahezu 70 %. Sehr niedrige Zahlen, 15—30 %, werden in Ägypten beobachtet, während der Chamsin weht; ferner an der Riviera in den Wintermonaten, wenn der föhnartige, vom kälteren Hinterland aus die ligurischen

Alpen übersteigende und beim Absinken sich stark erwärmende Nordwind herrscht.

3. Das **Sättigungsdefizit** zeigt eine tägliche Periode, welche derjenigen der relativen Feuchtigkeit ähnlich ist, aber größere Ausschläge macht. Die Jahresschwankung läßt ungeheuere Verschiedenheiten hervortreten (s. Tabelle); im Juni und Juli ist es um 500—700 % größer, als im Dezember und Januar. — Auch örtlich treten sehr starke Unterschiede hervor; Darmstadt z. B. zeigt ein fast doppelt so großes mittleres Sättigungsdefizit als Borkum.

Jahreszeitliche und örtliche Verschiedenheit der Luftfeuchtigkeit:

	Borkum			Darmstadt		
	Absol. Feucht.	Relat. Feucht.	Sätt.-Def.	Absol. Feucht.	Relat. Feucht.	Sätt.-Def.
Januar	4,5	90	0,5	4,2	83	0,9
Februar	5,1	91	0,5	4,6	81	1,1
März	5,2	86	0,8	4,7	73	1,7
April	6,4	84	1,3	5,7	66	2,9
Mai	7,8	81	1,8	7,4	64	4,2
Juni	10,6	82	2,4	9,6	66	4,9
Juli	12,0	82	2,6	11,1	68	5,3
August	12,0	83	2,5	10,7	70	4,6
September	10,4	86	1,8	9,3	74	3,3
Oktober	8,0	87	1,2	7,0	80	1,7
November	6,1	89	0,7	5,6	84	1,1
Dezember	5,1	92	0,5	4,3	87	0,7

3. Hygienische Bedeutung der Luftfeuchtigkeit.

Es liegt der Gedanke nahe, daß eine direkte Wirkung der Luftfeuchtigkeit auf den menschlichen Organismus dadurch zustande kommt, daß die Wasserdampfabgabe und damit auch die Wärmeabgabe vom Körper quantitativ vom Verhalten der Luftfeuchtigkeit abhängig ist.

Das vom Organismus abgegebene Wasser verläßt den Körper ungefähr zu gleichen Teilen als Dampf und in flüssiger Form im Schweiß, Harn und Kot. Ist die Verdampfung behindert, so steigert sich die Menge des im Schweiß und Harn ausgeschiedenen Wassers; ist die Verdampfung reichlich, so werden jene Sekrete spärlicher (Schonung der Nieren in trockenen tropischen Klimaten).

Ist der Ersatz des durch die Haut, den Harn oder den Darm ausgeschiedenen Wassers unzureichend, so tritt zunächst ein Gefühl der Trockenheit an der Zungenwurzel und am Gaumen auf; durch diese „Durstempfindung" erfolgt vorzugsweise die Regelung der Wasserzufuhr. Dieselbe Trockenheitsempfindung kann aber auch durch örtliche Eintrocknung hervorgerufen werden.

Die Wasserdampfabgabe vollzieht sich teils von den Atmungsorganen, teils von der Haut aus. Von den 1300 g (im Mittel) in Dampfform ausgeschiedenen Wassers entfallen etwa 300 g auf die Lunge, der Rest auf die Haut.

Die Atmungsluft wird im Mittel mit einer Temperatur von 32—35⁰ und gesättigt mit Wasserdampf ausgeatmet; die Ausatmungsluft enthält also etwa 41 g Wasserdampf pro 1 Kubikmeter, und die Menge des in den Lungen verdampften und der Einatmungsluft zugefügten Wassers ergibt sich, wenn die absolute Feuchtigkeit der Einatmungsluft von jenen 41 g abgezogen wird. Die Wasserdampfabgabe durch die Atmung wird daher nach der absoluten Feuchtigkeit der Luft zu bemessen sein.

Früher nahm man an, daß die Wasserdampfabgabe von der Haut sich nicht anders verhalte, wie die von einer toten feuchten Fläche, deren Wasserabgabe vom Sättigungsdefizit, vom Barometerstand und von der Luftbewegung abhängt.

Versuche von RUBNER zeigen aber, daß wir uns die Wasserdampfabgabe von den Flächen des lebenden Körpers nicht als einen passiven Vorgang vorstellen dürfen ähnlich der Verdunstung von totem Substrat, sondern daß der Körper dabei ganz wesentlich aktiv beteiligt ist. — Auch die Abhängigkeit der Wasserabgabe seitens der Lungen von der absoluten Feuchtigkeit ist nicht als genau zutreffend anzusehen; die ganze mit der verdunstenden Oberfläche in Berührung kommende Atmungsluft wird nicht immer gleich erwärmt und mit Wasserdampf gesättigt, und außerdem muß die bei verschiedenen Körperzuständen sehr erheblich schwankende Menge der Atmungsluft die Größe der Wasserabgabe beeinflussen.

Aus den physiologischen Versuchen ergibt sich bezüglich der Einwirkung der äußeren Verhältnisse, daß die Gesamtwasserdampfabgabe unter sonst gleichen Bedingungen und namentlich bei gleichbleibender Temperatur von dem Wassergehalt der Luft abhängig ist. Bei gleicher Luftfeuchtigkeit ist dagegen die Wasserdampfabgabe vor allem von der Temperatur abhängig. Von 15^0 abwärts steigt sie, aber nur infolge der Zunahme der Lungenausscheidung. Mit höherer Temperatur steigt die Wasserabscheidung durch die Haut, und zwar von etwa 25^0 an in steilerer Kurve. — Wind setzt die Wasserdampfabgabe von der Haut bei $20—35^0$ erheblich herab, weil er eine kräftige Entwärmung durch Leitung bewirkt, die eine Mitwirkung der Wasserverdunstung bei der Wärmeregulation entbehrlich macht; erst bei sehr hoher Temperatur wird diese gesteigert (WOLPERT). Der Luftdruck hat wenig Einfluß.

Neben den äußeren Verhältnissen ist der jeweilige Zustand des Organismus von großer Bedeutung; und zwar haben den stärksten Einfluß Muskelarbeit und Ernährung. Durch Muskelarbeit kann die Wasserdampfabgabe auf das Mehrfache gesteigert werden. Die Ernährung spielt namentlich bei mittlerer Temperatur eine bedeutsame Rolle: Bis $+ 15^0$ hat die relative Feuchtigkeit den wesentlichsten Einfluß, gleichgültig, welcher Art die Ernährung ist; von 25^0 aufwärts zeigt sich eine unbedingte Steigerung der Wasserdampfabgabe mit der Temperatur, selbst beim hungernden und wenig genährten Organismus. Für die zwischenliegenden Wärmegrade, die uns gewöhnlich umgeben, gilt aber das Gesetz, daß bei stärkerer Ernährung resp. überschüssiger Nahrung eine Steigerung der Wasserdampfabgabe mit der Temperatur schon von 15^0 ab beginnt und so bedeutend wird, daß die Temperatur das bestimmende Moment für die Wasserdampfabgabe ausmacht. Die Haut kommt dann früher in den sog. „aktiven" Zustand (s. unter „Wärmeregulierung", S. 35).

Eine unter allen Umständen normale relative Feuchtigkeit kann infolge dieser verschiedenartigen mitwirkenden Faktoren nicht angegeben werden. Indessen ist eine Steigerung der Wasserdampfabgabe vom Körper zweifellos von viel geringerer hygienischer Bedeutung als eine Hemmung. Erstere führt höchstens zu vermehrtem Durstgefühl, äußersten Falles zum Trocken- und Rissigwerden der Haut und der exponierten Schleimhäute. Eine Hemmung der Wasserdampfabgabe ist dagegen mit einer Wärmestauung verbunden, die bei höheren Temperaturen geradezu lebensgefährlich werden kann. Außerdem erzeugen hohe Sättigungsprozente ein spezifisches Gefühl der Beklemmung und Beängstigung; $70—80^0/_0$ Feuchtigkeit werden oft schon bei 24^0 schlecht ertragen, vollends bei Muskelarbeit und reichlicher Nahrung. — Bei $10—20^0$, Ruhe, gemischter Kost, fehlender Luftbewegung scheinen $40—50^0/_0$ Feuchtigkeit am günstigsten zu sein; bei höheren Temperaturen $30—40^0/_0$. — Nur bei niederen Temperaturen unter 15^0 bewirkt feuchte Luft eine Vermehrung der Wärmeabgabe durch Strahlung und

Leitung im Vergleich zu kalter trockener Luft; erstere macht daher bei gleichem Temperaturgrad einen viel kälteren Eindruck. Eine Zunahme der Luftfeuchtigkeit um $12^1/_2\,^0/_0$ erzeugt eine ähnliche Vermehrung des Wärmeverlustes durch Leitung, wie eine Verminderung der Temperatur um 1^0 (RUBNER). — Extrem niedrige Feuchtigkeitsprozente sind bei niederer Temperatur ohne erhebliche Wirkung. Bei höheren Wärmegraden sind sie willkommen zur Erleichterung der Wärmeabgabe; störende Erscheinungen kommen nur vor, wenn sehr hohe tropische Temperaturen und namentlich heftige Winde und starker Staubgehalt der Luft gemeinsam zur Wirkung gelangen.

Abgesehen von der geschilderten Beeinflussung der Wasserdampf- und Wärmeabgabe des Körpers zeigt die Luftfeuchtigkeit noch eine Reihe von ausgesprochen hygienischen Beziehungen zu unserer alltäglichen Umgebung. Wenn wir im gewöhnlichen Leben von trockener oder feuchter Luft sprechen, so bezeichnen wir damit eigentlich die in unserer Umgebung das Wasser zum Verdunsten bringende Kraft der Luft. Durch eine trockene Luft wird die Feuchtigkeit unserer Kleidung, die Feuchtigkeit der Bodenoberfläche rasch verdunstet, es bildet sich Staub; Holz, Nahrungsmittel und Pflanzen vertrocknen. Größere Trockenheit führt außerdem zur Bildung und Verbreitung von Luftstaub und beeinflußt die Lebensfähigkeit, die Vermehrung und Verbreitung der Mikroorganismen, die Wasserverhältnisse des Bodens u. a. m. Bei trockener Luft werden viele Arten von Bakterien getötet; dafür werden aber die widerstandsfähigeren mit dem Staub in die Luft übergeführt und durch Winde verbreitet. Wird die Bodenoberfläche trocken, so sinkt das Grundwasser, und es können Brunnen versiegen. Ebenso ist die Bewohnbarkeit von Neubauten, die Haltbarkeit mancher Nahrungsmittel usw. wesentlich von der Luftfeuchtigkeit abhängig.

Den Maßstab für die bei allen diesen Wirkungen in Betracht kommende verdunstende Kraft der Luft gibt aber weder die absolute noch die relative Feuchtigkeit. Letztere zeigt viel zu geringe Schwankungen, um die überaus großen Unterschiede, die wir in bezug auf die austrocknende Wirkung der Luft an der Pflanzenwelt, an der Staubbildung, am Wäschetrocknen, an der Brotaufbewahrung usw. beobachten, zu erklären. Vielmehr gibt für diese Luftbeschaffenheit erst das Sättigungsdefizit den richtigen Ausdruck. Die Stärke der Wasserverdunstung ist von dem Sättigungsdefizit, von der Luftbewegung und dem Luftdruck abhängig; sind letztere beide gleich, so ist die Verdunstung der Größe des Sättigungsdefizits proportional.

Die zeitliche und örtliche Verteilung des Sättigungsdefizits stimmt in der Tat mit allen unseren Erfahrungen über die Verschiedenheiten in der austrocknenden Wirkung der Jahreszeiten und Klimate überein, während diese Verschiedenheiten aus der relativen Feuchtigkeit keineswegs erklärlich werden. Der Unterschied beider Ausdrücke liegt darin, daß bei gleicher relativer Feuchtigkeit, aber wechselnder Temperatur, das Sättigungsdefizit außerordentlich verschieden ausfällt, und daß im Sättigungsdefizit der Einfluß der Temperatur gleichsam mitenthalten ist. Bei $+5^0$ bedeutet eine relative Feuchtigkeit von $70^0/_0$ eine gar nicht austrocknende Luft von 2 mm Sättigungsdefizit, bei 35^0 dagegen ergeben $70^0/_0$ relative Feuchtigkeit eine sehr stark trocknende Luft von 12 mm Sättigungsdefizit (s. die Tabelle auf S. 28).

IV. Die Lufttemperatur.

1. Methoden zur Bestimmung der Lufttemperatur.

Gewöhnlich benutzt man empfindliche Quecksilberthermometer mit kleinen Gefäßen; zuweilen Metallthermometer; für große Kältegrade Weingeistthermometer. Für meteorologische Beobachtungen werden vielfach Maximal- und Minimalthermometer gebraucht. Die jetzt gebräuchlichste Konstruktion ist das U-förmige Thermometer von Six und Casella, ein Weingeistthermometer mit Einschaltung eines Quecksilberfadens, der an jedem Ende ein Stahlstiftchen vor sich herschiebt, das beim Rückgang des Quecksilbers liegen bleibt, so daß Maximum und Minimum beobachtet werden können.

Die Aufstellung des Thermometers muß, wenn nur die Lufttemperatur gemessen werden soll, in solcher Weise erfolgen, daß es gegen die Strahlung vom Boden und von erwärmten Hauswänden, ebenso auch gegen Regen usw. geschützt ist. Daher soll das Thermometer an der Nordwand des Hauses, mindestens vier Meter über dem Boden und in einem Gehäuse angebracht werden, welches keine Bestrahlung, sondern nur eine Einwirkung der zutretenden Luft auf das Thermometer gestattet. — Auch im Zimmer zeigt das an einer Wand anliegende Thermometer nur die Temperatur dieser Wand, die oft von der Temperatur anderer Wände und der Luft erheblich abweicht.

In einfacher und hinreichend genauer Weise läßt sich die wirkliche Lufttemperatur bestimmen durch das „Schleuderthermometer", d. h. durch ein gewöhnliches Thermometer, welches an einer 1 Meter langen Schnur einige Male im Kreise geschwungen wird. — Für meteorologische Stationen empfiehlt sich die Anwendung des Assmannschen Aspirationsthermometers, das in dem S. 29 beschriebenen Aspirationspsychrometer mit enthalten ist. Die besten Beobachtungen der Lufttemperatur erfolgen durch selbstregistrierende Metallthermometer.

Addiert man die Stundenbeobachtungen eines Tages und dividiert durch 24, so erhält man das Tagesmittel der Temperatur. Die Tagesmittel, addiert und durch die Zahl der Tage des Monats bzw. Jahres dividiert, ergeben das Monatsmittel bzw. Jahresmittel. — Über Messung und Bedeutung der Sonnenstrahlung s. unten.

Besonders für medizinische Zwecke ist vielfach versucht worden, die Abkühlung zu messen, die der menschliche Körper durch eine bestimmte Witterung erfährt. So hat Heeberdeen schon 1826 ein auf 37,8° erwärmtes Thermometer dem Freien ausgesetzt und beobachtet, um wie viel Grade es innerhalb 30 Sekunden fällt. Grosse erwärmt ein gewöhnliches Thermometer um 10° über die Umgebungstemperatur und mißt die Zeit, welche nötig ist, es um 5° abzukühlen, benutzt also die „Halbierungszeit" als ein besseres Maß für die abkühlende Wirkung. Leonard Hill benützt ein Weingeistthermometer („Katathermometer") mit großem zylindrischem (trockenem oder mit feuchter Hülle umgebenen) Alkoholgefäß, das auf 37,8° erwärmt wird, und bei dem man die Zahl der Sekunden bestimmt, die verfließen, bis es auf 35° absinkt. Die Abkühlung („Kühlstärke", in Milligr.-Calorien pro qcm und Secd.) wird dann mittels einer Formel errechnet. Frankenhäuser beobachtet mit seinem „Homoiotherm", einem 100 ccm Wasser von 35° enthaltenden Kupferblechgefäß, die Abkühlungsgeschwindigkeit. Die Oberflächentemperatur des Gefäßes ändert sich aber während der Beobachtungszeit zu stark durch Nachlassen der inneren Wärmequelle, während diese eigentlich konstant bleiben sollte. Reichenbach hat kürzlich einen sinnreichen Apparat konstruiert, wo dieser Forderung in derselben Weise wie beim menschlichen Körper entsprochen ist, indem die elektrische Energiemenge gemessen wird, die zur Erhaltung einer gleichmäßigen Oberflächentemperatur nötig ist.

Die Angaben aller dieser Instrumente zeigen sich stark abhängig von der jeweiligen Windstärke, die ja die Abkühlung sehr beeinflußt. Sie lassen sich daher geradezu als Anemometer benutzen. Bereits oben ist aber betont, daß die Windstärke von der Örtlichkeit ganz und gar abhängig ist. Für den Luftdruck, die Temperatur, die Feuchtigkeit usw. lassen sich Angaben machen, die für ein größeres Gebiet gelten; aber für die Windstärke hat die genaue Messung durch Instrumente nur Bedeutung für den Ort der Aufstellung des Anemometers; daher wird bei Festlegung von Abkühlungsziffern eine Bewertung der Windstärke für einen größeren Bereich nach allgemeiner Schätzung meist richtiger sein, als nach der Messung durch Instrumente.

2. Örtliche und zeitliche Schwankungen der Temperatur.

Die auf die Erde gelangende Wärme rührt ausschließlich her von der Sonnenstrahlung. Die Atmosphäre absorbiert je nach ihrer Dicke einen großen Teil der Wärmestrahlen; bei 10^0 Sonnenhöhe wird nur etwa der vierte Teil der Wärme durchgelassen wie bei größter Sonnenhöhe; an hochgelegenen Orten ist die Atmosphärenschicht niedriger und die Strahlung um so kräftiger. Ferner ist diese in sehr hohem Grade von der Trübung der Atmosphäre durch Wasserdunst, Wolken, Staub usw. abhängig. — Für die Stärke der Wirkung kommt daneben die Dauer der Strahlung (Tageslänge, Sonnenscheindauer) und der Winkel in Betracht, in welchem die Sonnenstrahlen auffallen. Für die Erwärmung des Bodens sind die senkrechten Strahlen, für Hauswände, aufrechte Menschen usw. die horizontalen unter sonst gleichen Bedingungen von größter Wirkung. — Der Erwärmung durch Strahlung wirkt entgegen die Abkühlung durch Ausstrahlung gegen den Weltenraum, die bei klarer trockener Luft und dünner Atmosphärenschicht (Hochgebirge) am größten ausfällt.

Zur Kennzeichnung der Wärmeverhältnisse im Freien wird meist nur die Lufttemperatur herangezogen, und zwar ermittelt man:

1. Die mittlere Jahrestemperatur, die außer vom Breitengrad hauptsächlich noch von der Höhenlage beeinflußt wird; im Mittel nimmt die Temperatur für je 100 m Steigung um $0,57^0$ (in größerer Höhe langsamer) ab.

2. Die absoluten und mittleren Extreme; die „absoluten" sind die höchsten bzw. niedrigsten Temperaturen, welche während der gesamten Beobachtungsjahre zu verzeichnen waren; die „mittleren" findet man, indem man die höchsten bzw. niedrigsten Temperaturen der einzelnen Beobachtungsjahre addiert und durch die Zahl der Jahre dividiert. Hygienisch ohne größere Bedeutung.

3. Die mittlere Tagesschwankung, d. h. die mittlere Differenz zwischen der Maximal- und Minimaltemperatur eines Tages. Über dem Meere ist die Tagesschwankung selbst unter dem Äquator, wo die Teilung des Tages in Tag und Nacht am schärfsten hervortritt, sehr gering, inmitten der großen Kontinente selbst polarer Region bedeutend. Außerdem sind die örtlichen Lageverhältnisse, die Neigung zur Bewölkung usw. für die Temperaturschwankung des einzelnen Ortes von Wichtigkeit.

In unseren Breiten begegnet man den höchsten Tagesdifferenzen an heiteren Sommertagen, wo Schwankungen von $15—20^0$ (morgens früh $+13^0$, nachmittags $+31^0$) nicht selten sind; ferner zuweilen im Winter und Frühjahr, wenn Windrichtung und Wetter eine plötzliche Änderung erfahren.

4. Die mittlere Jahresschwankung, gemessen durch den Unterschied zwischen den mittleren Temperaturen des heißesten und des kältesten Monats; sie gibt einen Ausdruck für den durchschnittlichen Gegensatz der Jahreszeiten. Wie wichtig dieser für die Kennzeichnung eines Klimas ist, das geht z. B. aus einem Vergleich zwischen Dublin und Astrachan hervor. Beide Orte zeigen gleiche mittlere Jahreswärme $(9,5^0)$; der Unterschied zwischen heißestem und kältestem Monat beträgt aber in Dublin nur 11^0, in Astrachan 33^0 (s. Tabelle).

5. Die interdiurne Veränderlichkeit, d. h. der unperiodische Temperaturwechsel, der sich von einem Tag zum anderen vollzieht. Bei starkem

derartigen Wechsel sprechen wir von „veränderlichem Wetter", und wenn sich derselbe in einem größeren Abschnitt des Jahres wiederholt bemerkbar macht, von „veränderlichem Klima".

Jahreszeitliche und örtliche Verschiedenheit der Lufttemperatur:

	Höhe über dem Meeresspiegel in Meter	Mittlere Jahrestemperatur	Mittlere Tagesschwankung	Mittlere Temperatur des wärmsten Monats	kältesten Monats	Mittlere Jahresschwankung	Veränderlichkeit von Tag zu Tag
Kalkutta . . .	6	24,8	7,1	28,4	18,1	10,3	—
Veracruz . . .	—	25,4	—	27,7	22,1	5,6	—
Mexiko	2266	16,4	—	19,6	12,5	7,1	.—
Rom	50	15,3	8,0	24,8	6,7	18,1	1,5
Paris	34	10,3	—	18,3	2,0	16,3	—
München . . .	528	7,5	7,3	17,3	— 3,0	20,3	—
Berlin	48	9,0	—	18,8	— 0,8	19,6	1,6
Wien	197	9,7	8,0	20,5	— 1,7	22,2	1,9
Dublin	58	9,5	—	15,4	4,7	11,3	—
London . . .	37	10,3	—	17,9	3,5	14,4	1,8
St. Petersburg	10	3,6	4,7	17,7	— 9,4	27,1	2,2
Moskau . . .	160	3,9	—	18,9	— 11,1	30,0	2,6
Astrachan . .	— 20	9,4	—	25,5	— 7,1	32,6	—
Irkutsk . . .	160	— 11,2	9,0	18,8	— 42,8	61,6	3,2
Washington .	27	12,0	—	24,4	0,2	24,2	1,5

3. Hygienischer Einfluß der verschiedenen Lufttemperaturen und ihrer Schwankungen.

Unmittelbare Gesundheitsstörungen durch die Temperatureinflüsse der Atmosphäre müssen vorzugsweise die Wärmeregulierung unseres Körpers betreffen. Es ist daher erforderlich, zunächst auf die Art und Weise, wie die Eigenwärme des Körpers unter den verschiedensten äußeren Verhältnissen erhalten wird, etwas näher einzugehen.

4. Die Wärmeregulierung des Körpers.

Zur Wärmeregulierung dienen teils Schwankungen in der Wärmeproduktion des Körpers — der Erwachsene liefert im Mittel täglich 3000 kg-Kalorien (Cal), aber je nach der Energie der Zelltätigkeit, nach der Muskelleistung und Nahrungsaufnahme individuell und beim gleichen Individuum zeitlich bedeutend schwankend —, teils Änderungen der Wärmeabgabe. Letztere erfolgt in geringem Maße (50 Cal) durch Erwärmung der Speisen; etwas mehr (2—400 Cal) durch die Erwärmung der Atemluft und durch Wasserverdunstung an der Lungenoberfläche; hauptsächlich aber durch Wärmeabgabe von der Haut (2000 Cal und mehr).

Die letztere überwiegend wichtige Wärmeabfuhr vollzieht sich durch Leitung, d. h. durch Wärmeabgabe an die den Körper unmittelbar umgebenden ruhenden Medien, durch Konvektion, d. h. durch Wärmeabgabe an die bewegte Luft, durch Strahlung und Wasserverdunstung. Selbst im Freien kann es zu einem völligen Abschluß des einen oder des anderen oder sogar aller dieser Wege der Wärmeabgabe kommen.

Die Wärmeabgabe durch Leitung an Gegenstände (Fußboden, Stuhlflächen u. a.) und besonders an die Luft ist nicht erheblich, da 1 cbm Luft von z. B. 17° bei seiner Erwärmung auf Körpertemperatur höchstens 6 Cal aufnimmt. In einem geschlossenen Raume wird daher die Wärmeabgabe durch Leitung unbedeutend sein, insbesondere bei Lufttemperaturen, wo die Temperaturdifferenz zwischen Haut und Luft gering ist. Die durch Leitung erwärmten Luftteilchen steigen in die Höhe und rufen Konvektionsströme hervor.

Die Wärmeabgabe durch Konvektion ist neben der Temperaturdifferenz zwischen Haut und Luft besonders von der Luftbewegung abhängig, und da im Freien gewöhnlich eine Luftbewegung von mindestens $^1/_2$—2 Meter pro Minute besteht, so wird dort diese Art der Wärmeabgabe viel mehr leisten können, als im Zimmer. Immerhin ist auch im Freien die Menge der an die Luft abgegebenen Wärme sehr wechselnd; bei kalten heftigen Winden sehr groß, bei warmer ruhiger Luft geringfügig.

Die Wärmeabgabe durch Strahlung ist teils von der Größe und dem Ausstrahlungsvermögen der Körperoberfläche, teils von der Temperaturdifferenz gegenüber den umgebenden Gegenständen und von einigen anderen weniger einflußreichen Faktoren abhängig. Diese Art der Wärmeabgabe betätigt sich ausgiebig innerhalb geschlossener Räume, wo durch die Ausstrahlung gegen kältere Wände, Fenster u. dgl. unter Umständen die hauptsächlichste Wärmeabgabe des Körpers erfolgen kann. Auf demselben Wege wird auch im Freien Wärme abgegeben, wenn z. B. kältere Hauswände, namentlich aber Bäume oder Sträucher, die durch ihre stete reichliche Wasserverdunstung eine relativ niedrige Eigentemperatur haben, in der Umgebung sich finden. Andererseits kann die Wärmeabgabe durch Strahlung äußerst gering werden, wenn z. B. stark erwärmte Felswände, Hausmauern oder andere Menschen die Umgebung des Körpers bilden.

Durch Wasserverdunstung können ebenfalls sehr große Mengen Wärme dem Körper entzogen werden. Bei der Verdunstung von 1 g Wasser werden 0,51 Cal latent. Da der Mensch für gewöhnlich 900 g, bei stärkerer Körperanstrengung 2000—2600 g Wasser durch Verdunstung von der Haut verlieren kann, so beträgt die Wärmeentziehung auf diesem Wege allein 500—1500 Cal; jedoch ist das Maß der Wasserverdunstung durchaus abhängig teils von gewissen im Körper gelegenen Bedingungen, teils von der Lufttemperatur, dem bereits vorhandenen Sättigungsgrad der Luft mit Feuchtigkeit, der Luftbewegung und dem Luftdruck (s. S. 32).

Um trotz der außerordentlich wechselnden Wärmeentwickelung und Wärmeabgabe stets die gleiche Eigentemperatur bewahren zu können, verfügt der Körper über eine selbsttätige Regulierung, die auch unter stark schwankenden Witterungs- und Klimaverhältnissen ausreicht.

In kühler Umgebung — unter 20^0 — erfolgt diese Regulierung wesentlich auf dem Wege einer Steigerung der Wärmeproduktion, während die Wärmeabgabe wenig geändert ist. Durch die niedere Temperatur regen die kälteempfindlichen Nerven der Haut reflektorisch die Verbrennungsvorgänge in den Muskeln an, um so stärker, je tiefer die Temperatur unter 20^0 sinkt, und zwar wird die CO_2-Ausscheidung und die Wärmeproduktion für je 1^0 Temperaturabnahme um etwa 2$^0/_0$ gesteigert (chemische Wärmeregulation). — Daneben findet eine Anpassung der willkürlichen Muskelbewegungen an die Wärmeverhältnisse statt, und bei stärkerer Kälte tragen unwillkürliche Muskelbewegungen (Zittern, Frostschauer) zu vermehrter Wärmebildung bei. Ferner erfolgt eine instinktive Auswahl der Nahrung nach Menge und Beschaffenheit in solcher Weise, daß reichlicher Wärme gebildet wird. Fett wirkt in dieser Beziehung bei Muskelarbeit besonders fördernd, bei ruhendem Körper steigert in erster Linie reichliche Eiweißzufuhr den Umsatz der Zellen.

Die Wärmeabgabe wirkt in kühler Umgebung insofern mit, als durch Reizung der kälteempfindlichen Nerven die Gefäßverengerer der Haut angeregt werden. Die Haut wird blutleer, blaß, trocken und schrumpft, so daß die Wärmeabgabe durch Strahlung, Leitung und Konvektion möglichst absinkt. Eine unwillkürliche Verkleinerung der wärmeabgebenden Körperoberfläche kommt hinzu. Aber diese Wirkungen stehen weit hinter denen zurück, die auf Steigerung der Produktion beruhen.

In warmer Umgebung tritt dagegen die physikalische Wärmeregulation in den Vordergrund. Hier kann zwar durch Einschränkung der

Bewegungen, Vermeiden überschüssiger, fett- und eiweißreicher Nahrung usw. die Wärmeentwickelung etwas eingeschränkt werden; aber der Schwerpunkt der Regulierung ruht auf der Wärmeabgabe und in der Einstellung der Haut auf den aktiven Zustand: sie wird blutreicher, gerötet, glatt und vor allem feucht, so daß stärkere Wärmeabgabe durch Leitung, Konvektion und Strahlung, namentlich aber durch Wasserverdunstung eingreifen kann (s. Abb. 4).

Unter gewissen Verhältnissen, z. B. bei lebhaftem Wind, tritt die physikalische Regulation erst bei erheblich höheren Temperaturen in Tätigkeit; stärkerer Wind versetzt uns gleichsam in ein kühleres Klima, als die Lufttemperatur anzeigt, und die chemische Regulation reicht dann bis zu den höheren Temperaturgraden hinauf (vgl. S. 26). Andererseits setzt die physikalische Regulierung

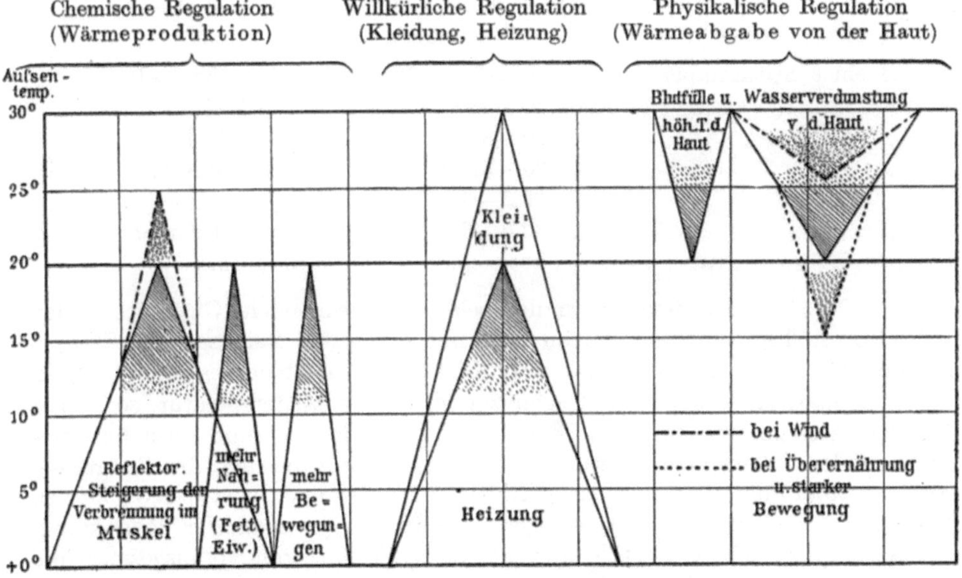

Abb. 4. Wärmeregulierung.

schon bei unter 20° liegenden Lufttemperaturen ein, wenn Überernährung und ausgiebige Muskeltätigkeit statthat (RUBNER, WOLPERT).

Die Abbildung gibt eine schematische Darstellung der Wärmeregulierung, jedoch ohne die quantitativen Beziehungen der wirksamen äußeren Einflüsse genau zur Anschauung zu bringen, und ohne Berücksichtigung der sehr erheblichen individuellen Einflüsse (Fettreichtum usw.).

Zu den geschilderten selbsttätigen Reguliervorrichtungen des Körpers kommen dann noch als wichtige willkürliche Hilfsmittel Kleidung und Wohnung hinzu. Durch entsprechende Abwechslung sowohl in Zahl und Dicke der Kleidungshüllen wie in Heizung und Lüftung der Wohnung gelingt es dem Menschen, sich einigermaßen gegen die überaus starken Wärmeschwankungen seiner Umgebung zu schützen.

Der Erfolg der gesamten Reguliervorrichtungen besteht aber nicht allein darin, daß die Bluttemperatur des Körpers dauernd auf 37° gehalten wird, sondern es soll auch unser Temperaturempfinden in der Weise beeinflußt werden, daß wir uns in der jeweiligen, thermisch stark wechselnden äußeren Umgebung behaglich fühlen und weder frieren noch unangenehme Wärme verspüren. Diese Empfindungen sind offenbar im wesentlichen abhängig von der Temperatur der Hautoberfläche; und wenn wir letztere (mit Hilfe thermoelektrischer Messung) bestimmen, können wir innerhalb gewisser Temperaturgrenzen und bei nicht zu feuchter Luft einen objektiven Maßstab dafür gewinnen, ob eine Umgebung den Zustand thermischen Behagens oder Unbehagens auszulösen vermag.

Für den nackten Körper hat KISSKALT Behagen bei 31,5—33,5° beobachtet. Für den bekleideten Körper gelten etwas andere Werte, die aber zweckmäßig nicht auf der Oberfläche der Kleidung bestimmt werden, weil in dieser selbst zu große Verschiedenheiten liegen (s. 7. Kapitel), sondern an unbekleideten Stellen, am besten an der Stirnmitte (REICHENBACH und HEYMANN).

Es hat sich gezeigt, daß die Umgebung

bei einer Stirntemperatur	unter 28°	empfunden wird:	sehr kalt
,, ,, ,,	von 28—29°	,,	,, kalt
,, ,, ,,	,, 29—30°	,,	,, kühl
,, ,, ,,	,, 30—31,5°	,,	,, normal
,, ,, ,,	,, 31,5—32,5°	,,	,, warm
,, ,, ,,	,, 32,5—33,5°	,,	,, sehr warm
,, ,, ,,	,, über 33,5°	,,	,, heiß.

Bei 30—31,5° Stirntemperatur des bekleideten ruhenden Körpers befinden sich also die Temperaturnerven im Zustande geringster Reizung. Bei Temperaturanstieg treten die Wärme-, beim Sinken die Kältenerven in Tätigkeit, um so lebhafter, je weiter und schneller sich die Hauttemperatur von jener Indifferenztemperatur entfernt. Für Gesicht und Hände (mit Ausnahme der Spitzenteile, Nasenspitze, Ohrmuschel, Fingerspitzen) beträgt die Steigerung bzw. der Abfall der Hauttemperatur für je 1° Lufttemperatur etwa 0,3°, an den bekleideten Stellen sehr viel weniger, verschieden je nach der Bekleidung. Genauer ergibt sich (Windstille und 40—50% Feuchtigkeit vorausgesetzt) die Beziehung zwischen Stirn- und Lufttemperatur aus der Formel $St = a + b \cdot L$, wo St die Stirn-, L die Lufttemperatur bedeuten, und a und b zwei individuell schwankende Konstanten sind, von denen, in den bisher zuverlässigsten Messungen, $a = 25$, $b = 0,34$ zu setzen war.

Erhebt sich die Stirntemperatur auf 33°, so treten bei vielen Menschen bereits Erscheinungen einer Wärmestauung — Kopfschmerz, Flimmern vor den Augen, Schwindel, Übelkeit und Ohnmacht — ein; bei höheren Graden von Wärmestauung kommt es zu den S. 39 geschilderten Erscheinungen des Hitzschlages. Besonders empfindlich sind die meisten Menschen in dieser Beziehung gegen hohen Wasserdampfgehalt der Luft und Fehlen der Luftbewegung, so daß die Wasserverdampfung von der Haut und die damit verbundene kräftige Entwärmung behindert wird. In Luft von 27° und 55% Feuchtigkeit tritt ungefähr die gleiche Temperatursteigerung der Haut und dieselbe Wärmestauung ein, wie bei 23° und 75% Feuchtigkeit. Mit der abnormen Hauttemperatur pflegt auch ein Anstieg der Temperatur und Feuchtigkeit der Luftschichten einzutreten, die die Haut des bekleideten Körpers umspülen; letztere beträgt bei normalen Entwärmungsverhältnissen 35%, bei drohender

Wärmestauung 55—65% (s. unter „Kleidung"). — Indes scheint bei manchen Menschen eine Gewöhnung der Art möglich zu sein, daß selbst Hauttemperaturen über 35° nicht mehr mit Wärmestauungssymptomen einhergehen.

Sinkt andererseits die Stirntemperatur unter 28°, so tritt Frösteln und Unbehagen ein. Wirken kräftige Kältereize (Wind, kaltes Wasser) vorübergehend ein, so wird die Haut rot, blutreicher und wärmer, und stärkere Kälteempfindung wird verhütet; dagegen kann bei gleichmäßiger und andauernder oder zu heftiger Wärmeentziehung das Kältegefühl sich steigern, und es können Erkältungskrankheiten und Erfrierungen entstehen.

Diese durch extreme Wärmeverhältnisse zustande kommenden Gesundheitsstörungen bedürfen noch einer näheren Erörterung.

a) Die Einwirkung hoher Temperaturen.

Die akuten Krankheitserscheinungen, welche durch hochgradige Wärmestauung zustande kommen, bezeichnet man als **Hitzschlag.**

Im Anfangsstadium erscheint das Gesicht gerötet, die Augen glänzend; es stellt sich Kopfschmerz, ein Gefühl von Beklemmung, Trockenheit im Halse und heisere Stimme ein. Weiterhin wird die Haut trocken und brennend; dazu gesellt sich Flimmern vor den Augen und Ohrensausen; die Herztätigkeit wird stürmisch; dann tritt ohnmachtähnliche Schwäche, lallende Sprache, oft Zittern der Glieder ein, und schließlich bricht der Kranke bewußtlos zusammen. Oft folgen Krämpfe, in denen der Tod eintreten kann. Bei der Sektion findet sich häufig Lungen- sowie Hirnödem.

Wir begegnen dem Hitzschlag vorzugsweise in den tropischen und subtropischen Ländern, aber auch in Mitteleuropa in heißen Sommern, z. B. bei militärischen Märschen, bei Feldarbeitern usw. Die Bedingungen sind im Freien dann gegeben, wenn die Luft warm, ruhig und mit Feuchtigkeit nahezu gesättigt ist; so in den Tropen im Anfange der Regenperiode, in gemäßigterem Klima an Sommertagen vor dem Ausbruch von Gewittern. Besondere Gefahr bieten ferner Örtlichkeiten, an welchen auch eine Abstrahlung unmöglich wird, z. B. erwärmte Felswände und Engpässe oder die Umgebung mit gleichwarmen Menschen, wie bei militärischen Märschen in geschlossener Kolonne. Die Empfindlichkeit wird durch Muskelbewegungen erhöht; je angestrengter die Arbeitsleistung ist, um so größer wird die Gefahr des Hitzschlags. (Über die Steigerung der Gefahr durch starke Sonnenstrahlung s. u.) — Eine sehr vollständige Behinderung der Wärmeabgabe kommt bei Tunnelarbeiten und in tiefen Bergwerken zustande, namentlich bei starker Arbeitsleistung. Ferner wirken reichliche Nahrung, ungenügende Wasseraufnahme, alkoholische Getränke und eng anliegende warme Kleidung ungünstig.

Um dem Hitzschlag vorzubeugen, muß versucht werden, auf irgend einem Wege eine Wärmeabgabe des Körpers zu erreichen. In den Tropen sind, außer zweckmäßiger Kleidung und Wohnung, Vermeiden von Körperbewegungen, mäßige Nahrung, Bewegung der Luft durch Fächer usw. und häufigere kalte Übergießungen angezeigt. Bei den militärischen Märschen ist die Kleidung, Nahrung und Getränkeaufnahme zu regeln; die Kolonnen sind möglichst weit auseinander zu ziehen, um zwischen den Marschierenden eine gewisse Luftbewegung zu ermöglichen und auch den im Innern der Kolonne befindlichen Mannschaften die Wärmeabgabe zu erleichtern. Bei Tunnelbauten und in Bergwerken ist durch kräftigste Ventilation die Entwärmung zu unterstützen, die Schichten sind, unter gebührender Mitberücksichtigung der oft sehr hohen Feuchtigkeit, zu kürzen, die Arbeit durch Sprengungen und Maschinen möglichst zu erleichtern u. a. m.

Chronische partielle Wärmestauung kann durch anhaltende Einwirkung mäßig hoher, durch Feuchtigkeit und Windstille unterstützter Temperaturen zustande kommen. Eine Periode mit Tagesmitteln über 25⁰, wie sie in unseren Breiten fast in jedem Sommer vorkommen, wird bereits von vielen Menschen schlecht ertragen.

In tropischen Klimaten stellt sich als erste Folge einer andauernden Erschwerung der Wärme- und Wasserdampfabgabe durch warme und feuchte Luft eine Erschlaffung und ein Schwächegefühl des Körpers her, sog. „Tropenanämie", jedoch ohne erhebliche Abweichungen im Blutbefunde. Bei längerer Dauer des Aufenthaltes gesellen sich oft Vergrößerung der Leber und der Milz und krankhafte Veränderungen der Verdauungssäfte hinzu.

Einen Schutz gegen diese Gesundheitsstörungen gewährt mäßige, aber ausreichende Nahrungsaufnahme, Einschränkung der Muskelarbeit, leichte Kleidung; ferner ist Lage und Einrichtung des Wohnhauses so zu wählen, daß dasselbe möglichst großen Schutz gegen die Hitze gewährt (s. Kap. Wohnung); auch ist durch kalte Waschungen, Fächer usw. die Wärmeabgabe zu unterstützen.

b) Die Einwirkung niedriger Temperaturen.

Erfrierungen einzelner Körperteile oder des ganzen Körpers kommen nicht zustande, solange die Möglichkeit zu genügender Bekleidung, ausgiebiger Muskelbewegung und reichlicher Nahrungsaufnahme gegeben ist. Erst wenn einer dieser Faktoren versagt, droht Gefahr für die Gesundheit und das Leben.

Zunächst entsteht dann eine Abkühlung der peripheren Körperteile; bei weiterer Kälteeinwirkung erfolgt Erfrieren dieser Teile und gleichzeitig infolge der allgemeinen Verengerung der Hautgefäße Blutandrang in Lunge und Gehirn. Später tritt Schwindelgefühl, dann Betäubung ein und schließlich der Tod durch Lähmung der nervösen Zentralorgane.

Am leichtesten kommt eine derartige Kältewirkung zustande bei **stark bewegter** kalter Luft. Ferner kann bei verhältnismäßig hoher Luftwärme abnorme Abkühlung des Körpers erfolgen durch starke Ausstrahlung; bei völlig heiterem Himmel vermögen selbst Tropennächte zum Erfrieren zu führen. In hohem Grade unterstützt wird der schädigende Einfluß der Kälte durch Alkoholgenuß, der zwar Hyperämie der Haut und dadurch zunächst Wärmegefühl, zugleich aber auch um so größere Wärmeabgabe herbeiführt.

Bei geringerem Grade der Einwirkung entstehen **Erkältungskrankheiten.**

Erkältungen kommen wesentlich durch starke oder anhaltende Wärmeentziehungen von der Haut zustande, die meist zu fühlbarer Abkühlung der Hautnerven führen. Eine unmittelbare Schädigung der Schleimhäute des Respirationstractus durch kalte Luft scheint gar nicht oder selten Ursache von Erkrankungen dieser Organe zu sein, da das Hinaustreten aus dem 20⁰ warmen Zimmer in kalte Winterluft bei genügendem Hautschutz keine Störung zu veranlassen pflegt. Betrachtet man die Wirkung eines Kältereizes auf die Haut, so erfolgt zunächst allerdings Zusammenziehung der Blutgefäße und Anämie der Haut, aber dieser Zustand dauert nur sehr kurze Zeit; normalerweise tritt sehr rasch eine Reaktion ein: die Haut rötet sich und wir bekommen Wärmeempfindung, d. h. es haben die vom Kältereiz getroffenen Hautnerven vasomotorische Zentren zur Wiedererweiterung der Hautgefäße angeregt. In dieser Reaktion liegt vermutlich unser normaler Schutz gegen Kältewirkung; ihr ist es zu danken, daß ein eigentliches Kältegefühl in den Hautnerven nicht leicht zustande kommt. In typischer Weise sehen wir einen solchen Reaktionsvorgang z. B. bei einer kalten Übergießung des Körpers verlaufen.

Die Hautnerven können aber angeborene mangelhafte Reaktion zeigen oder durch Verweichlichung, d. h. durch Mangel an Übung, erschlaffen; sie dürfen nicht für zu lange Zeit des Kältereizes und der Auslösung der Reaktion entwöhnt werden. Es tritt das besonders hervor bei solchen Körperteilen, welche für gewöhnlich bedeckt und gegen Kältewirkung geschützt gehalten werden. Während Hände und Gesicht sich stets reaktionsfähig zeigen, vermögen die Hautnerven einer Halsgegend, welche durch warme Kleidung vor Kältereizen bewahrt war, keine Reaktion zu zeigen, sobald der Hals ausnahmsweise entblößt und von kalter Luft getroffen wird. Andererseits wird die Reaktion unterstützt durch Übung der Haut, durch planmäßige Gewöhnung an normale Kältereize, z. B. kalte Abwaschungen. — Ferner kann durch Körperbewegung einem schädlichen Einfluß der Kältewirkung vorgebeugt werden, weil dann, abgesehen von der chemischen Wärmeregulation, durch den beschleunigten Blutkreislauf und die Gefäßerregung der Haut mehr Wärme zugeführt und die Kälteempfindung gehindert wird. Bei Körperruhe dagegen, und besonders im Schlaf, kommt es viel leichter zu einem Versagen der schützenden Reaktion.

Eine schädliche Kältewirkung entsteht leicht durch zu lange anhaltende Kältewirkung auf ausgedehntere Hautabschnitte. — Noch häufiger kommen aber örtliche Wärmeentziehungen von kleineren empfindlichen Hautbezirken aus in Betracht. Die vorerwähnten, gewöhnlich geschützten und an Kälte nicht gewöhnten Körpergegenden, ferner die peripher gelegenen Teile und namentlich die Füße, die relativ am schwersten auf normaler Wärme zu erhalten sind, können bei sonst warmem Körper eine fühlbare Abkühlung erfahren.

Eine besondere Gefahr liegt ferner dann vor, wenn vorher durch Aufenthalt bei hoher Temperatur oder durch starke Muskelarbeit Hyperämie der Haut und Schweißsekretion eingetreten war und nun bei Körperruhe stärkere teilweise Abkühlung eintritt. Unter solchen Verhältnissen pflegt die schützende Reaktion völlig zu versagen; um so leichter, je ausgiebiger der schwitzenden Haut durch Verdunstung Wärme entzogen wird. Ferner löst eine allmähliche, aber anhaltende lokale Wärmeentziehung, wie sie z. B. durch feuchte Kleidung und Schuhwerk zustande kommt, bei vielen Menschen Kältegefühl aus. Manche zeigen endlich eine besondere Empfindlichkeit gegen gleichmäßig bewegte und auf beschränkte Stellen des Körpers auftreffende kühlere Luftströme und die dadurch erfolgende Wärmeentziehung („Zugluft"); zuweilen können Neuralgien innerhalb weniger Stunden nach vorübergehender Einwirkung solcher Zugluft sich einstellen. Selbst „insensible", d. h. so schwache Luftströme, daß sie längere Zeit hindurch auf die Haut wirken können, ohne empfunden zu werden, können bei niedrigen Lufttemperaturen den Körper mit Zuglufterkrankungen bedrohen (Rubner).

Sobald die Kältereize ein Erkalten der Nervenenden der Haut herbeigeführt haben, kommen von diesen aus reflektorisch Störungen in den vasomotorischen Zentren zustande und dadurch Hyperämien der Schleimhäute, der Nieren, der Muskeln usw. Außerdem ist durch Versuche festgestellt, daß durch abnorme Abkühlung der tierische Körper eine Schädigung seiner Schutzeinrichtungen gegen lebende Krankheitserreger erfährt. Die Leukocytenzahl wird um 50 bis 75 % herabgesetzt; erst später tritt Hyperleukocytose ein; die Beweglichkeit und Freßfähigkeit der Leukocyten wird stark verringert; die Bakteriolysine, die Opsonine und besonders der Komplementgehalt des Blutes werden vermindert. Da an den entstehenden „katarrhalischen" Krankheitsvorgängen in hervorragender Weise Mikroorganismen sich beteiligen, welche in den normalen Sekreten vorhanden und nur gegenüber der völlig unversehrten Schleimhaut ohne Gefahr sind, sind diese Veränderungen für Ausbreitung und Verlauf der Krankheit von größter Bedeutung.

Diejenigen Witterungsverhältnisse, welche am leichtesten zu Erkältungskrankheiten Anlaß geben, sind: 1. heftige, kühle Winde; 2. plötzliche Temperaturschwankungen, die so rasch zustande kommen, daß eine entsprechende Regulierung der künstlichen Einrichtungen zur Erhaltung der Eigenwärme, Kleidung, Heizung usw., auf Schwierigkeiten stößt. 3. Niederschläge, welche zu Bodennässe und zur Durchnässung des Schuhzeugs oder zur Durchfeuchtung der Kleidung und damit zu abnormer Wärmeentziehung führen.

Klimate, welche diese Witterungsverhältnisse und namentlich plötzliche Schwankungen häufiger darbieten, sind als disponierend für Erkältungskrankheiten anzusehen.

V. Niederschläge; Himmelsansicht.

Die Messung der Niederschläge erfolgt durch ein Auffanggefäß von 500 qcm Fläche; 5 ccm entsprechen 0,1 mm Regenhöhe; möglichst mit graphischer Aufzeichnung.

Die größten Regenmengen fallen innerhalb der tropischen Zone, wie nachstehende Tabelle zeigt. Ferner sind Gebirge, ausgedehnte Waldungen und andere örtliche Eigentümlichkeiten von bedeutendem Einfluß.

Regenhöhen in Zentimeter:

Cherrapoonje (Ostind.)	1210	Hamburg	72
Bombay	188	Sylt	67
Chile	164	Berlin	59
Brocken	124	Breslau	52
Nordalpen	121	Würzburg	40

Außer der Regenmenge wird die Zahl der Regen- und Schneetage und die Verteilung derselben auf die Jahreszeit registriert.

Hygienische Bedeutung der Niederschläge. Ein unmittelbarer Einfluß liegt insofern vor, als durch die Niederschläge eine Durchfeuchtung der Kleidung, insbesondere des Schuhzeugs, bewirkt werden kann, die zu Erkältungen Anlaß gibt. — Mittelbar sind die Niederschläge bedeutungsvoll einmal dadurch, daß sie einen Anteil des Klimas bilden, der für den Pflanzenwuchs und die Bodenkultur besonders wichtig ist. Mäßige Niederschläge befördern organisches Leben aller Art, besonders auch die Vermehrung und Erhaltung von Mikroorganismen. Zweitens sind stärkere Niederschläge eines der wirksamsten Reinigungsmittel für Luft und Boden, ein Einfluß, der namentlich in tropischen Ländern scharf hervortritt. Drittens ist von den Niederschlägen der Feuchtigkeitsgehalt der oberen Bodenschichten und der Stand des Grundwassers abhängig.

Für die Durchfeuchtung des Bodens und die Speisung des Grundwassers kommt nur diejenige Wassermenge in Betracht, welche nicht oberflächlich abfließt und auch nicht kurze Zeit nach dem Eindringen in den Boden wieder verdunstet. Wie groß dieser Anteil ausfällt, das hängt teils von örtlichen Einflüssen, teils von der zeitlich schwankenden — plötzlichen oder allmählichen — Art des Regenfalls ab.

Für den Aufenthalt des Menschen im Freien ist insbesondere eine genauere Angabe der Tageszeit wichtig, während welcher die gemessene Regenmenge gefallen ist. Es macht einen großen Unterschied, ob die gleiche Menge sich über einen ganzen Tag von Morgen bis Abend verteilt, oder in ein paar Nachtstunden niedergeht. Ebenso ist es von Bedeutung, ob eine Monatssumme von wenigen Tagen oder Nächten stammt, oder von einer größeren Anzahl von Regentagen.

Auch Tage mit bedecktem Himmel ohne Regen wirken ungünstig, namentlich auf die Psyche von Gesunden und Kranken. Für das Davoser Klima z. B. ist es sehr vorteilhaft, daß sich dort über das ganze Jahr 200 heitere oder leicht bewölkte Tage verteilen, denen nur 160 bewölkte oder bedeckte gegenüberstehen; während in der norddeutschen Ebene besonders im Winter und Frühjahr lange Perioden trüber Tage vorherrschen.

VI. Sonnenstrahlung (Wärme-, Licht- und chemisch wirksame Strahlen).

Zu unterscheiden sind 1. die langwelligen, roten Wärmestrahlen; 2. die gelben Helligkeitsstrahlen; 3. die kurzwelligen blauvioletten und ultravioletten, chemisch wirksamen Strahlen. Erst neuerdings ist es gelungen, diese ganz verschieden wirksamen Strahlenanteile genauer zu unterscheiden und getrennt zu messen (DORNO in Davos).

1. Die Wärmestrahlen.

Die Messung kann nicht mit gewöhnlichen Thermometern erfolgen, da die Strahlen an der Thermometerkugel fast vollständig reflektiert werden. Die früher viel benutzten Vakuumthermometer, deren Kugel geschwärzt und in eine luftleere Hülle eingeschlossen ist, haben sich als ungenau herausgestellt. — Brauchbar sind das Pyrheliometer von ANGSTRÖM und MICHELSONS Aktinometer. — Ferner wird die Sonnenscheindauer bestimmt mit dem CAMPBELLschen Autographen; unter einer als Brennlinse wirkenden Glaskugel liegt ein Papierstreifen, auf dem die Tagesstunden markiert sind; die Sonne erzeugt eine beim Dazwischentreten von Wolken unterbrochene Brandlinie, deren addierte Strecken der Sonnenscheindauer entsprechen.

Vergleichende Messungen zwischen Davos und Potsdam haben ergeben, daß im Sommer die Unterschiede gering sind, im Winter dagegen in Davos die dreifache Menge Wärmestrahlen gemessen wird.

Die Wärmestrahlen haben durch die Erwärmung des menschlichen Körpers, des Bodens, der Hauswände wohltuende Wirkungen. Aber die Insolation der Hauswände kann auch zu hochgradig werden (s. Kap. VII); und zu starke Bestrahlung des Körpers kann den Sonnenstich hervorrufen, der entweder die von anderen Faktoren abhängige Wärmestauung unterstützt oder für sich allein Schädigung auslöst, namentlich wenn der Schädel unmittelbar von den Sonnenstrahlen getroffen wird. In letzterem Falle können die Strahlen durch die diatherme Schädeldecke bis zur Hirnrinde vordringen und Überhitzung des Gehirns mit meningitischen Erscheinungen hervorrufen (P. SCHMIDT). Bei senkrecht auffallenden Strahlen, klarem Himmel und möglichst dünner Atmosphärenschicht (Berge) droht diese Gefahr am meisten. Durch weiße Bekleidung und namentlich locker sitzende, mit Luftöffnungen versehene und den Nacken schützende weiße Kopfbedeckungen ist ihr vorzubeugen.

2. Die Helligkeitsstrahlen.

Messung durch WEBERS Photometer (s. Kap. VII). — Vergleichende Messungen der Mittagshelligkeit liegen für Davos und Kiel vor. Im Winter wurde die Helligkeit in Davos 6 mal, im Sommer 1,8 mal größer gefunden als in Kiel.

Störende Einflüsse auf das Sehorgan durch Lichtmangel kommen vorzugsweise innerhalb der Wohnungen zustande; hier ist daher eine genauere Messung der Helligkeit oft erforderlich.

Über den allgemeinen Einfluß des Lichts auf belebte Wesen ist durch Versuche an Tieren festgestellt, daß diese im Licht größere Mengen Kohlensäure ausscheiden als im Dunkel; und zwar ist der Grund dafür nicht etwa nur in einer Erregung der Retina zu suchen, sondern auch geblendete Tiere reagieren in derselben Weise. Es wird daher dem Licht eine Reizwirkung auf das Protoplasma zugeschrieben, welche den Zerfall der organischen Stoffe in der Zelle erhöht. Trotzdem gedeihen kleinere und größere Tiere auch in dunklen Behausungen, und selbst jahrelanger Lichtmangel wird anscheinend oft ohne Nachteile ertragen (Stalltiere, Pferde in den Kohlengruben usw.). — Durch Beobachtungen an Menschen, die dem Licht wenig ausgesetzt sind, z. B. Grubenarbeiter,

Kellerbewohner, die Bewohner englischer Städte während der nebligen Wintermonate, konnten bestimmte körperliche Störungen beim Fehlen anderer Schädlichkeiten an Gesunden nicht mit Sicherheit nachgewiesen werden.

Zweifellos sprechen aber viele Erfahrungen von Ärzten und Laien dafür, daß eine größere oder geringere Lichtfülle erhebliche nervöse oder psychische Einflüsse äußern kann, und daß für unsere Stimmung und Arbeitsfreudigkeit und unser subjektives Wohlbefinden die Belichtung von größter Bedeutung ist. Dabei sind aber nicht nur die Helligkeitsstrahlen, sondern auch die übrigen Strahlungsanteile zweifellos stark beteiligt.

3. Die kurzwelligen Strahlen.

Bei der Messung lassen sich trennen:

a) Die blauvioletten (auf die photographische Platte wirkenden) Strahlen, die am besten mit Bromsilberpapier nach den Angaben von Weber und König bestimmt werden. — Der v. Esmarchsche Helligkeitsmesser registriert die gesamte photographische Helligkeit des Himmelsgewölbes durch die Verfärbung von Chlorsilberpapier, das durch einen schmalen Spalt belichtet und auf einem Zylinder angebracht wird, der sich einmal in 24 Stunden dreht und zugleich auf seiner gewundenen Achse absinkt, so daß am nächsten Tage eine tiefer liegende Zeile getroffen wird.

b) Die ultravioletten (elektrisch wirksamen) Strahlen, deren Messung jetzt mit dem Zinkkugelphotometer von Elster und Geitel gelingt.

Die blauviolette Strahlung ist in Davos im Winter dreimal größer als in der Ebene; im Sommer ist sie etwa gleich. — Die ultraviolette Strahlung ist im Sommer und Herbst weitaus am höchsten; der Betrag eines Sommertages kann dem eines Wintermonats gleichkommen. Hoch gelegene Orte erhalten ferner von der Sonne („Höhensonne") viel größere Beträge an ultravioletten Strahlen als die Ebene, weil hier sehr starke Absorption der Strahlung durch die Atmosphäre erfolgt, und weil im Höhenklima auch im Winter lange Besonnung eintritt, während in der Ebene der Sommer durch die Dauer des Sonnenscheins Überschüsse bietet, die aber namentlich wegen der gleichzeitigen Erwärmung nicht ausgenutzt werden können.

Die Wirkung der blau- und ultravioletten Strahlen auf den menschlichen bzw. tierischen Körper ist eine mannigfaltige. Eine günstige Wirkung wird in den Steigerungen der Oxydationen, der Muskelleistungen, des Wachstums unter dem Einfluß ultravioletter Strahlen gefunden. Ferner sollen die Vasomotoren der Haut gelähmt, der Blutdruck herabgesetzt, die Atmung vertieft und verlangsamt werden. Zweifellos ist der bedeutende Einfluß der Höhensonne auf tuberkulöse Erkrankungen der Knochen und Gelenke (Dr. Rollier in Leysin, Dr. Bernhard in Samaden). Auch mit „künstlicher Höhensonne", Bestrahlung durch die ultravioletten Strahlen einer Quarzlampe (s. Kap. IV), sollen ähnliche Erfolge (neuerdings auch bei Rachitis) erzielt sein; vielleicht sind die übrigen Strahlungsanteile in dieser Richtung nicht ohne Wirkung, besonders wenn künstliche Stauung hinzugefügt wird (Bier).

Andererseits ist wohl zu beachten, daß auch schädigende Wirkungen von den ultravioletten Strahlen ausgehen. Vor allem sind die Augen schwerer Schädigung ausgesetzt; sie müssen durch Rauchglasbrillen geschützt werden. Ferner wird die Haut beeinflußt. Eine normale Haut reagiert nur mit Hyperämie und Entzündung (durch rote oder gelbe Stoffe oder Salben zu verhüten);

allmählich bildet sich Pigment, das nicht nur vor übermäßiger chemischer Lichtwirkung schützt, sondern auch vor thermiächer insofern, als dadurch die tieferen, schwerer abkühlbaren Hautschichten vor zu tiefem Eindringen der Strahlen und zu großer Wärme bewahrt werden.

Bei manchen (erblich oder durch Gifte usw.) geschädigten Menschen kann aber schon im Kindesalter nach Besonnung Xeroderma pigmentosum auftreten, rote und braune Flecken, aus denen warzenartige Gebilde entstehen und sich schließlich Epithelcarcinom entwickelt. — Bekannt ist ferner, daß bei Variola und Vaccine durch rote Binden, rote Fenster, welche die ultravioletten Strahlen absorbieren, der Heilungsprozeß begünstigt wird. Eine merkwürdige Sensibilisierung erfolgt durch fluorescierende Farbstoffe im bestrahlten Körper (Buchweizenexanthem der Schafe im Frühjahr; Haarausfall bei bestrahlten Meerschweinchen nach Fütterung mit gelbem Mais, vielleicht auch Pellagra nach Ernährung mit Mais), wobei allerdings auch rote, tiefdringende Strahlen biologisch wirksam werden können. — Bei Kranken mit chronischer Malaria können durch die Sonnenstrahlung im Frühjahr und ebenso durch künstliche Bestrahlung Rückfälle der Krankheit ausgelöst werden.

Eine indirekte hygienische Beziehung äußern die ultravioletten Strahlen, unterstützt auch von anderen Strahlengattungen, dadurch, daß sie eine mächtige Wirkung auf das Leben der Mikroorganismen ausüben. Durch Sonnenlicht gehen manche Krankheitserreger binnen drei Stunden, durch diffuses Tageslicht binnen 3—4 Tagen zugrunde. — In der Praxis darf indessen nicht viel von dieser Wirkung des Lichts erwartet werden, weil nur die offen zutage liegenden Krankheitserreger davon betroffen werden und genug unbelichtete Infektionsquellen in jedem Krankenzimmer übrig bleiben. Für Desinfektionszwecke ist das Licht daher kaum verwendbar (s. Kap. IX).

VII. Luftelektrizität.

Beobachtet wird im Freien: 1. die elektrische Spannung (das Potentialgefälle).

Mit einem auf einem Stabe befindlichen Kollektor (kleine Spiritusflamme), der sich stets auf die in seiner unmittelbaren Umgebung befindliche elektrische Spannung lädt, wird ein Elektroskop verbunden, dessen Gehäuse zur Erde abgeleitet wird. Die Divergenz der Aluminiumblättchen des Elektroskops gibt ein Maß der Spannungsdifferenz der Elektrizität der Luft und derjenigen des Erdbodens.

Bei heiterem Wetter ist die Luft stets positiv elektrisch gegen die Erde. Ist die Luft bei heftigem Wind mit Staubteilen erfüllt, ferner bei Regen, Hagel, oder wenn stark negativ geladene Wolken auftreten, ergibt sich negatives Potentialgefälle. Bei Gewitter kommt es zu starken positiven Ladungen und bedeutenden Schwankungen des Gefälles.

2. Die Elektrizitätszerstreuung (Ionisation der Luft), gemessen durch ein Elektroskop, mit dem ein mit positiver bzw. negativer Elektrizität geladener Zerstreuungskörper verbunden wird. Die Luft zeigt ein wechselndes Leitvermögen infolge ihres Gehaltes an positiven und negativen Ionen, abhängig teils von der Radioaktivität (die z. B. bei vielen Bodenarten den Bodengasen eigentümlich und daher in Kellerräumen stark gesteigert ist); teils von der Einwirkung ultravioletter Strahlen. Meist sind positive und negative Ionen im Gleichgewicht; zuweilen, namentlich auf Berggipfeln, stellt sich unipolare Leitfähigkeit her, kenntlich an der schnelleren Entladung eines negativ geladenen Zerstreuungskörpers.

Beziehungen zwischen dem elektrischen Verhalten der Luft und dem körperlichen Wohlbefinden sind vermutlich — wenn auch vielleicht individuell verschieden — vorhanden. Es fehlt aber noch an Beobachtungsreihen, welche Gesetzmäßigkeiten abzuleiten gestatten; namentlich auch an Untersuchungen über das Verhalten der Leitfähigkeit innerhalb der Wohnräume, das anscheinend durch die radioaktive Bodenluft stark beeinflußt wird.

VIII. Allgemeiner Charakter von Witterung und Klima.

1. Die Witterung.

Die Witterungsverhältnisse, wie sie sich aus den meteorologischen Beobachtungen ergeben, pflegen schon lange regelmäßig mit den Morbiditäts- und Mortalitätsziffern des gleichen Zeitabschnitts zwecks Auffindung ursächlicher Beziehungen verglichen zu werden.

Sowohl die bislang gebräuchliche Charakteristik der Witterung wie auch die übliche Mortalitätsstatistik, die immer nur den Tod durch die oft viel früher und unter ganz anderen Verhältnissen entstandene Krankheit anzeigt, ist indessen für diesen Zweck wenig brauchbar.

Die meteorologischen Angaben berücksichtigen zu sehr die Mittelwerte; sie lassen die Größe der Schwankungen und das gleichzeitige Zusammenwirken verschiedener Faktoren nicht genügend hervortreten; sie geben für besonders wichtige Faktoren, namentlich die Windstärke, völlig ungenaue und unbrauchbare Werte.

Einen nur wenig besseren Einblick gewährt die Methode der Auszählung der Tage nach verschiedenen Stufen der Temperaturschwankung, der Windstärke, des Sättigungsdefizits usw. Etwas vollkommener ist die graphische Darstellung der Witterungsverhältnisse, welche namentlich auch die wechselnde Stärke aller gleichzeitig beteiligten Faktoren zur Anschauung bringt, aber z. B. die Schwierigkeiten der Windmessung nicht beseitigt.

Einen wirklichen Einblick in die gleichzeitige, sich ergänzende Wirkung der maßgebenden Faktoren würde man erst gewinnen, wenn es gelänge, alle wesentlichen bei der Entwärmung des Körpers beteiligten Faktoren, Lufttemperatur, Feuchtigkeit, Windstärke usw. in eine kombinierte Ziffer zusammenzufassen.

VINCENT versuchte zuerst, die Abhängigkeit der Hauttemperatur, die einen Maßstab für unser Temperaturempfinden liefert, von den verschiedenen klimatischen Faktoren zu bestimmen und so eine „Température climatologique" zu berechnen, die in einer Ziffer die Gesamtlage der für die Entwärmung in Betracht kommenden klimatischen Einflüsse angibt. Die Beobachtungen VINCENTS sind indes mit mancherlei Fehlern behaftet. — Über die neueren Versuche, die Abkühlung des Körpers durch die jeweiligen Witterungsverhältnisse festzustellen, s. S. 33.

Jahreszeitliche Verteilung der Todesfälle.

Die jahreszeitliche Verteilung der Todesfälle in Deutschland zeigt nur geringfügige Ausschläge; reduziert man die Monate auf gleiche Länge und rechnet durchschnittlich 100 Gestorbene im Monat, so beträgt das Minimum 89, das Maximum 109 Todesfälle im Monat. Eine kürzere und niedrigere Erhebung

fällt in den Hochsommer, eine zweite breitere in den Spätwinter bzw. Frühling.
— Abb. 5 gibt eine Übersicht, wie sich in den verschiedenen Lebensaltern die
Verteilung der Todesfälle auf Jahreszeiten gestaltet. Wir ersehen aus dieser,
allerdings nicht für alle Städte geltenden, Statistik, daß an dem Sommer-

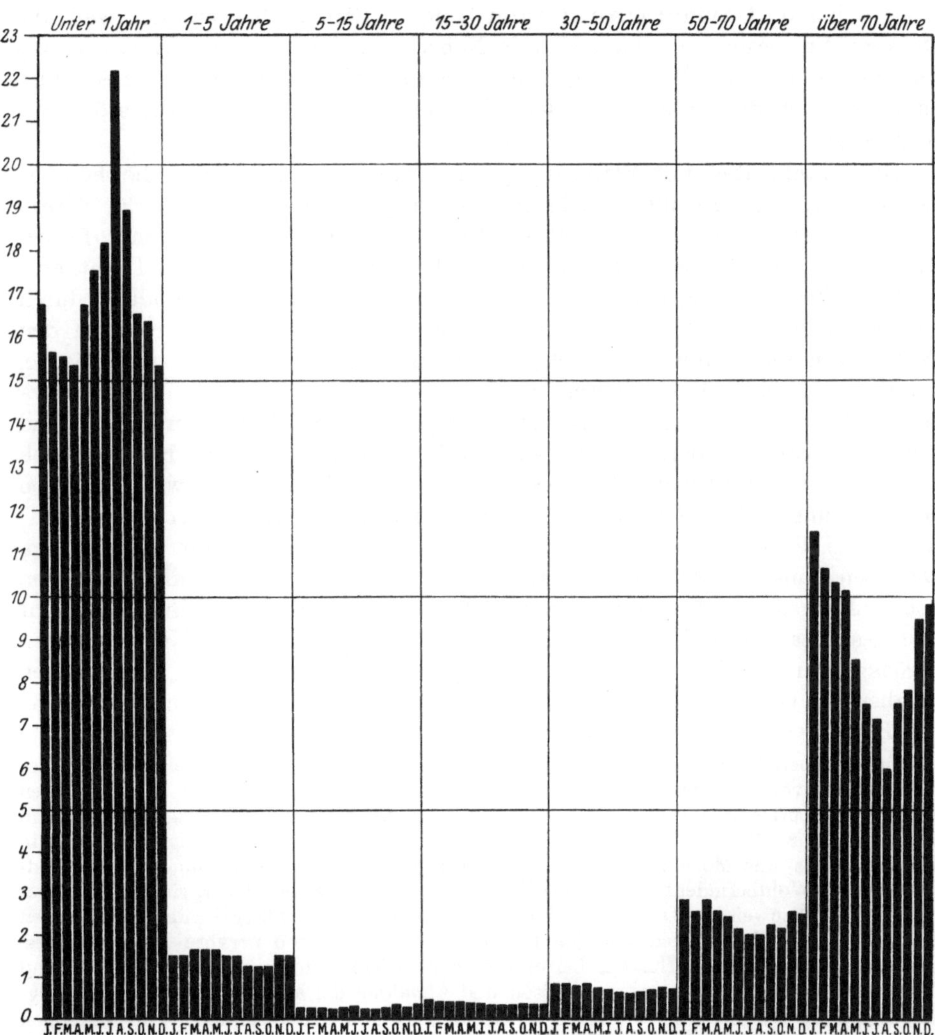

Abb. 5. Sterblichkeit der verschiedenen Altersklassen in den einzelnen Monaten,
berechnet auf 1000 Lebende derselben Altersklassen. Berlin 1907—1910.

gipfel ganz überwiegend das früheste Lebensalter beteiligt ist. Dies beruht
darauf, daß Cholera und Diarrhoea infantum in dieser Jahreszeit die
weitaus größte Zahl von Todesfällen veranlassen. In den letzten Jahren tritt,
wohl als Folge der verminderten Kinderzahl und der größeren Ausbreitung
der Brustnahrung, auch bei den ersten Altersstufen der Sommergipfel vielfach gegen den Winteranstieg zurück. Außer den genannten Säuglingskrank-

heiten zeigen Ruhr, Cholera nostras und andere ansteckende Darmerkrankungen der Erwachsenen eine ausgesprochene Sommerhäufung.

Aus der Ätiologie der Cholera infantum, die im Kapitel VIII genauer besprochen wird, sei hier nur hervorgehoben, daß eine gewisse Höhe der Wohnungstemperatur auf ihr Zustandekommen begünstigend wirkt. Die übrigen übertragbaren Darmerkrankungen zeigen Sommerdisposition, weil die stärkere Wucherung von Bakterien in Nahrung und Wasser, die Heranziehung unreiner Wässer, um den gesteigerten Durst zu löschen, die Reisen und Ausflüge zu dieser Zeit die Entstehung der allerverschiedensten Verdauungsstörungen begünstigen.

Die Krankheiten mit Wintergipfel betreffen vorzugsweise die höheren Lebensalter, und an ihr beteiligen sich in geringem Grade allerlei übertragbare Krankheiten wie Phthise, Pneumonie, Bronchitis, Angina; ferner, wenn auch mit häufigen Ausnahmen, Pocken, Masern, Scharlach, Diphtherie. — Diese Begünstigung der ansteckenden Krankheiten erfolgt vor allem durch das im Winter häufigere und innigere Zusammenleben der Menschen in den Wohnungen und durch die erschwerte Reinigung des Körpers, der Wäsche, der Wohnung usw. Die Zunahme der Todesfälle an Phthise deutet nicht etwa darauf hin, daß diese Krankheit vorzugsweise im Winter erworben und verbreitet wird, sondern nur darauf, daß ihr tödliches Ende hauptsächlich in der zweiten Hälfte des Winters und im Frühjahr eintritt, weil in diesen Monaten eine erhöhte Gefahr für den Zutritt von Erkältungskrankheiten, Bronchitis, Pneumonie, gegeben ist, die bei Phthisikern leicht zum Tode führen. Die Steigerung der Erkältungskrankheiten im Winter ist auf die launischen Schwankungen der Temperatur namentlich gegen Ende des Winters und ihr häufiges Zusammenfallen mit heftigen Winden, Bodennässe und Niederschlägen zurückzuführen. Ein genauerer Einblick in die ursächlichen Beziehungen ist aber, wie bereits oben hervorgehoben wurde, zur Zeit schon wegen der Mängel der Registrierung nicht möglich.

Zusammenstellungen von MAGGELSSEN, RUHEMANN u. a. über die Abhängigkeit mancher Krankheiten von Witterungsverhältnissen sind nicht verwertbar, weil diese Autoren einseitig die Lufttemperatur oder die Sonnenscheindauer u. dgl. als Maßstab benutzt und dazu noch ausschließlich mit Mittelwerten gerechnet haben. — Geringfügigere, nicht in der Mortalitäts- und Morbiditätsstatistik zum Ausdruck kommende Störungen der Gesundheit und des Wohlbefindens durch „das Wetter" liegen zweifellos oft vor, sind aber schwer bestimmt nachzuweisen. Die mit Senkungen des Luftdrucks einhergehenden Änderungen der Witterung sollen namentlich das psychische Verhalten und nervöse Leiden (Tabes, Epilepsie) ungünstig beeinflussen, bei chronischen Gelenkkrankheiten, alten Narben und Amputationsstümpfen Schmerzen auslösen und Abnahme der Muskelkraft und der Fähigkeit zu geistiger Arbeit, insbesondere zu Gedächtnisleistungen bewirken. Die bisherigen Erhebungen sind jedoch zu spärlich, um einen sicheren Schluß auf die hierbei wirklich einflußreichen Witterungsfaktoren zu gestatten.

2. Das Klima.

Eine hygienisch brauchbare Charakterisierung der einzelnen Klimate stößt auf noch bedeutendere Schwierigkeiten, als die Charakterisierung einer Witterung, weil wir dazu der Mittelwerte aus mehrjährigen Beobachtungen nicht entraten können und damit jede gleichzeitige Wirkung verschiedener Faktoren in Fortfall kommt.

Mehr noch als für die Kennzeichnung der Witterung würde für Klimaschilderungen die Aufstellung kombinierter Entwärmungsziffern angezeigt sein. — Manche Hinweise können den pflanzen- und tierphänologischen Beobachtungen entnommen werden. Diese benutzen zur Charakterisierung des Klimas teils das Vorkommen verschiedener Pflanzen, teils die mittleren Eintrittszeiten der Vegetationserscheinungen (Belaubung, Blüte, Fruchtreife, Laubverfärbung und Laubfall) bei verschiedenen allverbreiteten Pflanzen, z. B. Schneeglöckchen (Galanthus nivalis), Roßkastanie, Flieder (Syringa vulgaris), Linde, Herbstzeitlose (Colchicum autumnale) usw.; teils gewisse Beobachtungen an Tieren, so das erste Rufen des Kuckucks oder der Wachtel, Ankunft, Abzug und Durchzug der Schwalben, Störche und Stare, das erste Erscheinen von Gras- und Wasserfröschen, Maikäfern, Kohlweißlingen usw.

Auch die Morbiditäts- und Mortalitätsstatistik der einzelnen Klimate ist noch durchaus mangelhaft. Nur wenige europäische Staaten bieten in dieser Beziehung einigermaßen befriedigende Unterlagen, und wir müssen uns daher einstweilen auf eine Abgrenzung und Charakterisierung weniger großer klimatischer Zonen beschränken, ohne auch dann die beobachteten Schwankungen mit Sicherheit auf klimatische Einflüsse zurückführen zu können.

a) Die tropische (und subtropische) Zone.

Charakteristik. Tropische Klimate sind ausgezeichnet durch den regelmäßigen, periodischen Ablauf der Witterungserscheinungen, während unperiodische Schwankungen und das, was wir „Wechsel der Witterung" nennen, fast fehlen; die jährlichen Temperaturschwankungen (am Äquator nur $0,8^0$ C) bleiben hinter den täglichen (z. B. 8^0 in Innerafrika am Kongo) zurück. — Meistens sind allerdings Jahreszeiten unterscheidbar, aber weniger nach der Temperatur, als vielmehr nach Winden und Niederschlägen. In einem Teil des Jahres herrschen die Passate und veranlassen trockenes Wetter. Mit dem Aufhören der Passate beginnt dann die Regenzeit, und zwar stellt dieser Regen eigentlich Sommerregen dar, da er in die Zeit des höchsten Sonnenstandes fällt; meistens bringt aber die Regenzeit infolge der Bewölkung eine gewisse Abkühlung zustande und daher wird diese Periode in manchen Gegenden fälschlich als „Winter" bezeichnet.

Entsprechend dem Wechsel der trockenen und der nassen Jahreszeit, ferner je nach der Nähe der Meeresküste, wechselt die Luftfeuchtigkeit in den tropischen Gebieten, und da bei hoher Temperatur die Luftfeuchtigkeit die Wärmeabgabe des Körpers mächtig beeinflußt, ist die Wirkung des tropischen Klimas, je nach Art und Jahreszeit, außerordentlich verschieden. — Eine fernere Eigentümlichkeit des Tropenklimas bildet die heftige Sonnenstrahlung. Das Vakuumthermometer steigt auf der besonnten Bodenoberfläche bis über 80^0. Innerhalb weniger Minuten kann die entblößte Haut des Europäers unter der Tropensonne rot und schmerzhaft werden.

Durch die überaus günstigen Bedingungen für organisches Leben kommt es einerseits zu doppelten Ernten, andererseits zu einer sehr starken Anhäufung von zersetzungsfähigem Material und zu lebhaften Fäulnis- und Gärungsvorgängen. Man begegnet daher oft einer hochgradigen Verpestung der Luft durch Fäulnisgase, wenn nicht entweder starke Trockenheit die Zersetzungen hindert oder lebhafte Winde die Gase zerstreuen.

Wesentlich abweichende klimatische Verhältnisse bieten Höhenlagen: in Dar es Salaam am Meeresufer beträgt im Jahresmittel die Temperatur $25,3^0$, die Feuchtigkeit $83^0/_0$; in Maranga in 1560 m Höhe dagegen $16,7^0$ und $77^0/_0$.

Krankheiten der Tropenzone.

Nach allen Erfahrungen ist die Gesamtsterblichkeit in den Tropen sehr hoch. Vergleichbare Zahlen sind wenig vorhanden. In Englisch-Indien starben 1906 von rund 70 000 europäischen Soldaten $10,4^0/_{00}$; $28^0/_{00}$ mußten invalidisiert werden. Ferner starben von 79 Benediktiner-Missionaren in Deutsch-Ostafrika in 15 Jahren 24; $80^0/_0$ der Todesfälle trafen auf die ersten $1^1/_2$ Jahre. — Über die Sterblichkeit der Eingeborenen, die von der der Europäer meist stark abweicht, ist noch weniger bekannt. In Hongkong starben 1898 von den Europäern $16,2^0/_{00}$, von den Eingeborenen $23,6^0/_{00}$.

Die Steigerung der Sterblichkeit ist vorzugsweise bedingt durch folgende Krankheiten: Sonnenstich, Hitzschlag und sog. Tropenanämie (s. S. 40) erscheinen als schwer vermeidliche Klimakrankheiten. Zweifellos kann durch die Lebensweise, insbesondere Verminderung der körperlichen Arbeit, die Empfänglichkeit verringert werden. Aber selbst bei großer Vorsicht pflegen nach einer gewissen Dauer ununterbrochenen Aufenthaltes in tropischem Klima Gesundheitsstörungen (Herzleiden) aus der fortgesetzt schwierigen Wärmeregulierung zu entstehen.

Malaria ist außerordentlich verbreitet und tritt vielfach in so bösartiger Form auf, daß sie den gefährlichsten Feind des tropischen Klimas ausmacht. Ruhr und schwerer Darmkatarrh fordern nächst der Malaria die meisten Opfer. Auch die Cholera asiatica tritt in mörderischen Epidemien auf, kostet aber nicht so viel Menschenleben wie die vorgenannten Krankheiten. In gewissen Gegenden treten noch Gelbfieber, Pest und Schlafkrankheit hinzu. Auch Cholera infantum soll in manchen tropischen Gebieten stark verbreitet sein.

Auch von Erkrankungen der Atmungsorgane ist die tropische Zone nicht frei. Phthise ist, mit Ausnahme der Hochebenen und einiger subtropischer Gebiete, weit verbreitet, wenn auch nicht so stark wie in Europa. Pneumonie ist in einzelnen Teilen Indiens, ferner in Unterägypten und Tunis selten, kommt aber in anderen tropischen Ländern häufig vor. Bronchitis und andere katarrhalische Erkrankungen werden in den Tropen in großer Zahl beobachtet. Nur gewisse subtropische Gegenden, wie einzelne Teile Ägyptens, die Ostküste Afrikas, Kalifornien zeigen eine relative Immunität.

b) Die arktische Zone.

Charakteristik. Im polaren Klima tritt uns der Wechsel von Winter und Sommer in ausgesprochener Weise entgegen.

Während des Winters fehlt die Sonnenstrahlung ganz, die Kälte ist heftig. Auch März und April sind noch sehr kalt; erst im Mai steigt die Temperatur, und die höchste Wärme tritt im Juli-August ein. Im Herbst erfolgt langsamer Abfall der Temperatur. Selbst im Sommer fallen die Strahlen immer noch in sehr spitzem Winkel auf; trotzdem erhebt sich die Temperatur an den meisten Tagen über 0°, das geschwärzte Thermometer steigt noch in $78^1/_2$° Breite bis 21° C. Der Sommer würde noch erheblich wärmer sein, wenn nicht so viel Wärme durch Schmelzen von Eis und Schnee absorbiert würde.

Die absolute Feuchtigkeit ist im Winter äußerst gering, daher Klagen über quälendes Durstgefühl. Der Himmel ist fast stets heiter, Niederschläge sind selten. Im Sommer tritt oft Nebel ein, ebenso vielfache Niederschläge.

Der Winter bringt eine furchtbare Eintönigkeit; überall zeigt sich das Bild vollkommener Gleichmäßigkeit, Erstarrung und Ruhe. Unter diesen psychischen Eindrücken und unter dem Einfluß des Lichtmangels werden die Menschen anfangs schläfrig und niedergedrückt; später reizbar. Gewöhnlich gesellen sich Verdauungsstörungen und bei mangelnder Abwechslung in der Kost skorbutische Erscheinungen hinzu.

Mit großer Begeisterung wird von allen Polarreisenden das erste Wiedererscheinen der Sonne geschildert. Schon mehrere Tage ehe sie selbst am Horizont erscheint, wird ihr Nahen durch prachtvolle Dämmerungsfarben angekündigt.

Der Sommer bietet durchweg angenehme Witterungsverhältnisse. Nur die stete Tageshelle bewirkt bei Ungewohnten Reizbarkeit und schlechten Schlaf.

Krankheiten des polaren Klimas.

Die Gesundheitsverhältnisse sind im allgemeinen sehr günstig, abgesehen davon, daß in Island, Grönland usw. ein verhältnismäßig großer Teil der Bevölkerung verunglückt, beim Fischen ertrinkt oder in Schneestürmen umkommt. Malaria, infektiöse Darmkrankheiten, vor allem Cholera infantum, fehlen so gut wie vollständig. Auch die asiatische Cholera hat in Nordamerika den 50., in Rußland den 64. Breitengrad nicht überschritten; gleichwohl liegen beschränkte Epidemien in noch höheren Breiten gewiß nicht außer dem Bereich der Möglichkeit, und daß es bisher zu solchen nicht gekommen ist, ist jedenfalls wesentlich durch die Erschwerung der Einschleppung bedingt.

Krankheiten der Respirationsorgane sind in Island, Skandinavien, Nordrußland usw. häufig, jedoch nicht häufiger als in der gemäßigten Zone. Im hohen Norden zeigt die Witterung im ganzen weniger gefährliche Schwankungen als in unserem Winter und Frühling; und dabei sind dort die Einrichtungen und Gewohnheiten oft in zweckmäßigerer Weise auf die Bekämpfung der Kälte und den Witterungswechsel zugeschnitten.

Phthise kommt in Island, Spitzbergen, auf den Shetlandinseln und den Hebriden so gut wie gar nicht vor; Pneumonien sind in denselben Gebieten relativ selten. Dagegen werden im nördlichen Norwegen und in Westgrönland Phthise und Pneumonien außerordentlich häufig angetroffen. Worauf diese eigentümliche Verschiedenheit zwischen den einzelnen Polargebieten beruht, läßt sich zur Zeit nicht sagen.

c) Die gemäßigte Zone.

Charakteristik. Begrenzt durch die Isothermen des wärmsten Monats von 10⁰ und 20⁰. Unterhalb der Isotherme von 10⁰ ist Waldwuchs und Getreidebau ausgeschlossen. Weder erschlaffende Wärme, noch hemmende Kälte herrscht während des ganzen Jahres, sondern es findet ein solcher Wechsel der Jahreszeiten und ein so häufiges aperiodisches Schwanken der Witterung statt, daß einerseits intensive Kultur des Landes ermöglicht ist, andererseits scharfe Gegensätze und kräftige Reize auf den Körper einwirken. Frühling und Herbst mit ihrem stets wechselndem Wetter kommen erst in dieser Zone zu merklicher Entwicklung.

Innerhalb der gemäßigten Zone findet man im übrigen außerordentlich große klimatische Unterschiede. — Die stärksten Gegensätze werden durch die mehr maritime oder mehr kontinentale Lage eines Landes bewirkt. Wie bereits früher ausgeführt wurde (S. 34), beobachten wir im kontinentalen Klima die stärksten Tages- und Jahresschwankungen der Temperatur; im Sommer Perioden unerträglicher Hitze, abwechselnd mit plötzlicher hochgradiger Abkühlung; im Frühjahr fortwährend schroffe Witterungswechsel; im Winter Perioden heftiger Kälte, aber auch mit Rückfällen in höhere Wärmegrade untermischt. Die Luftfeuchtigkeit ist im Sommer und Herbst gering, die Luft oft stauberfüllt; Niederschläge sind mäßig, Nebel selten.

An den Küsten begegnet man erheblich gleichmäßigeren Temperaturen. Im Sommer fehlt es ganz an den längeren Perioden stärkerer, erschlaffend wirkender Hitze; im Winter wird die Kälte weniger stark. Die Übergänge im Frühjahr und Herbst vollziehen sich spät, aber langsam und allmählich, ohne bedeutendere Rückschläge. Meist herrschen lebhafte Winde; das Sättigungsdefizit ist gering, die Luft rein und staubfrei. Niederschläge sind ziemlich häufig, der Himmel ist oft bewölkt; leicht kommt es zu Nebelbildung.

Auch innerhalb ein und desselben Küsten- oder Binnenlandes machen sich noch vielfache klimatische Unterschiede bemerkbar. So kann das lokale Klima wesentlich beeinflußt werden, indem durch Gebirge (Riviera) oder Waldungen ein Schutz gegen die kältesten Winde gewährt wird; indem ferner durch die Lage des Ortes an einem nach S oder SW geneigten Abhang besonders starke Besonnung erfolgt; indem die Bodenbeschaffenheit selbst nach stärkeren Niederschlägen die Bodenoberfläche vor stärkerer oder längerer Durchfeuchtung bewahrt usw. — Von mächtigem Einfluß sind ausgedehntere Waldungen. Sie bewirken, ähnlich wie große Wassermassen, einen Ausgleich der Temperatur dadurch, daß sie einer zu starken Besonnung durch fortwährende Verdunstung von Wasser entgegenwirken und einer zu starken Abkühlung durch die reichlichere Feuchtigkeit der Atmosphäre und durch Wolken- und Nebelbildung vorbeugen. Ebenso ausgleichend wirken sie auf die Verteilung der Niederschläge. Von dem gefallenen Regen halten sie einen relativ großen Bruchteil in der oberen lockeren Bodenschicht zurück, und dieser Anteil fällt nicht einer plötzlichen, sondern einer langsamen, mäßigen Verdunstung anheim, da die Luft ein niedriges Sättigungsdefizit zeigt, und die Winde nur abgeschwächt zur Wirkung kommen. Die Jahresmenge der Niederschläge ist zwar bedeutend, aber diese gehen allmählich und nicht mit plötzlicher Gewalt nieder, weil keine Gelegenheit zu schroffen Abkühlungen und dadurch zu starker Kondensation von Wasserdampf gegeben ist.

Krankheiten der gemäßigten Zone.

In den Ländern mit vorzugsweise kontinentalem Charakter des Klimas ist vor allem die Säuglingssterblichkeit höher als in den Ländern mit stärkerer Küstenentwicklung; Darmerkrankungen machen über 20⁰/₀ der

Todesfälle aus; dazu kommen zahlreiche Todesfälle an Phthise, Pneumonie und Bronchitis.

Im Küstenklima ist die Sterblichkeit der Kinder viel geringer, weil hier die heißen Sommermonate fehlen, die allein zahlreichere Opfer an Cholera infantum fordern. Ferner tritt an den Küsten in auffälliger Weise die Häufigkeit der Todesfälle an Phthise zurück. Die klimatischen Verhältnisse, denen dieser günstige Einfluß auf die Phthise zugeschrieben werden muß, liegen wohl hauptsächlich in den selteneren und geringeren Schwankungen der Witterung, welche zu einer Verminderung der Erkältungen führen, und in der abhärtenden Wirkung der Winde; ferner in der Anregung des Appetits, die auch in den gemäßigten Hochsommertemperaturen anhält. Völlig unrichtig ist die Vorstellung, als ob das Freisein der atmosphärischen Luft von Tuberkelbacillen bzw. von anderen Keimen von wesentlicher Bedeutung sei. Die Ansteckungen erfolgen fast ausschließlich innerhalb der Wohnungen, und der Keimgehalt der Wohnungsluft wird von den klimatischen Verschiedenheiten kaum berührt. — Experimentelle Untersuchungen von LOEWY u. a. über den Einfluß des Seeklimas auf den Gaswechsel, die Blutbildung, Pulsfrequenz usw. beim Menschen haben kein einheitliches Ergebnis gehabt.

Im übrigen spielen bei der Sterblichkeit einzelner Landstriche und Städte die Erwerbsverhältnisse, Ernährung und Beschäftigung eine zu große Rolle, als daß in klimatischen Unterschieden eine ausschlaggebende Ursache für eine örtliche Steigerung oder Verminderung der Sterblichkeit an einzelnen Krankheiten mit Sicherheit erkannt werden könnte.

d) Das Höhenklima.

Charakteristik. In der gemäßigten Zone beginnen die Eigentümlichkeiten des Höhenklimas etwa in 400—500 m Höhe; in niederen Breitengraden jedoch erst in bedeutend größerer Höhe. An dem Aufhören der Pflanzenwelt und dem Beginn des ewigen Schnees läßt sich diese Abhängigkeit des Höhenklimas von der geographischen Breite am deutlichsten verfolgen; in den Anden Südamerikas erhebt sich bekanntlich die Baumregion noch bis zu einer Höhe von 4000 m. Die Merkmale des Höhenklimas sind folgende:

Die Lufttemperatur erfährt, während die Intensität der Sonnenstrahlung gesteigert ist (s. unten), eine Verminderung und außerdem eine Änderung, welche im allgemeinen der vom Meere bewirkten ausgleichenden Beeinflussung ähnlich ist. Für je 100 m Erhebung nimmt die Temperatur im Mittel um 0,57° ab, im Sommer etwas schneller, im Winter langsamer. Ferner nimmt die jährliche und die tägliche Temperaturschwankung mit der Höhe ab. Die nächtlichen Temperaturen sind im Sommer infolge der stärkeren Ausstrahlung erheblich niedriger als in der Ebene.

Die für das Höhenklima eigentümlichen Temperaturverhältnisse gelten allerdings nur für Gipfel, Rücken, Abhänge und breite Hochtäler, nicht dagegen für größere Hochebenen und für enge Hochtäler. Erstere können sehr starke Gegensätze zwischen Tag und Nacht, Sommer und Winter bieten, namentlich wenn ihnen die Bewaldung fehlt; und die engeren Täler zeigen nachts im Winter sehr niedrige Temperaturen, weil dann die kalte Luft in ihnen herabsinkt und dort lagern bleibt.

Die absolute Feuchtigkeit ist, entsprechend den niederen Wärmegraden, gering, die Wasserdampfabgabe von der Lunge bedeutend. Die relative Feuchtigkeit ist meist hoch und das Sättigungsdefizit niedrig. Da aber im Freien stets lebhafter Wind herrscht und auch der geringe Luftdruck die Verdunstung erleichtert, kommt es trotzdem zu einer merklichen, stark trocknenden Wirkung der Luft. Diese wird sofort außerordentlich groß, wenn etwa durch Sonnenwirkung hohe Temperatur hergestellt wird (ebenso in den beheizten Wohnräumen). Halten sich die Menschen vorzugsweise in der Sonne und im geheizten Zimmer auf, so werden sie das in den umgebenden Luftschichten sich herstellende starke Sättigungsdefizit an der Trockenheit der Kleider und der unbekleideten Haut deutlich empfinden. Es kommt daher weniger leicht als im Tale zu Schweißbildung und zu fühlbarer Durchfeuchtung der Kleider.

Die Regenmenge steigt mit der Erhebung; erst in größeren Höhen nimmt sie wieder ab. Der Regen hinterläßt aber bei der fast stets vorhandenen Neigung des Geländes und bei dem starken Austrocknungsvermögen der Luft selten anhaltendere Bodennässe.

Die Luftbewegung ist lebhafter als in der Ebene; aber meist kann leicht völliger Windschutz aufgesucht werden. Bei der Trockenheit der Haut und Kleidung pflegt selbst kalter Wind nur kräftig anregend zu wirken.

Die niedere Temperatur, namentlich zur Nachtzeit, und der lebhafte Wind vereinigen sich, um schon in verhältnismäßig geringer Höhe die Perioden der schwülen Sommermonate zu beseitigen, die so schwer auf den meisten Menschen lasten und Kranke vollends herunterbringen. Die Wärmeabgabe erfolgt vielmehr stets, auch bei reichlichster Nahrungszufuhr, außerordentlich leicht; und der Appetit pflegt das ganze Jahr hindurch außerordentlich rege zu sein. — Außerdem führt die Herabsetzung des Luftdruckes und die Verminderung der Sauerstoffaufnahme der Luft zu den S. 22 geschilderten Wirkungen.

Besonders günstige Einflüsse sind der überaus kräftigen Insolation zuzuschreiben. Die niedere Schicht der Atmosphäre, ihre große Armut an Wasserdampf, ihre Klarheit und Staubfreiheit läßt im Gebirge einen viel größeren Bruchteil der Sonnenstrahlen zur Erde gelangen als im Tale. Alle Gegenstände, welche Wärme zu absorbieren vermögen, z. B. schneefreier Boden, die Häuser, die Kleider der Menschen usw., müssen sich daher sehr stark unter den Sonnenstrahlen erwärmen. In der Tat finden wir noch in bedeutender Höhe eine ebenso große Bodenwärme wie im Tal, während die Lufttemperatur der der Polargegend gleichkommt. Infolge der ausgiebigen Besonnung können selbst Kranke im Winter des Hochgebirges sich dauernd im Freien aufhalten; an besonnten Plätzen und in dunkler Kleidung fühlen sie sich warm und behaglich, während sie eine sehr kalte Luft einatmen. In Davos (Seehöhe 1560 m) zeigte z. B. das Vakuumthermometer am 25. Dezember um 12 Uhr in der Sonne $= + 40^0$, im Schatten $= - 9,1^0$.

Ferner kommt eine außerordentlich kräftige Wirkung der ultravioletten Strahlen zustande, für welche die Atmosphäre in der Höhe viel durchgängiger ist, ohne daß sich in der kalten bewegten Luft eine zu starke Erwärmung des Körpers einstellt.

Endlich ist zu erwähnen die Reinheit, Staubfreiheit und oft aromatische Beschaffenheit der Luft, welche anregend auf die Atemtiefe wirkt. — Die viel gerühmte Abwesenheit von Mikroorganismen in der Gebirgsluft (und ebenso in der Seeluft) kann für die Ansiedelungsstätten nicht so bedeutsam sein, wie oft behauptet wird, da sich dieser Vorzug in den Wohnräumen und in der gewöhnlichen unmittelbaren Umgebung des Menschen verliert.

Krankheiten des Höhenklimas.

Dem Höhenklima wird gegen eine Reihe von verbreiteten Infektionskrankheiten relative oder vollständige Immunität nachgerühmt; namentlich gegen Cholera infantum, gegen Cholera asiatica und andere übertragbare Darmkrankheiten, gegen Malaria und gegen Phthise.

Die Verminderung bzw. das Fehlen der Cholera infantum ist durch die niederen Sommertemperaturen verursacht. Wo trotz der Höhenlage die Sommerwärme hochgradig wird, z. B. auf kahlen Hochebenen und in großen Städten, findet sich oft eine höhere Kindersterblichkeit als in der Ebene.

Cholera asiatica ist zwar an vielen hochgelegenen Orten noch nicht aufgetreten, doch beweist das nichts für eine Immunität des Höhenklimas, da die Erschwerung des Verkehrs im Gebirge die Gelegenheiten zur Einschleppung sehr herabsetzt. Andererseits ist erwiesen, daß selbst große Höhenlage vor Cholera nicht schützt, sobald nur reichliche Verkehrsgelegenheit gegeben ist; so hat die Stadt Mexiko (2200 m) seit Herstellung der Eisenbahnverbindung mit Veracruz heftige Epidemien erlebt.

Malaria kommt in den Alpen bis zu einer Höhe von etwa 500 m vor, in Italien bis 1000 m, in den Anden bis 2500 m. Die immune Zone beginnt daher erst dann, wenn solche Herabsetzung der Temperatur eintritt, daß die Lebensbedingungen für Anophelesmücken ungünstig werden (s. Kap. X).

Die Todesfälle an Phthise nehmen mit der Höhenlage ab. Im Harz und Riesengebirge, in der Schweiz, in Persien und Indien, in den Anden und Cordilleren Amerikas konnte diese Beobachtung bestätigt werden. Auf bewaldeten Gebirgsrücken wurde schon in der Höhe von 5—600 m Abnahme der Phthise festgestellt. Aber es tritt nicht etwa volle Immunität ein, vielmehr nur ein allmähliches Absinken der Mortalitätsziffer, das auf einem langsameren Verlauf der Krankheit beruhen kann. Stark verwischt wird der Einfluß der Höhenlage in industriereichen Städten, wie die Beispiele von München und Bern zeigen.

Entschiedener tritt der Einfluß des Höhenklimas auf die Phthise in Höhen über 2000 m zutage. In den 2000—2500 m hoch gelegenen Städten (Puebla, Quito usw.) kommt nach übereinstimmenden Berichten Phthise nur in ganz verschwindender Menge vor.

Die günstige Beeinflussung der Phthise beruht anscheinend darauf, daß die gleichmäßigere Witterung, der anregende Wind und die niedrigeren Sommertemperaturen den Ernährungszustand des Körpers in ähnlicher Weise fördern und gegen Erkältungen abhärten wie das Seeklima. Außerdem kommt vermutlich die Vermehrung und leichtere Regeneration der roten Blutkörperchen sowie die (geringe) Vermehrung der Pulszahl und der Atemzüge in Betracht, welche unter der Einwirkung der Verminderung des Luftdrucks und der Sauerstoffaufnahme sich herstellt; ferner sind wohl die oben erwähnten Verhältnisse der Wasserdampfabgabe von der Lunge und Haut und die starke Sonnenstrahlung mit ihrem hohen Anteil an ultravioletten Strahlen beteiligt.

e) Akklimatisation.

In der kalten und in der gemäßigten Zone und auch in den subtropischen Gebieten stößt die Kolonisation auf keine Schwierigkeiten, wie blühende europäische Niederlassungen im südlichen Australien, in Südafrika, in Chile, Argentinien, dem südlichen Teil von Brasilien u. a. m. beweisen.

Schwieriger ist für die arischen Völker, besonders für die Bewohner des mittleren Europas, eine Ansiedelung in tropischen Gebieten. Im Küstenklima zwischen dem Äquator und 15° nördlicher und südlicher Breite und in einer Höhe von weniger als 800 m vermag anscheinend der Europäer keine dauernden Wohnsitze zu begründen. Schon der eingewanderte Erwachsene pflegt kaum einen ununterbrochenen Aufenthalt von mehreren Jahrzehnten ohne offenbare Gesundheitsstörung zu ertragen.

Die in den Tropen geborenen Kinder von Einwanderern (Kreolen) aber sind besonders empfindlich und müssen meist für Jahrzehnte nach der Heimat oder in günstig gelegene Gegenden, Sanatorien im tropischen Hochgebirge usw. gesandt werden, falls sie zu gesunden Menschen heranwachsen sollen; andernfalls treten sehr leicht Zeichen körperlicher und geistiger Entartung hervor. In der zweiten und dritten Kreolengeneration stellt sich bereits geringere Vermehrung ein, und schließlich bleiben die Ehen unfruchtbar. Nur in relativ günstig gelegenen, namentlich gebirgigen tropischen Gegenden mit nicht zu großer Feuchtigkeit und stärkeren Schwankungen der Wärme bringen es arische Einwanderer zu einer längeren Nachkommenreihe.

Die gefährlichsten Störungen, durch welche die Mißerfolge der Tropenansiedlung bedingt werden, sind, wie S. 40 hervorgehoben wurde, die Erschwerung der Wärmeregulierung, der notgedrungene Verzicht auf körperliche Bewegung, der wenig erquickende Schlaf und daneben die verheerenden ansteckenden Krankheiten, namentlich Malaria.

Diese Klimawirkungen kommen aber nicht gegenüber allen Menschen zustande. Die eingeborene Bevölkerung zeigt zwar meist eine stärkere Gesamtsterblichkeit, als wir in der gemäßigten Zone finden, erfreut sich aber trotzdem reichlicher Vermehrung, kräftiger Körperbeschaffenheit und ziemlicher Leistungsfähigkeit. Ferner gibt es auch einige südeuropäische Völker, welche unter dem Tropenklima viel weniger zu leiden haben und sich dort dauernd vermehren, so namentlich Spanier und Portugiesen.

Die Unterschiede sind begründet: 1. in einer angeborenen Rassendisposition, namentlich gegenüber gefahrdrohenden übertragbaren Krankheiten; häufig stellt sich allerdings bei genauerer Untersuchung heraus, daß es sich um eine in der Jugend erworbene Immunität handelt. Ferner kann in der Beschaffenheit des Körpers ein gewisser Schutz gegen die Störungen der Wärmeregulierung und deren Folgen gegeben sein. Diese Körperbeschaffenheit vererbt sich von Geschlecht zu Geschlecht und sichert den Nachkommen die gleiche Lebensfähigkeit, falls sie nicht durch fortgesetzte Kreuzung mit weniger geeigneten Rassen beeinträchtigt wird.

Für europäische Völker ist es bezüglich ihrer Ansiedlungsfähigkeit in den Tropen von großer Wichtigkeit, ob ihre Vorfahren sich etwa mit Einwanderern aus der tropischen oder subtropischen Zone gekreuzt und so eine Rassenimmunität erworben haben. Es ist das zweifellos der Fall bei den Maltesern, Spaniern und Portugiesen, die sich mit phönizischem und maurischem Blut gemischt haben. Diese liefern daher noch jetzt die in der warmen Zone widerstandsfähigsten Kolonisten. Nordfranzosen und Deutsche, die ihre Rasse reiner erhalten haben, sind am empfindlichsten. Besonders widerstandsfähig sollen sich die Juden erweisen. Jedoch sind die betreffenden statistischen Belege, die in Algier, Westafrika usw. für die Resistenz der verschiedenen Rassen gesammelt sind, wenig beweisend, da dieselben gewöhnlich die verschiedene Beschäftigung und Lebensweise der verglichenen Rassen nicht berücksichtigen.

2. Ferner kommt eine angeborene individuelle Disposition für die Lebensfähigkeit in den Tropen in Betracht. Selbst unter den Individuen eines nordeuropäischen Volkes pflegt es einige zu geben, welche eine angeborene Immunität gegen die bedeutsamsten Infektionskrankheiten besitzen und außerdem über eine im übrigen möglichst für das Leben in den Tropen geeignete Körperbeschaffenheit verfügen. Magere, aber kräftige Menschen von normaler Blutfülle und Blutbeschaffenheit, mit gesundem Herzen, Gefäßen und Nieren, mit wenig schwitzender Haut sind anämischen, hydrämischen, fetten oder leicht schwitzenden Menschen überlegen. — Diese angeborenen Eigenschaften werden aber durch Ehen mit weniger günstig Konstituierten leicht verloren gehen.

3. Bis zu einem gewissen Grade ist eine Änderung des Individuums im Sinne einer Anpassung an das Klima denkbar. Dieselbe betrifft z. B. den Ernährungszustand; fette Menschen werden durch allmählichen Fettverlust geeigneter; gewohnheitsmäßig übertriebene Nahrungs- und Getränkezufuhr kann allmählich verringert werden; und richtig ausgewählte Kost und mäßige Muskelübung vermögen bestehende Ernährungsmängel zu beseitigen, die im kalten Klima kaum als störend empfunden, in den Tropen aber gefahrdrohend

werden. Ferner wird allmählich die geistige und körperliche Tätigkeit weniger lebhaft, es bildet sich ein trägeres Temperament aus, bei welchem der Stoffwechsel und die Wärmeproduktion geringer ausfällt und der Wärmehaushalt erleichtert wird. Ohne schwere körperliche Arbeit, nur in leitender Tätigkeit, kann der Europäer sich relativ lange leistungsfähig erhalten. Aber auch dann sinkt schließlich seine geistige Energie, und diese ist bei der zweiten im Lande geborenen reineuropäischen Generation ebenfalls gering. — Weiter ist eine erworbene Immunität gegen Infektionskrankheiten von großer Bedeutung, namentlich gegen Malaria, bis zu einem gewissen Grade auch gegen Dysenterie und Cholera.

4. Von großer Bedeutung ist das allmähliche Erlernen des hygienisch richtigen Verhaltens. Der neue Einwanderer wird in bezug auf Wohnung, Kleidung, Ernährung, Beschäftigung vielfache Fehler machen, die der ältere Kolonist vermeidet, und hierdurch wird der letztere widerstandsfähiger sein.

Diese Überlegenheit kann aber auch durch Auslese vorgetäuscht werden; die von vornherein weniger gut geeigneten Kolonisten erliegen bald oder sind gezwungen, andere Klimate aufzusuchen; die von Anfang an körperlich besser Geeigneten überdauern jene und zeigen auch bei längerem Aufenthalt eine relativ geringe Empfindlichkeit. — In der Mehrzahl der Fälle wird aber ein günstiger Einfluß des verlängerten Aufenthalts im Tropenklima überhaupt nicht wahrgenommen. So hat man in den meisten englischen Kolonien die Erfahrung gemacht, daß die Sterblichkeit der Truppen sich bedeutend verminderte, wenn die Mannschaften rasch wechselten und nicht über drei Jahre in den Kolonien blieben.

Von größter Bedeutung ist die Tilgung der Seuchen, insbesondere der Malaria, der Schlafkrankheit usw., in den Kolonialgebieten nach den im Kap. „Parasitäre Krankheiten" dargelegten Grundsätzen. Durch die auf der Erforschung dieser Krankheiten beruhenden Maßnahmen können in Zukunft Gebiete besiedlungsfähig werden, die bisher als Wohnstätten für Europäer völlig ungeeignet erscheinen mußten. Unter solchen Maßregeln wird, selbst in Gegenden, wo eine „absolute Akklimatisation" nicht zu erwarten ist, mindestens doch die Leitung tropischer Kolonien durch Europäer ausführbar sein.

Literatur.

a) Methoden: FLÜGGE: Lehrbuch der hygienischen Untersuchungsmethoden. Leipzig 1881. — LEHMANN: Die Methoden der praktischen Hygiene. Wiesbaden. 2. Aufl. 1901. — JELINEK: Anleitung zur Anstellung meteorologischer Beobachtungen. Wien 1905. — Aspirations-Psychrometertafeln, herausgegeben vom Preuß. Meteorolog. Institut. 1908. — Anleitung zur Anstellung und Berechnung der Beobachtungen an den deutschen meteorologischen Stationen. I. Teil (bearb. von LÜDELING). Berlin 1924; II. Teil (bearb. von HELLMANN). Berlin 1913. — Über Luftelektrizität: ELSTER und GEITEL: Physikal. Zeitschr. Bd. 1 u. f. — DORNO: Höhenklima. Braunschweig 1912. — KORFF-PETERSEN: Zeitschr. f. Hyg. u. Infektionskrankh. Bd. 80.

b) Meteorologie und Klimatologie: HANN-SÜRING: Lehrbuch der Meteorologie. 4. Aufl. 1924. — HANN: Handbuch der Klimatologie. 3. Aufl. 1908—1911. — SUPAN: Grundzüge der physikalischen Erdkunde. 6. Aufl. 1921. — VAN BEBBER: Hygienische Meteorologie. 1895. — ASSMANN: Das Klima, in WEYLS „Handb. der Hygiene". 1896. — SCHILLING: Tropenhygiene. 1909. — ZUNTZ, LOEWY, MÜLLER und CASPARI: Höhenklima und Bergwanderungen. 1906. — BERLINER: Mehrere Arbeiten in den letzten Bänden der „Zeitschr. f. Balneologie" (ebendort zahlreiche andere klimatologische Arbeiten). — DORNO: Studie über Licht und Luft des Hochgebirges. 1911. — HELLPACH: Die geopsychischen Erscheinungen. 3. Aufl. 1917. — Einen ausgezeichneten, bis zum Jahre 1910 reichenden Sammelbericht gibt LODE in den Kap. „Atmosphäre" und „Klima" des „Handbuchs der Hygiene" von v. GRUBER, RUBNER und FICKER Bd. 1. 1911. — KÖPPEN: Die Klimate der Erde. 1923. — DEFANT und OBST: Lufthülle und Klima. 1923.

Zweites Kapitel

Die gas- und staubförmigen Bestandteile der Luft.

I. Chemisches Verhalten.

Die chemische Beschaffenheit der Luft ist für den menschlichen Körper von großer Bedeutung, weil zwischen beiden ein inniger Wechselverkehr besteht. Der Mensch atmet täglich etwa 10 cbm Luft ein und führt deren Gase teilweise ins Blut über; die gleiche Menge wird, beladen mit allerlei Exkreten, durch Lungen und Haut ausgeatmet. In ähnlicher Weise wird die Beschaffenheit der Außenluft durch die Atmung der Tiere und Pflanzen, durch Fäulnis- und Gärungsprozesse, durch Verbrennungen usw. verändert. Es fragt sich, welchen Grad diese Veränderungen allmählich innerhalb der freien Atmosphäre und im Wohnraum erreichen und welche Schädlichkeiten dem Körper vielleicht daraus erwachsen können.

Untersucht man die atmosphärische Luft, so findet man im Mittel $20{,}7\%$ Sauerstoff; $78{,}3\%$ Stickstoff; etwa 1% Argon; Spuren von Krypton, Neon, Metargon und anderen, neu entdeckten sog. Edelgasen; wechselnde Quantitäten, im Mittel etwa 1%, Wasserdampf (s. im vorigen Kap.); ferner kleine Mengen Kohlensäure; Spuren von Ozon, Wasserstoffsuperoxyd, Ammoniak, Salpetersäure, salpetriger Säure; zuweilen auch schweflige Säure, Kohlenoxyd, Kohlenwasserstoffe usw.

1. Der Sauerstoff.

Derselbe wird überall in der freien Atmosphäre in nahezu der gleichen prozentischen Menge gefunden; die Schwankungen des Gehalts betragen höchstens $0{,}5\%$; selbst in Fabrikstädten zeigt die Luft kaum meßbare Unterschiede gegenüber der Land- und Waldluft.

Der Grund dieser Gleichmäßigkeit liegt darin, daß der Vorrat der Atmosphäre an Sauerstoff außerordentlich groß ist. Wenn auch in dem Maße, wie es jetzt geschieht, fortgesetzt Sauerstoff durch Verbrennung und Atmung verbraucht und zur Bildung von CO_2, H_2O usw. verwandt wird, und wenn aus allen diesen Verbindungen der O nicht nachträglich wieder frei würde, so müßten doch etwa 18000 Jahre verfließen, bis der O-Gehalt um 1% abnähme. Ein wesentlicher Teil des zu Oxydationen verwandten Sauerstoffs wird aber bekanntlich durch die Chlorophyll führenden Pflanzen wieder in Freiheit gesetzt, so daß tatsächlich die Abnahme noch erheblich langsamer erfolgt. — Für eine stets gleichmäßige Verteilung des Sauerstoffs und der anderen Gase sorgen die Winde.

Auch innerhalb bewohnter Räume sind die vorkommenden Schwankungen des Sauerstoffgehalts der Luft als hygienisch bedeutungslos anzusehen.

Dagegen kann die absolute Menge des eingeatmeten Sauerstoffs in erheblichem Grade bei Luftdruckerniedrigung absinken (S. 22); ferner in geringem, Krankheitserscheinungen nicht auslösendem Maße auch bei höherer Temperatur und der damit parallel gehenden Ausdehnung der Luft.

Der Stickstoff der atmosphärischen Luft hat, soweit unsere Kenntnisse reichen, keinerlei Aufgaben im tierischen oder pflanzlichen Körper; er stellt wohl nur einen wirkungslosen, den Sauerstoff gleichsam verdünnenden Stoff dar, der hygienisch belanglos ist. Die gleiche Bedeutungslosigkeit scheint dem Argon zuzukommen.

2. Ozon und Wasserstoffsuperoxyd.

Beiden Körpern ist ein sehr kräftiges Oxydationsvermögen eigen; sie machen zusammen die sog. „oxydierende Kraft" der Luft aus.

Das Ozonmolekül wird aufgefaßt als ein Sauerstoffmolekül, welchem noch ein drittes Sauerstoffatom angelagert ist (O_3). Es ist ein farbloses Gas von eigentümlichem Geruch, das meist gemengt mit viel gewöhnlichem Sauerstoff bzw. Luft erhalten wird. In Wasser ist es nur in Spuren löslich. Bei höherer Temperatur und bei Berührung mit den verschiedensten oxydablen Stoffen wird es zersetzt.

Das Ozon der Atmosphäre entsteht durch elektrische Entladungen (Gewitter); bei allen in größerem Umfange ablaufenden Oxydationsprozessen; ferner bei Verdunstung von Wasser. In beiden letzteren Fällen entsteht gleichzeitig Wasserstoffsuperoxyd, bei der Verdunstung sogar in stark vorwiegender Menge, wenn nicht ausschließlich. — Künstlich läßt sich Ozon z. B. darstellen, wenn man elektrische Entladungen durch Luft oder Sauerstoff leitet. — Ozonapparate zur Ozonisierung der Zimmerluft, die neuerdings in den Handel kommen, enthalten entweder Ozonröhren, bestehend aus äußerem Glaszylinder und innerem Al-Zylinder mit Glas-Al-Elektroden und Elektrodenkühlung durch die überschüssige kalte Luft; oder Ozonelemente mit Platten-Elektroden, abwechselnd aus vertikalen Metallplatten und glasumhüllten Metallstäben bestehend. Durch einen Wechselstrom von 10 000 Volt werden stille, funkenlose, blau leuchtende Entladungen hervorgerufen.

Unter den Eigenschaften des Ozons ist sein kräftiges Oxydationsvermögen am bemerkenswertesten. Farbstoffe werden durch Ozon zerstört, Metalle oxydiert, Schwefelmetalle in Sulfate, gelbes Blutlaugensalz in rotes übergeführt. Organische Körper aller Art, Staub, Verunreinigungen der Luft werden gleichfalls oxydiert und bewirken damit Zerlegung des Ozons.

Zur Bestimmung des atmosphärischen Ozons benutzt man gewöhnlich Jodkaliumstärkepapiere, welche 24 Stunden an einem gegen Sonnenlicht geschützten Orte der Luft ausgesetzt, dann befeuchtet und bei Blaufärbung mit einer 16stufigen Farbenskala verglichen werden. Diese Art der Messung ist sehr ungenau, weil das Reagenspapier die summierte Wirkung aller Ozonteilchen anzeigt, die in 24 Stunden darüber gestrichen sind, so daß der Reaktionsgrad wesentlich von der Stärke der Luftbewegung abhängig ist, während der Gehalt der Luft an Ozon geprüft werden soll. Ferner rufen auch andere, in der Luft oft vorhandene Gase, besonders Wasserstoffsuperoxyd und salpetrige Säure, Verfärbung der Papiere hervor. — Empfindlicher, aber ebenfalls quantitativ ungenau ist die Beobachtung mit WURSTERs Tetramethylparaphenylendiamin-Papier, kurz Tetra-Papier genannt. — Genauere Bestimmung gelingt, indem man die Luft durch Jodkaliumlösung oder durch Lösung von arsenigsaurem Kali streichen läßt und dann jodometrische Titrierung anwendet.

Der Eifer, mit welchem trotz der Unvollkommenheiten der Methoden Ozonmessungen betrieben sind, muß zu der Vermutung führen, daß dem Ozon eine erhebliche **hygienische Bedeutung** zukommt. Eine solche ist indessen nicht nachgewiesen. Eine künstlich stark ozonhaltig gemachte Zimmerluft fällt zunächst durch ihren chlorähnlichen, keineswegs angenehmen Geruch auf; leicht stellt sich Reizung der Conjunctiva ein, später treten Schläfrigkeit und Symptome einer Reizung der Respirationsschleimhaut auf. Bei noch stärkerem Ozongehalt kommt es zu Glottiskrampf und sehr heftiger Reizung der Schleimhäute. Von kleineren, aber im Vergleich zum Gehalt der Atmosphäre immerhin bedeutenden Ozonmengen haben Unbefangene keinerlei Empfindung. Auf die Haut üben selbst stärkste Konzentrationen keine Wirkung aus.

Wenn sonach eine unmittelbare Wirkung des in der Luft enthaltenen Ozons auf den Menschen bestritten werden muß, so hat man doch einen indirekten hygienischen Einfluß darin vermutet, daß das atmosphärische Ozon vielleicht Gerüche zu zerstören und Mikroorganismen zu töten vermag. Auch das hat sich indes nicht bestätigt. Gerüche werden erst durch viel stärkere Ozonkonzentrationen, wie sie bei künstlicher Entwicklung entstehen, nur verdeckt und sehr unvollkommen zerstört. Eine Schädigung von empfindlichen Bakterien beginnt erst bei einem Gehalt von 2 mg Ozon im Liter nach 48 Stunden, von widerstandsfähigeren bei noch wesentlich höherem Gehalt. Die in der atmosphärischen Luft im Mittel gefundenen 2 mg Ozon in 100 Kubikmeter (höchstens 2 mg in 1 cbm Luft) sind 1000—100000 mal zu gering, um wirksam zu sein.

Auch aus der zeitlichen und örtlichen Verteilung des atmosphärischen Ozons, soweit sie durch die bisherigen unsicheren Messungen ermittelt wurde, läßt sich nichts entnehmen, was für eine hygienische Bedeutung dieses Luftbestandteils spräche. — Örtliche Steigerung findet sich in Wäldern, am Meer, auf Bergen usw. In den meisten größeren Städten war in der Straßenluft bzw. in bewohnten Räumen kein Ozon nachweisbar. Auch statistische Vergleiche zwischen den Ergebnissen der Ozonmessung und dem Auftreten von Infektionskrankheiten boten keine Anhaltspunkte für ursächliche Zusammenhänge.

Nur insofern ist ein nachweisbarer Ozongehalt der Luft von Bedeutung, als derselbe anzeigt, daß die Luft frei von organischem Staub, riechenden Stoffen usw. ist, da diese das Ozon zersetzen. Die Reinheit der Luft beeinflußt aber den Respirationstypus und von da aus vielleicht andere körperliche Funktionen; nur ist das Wesentliche dabei nicht der Ozongehalt, der unter Umständen = 0 sein kann, sondern das Fehlen jener störenden Beimengungen bzw. das Vorhandensein aromatischer, die Atmung geradezu anregender Substanzen (Wald-, Wiesenluft).

Das in der Atmosphäre enthaltene Wasserstoffsuperoxyd, H_2O_2, entsteht durch dieselben Vorgänge wie das Ozon, meist aber in viel größeren Mengen als dieses. — Die oxydierende Kraft des H_2O_2 ist nicht so groß wie die des Ozons; Jodkalium wird langsamer zerlegt, Indigo wird nur allmählich entfärbt. Ferner vermag H_2O_2 auch reduzierend zu wirken ($H_2O_2 + O = H_2O + O_2$), z. B. auf Kaliumpermanganat, Ferricyankalium.

Das atmosphärische H_2O_2 ist leichter nachweisbar als das Ozon, weil es sich in den Niederschlägen löst und dort gleichsam gesammelt wird; man untersucht daher diese oder bewirkt künstliche Taubildung. — Im Mittel findet man in 1 Liter Niederschlag 0,2 Milligramm; in Schnee und Hagel sehr wenig, am meisten im Juni und Juli und bei westlichen Winden.

Hygienische Bedeutung scheint auch dem atmosphärischen Wasserstoffsuperoxyd nicht zuzukommen. Die betreffenden Konzentrationen sind sowohl auf den Menschen wie auf Mikroorganismen ohne Wirkung.

3. Kohlensäure.

Als **Quellen** der atmosphärischen CO_2 kommen in Betracht: a) Die Atmung der Menschen und Tiere; ein Mensch liefert täglich etwa 1000 g; die Ausatmungsluft enthält 4% CO_2. b) Die Fäulnis- und Verwesungsvorgänge, die namentlich im gedüngten Boden in großem Umfang verlaufen. c) Die Verbrennung von Brennstoffen, besonders in Industriebezirken. d) Unterirdische CO_2-Ansammlungen, die sich unter Umständen nach Bergwerken öffnen (matte Wetter) oder durch Erdspalten und Vulkane ausströmen. — Der fortlaufenden Bildung von CO_2 steht ihre ausgiebige Fortschaffung aus der Luft gegenüber, und zwar erfolgt diese: a) durch die grünen Pflanzen, die im Tageslicht CO_2 zerlegen; b) durch die Niederschläge, welche im Mittel 2 ccm CO_2 in 1 Liter enthalten; c) durch die kohlensauren Salze des Meerwassers.

Außerdem sorgen die Winde für eine gleichmäßige Verteilung der vorhandenen CO_2, so daß wir im Freien nur geringe Schwankungen, zwischen 0,2 und $0,55^0/_{00}$, im Mittel $0,3^0/_{00}$, beobachten. Einen etwas höheren Gehalt findet man im Innern größerer Städte zur Winterszeit. Eine geringfügige Steigerung ist in Wäldern, bei windstillem Wetter in Industriebezirken, ferner bei Moorrauch wahrzunehmen. Die zeitlichen Schwankungen fallen ähnlich aus. — Weit höher, bis 1, 2, ja $10^0/_{00}$, kann der CO_2-Gehalt innerhalb der Wohnungen steigen, wo die Menschen und Leuchtmaterialien reichlich CO_2 liefern, ohne daß eine kräftige Luftbewegung ausgleichend eingreifen kann. — Über die Bestimmung der Kohlensäure s. im Anhang.

Hygienische Bedeutung der Kohlensäure der Luft. Ein unmittelbar· schädlicher Einfluß der in der Luft enthaltenen CO_2-Mengen kann nicht angenommen werden. Die CO_2 wirkt erst in größeren Mengen giftig; ein Gehalt der Luft von $1^0/_0$ kann für längere Zeit ohne Schaden ertragen werden. Auch wenn die CO_2 durch Verbrennung oder Atmung in einem geschlossenen Raum gebildet ist, muß der CO_2-Gehalt auf 1 bis $2^0/_0$ steigen, der O-Gehalt entsprechend sinken, ehe belästigende Erscheinungen auftreten; auch in Unterseebooten sind Beeinträchtigungen des Wohlbefindens erst oberhalb dieser Grenzen beobachtet.

Trotzdem wird freie Luft von mehr als $0,4^0/_{00}$ CO_2, wie sie in manchen Städten und Industriebezirken vorkommt, als belästigend empfunden, und namentlich in Wohnungsluft von mehr als $1^0/_{00}$ CO_2 treten häufig Gesundheitsstörungen auf.

Diese können nicht durch die CO_2 direkt veranlaßt sein, sondern müssen auf andere Eigenschaften der betreffenden Luft zurückgeführt werden, die im folgenden genauer zu erörtern sind, und mit denen der Kohlensäuregehalt vielleicht so weit parallel geht, daß er uns einen Maßstab für die Beurteilung der Luft liefern kann.

4. Sonstige gasförmige Bestandteile der Luft.

a) Kohlenoxydgas und Kohlenwasserstoffe.

Kohlenoxydgas gelangt in die freie Atmosphäre z. B. mit den Gichtgasen der Hochöfen, mit dem Schornsteinrauch, durch die Auspuffgase der Automobile usw., jedoch ohne daß nachweisbare Mengen sich in der Luft längere Zeit halten. — Im Wohnraum kann es in solchen Mengen, daß Vergiftungen entstehen, der Luft beigemengt werden durch ausströmendes Leuchtgas und durch Eindringen von Heizgasen (s. Kap. VII); in sehr kleiner, nicht nachweislich schädlicher Menge durch Leuchtflammen, Zigarrenrauch usw. — Über CO in Gewerbebetrieben s. Kap. IX. — Nachweis s. im Anhang.

Kohlenwasserstoffe sind als Produkte unvollkommener Verbrennung im Schornsteinrauch enthalten, aber schwerer bestimmbar. In **Wohnräume** gelangen sie namentlich von der städtischen Straßenluft; gelegentlich auch durch undichte Heizkörper, Tabaksrauch usw. Feinere Nachweismethoden fehlen. Schwerere Gesundheitsstörungen scheinen von dem unter gewöhnlichen Verhältnissen auftretenden Gehalt der Luft nicht auszugehen, wohl aber beteiligen sie sich an der durch CO, SO_2 und Rußteilchen bewirkten Belästigung.

b) Chlor, Salzsäure, schweflige Säure, salpetrige Säure.

Chlor findet sich spurenweise in der Luft im Freien in nächster Nähe von Chlorkalkfabriken, Chlorbleichen usw. **Salzsäure** in der Nähe von Steingut-töpfereien, Sodafabriken usw. **Schweflige Säure** (und **Schwefelsäure**) entstammt vor allem dem S-Gehalt der Kohlen (im Mittel $1,7^0/_0$) und findet sich daher reichlich in der Luft von Industriestädten; in Manchester in 1 cbm bis 4 mg. Ferner liefern die Röstöfen der Hütten große Mengen SO_2, ebenso Alaunfabriken, Ultramarinfabriken, Hopfendarren usw. — **Salpetrige Säure** (bzw. Salpetersäure) findet sich in kleinster Menge fast stets in der freien Luft und entsteht z. B. in der Form von Ammoniumnitrit aus dem Stickstoff, Sauerstoff und Wasserdampf der Luft bei elektrischen Entladungen. In den Niederschlägen beobachtet man 0,4—16 mg in 1 Liter.

In der **Wohnungsluft** findet sich von diesen Gasen häufiger SO_2 und salpetrige Säure in kleinen Mengen als Produkt der Leuchtflammen (s. Kap. VII). In meßbarer und die Gesundheit akut gefährdender Menge kommen die genannten Gase höchstens in Fabrikräumen vor.

Zum Nachweis läßt man größere Mengen Luft durch Kalilauge streichen und bestimmt in letzterer nach den üblichen Methoden die absorbierten Gase titrimetrisch. Bei Cl-Verdacht ist die Vorlage mit JK-Lösung zu beschicken. SO_2-Bestimmung s. im Anhang.

c) Schwefelwasserstoff, Mercaptane, Schwefelammonium, Ammoniumcarbonat, flüchtige Fettsäuren und andere übelriechende Gase

entstehen namentlich bei Fäulnisvorgängen, in Morästen und größeren Fäulnisherden (Abortgruben, Düngerhaufen, Poudrettefabriken, Abdeckereien usw.), von wo sie in die **Luft im Freien** übergehen. In die Luft der **Wohnräume** gelangen Schwefelwasserstoff und Schwefelammonium von Aborten, Gruben und Kanälen aus; flüchtige Fettsäuren und andere riechende Gase vorzugsweise durch die Ausdünstung von Menschen, Mercaptane durch den Küchendunst beim Kochen von Kohl usw.

Einige dieser Gase lassen sich leicht chemisch nachweisen; so H_2S durch Bleipapier. Allerdings ist der Geruch ein noch viel feineres Reagens; in 50 ccm Luft werden beispielsweise noch $^1/_{5000}$ mg H_2S und gar $^1/_{460\,000\,000}$ Mercaptan wahrgenommen.

Manche übelriechende Gase, so Schwefelwasserstoff, Schwefelammonium, sind heftig wirkende Gifte. Aber ihre Menge in der Luft im Freien und in den üblichen Wohnungen ist kaum jemals so groß, daß Giftwirkungen entstehen, während man solche in Abortgruben, Kanälen usw., wo stärkere Konzentrationen sich angesammelt hatten, wiederholt beobachtet hat. Für die Auspuffdämpfe der **Automobile**, die neben viel CO (aus nicht vollständig verbranntem Benzin oder seinen Ersatzmitteln) namentlich Acrolein (aus Schmieröl) enthalten, sind im Tierversuch Giftwirkungen nachgewiesen; ob diese ausreichen, um empfindliche Menschen zu schädigen, mag dahingestellt bleiben; jedenfalls sind die Dämpfe ekelerregend und behindern die freie Atmung.

Auch von den durch Zersetzungsvorgänge auf der Haut und den Schleimhäuten des Menschen entstandenen übelriechenden Gasen hat eine giftige Wirkung nicht beobachtet werden können. Derartige Gerüche, die in besonders hohem Grade z. B. bei Menschen mit Schweißfüßen oder mit cariösen Zähnen oder von Krebskranken geliefert werden, erzeugen bei demjenigen, der den übelriechenden Raum betritt, Ekel, Widerwillen, Brechneigung; dagegen reagieren die Insassen eines solchen Raumes, die von Anfang an mit den Produzenten der Riechstoffe zusammen waren und daher den gleichmäßigen Anstieg der Gase nicht wahrnehmen konnten, gewöhnlich in keiner Weise; ebensowenig diejenigen, bei welchen durch Schnupfen, künstlichen Verschluß der Nase u. dgl. die Geruchsempfindung ausgeschaltet ist. — Bei vielen Menschen findet außerdem eine weitgehende Gewöhnung an solche Gerüche statt; namentlich in den unteren Volksschichten und bei Kindern begegnet man einer starken Gleichgültigkeit gegen üble Gerüche.

Wenn aber auch von einer giftigen Wirkung aller dieser Gerüche nicht die Rede sein kann, so ist doch festzuhalten, daß sie bei einem Teil der Menschen **Belästigung durch Ekelempfindung** erzeugen und aus diesem Grunde **entschieden zu beanstanden** sind. Das gleiche gilt von den übelriechenden Beimengungen der Luft im Freien, zumal diese von vielen Menschen zum Zweck einer unbehinderten tiefen Atmung aufgesucht wird, die nur durch reine oder mit aromatischen Stoffen geschwängerte Luft angeregt wird (vgl. S. 59). Üble Gerüche im Freien müssen in der Nähe von Wohnungen insofern energisch bekämpft werden, als sie den Bewohnern das Öffnen der Fenster unmöglich machen. Auch die Gerichte haben sich bereits wiederholt auf den Standpunkt gestellt, daß darin eine zweifellose Beeinträchtigung der Gesundheit, z. B. infolge fortgesetzten Appetitmangels, zu sehen ist.

Ganz unbegründet ist die früher verbreitete Anschauung, als ob manche übertragbare Krankheiten (Malaria, Typhus) auf die Einatmung schlechter Luft und riechender Gase, sog. Miasmen, zurückzuführen seien. Auch ein flüchtiges Gas bewirkt nur Intoxikation, keine Infektion; diese hervorzurufen sind ausschließlich lebende Organismen befähigt (vgl. Kap. X). Stärker riechende Gase deuten höchstens auf die Anwesenheit von wuchernden Saprophyten, namentlich Anaeroben, welche der gleichzeitigen Ansiedlung pathogener Organismen meist feindlich sind und diese schwer aufkommen lassen. Es ist also entschieden unzulässig, den Ausbruch einer Infektionskrankheit mit dem Hinweis auf Fäulnisgase zu erklären. — Zweifellos sind letztere aber häufig Anzeichen einer ungenügenden Reinlichkeit in bezug auf Haut, Kleidung, Wohnung, Boden usw.; und da wir wissen, daß in peinlicher Reinlichkeit auch ein Schutz gegen die Aufnahme von manchen Infektionserregern gegeben ist, daß dagegen da, wo Schmutz und Abfallstoffe sich häufen, auch keine genügende Beseitigung etwa vorhandener Infektionserreger erfolgt, so deutet insofern übelriechende Luft indirekt auf Begünstigung der Infektionsgefahr. Dieser Hinweis ist aber bei weitem nicht immer zutreffend und daher nur mit großer Vorsicht zu verwerten.

d) Unbekannte giftige, gasförmige Exkrete des Menschen und der Tiere.

Abgesehen von den übelriechenden Gasen, die von Fäulnisherden oder gelegentlich von Menschen durch Zersetzung von Exkreten geliefert werden können, hat man lange angenommen, daß die normale Exspirationsluft und

Hautausdünstung der Tiere und Menschen noch unbekannte flüchtige Gifte enthalte, und zwar deshalb, weil in stark mit Menschen erfüllten Räumen Gesundheitsstörungen zur Beobachtung kommen. Es sind dies:

1. **Schwere, schnell tödliche Wirkungen**; ereignen sich nur beim zwangsweisen Zusammendrängen vieler Menschen in engen geschlossenen Räumen, z. B. im Zwischendeck von besetzten Schiffen, wo während eines Sturmes alle Luken dicht geschlossen werden mußten, ferner beim Einsperren zahlreicher Kriegsgefangener (schwarze Höhle von Kalkutta, der berüchtigte Turm von Austerlitz). Hier sind zahlreiche Todesfälle beobachtet, die ohne weiteres aus der unter diesen äußerst ungünstigen Verhältnissen eintretenden Anhäufung von CO_2 und Verringerung von O neben akuter Wärmestauung erklärlich sind.

2. **Leichtere akute Störungen**, bestehend in **Unbehagen, Schwindel**, zuweilen sogar Ohnmachten. Sie sind häufig in schlecht gelüfteten, mit Menschen gefüllten Räumen. — In der Meinung, für diese Beschwerden eine Erklärung zu finden, haben einige Beobachter im Kondenswasser aus der menschlichen Atemluft alkaloidartige Stoffe nachweisen wollen; die angeblichen positiven Ergebnisse konnten aber bei Nachprüfungen nicht bestätigt werden. — Ebenso konnte die Angabe WEICHARDTs, daß ein Ermüdungsgift (Kenotoxin) in den Ausatmungsprodukten mancher Menschen nachweisbar sei, nicht bestätigt werden. Läßt man Versuchspersonen Luft atmen, die mit den eigenen oder von anderen produzierten gasförmigen Ausscheidungen beladen ist, so zeigt sich, daß eine Ansammlung von Ausatmungsprodukten auch bei sehr hoher Konzentration keinerlei Störung des Befindens hervorruft und sogar die Leistung am Ergographen durchaus nicht beeinflußt. Über ähnliche eingehende Versuche mit gleichem Ergebnis berichtet WINSLOW im Auftrage der New-Yorker Lüftungs-Kommission.

Dagegen beruhen die oben hervorgehobenen Gesundheitsstörungen, soweit nicht **psychische** Einflüsse mit in Frage kommen (gespannte Aufmerksamkeit mit nachfolgender Ermüdung usw.), hauptsächlich auf ungünstigen **Entwärmungsverhältnissen** des Körpers. Versuche hatten das mit den Beobachtungen aus der Praxis übereinstimmende Ergebnis, daß bei **niederer** Temperatur und Luftfeuchtigkeit meistens **keinerlei** Gesundheitsstörung zu beobachten ist, trotz sehr hoher Anhäufung von Ausatmungsprodukten. Bei einer Temperatur von 26^0 (und mehr) und niedriger Feuchtigkeit oder bei 22^0 (und mehr) und einer Feuchtigkeit von $60—80^0/_0$ tritt aber fast bei allen Personen, am raschesten bei Herz- und Gefäßkranken, Unbehagen, Beklemmung und Schwindel ein. Gleichzeitig erhebt sich die Stirntemperatur auf $33—35^0$, die Hautfeuchtigkeit steigt um $20—30^0/_0$. Jene subjektiven Symptome sind also im wesentlichen durch **Wärmestauung** bedingt, und für die akuten Gesundheitsstörungen, die in stark gefüllten Räumen auftreten, kommen die **Verhältnisse der Entwärmung** in erster Linie in Betracht.

Der maßgebende Unterschied zwischen **Zimmerluft** und **Luft im Freien** besteht dementsprechend darin, daß eine kräftige **Luftbewegung** im Zimmer ganz fehlt, dagegen im Freien stets vorhanden ist und hier in hohem Grade eine Entwärmung des Körpers begünstigt, so daß im Freien anhaltend sogar lebhafte Körperbewegungen ausgeführt werden können, und außerdem ein anregender und gegen Erkältungen abhärtender Hautreiz ausgeübt wird.

Dadurch ist der Aufenthalt im Freien für den Menschen und insbesondere für die sich herumtummelnden Kinder so viel bekömmlicher als der im geschlossenen Raum, und man kann nicht etwa Ersatz für die Luft im Freien dadurch schaffen, daß man im geschlossenen Raum die chemische Luftbeschaffenheit so beeinflußt, daß sie der im Freien ähnlich wird. Und wenn wir die Luft in der Peripherie einer Stadt viel „erfrischender" finden als im Inneren, so liegt das vor allem an der stärkeren Luftbewegung und der meßbar niedrigeren Temperatur und Feuchtigkeit der Luft in den peripheren Stadtteilen. Durch chemische Beeinflussung — Rauch, Fabrikgase, Autodämpfe usw. — kann zwar auch die Luft eines Stadtteils minderwertig gemacht werden, namentlich im Vergleich zu Stadtteilen mit viel Garten- und Parkanlagen; und chemische Reinheit oder angenehmes Aroma der Luft regen, wie bereits S. 59 ausgeführt wurde, zu ausgiebigerer Atmung an. Aber die thermischen Einflüsse sind das ungleich Wichtigere für unser Empfinden, und wenn einmal in dieser Beziehung merkbare Unterschiede zwischen Stadt- und Vorstadtluft nicht vorhanden sind, z. B. an sehr ruhigen schwülen Sommertagen oder während der ganzen kühleren Jahreszeit, dann versagt auch die sonst verspürte erfrischende Wirkung der Vorstadtluft.

3. Als chronische Gesundheitsstörungen infolge von „schlechter Luft" sieht man vielfach den ungünstigen Ernährungszustand, die Anämie und Hautblässe der Menschen und besonders der Kinder an, welche dauernd in engen Räumen sich aufhalten müssen. Es muß zugegeben werden, daß, wenn auch eine schnell schädigende Wirkung verbrauchter Luft im Versuch am Tier und am Menschen nicht nachgewiesen werden konnte, trotzdem bei langer und oft wiederholter Einwirkung allmählich Gesundheitsstörungen möglich sind, die sich der experimentellen Feststellung entziehen. Aber entschieden unrichtig ist es, in dem schlechten Aussehen und der verminderten Leistungsfähigkeit gewisser Bevölkerungsgruppen ohne weiteres einen Beweis für den schädlichen Einfluß „schlechter Luft" zu sehen. Denn bei denselben Menschen kommen meist auch Unterernährung, ungesunde Beschäftigung, Alkoholismus, kurz die ganze Gefolgschaft einer wirtschaftlich schlechten Lage als Ursachen der Gesundheitsstörungen in Betracht. — Von besonderer Bedeutung ist anscheinend der Umstand, ob solche Menschen sich tagsüber viel im Freien aufhalten und bewegen können. Wir sehen oft, daß Erwachsene und Kinder, die tagsüber im Freien leben, gute körperliche Entwicklung zeigen, trotzdem sie die Nacht und einen Teil des Tages in ungenügend gelüfteten Räumen zubringen. Auch von diesem Gesichtspunkt aus kommen wir daher zu einer starken Betonung der Vorteile des Aufenthalts im Freien, insbesondere für die heranwachsende Jugend.

Zur Untersuchung und Begutachtung der Luft in geschlossenen Räumen hat man besonders die Bestimmung des Kohlensäuregehalts der Luft herangezogen, in der Annahme, daß dieser sowohl den ungünstigen thermischen Einflüssen, wie auch den ekelerregenden Gerüchen einigermaßen parallel zu gehen pflegt. Ersteres ist jedoch nur dann der Fall, wenn die Wärme und Feuchtigkeit im Raum von Menschen und Beleuchtungsflammen herrühren; sobald dagegen Heizkörper oder warme und feuchte Außenluft mit in Betracht kommen, kann von einem Parallelismus nicht mehr die Rede sein.

Um die Anwesenheit übelriechender Gase in einer Luft festzustellen, kann in vielen Fällen die Nase genügen. Aber unser Geruchsorgan vermag quantitative Unterschiede nicht genügend abzuschätzen, und namentlich spielen individuelle Verschiedenheiten hier eine so große Rolle, daß sehr häufig der eine dieselbe Luft für gut erklärt, die der andere für schlecht hält. Wir müssen daher einen ziffermäßigen, nicht von dem individuellen Ermessen abhängigen Maßstab für die Luftbeschaffenheit wünschen; und insbesondere die Wohnungs- und Schulhygiene kann eines solchen schwer entraten.

In der CO_2-Bestimmung besitzen wir einen wenigstens in dieser Beziehung teilweise brauchbaren Maßstab. Die Produktion der CO_2 hält in den Wohnräumen meist ungefähr gleichen Schritt mit der Ausscheidung belästigender und übelriechender Gase. Ein Parallelismus mit den übelriechenden Gasen ist zwar nicht unter allen Verhältnissen vorhanden; es macht einen erheblichen Unterschied, ob reinliche oder unreinliche, gesunde oder kranke Menschen sich im Raume befinden, ob außer den Menschen andere Geruchsquellen vorhanden sind u. dgl. Diese Verhältnisse sind daher, sobald aus der Menge CO_2 auf die Verschlechterung der Luft geschlossen werden soll, sehr wohl in Rücksicht zu ziehen. Durchschnittlich wird man aber immerhin annehmen dürfen, daß eine Steigerung des CO_2-Gehalts der Luft in Wohnräumen über $2^0/_{00}$ mit belästigenden Gerüchen verbunden sein wird, und daß daher eine solche Luft beanstandet werden muß (vgl. unter „Ventilation" und „Schulen").

Für die Beurteilung der Luft im Freien gibt die CO_2-Bestimmung nicht ausreichende Ausschläge und ist als Indikator sehr selten brauchbar. Hier sind wir einstweilen auf die sinnliche Wahrnehmung belästigender Beimengungen angewiesen.

Literatur.

Ozon: SONNTAG: Zeitschr. f. Hyg. u. Infektionskrankh. Bd. 8. — OHLMÜLLER: Arb. a. d. Reichs-Gesundheitsamte Bd. 8. — KONRICH: Zeitschr. f. Hyg. u. Infektionskrankh. Bd. 72. — Kohlensäure: LEHMANN: Methoden 1901. — Toxische Wirkung der Exspirationsluft: BROWN-SÉQUARD: Cpt. rend. 1888. — HERMANS: Arch. f. Hyg. Bd. 1. — LEHMANN und JESSEN: Arch. f. Hyg. Bd. 10. — RAUER: Zeitschr. f. Hyg. u. Infektionskrankh. Bd. 15. — WOLPERT, PETERS: Arch. f. Hyg. Bd. 47, 57. — FLÜGGE, HEYMANN, PAUL, ERCKLENTZ: Zeitschr. f. Hyg. u. Infektionskrankh. Bd. 49. — WEICHARDT: Arch. f. Hyg. Bd. 65. — INABA: Zeitschr. f. Hyg. u. Infektionskrankh. Bd. 68. — KORFF-PETERSEN, SCHUSTER, LANGE: ibid. Bd. 78. — WINSLOW: Soil science 1915.

II. Der Luftstaub.

Unter den in der Luft schwebenden Elementen unterscheiden wir gröbere Staubteilchen, Ruß, feine „Sonnenstäubchen" und Mikroorganismen.

Zur quantitativen Bestimmung des gesamten Luftstaubes wird die Luft durch ein Glasrohr mit Wattepfropf gesogen und die Gewichtszunahme des Rohrs bestimmt. — Um die Rußmengen allein zu bestimmen, kann man die Schwärzung von Filterpapier benutzen, durch welches eine größere Menge Luft ($^1/_2$ cbm) durchgesogen ist (RUBNER, RENK, HAHN, ASCHER). Die gröberen Rußteilchen lassen sich in 2 Schalen, einer horizontal aufgestellten und einer vertikal dem Winde entgegengerichteten, deren Boden mit einer feinen Ölschicht bedeckt ist, auffangen und colorimetrisch abschätzen (LIEFMANN). — Zur mikroskopischen Untersuchung des Luftstaubs setzt man eine Glasplatte, die mit einem klebrigen Überzug (Chlorcalciumlösung, Glycerin, Lävulose) versehen ist, dem Luftstrom aus. — AITKEN hat einen Apparat zur Zählung der Staubteilchen angegeben. Derselbe beruht darauf, daß die kleinsten Staubteilchen sichtbar werden, wenn sie mit übersättigtem Wasserdampf in Berührung kommen, da dann jedes Teilchen zu einem Kondensationskern wird, der zu einem leicht sichtbaren Tröpfchen anwächst. Hiergegen ist indessen einzuwenden, daß nicht nur Staubteilchen, sondern auch Ionen als Kondensationskerne in Betracht kommen.

Zur Zählung und Untersuchung der lebenden Mikroorganismen der Luft, die uns vorzugsweise angehen, müssen Kulturmethoden verwendet werden: 1. Nach HESSE wird ein Glasrohr von 70 cm Länge und 3,5 cm Weite mit Nährgelatine beschickt und sterilisiert. Dann läßt man die Gelatine bei wagerechter Lagerung erstarren und saugt langsam Luft durch das Rohr. Hierbei fallen Stäubchen und Bakterienverbände

auf die Gelatine nieder und entwickeln sich zu isolierten Kolonien. — Genauer ist:
2. Das PETRIsche Verfahren. In ein kurzes, etwa 2 cm weites Glasrohr wird ein Stück
Drahtnetz eingeklemmt, darauf kommt eine etwa 3 cm dicke Schicht grober Sand von
0,4 mm Korngröße, dann wieder ein Drahtnetz. Durch das so hergestellte Filter wird
die Luft in raschem Strome durchgesogen; es hält alle Keime zurück. Nach Beendigung
des Versuchs wird der Sand und das Drahtnetz des Filters in Schälchen mit Gelatine
oder Agar gebracht, und die gewachsenen Kolonien
werden gezählt und untersucht. Besser benutzt man statt
des Sandes gestoßenes und gesiebtes Glas oder zerkleinerte
Quarzstückchen. Außerdem ist es zweckmäßig, das Rohr,
das die Luft zuführt, in das bauchig erweiterte, mit Glas-
pulver gefüllte Rohr hineinzuführen, um völlig sichere
Absorption zu erzielen (FICKER; Abb. 6).

3. Falls es nicht auf vollständiges Auffangen aller
Keime abgesehen ist: Aspiration der Luft durch ein Glasrohr, das mehrfach auf- und abwärts gekrümmt und mit
Lävuloselösung ausgekleidet ist; das Rohr wird nach Aufnahme der Luftkeime mit Wasser wiederholt ausgespült,
das Waschwasser gesammelt und auf Platten verteilt.
Durch mehrere, hintereinander geschaltete Rohre wird das
Ergebnis genauer; doch ist festgestellt, daß auch dann
noch 5—20 % der Keime unaufgehalten im Achsenstrom
durch das System hindurchfliegen.

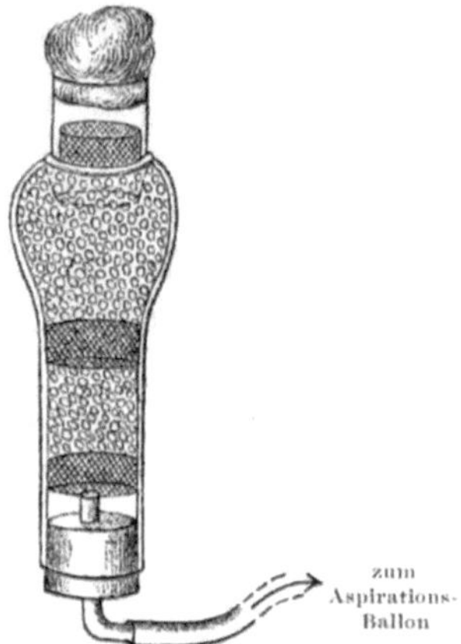

Abb. 6. FICKERsches Filter
zur Bestimmung der
Luftkeime. 1 : 2.

Über den Ursprung und die Verbreitung
der einzelnen Bestandteile des Luftstaubs haben
neuere Untersuchungen folgendes ergeben:

1. Grob sichtbarer Staub.

Derselbe ist in der Luft europäischer Städte zu 0,2—25 mg in 1 cbm Luft
gefunden; die Zahl der Staubteilchen beträgt auf dem Lande etwa 500 bis 5000,
in großen Städten 100 000 bis 500 000 in 1 ccm, bei Steinpflaster am meisten,
bei Makadam am wenigsten; die größten Mengen treten bei trockener Bodenoberfläche und austrocknenden heftigen Winden auf.

Die wesentlichste Quelle des Staubes ist die Bodenoberfläche. Wo die
obersten Schichten des Bodens aus einem Gesteinsmaterial bestehen, das rasch
verwittert und dabei verhältnismäßig viel feinste Teilchen liefert; ferner in einem
Klima oder in einer Witterungsperiode, wo starkes Sättigungsdefizit und lebhafte
Winde herrschen, werden die reichlichsten Staubmengen gefunden.

Genauere Untersuchungen über die Qualität des Staubes ergaben, daß er
zu $^2/_3$ bis $^3/_4$ aus anorganischer Substanz, aus Gesteinssplittern, Sand- und
Lehmteilchen besteht, der Rest größtenteils aus organischem Detritus,
Pferdedünger, Haaren, Pflanzenteilchen, Fasern von Kleidungsstoffen, Stärke-
mehl usw. Ferner finden sich viel lebende und tote Samen von höheren
Pflanzen, sowie Sporen von Kryptogamen. Der Blütenstaub von Nadelhölzern
wird oft meilenweit fortgetragen (Schwefelregen). Zur Zeit der Gräser- und
Getreideblüte finden sich in der Luft der Kontinente größere Mengen von
Pollenkörnern, die für manche Menschen (meist männlichen Geschlechts)
toxische Stoffe enthalten und bei diesen nach der Einatmung den oft
sehr lästigen „Heuschnupfen" hervorrufen. Endlich haften vielfach noch
Mikroorganismen, teils im toten, teils im lebenden Zustand, an den gröberen
Staubteilchen.

Über die vom Staub ausgehenden Gesundheitsgefahren sind wir noch nicht genügend unterrichtet. Zimmer-, Straßen- und Chausseestaub wird gelegentlich in großen Mengen von zahlreichen Menschen eingeatmet, ohne daß akute Erkrankungen sich anschließen. Es scheint, daß eine mechanisch und chemisch reizende Wirkung auf die Respirationsschleimhaut durch derartigen Staub erst bei oft wiederholter, massenhafter Einatmung zustande kommt. Gewerbliche Staubarten mit scharfen und spitzigen Bestandteilen oder mit chemisch reizenden Stoffen dagegen führen im Tierversuch bei sehr viel kleineren Dosen zu Lungenerkrankungen (s. Kap. IX). — Eine akute Gesundheitsschädigung kann, abgesehen von der Pollenwirkung, vom Staub dadurch ausgehen, daß seinen Elementen zufällig lebende Krankheitserreger anhaften. Dies wird namentlich zutreffen für Staub in Wohnungen, in denen ansteckende Kranke sich aufhalten.

Größere Staubmengen in der Luft im Freien wirken immerhin belästigend und beeinträchtigen die Atmung; und dies allein sollte Grund genug sein, um der Staubentwicklung auf Straßen und in Wohnräumen nach Möglichkeit entgegenzutreten. Über die Mittel hierzu s. Kap. VII.

2. Rauch und Ruß.

Der aus den Feuerungsanlagen infolge unvollständiger Verbrennung der Kohle in die Luft übergehende Rauch enthält Kohleteilchen, Ruß, der seinerseits im Mittel etwa zu $^2/_5$ aus C, zu $^2/_5$ aus anorganischen Verbindungen und zu $^1/_5$ aus Kohlenwasserstoffen (Teeren und Ölen) besteht; ferner Verbrennungsgase, CO_2, CO, SO_2 und SO_4H_2 usw. Durch die Entwicklung der Industrie und das Anwachsen der großen Städte ist die Ansammlung von Rauch und Ruß an vielen Orten zu einer argen Plage geworden. Bei dunstig-nebligem Wetter, ferner im Winter ist der Rußgehalt der Luft am höchsten. Die rußige Luft führt zu einer starken Verschmutzung des Körpers, der Wäsche und der Wohnungen; Baudenkmäler werden durch die SO_3 angegriffen; die Pflanzen werden, und zwar ebenfalls hauptsächlich durch den SO_3-Gehalt des Rauchs, schwer geschädigt, in erster Linie Fichten und andere Coniferen, aber auch Buchen und Birken.

Beim Menschen lagern sich die eingeatmeten Kohleteilchen in die Lunge ein (Anthrakosis pulmonum); ferner in die Bronchialdrüsen, von wo Verschleppungen durch die Blutbahn nach Leber, Milz usw. stattfinden können. Eine schwere Schädigung der Lunge scheint durch die Kohleeinlagerung nicht zustande zu kommen; Bergleute in Kohlengruben, ebenso Kaminkehrer zeigen keine besonders hohe Ziffer von Erkrankungen der Atemwerkzeuge. Eher rufen vielleicht noch die gasförmigen Bestandteile (SO_2) des Rauchs leichtere Schädigungen durch Reizung der Respirationsschleimhäute hervor.

Wohl aber sind gewisse, dem Menschen nachteilige, klimatische Veränderungen die zweifellose Folge der in großen Städten und Industriebezirken entwickelten übergroßen Rauchmengen. Die Rußteilchen wirken bei hinreichender Luftfeuchtigkeit als Kondensationskerne und bilden vorzugsweise die „Gerüste für die Stadtnebel". Gegenden mit feuchtwarmem Winter (London) sind besonders betroffen und haben die dicksten, fast undurchsichtigen und häufigsten Nebel. In Hamburg werden noch etwa 100 Nebeltage im Jahr gezählt, in Berlin 16 — Durch die Nebel wird die Zahl der Sonnenscheinstunden und die

Tageshelligkeit bedeutend herabgesetzt, und diese Lichtverminderung wirkt teils schädigend auf die Augen von Menschen, die feinere Arbeiten zu verrichten haben, teils beeinflußt sie in merkbarer Weise die Gemütsstimmung und Arbeitsfreudigkeit (vgl. S. 44). Eine tunlichste Verringerung der Rauchplage, die namentlich durch geeignetere Behandlung der Verbrennungsanlagen erzielt werden kann und im Abschnitt „Heizung" besprochen wird, ist daher auch aus hygienischen Gründen entschieden anzustreben.

Weitergehende Behauptungen bezüglich der gesundheitsschädigenden Wirkung des Rauchs, die sich teils aus Tierversuchen, teils aus statistischen Angaben über die Sterblichkeit an akuten Lungenkrankheiten ergeben haben sollten, konnten genaueren Nachprüfungen nicht standhalten und sind einstweilen als unerwiesen anzusehen (ASCHER; Kritik durch HAHN, GEBECKE).

3. Die Sonnenstäubchen.

Sehr kleine Teilchen von organischem Zerfallsmaterial, feinste Woll-, Baumwoll- und andere Gewebefäserchen, abgestorbene, selten lebensfähige Mikroorganismen usw., Sonnenstäubchen sind für gewöhnlich nicht in der Luft wahrnehmbar; läßt man aber in ein sonst dunkles Zimmer einen Lichtstrahl einfallen, so können sie mit bloßem Auge deutlich gesehen werden; durch die stete Anwesenheit dieser Stäubchen wird erst der Lichtstrahl auf seinem Wege durch die Luft dem Auge erkennbar (TYNDALL).

Die Sonnenstäubchen sind so leicht, daß sie selbst in ruhiger Luft sich nicht vollständig absetzen und bis zu den größten Höhen in der Atmosphäre verbreitet sind. Sie liefern vermutlich neben den freien Ionen der Luft die Kondensationskerne für die Bildung von Wolken bzw. Nebel auf freier See.

4. Die Mikroorganismen.
(S. vorher die Einleitung zu Kap. X.)

Die Quelle der Luftkeime sind die verschiedensten Oberflächen, auf welchen sich Bakterienansiedlungen entwickelt hatten, in erster Linie die Bodenoberfläche, aber auch Kleider, Haut und oberflächliche Schleimhäute der Menschen. — Von feuchten Flächen oder von Flüssigkeiten gehen mit der einfachen Wasserverdunstung und bei schwachen Luftströmen keine Bakterien in die Luft über. Nur wenn ein Luftstrom von mehr als 4 m Geschwindigkeit so auf die Oberfläche der Flüssigkeit auftrifft, daß Wellenbildung und beim Anprall der Wellen gegen feste Flächen Zerstäubung eintritt, oder wenn Verspritzen der Flüssigkeit durch heftiges Schlagen oder Platzen oberflächlicher Blasen erfolgt, können Wassertröpfchen und mit diesen Mikroorganismen in die Luft übergeführt werden. Im Freien kommt es beim Anbranden des Meeres, durch Mühlräder, ferner wenn stärkere Winde die vom Regen befeuchteten Baumblätter bewegen, zur Ablösung von Tröpfchen. In Wohnräumen können diese beim Ausgießen von Flüssigkeiten, beim Waschen usw. entstehen; vor allem aber dadurch, daß gesunde und kranke Menschen beim lauten Sprechen, Husten und Niesen feinste Tröpfchen von Speichel und Schleim der Atemwege verschleudern, die lebende Mikroorganismen enthalten können. Zum Weitertransport dieser einmal losgelösten Tröpfchen

genügen zum Teil Luftströme von sehr geringer Stärke; selbst solche von
0,1—0,2 mm Geschwindigkeit pro Sekunde können die feinsten Tröpfchen
noch meterhoch in die Höhe tragen.

Nach dem Eintrocknen einer Bakterienansiedlung oder bakterienhaltiger
Tröpfchen geht der Übertritt der Keime in die Luft zunächst schwer vonstatten. Sie verkleben durch die zu einer Kruste eintrocknenden schleimigen
oder eiweißartigen Stoffe ihrer Hüll- und Zwischensubstanz mit den Flächen
und haften ihnen recht fest an. Selbst kräftige Luftströme führen von
solchen trockenen Überzügen nichts fort. Erst wenn durch stärkere Temperaturunterschiede oder durch mechanische Gewalt die Kruste in ihrem Zusammenhang gestört wird, sich teilweise ablöst und zersplittert, erst dann
sind Luftströme von 4—5 m Geschwindigkeit imstande, kleine Teilchen aufzunehmen und fortzuführen. Bildet feiner Staub, Sand oder Lehm die Unterlage der Bakterienansiedlung, oder haften sie z. B. an nicht polierten
Holzflächen oder an porösen, leicht fasernden Kleidungsstoffen (Sputum,
Dejektionen usw. an Wäsche), so geschieht die hauptsächlichste Verbreitung
weniger infolge einer Ablösung der isolierten Bakterien, als dadurch, daß
Teile des Substrats selbst in die Luft übergehen. An den mineralischen
Staubteilchen, sowie an den Fäserchen, welche sich von rauhen Holzflächen, Kleider- und Möbelstoffen, Teppichen u. dgl. loslösen, haften daher
die hauptsächlichsten Mengen der im trockenen Zustand in die Luft
übergehenden Mikroorganismen.

Dieser Entstehungsart entsprechend finden sich die in trockenem Zustande
in der Luft enthaltenen Mikroorganismen nicht durchweg an den
feinsten und leichtesten Staubbestandteilen; vielmehr sind sie wohl zum
größten Teile unter dem grob sichtbaren Staub zu suchen, durchschnittlich
gröber und weniger flugfähig als die bakterienführenden Tröpfchen.

Nur für Schimmelpilzsporen liegen die Verhältnisse anders. Auch wenn diese
auf feuchtem Substrat wuchern, ragen die trockenen Sporen in die Luft,
werden einzeln durch leichte Erschütterungen abgelöst, und in solchem
isolierten Zustande durch die schwächsten Luftströme fortgeführt. Die Schimmelpilzsporen sind daher die kleinsten und leichtesten lebenden Elemente des
Luftstaubs.

Die verhältnismäßige Größe und Schwere der Bakterienstäubchen
ist durch Beobachtungen und Versuche bestätigt. Wenn z. B. in ruhiger
Luft (Zimmerluft) bakterienhaltiger Staub aufgewirbelt wird, so finden sich
anfangs große Mengen Bakterien in der Luft; aber schon nach etwa 30 Minuten
sind die Bakterien größtenteils durch Absetzen des Staubes aus der Luft
entfernt, und es bleiben im wesentlichen nur Schimmelpilzsporen übrig.
Selbst Luftströmungen bis 0,2 m Geschwindigkeit sind nicht imstande, die
gröberen Bakterienstäubchen schwebend zu erhalten oder dieselben fortzu-
transportieren; nur die leichtesten Bakterienstäubchen (namentlich Stäubchen
von der Kleidung, von Taschentüchern und Bettbezügen) können schon
durch Luftströme von 0,2—2,0 mm Geschwindigkeit horizontal weitergeführt
bzw. schwebend erhalten werden.

Für die Beschaffenheit der Luftkeime ist es noch von großer Bedeutung,
daß viele Bakterienarten ein so vollständiges Austrocknen, wie es für den
Übergang in die Luft in Form von feinstem, leicht flugfähigem Staub

erforderlich ist, nicht vertragen. Fängt man von feinem, mit bestimmten Bakterien beladenem Staub diejenigen Anteile auf, die durch einen Luftstrom von 4 mm Geschwindigkeit (der Luftbewegung im Innern gut ventilierter Wohnräume entsprechend) 0,80 m hoch aufwärts getrieben werden konnten, so erhält man bei Pneumokokken, Meningokokken, Influenzabacillen, Diphtheriebacillen, Pestbacillen, Choleravibrionen ausnahmslos negative Ergebnisse. Alle diese Mikroorganismen können daher nur in Form von feinsten Tröpfchen auf weitere Strecken durch die Luft fortgeführt werden. Dagegen bleiben im feinsten, unter den angegebenen Verhältnissen flugfähigen Staube lebendig: Tuberkelbacillen, Milzbrandsporen, Staphylokokken, Tetanussporen. Eine Mittelstellung nehmen Streptokokken und Typhusbacillen ein, die wenigstens in Form von etwas gröberen Stäubchen und bei Anwendung von stärkeren Luftströmen noch lebend transportiert werden können.

Zahl und Arten der Luftkeime. Im Freien werden sehr verschiedene Mengen von Luftkeimen gefunden; im Mittel in 1 cbm Luft 500 bis 1000 Keime, darunter 100—200 Bakterien, der Rest Schimmelpilze.

Die geringste Keimzahl wird in Einöden, auf unbewohnten Bergen und im Winter zu finden sein, weil es hier an stärkerer Ausbildung der Bakterienansiedlungen fehlt. — Auf hohem Meere ist die Luft in 500—1000 km Entfernung vom Lande oft keimfrei gefunden (FISCHER), bei bewegtem Wasser wird sie je nach dem Keimgehalt des Wassers einzelne Tröpfchen mit lebenden Keimen führen. — Nach den bei Luftballonfahrten angestellten Untersuchungen wird die Keimzahl in der Luft beeinflußt 1. durch Absinken; daher Abnahme der Keimzahl (und Staubzahl) mit der Höhe bis auf Null. 2. Durch auf- und absteigende Luftströme; im Winter ist daher die Keimzahl durchschnittlich geringer als im Sommer; auch beginnt die Höhenzone der Keimfreiheit im Winter schon etwa bei 1700 m, im Sommer erst bei 3000 m Höhe. 3. Vielleicht durch bactericide Sonnenstrahlung (HAHN, FLEMMING).

Die größten Mengen von Keimen werden in die Luft im Freien dann aufgenommen, wenn hohe Temperatur, starkes Sättigungsdefizit und heftige Winde zusammenwirken. — In geschlossenen Räumen finden sich bei ruhiger Luft sehr wenig oder gar keine Luftkeime; dagegen kommt es durch Hustenstöße und in noch größerer Menge durch Aufwirbeln trockenen Staubes (Bürsten, Fegen usw.) zu einem teils vorübergehenden, teils anhaltenden, oft außerordentlich hohen Keimgehalt der Luft.

Wichtiger als die Zahl der Luftkeime ist die Feststellung ihrer Arten und besonders das Verhalten der pathogenen Keime. In dieser Beziehung muß jedoch scharf unterschieden werden zwischen der Luft im Freien und der Luft in geschlossenen Wohnräumen.

Im Freien vollzieht sich immer infolge der steten Bewegung der Luft, die selbst bei sog. Windstille noch $^1/_2$—1 m pro Sekunde beträgt, eine starke Verdünnung der Keime. Seltenere Arten, die ausnahmsweise und in relativ kleiner Zahl in die Luft gelangen, verschwinden daher so gut wie ganz; und da die saprophytischen Bakterienansiedlungen in unendlich viel größerer Ausdehnung vorkommen als Herde von pathogenen Bakterien, so kann nur ein besonderer seltener Zufall dazu führen, daß einmal eine pathogene Bakterienart bei der Luftuntersuchung gefunden wird.

Die Luft im Freien bietet daher nur ganz ausnahmsweise Infektionsgelegenheit, wenn ein Verkehr mit Kranken ausgeschlossen ist.

Selbst Tuberkelbacillen konnten von der Mehrzahl der Untersucher im Luftstaub städtischer Straßen nicht nachgewiesen werden, weil offenbar die Verdünnung auch dieser von Kranken reichlich ausgestreuten Bacillen in der freien Luft zu bedeutend ist. In bemerkenswerter Weise wird die Ungefährlichkeit des Straßenstaubes bestätigt durch eine Statistik der Berliner Straßenkehrer, die, trotzdem sie der Infektion mit Straßenstaub in höchstem Grade ausgesetzt sind, nur in einem relativ sehr kleinen Bruchteil ($2^0/_0$) an Lungen- und Bronchialkatarrh (gelegentlich mit Ausgang in Phthise) leiden. Dabei hatten $70^0/_0$ von ihnen bereits eine Dienstzeit von über 5 Jahren, $55^0/_0$ von über 10 Jahren hinter sich (CORNET). — Ausdrücklich sei aber darauf hingewiesen, daß im Nahverkehr mit dem Kranken eine Übertragung z. B. durch Hustentröpfchen auch im Freien erfolgen kann.

Eine eigentliche Luftinfektion im Freien könnte dagegen nur zustande kommen, wenn etwa eine pathogene Mikrobenart in solchen Massen in die Luft übergehen würde wie z. B. die Pollen zur Zeit der Gräserblüte. Für die bekannten Infektionserreger ist eine so ausgedehnte Wucherung völlig unwahrscheinlich. Am ehesten könnte noch eine gelegentliche Infektion mit den noch unbekannten Erregern von Pocken, Masern und Scharlach angenommen werden, denen wir ein Virus von großer Zähigkeit, Verdünnbarkeit und Flugfähigkeit zuschreiben; außerdem bei den weitverbreiteten Eiterkokken, die aber in der freien Luft ungleich seltener vorkommen als auf der Haut, im Wohnungsstaub und an Gebrauchsgegenständen, und die in der Regel von diesen aus in die Wunden eindringen. Ferner begegnet man im Staub den Sporen des Gasödems und des Tetanus, die aber in praxi hauptsächlich durch verspritzten Boden oder durch den den Kleidern aufgelagerten Staub in die zu ihrer parasitären Entwickelung notwendigen tiefen Verletzungen gelangen.

In geschlossenen Räumen (zu denen auch Treppenhäuser, Korridore, ringsum geschlossene Höfe, Straßen- und Eisenbahnwagen usw. zu rechnen sind) wird dagegen eine Infektion von der Luft aus weit leichter und häufiger zustande kommen, sobald Kranke da sind, deren Exkrete sich der Luft beimengen. — Im geschlossenen Raum können die pathogenen Bakterien einen erheblichen Bruchteil der gesamten Luftkeime ausmachen. Influenzakranke, Phthisiker, Masernkranke im Initial- oder Prodromalstadium, Pockenkranke, Lepröse, Kranke mit Pestpneumonie, Kinder mit Keuchhusten, Diphtherie, Genickstarre usw. werden mit dem Krankheitserreger beladene Tröpfchen in die Luft schleudern und diese bald in geringerem, bald in hohem Grade infektiös machen. Je länger gesunde Menschen sich in solcher Luft aufhalten und je mehr und andauernder sie sich dem Kranken nähern, um so größer wird für sie die Gefahr der Ansteckung (vgl. Kap. X). — Bei manchen Krankheiten, namentlich bei Phthise und den Wundinfektionskrankheiten, gesellt sich die Möglichkeit einer Infektion durch trockenen, leicht in der Luft schwebenden Wohnungsstaub hinzu, der lebensfähige Erreger enthält und der durch Bewegungen des Kranken oder Hantierungen mit infizierten Betten, Kleidern oder Möbeln aufgewirbelt wird.

Zu abweichenden Anschauungen bezüglich der Infektiosität der atmosphärischen Luft ist man früher durch statistische Zusammenstellungen gelangt, aus welchen hervorgehen sollte, daß die Häufigkeit aller möglichen Infektionskrankheiten mit der Zahl der in 1 cbm Luft im Freien gefundenen Bakterien parallel geht. Diese Zusammenstellungen sind nur ein Beispiel dafür, wie leicht auf statistischem Wege Koinzidenzen erhalten werden können, die in keiner Weise auf einen ursächlichen Zusammenhang hindeuten.

Literatur.

Methoden: LEHMANN: Die Methoden der praktischen Hygiene. 1901. — PETRI: Zeitschr. f. Hyg. u. Infektionskrankh. Bd. 3 (dort die ältere Literatur). — AITKEN: Nature Bd. 41 u. 45. — FICKER: Zeitschr. f. Hyg. u. Infektionskrankh. Bd. 23. — Arch. f. Hyg. Bd. 69.

Staub und Ruß: RUBNER: Arch. f. Hyg. Bd. 57, 59. — RENK: Arb. a. d. hyg. Inst. in Dresden 1907. — LIEFMANN: Dtsch. Vierteljahrsschr. f. öff. Gesundh. Bd. 40. — ASCHER: Der Einfluß des Rauchs usw. Stuttgart 1905. — Verhandl. d. Ver. f. öff. Gesundh. in Zürich 1909. — KISTER: Ges. Ing. 1910. — GEBECKE: Zeitschr. f. Hyg. u. Infektionskrankh. Bd. 68.

Mikroorganismen: MIQUEL: Les Organismes vivants de l'atmosphère. Paris 1881. — CORNET: Die Verbreitung der Tuberkelbacillen außerhalb des Körpers. Zeitschr. f. Hyg. u. Infektionskrankh. Bd. 5, Heft 2. — FLÜGGE: Über Luftinfektion. Ebenda Bd. 25. — STRAUSS: Ebenda Bd. 96. — FISCHER: Ebenda Bd. 1 u. 17. — HAHN: Zentralbl. f. Bakteriol., Parasitenk. u. Infektionskrankh., Abt. I Orig. Bd. 51. — FLEMMING: Ebenda Bd. 58.

Drittes Kapitel.

Der Boden.

Es ist eine von alters her verbreitete Ansicht, daß der Mensch von der Beschaffenheit seines Wohnbodens in gewisser Weise abhängig ist. Je nach seiner Oberflächenbeschaffenheit ist der Boden wesentlich an der Beschaffenheit des Klimas beteiligt; ferner ist bei der Fundamentierung des Wohnhauses, bei der Trinkwasserversorgung, bei der Entfernung der Abfallstoffe, bei der Anlage der Begräbnisplätze in erster Linie auf das Verhalten des Bodens Rücksicht zu nehmen. Einige Forscher haben den Boden außerdem als ausschlaggebend für die Entstehung und Verbreitung mancher epidemischer Krankheiten angesprochen.

I. Oberflächengestaltung und geognostisches Verhalten.

Die Gestalt der Bodenoberfläche bietet nicht selten hygienisch beachtenswerte Beziehungen. So führt eine zu geringe Neigung oder eine muldenförmige Einsenkung des Geländes leicht zu oberflächlichen Wasseransammlungen, zu feuchtem Boden, zu Mückenplage und zu Malariagefahr. Bei scharf einschneidenden engen Tälern kann es zu nächtlicher Einlagerung kalter Luftschichten kommen. Bergrücken oder Pässe und Sättel sind oft den Winden außerordentlich stark ausgesetzt. Hochebenen ohne Pflanzenwuchs bieten äußerst große Temperaturunterschiede. Nach Norden gerichtete Abhänge zeigen niedrige, Südabhänge entsprechend höhere Temperaturen infolge der ungleichen Besonnung. — Von erheblichem Einfluß auf das Verhalten der Luftfeuchtigkeit und der Niederschläge und somit des ganzen Klimas ist ferner die Bewaldung der Bodenoberfläche (s. S. 51).

Neben der äußeren Gestaltung kommt der geognostische und petrographische Charakter der oberflächlichen Bodenschichten in Betracht. — Unser Wohnboden besteht in seinen oberflächlichsten Lagen fast stets aus Diluvium oder Alluvium, Trümmern verwitterter Gesteine, die sich beim Alluvium vorzugsweise durch Ablagerung aus Flüssen, beim Diluvium oft auch unter der Einwirkung der früher bis nach Mitteldeutschland hineinreichenden nordischen Gletscher zu ausgedehnten Kies-, Sand- und Lehmschichten aufgehäuft haben. Da Ortschaften in Fluß- oder Bachtälern angelegt zu werden pflegen, bedeckt dort gewöhnlich alluviales Schwemmland die Gesteinslager früherer Formationen; meistens folgen unter dem Alluvium diluviale Schichten, darunter oft in großer Mächtigkeit Tertiärlager. Nur ganz ausnahmsweise kommt es vor, daß Ortschaften unmittelbar auf älterem Gestein liegen.

Früher hat man dem geognostischen Charakter der tieferen Schichten erhebliche **hygienische Bedeutung** beigemessen. Allerdings sind von der Formation und der Gesteinsart in gewissem Grade die Gestaltungen der Bodenoberfläche und damit das klimatische Verhalten, die Bodenfeuchtigkeit, ferner die Art der Wasseransammlung im Boden, die Beschaffenheit des Trinkwassers usw. abhängig. Aber alle diese Wirkungen treten nicht immer auf und werden außerdem auf der bewohnten Erdoberfläche durch die Auflagerung alluvialen und diluvialen Schwemmlandes großenteils verwischt.

Es ist daher höchst selten zulässig, von einem bestimmten klimatischen und hygienischen Charakter dieser oder jener Gesteinsformation zu sprechen. Hygienisch bedeutungsvoll sind in dieser Beziehung wesentlich nur die obersten Bodenschichten, und auch bei diesen ist es kaum von Belang, ob sie dem Diluvium oder dem Alluvium angehören, sondern höchstens, wie ihre mechanische Struktur ist und ob sie innerhalb der letzten Jahre oder Jahrzehnte etwa durch Menschenhand (Aufschuttboden) oder bereits vor Jahrhunderten oder Jahrtausenden durch natürliche Einflüsse entstanden sind.

II. Die mechanische Struktur der oberen Bodenschichten.

Das Verhalten flüssiger, gasiger und kolloidal suspendierter Stoffe im Boden ist in erster Linie von seiner mechanischen Struktur abhängig. Diese umfaßt die Korngröße, das Porenvolum und die Porengröße; aus den Strukturverhältnissen ergeben sich ferner unmittelbar jene eigentümlichen Eigenschaften des Bodens, welche unter der Bezeichnung „Flächenwirkungen" zusammengefaßt werden.

a) **Korngröße.** Die mechanische Struktur zeigt in dem vorherrschenden Geröllboden die auffallendsten Unterschiede je nach der Größe der zusammenlagernden Gesteinstrümmer; man unterscheidet in dieser Hinsicht Kies (die einzelnen Körner messen mehr als 2 mm), Grobsand (1—2 mm Korngröße), Mittelsand (0,3—1 mm Korngröße), Feinsand (unter 0,3 mm Korngröße), Staub (unter 0,05 mm Korngröße), abschlämmbare Teilchen aus Ton, Lette, Lehm, Mergel oder Humus.

Ton ist kieselsaure Tonerde, meist mit einer geringen Beimengung von Eisenoxyd und besteht aus den allerfeinsten Teilchen; ist er fest und schon zur Schieferung geneigt, so nennt man ihn Letten. Ton, der stärker mit feinem Sand, mit Glimmerblättchen, etwas Eisenoxyd und etwas kohlensaurem Kalk gemischt ist, heißt Lehm; bei Beimengung von viel kohlen- oder schwefelsaurem Kalk Mergel. Mit Humus wird ein Gemisch von reichlichen organischen, namentlich pflanzlichen Resten mit Sand, Ton, Lehm usw. bezeichnet. Ton und Humus haben ausgesprochen kolloidale Eigenschaften.

Der Untergrund der Städte erhält durch die verschiedene Korngröße des Bodens ein besonderes Gepräge. Bald liegt lockerer, grober Kies vor (München); bald gleichmäßiger mittelfeiner Sand (Berlin); bald vorwiegend Lehmboden (Leipzig). Grober Kies kann mit feinerem Kies und Sand oder mit dichtem Lehm gemengt vorkommen. Oft ist auch der Sand aus verschiedenen Korngrößen und manchmal noch mit lehmigen Teilen gemischt. Nicht selten findet sich beim Aufgraben städtischer Straßen bis in mehrere Meter Tiefe ein dunkelgefärbter humusartiger Boden, der durch Reste von Mauer- und Pflastersteinen, Mörtel, Holz usw. als Aufschuttboden zu erkennen ist.

Um zu bestimmen, welche Korngrößen ein Boden enthält, und in welchem Verhältnis die einzelnen Korngrößen gemischt sind, wird eine Probe des Bodens getrocknet, leicht zerrieben, gewogen und auf einen Siebsatz gebracht, welcher Siebe von verschiedener Maschenweite enthält. Die auf jedem Sieb zurückbleibende Masse wird wieder gewogen und auf Prozente des Gesamtgewichts der Probe berechnet. Die feinsten Teile (unter 0,3 mm) können noch durch Schlämmapparate in weitere Stufen zerlegt werden; doch ist eine solche Trennung häufiger im landwirtschaftlichen als im hygienischen Interesse angezeigt.

b) **Die Porosität und das Porenvolum.** Die Eigenschaft der Porosität fehlt dem städtischen Untergrund nur in den seltenen Ausnahmefällen, wo fester Felsboden die Wohnstätten trägt. Auch dann ist nicht selten nur scheinbar dichte Struktur vorhanden; Kalk- und Sandsteinfelsen zeigen oft eine poröse Beschaffenheit und können große Mengen Wassers schnell aufsaugen. — Der aus Gesteinstrümmern aufgeschichtete alluviale oder diluviale Boden enthält selbstverständlich stets eine Menge von feinen Poren zwischen seinen festen Bestandteilen. Diese Zwischenräume sind von besonderer Wichtigkeit; denn was immer sich im Boden findet, Luft, Wasser, Verunreinigungen, Mikroorganismen, muß sich in diesen aufhalten bzw. durch diese fortbewegen.

Zunächst ist zu fragen, wie groß das **Porenvolum** ist, d. h. wieviel Prozent des ganzen Bodenvolums von den Poren eingenommen wird. — Dies hängt wesentlich davon ab, ob die Bestandteile des Bodens untereinander annähernd gleich groß oder aber aus verschiedenen Größen gemischt sind. Sind dieselben gleich groß, so beträgt das Porenvolum etwa 38 Prozent, und zwar ebensowohl wenn es sich um Kies, als wenn es sich um Sand oder Lehm handelt. So haben z. B. alle abgesiebten und daher aus gleich großen Elementen zusammengesetzten Bodenproben 38 % Poren; die kleineren Korngrößen haben um so viel feinere Zwischenräume, aber entsprechend mehr an Zahl, so daß die Volumprozente gleich bleiben.

Wesentlich kleiner wird das Porenvolum, wenn verschiedene Korngrößen gemischt sind, so zwar, daß die feineren Teile die Poren zwischen den größeren Elementen ausfüllen. Dann kann sich eine große Dichtigkeit und ein sehr geringes Porenvolum ergeben. Sind z. B. die Poren des Kieses mit grobem Sand, und dann die Poren des Sandes mit Lehm ausgefüllt, so geht das Porenvolum auf 5—10 % herunter und der Boden bekommt eine außerordentliche spezifische Schwere (Leipziger Kiesboden).

Das Porenvolum läßt sich mathematisch berechnen, wenn man die Körner des Bodens als gleich große Kugeln ansieht. — Eine direkte Bestimmung ist dadurch möglich, daß man in ein bekanntes Volum trockenen Bodens von unten her langsam Wasser aufsteigen läßt, bis alle Poren gefüllt sind und die Oberfläche feucht geworden ist; die Menge des zur Füllung der Poren verbrauchten Wassers ist durch Messung oder Wägung zu bestimmen. — Ist das Porenvolum unter den natürlichen Verhältnissen zu bestimmen, so ist mit einem besonderen Apparat eine kleine Säule des Bodens auszustechen, hierauf die in den Poren enthaltene Luft durch Kohlensäure auszutreiben und in einem mit Kalilauge gefüllten Eudiometer zu messen. — Auch wenn man den herausgehobenen und zerlegten Boden trocknet, dann in einen festen Messingzylinder in kleinen Teilmengen einträgt und möglichst dicht einstampft, läßt sich durch Wasserfüllung annähernd das Porenvolum des natürlichen Bodens ermitteln. — Das gleiche erreicht man, wenn der Zylinder ein bekanntes Volum faßt und man dann Zylinder + Boden wägt. Das spezifische Gewicht der einzelnen vorzugsweise in Betracht kommenden Bodenelemente beträgt nämlich, einerlei ob es sich um Kies, Sand oder Lehm handelt, etwa 2,6. Dividiert man das wahre Gewicht eines Bodenvolums durch dieses spezifische Gewicht, so erhält man das Volum der festen Gesteinsmasse, und durch Abzug dieses Volums von dem Gesamtvolum die Summe der Zwischenräume

c) Die **Porengröße** schwankt in derselben Weise wie die Korngröße und ist bei Ton, Lehm, sowie bei den aus diesen feinsten Elementen und gröberen Körnern gemischten Bodenarten am geringsten. Häufig sind größere und kleinere Poren in demselben Boden nebeneinander. An den gröberen Poren sind außerdem ungleichwertige Anteile zu unterscheiden: die Ausläufer entsprechen feinsten Poren und wirken unter Umständen diesen ähnlich durch die verhältnismäßig große Ausdehnung der den Hohlraum umgebenden Flächen; der Rest der Poren zeigt dagegen eine im Verhältnis zum Hohlraum geringe Ausdehnung der begrenzenden Flächen und ist daher zu sog. Flächenwirkungen ungeeignet.

Je feiner die Poren sind, um so mehr Widerstände bieten sie der Bewegung von Luft und Wasser. Die **Durchlässigkeit** (Permeabilität) eines Bodens für Luft und Wasser ist daher in erster Linie von der Porengröße, daneben noch vom Porenvolum abhängig, und zwar haben genauere Bestimmungen ergeben, daß sie den vierten Potenzen der Porendurchmesser proportional ist, also mit dem Kleinerwerden der Poren außerordentlich rasch abnimmt.

Befeuchtet man absichtlich den Boden, so hört bei feinerem Boden schon alle Luftbewegung auf, sobald etwa die Hälfte der Poren mit Wasser gefüllt ist. — Noch bedeutender ist die Abnahme der Permeabilität im gefrorenen Boden.

III. Zersetzungsvorgänge im Boden.

1. Flächenwirkungen des Bodens.

Der poröse Boden bietet in den Begrenzungen seiner Zwischenräume eine ausgedehnte Oberfläche dar, welche imstande sein muß, starke Attraktions- und Adsorptionswirkungen auszuüben. Dieselben werden um so stärker ausfallen, je feinkörniger der Boden ist. Bei grobem Kies zählt man in 1 cbm Boden etwa 180000 Körner, und diese bieten eine Oberfläche von 56 qm dar; feiner Sand dagegen enthält in 1 cbm etwa 50 000 Millionen Körner mit einer Oberfläche von über 10 000 qm. — Die Flächenwirkungen erstrecken sich:

1. auf **Wasser.** Läßt man durch einen vorher trockenen Boden größere Wassermengen hindurchlaufen, so gewinnt man nach dem Aufhören des Zuflusses nicht alles Wasser wieder, sondern ein Teil wird in dem Boden zurückgehalten. Dieser Rest gibt ein Maß für die „wasserhaltende Kraft" oder die sog. „kleinste Wasserkapazität" des Bodens. Je größer das gesamte Porenvolum und je größer der Prozentsatz der feinen Poren ist, um so mehr Wasser vermag im Boden zurückzubleiben. Bei reinem Kiesboden werden nur 12—13% der Poren dauernd mit Wasser gefüllt; 1 cbm Kiesboden vermag daher höchstens 50 Liter Wasser zurückzuhalten. Dagegen findet man beim Feinsand etwa 84% feine Poren; 1 cbm solchen Bodens hält dementsprechend 320 Liter Wasser zurück. — Ist der Boden aus verschiedenen Korngrößen gemengt, so verringert sich schließlich die Wasserkapazität, weil das Gesamtvolum der Poren erheblich kleiner wird.

Die Bestimmung der Wasserkapazität erfolgt dadurch, daß ein mit trockenem Boden gefülltes, unten durch ein Drahtnetz verschlossenes Blech- oder Glasrohr gewogen und dann langsam in ein größeres Gefäß mit Wasser eingesenkt wird; ist das Wasser bis zur Oberfläche durchgedrungen, so hebt man das Rohr heraus, läßt abtropfen und wägt wieder.

Eine fernere Wirkung des Bodens gegenüber dem Wasser (oder anderen Flüssigkeiten) besteht in dem capillaren Aufsaugungsvermögen. Nur die engsten Porenteile oder Poren vermögen solche Capillarattraktion zu äußern und durch diese das Wasser seiner Schwere entgegen fortzubewegen; die Füllung erstreckt sich aber auf die ganzen Porenräume und ist daher bedeutender als die Wassermenge, welche der kleinsten Wasserkapazität entspricht.

Man prüft die Capillarität durch aufrechtstehende Glasröhren, welche mit verschiedenem Boden gefüllt sind und mit ihrem unteren Ende in Wasser eintauchen; man beobachtet dabei teils die Höhe, bis zu welcher das Wasser gehoben wird, teils die Geschwindigkeit des Aufsteigens. Letztere ist im Kies und grobem Sand, der geringen Widerstände wegen, bedeutender; im Feinsand und namentlich im Lehm steigt die Säule erheblich langsamer, erreicht aber dafür eine Höhe von 120 cm und mehr.

2. **Wasserdampf und andere Dämpfe und Gase** werden im Boden adsorbiert (unabhängig von einer Kondensation durch Temperaturerniedrigung). Kräftige Wirkung zeigt nur der feinporige, trockene Boden. Bekannt ist dessen unverzügliche Adsorption riechender Gase; die aus Fäkalien, Faulflüssigkeiten usw. sich entwickelnden Gerüche (Erdklosetts), die riechenden Bestandteile des Leuchtgases usw. können durch eine Schicht feiner, trockener Erde vollständig zurückgehalten werden.

3. Adsorption **gelöster Substanzen.** Verschiedene chemische Körper unterliegen einer Zurückhaltung durch chemische Umsetzung mit Hilfe gewisser Doppelsilicate des Bodens; in dieser Weise erfolgt die für den Ackerbau so wichtige Bindung der Phosphorsäure, des Kalis und Ammoniaks. — Daneben ist eine Reihe von Adsorptionserscheinungen von besonderer Bedeutung, die nur durch Flächenattraktion zustande kommen und sich namentlich gegenüber organischen Substanzen von hohem Molekulargewicht und zum Teil kolloidaler Natur: Eiweißstoffen, Fermenten, Alkaloiden, Bakterientoxinen, Farbstoffen usw. geltend machen. Kohle, Platinschwamm, Tonfilter, kurz jeder poröse Körper mit großer Porenoberfläche zeigt ähnliche Wirkung. Von Bodenarten sind Humus, Ton, Lehm und feinster Sand zu stärkeren Wirkungen befähigt; bei Kies und Grobsand kommt keine merkliche Adsorption zustande, oder doch erst nachdem sich Substanzen mit großer Oberfläche auf ihnen abgelagert haben (s. Abwasserreinigung).

Am leichtesten ist die schnelle und gründliche Zurückhaltung der Farbstoffe und Gifte vorzuführen. Gießt man z. B. auf eine Röhre mit 400 ccm Feinsand sehr allmählich $1^0/_0$ige Strychninlösung (täglich etwa 10 ccm) oder eine entsprechende Lösung von Nicotin, Coniin usw., so ist in den nach einigen Tagen unten ablaufenden Mengen nichts von diesen Giften mehr nachzuweisen. — Am vollständigsten ist die Wirkung, wenn der Boden nicht mit Wasser gesättigt wird, sondern wenn die Poren zum Teil lufthaltig bleiben, oder wenn ein Wechsel von Befeuchtung und Trockenheit stattfindet. — Wählt man zu starke Lösungen oder gießt man zu schnell neue Mengen auf, so wird der Boden übersättigt, und die Adsorption hat keinen vollen Erfolg.

Für gewöhnlich bleibt es nicht nur bei der Zurückhaltung der bezeichneten Stoffe, sondern es erfolgt auch Zerstörung und Oxydierung der organischen Moleküle; aller C und N wird vollständig mineralisiert, d. h. in Kohlensäure und Salpetersäure übergeführt, und nur letztere findet man im Filtrat des Bodens. Diese Zerstörung ist im wesentlichen eine Leistung der saprophytischen Mikroorganismen des Bodens. Sterilisiert man den Versuchsboden, so tritt nur oberflächliche Zerlegung der organischen Stoffe ein; z. B. erscheint dann in den Versuchen mit Strychninlösung viel Ammoniak und sehr wenig Salpetersäure im Filtrat.

2. Wirkungen der Mikroorganismen des Bodens.

Auf die Bodenoberfläche gelangen große Mengen zersetzlichen Materials; Abfallstoffe des menschlichen Haushalts, menschliche und tierische Exkremente, Tierleichen, absterbende Pflanzenteile usw. Die löslichen Bestandteile dieser Massen werden langsam durch die Niederschläge in die Tiefe gespült; die festen Teile werden durch Gärungs- und Fäulnisvorgänge allmählich in Lösung übergeführt. Bakterien der Buttersäure-, Cellulosegärung usw. sind in solchem Material überall verbreitet. Wo in einer Ansammlung von totem Material der Luftzutritt fehlt, oder wo aerobe Mikroorganismen bereits den Sauerstoff aufgezehrt haben, bewirken namentlich anaerobe Bakterien die Zersetzung der stickstoffhaltigen Substanzen, wobei sich unter Vorherrschen von Reduktionsvorgängen große Mengen übelriechender Gase entwickeln (Fäulnis). Kann dagegen durch die Poren des Bodens reichlich atmosphärischer Sauerstoff zutreten, so läuft infolge aerober Bakterientätigkeit die Zersetzung als „Verwesung" unter Oxydation der riechenden Produkte fast geruchlos ab. (Vgl. zur Bakteriologie dieser Vorgänge Kap. X.)

In wechselnder Tiefe unterhalb der Bodenoberfläche ist durch diese bakterielle Tätigkeit der weitaus größte Teil des Kohlenstoffs der organischen Bodenverunreinigungen in CO_2 verwandelt, die teils als Lösungsmittel für Mineralbestandteile auftritt und gebunden wird, teils im freien Zustand der Bodenluft ihren eigentümlich hohen CO_2-Gehalt verleiht (s. S. 80). — Auch an dem N-Gehalt des Bodens, dem bekanntlich die größte Bedeutung für dessen Ertrag zukommt, ist das Bakterienleben in verschiedener Weise beteiligt. Das bei der Fäulnis entstehende Ammoniak muß, um von den Pflanzen leicht assimiliert zu werden, ebenfalls noch eine Mineralisierung, eine Umwandlung in Nitrate erfahren, und dies geschieht durch bestimmte, im Boden weitverbreitete nitrifizierende Bakterien.

WINOGRADSKY ist die Reinzüchtung solcher die Nitrifikation bewirkenden Bakterien durch Verwendung eines von organischem Nährstoff freien Nährbodens (Kieselsäuregallerte + anorganische Lösungen) gelungen. Er fand zwei Arten, eine rundliche, zeitweise eine Geißel tragende Art, Nitrosomonas, und einen unbeweglichen Nitrosokokkus, welche Ammoniak in Nitrit, sowie einen sehr kleinen unbeweglichen Bacillus, Nitrobakter, der Nitrit in Nitrat verwandelt; alle drei sind anscheinend überall im Boden verbreitet. Ihren Bedarf an Kohlenstoff vermögen sie den kohlensauren Salzen oder der CO_2 der Luft zu entnehmen; dieser Bedarf ist im ganzen sehr gering gegenüber den N-Mengen, die sie oxydieren. Als Nährlösung empfiehlt sich z. B. für den Nitrobakter eine Mischung von 2 g $NaNO_2$, 1 g Na_2CO_3, 0,5 g K_2HPO_4, 15 g Agar und 1000 g Flußwasser. — Bei zu konzentrierter Nährlösung und mangelndem Luftzutritt (auch in städtischem überpflastertem Boden) treten die Wirkungen der oxydierenden Bakterien oft in den Hintergrund; es werden dann andere Bakterienarten begünstigt, bei deren Lebenstätigkeit Reduktionsvorgänge (Denitrifikation mit Bildung von Stickoxyd und Stickstoff oder Reduktion zu Nitrit und NH_3) ablaufen.

Ammoniakbildung kommt im Boden nicht nur durch Spaltung höherer N-Verbindungen zustande, sondern gewisse Bodenbakterien sind imstande, auch den N der Luft zu assimilieren und dadurch den NH_3-Gehalt und das Material für die Nitratbildung in bemerkenswerter Weise zu vermehren. Einmal vermögen einige frei lebende anaerobe und aerobe Bakterienarten Luftstickstoff aufzunehmen, namentlich der kokkenähnliche Azotobakter; und zweitens haben HELLRIEGEL und WILFARTH ermittelt, daß in den Wurzelknöllchen der Leguminosen das Bact. radicicola wuchert, das aus dem Luftstickstoff Aminosubstanzen herstellt, die wiederum von den Leguminosen zum Aufbau N-haltiger Stoffe verwendet werden.

IV. Temperatur des Bodens.

Das Verhalten der Bodentemperatur läßt sich entweder nach den wesentlichen Vorbedingungen der Bodenerwärmung abschätzen oder durch unmittelbare Messungen bestimmen.

Für die Erwärmung des Bodens kommt teils die Intensität und der Einfallswinkel der Sonnenstrahlung (Neigung des Geländes) in Betracht; teils eine Reihe von Bodeneigenschaften: das Absorptionsvermögen für Wärmestrahlen, das bei dunklem Boden weit stärker ist als bei hellfarbigem; sodann die Wärmeleitung und die Wärmekapazität, die namentlich in feuchtem, feinkörnigem Boden zu höheren Werten führen; endlich die Verdunstung bzw. Kondensation von Wasserdampf, durch welche einer äußersten Erwärmung bzw. Abkühlung entgegengewirkt wird. Ein grobkörniger, dunkler, trockener Boden weist die höchsten Wärme- und niedrigsten Kältegrade auf, während feinkörniger, feuchter Boden sich nachhaltiger, aber nicht so hochgradig zu erwärmen vermag.

Die Messung der Bodentemperaturen kann in einfacher und doch hinreichender Weise dadurch erfolgen, daß in Eisenrohre (Gasrohre, welche bis zu verschiedener Tiefe in den Boden eingesenkt sind) Thermometer herabgelassen werden, dort unter möglichstem Abschluß gegen die Außenluft dauernd verbleiben und nur zur Ablesung emporgezogen werden. Um hierbei Änderungen des Thermometerstandes zu verhüten, benützt man unempfindlich gemachte Instrumente, deren Gefäß eine große Menge Hg enthält oder z. B. mit Kautschuk und Paraffin umhüllt ist. — Zu fortgesetzten genauen Messungen dienen in die Erde eingefügte Gestelle von Holz oder Hartgummi, die nur da, wo die Thermometergefäße angebracht sind, von gut leitendem Material unterbrochen sind.

Aus den Beobachtungen geht hervor, daß, je mehr man sich von der Oberfläche nach der Tiefe hin entfernt, 1. die Temperaturschwankungen immer geringer werden, 2. die Temperaturen sich zeitlich entsprechend verschieben, 3. die Schwankungen von kürzerer Dauer allmählich zum Schwinden kommen. — Schon in 0,5 m Tiefe kommt die Tagesschwankung fast gar nicht mehr zum Ausdruck; auch die Unterschiede zwischen verschiedenen Tagen sind verwischt; die Schwankungen der Monatsmittel sind um mehrere Grade geringer; die Jahresschwankung beträgt nur noch etwa 10^0. In 4 m Tiefe sinkt letztere bereits auf 4^0, in 8 m Tiefe auf 1^0. Zwischen 8 und 30 m Tiefe — verschieden je nach dem Jahresmittel der Oberfläche — stellt sich das ganze Jahr hindurch die gleiche mittlere Temperatur her, und jede Schwankung fällt fort. Von da ab findet beim weiteren Vordringen in die Tiefe eine Zunahme der Temperatur infolge der Annäherung an den heißen Erdkern statt.

Jährlicher Gang der Bodentemperatur in verschiedener Tiefe.

	Mittlere Temp. d. äußeren Luft	Mittlere Bodentemperatur in			
		0,5 m Tiefe	1,0 m Tiefe	3,0 m Tiefe	6,0 m Tiefe
Januar	$- 3,1^0$	$+ 1,8^0$	$+ 3,7^0$	$+ 7,8^0$	$+11,3^0$
Februar	$- 0,3$	2,0	4,2	7,2	10,5
März	$+ 4,4$	3,5	4,5	7,4	9,8
April	7,1	6,0	6,3	7,9	9,4
Mai	10,1	10,1	10,5	8,5	9,4
Juni	16,5	14,1	13,5	10,0	9,8
Juli	19,5	16,1	14,9	12,1	10,5
August	18,5	16,8	15,7	13,6	11,5
September	13,1	17,8	16,5	14,2	12,3
Oktober	10,7	13,7	14,4	13,2	12,8
November	5,1	8,2	10,2	11,7	12,6
Dezember	1,4	7,0	8,7	10,2	12,0

Auf je 35 m steigt die Temperatur um etwa 1° (im Gotthardtunnel bis + 31°).
— Die vorstehende Tabelle gibt ein Beispiel für den jährlichen Gang der
Bodentemperatur in den uns angehenden Tiefen.

An der Bodenoberfläche können bei kräftiger Besonnung auch in unseren
Breiten sehr hohe Temperaturen zustande kommen; so wurden z. B. in Magde-
burg mit dem geschwärzten Vakuumthermometer im Mai + 44°, im Juni
+ 47°, im Juli + 54° beobachtet. —

Die Bodentemperatur erhält ihre **hygienische Bedeutung** einmal durch
ihren Einfluß auf das Ortsklima und auf die Wärmeverhältnisse der über dem
Boden errichteten Wohnhäuser; ferner durch ihre Wirkung auf das Leben der
Mikroorganismen. Das Verhalten der Temperatur allein ist ausreichend, um eine
Wucherung z. B. von Cholera-, Typhusbacillen usw. im tieferen Boden auszuschließen. In heißen Klimaten, bzw. bei uns im Sommer, werden an der
äußersten Oberfläche die Temperaturen so hoch, daß sie Mikroorganismen
zu schwächen imstande sind.

V. Die Bodenluft.

Die Poren des Bodens sind bald nur zum Teil, bald ganz mit Luft erfüllt.
Diese Luft stellt gleichsam eine Fortsetzung der Atmosphäre dar und steht
mit letzterer in stetem Verkehr. Die Bodenluft kann sich unter bestimmten
Bedingungen über die Bodenoberfläche erheben und der atmosphärischen
Luft beimengen; umgekehrt wird sie aus dieser ergänzt.

Ein Ausströmen der Bodenluft ist namentlich in folgenden Fällen denkbar:
1. wenn das Barometer sinkt und die Bodenluft dementsprechend sich ausdehnt;
2. wenn heftige Winde auf die Erdoberfläche drücken, während auf die von
Häusern bedeckten Stellen dieser Druck nicht einwirkt; dann muß ein Eindringen
von Bodenluft in die Häuser stattfinden; 3. in ähnlicher Weise wirken
stärkere Niederschläge, welche auf der freien Erdoberfläche einen Teil der Poren
mit Wasser füllen und dabei eine Spannung der Bodenluft veranlassen, die sich
unter Umständen durch Abströmen in die Wohnhäuser ausgleicht; 4. als
Folge von Temperaturunterschieden. Besonders kann während der Heizperiode
ein Überdruck seitens der kälteren Bodenluft und entsprechendes Einströmen
in das erwärmte Haus beobachtet werden.

Direkte Messungen (mit empfindlichen Manometern, am besten mit
RECKNAGELS Differentialmanometer) ergeben indes, daß ein merkliches Einströmen von Bodenluft in die Wohnhäuser nur selten stattfindet. Sobald die
Sohle des Hauses aus einigermaßen dichtem Material (Pflaster) besteht, sind
die Widerstände für eine ausgiebigere Luftbewegung dort zu groß und der Ausgleich von Druckverschiedenheiten erfolgt ausschließlich durch die gröberen Verbindungswege, welche zwischen Außenluft und Hausluft stets vorhanden zu sein
pflegen. — Fehlt die Pflasterung der Kellersohle, so ist z. B. bei durchlässigem
Boden ein Überdruck von 0,05 mm Wasser festgestellt, entsprechend einer
Geschwindigkeit der Luftbewegung von 0,03 m pro Sekunde, bei heftigem Sturm
ein Überdruck von 0,75 mm (= 0,1 m Geschwindigkeit).

Die chemische Analyse weist in der Bodenluft eine stete Sättigung mit Wasserdampf
nach; eine große Menge von CO_2 (0,2—14%), im Durchschnitt 2—3%, abhängig teils von
dem Maße der Verunreinigung, aber mehr noch von der Durchgängigkeit und Lüftung

des Bodens; schließlich eine entsprechend geringere Menge O, der zur Bildung der CO_2 verbraucht war.

Mikroorganismen werden in der Bodenluft ausnahmslos vermißt. Nur von der äußersten Oberfläche werden durch heftige Winde zusammen mit Bodenteilchen Mikroorganismen losgerissen und als Staub in die Luft übergeführt; die aus dem Boden unterhalb der Oberfläche stammende Luft ist dagegen wegen ihrer überaus schwachen Bewegung niemals imstande, Mikroorganismen fortzuführen; und geschähe dies jemals, so müßten die Bakterien beim Durchstreichen der Luft durch die darüber liegende Bodenschicht völlig zurückgehalten werden, da schon dünne Erdschichten nachweislich ein dichtes Filter für Luftbakterien darstellen.

In die Wohnhäuser werden daher mit der Bodenluft niemals Bakterien eingeführt, und für eine **hygienische Bedeutung der Bodenluft** kommen nicht Infektionsgefahren, sondern höchstens die Wirkungen übelriechender gasförmiger Bestandteile in Betracht. Namentlich wenn die Kellerpflasterung fehlt, kann unter der Einwirkung der oben aufgezählten treibenden Kräfte ausnahmsweise übelriechende CO_2-reiche Luft in die Wohnhäuser eindringen. — Außerdem muß die Bodenluft in vielen Fällen als die wesentlichste Quelle der Beimengung von Radiumemanation zur Luft im Freien und zur Luft des Wohnhauses angesehen werden; auch die elektrische Leitfähigkeit der Luft wird infolgedessen durch die Bodenluft beeinflußt. Quantitative Messungen dieser Wirkungen der Bodenluft fehlen noch fast ganz; es läßt sich daher über ihre hygienische Bedeutung nichts sagen.

VI. Verhalten des Wassers im Boden.

Im porösen Boden begegnen wir gewöhnlich in einer Tiefe von einigen Metern einer mächtigen Wasseransammlung, die als „Grundwasser" bezeichnet wird; die darüber gelegenen Schichten zeigen einen geringeren und wechselnden Wassergehalt. Beide Zonen erfordern eine gesonderte Betrachtung.

1. Das Grundwasser.

Bodenwasser oder Grundwasser nennt man jede ausgedehntere unterirdische Wasseransammlung, welche die Poren des Bodens völlig und dauernd ausfüllt. In einem durchlässigen Boden kann eine solche Ansammlung nur dadurch zustande kommen, daß in einer gewissen Tiefe undurchlässige Schichten, Felsen, Ton- oder Lehmlager, das Wasser tragen und am Tieferfließen hindern. Oft finden sich mehrere Stockwerke von undurchlässigen Schichten und darauf gelagertem Grundwasser übereinander, die dann an einzelnen Stellen ineinander übergehen; manchmal bilden die Ton- und Lehmlager nur kleine Inseln, auf welchen sich eine geringe und schwankende Wassermenge sammelt (sog. „Schicht"- oder „Sickerwasser").

Das Grundwasser paßt sich im ganzen der Oberfläche der tragenden undurchlässigen Schicht an, ohne daß jedoch kleinere Erhebungen und Senkungen die Gestalt des Grundwasserspiegels beeinflussen. Die Bodenoberfläche dagegen zeigt oft starke Abweichungen vom Verlauf sowohl der undurchlässigen Schicht wie des Grundwasserspiegels (vgl. das Profil S. 84).

Die **Quellen** des Grundwassers sind:

1. die Niederschläge oder richtiger derjenige Bruchteil der Niederschläge, welcher bis zum Grundwasser gelangt, also nicht oberflächlich abfließt und

auch nicht nach dem Eindringen in den Boden wieder verdunstet. Der das Grundwasser speisende Anteil der Niederschläge ist verschieden groß nach der Neigung des Geländes, der Durchlässigkeit und Temperatur des Bodens und der austrocknenden Kraft der Luft; ferner ist auch die Art des Regenfalles von Belang.

2. Kondensation von atmosphärischem Wasserdampf; nicht nur durch Temperaturunterschiede, sondern auch durch Flächenattraktion, aber am stärksten, wenn die Außenluft wärmer ist als der Boden und relativ viel Feuchtigkeit enthält, also in den Monaten April bis September.

3. Zustrom von Grundwasser von anderen Orten her. Wenn die undurchlässige Schicht und dementsprechend der Spiegel des Grundwassers stärkere Neigung zeigt, und wenn gleichzeitig der Boden leicht durchlässig ist, kommt eine deutliche horizontale Fortbewegung des Grundwassers zustande, die den Grundwasserstand an tieferen Punkten wesentlich beeinflussen kann. Bei dichteren Bodenarten und geringen Höhenunterschieden fehlt eine solche Bewegung, und die Grundwassermasse kann als stehend angesehen werden.

4. Flüsse. Meist liegt das Grundwasser tiefer als das Flußbett, und man wird dann leicht zu der Annahme geführt, daß Wasser aus dem Fluß oder Bach in das Grundwasser übertreten müsse. Dennoch ist dies vielfach nicht der Fall. Die Betten der Flußläufe sind nämlich oft durch allmähliche Ablagerung lehmiger oder toniger Massen vollkommen wasserdicht geworden, so daß selbst bei starkem Höhenunterschied kein Durchtritt von Wasser stattfindet. Werden unmittelbar neben einem solchen Flußbett Brunnenschächte in das Grundwasser gegraben, so läßt sich durch die Ergebnisse der chemischen Untersuchung, z. B. durch das Gleichbleiben des Härtegrades oder noch · leichter und genauer durch vergleichende Temperaturbeobachtungen, feststellen, daß kein Wasser von dem höher liegenden Flusse in das Grundwasser dringt. Fehlen aber verschlammende Bestandteile im Flusse und besteht das Bett aus lockerem Sand, dann erfolgt eine Speisung des Grundwassers vom Flusse aus. In besonders ausgiebiger Weise kann dies stattfinden, wenn der Fluß Hochwasser führt bzw. künstlich gestaut ist oder gar anstoßendes Gelände überschwemmt.

Unter und neben dem Flußlauf zieht der breite Grundwasserstrom der Niederung zu; hier und da tritt das Grundwasser in Form von Seen und Sümpfen

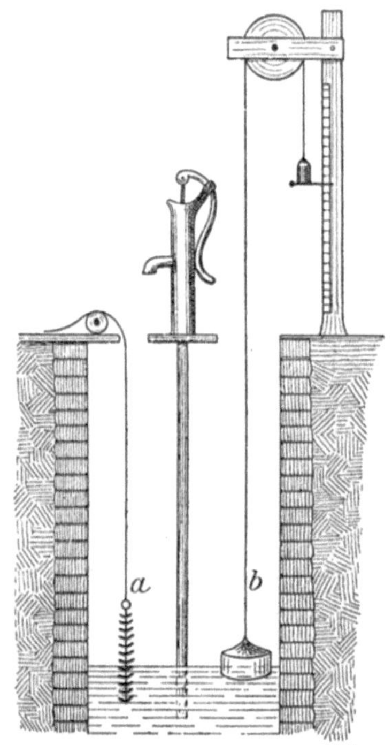

Abb. 7. Grundwassermessung.
Schematischer Durchschnitt durch einen Grundwasserbrunnen. Bei a Messung mit PETTENKOFERs Schalenapparat; bei b Schwimmer mit dem oben abzulesenden Zeiger.

zutage; allmählich, bei größerer Annäherung ans Meer, durchdringt es die oberen Bodenschichten und kommt in den Marschen an die Oberfläche. Langsam, aber in ungeheurer Masse vollzieht sich diese unterirdische Wasserbewegung; in dichterem Boden fehlt die regelmäßige Bewegung ganz, und nur künstliche Senkung des Wasserspiegels erzeugt eine nach der Stelle der Senkung gerichtete Strömung. Zuweilen wird der natürliche Abfluß gehemmt durch das Anschwellen der Flüsse, welche das ganze Tal ausfüllen, und es kommt zu einem Aufstau des Grundwassers.

Von besonderer Bedeutung sind die **zeitlichen Schwankungen** des Grundwasserspiegels, die man dadurch mißt, daß man den Abstand der Grundwasseroberfläche von der Bodenfläche ermittelt.

Die Messung wird gewöhnlich an Schachtbrunnen ausgeführt, die bis ins Grundwasser reichen; nach Entfernung der Bohlenbedeckung des Schachtes wird ein Band-Metermaß, an dessen Ende sich ein Schalenapparat nach PETTENKOFER oder ein Schwimmer befindet, herabgelassen und der Abstand zwischen oberer Kante der Brunnenvierung (lokaler Fixpunkt) und der Wasseroberfläche gemessen (Abb. 7). In Ermangelung von Apparaten kann man sich mit einer mit Kreide bestrichenen Holzleiste behelfen. Bei dichtem Boden darf mehrere Stunden vor der Messung nicht an dem Brunnen gepumpt werden; für fortlaufende Beobachtungen werden besser besondere eiserne Standrohre benutzt.

Man beobachtet an ein- und derselben Station erhebliche zeitliche Schwankungen, und zwar ermittelt man erstens den höchsten und niedrigsten Stand, der im Laufe vieler Jahre erreicht wird; der Höchststand ist für die Fundamentierung der Häuser wichtig, die womöglich nicht unter ihn herabreichen soll, und für Anlage von Friedhöfen und Abwässerreinigungen; der tiefste Stand muß überall da beachtet werden, wo man den Wasserbedarf aus Brunnen bezieht. Zweitens stellt man die Schwankungen innerhalb des Jahres und der Jahreszeiten fest; dieser Messung kommt deshalb besondere Bedeutung zu, weil sie uns über die Feuchtigkeit und Reinlichkeit der obersten Bodenschichten gewisse Aufschlüsse gibt, wie im folgenden Abschnitt ausgeführt wird. — In der norddeutschen Ebene verhalten sich die monatlichen Schwankungen des Grundwassers im ganzen so, daß auf den April der höchste, auf den September oder Oktober der niedrigste Stand fällt. Das liegt nicht etwa wesentlch an der Regenverteilung, sondern, wie aus der umstehenden Tabelle ersichtlich ist, an dem Sättigungsdefizit der Luft und der hohen Bodentemperatur, welche im Sommer allen Regen zum Verdunsten bringen und nur die Winter- und Frühjahrsniederschläge in den Boden eindringen lassen. — Anders ist es z. B. in München; dort fällt vorherrschend Sommerregen in verhältnismäßig sehr großen Mengen und gleichzeitig ist dort das Sättigungsdefizit erheblich geringer. In München dringt daher der Sommerregen bis zum Grundwasser durch und bewirkt dort eine wesentlich andere Art der Grundwasserbewegung, nämlich höchsten Stand im Juni bis August, tiefsten im November bis Dezember. Allerdings wirkt hierbei noch ein wesentlicher Faktor — die Durchlässigkeit des Bodens — mit, dessen Einfluß unten zu erörtern ist.

Bei Erforschung der Untergrundverhältnisse einer Stadt muß man versuchen, eine Vorstellung von der Gestalt der Grundwasseroberfläche und der wasserführenden Bodenschichten zu gewinnen. Zu diesem Zweck werden Bohrlöcher in gewissem Abstand voneinander in den Boden getrieben und ihre horizontale Entfernung und ihre Höhenlage über dem allgemeinen Nullpunkt in ein „Bodenprofil" nach Art der schematischen Abb. 8

eingezeichnet. Um hierbei die Verschiedenheiten der lokalen Fixpunkte infolge der Unebenheiten der Bodenoberfläche auszugleichen, muß man die lokalen Fixpunkte der einzelnen Bohrlöcher auf einen gemeinsamen oberen oder unteren Fixpunkt beziehen.

Jährlicher Gang der Regenmenge, des Sättigungsdefizits und des Grundwasserstandes in Berlin und München.

	Berlin			München		
	Niederschläge in mm Hg	Sättigungsdefizit in mm Hg	Grundwasser in cm über einem lokalen Fixpunkt von 32 m über Seehöhe	Niederschläge in mm Hg	Sättigungsdefizit in mm Hg	Grundwasser in cm über einem lokalen Fixpunkt von 515 m über Seehöhe
Januar	40,3	0,71	42	53,3	0,15	55
Februar.	34,8	0,91	79	29,6	0,41	55
März	46,6	1,55	88	48,5	0,81	60
April	32,1	2,73	96	55,6	1,78	64
Mai	39,8	3,95	88	95,1	2,34	67
Juni	62,2	5,13	69	111,9	3,00	72
Juli	66,2	5,64	56	108,8	3,34	73
August	60,2	4,83	45	104,4	3,13	72
September	40,8	3,77	40	68,1	1,98	63
Oktober	57,5	1,72	38	53,1	0,93	54
November.	44.5	1,01	47	50,0	0,39	49
Dezember	46,2	0,59	50	42,9	0,20	51

Der beim Bohren ausgehobene Boden wird beobachtet und gesammelt; sobald Proben neuer Schichten (von anderer Korngröße, Farbe usw.) herausgefördert werden, wird die Tiefe des Bohrloches gemessen und auf dem Profil die Höhenlage des Beginnes der néuen Schicht über dem allgemeinen Nullpunkt eingetragen. Verbindet man dann auf dem Profil

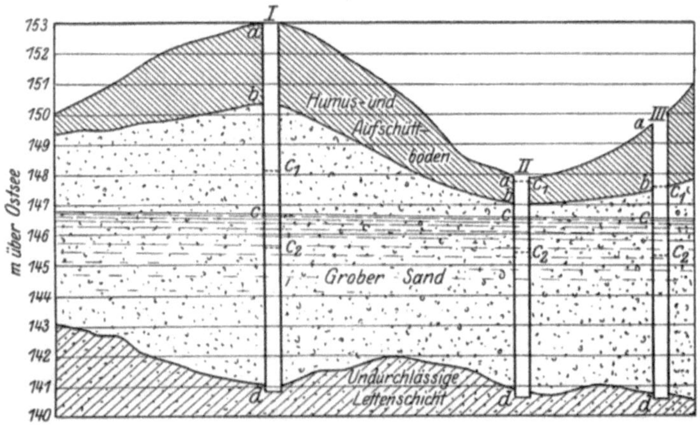

Abb. 8. Bodenprofil.

die so gewonnenen Grenzpunkte der einzelnen Schichten, so erhält man ein Bild der Neigung der einzelnen Bodenschichten und insbesondere auch der undurchlässigen Schicht. — Bei der Zeichnung der Profile müssen indes die Längen in viel (50fach und mehr) stärkerem Maße reduziert werden als die Höhen; bei gleichmäßiger Reduktion würden die Höhenunterschiede kaum sichtbar ausfallen. — Auch Karten, auf denen Isohypsen (d. h. Horizontale, welche die Punkte gleicher Erhebung über dem Nullpunkt miteinander verbinden) der Bodenoberfläche, des Grundwasserspiegels und der Oberfläche der undurchlässigen Schicht eingetragen sind, geben anschauliche Bilder von den Verhältnissen des Untergrundes.

Die Richtung und die Schnelligkeit der Grundwasserbewegung wird dadurch gemessen, daß man an einer Reihe von umliegenden Brunnen die Zeit des Eintritts von Höhenveränderungen beobachtet, während an einem Brunnen durch ausgiebiges Pumpen eine starke Absenkung des Spiegels hergestellt wird; oder dadurch, daß man feststellt, wie lange Zeit die durch Hochwasser eines Flusses erzeugte Flutwelle gebraucht, um sich zu verschiedenen Stationen der Grundwasserbeobachtung fortzupflanzen; unter Umständen auch durch die unten zur Prüfung der Grundwasserbrunnen auf verunreinigende Zuflüsse angegebenen Methoden. — Es hat sich bei diesen Messungen herausgestellt, daß die Fortbewegung sehr verschieden ist je nach der Bodendurchlässigkeit und der Neigung der undurchlässigen Schicht; unter allen Umständen aber außerordentlich langsam. Die bisher gefundenen Werte betragen 3—8—35 m pro 24 Stunden, im Mittel nur etwa 25 cm in der Stunde.

2. Das Wasser der oberen Bodenschichten.

In den über dem Grundwasser gelegenen Bodenschichten unterscheiden wir drei Zonen (HOFMANN):

1. Die Verdunstungszone, die von der Oberfläche soweit herabreicht, wie sich noch eine austrocknende Wirkung der atmosphärischen Luft bemerkbar macht, wo also der Wassergehalt unter Umständen unter die kleinste Wasserkapazität des Bodens sinken kann. Hat in dieser Zone einmal stärkere Austrocknung bis zu gewisser Tiefe stattgefunden, so ist diese imstande, sehr große Wassermengen zurückzuhalten. Dichter Boden faßt pro 1 qm bis zu 25 cm Tiefe 40—50 Liter Wasser (vgl. S. 76); da aber ein Regenfall von 10 mm Höhe nur zehn Liter Wasser auf 1 qm liefert, so können mehrfache starke Niederschläge vollauf in den Poren dieser Zone Platz finden. Je nachdem der Boden mehr oder weniger feine Poren enthält, wird natürlich die zurückgehaltene Regenmenge verschieden groß sein; in einigermaßen feinporigem Boden ist aber im Sommer unseres Klimas die Austrocknung immer so bedeutend, daß dann gar nichts, weder von Regen noch von verunreinigenden Flüssigkeiten in die Tiefe eindringt, sondern

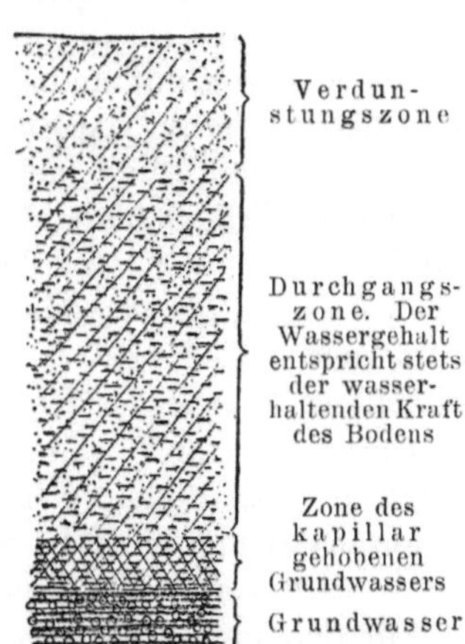

Abb. 9. Wassergehalt der oberen Bodenschichten.

daß alles in der oberflächlichen, wie ein trockener Schwamm wirkenden Zone zurückbleibt. — Rasche Sättigung der Verdunstungszone kann durch Überschwemmungswasser eintreten.

2. Unterhalb der Verdunstungszone folgt eine Schicht, die von der austrocknenden Wirkung der Luft nicht mehr erreicht wird, in der aber andererseits keine vollständige Füllung der Poren mit Wasser bestehen kann, weil die den Ablauf hemmende, undurchlässige Schicht noch zu weit entfernt ist. In dieser „Durchgangszone“ muß also stets so viel Wasser in den Poren vorhanden sein, wie der wasserhaltenden Kraft des Bodens entspricht. Bei feinporigem Boden bedeutet dies immerhin eine sehr bedeutende Wassermenge, im Mittel verschiedener direkter Bestimmungen 150—350 Liter in 1 cbm Boden. Es ist leicht zu berechnen, daß in einer 1—2 m hohen Schicht solchen Bodens die

Niederschläge eines ganzen Jahres haften bleiben. Die Durchgangszone stellt also bei einiger Ausdehnung ein höchst umfangreiches Wasserreservoir dar.

3. Zwischen Durchgangszone und Grundwasser befindet sich die Zone des durch Capillarität gehobenen Wassers. Je nach der Porengröße der über dem Grundwasser liegenden Schicht wird letzteres wenige Zentimeter bis 1 m und mehr gehoben und füllt dann fast sämtliche Poren des Bodens.

Der Durchtritt von irgendwelchen Flüssigkeiten, Niederschlägen, verunreinigenden Abwässern usw. zum Grundwasser erfolgt durch die genannten drei Zonen in wesentlich verschiedener Weise, je nachdem grob- oder feinporiger Boden vorliegt.

In grobporigem Kiesboden sind breite, zugängliche Wege vorhanden; in diesen findet eine rasche Fortbewegung aller Flüssigkeiten in jeder Jahreszeit statt. Auch im Sommer gelangen die Niederschläge rasch zum Grundwasser. Verunreinigungen werden durch stärkere Niederschläge schnell in die Tiefe gespült. Nur in den feineren Porenanteilen (Seitenstraßen) können Verunreinigungen längere Zeit haften bleiben.

In feinporigem Boden fehlt es an den breiteren Straßen; es kommt in den allein vorhandenen engen Wegen nur zu einem langsamen Fortrücken Schicht um Schicht, so daß die unten ans Grundwasser reichende Wasserzone von der oberen in bezug auf ihr chemisches und bakteriologisches Verhalten völlig verschieden sein kann. Ist die Durchgangszone stark entwickelt, so muß es überaus lange, 1—3 Jahre und mehr, dauern, bis die auf die Oberfläche des Bodens gelangenden Niederschläge das Grundwasser erreichen. Ebenso werden alle Verunreinigungen nur ganz langsam tiefer gespült und dringen vielleicht erst nach Jahren bis zum Grundwasser vor. — Nur in Überschwemmungsgebieten kann gelegentlich unter dem Druck der überlagernden Wasserschichten ein schnelleres Vorrücken des Wassers der Durchgangszone erfolgen.

Unter den Häusern und unter gepflastertem Boden, wo keine neuen Flüssigkeiten in den Boden gelangen, stagniert die ganze im Boden enthaltene Wassermasse und ein Weiterrücken der Niederschläge oder der Verunreinigungen findet überhaupt nicht mehr statt.

Für den jeweiligen Feuchtigkeits- und Reinlichkeitszustand der obersten Bodenschichten liefern uns die zeitlichen Schwankungen des Grundwasserspiegels einen gewissen Maßstab. Sinkt er, so wird dadurch angezeigt, daß tiefer spülende Zuflüsse von oben spärlicher geworden sind oder aufgehört haben; dies kann — abgesehen von örtlicher Änderung der Bodenfläche, Pflasterung usw. — vorzugsweise dadurch bewirkt sein, daß sich oben eine größere trockene Zone gebildet hat, in welcher von da ab alle Niederschläge und ebenso alle Verunreinigungen, Abfallstoffe usw. verbleiben. Steigt der Grundwasserspiegel, was dagegen erst dann erfolgt, wenn die trockene Zone wieder entsprechend der kleinsten Wasserkapazität mit Wasser gesättigt ist, so kann nunmehr ein Vorrücken der ganzen Wassermasse und Tieferspülen der Verunreinigungen stattfinden.

Der verschiedene Gang der Grundwasserbewegung, z. B. in dem feinporigen Berliner Boden einerseits, in dem grobporigen Münchener Boden andererseits, wird hierdurch erst völlig verständlich (vgl. Tab. S. 84). In Berlin finden die Niederschläge des Winters keine ausgetrocknete Bodenschicht vor; diese ist vielmehr mit Wasser gesättigt, der Boden kalt. Kommt es einmal zum Aufhören der Niederschläge, so stellt sich doch höchstens eine ganz geringfügige trockene Zone her. Ehe nur der Grundwasserspiegel durch die fortlaufende Wasserentnahme und den fehlenden Zufluß sinken kann, kommen neue Niederschläge, die sofort den Zusammenhang der Wassermassen wieder herstellen. — Dann aber treten die hohen Temperaturen und das starke Sättigungsdefizit des Mai und Juni in Wirksamkeit. Setzen jetzt die Niederschläge eine Zeitlang aus, so ist sofort eine beträchtliche Austrocknungszone da, die nicht mehr — oder nur in Ausnahmefällen — wieder von den nächsten Niederschlägen ausgefüllt werden kann. Dann sinkt das Grundwasser, und damit ist der Verbleib aller auf die Bodenoberfläche gelangenden Flüssigkeit in der obersten Zone angezeigt. Erst nach dem Eintritt niederer Temperatur und höherer Feuchtigkeit sind anhaltende Niederschläge imstande, die starke Schicht trockenen Bodens ausreichend zu füllen.

In München vermag der grobporige Boden viel weniger Wasser zu halten, und eine trockene Zone hat daher eine viel geringere Wirkung. Zu einem längeren Ausbleiben aller Zuflüsse zum Grundwasser kommt es kaum. Namentlich aber dringt im Sommer von den massenhaft niedergehenden Niederschlägen ein großer Teil zum Grundwasser durch; eine trockene Zone stellt sich in dieser Zeit immer nur vorübergehend her; alle Verunreinigungen werden kräftig in die Tiefe gespült. Erst im Herbst, wenn die Niederschläge nachlassen, kommt es zu länger dauernder Trockenheit des oberflächlichen Bodens, zum Verbleib der Verunreinigungen in der obersten Schicht und zum Sinken des Grundwassers. Diese Periode dauert aber viel kürzer und das Absinken des Grundwassers ist erheblich geringer als im feinporigen Boden; bereits im Dezember beginnt wieder eine Durchfeuchtung des Bodens und ein Ansteigen des Grundwassers, das bis zum August anhält. —

Übrigens haben die geschilderten Verhältnisse nur Geltung für eine gewisse durchschnittliche Beschaffenheit des natürlichen Bodens. Feinporiger, lehmartiger Boden kann durch Bearbeitung (z. B. auf Äckern, Rieselfeldern) künstlich gelockert werden, so daß sich gröbere Spalten und Risse bilden, durch welche ein Teil der Flüssigkeiten rasch in größere Tiefen gelangt. Auch durch Pflanzenwurzeln, durch Ratten, Maulwürfe, Regenwürmer können außergewöhnliche Wege für die Beförderung von Flüssigkeiten im Boden geschaffen werden.

Hygienische Bedeutung des Grundwasserstandes. Während ein zu großer Abstand des Grundwassers von der Bodenoberfläche nur die Beschaffung von Trink- und Nutzwasser erschwert, hat ein zu geringer Abstand erheblichere Nachteile im Gefolge. Hält sich das Grundwasser während eines größeren Teils des Jahres nahe der Bodenoberfläche, so entsteht feuchter Boden mit allen seinen Nachteilen, mit Kälte und Feuchtigkeit, die längeren Aufenthalt im Freien unmöglich machen, mit Mückenplage, Malariagefahr usw.; rückt das Grundwasser, wenn auch nur vorübergehend, nahe an die Bodenoberfläche heran, so gefährdet es die Fundamente der Häuser, dringt in die Keller, macht diese unbenutzbar und hinterläßt noch lange nach dem Absinken eine übergroße Feuchtigkeit der Wandungen. — Durch Drainierung, Kanalisierung oder Aufschüttung des Bodens und durch bautechnische Maßregeln kann diesen ungünstigen Einflüssen begegnet werden (s. Kap. „Wohnung").

VII. Das Verhalten der Mikroorganismen, besonders der krankheitserregenden Bakterien im Boden.

Die Untersuchung des Bodens auf Bakterien erfolgt in der Weise, daß man mit einem kleinen sterilen Platinlöffel, der etwa $^1/_{50}$ ccm faßt, eine Probe aussticht und auf Gelatine und Agarplatten verteilt. Sehr wichtig ist es, die Untersuchung unmittelbar nach der Probenahme vorzunehmen, da bei der höheren Temperatur des Laboratoriums und nach Luftzutritt sehr rasche, meist ungeheure nachträgliche Vermehrung der Bakterien eintritt. — Aus tieferen Schichten entnimmt man Proben mittels eines besonderen Bohrers, der erst in der gewünschten Tiefe geöffnet und vor dem Herausziehen wieder geschlossen werden kann.

Zahl und Verteilung der Bodenbakterien. Diese Untersuchungen haben gezeigt, daß der Boden die wesentlichste Sammelstelle der Mikroorganismen darstellt. Die Quellen dieser Bakterien sind vorzugsweise die Verunreinigungen der Bodenoberfläche, die Abfallstoffe des Haushalts, die Düngstoffe der Gärten und Äcker usw.; Gruben und Kanäle lassen, wenn sie undicht werden, die bakterienreichen Flüssigkeiten gleich in einer Tiefe von 1 m und mehr in den Boden übertreten. Selbst im sog. jungfräulichen, unbebauten Boden hat man im Durchschnitt etwa 100 000 Keime in 1 ccm, oft noch erheblich mehr, gefunden. Ferner ist ermittelt, daß weitaus die größte Zahl dieser Mikroorganismen an der Oberfläche und in den oberflächlichsten Schichten enthalten ist. Nach der Tiefe zu nimmt die Zahl der Bakterien allmählich ab, und in 1 bis 3 m beginnt meist eine geradezu bakterienfreie Zone. Auch die Schichten, in welchen das Grundwasser steht, werden für gewöhnlich frei von Bakterien gefunden. — Der Grund für die Keimfreiheit der tieferen Schichten liegt darin, daß im feinporigen Boden die Bakterien teils adsorbiert, teils mechanisch abfiltriert werden, nachdem sie durch Sedimentierung eine schleimige Schicht gebildet haben, und zwar in der ersten Schicht der „Durchgangszone", wo ein Wechsel der Durchfeuchtung nicht mehr eintritt, der die Bildung der Schicht stören würde. Ausnahmsweise kann es indes auch zu einem Bakteriengehalt tieferer Bodenschichten kommen, namentlich wenn in sehr durchlässigem oder künstlich aufgelockertem Boden ein rascher Durchtritt größerer Wassermassen (Überschwemmungswasser) erfolgt; ferner, wenn gröbere Spalten (in zerklüftetem Felsboden, zusammengetrocknetem Lehmboden) oder Ratten- und Maulwurfsgänge Flüssigkeiten unfiltriert nach abwärts gelangen lassen. — Weitere Wege können Bakterien in horizontaler Richtung im Boden zurücklegen, wenn sie sogleich in gewisser Tiefe dem in Kiesschichten sich bewegenden Grundwasser beigemengt werden. Unter solchen Verhältnissen konnte ihre Fortbewegung bis zu 100 m und mehr beobachtet werden.

Art der Bodenbakterien und ihre hygienische Bedeutung. Wie S. 78 ausgeführt wurde, herrschen diejenigen Bakterienarten vor, welche lebhafte Oxydationen hervorrufen und bei der Nitrifikation und Kohlensäurebildung im Boden beteiligt sind. In den oberflächlichsten Schichten finden sich viel Sporen der beteiligten Fäulnis- und Gärungserreger; ferner höchst widerstandsfähige Dauersporen, die selbst nach 4—5 stündigem Erhitzen in strömendem Dampf noch keimfähig bleiben; in tieferen Schichten scheint es an Sporen meist zu fehlen.

Von pathogenen Bakterien sind vor allem die anaeroben Wundinfektionserreger, Tetanus-, Gasödem- und Gasbrandbacillen zu nennen, die zusammen mit anaeroben Gärungserregern im Darm von Pflanzenfressern wuchern und mit deren Exkrementen in Form von Dünger in den beackerten Boden gelangen. Sie können hier nur weiter wuchern, wenn anaerobe Bedingungen herrschen und Nährstoffe vorhanden sind; unter allen Umständen aber halten sie sich in Sporenform sehr lange im Boden lebensfähig, so daß von einem Boden um so kleinere Dosen bei Versuchstieren Wundinfektion hervorrufen, je länger und stärker er gedüngt ist. Mit ungedüngter Erde kommt niemals Infektion zustande. Näheres s. Kap. X. — Ähnlich verhält es sich mit dem nur für Tiere, namentlich Rinder, pathogenen Rauschbrandbacillus. — Nur in den oberflächlichen Bodenschichten und bei Luftzutritt kann ferner der Milzbrandbacillus wuchern bzw. in haltbare Sporenform übergehen.

Früher hatte man ferner die Vorstellung, daß die Erreger der Malaria im feuchten Boden wuchern; doch stellte sich später heraus, daß nur die Zwischenwirte, Anophelesmücken, an bestimmte Bodenverhältnisse gebunden sind, also eine ähnliche Rolle spielen wie die Stegomyia-Mücken beim Gelbfieber, gewisse Culexmücken beim Denguefieber usw. (s. Kap. X).

Außerdem aber hat PETTENKOFER und seine Schule die Ansicht vertreten, daß die Erreger menschlicher infektiöser Darmkrankheiten, namentlich des Typhus, der Cholera und der Ruhr, in porösen, dem Grundwasser nahen Bodenschichten eine für ihre Infektionstüchtigkeit notwendige Entwicklung durchmachen und sich bei tiefem Grundwasserstande wesentlich von da aus verbreiten. Diese, lange Zeit herrschende, „localistische Lehre" oder „Grundwassertheorie" kann heute nicht mehr aufrecht erhalten, sondern muß den neueren Befunden in folgender Weise angepaßt werden:

Eine Wucherung der betreffenden Bakterienarten ist höchstens an der Oberfläche des Bodens in den Abfallflüssigkeiten selbst möglich, so lange sie nur mit wenigen saprophytischen Keimen in Wettbewerb stehen, und so lange hohe Temperatur herrscht; im tieferen Boden aber liegen die Wachstumsbedingungen für solche Bakterienarten ausnahmslos zu ungünstig. — Dagegen können sie sich anscheinend im Boden noch ziemlich lange lebensfähig halten, ähnlich wie bei sporenbildenden Bakterien im Boden die Sporenbildung befördert wird. Ein Austritt der gelegentlich in tiefere Bodenschichten gelangten Bakterien an die Oberfläche und eine Verbreitung durch Luft, Wasser u. dgl. findet aber für gewöhnlich nicht statt. Wie oben begründet wurde, ist namentlich die Bodenluft niemals imstande, Keime in die Außenluft mitzuführen. Auch das Grundwasser ist nachweislich meist bakterienfrei und kann nur ausnahmsweise, wenn gröbere Verbindungswege mit der Oberfläche vorliegen, Bodenbakterien gewissermaßen rückläufig wieder mit dem Menschen in Berührung bringen. Zuweilen kann auch vielleicht ein Transportweg durch Tiere gegeben sein, welche aus tieferen Schichten Bodenteilchen an die Oberfläche tragen (Maulwürfe, Regenwürmer); oder dadurch, daß beim Aufgraben des Bodens tiefere Schichten zutage gefördert werden.

Einige Aussichten für eine Weiterverbreitung der Bakterien bietet nur die oberflächlichste Schicht des Bodens. Von hier aus kann sie zustande kommen: 1. durch staubaufwirbelnde Winde; 2. durch Nahrungsmittel, die in der Erde wachsen (Kartoffeln, Gartengemüse usw.); 3. durch Schuhzeug und Gerätschaften der Menschen, welche den verunreinigten Boden betreten oder denselben bearbeiten, sowie durch Haustiere und Ungeziefer.

Eine bestimmte Phase des Wassergehalts im Boden wird besonders geeignet sein zur Verbreitung von Keimen von der Bodenoberfläche aus, nämlich die, in welcher eine trockene Zone an der Oberfläche besteht, und gelegentliche Niederschläge höchstens einige Millimeter tief eindringen, so daß alle Bodenverunreinigungen in der oberflächlichsten Schicht verbleiben. In dieser Zeit bestehen für Verschleppungen aller Art entschieden größere Aussichten, als wenn der Boden durchfeuchtet ist und auftreffende Niederschläge die Verunreinigungen abschwemmen oder in eine Tiefe spülen, welche sie dem Verkehr entzieht.

Somit wird eine gewisse zeitliche Steigerung der Infektionsgefahr zur Zeit des tiefsten Grundwasserstandes bei solchen Krankheiten eintreten können, deren Erreger in den Dejektionen ausgeschieden werden und mit diesen auf den Boden gelangen (z. B. bei Typhus).

Indessen bildet der Boden außerhalb der Wohnstätte immer nur ein selten in Betracht kommendes Zwischenglied. Das ansteckungsfähige Material ist stets viel reichlicher in der Nähe des Kranken und innerhalb der Wohnstätte vorhanden. Dort ist für gewöhnlich die leichteste Gelegenheit zur Infektion gegeben. Nur in geringem Umfang wird das gefährliche Material von den oberflächlichen Bodenschichten aus auf den oben bezeichneten Wegen wieder in den Bereich der Menschen gelangen. Die zeitliche Steigerung der Infektionsgelegenheiten beim Sinken des Grundwassers wird sich daher nur bei einem kleinen Bruchteil der Erkrankungen, nicht etwa bei der großen Masse derselben, bemerkbar machen (vgl. Kap. X).

Eine Verhütung dieser Infektionsgefahr vom Boden aus ist am vollständigsten dadurch erreichbar, daß Straßen, Höfe und Sohlen der Häuser gepflastert, asphaltiert oder zementiert werden. Ferner ist es erforderlich, die Oberfläche einer häufigen Reinigung, die durch passendes Gefälle und gute unterirdische Ableitung unterstützt wird, zu unterziehen und so oberflächliche Ansammlungen von Abfallstoffen zu verhüten. Acker- und Gartenland in der näheren Umgebung einer Ortschaft ist bei drohenden Epidemien von denjenigen Abgängen des menschlichen Haushaltes, welche die Erreger der Krankheit enthalten können, nach Möglichkeit frei zu halten. Beim Genuß von ungekochten Nahrungsmitteln aus solchen Ländereien ist besondere Vorsicht anzuraten.

Literatur.

v. Pettenkofer: Ärztl. Intelligenzblatt 1857; Pappenheims „Monatshefte" 1859; Zeitschr. f. Biol. Bd. 1, 2, 4, 6, 8 u. 9. — Flügge: Beiträge zur Hygiene. 1879. — Hofmann: Arch. f. Hyg. Bd. 1. — Fränkel: Untersuchungen über das Vorkommen von Mikroorganismen in verschiedenen Bodenschichten. Zeitschr. f. Hyg. u. Infektionskrankh. Bd. 2 u. 6. — Vgl. ferner die von verschiedenen städtischen Verwaltungen (München, Berlin, Frankfurt usw.) herausgegebenen Berichte über die Vorarbeiten zur Kanalisation und Wasserversorgung. — Soyka: Der Boden, Abteilung aus v. Pettenkofers und v. Ziemssens Handb. d. Hygiene. Leipzig 1887. — Prausnitz: Hygiene des Bodens. Handb. d. Hygiene von Rubner, v. Gruber u. Ficker, Bd. 1, 1912. — Gärtner: Hygiene des Bodens. Weyls Handb. d. Hygiene. 2. Aufl. 1919.

Viertes Kapitel

Das Wasser.

Das Wasser ist für den Menschen teils als Trinkwasser, teils zur Bereitung der Speisen und zur Reinigung des Körpers, der Wohnung, der Straßen usw., teils zu gewerblichen Zwecken nötig. Bei allen diesen Verwendungsarten kann es Gesundheitsstörungen herbeiführen, die im folgenden näher besprochen werden sollen. Zunächst ist die allgemeine Beschaffenheit der natürlichen, zur Deckung des Wasserbedarfs in Betracht kommenden Wässer dargelegt; zweitens sind die Anforderungen bestimmt, welche die Hygiene an ein Wasser stellen muß; drittens ist erörtert, in welcher Weise sich ein Urteil darüber gewinnen läßt, ob ein Wasser diesen Anforderungen entspricht; und schließlich ist die Ausführung der Wasserversorgung geschildert.

I. Allgemeine Beschaffenheit der natürlichen Wässer.

Die Deckung des Wasserbedarfs des Menschen erfolgt aus den natürlichen Wasservorräten, welche in Form von Meteorwasser (Tau, Regen, Schnee, Hagel), von Grundwasser, von Quell-, Fluß- und Seewasser sich vorfinden.

Meteorwasser führt aus der Luft lpetrige Säure und Ammoniak, sowie Mikroorganismen, aus den Sammelbehältern gewöhnlich organische Stoffe und ebenfalls Mikroorganismen mit sich. In dem gesammelten Wasser kann sich Fäulnis entwickeln, außerdem ist es fade von Geschmack; es ist daher nicht ohne gewisse, unten geschilderte Vorsichtsmaßregeln zu verwenden.

Grundwasser sammelt sich ebenfalls vorzugsweise aus den Niederschlägen. Diese nehmen von der Bodenoberfläche große Mengen gelöste und suspendierte Stoffe auf; die Beschaffenheit des Wassers wird daher zunächst schlechter. Dann aber findet beim Durchgange durch den Boden eine Veredelung des Wassers statt: suspendierte Stoffe werden zurückgehalten, auch Mikroorganismen werden im Anfang der Durchgangszone abfiltriert, die gelösten organischen Stoffe werden großenteils mineralisiert; außerdem bewirkt die aus der Bodenluft in das Wasser übergehende Kohlensäure eine teilweise Lösung von Bodenbestandteilen, die für den Geschmack von Belang sind; Calciumcarbonat, Magnesiumcarbonat, Kieselsäure u. a. m. gehen in das Wasser über; endlich wird die Temperatur des Wassers auf eine gleichmäßige, für den Genuß angenehme Tiefe gebracht (vgl. künstliches Grundwasser, S. 115).

Besonders starken Verunreinigungen ist das Grundwasser im städtischen Boden ausgesetzt durch Exkremente von Menschen und Tieren, pflanzliche und tierische Abfälle aus Küche und Haus. Von chemischen Körpern sind in diesen Abfallstoffen vorzugsweise enthalten: Harnstoff, Hippursäure, Kochsalz, Natriumphosphat, Kaliumsulfat, Kalk- und Magnesiumverbindungen; ferner die verschiedensten Produkte der Fäulnis von Eiweißkörpern (Amine, Fettsäuren, Indol, Skatol, Ptomaine) und der Zersetzung von Fetten (Fettsäuren) und Kohlehydraten (Huminsubstanzen). Daneben enthalten die Abfallstoffe unzählige saprophytische und gelegentlich auch pathogene Bakterien.

Sowohl die chemischen Stoffe als die Bakterien gelangen auf zwei sehr wohl auseinander zu haltenden Wegen in das Wasser (s. Abb. 10):

Erstens sickern sie langsam von der Bodenoberfläche oder aus der Umgebung von Gruben und Kanälen durch Schichten gewachsenen fein-

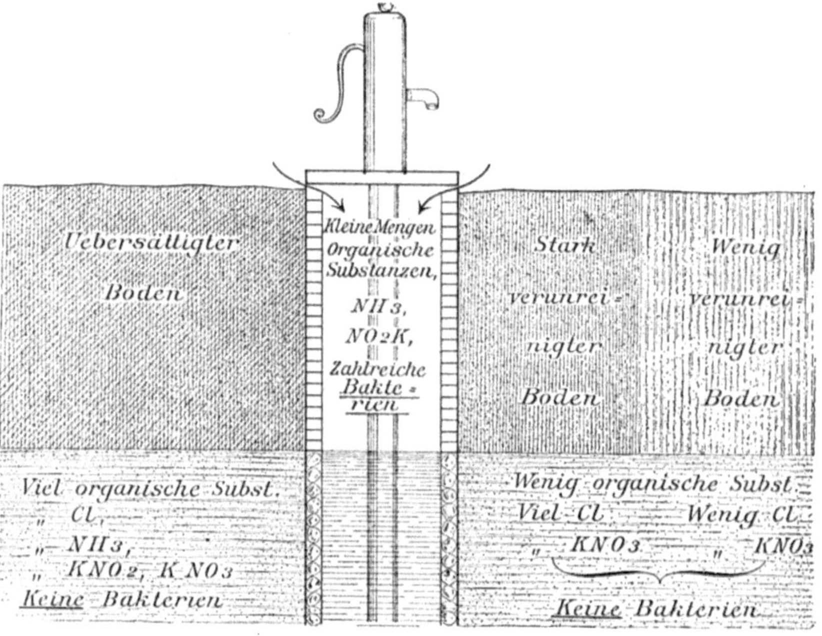

Abb. 10. Die verschiedenen Wege für die Verunreinigung des Grundwassers, schematisch.

porigen Bodens in das Grundwasser und sind dann dem veredelnden Einfluß des Bodens in vollem Maße ausgesetzt. Dabei werden vor allem die suspendierten Bestandteile und die Mikroorganismen vollständig abfiltriert (s. S. 88). Sodann werden Harnstoff, Hippursäure, sowie die stickstoffhaltigen Fäulnisprodukte für gewöhnlich ganz in Nitrate übergeführt. Die Phosphorsäure bleibt gänzlich im Boden zurück, die Chloride dagegen erscheinen vollständig im Wasser, die Sulfate zum großen Teil. — In einem stark verunreinigten Boden enthält das Grundwasser große Mengen Nitrate, viel Chloride usw.; aber die Abscheidung der Mikroorganismen kommt auch in solchem Boden vollkommen zustande. — Unter mancherlei Verhältnissen, z. B. wenn nicht genügend Sauerstoff vorhanden ist, finden sich wenig Nitrate, kleine Mengen von Nitriten, von Ammoniak und größere Mengen von noch nicht mineralisierten organischen Stoffen im Wasser. — Ist endlich der Boden übersättigt, so erscheinen die organischen Stoffe, daneben Nitrate, Chloride usw., stark vermehrt; aber auch dann erfolgt die Zurückhaltung der Mikroorganismen gerade so gut wie im reinen Boden.

Zweitens können Verunreinigungen ins Grundwasser gelangen, welche dem Einfluß des feinporigen Bodens nicht ausgesetzt waren. Sie kommen von der Bodenoberfläche entweder durch Schichten durchlässigen groben Kieses oder durch Gesteinsspalten, Risse in Lehmschichten u. dgl. ins Grundwasser. In gut filtrierendem, feinporigem Boden dringen sie in die Wasserversorgungsanlage durch Undichtigkeiten der Brunnendeckung, oder von Gruben und Kanälen aus durch zufällig vorhandene gröbere Verbindungswege mit dem Brunnenschacht, ohne daß die Mikroorganismen abfiltriert werden, und ohne daß eine Mineralisierung der organischen Stoffe erfolgt. Abb. 10 führt die Verschiedenheit derjenigen Zuflüsse, welche auf solchen gröberen Wegen, und andererseits derjenigen, welche durch die filtrierenden Bodenschichten hindurchtreten, vor Augen. Die durch Undichtigkeiten der Anlage ins Wasser gelangenden Zuflüsse erscheinen vom hygienischen Standpunkt aus unvergleichlich bedenklicher als die durch den gewachsenen Boden hindurchgegangenen Verunreinigungen.

Die chemische Zusammensetzung des Grundwassers ist naturgemäß eine sehr wechselnde. Man beobachtet folgende Mengen gelöster Stoffe:

	Milligramm in 1 Liter	
	Maximum in reinem Wasser	Maximum in abnormem Wasser
Summe der gelösten Bestandteile	500	5000
Organische Stoffe	40	1300
Dieselben verbrauchten Sauerstoff	2	65
Ammoniak	Spuren	130
Salpetrige Säure (hauptsächlich Kaliumnitrit)	Spuren	200
Salpetersäure (Kaliumnitrat, Calciumnitrat usw.)	15	1300
Chlor (hauptsächlich Kochsalz)	30	900
Kalk	120	900
Magnesia	50	500
Schwefelsäure (hauptsächlich Kaliumsulfat)	100	1000
Ferner Kalium, Natrium, Kieselsäure, Kohlensäure, Eisen als Ferrosalz, Mangan als Manganosalz.		

Daneben vielerlei suspendierte Bestandteile, z. B. Ton, Eisenoxydhydrat; ferner niedere Tiere, Algen, Bakterien.

Quellwasser entstammt meist Niederschlägen in gebirgiger Gegend, die in Spalten des verwitterten Gesteins in die Tiefe sinken und nach langer Wanderung schließlich in einem Taleinschnitt über einer undurchlässigen Schicht zutage treten. Nicht selten aber fließt das Wasser nur durch einzelne rasch durchlaufene Spalten (z. B. im zerklüfteten Kalkgebirge), ist dann nichts anderes als ungereinigtes Oberflächenwasser und führt nach jedem stärkeren Regen sichtbare Trübungen und Bakterien. Gelegentlich können auch oberflächliche Wasseransammlungen, Bäche, Teiche, in solchen Gesteinsspalten verschwinden und an tieferer Stelle ohne erhebliche Veränderung zutage kommen. In anderen Gegenden füllen aber z. B. feine Quarzteilchen (Sandsteingebirge) die Spalten derart aus, daß klare, bakterienfrei filtrierte Quellwässer zutage treten. — Die Beschaffenheit der Quellen ist somit sowohl in chemischer Beziehung wie hinsichtlich der Infektionsgefahr außerordentlich verschieden und muß von Fall zu Fall geprüft werden.

Zuweilen finden sich in größerer Tiefe Wassermassen zwischen zwei undurchlässigen Schichten eingeschlossen, welche sich mit starkem Gefälle senken. Werden solche Schichten in ihrem unteren Teile angebohrt, so strömt das Wasser unter hohem Drucke aus (Artesische Brunnen). Auch deren Wasser ist sehr verschieden zusammengesetzt, oft nicht so rein, wie man gewöhnlich annimmt.

Bäche und Flüsse erhalten durch die Meteorwässer zahlreichste Verunreinigungen von der Bodenoberfläche zugeführt: häufig nehmen sie die Kanal- oder Spüljauche von ganzen Ortschaften auf, ferner den Ablauf von gedüngten Äckern, die Abwässer der Schiffe, sowie übelriechende oder giftige Abwässer der Industrie. So enthalten z. B. die Abwässer der Textilindustrie Leim, Seife, Farbstoffe; Zuckerfabriken, Gerbereien liefern große Mengen faulender und fäulnisfähiger Stoffe; Schlachthäuser gleichfalls Massen leicht zersetzlichen Materials; Gasfabriken Ammoniakverbindungen und teerige Produkte; Sulfitzellulosefabriken an organischen Stoffen sehr reiche Ablaugen.

Viele Bestandteile dieser Abwässer sind nicht gelöst, sondern suspendiert; unter diesen finden sich sehr zahlreiche Mikroorganismen. Allmählich tritt allerdings im Verlauf des Flusses, wenn keine neuen Verunreinigungen dazukommen, eine gewisse Selbstreinigung ein. Die suspendierten Bestandteile setzen sich ab und reißen auch viel Mikroorganismen zu Boden; die Kohlensäure der Bicarbonate des Calciums und Magnesiums entweicht, und es entstehen unlösliche Erdverbindungen, welche gleichfalls niederschlagend wirken. Außerdem verzehren allmählich Mikroorganismen, Algen usw. die organischen Stoffe; viele Bakterien werden durch die Belichtung in den oberflächlichen Schichten abgetötet, viele von Infusorien verzehrt, die wieder größeren Wassertieren als Nahrung dienen. Diese Selbstreinigung vollzieht sich jedoch mit gutem Erfolg nur bei sehr geringer Stromgeschwindigkeit und hinreichend langer Berührung mit Luftsauerstoff; im allgemeinen ist sie sehr unzuverlässig. Fluß- und Bachwasser ist daher so großen Schwankungen der Beschaffenheit unterworfen, daß es ohne besondere Vorbereitung zu häuslichen Zwecken nicht verwendet werden darf.

Landseen bieten ein viel günstigeres Material zur Wasserversorgung als Flüsse. Die suspendierten Bestandteile, auch die Mikroorganismen, sind meist zum größten Teile abgesetzt, und das Wasser ist chemisch und bakteriologisch verhältnismäßig rein. Doch kommen auch hier große Schwankungen vor, und die Beurteilung ist von der Untersuchung abhängig zu machen. — In neuerer Zeit ist von oberflächlichen Wasseransammlungen noch das Wasser der **Talsperren** in Betracht zu ziehen, die das Niederschlagswasser aus größeren Gebieten in riesigen Stauweihern aufsammeln. Sie enthalten, wenn das Niederschlagsgebiet aus unbewohntem und möglichst wenig von Menschen begangenem Gelände besteht, wenn die Masse des Stauwassers sehr groß, die Verdünnung unreiner Zuflüsse also erheblich ist, und wenn die Niederschläge nicht zeitweise verschmutztes Oberflächenwasser (z. B. von gedüngten Feldern und Wiesen) zuführen, ein Wasser von verhältnismäßiger Reinheit und ziemlich gleichmäßiger Temperatur.

II. Die hygienischen Anforderungen an Trink- und Brauchwasser.

Das Wasser, das den Menschen zum Genuß und Wirtschaftsbetrieb geboten wird, soll 1. wohlschmeckend und von appetitlicher Beschaffenheit sein, so daß es gern genossen wird; 2. soll es nicht zu hart sein; 3. soll es nicht zur Krankheitsursache werden können; 4. soll die Menge zureichend sein.

Zuweilen macht man in bezug auf die zu stellenden Anforderungen scharfe Unterschiede zwischen Trink- und Brauchwasser. Vom hygienischen Standpunkt aus ist eine solche Unterscheidung nicht gerechtfertigt, so lange mit dem Brauchwasser auch die roh genossenen Nahrungsmittel gewaschen, die Wäsche gereinigt, die Eß- und Trinkgeschirre gespült werden. Soll aber das Brauchwasser nur zu öffentlichen Zwecken (Straßen- und Gartensprengung usw.) und in gewerblichen Anlagen verwendet werden, so kann eine Trennung wohl befürwortet werden. Namentlich sind hinsichtlich des Wohlgeschmacks und der appetitlichen Beschaffenheit und besonders hinsichtlich der Temperatur nicht so strenge Anforderungen an ein Brauchwasser zu stellen wie an ein Trinkwasser.

1. Für den **Wohlgeschmack und die Appetitlichkeit** eines Wassers ist erforderlich:

Geruchlosigkeit, insbesondere das Fehlen jedes Fäulnisgeruches, auch beim Erwärmen auf 50⁰ Ferner ist die Abwesenheit jedes Beigeschmacks erforderlich; z. B. nach moderigen Substanzen oder auch nach gelöstem Eisen. Dagegen soll ein erfrischender Geschmack vorhanden sein, der in erster Linie von der Temperatur des Wassers beeinflußt wird, außerdem vom CO_2- und O-Gehalt; auch ein gewisser Gehalt an Kalksalzen wirkt günstig, zu kalkarme Wässer schmecken leicht fade. Die Temperatur soll sich womöglich das ganze Jahr zwischen 7 und 11⁰ bewegen; wärmeres Wasser bietet keine Erfrischung, kälteres wird vom Magen schlecht vertragen. Diese Temperatur ist bei Wasser aus Grundwasserbrunnen nur vorhanden, wenn sie mindestens 3 m unter der Bodenoberfläche liegen. Flußwasser zeigt (abgesehen von hoher Gebirgslage) im Winter 0⁰, im Hochsommer bis + 25⁰. Es fehlt ihm also gerade zu der Zeit, in der es am meisten verbraucht wird, die erforderliche Frische, und dieser Mangel allein ist ausreichend, um das Flußwasser ungeeignet für die Benutzung als Trinkwasser erscheinen zu lassen.

Farblosigkeit und Klarheit. Färbung oder Trübung, stamme sie woher sie wolle, macht ein Wasser unappetitlich und ungeeignet zum Genuß. Gelbe Farbe tritt bei Grundwasser aus moorigem Boden und häufig bei Flußwasser auf. Trübung kann von Lehm- und Tonteilen herrühren. Jede zeitweise Trübung im Grund- und Quellwasser muß den Verdacht auf abnormen Gehalt an Bakterien erwecken.

Am häufigsten kommt eine nachträgliche Trübung durch Ferrihydrat (Rost) in Betracht. Das Eisen pflegt in Form von Eisenoxydulverbindungen [hauptsächlich Ferrobicarbonat, $Fe(HCO_3)_2$] ins Wasser überzutreten, die aus Eisenoxydverbindungen des Bodens unter dem Einfluß reduzierender organischer Substanzen (Braunkohle, vermoderndes Holz, Moor, Humus usw.) in solchen Schichten des Bodens entstanden sind, zu denen kein Sauerstoff gelangen kann, die aber viel CO_2 führen. Die Ferrosalze trüben zunächst das Wasser nicht. Steht dasselbe aber einige Zeit an der Luft, oder wird es erhitzt, so entweicht die CO_2 des Bicarbonats und es erfolgt Oxydation, so daß sich **braune Flocken von Eisenoxydhydrat** abscheiden, die dem Wasser ein unappetitliches Aussehen verleihen und dasselbe für Wäsche, für die Bereitung von Tee, Kaffee usw. völlig unbrauchbar machen. In eisenhaltigem Wasser kommt es außerdem besonders leicht zur Wucherung gewisser Pilze, welche nur in eisenhaltigem Wasser gedeihen, die Ferroverbindungen zu Ferrihydrat oxydieren und letzteres zum Teil in ihrer Leibessubstanz ablagern. So kann namentlich der sog. Brunnenfaden, Crenothrix, für eine Wasserversorgung verhängnisvoll werden, indem er dicke weißliche oder durch Einlagerung von Eisen braun gefärbte Pilzrasen liefert, die das Wasser trüben und unappetitlich machen.

Seltener entsteht aus dem FeS_2 von Schlickschichten, die in Flußtälern oft in großer Ausdehnung abgelagert sind, oder aus den Pyriten tieferer Bodenschichten Ferrosulfat, $FeSO_4$; das Wasser schmeckt dann stark tintenartig; die Trübung an der Luft erfolgt viel langsamer, unter Bildung von basischem Ferrisulfat und freier Schwefelsäure.

In großer Verbreitung kommt neben dem Eisen Mangan im Grundwasser vor, in Form von Manganobicarbonat oder (häufiger) Manganosulfat. Es findet sich neben FeS_2 in Schlickschichten, wird bei deren Austrocknung zu $MnSO_4$ oxydiert und tritt als solches allmählich in das Grundwasser über. Beim Stehen manganhaltigen Wassers bilden sich sehr langsam braune bis schwarze Ausscheidungen von höheren Oxydationsstufen des Mangans (Braunstein); sofortige Abscheidung tritt durch Soda- oder Seifenzusatz namentlich bei gleichzeitigem Kochen ein, so daß Wäsche in ähnlicher Weise wie durch eisenhaltiges Wasser geschädigt wird. Auch entstehen Niederschläge im Rohrnetz, und gewisse Crenothrixarten scheinen gerade in Mn-haltigem Wasser besonders zu wuchern. — Eine gesundheitsschädliche Wirkung des Mn-haltigen Wassers liegt nicht vor; aber die aufgezählten Unannehmlichkeiten sind so erheblich, daß das Mangan als Wasserbestandteil mit Recht sehr gefürchtet ist; um so mehr, als seine Beseitigung keineswegs ebenso leicht wie die des Eisens und nicht gleichzeitig mit diesem gelingt (s. unten).

Fehlen grob sichtbarer Verunreinigungen. Eine Wasserentnahmestelle in verschmutzter Umgebung und in sinnfälliger Berührung mit Abfallstoffen des menschlichen Haushalts, ebenso eine Vernachlässigung der Brunnenanlage selbst macht das Wasser unappetitlich und für empfindlichere Menschen zum Genuß ungeeignet. Daher ist Flußwasser zu verwerfen, das offensichtlich Entleerungen von Schiffsmannschaften und -Fahrgästen, oder Abflüsse von Aborten, Dungstätten usw. aufnimmt; ferner Wasser aus Brunnen, in deren Umgebung die Bodenoberfläche stark verunreinigt ist und in deren Nähe Abortgruben, Düngerhaufen, Rinnsteine sich befinden. Auch schadhafte Stellen am Brunnen, undichte Deckungen, vermodernde Holzteile können Unappetitlichkeit des Wassers bedingen und sind zu beanstanden.

2. Die **Härte** eines Wassers beruht auf Kalk- und Magnesiasalzen, die entweder aus Bodenbestandteilen gelöst sind [z. B. aus Gipslagern als $CaSO_4$, aus $CaCO_3$-Lagern unter Mitwirkung von CO_2 als $Ca(HCO_3)_2$] oder Harn und Faeces entstammen. Calcium- und Magnesiumbicarbonat machen die **vorübergehende Härte** aus, d. h. die Härte, welche nach dem Kochen oder längerem Stehen des Wassers verschwindet, weil die lösende CO_2 abdunstet und unlösliche Monocarbonate als Niederschlag an Wandungen und Boden des Gefäßes (Kesselstein) zurückbleiben. Calcium- und Magnesiumsulfat, -nitrat usw. dagegen bedingen die **bleibende Härte**, die auch nach dem Kochen des Wassers unverändert fortbesteht. — Man bemißt die Härte eines Wassers nach (deutschen) Härtegraden, von denen ein Grad so viel Kalk- und Magnesia-

verbindungen anzeigt, daß sie in bezug auf die Zerlegung einer Seifenlösung sich verhalten wie eine Lösung von 1 mg CaO in 100 ccm Wasser (s. Anhang).

Zu weiches Wasser ist nur insofern nicht angenehm, als es faden Geschmack haben kann; ob, wie neuerdings behauptet wird, weiches Wasser die Zahncaries erheblich begünstigt, muß als zweifelhaft angesehen werden. — Zu hartes Wasser hat dagegen mancherlei Unannehmlichkeiten: es ist zum Kochen gewisser Speisen (Hülsenfrüchte, Tee, Kaffee) ungeeignet, weil sich unlösliche

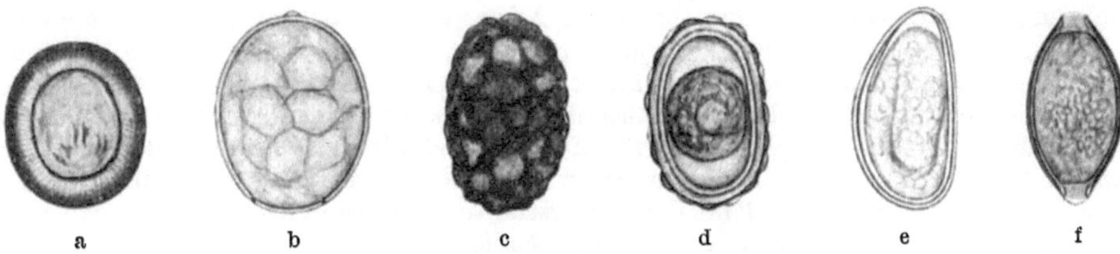

Abb. 11. Helmintheneier.

a Ei von Taenia solium. 500 : 1. b Ei von Botriocephalus latus. 500 : 1. c Ei von Ascaris lumbricoides. 500 : 1. Aufsicht. d dasselbe, optische Mitte. e Ei von Oxyuris vermicularis. 500 : 1. f Ei von Trichocephalus dispar. 500 : 1.

Verbindungen zwischen den Kalksalzen und Bestandteilen dieser Nahrungsmittel herstellen. — Technisch kommt außerdem in Frage, daß zum Waschen mit hartem Wasser ungewöhnlich viel Seife verbraucht werden muß, weil sie zum großen Teil durch die Kalksalze zerlegt wird; ferner ist hartes Wasser, namentlich solches mit vielen Bicarbonaten, wegen massenhafter Kesselsteinbildung zur Speisung der Dampfkessel ungeeignet.

Ein sehr hoher, 20^0 überschreitender Gehalt an Kalksalzen (namentlich Calciumsulfat und Magnesiumsalzen) scheint bei manchen Menschen gastrische

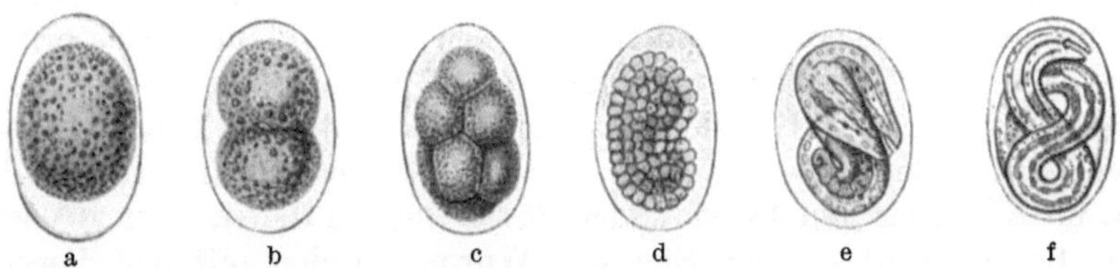

Abb. 12. 6 Stadien aus der Embryonalentwicklung des Ankylostomum.

a, b und c finden sich gelegentlich in frischen, d, e und f nur in älteren Stühlen. 200 : 1.

Störungen zu bewirken oder wenigstens eine allmähliche Gewöhnung vorauszusetzen.

3. **Wasser als Krankheitsursache.** Mehrfach sind durch Wassergenuß Vergiftungen hervorgerufen, und zwar durch einen Gehalt an Arsen- oder Bleiverbindungen. Arsen gelangte früher namentlich durch Abwässer der Anilinfarbenfabriken in großen Mengen ins Grundwasser. Auch in den Abfallstoffen der Gerbereien, welche Arsenverbindungen zur Enthaarung benutzen, ist reichlich Arsen enthalten und dieses kann bei geeigneten Bodenverhältnissen von den Lagerstätten der Abfallstoffe aus nachhaltig und weit in das Grundwasser vordringen. — Ein bedenklicher Bleigehalt des Wassers kommt gelegentlich

nur durch Aufnahme aus den Bleirohren der Wasserleitungen (s. unter „Wasserversorgung") vor.

Viel bedeutungsvoller ist die Rolle, welche das Wasser beim Zustandekommen von Erkrankungen durch tierische und pflanzliche Parasiten spielt.

A. Tierische Parasiten. In der tropischen und subtropischen Zone kommen bei primitivem Wasserbezug folgende Parasiten in Betracht:

a) Die Amöben, welche die tropische Dysenterie erzeugen (s. Kapitel X), scheinen durch ungereinigtes Oberflächenwasser, z. B. Nilwasser, Verbreitung finden zu können.

b) Schistosomum (Distoma) haematobium, zu den Trematoden gehörig. Platter, 12 mm langer Wurm, das Weibchen umschließt das Männchen. Ruft durch seine Ansiedelung in den Venen der Pfortader und der Harnblase die Bilharziakrankheit (Ägypten, China u. a.) hervor. Meist entsteht nur Blasenkatarrh mit Blut- und Eiterausscheidung, der ausheilt; zuweilen tödliche Nephritis. In den im Harn entleerten Eiern finden sich „Miracidien", die in Wasser ausschlüpfen und im Verdauungstraktus von Schnecken eine ungeschlechtliche Entwicklung durchmachen; es entstehen schließlich frei schwimmende Larven, die Badende vermutlich durch Eindringen in die Haut infizieren.

c) Filaria Medinensis, Medinawurm, zu den Nematoden gehörig, 50—80 mm lang, 0,5—1,7 mm dick, in Hautgeschwüren, namentlich am Fußgelenk. Die zahlreichen Larven wandern in kleine Wasserkrebse (Cyclops quadricornis) ein; die Weiterentwicklung ist noch unbekannt. Von den Cyclopiden aus scheinen sie auf den Menschen übergehen zu können.

Im gemäßigten Klima sind zuweilen Übertragungen von Eiern von Eingeweidewürmern (von Nematoden wie Ascaris lumbricoides, Oxyuris vermicularis und von Cestoden wie Taenia solium, T. saginata und Botriocephalus latus) durch Wasser beobachtet; jedoch nur bei Oberflächenwasser und primitiver Anlage.

Bei bestimmten Kategorien von Arbeitern, besonders Bergleuten, und sehr häufig bei den Bewohnern der tropischen und subtropischen Zone werden Infektionen mit Ankylostomum duodenale auf Wasser zurückgeführt. Der zu den Nematoden gehörige Wurm (eigentlich zwei Arten: A. duodenale und Necator americanus), der 10—13 mm lang wird, lebt im Jejunum und Duodenum des Menschen. Schädigend wirken teils die Blutverluste, namentlich aber vom Wurm produzierte Toxine. 1854 zuerst in Ägypten beobachtet, 1880 zuerst in Europa bei den Arbeitern des Gotthard-Tunnels, dann bei Ziegelarbeitern in der Nähe von Köln, bei Bergarbeitern in Frankreich, Belgien, Ungarn, im Aachener und Dortmunder Revier; nur in tiefen, über 20⁰ warmen, feuchten Bergwerken. — Die Eier des Wurms werden mit den Faeces ausgeschieden, oft sehr zahlreich, in 1 g Kot können 20 000 Eier vorkommen. Die Ausbildung der Larve und das Ausschlüpfen der letzteren erfolgt erst, wenn der Kot bei 25 bis 30⁰ Wärme, Luftzutritt und womöglich Dunkelheit in feuchtes Substrat gelangt. Die eben ausgeschlüpfte Larve ist 0,2 mm lang, wächst in 3—5 Tagen zu 0,8 mm Länge heran; dann erfolgt Häutung; darauf bereitet sich eine neue Häutung vor, indem die alte Cuticula sich abhebt und unter ihr eine neue entsteht (fälschlich als Encystierung bezeichnet). Diese reife Larve hält sich 6 Monate ohne Nahrung und in trockenem Substrat lebendig; sie allein (nicht die Eier oder die jungen Larven) vermittelt die Infektion. Diese kann per os mit Wasser erfolgen. Im Darm vollziehen sich mehrfache Häutungen; 8 Tage nach der letzten sind die Würmer geschlechtsreif und es kommt zur Begattung. Das getrunkene Wasser trägt aber nicht immer die Schuld. Loos hat gefunden, daß auch durch die unversehrte

Haut die Parasiten eindringen können; unter Zurücklassung der Scheide
bohren sich die Larven in die Cutis, gelangen unmittelbar oder auf dem
Umwege durch Lymphbahnen ins Blut, mit diesem ins rechte Herz, von

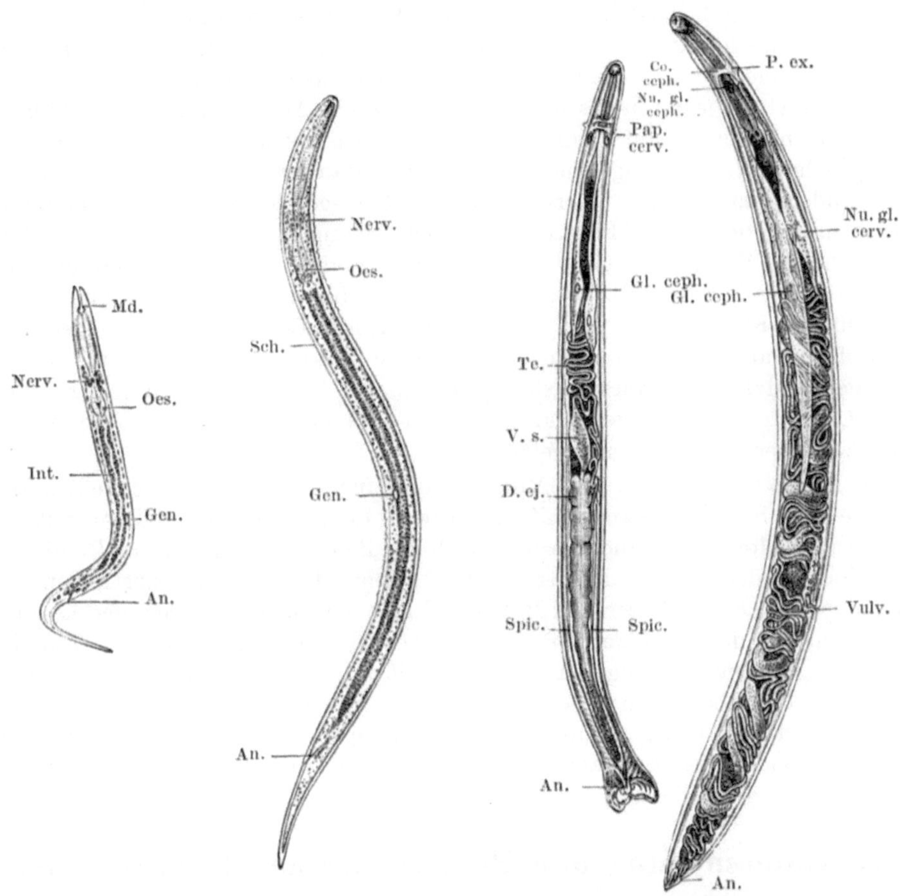

<table>
<tr><td>

Abb. 13. Larve von
Ankylost. duodenale
kurz nach dem Aus-
schlüpfen. 110 : 1.
Nerv. Nerven, Int.
Darm, Md. Mund,
Oes. Speiseröhre, Gen.
Genitalöffnung, An.
Anus.

</td><td>

Abb. 14. Reife („en-
cystierte") Larve des
Ankylostomum, 110: 1.
Sch. die den Körper
umhüllende alte Haut
(„Scheide"), Gen. Geni-
talöffnung, An. Anus,
Nerv. Nerven, Oes.
Speiseröhre.

</td><td>

Abb. 15. Ankylostomum duodenale,
links Männchen vom Rücken, rechts
Weibchen von der Seite; Vergr. ca. 10.
An. Anus, Co. ceph. Nervensystem, D. ej.
Ductus ejaculatorius, Gl. ceph. Kopf-
drüsen, Nu. gl. ceph. deren Kerne, Gl. cerv.
Halsdrüsen, Nu. gl. cerv. deren Kerne,
Pap. cerv. Halspapillen, P. ex. Exkre-
tionsporus, Spic. Spicula, Te. Hoden, V. s.
Samenblase, Vulv. Vulva. (Nach Loos.)

</td></tr>
</table>

da in die Lunge, kriechen die Bronchien aufwärts und vom Kehldeckel
ab den Oesophagus abwärts bis ins Duodenum, wo sie nach 5—7 Wochen
anlangen. — Die Gefahr der Übertragung liegt daher auch schon bei bloßer
Befeuchtung mit Schlamm oder unreinem Wasser vor (Prophylaxe s. Kap.
„Gewerbehygiene").

7*

B. Pflanzliche Parasiten. Infektionen durch pathogene Bakterien, die mit Trinkwasser eingeführt wurden, sind häufig zur Beobachtung gekommen, z. B. bei Cholera asiatica. Die Verteilung der Erkrankungen bei der Choleraepidemie in Hamburg 1892 und verschiedene ähnliche Beobachtungen beweisen unzweifelhaft, daß das Wasser in diesen Fällen das gemeinsame Übertragungsmittel für die infektiösen Keime gewesen ist (s. in Kap. X). — Ebenso sind zahlreiche kleinere Gruppenepidemien und Massenausbreitungen von Typhus abdominalis, die durch das gleichzeitige plötzliche Auftreten der Erkrankungen ausgezeichnet waren, auf Trinkwasserinfektion zurückzuführen, weil das Gebiet des gleichen Wasserbezugs und das der Typhusausbreitung sich genau deckte und andere gemeinsame Übertragungsmittel ausgeschlossen werden konnten. In mehreren derartigen Fällen ist es auch gelungen, Typhusbacillen in dem verdächtigen Wasser aufzufinden. — Manche andere gastrische Erkrankungen sind ebenfalls mit höchster Wahrscheinlichkeit durch Wassergenuß und damit eingeführte Krankheitserreger verursacht. Auch Beziehungen zwischen den Todesfällen an Diarrhoea infantum und dem Bakteriengehalt des als Trinkwasser benutzten Flußwassers sind in Hamburg, Dresden, Berlin (bei Eisgang oder Überschwemmung des Geländes und zu anderer Jahreszeit als die Sommerdiarrhöen der Kinder) hervorgetreten.

4. **Menge des Wassers.** Der Mindestbedarf für den Genuß (einschließlich der zubereiteten Speisen) ist auf Schiffen zu etwa 4 Liter pro Kopf und Tag ermittelt. Bei freigestelltem Verbrauch beziffert sich der Bedarf einschl. des zur Reinigung des Körpers, des Hauses, der Straßen usw., ferner des von den industriellen Anlagen verbrauchten Wassers auf 100—200 Liter, verschieden je nach den Lebensgewohnheiten der Bevölkerung und der Ausdehnung der Industrie. Von der gesamten Verbrauchsmenge entfallen etwa $^2/_3$ auf die Tagesstunden von 8 Uhr früh bis 6 Uhr abends; der stärkste Verbrauch findet statt von 11—12 Uhr vormittags und 3—4 Uhr nachmittags ($10^0/_0$ des Tagesverbrauchs in einer Stunde); ferner besonders am Sonnabend. $10—20^0/_0$ gehen durch Undichtigkeiten des Leitungsnetzes zu Verlust.

III. Untersuchung und Beurteilung des Trinkwassers.

Keine der natürlichen Bezugsquellen des Wassers entspricht unter allen Umständen den hygienischen Anforderungen; in jedem Einzelfall hat vielmehr hierüber eine besondere Untersuchung zu unterscheiden. Diese umfaßt: 1. die sog. „Vorprüfung"; 2. die chemische Untersuchung; 3. die mikroskopische Untersuchung; 4. die bakteriologische Untersuchung; 5. die Ortsbesichtigung.

1. **Die Vorprüfung** soll vorzugsweise über Wohlgeschmack und Appetitlichkeit des Wassers entscheiden. Außer einfacher sinnlicher Prüfung auf Geruch (bei 50^0) und Geschmack (100 ccm von 15^0 trinken, Nachgeschmack beachten!) ist an Ort und Stelle die Temperatur durch Thermometer zu ermitteln; ferner sind Farbe und Klarheit nach dem Augenschein an Proben von größerer Schichthöhe zu beurteilen. — Wichtig ist die Prüfung auf gelöstes Eisen und Mangan, die anfänglich das Wasser völlig klar erscheinen lassen und erst nachträglich Trübung bewirken. Man muß daher die Proben beobachten, nachdem man sie längere Zeit an der Luft hat stehen lassen; besser ist es, die Prüfung auf diese Stoffe im Laboratorium vorzunehmen.

2. Die **chemische** Untersuchung.

Von Krankheitsursachen vermag die chemische Analyse die Gegenwart von Blei, Arsen, gelegentlich Antimon nach den üblichen Methoden zu ermitteln.

Außerdem hat man versucht, aus der chemischen Untersuchung Schlüsse auf Infektionsgefahr und Appetitlichkeit eines Wassers zu ziehen. In dieser Absicht hat man namentlich: a) die „organischen Stoffe" bestimmt, oder vielmehr denjenigen Bruchteil der organischen Stoffe, welcher leicht oxydabel ist und bei einer bestimmten Behandlung mit Kaliumpermanganatlösung den Sauerstoff der letzteren verbraucht und diese dadurch entfärbt; b) Ammoniak; c) Nitrite; d) Nitrate; e) Chloride; f) die Summe der anorganischen Salze, die sich namentlich bei fortlaufenden Untersuchungen desselben Wassers mit Vorteil bestimmen läßt durch die elektrische Leitfähigkeit des Wassers; g) unter Umständen hat auch die Bestimmung der Radioaktivität eines Wassers Interesse. — Genaueres über alle diese Methoden s. im Anhang bzw. in den zahlreich vorhandenen Anleitungen zur Wasseruntersuchung (S. 122).

Über die Infektionsgefahr eines Wassers läßt sich indes auf Grund der Ergebnisse der chemischen Untersuchung ein Urteil nicht gewinnen. — Zunächst sei betont, daß alle obengenannten Substanzen, Nitrate, Nitrite, Chloride usw., selbst in der Menge, die in sehr stark verunreinigten Wässern vorkommt, nicht direkt die Gesundheit zu beeinflussen vermögen.

Ebensowenig kommt den „organischen Stoffen" eine toxische Wirkung zu. Durch Tierversuche ist erwiesen, daß auch die unreinsten Wässer, selbst nach starker Einengung bei niederer Temperatur, erst dann giftige Wirkung äußern, wenn auch der eingeäscherte Rückstand ohne alle organischen Stoffe in der gleichen Dosis wirkt (KRUSE).

Wenigstens indirekt sollte aber angeblich durch jene Stoffe auf die Anwesenheit von Infektionserregern im Wasser oder in der Umgebung des Wassers hingedeutet werden. Man glaubte früher, daß Zersetzungs- und Fäulnisvorgänge mit Infektionsgefahr identisch seien, und hielt jedes Wasser für infektionsverdächtig, welches Spuren von Abfallstoffen und Fäulnisprodukten, also größere Mengen organischer Stoffe, Ammoniak, Nitrite, reichliche Nitrate aufwies; auch die Chloride, die hauptsächlich dem Kochsalz des Harns entstammen und unverändert durch den Boden hindurchtreten, sollten sich dadurch als Indicator der Verunreinigung mit Abfallstoffen eignen.

In den letzten Jahrzehnten sind wir indes zu der Erkenntnis gelangt, daß Fäulnis- und Zersetzungsvorgänge mit Infektionsgefahr keineswegs gleichbedeutend sind; für letztere sind nur spezifische Mikroorganismen von Belang. Auch besteht kein Parallelismus zwischen jenen durch die Analyse im Wasser ermittelten chemischen Substanzen und seinem Gehalt an irgendwelchen saprophytischen und infektiösen Mikroorganismen. Denn die Wege, auf denen jene Substanzen und andererseits die Organismen ins Wasser gelangen, sind, wie wir oben gesehen haben, ganz verschieden und völlig unabhängig voneinander. Organische Stoffe, Ammoniak, Nitrite, Nitrate, Chloride gehen langsam durch den gewachsenen Boden ins Grundwasser; für die Organismen dagegen ist dieser Weg verschlossen, sie geraten nur durch Undichtigkeiten der Entnahmestelle ins Wasser. Gelegentlich können letztere wohl mit Bodenverunreinigungen zusammentreffen; aber meist fehlt jeder Parallelismus.

Noch eine andere Beziehung ist zwischen den chemisch nachweisbaren Verunreinigungen eines Trinkwassers und infektiösen Organismen denkbar: jene könnten dem Wasser erst die erforderlichen Nährstoffe zuführen, ohne welche eine Wucherung der Infektionserreger nicht zustande kommt. Aber auch diese Annahme läßt sich nicht aufrecht erhalten. In stärker gebrauchtem Trinkwasser kommt es anscheinend überhaupt zu keiner Wucherung hineingelangter Krankheitserreger, sondern höchstens zu einer Konservierung, die allerdings für das Zustandekommen von Infektionen völlig ausreicht.

Somit ist es nicht möglich, durch die chemische Untersuchung die Infektionsgefahr eines Wassers festzustellen.

Für die Beurteilung der Appetitlichkeit eines Wassers läßt sich aus der chemischen Analyse zuweilen ein gewisser Anhalt gewinnen. Sind reichlich organische Stoffe, viel Chloride und Nitrate vorhanden, so entstammt das Wasser einem mit Abfallstoffen übersättigten Boden, und das Wasser könnte vielleicht bei weiterer Verschmutzung der Umgebung sogar in grobsinnlicher Weise unappetitlich werden.

Aber auch hier ist Vorsicht im Urteil angezeigt: bei gleicher Bodenverunreinigung zeigt das Grundwasser sehr verschieden starke Verunreinigung je nach der Durchlässigkeit des Bodens, nach der Benutzung des Brunnens, nach dem Zutritt von Flußwasser usw. Nur wenn gleichzeitig an mehreren Stellen die chemische Beschaffenheit des Grundwassers festgestellt wird, für das fragliche Wasser aber erheblich höhere Zahlen gefunden werden als an den benachbarten Stellen, ist der Schluß auf eine abnorme lokale Verschmutzung berechtigt. — Sind in einem Grundwasser aus größerer Tiefe nur einzelne Substanzen in größerer Menge vorhanden, z. B. organische Stoffe und Ammoniak, so können diese auch alten Huminlagern entstammen und mit Abfallstoffen nichts zu tun haben.

Ferner ist die chemische Untersuchung oft wertvoll bei fortlaufender Kontrolle des Wassers einer zentralen Versorgungsanlage. Auffällige Änderung in der chemischen Beschaffenheit, Zunahme der von Bodenverunreinigung herrührenden Substanzen kann auf Abnormitäten im Sammelgebiet des Wassers aufmerksam machen, die möglicherweise Infektionsgefahr und Appetitlichkeit berühren.

3. Die **mikroskopische** Untersuchung. Im mikroskopischen Präparat, das man aus dem Absatz des zentrifugierten oder 12—14 Stunden gestandenen Wassers anfertigt, findet man neben mineralischen Bestandteilen zunächst mancherlei pflanzliche oder tierische Überreste. Teilchen von mehr oder weniger verdauten Fleischfasern sind bedenklich, weil sie auf Verunreinigung des Wassers mit Fäkalien deuten. Erheblich bedeutungsvoller ist der Nachweis tierischer Parasiten in Form von Eiern der oben (S. 98) genannten Eingeweidewürmer.

In großer Menge und Mannigfaltigkeit finden sich saprophytische Rhizopoden, Flagellaten und Infusorien im Wasser. In den Oberflächenwässern sind sie allverbreitet; in Cystenform sind die meisten sehr lange haltbar. Beim Durchgang des Wassers durch feinporigen Boden werden sie wie die Bakterien abfiltriert; sie finden sich daher nicht in steril entnommenem Grundwasser. Dagegen sind fast stets einzelne Protozoen in dem aus den üblichen Wasserversorgungen entnommenen Wasser, weil sie an Teilen der Brunnenanlage, Leitungsrohren usw. in Cystenform lange lebendig bleiben. Ihr Nachweis kann durch längeres Stehenlassen des Wassers, zweckmäßig unter Zusatz von sterilem Salatinfus, erfolgen. Amöben sind auch in Petrischalen auf Agar (0,5 + 10,0 Bouillon + 90 Wasser) zu züchten, stets in Symbiose mit zahlreichen Bakterien, die sich zuerst ausbreiten und

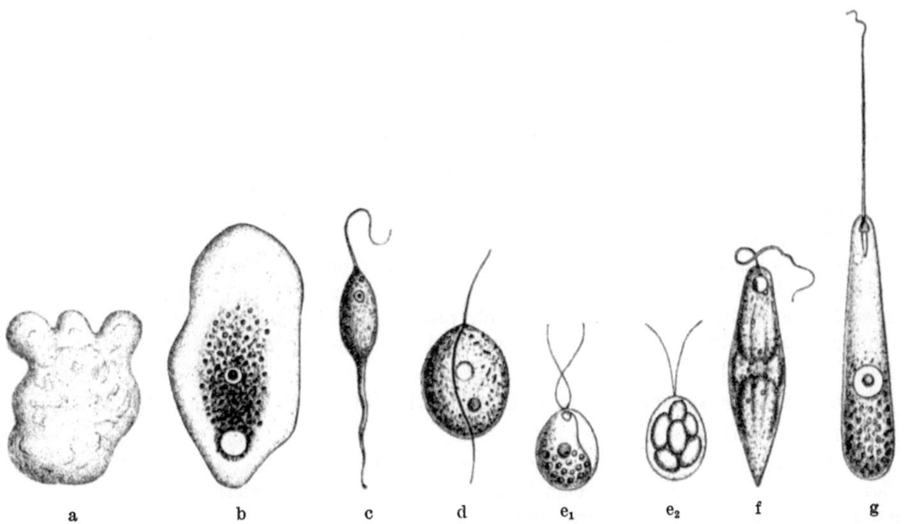

Abb. 16. Sarcodinen und Flagellaten.

a, b Amöben. 500 : 1. c Cercomonas. 400 : 1. d Bodo globosus. 800 : 1. e Polytoma uvella.
e_1 einzelnes Exemplar. e_2 freischwimmendes Exemplar mit entwickelten Tochterindividuen
im Innern. 400 : 1. f Euglena viridis. 400 : 1. g Peranema. 400 : 1.

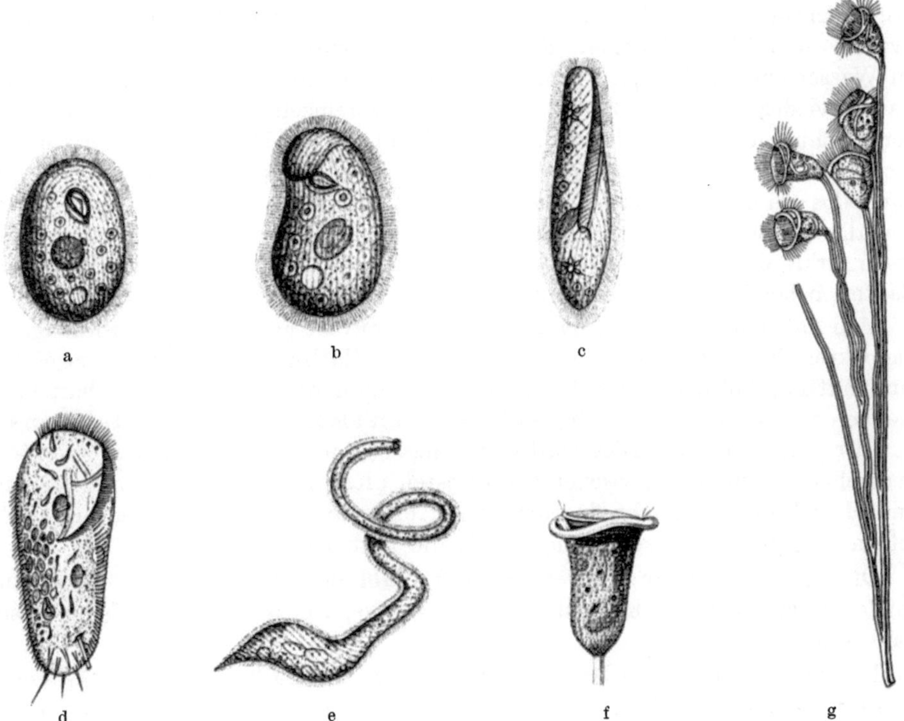

Abb. 17. Infusorien.

a Glaucoma. 175 : 1. b Colpidium colpoda. 250 : 1. c Paramaecium caudatum. 175 : 1.
d Stylonichia. 150 : 1. e Lacrymaria olor. 175 : 1. f Vorticella. 175 : 1. g Carchesium
175 : 1.

denen die Amöben folgen. Nach einiger Zeit bilden sich auch hier Cysten, die monatelang haltbar sind.

Finden sich im frisch entnommenen Wasser größere Mengen dort gewucherter Protozoen, so ist die Ermittelung der Arten für die Beurteilung der Verunreinigung des (Oberflächen-) Wassers von einiger Bedeutung. Zu den sog. Poly- und Mesosaprobiern, die bei starker und mittlerer Verunreinigung in den Vordergrund gelangen, gehören z. B. die in Abb. 15 und 16 abgebildeten Sarcodinen, Flagellaten und Ciliaten. In reinem Wasser kommen chlorophyllhaltige Algen und Diatomeen zur Herrschaft (KOLKWITZ). — Über die in Abwässern wuchernden Organismen s. Kap. VII.

Ob der Protozoenuntersuchung unter Umständen eine entscheidende symptomatische Bedeutung für die Beurteilung eines Wassers zukommen kann, ist zweifelhaft. Frühere Beobachtungen sind meist ohne die nötigen Vorsichtsmaßregeln gegen zufälliges Eindringen von Keimen gemacht; ebenso sind die Wucherungsbedingungen nicht genügend berücksichtigt.

4. Zur **bakteriologischen** Untersuchung des Wassers ist stets das Kulturverfahren anzuwenden.

Man bedient sich gewöhnlich der im Anhang beschriebenen Gelatineplattenkultur (4 Platten mit $^1/_{100}$, $^1/_{10}$, $^1/_2$ und 1 ccm Wasser). — Besondere Vorsicht ist bei der Probenahme des Wassers zu beachten, damit fremde Keime völlig ausgeschlossen bleiben. Die Probe muß womöglich sofort, spätestens nach 3 Stunden, untersucht werden, da viele Bakterien sich in dem Wasser nachträglich massenhaft vermehren. Eine nach 24 Stunden oder später angestellte Untersuchung eingesandter Proben gibt unbrauchbare Resultate; mindestens muß Verpackung in Eis und Sägespänen erfolgen.

Die bakteriologische Untersuchung ist vor allem dadurch bedeutungsvoll, daß es mittels derselben unter Umständen gelingt, Infektionserreger, wie Typhus- und Cholerabacillen, direkt nachzuweisen. Cholerabacillen sind im Wasser eines indischen Tanks, in Hafenwasser, in Leitungs- und Brunnenwasser wiederholt aufgefunden; ebenso ist in vereinzelten Fällen der Nachweis von Typhusbacillen im Leitungswasser geglückt. In der Mehrzahl solcher Untersuchungen ist freilich das Ergebnis negativ, auch dann, wenn das Wasser zweifellos bei der Ausbreitung der Krankheit ursächlich beteiligt ist, und zwar vor allem deshalb, weil die Untersuchung des Wassers meist erst nach den ersten Erkrankungen, mithin so spät vorgenommen wird, daß die hineingelangten Bakterien bereits mechanisch entfernt oder abgestorben zu sein pflegen.

Man hat daher versucht, namentlich bei Grund- und Quellwasseranlagen, die bakteriologische Untersuchung dadurch zum Nachweis einer Infektionsgefahr auszunutzen, daß man entweder die Zahl der gesamten im Wasser enthaltenen Keime oder das Vorhandensein gewisser Arten als Zeichen der Infektionsgefahr aufgefaßt hat. Dies wird eher zulässig sein, als die Annahme symptomatischer Beziehungen zwischen den gelösten chemisch nachweisbaren Stoffen und einer Infektionsgefahr, insofern die nicht pathogenen Bakterien auf denselben Wegen ins Wasser gelangen wie die pathogenen.

Die symptomatische Verwertung der **Zahl** der Bakterien setzt indessen zunächst eine genauere Kenntnis darüber voraus, von welchen Einflüssen diese Zahl abhängt.

Für die Herkunft und die Zutrittswege der Bakterien zu einer Wasserversorgung kommen offenbar zwei Wege in Betracht: a) Einwanderung vom Boden aus, in erster Linie von der Bodenoberfläche. Von dieser aus werden die Bakterien durch Niederschläge, Schneeschmelze usw. in der Hauptsache zwar den Bächen, Flüssen und offenen Leitungen sowie den durch Klüfte mit der Oberfläche kommunizierenden Quellen zugeführt. Oft gelangen sie aber auch in Grundwasserbrunnen, indem unter der Deckung des Brunnens, durch Spalten zwischen der undichten Wandung und dem angrenzenden Erdreich, oder durch Spalten, die vom Schlammfang durch die Mauerung des Brunnens hindurchführen, gröbere Wege und mittels dieser Zuflüsse zum Brunnenschacht entstehen (s. S. 92 und Abb. 10). In tieferen Bodenschichten finden sich solche Verbindungen viel seltener. b) Zweitens kommen Keime in Betracht, die von der Einrichtung der Wasserentnahmestelle herrühren. Beim Bau eines Brunnens, bei der Fassung einer Quelle, bei der Anlage und bei der Ausbesserung einer Leitung usw. werden durch Verschleppung oberflächlicher Bodenteilchen, durch das verwendete Material und durch die Arbeiter zahlreiche Keime eingebracht.

Die so in das Wasser gelangten Keime können sich dort entweder vermehren, oder konserviert werden, oder absterben bzw. mechanisch wieder entfernt werden.

Bezüglich der Vermehrungsfähigkeit im Wasser treten bei den einzelnen Bakterienarten große Verschiedenheiten hervor. Einige im Wasser häufig vorkommende Arten können sich ungemein reichlich vermehren, wenn auch das Wasser noch so rein und frei von organischen Beimengungen ist; sie werden als sog. „Wasserbakterien" bezeichnet. — Andere Arten und gerade die meisten pathogenen Bakterien vermehren sich im Wasser nicht oder doch nur für kurze Zeit und in mäßigem Umfange. Der Gehalt eines Wassers an organischen Substanzen zeigt zu der Zahl der entwickelten Bakterien weniger Beziehung als ein gewisser Salzgehalt. Stärkere Vermehrung von pathogenen Arten erfolgt in Oberflächenwässern zumeist an schwimmenden festen Teilchen von pflanzlichen und tierischen Überresten. — Konservierung der Bakterien wird von allen Wässern, die den üblichen Salzgehalt aufweisen, geleistet; für pathogene Arten mindestens für Wochen, für viele Saprophyten erheblich länger. — Wiederentfernung der Bakterien erfolgt teils durch Absterben, teils durch Absetzen, namentlich in ruhendem Wasser; bei benutzten Leitungen und Brunnen hauptsächlich durch die häufige Wasserentnahme; oft verzehren auch Infusorien große Mengen Bakterien. Pathogene, nicht fortgesetzt wuchernde Keime werden auf diese Weise gewöhnlich nach einigen Wochen wieder entfernt sein, falls nicht dauernde neue Zufuhr zum Wasser stattfindet. Ein Teil der Bakterien pflegt aber jeder Art von Entfernung, auch der mechanischen, sehr energisch zu widerstehen. Leitungsrohre, Brunnenrohre und -kessel zeigen meist eine schleimige Auskleidung der Wandungen, die hauptsächlich aus Bakterien besteht und die selbst durch fließendes Wasser nicht vollständig beseitigt wird.

In ein und demselben Wasser kommen erhebliche zeitliche Schwankungen des Bakteriengehaltes vor. Wässer aus Flachbrunnen zeigen im Sommer mehr Bakterien als im Winter; plötzliche starke Regengüsse bewirken in undichten Brunnen erhebliche Steigerungen des Bakteriengehaltes. Ferner pflegt durch längeres Pumpen die Anzahl der Mikroorganismen in den Brunnenwässern zu sinken; bei manchen Brunnen bleibt diese Wirkung aus, weil das Grundwasser selbst bakterienhaltig ist, oder weil starke verunreinigende Zuflüsse fortwährend in den Brunnen gelangen. Zuweilen bewirkt das Pumpen sogar eine Steigerung der Bakterienzahl durch Aufrühren des abgelagerten bakterienreichen Schlammes.

Es ergibt sich demnach, daß aus der Zahl der Bakterien Folgerungen für die Infektionsgefahr nur mit großer Einschränkung gezogen werden dürfen.

Nur wenn keine oder sehr wenige (unter 20 in 1 ccm) Keime in einem Wasser gefunden werden, ist ein sicherer Schluß zu ziehen, nämlich der, daß keine Infektionsgefahr vorliegt. Ein solches Ergebnis ist zu verlangen z. B. bei der Untersuchung eines für zentrale Wasserversorgung bestimmten Quell- oder Grundwassers.

Werden mäßige Mengen von Bakterien (20—200 in 1 ccm) in einem Wasser nachgewiesen, so ist Infektionsgefahr nicht dauernd ausgeschlossen, weil z. B. die groben Wege, auf denen die Bakterien zutreten, durch vorübergehende Trockenheit ungangbar und die vorher eingeführten Bakterien durch lebhafte Wasserentnahme wieder entfernt sein können.

Sind zahlreiche Bakterien (200—5000 und mehr) vorhanden, so können diese entweder alle von der Brunnenanlage herrühren, zum großen Teil aus vermehrungsfähigen Wasserbakterien bestehen und daher unverdächtig sein; oder z. B. aus Dachtraufen in den Brunnen geraten sein, dessen Lage im übrigen jeden Infektionsverdacht ausschließt; oder sie können wirklich von dem Bestehen grober Zufuhrwege und von verdächtigen Zuflüssen herrühren. — Eine Entscheidung über die Bedeutung der gefundenen Zahl von Bakterien ist daher in den meisten Fällen durch einmalige Untersuchung nicht zu liefern.

Dagegen ist die Bakterienzählung von großer Bedeutung bei fortlaufender, täglicher Kontrolle. Alsdann ergibt sich eine Durchschnittsziffer, deren Überschreitung ein vortreffliches Warnungszeichen liefert. Eine derartige Kontrolle ist namentlich für die Filterbetriebe bei Flußwasserversorgungen von größter Bedeutung (s. unten).

Die **Arten** von Bakterien, die im Wasser angetroffen werden, sind außer den erwähnten stark vermehrungsfähigen Wasserbakterien sehr mannigfaltig. Um Hinweise auf Infektionsgefahr aus der Art der Bakterien zu erhalten, suchte man früher die Zählung der verschiedenen in den Kulturen vertretenen Arten zu benutzen; oder die Zählung derjenigen Spezies, welche riechende Produkte liefern bzw. die Gelatine verflüssigen. — An Stelle dieser aussichtslosen Verfahren ist jetzt die tunlichst quantitative Ermittelung derjenigen Bakterien getreten, welche thermophil und als Colibakterien anzusprechen sind.

Unter B. coli im allgemeinen versteht man alle kurzen gramnegativen, sporenlosen, beweglichen Stäbchen, die Traubenzucker unter Säure- und Gasbildung vergären; unter „typischen" oder „echten", dem Darm des Menschen und der Warmblüter entstammenden Coliarten solche Stämme, welche Milchzucker unter Säure- und Gasbildung vergären, Milch zur Gerinnung bringen, Neutralrot in gelblich fluorescierenden Farbstoff verwandeln, in Peptonlösung Indol bilden und bei 37°, nach EIJKMAN sogar bei 46°, in Dextrosebouillon (1% Dextrose + 1% Pepton + 0,5% ClNa) Gärung und Gasbildung bewirken. Die quantitative Bestimmung erfolgt durch die Plattenmethode oder dadurch, daß verschiedene Mengen des zu untersuchenden Wassers (0,1 ccm, 1,0 ccm, 10 ccm, 100 ccm) mit konzentrierter Azolithmin-Milchzuckernährlösung versetzt werden, und daß festgestellt wird, welche kleinste Menge bereits ein positives Ergebnis hat („Thermophilen- bzw. Colititer"). — Die Deutung der Resultate ist oft schwierig. Coliarten aus menschlichem bzw. tierischem Darm lassen sich nicht unterscheiden; auch im Darm von Kaltblütern finden sich thermophile Colistämme. In jedem Kulturboden, in jedem Oberflächenwasser sind solche Coliarten vorhanden; ins Grundwasser können sie durch Oberflächenzuflüsse gelangen, ebenso aber auch durch die Wasserversorgungsanlage, durch Ausbesserungen, durch unverdächtige Zuflüsse von der Oberfläche usw. Vereinzelte Colibakterien werden daher das Urteil zweifelhaft lassen; vollständiges Fehlen von Colibakterien zeigt an, daß zur Zeit der Untersuchung kein Zutritt von Faecesbestandteilen erfolgt ist; eine größere Zahl Colibakterien läßt dagegen das Wasser immer verdächtig erscheinen.

Besonderen Wert hat die Probe bei fortlaufender Kontrolle des gleichen Wassers; plötzliches Auftreten, bei Flußwässern auch ungewöhnliche Steigerung der Colizahl, wird zu Bedenken und zur Revision der Anlage Anlaß geben.

5. **Die Ortsbesichtigung** (Lokalinspektion). Da bezüglich der Beurteilung der Infektionsgefahr eines Wassers die chemische Untersuchung ganz, die bakteriologische Untersuchung häufig im Stich läßt, ist eine weitere Ergänzung der Methoden dringend erwünscht. Diese ist in der Besichtigung der Wasserentnahmestelle gegeben, die festzustellen sucht, ob gröbere Wege für Verunreinigung des Wassers wahrnehmbar sind, von denen aus gelegentlich eine Infektion des Wassers erfolgen kann. Die Ortsbesichtigung geht weiter als die chemische und bakteriologische Untersuchung zu einem bestimmten Zeitpunkt entnommener Proben; denn sie wünscht zu ermitteln, ob in absehbarer Zeit die Möglichkeit einer Infektion des Wassers vorliegt.

Bei Bach- und Flußwässern ist darauf zu achten, ob irgendwo Abwässer des menschlichen Haushalts, Abgänge von Menschen und Tieren usw. Zutritt zum Wasser finden; ob Reinigung von Wäsche

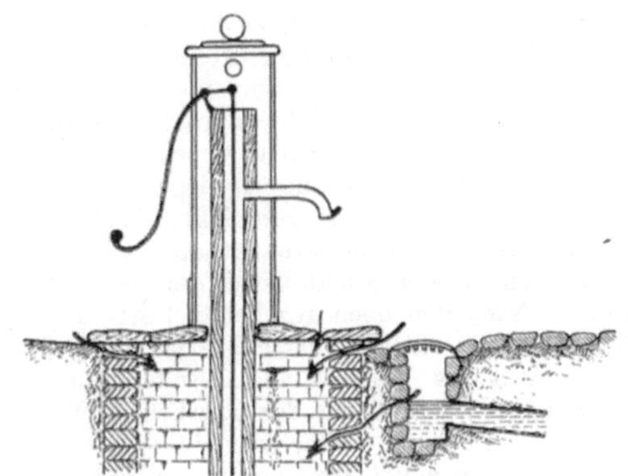

Abb. 18. Schlechter Schachtbrunnen.

stattfindet (Waschbänke); ob Schiffe auf dem Flusse verkehren und in welchem Umfang. — Bei Quellwässern ist festzustellen, ob sie nicht weiter oberhalb aus oberflächlichen Rinnsalen entstehen; ob im Bereich der letzteren gedüngte Wiesen liegen oder gelegentlich eine größere Anzahl von Wald-, Wegearbeitern usw. sich dort aufhält; ob sichtbare Verbindungen mit Bächen und Flüssen bestehen. Auf solche Verbindungen läßt sich in manchen Fällen durch Eingießen von leicht erkennbaren Substanzen oder Bakterien prüfen (ähnlich wie bei Brunnenprüfungen; s. unten).

Bei Grundwasserbrunnen ist zunächst die oberflächliche Umgebung zu mustern; es ist zu ermitteln, ob das Gelände so geneigt ist, daß oberflächlich sich ansammelndes Wasser (nach starkem Regen, bei Schneeschmelze) nach dem Brunnen zu abläuft (Abb. 18). Ferner ist zu beachten, ob der Brunnenkranz die Bodenoberfläche überragt, ob undichte Stellen in der Mauerung, in der Deckung, am Schlammfang oder am Rinnstein vorhanden sind, durch welche Spülwasser von Wäsche, Geschirren usw. in den Schacht gelangen kann. Sodann ist der Brunnen womöglich aufzudecken, stark abzupumpen und der Schacht im Innern abzuleuchten; haben Einläufe von Abwässern, Spülflüssigkeiten oder Niederschlagwasser stattgefunden, so pflegen sich dunkle oder graue

Streifen an der Wandfläche zu zeigen. Auch in größerer Tiefe zutretende Einläufe können oft in dieser Weise erkannt werden. — Sind trotz dringenden Verdachts gröbere Wege zwischen Oberfläche und Brunnen nicht ohne weiteres zu ermitteln, so kann durch Eingießen von Fluorescin- (Uraninkali) oder Saprollösungen oder auch von Aufschwemmungen von Hefe, B. prodigiosus bzw. Wasservibrionen, die man durch Einsaat reichlicher Wasserproben in Zuckerlösung bzw. in geeignete Nährböden wiederzufinden versucht, auf bestehende Verbindungen geprüft werden.

Die so durchgeführte Ortsbesichtigung ist geeignet, die wertvollsten Aufschlüsse über die Infektionsgefahr eines Wassers zu geben, meistens besser als die bakteriologische und die chemische Untersuchung. Der letzteren ist sie außerdem noch überlegen in dem Nachweis der Appetitlichkeit bzw. Unappetitlichkeit des Wassers, welch letztere sich meist aus sinnfälligen Vernachlässigungen der Umgebung einfacher und zuverlässiger ergibt als aus dem vieldeutigen Resultat der chemischen Prüfung.

Entschieden verwerflich ist das noch immer hier und da befolgte Verfahren, daß man zwecks Feststellung, ob die Ausbreitung einer Epidemie durch Wasser verursacht ist, das verdächtigte Wasser einem Chemiker oder Apotheker zur Untersuchung zuschickt. Dieser gibt sein „Gutachten" dahin ab, daß das Wasser wegen hohen Gehaltes an organischen Stoffen, Chloriden, Nitraten usw. schlecht, gesundheitsgefährlich und infektionsverdächtig sei. Damit wird dann die Ätiologie als genügend geklärt angesehen: Das „schlechte" Wasser hat den Typhus veranlaßt. Würde man sich aber in solchen Fällen die Mühe geben, auch die benachbarten Brunnen aus typhusfreien Häusern zur Untersuchung heranzuziehen, so würde man sicher dort oft die gleichen oder noch wesentlich höhere Zahlen finden. Nach den oben gegebenen Darlegungen über die Verschiedenheit der Wege für die Infektionserreger einerseits, für die gelösten, chemisch nachweisbaren Verunreinigungen des Wassers andererseits kann ein solches Verhalten auch durchaus nicht überraschen. Angesichts der ungeheuren Verbreitung unreiner Brunnen innerhalb der Städte ist es daher völlig unzulässig, in der chemisch schlechten Beschaffenheit eines einzelnen Brunnens einen Beweis für die Infektiosität des Wassers zu sehen, und unter allen Umständen hat man bei Epidemien nicht einseitig die Wasserversorgung, sondern auch die übrigen Verbreitungswege der Krankheitserreger in Rechnung zu ziehen.

IV. Die Wasserversorgung[1]).

1. Lokale Wasserversorgung.

Einzelne Haushaltungen können sich mit Regenwasser, Bachwasser, Quellwasser oder Grundwasser versorgen. Regenwasser kommt nur in Betracht, wo andere Wasservorräte fehlen. Das vom Dach aufgefangene Regenwasser wird in wasserdichten, gedeckten Gruben, Zisternen, gesammelt, nachdem es womöglich vorher eine aufsteigende Filtration durch feinen Sand durchgemacht hat. Man vermeidet die nach längerer Trockenheit zuerst fallenden Niederschläge. — Bach- (und Teich-)wasser ist stets verdächtig, und es bedarf genauer Ortsbesichtigung, ehe ausnahmsweise die Benutzung solchen Wassers als Trink- oder Brauchwasser gestattet werden kann. Quellen sind in einer Weise zu

---

[1]) Vgl. die am 16. Juni 1906 vom Bundesrat herausgegebene „Anleitung für die Einrichtung, den Betrieb und die Überwachung öffentlicher Wasserversorgungsanlagen", Veröffentl. des Reichsgesundheitsamtes 1906, Nr. 30, oder Zeitschr. f. Medizinalbeamte 1906, Nr. 17. — Untersuchungen nach diesen Gesichtspunkten werden in Preußen von der Staatl. Landesanstalt für Wasser-, Boden- und Lufthygiene, Berlin-Dahlem, ausgeführt.

fassen, daß sie gegen jede Verunreinigung von außen geschützt sind (Brunnen-
stuben); auch die Leitung muß vollkommen geschützt sein.

Für die Hebung des Grundwassers sind Kesselbrunnen oder Röhrenbrunnen in Gebrauch. Die **Kesselbrunnen** (Schachtbrunnen) müssen in ihrem
oberen Teil völlig dicht gemauert sein, so daß das Wasser nur unten eindringt; ferner muß der Brunnenkranz mindestens 20 cm die Bodenoberfläche
überragen; oben muß ein dichter Abschluß vorhanden sein; dem Gelände
muß eine solche Neigung gegeben werden, daß das Brunnenrohr auf dem höchsten
Punkte steht; in einem größeren Umkreis darf keine Verunreinigung der Oberfläche geduldet werden. Sehr zweckmäßig ist es, den Brunnenschacht $1—1^1/_2$ m
unter der Bodenoberfläche zu decken und dann
eine Schicht von Feinsand oder Lehm aufzulagern,
so daß etwaige Zuflüsse durch diese Schicht hindurchtreten müssen. Das Saugrohr aus dem Kessel
ist in diesem Falle unterirdisch eine Strecke weit
horizontal zu führen, so daß die Pumpe an ganz
anderer Stelle (bei Nähe des Hauses z. B. im Keller)
sich befindet, wie der nach oben dicht abgeschlossene

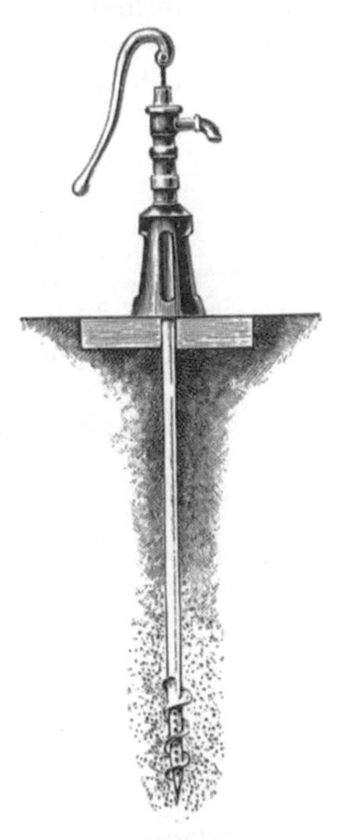

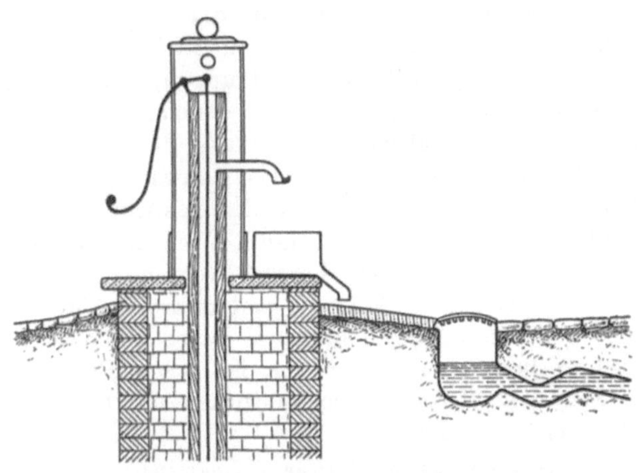

Abb. 19. Guter Schachtbrunnen.   Abb. 20. Röhrenbrunnen.

und von einer starken Erdschicht überlagerte Kessel. Für das ablaufende Wasser
ist ein wasserdichter eiserner Trog mit dichter Ablaufrinne herzustellen (Abb. 19).

Immerhin sind häufig die Kesselbrunnen einer Infektion leicht ausgesetzt;
außerdem ist eine Reinigung und Desinfektion im Vergleich zu anderen
Brunnen schwierig.

Besser sind die eisernen **Röhrenbrunnen** zur Wasserversorgung geeignet.
Bei ihnen wird e n t w e d e r ein unten durchlochtes eisernes Rohr in die Grundwasser führende Schicht des Bodens eingerammt (Abessinierbrunnen) (Abb. 20),
so daß sich das umgebende Erdreich dem Rohr als fester Mantel anlegt, und
ein Einfließen von Verunreinigungen unmöglich ist; o d e r, häufiger, wird zunächst
ein Bohrrohr von 50 cm Weite in den Boden gedrückt, der darin befindliche
Boden durch Wasser ausgespült, und dann das eigentliche „Brunnenrohr"
im Inneren des Mantelrohrs eingesenkt. Der Mantelraum wird mit reinem

Feinkies gefüllt und schließlich das Mantelrohr so weit heraufgezogen, daß der untere, den „Sauger" tragende Teil des Brunnenrohrs frei im Grundwasser liegt und in dem meist zementierten, 1—2 m tiefen Brunnenschacht kein Wasser zwischen die beiden Rohre laufen kann. In das Brunnenrohr wird das zur Pumpe führende eigentliche Pumprohr eingebracht.

Diese Brunnen sind leicht zu desinfizieren. Schon einfaches Auspumpen und mechanische Säuberung des Rohres mittels geeigneter Bürsten liefert fast keimfreies Wasser; durch Eingießen einer 5⁰/₀igen Mischung von roher Carbolsäure und Schwefelsäure, oder von Kalkmilch oder Chlorkalkmilch, oder auch durch Einleiten von Dampf von 100⁰ für einige Stunden kann das Wasser für mehrere Tage völlig keimfrei gemacht werden. — Gegenüber den Kesselbrunnen haben die Röhrenbrunnen nur dann einen erheblichen Nachteil, wenn innerhalb kurzer Zeit ausgiebige Wasserentnahme erforderlich ist; in

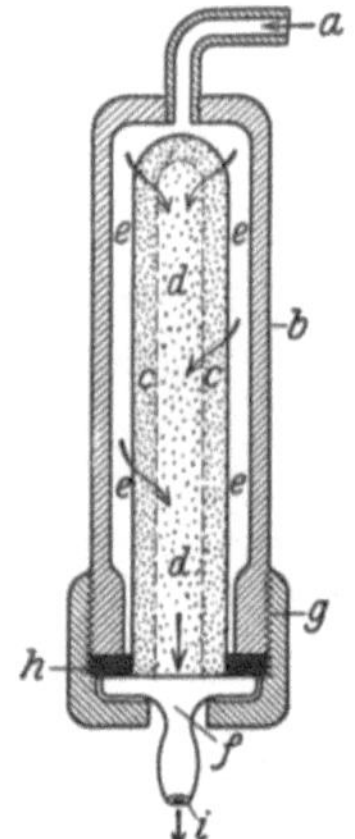

Abb. 21.
Ton- oder
Kieselgurfilter.

diesem Fall ist das bei den Kesselbrunnen vorhandene größere Reservoir unentbehrlich. —

Oft ist eine **Reinigung** und **Besserung des Wassers** erforderlich.

Bei Infektionsverdacht erfolgt sie am einfachsten durch Kochen des Wassers. Hält man das Wasser fünf Minuten im Sieden, so bietet dasselbe keine Infektionsgefahr mehr. Bei stärkerem Bedarf (z. B. für Truppen) empfehlen sich besondere Wasserkochapparate, bei denen das frisch zuströmende Rohwasser zugleich die Kühlung des erhitzten Wassers, und dieses die Vorwärmung des Rohwassers übernimmt. Allerdings ist der Geschmack des gekochten und wieder abgekühlten Wassers fade und muß durch Zusatz von Kaffee, Tee, Fruchtsaft usw. verbessert werden. — Zur chemischen Desinfektion des Wassers sind zahlreiche Mittel empfohlen. Sie wirken unvollkommen, so lange das Wasser trübe ist; auf vorherige gute Filtration ist daher Bedacht zu nehmen. Schwache Konzentrationen wirken nur bei entsprechend längerer Einwirkung.

Für „Selbstbereitung", d. h. rasche Desinfektion kleiner Wassermengen, ist von LANGER Zusatz von 0,5 g Chlorkalk pro Liter empfohlen; nach 10 Minuten Einwirkung folgt Neutralisierung durch Natriumpercarbonat, dann Filtration durch Sucrofilter (aus Asbestgewebe mit in die Maschen eingelagerten Silikaten, in offenem Feuer sterilisierbar). — Gleichmäßigeren Cl-Gehalt und Vermeiden von Trübungen bietet das im letzten Kriege bewährte Verfahren von WESENBERG, bestehend aus einem 75⁰/₀ Cl enthaltenden Präparat, das in einer Menge von 200 mg pro Liter 10 Minuten einwirken muß, um Typhuskeime sicher abzutöten. Zur Beseitigung des Cl-Überschusses werden nach Ablauf der 10 Minuten 350 mg Ortizon (feste Verbindung von H_2O_2 mit Carbamid) zugefügt. — Um die leicht entstehende Trübung zu vermeiden, die Zeitdauer abzukürzen und den Geschmack zu verbessern, hat JÖTTEN empfohlen, zu 1 Liter Wasser 300 mg Osmosil (amorphe Kieselsäure) und 200 mg Aluminiumsulfat zuzufügen, nach 1¹/₂ Minuten durch ein Molton-(Baumwollflanell-)tuch-Faltenfilter zu filtrieren, dem Filtrat 50 mg Chlorkalk-Wesenberg und nach 2 Minuten 110 mg Natriumsulfit, sowie als Geschmackkorrigens 0,5 g Ac. citricum und 10 g Zucker zuzusetzen.

Ferner kann eine Filtration im Hause in Frage kommen. Für diesen Zweck sind sehr zahlreiche Filter hergestellt worden, die sich indes bis jetzt meist nicht bewährt haben. Filter aus plastischer Kohle oder mit Füllung von Sand, Kohlenpulver, Filz, Wolle od. dgl. halten wohl gröbere Trübungen (Eisenhydrat), aber nicht Bakterien zurück. Bei längerer Benutzung bilden sich in solchen Filtern ausgedehnte Wucherungen von Bakterien, die den Keimgehalt des durchtretenden Wassers noch erhöhen. — Ein sicher bakterienfreies Filtrat liefern wenigstens zeitweise die PASTEUR-CHAMBERLANDschen Tonfilter und die BERKEFELDTschen Kieselgurfilter (Abb. 21).

Diese bestehen aus einer Kerze von Porzellanton bzw. Kieselgur (c), die innen einen Hohlraum (d) enthält und an einem Ende in eine Manschette aus glasiertem Porzellan (f) übergeht. Die filtrierende Flüssigkeit dringt von außen (aus dem Raum e) in das Innere der Kerze und fließt aus dem Ausflußrohr (i) der Manschette ab. Um das Filter mit der Wasserleitung in Verbindung zu setzen, wird die Kerze in eine weitere Metallhülse (b) eingesetzt, deren unterer Abschnitt außen ein Gewinde trägt. Zwischen den unteren Rand der Hülse und die Porzellanmanschette wird ein Kautschukring (h) eingeschaltet und nun eine Metallkapsel (g) auf das Gewinde aufgeschraubt, so daß die Manschette fest gegen den Kautschukring bzw. die Hülse angepreßt und der Zwischenraum (e) zwischen Hülse und Kerze nach unten dicht abgeschlossen wird. Am oberen Ende der Hülse ist ein Verbindungsrohr zum Hahn der Wasserleitung eingeschraubt, durch welches das Wasser von a her einfließt.

In den ersten Tagen ist das Filtrat zuverlässig keimfrei. Aber schon nach 3—8 Tagen wachsen einige Bakterienarten durch das Filter hindurch, gelangen auf dessen innere Fläche und teilen sich von da ab in steigender Menge dem Wasser mit. Außerdem wird der quantitative Ertrag um so geringer, je dicker die Schicht der abfiltrierten suspendierten Stoffe auf der Außenfläche der Kerze wird; nach einigen Tagen filtrieren stündlich nur noch wenige Kubikzentimeter. Man muß daher die Filter häufig aus der Metallhülse herausnehmen, an ihrer äußeren Fläche mit Bürsten reinigen, und dieselben dann längere Zeit kochen, um die Bakterien im Innern des Filters abzutöten. Die Kerzen sind sehr zer-

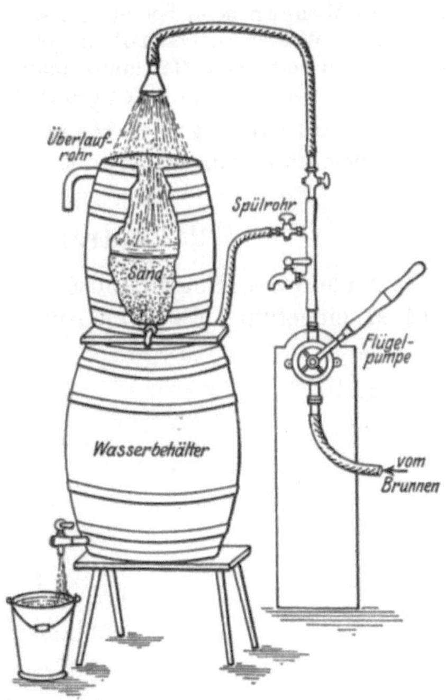

Abb. 22. Enteisenung des Wassers bei Brunnenanlagen. (Nach DUNBAR.)

brechlich; um sicher zu sein, daß nicht feine Risse entstanden sind, ist eine häufige bakteriologische Prüfung des Filtrats unerläßlich.

Nicht selten wird eine Verbesserung des Wassers in bezug auf seine chemische Beschaffenheit angestrebt.

Ist das Grundwasser eisenhaltig, so läßt sich das Wasser zuweilen eisenfrei zutage fördern, wenn der Brunnenschacht einen Mantel bekommt, der mit Stücken Ätzkalk (Weißkalk) gefüllt ist, und wenn auch der Boden des Schachts mit einer Kalklage bedeckt wird. — Bei manchen eisenhaltigen Wässern versagt indes dies Verfahren. Hier muß, entsprechend dem unten erläuterten, im Großbetrieb angewendeten Verfahren, eine Filtration des Wassers durch ein Grobsandfilter eingerichtet werden, und bei reichlichem Eisengehalt muß noch eine Lüftung des Wassers durch Niederfall aus einer Brause vorausgehen.

Abb. 22 stellt den dazu erforderlichen Apparat dar, der in einfachster Form aus einem Filterfaß und einem Faß für das durchfiltrierte reine Wasser besteht. Ersteres (bei hohem

Eisengehalt auch letzteres) erhält eine 30 cm hohe Schicht Sand (von 1—1$^1/_2$ mm
Korngröße), die mit einem 1 mm dicken, fein durchlochten Zinkblech bedeckt wird.
Der Einlauf des Hahns wird durch Messingdrahtnetz gegen Eindringen von Sandteilchen
geschützt. Das Filter muß über Nacht bei geöffnetem Hahn leer stehen und alle 2 bis
4 Monate durch Aufrühren und Waschen des Sandes gereinigt werden. Dies wird durch
ein Spülrohr sehr erleichtert, das in der aus Abb. 22 ersichtlichen Weise angeordnet und
gespeist wird; auch empfiehlt sich, selbst bei mäßigem Eisengehalt, der Niederfall des
Wassers in das obere Faß aus einer Brause. Um das Filter vor Frost zu sichern, wird
es entweder im Keller aufgestellt, oder die Enteisenungsanlage wird in einem besonderen
unterirdischen Schacht angeordnet.

Ist das Fe in Form von Eisensulfat vorhanden, so gelingt die Enteisenung durch
Lüftung schwieriger und nur unter Bildung von freier Schwefelsäure. Ferner bleibt be-
gleitendes Mangan beim Rieseln meist unausgeschieden. In diesen Fällen ist womöglich
ein anderes Wasser zu beschaffen; geht dies nicht, so ist eine Entmanganung durch
Permutite zu versuchen, Natrium-Aluminium-Doppelsilikate, die das Na gegen Mn (ebenso
auch Ca) austauschen und durch geeignete Behandlung wieder regeneriert werden können.

Eine Verringerung der Härte kann durch Zusatz von Kalk und Soda,
ferner gleichfalls durch Permutite bewirkt werden.

2. Zentrale Wasserversorgung.

Zentrale Versorgungen sollten soviel als möglich in größeren und kleineren
Städten eingeführt werden. Auf diese Weise kann der stets verunreinigte

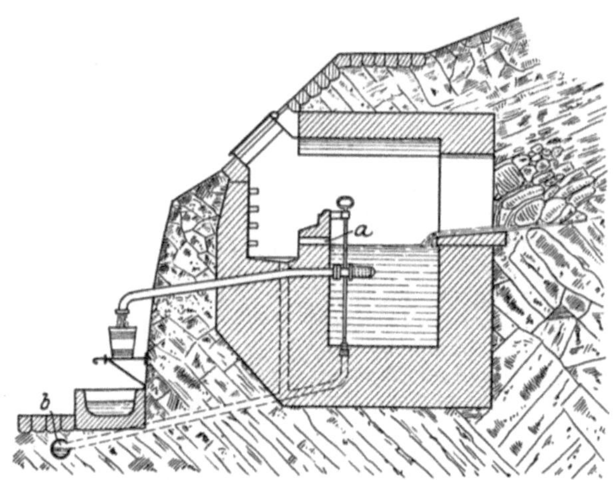

Abb. 23. Brunnenstube. (Nach Gärtner.)
a = Überlauf, in das Ablaufrohr führend; b = Grundablaß.

städtische Untergrund umgangen, also ein viel appetitlicheres Wasser beschafft werden; die Gefahr, daß gelegentlich pathogene Keime in das Wasser
gelangen, kann bei guter Auswahl der Entnahmestelle und guter Deckung der
ganzen Anlage auf ein Mindestmaß beschränkt werden. Dabei wird durch die
außerordentlich bequeme Lieferung reichlichster Wassermassen die Bevölkerung
zur Reinlichkeit erzogen und an Arbeitskraft und Zeit derart gespart, daß
der Gewinn auch in nationalökonomischer Beziehung nicht zu unterschätzen
ist; endlich wird auch eine wesentlich größere Sicherheit für das Löschen
von Bränden gegeben.

Die Entnahme geschieht dabei:

1. aus Quellen. Entschließt man sich nach eingehender Ortsbesichtigung und wiederholter bakteriologischer Prüfung zu ihrer Benutzung, so müssen sie gefaßt werden, um ihren Bestand zu sichern, gleichmäßigen Betrieb zu erzielen und Verunreinigungen fernzuhalten (Abb. 23). Reichliche Quellen in der Nähe der Stadt liefern die billigste Bezugsquelle; bei sehr langen Leitungen (wie in Wien 97 km, Frankfurt 82 km) werden aber die Kosten sehr bedeutend. Die Beschaffenheit des Wassers ist meist gut, übertrifft jedoch die des Grundwassers oft nicht. Die Quantität ist schwer ab-

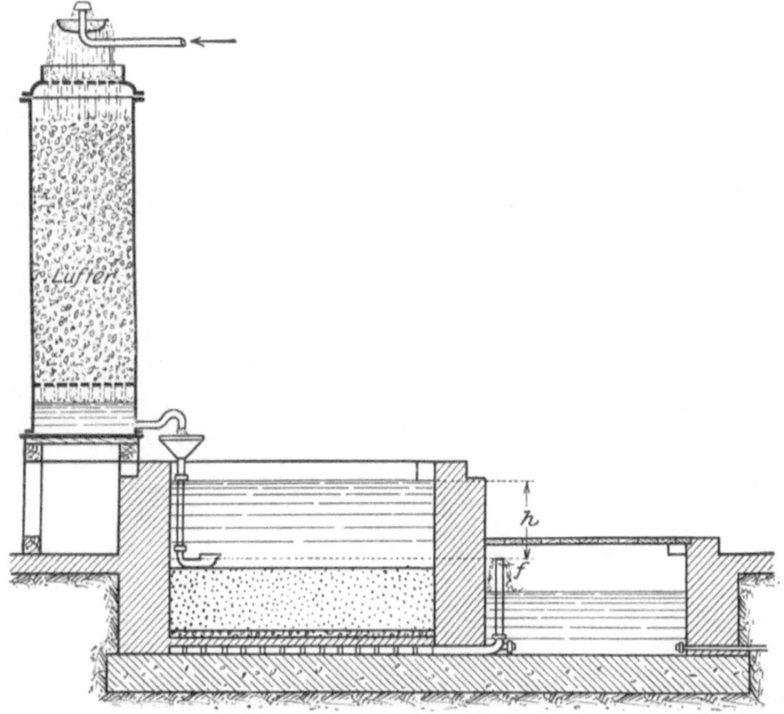

Abb. 24. Enteisenungsanlage. (Nach Piefke.)

zuschätzen und schwankt in wenig erwünschter Weise; durch plötzliche Verminderung der Wassermenge sind schon mehrfach große Schwierigkeiten entstanden. Daher ist eine unbedingte Empfehlung der Quellwasserleitungen nur in Gebirgsgegenden zulässig, wo überreichlich Quellen zu Gebote stehen.

2. Aus dem Grundwasser. Dann werden Sammelbrunnen angelegt an einer Stelle der betreffenden Gegend, in welcher reines und reichliches Grundwasser vorhanden ist. Letzteres findet man namentlich in der Nähe der Flüsse, die den tiefsten Punkt der Talsohle bezeichnen; doch ist zu beachten, daß von vielen Flüssen aus bei Hochwasser Keime in das Grundwasser übertreten können, die bei grobkörnigem Boden auf 100—200 m Entfernung horizontal fortgeführt werden, und daß in Überschwemmungsgebieten mit lockerem Boden ein rascher vertikaler Durchtritt keimhaltigen Wassers unter

dem Druck des Überschwemmungswassers möglich ist, begünstigt durch das massenhafte Entweichen der in der trockenen Bodenzone enthaltenen Luft. Bezüglich der Reinheit ist es wichtig, daß keine Ortschaften im Gebiet des betreffenden Grundwassers liegen, ferner kein stark gedüngtes Land, namentlich nicht Gartenland, sondern besser Wiese und Wald (in dieser Beziehung ist Überschwemmungsgelände günstig), und daß die filtrierende Bodenschicht feinkörnig und von genügender Höhe ist. Unangenehme Erfahrungen hat man mit tiefreichenden Baumwurzeln gemacht; sie können Zutritt von keimhaltigem Oberflächenwasser begünstigen und unter Umständen durch reichliche Wucherung Sammelröhren verstopfen. — Das Wasser ist auf seine Keimfreiheit, teils

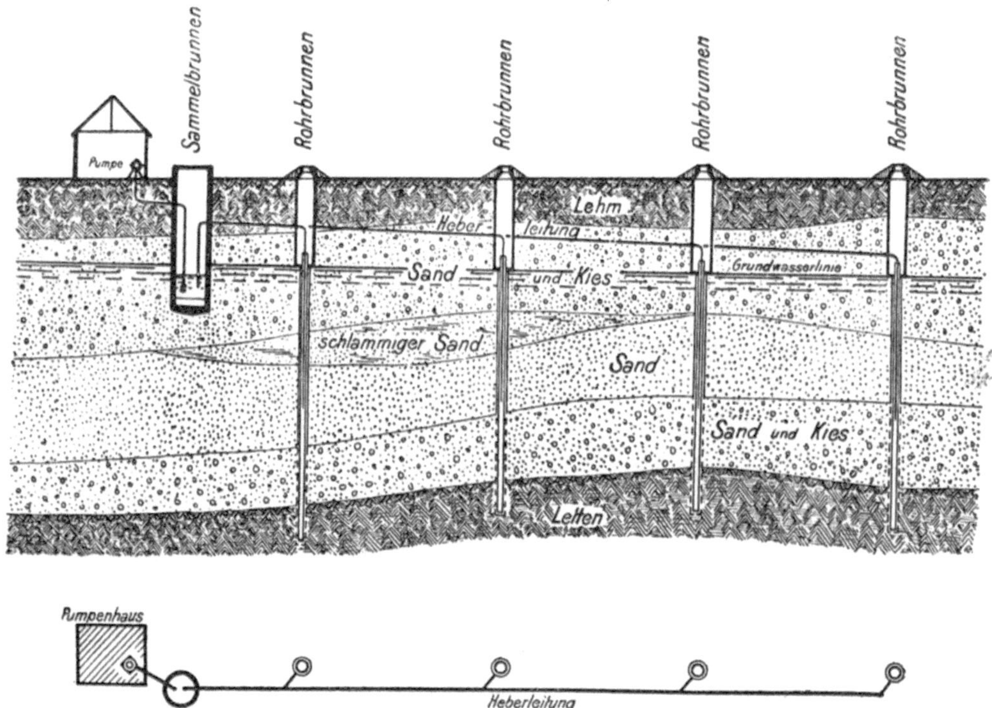

Abb. 25. Brunnen einer zentralen Wasserversorgungsanlage mit Heberleitung, Sammelbrunnen und Pumpwerk.

durch Eintreiben von Röhrenbrunnen, Desinfektion derselben und Probenahme nach anhaltendem Abpumpen, teils durch Begutachtung der das Grundwasser deckenden Bodenschichten zu prüfen. Außerdem ist es einer genauen chemischen Analyse zu unterwerfen; namentlich ist auch darauf zu achten, ob Eisen oder Mangan im Wasser auftritt. Findet sich Eisen in solcher Menge, daß das Wasser trübe und unappetitlich wird, ist aber im übrigen nichts gegen seine Beschaffenheit einzuwenden, so braucht darum noch nicht auf seine Benutzung zur Wasserversorgung verzichtet zu werden. Das Eisen läßt sich vielmehr, wie schon S. 111 gezeigt wurde, relativ leicht dadurch entfernen, daß man das Wasser (wenn nötig nach regenartigem Fall) über eine Schicht von Koks- oder Ziegelstücken, über Holzlattengerüste od. dgl. rieseln läßt.

Auf diese Weise wird es so stark durchlüftet, daß die ganze Menge des Eisen-
bicarbonats rasch und vollständig in Eisenoxydhydrat verwandelt wird; die
Flocken von Eisenoxydhydrat und auch colloidales Eisenhydroxydsol bleiben
im Filter zurück; 1 qm eines solchen Filters filtriert pro Tag 20 cbm eisen-
freies Wasser (s. Abb. 24). Geschlossene Riesler sind vorzuziehen; besonders
kompendiöse Form kann bei Einpressung bestimmter Luftmengen eingehalten
werden (DESENISS und JACOBI; HALVOR; BREDA). — Über Behandlung von
eisensulfat- und manganhaltigem, sowie von hartem Wasser s. S. 112;
über Entsäuerung s. S. 121.

In das geeignet befundene Wassergelände werden ein oder mehrere Fassungs-
brunnen (gewöhnlich eiserne Röhrenbrunnen von 20 cm Durchmesser und
mehr) eingebaut, welche meist mit einer Heberleitung untereinander verbunden
werden (s. Abb. 25); oder es werden aus Sickergräben und Drainrohren Sammel-
galerien gebildet.

Gewöhnlich ist Grundwasser verhältnismäßig billig zu haben; allerdings
erhöhen sich die Kosten der Anlage dadurch, daß es im Gegensatz zu dem
Quellwasser künstlich gehoben werden muß. Aber dafür ist die Entfernung
und die Länge der Leitung geringer. Die Beschaffenheit steht gewöhnlich
dem Quellwasser kaum nach; die Menge bietet nur bei sorgsamer Auswahl
des Geländes keine Schwierigkeiten; unter Umständen kann es durch künstliches Bewässern geeigneten Bodens mit Flußwasser vermehrt werden (aber
mit Vorsicht, damit Keimfreiheit und Temperatur nicht beeinträchtigt werden!).

3. Aus Flüssen; jedoch sollte dies nie ohne vorhergehende Reinigung
geschehen (s. S. 94). Zu dieser benutzt man am häufigsten die zentrale
Filtration durch Sand.

Die den Sand aufnehmenden Becken sind gewöhnlich 2—4000 qm groß, aus Mauerwerk
und Zement wasserdicht hergestellt, in manchen Städten zur Vermeidung von Eisbildung
überwölbt. Am Boden befindet sich eine Reihe von Sammelkanälen. Das Filter selbst
ist folgendermaßen zusammengesetzt: von unten bis 305 mm Höhe große Feldsteine, dann
kleine Feldsteine in Schichthöhe von 102 mm, darauf grober Kies 76 mm, mittlerer Kies
127 mm, feiner Kies 152 mm, grober Sand 51 mm, scharfer Sand 559 mm; gesamte Höhe
1372 mm. Nur die Sandschicht von 50—60 cm Höhe wird als eigentliche Filtrierschicht
angesehen.

Ein solches Filter wird zunächst gefüllt, bis das Wasser ca. 1 m hoch über der Oberfläche
steht. Früher nahm man an, daß der wesentlichste Teil des Filters durch eine Haut von
Sinkstoffen gebildet wird, die aus Algen und Bakterien besteht, und durch eine schleimige
Bakterienschicht, für die der Sand wesentlich nur die Stütze darstellt. Hierdurch sollte
erst die eigentliche Zurückhaltung der im Wasser enthaltenen Bakterien stattfinden, und
deshalb hielt man darauf, daß ein frisch gefülltes Filter längere Zeit ruhig gehalten wurde,
um die Häutchen- und Schleimbildung zu ermöglichen. KISSKALT hat indessen neuerdings
festgestellt, daß die Wirkung der Filter nur zum geringeren Teil mechanisch, zum größeren
dagegen biologisch ist, indem die Bakterien von den im Filtersand befindlichen Protozoen
und Algen vernichtet werden. Dies ergibt sich u. a. daraus, daß Eingießen von Protozoen
tötenden Stoffen, wie Chinin, Saponin, die Wirkung des Filters aufhebt. — Im Anfang
genügt ein Druck von wenigen Zentimetern, um ausreichende Förderung des Filters zu
erzielen. Allmählich, bei zunehmender Verschleimung des Filters, muß man aber mit dem
Druck immer höher steigen, um die gleiche Wassermenge durchzutreiben; gleichzeitig
wird die qualitative Leistung immer besser. Zuletzt kommt man an eine Grenze: Beträgt
die Druckdifferenz, bei welcher die mindestens erforderliche Wassermenge gewährt wird,
mehr als 60 cm, so ist Gefahr, daß das Filter aufgerührt wird. Bei geringerem Druck wird
aber schließlich die Wassermenge zu gering, und es bleibt dann nichts übrig, als Reinigung
des Filters, d. h. es wird zunächst durch eine besondere Entwässerungsanlage alles Wasser

abgelassen, und dann wird die oben lagernde braunschwarze Schlammschicht, die gewöhnlich nur einige Millimeter dick ist, abgetragen, höchstens bis 2 cm in den Sand hinein.

Filtrationsdruck und Fördermenge müssen fortgesetzt beobachtet werden. Die Sammelkanäle der Filter stehen mit dem gemeinsamen Reinwasserbehälter in Verbindung. Am Ausfluß des Reinwasserkanals ist eine Schiebervorrichtung, mittels welcher die Menge des abfließenden Wassers geregelt werden kann. Aus der Stellung dieses Schiebers wird auf den Filtrationsdruck geschlossen; die quantitative Leistung des einzelnen Filters dagegen wird aus der Stellung des Schiebers in der Zuflußleitung bestimmt. — An neueren Filtern pflegt man GILLsche Meß- und Regulierungskammern anzubringen, wie sie in Abb. 26 dargestellt sind.

Die Geschwindigkeit der Wasserbewegung beträgt gewöhnlich höchstens 100 mm pro Stunde; die Fördermenge stellt sich dann auf 0,1 cbm pro Stunde und 1 qm Filterfläche. Rechnet man pro Kopf und pro Stunde des Höchstverbrauchs 10 Liter Wasser, so ist bei der angegebenen Geschwindigkeit für je 10 Menschen 1 qm Filterfläche erforder-

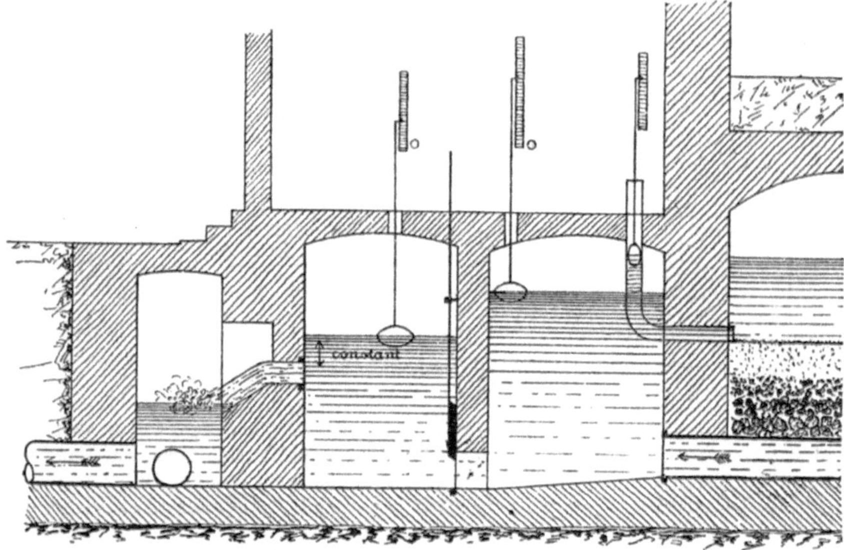

Abb. 26. Filter mit Regulierung. (Nach GILL.)
In der dem Filter zunächst gelegenen Kammer wird durch die Differenz der beiden Schwimmerstände die Filtrierdruckhöhe gemessen. In der zweiten Kammer wird durch Regulierung der Schieberstellung die filtrierte Wassermenge konstant erhalten.

lich; für 100 000 also 10 000 qm. Dazu kommt eine beträchtliche Reservefläche, welche der zeitweisen Ausschaltung eines Filters behufs Reinigung bzw. Auffüllung Rechnung trägt.

Die Leistung der Filter bezüglich der Qualität des Wassers besteht darin, daß die organischen Stoffe und das NH_3 verringert werden; HNO_3 wird wenig, Cl gar nicht beeinflußt. — Die Bakterien werden im ganzen gut abfiltriert. Im Durchschnitt findet man 50—200 in 1 ccm. Diese stammen zum Teil von den Bakterien her, welche dem Material der tieferen Filterschichten von vornherein anhaften und die Hohlräume des Filters auskleiden; zum Teil entstammen sie aber dem unreinen Wasser. Es hat sich gezeigt, daß die Filter niemals völlig keimdicht arbeiten, sondern daß ein kleiner Bruchteil der aufgebrachten Bakterien regelmäßig in das Filtrat gerät; je zahlreicher die Bakterien im unfiltrierten Wasser sind, um so höher steigt auch der Bakteriengehalt des Filtrats, und zwar nicht nur absolut, sondern auch relativ. Ferner ist die Leistung des Filters in hohem Maße von der Temperatur abhängig; bei Kälte ist sie viel geringer, was sich aus der verminderten Tätigkeit der Protozoen erklärt. — Am günstigsten ist die Wirkung der Filter bei langsamer Filtration, ferner bei Vermeidung stärkerer Druckschwankungen und überhaupt aller Unregelmäßigkeiten im Filterbetrieb. Unter solchen Umständen wird die Zahl der Bakterien auf $1/1000$ und oft noch stärker reduziert, und damit kommen die Infektionsgefahren so gut wie ganz in Wegfall.

Eine gefährliche Periode bleibt aber immerhin die Zeit, wo ein gereinigtes Filter neu in Benutzung genommen wird. Alsdann sollen die während der ersten Tage durchfiltrierten Wassermengen unbenutzt bleiben. — Ferner kommen bei jedem Filterwerk gelegentlich noch außergewöhnliche Betriebsstörungen (z. B. durch stark lehmführendes Hochwasser, schwache Planktonbildung oder Protozoenentwicklung u. a.) vor, unter deren Einfluß große Mengen von Bakterien im Filtrat auftreten; das ist natürlich um so bedenklicher, als die Flußwässer einer Verunreinigung mit pathogenen Keimen ganz besonders ausgesetzt zu sein pflegen.

Die Wasserversorgungen mit filtriertem Flußwasser sind daher hygienisch nur zulässig bei strenger Überwachung des Betriebes. Vor allem muß durch tägliche bakteriologische Untersuchung der einzelnen Filterabläufe kontrolliert werden, daß durchschnittlich nicht mehr als ungefähr 100 Bakterien in 1 ccm hindurchtreten. Dies Ergebnis ist erfahrungsgemäß nur bei ungestörtem Filterbetriebe zu erreichen.

Die Bakterienzählung wird in der Regel durch Aussaat des Wassers auf Gelatineplatten nach den S. 104 gegebenen Vorschriften ausgeführt. — Um nicht erst nach 48 Stunden, sondern womöglich schon nach 2—3 Stunden ein annäherndes Resultat zu erhalten, hat P. Th. Müller empfohlen, in dem Wasser durch Liq. ferri oxychlor. einen Niederschlag hervorzurufen, nach Zentrifugieren dem Sediment Gentianaviolettlösung zuzusetzen und dann die gefärbten Bakterien mikroskopisch zu zählen. Wichtiger ist in kritischen Zeiten die Bestimmung des Colititers (s. S. 106), da Colibakterien als Eigenkeime der Filter nicht vorkommen (Oettinger). Dabei kann man sich des Marmannschen Verfahrens (Eindampfen größerer Wasserproben im Faust-Heimschen Trockenapparat), oder der Filtration durch Kieselgurfilter und Untersuchung der auf der äußeren Filterfläche zurückbleibenden Schicht nach Hesse oder Ficker bedienen.

Eine Verbesserung der Filtrationswirkung kann durch Vorschaltung von großen Absitzbecken erzielt werden; oder durch das von Goetze in Bremen angewendete Verfahren, wonach das Filtrat einem Durchgang durch ein zweites Filter unterworfen wird. — Miquel und Mouchet behaupten, bessere Ergebnisse zu erhalten, wenn das Wasser nicht auf den Filtern steht, sondern regenförmig auf die Sandoberfläche aufgelassen wird. — Puech und Chabal haben für die Reinigung des sehr verschmutzten Seinewassers ein Verfahren versucht, bei dem eine Reihe von Grobfiltern dem Feinfilter vorgeschaltet wird; letzteres braucht dann nicht vor Ablauf von 6 Monaten gereinigt zu werden. In Deutschland werden zur Wasserversorgung nur reinere Flußwässer benutzt, und diese leiden (namentlich im Winter) eher an einem Mangel an Plankton. Für unsere Verhältnisse ist das Verfahren daher meistens nicht geeignet.

Die etwas schwerfälligen Sandfilter werden in ihrer Leistung übertroffen von den amerikanischen Schnellfiltern (Jewell-Filter, s. Abb. 27, 28). Denselben liegt das Prinzip zugrunde, daß das zu reinigende Wasser zunächst in Absitzbecken mit 10—30 g pro 1 cbm (verschieden namentlich nach der Trübung des Wassers) Aluminiumsulfat (Alaun) versetzt wird. Dieses setzt sich mit dem Calciumcarbonat des Wassers um, so daß Tonerde, Aluminiumhydrat, als flockiger Niederschlag entsteht, der die Trübungen zum Teil mit zu Boden reißt und die Bakterien zum großen Teil adsorbiert und einhüllt. Nach 1—2 Stunden kommt das Wasser auf ein Sandfilter, auf dessen Oberfläche die Tonerde die eigentlich filtrierende Schicht bildet. Binnen wenigen Stunden

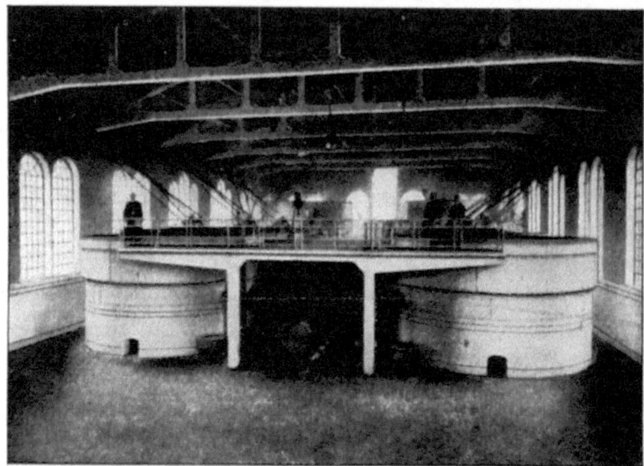

Abb. 27. Jewell-Filteranlage. Innere Ansicht des Filterhauses.

filtriert das Filter selbst bei einem Wasserdurchgang von 5 cbm pro Stunde und pro Quadratmeter Filterfläche — d. h. bei 50mal so schneller Filtration als in den großen Sandfiltern — die Bakterien ab. Nimmt der Ertrag ab (nach etwa 24 Stunden), so wird das Filter durch ein Rührwerk und Gegenspülung

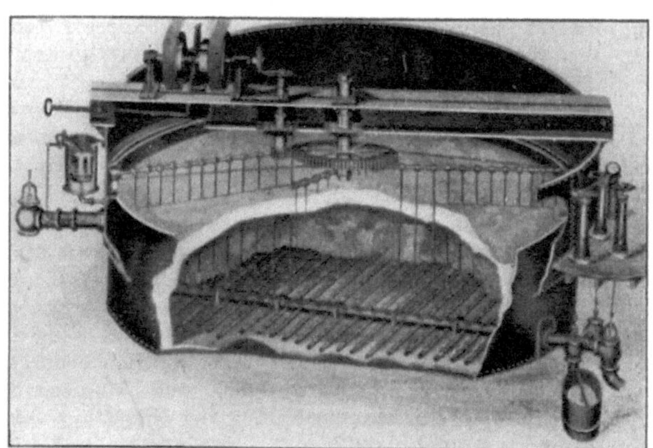

Abb. 28. Durchschnitt durch ein Jewell - Filter.
Der Rührapparat zur Reinigung des Filters besteht aus senkrechten Eisenstäben, die nach unten in kurze Ketten übergehen. Auf dem Boden befinden sich die wasserabführenden Rohre, die oben kurze, mit Drahtgaze bedeckte offene Fortsätze tragen.

(maschinell, ohne Menschenhand!) in etwa 10 Minuten wieder gebrauchsfähig gemacht. — Diese Filter nehmen wenig Raum ein, sind in kürzester Frist betriebsfähig und geben ausreichende Sicherheit. Nur muß ihr Betrieb, da Störungen noch schlimmer wirken können als bei Sandfiltern, sorgfältig überwacht werden; namentlich bei stark trübem Wasser kann die Zurückhaltung der

Bakterien ungenügend sein. Daher sind sie eigentlich nur angezeigt, wenn noch eine Bakterientötung, z. B. durch Chlor, auf die Filtration folgt. —

In neueren Wasserwerken hat man vielfach der mechanischen Entfernung der Bakterien ihre Beseitigung durch chemische oder physikalische Mittel vorgezogen.

Als Beispiele seien genannt:

Die Firma Siemens & Halske hat ein Verfahren technisch verwendbar gemacht, bei welchem elektrisch hergestelltes Ozon auf das Wasser in solcher Konzentration einwirkt, daß die Bakterien der Coligruppe noch sicher zugrunde gehen. Das Wasser läuft (Abb. 29) zunächst durch Kröhnkesche Schnellfilter (Grobsandfilter zwischen durchlochten verzinnten Eisenplatten), da die Desinfektion nur bei völlig klarem Wasser gelingt; dann wird es in sehr feiner Verteilung in den Skrubberturm geführt, wo es den ozonhaltigen Luftstrom kreuzt und einen Teil des Ozons auflöst. Dem Wassereintritt entgegengesetzt strömt Luft in den Apparat, die zunächst durch $CaCl_2$ getrocknet wird;

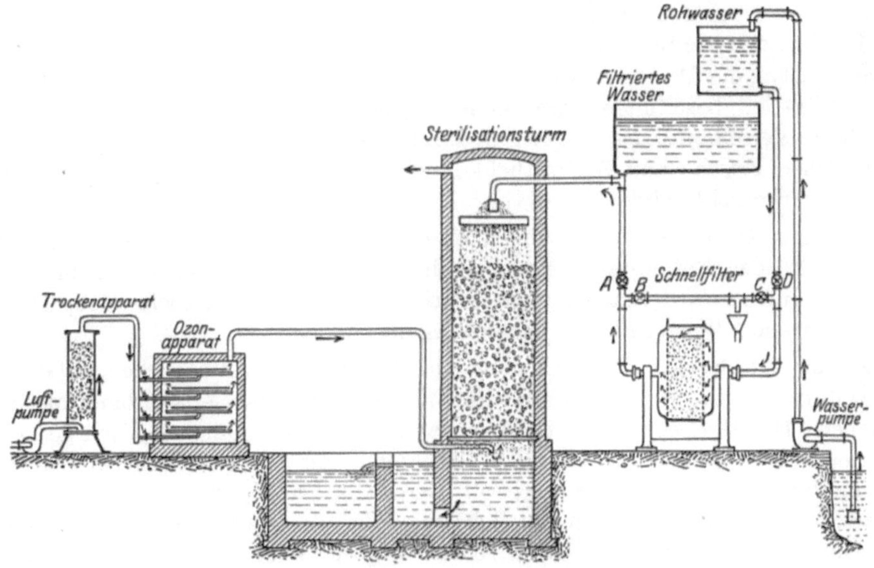

Abb. 29. Ozonsterilisation. (Nach Siemens & Halske.)

dann gelangt sie in den Ozonapparat, in welchem entweder mittels Ozonröhren oder mit Hilfe von Plattenapparaten, die mit den Polen einer hochgespannten Elektrizitätsquelle verbunden sind, Ozon entwickelt wird. Die Luft erhält hier einen Gehalt von etwa 3 g Ozon pro Kubikmeter und gelangt so in den Skrubber- (Sterilisations-) Turm. — Bei anderen Systemen tritt Ozonluft und Wasser gemeinsam von unten in den mit Wasser gefüllten Turm. Neuere Anlagen sind mit Vorrichtungen versehen, die durch ein Signal jede Unterbrechung in der Zufuhr der Elektrizität oder der Ozonluft anzeigen. — Die Ozonmenge muß auch der Menge der gelösten organischen Substanzen angepaßt sein, da diese noch vor den Bakterien das Ozon absorbieren.

Ferner ist ultraviolettes Licht zur Keimbeseitigung im Wasser versucht. Quecksilberlampen mit doppeltem Quarzmantel sind bei den Versuchen in Metallgefäße eingehängt, die langsam von dem Wasser durchströmt werden. Jede Trübung des Wassers, ebenso gelbbräunliche Färbung, vereiteln die Wirkung. Für eine praktische Verwendbarkeit scheinen einstweilen die Kosten viel zu hoch zu sein.

Dagegen scheint die billigste Keimtötung durch Chlor zu gelingen. Sie ist in zahlreichen Städten der Vereinigten Staaten, in Deutschland z. B. in Lippstadt und zeitweise in Gelsenkirchen, durchgeführt. Anfangs wurde Chlorkalk zugesetzt und der Überschuß auf chemischem Wege sorgfältig beseitigt. Später hat man angeblich beobachtet, daß die Bevölkerung sich rasch an einen gewissen Geruch und Geschmack nach Cl gewöhnt. Das ist aber entschieden ein hygienischer Rückschritt. Auch der Geschmack des Wassers muß beachtet werden und soll zum Genuß anregen. In vielen Städten ist auch mit zahlreichen Fremden zu rechnen, die an höhere Kultur gewöhnt sind und Wasser mit solchem Beigeschmack ablehnen. Gleichmäßiger gelingt die Chlorierung durch Zusatz von Chlorgas, das in Bomben mit regulierbarem Ventil und besonderem Dosierungsapparat geliefert wird (ORNSTEIN). Schnelle gleichmäßige Verteilung findet statt durch die „indirekte Methode", bei der das Chlor erst in wenig Wasser aufgenommen und dann mit diesem in dem eigentlich zu desinfizierenden Vorrat verteilt wird. Die Zusatzmenge richtet sich: 1. nach dem Grad der Trübung; nur klares oder geklärtes Wasser läßt sich leicht und sicher entkeimen; 2. nach dem Gehalt an gelösten organischen Stoffen; 3. nach der Zahl der Keime im Rohwasser. Der Zusatz läßt sich so bemessen, daß dem Reinwasser ein Cl-Geruch nicht mehr anhaftet. In Philadelphia z. B. wird täglich in 900 000 cbm Wasser durch Zusatz von 25 g Cl auf 100 cbm Wasser der Keimgehalt von 25 000 pro 1 ccm auf etwa 20 abgesenkt. — Über Selbstbereitung von keimfreiem Wasser durch Cl s. S. 110.

Nicht zu vergessen ist, daß neben der schwierig zu beseitigenden Infektionsgefahr Flußwasserleitungen den erheblichen Nachteil einer ungünstigen Temperatur des Wassers haben (die höchstens durch sehr langsame künstliche Bodenfiltration beseitigt werden könnte) und oft in widerlicher Weise grob sichtbare Verschmutzung zeigen; dadurch entbehrt das Flußwasser der erforderlichen Frische und Appetitlichkeit gerade zu einer Zeit, wo am meisten Wasser verbraucht wird.

Alle neueren Wasserversorgungen sind mit hochgelegenen Behältern (Reservoiren) für das Reinwasser versehen, die die Verbrauchsmenge für mehrere Stunden aufnehmen können und namentlich auch für Feuerlöschzwecke jederzeit genügende Wassermassen zur Verfügung stellen.

Zu den Hochreservoiren gelangt das Quellwasser mit natürlichem Gefälle (Gravitationsleitung); Grundwasser und filtriertes Flußwasser werden künstlich gehoben. Die Hochbehälter werden entweder auf einer nahegelegenen Anhöhe angelegt, dicht gemauert und oben gewöhnlich mit einer Erdschicht bedeckt, die im Sommer mit Wasser berieselt werden kann; oder eigens für diesen Zweck erbaute Türme tragen die Behälter. Von da aus verzweigen sich dann die Kanäle in die Stadt. Das Reservoir liegt so hoch, daß das Wasser mit natürlichem Gefälle bis in die obersten Stockwerke der Häuser steigt. — Das Leitungsrohrnetz soll stets einen geschlossenen Kreislauf ohne tote Winkel darstellen. — Ferner ist es wichtig, daß in den Rohrleitungen stets ein Überdruck vorhanden ist. Wenn die Menge des nachströmenden Wassers zu gering ist, tritt in oberen Stockwerken oft Wassermangel ein, und die Unreinlichkeit wird begünstigt; ferner kann es vorkommen, daß an einem Endstrang viel Wasser abgelassen wird, und daß infolgedessen in benachbarten Rohren beim Öffnen der Hähne kein Auslaufen, sondern Einsaugen von Luft bzw. von Flüssigkeiten, mit denen der Hahn in Berührung ist, stattfindet. In solcher Weise können sogar aus Wasserklosetts Fäkalteile ins Leitungsnetz gelangen, falls nicht sog. Spülkästen eingeschaltet sind (s. Kap. VII).

Die Leitungen bestehen bis zur Sammelstelle hin aus gemauerten oder aus Zement- oder Tonröhren hergestellten Kanälen. Für das unter Druck (mindestens 30 Meter) stehende Wasser dienen Röhren aus verzinktem Schmiedeeisen oder solche aus Gußeisen, die auf hohen Druck geprüft und zum Schutz gegen Rostbildung in eine Mischung von Teer und Leinöl eingetaucht sind. — In den Häusern sind Gußeisenrohre nicht zu verwenden, weil hier zu viele Biegungen vorkommen. Schmiedeeiserne Rohre verrosten stark. Daher wird oft Bleirohr verwendet.

Allerdings bieten die Bleirohre die Gefahr einer chronischen Bleivergiftung. Diese liegt nur vor bei Luftzutritt, also namentlich wenn die bleiernen Leitungsrohre zeitweise mit Luft und Wasser gefüllt sind. Es bildet sich alsdann Bleihydrat, das zumeist nur wenig, bei reichlichem CO_2-Gehalt aber stärker löslich ist. Die Auflösung wird durch saure Reaktion (gegen Rosolsäure und Lackmus), durch Nitrate und durch mooriges Wasser begünstigt; gehemmt namentlich durch Carbonathärte und Eisen. Wasser mit 0,3 mg PbO in 1 Liter wird dauernd ohne Schaden genossen; bei Aufnahme von 4—7 mg PbO pro Tag treten erst nach mehreren Monaten Zeichen von Bleivergiftung hervor. — Zum Schutz können Bleirohre mit innerem Zinnmantel oder unlöslichen Überzügen Verwendung finden. Größere Bleimengen findet man nur in Wasser, welches längere Zeit (über Nacht) im Rohre gestanden hat. Zweckmäßig werden daher in Städten, welche bleierne Hausleitungen haben, von Zeit zu Zeit öffentliche Belehrungen darüber erlassen, daß das erste über Nacht in den Rohren gestandene Wasser unbenützt abfließen müsse. Eine Befreiung des bleihaltigen Wassers von Blei kann im Haushalt nicht durch Kochen, wohl aber durch Chamberland- oder Berkefeldt-Filter geschehen. — Auch eine Entsäuerung des Wassers kann in Frage kommen. In Frankfurt a. M. beseitigt man den Überschuss von Kohlensäure, der außer den Bleirohren auch Eisen und Zement angreift, durch Filtration über Marmorstücke von Grobkiesgröße, in anderen Städten durch Zusatz von Soda oder Natronlauge.

Reservoire und Leitungsrohre größerer Wasserleitungen sind mehrfach mit Erfolg durch Schwefelsäure (1 : 1000, zweistündige Einwirkung) desinfiziert worden, ohne daß das Eisen oder Blei angegriffen wurde.

Die Wasserversorgungen werden gewöhnlich von der Gemeinde ausgeführt. Entweder wird das Wasser frei geliefert und die Kosten werden nach Zahl der bewohnbaren Räume, unter Berücksichtigung des Mietzinses, pro Jahr und Raum, oder nach Grundstücken, oder nach Prozenten des Mietzinses der Wohnungen berechnet; oder es sind Wassermesser eingeführt, die eine Bezahlung nach der verbrauchten Wassermenge ermöglichen.

Eis. Künstliches Selterwasser.

Versuche haben ergeben, daß viele Bakterien bei 0° zugrunde gehen, daß aber andere Arten ziemlich widerstandsfähig sind, und daß einige sogar bei 0° noch eine gewisse Vermehrung leisten. Im Eis aus sehr unreinem Wasser, Flüssen, Teichen usw. findet man in 1 ccm Schmelzwasser im Durchschnitt 2000, als Minimum 50, als Maximum 25 000 lebende Keime. Diese Befunde sind offenbar nicht ohne Bedenken. Im Sommer wird viel Roheis genossen; auch wird es nicht selten zu Umschlägen u. ä. in der Krankenpflege verwendet. Ersteres sollte nie, letzteres nur in undurchlässiger Umhüllung geschehen. — Ohne Bedenken ist dagegen innerlich und äußerlich das Kunsteis zu verwenden, wenn es durch Kühlleitungen, in welchen komprimiertes NH_3 oder CO_2 oder SO_2 zur Ausdehnung und Verdampfung gelangt, aus destilliertem Wasser bereitet wird. Dies Eis enthält im Mittel nur 0—10 Keime pro 1 ccm.

Die künstlichen kohlensauren Wässer sollen, falls sie in größeren Mengen genossen werden, nicht zu viel CO_2 enthalten, um Magenauftreibung zu verhüten. Die meisten sind sehr reich an Bakterien; selbst 7 Monate langes Lagern ändert daran nichts. Auch bei solchem Selterwasser, das aus destilliertem Wasser bereitet wurde, ist der Bakteriengehalt ein sehr hoher. Dagegen ist die Mannigfaltigkeit der Arten in mit Brunnenwasser bereitetem Selterwasser weit größer; und hier ist die Gefahr einer Infektion ungleich bedeutender. Absichtlicher Zusatz pathogener Keime zu künstlichem Selterwasser hat ergeben, daß zwar einige Arten (Cholera-, sporenfreie Milzbrandbacillen) rasch absterben, daß aber Typhusbacillen, Microc. tetragenus u. a. einige Tage bis Wochen lebensfähig bleiben. Mit Rücksicht auf diese Ergebnisse ist unbedingt nur destilliertes Wasser oder Wasser aus völlig unverdächtigen, jährlich von Sachverständigen revidierten Brunnen zur Bereitung von Selterwasser zu empfehlen.

Literatur.

KRUSE: Die Wasserversorgung in WEYLS Handb. d. Hygiene. 2. Aufl. — LUEGER: Die Wasserversorgung der Städte. 1908. — TIEMANN und GÄRTNER: Die chemische und mikroskopisch bakteriologische Untersuchung des Wassers. 1896. — KLUT: Untersuchungen des Wassers an Ort und Stelle. 1908. — FRÄNKEL: Zeitschr. f. Hyg. u. Infektionskrankh. Bd. 6. — KOCH: Wasserfiltration und Cholera. Zeitschr. f. Hyg. u. Infektionskrankh. Bd. 14. — OHLMÜLLER und SPITTA: Die Untersuchung und Beurteilung des Wassers und Abwassers. 4. Aufl. Berlin 1921. — KRUSE: Kritische und experimentelle Beiträge zur hygienischen Beurteilung des Wassers. Zeitschr. f. Hyg. u. Infektionskrankh. Bd. 17. — FLÜGGE: Verhandl. d. Ver. f. öffentl. Ges. in Stuttgart. 1895; Zeitschr. f. Hyg. u. Infektionskrankh. Bd. 14, 22; Zeitschr. f. Medizinalbeamte 1908. — GRUBER: Die Grundlagen der hygienischen Beurteilung des Wassers. Vierteljahrsschr. f. öff. Ges. 1893. — GÄRTNER: Klin. Jahrb. Bd. 9. 1903; Die Quellen in ihren Beziehungen zum Grundwasser und zum Typhus. Jena 1903; Das Bact. coli als Indicator für fäkale Verunreinigung eines Wassers. Zeitschr. f. Hyg. u. Infektionskrankh. Bd. 67; Die Hygiene des Wassers (Handbuch). Braunschweig 1915. — KOLKWITZ: Mitt. d. Prüfungsanst. f. Wasservers. Heft 1, 3, 4, 13; Kryptogamenflora der Mark Brandenburg. 1909. — HETSCH: im Lehrbuch der Militärhygiene von BISCHOFF, HOFFMANN und SCHWIENING. 1910. — SPITTA: im Handb. d. Hygiene von RUBNER, v. GRUBER und FICKER. Bd. 2. 1910. — GRÜNHUT: Trinkwasser und Tafelwasser. 1920. FORCHHEIMER: im Atlas d. Hygiene von W. PRAUSNITZ. 1908. — KISSKALT: Brunnenhygiene. 1916.

Fünftes Kapitel

Nahrung und Ernährung.

I. Der Nährstoffbedarf des einzelnen Menschen.

Von Hunger- und Durstgefühl getrieben nimmt jeder Mensch Tag für Tag Nahrungsmittel zu sich, um sich Sättigung zu verschaffen. Daneben hat aber die Zufuhr von Nahrungsmitteln die wichtige Aufgabe, den Bestand des Organismus und die normalen Leistungen aller Organe zu erhalten bzw. zu steigern; denn der Körper zerstört andauernd Stoffe, die seinem Zellbestande angehörten, oder stößt solche ab, und außerdem verbraucht er stetig im Säftestrom kreisende Stoffe für seine Kraft- und Wärmeentwicklung. Den Ersatz dieses Verbrauchs sollen die Nahrungsmittel liefern.

1. Die Bedeutung der Nährstoffe für den Kraft- und Stoffwechsel.

Der weitaus größte Teil der Umsetzungen im Organismus entfällt auf den Kraftwechsel. Die chemischen Spannkräfte der zugeführten Nährstoffe bilden die einzige Kraftquelle des Organismus, aus der er die Eigenwärme, die Bewegung des Blutes, die äußere Arbeit usw. bestreitet. Die einzelnen Nährstoffe können sich in ihrer Fähigkeit, den Kraftwechsel zu unterhalten, nach dem Maß ihrer chemischen Spannkräfte oder ihrer Verbrennungswärme im Calorimeter (BERTHELOTsche Bombe) weitgehend vertreten. Nur ist zu beachten, daß zwar Fette und Kohlenhydrate im lebenden Organismus ebenso vollständig und bis zu den Endprodukten CO_2 und H_2O verbrannt werden, wie im Calorimeter; daß dagegen Eiweiß in letzterem zu CO_2, H_2O und N verbrennt, während im Tierkörper nur eine unvollständige Oxydation zustande kommt unter Bildung von Resten (Harnstoff usw.), die ihrerseits noch Spannkraft enthalten. Im Calorimeter liefert daher 1 g Eiweiß im Mittel 5,5 Calorien, im Tierkörper etwa $25^0/_0$ weniger. Legt man den „physiologischen Nutzeffekt", d. h. die im Körper wirklich verwertbare Calorienmenge zugrunde, so liefert

1 g Eiweiß . . . . 4,1 Calorien,
1 g Fett 9,3   ,, ,
1 g Kohlenhydrate 4,1   ,,

und in diesem Verhältnis können sich die einzelnen Nährstoffe bezüglich der Kraftleistung im Körper in weiten Grenzen vertreten (isodyname Werte der Nährstoffe). 100 g Fett sind in diesem Sinne 227 g trockenem Eiweiß oder Kohlenhydrat bzw. 1000 g frischer Muskelsubstanz gleichwertig (RUBNER).

Der Umfang des Kraftwechsels wird ausgedrückt durch die Menge von Calorien, welche durch die Verbrennung organischer Stoffe im Körper gebildet werden. Berechnet auf 1 kg Körpergewicht liefert der erwachsene Mensch

im Durchschnitt 40—50 Calorien (sog. „Energiequotient"). — Bei ruhenden
Tieren gleicher Rasse, bei gleicher Temperatur usw. ist für den Kraftwechsel
die Oberflächenentwicklung maßgebend; der hungernde, ruhende Erwachsene
liefert pro Quadratmeter Oberfläche etwa 800 Calorien, bei 65 kg Gewicht
(= 2 qm Oberfläche) etwa 1600 Calorien; beim Säugling steigt die Zahl der
Calorien bis 1450 pro 1 qm; beim Greise sinkt sie auf 6—700. Nach Kestner
trägt man den individuellen Verschiedenheiten besser Rechnung, wenn man
den „Grundumsatz", d. h. den Calorienverbrauch des ruhig liegenden, körperlich und geistig untätigen, nüchternen Menschen an der Hand von Tabellen
berechnet, die auf Grund sehr zahlreicher Untersuchungen von BENEDICT
und HARRIS aufgestellt sind und in nachstehender verkürzter Form für
praktische Zwecke ausreichen. Will man aus ihnen den Grundumsatz eines
Menschen ermitteln, so stellt man zunächst sein Alter und Gewicht, sowie
seine Größe fest, sucht in den Tabellen die zugehörigen Calorienmengen auf
und addiert beide Zahlen; die resultierende Summe ist der gesuchte Grundumsatz.

Grundzahl für Gewicht.

kg	Personen		kg	Personen		kg	Personen	
	männl.	weibl.		männl.	weibl.		männl.	weibl.
5	130	700	35	550	990	65	960	1280
10	200	750	40	620	1040	70	1040	1330
15	270	800	45	690	1090	75	1100	1370
20	340	850	50	750	1130	80	1160	1420
25	400	900	55	820	1180	85	1235	1470
30	480	940	60	890	1230	90	1280	1520

Zweite Zahl für Alter und Größe.   (Männer.)

cm	Jahre						
	5	10	15	20	30	50	70
70	130						
100	430	300					
120		500	380				
140		700	580				
150		800	680	620	550	420	280
160			780	660	600	460	330
170			900	710	640	520	380
180			980	760	700	560	430

Zweite Zahl für Alter und Größe.   (Frauen.)

cm	Jahre						
	5	10	15	20	30	50	70
70	— 70						
100	40	30					
120		120	80				
140		220	160	140	120	30	— 60
150		260	200	180	140	50	— 40
160			240	210	160	60	— 30
170			280	240	180	80	— 10
180			320	270	190	100	— 10

Im übrigen beeinflußt — abgesehen von Menge und Art der Nahrungszufuhr — die Muskelarbeit und die Steigerung der Eigenwärme den Umsatz. Der Grundumsatz wird durch Nahrungsaufnahme (beim ruhenden Menschen um $10-12^0/_0$), durch klimatische Einflüsse, durch geistige Tätigkeit und vor allem durch Muskelarbeit gesteigert. Schon beim Stehen werden $20-25^0/_0$ Calorien mehr geliefert als im Liegen; bei steter Bewegung und mechanischer Arbeit $50-100^0/_0$ Calorien mehr. Eigentlich sollte 1 Calorie einer Arbeitsleistung von 425 Kilogrammeter entsprechen. Die Calorienmenge, welche der Körper produzieren muß, um eine bestimmte Arbeit zu leisten, ist indes mindestens $3-4$ mal so groß als das Wärmeäquivalent der Arbeit (bei künstlichen maschinellen Betrieben noch erheblich größer). — Erhöhung der Eigentemperatur um 1^0 geht mit einer Kraftwechselsteigerung um $10^0/_0$ einher. (Weiteres hierüber siehe S. 134.)

Außer für den Kraftwechsel, der in den letzten Jahren manchmal etwas zu einseitig hervorgehoben ist, hat die Zufuhr von Nährstoffen auch für den Stoffwechsel, für den Ersatz bzw. Ansatz von Körperstoffen, größte Bedeutung. Beständig gehen Teilchen der Zellen, der Säfte, der Gerüstsubstanzen zugrunde; Epidermisschüppchen, Haare, Hauttalg, Schweiß, Milch, Epithelien, Blut, Speichel und andere Verdauungssäfte, Harn und Kot werden abgeschieden. Mit ihnen werden verschiedenste Eiweißstoffe, ferner Fette, Glykogen, Salze und sonstige Bestandteile verbraucht, die des Ersatzes bedürfen; außerdem ist beim wachsenden Körper und in der Genesung Ansatz neuer Körpersubstanz erforderlich.

Der stoffliche Umsatz wird vorwiegend durch die besonderen Eigenschaften der Zellen bedingt und weist bei den verschiedenen Organen erhebliche Unterschiede auf. So gehen z. B. beim Hungernden $93-97^0/_0$ von den Fettlagern zu Verlust, $40-50^0/_0$ von Drüsen und Muskeln, nur $2^0/_0$ vom Nervensystem. Von den Körperstoffen wird zuerst das Glykogen, nächst diesem das Fett zerstört, während der Eiweißverbrauch erst in den letzten Tagen einer längeren Hungerperiode stark ansteigt.

Im einzelnen ist von den in den Nahrungsmitteln enthaltenen Stoffen noch folgendes hervorzuheben:

a) Die Eiweißstoffe.

Volle Erhaltung des Eiweißbestandes des Körpers ist von größter Bedeutung. Bei Eiweißmangel erfolgt Zerfall von Körperzellsubstanz; die Neubildung von Blut leidet, die Regeneration der Muskeln wird beeinträchtigt; die Verdauungsfermente werden spärlicher gebildet; ein Gefühl von Schwäche und geringer Leistungsfähigkeit, Unlust zu körperlichen Bewegungen, leichtes Schwitzen, gereizte Stimmung treten auf.

Findet im Körper weder Verlust noch Ansatz von Eiweiß statt, sondern wird täglich gerade eine der Zufuhr entsprechende Menge Eiweiß zerstört, so befindet sich der Körper im N-Gleichgewicht. Der Körper vermag sich mit sehr verschiedener Eiweißzufuhr ins Gleichgewicht zu setzen. Mit der Verringerung des Eiweißvorrats geht auch eine stete Verringerung des Umsatzes einher; mit vermehrter Zufuhr hält die Zerlegung immer wieder gleichen Schritt. Erst wenn Fett und Kohlenhydrate neben Eiweiß zugeführt werden, wird der

Eiweißzerfall eingeschränkt, und es kann Eiweißansatz erfolgen. Bei reichlichem Gehalt der Kost an Fett und Kohlenhydraten sinkt der Eiweißbedarf beim Erwachsenen auf ein Minimum von 50—60 g pro Tag, das die N-Ausscheidung im Hunger nur wenig übersteigt. Gleichgewicht wird aber durch so geringe Eiweißzufuhr nur erreicht, wenn der Kraftwechsel bedeutend und die Gesamtnahrung sehr reichlich ist. Unter gewöhnlichen Verhältnissen werden bei gemischter Kost vom Erwachsenen etwa 1,5 g Eiweiß pro kg Körpergewicht zerstört; bei Kindern erheblich mehr (s. unten).

Der Ersatz des zerfallenen Eiweißes muß in vollem Maße durch resorbierbares Eiweiß der Nahrung geschehen. Zu beachten ist dabei, daß die N-Substanz der verschiedenen Nahrungsmittel, aus welcher üblicherweise durch Multiplikation des N mit 6,25 auf Eiweiß umgerechnet wird, in bezug auf ihre Befähigung zum Eiweißersatz sehr ungleichwertig ist. Teils besteht sie aus Nucleinen, die nicht resorbierbar sind; teils aus Lecithinen, die vom Pankreassaft in Neurin, Glycerinphosphorsäure und Stearinsäure zerlegt werden und auf den Kraftwechsel ähnlich wie Fette wirken; teils aus Aminosäuren und Aminen. Auch sind manche pflanzlichen Eiweißstoffe in Hüllen eingeschlossen, die von den Verdauungssäften nicht gelöst werden und daher die Resorbierbarkeit hindern. — Außerdem zeigen die im Darm verdauten Eiweißstoffe offenbar verschiedene Eigenschaften, die für ihre Verwertbarkeit im Körper von Belang sind. Bei der Verdauung werden die Eiweißstoffe durch Trypsin und Erepsin in Spaltprodukte (hauptsächlich Aminosäuren) zerlegt und müssen beim Durchtritt durch die Darmwand erst wieder aufgebaut werden. Aber die Spaltstücke sind für jede einzelne Eiweißart verschieden, und damit der Aufbau der Körpereiweißstoffe möglich ist, müssen die Spaltstücke in richtigem Verhältnis gebildet werden. Daraus ergibt sich, daß beliebige Peptone nicht als Eiweißersatz dienen können; ebensowenig der Leim, der andere Spaltprodukte liefert wie Körpereiweiß (kein Alanin, Überschuß von Glykokoll). Leim und Peptone der Nahrung haben daher nur für den Kraftwechsel bzw. durch Ersparnis von Eiweißzerfall Bedeutung. Ebenso ist z. B. das Gliadin des Weizens nicht in voller Menge zum Ersatz von Körpereiweiß befähigt; denn es liefert bei der Spaltung 37% Glutaminsäure, während Bluteiweiß davon nur 8% ergibt; ein großer Teil der aus dem Gliadin im Darm gebildeten Bausteine bleibt daher ohne Verwendung.

Demnach besteht für die N-Substanz eines jeden Nahrungsmittels eine besondere biologische Wertigkeit, von welcher es abhängt, in welchem Maße der N-Verlust des auf ein N-Minimum eingestellten Menschen durch die betreffende N-Substanz verhütet werden kann. Bezeichnet man die Wertigkeit mit 100, wenn mit ebensoviel N-Substanz, wie in der Nahrung enthalten ist, der N-Verlust ersetzt werden kann, so beträgt die Wertigkeit für:

Rindfleisch	104	Kartoffeln	79
Milch	100	Erbsen	55
Reis	88	Weizenmehl	39

Bei Kartoffelnahrung ist also das N-Gleichgewicht mit sehr viel kleinerer N-Zufuhr herzustellen als bei Brotnahrung (RUBNER, THOMAS).

b) Die Fette.

Reichlichen Gehalt an Fett zeigen die nervösen Zentralorgane und die Nerven, ferner das Knochenmark. Voller Ersatz der zerstörten Fettsubstanz ist hier unbedingt nötig. Für diesen Stoffwechsel scheinen aber die in der Nahrung gebotenen Fette nicht gleichwertig zu sein; nur tierische Fette liefern vollen Ersatz, pflanzliche Fette versagen zum Teil, erhitzte Fette stehen hinter den roh genossenen zurück. An diesen Unterschieden sind wahrscheinlich besonders die Vitamine beteiligt (s. unten).

Für den Kraftwechsel hat das Fett, gemäß seiner hohen Verbrennungswärme, große Bedeutung. Allerdings wird es im Körper schwer zerlegt, für gewöhnlich nur in einer Menge von 50—100 g. Wird darüber hinaus Fett aufgenommen, so wird es bei ruhiger Lebensweise an gewissen Körperstellen, namentlich im Unterhautbindegewebe, in wechselnder und von einer gewissen Grenze ab für das Wohlbefinden nicht nötigen oder sogar schädlichen Menge, abgelagert. Dagegen werden bei Muskelarbeit außerordentlich viel größere Fettmengen zerstört als bei Ruhe; die Steigerung der Fettzerlegung kann das 3—4 fache betragen. Bei dieser Zerlegung erzeugt das Fett 1. bedeutende Mengen von Wärme, 2. wird der Eiweißzerfall wesentlich verringert, wenn Fett neben Eiweiß im Säftestrom zirkuliert. — Von großem Wert ist diese sparende Wirkung des Fettes, wenn die Nahrungszufuhr wegen Krankheit oder aus äußeren Ursachen stark absinkt oder aufhört; dann werden die Fettvorräte des Körpers in beträchtlichem Grade beansprucht, und dadurch die Eiweißstoffe vor stärkerer Zerstörung bewahrt. Eine gewisse Fettreserve ist daher entschieden wünschenswert.

Für den Kraftwechsel scheinen sich alle Fette sowohl der tierischen wie auch der pflanzlichen Nahrungsmittel zu eignen, soweit sie unter 40^0 flüssig und dadurch einer Resorption fähig sind.

Flüssige und des üblen Geruchs wegen als Nahrungsmittel bisher nicht benutzbare Fette (Tran usw.) können neuerdings in geruchloses, festes und hochwertiges Nahrungsfett dadurch verwandelt werden, daß Wasserstoff bei Gegenwart von Ni als Katalysator in das Molekül der ungesättigten Fettsäuren eingelagert wird.

Zur Vertretung des Fettes sind die Fettsäuren sehr gut geeignet, die einen so großen Prozentsatz im Fettmolekül ausmachen, daß sie ungefähr die gleiche ersparende Wirkung ausüben, wie die Fette selbst. Das Glycerin dagegen hat keinerlei Einfluß, weder auf den Eiweiß-, noch auf den Fettumsatz.

c) Die Kohlenhydrate.

Die Bedeutung der Kohlenhydrate liegt fast lediglich in ihrem Einfluß auf den Kraftwechsel. — Mit Eiweiß und Fett gelingt es schwer, den Nahrungsbedarf vollständig zu decken, weil die Grenzen für die Resorption der Fette beim Menschen relativ eng gezogen sind. In der Nahrung wird daher noch ein anderer stickstofffreier Bestandteil in außerordentlich großen Mengen genossen, nämlich die Kohlenhydrate; und zwar sind es von den Hexosen namentlich die Monosaccharide Glucose oder Dextrose, Fructose oder Lävulose und Galaktose; ferner die Disaccharide Rohrzucker und Milchzucker; und Polysaccharide wie Stärke, Dextrin; außerdem Pentosen (mit 5 C-Atomen) und Pentosane (Anhydride der Pentosen), Zuckerarten, die mit HCl oder H_2SO_4 Furfurol liefern (durch Rotfärbung eines mit essigsaurem Anilin getränkten Papiers nachweisbar). Im Körper finden wir aber stets nur Spuren von Kohlenhydraten, kleine Mengen von Glykogen, die gegenüber den 4—500 g genossener Kohlenhydrate völlig verschwinden. Es erklärt sich dies dadurch, daß die Kohlenhydrate unter allen Umständen, bei Ruhe und Arbeit, rasch und vollständig im Körper zerfallen und zu den Endprodukten Kohlensäure und Wasser verbrannt werden. Sie werden also nie zu bleibender Körpersubstanz umgewandelt, ausgenommen wenn bei sehr großen Gaben ein Teil zur Fettbildung verwandt wird.

Bei ihrer völligen und schnellen Verbrennung liefern die Kohlenhydrate: 1. erhebliche Menge Wärme; 2. äußern sie eine den Eiweißumsatz herabsetzende Wirkung, und zwar vollkommener als die Fette; 3. bewirken sie eine geringere Zerstörung des Fettes, und führen häufig eine Ablagerung von Fett im Körper herbei; 4. können sie selbst eine Umwandlung in Körperfett erfahren.

Die Deckung des Kohlenhydratbedarfs geschieht hauptsächlich durch Stärke, die im Darm langsam in resorbierbaren Zucker übergeht, dort also gleichsam ein nachhaltiges Reservoir darstellt, aus welchem der Körper für lange Zeit fortgesetzt kleinere Mengen von Kohlenhydraten in den Säftestrom überführt.

d) Das Wasser.

Das Wasser bildet einen wesentlichen Bestandteil der Organe und Säfte; es ist als Lösungsmittel und zum Transport der löslichen Substanzen von großer Bedeutung; es beteiligt sich ferner an der Wärmeregulierung des Körpers.

Fast stets ist voller Ersatz der ausgeschiedenen Wassermenge erforderlich, und dieser erfolgt vorzugsweise durch Zufuhr von Wasser, kann aber auch durch Zufuhr verbrennbaren Wasserstoffs (Kohlenhydrate usw.) geschehen. Manche Tiere (Pflanzenfresser) kommen nur mit der letzteren Art von Zufuhr und ohne Wassergenuß längere Zeit aus. Für den Menschen ist präformiertes Wasser in Form von Suppen, Breien usw. und als Getränk in einer Menge von 1—2 Liter täglich erforderlich.

Eine unzuträgliche Verminderung der Wasserzufuhr kommt bei freigestellter Nahrungsaufnahme kaum vor; Erhöhung der Wasserzufuhr bewirkt eine starke Verdünnung der Verdauungssäfte, eine Überbürdung des Pfortaderkreislaufs, welche auf die allgemeinen Verhältnisse des Blutdrucks zurückwirkt, dem gesamten Blutgefäßsystem übermäßige Arbeit auferlegt und in ihm leicht Störungen herbeiführt, namentlich wenn bereits geringe krankhafte Veränderungen vorliegen.

e) Die Salze.

Die Salze des Körpers sind 1. wichtig für den osmotischen Austausch zwischen Zellen und umgebender Flüssigkeit; kleine Abweichungen führen oft bedeutsame Wirkungen herbei; 2. sind sie spezifische Bestandteile gewisser Gewebe und Sekrete; Ca, Mg, P sind zum Aufbau des Skeletts nötig, P ist bei der Bildung von Lecithin und Casein beteiligt, Ca bei der Gerinnung von Blut und Milch, Cl bei der Magensaftbildung; 3. liefern sie, namentlich die zweiwertigen Ca-Ionen, dem Protoplasma die für seine Funktion erforderliche Konsistenz; 4. vermögen Eisen- und Mangansalze als Katalysatoren zu wirken.

Werden die ausgeschiedenen Salze des Körpers nicht ausreichend ersetzt, so gibt dieser zunächst eine Zeitlang aus seinem Bestande her; bei andauernd salzarmer Nahrung treten krankhafte Erscheinungen und schließlich der Tod ein. In der üblichen gemischten Kost sind die nötigen Salzmengen gewöhnlich enthalten, während jede einseitige Ernährung, z. B. mit Fleisch- und Mehlpräparaten, Mängel in der Blutbildung zur Folge haben kann, insbesondere beim wachsenden Körper. Für die Lieferung der dem Körper nötigen Salze und für den wünschenswerten Überschuß von Basen sind die grünen Gemüse von besonderer Bedeutung.

Bei völlig gesunden Erwachsenen aus ganz verschiedenen Volkskreisen in Deutschland ist Kalk zu durchschnittlich 1,5 g in der gewohnten Nahrung gefunden (in Japan nur $^1/_3$ davon); diese Menge kann als ausreichend angesehen werden. — Bei ausschließlicher Pflanzennahrung entsteht ein Kochsalzmangel, indem die Kalisalze der Vegetabilien sich mit dem Kochsalz des Körpers umsetzen; es werden Natriumphosphat und Kaliumchlorid gebildet, und es kommt so eine fortgesetzte Verarmung an ClNa zustande. Dieselbe soll auch bei den Phthisikern, die in den Nachtschweißen viel ClNa verlieren, eine bedeutsame Rolle spielen. — Ein Mangel an Kalisalzen infolge ausschließlich animalischer Kost sollte nach früheren Anschauungen Skorbut hervorrufen; doch ist auch bei vor·wiegender Pflanzenkost (Gefangene) oft Skorbut beobachtet. Sicher ist nur, daß genügende Ernährung mit frischen Nahrungsmitteln den Skorbut verhütet und daß reichlicher Genuß frischer Gemüse die Krankheit rasch zu heilen pflegt (s. auch „Vitamine").

Sehr empfindlich scheint der Körper gegen eine zu geringe Zufuhr von Eisen zu sein (Hämoglobinbildung). Das Eisen wird aus der Nahrung in organischen Verbindungen resorbiert (Pyrrholringe), die vorzugsweise in den grünen Gemüsen (Spinat, Bohnen usw.) enthalten sind.

Eine Überschätzung der in pflanzlichen Nahrungsmitteln gebotenen Salze kommt dadurch zustande, daß die durch chemische Analyse gefundenen Mengen ohne weiteres als resorbierbar angenommen werden, was durchaus nicht der Fall ist. Dies gilt auch für die von RAGNAR BERG betonte Wichtigkeit des Verhältnisses zwischen Basen und Säuren. Die von ihm berechneten Basen sind großenteils im menschlichen Darm gar nicht löslich.

f) Die akzessorischen Nährstoffe.

Man bezeichnet damit neuerdings Nährstoffe, die in sehr geringer Menge in der Nahrung aufgenommen werden, denen aber eine wichtige Rolle im Stoff·wechsel des Körpers zufällt, während sie für den Kraftwechsel kaum in Betracht kommen. Zum Teil sind sie notwendig zum Aufbau, zum Teil für die Leistungen gewisser Organe.

Dahin gehören zunächst die Nucleoproteide, die wesentlichsten Bestandteile der Zellkerne. Sie geben bei der Spaltung Eiweiß und Nucleine, diese zerfallen in Kohlenhydrate, Phosphorsäure und Purine; letztere gehen in den Harn über und liefern hier ein Maß des Kernstoffwechsels. Inwieweit der Körper die Nucleoproteide aus ihren wesentlichsten Bestandteilen aufbauen kann, ist ungewiß; vielleicht genügt es, wenn nur diese in der Nahrung enthalten sind.

Ferner gehören hierher die Lipoide, fettähnlich genannt, weil sie in denselben Lösungsmitteln wie Fette löslich sind. Zu ihnen rechnet man vor allem die Lecithine, die eine Fettsäure enthalten, angelagert an eine Phosphorsäure, die mit einer Amino-Äthyl- oder Methylbase verkettet ist. — Sie sind enthalten in allen tierischen Zellen, namentlich im Nervengewebe und Eidotter. Ob sie ausschließlich fertig mit der Nahrung eingeführt werden müssen, ist zweifelhaft; STEPP hat die Frage für Mäuse bejaht, für Vögel verneint. — Zu den Lipoiden gehört auch das Cholesterin, ein krystallisierbarer Alkohol, der reichlich im Stroma der roten Blutkörperchen und, infolge von deren Untergang, in der Leber und Galle enthalten ist. Auch für ihn steht die Notwendigkeit der Zufuhr mit der Nahrung nicht ganz fest.

So haben die verschiedensten Bauelemente und Organe des Körpers, das Chondrin, Glutin, Elastin der Gerüstsubstanzen, die Mucine, Histone usw. ihren spezifischen Bedarf an gewissen Nährstoffen. Für die Erythrocytenbildung müssen die das Hämatin aufbauenden Pyrrholringe als solche oder in ähnlichen Verbindungen in den Körper eingeführt werden; bei Fleischfressern in Form von Blut, bei Pflanzenfressern in Form von Chlorophyll. Außerdem kommen Reizstoffe (Mn-Salze, As) in Betracht. — Für die Knochenbildung ist nicht nur ein genügender Gehalt der Nahrung an Kalk und Magnesia neben reichlichem Alkali nötig, sondern der elementare Phosphor vermag auf das Wachstum der Knochen einzuwirken, ferner beeinflussen endokrine Drüsen ihre Entwicklung, und außerdem greifen unbekannte, in gewissen Fetten der Nahrung enthaltene Substanzen (s. unter ,,Vitaminen"), vielleicht unter Vermittlung durch jene Drüsen, ein. — Ebenso zeigte ZUNTZ, daß auf die Regeneration der Horngebilde, deren Bausteine durch einen starken Schwefelgehalt von anderen Eiweißstoffen unterschieden sind, die Verfütterung der verdaulich gemachten Bestandteile des Horns von Widdern einen bedeutenden Einfluß ausübt. Auch hier spielen Reizstoffe eine Rolle, z. B. As, ferner Kieselsäure, die vielleicht als Bauelement, vielleicht als Wachstumsreiz zu bewerten ist.

Eine andere Gruppe wichtiger Stoffe haben uns hauptsächlich klinische Erfahrungen über ,,Organtherapie" kennen gelehrt. Es sind dies die Substanzen und Endokrete der Hormondrüsen, die auf das Herz, die Gefäße, die Atmungsorgane, die großen Verdauungsdrüsen, das Knochensystem usw. von Einfluß sind und in deren Tätigkeit eingreifen. Hauptsächlich kommen Nebennieren, Hypophyse, Thymus, Schilddrüse und Keimdrüsen in Betracht. Stellen einzelne dieser Drüsen ihre Tätigkeit aus irgendwelchem Grunde ein, so entstehen bei Fortfall der Nebennieren ADDISONsche Krankheit, durch Hypophysenerkrankung Akromegalie (Vergrößerung der hervorragenden Körperteile, Hände, Füße, Gesicht, Zunge), bei Schrumpfung der Schilddrüse Myxödem (Wachstumsverzögerung, Anschwellung der Haut usw.), bei Entartung der Schilddrüse Kropf und Kretinismus. Letztere Entartungen können verhütet werden durch äußerst kleine Mengen Jod, das gewöhnlich in den Erzeugnissen des Bodens, pflanzlichen Nahrungsmitteln und Wasser zur Genüge enthalten ist, aber in manchen Gebirgsgegenden fehlt. In der Schweiz hat sich die Jodierung des zum Genuß bestimmten Kochsalzes bewährt. — Durch eine Nahrung, welche diese Drüsensubstanzen reichlich enthält, kann man unter Umständen die von der Degeneration der Drüse herrührende Erkrankung verhüten oder heilen. Nach überschüssigen Gaben hat man aber auch Überfunktion und damit neue Stoffwechselstörungen (z. B. BASEDOWsche Krankheit nach Verfütterung großer Dosen Schilddrüsensubstanz) beobachtet.

Offenbar sind die akzessorischen Stoffe, die behufs eines normalen Ablaufs des Stoffwechsels in der Nahrung vertreten sein müssen, so mannigfaltig, daß außerordentlich leicht Ausfälle und infolgedessen Störungen entstehen können. Auch die nachfolgend beschriebene Gruppe von Stoffen gehört eigentlich zu der umfassenderen Gruppe der akzessorischen Nährstoffe.

g) Die Vitamine (Nutramine).

Eigentümliche, chemisch bisher nicht definierbare, gegen Kochhitze, scharfes Trocknen, längeres Lagern empfindliche Stoffe, die offenbar nur in geringster Menge in der Kost vorhanden zu sein brauchen, deren völliges Fehlen aber ausgesprochene Krankheitserscheinungen hervorruft. Sie kommen nicht als Spender von Energie und nicht als wirkliche Baustoffe von Zellen in Betracht, sind aber trotzdem zur Aufrechterhaltung des Aufbaus und des Stoffwechsels gewisser Organe unentbehrlich. Die Existenz und lebenswichtige Bedeutung dieser Stoffe („Vitamine", FUNK) konnte erst in den letzten Jahren durch Tierversuche klar erkannt werden.

Zuerst gelang es EYKMANN, eine schwere Polyneuritis an Hühnern und Tauben hervorzurufen, wenn sie mit Reis gefüttert wurden, von dem die Keimlinge entfernt waren; Verfütterung kleinster Mengen von Reiskeimlingen oder Hefe verhütete oder beseitigte die Krankheit bei den Tieren und ebenso die Beri-beri-Krankheit beim Menschen (s. unter „Reis").

Dann haben AXEL HOLST und seine Schüler in zahlreichen Versuchen gezeigt, daß auch für die Entstehung des Skorbuts ähnliche Stoffe ausschlaggebend sind. HOLST entdeckte, daß beim Meerschweinchen charakteristische skorbutische Erscheinungen viel leichter ausgelöst werden als beim Menschen; an ihnen ließ sich daher bequem prüfen, ob und in welchem Maße die verschiedenen Nahrungsmittel das Vitamin enthalten, durch das dem gewöhnlichen Skorbut und dem kindlichen Skorbut, der MÖLLER-BARLOWschen Krankheit, entgegengewirkt wird. Namentlich Citronensaft, Preßsaft aus Rüben und Weißkohl, gekeimte Hülsenfrüchte, frisches Obst bewährten sich als beste Schutzmittel; Getreidekeimlinge und Hefe waren wirkungslos.

Drittens fand HOPKINS, daß junge Hunde mit rein dargestellten Nährstoffen nicht aufgezogen werden können, sondern rachitisch werden; daß die Tiere dagegen gut gedeihen, sobald rohes tierisches Fett, namentlich Lebertran, Butter oder auch frische Milch, Eidotter usw. der Nahrung zugefügt werden. Vielleicht muß auf Grund von neueren Versuchen noch unterschieden werden zwischen dem fettlöslichen rachitisverhütenden Vitamin und dem wasserlöslichen Vitamin, welches das normale Wachstum gewährleistet und vorwiegend in Milch, Hefe und Gemüsen enthalten ist. Die Resultate der zahlreichen Versuche, bei denen Aufzucht ohne Vitamine gelang, sind vermutlich durch die Verwendung nicht sicher reiner Nährstoffe erklärlich. — Auch beim Menschen kann nachweislich durch eine jene Fette enthaltende Kost Rachitis und das Zurückbleiben im Wachstum vermieden werden. —

Weiterhin hat namentlich ABDERHALDEN in zweifellos beweisenden Versuchen die große Bedeutung der Nutramine für die verschiedensten Lebewesen bestätigen und ihren Einfluß sogar auf die Fortpflanzung feststellen können.

In einer zureichenden und namentlich auch für die Aufzucht von Kindern geeigneten Kost müssen daher mindestens drei Vitamine enthalten sein, das rachitisverhütende (der fettlösliche A-Faktor), der gegen Polyneuritis und Beri-beri schützende (B-Faktor) und der Heil- und Schutzstoff gegen Skorbut und BARLOWsche Krankheit (C-Faktor). — Diese Krankheiten bezeichnet man als „Avitaminosen"; oft kommen leichtere Schädigungen, mäßige nervöse Symptome, eine gewisse Schädigung der Blutgefäßwandungen, Fehler in der

Knochenbildung, Anämie, Sehstörungen, mangelhafte Entwicklung des kindlichen Körpers, starke Empfänglichkeit für Seuchen und nervöse und psychische Störungen (Entschlußunfähigkeit, Arbeitsunlust usw.) zur Beobachtung, die auf das Fehlen eines oder mehrerer Vitamine während eines größeren Zeitraums zurückgeführt werden dürfen.

Für die Beschaffung der Vitamine und der anderen akzessorischen Baustoffe braucht der Mensch, so lange die Ernährung in üblicher Weise vor sich geht und besonders die Vielseitigkeit der Nahrung nicht beeinträchtigt wird, keine Sorge zu tragen. Namentlich bei freier Wahl der Kost vollzieht sich die Deckung offenbar unbewußt und ohne besonderes Zutun. Der stark ausgebildete Schmecktrieb des Menschen, die instinktive Abneigung gegen Einseitigkeit der Kost und das weitgehende Verlangen nach Abwechslung und allerhand Zukost von Vegetabilien und Würzstoffen greifen hier mit erfolgreicher Regelung ein.

Die Vitamine, die hauptsächlich in rohen, frischen Vegetabilien enthalten sind, werden mit diesen gewöhnlich ohne weiteres in ausreichender Menge genossen. Die verschiedenen Obstarten, Apfelsinen, Citronen, Tomaten, die Salate, wie Kopfsalat, Kresse, Löwenzahnblätter, ferner Rettiche, Radiese, Zwiebeln, Karotten, Kohlrabi, Spinat usw. enthalten reichlich den B- oder C-Faktor oder beide; Butter, Sahne, Fettkäse, Eier, Lebertran sind geeignet, das antirachitische Vitamin (den A-Faktor) zuzuführen.

Erst wenn die Nahrung einseitig wird, wie es normalerweise beim Säugling und Kleinkind der Fall ist, oder in geschlossenen Anstalten und bei Massenspeisungen, oder wenn aus irgendwelchen Ursachen die Kost Beschränkungen erfährt (Kriege, Blockaden), treten „Ausfallskrankheiten" auf, die auf das Fehlen der akzessorischen Nährstoffe und der Vitamine bezogen werden müssen.

Zu beachten ist, daß die akzessorischen Nährstoffe und die Vitamine keineswegs täglich in der Nahrung zugeführt werden müssen, sondern in Zwischenräumen, die je nach dem im Körper vorhandenen Vorrat und nach der Menge der zeitweise erfolgten Zufuhr kürzer oder länger dauern dürfen. Für manche Stoffe scheint bei vielen Menschen erst nach Monaten, vielleicht Jahren ein merkbarer Mangel einzutreten.

h) Die Genuß- und Reizmittel.

Eine aus den vorgenannten Stoffen zusammengesetzte Nahrung würde nur mit Widerstreben genossen werden, so lange nicht eine Gruppe von Stoffen vertreten ist, die wir regelmäßig in der Nahrung aller Völker beobachten, nämlich die sog. „Genußmittel". Teils versteht man unter dieser Bezeichnung die in der Nahrung enthaltenen oder ihr zugesetzten schmeckenden Stoffe (die schmeckenden Stoffe des gebratenen Fleisches; das Aroma der Früchte; organische Säuren, wie Weinsäure, Citronensäure; auch den Zucker; ferner die sog. Würzmittel, wie Salz, Pfeffer, Senf usw.); teils Substanzen, welche weniger wegen ihres Geschmacks, als vielmehr wegen ihrer anregenden Wirkung auf das Nervensystem genossen werden, sich also mehr als Reizmittel betätigen (Tee, Kaffee, Alkohol, Tabak).

Eine stoffliche Wirkung kommt den meisten dieser Substanzen nicht zu. Größere Gaben von Tee, Kaffee usw. führen zu einer Steigerung des Eiweißumsatzes; für den Alkohol ist eine geringe Eiweiß sparende Wirkung nachgewiesen.

Die Bedeutung der Genußmittel liegt **erstens** darin, daß sie zur **Aufnahme von Nahrung anregen.** Selbst Versuchstiere weisen eine künstlich geschmacklos gemachte Kost hartnäckig zurück, auch wenn ihnen keine andere Nahrung geboten wird. Der Mensch ist insofern noch weit empfindlicher, als gewisse Äußerlichkeiten, ein fremdes Aussehen, ein ungewohnter Geruch, eine unappetitliche Art der Darreichung bereits die Aufnahme der Nahrung hindern; ferner stumpft er sich gegen die gleichen Geschmacksreize außerordentlich leicht ab und verlangt eine häufige Abwechslung derselben. In den Gefängnissen ist nichts mehr gefürchtet als das ewige Einerlei der breiigen Kost und des Hülsenfruchtaromas; und sehr häufig beobachtet man dort den Zustand der „Abgegessenheit", in welchem die gleiche Nahrung hartnäckig verweigert wird, die vor Wochen oder Monaten gern genossen wurde. Dieser zwingende Einfluß der Geschmacksreize auf die Nahrungsaufnahme ist erst in neuerer Zeit richtig gewürdigt worden. Namentlich mit akzessorischen Stoffen und Vitaminen versorgen wir uns nur mit Hilfe der Geschmacksreize der Nahrungsmittel genügend.

Zweitens regen viele unter den Genuß- und Reizmitteln (wie z. B. kleine Dosen Alkohol, Coffein, Nicotin u. a. m.) **Magen- und Darmbewegung** an oder befördern erheblich (wie Zusatz von Kochsalz, Pfeffer, Senf) die **Sekretion der Verdauungssäfte**; in besonderem Maße regen die Extraktivstoffe des Fleisches die Sekretion des Magensaftes an. — Vielleicht können die ätherischen Öle, Senföl, in geringerem Grade Alkohol, Kaffee usw. auch die Zersetzungen im Speisebrei und den Resorptionsmodus etwas beeinflussen.

Drittens sind die eigentlichen Reizmittel noch dadurch wichtig, daß sie **die Empfindung ungenügender Ernährung und Leistungsfähigkeit verdecken.** Ihre die Nerven anregende, den Blutdruck und die Energie steigernde Wirkung steht mit psychischen Eindrücken, begeisternden Ideen usw. auf einer Stufe. In unserer Zeit regen Schaffens und Strebens sind derartige Reizmittel, welche ohne Schlaf oder störende Nahrungsaufnahme die Leistungsfähigkeit des ermüdeten Körpers rasch wieder herstellen, von großer Bedeutung.

Ein Maßhalten in ihrem Gebrauch ist allerdings aufs dringendste angezeigt. Vor allem ist darauf zu achten, daß nicht etwa Gewöhnung an kleine Dosen eintritt, welche zur Anwendung stetig größerer verleitet; ferner darauf, daß der Körper, wenn er durch Reizmittel über das Nahrungs- oder Schlafbedürfnis weggetäuscht wurde, die Nahrungszufuhr und den Schlaf in vollem Maße nachholt. Andernfalls ist eine schnelle und schwer heilbare Verschlechterung des Ernährungszustandes unausbleiblich.

Zu schweren Folgen führt insbesondere der **Alkoholmißbrauch.** Bei anhaltendem übermäßigen Genuß kann er zu Erkrankungen des Herzens, der Leber, der Nieren und des Zentralnervensystems Anlaß geben bzw. diese verschlimmern. Die Folgen mäßigen gelegentlichen Alkoholgenusses werden vielfach übertrieben dargestellt; daß dieser beim normalen Menschen erhebliche Gesundheitsschädigung hervorrufe, daß er die Mortalitätsziffer ungünstig beeinflusse und durch Schädigung des Keimplasmas sogar auf spätere Geschlechter vergiftend wirke, sind Behauptungen, die nicht bewiesen werden konnten. Zweifellos aber hebt der Alkoholgenuß bei vielen Menschen die sittliche Selbstbeherrschung auf; leichtsinnige Handlungen, Roheiten, Vergehen und Verbrechen sind nur zu oft auf Alkoholrausch zurückzuführen.

Über die **Bekämpfung** des Alkoholmißbrauchs und über Fürsorge für Alkoholkranke s. in Kap. VIII.

2. Quantitative Verhältnisse des Kraft- und Stoffwechsels.

a) Erhaltungskostmaß für den Erwachsenen.

Als Mittelzahl für den 24stündigen Nährstoffbedarf erwachsener kräftiger Männer bei körperlicher Arbeit hat Voit 3000 Calorien und unter Berücksichtigung der Verteilung auf die verschiedenen Nährstoffe:

105 g resorbierbares Eiweiß, 56 g Fett, 500 g Kohlenhydrate

vorgeschlagen.

Diese Zahl unterliegt selbstverständlich erheblichen Schwankungen, z. B. durch das Körpergewicht, das Geschlecht (soweit dasselbe Körpergewicht und Arbeitsleistung beeinflußt), das Lebensalter; ferner durch die individuelle Energie und Reizbarkeit; lebhafte, leicht erregte, immer geistig tätige Menschen bedürfen größerer Nahrungsmengen zur Erhaltung ihres Körperbestandes als trägere Temperamente.

Wie viel von den Nährstoffen für den Stoffwechsel, wie viel für den Kraftwechsel erforderlich ist, ist nicht scharf zu trennen. Für den Stoffwechsel lassen sich bis jetzt, außer für die Eiweißstoffe, keine bestimmten Bedarfsmengen feststellen. Hier ist außerdem fast immer mit Vorräten, nicht mit täglicher Zufuhr zu rechnen. Der Kraftwechsel erfordert dagegen eine bestimmte tägliche Calorienzufuhr, die sich auf Fett und Kohlenhydrate verteilt, bei andauernder angestrengter Arbeit aber auch eine Erhöhung der Eiweißzufuhr nicht umgehen kann, weil dann die Muskeln großen Umfang haben und sich stark abnutzen.

Von gewissem Einfluß ist Witterung und Klima. Im heißen Klima ist der Kraftwechsel des Arbeitenden der gleiche wie im kalten Klima. Für den Ruhenden besteht bei mäßiger Ernährung keine wesentliche Änderung im körperlichen Verhalten, dagegen wird der Kraftwechsel in belästigender Weise gesteigert durch Überernährung, besonders durch Eiweißüberschuß. — Im kalten Klima ist energische Wärmeproduktion, ferner die Ablagerung einer gewissen Fettschicht im Körper, welche die Wärmeabgabe einschränkt, von Vorteil; gewöhnlich sind auch ausgiebige willkürliche und unwillkürliche Bewegungen zu bestreiten. Für alle diese Zwecke ist reichliche Nahrungszufuhr erforderlich.

Für die wichtigsten Schwankungen im Erhaltungskostmaß ergibt sich folgende Übersicht:

	Calorien	Verd. Eiweiß	Fett	Kohlenhydrate
Kräftiger Mann bei angestrengter Arbeit . . .	4100	120 g	120 g	600 g
Mittelkräftiger Mann, bei Arbeit (Durchschnittszahl).	2900	90 ,,	50 ,,	500 ,,
Schwächlicher Mann, arbeitend	2600	80 ,,	50 ,,	450 ,,
Schwächlicher Mann, ruhend	2700	70 ,,	40 ,,	350 ,,
Alte Frau, ruhend	1300	60 ,,	30 ,,	200 ,,
Frau zur Zeit der Lactation	3300	130 ,,	100 ,,	450 ,,

Ein Einfluß, der sehr starke Schwankungen hervorruft, ist im Körpergewicht gegeben und kann einigermaßen ausgeglichen werden, wenn man das jeweilige Körpergewicht mit dem Energiequotienten, d. h. mit dem Calorienbedarf pro kg Körpergewicht, multipliziert. Letzterer beträgt für den Erwachsenen bei mittlerem Fettreichtum:

bei Bettruhe und in höherem Alter . . . 20 bis 30 Cal.,
bei mäßiger Arbeit . . . . 40 bis 45 ,,
bei schwerer Arbeit . . . . 50 bis 60 ,,
bei schwerster Arbeit . . . . 65 bis 70 ,,

Auch nach diesem Ausgleich und bei ausschließlicher Berücksichtigung der Körper-kilogramm-Calorien bleiben immer noch je nach Temperament, Arbeitsleistung usw. starke Schwankungen bestehen.

Auf Grund der Feststellungen über den Grundumsatz (vgl. S. 124) und an der Hand von Arbeitsberechnungen und Nahrungsbestimmungen bei verschiedenen Berufen, in verschiedenen Ländern usw. sind folgende Anhaltspunkte für den Calorienbedarf angegeben:

1. Gruppe: Sitzende Beschäftigung (Kopfarbeiter, Kaufleute, Beamte, Aufseher, mit Nähen und Kontorarbeit beschäftigte Frauen) . . . . . . 2200—2400 Cal.
2. „ Sitzende Muskelarbeit (Schneider, Feinmechaniker, Setzer, auch Gehen und Sprechen, wie Lehrer, Hausfrauen) . . 2600—2800 „
3. „ Mäßige Muskelarbeit (Schuhmacher, Buchbinder, Briefträger, Laboratoriumsarbeit, Ärzte) . . . . etwa 3000 „
4. „ Stärkere Muskelarbeit (Metallarbeiter, Maler, Tischler) . 3400—3600 „
5. „ Schwerarbeiter . . . . 4000 Cal. u. mehr
6. „ Schwerstarbeiter . . . . 5000 „ „ „

Die Eiweißziffer ist ähnlichen Schwankungen unterworfen. Für Erwachsene bei leichter Arbeit gilt als Mittelzahl 1,4 bis 1,8 g pro Körperkilogramm. Nach KESTNER schwankt der Eiweißbedarf individuell und nach der Art der Beschäftigung nicht erheblich und ist im allgemeinen beim Erwachsenen mit 100 g einzusetzen.

Eine gewisse Beurteilung der Eiweißernährung kann ferner unter Umständen dadurch erfolgen, daß die aus dem Eiweiß gebildeten Calorien im Verhältnis zu den Gesamtcalorien berechnet werden. Als wünschenswert sind $15^0/_0$ Eiweißcalorien zu bezeichnen; bei reichlicher Eiweißkost steigt die Ziffer bis auf $20^0/_0$; bei vorzugsweise vegetabilischer und knapp zureichender Kost kann sie bis auf etwa $10^0/_0$ der Gesamtcalorien sinken.

Von der Mittelzahl für den täglichen Bedarf einer Bevölkerung ganz verschieden ist der Mindestbetrag von Calorien und Eiweiß, den ein Erwachsener braucht, um für einen kürzeren Zeitraum sein Leben ohne wesentliche Einbuße an lebenswichtiger Körpersubstanz zu fristen. Hierfür genügen im Mittel etwa 1700 Calorien, 50 g Eiweiß, 25 g Fett, 300 g Kohlenhydrate. Auch diese Zahl schwankt indes sehr stark je nach Alter, Ruhe oder Arbeit und auch nach der Zusammensetzung der Kost, dem Anteil der Kartoffeln an der Zufuhr von Vegetabilien (s. S. 198) usw. — Pro Körperkilogramm ist in solcher Fristnahrung der Betrag der Calorien auf 25, der Eiweißzufuhr auf 1 g zu bemessen, Körperruhe vorausgesetzt.

CHITTENDEN, HINDHEDE, HIRSCHFELD, NEUMANN u. a. haben gezeigt, daß Erwachsene sich längere Zeit mit einer bestimmten Nahrung von 2400 bis 3200 Calorien und 40—62 g Eiweiß gesund und leistungsfähig erhalten können. In einem Teil dieser Versuche ist der im Schweiß und Kot ausgeschiedene N nicht berücksichtigt, und nach dieser Korrektur geht der Eiweißumsatz erheblich über den Gehalt einer Fristnahrung hinaus. Außerdem ist aber wohl zu unterscheiden zwischen der für die freilebende Bevölkerung allein in Betracht kommenden Mittelzahl des Bedarfs, die jeder wechselnden Zusammensetzung der nach Instinkt und Geschmacksreizen frei gewählten Kost und dem täglich wechselnden Kräfteverbrauch Rechnung tragen und selbstverständlich Sicherheitszuschläge enthalten muß, und andererseits der Mindestziffer, die in einer genau bekannten abgemessenen Ration enthalten ist und bei fortwährender Beobachtung des Körpers zu dessen Erhaltung eine Zeitlang ausreicht. Physiologische Versuche über die unterste Grenze der Deckung des Nahrungsbedarfes ergeben keine Normen für die Volksernährung. Bei dieser muß damit gerechnet werden, daß bald eine Luxuszufuhr wohlschmeckender Nahrungsmittel stattfindet, bald ein Fehlbetrag entsteht, weil vielleicht nur Nahrung aufgenommen wird, die wohl gute Geschmacksstoffe, aber wenig Nährstoffe enthält, und daß heute angestrengteste Arbeit geleistet werden muß, während dann wieder Tage der Ruhe und geringeren Bedarfs folgen.

v. PIRQUET hat versucht, eine andere Bedarfsberechnung einzuführen. Als Grundmaß für den Nährwert dient ihm eine Milch, von welcher 1 g bei der Verbrennung im menschlichen Körper 0,667 Calorien liefert; 1 g einer solchen Milch soll kurz bezeichnet werden als „nem" (Nahrungs-Einheit-Milch). Das Maß ist also ebenso einseitig wie die Calorienrechnung nur auf den Kraftwechsel zugeschnitten und bedeutet keinen wirklichen Fortschritt. — Für den Bedarf des Menschen an Nahrung soll die Resorptionsfähigkeit des Darms maßgebend sein, die von der Fläche des Darmkanals abhängt. Letztere soll sich ergeben aus der Sitzhöhe des Individuums (Rumpflänge vom Scheitel bis zur Sitzfläche); die Länge des

Darmkanals soll = 10mal die Sitzhöhe, die Darmfläche = Si² (Siqua) betragen. Nach v. Pirquets Beobachtungen ist das Maximum der Nahrung, das der Darm eben noch verträgt = 1 nem pro Siqua; das Minimum $^3/_{10}$ davon; das Optimum wechselt sehr. — Die Unterlagen dieser Bedarfsberechnung sind nicht sicher, die eigentümlichen Bezeichnungen unnötig. Vorteile des neuen „Systems" sind kaum erkennbar.

b) Kostmaß für den wachsenden Körper.

Für das Wachstum des menschlichen Körpers ist namentlich in der ersten Zeit nach der Geburt Zufuhr relativ großer Nahrungsmengen erforderlich. Zwar ist beim Menschen im Vergleich zu anderen Tieren die „Wachstumsintensität" auffallend gering, d. h. die Zeit, welche bis zur Verdoppelung des Gewichtes verstreicht, ist sehr lang: bei der Maus 4 Tage, beim Hund 8, beim Rind 47, beim Pferd 60, beim Menschen 180 Tage. Aber der Calorienverbrauch bis zur Verdoppelung beträgt beim Menschen 29 000 Calorien, dagegen bei den vorgenannten Tieren nur etwa 4000 Calorien; und der „Nutzungsquotient", der angibt, wieviel von 100 Calorien Nahrung zum Aufbau verwendet wird, beziffert sich bei jenen Tieren auf 30—40, beim Menschen nur auf 5 (Rubner).

Die Zunahme des Körpergewichts ist weitaus am bedeutendsten in den ersten 3—4 Lebensmonaten; von da ab beginnt der Verlauf der Kurve sich allmählich abzuflachen, bis zwischen dem 13. und 16. Jahre nochmals ein steileres Ansteigen erfolgt, so daß im 16. Jahre die tägliche Gewichtszunahme derjenigen des 4.—5. Lebensmonats gleichkommt.

Es würde jedoch irrig sein, wollte man ausschließlich oder wesentlich aus der Gewichtszunahme die Notwendigkeit einer erheblich gesteigerten Nahrungszufuhr ableiten. Dazu ist der Nutzungsquotient zu gering. Auf feste Substanz berechnet, setzt das zehnwöchige Kind täglich etwa 8 g Eiweiß an, die im 5. Teil der täglich aufgenommenen Nahrung enthalten sind.

Der hauptsächlichste Grund für das relativ große Nahrungsbedürfnis des jugendlichen Körpers liegt vielmehr darin, daß infolge der relativ größeren Oberfläche die Wärmebildung auf die Körpergewichtseinheit berechnet bedeutend höher ist als beim Erwachsenen. Kinder im Alter von 3—7 Jahren scheiden pro 1 kg Körpergewicht mehr als doppelt so viel Kohlensäure aus als Erwachsene, und ein fünfwöchiges Kind liefert pro kg und Tag 80—100 Calorien gegenüber 40 Calorien beim Erwachsenen. Sichere Deckung des Bedarfs ist daher im kindlichen Alter besonders wichtig, aber bei der Verschiedenartigkeit der Untersuchungsergebnisse vorläufig nur in weiten Grenzen zu normieren. Aus dem Kostmaß gesunder Kinder haben sich folgende Zahlen für den Bedarf des frühesten Kindesalters ergeben:

Alter	Bedarf pro 1 kg Körpergewicht			
	Eiweiß	Fett	Kohlenhydrate	Calorien
3. Tag	2,4 g	2,8 g	2,9 g	47,8
Ende der 1. Woche	3,7 „	4,3 „	4,4 „	73,2
„ „ 3. „	4,8 „	5,0 „	5,7 „	89,6
„ „ 8. „	4,5 „	5,2 „	5,4 „	88,6
„ des 5. Monats	4,5 „	4,8 „	5,6 „	86,2
„ „ 12. „	4,0 „	4,0 „	8,0 „	86,2
„ „ 18. „	4,0 „	3,5 „	9,0 „	85,8
„ „ 2. Jahres	4,0 „	3,0 „	10,0 „	85,3

Für älte re Kinder, bei denen die Ernährung, namentlich in den Jahren der Pubertätsentwicklung, auch noch sorgfältig zu überwachen ist, ist es noch schwieriger, auf Grund der vorliegenden Literatur die für die einzelnen Alter erforderlichen Nahrungsmenge und -Zusammensetzung anzugeben. „Die einen Autoren haben nur gesunde Kinder ausgewählt, die anderen Durchschnittskinder beobachtet, die einen haben bestimmte Ernährung vorgeschrieben, die anderen freie Wahl gelassen, den einen kommt es auf Stoffwechseluntersuchungen, den anderen auf ernährungsstatistische Fragen an usw. Nur in wenigen Arbeiten finden sich über Gesundheits- und Wachstumsverhältnisse der untersuchten Kinder genügend genaue Angaben, und nur in wenigen Arbeiten sind die Lebensverhältnisse hinreichend geschildert" (CZERNY und KELLER). Unter all' diesen Vorbehalten ist die nachstehende Tabelle zu verwerten, welche aus der gesamten Literatur zusammengestellt wurde und immerhin ein ungefähres Bild geben kann:

Alter Jahre	Calorienbedarf		Alter Jahre	Calorienbedarf	
	Knaben	Mädchen		Knaben	Mädchen
0— 1	700	700	10—11	2100	1900
1— 2	900	900	11—12	2200	2000
2— 3	1100	1100	12—13	2300	2000
3— 4	1300	1300	13—14	2400	2100
4— 5	1400	1400	14—15	2500	2200
5— 6	1500	1500	15—16	2600	2300
6— 7	1600	1600	16—17	2700	2300
7— 8	1700	1700	17—18	2800	2400
8— 9	1800	1800	18—19	2800	2400
9—10	2000	1900	19—20	2800	2400

Bei Kindern, welche viel körperliche Bewegung im Freien haben, pflegt in dieser Zeit Appetit und Verdauungskraft derartig zu sein, daß sie auch ohne besondere Auswahl der Kost stets die ausreichenden Nährstoffe erhalten. Bei mehr ruhiger, sitzender Lebensweise (Schüler höherer Lehranstalten, Handwerkerlehrlinge usw.) kann dagegen Fürsorge für einen ausreichenden Gehalt der Nahrung an Eiweiß, Fett, Salzen (Eisen) und Vitaminen wohl erforderlich werden, wenn nicht der Grund zu dauernden Ernährungsstörungen gelegt werden soll.

3. Anforderungen an die sonstige Beschaffenheit einer zureichenden Kost.

Die tägliche Kost soll nicht nur die nötigen Nährstoffe enthalten und genügende Geschmacksreize in entsprechender Abwechslung bieten, sondern muß noch folgenden Forderungen genügen:

1. soll die Nahrung gut ausnutzbar und leicht verdaulich sein;

2. soll sie durch entsprechende Zubereitung verdaulicher und schmackhafter gemacht werden, darf aber beim Aufbewahren und Zubereiten keine schädlichen Bestandteile, Parasiten, Fäulnisgifte, metallische Gifte usw. aufnehmen;

3. soll sie Sättigung gewähren, die zum Genuß geeignete Wärme haben und in zweckmäßiger Weise auf Mahlzeiten verteilt werden;

4. müssen Beschaffenheit und Ursprung der Nahrung einwandfrei sein, insbesondere darf keine Verfälschung oder Vermischung mit gesundheitsschädlichen oder minderwertigen Stoffen vorliegen.

a) Die Verwertbarkeit und Verdaulichkeit der Nahrungsmittel.

Früher stützte man sich bei Abschätzung des Nährwertes der einzelnen Nahrungsmittel lediglich auf die Ergebnisse der chemischen Analyse. Aber in unseren Verdauungsorganen verhalten sich die Nahrungsmittel anders als bei der chemischen Analyse. Oft sind die Nährstoffe in Cellulosehüllen eingeschlossen, welche im Darm nicht gelöst werden, so daß unresorbierte Reste im Kot auftreten; namentlich aber sammeln sich im Kot Verdauungssäfte, Galle, Darmschleim, Darmepithelien, die als „Stoffwechselprodukte" jenen Nahrungsresten gegenübergestellt werden müssen. Ihre Menge wird besonders gesteigert durch vegetabilische Zellmembranen, die teils mechanisch reizend wirken, teils anregende Extraktivstoffe enthalten. Der calorische Wert bzw. der N-Wert dieser Produkte muß selbstverständlich von dem der aufgenommenen Nahrung in Abzug gebracht werden (PRAUSSNITZ, RUBNER).

Bei Stoffwechselversuchen sind dementsprechend nicht nur der Brennwert, N-Gehalt usw. der eingeführten Nahrung, und der N-Gehalt des Harns und Schweißes zu bestimmen, sondern es ist auch eine Analyse des zu einer Nahrung gehörigen Kots hinzuzufügen. Um zu erkennen, welche Faeces zu einer bestimmten Nahrung gehören, führt man vor und nach dem Genuß der Versuchsnahrung sog. markierende Stoffe ein, die dem betreffenden Kot ein charakteristisches Aussehen geben, z. B. Preißelbeeren, Kohle, große Mengen Milch. — Eine Trennung der unverdauten Nahrungsreste des Kots von den in ihm enthaltenen Stoffwechselprodukten läßt sich einigermaßen dadurch ermöglichen, daß letztere in salzsaurem Alkohol und in kochendem Chloralhydrat gelöst werden. Bei animalischer Nahrung besteht der Kot fast nur aus Stoffwechselprodukten und 1 g organische Substanz des Kots ergibt dann im Mittel 6,2 Calorien; unverdaute Zellmembran liefert pro 1 g 4—4,5 Cal., drückt also den Brennwert entsprechend dem Grade ihrer Beimengung allmählich herunter (RUBNER).

In zahlreichen Versuchen hat sich ergeben, daß die Verwertung der Nährstoffe individuell wenig verschieden ist, daß aber namentlich je nach der Beschaffenheit der Nahrung große Schwankungen auftreten. Ein zu großes Volum setzt die Verwertung herab; ebenso wirken bei manchen Individuen übergroße Fettmengen; ferner große Mengen von Kohlenhydraten, in denen sich Gärungen entwickeln. Auch manchen Bakterienarten kommt eine reizende und kotsteigernde Wirkung zu. Vor allem steigert aber der Gehalt der pflanzlichen Nahrung an Zellmembran die Stoffwechselprodukte im Kot; im Durchschnitt bis 36% der Calorienzufuhr. — Auch die Mischung verschiedener Nahrungsmittel und die Zubereitung ist von erheblichem Einfluß auf die Resorption.

Die Zellmembran ist für den Menschen nicht etwa als völlig unverdaulich anzusehen; der Mensch resorbiert bei Gemüse und Obst etwa 80% der Zellmembran, beim Brot 45%; von den drei Komponenten der Zellmembran: Cellulose, Pentosane und Restsubstanz (Lignin usw.) werden beim Brot die Pentosane am besten resorbiert, während bei Gemüse und Obst die Verdaulichkeit der Cellulose gleich groß ist (RUBNER).

Trotz der großen Schwankungen lassen sich gewisse Mittelwerte für die Verwertbarkeit der Nahrungsmittel im Darm aufstellen. Ältere Versuche RUBNERs ergaben folgende Zahlen:

Verlust durch den Kot in Prozenten der Nahrungsaufnahme.

Nahrungsmittel	Von der Trocken-substanz	Vom Eiweiß	Vom Fett	Von den Kohlen-hydraten
Gebratenes Fleisch	5,3	2,6	—	—
Fischfleisch	4,3	2,5	—	—
Harte Eier	5,2	2,6	4,4	—
Milch	8,8	7,1	5,3	—
Weizenbrot (feinstes Mehl)	4,2	21,8	—	1,1
Roggenbrot, grobes Mehl	13,1	36,7	—	7,9
„ aus ganzem Korn	20,9	46,6	—	14,4
Makkaroni	4,3	17,1	—	1,2
Reis (Risotto)	4,1	20,4	—	0,9
Bohnen	18,3	30,2	—	—
Kartoffelbrei	9,5	30,5	—	7,4
Gelbe Rüben	20,7	39,0	—	18,2

Von neueren Zahlen desselben Autors sei eine Tabelle angeführt, welche die Resorption der Proteinstoffe einiger Vegetabilien in Prozenten der Zufuhr angibt:

Feines Weizenmehl . . . 94%   Mohrrüben 84%

Roggen, 65% Ausmahlung 81%   Kohlrüben 74%

Roggen, 82% Ausmahlung 78%   Äpfel 33%

sowie eine Übersicht a) des im Calorimeter festgestellten Caloriengehalts und b) des physiologischen Nutzeffekts von 100 g Trockensubstanz:

Nahrungsmittel	a	b	Nahrungsmittel	a	b
Brot, 30% Ausmahlung . .	385	384	Kartoffeln	360	337
Brot, 75% Ausmahlung . .	362	356	Kohlrüben.	315	240
Vollkornbrot.	344	325	Wirsingkohl	214	105

Bei der Beurteilung namentlich der vegetabilischen Nahrungsmittel sind diese Einschränkungen ihrer Verwertbarkeit stets nach Möglichkeit zu berücksichtigen.

Von der Ausnutzbarkeit und Verwertbarkeit verschieden ist die Leichtverdaulichkeit der Nahrungsmittel. Unter einem leicht verdaulichen Nahrungsmittel verstehen wir ein solches, welches, auch in größerer Menge genossen, rasch resorbiert wird und selbst bei empfindlichen Menschen keine Belästigung in den Verdauungswegen hervorruft. Dasselbe Nahrungsmittel (z. B. Käse) kann gut ausnutzbar, aber schwer verdaulich sein; harte und weiche Eier, Stärke und Zucker sind in gleichem Grade ausnutzbar, aber in bezug auf die Schnelligkeit der Verdauung erheblich verschieden.

Als leicht verdaulich sind namentlich gut zerkleinerte, von den Verdauungssäften leicht zu durchdringende, fett- und cellulosefreie Nahrungsmittel zu bezeichnen. Für schwer verdaulich gelten konzentrierte, stark fetthaltige, ferner kompakte Nahrungsmittel, welche dem Durchdringen der Verdauungssäfte viel Widerstand entgegensetzen, oder solche, die durch ihre chemische Beschaffenheit den Magen oder Darm in ungewöhnlichem Maße reizen. — Auch auf die Leichtverdaulichkeit einer Nahrung ist deren Zubereitung von großem Einfluß.

b) Aufbewahrung und Zubereitung der Nahrungsmittel.

Bei der Aufbewahrung der rohen und zubereiteten Nahrungsmittel muß darauf gesehen werden, daß sie keinerlei fremde Gerüche, schädliche Stoffe und namentlich keine Infektionserreger aufnehmen können. Besondere, reinlich gehaltene und mit ins Freie gehenden Fenstern versehene, von den Wohn- und Schlafräumen getrennte Vorratsräume sind dazu unerläßlich, fehlen aber nicht selten in städtischen Häusern. — Da ferner die meisten Nahrungsmittel, besonders die animalischen, rascher Zersetzung durch Saprophyten unterliegen, sind entwickelungshemmende Mittel anzuwenden, wenn ein Aufbewahren der Nahrungsmittel beabsichtigt ist. Hierzu eignet sich vor allem die Kälte; Keller von ausreichender Tiefe oder Eisschränke finden am häufigsten Anwendung. Zu beachten ist, daß in den Eisschränken die Speisen höchstens auf $+7^0$ abgekühlt werden, daß also die Bakterienentwicklung keineswegs ganz aufhört, sondern nur verzögert wird; die Speisen sind daher nur eine begrenzte Zeit haltbar. Ferner muß die Luft der Aufbewahrungsräume möglichst trocken sein, da sonst leicht Verschimmelung eintritt; auch durch Ozonisierung der Luft hat man in Kühlhallen dieser Gefahr vorgebeugt.

Eine längere Haltbarkeit von Nahrungsmitteln sucht man zu erreichen durch Erhitzen in geschlossenen Gefäßen oder durch Trocknen oder durch Zusatz von Chemikalien; im ersteren Falle sollen die vorhandenen Bakterien abgetötet und der Zutritt neuer Keime verhindert werden, bei den übrigen Verfahren geht man hauptsächlich darauf hinaus, das Nahrungsmittel nur ungeeignet zur Wucherung von Gärungserregern zu machen.

Erhitzen in geschlossenen Gefäßen ist am längsten bekannt in der Form des Appert-schen Verfahrens, das für Fleisch, Gemüse, Milch usw. angewendet wird. In Blechbüchsen wird das Nahrungsmittel zunächst offen gekocht, dann werden die Büchsen zugelötet und die Erhitzung noch bis zur völligen Abtötung aller Keime fortgesetzt. — Für den Haushalt ist dies Verfahren sehr erleichtert durch die Benutzung von Weck gläsern: Auf den oberen Rand des gefüllten Glases wird ein Gummiring gelegt und auf diesen ein Glasdeckel, der zunächst nur durch eine Feder von oben her schwach angedrückt wird, so daß der Dampf während des Kochens entweichen kann. Bei der nach beendetem Kochen erfolgenden Abkühlung kommt es im Glase zur Kondensation von Wasserdampf und damit zu einer Druckverminderung, so daß durch den äußeren Luftdruck der Deckel keimdicht angepreßt wird. — In ausgedehntem Maße anwendbar ist auch das Trocknen, z. B. für Kartoffeln, Gemüse, Obst, Fleisch usw. Meist läßt man höhere Wärmegrade einwirken, und bedenkliche Bakterien pflegen dabei abgetötet zu werden. Nach einem neueren Verfahren von Krause werden breiige und flüssige Nahrungsmittel oder zubereitete Speisen (Suppen, Kaffee usw.) in einem mit heißer trockener Luft erfüllten Raum in Form feinster Tröpfchen verschleudert, die unter diesen Umständen schnellstens ihr Wasser verdunsten und als feines Trockenpulver niederfallen. Dabei erfahren sie keine nennenswerte Erhitzung, weil derselben die Wärmebindung durch die Verdunstung entgegenwirkt. In diesen Trockenpulvern ist der Wohlgeschmack besser erhalten, aber es bleibt auch ein ursprünglich vorhandener Keimgehalt unverändert. — Von Chemikalien kommen hauptsächlich in Betracht: Wasserstoffsuperoxyd (für Milch), Formaldehyd (Fleischwaren, Milch), schweflige Säure und Sulfite (Hackfleisch, Dörrgemüse, Wein), Benzoesäure (Margarine, Hackfleisch), Salicylsäure (Fischkonserven, Früchte), Borsäure (Fischkonserven), Flußsäure und deren Salze (Fruchtsäfte, Marmelade) u. a. m. — Im allgemeinen wird die hygienische Beurteilung dieser chemischen Konservierungsmittel angesichts der Unmöglichkeit, die Zusatzmenge in jedem Einzelfall zu kontrollieren, dahin lauten müssen, daß alle bei längerem Genuß, namentlich bei Kindern und Kranken, Schaden anrichten können, wenn dies auch in den meisten Fällen nicht geschehen wird. Außerdem werden die Mittel gewöhnlich Nahrungsmitteln dann zugesetzt, wenn eine Bakterienwucherung oder eine sonstige Minderwertigkeit verdeckt werden soll, die häufig auch trotz des Zusatzes bestehen bleibt. Die Gesetzgebung verbietet daher mit Recht alle solche Mittel. Nur in Zeiten, wo der Gesichtspunkt überragende Bedeutung hat, alle Nahrungsmittel, die sonst verderben würden, nach Möglichkeit genießbar zu erhalten, z. B. in der Kriegszeit, wird man konservierende Zusätze oft als das kleinere Übel in Kauf nehmen müssen. — Genaueres s. bei Milch, Fleisch usw.

Eine Zubereitung der Nahrungsmittel ist notwendig, einmal um die Speisen schmackhafter zu machen, so daß sie zum Genuß anregen; dann um sie ausnutzbarer und leichter verdaulich zu machen.

Dieser Zweck wird erreicht a) durch Abtrennen der Abfälle. Die aus grober Cellulose bestehenden Hüllen der Gemüse, die Sehnen und Fascien des Fleisches usw. werden entfernt. Über die Menge der Abfälle s. die Tabelle S. 144. b) Durch mechanisches Bearbeiten. Klopfen des Fleisches sprengt die Bindegewebshüllen; Zerkleinern und Zermahlen bewirkt bei vegetabilischen Nahrungsmitteln eine Trennung der das Eiweiß und die Stärke einschließenden Hüllen, vergrößert die Oberfläche und arbeitet dem Kauen der Nahrung vor. c) Durch Kochen mit Wasser, Dämpfen, Braten, Backen werden Cellulosehüllen gesprengt, Stärkekörner in lösliche Stärke oder Dextrin übergeführt, das Eiweiß zum Gerinnen gebracht. Die Nahrungsmittel verlieren dabei teils Wasser, teils nehmen sie mehr Wasser auf. Manche lösliche Stoffe gehen in das Kochwasser über. — Anhaftende Parasiten und Infektionserreger werden vernichtet. d) Durch Gärungsprozesse, mittels deren Brotteig, Backwerk usw. aufgetrieben und gelockert, oder Fleisch oder cellulosereichere Vegetabilien verdaulicher gemacht werden (Einlegen von Fleisch in saure Milch; Gärung des Sauerkohls).

Sehr günstig wirken vielfach in öffentlichen Anstalten angewendete Kochverfahren, bei denen man Dampf von etwa 70^0 sehr lange auf die Speisen einwirken läßt. Ein Anbrennen, Überkochen usw. kann nicht stattfinden, die Beaufsichtigung ist daher sehr einfach; ferner findet kein Auslaugen der Speisen statt. Fleisch wird zart und saftig, Gemüse werden völlig weich, die Stärke wird besser aufgeschlossen. Nur über zu einförmigen Geschmack wird häufig geklagt.

Für kleine Haushaltungen erreicht man Ähnliches durch Verwendung der Kochkiste, d. h. einer Kiste, in deren Mitte die zum Sieden erhitzte Speise eingesetzt wird, während zwischen Topf und Wandungen der Kiste dicke Lagen schlecht wärmeleitenden Materials, Holzwolle, Papierballen u. dgl., eingeschaltet sind. Die Temperatur der Speisen hält sich stundenlang auf $80-90^0$; Gemüse können in dieser Weise langsam und sicher gar und weich werden. Das Füllmaterial, das den Geruch der Speisen annimmt, muß von Zeit zu Zeit erneuert werden. — Auch Thermophore, bei denen durch einen luftleer gemachten Mantelraum die Wärmeleitung möglichst verlangsamt ist, lassen sich in gleicher Weise verwenden, sind aber ziemlich teuer.

Bezüglich des Materials der Kochgeschirre ist Vorsicht geboten, da nicht selten Gifte aus denselben in die Speisen übergehen und zu Vergiftungen Anlaß geben.

Kupfer- und Messinggefäße sind mit Vorsicht zu verwenden. Dieselben dürfen nur in völlig blankem Zustande ohne jeden Ansatz von sog. Grünspan zum Kochen benutzt werden. Sauere Speisen dürfen überhaupt nicht in Kupfergeschirren bereitet, verschiedenste mehl- und zuckerhaltige Speisen nicht in denselben aufbewahrt werden, weil durch allmähliche Bildung organischer Säuren Kupfer gelöst werden könnte. Zweckmäßig kommen nur verzinnte oder besser vernickelte Kupfergeschirre in Gebrauch. — Verzinnte Kochgefäße, Konservenbüchsen usw., ferner glasierte bzw. emaillierte irdene oder eiserne Gefäße enthalten oft Blei. Über die hierdurch gebotenen Vorsichtsmaßregeln siehe Kap. IX. — Vernickelte Gefäße lassen in sauren Speisen geringe, aber unschädliche Spuren von Nickel übergehen. Ähnlich verhalten sich Aluminiumgeschirre.

Da mit den Nahrungsmitteln vielfach Krankheitserreger eingeschleppt werden, ist peinlichste Reinlichkeit in bezug auf alle Küchengerätschaften und gelegentliche Desinfektion mit kochender Sodalösung erforderlich.

c) Sättigung und Nahrungsvolum.

Zur Sättigung eines Erwachsenen ist im Mittel eine Tagesmenge von 1800 g fertig zubereiteter Speise erforderlich, doch kommen bedeutende Abweichungen je nach der Art der Nahrung vor.

Unter Sättigungswert einer Nahrung versteht man die Zeit, während deren sie bis zum Verlassen des Magens die Verdauungsorgane in Anspruch nimmt (Kestner). Sättigungsgefühl besteht bei Fülle des Magens und Salzsäure-Sekretion. Fördernd auf die Entleerung des Magens wirken Nahrungsaufnahme, Wohlgeschmack (psychische oder Appetitsmotilität) und Dehnung des Magens; fördernd auf die Magensaftsekretion wirkt wiederum Nahrungsaufnahme und Wohlgeschmack (psychische oder Appetitssekretion), ferner ein Hormon der Schleimhaut des Antrum pylori, das durch Fleischextraktivstoffe aktiviert wird; hemmend auf beides die Anwesenheit von Salzsäure und von Fett im Dünndarm, welche Kontraktionen des Dünndarms und auch des Sphincter pylori auslösen; ferner feste Körper vor dem Pylorus.

Bei Fleischnahrung steigert sich die durch Hormonwirkung zustande kommende Magensaftsekretion und dementsprechend die Sättigung mit der Menge des genossenen Fleisches, während bei pflanzlichen Nahrungsmitteln nur die Sinnesreize anregend wirken und keine Steigerung durch die Menge erfolgt. Fleisch hält daher am besten vor und ist namentlich bei längeren Nahrungspausen geeignet. Die beste Dauerwirkung kommt durch ein Gemenge von Fleisch und stärkehaltiger Nahrung zustande. — Milch steht dem Fleisch in der Wirkung am nächsten, namentlich bei Fettreichtum. Magere Fische haben niedrigen Sättigungswert, da die Fleischextraktivstoffe fehlen, fette sättigen besser. Brot hat geringen Sättigungswert außer bei Fettaufstrich. Gleichen Mengen Mehl in Brei- und Suppenform ist es erheblich überlegen; bei Suppen dehnt die große Flüssigkeitsmenge den Magen und beschleunigt dadurch seine Bewegungen. Kartoffeln haben höheren Sättigungswert als gleiche Calorien oder gleiche Trockensubstanz in Form von Brot (Cohnheim, Kestner).

Das Volum, in welchem die einzelnen Speisen die gleichen Mengen von Nährstoffen gewähren, hängt ab von den nach der Bereitung vorhandenen Wassermengen. Im allgemeinen sind die animalischen Nahrungsmittel die konzentrierteren, weil sie bei der Zubereitung noch Wasser verlieren, während die Vegetabilien als fertige Speise sehr viel mehr Wasser enthalten als im Rohzustande. Es enthält:

Rindfleisch, frisch	. . 75% Wasser		Weizenmehl	13% Wasser
,,	gekocht . 57 ,,	,,	Weizenbrot	38 ,,	,,
,,	gebraten . 59 ,,	,,	Erbsen, roh	14 ,,	,,
Kalbfleisch, frisch	. . 78 ,,	,,	Erbsenbrei	73 ,,	,,
,,	gebraten . 62 ,,	,,	Erbsensuppe	90 ,,	,,
			Kartoffel, roh	75 ,,	,,
			Kartoffelbrei	78 ,,	,,

Leguminosen, Kartoffeln und die meisten anderen Gemüse, die als fertige Speise stets 80% Wasser und mehr enthalten, können überhaupt nicht über ein gewisses Maß hinaus genossen werden, weil sonst das Volum der Gesamtnahrung ganz abnorm vermehrt und die Ausnutzung wesentlich herabgesetzt werden würde. Nur für Kranke und Kinder ist daher eine länger dauernde Ernährung mit leicht verdaulicher vegetabilischer Nahrung von flüssiger oder breiiger Konsistenz zu empfehlen.

Als normale Temperatur der Nahrung ist für den Säugling eine solche zwischen $+35$ und 40°, für den Erwachsenen zwischen $+7$ und 55° zu bezeichnen. — Vor gewohnheitsmäßigem Eisgenuß in der warmen Jahreszeit ist zu warnen, ganz abgesehen von der Infektionsgefahr durch unreines Roheis.

Die zweckmäßigste Verteilung der Mahlzeiten schwankt beim Gesunden nach der Beschäftigung und nach der Art der Kost. Bei körperlicher Arbeit und vorzugsweise vegetabilischer, voluminöser Kost sind häufigere (5) Mahlzeiten zweckmäßig, in der Tagesmitte die stärkste, welche ungefähr die Hälfte der ganzen Tagesmenge umfaßt. Bei geistiger Arbeit und eiweiß- und fettreicher Kost ist die englische Sitte, früh eine reichliche Fleischmahlzeit, im Laufe des Tages nur einmal leichte Speisen und die Hauptmahlzeit am späten Nachmittag bzw. Abend einzunehmen, empfehlenswerter.

Bei Arbeitern sind im Mittel 40—50% der täglichen Eiweißmenge, 50—60% des Fettes, 30% der Kohlenhydrate in der Mittagsmahlzeit gefunden; etwa je 30% vom Eiweiß, vom Fett und von den Kohlenhydraten entfallen auf die Abendmahlzeit; der Rest der Kohlenhydrate verteilt sich in Form von Brot auf die verschiedenen kleinen Mahlzeiten.

d) Schutz gegen Verfälschung der Nahrungsmittel.

Früher waren in Deutschland minderwertige und gefälschte Nahrungsmittel so verbreitet, daß versucht werden mußte, durch gesetzliche Bestimmungen den Verkehr mit Nahrungsmitteln, Genußmitteln und Gebrauchsgegenständen zu regeln. Das Gesetz (vom 14. Mai 1879) gestattet den Polizeibeamten, von feilgehaltenen Nahrungsmitteln Proben zum Zweck der Untersuchung zu entnehmen. Es sind ferner eine große Anzahl von besonderen Untersuchungsanstalten eingerichtet, an denen „Nahrungsmittelchemiker" angestellt sind, die sich einer besonderen Prüfung unterzogen haben. In diesen Anstalten erfolgt die Untersuchung der entnommenen Proben, und zwar teils darauf, ob minderwertige oder gefälschte Ware vorliegt, besonders aber darauf, ob mit der Fälschung Gesundheitsgefährdung verbunden ist. Das Gesetz verhängt Strafen für denjenigen, „welcher zum Zweck der Täuschung im Handel und Verkehr Nahrungs- und Genußmittel nachmacht oder verfälscht, oder wer wissentlich verdorbene oder nachgemachte oder verfälschte Nahrungs- und Genußmittel unter Verschweigung dieses Umstandes verkauft oder feilhält"; es sieht ferner schärfere Strafen für den Fall vor, daß der Genuß der betreffenden Nahrungs- und Genußmittel die menschliche Gesundheit zu schädigen geeignet ist. — Genaueres siehe bei den einzelnen Nahrungsmitteln.

4. Begutachtung der Kost von einzelnen Menschen oder Menschengruppen.

Häufig hat der Arzt festzustellen, ob eine Nahrung für Gesunde oder Kranke ausreichend oder der Ergänzung bedürftig ist. Stoffwechselversuche, die am besten Auskunft geben können, sind für praktische Zwecke zu umständlich. Man beschränkt sich gewöhnlich auf die Ermittelung der in der Nahrung aufgenommenen Nährstoffe und deren Vergleich mit dem dem Alter, Gewicht usw. entsprechenden Bedarf an Nährstoffen.

Um den Nährwert der zugeführten Nahrung zu erfahren, kann man drei Wege einschlagen:

1. Man ermittelt das Gewicht der rohen Marktware einschließlich der Abfälle. Für manche Nahrungsmittel läßt sich annähernd das Gewicht unter Zugrundelegung des Marktpreises aus dem Einkaufspreis berechnen. Die Zufuhr an Calorien und einzelnen Nährstoffen ist dann aus Tabellen zu berechnen, welche auf Grund der Analysen der rohen Nahrungsmittel zusammengestellt sind (s. umstehende Tabelle).

2. Die Nahrung wird nach dem Abtrennen der Abfälle im kochfertigen Zustand gewogen (in Familienhaushaltungen schwierig durchzuführen) und der Nährstoffgehalt nach Tabellen berechnet, welche auf der Analyse dieser kochfertigen Nahrung beruhen.

3. Die Menge der tischfertigen, in diesem Zustande genossenen Speise wird bestimmt und nach besonderen Tabellen, die deren Zusammensetzung angeben, berechnet. — Bei manchen Speisen (Fisch, Geflügel, Obst usw.) bleiben unverzehrte Reste auf dem Teller, die zurückgerechnet werden müßten. Auch entspricht die Zusammensetzung der tischfertigen Portionen je nach den Schwankungen in der Zubereitung nicht immer den Zahlen der Tabellen.

Am besten hält man sich an das erste Verfahren, bringt aber hier die Abfälle in Abzug, die oft bedeutend sind, und im Mittel folgenden Anteil der rohen Ware ausmachen:

Rindfleisch . . . . . 16 % Abfall   Kartoffeln . . . . 20 % Abfall
Hammelfleisch . . . . 11 ,,   ,,   Grünkohl . . 25—50 ,,   ,,
Kalbfleisch . . . . . . 14 ,,   ,,   Wirsing . . . . . 30 ,,   ,,
Schweinefleisch . . . 11 ,,   ,,   Kohlrüben . . . . 30 ,,   ,,
Fische . . . . . . 25—50 ,,   ,,   Spinat . . . . . . 16 ,,   ,,

Außer den Abfällen sind ferner die Kotverluste in Abzug zu bringen, die bei den Vegetabilien besonders groß sind (vgl. S. 139). — Am zweckmäßigsten ist es, eine Tabelle zugrunde zu legen, die von der rohen Marktware ausgeht und für diese den Nährstoffgehalt sowohl nach Abtrennung der Abfälle wie auch unter Berücksichtigung des Kotverlustes angibt (s. beistehende Tabelle, die zwei letzten Stäbe).

100 Teile frische Marktware enthalten:

	Wasser	Eiweiß	Fett	Kohlen-hydrate	Calo-rien	Ausnutzbare Eiweiß-menge	Ausnutzbare Calo-rien
Tierische Nahrungs-mittel:							
Vollmilch	87,5	3,4	3,6	4,8	62	3,2	54
Magermilch	91	3,2	0,8	4,9	41	2,9	38
Butter	14	0,9	83	0,5	780	—	763
Fettkäse	36	27	30	2,5	404	24	390
Quark	48	25	7	3,5	182	22	170
Ei	74	14	11	—	160	11	136
Rindfleisch, mager . .	76	21	1,5	—	100	17	84
,, fett . . .	54	17	27	—	330	15	300
Kalbfleisch, mager . .	79	20	0,8	—	90	17	70
Schweinefleisch, mager.	72	20	7	—	145	16	125
Huhn	70	19	9	—	160	11	140
Schellfisch	81	17	—	—	70	10	42
Hering	81	10	7	—	110	7	68
Pflanzliche Nahrungs-mittel:							
Weizenmehl	15	10	1	75	360	8	316
Roggenmehl	14	11	2	71	360	8	316
Weizenbrot	38	7	1	43	210	6	200
Roggenbrot	44	6	0,5	48	220	5	200
Reis	13	9	0,7	76	350	6	340
Erbsen	14	25	2	55	340	16	260
Kartoffeln	76	2	—	22	98	1,2	68
Kohlrüben	91	1	—	3	28	—	19
Wirsingkohl	87	3	—	6	42	1	30
Spinat	90	3	—	3	32	2	19
Äpfel	84	0,4	—	14	58	—	36

Für die Deckung des Nahrungsbedarfs können folgende Gesichtspunkte dienen: Es stehen uns teils pflanzliche, teils tierische Nahrungsmittel zur Verfügung. Vergleicht man den Gehalt beider an Nährstoffen, so ist aus der Tabelle ersichtlich, daß bezüglich des Eiweißgehaltes die animalischen Nahrungsmittel, z. B. Fleisch, Milch, Käse, den ersten Platz einnehmen. Sie enthalten prozentisch die größte Menge Eiweiß und dieses in einer völlig ausnutzbaren Form; unter den Vegetabilien zeichnen sich nur die Leguminosen durch einen höheren Gehalt an Eiweißstoffen aus, die aber nicht mehr als zu $50—70\%$ ausnutzbar sind. Kartoffeln, Kohl und andere Gemüse kommen bezüglich der Eiweißzufuhr fast gar nicht in Betracht. — Eine Fettzufuhr wird nur durch fettes Fleisch, Speck, Milch, Butter und fetten Käse, also (mit Ausnahme der zur Speisebereitung benutzten Pflanzenfette) nur durch animalische Nahrungsmittel gewährt. — Kohlenhydrate dagegen sind ausschließlich in Vegetabilien enthalten, mit einziger Ausnahme der Milch.

Daraus ergibt sich ohne weiteres, daß wir infolge unseres bedeutenden Bedarfs an Kohlenhydraten zur Deckung des Kraftwechsels zunächst auf eine gewisse große Menge von Vegetabilien angewiesen sind. Während wird mit diesen den Bedarf an Kohlenhydraten decken, bekommen wir einen sehr geringen Teil Fett und eine nicht unbeträchtliche Menge Eiweiß gleichzeitig zugeführt, und es wird darauf ankommen, deren Menge genauer kennen zu lernen, um danach herauszurechnen, was für weitere Nahrungsmittel der täglichen Kost noch zuzufügen sind.

Rechnet man für den körperlich arbeitenden Mann einen Bedarf von 500 g Kohlenhydrate, so sind diese z. B. enthalten in 650 g Reis oder 1040 g Brot oder 2400 g Kartoffeln oder 900 g Leguminosen. Für gewöhnlich wird der größte Teil durch Brot gedeckt; bei körperlich Arbeitenden pro Kopf und Tag im Mittel 600 g. In diesen finden sich 270 g Kohlenhydrate; es bleiben dann also noch 230 g Kohlenhydrate anderweitig zu decken, also z. B. durch 300 g Reis oder 1100 g Kartoffeln oder 420 g Leguminosen.

Es fragt sich nun, wie viel Eiweiß wir durch die Einführung dieser Vegetabilien gewonnen haben. In 600 g Brot sind 30 g nutzbares Eiweiß enthalten, in 300 g Reis 18 g, in 1100 g Kartoffeln 13 g, im Mittel also in der Tagesration 44 g Eiweiß. — Bei Zugabe von Leguminosen kann die Eiweißzufuhr allerdings 90 g erreichen; es ist indessen ganz unmöglich, pro Tag eine Menge von 420 g Leguminosen zu verzehren, weil sie als fertige Speise ein viel zu großes Volumen darstellen. Daher kann höchstens ein kleiner Teil des Kohlenhydratbedarfs mit Leguminosen gedeckt werden; und man gewinnt im Durchschnitt durch die Vegetabilien doch nicht mehr als 45 g nutzbares Eiweiß pro Tag. Es fehlen dann noch zu einer vollständigen Deckung des Eiweißbedarfs eines Erwachsenen im Mittel: $30—40$ g nutzbares Eiweiß.

Wollte man auch dieses Eiweiß durch vegetabilische Nahrung decken, so würde man unvermeidlich eine starke weitere Zugabe von Kohlenhydraten bekommen; die Ausnutzung der gesamten Nahrung würde verschlechtert, und das Volumen der Nahrung zu groß werden, weil alle Vegetabilien bei der Zubereitung viel Wasser aufnehmen. Nur bei reichlicher körperlicher Arbeit kann die große Masse der Kohlenhydrate im Kraftwechsel zerstört und das große Volum bewältigt werden.

Allein richtig ist es vielmehr, jene 40 g Eiweiß durch animalische Kost zu decken, also z. B. durch 250 g Fleisch oder 1330 ccm Milch oder 300 g (= 6 Stück) Eier oder 200 g Käse, bzw. entsprechende Kombinationen. Nur bei Einschaltung tierischer Nahrungsmittel gelingt es auch, den Prozentgehalt der Eiweißcalorien auf den wünschenswerten Anteil von 15% der Gesamtcalorien zu bringen (vgl. S. 135).

Trotz Deckung des Eiweiß- und Kohlenhydratbedarfs fehlt es dann der Nahrung noch oft an Fett. Nur wenn Milch, fetter Käse, fettes Fleisch zur Deckung des Eiweißbedarfes verwendet sind, ist Fett genügend vorhanden; andernfalls muß dasselbe in Form von Butter, Speck oder pflanzlichen Fetten zugefügt werden (vgl. S. 127).

Schließlich ist noch darauf zu achten, daß die akzessorischen Nährstoffe und die Vitamine in genügender Menge in der Kost enthalten sind. Tierische Fette, Milch, Eigelb, frische grüne Gemüse, rohe Früchte brauchen zwar nicht mit der täglichen Nahrung gereicht zu werden, aber doch mehrmals wöchentlich, namentlich heranwachsenden Kindern. Quantitative Bestimmungen waren vorläufig weder für den menschlichen Bedarf, noch für den Vitamingehalt der Nahrungsmittel möglich. In Tierversuchen scheinen die verschiedenen Nahrungsmittel, je nach ihrem Gehalt an A-, B- oder C-Vitamin ungefähr in der Reihenfolge der folgenden Tabelle zu reagieren; jedoch sind auch die diesen Zahlen zugrunde liegenden Versuche noch recht lückenhaft, und die Ziffern, die hinter den einzelnen Nahrungsmitteln angefügt sind und die von 100 für das vitaminreichste beginnend allmählich kleiner werden, haben noch geringen Wert und werden später manche Änderung erfahren:

A-Vitamin.	B-Vitamin.	C-Vitamin.
Lebertran (100)	Reiskeimlinge (100)	Weißkohlsaft, frisch, roh (100)
Butter (60)	Weizenkeimlinge (50)	Apfelsinensaft, frisch, roh (100)
Rindsfett (40)	Linsen (40)	Citronensaft, frisch, roh (100)
Eier (40)	Preßhefe (40)	Grüne Bohnen (30)
Frische Milch (20)	Eier (20)	Gekeimte Erbsen (30)
Weizenkeimlinge (20)	Spinat, Salat (10)	Tomaten (20)
Frischer Kohl (10)	Nüsse (10)	Äpfel, Himbeeren (10)
Salat, Spinat (10)	Milch (5)	Nüsse (10)
Margarine, Leinöl usw. (0)	Kartoffeln (2)	Kartoffeln (7)
		Frische Milch (1).

Mit ausschließlicher Pflanzenkost können die meisten Menschen auf die Dauer schwer auskommen. Durch zahlreiche gute Beobachtungen ist festgestellt, daß auch die Japaner, Chinesen, Inder usw., die angeblich von Pflanzenkost leben, eine kleine, allerdings nicht in die Augen fallende und daher oft übersehene Menge von animalischem Eiweiß in Form von Käse, getrockneten Fischen u. dgl. genießen. Auch bei unserer ländlichen Bevölkerung besteht die ganz überwiegende Menge der Nahrung aus Vegetabilien, und die animalische Kost tritt scheinbar gänzlich zurück. Wie wichtig aber gerade die kleine Zutat animalischer Kost ist, das sehen wir aus den schlechten Erfahrungen in denjenigen Gebieten, wo die Bevölkerung zu arm ist, um irgendwelche animalische Kost zu genießen (Erzgebirge), ferner an den Gefangenen, welche bis vor wenigen Jahren ausschließlich als Vegetarier genährt wurden. Zu betonen ist aber, daß keineswegs eine Zufuhr tierischer Nahrungsmittel in Form von Fleisch erforderlich ist; auch Milch, Eier, Käse und andere Milchpräparate leisten das gleiche. Fleischlose Ernährung ist für heranwachsende

Kinder und Erwachsene ohne jede Gesundheitsschädigung durchführbar, wenn Milchpräparate, Eier und pflanzliche Fette in der Kost enthalten sind.

Bei der Beurteilung einer Kost ist häufig auch die Preiswürdigkeit der Nahrung von Bedeutung; bei beschränkten Mitteln kommt es darauf an, zu wissen, in welcher Form die zu reichenden Calorien und Nährstoffe am billigsten gewährt werden können. Das Publikum pflegt die Preiswürdigkeit mehr nach der Menge und nach den Geschmacksreizen der Nahrungsmittel abzuschätzen, während eigentlich die Leistung für den Kraft- und Stoffwechsel maßgebend sein sollte. Vegetabilien werden im allgemeinen als die billigeren angesehen, weil sie leichter ein sättigendes Volum geben; gleichzeitig liefern sie Deckung für den größten Teil des Kraftwechsels. Eine Zugabe animalischer Nahrungsmittel, die zur Unterstützung des Kraftwechsels und namentlich für den Stoffwechsel unerläßlich ist, erscheint verhältnismäßig teuer, weil ihre Masse so gering ist. Schon aus diesem Grunde kommt die Zufuhr von tierischen Nahrungsmitteln oft schlecht weg. Erst wenn etwa die Hälfte der Eiweißzufuhr aus animalischem Eiweiß besteht, dann darf man in der Regel annehmen, daß die Ernährung ausreichend ist.

Nahrungsmittel, welche dem Kraftwechsel, und solche, welche vorzugsweise dem Stoffwechsel dienen, lassen sich untereinander nicht auf ihre Preiswürdigkeit vergleichen. Vielmehr sind nur Nahrungsmittel miteinander in Vergleich zu setzen, welche für den gleichen Zweck verwertbar sind; also wenn Bedarf an Calorien vorliegt, nur solche, mit denen man im wesentlichen Calorien, oder wenn Eiweiß nötig ist, solche, mit denen man Eiweißstoffe einführt.

Handelt es sich um Deckung der Calorien, dann ergibt sich für die Preiswürdigkeit folgende Reihenfolge, der die Friedenspreise von 1912/14 zugrunde gelegt sind:

	Preis für 1 Kilo 1912/14	Für 100 Pfg. erhielt man nutzbare Calorien
1. Kartoffeln	8 Pfg.	12 500
2. Roggenmehl	30 ,,	11 000
3. Zucker	40 ,,	10 000
4. Brot	28 ,,	7 930
5. Erbsen	40 ,,	6 600
6. Magermilch	10 ,,	3 800
7. Magerkäse	50 ,,	3 400
8. Weißkohl	10 ,,	3 300
9. Milch	20 ,,	2 600
10. Butter	300 ,,	2 530
11. Kohlrüben	20 ,,	2 300
12. Schweinefleisch	110 ,,	1 860
13. Äpfel	20 ,,	1 100
14. Eier	160 ,,	1 000
15. Schellfisch	40 ,,	700
16. Rindfleisch	160 ,,	675

Handelt es sich dagegen um Deckung von Eiweiß, so ergibt sich folgende andere Reihenfolge der Preiswürdigkeit:

Für 100 Pfg. erhielt man nutzbares Eiweiß:

1. Magerkäse 440	8. Schellfisch 165
2. Erbsen 410	9. Schweinefleisch . . . 160
3. Roggenmehl 300	10. Rindfleisch 105
4. Magermilch 290	11. Eier 90
5. Kartoffeln 277	12. Weißkohl 60
6. Milch 180	13. Kohlrüben 20
7. Brot 180	14. Äpfel 10

Eine billigste, noch ausreichende Tageskost für einen Erwachsenen ließ sich 1912/14 z. B. folgendermaßen zusammensetzen:

	Verdaul. Eiweiß	Fett	Kohlenhydrate	Preis
500 g Schwarzbrot	30 g	3 g	230 g	14 Pfg.
1000 „ geschälte Kartoffeln	10 „	—	200 „	8 „
125 „ Hering	20 „	10 „	—	7 „
500 „ Buttermilch (zu Kartoffelspeise) . . .	15 „	5 „	20 „	6 „
100 „ Magerkäse	20 „	10 „	10 „	5 „
50 „ Schmalz	—	40 „	—	7 „
	95 g	68 g	460 g	47 Pfg.
Dazu: Salz, Gewürz, Kaffee usw.				13 „
			Summa	60 Pfg.

II. Sozialhygienische Gesichtspunkte bei der Volksernährung.

1. In normaler Zeit.

Besondere Aufmerksamkeit ist nötig, wenn es sich nicht um die Ernährung eines einzelnen Menschen handelt, sondern um die Beschaffung ausreichender Kost für größere Bevölkerungsgruppen, die entweder in öffentlichen Anstalten zusammenleben, oder die sich aus den frei lebenden Familien knapp ernährter Bevölkerungskreise zusammensetzen, oder die eine ganze Provinz oder ein ganzes Land umfassen.

1. Am einfachsten liegen die Verhältnisse bei den öffentlichen Anstalten mit einigermaßen gleichartigen Insassen, z. B. Kranken- und Pflegeanstalten, Gefängnissen, Waisenhäusern usw. In diesen kann eine Begutachtung der Ernährung leicht nach der S. 143 gegebenen Anleitung erfolgen. Aus den hier stets sorgfältig geführten Wirtschaftsbüchern ist zu entnehmen, wie viel rohe Marktware beschafft ist, und daraus werden nach Abrechnung der Abfälle und des unausgenutzten Anteils die verzehrten, nutzbaren Calorien, Eiweißstoffe usw. berechnet. Diese Ziffern, durch die Zahl der Insassen dividiert, geben die Zusammensetzung der Tagesration; und sie werden mit der für die betreffende Gruppe von Insassen gültigen Bedarfszahl verglichen. — Vom wirtschaftlichen Standpunkt aus ist es wichtig, auch die Preiswürdigkeit der verabreichten Nahrungsmittel an der Hand der S. 147 gegebenen Tabelle zu prüfen.

Eine Gleichheit der Individuen in bezug auf den Nahrungsbedarf ist allerdings tatsächlich niemals vorhanden. Weniger nach dem Alter, aber in erheblichem Maße nach Körpergewicht, Arbeitsleistung, vorausgegangener Ernährung usw. kommen Unterschiede vor, die wohl berücksichtigt werden müssen; am besten durch individuell verschiedene, vom Anstaltsarzt festzusetzende Zulagen. Auch darauf ist zu achten, daß Eintönigkeit in der Konsistenz der Speisen (Breiform!) und in den Geschmacksreizen vermieden wird.

2. Schwieriger gestaltet sich die Beurteilung der Ernährung von Gruppen freilebender Familien der minderbemittelten Kreise.

Hier werden die Verbrauchserhebungen so ausgeführt, daß jede Familie ein Haushaltungsbuch erhält, in das die Ausgaben für Lebensbedürfnisse und insbesondere für Nahrungsmittel sorgfältig eingetragen werden sollen; meist werden für gute Führung der Bücher Belohnungen seitens der Leiter der Erhebung in Aussicht gestellt. Die umfangreichste neuere Erhebung in Deutschland ist 1907 vom Kais. Statistischen Amt veranstaltet (2. Sonderheft zum Reichs-Arbeitsblatt, Berlin 1909; s. hier die Literatur über frühere Erhebungen). Sie umfaßte ursprünglich über 4000 Familien mit weniger als 3000 Mark Einkommen; die Mehrzahl der Bücher wurde aber zu kurze Zeit geführt; nur 852 Familien mit mehr als 4000 Köpfen konnten auf Grund einer 12 Monate langen Fortführung der Bücher zur Berechnung verwendet werden.

Eine besondere Schwierigkeit liegt bei diesen Familien in ihrer Zusammensetzung aus Personen sehr verschiedenen Lebensalters. Infolgedessen sind die Ergebnisse weder untereinander vergleichbar, noch läßt sich sagen, welche Bedarfszahl als Norm für die einzelne Familie zugrunde gelegt werden muß. Um die größten Ungleichheiten auszuschalten, hat man bei der oben angeführten Erhebung des Statistischen Amts alle Familien ausgeschaltet, die Schlafburschen und erwachsene Kinder hatten, und nur 400 sog. Normalfamilien mit durchschnittlich 4,3 Köpfen zum Vergleich herangezogen. Die sonstigen Ungleichheiten suchte man dadurch zu beseitigen, daß man die ein- bis vierjährigen Kinder mit 10 %, die vier- bis siebenjährigen mit 20 %, die sieben- bis zehnjährigen mit 30 %, die zehn- bis dreizehnjährigen mit 40 % des Bedarfs des erwachsenen Mannes in die Rechnung einsetzte. — Für die Beurteilung der Ernährung ist dies ein zu unsicheres Verfahren, zumal bei jener Erhebung unter „Bedarf“ nicht nur der Nahrungsbedarf, sondern die Aufwendungen für die gesamten Lebensbedürfnisse verstanden werden. Um den Nahrungsbedarf einer Familie einheitlich zu berechnen, muß man vielmehr ausgehen von dem Calorienbedarf, den die einzelnen Familienmitglieder nach Alter und Geschlecht haben. Hierfür kann die Tabelle auf S. 137, die nach den recht verschiedenen Angaben der Literatur zusammengestellt ist, — vorbehaltlich der Ergebnisse weiterer, womöglich nach einheitlichen Richtlinien und in großem Maßstabe auszuführender Untersuchungen — vorläufig zum Anhalt dienen.

Jede Familie wird nach dieser Tabelle auf eine Anzahl von Erwachsenen oder „Bedarfseinheiten“ von je 2800 Calorien reduziert; z. B. eine Familie von zwei Erwachsenen, einem zwölf-, einem acht- und einem vierjährigen Kinde hat zusammen einen Bedarf von 10 700 Calorien = 3,8 Einheiten. Damit ist die Vergleichbarkeit der Familien untereinander und die Prüfung, ob die Nahrung der Norm entspricht, einigermaßen ermöglicht. Genau genommen müßte bei diesen Berechnungen auch noch das Gewicht und die Arbeitsleistung des die Einheit repräsentierenden Erwachsenen berücksichtigt werden (Schütz).

Die Berechnung der Calorien und Nährstoffe der verbrauchten Nahrungsmittel erfolgt auch hier nach der Tabelle S. 144 unter Abzug der Abfälle und des nicht nutzbaren Anteils der verzehrten Nahrung.

Da das Jahr 1907 ein Teuerungs- und schlechtes Erntejahr war, und da
in diesem Jahre in den untersuchten Familien ein Luxuskonsum sicher nicht
stattgefunden hat, dürfen die für den Verbrauch gefundenen Zahlen zugleich
als Zahlen für den Mindestbedarf an Nahrung angesehen werden. In der
Tat stimmen die in dieser Weise errechneten Werte mit den S. 134 gegebenen
Bedarfszahlen für einen Erwachsenen gut überein.

3. Für ein ganzes Volk läßt sich der Verzehr von Nahrungsmitteln
dadurch berechnen, daß einerseits der Ernteertrag, die Milchproduktion, der
Verbrauch von Schlachtvieh, Fischen usw., sowie die Einfuhr von Nahrungsmitteln zusammengerechnet, und davon andererseits in Abzug gebracht wird
die Ausfuhr, die Aussaat und die Menge von Nahrungsmitteln, die als Viehfutter
oder zu gewerblichen Zwecken verwendet ist. Der Rest gilt als menschlicher
Verbrauch. Beispielsweise betrug in Deutschland 1912/13 in Millionen Tonnen
(= Milliarden kg):

Nahrungsmittel	Ernte und inländische Produktion	Einfuhr- (+) und Ausfuhr- (−) überschuß	Aussaat	Für Viehfutter und gewerbliche Zwecke	Für menschliche Ernährung
Roggen	11,9	− 0,6	− 1,1	− 2,7 [1]	7,6
Weizen	4,5	+ 2,0	− 0,3	− 0,4 [2]	5,75
Kartoffeln	52,1	+ 0,4	− 6,7	−31,8 [3]	14,0
Gerste	3,65	+ 3,1	− 0,25	− 5,7 [4]	0,8
Hülsenfrüchte . . .	0,4	+ 0,3	−	−	0,7
Reis	−	+ 0,2	−	− 0,04 [5]	0,16
Mais	−	+ 1,0	−	− 1,0 [6]	−
Ölfrüchte	0,04	+ 1,6	−	− 1,6 [6]	−
Gemüse	6,0	+ 0,3	−	−	6,0
Obst	2,5	+ 0,8	−	−	3,3
Fleisch (Schlacht-gewicht)	3,4	+ 0,2	−	−	3,6
Fische	0,2	+ 0,4	−	−	0,6
Milch	23,8	+ 0,1	−	− 3,1 [7]	20,8 [8]
Zucker	1,9	− 0,6	−	−	1,2

Ferner Eier, Honig, Kakao usw.

Berechnet man aus den nach vorstehender Tabelle für die menschliche
Ernährung verbrauchten Mengen die Calorien und Nährstoffe, so erhält man
Ziffern, die über den in anderer Weise ermittelten Nahrungsbedarf erheblich
hinausgehen. Manche Zahlen der obigen Tabelle beruhen offenbar auf sehr
unsicherer Schätzung; insbesondere ist die Schätzung der Getreideernte, die
früher durch die Ortsvorstände, jetzt durch besondere Sachverständige erfolgt,
durchschnittlich als zu hoch anzusehen; für die Schätzung der Gemüse- und
Obsternte sind fast gar keine brauchbaren Unterlagen vorhanden; bei den
Kartoffeln ist namentlich der ans Vieh verfütterte Anteil meist viel zu niedrig
angegeben. Unter tunlichster Berücksichtigung aller dieser Fehler stellt sich

---

[1] Verfütterung an Tiere und Brennerei (Kornbranntwein). — [2] Stärkefabrikation. —
[3] 1,3 für Stärke, 13,3 für Brennerei, der Rest Viehfutter. — [4] Viehfutter; 1,7 für Biere. —
[5] Stärkefabrikation. — [6] Viehfutter. — [7] Für Kälberaufzucht und Magermilch für Schweine.
Viehbestand: $10^1/_2$ Millionen Milchkühe, $25^1/_2$ Millionen Schweine. — [8] Davon 42 % als
Vollmilch verkauft.

der Verbrauch pro Kopf der Bevölkerung und pro Tag auf 83 g Eiweiß, 99 g Fett, 470 g Kohlenhydrate = 3188 Calorien.

Andere Berechnungen ergeben etwas niedrigere Werte sowohl für Deutschland wie für andere Völker (BALLOD), und zwar:

	Nutzbares Eiweiß:	Nutzbare Calorien:
Rußland	85	2414
Österreich	83	2481
Italien	97	2607
Deutschland	88	2708
Frankreich	96	2749
England	106	2900
Nordamerika.	100	2925
Mittel:	**93**	**2683**

Mit der **Bedarfs**zahl lassen sich diese Ziffern wiederum nicht unmittelbar vergleichen, weil erstere nur für den **Erwachsenen** gemeint ist, die **Kopfzahl** aber auch die **Kinder** einbegreift. Berechnet man für jede Altersklasse den ihr im Verhältnis zum Erwachsenen zukommenden Calorienbedarf (vgl. S. 137), so findet man, daß sich im Frieden die Kopfzahl der Bevölkerung in dieser Beziehung zur Zahl der Erwachsenen verhielt wie 100 : 76. Obige durchschnittlichen Verbrauchszahlen ergeben also für einen **Erwachsenen 3530 Calorien** und **122 g Eiweiß**.

Häufig wird für die minderbemittelte Bevölkerung, namentlich in Teuerungsjahren oder bei ungünstiger Lage der Industrie und des Handwerks, eine ausreichende Ernährung mit den vorhandenen Mitteln schwer zu erreichen sein. Es muß daher nach Einrichtungen gesucht werden, durch welche die Ernährung **verbilligt** werden kann.

Dies kann einmal dadurch geschehen, daß der minderbemittelten Bevölkerung die Nahrungsmittel nicht zu Markt-, sondern zu **Engros**preisen geboten werden, wie in den öffentlichen Anstalten, wo alle Nahrungsmittel soviel als möglich direkt und in großen Massen gekauft und dadurch die Preise in bezug auf Vegetabilien und Brot erheblich, und noch bedeutender in bezug auf Fleisch (bis 30%) heruntergedrückt werden. Der ärmeren Bevölkerung kann der gleiche Vorteil durch Vermittlung von **Konsumvereinen** auf genossenschaftlicher Grundlage zugewendet werden. Der Bezug von Fleisch und Fischen läßt sich auch dadurch außerordentlich verbilligen, daß die Kommunalverwaltungen und die Arbeitgeber diese Eßwaren zum Engrospreis verkaufen, Fische an bestimmten Wochentagen.

Von Bedeutung ist ferner Aufklärung über den Nährstoffgehalt der Nahrungsmittel und besonders über solche, welche Eiweiß und Fett **billig** liefern. Allerdings müssen die empfohlenen Nahrungsmittel Geschmacksreize haben, die dem Arbeiter gewohnt und angenehm sind; von der Anpreisung von Nahrungsmitteln, die fremde Geschmacksreize und ungewohntes Aussehen haben, ist nichts zu erwarten. Besonders wichtig sind in dieser Beziehung die gesalzenen und geräucherten **Fische**, durch welche der Eiweißbedarf in außerordentlich billiger Weise zu ergänzen ist. Eine bedeutsame Rolle spielen ferner die **Molkereiprodukte**; Magerkäse (auch in Pulverform zu Suppe, Reis usw. zugesetzt), Buttermilch, abgerahmte Milch (mit Reis, Grieß, Kartoffelbrei verkocht) sind außerordentlich billige Eiweißspender; selbst in der Vollmilch ist das Eiweiß noch verhältnismäßig billig.

Eine Verbesserung der Ernährung der minderbemittelten Bevölkerung kann durch die Koch- und Haushaltungsschulen erreicht werden. Schon für die Schülerinnen der oberen Klassen der Volksschulen soll hauswirtschaftlicher Unterricht mit praktischen Übungen (Kindervolksküchen) obligatorisch sein. Eine weitere Ausbildung dieses Unterrichts, zugleich mit Vorbildung für Kinderpflege und Kindererziehung, ist den weiblichen Fortbildungsschulen vorzubehalten. Auch gemeinnützige Vereine lassen sich die Gründung von Stätten für eine derartige Ausbildung angelegen sein, und Arbeitgeber haben sich in gleicher Weise betätigt. — In großer Ausdehnung sind auch auf dem Lande landwirtschaftliche Haushaltungsschulen oder Wanderhaushaltungskurse eingerichtet; oder Landpflegerinnen suchen die dortige Jugend sowohl wirtschaftlich wie auch in Säuglings- und Krankenpflege auszubilden. Der weitere Ausbau dieser vortrefflichen Einrichtungen wird sicher dahin führen, daß die späteren Hausfrauen die Kost schmackhafter zuzubereiten verstehen, und daß sie den Nährwert der Speisen und die Preiswürdigkeit der Nahrungsmittel mehr als bisher beachten werden.

Für wirtschaftlich schwächere Bevölkerungsteile und für weitere Kreise in Notstandszeiten ist ferner eine wesentliche Verbilligung der Kost zu erzielen durch Volksküchen, die ohne Gewinn arbeiten oder Geld aus mildtätigen Stiftungen zusetzen, und außerdem durch Engros-Einkäufe in der Lage sind, billig zu wirtschaften. In Deutschland bestehen zahlreiche Volksküchen-Vereine bzw. Genossenschaften; auch für Schulkinderspeisung, Hortkinder, und für Kranke (in Berlin z. B. die v. RATH-Stiftung) sind segensreich wirkende Küchen eingerichtet. Vielfach sind sie an Haushalts- und Kochschulen angegliedert.

Die Mittagsmahlzeit, die in Volksküchen gereicht wird, soll, entsprechend den S. 143 mitgeteilten Zahlen, im Durchschnitt enthalten:

40—50 g Eiweiß, 30 g Fett, 160 g Kohlenhydrate.

In den Berliner Volksküchen wurden nach KISSKALT in den Vorkriegsjahren für den Preis von 30 Pfg. (halbe Portion 20 Pfg.) beispielsweise verabreicht:

1. Buletten mit Kartoffeln; 20 g Eiweiß, 1064 Cal.
2. Wurst mit Linsen und Kartoffeln; 80 g Eiweiß, 1244 Cal.
3. Rindfleisch (60 g ohne Fett) mit Kartoffeln; 32 g Eiweiß, 1134 Cal.
4. Pökelschweinfleisch mit Sauerkraut und Erbsenbrei; 91 g Eiweiß, 1800 Cal.
5. Schweinebraten mit Speck, gelben Rüben und Kartoffeln; 22,1 g Eiweiß, 1080 Cal.

Im Mittel: 49 g Eiweiß, 1265 Calorien; also für eine Mittagsmahlzeit völlig ausreichende Nährstoffmengen.

2. Die Kriegs- und Nachkriegszeit.

Durch die $4^1/_2$ Jahre dauernde englische Blockade des Krieges 1914 bis 1918 wurde Deutschland von jeder Zufuhr ausländischer Nahrungsmittel abgeschnitten. Nach einer kurzen Zeit beschränkter Einfuhr trat 1919 durch den reißenden Sturz des Mark-Werts eine Valuta-Blockade ein, die Deutschland fast noch vollständiger als im Kriege auf die eigene Produktion anwies. Dadurch wurden ganz eigenartige hygienische Verhältnisse geschaffen, die uns manche wichtige Lehren für die Volksernährung geliefert haben.

Zunächst scheint allerdings aus der Übersicht S. 150 hervorzugehen, daß früher der Verbrauch an einheimischen Nahrungsmitteln in Deutschland so hoch war, daß wir selbst durch den völligen Fortfall der Einfuhr eine kritische Änderung der Volksernährung kaum zu befürchten hatten.

Von menschlichen Nahrungsmitteln fielen nur 2 Millionen Tonnen Weizen, 0,3 Millionen Tonnen Reis und 0,3 Millionen Tonnen Hülsenfrüchte fort; dieser Verlust konnte eigentlich eine tiefere Schädigung der Volksernährung nicht bewirken. — Aber die Einfuhr hatte uns bisher noch wertvolles Kraftfutter für Tiere gebracht: 3 Millionen Tonnen Futtergerste und 1 Million Tonnen Mais, die neben Magermilch und Kartoffeln die Grundlagen der Schweinemast bildeten; und 1,5 Millionen Tonnen Ölfrüchte (Leinsaat, Palmkern-, Baumwollsamen usw.) als Kraftfutter für Milchkühe. Letzteres wurde noch dadurch verringert, daß die Notwendigkeit, mit Brotgetreide sparsam umzugehen, dazu führte, die Kleie, die sonst als Kraftfutter gedient hatte, im Brote zu belassen. Dieser gewaltige Ausfall an Futtermitteln mußte bewirken, daß viel größere Anteile der Roggen- und namentlich der Kartoffelernte als Viehfutter verwendet wurden.

Weiter war aber zu bedenken, daß die reichlichen Ernten der Friedenszeit im Kriege keineswegs fortdauernd zu erwarten waren. Es fehlte an Menschen und Pferden für die Feldarbeit, an Benzin für die Motorbetriebe, und namentlich an N-haltigen Düngemitteln. Trotz aller Bemühungen, diese Ausfälle zu ergänzen, z. B. Düngemittel in Form von Ammonsulfat oder von Kalkstickstoff im Lande zu erzeugen, bieten z. B. die Ernteerträge 1918/19 folgendes von dem 1913 erhobenen sehr stark abweichendes Bild:

Roggen . . . . . 7,7 Millionen Tonnen	Kartoffeln . . . . 26,4 Millionen Tonnen
Weizen . . . . . 2,6 „ „	Zucker . . . . 1,5 „ „
Gerste . . . . . 2,2 „ „	Milch . . . . 11,4 „ „

Also eine Abnahme bei Milch und Kartoffeln um die Hälfte, beim Brotkorn um mehr als ein Drittel!

Zahlreiche Maßnahmen wurden gegen die somit offenbar drohende Nahrungsmittelknappheit ergriffen.

Man suchte mehr Land in Kultur zu nehmen, den Rübenbau zugunsten des Brotkorns zu beschränken; das Viehfutter zu mehren durch Sammeln der Haushaltabfälle, durch Verfüttern von Rübenblättern, Heidekraut, Eicheln und Buchenkernen und sogar von mittels Schwefelsäure aufgeschlossenem Stroh. Ferner versuchte man, Gemüse, Obst, namentlich aber Kartoffeln mehr als bisher durch Trocknen zu konservieren und dadurch den „Schwund" zu vermeiden, den letztere bei der Aufbewahrung erleiden (s. S. 199). Die meisten dieser Maßnahmen waren quantitativ ohne Wirkung.

In besonders hohem Grade mußte die Menge der menschlichen Nahrungsmittel sich dadurch steigern lassen, daß von dem Ernteertrag nicht mehr ein so großer Bruchteil zu gewerblichen Zwecken und zur Viehfütterung verwendet wurde. Die Alkoholerzeugung aus Kartoffeln, der Verbrauch von Gerste zur Bierbrauerei, die Herstellung von Stärke aus Weizen, Reis und Kartoffeln, von Seife aus minderwertigen Fetten wurde stark eingeschränkt oder gänzlich eingestellt. — Einen sehr großen Bruchteil machte schon von jeher die Verfütterung an das Vieh aus, und dieser drohte mit dem Einsetzen der Blockade besonders groß zu werden, weil Futtermittel bisher in großer Menge aus dem Ausland bezogen waren. Es wurde daher ein Verbot der Verfütterung von Brotkorn, Mehl und Brotresten an Vieh erlassen; ferner konnte man dadurch, daß der Preis für die Kartoffeln relativ hoch, der für Fleisch entsprechend niedrig angesetzt wurde, den Anreiz zur Fleischproduktion herabsetzen. Aber von diesen Maßnahmen war keine durchgreifende Wirkung zu erwarten; und so entschloß man sich 1916 die für den menschlichen Nahrungsverbrauch gefährliche Konkurrenz dadurch zu beseitigen, daß etwa ein Drittel des Schweinebestandes und 10% der Kühe abgeschlachtet wurden; letztere jedoch nur unter Auswahl der schlechten Futterverwerter. Es wurde dabei betont, daß durch die Viehfütterung doch nur eine ungünstige Verwertung der Nährstoffe erzielt wird; beim Schwein rechnet man, daß 44% der verfütterten Calorien und 24% der Eiweißstoffe verwertet werden; bei Milchkühen kommen in der Milch nur 24% der verfütterten Calorien und 36% der Eiweißstoffe zum Vorschein. — Alle diese Erwägungen waren theoretisch wohl richtig, haben aber praktisch einen deutlichen Erfolg kaum gehabt.

Die Hauptsache blieb daher eine möglichste Einschränkung des menschlichen Verzehrs. Als nebensächlich seien die Mahnungen, erwähnt nichts zu vergeuden, z. B. die Kartoffeln in der Schale zu kochen, keine Reste auf dem Teller zu lassen usw. Ferner die Empfehlung, neue billige Nahrungsmittel, Klippfisch, Sojabohnen, Nährhefe, wild wachsende Kräuter, wie Löwenzahnblätter usw., zu genießen; oder das Mehl durch allerlei minderwertige Zusätze (Strohmehl) zu strecken. Auch wurde betont, wir hätten früher 40% zu viel gegessen und es müsse der einzelne sich nunmehr auf geringere Nahrungszufuhr einstellen. Diese Mahnungen waren teils belanglos, teils geradezu gefährlich, weil sie Unterernährung und Zufuhr von minderwertigen Surrogaten als patriotische Tat erscheinen ließen.

Zu eingreifenderen Maßnahmen schritt man zunächst beim Brot und bei Mehlpräparaten; dann bei Kartoffeln, Milch, Butter, Brotaufstrich, Fleisch, Eiern, Zucker, Gemüse und Obst. Diese wichtigen Nahrungsmittel wollte man in gleicher Weise allen Bevölkerungsschichten und jedem einzelnen zugänglich machen, so daß ein jeder den gleichen Nachteil zu tragen hätte; und man suchte dies zu erreichen durch Festsetzung von Höchstpreisen und durch Rationierung.

Die Höchstpreise schlossen die große Gefahr in sich, daß die Produzenten nicht ablieferten oder nicht mehr produzierten, wenn der Ertrag nicht ihre Arbeit und Ausgaben reichlich deckte; sie strebten dann auf Schleichwegen höhere Preise zu erzielen oder verfütterten den Ertrag ans Vieh und verzehrten selbst über Bedarf. Die Höchstpreise hätte man daher zweckmäßiger auf solcher Höhe halten sollen, daß der Produzent gut auf seine Kosten kam. Wenn dadurch einzelne wirtschaftlich ausnahmsweise ungünstig gestellte Konsumenten zu einer etwas stärkeren Unterernährung gezwungen wurden, so war das sozialpolitisch nicht so schlimm, als wenn die gesamte erfaßte Nahrung erheblich hinter dem Bedarf zurückblieb.

Die Rationierung, früher wohl in belagerten Städten (Paris 1870) angewendet, wurde hier zum ersten Male für eine ganze Bevölkerung versucht, und zwar zunächst in bezug auf Brotgetreide.

Sie begann mit einer Erhebung über die Bestände an Brotkorn; dann erfolgte durch Gesetz vom 25. 1. 1915 Beschlagnahme der gesamten Getreide- und Mehlvorräte. Die Verteilung der Vorräte geschah in der „Oberverteilung" durch die Reichsverteilungsstelle, der als Geschäftsabteilung die „Reichsgetreidestelle G. m. b. H." angegliedert war. Ihr lag die Zuführung der Vorräte an die Kommunalverbände (Kreise und selbständigen Städte) ob. Die „Unterverteilung", d. h. die Verteilung des Mehls an Bäcker, Konditoren und Kleinhändler, war den einzelnen Kommunalverbänden überlassen; ferner war den Kommunalverbänden die Verbrauchsregelung vorbehalten, insbesondere die Lagerung der Vorräte, Beschränkungen bezüglich der Herstellung des Brots und die gleichmäßige Befriedigung des Bedarfs an Brot für alle Kreise der Bevölkerung. Letzteres geschah durch die zunächst nur empfohlene, aber durch Gesetz vom 28. 6. 1915 obligatorisch gemachte Einführung der Brotkarte; durch sie sollte erstens kontrolliert werden, daß niemand in einer Woche mehr Brot und Mehl entnahm, als festgesetzt war; und zweitens, daß kein Bäcker mehr Mehl bezog, als sein durch abgetrennte Abschnitte der Brotkarte nachgewiesener Wochenbedarf ausmachte.

Die Kopfportion der versorgungsberechtigten Bevölkerung wurde nicht etwa nach dem physiologisch oder statistisch ermittelten Bedarf, sondern durch Division der Vorräte durch die Kopfzahl festgesetzt; anfangs zu 225 g Mehl pro Kopf und Tag, schon nach zwei Monaten, als die Vorräte knapper wurden, zu 200 g und vom April 1917 ab sogar nur zu 170 g. Ferner wurde das Brot „gestreckt", einmal durch stärkere Ausmahlung, die anfangs auf 82%, vom Februar 1917 ab auf 94% festgesetzt wurde, und zweitens durch Zufügung von Kartoffelmehl (im allgemeinen 10%, beim K-Brot 10—20%, beim KK-Brot mehr als 20%).

Unterschieden wurde bei der Verteilung zwischen Selbstversorgern und Versorgungsberechtigten. Erstere konnten die ihnen zustehende, etwas reichlicher bemessene Ration aus der eigenen Produktion zurückbehalten. Für Deutschland stellte sich die Zahl der Versorgungsberechtigten auf rund 50 Millionen Köpfe, die der Selbstversorger auf 17 Millionen.

Ungefähr in der gleichen Weise wurde, zunächst durch Gründung einer Reichskartoffelstelle (9. 10. 1915), dann durch Neuregelung der Versorgung (9. 2. 1916) in bezug auf Kartoffeln vorgegangen. Die Rationierung der übrigen wichtigeren Nahrungsmittel folgte, die des Fleisches in Form einer für das ganze Reich gültigen Reichsfleischkarte (21. 8. 1916). — Eine Übersicht der Ober- und Unterverteilung der rationierten Nahrungsmittel für Dezember 1918 mit Angabe einiger Abstufungen und Sonderzuwendungen enthalten die folgenden Tabellen:

	A. Oberverteilung		B. Unterverteilung Berlin	
	Selbstversorger (17 Millionen)	Versorgungsberechtigte (50 Millionen)	Tägl. Grundration	Wöchentl. Zulagen
Mehl (wöchentlich)	2065 g	1680 g Zulage A. 105 g „ B. 630 „	Brot 336 g	fortgefallen
Nährmittel (monatlich)	2 kg Gerste oder Hafer, 1 kg Hülsenfrüchte	4 Gruppen, 130—600 g	12 g	—
Kartoffeln (wöchentlich)	5850 g	3500 g und 750 g für Brotstreckung	500 g	1500 g in Industriekantinen
Zucker (monatlich)	300 g	300 g	27 g	Kinder 187 — 115 — 58 g
Vollmilch (täglich)	¼ Liter	Kinder im 1. u. 2. J. 1 L. „ „ 3. „ 4. „ ³/₄ „ „ „ 5. „ 6. „ ¹/₂ „ Schwangere und Stillende . . . . ³/₄ „	nur Kinder, Schwangere, Kranke	
Fleisch (wöchentlich)	400 g	in Großstädten 200 g, Zulage A. 50 g, „ B. 100 „	36 g	50—100 g
Fett (wöchentlich)	100 g	55 g (Berlin 70 g), durch Zulage bis 100 g	10 g dazu Aufstrich tägl. 39 g, Eier in 10 Wochen 2 St.	25—70 g

Der Gehalt der rationierten Tageskost an Calorien und Eiweiß war sehr wechselnd: im Sommer 1916 1988 Calorien, 53,8 g Eiweißstoffe; im Winter 1916/17 **1344** Calorien, **31,1** g Eiweißstoffe, und Mitte Juni 1917 (schlechteste Zeit mit Ersatz der Kartoffeln durch Kohlrüben): **1100** Calorien, **30,1** g Eiweiß.

Was außer den rationierten Lebensmitteln im freien Handel noch erworben werden konnte, war eigentlich ohne Belang. Eine ziemlich erhebliche Steigerung der Zufuhr wurde aber in allen Schichten der freilebenden Bevölkerung durch ungesetzlichen Erwerb rationierter Nahrungsmittel versucht und erreicht. Nur dadurch konnten viele Menschen vor dem Hungertode oder vor schweren Gesundheitsschädigungen bewahrt werden, die ihnen bei fortgesetzter Beschränkung auf die völlig ungenügende Ration sicher drohten und die in der Tat bei zahlreichen Insassen geschlossener Anstalten, wo jede Zufuhr außerhalb der Ration ausgeschlossen war, eingetreten sind.

Vom hygienischen Standpunkt aus kann dieses System der Rationierung und die Art seiner Anordnung und Durchführung keineswegs gebilligt werden, so sehr es auch von sozialen und ethischen Gesichtspunkten aus gepriesen wird. Wäre die rationierte Nahrung wirklich, wie es von den maßgebenden Behörden und leider auch von manchen Ärzten behauptet wurde, genügend für die Ernährung jedes Einwohners gewesen, dann konnte man sich eine Verteilung, die nur den Nahrungsbedarf, diesen aber sicher, deckte, gefallen lassen und konnte in ihr einen gerechten Ausgleich sehen. Dann wurde nur der Luxusverbrauch einzelner verhütet, der mit Recht in solchen Zeiten unmöglich gemacht werden soll. Tatsächlich stand es aber so, daß die Ration nicht einmal für einen Durchschnittsmenschen ausreichte, geschweige denn für Menschen mit mehr als durchschnittlichem Bedarf; und das besonders Gefährliche bei der gewählten Art der Rationierung lag darin, daß man von den wissenschaftlich feststehenden großen Unterschieden im Nahrungsbedarf wenig oder nichts wissen wollte. S. 134 ist dargelegt, welche bedeutenden Schwankungen in dieser Beziehung wirklich bestehen. Nicht einmal den ungeheuren Unterschieden, die durch das Alter bewirkt werden, hat die Rationierung gebührend Rechnung getragen. Nur in einigen Städten, z. B. Breslau, Krefeld, Chemnitz, Mainz, haben die kleinsten Kinder weniger Mehl und Brot erhalten als die Erwachsenen; in anderen Städten, z. B. in Berlin, Potsdam, Danzig, Barmen, Bremen, bekam jeder Säugling ebensoviel Brot und Kartoffeln wie der Erwachsene! — Aber auch unter den Erwachsenen finden wir bekanntlich die allergrößten Unterschiede des Nahrungsbedarfs je nach Größe und Körpergewicht, Arbeitsleistung, Temperament usw., so daß z. B. ein großer kräftiger Arbeiter dreimal so viel Nahrung bedarf wie eine ruhende ältere Frau. — Ferner wird durch die Rationierung auch in bezug auf Geschmacksreize und Abwechslung der Kost den individuell sehr verschiedenen Bedürfnissen nicht genügend Rechnung getragen. Auch kann man nur bei einer frei gewählten Kost einigermaßen sicher sein, daß Salze und Vitamine (Ergänzungsstoffe) in genügender Menge dem Körper zugeführt werden.

Einige Abstufungen wurden dadurch erzielt, daß körperlich stark arbeitende Menschen (besonders die „Schwer"- und „Schwerst-Arbeiter" der Kriegsindustrie) mit Zulagen bedacht wurden. Hierbei lag in der einseitigen Betonung der körperlichen Arbeit eine Ungerechtigkeit; denn bei gleich großem Körper haben die geistig angestrengt arbeitenden Menschen einen etwa ebenso großen Nahrungsbedarf. Letztere waren aber noch dadurch besonders benachteiligt, daß sie infolge ihrer gezwungenen ruhigen Lebensweise zugleich vorwiegend auf leicht ertragbare, nicht zu voluminöse Kost angewiesen sind, die sich in Form der rationierten Nahrung schwer beschaffen ließ. — Weitere Nachteile ergaben sich an vielen Orten durch ungenügende spezifische Versorgung der Kinder mit Milch und durch die meist recht mangelhafte Versorgung der Kranken. Ferner war bei der Fleischkarte nicht genügend berücksichtigt, daß breiteste Schichten der Bevölkerung, zumal auf dem Lande, nur an seltenen Fleischgenuß gewöhnt sind und daß daher viele es ablehnten, für verhältnismäßig sehr hohen Preis die ihnen zustehende Fleischration wirklich zu entnehmen. Mit unbenutzten und aufgekauften Fleischkarten haben sich dann namentlich die Gastwirtschaften eine hohe Belieferung sichern können, da sie in bezug auf Fleisch und andere Nahrungsmittel nach der Zahl der abgegebenen Fleischkarten versorgt wurden. Die geradezu zum öffentlichen Ärgernis gewordenen Speisewirtschaften, in denen in allen Fleischsorten und Delikatessen geschlemmt werden konnte, während die privaten Haushaltungen aufs kärglichste versorgt waren, fanden eine Stütze wesentlich in der verfehlten Idee einer gleichmäßigen Fleischverteilung.

Als Folge dieser bedenklichen Mängel der Rationierung haben sich seit deren

Einführung bei einem großen Teile der Bevölkerung schwere Gesundheitsschäden bemerkbar gemacht, auf welche unten noch näher einzugehen ist. Am stärksten sind diese Schäden bei den ausschließlich auf die rationierte Nahrung angewiesenen Anstaltsinsassen hervorgetreten; am wenigsten bei der Landbevölkerung, nicht nur weil den Selbstversorgern eine etwas höhere Ration zugebilligt war, sondern weil es ihnen leicht war, sich darüber hinaus selbst oder von Freunden produzierte Nahrungsmittel zu beschaffen. Sehr starke Schäden in größter Verbreitung sind dagegen in allen größeren Städten bei ihrer nur aus Verbrauchern bestehenden Bevölkerung zutage getreten und hier ganz besonders bei denjenigen, die in bezug auf Körpergröße und -gewicht über dem Durchschnitt standen, ferner bei denen, die körperlich oder geistig angestrengt arbeiten mußten, oder die durch chronische Leiden auf besondere Kost angewiesen waren.

Wenn innerhalb der städtischen Bevölkerung die Gesundheitsschädigungen nicht durchweg ebenso schwer gewesen sind wie bei den Anstaltsinsassen, so ist dies wesentlich dem Umstand zu danken, daß fast die gesamte Bevölkerung sich im Schleichhandel Ergänzungen zu der rationierten Kost zu verschaffen wußte, die nach zahlreichen Erhebungen im Mittel etwa $50\,^0/_0$ der Ration entsprachen.

Diese Bestrebungen waren, wie aus allen Untersuchungen hervorgeht, keineswegs auf die wohlhabenden Kreise beschränkt; im Gegenteil beteiligten sich die Minderbemittelten daran in mindestens dem gleichen Umfang. Wendeten jene mehr Geld auf, so hatten letztere die reichlicheren verwandtschaftlichen und freundschaftlichen Beziehungen zu kleinen Erzeugern, von denen am ehesten Lebensmittel zu erlangen waren. Außerdem waren zeitweilig weiteste Kreise von Arbeitern infolge der außerordentlich Lohnsteigerungen sogar besser in der Lage, Schleichhandelspreise zu bezahlen, als die meisten Bürger und Beamte. — Soweit es sich bei diesem „Hamstern" von Lebensmitteln um kleine Reserven von Nahrungsmitteln handelte, die nicht über die notwendige Ergänzung des Bedarfs der einzelnen Haushaltung hinausgingen und keineswegs in wucherischer und gewinnsüchtiger Absicht erworben wurden, hätte man sie dulden sollen, auch wenn sie ungesetzlich waren. Man kann es vom hygienischen Standpunkt aus nur bedauern, daß gegen solche Verfehlungen strenge Verordnungen erlassen wurden, die von ungezählten Menschen übertreten worden sind. Diese Verordnungen gingen von drei vollständig falschen Voraussetzungen aus: 1. daß die Ration zur Ernährung ausreiche; 2. daß die gleichmäßige Rationierung eine gerechte Verteilung der vorhandenen Lebensmittel darstelle; und 3. daß übermäßige Genußsucht, nicht aber einfacher Selbsterhaltungstrieb, zum Hamstern Anlaß gebe. Hätten die Gesetzgeber etwas mehr von der Ernährungslehre gewußt, und hätten sie die Motive zur Überschreitung der rationierten Nahrung besser berücksichtigt, so wären unmöglich Verordnungen erlassen worden, die mit polizeilicher Kontrolle und Gefängnisstrafen verhüten sollten, daß Menschen das taten, was sie als unbedingt nötig zur Selbsterhaltung und zur Erhaltung ihrer Angehörigen empfanden. Von einem Menschen, dem auf engem Wege ein durchgehendes Gespann begegnet, verlangt man doch nicht, daß er sich lieber überfahren läßt, als daß er zur Seite auf den Rasen geht, dessen Betreten verboten ist! Unverständlich ist es auch, daß sich öffentliche Ankläger und Richter fanden, welche die Übertretung solcher Verordnungen ahndeten und dem durchgreifenden Unterschied zwischen gewerbsmäßigem wucherischen Schleichhandel und dem Bestreben, sich kleine, aber lebensnotwendige Ergänzungen der Kost zu beschaffen, nicht gebührend Rechnung trugen.

Man kann nicht einwenden, daß durch energische Durchführung der Hamsterverbote doch wenigstens eine wesentliche Steigerung der zur Verteilung gelangenden Nahrungsmittel erreicht wurde. Nichts davon ist zu merken gewesen, und es war dies auch kaum anders möglich, da unbestechliche Aufsichtsbeamte nicht entfernt in genügender Zahl zu haben waren, um die zahllosen Menschen zu überwachen, die, einem gebieterischen natürlichen Triebe folgend, sich Zusatznahrung zu verschaffen suchten. Eine Mehrung der Vorräte und eine Erhöhung der Ration wäre vielmehr nur durch Hebung und Besserung der heimischen landwirtschaftlichen Produktion erreichbar gewesen. Aber auch hier ist mit Strafandrohungen und polizeilicher Kontrolle sicher nichts auszurichten, sondern nur durch Zusammenschluß der Landwirte zu einer Art Selbstverwaltung mit Lieferungsverbänden und durch eine Preispolitik, von welcher ein Anreiz zur Produktion ausgeht.

Von besonderem Interesse sind die **Preisverhältnisse** der Nahrungsmittel während des Krieges und nach demselben. Folgende Tabelle zeigt, daß die Preise während der Kriegsjahre bei den meisten Nahrungsmitteln allmählich auf das Vielfache des Friedenspreises stiegen.

Preis in Berlin für 1 kg in Mark:

	Juni 1914	Winter 1917/18	Januar 1920 (Papiermark)
Rindfleisch	2,00	5,60	10,50
Vollmilch	0,20	0,50	2,00
Butter	2,60	6,80	28,00
Eier (20)	1,20	8,00	42,00
Quarkkäse	0,40	2,30	22,00
Roggenbrot	0,28	0,40	1,20
Erbsen	0,60	—	9,50
Kartoffeln	0,06	0,09	0,50
Reis	0,50	—	24,00

Während des Krieges und in der Nachkriegszeit hat man auch versucht, die wirtschaftliche Not weiter Volkskreise durch Einrichtung von **Massenspeisungen** (Volksküchen und Mittelstandsküchen) zu lindern. Die Zahl der täglich verabreichten Portionen betrug im Oktober 1918 z. B. in

Berlin	138 204	Düsseldorf	48 101
Charlottenburg	22 242	Frankfurt a. M.	39 205
Bremen	25 151	Hamburg	167 088
Breslau	11 195	Leipzig	38 021
Cöln	27 394	München	40 805
Dresden	65 556	Stuttgart	29 643

Diese Art der Speisung erreichte demnach in den verschiedenen Städten einen sehr ungleichen Umfang; Hamburg mit 930 000 Einwohnern lieferte täglich 167 000 Portionen, Breslau mit 512 000 Einwohnern nur 11 000. Abgesehen von den Organisationsverschiedenheiten schwankten Neigung und Bedürfnis zu solcher Versorgung je nach der Zusammensetzung und sonstigen Eigenart der Bevölkerung. Auch machte sich schon in der letzten Zeit des Krieges ein starker Rückgang in der Benutzung bemerkbar, weil die Kost zu wenig schmackhaft und sättigend war.

Die Folgen der andauernden Unterernährung für die Gesundheit der Bevölkerung erfordern noch eine genauere Besprechung.

Ähnlich umfangreiche und anhaltende Ernährungsnöte sind in den letzten Jahrzehnten und Jahrhunderten niemals bekannt geworden. Wohl sind durch Mißernten, z. B. in Indien 1899/1900, in Irland 1846—48, in Oberschlesien 1845/47 Hungersnöte hervorgerufen, die eine starke Steigerung der Sterblichkeit bewirkten, und ebenso in Festungen (wie in Paris 1870) infolge der Blockade. Aber diese Nöte hielten in Paris vier Monate, in Indien ein Jahr, in Oberschlesien zwei Winter an, während die Not in Deutschland sich über zehn Jahre erstreckte.

Die Folgen lassen sich zunächst an der **allgemeinen Sterblichkeit** erkennen. In den Kriegsjahren hatte nach den im Reichsgesundheitsamt angestellten Berechnungen die deutsche Zivilbevölkerung in den Jahren 1915 bis 1918 eine **Mehrsterblichkeit** gegenüber dem letzten Friedensjahr von 763 000 Menschen (unter Ausschluß der Grippe). Nach Altersklassen geordnet ergibt sich folgende prozentuale Zunahme der Sterblichkeit im Jahre 1917:

Bevölkerungsgruppe	Alter	Prozentuale Zunahme gegen 1913
Säuglinge und Kinder	0— 1 Jahr	2,4
	1— 5 Jahre	49,3
	5—15 „	55,0
Männliche Erwachsene (nur Zivilisten) . . .	15—48 „	42,2
	48—60 „	29,2
	60—70 „	35,2
	über 70 „	40,8
Weibliche Erwachsene	15—30 „	45,7
	30—60 „	32,7
	60—70 „	30,0
	über 70 „	40,8

Nur auf die Säuglinge hat sich der ungünstige Einfluß nicht erstreckt, was bei dem starken Geburtenrückgang von vornherein zu erwarten war. Dagegen sehen wir schon bei den heranwachsenden Kindern und in den höheren Lebensaltern eine sehr starke Zunahme der Sterblichkeit.

Von einzelnen Todesursachen ist an dieser Übersterblichkeit hauptsächlich die Tuberkulose beteiligt. In Preußen starben 1913 56861 Personen an Tuberkulose, 1918 dagegen 93647. Die mühsam erzielte erfreuliche Abnahme der Tuberkulosesterblichkeit, die sich in dem Heruntergehen der Sterblichkeit von 26 pro 10 000 Einwohner im Jahre 1892 auf 14 im Jahre 1913 aussprach, ist in wenigen Kriegsjahren wieder völlig verloren gegangen. Erst von der 2. Hälfte des Jahres 1919 ab trat eine Besserung ein, die allerdings nach dem mehrjährigen massenhaften Absterben selbstverständlich zu erwarten war. — Die Zunahme der Tuberkulosesterblichkeit ist in erster Linie auf die Unterernährung zurückzuführen. Wir wissen aus Tierversuchen und durch zahlreiche Beobachtungen an Menschen, daß für den Verlauf der Lungentuberkulose und für das frühere oder spätere Eintreten des Todes die Ernährung des Kranken, insbesondere mit Eiweiß und Fett, ausschlaggebend ist; und die Unmöglichkeit, in der Kriegszeit solche Nahrung ausreichend zu beschaffen, mußte mit Bestimmtheit das tödliche Ende zahlreicher Kranker beschleunigen.

Auch die Sterbefälle an anderen Erkrankungen der Atmungsorgane sind andauernd gestiegen und zeigen in den letzten Kriegsjahren einen Zuwachs um etwa 20 000. Mit Recht ist darauf hingewiesen, daß hierbei nicht allein die Unterernährung, sondern z. B. das lange Kettestehen auf der Straße vor den Lebensmittelgeschäften, die Schwierigkeiten der Heizung, das mangelhafte Schuhwerk usw. mitgewirkt haben. —

Aber nicht nur in der Zahl der Todesfälle darf man die Beweise für die schlimme Wirkung der Unterernährung suchen; eine Menge von Erkrankungen kommt hinzu, die nicht in der Mortalitätsziffer ihren Ausdruck finden. — Die relativ harmloseste Folge ist die Abnahme des Körpergewichts, die nach zahlreichen zuverlässigen Wägungen im Mittel 20% betragen hat. Untergewichte von 25—35% des Normalgewichts sind nicht selten beobachtet und sind als sehr bedenklich anzusehen, da bei 40% Untergewicht bereits der Hungertod eintritt. Auch die heranwachsenden Kinder nahmen vom dritten Kriegsjahr an an Gewicht ab und ihr Längenwachstum blieb in den Großstädten um etwa 2 cm hinter der Norm zurück, am ausgesprochensten in den höheren Schulen. — Die Abmagerung hat in der Regel mit einem Fettschwund eingesetzt, der manchen zunächst nicht unwillkommen war, der aber schließlich den Körper einer wichtigen Reserve für Zeiten ganz unzureichender Ernährung beraubte; denn mit 5 kg Fett, das durch Einschmelzung dem Stoffwechsel zugeführt wird, vermögen wir sechs Monate lang eine tägliche Zubuße von 300 Calorien zu liefern.

Nicht selten ist aber der starke Fettschwund noch in anderer Beziehung verhängnisvoll geworden: Die Zahl der eingeklemmten Brüche, insbesondere Schenkelhernien bei Frauen, der Darmverlagerungen usw. hat infolge des Fettschwunds aus den Bruchpforten, und wohl außerdem durch die Auftreibung der Därme infolge der reichlichen vegetabilischen Kost, sowie durch ungewohnte körperliche Anstrengungen bedeutend zugenommen; eine Umfrage in größeren Kliniken ergab, daß die Zahl der betreffenden Bauchoperationen auf das Drei- bis Siebenfache gestiegen war.

Weiter ist über Blutarmut und die daraus sich ergebenden Störungen, Kälte der Haut, Herzschwäche, Pulsverlangsamung, leichtes Ermüden, Aussetzen der Menstruation usw. geklagt. — Auffällig war ferner die am häufigsten in geschlossenen Anstalten, aber auch unter der freilebenden Bevölkerung namentlich der Großstädte und der Industriebezirke, beobachtete Ödemkrankheit, meist gekennzeichnet durch Ödeme an Füßen und Beinen, ohne Eiweißausscheidung im Harn, nach Ragnar Berg durch Mangel an den Vitaminen A und B und an Ca und K veranlaßt. Sehr häufig waren Magen- und Darmstörungen leichterer und schwererer Art. Auch Hautkrankheiten nahmen zu, teils infolge von Verdauungsstörungen, teils infolge des schlechten Ernährungszustandes der Haut und des Seifenmangels. Ferner traten seit Herbst 1917 in den großen Städten und in den Industriegegenden häufiger Veränderungen des Knochengerüsts auf, die teils ähnlich der Rachitis der Kinder, teils wie die Osteomalacie der Erwachsenen verliefen. Am stärksten zeigte sich das erste bis fünfte Lebensjahr befallen; Kinder vom sechsten bis vierzehnten Jahre blieben verschont, dagegen war das 14. bis 19. Lebensjahr stark beteiligt. Bei letzterer Altersklasse und bei älteren Personen begünstigten anscheinend Berufe mit anhaltendem Stehen und schwere körperliche Arbeit die Entwicklung der Krankheit.

Unerwartet war die geringe Ausbreitung der sonst bei Hungersnöten oft beobachteten Seuchen und das Ausbleiben des sog. „Hungertyphus". Aus den früheren Erfahrungen läßt sich entnehmen, daß die Verbreitung von Infektionserregern in Hungersnotzeiten hauptsächlich durch Wanderungen der betroffenen Bevölkerung, durch die Wahllosigkeit, mit der alle Nahrung genossen wurde, und durch die Verwahrlosung und Verlausung eines großen Teils der Menschen befördert wurde. Dazu könnte eine gesteigerte Empfänglichkeit in Frage kommen, die, wie der Verlauf und Ausgang des einzelnen Krankheitsfalles, vom Ernährungszustand wahrscheinlich stark beeinflußt wird. — Letzteres Moment scheint wohl das wichtigste zu sein; war doch die Sterblichkeit in den indischen Hungersnöten zum größten Teil durch auffallend ungünstigen Verlauf der Malaria verursacht. Daneben ist die in Notzeiten gesteigerte Verbreitung der Krankheitserreger bedeutungsvoll; sie hat z. B. in Oberschlesien 1845/47 die Ausdehnung von Fleckfieber und Recurrens unterstützt, jener Krankheiten, die vorzugsweise den damaligen „Hungertyphus" ausgemacht haben (Kisskalt). Daß wir in der letzten langen Hungerzeit nicht stärker unter diesen Seuchen gelitten haben, ist in erster Linie darauf zurückzuführen, daß unsere bewährten Maßnahmen zur Bekämpfung der Weiterverbreitung ansteckender Krankheiten auch während der schwersten Notjahre mit unverminderter Energie durchgeführt worden sind.

Nicht übersehen darf man schließlich die furchtbaren Wirkungen, welche das Seelenleben des deutschen Volkes durch die anhaltende Unterernährung, durch den ewigen Kampf um das tägliche Brot und um die Befriedigung der einfachsten Lebensbedürfnisse, durch die Unmöglichkeit, sich Leben und Gesundheit zu erhalten, ohne ungesetzliche Wege zu betreten, durch den allmählichen Verfall der Kultur und die ganze Trostlosigkeit der politischen Lage erlitten hat. In weitesten Kreisen der Bevölkerung herrschten entweder lähmende Entschlußunfähigkeit, Arbeitsunlust, Gleichgiltigkeit und Hoffnungslosigkeit oder krankhafte Erregbarkeit, Gereiztheit und hemmungslose Genußsucht, — ein trübes Bild, das ein psychiatrischer Fachmann folgendermaßen gekennzeichnet hat: ,,Stimmungen und Verstimmungen der Masse, durch kluge Hetzer erzeugt und ausgenützt, treiben die Menschen bald nach rechts in dumpfe Resignation und in passiven Widerstand, bald nach links zu Streik und Aufruhr, zu Bitterkeit und Groll gegen alles Bestehende, zur Feindseligkeit gegen unsere deutsche Kultur. Nach den Gesetzen der Massensuggestion, die das Verantwortungsgefühl des einzelnen aufhebt, wachsen die Affekte der leicht entzündlichen Menge unter der Einwirkung skrupelloser Agitatoren lawinenartig an; das Denken schweigt und die Bildung ernster und weitschauender politischer Gesinnung wird zur Unmöglichkeit. Das einzige, was noch Hilfe bringen kann: die innere Einheit, das brüderliche Vertrauen, die tiefe Einsicht in die furchtbare Not des Landes, der gemeinsame Wille zur Überwindung dieser Not — sie fehlen!" (Gaupp.)

Literatur:

v. Voit, C.: Physiologie des allgemeinen Stoffwechsels und der Ernährung. Leipzig 1881. — Rubner: Lehrbuch der Hygiene. Leipzig und Wien 1907; Biologische Gesetze. 1887; Gesetze des Energieverbrauchs bei der Ernährung. 1902; Volksernährungsfragen. 1908; Lehre vom Kraft- und Stoffwechsel. Handb. d. Hyg. von Rubner, Gruber und Ficker. Leipzig 1911. — Über moderne Ernährungsreformen (von Hindhede und Chittenden). 1914, sowie zahlreiche Publikationen im Arch. f. Hyg., in der Zeitschr. f. Biol. und in der Zeitschr. f. allg. Physiol. — von Noorden und Salomon: Handb. der Ernährungslehre. 1920. — Kestner und Knipping in Gemeinschaft mit dem Reichsgesundheitsamt: Die Ernährung des Menschen. Berlin 1924. — Czerny und Keller: Des Kindes Ernährung, Ernährungsstörungen und Ernährungstherapie. II. Aufl. Leipzig und Wien 1925. — Die Volksernährung: Veröffentlichungen des Reichsministeriums für Ernährung und Landwirtschaft unter Mitwirkung des Reichsausschusses für Ernährungsforschg. Fortlaufende Hefte seit 1922. Berlin. — Abderhalden: Neuere Ergebnisse der Eiweißchemie. Jena 1909; Synthese der Zellbausteine. Berlin 1912; Zahlreiche Arbeiten von A. und seinen Schülern in der Zeitschr. f. physiologische Chemie. — König: Die menschlichen Nahrungs- und Genußmittel, 4. Aufl. — Thomas: Nahrung und Ernährung (zu Rubners Nahrungsmitteltafel). Leipzig und Berlin 1914. — Voit: Untersuchung der Kost in einigen öffentlichen Anstalten. München 1877. — Hitzig, E. und E.: Die Kostordnung der psychiatrischen und Nervenklinik der Universität Halle. Jena 1897. — v. Rechenberg: Die Ernährung der Handweber. 1890. — Kaup: Ernährung und Lebenskraft der ländlichen Bevölkerung. Berlin 1910. — Schütz: Zeitschr. f. Hyg. u. Inf. Bd. 83. 1917. — Funk: Die Vitamine. 2. Aufl. 1922. — Berg, Ragnar: Die Vitamine. 1922.

Kriegsernährung: Eltzbacher: Die deutsche Volksernährung. Braunschweig 1914. — Kuczynski und Zuntz: Ebenda 1915. — Zuntz: Zeitschr. f. ärztl. Fortbild. 1918. Nr. 20. — Lichtwitz: Berlin. klin. Wochenschr. 1916. Nr. 34 u. 41. — Loewy und Zuntz: Ebenda 1916. — May: Die deutsche Volksernährung. München und Leipzig 1917. — Witte: Glückauf. Bd. 54. — Gottstein: Dtsch. med. Wochenschr. 1915. — Gotschlich und Guth: Öffentliche Gesundheitspflege 1919. S. 365. — Rubner, Beninde: Gutachten der Wissenschaftlichen Deputation, Veröff. a. d. Geb. d. Medizinalverwalt. Bd. X, H. 3. 1920. — Neumann: Vierteljahrsschr. f. gerichtl. Med. Bd. 57, H. 1. — Kruse und Hintze: Sparsame Ernährung. Dresden 1922.

III. Die einzelnen Nahrungsmittel.

1. Die Kuhmilch.

Die Kuhmilch ist eine Emulsion von Fett in einer Lösung von Eiweiß, Zucker und Salzen. Normalerweise zeigt sie gelblichweiße Farbe, ist schon in dünnen Schichten undurchsichtig, hat einen eigentümlichen Geruch, leicht süßlichen Geschmack und amphotere Reaktion (gleichzeitig schwach alkalisch und schwach sauer). Im mikroskopischen Präparat erscheint sie erfüllt von zahlreichen Fetttröpfchen verschiedener Größe. Die chemische Analyse ergibt folgende Zusammensetzung: spezifisches Gewicht 1029—33; Wassergehalt 87,0—89,0 %; 11—13 % Trockensubstanz; 3—4 % Eiweiß, darunter 2,9 % Casein (in Kalkverbindung mit 1,5 % CaO), 0,5 % Lactalbumin, Spuren von Lactoglobulin; 2,7—4,3 % Fett; 3,5—5,5 % Milchzucker und 0,6—1,0 % Salze (besonders Kalksalze). Das Casein befindet sich in kolloidaler Lösung. — Der frischen rohen Milch kommt eine geringe bactericide Kraft zu, die allerdings nur wenigen Bakterienarten gegenüber (Cholera, Typhus) nachweisbar ist, während sie z. B. den Coliarten gegenüber nicht deutlich hervortritt. Als wirksame Schutzvorrichtung des Körpers kommt diese Eigenschaft kaum in Betracht. — Dagegen kann die Milch bei hochgradig mit Toxinen immunisierten Tieren größere Mengen von spezifischen Antitoxinen enthalten (Diphtherie, Tetanus). Bei anderen als toxisch wirkenden parasitären Krankheiten ist dagegen ein zur Schutzwirkung geeigneter Gehalt der Milch an Antikörpern nicht beobachtet (vgl. Kap. X).

Die Kuhmilch enthält im frischen, rohen Zustand alle drei Sorten von Vitaminen, reichlich das A-Vitamin, geringe Mengen von B-Vitamin und Spuren von C-Vitamin. Jedoch ist der Gehalt ganz abhängig von der Fütterung. Bei Stallfütterung ist er gering oder fehlt ganz; beim Weidegang tritt er viel stärker hervor. Die Vegetation der Bergwiesen reichert sie stark an; ebenso ein Winterfutter, dem gekeimte Samen (Malz), Hefe usw. zugefügt sind. Erhitzte, kondensierte und getrocknete Milch führt wenig Vitamine; war der Gehalt ursprünglich bedeutend, so können auch nach dem Erhitzen und Trocknen Vitamine übrig bleiben. Scharfes, kurzdauerndes Erhitzen scheint nicht so ungünstig zu wirken, wie ein längeres Erhitzen auf 70°. Auch beim Trocknen kommt es auf die Höhe der Temperatur und vermutlich auf den Luftzutritt an.

Wie bei allen tierischen Sekreten kommen auch bei der Milch bedeutende Schwankungen in der chemischen Beschaffenheit vor; diese sind abhängig einmal von der Rasse und Individualität, dann von der Zeitdauer der Lactation, von der Tageszeit usw. Ganz bedeutende Unterschiede ergeben sich ferner aus der Fütterung. Die Landwirte unterscheiden namentlich zwischen der Fütterung mit frischem Gras und auf der Weide, und andererseits der sog. Trockenfütterung (Heu, Gerstenschrot, Roggenkleie, Runkelrüben). Bei ersterer wird die Milch wasserreicher und zeigt überhaupt bedeutende Schwankungen, Trockenfutter dagegen liefert eine gehaltreichere und gleichmäßigere, aber dafür auch vitaminfreie Milch. Manche Stoffe des Futters können die Milch widerlich machen, so namentlich Schlempe und Rübenschnitzel. — Eine eigentümlich starke Verschiedenheit ergibt sich noch für die einzelnen Melkportionen; die erste Portion ist immer bedeutend — um das Zwei- bis Dreifache — fettärmer als die letzte, während Eiweiß und Zucker weniger Schwankungen zeigen.

Trotz dieser Unterschiede bietet die zum Markt gebrachte Milch im ganzen doch eine gleichmäßige Zusammensetzung dar, namentlich innerhalb der gleichen

Jahreszeit. Es rührt dies wesentlich daher, daß die zu verschiedenen Zeiten und von verschiedenen Kühen gewonnene Milch vor dem Transport gemischt wird. Es lassen sich daher sehr wohl Durchschnittsziffern aufstellen, so daß man berechtigt ist, jede Milch zunächst als verdächtig anzusehen, welche erheblich vom Mittel abweicht.

Die Ausnutzung der Nährstoffe der Milch und die biologische Wertigkeit ihrer Eiweißstoffe ist eine gute, der des Fleisches ungefähr gleich. Das Eiweiß wird zu mindestens 90%, das Fett zu etwa 95%, die Salze zu 50%, der Zucker vollständig resorbiert. Bei Kindern ist die Ausnutzung noch besser.

Demnach stellt die Milch ein vorzügliches Nahrungsmittel dar, das bei kleinen Kindern zur vollen Ernährung ausreicht, bei Kindern vom zweiten Jahre an und bei Erwachsenen eine rationelle Ernährung sehr wesentlich unterstützt. Zu ausschließlicher Ernährung Erwachsener ist die Milch nicht geeignet, weil selbst in der schwer resorbierbaren Menge von vier Litern kaum genügend Calorien vorhanden sind.

Die Milch ist als Nahrungsmittel um so bedeutungsvoller, als sie für verhältnismäßig billigen Preis das sonst so schwer zu beschaffende Eiweiß und Fett gewährt. Preisfestsetzung nicht nach dem Volum, sondern nach dem Fettgehalt ist mehrfach vorgeschlagen. — Der billige Preis erklärt sich daraus, daß die Milch eine Reihe von Nachteilen aufweist, die ihre Verwendbarkeit beeinträchtigen. Einmal geht sie sehr rasch unter dem Einfluß von Mikroorganismen Zersetzungen ein, die sie zum Genuß ungeeignet machen, zweitens ist kein anderes Nahrungsmittel so leicht zu fälschen und im Nährwert zu verschlechtern als gerade die Milch; drittens ist sie zur Verbreitung von pathogenen Bakterien und Giftstoffen besonders geeignet. — Auf diese drei hygienisch und wirtschaftlich wichtigen Nachteile der Milch ist im folgenden näher einzugehen.

a) Die Zersetzungen der Milch.

Die Veränderungen, welche die frisch gemolkene Milch allmählich durchmacht, bestehen in folgenden Vorgängen:

1. Bei ruhigem Stehen steigen die Milchkügelchen an die Oberfläche und bilden dort die Rahmschicht. Diese erscheint nach 24 Stunden als dicke, feste Decke, die sich abheben läßt (Aufrahmen). Man erhält dadurch im Gegensatz zur ursprünglichen „Vollmilch" zwei Teile, den Rahm und die „abgerahmte Milch" oder „Magermilch". Letztere ist je nach der Vollständigkeit des Aufrahmens mehr oder minder fettfrei; werden Zentrifugen zum Entrahmen benutzt, so verbleiben nur etwa $0,15\%$ Fett in der Magermilch.

2. Bei längerem Stehen der Milch beobachtet man, daß sich auf der Oberfläche ein weißlicher, pilziger Überzug aus Oidium lactis bildet. Gleichzeitig entwickeln sich in der Flüssigkeit unter dem Rahm zahlreiche Bakterien, am schnellsten bei einer Temperatur von $25-30^\circ$. Besonders verbreitet findet man darunter einige Arten, die man schlechthin als Milchsäurebakterien bezeichnet.

Am meisten beteiligt ist der Streptococcus lacticus (Str. Güntheri oder acidi lactici), ein unbewegliches, den Pneumokokken sehr ähnliches, aber nicht pathogenes Bakterium; grampositiv, aerob und anaerob am besten bei $32-38^\circ$ wachsend, Rechtsmilchsäure ohne Gasentwicklung liefernd. Besser aerob wächst Bacillus acidi lactici, gramnegativ, mit Bac. aerogenes übereinstimmend; bildet Linksmilchsäure, Bernsteinsäure, Essigsäure

und Gas. — Auch zahlreiche andere Bakterien (z. B. Colibacillen) bilden gelegentlich
Milchsäure.

Durch diese Bakterien wird der Milchzucker vergoren, so daß freie Milch-
säure (durch einige Arten außerdem gasförmige Produkte) entsteht. Ist etwa
$0,2\%$ Milchsäure gebildet, so tritt Gerinnung des Caseins ein, d. h. dem in
Form von Kalkcasein in gequollenem Zustand vorhandenen Casein wird der
Kalk entzogen, und es fällt als Quark aus; der untere Teil der Milch scheidet
sich damit wieder in zwei Abschnitte, in den Käse und das Serum (Molke).
Ersterer enthält gewöhnlich auch die Reste von Fett, so daß das Serum
nur noch Milchzucker und Salze aufweist. Die gesamten Zerlegungen der Milch
ergeben sich aus folgender schematischer Übersicht:

Vollmilch
($3,4\%$ Eiweiß, $3,6\%$ Fett, $4,8\%$ Milchzucker, $0,7\%$ Salze)

Rahm	Magermilch
($3,7\%$ Eiweiß, 26% Fett, $3,5\%$ Milch-	($3,2\%$ Eiweiß, $0,8\%$ Fett, $4,9\%$ Milch-
zucker, als Kaffeesahne 10% Fett)	zucker, $0,7\%$ Salze

Butter	Buttermilch	Quarkkäse	Molke
(83% Fett,	(3% Eiweiß,	(25% Eiweiß,	($4,5\%$ Milchzucker,
$0,9\%$ Eiweiß,	1% Fett,	7% Fett)	$0,6\%$ Salze)
$0,5\%$ Milchzucker)	$3,4\%$ Milchzucker)		

3. Läßt man Milch mehrere Tage stehen, so entwickelt sich Gestank nach
Buttersäure und es entsteht reichliches Gas (Wasserstoff); zuweilen wird gleich-
zeitig das Casein peptonisiert. Alsdann sind Buttersäurebacillen in den
Vordergrund getreten.

Die meisten beteiligten Arten sind Anaeroben, teils beweglich, teils unbeweglich, bewirken Buttersäuregärung aus dem Milchzucker und liefern daneben oft reichlich Milchsäure.
— Will man die reine Wirkung der anaeroben Buttersäurebacillen ohne die Milchsäuregärung zur Anschauung bekommen, dann muß man die Milchsäurebakterien abtöten.
Es gelingt dies durch $^1/_2$stündiges Erhitzen der Milch auf 100^0. Die Sporen der Buttersäurebacillen bleiben bei dieser Behandlung am Leben; werden die Flaschen mit der erhitzten
Milch fest verschlossen und bei $30—35^0$ gehalten, so ist gewöhnlich binnen 20 Stunden
die Milch in lebhafter Buttersäuregärung.

4. Hält man die durch Erhitzen von Milchsäurebakterien befreite Milch
in offenen Gefäßen bei $30—40^0$, oder kocht man die Milch vorher mindestens
eine Stunde lang, so daß auch die Sporen der Buttersäurebacillen abgetötet
sind, dann wird eine andere Zerlegung bemerkbar. Die Milch verändert sich
äußerlich wenig, das Casein gerinnt nicht, saure Reaktion fehlt oder ist geringfügig. Daß solche Milch überhaupt zersetzt ist, sieht man nur daran, daß sich
unter der Rahmschicht langsam eine durchscheinende Zone ausbildet, die allmählich breiter wird. Die Milch gibt dann deutliche Peptonreaktion; gleichzeitig ist der Geschmack bitter und kratzig geworden. Diese Zersetzung
wird durch Bakterien aus der Gruppe der Heubacillen bewirkt.

Alle die beschriebenen Phasen des Bakterienlebens lassen sich mit geringfügigen Abweichungen in jeder Milch beobachten; die betreffenden Bakterien sind offenbar überall
verbreitet. Teils entstammen sie den Ausführungsgängen der Euter, in denen sich Massen
von Bakterien zwischen den Melkzeiten zu entwickeln pflegen; teils gelangen sie durch
Kuhexkremente in die Milch; fast jede Milch läßt nach dem Absitzen sogar makroskopisch
eine Beimengung von Kuhexkrementen erkennen. Auch die zum Sammeln der Milch
dienenden Eimer und Gefäße, die Hände des Melkenden, die in die Milch fallenden Fliegen,

der Heustaub, der beim Verfüttern trockenen Heues oft in Massen die Luft erfüllt, sind Quellen der Milchbakterien. — Neben diesen „normalen“ Bakterien der Milch kommen noch zahlreiche andere Arten mehr oder weniger häufig vor; so z. B. Streptokokken, die nach Herkunft und Wirkung sehr verschieden, zuweilen aber nicht unbedenklich sind (s. unten), ferner „säurefeste“ Bacillen, die sich im Kuhkot und andererseits im Rahm und Butter finden (vgl. Kap. X).

Wird der Inhalt der Eutergänge zu Anfang jedes Melkens entfernt und nicht mit in den Eimer gebracht, wird das Euter sorgfältig gereinigt, der Schwanz der Kuh festgebunden, werden Hände und Gefäße völlig sauber gehalten und wird das Heu nur in angefeuchtetem Zustand in den Stall gebracht, um heubacillenhaltigen Staub möglichst zu vermeiden, so kann eine außerordentlich bakterienarme Milch gewonnen werden. — Auch Melkmaschinen, die mit einem Vakuum arbeiten, sind neuerdings in Gebrauch.

Zuweilen gelangen weniger verbreitete Bakterienarten zufällig in größerer Menge in die Milch und gewinnen dort die Oberhand, z. B. die Bacillen der blauen Milch, welche ein Chromogen produzieren, das bei Luftzutritt und saurer Reaktion dunkelblau wird. Zuweilen tritt rote oder gelbe Milch auf durch Wucherung anderer Bakterienarten, zuweilen schleimige, fadenziehende, oder bittere Milch. Alle diese ungewöhnlichen Bakterienansiedelungen sind zwar nicht gerade gesundheitsschädlich, machen aber die Milch wegen der starken Veränderung ihres Aussehens oder Geschmacks unappetitlich und unverkäuflich.

5. Frische Milch enthält verschiedene Fermente, die bei der Aufbewahrung der Milch bzw. beim Kochen zerstört werden: a) Pepsin- und trypsinartiges Ferment, welches Eiweiß zu spalten vermag; b) diastatisches Ferment, das Stärke in Zucker, sowie ein anderes (bakterielles?) Ferment, das Milchzucker in Glykose überführt; c) Superoxydase (Katalase), zerlegt Wasserstoffsuperoxyd unter Bildung von Wasser und molekularem O ($2\,H_2O_2 = 2\,H_2O + O_2$). Die Milchkatalase entstammt anscheinend teils Leukocyten, teils saprophytischen Bakterien, sie zerfällt bei 65—70°; d) indirekte Oxydasen, Peroxydasen, vermögen bei Gegenwart von H_2O_2 Oxydationen auszuführen, da sie dieses in Wasser und atomistischen O zerlegen ($H_2O_2 = H_2O + O$); werden bei 72—75° zerstört; e) Reduktasen, entfärben Methylenblau, bilden aus Schwefel H_2S; werden bei 70—80° zerstört.

b) Die Fälschungen der Milch.

Die Fälschung besteht hauptsächlich im Entrahmen oder im Wasserzusatz oder in einer Verbindung von beiden Maßnahmen. Entfettete und verdünnte Milch hat natürlich einen entsprechend geringeren Nährwert. Außerdem können durch den Wasserzusatz Infektionserreger in die Milch gelangen. — Andere Fälschungen, z. B. Zusatz von Stärke, Dextrin, Gips, Gehirn usw., sind nur Kuriosa ohne größere Bedeutung. Dagegen werden der Milch sehr häufig Konservierungsmittel zugefügt, welche bestimmt sind, die Milch länger haltbar zu machen. Der Händler wendet aber diese Mittel gewöhnlich dann an, wenn schon ein gewisser Bakterienreichtum der Milch vorhanden ist und die bald zu erwartende äußerlich sichtbare Veränderung der Milch, die Gerinnung, noch eine Zeitlang hinausgeschoben werden soll. Zu diesem Zweck wird am häufigsten Soda oder Natron bicarbonicum oder Borax benutzt. Alle diese Mittel hindern aber das Bakterienleben in der Milch in keiner Weise; dasselbe wird im Gegenteil eher begünstigt, und lediglich die Entwicklung freier Säure und damit die Gerinnung wird (übrigens auch nur für kurze Zeit) verzögert. Diese Mittel sind also gefährlich, weil sie nur das äußere Kennzeichen einer schlechten Beschaffenheit der Milch verdecken, während sie dagegen Zahl und Arten der Bakterien nicht vermindern.

— Sehr häufig wird im Hochsommer die Milch in den Handlungen aufgekocht, ehe der Säuregrad bis zur Gerinnung der Milch gesteigert ist. Auch dadurch wird eine zu lange oder unzweckmäßige Aufbewahrung und infolgedessen eine starke Zersetzung der Milch nur verschleiert, und das Bakterienleben derartig verschoben, daß gerade bedenklichere Zersetzungserreger in den Vordergrund gelangen.

Borsäure zeigt sehr schwache konservierende Wirkung. Besseren Erfolg haben Salicylsäure (0,75 $^0/_{00}$), Formalin (0,2 $^0/_{00}$) und Wasserstoffsuperoxyd (2,0 $^0/_{00}$), welche die Entwicklung der Bakterien kräftig hemmen, ohne den Geschmack der Milch zu stark zu beeinträchtigen. Wasserstoffsuperoxyd tötet sogar in der angegebenen Stärke die meisten saprophytischen und pathogenen Bakterien. Durch mäßiges Erwärmen oder durch Zusatz tierischer Fermente (Katalase des Rinderserums) kann das Wasserstoffsuperoxyd wieder zerlegt werden, so daß es in der Milch nicht nachweisbar bleibt (Perhydrase-Milch, v. Behring). — Alle derartigen Konservierungsmittel der Milch dürfen indes in normalen Zeiten grundsätzlich nicht geduldet werden, weil sie bei anhaltendem Genuß nicht als unschädlich, insbesondere für den kindlichen Organismus, anzusehen sind, und weil die Wiederbeseitigung des H_2O_2 in praxi nicht zuverlässig genug erfolgen würde. Nur in den Zeiten großer Milchnot kann man es allenfalls als Zusatz zu Magermilch in einer Menge von höchstens 50 ccm einer 3 $^0/_0$igen Lösung pro Liter gestatten.

c) Krankheitserreger und Gifte der Milch.

Die gewöhnlichen, bei Temperaturen unter 24 ^{0} gewucherten Saprophyten der Milch scheinen selbst in großer Menge unschädlich zu sein. Die in den Milchstuben geronnene Milch, ebenso Kephir und ähnliche Präparate, welche sehr zahlreiche Milchsäurebakterein enthalten, werden im allgemeinen ohne Nachteil vertragen.

Auch der Mehrzahl der Buttersäurebacillen scheint eine erheblichere schädigende Wirkung nicht zuzukommen. Nicht ganz harmlos sind einige Arten aus der Heubacillengruppe. In der Leibessubstanz der lebenden Bacillen sind Toxine enthalten; Filtrate oder abgetötete Kulturen sind unwirksam. — Auch unter den fast in jeder Milch vorhandenen, bei höherer Temperatur stark wuchernden Streptokokken sind vermutlich häufiger solche vertreten, die toxische Produkte liefern.

Ferner werden durch die Milch Erreger menschlicher Infektionskrankheiten, namentlich des Typhus, verbreitet. Kommt in einer Milchwirtschaft ein solcher Krankheitsfall vor, so vollzieht sich die Übertragung der Infektionserreger auf die Milch meist dadurch, daß Bacillenträger (sog. Dauerausscheider) oder die mit dem Kranken beschäftigten Personen Infektionserreger an den Händen behalten und in die Milch bringen; zuweilen auch durch das Wasser eines infizierten Brunnens gelegentlich der Spülung der Gefäße oder der Fälschung der Milch. Die Typhusbacillen können sich in sterilisierter Milch ohne sichtbare Veränderung derselben lebhaft vermehren. Auch bei Cholera-, Diphtherie- und Scharlach-Epidemien ist die Milch zuweilen als Überträger der Keime angeschuldigt worden.

Vom erkrankten Tier aus kann die Milch Tuberkelbacillen auf den Menschen übertragen. Man darf annehmen, daß in städtischen Milchwirtschaften mindestens 10 $^0/_0$ der Kühe tuberkulös sind; sie häufen sich dort, weil tuberkulöse Kühe nicht konzipieren und nicht fett werden, und deshalb aus den auf Tierzucht oder Mast eingerichteten ländlichen Wirtschaften möglichst ausgemerzt werden. Etwa die Hälfte dieser Tiere liefert, auch wenn keine Erkrankung des Euters bemerkbar wird, eine tuberkelbacillenhaltige Milch.

In seltenen Fällen erfolgt Übertragung der Maul- und Klauenseuche der Rinder auf Menschen. Diese erkranken unter Fieber, Verdauungsstörungen und bekommen einen Bläschenausschlag auf Lippen und Zunge, zuweilen an den Händen.

Ob Milzbrand und Wut durch Milch auf Menschen übergehen können, ist zweifelhaft. — Von Kühen, die an Mastitis erkrankt waren, werden Streptokokken durch die Milch übertragen, die mikroskopisch durch ihr staketförmiges Aussehen (abgeplattete Glieder) ausgezeichnet, meist harmlos sind, zuweilen aber Darmkatarrhe zu veranlassen scheinen. Auch die Erreger von Enteritis der Kühe können vermutlich durch Infektion der Milch mittels Kuhkotteilchen auf Menschen übergehen. ·

Von Giften kommen anscheinend hauptsächlich Colchicin, vielleicht auch die Gifte von Hahnenfuß, Dotterblumen usw. in Betracht, die mit dem Futter aufgenommen werden und Darmstörungen bei Kindern veranlassen können. Auch das Solanin verdorbener Kartoffeln, ferner gewisse Medikamente gehören möglicherweise hierher.

Die prophylaktischen Maßregeln gegen die aus dem Milchgenuß erwachsenden Gefahren bestehen 1. in der Kontrolle der Marktmilch, 2. in der Überwachung der Milchwirtschaften, 3. im Präparieren der Milch im großen Maßstabe vor dem Verkauf, 4. im Präparieren der Milch durch den einzelnen nach dem Kauf.

d) Die Untersuchung und Kontrolle der Milch.

Eine normale Milch soll keinerlei Fälschung oder Zusatz erfahren haben, frisch und unzersetzt sein und keine Krankheitserreger enthalten. Demnach soll die Kontrolle mittels einfacher, womöglich ohne Laboratorium ausführbarer Methoden zunächst Fälschungen erkennen oder ausschließen und zwar a) durch Ermittelung des spezifischen Gewichts (bei abgerahmter Milch zwischen 1032 und 1037; der Trockenrückstand der Vollmilch beträgt mindestens 10,5 %); b) durch die Fettbestimmung; normale Milch enthält mindestens 2,7 % Fett; c) durch Auffindung von Nitraten, die in normaler Milch fehlen und deren Anwesenheit auf einen Zusatz von Brunnenwasser deutet; d) durch den Nachweis konservierender Zusätze.

Zweitens hat die Kontrolle nachzuweisen, daß die Milch unzersetzt und vom völligen Verderben noch hinreichend weit entfernt ist.

Drittens ist auf pathogene Bakterien und auf Gifte zu untersuchen. —

1. Der Nachweis von Fälschungen:

a) Die Bestimmung des spezifischen Gewichts: Eiweiß, Zucker, Salze machen die Milch schwerer, das Fett dagegen leichter; das Gesamtergebnis ist, daß sie immer schwerer ist als Wasser, aber um so weniger, je mehr Fett oder je mehr Wasser vorhanden ist. Hohes spezifisches Gewicht kann durch Reichtum an festen Bestandteilen und Wasserarmut, ebensowohl aber auch durch Fettmangel bedingt sein; niedriges spezifisches Gewicht durch abnorme Verdünnung mit Wasser oder durch Fettreichtum. Abrahmen und nachfolgender Wasserzusatz kann daher das ursprüngliche spezifische Gewicht der Milch wieder hervortreten lassen. Weiß der Fälscher, daß das spezifische Gewicht kontrolliert wird, so kann er in der Weise verfahren, daß er durch Abrahmen und Wasserzusatz eine stark gefälschte Milch von normalem spezifischen Gewicht liefert. Indes gehört zu dieser Betätigung Zeit und Sorgfalt, und für gewöhnlich weicht jede gefälschte Milch, entrahmte oder gewässerte, von dem durchschnittlichen spezifischen Gewicht ab. In vielen Fällen wird man daher durch die Bestimmung des spezifischen Gewichts allein die Fälschung entdecken, wenn es auch immerhin sicherer ist, daneben die Fettbestimmung auszuführen.

Zur Bestimmung des spezifischen Gewichts benutzt man Aräometer (sog. Milchwagen, Lactodensimeter). An den gebräuchlichsten Instrumenten von QUEVENNE-MÜLLER oder Soxhlet finden sich an der Spindel zur Bezeichnung des spezifischen Gewichts nur zweistellige Zahlen, vor welchen die Zahlen 1,0 fortgelassen sind, also statt 1,029 nur die Zahl 29. Beim Ablesen ist das Auge in gleiche Höhe mit dem Skalenteil zu stellen; ferner ist vor der Prüfung die Milch gut durchzumischen und mit Hilfe von Tabellen eine Temperatur-Korrektion anzubringen, bzw. die Milch auf 15° zu erwärmen oder abzukühlen.

b) Die Fettbestimmung. Sie gelingt annähernd mittels optischer Methoden. Je fettreicher die Milch, um so undurchsichtiger wird sie. Darauf sind eine Reihe von Instrumenten gegründet, von denen das brauchbarste das Fesersche Lactoskop ist. In dasselbe werden 4 ccm Milch eingefüllt und dann wird allmählich Brunnenwasser zugefügt, bis schwarze Linien auf einem am Boden des Gefäßes befindlichen Milchglaszapfen eben sichtbar werden. An einer Skalenteilung liest man direkt die Fettprozente ab. — Alle optischen Methoden sind dadurch unzuverlässig, daß viel auf die Beleuchtung und das Auge des Beschauers ankommt, namentlich aber dadurch, daß die Durchsichtigkeit nicht sowohl von der Fettmenge, als vielmehr von der Zahl und Größe der Milchkügelchen abhängt, und daß auch noch das Casein für die Durchsichtigkeit in Betracht kommt.

Hinreichend genau für praktische Zwecke gelingt die Fettbestimmung mittels des Gerberschen Butyrometers. In besonders konstruierten, an einer Stelle zu einer graduierten Röhre verjüngten Glasgefäßen wird die Milch (11 ccm) mit konzentrierter Schwefelsäure (10 ccm) und Amylalkohol (1 ccm) versetzt; es entsteht eine Lösung aller Stoffe, aus welcher sich durch Zentrifugieren auf einer kleinen Handzentrifuge (Lactokrit) die Fettlösung so abscheidet, daß ihr Volum an der Teilung des graduierten Rohrs ohne weiteres in Fettprozenten abgelesen werden kann.

Eine genaue Bestimmung des Fettes ist möglich:

1. mittels der Methode von Gottlieb-Roese: Zu 10 ccm Milch gibt man nacheinander in einem graduierten Zylinder von 100 ccm Inhalt 2 ccm 10%iges Ammoniak, 10 ccm absoluten Alkohol, 25 ccm Äther und 25 ccm Petroläther (50° Siedepunkt), schüttelt nach jedem Zusatz, läßt 1—2 Stunden stehen, liest das Volum der Äther-Petrolätherschicht ab und gießt davon möglichst viel in ein gewogenes Kölbchen. Nach dem Verdunsten trocknen, wägen.

2. Mit Hilfe des Soxhletschen Verfahrens: 200 ccm Milch werden mit 10 ccm Kalilauge und 60 ccm Äther kräftig geschüttelt. Nach einer Viertelstunde wird die oben angesammelte Ätherfettlösung in ein Glasrohr gebracht, das außen von einem Kühlrohr umgeben ist und mit Hilfe dessen stets die genau gleiche Temperatur von 17,5° hergestellt wird. In der Ätherfettlösung läßt man dann ein Aräometer schwimmen und bestimmt deren spezifisches Gewicht. Mittels einer Tabelle findet man aus dieser Ablesung den Fettgehalt.

c) Nachweis von Nitraten bei Zusatz von Brunnenwasser: 5 ccm der Milch werden mit 15—20 ccm einer Lösung von Diphenylamin in konzentrierter Schwefelsäure übergossen, kräftig geschüttelt und auf blaue Verfärbung beobachtet (Tillmanns).

d) Konservierungsmittel: Die alkalisch reagierenden (Soda, Natr. bicarb., Borax) erkennt man am einfachsten daran, daß sie die Milch nach 1—2stündigem Kochen dunkelgelb bis braun färben. — Ferner deutet Rosafärbung nach Zusatz von Alkohol und einigen Tropfen Rosolsäure auf alkalische Beimengungen. — Salicylsäure ist durch die Violettfärbung, die einige Tropfen Eisenchlorid in der Milch hervorrufen, Wasserstoffsuperoxyd durch die Bläuung von Jodkaliumstärkepapier oder durch Zusatz von Titansäure (Gelbfärbung) zu erkennen. — Um gekochte Milch nachzuweisen, übersättigt man die Milch mit Kochsalz, erwärmt auf 30—40°, filtriert und prüft im Filtrat, ob noch durch Kochen gerinnendes Albumin vorliegt. — Oder man prüft, ob Katalasen, Peroxydasen und Reduktasen noch vorhanden sind; auf erstere durch Versetzen von 15 ccm Milch mit 5 ccm 1%iger H_2O_2-Lösung in Gärröhrchen; auf Peroxydasen: Zusatz von H_2O_2 und Guajaktinktur (Schichtprobe; Bläuung, wenn die Peroxydasen erhalten sind) oder Paraphenylendiamin (Storchsches Reagens), ebenfalls Bläuung; auf Reduktasen: 10 ccm Milch + 1 ccm Methylenblau-Formalinmischung, bei 45° nach 10 Minuten Entfärbung (Schardingers Reagens).

2. Um die Zersetzung der Milch zu erkennen, kann man gleiche Volumina Milch und 70%igen Alkohol mischen; zersetzte Milch gerinnt meistens. — Zur genaueren Feststellung des Grades der Zersetzung ist die von Soxhlet angegebene Titrierung des Säuregrades zu verwenden.

50 ccm Milch werden mit Phenolphthalein versetzt und dann mit $^1/_4$-Normalnatronlauge titriert bis zur Rotfärbung. Für Verkaufsmilch, welche keine zu lange „Inkubationszeit" hinter sich hat bzw. nicht zu warm aufbewahrt war, findet man etwa 3,5 ccm Verbrauch von Natronlauge. Die Anzahl Kubikzentimeter $^1/_4$-Normalnatronlauge, welche zur Neutralisation von 100 ccm Milch erforderlich sind, bezeichnet man als „Säuregrade"; zulässig sind also noch 7 Säuregrade. — Nicht selten tritt bei einer bakterienreichen Milch die saure Reaktion zurück, zumal wenn die Milch, wie es im Hochsommer häufig geschieht, aufgekocht und dann bei hoher Temperatur aufbewahrt war. Die unter diesen Umständen entwickelten Bacillen (darunter die Heubacillen) produzieren wenig Säure, statt dessen aber Labferment, das die Milch beim Erwärmen zum Gerinnen bringt. Alsdann ist die Bakterienzahl das beste Kriterium, deren Bestimmung durch Anlegung von Agarplatten mit $^1/_{100}$ und $^1/_{10}$ Tropfen Milch und Zählung der Kolonien (nach 24 Stunden bei 35^0) gelingt. Ganz besonders reinlich behandelte frische Milch enthält im Mittel höchstens 2000—3000 Keime in 1 ccm. Ein Gehalt von mehr als 100 000 Keimen in 1 ccm deutet auf längere unzweckmäßige Aufbewahrung der Milch oder starke Bakterieneinsaat durch Schmutzteilchen.

3. Die Prüfung auf pathogene Arten von Bakterien:

Die Prüfung durch Kultur wird in den meisten Fällen vergeblich sein. Tuberkelbacillen sind nur durch Überimpfung des Gemenges aus Rahm und Bodensatz der Milch auf Meerschweinchen nachzuweisen. — TROMMSDORF hat zur Prüfung auf Mastitis eine „Milchleukocytenprobe" angegeben, bei der 5 ccm Milch in kleinen Röhrchen mit capillarem Ende und feiner Teilung einige Minuten scharf zentrifugiert werden; von $2^0/_{00}$ an soll Mastitis anzunehmen sein. — Über Differenzierung der Streptokokken s. Kap. X. — Für die Auffindung von Futtergiften bestehen gleichfalls keine praktisch verwendbaren einfachen Methoden.

Bis jetzt berücksichtigt die marktpolizeiliche Kontrolle der Milch lediglich die etwaige Fälschung und eine zu fortgeschrittene Zersetzung der Milch. Bezüglich der Gefahr einer Infektion oder Intoxikation vermag die Kontrolle wenig zu leisten, und wir sind daher in dieser Beziehung auf andere prophylaktische Maßregeln angewiesen.

e) Die Überwachung der Milchwirtschaften und Milchgeschäfte.

Eine Verschleppung von Perlsucht, Maul- und Klauenseuche kann dadurch teilweise gehindert werden, daß die Tiere der Milchwirtschaften in regelmäßigen Zwischenräumen von einem Tierarzt untersucht und bei entsprechendem Befunde ausgemerzt werden.

Um die Übertragung von Typhus und anderen menschlichen Infektionskrankheiten zu verhüten, sind Krankheitsfälle dieser Art in Milchwirtschaften und -geschäften mit besonderer Vorsicht zu behandeln, auf Bacillenträger ist zu fahnden, die Brunnenanlage zu besichtigen und unter Umständen der Milchverkauf zeitweise zu verbieten.

Die Einsaat ungewöhnlicher Saprophyten ist durch peinliche Reinlichkeit aller Räume und Gegenstände, die mit der Milch in Berührung kommen, zu vermeiden.

Der Stall, die Euter der Kühe sind möglichst sauber zu halten; die Gefäße, Milchkühler usw. sollen durch Ausscheuern mit heißer Sodalösung stets völlig frei bleiben von Milchresten; außerdem sind sie von Zeit zu Zeit nach erfolgter Reinigung mit Sodalösung auszukochen oder mit Wasserstoffsuperoxyd (1 : 200) zu desinfizieren. Die Aufbewahrungsräume sollen kühl, luftig, leicht zu reinigen und geschützt gegen Fliegen sein. Gröbere Unsauberkeit ist zu bestrafen. — Zur Kontrolle kann die Bestimmung des Milchschmutzes mittels Filtrierens durch eine dünne Watteschicht und Vergleich der Färbung des Filters mit einer Skala dienen.

Eine derartige Überwachung der Milchwirtschaften und Verkaufsstellen ist vom hygienischen Standpunkt entschieden bedeutungsvoll, aber bei uns noch selten in vollem Umfang durchgeführt. In den Vereinigten Staaten wird in nachahmenswerter Weise zahlreichen Milchwirtschaften, die mit einwandfreien Einrichtungen versehen sind und sich einer fortlaufenden Kontrolle unterwerfen, ein „Zertifikat" ausgestellt, und solche Zertifikat-Milch wird zu höherem Preise gern gekauft.

f) Präparation der Milch vor dem Verkauf.

Da der Zusatz chemischer Substanzen sich meist als unzureichend oder bedenklich erwiesen hat, sind hauptsächlich Kälte und Hitze als desinfizierende Mittel in Gebrauch gezogen.

Durch Abseihen des Milchschmutzes, sofortiges energisches Abkühlen der frisch gemolkenen Milch, Aufbewahren in kühlen Räumen und Transport in Eispackung läßt sich die Bakterienentwicklung in der Milch und die Zersetzung derselben beträchtlich verzögern; insbesondere wenn gleichzeitig für geringe Bakterieneinsaat gesorgt wird. Diese Mittel sollten daher in jeder Milchwirtschaft so viel als möglich Verwendung finden. — Eine gewisse Vermehrung der Bakterien findet indes auch bei niederer Temperatur noch statt; außerdem bleiben die pathogenen Keime lebensfähig. Auch Eismilch (CASSE und HELM) ist daher hygienisch nicht einwandfrei.

Bessere Ergebnisse, namentlich gegenüber den Krankheitserregern, können durch Hitze erzielt werden. Hier kommen folgende Verfahren in Frage:

a) Das Pasteurisieren, d. h. kurzes Erhitzen auf 65—90⁰ und nachfolgendes rasches Abkühlen, so daß der Rohgeschmack der Milch möglichst erhalten bleibt. Meist werden Apparate benutzt mit sog. gezwungener Führung, in welchen die Milch etwa zwei Minuten auf 85⁰ verbleibt; dabei werden auch Tuberkelbacillen sicher abgetötet und der Geschmack der Milch sehr wenig verändert.

b) Behandlung im Biorisator (LOBECK). Die Milch wird aus einer Zerstäubungsdüse als feiner Milchregen in einen auf 75⁰ erhitzten Kessel eingeblasen. Die meisten Saprophyten und pathogenen Keime gehen zugrunde; nur Sporen bleiben am Leben. Peroxydasen bleiben erhalten, ebenso der Rohgeschmack. Für Vorbehandlung der Marktmilch anscheinend gut geeignet.

c) Partielles Sterilisieren durch Erhitzen der in bakteriendicht verschlossenen Flaschen eingefüllten Milch während 30—60 Minuten auf 100—103⁰ in Apparaten mit strömendem Dampf von 100—103⁰.

Die Infektionserreger und die Saprophyten werden abgetötet, nicht aber die Sporen der Heubacillen. Solche Milch hat daher begrenzte Haltbarkeit und darf nicht als „keimfreie Dauermilch" verkauft werden.

d) Vollständige Sterilisation kann erzielt werden durch etwa sechsstündiges Erhitzen auf 100⁰; dabei wird aber die Milch braun und völlig zersetzt. Geeignet ist nur die Einwirkung gespannten Dampfes von 110—125⁰ 10 bis 30 Minuten auf die in Blechdosen gefüllte Milch. Farbe, Geruch und Geschmack werden dabei wenig verändert.

Bei dieser fabrikmäßig hergestellten Exportmilch läßt sich auch das Ausbuttern des Rahms dadurch verhüten, daß man die Milch vor dem Sterilisieren zwischen eng aneinander gelagerten Platten hindurchpreßt und sie dadurch homogenisiert, d. h. die Fetttröpfchen so zerkleinert, daß sie selbst bei langem Stehen der Milch gleichmäßig suspendiert bleiben (Natura-Milch-Gesellschaft in Waren in Mecklenburg).

e) **Kondensierte Milch.** Die Milch wird im Vakuum eingetrocknet bis $^1/_3$ ihres Volumens, dann in zugelöteten Büchsen auf über 100° erhitzt. — Soll das Präparat auch nach dem Öffnen der Büchsen längere Zeit haltbar sein, so wird der erhitzten Milch vor dem Eindicken (hier auf $^1/_4$—$^1/_5$) so viel **Rohrzucker** zugesetzt, daß keine Bakterienentwicklung stattfinden kann, für 1 Liter Milch ca. 80 g Zucker. Die Bakterien bleiben erhalten. Zuweilen kommen auch Hefen und Bakterien vor, die trotz des hohen Zuckergehalts wachsen, Gärung und Gasbildung bewirken und die Büchsen buckelig auftreiben („bombieren").

f) Durch rasches Eintrocknen auf heißen rotierenden Walzen wird ein **Milchpulver** (Präparate von JUST-HATMAKER, PASSBURG) erzielt, das sich aber schwer vollkommen wieder löst und bald ranzig wird. Die aus Magermilch und Buttermilch bereiteten Pulver halten sich besser; auch ihre Löslichkeit ist oft mangelhaft. — Nach dem KRAUSE-Verfahren ohne Erhitzen der Milch hergestelltes Pulver ist besser löslich; einige Präparate scheinen auch haltbarer zu sein. Die Bakterien bleiben aber auch erhalten, die hergestellte Milch muß also sorgfältig gekocht werden. Vitamine werden in den Pulvern meist nicht mehr gefunden.

g) Präparation der Milch nach dem Kauf.

Der einzelne kann sich gegen die aus dem Bakteriengehalt der Milch hervorgehenden Gefahren leicht durch Kochen der Milch schützen. Erhitzt man fünf Minuten lang auf 97—100°, so sind alle Milchsäurebakterien, die von kranken Menschen oder Tieren stammenden Parasiten, sowie die sporenfreien Buttersäure- und Heubacillen vernichtet. Nur die Sporen der letzteren bleiben am Leben, können indes durch Kühlhalten der Milch an der Wucherung verhindert werden.

Um ohne die Gefahr des Überkochens Milch mehrere Minuten lang zu erhitzen, bedient man sich zweckmäßig besonderer „Milchkocher".

Für das Kochen kleinerer Portionen Milch, die nicht aufbewahrt, sondern kurz nach dem Kochen verbraucht werden sollen, benutzt

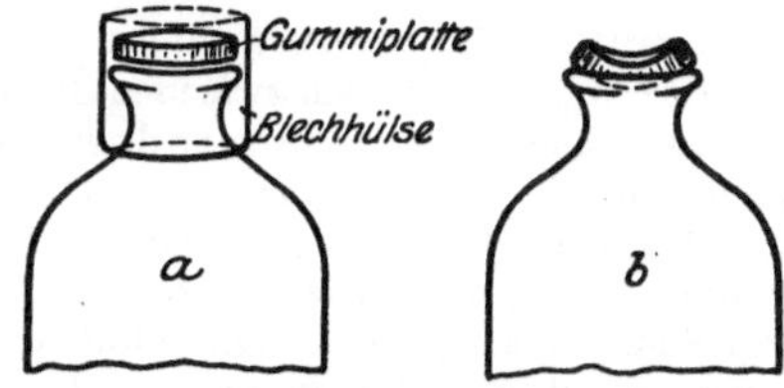

Abb. 30. SOXHLETS Gummischeiben-Verschluß. a) vor dem Kochen, b) nach dem Kochen und Abkühlen.

man am besten einfache kleine **Wasserbäder**, oder Töpfe mit durchlochtem Deckel, durch den die aufwallende Milch wieder zurückfließt. Auch durch eingelegte, durchlochte und geriefte Porzellanscheiben („Milchwächter"), die den Siedeverzug verhüten, kann das Überkochen vermieden werden.

Für das Kochen größerer Portionen Milch, insbesondere der ganzen Tagesration für Säuglinge sind zu empfehlen:

1. SOXHLETS Milchkocher (namentlich für Säuglinge). Die mit Wasser und Zucker gemischte Milch wird je nach dem Bedarf des Säuglings in 5—7 kleine Saugflaschen gefüllt. Als Verschluß dienen kleine Gummischeiben, welche, nur seitlich durch eine Metallhülse fixiert, lose auf die Flaschen aufgelegt werden und während des Kochens Luft und Wasserdampf entweichen lassen, aber beim Erkalten und Kondensieren des Wasserdampfs im Inneren der Flasche durch den Luftdruck derartig angepreßt werden, daß sie einen festen Verschluß bilden (vgl. S. 140 „WECK"-Verfahren). — Auch lose aufsitzende Glas- oder Aluminiumhütchen liefern, trotz der freien Verbindung mit der Außenluft, einen bakteriendichten Verschluß, weil den in der Luft schwebenden Bakterien eine gewisse Schwere zukommt, so daß sie nicht vertikal aufwärts geführt werden können. Sehr

empfehlenswerte Verschlüsse sind ferner paraffinierte Pappscheiben, die in eine ring-
förmige Erweiterung des Flaschenhalses eingedrückt werden, nur durch Zerstörung zu
entfernen sind und dadurch Schutz gegen unbefugtes Öffnen bieten.

Die Flaschen werden in einen Blechtopf mit konischem, oben durchbohrtem Deckel
eingestellt, der $^1/_2$ Liter Wasser enthält. Von der Zeit an, wo der Dampf in kräftigem Strahl
ausströmt, beläßt man das Wasser noch fünf Minuten im Sieden. Darauf muß die gekochte Milch rasch abgekühlt werden, zunächst $^1/_2$ Stunde durch Stehen an der Luft,
dann eine Stunde im kalten Wasser.

2. Milchkocher in Kannenform (namentlich für ältere Kinder). Eine Kanne mit
1—2 Liter Milch wird in dem beim vorigen Apparat verwendeten Kochtopf in Dampf
10 Minuten erhitzt, in kaltem Wasser gekühlt, und bleibt dann in dem entleerten Kochtopf
an kühlem Orte stehen; unmittelbar vor dem Gebrauch wird die jedesmal nötige Portion
Milch ausgegossen.

2. Molkereiprodukte.

Butter wird aus Rahm (selten aus Milch) durch Schlagen hergestellt.

Zur Gewinnung des Rahms benutzt man jetzt in allen größeren Betrieben
Zentrifugen, die den besonderen Vorteil bieten, daß man infolge des schnellen
Betriebes auch frische und gut benutzbare abgerahmte Milch bekommt.
Diese ist jetzt so haltbar wie Vollmilch, zumal wenn sie pasteurisiert wird,
besitzt hohen Nährwert und deckt außerordentlich billig den Eiweißbedarf
des Menschen. Die Magermilch sollte von der Bevölkerung höher als bisher
eingeschätzt werden.

Die Butter muß durch Kneten vom Wasser und den anderen Bestandteilen der Milch, Casein, Milchzucker, Salzen, möglichst befreit werden; die
andernfalls zurückbleibenden Beimengungen machen die Butter minderwertig
und beschleunigen die Zersetzung.

Die mittlere Zusammensetzung der Butter s. in der Tabelle S. 164. Der Schmelzpunkt
der Butter liegt gewöhnlich zwischen 31 und 37°, der Erstarrungspunkt zwischen 19 und 24°.

Marktfähige Butter soll mindestens 84$^0/_0$ Fett und höchstens 2$^0/_0$ Kochsalz enthalten. Oft findet man Butter mit 30—35$^0/_0$ Wasser und erhält alsdann in 500 g Butter
nur 315 g Fett statt 425 g. — Um das leichte Verderben solcher wasserreichen Butter zu
verhindern, wird Kochsalz zugesetzt, 30 g pro 1 kg und mehr. Dadurch wird der Gewinn
der Händler noch größer. Die süddeutsche Sitte, die Butter ungesalzen in den Handel
zu bringen, ist empfehlenswerter, weil solche Butter sehr sorgfältig behandelt werden muß,
wenn sie nicht schnellem Verderben ausgesetzt sein soll.

Die Butter enthält die Vitamine der Milch. Sie verleihen der Butter besonderen Wert gegenüber den vitaminfreien pflanzlichen Fetten und der gleichfalls stets vitaminfrei befundenen Margarine. — Als Rohprodukt aus der Milch
enthält aber die Butter auch sehr zahlreiche lebende Bakterien, oft 1 bis
10 Millionen in 1 g; und zwar nicht nur die aus älterem Rahm bereitete
Butter, sondern auch Butter aus frischer Zentrifugensahne, weil beim Zentrifugieren die Rahmteilchen Bakterien mechanisch mitreißen. Enthält die Milch
Tuberkelbacillen, so gehen diese nachweislich beim Zentrifugieren in Sahne,
Magermilch, Buttermilch und Zentrifugenschlamm über. Infolgedessen finden
wir Tuberkelbacillen — und unter Umständen andere infektiöse Milchbakterien
— reichlich in der Butter vertreten. Sehr häufig begegnet man ferner in der
Butter den S. 165 erwähnten „säurefesten" Bacillen, die von der Ackererde
auf Futtergräser, mit diesen in die Kuhexkremente und mit letzteren in die
Milch gelangen. — Pasteurisieren des zur Butterbereitung verwendeten
Rahms kann gegen die bakterielle Gefahr des Buttergenusses Schutz gewähren,
zerstört aber leicht die Vitamine.

Eine erhebliche Geschmacksverschlechterung und vermutlich auch eine für die Verdauungsorgane nicht belanglose Änderung erleidet die Butter beim Aufbewahren durch das Ranzigwerden, das auf einer durch gemeinsame Wirkung von Bakterien und Fadenpilzen (Penicillium, Oidium) erfolgenden hydrolytischen Spaltung des Butterfetts unter Freiwerden von Fettsäuren und Buttersäureestern beruht; oder durch Talgigwerden, das durch Belichtung und durch Luftzutritt zustande kommt und namentlich auf Übertragung des Luftsauerstoffs durch das Licht auf die im Butterfett enthaltenen Fettsäuren (besonders Ölsäure) zurückzuführen ist. Abschluß der Butter gegen Luft und Licht ist die zweckmäßigste Schutzmaßregel gegen die letztgenannte Veränderung.

Von Fälschungen der Butter kommt ein zu großer Wasser- und Kochsalzgehalt (s. oben) in Frage; ferner Beimengungen von Farbstoff, Mehl, Schwerspat usw., namentlich aber von fremden Fetten, da Rindstalg, Schweineschmalz, namentlich die importierten pflanzlichen Fette, Palmöl, Cocosbutter usw. erheblich billiger sind als Butter.

Untersuchung der Butter. Zur Wasserbestimmung werden 5 g Butter in flacher Nickelschale 30—40 Minuten im Vakuumtrockenapparat getrocknet und gewogen. — Der Kochsalzgehalt wird durch die Bestimmung des Chlors im wässerigen Extrakt der Asche ermittelt. — Zur Feststellung des Gehalts an freien Fettsäuren werden 5 g Butter in Äther gelöst und mit alkoholischer $^1/_{10}$-Normal-Kalilauge nach Zusatz von Phenolphthalein titriert. Als Säuregrade bezeichnet man die zur Sättigung von 100 g Fett verbrauchten Kubikzentimeter Normal-Kalilauge. Gute Tafelbutter hat meist weniger als 5 Säuregrade; doch kommen höhere Säuregrade ohne ausgesprochene Ranzigkeit vor und umgekehrt.

Genauere Erkennung der fremden Fette ist möglich:

1. Mikroskopisch. Einbettung des Präparats in Glycerin; in Butter bleiben die Fettkügelchen erhalten. Alle anderen festen Fette müssen ferner behufs Verwendung geschmolzen werden, und dabei entstehen immer krystallinische Gebilde (Fette und Fettsäuren).

2. Untersuchung des Butterfetts (das klare Filtrat der bei 50—60^0 geschmolzenen Butter, in Deutschland „Butterschmalz" genannt)

a) auf das spezifische Gewicht;

b) auf Schmelz- und Erstarrungspunkt;

c) auf Brechungsvermögen mittels des Refraktometers. Die Methode ist nicht immer zuverlässig; Mischungen von Margarine und Cocosfett können sich wie reine Butter verhalten.

3. Nachweis von Phytosterin in den unverseifbaren Bestandteilen des Fettes; in den pflanzlichen Fetten stets enthalten (in den tierischen Cholesterin), erkennbar durch Krystallform und Schmelzpunkt des Acetats.

4. Durch das Mengenverhältnis der niederen und höheren Fettsäuren. Wie aus der folgenden Übersicht:

Stearinsäure $C_{18}H_{36}O_2$ . . . Palmitinsäure $C_{16}H_{32}O_2$ . . usw.	höhere Fettsäuren, unlöslich in Aq., nicht flüchtig, große Moleküle (284, 256)	Im Butterfett 87$^0/_0$. In anderen tierischen Fetten mindestens 96$^0/_0$
Buttersäure $C_4H_8O_2$ . . . . Valeriansäure $C_5H_{10}O_2$ . . Capronsäure $C_6H_{12}O_2$ . . . usw.	niedere Fettsäuren, löslich in Aq., flüchtig, kleine Moleküle (88, 102 usw.)	Im Butterfett 13$^0/_0$. In anderen tierischen Fetten Spuren, höchstens 4$^0/_0$

hervorgeht, enthält Butter 87—88$^0/_0$ höhere und 12—13$^0/_0$ niedere Fettsäuren. Andere tierische und pflanzliche Fette dagegen 95—96$^0/_0$ höhere und nur sehr wenig niedere Fettsäuren. Die höheren Fettsäuren sind im Wasser unlöslich, nicht flüchtig und bilden große Moleküle. Eine Lösung von 1 g braucht daher eine relativ geringe Zahl Alkalimoleküle zur Neutralisation. Die niederen Fettsäuren sind löslich in Wasser, flüchtig und haben kleinere Moleküle, so daß für die Neutralisation von 1 g Substanz mehr Alkalimoleküle verbraucht werden. — Zur Untersuchung der Art der Fettsäuren werden die Fette zunächst durch vorsichtiges Erhitzen mit Ätznatron und $70^0/_0$igem Alkohol verseift; die Seife wird in Wasser gelöst und mit Schwefelsäure zersetzt. Man bekommt so in der wässerigen Lösung die zwei Anteile der Fettsäuren in freiem Zustande: die unlöslichen, die durch Filtration abgetrennt werden, und die löslichen, welche im Filtrat enthalten sind und durch Destillation desselben von der Schwefelsäure abgetrennt werden können. Das Destillat enthält bei Butter große Mengen, bei anderen Fetten nur Spuren von Säuren. Die Menge derselben läßt sich mit Alkalilösung von bekanntem Gehalt quantitativ bestimmen.

Kunstbutter. Die Einführung guter Surrogate der Butter ist von großer hygienischer Bedeutung, da das Fett relativ teuer ist, Butter weniger hergestellt wird als dem Bedarf entspricht, und billigere Fette, Talg und Schmalz, nur zu wenigen Speisen zu gebrauchen sind.

Es gelang zuerst Mège-Mouriès, ein Surrogat für Butter zu finden (1870). Er verarbeitete Rindstalg so, daß zunächst durch Pepsin (Zusatz von Schaf- oder Schweinemagen) die einhüllenden Membranen des Fettes gelöst wurden; die erstarrte Masse wurde dann im Preßbeutel bei 25^0 unter eine hydraulische Presse gebracht, es blieben $40-50^0/_0$ Stearin zurück, während $50-60^0/_0$ flüssiges Oleomargarin durchgingen. Letzteres wurde mit Kuhmilch, Wasser und Kuheuter-Extrakt im Butterfaß verarbeitet. — Später ist das Verfahren mannigfaltig geändert worden; namentlich durch Zusatz von Pflanzenölen (Cocosöl, Palmkernöl). Das Naturbutteraroma wird durch Zugabe von Milchsäurebacillen-Kultur während des Kirnprozesses (Verbuttern) erreicht; Schäumen und Bräunen beim Braten durch Zusatz von Lecithin in Form von Eigelb. Über die Hydrierung minderwertiger Fette s. S. 127. — Die Fabrikation ist in Deutschland, Österreich und Nordamerika eine sehr ausgedehnte.

Die Kunstbutter kommt jetzt unter dem Namen Margarine (auch Oleomargarine, Sparbutter) in den Handel. Zum Rohgenuß ist sie, namentlich seitdem der Zusatz von Naturbutter zu Kunstbutter gesetzlich verboten ist, nicht zu empfehlen. Dagegen ist sie zweckmäßig für Kochen und Braten, sowie in Bäckereien und Konditoreien zu verwenden und einer schlechten Butter meist vorzuziehen. In bezug auf die Ausnützung und die Bedeutung der Fettnahrung für den Kraftwechsel ist die Kunstbutter der Naturbutter ungefähr gleichwertig; sie enthält aber keine Vitamine.

Eine Überwachung der Produktion ist nötig, um die Verwendung von Fetten aus Abdeckereien, Fleisch von Notschlachtungen usw. zu verhüten. Ebenso dürfen nur bekannte und sicher giftfreie pflanzliche Fette herangezogen werden (Vergiftungserscheinungen sind z. B. nach Verwendung von sog. Marattifett, das giftige Chaulmugrasäure enthält, beobachtet). Die Überwachung stößt indes auf geringe Schwierigkeiten, da die Herstellung fast nur in großen Betrieben erfolgt. — Ferner ist die Kunstbutter meist nur bis zwei Wochen haltbar; sie wird dann ranzig, unschmackhaft und kann zu Magendarmstörungen Anlaß geben. Längere Konservierbarkeit (bis 5 Wochen) wird ihr jetzt allgemein durch Zusatz von ClNa und von $0,2^0/_0$ benzoesaurem Natron verliehen. — In neuerer Zeit kommen reine pflanzliche Fette in den Handel, die hygienisch noch günstiger zu beurteilen sind. So wird aus Cocosnußstücken (Copra) durch hydraulische Pressen ein weißes Öl, Palmin, gewonnen, das, mit Speiseöl, Eigelb und Zucker gemischt und verbuttert, als butterähnliches Fett unter dem Namen „Palmona" verkauft wird.

In Deutschland ist durch Gesetz vom 15. Juni 1897 bestimmt, daß Verkaufsstellen für Margarinepräparate durch deutliche Anschläge als solche kenntlich gemacht werden müssen. Zugleich ist jede Vermischung von Butter und Margarine verboten, und die zu Handelszwecken benutzten Margarinepräparate müssen einen die Erkennbarkeit mittels chemischer Untersuchung erleichternden Zusatz enthalten. — Als solcher ist Sesamöl angeordnet, welches beim Schütteln mit alkoholischer Furfurollösung und Salzsäure Rotfärbung gibt (3 g Butter im Reagensglas mit 10 ccm konzentriertem HCl geschüttelt; einige Tropfen Furforollösung zufügen). Beim Vorhandensein gewisser Farbstoffe ist vorheriges wiederholtes Ausschütteln des Fettes mit reiner HCl und Abgießen der letzteren erforderlich (BAUDOUINsche Reaktion).

Buttermilch bleibt vom Buttern des Rahms zurück, enthält noch $^1/_2$ bis $1^0/_0$ Fett, $3^0/_0$ in Flocken geronnenes Casein, ca. $3^0/_0$ Milchzucker und etwas Milchsäure. Bei der gewöhnlichen Herstellungsweise gelangen zahlreiche Bakterien in das Präparat. Sie wird oft als leicht verdauliches Kindernährmittel verwendet.

Käse bereitet man durch Fällen des Caseins entweder mittels Lab (Extrakt aus Kälbermagen), das eine Trennung in gelöstes Molkenprotein und unlösliches Paracasein bewirkt (Lab- oder Süßmilchkäse), oder dadurch, daß man Milch von selbst oder durch Zusatz sauerer Milch zum Gerinnen bringt (Sauermilchkäse).

Aus 10—12 Liter erhält man 1 kg „Bruch“, den man durch Pressen und Liegenlassen an der Luft unter häufigem Umwenden trocknet; sodann läßt man ihn reifen. Man unterscheidet Weichkäse, bei niederer Temperatur koaguliert und wenig gepreßt; ferner überfette Käse aus Rahm, bzw. Rahm mit wenig Milchzusatz (z. B. Fromage de Brie, Gervaiskäse usw.), fette Käse aus ganzer Milch (z. B. Holländer, Schweizer usw.), Magerkäse aus der abgerahmten, meist sauren Milch (Quark, Handkäse).

Beim Reifen tritt Verlust von Wasser ein, sodann eine Umwandlung des Caseins in Pepton und Amide und sogar Ammoniak. Es entstehen niedere Fettsäuren, ferner scharfe, bittere oder aromatische Produkte, alles offenbar durch Bakterieneinwirkungen, die im einzelnen noch nicht genau bekannt sind.

Der Käse stellt ein sehr konzentriertes Nahrungsmittel dar, das namentlich Eiweiß und Fett in großer Menge enthält (Zusammensetzung s. S. 164). Mit Rücksicht auf den Preis können die feineren Sorten nur als Luxusartikel gelten, aber andere sind billige Eiweiß- und Fettspender, und der Magerkäse stellt geradezu das billigste Eiweiß dar.

Die Ausnutzung des Käses ist eine gute und vollständige, aber für viele Menschen ist er ein schwerverdauliches Nahrungsmittel; leicht verdaulich und als Zusatz zu Speisen sehr zu empfehlen ist Magerkäse in fein geriebener Form. — Der Bakteriengehalt des Käses ist immer überaus bedeutend. Hauptsächlich sind Saprophyten vertreten; indes ist auch die Möglichkeit gegeben, daß Parasiten vorhanden sind, oder daß gelegentlich solche Saprophyten sich stärker entwickeln, welche toxische Stoffwechselprodukte liefern („Käsevergiftungen“). — Der Vitamingehalt des Käses richtet sich nach seinem Fettgehalt. —

Molken enthalten Milchzucker, etwas Milchsäure, Salze und Pepton; sie haben eine leicht laxierende Wirkung, können daher den Ernährungszustand mittelbar bessern, sind aber an sich kein gutes Nährmittel, da ihr Gehalt an Protein und Pepton nur gering ist.

Von sonstigen Milchpräparaten sei noch Kumis und Kefyr erwähnt, ersterer in der Kirgisensteppe aus Stutenmilch, letzterer von den mohammedanischen Bergvölkern des Kaukasus aus Kuhmilch bereitet und auch bei uns jetzt vielfach als Diätetikum gebraucht. — Durch das Kefyrferment, das aus Hefe und verschiedenen Bakterienarten besteht und sich in der gleichen Mischung gut weiter züchten läßt, wird der Milchzucker zum Teil in Glykose umgewandelt. Aus dieser wird durch die Hefe Alkohol und Kohlensäure entwickelt, so daß ein schwach berauschendes und schäumendes Getränk entsteht. Der Alkoholgehalt beträgt ca. $1^0/_0$. Ein anderer Teil des Milchzuckers wird durch Streptokokken energisch in Milchsäure verwandelt, und ein langer beweglicher Bacillus, Dispora caucasica, wirkt peptonisierend. Fertiger Kefyr enthält etwa $1^1/_2\%$ Milchsäure; das Casein ist in außerordentlich feinen Flöckchen (rahmähnlich) geronnen und teilweise peptonisiert, so daß es sehr leicht verdaulich ist. Die Bereitung erfolgt in Flaschen entweder mit trockenen Körnern, die vorher in Wasser und dann in Milch zum Quellen gebracht sind, oder mit frischen Körnern, die eben von fertigem Kefyr abgesiebt sind. Die Flaschen müssen gut verschlossen 1—2 Tage bei etwa 18° gehalten und häufig geschüttelt werden. Kefyr scheint bei Verdauungs- und Ernährungsstörungen oft günstig zu wirken. Die Milchsäure wirkt kräftig entwicklungshemmend, und die Kefyrbakterien überwuchern alle fremden Keime und insbesondere die Colibakterien.

Ein Präparat von ähnlicher Wirkung ist der in der Türkei und Bulgarien viel genossene Yoghurt, der mit Majaferment (eingedicktem, getrocknetem Yoghurt) oder mit käuflichen getrockneten Reinkulturen des Bac. bulgaricus bereitet wird. Auch ein Milchpudding läßt sich bereiten: Milch wird auf die Hälfte eingedickt, auf 40—50° abgekühlt, dann je $^1/_4$ Liter mit 1 Kaffeelöffel voll Maja versetzt, mehrere Stunden bei etwa 50° (etwa in der Kochkiste) gehalten. Nach 12 Stunden ist eine puddingartige Masse entstanden, die mit Brot und Zucker bestreut genossen wird. — Auch hier sollen namentlich die Milchsäurebacillen das Bakterienleben im Darm regeln, das Indol zum Schwinden bringen und dadurch vorzeitige Alterserscheinungen wie Arteriosclerose verhüten (METSCHNIKOW). — Buttermilch und saure Milch haben vermutlich ähnliche Wirkung.

Literatur:

Milch und Molkereiprodukte: SOMMERFELD: Handbuch der Milchkunde. Wiesbaden 1909. — FLEISCHMANN: Lehrbuch der Milchwirtschaft. 5. Aufl. 1915. — CZERNY und KELLER: Des Kindes Ernährung usw. Ein Handbuch für·Ärzte. Leipzig, Wien. 2. Aufl. 1925. — von NOORDEN und SALOMON: Handbuch der Ernährungslehre. Bd. 1. Berlin 1920. — HEUBNER und RUBNER: Verschiedene Arbeiten über Stoffwechsel und Ernährung des Kindes im Arch. f. Hyg., Zeitschr. f. Biol. und Jahrb. f. Kinderheilk. 1896 ff. — FLÜGGE: Die Aufgaben und Leistungen der Milchsterilisierung. Zeitschr. f. Hyg. u. Infektionskrankh. Bd. 17. — Untersuchung von Milch und Milchpräparaten: KÖNIG: Untersuchung von Nahrungs- und Genußmitteln. Berlin 1910. — Vereinbarungen zur einheitlichen Untersuchung und Beurteilung von Nahrungs- und Genußmitteln. Berlin, Springer 1897. — TEICHERT: Methoden zur Untersuchung von Milch usw. Stuttgart 1909. — VASEN: Die Kunstbutter. Zentralbl. f. allg. Ges. 1914. — von BUCHKA: Das Lebensmittelgewerbe. Bd. 1. Leipzig 1913. —

3. Fleisch.

Als Marktware kommt vorzugsweise das Fleisch von landwirtschaftlichen Nutztieren, nebenbei das Fleisch von Wild, Geflügel, Fischen, Austern usw. in Betracht. Die Hauptmasse des Fleisches bilden die Muskeln; daneben Fett, Bindegewebe, Knochen, Drüsengewebe usw. Außer Fett, leimgebender Substanz und Salzen findet man Eiweißstoffe: Syntonin, Myosin, Muskelalbumin, Serumalbumin; ferner zahlreiche Extraktivstoffe, wie Kreatin, Xanthin, Hypoxanthin, Milchsäure; kleine Mengen Inosit und Glykogen.

Die Zusammensetzung des Fleisches (vgl. Tab. S. 144) schwankt sehr bedeutend je nach der Tierspezies, nach dem Mästungszustande und Alter des Tieres. Auch die verschiedenen Muskeln des gleichen Tieres zeigen Unterschiede, jedoch vorzugsweise nur im Fettgehalt. Viel bedeutender sind die Unterschiede zwischen den einzelnen Fleischsorten in bezug auf spezifischen Geschmack, Zartheit der Faser und Derbheit des Sarkolemms sowie des eingelagerten Bindegewebes. Für den Preis einer Fleischsorte sind diese Unterschiede viel maßgebender als der Gehalt an Eiweiß und Fett.

Beim Ochsen werden als die zartesten und wohlschmeckendsten Teile geschätzt: Schwanzstück, Lendenbraten, Vorderrippe, Hüftenstück, Hinterschenkelstück; am billigsten sind Kopf, Beine, Hals und Wanne; die übrigen Stücke reihen sich dazwischen; besonders billig und doch gut verwendbar ist Kronfleisch (Zwerchfell), Herz (zu Ragout und Gulasch),

Lunge (Haschee), Kuheuter (Schnitzel). Kalbfleisch enthält mehr Wasser und Leimsubstanz und weniger Extraktivstoffe als Ochsenfleisch; übrigens ist Geschmack und Nährwert ganz abhängig vom Alter und Mastzustand. Schweinefleisch ist meist fettreich und deshalb schwerer verdaulich; jedoch als Volksnahrungsmittel besonders beliebt und auch in kleinen Haushaltungen vorteilhaft, weil Schweine beim Schlachten die geringsten Abfälle und leicht herstellbare Konserven liefern, und weil die Mästung mit Küchenabfällen leicht durchzuführen ist. Als zart, fettarm und leicht verdaulich gilt das Fleisch von jungem Geflügel und Wild; letzteres hat aber starkes Bindegewebe und muß daher längere Zeit abhängen oder in saure Milch eingelegt werden. Pferdefleisch hat einen süßlichen Geschmack (starker Glykogengehalt); minderwertig ist es nur, wenn abgetriebene oder verunglückte Tiere zur Schlachtbank kommen. Fische haben teils ein fettarmes, leicht verdauliches, teils ein durch starke Fetteinlagerung ins Sarkolemm schwer verdauliches Fleisch (Aal, Lachs). — Austern, Muscheln usw. haben großen Wassergehalt, nur 5—6 % Eiweiß, und ihr absolutes Gewicht ist so gering, daß sie für die Ernährung kaum ernstlich in Betracht kommen können.

Die Ausnutzung sämtlicher Fleischsorten ist eine vorzügliche. Eiweiß und Leim werden im Mittel zu 98 %, das Fett zu 95 %, die Salze zu 80 % resorbiert. Das Eiweiß hat volle biologische Wertigkeit. Die Extraktivstoffe kommen ferner außer als geschätzte Geschmacksreize für den besonders hohen Sättigungswert des Fleisches in Betracht. In vielen Fällen ist die konzentrierte Form und das geringe Volum der fertigen Speise willkommen; ebenso die einfache Art und kurze Dauer der Zubereitung und die Herstellungsmöglichkeit beliebter Konserven.

Der Fleischgenuß ist andererseits mit Gefahren für die Gesundheit verbunden. Abgesehen von dem Gehalt an Purinbasen, die zu vermehrter Harnsäurebildung Anlaß geben, aber vorwiegend in den drüsigen Organen (Leber, Thymus) vorkommen, können im Fleisch tierische Parasiten (Trichinen, Finnen) enthalten sein, die sich im Menschen ansiedeln; zweitens können pflanzliche Parasiten der Schlachttiere im Fleisch enthalten sein; drittens kann das Fleisch nach dem Schlachten pathogene und saprophytische Bakterien aufnehmen und in den Menschen einführen; viertens sind einige seltenere und weniger wichtige Anomalien des Fleisches imstande, die Gesundheit zu beeinträchtigen.

a) Tierische Parasiten des Fleisches.

a) Trichinen (Trichina spiralis, OWEN 1835). Die Trichinen werden vom Menschen fast nur im Schweinefleisch (manchmal noch im Wildschwein-, Hunde- oder Bärenfleisch) genossen.

Sie finden sich in den Muskeln des Schweins in Kalkkapseln eingeschlossen; diese werden im Magen des Menschen gelöst, die 0,7—1,0 mm langen Würmer werden frei und wachsen im Darm, bis das Männchen 2, das Weibchen 3 mm lang ist. Nach $2^{1}/_{2}$ Tagen sind die Darmtrichinen geschlechtsreif und begatten sich. 7 Tage später beginnt jedes Weibchen mit der Geburt von 1000—1300 Embryonen. Nach 5 bis 6 Wochen sterben die Darmtrichinen ab, die Embryonen aber gelangen von der Darmwand aus in die Lymphbahnen und schließlich in die Muskelprimitivfasern (Abb. 31). Eine geringe Zahl von Trichinen ruft keine Krankheitserscheinungen hervor. Die Schwere der Erkrankung (zuerst Enteritis; von der zweiten Woche ab heftige Muskelschmerzen, Atemstörungen, Ödeme, Fieber) richtet sich nach der Zahl der eingewanderten Embryonen.

Die Trichinen werden außer bei den obengenannten Tieren auch bei der Katze, Ratte, Maus, beim Fuchs, Marder usw. gefunden. Die Schweine nehmen sie namentlich mit Ratten, die sie im Stall erhaschen, oder mit Abfällen von trichinösem Schweinefleisch auf. Durch absichtliche Fütterung mit trichinösem Fleisch sind die Würmer auch auf Kaninchen, Meerschweinchen, Hunde usw. zu übertragen.

Die Verhütungsmaßregeln der Trichinose bestehen in „Trichinenschau“, d. h. in der obligatorischen Untersuchung jedes geschlachteten Schweines durch einen hierfür ausgebildeten Trichinenschauer, ferner in Vermeidung des Genusses von rohem Fleisch, in möglichster Fernhaltung der Ratten von den Schweineställen und ausschließlicher Verfütterung von gekochten Schlachtabfällen.

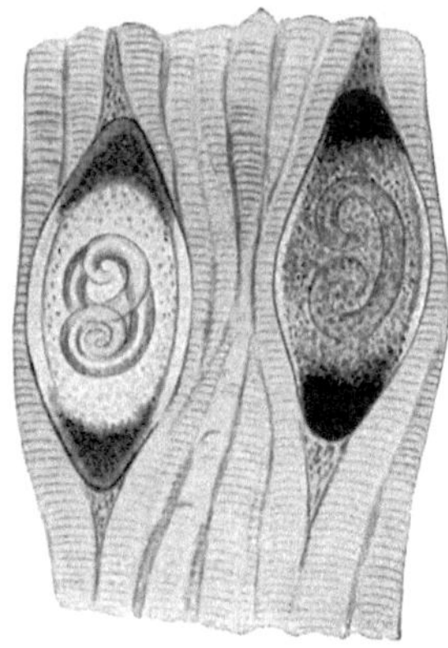

Abb. 31. Eingekapselte Muskel-trichinen mit beginnender und vorgeschrittener Verkalkung der Kapsel. Etwa 100:1.

Die mikroskopische Untersuchung auf Trichinen erfolgt dadurch, daß etwa 1 cm breite und lange Streifen mit einer aufs Blatt gebogenen Schere vom roten Teil des Zwerchfelles, von den Intercostal-muskeln, von den Bauch- und Kehlkopfmuskeln abgetrennt werden. Von jedem Stück werden sechs $^1/_4$ qcm große Stücke zwischen zwei dicken Glasplatten (Kompressorium) plattgedrückt und mit Wasser, verdünnter Kalilauge oder Glycerin befeuchtet; zur Besichtigung genügt 50fache Vergrößerung. Neuerdings beschränkt man die Untersuchung meist auf die sehnigen Teile des Zwerchfells und vollzieht die Durchmusterung mit Hilfe des Projektionsapparats, die weniger ermüdend und durch Ersparnis an Personal billiger ist. — Zur Feststellung, ob die unter dem Mikroskop gesehenen eingekapselten Trichinen noch lebend und infektionsfähig sind, müssen Fütterungsversuche mit Ratten angestellt werden.

In gut gekochtem und gebratenem Fleisch sind die Trichinen tot; Räuchern und Pökeln tötet die Trichinen in dicken Stücken nicht sicher ab. Verkalkte können noch nach 10 Jahren lebensfähig sein. Reiner Speck gilt für trichinenfrei.

b) Finnen. Die Finnen stellen ein Entwicklungsstadium der Bandwürmer dar. In deren Proglottiden entstehen befruchtete beschalte Eier, in denen schon während des Verweilens im Uterus der Embryo sich entwickelt. Der mit drei Häkchenpaaren versehene Embryo, die Oncosphaera, tritt, von zwei Hüllen umgeben, deren eine oft verkalkt ist, mit dem Kot nach außen. Die Bandwurmglieder und die befruchteten Eier gehen fortgesetzt mit dem Kot ab, gelangen unter die Abfallstoffe, auf den Acker, in Brunnenwasser usw. Von da aus geraten sie in den Magen bestimmter Tiere, hier wird die Hülle der Eier gelöst, die Embryonen bohren sich durch die Darmwand und wandern durch Pfortader und Darmvenen nach der Leber oder werden durch Blut- und Lymphstrom verschleppt; schließlich wandeln sie sich innerhalb 3—7 Monaten in irgendeinem Organe in

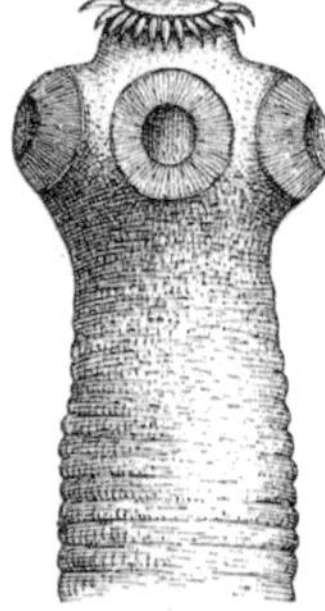

Abb. 32. Taenia solium, Kopf mit vier Saugnäpfen und Hakenkranz. Etwa 15 : 1.

eine Blase um, an deren vorderer Wand der Scolex sich ausbildet. Dies ist das Finnen- oder Cysticercus-Stadium.

Die Finnen erscheinen als mit bloßem Auge sichtbare, 1—20 mm lange Blasen mit wässerigem Inhalt. Man unterscheidet an ihnen ein eingestülptes Receptaculum und in diesem den Scolex, den neuen Bandwurmkopf.

Genießt der Mensch eine Finne, die von einem bei ihm gedeihenden Bandwurm stammt, so setzt sich, nachdem die Kapsel im Magen gelöst und der Scolex frei geworden ist, dieser an der Darmwand fest und bildet einen neuen Bandwurm. Bis zum Abgang der ersten Proglottiden vergehen durchschnittlich 3 Monate.

Für den Menschen kommen in Betracht:

1. Die Finne Cysticercus cellulosae im Schweinefleisch, aus dem Ei von Taenia solium entstanden. Am häufigsten im intermuskulären Bindegewebe des Herzens und der Lunge. Der Scolex zeigt vier Saugnäpfe und doppelten Hakenkranz (Abb. 32). Die Finne kommt gelegentlich auch bei Hunden, Ratten usw. zur Entwicklung. Der Bandwurm Taenia solium haftet nur beim Menschen und veranlaßt bei diesem nicht unerhebliche Verdauungsstörungen. Von einem solchen Bandwurm aus kann außerdem die Cysticerkenkrankheit des

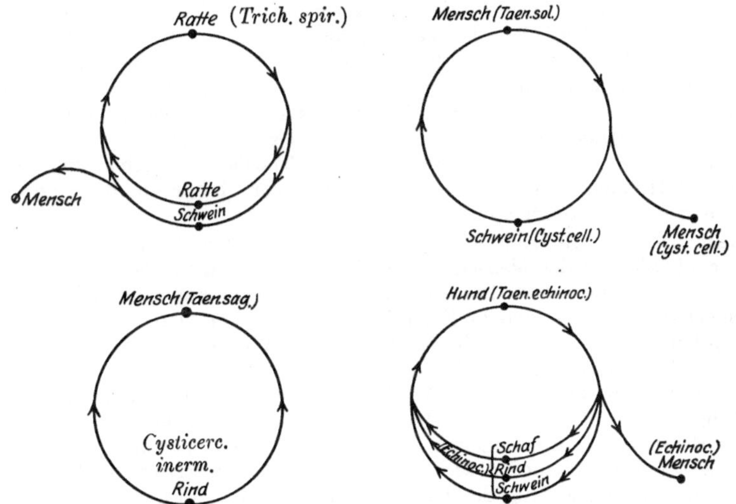

Abb. 33. Schematische Darstellung des Wirtwechsels der Fleischparasiten. (Nach BOLLINGER.)

Menschen dadurch bewirkt werden, daß im Menschen selbst Bandwurmeier zu Finnen auswachsen (vgl. Abb. 33). Es müssen dazu Bandwurmeier in den Magen des Menschen gelangen; das kann entweder in seltenen Fällen durch antiperistaltische Bewegungen geschehen, oder durch unbewußte und unabsichtliche Berührungen und Verschleppungen, die durch den bei Bandwurmkranken gewöhnlich bestehenden Juckreiz am After befördert werden; oder aber es können mit Wasser, rohen Gemüsen und anderen Eßwaren Bandwurmeier eingeführt werden, namentlich wenn diejenigen, welche mit den Eßwaren beschäftigt sind (Verkäufer, Bäckerjungen, Köchinnen), am Bandwurm leiden.

2. Die Finne Cysticercus inermis im Rindfleisch, entstanden aus dem Ei des beim Menschen parasitierenden Bandwurms Taenia mediocanellata s. saginata. Häufigste Ansiedlungsstellen: Kaumuskeln, Zunge, Herz. 4 Saugnäpfe, kein Hakenkranz.

3. Der Embryo (Plerocercoid, nicht eigentlich Finne) des beim Menschen, namentlich bei Küstenbewohnern, häufigen Bandwurms Dibotriocephalus

latus entwickelt sich in kleinen Krebsen, die von Fischen (Hecht, Barsch, Maränen) aufgenommen werden, dann in Darm, Leber, Milz dieser Fische als freies Plerocercoid.

4. Für den Menschen unschädlich, aber mit Cyst. inermis gelegentlich zu verwechseln ist Cysticercus tenuicollis, die Finne eines beim Hund parasitierenden Bandwurms Taenia marginata. Die Finne findet sich beim Rind, Schwein, Schaf, aber stets nur in den Eingeweiden, nicht in den Muskeln.

5. Unbekannt ist der Wohnort der Finnen, aus denen Taenia nana (in Sizilien häufig), T. cucumerina und T. diminuta (selten) sich beim Menschen entwickeln.

6. Echinokokken, namentlich in der Leber von Schafen, sind die Finnen eines beim Hund lebenden Bandwurms T. echinococcus, der nur bis vier Millimeter lang wird. Die Eier gelangen mit den Hundeexkrementen auf Weide- und Futterkräuter und von da in den Magen verschiedener landwirtschaftlicher Nutztiere. In diesen kommt es zur Bildung des Finnenzustandes in Form der Echinokokken, die sich vorzugsweise in der Leber ansiedeln. Verfütterung des echinokokkenhaltigen Fleisches an Hunde bewirkt bei diesen die Bandwurmbildung. Genuß der Finnen durch den Menschen führt nicht zur Bandwurmbildung, da letzterer beim Menschen nicht haftet. — Dagegen können die Eier des Bandwurms gelegentlich in den Magen des Menschen gelangen und in diesem sich zu Finnen entwickeln. Bei innigem Zusammenleben mit Hunden geraten die Eier durch allerhand unkontrollierbare Berührungen in den Mund und Magen des Menschen. Dasselbe kann geschehen durch Vermittlung von Wasser, roh genossenen Gemüsen, z. B. Salat u. dgl., die mit Hundeexkrementen verunreinigt waren. — Auch Taenia cucumerina, diminuta, marginata kommt bei Hunden, T. serrata bei Jagdhunden vor. Die Finne der letzteren soll in Hasen und Kaninchen gefunden sein.

Außerdem gibt es noch zahlreiche andere Würmer, Gregarinen usw. im Fleisch der Schlachttiere, die aber für den Menschen keine besondere Gefahr bedeuten. Hervorgehoben sei nur Distoma hepaticum (Fasciola hepatica), welche hauptsächlich von Schafen in Form eingekapselter Cercarien in Futterkräutern aufgenommen wird. Die Kapsel der Cercarien wird im Magen verdaut, die freigewordenen Würmchen wandern in die Gallengänge, entwickeln sich zu den sog. Leberegeln, und die dort produzierten Eier gehen durch die Gallenwege und den Kot ab. Aus ihnen entwickeln sich nach mehrwöchentlichem Aufenthalt im Wasser Embryonen, welche zunächst in Schnecken (Limnaeus minutus) ihre weitere Entwicklung durchmachen und dann erst die Umwandlung in Cercarien erfahren. Da dieser umständliche Entwicklungsgang eingehalten werden muß, hat der Genuß von Leberegeln keine Ansiedlung der Parasiten im Menschen zur Folge, wohl aber ist die mit Egeln besetzte Leber ungewöhnlich fäulnisfähig und ekelerregend und deshalb vom Genuß auszuschließen.

b) Auf pflanzlichen Parasiten beruhende Krankheiten der Schlachttiere.

a) Perlsucht, Tuberkulose. 10—30$^0/_0$ aller geschlachteten Rinder (besonders ältere Kühe, am seltensten Kälber) und 2—3$^0/_0$ der Schweine werden tuberkulös gefunden. — Am häufigsten ist die Tuberkulose der serösen Häute (Perlsucht); ferner kommen Eutertuberkulose und oft käsige pneumonische Herde vor. — Fast stets sind die Lymphdrüsen stark entartet. Das Fleisch ist bei hochgradiger Tuberkulose fettarm und blaß. — Im Muskelfleisch finden sich Tuberkelbacillen nur in den kleinen, das Fleisch durchsetzenden Lymphdrüsen. Jedenfalls ist gut zubereitetes Fleisch unschädlich; doch spricht, abgesehen von der Möglichkeit einer Infektion durch rohes Fleisch (Hauttuberkulose bei Fleischern), die häufige Minderwertigkeit desselben für den Verkauf nur nach dem Erhitzen.

b) Milzbrand. Hauptsächlich bei Rindern und Schafen. An den Eingeweiden, der stark vergrößerten Milz und Leber, durch bakteriologische Untersuchung leicht festzustellen. Im Fleisch zuweilen Hämorrhagien, in anderen

Fällen ist nichts Krankhaftes zu bemerken. — Gefährlich namentlich für die beim Schlachten, Abhäuten usw. beschäftigten Menschen.

c) **Rotz.** Besonders bei Pferden. Knoten oder flächenhafte Infiltrationen auf der Schleimhaut der Nase, des Kehlkopfs, der Lunge; stark geschwellte Lymphdrüsen. Gefahr der Übertragung wie bei Milzbrand.

d) **Wut.** Fleisch und Eingeweide sind ohne gröbere Veränderungen. Die Erkennung der Krankheit erfolgt am lebenden Tier durch die charakteristischen Symptome, nach dem Tode durch Gehirn-Untersuchung (s. Kap. X).

e) **Eiterungen, Septikämie und Pyämie.** Außer den örtlichen Krankheitserscheinungen zeigen die erkrankten Tiere — am häufigsten Rinder — oft hämorrhagische Gastroenteritis, Ekchymosen auf den serösen Häuten, Milzschwellung usw. Das Fleisch ist vielfach mißfarbig. Derartige Erkrankungen können dem Menschen dadurch gefährlich werden, daß die Erreger in Wunden eindringen und Eiterung bzw. Sepsis veranlassen; oder es entstehen sog. Fleischvergiftungen.

f) **Fleischvergiftung.** Oft als Massenerkrankung auftretend. Ätiologisch und symptomatisch sind zwei Gruppen zu unterscheiden:

1. Fleischvergiftungen, richtiger -Infektionen, durch **parasitäre** Bakterien, hauptsächlich **Bac. paratyphi B** $(40^0/_0)$ und **B. enteritidis Gaertner** $(60^0/_0)$; selten durch B. paratyphi A und C, B. metatyphi usw., alles Angehörige der Coligruppe (Genaueres s. Kap. X). **Vorzugsweise handelt es sich um Fleisch von Schlachttieren, welche durch Wucherung derartiger Bakterien erkrankt waren** (septische, z. B. vom Puerperium ausgehende Prozesse; auch ältere, wenig auffällige Herde, oder Mischinfektionen u. dgl.). Meist ist das Fleisch des ganzen Tieres gefährlich, und zwar sofort nach der Schlachtung. Nur roh genossenes oder nicht durchgekochtes Fleisch kann Infektion durch die lebenden Bakterien und Intoxikation durch deren Endotoxine hervorrufen. — Gelegentlich kann auch Fleisch von gesunden Tieren **postmortal** mit den genannten Bakterien infiziert werden (s. im folgenden Abschnitt). — Die beim Menschen entstehenden Krankheitserscheinungen sind entweder die der akuten Gastroenteritis, oder sie erinnern an Typhus oder an Cholera nostras; seltener treten dysenterische oder septische Symptome in den Vordergrund.

2. Fleischvergiftungen durch **Toxine, welche nicht im lebenden Tier, sondern postmortal von bestimmten saprophytischen Bakterien, namentlich dem Bac. botulinus, nach der Schlachtung in einzelnen Stücken des aufbewahrten Fleisches gebildet sind** (s. im folgenden Abschnitt).

g) **Maul- und Klauenseuche.** Das Fleisch bleibt unverändert und vermag die Krankheit nicht zu übertragen.

h) **Schweinerotlauf.** Haut hyperämisch. Bauchfell und Schleimhaut des Ileum entzündet und ekchymosiert; PEYERsche Plaques geschwollen. Über die Erreger s. Kap. X.

Schweineseuche, mit vorwiegender Erkrankung der Lunge und Pleura, durch kurze ovale Stäbchen verursacht. — Bei beiden Krankheiten scheint nach einigen Beobachtungen das Fleisch hochgradig erkrankter Tiere nicht frei von schädlichem Einfluß auf den Menschen zu sein (Darmkatarrhe usw.).

c) Postmortale Veränderungen des Fleisches.

Das Fleisch bildet einen vorzüglichen Nährboden für Bakterien und kann daher seine ursprüngliche Keimfreiheit durch postmortale Ansiedelung nicht

nur von saprophytischen, sondern auch von pathogenen Bakterien
leicht einbüßen.

Die Saprophyten können sich bei feuchter Oberfläche des Fleisches und bei Temperaturen zwischen 15 und 35⁰ aufs schnellste vermehren, aber selbst bei 7—15⁰ noch wuchern
und sich weiter ausbreiten. Viele dieser Bakterien sind als unschädlich anzusehen, namentlich wenn das Fleisch vor dem Genuß gut zubereitet wird (Hautgoût des Wildes). Verbreitete Fäulnisbakterien vermögen indes auch Toxine, wenngleich in geringer Menge,
zu liefern. Von BRIEGER sind aus zersetztem Fleisch Kadaverin, Putrescin, Neurin,
Gadinin und andere zum Teil giftige Alkaloide isoliert, die sich namentlich bei wenig tief-
greifender Zersetzung bilden.

Von pathogenen Bakterien kommen besonders die obengenannten Erreger der Fleischvergiftungen, vielleicht auch einige Coli- und Proteusarten,
in Betracht. Fleisch von gesunden Tieren kann durch Berührung mit Fleisch
von kranken Tieren, durch Verunreinigung mit Exkrementen von Schweinen
(Schweinedarm), Hunden, Ratten oder Mäusen, durch menschliche Dejekte, unreines Eis, Fliegen usw. infiziert werden, die alle namentlich Paratyphus-B-Bacillen
beherbergen können. Im Fleischerladen aufbewahrtes und dann roh genossenes
Hackfleisch ist besonders verdächtig. Glücklicherweise sind die pathogenen
Bakterien in ihren Wachstumsbedingungen anspruchsvoller als die Saprophyten und werden wahrscheinlich von ihnen oft schnell unterdrückt.

Der Bac. botulinus wächst anaerob und findet günstigste Lebensbedingungen im Innern von Würsten, Pasteten, Schinken usw.; er kann auch in
luftdicht geschlossenen Fisch- und vegetabilischen Konserven zur Wucherung
kommen. Im lebenden tierischen Körper kann er sich nicht vermehren;
dagegen wurde aus seinen Kulturen ein spezifisches Toxin isoliert, welches in typischer Weise die Symptome des „Botulismus" (Wurstvergiftung) hervorruft, wie
sie vielfach nach dem Genuß gefaulten Fleisches beobachtet sind. Diese Symptome bestehen — oft nach vorübergehendem Erbrechen, aber ohne Durchfälle —
in Lähmungen der Muskeln des Auges, des Schlundes, der Zunge und des Kehlkopfs und infolgedessen in Erweiterung der Pupille, Ptosis, Akkommodations-
und Motilitätsstörungen des Auges, erschwertem Sprechen und Schlingen,
Stuhl- und Urinverhaltung; nicht selten tritt unter den Erscheinungen der
Bulbärparalyse der Tod ein. — Erhitzen auf 60⁰ zerstört das Gift.

Mit Rücksicht auf die Möglichkeit derartiger die Gesundheit schwer
bedrohender Infektionen und Intoxikationen und im Hinblick auf das instinktive Ekelgefühl des normalen Menschen gegen übelriechendes und miß-
farbenes Fleisch, ist jede verdorbene Ware vom Verkauf auszuschließen.

Als abnorm ist das Fleisch anzusehen, wenn es keine frischrote, sondern braune oder
grünliche oder auffällig blasse Farbe hat; wenn auf Druck reichlicher, mißfarbiger, mitunter
alkalisch reagierender Saft hervorquillt; wenn das Fett nicht fest und derb, sondern weich
und gallertartig ist; wenn das Mark der Hinterschenkel nicht fest und rosafarben, sondern
mehr flüssig und bräunlich erscheint. Ist das Fleisch oberflächlich mit Lösung von Kaliumpermanganat oder mit sog. Konservesalz (s. unten) behandelt und dadurch der Geruch
zeitweise beseitigt, so läßt sich dieser dennoch feststellen, indem man ein in heißes
Wasser getauchtes Messer in das Fleisch einsticht und rasch wieder hervorzieht oder ein
Stück aus dem Innern in Wasser aufkocht. — Mikroskopisch zeigt verdorbenes Fleisch
verschwommene Querstreifen der Muskelfasern und außerdem zahlreiche Bakterien.

Außerordentlich verbreitet ist im Fleischhandel die Sitte, dem Fleisch, besonders dem
Hackfleisch, die rote Farbe des Oxyhämoglobins länger zu erhalten durch Beimengen
von Konservesalz, das teils aus Natriumsulfit, teils aus Natriumsulfat besteht. Auf 1 kg
Hackfleisch werden gewöhnlich 10 g des Salzes zugesetzt. Bei Versuchstieren sind nach

der Verfütterung von schwefligsauren Salzen Entzündungen und Hämorrhagien in verschiedenen Organen, namentlich in der Niere beobachtet. Außerdem wird durch die künstliche Rotfärbung eine minderwertige Beschaffenheit des Fleisches nur verschleiert. Mit Recht sind daher neuerdings derartige Zusätze selbst harmloser Farbstoffe verboten.

d) Seltenere Anomalien des Fleisches.

Bei einigen Tieren scheint es unter Umständen, z. B. kurz vor dem Laichen, während des Lebens zu einer Anhäufung giftiger Stoffwechselprodukte, vorzugsweise in der Leber, zu kommen. Es wird dies von manchen Fischen, Austern usw. behauptet; ferner sind die mehrfach nach dem Genuß von Miesmuscheln beobachteten Erkrankungen auf ein hauptsächlich in der Leber derselben zeitweise angesammeltes Gift, das Mytilotoxin, zurückgeführt.

Giftige Arzneimittel sind wohl zuweilen im Fleisch der damit behandelten Schlachttiere nachgewiesen, aber in solchen Spuren, daß kaum eine Gefahr für die menschliche Gesundheit entstehen kann.

Als minde wertig ist das Fleisch junger Kälber anzusehen; bis zum 10. Tage liefern sie ein sehr blasses, graues, fettarmes Fleisch mit wässerigem, welkem Bindegewebe. Zwischen der 2. und 5. Lebenswoche ist es am besten zum Verkauf geeignet.

Von unangenehmem Beigeschmack und Geruch und daher zu verwerfen ist das Fleisch von männlichen Zuchttieren, sowie von abgehetztem und an Erschöpfung verendetem Vieh.

Sehr verbreitet ist die Unterschiebung von Pferdefleisch an Stelle von Rindfleisch, namentlich in Hackfleisch, Würsten usw. Vom hygienischen Standpunkt ist dies kaum zu beanstanden, wohl aber wird der Käufer finanziell geschädigt. Die Feststellung von Pferdefleisch stieß früher (Nachweis des größeren Glykogengehalts) auf große Schwierigkeiten; jetzt ist sie leicht ausführbar mit Hilfe der spezifischen Präcipitine, die sich im Serum von mit Pferdefleischinfus vorbehandelten Kaninchen bilden; wässeriger Auszug aus Fleisch oder Wurst, denen Pferdefleisch beigemengt war, erzeugt in solchem Serum eine deutliche Trübung (Genaueres s. in Kap. X).

Gegen die geschilderten Gefahren des Fleischgenusses stehen uns folgende Maßregeln zu Gebote:

1. Vorsichtsmaßregeln bei der Viehhaltung.

Der Kreislauf des Wirtswechsels tierischer Parasiten der Schlachttiere (vgl. Abb. 33) kann unterbrochen und damit die Gefahr der Weiterverbreitung großenteils durch reinliche Haltung der Ställe und reinliche Fütterung vermieden werden. Gibt man den Schweinen keine Gelegenheit, durch Ratten oder trichinöses Schweinefleisch Trichinen aufzunehmen, hält man namentlich die Schweineställe dicht und gegen ein Eindringen von Ratten geschützt, so ist eine Verbreitung der Trichinose unmöglich. — Ordnungsmäßige Beseitigung der menschlichen Dejekte und deren Fernhaltung von den Schweinen bzw. vom Rindvieh schützt gegen eine Entwicklung der Finnen von Taenia solium und T. mediocanellata und somit gegen die Weiterverbreitung dieser Bandwürmer. — Einschränkung der Zahl der Hunde und Verhinderung ihrer Anwesenheit bei den Schlachtungen kann die Fälle von Taenia echinococcus wesentlich verringern. Ferner ist Vernichtung alles echinokokkenhaltigen Fleisches und Vorsicht im Verkehr der Menschen mit Hunden angezeigt.

Der Verbreitung der Zoonosen (Milzbrand, Rotz, Wut usw.) ist durch Seuchengesetze, insbesondere durch Anzeigepflicht, Sperren und Desinfektionsmaßregeln wirksam vorzubeugen.

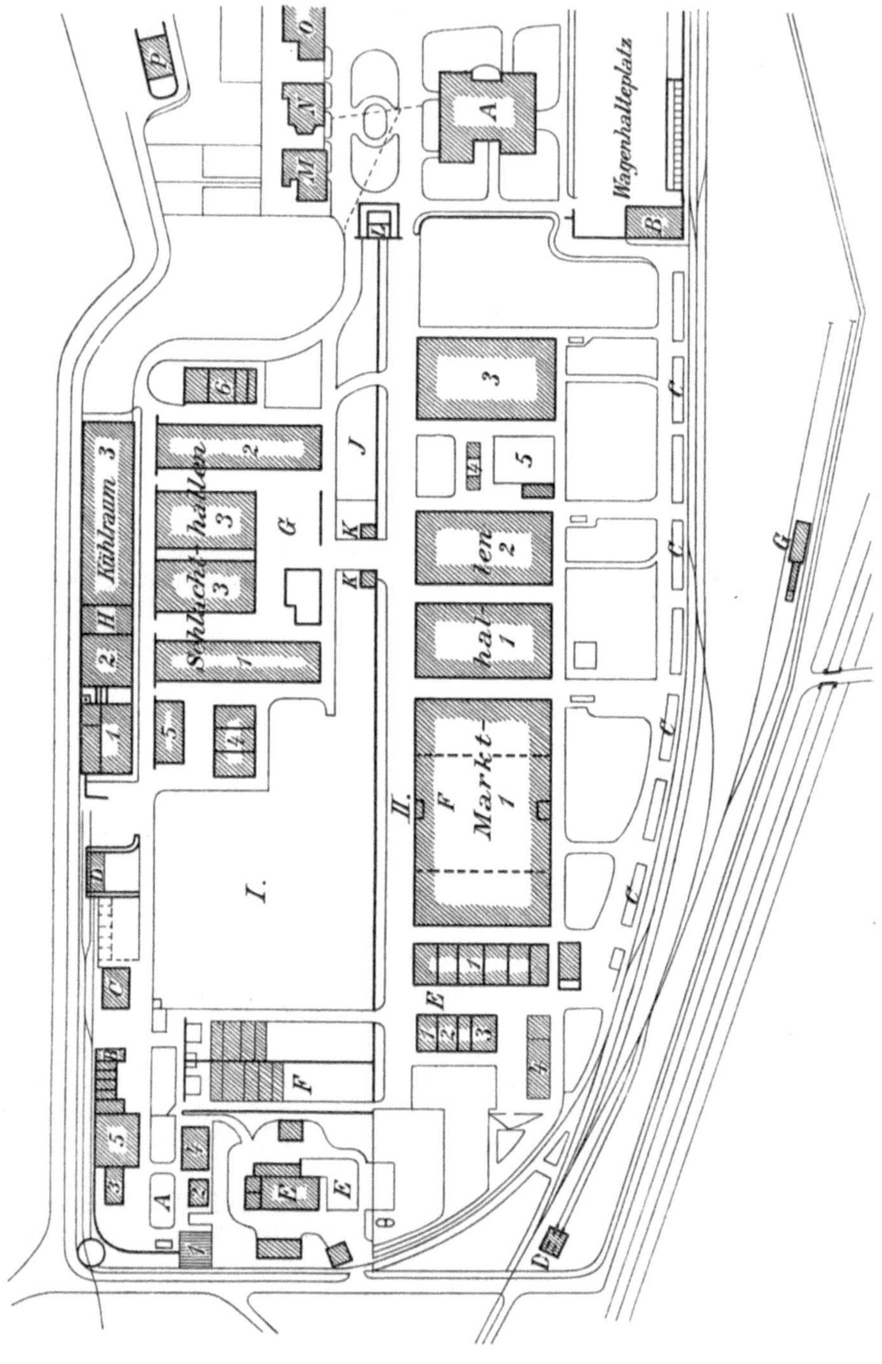

Wagenhalteplatz
Kühlraum
Schlacht-hallen
Markt-hallen
Markt-
I.
II.

Abb. 34. Schlacht- und Viehhof in Breslau.

I. Schlachthof.

A Polizei-Schlachthof:
1 Entladeraum,
2 u. 3 Ställe,
4 Schlachthaus,
5 Desinfektion.
B Fellsalzerei.
C Talgschmelze.
D Düngerhaus.
E Roßschlächterei.
F Überständerhof.

G Schlachthallen:
1 für Großvieh,
2 für Kleinvieh,
3 für Schweine,
4 Stall für Großvieh,
5 Kuttelei,
6 Stall für Kleinvieh.
H Kühlraum:
1 Maschinenraum,
2 Vorkühlraum,
3 Großer Kühlraum.
J Notstall.

K Desinf. u. Steuerhaus.
L Pförtnerhaus.
M Inspektorhaus.
N Verwaltungshaus.
O Beamtenwohnung.
P Freibank.

II. Viehmarkt.

A Börse.
B Pferdeausspann.
C Laderampe.
D Lokomotive.

E Stallung für:
1 Großvieh,
2 Kleinvieh,
3 Schweine,
4 Streuschuppen.
F Markthallen:
1 für Großvieh,
2 für Schweine,
3 für Kälber u. Hammel,
4 Laderampe,
5 Schweinewäsche.
G Desinfektions-Anstalt.

2. Fleischbeschau.

Das deutsche Fleischbeschaugesetz vom 3. Juni 1900 enthält u. a. folgende (abgekürzt wiedergegebene) Bestimmungen:

§ 1. Rindvieh, Schweine usw., deren Fleisch zum Genuß für Menschen verwendet werden soll, unterliegen vor und nach der Schlachtung einer amtlichen Untersuchung.

§ 5. Die Untersuchung erfolgt durch Tierärzte und andere Personen, welche genügende Kenntnisse nachgewiesen haben.

§ 9. Fleisch, das für den menschlichen Genuß untauglich ist, darf als Nahrungs- oder Genußmittel für Menschen nicht in Verkehr gebracht werden und ist von der Polizeibehörde in unschädlicher Weise zu beseitigen.

§ 10. Ergibt die Untersuchung, daß das Fleisch zum Genusse für Menschen nur bedingt tauglich ist, so ist es zu beschlagnahmen, und die Polizeibehörde bestimmt, unter welchen Sicherungsmaßregeln es zum Genusse für Menschen brauchbar gemacht werden kann. Bevor dies geschehen, darf es als Nahrungs- und Genußmittel für Menschen nicht in Verkehr gebracht werden.

§ 21. Bei der gewerbsmäßigen Zubereitung von Fleisch dürfen Stoffe und Verfahren, welche der Ware eine gesundheitsschädliche Beschaffenheit zu verleihen vermögen, nicht angewendet werden. Verkauf und Einfuhr solchen Fleisches ist verboten.

(Das Gesetz enthält auch besondere Bestimmungen betreffs der Einfuhr von Fleisch über die Zollgrenzen.)

Da krankhafte Veränderungen nur selten an den Muskeln, dagegen fast regelmäßig an den Eingeweiden auftreten, so ist eine Fleischbeschau nur während des Schlachtens durch Begutachtung der inneren Organe möglich. Eine solche Fleischbeschau kann in zuverlässiger Weise im allgemeinen nur in einem städtischen Schlachthaus erfolgen. Sobald ein solches eingerichtet ist, steht den Gemeinden nach dem preußischen Gesetz von 1868 das Recht zu, Privatschlachtstätten zu verbieten.

In den großen Städten sind die Schlachthäuser gewöhnlich mit dem Viehhof, mit Schienengleis nach dem Bahnhof (Erleichterung der Zufuhr, Unabhängigkeit vom örtlichen Angebot!), mit einem Börsengebäude, Markthallen, ausgedehnten Stallungen usw. verbunden (s. Abb. 34). Auf dem eigentlichen Schlachthof befinden sich: 1. das Polizeischlachthaus und Beobachtungshaus für verdächtiges Vieh. Daselbst befinden sich auch

Räume für das konfiszierte Fleisch und für dessen Vernichtung. Daneben Talgschmelze, Fellsalzerei, Düngerstätte usw. 2. Rinderschlachthallen. Entweder sind dieselben nach dem Zellensystem derart eingerichtet, daß von einer Mittelhalle, welche als Vorplatz zum Aushängen des Fleisches dient, nach rechts und links kleine Abteilungen gehen, die von je einem oder mehreren Fleischern benutzt werden; oder es bestehen gemeinsame Schlachthallen, die nur durch Pfeiler unterbrochen sind. Letzteres System verdient vom hygienischen Standpunkt den Vorzug, weil dann die Beaufsichtigung leichter und infolge der gegenseitigen Kontrolle der Fleischer gleichmäßiger ist. 3. Schweineschlachthallen mit dem Abstechraum, dem Brühraum, in welchem die getöteten Tiere abgebrüht werden, und der eigentlichen Schlachthalle. 4. Die Kühlhallen zur Aufbewahrung des geschlachteten Fleisches. 5. Eine besondere Pferdeschlächterei. 6. Kuttelei zum Ausräumen, Waschen und Reinigen der Därme. Wegen der Gerüche und der starken Wasserdampfentwicklung von den übrigen Räumen abzusondern. 7. Wohnung für den Direktor, Untersuchungszimmer für die Fleischbeschauer usw.

Der Direktor ist Tierarzt und hat sachverständige Gehilfen.

Das zugeführte Vieh kommt zunächst in die Stallungen, muß dort ruhen und wird zunächst im lebenden Zustande untersucht. Wird es nicht beanstandet, so kann es geschlachtet werden. Die dabei angewandten Methoden bestehen in: 1. Öffnen der Halsblutgefäße ohne Betäubung (Schächten). 2. Betäubung durch Keulenschlag auf den Schädel und Öffnen der Halsblutgefäße, die gebräuchlichste Methode. 3. Genickstich oder Genickschlag; unzweckmäßig, weil infolge der Zerstörung der Zentren in der Medulla kein vollständiges Ausbluten erfolgt. 4. Schlag mit der Bouterolle, einem Hohleisen, welches mit einem Hammer verbunden bzw. in eine Art Maske eingeschlossen ist und dem Tiere ins Gehirn getrieben wird. 5. Durch Abfeuern einer Patrone mittels Schußmasken. 6. Betäubung und Einblasen von Luft durch einen Troikar in die Pleurahöhle; ungünstig, weil dabei das Blut im Fleische bleibt und dann leichter Verderben und Mißfarbigwerden des Fleisches eintritt. Daß der Nährwert des Fleisches durch das darin bleibende Blut wesentlich erhöht werde, ist unrichtig. — Nach dem Öffnen des Tieres werden die Eingeweide begutachtet und die Proben zur Untersuchung auf Trichinen (s. S. 178) entnommen.

Wird das Tier als „tauglich" erklärt, so wird es weiter zerlegt, das Fleisch gestempelt und zum Verkauf freigegeben. Im übrigen wird noch unterschieden zwischen „bedingt tauglichem" und „untauglichem" Fleisch. Bedingt tauglich ist 1. das Fett von Tieren mit frischer ausgebreiteter Tuberkulose, mit Finnen, MIESCHERschen Schläuchen und Trichinen; 2. das ganze Fleischviertel bei mäßiger Tuberkulose, wenn sich in ihm nicht mehr als eine kranke Lymphdrüse findet; 3. der ganze Tierkörper, wenn eine frische, nur auf Eingeweide oder Euter beschränkte Blutinfektion ohne hochgradige Abmagerung vorliegt, ferner bei mäßigem Schweinerotlauf und bei Finnen. Das bedingt taugliche Fleisch muß zum Genuß für Menschen durch Einwirkung von Hitze (Ausschmelzen, Kochen, Dämpfen) oder durch 3 Wochen lange Pökelung brauchbar gemacht werden; meist wird es in kleineren Stücken im Dampfsterilisator (HARTMANN, HÖNNICKE, ROHRBECK u. a.) gekocht und in diesem Zustande auf der „Freibank" (Abb. 34 P) an das Publikum verkauft. Für finniges Fleisch genügt die mindestens 21 tägige Aufbewahrung im Kühlraum.

Untauglich ist der ganze Tierkörper, wenn u. a. Milzbrand, Rauschbrand, Rinderseuche, Tollwut, Rotz, Rinderpest, eitrige oder jauchige Blutvergiftung, schwere Tuberkulose oder Schweineseuche, Schweinerotlauf mit erheblicher Veränderung des Muskel- und Fettgewebes vorliegt; ferner bei Trichinose mit Ausnahme des Fettes. Solches Fleisch muß durch Einwirken höherer Hitzegrade (Dämpfen im PODEWILSschen Apparat, trockene Destillation, Verbrennen) oder auf chemischem Wege bis zur Auflösung der Weichteile oder durch Vergraben (tiefe Einschnitte in das Fleisch, mindestens 1 m Erdschicht) unschädlich beseitigt werden.

Infektion des Schlachttiers durch Fleischvergiftungsbacillen läßt sich oft beim Schlachten nicht erkennen, namentlich wenn nur noch Reste eines älteren Prozesses vorliegen. Durch Kultur aus Blut oder verdächtigen Organen ist die Infektion nachzuweisen; das Verfahren erfordert aber zu viel Zeit. Vielleicht bietet der höhere Agglutiningehalt des Muskelsaftes (1 : 80) gegenüber Paratyphus B oder Bac. GÄRTNER bessere Anhaltspunkte für die Diagnose (MÜLLER) (vgl. Kap. X).

Ein besonderer Vorteil der Schlachthäuser liegt noch darin, daß in ihnen das Fleisch möglichst reinlich behandelt und dadurch der späteren Zersetzung wirksam vorgebeugt wird.

Der Fußboden der Schlachthalle ist aus gerillten Fliesen hergestellt und mit solcher Neigung und mit Rinnsalen versehen, daß Verunreinigungen leicht abgeschwemmt werden können. Überall steht reichlich Wasser zur Verfügung, ebenso ist für gute Lüftung gesorgt; Drahtgitter schützen gegen Fliegen, Jalousien gegen Sonnenstrahlung. Von den Abfällen, die in ungeheurer Masse geliefert werden, werden die flüssigen abgeschwemmt, wobei die festen Teile durch Siebeimer zurückgehalten werden; der Dünger und Kehricht wird abgeholt und als wertvolles Düngemittel verwandt.

3. Aufbewahrung des Fleisches nach dem Schlachten.

Das frisch geschlachtete alkalisch reagierende Fleisch ist zäh und hat leicht einen faden, widerlich süßen Geschmack. Soll es trotzdem genossen werden,

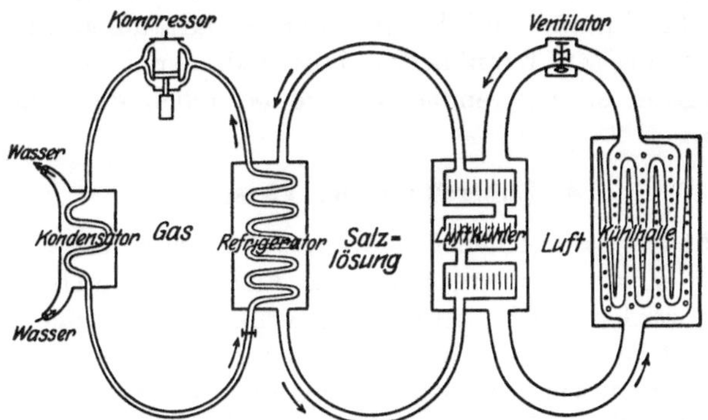

Abb. 35. Schematische Darstellung der Kühleinrichtung für die Kühlhalle.

so ist das Fleisch tüchtig zu klopfen und in nicht zu großen Stücken gründlich zu kochen oder zu dämpfen. Gesundheitsschädlich ist frisches gekochtes Fleisch nicht. — Für gewöhnlich bewahrt man aber das Fleisch 2—3 Tage nach der Schlachtung auf. In dieser Zeit entsteht durch einen autolytischen Vorgang eine Säuerung, durch welche das intrafibrilläre Bindegewebe und das Sarkolemm gelockert wird; gleichzeitig entwickeln sich kräftige und angenehme Geschmacksreize. Es fragt sich, wie diese Aufbewahrung des Fleisches vor sich gehen soll, ohne daß Saprophyten, Infektionserreger oder üble Gerüche in das Fleisch eindringen.

Die Aufbewahrung im Eisschrank ist eine unzulängliche Methode. Bei der Temperatur des Eisschrankes (7—12°) hört das Bakterienwachstum durchaus nicht auf; dazu kommt, daß sich im Eisschrank fortwährend Wasserdampf aus der Luft kondensiert, und die Oberfläche des Fleisches allmählich sehr stark durchfeuchtet wird. Gerade diese weiche Oberfläche bietet dann den Bakterien einen vorzüglichen Nährboden. Auch der Geschmack des im Eisschrank gehaltenen Fleisches leidet erheblich.

Richtiger ist es, das Fleisch in relativ trockner, etwas bewegter Luft abhängen zu lassen, so daß die Oberfläche eintrocknet. Es ist dann den Bakterien nicht möglich, in der

oberflächlichen Schicht zu wuchern und von da in die Tiefe zu dringen. Ein solches Abhängen gelingt am besten in den Kühlhallen der Schlachthäuser.

In LINDESchen Eismaschinen (Abb. 35) wird durch einen Kompressor Ammoniak
(oder Luft) komprimiert, die dabei entstehende Wärme durch Kühlung mit Wasser beseitigt; das gekühlte komprimierte Ammoniak läßt man durch ein Ventil in den Refrigerator ausströmen, d. h. in Röhren, welche ein Gefäß mit Salz-(Chlorcalcium-)Lösung
durchziehen; durch die plötzliche Ausdehnung des Gases erfolgt heftige Abkühlung der
Salzlösung. Das Ammoniakgas gelangt darauf wieder in den Kompressor und beginnt
seinen Kreislauf aufs neue.

Die im Refrigerator unter 0° abgekühlte Salzlösung wird zu einem Behälter, dem Luftkühler, geleitet, in welchem sie über eine große Oberfläche (rotierende poröse Scheiben)
strömt; dort tritt Luft, die mittels Ventilators eingetrieben wird, in innige Berührung mit
der kalten Salzlösung. Letztere fließt, nachdem sie ihre Kälte an die Luft abgegeben hat,
zum Refrigerator zurück.

Die gekühlte Luft tritt durch Rohre unter der Decke des Kühlraums aus, senkt sich
nach abwärts, erwärmt sich allmählich, bekommt dadurch ein größeres Sättigungsdefizit
und austrocknende Wirkung auf die Oberfläche des aufgehängten Fleisches, steigt bei
weiterer Erwärmung allmählich nach oben und wird von an der Decke gelegenen Röhren,
deren Öffnungen nach oben gekehrt sind, aufgenommen und wieder dem Luftkühler zugeführt.

Im übrigen ist bei der Aufbewahrung des Fleisches und in den Fleischer-
läden selbstverständlich die größte Reinlichkeit notwendig; jede engere Verbindung der Verkaufsräume mit Wohn- und Schlafräumen ist zu verbieten.
In Fällen von infektiösen Krankheiten innerhalb der Familie des Fleischers
ist ähnliche Sorgsamkeit notwendig, wie sie bezüglich der Milchwirtschaften
gefordert wurde.

4. Zubereitung des Fleisches.

In Anbetracht der zahlreichen Gefahren, welche mit dem Genuß des rohen
Fleisches verbunden sein können, sollte das Fleisch niemals im rohen Zustande genossen werden, auch dann nicht, wenn eine geordnete Fleischschau
besteht. Einzelne Finnen werden z. B. leicht übersehen, aber selbst eine einzige
genügt, um einen Bandwurm hervorzurufen; ebenso ist es nicht möglich, die
Trichinenschau überall in hinreichend zuverlässiger Weise durchzuführen; wie
oben ausgeführt wurde, gewährt die Fleischschau auch gegenüber den Fleischvergiftungen keinen sicheren Schutz. Das rohe Fleisch besitzt keinen höheren
Nährwert und ist nicht leichter verdaulich als das präparierte. Für gewöhnlich soll daher Kochen oder Braten des Fleisches oder aber zuverlässiges Konservieren dem Genusse vorausgehen. Würde bei uns, wie in anderen Kulturländern, allgemein auf den Genuß rohen Fleisches oder wenigstens Schweine-
fleisches verzichtet, so könnten die großen Kosten für die Trichinenschau gespart werden. — In den Militärkantinen ist mit Recht der Vertrieb von rohem
Hackfleisch gänzlich verboten.

a) Kochen und Braten.

Durch mäßige Hitze werden die Parasiten fast ausnahmslos zerstört. Trichinen sterben bei 65° ab, Finnen bei 52°, die meisten pathogenen Mikroorganismen bei 60—65°, die $^1/_4$—$^1/_2$ Stunde einwirken. Nur manche Toxine bleiben
auch nach Einwirkung höherer Temperaturen unzersetzt.

Allerdings dringt die Hitze in größere Stücke nur langsam ein; beispielsweise
zeigt ein Stück Fleisch von $1^3/_4$ kg in kochendem Wasser erst nach $1^1/_2$ Stunde eine
Temperatur von 62° im Innern. Halb gar gebratenes Fleisch, aus welchem beim Schneiden

nur mühsam trüber Saft hervorquillt, und bei welchem also auch noch keine Gerinnung des Myosins stattgefunden hat, bietet natürlich auch keine Gewähr gegen Parasiten.

Das Fleisch wird durch das Kochen und Braten nur in geringem Grade verändert. Beim Kochen wird es in 2 Teile zerlegt, das Eiweiß gerinnt, es wird Flüssigkeit ausgepreßt und es entsteht so:

1. die Brühe. Diese enthält sehr wenig feste Substanzen, nur $2^1/_2-3^1/_2\,^0/_0$, hauptsächlich Extraktivstoffe und anorganische Salze. Die nährenden Bestandteile, insbesondere die Eiweißstoffe, Myosin, der Blutfarbstoff bleiben ganz im Fleisch und nur Spuren von Albumin gehen in die Brühe über, gerinnen dort durch die Hitze und werden mit dem vorwiegend aus Fett bestehenden sog. Schaum abgeschöpft. Bei Knochenzutat löst sich in der Brühe noch etwas Leim; sie enthält aber immer nur eine sehr kleine Menge von Nährstoffen, und ihr Wert liegt nur in den wohlschmeckenden und die Absonderung des Magensafts anregenden Extraktivstoffen.

2. Das gekochte Fleisch. Dasselbe hat viel Wasser, Salze und Extraktivstoffe, aber nur eine sehr geringe Menge Nährstoffe verloren. 100 Teile frisches Fleisch geben 57 Teile gekochtes. Wird das Fleisch zunächst mit Wasser ausgelaugt und dann erhitzt, so wird es hart, zäh und geschmacklos, aber durch feines Zerkleinern, Hacken und Schaben ist es gleichwohl verdaulich und nahrhaft zu machen. Besser von Geschmack bleibt es, wenn man große Stücke gleich in siedendes Wasser einbringt. Es bildet sich dann an der äußeren Fläche eine Hülle von geronnenem Eiweiß, welche das Innere vor weiterer Auslaugung schützt. —

Gebratenes Fleisch hat etwa die gleiche Konzentration wie gekochtes, 100 Teile frisch entsprechen 56 Teilen Braten; im übrigen hat es seine Beschaffenheit wenig verändert. Sehr bald bildet sich auf der Oberfläche eine undurchlässige Kruste, so daß das Innere saftig bleibt. Das Bindegewebe wird in Leim verwandelt, das Myosin gerinnt; das Fleisch wird dadurch leichter verdaulich als in rohem Zustande; die brenzlichen Röstprodukte geben außerdem einen angenehmen Geschmacksreiz. Mit der Sauce zusammengenossen, welche viel Fett und namentlich freie Fettsäuren enthält, wird es von empfindlichen Menschen schlechter ertragen; dagegen ist es im kalten, feingeschnittenen oder geschabten Zustande außerordentlich leicht verdaulich.

b) Konservierungsmethoden.

Wegen der schlechten Haltbarkeit des Fleisches sind seit Jahren viele Versuche zur Konservierung desselben gemacht. Zum Teil verwendet man Mittel, welche die Fäulniserreger und zugleich die pathogenen Mikroorganismen, Finnen und Trichinen töten. Andere Mittel bewirken nur eine gewisse Hemmung der Bakterien und der Fäulniserscheinungen; die etwa vorhandenen pathogenen Bakterien und tierischen Parasiten können lebendig bleiben, und diese Konserven bedürfen der besonderen Zubereitung vor dem Genuß. — Die Konservierungsmethoden dürfen keine giftigen Stoffe in das Fleisch hineinbringen und den Nährwert und Geschmack des Fleisches nicht beeinträchtigen. Vorzugsweise in Betracht kommen folgende Verfahren:

1. Kälte. Sie wirkt entwicklungshemmend, tötet aber nur wenig Bakterien (s. Kap. X). Trotzdem hat man auch die Kälte zu einer längeren Konservierung des Fleisches zu verwenden und namentlich die großen Fleischvorräte Südamerikas und Australiens auf den

europäischen Markt zu bringen versucht. In England importiert man entweder Rinder-
und Hammelfleisch als Gefrierfleisch, das bei Temperaturen unter 0^0 in Kaltluftkammern
fest gefroren ist und in Schiffen mit Kaltluftkammern befördert wird. Hier muß vorsichtiges
Auftauen in besonderen Hallen erfolgen und von da direkter Verkauf, wenn nicht zu viel
Saft ausfließen und rasches Verderben eintreten soll. Auch nach vorsichtigem Auftauen
leidet der Geschmack; für Suppen und Kochfleisch weniger geeignet. — In Deutschland ist
seit Kriegsbeginn viel Fleisch als Gefrierfleisch konserviert. Eine gewisse Minderwertigkeit,
namentlich bezüglich der Geschmacksreize ist dabei schwer vermeidbar und muß in Kauf
genommen werden; ebenso ein erleichterter Verderb des aufgetauten Fleisches. Nach
KONRICHs Untersuchungen veranlaßt das Ausfrieren im Inhalt der Muskelschläuche Dissoziation; das Wasser trennt sich vom Kolloid und tritt durch Osmose nebst einem Teil
der Salze durch die Sarkolemm-Hülle hindurch. Infolge des Gefrierens der ausgetretenen
Flüssigkeit wird das Bindegewebe-Gespinst um die Muskeln überdehnt und oft zerrissen.
Nach dem Auftauen erfolgt keine Rückbildung, sondern durch die entstandenen Löcher
des Sarkolemmschlauchs tritt Eiweiß aus und tropft mit dem „Lecksaft" ab. Die Elasti-
zität des Gewebes wird dadurch meßbar herabgesetzt und das Fleisch „teigig". Die Bakterien
dringen in solchem Fleisch viel leichter vor, sie finden vorgezeichnete Wege, und das Muskel-
eiweiß ist besser angreifbar geworden; daher die raschere Fäulnis. — Neuerdings wird für
den Import Kühlfleisch bevorzugt, das bei $+ 3^0$ gehalten, weniger gut konservierbar
aber schmackhafter ist. Bessere Konservierung gelingt durch den „LINLEY-Prozeß", bei
dem außer der Kälte Formaldehyd einwirkt; es bildet sich auf der äußersten Oberfläche
eine dünne harte Schicht, die gegen Verderb schützt.

2. Wasserentziehung. Eine rasche Eintrocknung der Oberfläche verhindert für
lange Zeit den Eintritt der Fäulnis. Von diesem Mittel wird z. B. an allen Orten ausgiebiger
Gebrauch gemacht, wo eine lebhafte Windbewegung und, je nach der Lage, ein niederer
Luftdruck die Wasserverdunstung begünstigt, z. B. auf hohen Bergen. In Südamerika
benutzt man seit langer Zeit die Sonnenwärme zum Austrocknen des Fleisches.
Das Fleisch wird in Streifen geschnitten und der Sonne ausgesetzt; da es aber nicht
gelingt, dadurch die letzten Mengen von Wasser fortzubringen, muß das Fleisch noch
mit Kochsalz und Borsäure eingerieben werden, um vollkommen haltbar zu werden. In
dieser Form kommt es als Tassajo oder Charqui in den Handel, muß vor dem Genuß noch ab-
geschabt, von dem ranzigen Fett befreit, geklopft und gewässert werden, erfreut sich aber
in Südamerika großer Beliebtheit. Ein besseres Fabrikat wurde dort früher unter Anwendung von heißer Luft hergestellt, die Carne pura. Auch dabei war indes ein
gewisser Kochsalzzusatz zur völligen Konservierung des Präparates nötig. Das getrocknete
Fleisch kam in pulverförmigem Zustande in den Handel, jedoch zu ziemlich hohem Preis,
und war nicht imstande, den Wettbewerb mit den heimischen Präparaten auszuhalten.

3. Salzen, Pökeln. Tränkt man das Fleisch mit einer $8-25^0/_0$igen Salzlösung
(meist unter Zusatz von etwas Salpeter) oder legt man das Fleisch trocken in ein Salz-
Salpetergemenge, so wird ein großer Teil der Bakterien getötet und alle werden an der
Wucherung verhindert. Finnen sind nach 21 tägigem Pökeln in $25^0/_0$iger Salzlake abgestorben. Das Verfahren wird bei Rind- und Schweinefleisch und bei Fischen (Hering,
Lachs, Sardellen) angewendet. Der Nährwert wird etwas verringert, die Verdaulichkeit
scheint nicht zu leiden; die rote Farbe des Fleisches wird dauernd erhalten.

4. Räuchern. Das Fleisch wird in einer Räucherkammer dem abgekühlten Rauch von
Buchen- oder Eichenholz, manchmal auch von Wacholdersträuchern, ausgesetzt. Daneben
findet ein starker Luftzug und durch diesen ziemlich erhebliche Austrocknung statt; oft
werden die Fleischwaren vorher stark mit Salz getränkt. — In neuerer Zeit hat man
außerdem eine sog. Kunst- oder Schnellräucherung eingeführt, welche nur im Eintauchen
des Fleisches in eine Mischung von Wasser, Holzessig und Wacholderöl und kurzes Aufhängen
an einem luftigen Orte besteht. Bei dem letzteren Verfahren werden die Mikroorganismen
und großen Parasiten des Fleisches durchaus nicht vollständig getötet. Dagegen sind
in den langsam in Räucherkammern geräucherten und stark ausgetrockneten Fleischwaren gewöhnlich keinerlei lebende Parasiten mehr enthalten. Finnen haben überhaupt
eine Lebensdauer von nur 3 Wochen, werden also in solchen Konserven niemals gefunden. —
Die verbreitetsten Konserven, Schinken und Würste, sind seit Einführung der Schnellräucherung nicht ohne Bedenken zu genießen, sobald man über ihre Herkunft und die Art
ihrer Herstellung nicht unterrichtet ist. Zu Würsten werden außerdem erfahrungsgemäß

alle möglichen Fleischabfälle, die sich anderweit nicht verwerten lassen, verbraucht. Sehr oft tritt in denselben nachträgliche Fäulnis ein, namentlich im Innern umfänglicher Präparate, wo die Hitze bzw. der Rauch nicht ordentlich eingedrungen ist. Daher die Gefahr der Wurstvergiftung, s. S. 182.

5. Zusätze von Chemikalien wie Borsäure, Salicylsäure, schwefelige und unterschwefelige Säure und deren Salze (s. S. 182), die zur Konservierung des Fleisches viel verwendet werden, sind grundsätzlich verboten, da sie gesundheitlich bedenklich sind und oft die Minderwertigkeit des Fleisches verschleiern.

6. Erhitzen in bakteriendicht verschlossenen Gefäßen. Schon Übergießen des Fleisches mit heißem Fett führt zu einer langen Konservierung desselben; die anhaftenden Bakterien werden dabei getötet, der Zutritt neuer Bakterien durch die Fetthülle verhindert. In solchem Zustande kann sogar Fleisch über See transportiert werden. — Am vollkommensten geschieht die Konservierung in Blechbüchsen (APPERTsches Verfahren). In denselben wird das Fleisch zunächst erhitzt, dann werden die Büchsen zugelötet und die Erhitzung noch eine Zeitlang fortgesetzt. Dabei werden alle Krankheitserreger sicher getötet. In dieser Form kommen z. B. aus Amerika Rinderzungen, das Corned beef usw. Diese stehen den heimischen Präparaten dadurch nach, daß infolge des starken Erhitzens das Bindegewebe gelatinös geworden ist und dadurch die zähe Faserung des Fleisches stärker hervortritt.

7. Seit langen Jahren werden die zahllosen Rinderherden Südamerikas auch dazu verwertet, aus ihrem Fleisch Fleischextrakt herzustellen (v. Liebig). Zu dem Zwecke wird das zerhackte magere Fleisch mit Wasser gekocht, das Albumin und Fett abgeschöpft, die Brühe eingedampft bis zur dicken Sirupkonsistenz. Ein Rind liefert etwa 5 kg Fleischextrakt. Außerdem werden die Schlachtabfälle zu einem Dungmittel, dem Fleischknochenmehl, verarbeitet. Das ausgekochte Fleisch wird zermahlen, mit Kochsalz und Kaliumphosphat versetzt und als Fleischfuttermehl für Schweine verkauft. — Der Fleischextrakt enthält 17% Wasser, 20% Salze, 63% organische Stoffe, die größtenteils aus Extraktivstoffen, zu etwa 20% aus löslichem Eiweiß bestehen. Der Fleischextrakt hat sehr geringen Nähreffekt, bietet aber ausgezeichnete Genuß- und Reizmittel (s. S. 177). Es gibt auch flüssige, unter Zusatz von viel Kochsalz hergestellte Extrakte, z. B. Cibils, Valentine's Meat Juice u. a.; zu ihnen kann man auch die wesentlich aus Vegetabilien bereitete Maggi-Suppenwürze rechnen. — In letzter Zeit kommen Ersatzpräparate in Handel, die hauptsächlich aus Aminosäuren bestehen und durch hydrolytische Spaltung aus Magermilch, Hefe u. dgl. gewonnen sind.

Im folgenden sei noch besonders auf einige möglichst leicht verdauliche Fleischpräparate für Kranke und Genesende hingewiesen:

Beef tea. 300 g fettfreies Fleisch in kleine Würfel geschnitten, ohne jeden Zusatz in einer weithalsigen Flasche mit lose aufgesetztem Kork in warmes Wasser gestellt, letzteres langsam erhitzt und mindestens 2 Stunden im Sieden gehalten. Die abgegossene gelbe Brühe (etwa 100 ccm) enthält: 7,3 feste Bestandteile; darin 5,5 organisch, etwas fein suspendiertes Eiweiß, etwas Pepton und Leim. — Als Nährmittel ungeeignet, aber von kräftigem Geschmack und bei Zugabe von nährenden Präparaten zu empfehlen, allerdings teuer.

Succus carnis. Das fein zerhackte Fleisch wird in Lagen von je 250 g durch grobe Leinwand getrennt unter eine Fleischpresse gebracht. 1 kg Fleisch liefert 230 g Saft, welcher 6% Eiweiß, in einer Tasse also 12—14 g enthält. Vor dem Genuß ist der Saft auf nicht mehr als 40° zu erwärmen und reichlich mit Salz und Gewürz (Fleischextrakt) zu versetzen. Bei höherer Temperatur würden die Eiweißstoffe koagulieren. — Das Präparat leistet eine nicht unerhebliche Eiweißzufuhr, aber für sehr hohen Preis, und ist von unangenehmem Geschmack.

Zahlreiche Versuche gehen darauf aus, das Eiweiß des Fleisches zu peptonisieren. Bei der Magenverdauung und bei der künstlichen Verdauung entstehen bekanntlich zunächst vorwiegend Albumosen, leicht lösliche und verdauliche, durch Salpetersäure noch fällbare Vorstufen der Peptone; erst späterhin überwiegen die nicht mehr fällbaren Peptone. Auf die Albumosen ist es bei Herstellung der Peptonpräparate in erster Linie abgesehen; dieselben haben nur faden, nicht unangenehmen Geschmack, während die Peptone wegen ihres bitteren, brenzlichen und adstringierenden Geschmackes durchaus nicht für Ernährungszwecke geeignet sind. — Präparate von Liebig-Kemmerich mit etwa 35% Albumosen, Extraktkonsistenz. Somatose, Fleischalbumose in Pulverform. — Fluidbeef,

Fluidmeat, Fleischsaft Karno, in flüssiger Form mit 20—30% löslichem Eiweiß. — In Abwechslung mit diesen Fleischpräparaten können Eiweißpräparate aus Milch: Nutrose, Plasmon (Casein-Natrium), Eucasin (Casein-Ammoniak), alle in Pulverform; oder aus Getreide: Roborat, Aleuronat (beide aus Weizen), Verwendung finden; auch aus Hefe werden neuerdings eiweißreiche Präparate hergestellt.

Sobald als möglich wird man meistens dem Genesenden oder Kranken statt dieser für längere Zeit sehr ungern genossenen und übermäßig teueren Präparate festes, aber fein verteiltes, gebratenes oder gekochtes Fleisch, in der Suppe suspendiert, reichen.

Anhang. Eier. Eier bieten eine sehr eiweißreiche Nahrung, die auch gut ausgenutzt wird, das Eiweiß zu 97%, das Fett zu 95%. Am leichtesten verdaulich sind sie in feinster Zerteilung als Emulsion in Suppe, Bier usw., ferner weich gekocht und gut zerkleinert. Hart gekochte Eier sind schwerer verdaulich, weil der Magensaft nur sehr langsam die Koagula durchdringen kann. Empfindliche Menschen, und namentlich Kinder, vertragen die Eier oft schlecht, höchstens im rohen Zustande in Form der Emulsion. — Der Nährwert der Eier für den Kraftwechsel wird vielfach überschätzt. Das genossene Quantum ist zu gering: Ein Ei hat etwa 50 g Inhalt, darin 19 g Dotter und 31 g Eiweiß. In den 19 g Dotter sind 3 g Eiweiß und 5 g Fett, in den 31 g Eiweiß 27 g Wasser und nur 4 g Eiweiß enthalten; zusammen liefert also ein Ei etwa 7 g Eiweiß und 5 g Fett an Nährstoffen. Außerdem aber sind im Eidotter wichtige Stoffe, Lecithin, Nuclein, Eisenverbindungen und Vitamine enthalten, die für den Stoffwechsel bedeutsam sind. Auch verbessert der Zusatz von Eiern den Geschmack vieler Gerichte.

Beim Aufbewahren von Eiern tritt Wasserverlust ein. Daher sinken sie später in 10%iger Kochsalzlösung unter (Eierprobe). Konservierbar sind sie durch Einlegen in Kalkwasser, wobei die Poren durch kohlensauren Kalk verschlossen werden, Garantollösung (hauptsächlich Kalkwasser), 10% Wasserglas oder durch Bestreichen mit Fett, Vaselin usw. Im Handel gibt es Konserven von Albumin, die vielfach technische Verwendung finden; ferner Eierpulver und Eidotterpulver, die meist Borsäure enthalten, sich nur langsam im Wasser lösen und leicht ranzig werden.

Literatur.

SCHNEIDEMÜHL: Die animalischen Nahrungsmittel. Wien u. Berlin 1903. — OSTERTAG: Handb. d. Fleischbeschau. 6. Aufl. 1910. — OSTHOFF: Schlachthöfe und Viehmärkte. Weyls Handb. d. Hygiene. Bd. 6, S. 1. 1894. — EDELMANN: Lehrb. d. Fleischhygiene. 3. Aufl. 1914. — v. LEYDEN: Handb. d. Ernährungstherapie u. Diätetik. Leipzig 1897. — HÜBENER: Fleischvergiftungen. Jena 1910. — HAHN: Über Gefrierfleisch. Zeitschr. f. Medizinalbeamte. Bd. 3. 1913. — PLANK, R. und E. KALLERT: Über die Behandlung und Verarbeitung von gefrorenem Schweinefleisch. Berlin 1915. — VON NOORDEN und SALOMON: Handb. d. Ernährungslehre. Bd. 1. Berlin 1920. — von BUCHKA: Das Lebensmittelgewerbe. Bd. 2. Leipzig 1916. —

4. Vegetabilische Nahrungsmittel.

a) Getreide, Mehl, Brot.

An den Getreidekörnern ist die Fruchthülle und der Kern zu unterscheiden; von außen nach innen folgt auf eine Reihe von Celluloseschichten, deren Struktur aus Abb. 39 zu ersehen ist, die an Aleuroneiweiß reiche, aber keinen Kleber enthaltende sog. Kleberschicht, besser Aleuronschicht, dann der kleberhaltige Mehlkern mit reichlichen Stärkezellen. Knetet man das Mehl des Mehlkerns im Seihtuch unter Wasser, so bleibt der Kleber als fadenziehende Masse zurück. Die ganzen Körner enthalten im Mittel 14% Wasser und 86% feste Teile, unter letzteren 11% Eiweißstoffe, 2% Fett, 67% Stärke. Vor dem Vermahlen sind die Getreidekörner zunächst durch Reinigungsmaschinen von außen anhaftendem Schmutz und Beimengungen, Staub und Brandsporen, Spreu und Stroh, Unkrautsamen usw. zu befreien. Sodann sind sie durch Schälmaschinen von der störenden Hülse, Frucht- und Samenhaut, zu befreien (Dekortikation). Durch das Mahlen wird dann das Korn in zwei oder mehr Anteile zerlegt; die Aleuronschichten sind zäher und elastischer, während der spröde Mehlkern leicht in Pulver zerfällt. Der vorzugsweise aus Stärke und wenig Eiweiß bestehende Kern kann daher von jenen nur grob zerkleinerten, eiweißreichen Teilen der Hülle durch Beuteln oder Sieben getrennt werden. Die äußeren Partien des Kerns sind außerdem grau gefärbt; das Mehl wird daher um so dunkler und gröber, je mehr es von den äußeren Schichten enthält. Bei der sog. Hoch- und Grießmüllerei, wo die Walzen bzw. Steine anfänglich weit voneinander stehen und allmählich einander genähert werden, bekommt man die meisten Sorten und zu Anfang die feinsten Mehle; bei der Flachmüllerei stehen die Steine von Anfang an nahe und durch die sogleich einsetzende gewaltsame Zerkleinerung wird die Schale zum Teil in feine Splitter zerteilt, die sich dem Mehl beimengen und ihm eine graue Farbe geben.

Die verschiedenen Getreide und die verschiedenen Mehlsorten aus dem gleichen Getreide zeigen relativ geringe Unterschiede in der chemischen Zusammensetzung. Die gröberen Sorten und die Kleie enthalten aus den oben angeführten Gründen analytisch die größte Eiweißmenge. Dies Mehr von Eiweißstoffen ist indes nach den zahlreichen Versuchen von RUBNER, PLAGGE und LEBBIN, NEUMANN u. a. zum großen Teil nicht ausnutzbar; die Cellulosehüllen der Kleberschicht sind schwer durchdringlich, ihre Zugabe verringert außerdem noch die Ausnutzung der übrigen Nährstoffe, und die Kotmenge steigt bei gleichem Verzehr bedeutend an (vgl. die folgende Tabelle).

Brotart	In 100 Teilen		Kotmenge pro Tag trocken
	Eiweiß	nutzbares Eiweiß	
Weizenbrot	7,0	5,6	25 g
Roggenbrot, 60% Ausmahlung	6,0	4,5	30 „
„ 80% „.	7,3	4,7	41 „
Vollkornbrot	7,6	4,5	76 „

Das Mehl ist im rohen Zustande schwer verdaulich; es müssen vorerst die Hüllen der Stärkekörner gesprengt, die Stärke zum Quellen und zur Kleister- oder Dextrinbildung gebracht werden. Ferner muß das Eiweiß in den geronnenen Zustand übergehen. Es gelingt dies alles z. B. durch Erhitzen des Mehls mit Wasser. So lassen sich Suppen und Breie bereiten, die aber verhältnismäßig wenig feste Substanz enthalten, außer beim Reis, in dem leicht die ganze Tagesration von Kohlehydraten geliefert werden kann. Zu Suppen verwendet man zweckmäßig Mehlpräparate wie Nudeln und Makkaroni; oder Sago (Reis- und Maisstärke), Graupen (kugelförmig gemahlene Gersten- und Weizenkörner), Grieß (vermahlener Weizen), Grütze (geschälte und geschrotete Körner von Hafer, Buchweizen u. dgl.). Sie liefern als Suppe in 300 g (= 1 tiefer Teller) nur 80 — 150 Calorien, die Breie in einer Portion zu 200 g etwa das Doppelte, sättigen nur vorübergehend und täuschen durch die große Menge einen ausreichenden Nährstoffgehalt vor. Versucht man einen gehaltreicheren Teig aus Mehl und Wasser herzustellen, so erhält man eine dichte schwer verdauliche Masse, die erst brauchbar wird, nachdem sie bei der Brotbereitung porös und locker geworden ist.

Die Lockerung läßt sich erreichen durch im Innern des Teiges entwickelte Gase, und zwar deshalb, weil der Teig stark zusammenbäckt, so daß die Gase nicht glatt entweichen, sondern die zähe Masse nur auseinandertreiben. Kleberfreie, nicht backende Mehle sind zur Brotbereitung ungeeignet.

Das Gas kann bei sehr zäher Masse Wasserdampf sein; doch benutzt man meist Kohlensäure. Diese kann aus mineralischem Material entwickelt werden, z.B. aus Natron bicarbonicum + Salzsäure; oder LIEBIG-HORSFORDs Backmehl, bestehend aus saurem Calciumphosphat und Natrium bicarb.; oder Natr. bicarb. + Weinsäure, oder Ammoniumcarbonat (Hirschhornsalz). Es kann auch die aus Mineralien entwickelte Kohlensäure durch Maschinen, welchen außerdem die ganze Bereitung des Teiges obliegt, in das zum Backen verwendete Wasser und somit in den Teig eingepreßt werden (DAUGLISCHs Verfahren).

Gewöhnlich benützt man Hefe oder Sauerteig, erstere in Form der Preßhefe, oft mit zahlreichen Bakterien verunreinigt. Der Sauerteig stellt eine noch unreinere, meist vorwiegend aus Spaltpilzen bestehende Masse dar, die von einem Backtermin zum andern aufbewahrt wird. Beide werden in folgender Weise verwendet: 100 Teile Mehl werden mit 80 Teilen Wasser von 42° angemengt, so daß der Teig eine Temperatur von 33° zeigt. Es kommt dann zunächst ein in den Getreidekörnern enthaltenes diastatisches Ferment, Zerealin, zur Wirkung, welches die Stärke teilweise in Dextrin und Maltose überführt. Durch Zumengen der Hefe bzw. des Sauerteiges wird nun die Maltose in Gärung versetzt, es entsteht reichlich Kohlensäure, daneben Alkohol und verschiedene andere Produkte. Vorzugsweise scheint bei dieser Gärung Hefe beteiligt zu sein; von Spaltpilzen namentlich der durch starke CO_2-Bildung ausgezeichnete, zur Koli-Gruppe gehörige Bac. levans. Nebenbei entsteht, am reichlichsten beim Sauerteig, Essig-, Butter- und Milchsäure. — In 2—12 Stunden ist der Teig aufgegangen; er wird dann bei 200—270° 30—80 Minuten lang gebacken.

Beim Backen verdunstet ein Teil des Wassers, so daß aus 100 Teilen Mehl + 80 Teilen Wasser etwa 130 Teile Brot hervorgehen. Ferner geht durch die Gärung 1—2°/₀ der festen Substanz verloren. Die Fermente werden durch die Backhitze vollständig unwirksam gemacht, die Bakterien mit Ausnahme widerstandsfähiger Sporen abgetötet. Die Stärke und die Eiweißkörper sind nach dem Backen wesentlich verändert, erstere zum Teil in Kleister, teils in Dextrin und Gummi verwandelt; das Pflanzenalbumin und der Kleber ist in den geronnenen unlöslichen Zustand übergeführt. Auf der äußeren Kruste entsteht aus dem Dextrin das angenehm schmeckende Röstbitter. Dabei bildet das Brot eine poröse, lockere Masse, die den Verdauungssäften eine große Angriffsfläche bietet.

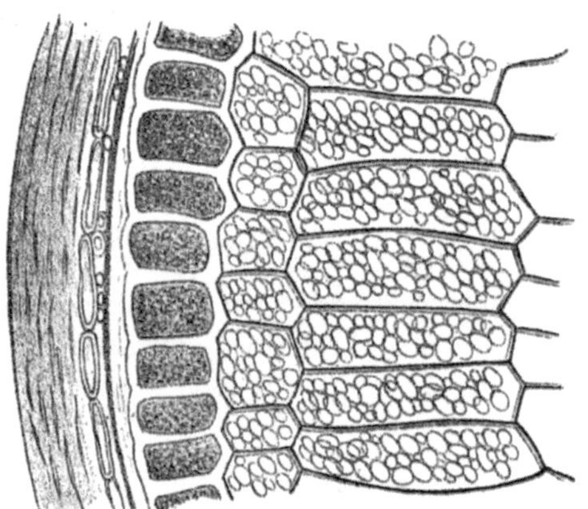

Abb. 36.   Querschnitt durch ein Weizenkorn.
150:1.

Der Grad der Lockerung ist sehr wichtig für die Verdaulichkeit. Man kann ihn bestimmen nach dem Volumgewicht des Brotes. Da das spezifische Gewicht der festen Masse des Brotes stets das gleiche ist, braucht nur das Volum eines gewogenen Stücks in einem mit Rübsen, Maismehl oder dgl. gefüllten Gefäß ermittelt zu werden, um das Volumgewicht des Brots einschließlich der Poren zu erhalten. Letzteres beträgt z. B. bei Pumpernickel 1,0, Graubrot 0,41, Semmel 0,34, feinem Weizenbrot 0,29; der Porengehalt ist also bei den feinsten Sorten Mehl am höchsten und dementsprechend auch die Leichtverdaulichkeit.

Trotz durchschnittlich guten Porenvolums können aber Ungleichmäßigkeiten und schliffige, schlecht zugängliche Stellen vorhanden sein. Um dies zu erkennen, überfährt man nach Mohs die Schnittfläche des Brotes mit einer Öl-Rußmischung und druckt auf ungeleimtem Papier ab. Gute Brote geben auf diesen Bildern gleichmäßige große Poren. — Auch der Säuregehalt des Brotes spielt bei der Leichtverdaulichkeit eine Rolle, vielleicht auch noch der Gehalt an Pektinstoffen und an lebensfähigen Sporen der Buttersäurebacillen.

Roggenbrot und besonders solches aus stark ausgemahlenem Korn leistet daher nach keiner Richtung mehr als Brot aus feinem Weizenmehl. An resorbierbarem Eiweiß liefert 1 kg von letzterem etwas mehr als 1 kg grobes Roggenbrot; die Menge Stärke und Calorien ist bei beiden Sorten ungefähr gleich. Von Kalksalzen enthält grobes Brot ein geringes Mehr, das aber durch kleine Mengen Gemüse leicht ausgeglichen wird. Ein Vitamingehalt der äußeren Getreidekornschichten scheint zwar erwiesen, und die Eiweißstoffe des Mehlkerns, Gliadin und Glutamin, scheinen zu den „unvollständigen“ Eiweißstoffen zu gehören, die der „Ergänzungsstoffe“ bedürfen; aber letztere sind vermutlich nicht nur in den Lysin liefernden Stoffen der äußeren Kornschichten gegeben, sondern auch in manchen anderen Nahrungsmitteln, welche, wie Käse und Wurst, mit Vorliebe gleichzeitig mit Brot genossen werden. — Nimmt man dazu die Erfahrung, daß die meisten großen Kulturvölker ausschließlich feines Weizenbrot genießen, so kann man nur folgern, daß dem groben Roggenbrot keineswegs hygienische Vorteile anhaften, abgesehen vielleicht von den Ausnahmefällen, wo der Darm eines kräftigen Reizes durch die unverdaulichen Kleiebestandteile bedarf.

Nicht zu übersehen ist, daß in Notzeiten, wie während der Kriegs- und Valutablockade, die starke Ausmahlung des Korns (bis 94%!) irrationell ist, weil dadurch keine Vermehrung der resorbierbaren Nährstoffe erzielt wird, weil aber andererseits die Kleie von Milchkühen vollkommen ausgenutzt werden kann und für diese ein sehr wichtiges Kraftfutter darstellt. Mit dem Mehrertrag an Brot bei stärkerer Ausmahlung des Kornes geben wir uns daher nur einer verhängnisvollen Selbsttäuschung hin. — Zu verwerfen ist die neuerdings in Aufnahme gekommene Entkeimung des Korns beim Mahlprozeß. Man erzielt damit ein Material, aus dem sich Fett gewinnen läßt. Aber dafür wird dem Brot der Gehalt an Fett sowie an Vitamin (namentlich B-Faktor) entzogen und die Volksernährung zweifellos geschädigt.

Zahlreiche, aber durchweg ergebnislose Versuche zielten darauf ab, die schwerlöslichen Zellen der Aleuronschicht aufzuschließen und das darin enthaltene Eiweiß der Ausnutzung in dem menschlichen Darm zugänglich zu machen.

Zuerst versuchte FINKLER, die Kleie naß, unter Zusatz von etwas Kochsalz und Kalk, zwischen Walzen zu vermahlen, die rollende und schiebende Bewegungen machten. Das Verfahren war aber umständlich und teuer. — SCHLÜTER schlägt vor, Mehl und Kleie im Autoklaven bei 60° vorzuwärmen und dann auf 100° zu erhitzen; die gekochte Kleie soll zwischen heißen Walzen getrocknet und neu vermahlen werden. — KLOPFER erreicht nach sorgfältiger Reinigung durch Schleudern gegen erhitzte Prallflächen eine feinste Zertrümmerung, die sich angeblich auch auf die Aleuronzellen erstreckt. — Unmittelbare Teigbereitung aus dem Korn ohne Vermahlen streben die Verfahren von GELINCK, SIMONS u. a. an. Diesen Verfahren schließt sich neuerdings das GROSS-Verfahren an, nach welchem das sog. Growitt-Vollkornbrot hergestellt wird. Hier wird nach sorgfältiger Waschung das Korn von der cellulosereichen Fruchthaut befreit und dann feucht durch ein System von Walzen geschickt; das homogene, äußerst fein zerkleinerte Mahlgut wird sofort mit Sauerteig angesetzt und in der üblichen Weise verbacken. Der ganze Prozeß vom Waschen des Korns bis zum Fertigstellen des Brotes dauert nur 3—4 Stunden. — Daß eine wesentlich bessere Ausbeutung von Eiweiß durch eines dieser Verfahren erzielt werde, konnte durch Stoffwechselversuche (NEUMANN, RUBNER) nicht erwiesen werden. Wohl aber bietet das GROSS-Verfahren wirtschaftlich Vorteile dadurch, daß das Mahlen ganz vermieden wird, und daß die Körner sich leichter aufbewahren lassen als das Mehl. Außerdem ist die Kleie in dem GROSS-Brot in eine Form übergeführt, die auch bei empfindlichem Darm keine Belästigung hervorruft, und dabei werden doch die kräftigen und von vielen geschätzten Geschmacksreize eines Vollkornbrotes geboten.

Zusätze zum Brot sind behufs „Streckung" der Mehlvorräte in der Kriegszeit zahlreich empfohlen und versucht. Bewährt hat sich nur der Zusatz von 10—20% Kartoffelmehl, der seit langem in manchen Gegenden aus freien Stücken geschieht und ein schmackhaftes, im Nährwert dem reinen Brot nur sehr wenig nachstehendes, etwas wasserreicheres und langsamer austrocknendes Brot liefert.

Zusatz von Stroh- und Holzmehl setzt die Ausnutzbarkeit der Nährstoffe herab und führt nur zu einer Verschlechterung des Brotes. Zuckerzusatz (5%) wird auf die Dauer als Geschmacksverschlechterung empfunden. — Um das Brot eiweißreicher zu machen, sind Zusätze von Aleuronatmehl (Abfallprodukt bei der Fabrikation von Weizenstärke), Blut, Fleischmehl, Quarkkäse usw. versucht. Alle diese Zusätze sind mit erheblichen

Änderungen des Geschmacks und des Aussehens verbunden, die gerade bei Brot von der
ärmeren Bevölkerung mit größtem Mißtrauen angesehen werden, und haben schon deshalb
keine Aussicht auf ausgedehntere Anwendung.

Beim Liegen wird das Brot rasch altbacken. Diese Änderung ist nicht etwa durch
Wasserverlust bedingt. Denn wenn man solches Brot auf 70⁰ erwärmt, wird es wieder
frischem Brot ähnlich. Wahrscheinlich gibt beim Anwärmen der noch wasserhaltig gebliebene
Kleber einen Teil des Wassers an die rascher ausgetrockneten und hart gewordenen Stärkekörner ab. Lagert das Brot längere Zeit und sinkt der Wassergehalt unter 30%, dann
gelingt es nicht mehr, es durch Erwärmen wieder frischbacken zu machen.

Anomalien und Fälschungen des Mehls und des Brotes.

1. Pilze des Getreides:

a) **Claviceps purpurea**, der Mutterkornpilz, zur Klasse der Fadenp.lze gehörig.
Siedelt sich in den Blüten von Roggen, Gerste und Weizen an und bildet dort zunächst
ein Konidien tragendes Mycel, das sich allmählich in ein schwarzes, 1—3 cm langes und
hornartig aus der Ähre hervorragendes Sklerotium umwandelt. Dieses Sklerotium keimt
im Frühjahr auf feuchtem Boden und entwickelt kleine gestielte, rote Köpfchen, an deren
Oberfläche Perithezien mit Sporen eingesenkt sind.

Das Sklerotium (Secale cornutum genannt) gelangt leicht ins Korn und in Mehl und
Brot. Der anhaltende Genuß solchen Brotes kann die Kriebelkrankheit oder den Ergotismus
hervorrufen, der auf einer Intoxikation durch die im Mutterkorn enthaltenen Gifte, Cornutin
und Sphacelinsäure, beruht. Entweder treten nervöse Erscheinungen, Anfänge von An-
ästhesie an Fingern und Zehen, auch wohl Contracturen, Lähmungen, sensorielle Störungen
in den Vordergrund, oder aber es werden die Zehen und Füße, seltener die Finger von trok-
kener Gangrän befallen.

Nachweis des Mutterkorns. Die Farbe des Mehls ist grauer als gewöhnlich, oft
zeigt es violette Flecke. Beim Versetzen mit Kalilauge und Erwärmen tritt Geruch nach
Trimethylamin auf. — Ferner ist im Mutterkorn ein Farbstoff enthalten, der in saurem
Alkohol oder Äther löslich ist. 10 g Mehl werden mit 15 g Äther und 20 Tropfen verdünnter
Schwefelsäure geschüttelt, filtriert und mit einigen Tropfen gesättigter Lösung von Natron
bicarb. versetzt, welche allen Farbstoff aufnimmt.

b) **Brandpilze**, Ustilago avenae, hordei, tritici (früher als U. carbo zusammengefaßt),
Tilletia caries usw. lassen an Stelle der Getreidekörner schwarze klebrige und staubige Massen
von Sporen auftreten, die sich dem Mehl beimengen können; für Menschen ungefährlich.

2. Von **Unkrautsamen** sind **Taumellolch** und **Kornrade** bedenklich, weil sie In-
toxikationserscheinungen, namentlich narkotische Symptome, hervorrufen können.
Wachtelweizen und **Rhinantusarten** sind ungiftig, bewirken aber grünblaue Färbung
des Brotes. Der Farbstoff ist mit saurem Alkohol extrahierbar.

3. Bei feuchter Aufbewahrung der **Körner** und des **Mehls** können erstere **keimen**,
letzteres **faulen**. Der Kleber geht dann durch Fermentwirkung in eine lösliche Modifikation über und das Mehl ist nicht mehr backfähig. Oft finden sich bei unzweckmäßiger
Lagerung im Mehl und Mehlwaren Gespinstklumpen, die von der Raupe der **Mehlmotte**
hervorgerufen werden. Überhaupt spielen zahlreiche Insekten als Schädlinge von ge-
speicherten Vegetabilien und deren Präparaten eine vielfach noch weit unterschätzte
Rolle und sollten viel energischer wie bisher nach den in Amerika lange bewährten
Verfahren (Blausäure-Räucherungen) bekämpft werden. — Schlechte Aufbewahrung des
Brotes führt zur **Verschimmelung** oder zur **Entwicklung von Bakterien,**
z. B. des Bacillus prodigiosus, der auf dem Brote blutroten Farbstoff bildet, von sporen-
tragenden Bacillen aus der Gruppe der Kartoffelbacillen (B. viscosus, B. mesentericus),
die das Brot klebrig, schleimig, „fadenziehend" machen.

4. **Zusätze.** Das Mehl wird zuweilen mit Gips oder Schwerspat versetzt; ferner mit
Alaun und Kupfersulfat zur Aufbesserung der Farbe und zum Einteigen eines feucht aufbewahrten, nicht mehr bindenden Mehles. Die ersteren werden durch Schütteln des Mehles
mit Chloroform und Wasser als Absatz auf dem Boden des Glases erkannt; Alaun und Kupfersulfat durch die Aschenanalyse. — Weit häufiger kommt eine Beimengung des billigeren
Kartoffelmehls zu Weizen- oder Roggenmehl vor, nachweisbar durch das sehr charakteristische mikroskopische Bild der Stärkekörner (s. Abb. 37).

5. Blei- und Zinkvergiftungen durch Brot sind zuweilen dadurch vorgekommen, daß Fehlstellen der Mühlsteine mit Blei ausgegossen waren; oder daß zum Heizen des Backofens ein mit Bleiweiß gestrichenes, bzw. mit Zinkvitriol getränktes Holz (Bahnschwellen) benutzt war.

6. Verbreitete Magendarmerkrankungen sind beobachtet infolge des Genusses von Brot (Milch- und Franzbrötchen), das sog. Brotöl enthielt. Um das Ankleben zu hindern, werden die Backbleche und die einzelnen Brote mit Butter, Schmalz, Margarine oder dgl. bestrichen. An ihrer Stelle wurde ein billigeres „Mineralöl" empfohlen, das aus den bei 300° nicht flüchtigen Petroleumrückständen bereitet ist. Schon 1 g desselben ruft Erbrechen, Durchfall, Gliederschmerzen usw. hervor. Die Verwendung verrät sich meist durch Geruch der Brote nach Petroleum (Dunbar).

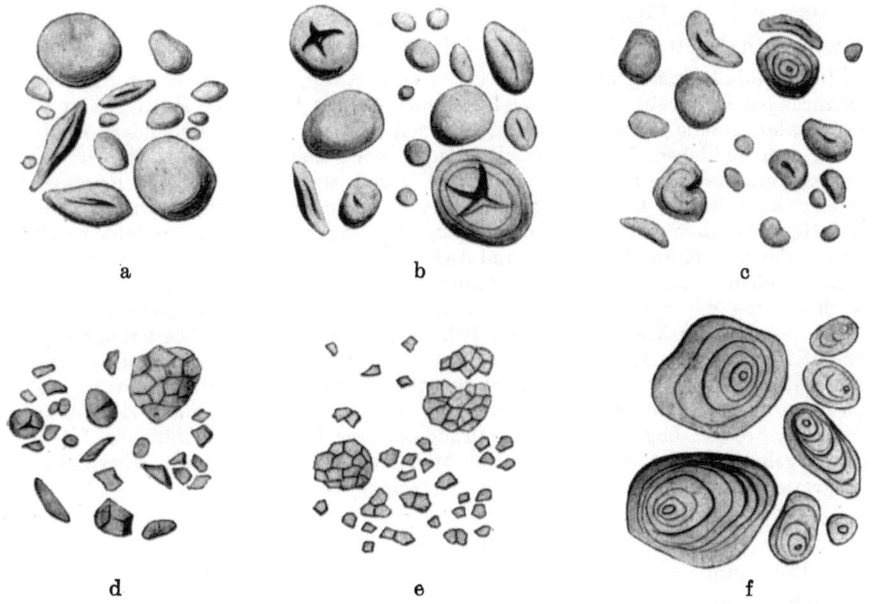

Abb. 37. Stärkekörner. 350 : 1. (Nach Hartwich.)
a Weizen. b Roggen. c Gerste. d Hafer. e Reis. f Kartoffel.

Konditorwaren verursachen nicht selten durch giftige Farben Gesundheitsstörungen. Giftig bzw. ungiftig sind folgende Farben (deren Namen im Handel übrigens oft wechseln):

Gelb. Giftig: Chromgelb (Blei, Chrom); Ultramaringelb (Barium, Chrom); Kasseler Gelb (Blei); Neapelgelb (Blei, Antimon); Auripigment (Arsen); Pikrinsäure; Gummigutt. — Ungiftig: Saffran, Safflor; Curcuma; Ringelblumen; Gelbbeeren.

Grün. Giftig: Schweinfurter-, Neuwieder-, Bremer-, Wienergrün, Scheeles Grün (enthalten sämtlich Arsen, Kupfer usw.). — Ungiftig: Mischungen von Blau und Gelb; Spinatsaft.

Braun. Giftig: Sepia, Terrasiena (manchmal Arsen). — Ungiftig: Gebrannter Zucker; Lakritzensaft.

Rot. Giftig: Zinnober (Quecksilber); Chromrot (Quecksilber und Chrom); Mennige (Blei); Anilinfarben. — Ungiftig: Kochenille; Carmin; Krapprot; Saft von roten Rüben und Kirschen.

Blau. Giftig: Bergblau (Kupfer); Thenardblau (Arsen); Smalte (Arsen). — Ungiftig: Indigolösung; Lackmus; Saftblau.

Weiß. Giftig: Bleiweiß; Zinkweiß. — Ungiftig: Feinste Mehle; Stärke.

Schwarz. Giftig: Spiesglanz (Antimon). — Ungiftig: Chinesische Tusche.

b) Reis und Mais.

Reis enthält 8% Eiweiß (zu 80% ausnutzbar), Spuren von Fett, 76% Kohlehydrate. Letztere sind sehr gut ausnutzbar. Vielfache Zubereitungsweisen.

In China, Indien, Japan fast ausschließliches Nahrungsmittel des Volkes; auch in Italien als Risotto mit Zusatz von geriebenem Käse sehr beliebt. In solchen Ländern ist die Beri-beri-Krankheit verbreitet, eine chronisch verlaufende Polyneuritis, die zu Sensibilitätsstörungen, Muskelatrophien, Hydrops, kardialen Störungen führt. Bei ausschließlicher Ernährung mit Reis (oder Mais) lassen sich bei Vögeln (Tauben, Hühnern, Reisvögeln) ähnliche Krankheitsbilder erzeugen. Neuerdings ist als Ursache der Ausschluß des B-Vitamins im vollständig geschälten, des sog. Silberhäutchens und des Keimlings beraubten Reiskorns ermittelt (s. S. 131).

Mais enthält 10% Eiweiß, 4,6% Fett, 68% Kohlehydrate.

In Italien (als Polenta gleichfalls mit geriebenem Käse), in der Türkei, in Ägypten usw. Volksnahrungsmittel. Mit dem Maisgenuß brachte man bisher die Pellagra in ursächlichen Zusammenhang, eine Krankheit, die seit dem vorigen Jahrhundert in Italien, Spanien, dem südlichen Frankreich, Rumänien usw. endemisch ist. Sie ist dadurch gekennzeichnet, daß im Frühjahr eine Art Erythem und leichte nervöse Erscheinungen auftreten. Zum Herbst bessert sich der Zustand; im nächsten Frühjahr aber wiederholt sich die Hautaffektion und die nervösen Symptome werden schwerer; es bilden sich Sehstörungen, Paresen, Krämpfe, Hyper- und Anästhesien, oft auch psychische Störungen aus; daneben bestehen vielfach schwere Verdauungsstörungen. Die Krankheit zieht sich mit steter Steigerung der Symptome durch mehrere Jahre hin und endet gewöhnlich tödlich. In Italien werden zur Zeit über 100 000 Pellagrakranke gezählt. — Die Krankheit wurde früher auf Parasiten des Maises oder auf den Genuß des schnell verderbenden Maises und eines mit diesem aufgenommenen Giftes zurückgeführt. Wahrscheinlich gehört sie aber zu den Avitaminosen. Vor einigen Jahren ist die Krankheit auch im Süden der Vereinigten Staaten aufgetreten; hier wird sie auf Grund neuerer Forschungen für eine Infektionskrankheit gehalten, die unabhängig vom Maisgenuß, vielleicht unter Mitwirkung von übertragenden Insekten, vom Kranken auf Gesunde verbreitet wird.

c) Leguminosen.

Dieselben sind ausgezeichnet durch reichlichen Eiweißgehalt (23—28%); jedoch fehlt ihnen der Kleber, und deshalb sind sie zur Brotbereitung nicht geeignet, sondern nur mit sehr viel Wasser, entweder in Suppenform mit 90% oder in Breiform mit 70—75% Wasser, genießbar. Infolgedessen können die Leguminosen niemals in großer Menge dauernd aufgenommen werden. — Ferner kommt in Betracht die schlechte Ausnutzung (das Eiweiß zu 50—70%), welche um so ungünstiger wird, je größer das genossene Quantum ist. Die übertriebene Empfehlung der Leguminosen als Volksnahrungsmittel berücksichtigt zu einseitig die Ergebnisse der chemischen Analyse. — Die präparierten Mehle aus Leguminosen sind besser ausnutzbar (Eiweiß zu 85%) und leichter verdaulich; ebenso japanische mit Hilfe von Gärungen hergestellte Präparate. — Die Sojabohne enthält außer 33% Eiweiß noch 17% Fett (auch reichlich B-Vitamin); die damit bereiteten chinesischen und japanischen Nationalgerichte haben daher sehr hohen Nährwert. In Deutschland wird aus Sojabohnen unter Zusatz von Fett, Zucker und Wasser eine „Ersatzmilch" hergestellt, die nach der chemischen Zusammensetzung der Kuhmilch ähnlich ist.

d) Kartoffeln.

Auf Grund ihres geringen Eiweißgehaltes sind die Kartoffeln vielfach angegriffen und als Nährmittel in Mißkredit gebracht worden; jedoch mit Unrecht.

Zur Lieferung von Calorien sind die Kartoffeln vorzüglich geeignet; der Körper setzt sich sogar bei Kartoffelnahrung mit viel geringerer Eiweißzufuhr ins Gleichgewicht als z. B. bei Brotnahrung. — Die Ausnutzung der Eiweißstoffe beziffert sich auf 70, die der Kohlehydrate auf 90%. Die Kartoffeln enthalten A-Vitamin, besitzen einen hohen Sättigungswert und bieten gute, selbst bei häufigerer Wiederholung keinen Widerwillen erregende Geschmacksreize, gestatten vielfache Verwendungsarten und liefern außerdem die Kohlehydrate für verhältnismäßig sehr billigen Preis (s. S. 147). Es ist daher durchaus zweckmäßig, wenn man den Nahrungsbedarf wesentlich mit Kartoffeln deckt. Nur beim Fehlen sonstiger Eiweißzufuhr und ausschließlicher Kartoffelnahrung treten Ernährungsstörungen auf.

Beim Aufbewahren der Kartoffeln sind verschiedene Vorsichtsmaßregeln anzuwenden. Die rohe Kartoffel verliert beim Lagern etwa 10% an Gewicht, teils durch Wasserverdunstung, teils durch Veratmung von Kohlehydraten unter Bildung von CO_2; am geringsten ist dieser „Schwund" in dunkelen, kühlen Räumen (Mieten). Unter 0^0 sistiert die Atmung, der Zuckergehalt wird gesteigert und es tritt leicht Fäulnis ein. Bei größerer Wärme wird die Keimung befördert, und in den gekeimten Kartoffeln findet sich das giftige Solanin; und zwar entsteht dieses nach neueren Untersuchungen durch bestimmte Bakterien, die in den grauen und schwärzlichen Stellen gekeimter und verdorbener Kartoffeln sich reichlich vorfinden. Auch wandert ein Teil des Vitamins in die wachsende Keime.

Diese Verluste an den geernteten Kartoffeln werden vermieden durch das Trocknen in den Kartoffeltrocknereien. Hier erfolgt zunächst ein Kochen in überhitztem Dampf; dann ein Pressen zwischen eisernen Walzen zu papierdünner Schicht. Durch Abstreifen wird die verkleisterte Masse in Flockenform entfernt, dann vermahlen und nach Möglichkeit von den Schalen befreit (Kartoffelwalzmehl).

Selbst in gekochten Kartoffeln, die behufs Herstellung von Kartoffelsalat längere Zeit gestanden haben, können durch Bakterienwucherung Toxine entstehen; vor allem aber können Typhusbacillen, die z. B. von einem mit dem Schneiden der Kartoffeln beschäftigten Bacillenträger herrühren (s. Kap. X), auf den über Nacht aufbewahrten Kartoffeln wuchern und durch den daraus bereiteten Salat ausgedehnte Erkrankungen hervorrufen.

e) Die übrigen Gemüse und die Obstfrüchte.

Die Wurzel-, Blatt- und Schotengemüse sind wertvoll durch ihre Geschmacksreize, durch ihr großes Volum, das Sättigung herbeiführt, und durch die Anregung der Darmperistaltik. Außerdem führen sie dem Körper Salze zu, die grünen Gemüse Eisen, und namentlich Vitamine, reichlich besonders im rohen Saft, etwas aber auch noch nach dem Kochen. Sie verdienen deshalb volle Berücksichtigung in der Kost, wenn auch ihr Kalorienwert unbedeutend ist.

Über die Zusammensetzung und Ausnutzbarkeit der Zellmembran s. S. 138. Der Anteil an Zellmembran ist in der menschlichen Nahrung nicht erheblich. In gemischter Kost sind pro Tag 30—50 g enthalten; davon werden im Mittel 25 g resorbiert, also knapp 4% der Gesamtcalorien der Nahrungszufuhr. — Auch ist zu berücksichtigen, daß infolge des großen Volums der fertigen Speisen bei Gemüsen und Obst die Aufnahmefähigkeit sehr beschränkt ist. So können z. B. aus Wirsingkohl höchstens 500, aus Kohlrüben 700 Calorien aufgenommen werden; bei ausschließlichem Genuß von Äpfeln 1600 Calorien (Rubner).

Auch die Pilze enthalten im frischen Zustand nur 2—3% Eiweiß, werden überdies schlecht ausgenützt und sind also ähnlich wie die übrigen Vegetabilien zu beurteilen.

Auf die Charakteristik der giftigen und der ungiftigen Pilze kann hier nicht eingegangen werden. Manche Pilze, wie z. B. die Morchel, verlieren ihre Giftigkeit, wenn man die getrockneten Pilze abbrüht und das Brühwasser weggießt. (Vrgl. das vom Reichsgesundheitsamt herausgegeb. Pilz-Merkblatt.)

Ein Konservieren der Gemüse gelingt durch Trocknen und Pressen (Massonsches Verfahren, jedoch unter starkem Verlust an schmeckenden und riechenden Stoffen); oder nach dem Appertschen Verfahren in Blechbüchsen; oder in Haushaltungen in Weck-Gläsern (s. S. 140).

Die Früchte zeichnen sich durch ihren Gehalt an löslichen Kohlehydraten und Frucht-säuren aus, viele von ihnen auch durch Vitamin- (besonders C-Faktor) Gehalt; sie enthalten mit Ausnahme der Nüsse wenig Eiweiß, dagegen viel Wasser, so daß sie gleichsam den Über-gang zu den Getränken bilden und für diese in wasserarmen Ländern willkommenen Ersatz bieten.

Anomalien der Gemüse. Zu beachten ist, daß an den Gemüsen und niedrig wachsenden Beerenfrüchten (Erdbeeren) Bandwurmeier und patho-gene Bakterien haften können, die teils durch Bodendüngung, teils durch Begießen der Beete mit Jauche zu den Pflanzen gelangen. — Ferner ist bei Erkrankung der Verkäufer (Grünkramkeller) die Übertragung von Krank-heitserregern auf vegetabilische Nahrungsmittel möglich; ebenso durch Besprengen mit verunreinigtem Wasser behufs Frischhaltung der Waren. Es ist daher, namentlich in Typhusgegenden, beim Rohgenuß von Gemüsen und Früchten Vorsicht angezeigt.

Die durch Kochen konservierten Gemüse sind vielfach kupferhaltig, da zwecks Erhaltung der frischen Farbe während des Kochens gern etwas Kupfersulfat (25 mg pro Kilo-gramm) zugefügt wird. Um Vergiftungen herbeizuführen, ist die Kupfermenge nicht be-deutend genug; trotzdem ist der Zusatz verboten und wird bestraft.

5. Genußmittel.

a) Alkoholische Getränke.

1) Bier. Durch Hefegärung ohne Destillation aus Gerstenmalz, Hopfen und Wasser hergestelltes Getränk, das sich im Stadium der Nachgärung be-findet.

Gerste wird eingeweicht und in dichten Haufen bei niederer Temperatur dem Keimen unterworfen, wobei sich reichliche Mengen Diastase bilden. Nach 6—12 Tagen wird durch Trocknen an der Luft das Luftmalz, durch Trocknen auf der Darre bei 40—80° das Darr-malz hergestellt. Aus dem geschrotenen Malz wird durch Behandeln mit Wasser die Würze (Maische) gewonnen. Die Diastase bewirkt die Umwandlung der ganzen Stärke in Zucker (Maltose) und Dextrin. — Demnächst wird die Würze von den unlöslichen Bestandteilen (Treber) abgeseiht und in Kochpfannen unter Zusatz von Hopfen gekocht. Letzterer be-steht aus den weiblichen unbefruchteten Blütendolden von Humulus lupulus. Unter den dachziegelförmig übereinanderliegenden Schuppen der Dolden finden sich kleine goldgelbe klebrige Kügelchen, Drüsen (Glandulae Lupuli s. Lupulinum), die Hopfenharz (50—80%), Hopfenbittersäure, Hopfenöl und Hopfengerbsäure enthalten.

Beim Kochen wird die Würze konzentrierter, das Eiweiß wird — unter Beihilfe der Hopfengerbsäure — abgeschieden, die Diastase wird zerstört, Lupulin gelöst. — Dann wird abgeseiht und im Kühlschiff rasch gekühlt; bei zu langsamer Kühlung erfolgt leicht Milchsäurebildung. Für obergäriges Bier wird die Würze auf 12—18°, für untergäriges auf 3—8° gekühlt. Dann wird sie in Gärbottiche gefüllt und auf 100 Liter $\frac{1}{2}$ Liter Hefe (jetzt meist rein gezüchtete Hefenrassen) zugesetzt. Nach 4—12 Tagen wird auf Lagerfässer gefüllt und dort bei einer Temperatur unter 5° eine schwache Nachgärung unterhalten.

Das Bier enthält: Wasser, CO_2; Alkohol; dann die Stoffe des sog. Extraktes, Reste von Maltose und Dextrin, Pepton, Glycerin, Milch-, Essig-, Bernstein-säure, harzige und bittere Stoffe aus dem Hopfen; ferner Salze (besonders phosphorsaures Alkali).

Je nach der Konzentration der Würze, der Beschaffenheit des Malzes, der Anwendung der Infusion oder Dekoktion und dem Verlauf der Gärung finden sich starke Unterschiede der Zusammensetzung, wie nachstehende Tabelle zeigt:

Zusammensetzung einiger bekannterer Biere:

	Spez. Gew.	Alkohol	Extrakt	CO_2	Eiweiß	Zucker	Asche
Münchener Spaten . .	1,0207	3,23	6,61	—	—	—	—
Pilsener	1,0129	3,55	5,15	0,14	0,37	—	0,19
Bockbier	1,0213	4,74	7,20	0,22	0,62	1,25	0,26

Trotzdem sind bestimmte Anforderungen festgelegt: Normales Bier soll glanzhell, vollmundig, gut moussierend sein. Der Alkoholgehalt soll 1,5—6 Gewichtsprozente, der Extrakt 2—8 % ausmachen; auf 1 Teil Alkohol sollen 1,2—1,6 Teile Extrakt kommen, am besten 1,6—1,8; Glycerin soll höchstens zu 0,5 % vorhanden sein.

Das Bier ist vorzugsweise Genußmittel; nur bei Aufnahme großer Mengen kommt ein Nährwert in Betracht, indem es dann einen nicht unerheblichen Teil des Kohlehydratbedarfs decken kann, aber zu verhältnismäßig sehr hohem Preise, so daß es unbedingt, nicht nur in Notzeiten, wirtschaftlicher ist, die Gerste ohne Umweg und Verlust zur menschlichen Ernährung zu verwenden. — Die Ausnutzung der Nährstoffe ist eine fast vollständige. Die Magenverdauung wird durch Bier etwas verlangsamt.

Der Konsum betrug pro Kopf und Jahr 1901—05 in Deutschland 119, in England 133, in Bayern 220, in Österreich 42, in Frankreich 36 Liter.

Anomalien und Fälschungen. Im Bier liegt ein künstliches Präparat vor, das auch bei normaler Beschaffenheit in dem Alkohol und in den zur Unterhaltung der Nachgärung notwendigen Mikroorganismen differente, nicht unbedenkliche Bestandteile enthält. Sein Genuß kann daher empfindlichen Menschen leicht schlecht bekommen, selbst wenn das Bier vollkommen gut ist. Außerdem aber kann der Brauprozeß, obschon er sich jetzt durch die Verwendung rein gezüchteter Hefen (s. Kap. X) besser als früher regeln läßt, doch leicht etwas abnorm verlaufen, ohne daß darum eine Fälschung vorliegt; und solches Bier kann bei vielen Menschen Störungen hervorrufen. So führt z. B. ein etwas höherer Gehalt an Hopfenharz, der sich namentlich im Jungbier findet, zu heftiger und schmerzhafter Reizung der Blase; Bestreuen des Bieres mit etwas gepulverter Muskatnuß schützt erfahrungsgemäß gegen diese Störung.

Ein gewisses Risiko ist daher mit dem Genuß dieses Präparates immer verbunden. Zweifellos führen aber Anomalien und Fälschungen des Bieres viel leichter zu Störungen der Gesundheit wie normales Bier und erfordern daher auch vom hygienischen Standpunkt Berücksichtigung.

Als billigere Ersatzmittel dienen: Stärke oder Stärkezucker statt des Malzes; Pikrinsäure, Enzian, Wermut, Colchicin, Quassia usw. anstatt des Hopfens; Glycerin zur künstlichen Herstellung der Vollmundigkeit des Bieres; Alaun oder Schwefelsäure zur künstlichen Klärung trüben Bieres. Alle diese Surrogate sind teils giftig, teils täuschen sie für schlechte und nicht haltbare Präparate eine gute Beschaffenheit vor.

Bei schlechter Aufbewahrung und unreinlichem Betrieb entstehen ferner abnorme Gärungen (hefetrübe und bakterientrübe Biere), die zu Verdauungsstörungen Anlaß geben. — Sauer gewordenes Bier wird mit kohlensaurem Alkali versetzt, um den Geschmack zu verbessern. — Ferner wird schlecht haltbarem Bier saurer schwefligsaurer Kalk bzw. Salizylsäure zugesetzt. Beide wirken in den in Frage kommenden Dosen nicht schädlich, verdecken aber die Minderwertigkeit des Präparates, ohne daß der Entwicklung schädigender Mikroorganismen entsprechend vorgebeugt wird.

Versandbiere werden durch Pasteurisieren haltbar gemacht. — Dunkle Biere sind oft mit Zuckercouleur gefärbt, in manchen Gegenden mit Wissen und Willen des Publikums.

Nachweis der Anomalien des Bieres. Die normale Beschaffenheit des Bieres wird vor allem durch Bestimmung des spezifischen Gewichts, der Alkohol- und der Extraktmengen ermittelt. — Das spezifische Gewicht des durch Schütteln im offenen Kölbchen von der CO_2 befreiten Bieres wird im Pyknometer oder mit der WESTPHALschen Wage bestimmt. Zur Ermittlung des Alkoholgehalts werden 75 ccm mit Alkali neutralisierten Bieres so lange destilliert, bis 50 ccm abdestilliert sind, die sofort ins Pyknometer einfließen; durch Wägung in letzterem erhält man die Gewichtsprozente Alkohol mit Hilfe von Tabellen. — Zur Extraktbestimmung werden entweder 5 g Bier in einer Trockenente im Ölbad 3 Stunden auf 85° im trockenenLuftstrom erwärmt und dann 4 Stunden über SO_4H_2 getrocknet, oder es werden nach BALLING 100 ccm Bier zur Entfernung des Alkohols auf dem Wasserbad zur Hälfte eingedampft, dann mit Wasser aufgefüllt und wieder das spezifische Gewicht bestimmt.

Die einzelnen Bestandteile des Extrakts, namentlich das Glycerin, sind nur schwierig zu ermitteln. Am einfachsten ist noch die Phosphorsäurebestimmung, die durch direkte Titrierung mit Uranlösung, wie im Harn, geschehen kann und oft Aufschluß über Verwendung von Malzsurrogaten gibt. — Der Säuregrad des Bieres wird durch Titrieren mit $^1/_{10}$ Normal-Natronlauge bestimmt, nachdem die CO_2 durch Erwärmen entfernt ist.

Stärkezucker ist nachweisbar mit Hilfe der Dialyse des Bieres durch Pergament; das Dextrin bleibt zurück, das Amylin, die unvergärbaren, rechtsdrehenden Bestandteile des Stärkezuckers gehen durch; es wird dann mit Hefe vergoren und im Polarisationsapparat geprüft.

Die Hopfensurrogate sind nur durch umständliche Verfahren nachweisbar. Salicylsäure wird durch Ausschütteln des Bieres mit Äther, Verdampfen und Prüfen mit Eisenchlorid erkannt.

Das Ausschänken des Bieres geschieht vielfach mittels der Bierdruckapparate. Diese benutzten früher Luft zur Pression; hierbei wurde das Bier rasch schal; auch war die Entnahmestelle für die Luft oft nicht einwandfrei. Besser ist die jetzt verbreitete Sitte, Zylinder mit komprimierter Kohlensäure zu benutzen, die unter Einschaltung von Druckregulatoren durch Zinnrohre und Schläuche mit dem Faß in Verbindung stehen, so daß durch den Druck der CO_2 auf die Oberfläche des Bieres letzteres zum Schanktisch aufsteigt. Die Apparate und sämtliche Verbindungen an denselben müssen aber peinlich sauber gehalten werden und überall der Reinigung zugänglich sein. Die Rohre sollen aus bleifreiem Zinn hergestellt sein.

2) Wein. Überreife Trauben werden entbeert, gequetscht; der Saft bleibt einige Tage mit Hülsen und Kernen in Berührung, um namentlich die Bukettstoffe aufzunehmen. Der Weißwein wird dann durch Treten oder Maschinen ausgepreßt; beim Rotwein wird erst nach der Gärung gepreßt, weil nur der gesäuerte Alkohol den roten Farbstoff löst.

Mittlere Zusammensetzung einiger Weinsorten:

	Spez. Gew.	Alkohol	Säure (als Weins.)	Zucker	Extrakt	Farb- u. Gerbstoff	Asche
Moselwein	0,9977	12,1	0,608	0,204	1,885	—	0,203
Rheingauwein	0,9958	11,5	0,455	0,378	2,299	—	0,169
Pfälzer Wein	0,9956	11,6	0,534	0,522	2,390	—	0,162
Franz. Rotwein	0,9947	9,6	0,589	0,616	2,341	0,616	0,217
Portwein . :	1,0045	16,4	0,470	3,990	6,170	0,170	0,290
Champagner	1,0400	9,2	0,580	10,700	11,200	0,060	0,140

Den Most läßt man entweder mit der Hefe, welche sich zufällig auf den Beeren angesiedelt hatte, oder durch Zusatz rein gezüchteter Hefen bei gutem Luftzutritt gären. Nach

10—30 Tagen folgt auf Lagerfässern die 3—6 Monate dauernde Nachgärung. — Das Klären geschieht beim Weißwein durch Hausenblase, beim Rotwein durch Eiweiß (Milch, Blut, Gelatine) oder Kaolin.

Der fertige Wein hat, wie vorstehende Tabelle zeigt, ein spezifisches Gewicht von 0,994—1,040 und enthält folgende Bestandteile (s. Tabelle): Alkohol 9—12% (Dessertweine mehr); Extrakt 2—11%; Zucker 0,2—11%; Farb- und Gerbstoff bis 0,6%; Asche 0,2%; Wasser 85—88%, ferner Essigsäure, Bernsteinsäure, Äpfelsäure (auch frei), Weinsäure (gebunden); Glycerin, Önanthäther (Caprin- und Caprylsäureester), Aldehyd. Der Wein ist demnach kein Nahrungsmittel, sondern lediglich Reiz- und Genußmittel.

Anomalien und Fälschungen. Früher wendete man bei der Weinbereitung mancherlei Zusätze an, zum Teil in der Absicht, ein besseres und bekömmlicheres Präparat herzustellen. So

a) Das Chaptalisieren. Zu saurer Most wird mit Marmorstaub neutralisiert und vor der Gärung mit Zucker versetzt.

b) Gallisieren. Herstellung eines Normalmostes mit 24% Zucker, 0,6% Säure und 75,4% Wasser durch Zusatz von Wasser und Zucker. Manchmal durch den geringeren Gehalt an Aschenbestandteilen nachweisbar. In Deutschland jetzt verboten.

c) Pétiotisieren. Die Trester (Schalen und Kerne) werden wiederholt mit Zuckerwasser vergoren. Es entstehen bukettreiche Weine mit wenig Säure, feurig und schön von Farbe; der zu geringe Gerbstoffgehalt wird durch Tanninzusatz erhöht. Sehr haltbare, durch die Analyse oft nicht von reinem Weine zu unterscheidende Produkte.

Häufig erfolgt Gipszusatz zum Most; dadurch wird die Klärung befördert, die Farbe verbessert, die Haltbarkeit erhöht. Die Weinsäure wird allerdings teilweise ausgefällt und dafür saures Kaliumsulfat in den Wein gebracht. In Deutschland und Österreich verboten, in anderen Ländern gebräuchlich.

Zuweilen wird Scheelisieren angewendet, d. h. Zusatz von 1—3% Glycerin, um dem Wein mehr Körper zu geben und ihn den gelagerten Weinen ähnlicher zu machen. — Oft werden fremde Farbstoffe, namentlich beim Pétiotisieren, zugesetzt (Malven, Heidelbeeren, Fuchsin usw.), nicht selten auch künstliches Weinbukett oder Alkohol (Vinage).

Bei der Beurteilung dieser Fälschungen vom rein hygienischen Standpunkt kommen ähnliche Gesichtspunkte in Betracht, wie bei der Beurteilung der Anomalien des Bieres. Für empfindliche Menschen ist schon der Genuß normalen Weins leicht mit Gesundheitsstörungen verknüpft; abnorme Präparate, namentlich mit schlechtem Stärkezucker aufgebesserte oder mit künstlichem Bukett versehene, wirken indes bereits in ungleich kleinerer Menge schädlich und sind deshalb zu beanstanden. — Gegen alle nachteiligen Zusätze und Fälschungen schützt in Deutschland das Weingesetz vom 7. April 1909.

Die Untersuchung des Weins erfolgt ähnlich wie beim Bier durch Bestimmung des spezifischen Gewichts, des Alkohol- und Extraktgehaltes. Die freie Säure kann mit Normalalkalilösung titriert werden. — Stärkezuckerzusatz ist durch den Polarisationsapparat zu erkennen. Reine Weine drehen die Polarisationsebene gar nicht oder infolge vorhandener Lävulose etwas nach links. Im Stärkezucker sind dagegen unvergärbare rechtsdrehende Stoffe (Amylin); damit behandelte Weine zeigen daher starke Rechtsdrehung. — Gipszusatz wird durch die Bestimmung der Schwefelsäure erkannt. Die Asche stark gegipster Weine zeigt keine oder sehr schwache Alkalescenz.

Um fremde Farbstoffe aufzufinden, kann man einige Tropfen des Weins auf ein Stück gebrannten fetten Kalks fallen lassen; bei reinem Wein entstehen dunkelgelbbraune Flecken, bei gefärbtem rötliche oder violette Farbtöne. Oder man setzt dem Wein eine Mischung von gleichem Volum gesättigter Alaun- und 15%iger Natriumacetatlösung zu; bei größeren Mengen von Heidelbeer- oder Malvenfarbstoff tritt blauviolette Färbung ein (NESSLERs Probe). Auch beim Zusatz einer mit Kalk gesättigten Brechweinsteinlösung treten Farbenunterschiede hervor. — Genauer Nachweis kleinerer Beimengungen erfordert umständlichere Verfahren.

3) **Branntwein.** Aus zahlreichen zuckerhaltigen oder auch (nach Behandlung mit verdünnter Schwefelsäure bzw. Diastase) aus stärke- und cellulosehaltigen vegetabilischen Materialien werden durch Hefe- oder Bakterienzusatz alkoholhaltige Flüssigkeiten gewonnen, die dann destilliert werden, um Flüssigkeiten von höherem Alkoholgehalt herzustellen.

Hauptsächlich werden Kartoffeln benutzt, aber auch Früchte (Kirschen, Pflaumen, deren Kerne Bittermandelöl liefern); oder Zuckerrohrmelasse (Rum); oder Reis (Arak); oder Wein (Kognak); oder Korn (Nordhäuser, Whisky, Genever).

Die Branntweine enthalten 35—75% Alkohol; die feineren sind vielfach durch Methylund Äthylester der niederen Fettsäuren (Kognakaroma usw.) gefälscht. Am bedenklichsten ist ihr Gehalt an Fuselöl (Gemenge von Propyl-, Amyl-, Butylalkohol und Furfurol), das im normalen Branntwein höchstens zu 1 Promille enthalten ist und bei stärkerem Gehalt (rasche Destillation) Übelkeit und Kopfschmerzen erzeugt. — Giftige Wirkung kommt auch zustande durch stärkeren Zusatz von Methylalkohol (Sehstörungen, Pupillenerweiterung, Erbrechen, Dyspnoe, Kollaps), der z. B. in dem mit Methylalkohol und Pyridinbasen denaturierten Spiritus enthalten ist.

Der Nachweis des Fuselöls kann schon durch den Geruch geschehen, wenn eine Probe des Branntweins zwischen den Händen gerieben wird; genauer durch die Steighöhe des Branntweins in engen Capillarröhren mit Skaleneinteilung; am sichersten durch Ausschütteln mit Chloroform und Beobachtung der Volumzunahme des letzteren in besonderen Apparaten (RÖSE). (Bekämpfung des Alkoholismus vgl. S. 375.)

b) Kaffee, Tee, Kakao.

1) **Kaffee.** Die Samen der Kaffeestaude enthalten nach Entfernung der fleischigen Hülle 10% Eiweiß, 15—16% Fett, 5% Asche, ätherisches Öl, Gerbsäure, Zucker und 1% Coffein (Thein), ein Alkaloid (Methyl-Theobromin bzw. Trimethylxanthin), das (bei mäßigen Dosen) leichte nervöse Erregung mit besonderer Beeinflussung der Herztätigkeit hervorruft. — Ohne weitere Behandlung sind die Bohnen schwer zu pulvern und verleihen Dekokten einen zu adstringierenden Geschmack. Beides bessert sich durch Rösten bei 200—250° (Brennen). Dies führt zu teilweiser Zerstörung der Holzfaser, des Zuckers und der Gerbsäure und zu einer Bildung brenzlicher Röstprodukte, namentlich des Koffeols, eines aromatischen Öls, das sich an der exzitierenden und wahrscheinlich an der nicht unbeträchtlichen antibakteriellen Wirkung des Kaffees beteiligt.

In einer Tasse Infus, aus etwa 8 g Bohnen bereitet, finden sich etwa 1 g Nährstoffe und 0,1 g Coffein, so daß also von einer nährenden Wirkung, selbst beim Genuß großer Quantitäten, nicht die Rede sein kann. Dagegen können durch Mischung des Kaffeeinfuses mit Milch und Zucker nicht unerhebliche Nährstoffmengen eingeführt werden.

Fälschungen finden hauptsächlich bei schon gemahlenem Kaffee statt, der nur aus zuverlässigster Bezugsquelle entnommen werden sollte. Surrogate wie Zichorien, Feigen, Malz usw. bieten wohl brenzlichen Geruch und Geschmack, aber kein Coffein oder Koffeol, und selbstverständlich sind sie auch nicht als Nährmittel anzusehen. Sacca- oder Sultankaffee ist aus den fleischigen Hüllen der Kaffeefrucht hergestellt und enthält nur Spuren von Coffein. Auch richtige Kaffeebohnen, denen aber das Coffein mittels Benzols fast völlig entzogen ist, kommen in Handel (Kaffee Hag).

2) **Tee.** Die getrockneten Blätter des Teestrauchs enthalten mindestens 30% feste Substanz, etwa 6% Asche, mindestens 7% Gerbstoff; 0,5—2,0% Coffein. Letzteres ist für die Wirkung des Tees maßgebend, die der des Kaffees sehr

ähnlich, aber insofern milder ist, als die Röstprodukte des Kaffees fehlen. — Eine Tasse Infus, aus 6—8 g Tee bereitet, enthält noch etwas weniger Nährstoff und Coffein als das eben erwähnte Kaffeeinfus.

Fälschungen mit anderen Blättern werden durch vergleichende Untersuchung der mit lauwarmem Wasser befeuchteten und auf einer Glasplatte ausgebreiteten Blätter unter Zuhilfenahme von Lupe und Mikroskop unschwer erkannt. — Schwieriger ist die sehr häufige Fälschung des Tees mit schon extrahierten und wieder getrockneten Teeblättern zu entdecken; die oben angegebenen Grenzzahlen des Gehalts normalen Tees an verschiedenen Stoffen liefern hierfür Anhaltspunkte.

3) Kakao. Die von Keimen und Schalen befreiten, durch Rösten und Zusammenschmelzen präparierten, pulverisierten Kakaobohnen enthalten 16% Eiweiß, 50% Fett (Kakaobutter von 30—34° Schmelzpunkt), 3—4% Asche, 1,5% Theobromin.

Letzteres ist Dimethylxanthin, dem Coffein nahe verwandt und auch in der Wirkung demselben ähnlich. Da der übergroße Fettgehalt belästigt, wird gewöhnlich entölter Kakao mit etwa 25—30% Fett verwendet. Eine vollständigere Entölung liegt nicht im hygienischen Interesse. — Holländischer Kakao enthält dadurch, daß die Bohnen mit Pottasche, Soda oder Magnesia behandelt sind, mehr lösliche Substanzen. — Eine Tasse Kakao, aus 15 g bereitet, enthält etwa 2 g Eiweiß, 4 g Fett und 4 g Kohlehydrate. Die Theobrominmengen sind so geringfügig, daß ein nervöser Einfluß fast ganz in Fortfall kommt. Ein gewisser Nährwert ist vorhanden, wird aber meist überschätzt.

Unter Schokolade versteht man eine Mischung von Kakao mit Zucker, Gewürzen, Stärke usw.; sie enthält im Mittel 1,5—2,0% Wasser, 9% Eiweiß, 0,6% Theobromin, 15% Fett, 60% Zucker, 2% Asche. Eine aus 15 g bereitete Tasse liefert 1 g Eiweiß, 2 g Fett, 10 g Zucker.

c) Tabak.

Die reifen Blätter der Tabakpflanze werden getrocknet, in großen Haufen einer Gärung unterworfen, bei welcher CO_2, NH_3, HNO_3 entsteht; der NH_3-Gehalt wird verdoppelt, der Nicotingehalt um $1/3$ vermindert. Meist werden sie mit KNO_3 getränkt, um die Verbrennlichkeit zu erhöhen. Dann müssen die Blätter lagern; dabei erfolgt teilweise Oxydation der organischen Substanzen. Die Lagerung darf nicht zu lange dauern, da sonst auch Nicotin und ätherisches Öl verloren geht. Der wichtigste Bestandteil ist das Nicotin $C_{10}H_{14}N_2$, ein farbloses, sehr giftiges Öl.

Im Tabaksrauch (1 Zigarre von 5 g entwickelt etwa 10 Liter Rauch) finden sich Nicotin, Pyridinbasen und regelmäßig Kohlenoxydgas als giftige Bestandteile; außerdem flüchtige Fettsäuren und Kohlenwasserstoffe.

Im syrischen Tabak, der stark betäubend wirkt, findet sich kein Nicotin; ferner im Havannatabak weniger als in schlechten Rauchtabaken; auch tritt in abgelagerten Zigarren starker Nicotinverlust ein. Dennoch hängt die Wirkung des Tabaks fast ausschließlich vom Nicotingehalt desselben ab; Pyridinbasen und andere Rauchbestandteile sind bei der Wirkung wenig beteiligt. 1 g Tabak liefert in den Mund des Rauchers 8 mg Nicotin, von denen etwa 2 mg resorbiert werden. Die neuerdings hergestellten „nicotinfreien" Tabake scheinen meist nicht wirklich nicotinfrei zu sein.

Die Gesamtwirkung des Rauchtabaks besteht in einer leichten Erregung des Nervensystems, die bei einiger Gewöhnung je nach der Wahl des Tabaks, der Art des Rauchens und der Menge des Verbrauchs dem individuellen und zeitlichen Bedürfnis vortrefflich angepaßt werden kann. Bei Tabaksmißbrauch beobachtet man nervöse Herzschwäche, Skotome, Unempfindlichkeit für Farben usw.; außerdem finden sich bei vielen Rauchern chronische Rachenkatarrhe (Ammoniakwirkung).

Bei empfindlichen, nicht an Tabaksrauch gewöhnten Menschen vermag derselbe zweifellos Vergiftungserscheinungen, Kopfschmerzen, Reizungen der

Augen, sowie der oberen Atmungs- und Verdauungsorgane hervorzurufen. Mit Rücksicht hierauf ist das Rauchen in allen öffentlichen, nicht ausdrücklich für Raucher bestimmten Räumen unbedingt zu verbieten.

d) Gewürze.

Über ihre Wirkung s. S. 132. Besonders erwähnt seien:

Pfeffer. In den Handel kommt schwarzer und weißer Pfeffer; ersterer ist die unreife getrocknete Beere, letzterer die reife Frucht des Pfefferstrauchs (Piper nigrum). Enthält etwa 1% scharfes ätherisches Öl und eine schwache organische Base, das Piperin. Der gepulverte Pfeffer ist sehr oft verfälscht und sollte nie gekauft werden. — Paprica- und Cayennepfeffer sind die Samen von verschiedenen, namentlich in Ungarn und im tropischen Südamerika angebauten, Capsicum-Arten.

Senf. Aus den Samen von Sinapis nigra und alba gewonnen. Die Körner werden in der Senfmühle unter Zusatz von Weinessig fein gerieben. Oft noch Zusätze von Zimt, Nelken usw.; dem englischen Senf wird Cayennepfeffer zugefügt. Im Senfsamen ist myronsaures Kalium enthalten; daneben Myrosin als Ferment; beim Anmachen des Senfmehls mit Wasser entsteht Senföl, Zucker und Kaliumsulfat. Das Senföl (C_2H_5.CN.S), das zu $0,3—1,0\%$ im Senf enthalten ist, liefert den scharfen Geruch oder Geschmack. Es wirkt kräftig antiseptisch, z. B. auf Milzbrandbacillen schon völlig hemmend bei einer Konzentration von 1 : 33 000. — Der Senf ist sehr vielen Verfälschungen ausgesetzt, die am besten durch mikroskopische Untersuchung, bzw. durch Bestimmung des S erkannt werden.

Essig. Durch Oxydationsgärung aus Branntwein, Wein, verdorbenem Bier gewonnen; enthält im Mittel 4% Essigsäure; daneben Extraktivstoffe. — Verfälschung hauptsächlich mit Schwefelsäure und Salzsäure.

Literatur.

Getreide: ZUNTZ: Ernährung u. Nahrungsmittel. 1918. — MAURIZIO: Die Nahrungsmittel aus Getreide. Berlin. Bd. 1. 1917, Bd. 2. 1919. — NEUMANN, M. P.: Brotgetreide und Brot. Berlin. 1914. — NEUMANN, R. O.: Die 1914—18 verwendeten Brote usw. Berlin. 1920.

Sonstige Nahrungs- und Genußmittel: MAYRHOFER: im Handb. d. Hygiene von RUBNER, GRUBER und FICKER; ferner KÖNIG: Nahrungsmittel. Bd. 3, 2. u. 3. Teil. — Betreffs Untersuchungsmethoden: Vereinbarungen betreffs der Untersuchung und Beurteilung von Nahrungs- und Genußmitteln, Berlin 1897. — BEYTHIEN, HARTWICH und KLIMMER: Handb. d. Untersuchungsmethoden d. Nahr.- u. Genußmittel 1918. — Die gesetzlichen Vorschriften siehe in den „Veröff. d. Reichsgesundheitsamts“.

Sechstes Kapitel

Kleidung und Hautpflege.

A. Kleidung.

Die S. 35 geschilderte Wärmeregulierung des Körpers reicht nicht aus, um ihn unter allen Verhältnissen gegen eine zu starke Wärmeabgabe zu schützen. Wir sehen daher, daß alle Menschen je nach den klimatischen Verhältnissen, unter denen sie leben, sich mit mehr oder weniger Kleidung umgeben und bei Schwankungen der Witterung durch die Kleidung eine Verminderung bzw. eine Regulierung der Wärmeabgabe herbeizuführen versuchen.

In unserem Klima bedürfen wir einer erheblichen Menge und mehrerer Schichten von Kleidung; die des Mannes wiegt im Sommer etwa 3, im Winter 7 kg, die der Frau gegenwärtig viel weniger, nach Mode und Gelegenheit natürlich recht verschieden. Ferner hat die wie gewöhnlich locker anliegende Kleidung im Mittel eine Schichtdicke von 8,6 mm; den weit überwiegenden Volumteil derselben macht aber die zwischen den einzelnen Schichten der Kleidung eingeschlossene Luft aus.

Die Kleidung besteht zum kleinsten Teil aus dichten ungewebten Stoffen; gewöhnlich werden Stoffe benutzt, die aus vegetabilischen Fasern, oder aus Haaren von Tieren, oder aus Seidenfäden gewebt und porös, mit Zwischenräumen zwischen den einzelnen Fasern versehen sind.

Unter den Eigenschaften der Kleiderstoffe unterscheidet man — nach RUBNER, dessen Arbeiten der folgenden Darstellung zugrunde liegen — die primären, welche den Stoffelementen als solchen zukommen; und andererseits die sekundären, welche nach der Verarbeitung des Stoffes zum Gewebe und wesentlich nach Maßgabe der Art der Verarbeitung zutage treten.

Über die vielgerühmte Brauchbarkeit gewisser, neuerdings aus heimischen Pflanzenfasern oder aus Kunstprodukten hergestellter Ersatz-Kleiderstoffe kann vom hygienischen Standpunkt erst dann ein Urteil abgegeben werden, wenn genügend Prüfungen der unten aufgeführten Eigenschaften und längere praktische Erfahrungen vorliegen werden.

Eigenschaften der Stoffelemente der Kleidung.

Die Stoffelemente zeigen ein charakteristisches Verhalten unter dem Mikroskop, ferner meistens ein chemisches Verhalten, das zu ihrer Erkennung beiträgt. Physikalisch unterscheiden sich die Stoffelemente namentlich durch ihr hygroskopisches Verhalten, ihre Benetzbarkeit durch Wasser und ihr Leitungsvermögen für Wärme.

Das mikroskopische Verhalten ergibt sich aus Abb. 38a und 38b:

Aus vegetabilischen Fasern (Gefäßbündel aus Blättern, Stengeln, Wurzeln oder Samenhaare) bestehen:

a) Baumwolle (Kattun, Shirting, Musselin, Tüll, Köper, Barchent usw.), Samenhaare verschiedener Gossypiumarten (Fam. Malvaceae). Glatte, plattgedrückte, meist schraubig gewundene Fasern 12—40 μ breit, 0,9—5 cm lang, an einem Ende meist kegelförmig zugespitzt, am anderen stumpf abgerundet. Im Innern ist ein enger lufterfüllter Hohlraum; die Zellwand ist von beträchtlicher Mächtigkeit und besteht aus einer dünnen äußersten Kutin-Schicht (Kuticula) und Cellulose.

b) Leinen. Hergestellt aus der Bastfaser von Flachs (Linum usitatissimum, Fam. Linaceae). Das Bastgewebe des Flachsstrohs wird von der Oberhaut und dem Holzkörper getrennt durch einen Fäulnisprozeß (Rösten); dann wird die Trennung durch Klopfen, Brechen und Schwingen, schließlich durch Hecheln vervollständigt. Gut gehechelte Flachse zeigen unter dem Mikroskop nur unverholzte Bastzellen, die meist 25—30 mm lang und 15—17 μ dick sind. Die Faser ist meist nicht platt gedrückt, sondern auf dem Querschnitt geradlinig polyedrisch an beiden Enden schlank zugespitzt, weist schiefe Streifen auf und schließt einen sehr engen Kanal ein.

c) Rheafaser, Ramié. Hergestellt aus der Bastfaser von Chinagras (Boehmeria nivea, Fam. Urticaceae) durch Behandlung mit Alkalien und Ölen (Kotonisierung). Die Fasern weisen eine charakteristische Verschiedenheit in der Breite (40—80 μ) auf. Die spinnbare Faser besteht entweder aus völlig isolierten Faserzellen, die eine Länge von 26 cm erreichen können, oder aus kleinen Gruppen von ihnen. Die Fasern verschmälern sich nach den Enden zu abgerundeten, manchmal ausgesackten Spitzen und enthalten Stärkekörner. — Neuerdings in steigendem Maße zur Herstellung von Geweben benützt.

d) Hanf. Aus Bastzellen von Cannabis sativa, Fam. Moraceae, wie beim Flachs hergestellt; selten zu Kleidung verwendet. Faser starrer, 1—3 m lang, einzelne Zelle 15—25 mm lang, etwa 20 μ dick. Enden stumpf abgerundet und häufig ausgesackt.

Aus tierischen Materialien bestehen:

a) Wolle. Gewöhnlich Schafwolle, je nach der Rasse durch Länge, Kräuselung und Feinheit des Haares unterschieden. Im Rohzustand ist sie stark mit Schweiß und Fett verunreinigt. Bei der Entfettung durch Waschen mit Wasser und später mit alkalischen Flüssigkeiten verliert sie 20—70 %. Die Haare der gereinigten Wolle sind 4—32 cm lang, 14—60 μ dick; unter dem Mikroskop zeigen sie eine epithelartige Membran, die aus dünnen, sich dachziegelähnlich deckenden Cuticularplättchen besteht, so daß die Oberfläche ein schuppiges, tannenzapfenartiges Aussehen erhält. Bei altem, getragenem Wollstoff zerfällt die Faser in Fibrillen, die Vorsprünge verschwinden, die Querstreifung wird weniger deutlich. — Die kurze, stark gekräuselte Wolle liefert die sog. Streichwolle (Flanell, Fries, Buckskin); die Kammwolle liefert das Material zu glatten Wollzeugen aus langen, sehr festen Haaren.

Häufig werden gemischte Gewebe benutzt. — Erwähnt sei die verbreitete Kunstoder Lumpenwolle (Mungo, Shoddy). Diese wird durch Zerreißen oder Zerkratzen von Wollumpen und Mischen mit neuer Schafwolle zu Geweben verarbeitet. Oft sind auch Leinen- und Baumwollabfälle hineingemengt, während in anderen Fällen diese Fasern der Lumpen durch Karbonisierung (Säureeinwirkung) zerstört werden, so daß nur die Wollfasern übrig bleiben. Äußerlich ist Lumpenwolle von neuer Wolle nicht zu unterscheiden, dagegen wohl durch das Mikroskop.

b) Seide. Aus Absonderungen der Seidenraupe gewonnen. Die im Frühjahr aus dem Ei hervorgekrochene Raupe spinnt sich nach mehrmaliger Häutung zur Verpuppung ein. Dazu sondert sie durch zwei schlauchförmige Drüsen ihres Kopfes eine klebrige Flüssigkeit in Form von zwei Fäden ab, die sich zu einem Doppelfaden vereinigen, und dieser bildet ununterbrochen fortlaufend den Kokon, welcher die Puppe umgibt. In 12—21 Tagen ist aus der Puppe ein Schmetterling geworden. Dieser wird vor dem Durchbrechen des Kokons getötet, falls man letzteren gewinnen will. Der Faden wird dann vorsichtig abgewickelt und liefert die Rohseide. — Unter dem Mikroskop stellen die Fäden cylindrische, solide und homogene Fasern von 8—200 μ Dicke dar. In den Seidengeweben kommen Beimengungen von „künstlicher" Seide vor, bestehend aus feinsten Fäden von Nitrocellulose, die nachher denitriert wird.

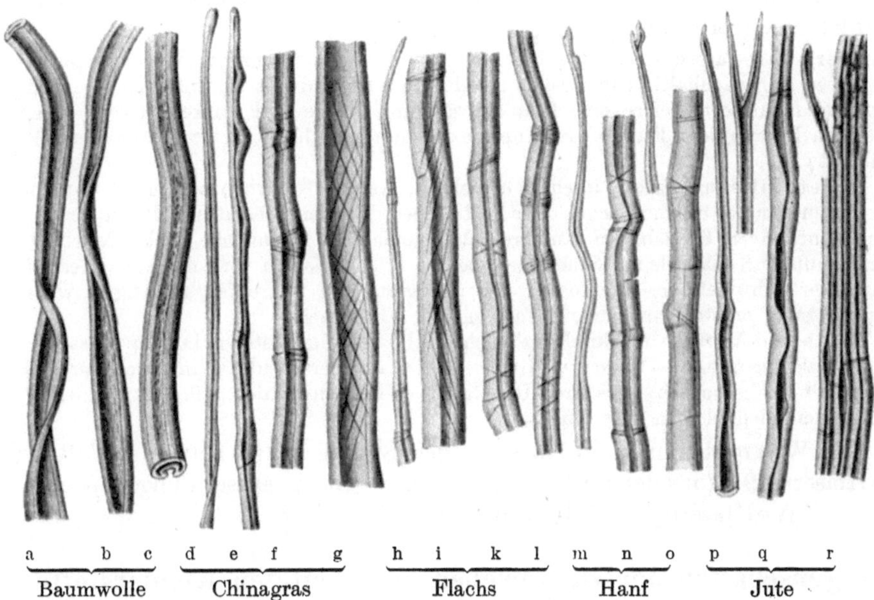

Abb. 38a. Pflanzliche Faserstoffe. Baumwolle: a zeigt die Schraubenwindung, b die Runzelung der Cuticula; c von beiden Seiten rinnenförmig aufgebogenes Haar. — Chinagras (Ramié); d und e Spitzen von Fasern; f Faser mit Stauchungsstellen; g Fasern mit schiefer Streifung. — Flachs: h Spitze einer Faser; i Faser mit schiefer Streifung; k Faser mit Verschiebungsstellen; l Faser mit Stauchungsstellen. — Hanf: m und rechts davon zwischen n und o Enden von Fasern mit Aussackung und Gabelung; n/o Fasern mit Verschiebungs- und Stauchungsstellen. — Jute: p Enden von Fasern; q Faser mit Tüpfeln und streckenweise verengtem Lumen; r Faserbündel. — Etwa 300 mal vergr.

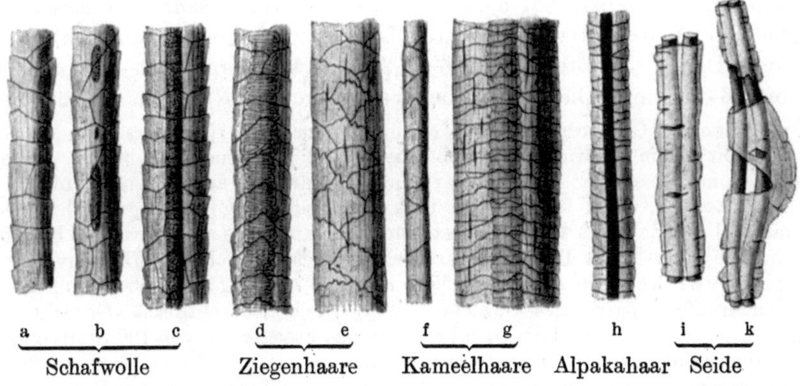

Abb. 38b. Tierische Faserstoffe. Schafwolle: a Wollhaar von Rambouillet, 200 mal vergr.; b Grannenhaar von Leicester mit Markinseln, 170 mal vergr.; c Grannenhaar von Leicester mit vollständigem Markzylinder, 190 mal vergr. — Ziegenhaare: d Grannenhaare mit reichlichem Mark, 170 mal vergr.; e Angorawolle ohne Mark mit Spalten in der Faserschicht, 170 mal vergr. — Kamelhaar: f Wollhaar ohne Mark mit hohen Epidermisschuppen, 170 mal vergr.; g Grannenhaar mit Mark und Spalten in der Faserschicht, 170 mal vergr. — h Alpakahaar mit Mark, 170 mal vergr. — Seide: i/k Fäden von Rohseide, etwa 60 mal vergr. (Beide Abb. nach HARTWICH.)

In bezug auf das chemische Verhalten der Kleiderstoffe seien folgende Reaktionen erwähnt:

Tierische Fasern lösen sich beim Kochen in mäßig konzentrierter Kalilauge auf, sie färben sich nachhaltig (waschecht) mit Pikrinsäure und mit Anilinfarben, brennen angezündet nicht fort, liefern eine feste schwammige Kohle und starken Geruch von verbrannten Haaren oder Federn. In Kupferoxydammoniak bleibt Seide unverändert; Wolle quillt etwas.

Vegetabilische Fasern lösen sich nicht in Kalilauge, färben sich nicht dauernd in Pikrinsäurelösung, brennen angezündet fort, geben dabei eine leicht zerfallende Asche und keinen intensiven Geruch. In Kupferoxydammoniak ist Baumwolle leicht löslich; Leinwand quillt nur. Ein kleines Stück Gewebe aus Pflanzenfasern wird mit etwa 2 ccm konzentrierter Schwefelsäure übergossen: auf Zufügung von 2 Tropfen gesättigter wäßriger Thymollösung entsteht purpurrote Färbung der Flüssigkeit.

Seide und Wolle sind durch die leichtere Lösung der ersteren in Salpetersäure und Ammoniak erkennbar. — Baumwolle und Leinen unterscheidet man durch kurzes Eintauchen in englische Schwefelsäure. Die Baumwollenfäden werden gallertartig bzw. gelöst. Die Leinenfäden bleiben unverändert.

Das Wärmeleitungsvermögen der Stoffelemente beträgt bei Baumwollfasern 29,9 (das der Luft = 1 gesetzt), bei Leinenfasern ungefähr ebensoviel, bei Wollfasern 6,1, bei Seide 19,2.

Eigenschaften der zu Geweben verarbeiteten Kleiderstoffe.

Die Fasern der Kleiderstoffe sind entweder durch Weben oder Wirken zu Geweben vereinigt; beim Weben bilden die in der Längsrichtung parallel gelagerten Fasern die Kette, die mit diesen sich rechtwinklig kreuzenden den Einschlag. In der Wirkerei werden die Fäden in Form von Maschen verschlungen; die so hergestellten Trikotstoffe zeigen viel größere Dehnbarkeit.

Folgende Eigenschaften der Gewebe kommen in Betracht:

1. Der mikroskopische Aufbau (in Schnitten nach Celloidineinbettung untersucht). Bei Wollstoff finden sich reichlich Lücken und Lufteinschlüsse; bei Leinen und Seidenstoffen sind die Zwischenräume sehr viel enger.

2. Die Dicke der Stoffe. Glatte Leinen- und Seidenstoffe haben 0,16 bis 0,4 mm Dicke, Trikotgewebe 0,6—1,2 mm, Wollflanelle 2—3 mm, Überzieherstoffe 6—7 mm. Die Dicke wird gemessen mit Rubners Sphärometer.

3. Spezifisches Gewicht und Luftgehalt. Aus dem zu untersuchenden Stoffe schlägt man mit einem scharfen Locheisen eine Anzahl Stoffstückchen heraus, bestimmt ihren Flächeninhalt (nach der Formel $I = r_2 \pi$), wägt jedes (bis auf cg genau), nimmt den Durchschnitt, berechnet ihn für 100 qcm und erhält so das Flächengewicht. Durch Multiplikation dieser Zahl mit der (in cm festgestellten) Stoffdicke erhält man das Flächenvolum (in ccm) und durch Division des Flächengewichts durch das Flächenvolum das spezifische Gewicht des Stoffes. Dividiert man das Gewicht von 100 Volumeinheiten des Kleidungsstoffes (spezifisches Gewicht × 100) durch das spezifische Gewicht seiner Fasern (bei allen Fasern etwa 1,3), so erhält man das Faservolum von 100 Stoffvolumeinheiten und durch Subtraktion der so gewonnenen Zahl von 100 das Volum der zwischen den Fasern vorhandenen Hohlräume in Prozent des Gesamtvolums, d. h. das Porenvolum.

Das Porenvolum beträgt bei Leinen etwa 40, bei Trikotgewebe 70—80, bei Flanell 90%. Durch Plätten, Stärken, Appretieren (Imprägnieren mit $MgSO_4$) werden die Stoffe fast luftfrei. Von dem Luftgehalt hängt wesentlich ab:

4. die Komprimierbarkeit der Stoffe, diejenige Eigenschaft der Kleidung, durch welche Stoß und Druck auf Körperstellen abgeschwächt werden sollen; außer dem Luftgehalt, der durch die Webweise bestimmt wird, kommt noch die Dicke der Stoffe und bis zu einem gewissen Grade auch ihre Elementar-

zusammensetzung für diesen Schutz in Betracht. Die meisten Kleiderstoffe sind etwa bis auf $1/_3$ komprimierbar.

5. Von den Beziehungen der Kleiderstoffe zur Feuchtigkeit und zum Wasser interessiert zunächst das hygroskopische Verhalten. Entsprechend der relativen Feuchtigkeit der Luft wird von allen Stoffen Wasserdampf unter Wärmeentwicklung aufgenommen. 100 Teile Wolle absorbieren bei 100% Luftfeuchtigkeit 28 g Wasserdampf, Seide 17, Baumwolle 12 g.

In bezug auf die Benetzbarkeit steht Leinen obenan; etwas weniger schnell ist Baumwolle benetzbar, noch weniger Wolle. Durch Behandeln der Stoffe mit essigsaurer Tonerde (bei Wolle auch mit Alaunlösung) kann die Benetzbarkeit stark verringert werden.

Nach dem Eintauchen in Wasser und Auspressen mit der Hand bleibt so viel Wasser im Stoff zurück, wie dessen geringster Wasserkapazität entspricht. Besonders wichtig ist, wieviel lufthaltige Poren noch nach dieser Wasseraufnahme vorhanden sind. Je lockerer der Stoff, um so mehr Poren bleiben lufthaltig:

Wollflanell	zeigt trocken	923	Porenvolum, benetzt		803,
Baumwollflanell	,, ,,	888	,,	,,	723,
Trikot-Wolle	,, ,,	833	,,	,,	612,
,, Baumwolle	,, ,,	847	,,	,,	617,
,, Leinen	,, ,,	733	,,	,,	318,
Glatte Baumwolle	,, ,,	520	,,	,,	0.

Auch die wasserhaltende Kraft und die capillare Aufsaugung (vgl. Kap. „Boden") hängen vorzugsweise vom Luftgehalt des Gewebes ab. Die porösen Stoffe saugen am langsamsten auf, nur tritt bei gleichem Gewebe eine besondere Verlangsamung bei Wollstoffen hervor.

Nasse glatte Gewebe, namentlich Leinen adhärieren leicht an der Haut. Leinen hat aber darin einen Vorzug, daß es häufiges Waschen am besten verträgt, namentlich ohne Verfärbung. — Nasse Wolle legt sich infolge ihrer seitlichen Stützhaare nicht so glatt an. Bei wiederholtem Waschen tritt stärkere Krümmung der Haare ein (Einkriechen der Wollstoffe).

6. Von dem Porenvolum, daneben aber besonders von der Größe der Lufträume (die z. B. durch die Appretur beeinflußt wird), hängt ferner die Permeabilität der Kleider für Luft und andere Gase (Wasserdampf, CO_2) ab. Sie läßt sich angeben in der Anzahl der Sekunden, welche es dauert, bis durch 1 qcm Fläche eines 1 cm dicken Stoffs 1 ccm Luft bei bestimmtem Druck (0,42 mm) gefördert wird. Die verschiedenen Stoffe ergeben dann folgende Zahlen:

Dichter Baumwollstoff	. . . . . .	76 Sekunden,
Waffenrock	. . . .	10 ,,
Wolltrikot	. . . .	6 ,,
Loden	. . . .	3 ,,
Baumwolltrikot	. . . .	1 ,,

Für die Permeabilität einer Gesamtkleidung ist es wichtig, daß die übereinanderliegenden Schichten möglichst homogen sind; die Einlagerung einer wenig permeablen Schicht über leicht permeablen hebt den Durchtritt der Luft nahezu auf (z. B. glatte Leinen- und Baumwollstoffe über Wolltrikot; glattes Westenrückenfutter).

7. Auch für das reelle Wärmeleitungsvermögen der fertigen Kleiderstoffe ist der Luftgehalt von größter Bedeutung; daneben kommt besonders

die Dicke der Stoffe und in geringerem Grade das Leitungsvermögen der Grundstoffe in Betracht. Bei gleicher Dicke verhält sich der Wärmedurchgang,

$$\begin{aligned}
\text{Baumwolltrikot} &\ldots\ldots = 100 \text{ gesetzt,} \\
\text{bei Wolltrikot} &\ldots\ldots = 68, \\
\text{,, Leinentrikot} &\ldots\ldots = 119, \\
\text{,, Leinen glatt} &\ldots\ldots = 133, \\
\text{Loden} &\ldots\ldots\ldots = 76.
\end{aligned}$$

Durch hygroskopisches Wasser nimmt die Leitung bei Wolle um 110%, bei Seide um 41%, bei Baumwolle um 16% zu. — Falls Wasser eingelagert ist, verhält sich die Leitung des trockenen Stoffs zum feuchten:

$$\begin{aligned}
\text{bei Wollflanell} &\ldots\ldots \text{ wie } 1 : 1{,}56, \\
\text{,, Wolltrikot} &\ldots\ldots \quad,, \; 1 : 2{,}17, \\
\text{,, Loden} &\ldots\ldots \quad,, \; 1 : 2{,}58, \\
\text{,, glatter Baumwolle} &\ldots \quad,, \; 1 : 3{,}39.
\end{aligned}$$

Die Abstrahlung der Wärme differiert wenig (zwischen 83 und 110); sie ist am niedrigsten bei den glatten Stoffen (namentlich bei glänzender Seide), am stärksten bei rauher Trikotwolle. Bei nasser Oberfläche nimmt die Strahlung ab; gleichzeitig wirkt aber die Verdunstung im entgegengesetzten Sinne.

Auf Grund der dargelegten Eigenschaften vermag die Kleidung bei geeigneter Auswahl den hygienischen Anforderungen zu entsprechen; in dieser Beziehung kommen in Betracht:

1. Beziehungen der Kleidung zur Wärmeabgabe.

Durch direkte Bestimmung der gesamten Wärmeabgabe eines Körperteils (in Rubners Kalorimeter) ist festgestellt, daß jedes Kleidungsstück eine deutliche, $10-40\%$ betragende Verminderung der Wärmeabgabe bewirkt.

Diese Verminderung der Wärmeabgabe könnte entweder durch Herabsetzung der Ausstrahlung der Wärme von der Oberfläche der Kleider erfolgen, oder aber von einer Erschwerung der Wärmeleitung herrühren. Nun ergeben zwar direkte Messungen, daß das Strahlungsvermögen der Kleider sogar etwas größer ist als das der Haut, dafür hat aber der bekleidete Körper durch Erschwerung der Wärmeleitung im Durchschnitt nur eine Temperatur von 21^0 an der Oberfläche, und das Ergebnis ist daher immer eine erhebliche Verminderung der Wärmeabgabe. — Eine weitere Behinderung der Entwärmung des bekleideten Körpers kommt durch die schlechte Wärmeleitung der Kleidung zustande, die, wie oben gezeigt wurde, hauptsächlich von dem Luftgehalt des Gewebes und von seiner Dicke beeinflußt wird.

Jede Schicht Kleidung veranlaßt mithin eine Hemmung der Wärmeabgabe. Mißt man die Temperaturen, welche die einzelnen Kleidungsschichten am Körper zeigen, so findet man nach (Rubner):

für die Haut des unbekleideten Körpers . . . . $27-32^0$,
für die Haut des bekleideten tätigen Körpers . . . . $29-31^0$,
für die Haut des bekleideten Körpers bei voller Ruhe bzw. Schlaf oder bei über
    24^0 gelegener Außentemperatur . . . . $34-35^0$,
bei Bekleidung mit Wollhemd an dessen Außenseite . . . . $28{,}5^0$,
bei Bekleidung mit Woll- und Leinenhemd an dessen Außenseite . . . . $24{,}8^0$,
bei Bekleidung mit Woll-, Leinenhemd und Weste an deren Außenseite . . . . $22{,}9^0$,
bei Bekleidung mit Woll-, Leinenhemd, Weste und Rock an dessen Außenseite $19{,}4^0$.

Soll der Körper mehr Wärme abgeben, so kann eine einzelne Schicht fortgelassen und damit die Temperatur der Außenfläche erhöht werden. Die Anpassung an die klimatischen und Witterungsverhältnisse erfolgt daher am leichtesten durch eine zweckmäßige Vermehrung der Kleidungsschichten.

Außerdem kommt die Permeabilität der Gesamtkleidung für ihre Wärmehaltung in Betracht. Starker Luftdurchgang kann den Wärmeschutz erheblich beeinträchtigen. — Ein gewisser Luftwechsel durch die Kleidung ist aber erforderlich; schon wegen der unten zu besprechenden wichtigen Beziehungen derselben zur Wasserdampfabgabe des Körpers. Die Größe des Luftwechsels durch eine Kleidung läßt sich durch Bestimmung des CO_2-Gehalts der Kleiderluft messen, wenn man die CO_2-Produktion seitens der Haut als gleich annimmt. Unbehagen tritt schon ein, wenn jener CO_2-Gehalt über 0,08 Promille steigt. Durch einen einfachen Sommeranzug treten normalerweise in der Stunde 935 Liter Luft ein.

Bei durchfeuchteter Kleidung (durch hygroskopisches oder in die Poren eingelagertes Wasser) wird zunächst das Gewicht der Kleidung bedeutend erhöht und oft geradezu belästigend. Dasselbe kann auf das Doppelte, also von 4 auf 8 kg steigen, lockere baumwollene und wollene Stoffe nehmen sogar das Dreifache ihres Gewichts an Wasser auf.

Ferner wirken die durchfeuchteten Kleider erheblich befördernd auf die Wärmeabgabe. Einmal sind sie weit bessere Wärmeleiter als die trockenen lufthaltigen Kleidungsstücke; sodann wirken sie durch die bei der Verdunstung des aufgenommenen Wassers entstehende Kälte. Die in einer völlig durchnäßten Kleidung enthaltene Wassermenge verbraucht zu ihrer Verdunstung die gesamte Wärme, welche der Körper innerhalb 24 Stunden zu produzieren vermag.

Feuchte Kleider müssen um so stärker abkühlend wirken, je schneller sie das Wasser einsaugen, je vollständiger die Luft aus den Poren verdrängt wird, und je rascher die Verdunstung des Wassers vor sich geht. Porös gewebte Stoffe zeigen in diesen Beziehungen das günstigste Verhalten, weil die Menge des aufgenommenen Wassers geringer ist und das Wasser nur langsam eindringt (ausgenommen bei lange getragener Wolle); die Faser wird daher nicht schlaff, und das Gewebe nicht in eine gleichmäßig durchfeuchtete Masse verwandelt, sondern die Poren des Gewebes bleiben teilweise lufthaltig. Die Wollstoffe legen sich außerdem infolge ihrer Stützfasern nie so glatt an die Haut an, wie die übrigen nassen Stoffe.

Bei stark schwitzender Haut, z. B. auf Märschen, im tropischen Klima usw. sind daher unbedingt lockere poröse Stoffe zu empfehlen. Bei manchen Menschen verursachen die Wollstoffe zu starke Reizungen der Haut, so daß sie nicht auf die Dauer vertragen werden; außerdem sind sie meist dicker gearbeitet als andere Stoffe und wirken dadurch schweißtreibend. Poröse Baumwollstoffe (LAHMANNs Reformbaumwolle oder VODELs aus Wolle, Baumwolle und Leinen gemischte Trikotstoffe) sind daher unter solchen Umständen besser.

Eigentümlich verschieden ist das Verhalten von Wolle einerseits, Leinen und Baumwolle andererseits gegenüber den Bestandteilen des Schweißes. Wolle läßt dieselben durchwandern, so daß die Oberkleider stärker verschmutzt werden; in Leinen und Baumwolle bleiben sie stecken, und man findet diese

z. B. auch dann am reichsten an Kochsalz, wenn darunter noch eine Woll-
schicht getragen wird.

Ist der Körper häufigen Durchnässungen von außen ausgesetzt, so bedient man sich zweckmäßig der imprägnierten, aber porösen Wollstoffe.
Dieselben werden z. B. mit einer Mischung von Alaun, Bleiacetat und Gelatine
getränkt; dadurch wird die Adhäsion zwischen der Faser und dem Wasser
vermindert und das capillare Aufsaugungsvermögen des Stoffes beseitigt.
Wasser läuft an diesen Kleidern vollständig ab, während die Durchlässigkeit
für Luft nur um 2—8 % vermindert ist. Sie sind den für Luft undurchlässigen
und den Luftwechsel durch die Kleidung völlig aufhebenden Stoffen aus Gummi
und Kautschuk weit vorzuziehen.

2. Beziehungen der Kleidung zur Wasserdampfabgabe des Körpers.

Für die Wasserdampfabgabe des Körpers ist das eigentümliche Klima, in
welchem die Haut des bekleideten Körpers sich befindet, von größter Bedeutung.
Gewöhnlich zeigt die Luft zwischen Körper und Kleidung nur 30—40 % Feuchtigkeit und, bezogen auf die Temperatur von etwa 31° (s. oben), ein sehr hohes
Sättigungsdefizit. Durch die Kleidung wird daher der Körper ständig in eine
außerordentlich trockene, zur Wasserdampfaufnahme befähigte Atmosphäre eingehüllt, und nur in dieser fühlt sich der Mensch behaglich. Soll sich
dieselbe aber erhalten, und der Körper in der gewohnten Wasserdampfabgabe
nicht beschränkt werden, so muß ein gewisser Luftwechsel vor sich gehen
und die Kleidung muß für Luft durchgängig sein. Bei undurchlässiger Kleidung, bei zu zahlreichen Kleiderschichten, ferner auch bei sehr warmer, feuchter
und windstiller Außenluft sehen wir in der Tat die Feuchtigkeit in der den
Körper begrenzenden Luftschicht auf 55—65 % steigen; damit tritt aber zugleich eine merkliche Belästigung und ein Gefühl des Unbehagens ein (s. S. 31).

Die oben angeführten Zahlen für die Permeabilität der Kleiderstoffe im
trockenen und feuchten Zustande geben daher von diesem Gesichtspunkt aus
die wichtigsten Anhaltspunkte für die Wahl der Kleidung. Den lockeren Trikot-
stoffen ist der Vorzug vor glatten Baumwoll- und Leinenstoffen zu geben.
JÄGERscher Wollstoff, LAHMANNs Reformbaumwolle und VODELsche Trikotstoffe ermöglichen den ausgiebigsten Luftwechsel durch die Kleidung und die
leichteste Fortschaffung des Wasserdampfes. Solange die Wasserausscheidung
durch die Haut nicht übermäßig ist, wird es in solcher Kleidung überhaupt
nicht zur Schweißbildung und zur Durchfeuchtung der Stoffe kommen. Auch
wenn aber letztere eingetreten ist, so ermöglichen diese Stoffe immer noch
eine weitere Wasserdampfabgabe, während diese bei gewöhnlicher Baumwolle
und bei Leinen völlig aufhört.

Die letztgenannten Stoffe sind dagegen dann angezeigt, wenn die Haut
wenig Wasserdampf entwickelt, trocken bleibt und wenn keinerlei stärkere
Temperaturdifferenzen auf den Körper einwirken, also für eine sog. Ruhe-
kleidung, z. B. beim Aufenthalt im Zimmer und namentlich im Bett.

3. Schutz des Körpers gegen Wärmestrahlen.

Gegen die Sonnenstrahlen muß der Europäer selbst im heißen Klima Schutz
durch die Kleidung suchen, da seine Haut die Sonnenstrahlung weiter in die

Tiefe dringen läßt, als die des Farbigen. Zur Abhaltung der Wärmestrahlen sind am geeignetsten hellfarbige, weiße oder hellgelbe Kleiderstoffe, während die Qualität des Stoffes wenig in Betracht kommt. Setzt man das Absorptionsvermögen weißer Stoffe für die leuchtenden Wärmestrahlen = 100, so beträgt dasselbe für hellgelbe 102, für dunkelgelbe 140, für hellgrüne 152, für rote 168, für hellgraue 198, für schwarze 208. — Über die Wirkung der kurzwelligen Strahlen des Sonnenspektrums s. S. 44.

4. Fernere Anforderungen an die Kleidung

betreffen zunächst das Vermeiden giftiger Farben.

Die S. 197 aufgeführten, Arsenik, Blei und Kupfer enthaltenden Farben werden nicht selten zur Färbung der Kleider verwendet. Große Mengen Arsenik sind namentlich in grünen Tarlatankleidern gefunden. Mit Bleifarben imprägniertes Hutfutter, mit Anilinfarben gefärbte Strümpfe und Unterkleider sollen zu Hautkrankheiten Anlaß gegeben haben.

Die porösen Kleidungsstoffe sind oft die Quelle übler Gerüche. Sie nehmen von außen Massen von Staub auf, der bei der Durchnässung weiter ins Innere befördert wird; von seiten des Körpers dringen, namentlich bei rauhen Stoffen, die Hautsekrete ein, so daß die Kleider mit einer Menge organischer, in Zersetzung begriffener Stoffe imprägniert werden. Auch flüchtige, riechende Bestandteile werden reichlich absorbiert, von den wollenen Stoffen in höherem Grade als von Baumwolle und Leinen. In durchnäßter Kleidung können Zersetzungsvorgänge weiteren Fortgang nehmen und üble Gerüche veranlassen. Eine häufige gründliche Reinigung sämtlicher Kleider ist daher unerläßlich.

Eine weitere Folge der geschilderten Verunreinigung der Kleider ist ihr Bakterienreichtum, der um so größer wird, je länger die Kleidung getragen ist und oft zu sehr hohen Zahlen anwächst. Die Bakterien gelangen wesentlich mit Staubteilchen und Hautschüppchen in die Kleidung; je rauher die Oberfläche der Stoffe, um so mehr Keime bleiben haften. Leinene und baumwollene Stoffe mit fest gesponnenen Fäden und glatter Oberfläche enthalten die wenigsten Keime. — Auch bei der Übertragung von Infektionserregern spielt die Kleidung eine bedeutsame Rolle. Pocken, Masern, Milzbrand usw. werden nachweislich durch Kleidungsstücke, zuweilen erst durch Vermittlung der Trödler oder durch Lumpen, auf Gesunde übertragen. Reste von phthisischem Sputum gelangen häufig durch die Hände der Kranken oder durch Taschentücher auf die Oberkleider. Die Erreger von Wundinfektionskrankheiten werden durch mangelhaft gereinigte Verbandstücke verbreitet; Cholera, Typhus, Ruhr durch verunreinigte Leib- und Bettwäsche, Beinkleider usw. Nach dem mit gründlichem Durchkochen verbundenen Waschen pflegt die Unterkleidung lebende Infektionserreger nicht mehr zu enthalten; auch beim Plätten erfolgt energische Abtötung der Keime. Die nicht waschbaren Oberkleider können aber sehr lange Zeit als Infektionsquellen wirken, bis sie endlich einer Desinfektion unterworfen werden (s. Kap. X).

Schädigungen des Körpers durch fehlerhaften Sitz der Kleidung sind schon lange bekannt. Auf die durch Korsetts entstehende Schnürleber, auf die schädlichen Folgen enger Halsbekleidung, auf das zu große Gewicht der Frauenkleidung und die unzweckmäßige Verteilung desselben, auf die nachteilige Wirkung der Strumpfbänder usw. ist in populären Schriften vielfach hingewiesen worden und es muß anerkannt werden, daß in den letzten Jahren namentlich

die Bewegung zur „Reform zur Frauenkleidung" allerhand Verbesserungen
in weitere Kreise getragen hat. Aber einerseits bestehen noch immer zahlreiche Mißstände, andererseits dürfte es recht zweifelhaft sein, ob der Kampf
der Hygiene gegen Sitte und Mode auf größere und dauernde Erfolge
rechnen darf.

Besonders schwere Verbildungen erleidet der Fuß durch die früher und zum Teil
auch jetzt gebräuchliche Form des Schuhwerks, bei welcher die Sohle symmetrisch um
die Mittellinie des Fußes gelagert ist und das Oberleder so geschnitten wird, daß es seine
größte Höhe — entsprechend der für die Sohle maßgebenden Linien — gerade in der Mitte
hat und daß es nach vorn ganz flach auf die Sohle ausläuft.

Die Nachteile, welche durch diesen fehlerhaften Schnitt entstehen, betreffen insbesondere
die große Zehe; der äußere Rand des Nagels derselben wird über das Nagelbett heraus-
gedrängt und es entsteht chronische Entzündung des Nagelfalzes; der innere Rand wird
nach unten, der zugehörige Nagelfalz nach oben gedrängt und dadurch der „eingewachsene"
Nagel hervorgerufen; die erste Phalanx erfährt eine Abknickung gegen den Metatarsus-
knochen und das allmählich am inneren Fußrande prominierende Metatarsusköpfchen ist
beständigem Druck und chronischen Entzündungen ausgesetzt. Durch die seitliche Verschiebung der großen Zehe wird ferner der zweiten Zehe der ihr zukommende Platz verkümmert, sodaß sie stark verkrüppelt oder falsch gelagert werden muß. — In der gleichen
Richtung wirken die Strümpfe, die fast immer mit der Spitze in der Mitte hergestellt
werden, statt daß die Spitze an der Großzehenseite liegen und für den rechten und linken
Fuß ein besonderer Strumpf angefertigt werden sollte. — Fehlerhaftes Schuhwerk führt auch
zur Plattfußbildung, früher einer häufigen Ursache der Militäruntauglichkeit; sie kommt
dadurch zustande, daß der herkömmliche Schnitt des Oberleders den Fuß zu gewaltsamer
Pronation veranlaßt. Die größte Höhe des Oberleders ist in der Mittellinie, die größte
Höhe des Fußes an seinem Großzehenrand; um den Fuß also in dem Oberleder unterzubringen, muß derselbe eine möglichst starke Pronationslage einnehmen. Dabei rücken die
Stützpunkte des Fußgewölbes nach außen, die Schwerlinie wird nach innen verschoben
und so der Anfang für die Umlegung des Fußgewölbes gegeben. — In einem richtig gestalteten Schuh soll die große Zehe ihre normale Lage einnehmen, d. h. die Achse derselben soll die Fortsetzung einer Linie bilden, welche von der Mitte der Ferse nach der Mitte
des ersten Metatarsusknochens gezogen ist. In eben dieser Linie soll auch das Oberleder
für die ganze Länge des Fußrückens und der großen Zehe am höchsten gehalten werden.

B. Hautpflege.

Eine sorgfältige Hautpflege ist schon dadurch geboten, daß die vielerlei
Verunreinigungen, welche auf die Körperoberfläche gelangen, keineswegs vollständig von der Kleidung aufgenommen und mit dem Wechsel derselben entfernt werden. Vielmehr bleibt ein fettiger Überzug auf der Haut zurück, der
außerordentlich zahlreiche Sproß- und Spaltpilze beherbergt. Insbesondere
wird bei manchen Gewerbe- und Industriebetrieben (Kohlenbergwerke, Bleiweißfabriken, Baumwollspinnereien u. a. m.) die Haut der Arbeiter mit einer
festhaftenden Schmutzschicht bedeckt, unter deren Einfluß Störungen des
Wohlbefindens und Hautkrankheiten entstehen.

Eine häufige Reinigung des ganzen Körpers durch lauwarme Bäder sollte
daher auch für die gesamte Bevölkerung zur Gewohnheit werden. In dieser
Beziehung ist ein wesentlicher Fortschritt von folgenden Einrichtungen zu
hoffen:

1. von der Einführung der Volksbäder, in welchen ein warmes Brausebad
mit Seife und Handtuch in einzelner Zelle für billigsten Preis geboten wird.
Eine Musteranstalt nach Lassars Angaben von achteckigem Grundriß ist in
Frankfurt a. M. eingerichtet (Abb. 39).

Im zentralen Teil befindet sich der Dampfkessel, ringsum liegen 14 Zellen, 4 für Frauen, 10 für Männer in vom Eingang ab völlig getrennten Abteilungen. Das in jeder Zelle an der Innenwand angebrachte, 30 Liter fassende Wassergefäß hat ein Wasserstandsrohr, das von dem zentralen Betriebsraum aus beobachtet werden kann. Dies Wasser hat 40° und kann mit kaltem Wasser beliebig temperiert werden.

2. von Schulbädern, die zuerst in Göttingen, später in zahlreichen anderen Städten in der Form von warmen Brausebädern zur Einführung gelangt sind.

Behufs tunlichst schneller Abwicklung des Badebetriebs empfiehlt es sich, die Plätze zum Auskleiden dreifach so zahlreich anzulegen als Brausen vorhanden sind, so daß sich eine Gruppe von Kindern aus-, bzw. anzieht, während die dritte Gruppe badet. Dieselbe Klasse hat alle 8—14 Tage Badestunde und für diese wird eine Stunde ausgewählt, in welcher Abschreibeübungen, Wiederholungen oder kursorisches Lesen auf dem Lehrplan stehen, so daß keine wesentliche Störung des Unterrichts eintritt. — Die Kinder werden durch diese Schulbäder in wirksamster Weise zur Reinlichkeit des Körpers und der Kleidung erzogen.

3. von Arbeiterbädern. In zahlreichen industriellen Betrieben sind bereits warme Brausebäder mit bestem Erfolg eingeführt.

Weitergehende, nicht nur auf eine Reinigung des Körpers abzielende Wirkungen kommen den kalten Abwaschungen und Bädern (Schwimmbädern) zu. Diese sind in heißen Klimaten ein unentbehrliches Mittel zur Entwärmung des Körpers; aber auch im gemäßigten Klima sind sie von großer Bedeutung, weil sie bei systematischer Anwendung die Reaktionsfähigkeit der Haut in erheblichem Grade steigern und die Disposition für Erkältungskrankheiten vermindern. Schwimmbäder veranlassen außerdem noch kräftige Muskeltätigkeit und ausgiebigste Atembewegungen (s. Kap. VIII), und sind

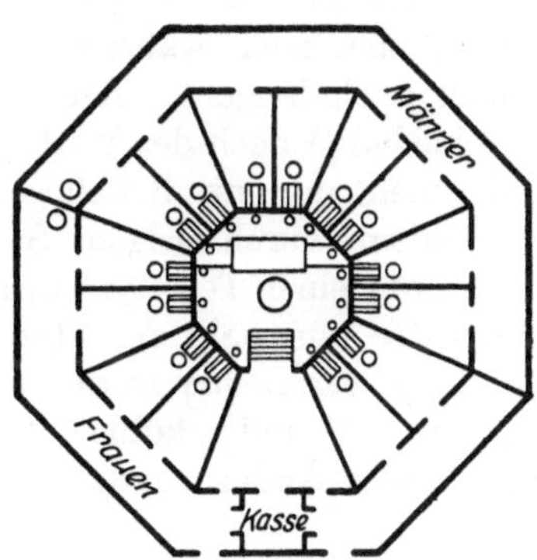

Abb. 39. Volksbrausebad.

daher aus den verschiedensten Gründen zu empfehlen, insbesondere für die heranwachsende Jugend. — In den Schwimmhallen ist häufig der Wasserwechsel zu gering, so daß die Verschmutzung hochgradig wird und sogar Infektionsgefahr vorhanden ist, trotzdem durch die Tätigkeit von Protozoen eine gewisse Reinigung erfolgt. Scharfe Kontrolle und reichlicher Wechsel des Wassers ist nötig. Wo ein nicht gar zu sehr verunreinigter größerer Fluß oder See zu haben ist, sollte dieser bei geeigneter Witterung vorgezogen werden, schon weil die Abhärtung beim Baden im Freien kräftiger ausfällt.

In Schwimmbassins kann Übertragung infektiöser Keime erfolgen. Ansteckung mit Typhus-, Cholera- und Ruhrkeimen ist nicht beobachtet, wird aber infolge eines unglücklichen Zufalls trotz der großen Verdünnung gelegentlich vorkommen können. — Dagegen sind mehrfach gehäufte Erkrankungen an „Schwimmbadconjunctivitis" beobachtet, die meist einseitig auftritt, aber auch auf das andere Auge übergehen kann, anfangs trachomähnliche Erscheinungen macht, aber nichts mit Trachom zu tun hat. Diese Conjunctivitis kann auch in Einzelfällen durch Kontakte von Person zu Person, durch gemeinsame Wäsche u. dgl. entstehen; den gehäuften Fällen liegt aber wohl stets die Infektion durch Wasser zugrunde. — Zur Verhütung hat sich am besten die Chlorierung des Wassers (1 mg Chlor auf 1 Liter, nach der indirekten Methode, s. S. 120) bewährt; über den Sonntag verstärkt.

Immer mehr Verbreitung finden Luftbäder, in denen durch die Einwirkung der bewegten kühlen Luft auf die Haut des fast völlig entblößten oder nur mit dem Hemd bekleideten Körpers starke Entwärmung der Haut und dadurch Erfrischung, Anregung des Stoffwechsels und Abhärtung erzielt wird. Mit den Luftbädern werden oft Sonnenbäder verbunden, denen für die Gesunden geringere Bedeutung zukommt.

Diese sind von besonderem Wert bei rachitischen und skrophulösen Kindern, müssen hier aber stets unter ärztlicher Aufsicht und mit sehr vorsichtiger Steigerung der Zeitdauer angewendet werden. Kopf und Nacken müssen gegen direkte Bestrahlung geschützt sein. Über die Wirkung der Bestrahlung s. S. 144; über die Behandlung Tuberkulöser s. Kap. X.

Für gesunde Kinder und auch für Erwachsene sind Licht-Luftbäder zu empfehlen, bei denen die Sonnenbestrahlung nur gelegentlich mitwirkt, während der Einfluß der bewegten Luft auf den entkleideten Körper an erster Stelle steht und systematisch ausgenutzt wird. In verschiedenen Städten haben sich solche Bäder bereits vortrefflich bewährt, um die Jugend abzuhärten und Appetit und Stoffwechsel anzuregen. Vorbildlich sind die von A. EDINGER in Frankfurt a. M. zunächst privatim geschaffenen, dann von der Stadt übernommenen Einrichtungen. Hier werden namentlich in den Ferien, aber auch während der Schulzeit Kinder einer 4wöchentlichen, nach Bedarf auch längeren, Kur unterworfen, bei der sie allmählich steigend und verschieden je nach der Witterung bis zu 3 Stunden im Luftbad turnen, spielen und ruhen, nur mit Badehose, ärmelloser Kittelschürze oder Badeanzug, alles aus hellem, durchlässigem Stoff, bekleidet. — Eine Ausdehnung auf Sportplätze, auf einen Teil des Turnunterrichts, auf Kindergärten und selbst Kinderspielplätze innerhalb der Stadt ist sehr zu wünschen. Übertreibungen müssen allerdings vermieden werden; im allgemeinen kommen nur „laue" Luftbäder bei 20—30° und „kühle" bei 14—20° in Betracht, die beide unter entsprechender Änderung der Zeitdauer anwendbar sind.

Literatur.

RUBNER: Zahlreiche Abhandlungen über die Eigenschaften der Kleidung im Arch. f. Hyg. — HARTWICH: Faserstoffe. Im Handb. d. Untersuchungsmethoden der Nahrungs- und Genußmittel von BEYTHIEN, HARTWICH und KLIMMER. Bd. II. 1915. — FRIEDBERGER: Zur Hygiene der Kleidung insbesondere der Männerkleidung im Sommer. Münch. med. Wochenschr. 1925. — SCHÜTZ: Kleidung. In GOTSCHLICHs Handb. der hygienischen Untersuchungsmethoden. Bd. 2. 1927. — MEYER, H. v.: Zur Schuhfrage. Zeitschr. f. Hyg. u. Infektionskrankh. Bd. 3. — LASSAR: Über Volksbäder. Vierteljahrsschr. f. öff. Ges. Bd. 19. — MARCUSE: Luft- und Sonnenbäder. 1907. — MARTIN: Deutsches Badewesen in vergangenen Tagen. Jena 1906.

Siebentes Kapitel

Die Wohnung.

(Wohnhaus- und Städteanlagen.)

Das Wohnhaus, das ursprünglich wesentlich zum Schutze gegen schädliche Einflüsse, namentlich gegen Wind und Wetter, errichtet wurde, wird in neuerer Zeit vielfach als Quelle von Gesundheitsstörungen und als besonders verdächtiger Teil unserer Umgebung bezeichnet. In der Tat führt das Leben im Hause und vor allem das Zusammenwohnen mit zahlreichen anderen Menschen zu einer Reihe von Gefahren, die um so beachtenswerter erscheinen, als der zivilisierte Mensch den weitaus größten Teil seines Lebens im Wohnhaus zubringt. Beim Bau und bei der Einrichtung des Hauses, bei der Häufung der Häuser zu größeren Verbänden, bei der Versorgung mit Wärme, Luft und Licht, bei der Beseitigung der Abfallstoffe usw. kann es zur Verletzung derjenigen hygienischen Vorschriften kommen, die in den vorstehenden Kapiteln aufgestellt und begründet wurden. Solche Abweichungen von den hygienischen Grundsätzen werden dadurch befördert, daß gerade beim Bau und der Einrichtung des Hauses noch mannigfache Forderungen von anderen Seiten mit den gesundheitlichen Rücksichten in Wettbewerb treten; so die Kosten der Anlage, dann soziale und ästhetische Gesichtspunkte, ferner Verhütung von Feuers- und Einsturzgefahr. Es ist zweifellos schwierig, die Wünsche der Hygiene mit allen diesen anderen berechtigten Ansprüchen in Einklang zu bringen. —

Die hygienischen Beziehungen des Wohnhauses sind in folgendem in der Weise erörtert, daß die Darstellung dem Bau des Hauses gleichsam folgt. Zunächst ist der Bauplatz, die verschiedene Form des Wohnhauses, die Aufstellung des Bebauungsplanes und die Bauordnung besprochen; dann die Fundamentierung, der Bau und die innere Einrichtung des Hauses; ferner die besonderen Vorrichtungen zur Regelung der Temperatur, zur Lüftung und Beleuchtung; schließlich die in großen Städten besonders beachtenswerten Einrichtungen zur Entfernung der Abfallstoffe und zur Leichenbestattung.

I. Vorbereitungen für den Bau des Wohnhauses.

A. Wahl und Herrichtung des Bauplatzes.

Ist die Wahl des Platzes freigestellt, so sind die S. 73 betonten Einflüsse der Oberflächengestaltung des Baugeländes und die hygienischen Bedenken gegen eine stärkere Feuchtigkeit desselben zu berücksichtigen; der Boden soll porös, trocken und frei von stärkeren Verunreinigungen sein.

Für jedes Baugelände soll der höchste Grundwasserstand durch längere Beobachtung bekannt sein und darf die Kellersohle des Hauses, welche $1^1/_2$—2 m unter die Bodenoberfläche herabreicht, niemals berühren. Ist diese Forderung nicht erfüllt, so muß der Abstand zwischen Grundwasser und Bodenoberfläche künstlich vergrößert werden, und zwar dadurch, daß man entweder das Gelände aufschüttet, oder den Grundwasserspiegel mittels Drainierung des Untergrundes bzw. mit Hilfe der Kanalisation senkt, welch letztere schon aus anderen Gründen in jeder größeren Stadt eingeführt zu werden pflegt.

Manchmal ist die hohe Feuchtigkeit des oberflächlichen Bodens dadurch bedingt, daß er aus einer schwer durchlässigen, z. B. lehmigen, Schicht von geringem Gefälle besteht, welche die Niederschläge in Form von oberflächlichen Ansammlungen lange zurückhält, ein Vorgang, der noch durch dichtes Buschwerk unterstützt w'rden kann, das die Verdunstung behindert. In solchen Fällen ist das Gelände mit größerer Steigung und mit Abflüssen zu versehen, sowie nach Entfernung der Sträucher Rasen anzupflanzen.

B. Die verschiedenen Formen des städtischen Wohnhauses und ihre hygienische Bedeutung.

In England, Holland und im Nordwesten Deutschlands herrscht das Bestreben vor, für eine, höchstens zwei Familien kleine, meist 1—2 stöckige Häuser zu bauen, weil diese mehr als andere Wohnungen geeignet sind, den Sinn für Häuslichkeit und Familienleben zu wecken, und weil die einzelne Familie dann unabhängig von den Nachbarn ihren Neigungen entsprechend leben kann. Diese „Kleinhäuser" stehen entweder ganz frei, von Gärten und Höfen umgeben; oder es ist geschlossene Bauweise eingehalten, d. h. die Häuser stehen als „Reihenhäuser" unmittelbar nebeneinander, und vor oder hinter dem Hause befinden sich entsprechende Reihen abgeschlossener Höfe bzw. Gärten. Selbst wenn bei dieser Bauart für eine Familie mehrere Stockwerke benötigt werden, erscheint den Bewohnern der uneingeschränkte Alleingenuß des Hauses wichtiger als die Unbequemlichkeiten, die aus der Verteilung der Räume auf verschiedene Stockwerke entstehen.

In der weit überwiegenden Mehrzahl werden indessen in den neuzeitlichen Städten große Mietshäuser, mit zahlreichen Familienwohnungen, Mietskasernen, in geschlossener Bauweise errichtet. Hier ist meistens das Bestreben des Besitzers darauf gerichtet, den Raum des Bauplatzes aufs vorteilhafteste auszunutzen und möglichst viele Menschen auf ihm unterzubringen. Solche Mietshäuser sind jetzt in den großen, vielfach aber auch in mittleren und sogar in kleinen deutschen Städten vorherrschend geworden. Den Antrieb zu dieser Änderung der Bauweise hat das Zusammenströmen der Bevölkerung

Bevölkerungsverteilung auf Stadt und Land in Deutschland.

Ortsgröße	1871 Von 41 010 150 Menschen wohnten:		1910 Von 64 925 993 Menschen wohnten:	
	absolut	$^0/_0$ d. Bev.	absolut	$^0/_0$ d. Bev.
In Großstädten (über 100 000 E.) . .	1 968 537	4,8	13 823 348	21,3
In Mittelstädten (20 000—100 000 E.) .	3 147 272	7,7	8 677 955	13,4
In Kleinstädten (5000—20 000 E.) . .	4 588 364	11,2	9 172 333	14,1
In Landstädten (2000—5000 E.) . . .	5 086 625	12,4	7 297 770	11,2
In Städten überhaupt	14 790 798	36,1	38 971 406	60,0
Auf dem Lande	26 219 352	63,9	25 954 587	40,0

vom Lande in die Städte gegeben, das mit dem mächtigen Aufschwung der Industrie im 7. und 8. Jahrzehnt des vorigen Jahrhunderts eingesetzt und dazu geführt hat, daß im Verlaufe von 40 Jahren in Deutschland die städtische Bevölkerung von $36\,^0/_0$ der Gesamtbevölkerung auf $60\,^0/_0$ gestiegen, und die ländliche Bevölkerung von $64\,^0/_0$ auf $40\,^0/_0$ gefallen ist (s. vorstehende Tabelle). Diesen andringenden Menschenmassen glaubte man nur durch den Bau der großen Mietshäuser genügend Wohnungen schaffen zu können.

Die Zustände, die sich nun aber aus dieser Lösung der schwierigen Aufgabe entwickelten, werden durch weitere tabellarische Übersichten beleuchtet. Die erste gibt ein Bild von der Anhäufung der Menschen auf der „bebauten" Bodenfläche, d. h. auf dem Grundstücksgelände einschließlich Höfen und Hausgärten, von der „Besiedlungsdichte", sowie ferner von der Zusammendrängung der Bewohner im Gebäude selbst, von der „Behausungsziffer":

Ort	Auf 1 ha bebaute Fläche entfielen Bewohner 1907/08	Auf 1 Gebäude entfielen Einwohner 1905
Berlin	723	77,5
Charlottenburg	460	64,8
Königsberg.	299	30,3
Breslau	414	52,0
Stettin	331	37,8
Hannover	271	21,0
Cöln.	318	16,4
Frankfurt a. M.	275	18,8
Bremen	.	8,0
Mittel in englischen städtischen Bezirken . . .	.	5,4
„ „ „ ländlichen „ . . .	.	4,6

Die zweite gibt ein Bild der Wohndichtigkeit in den Großstädten, d. h. der Häufung von Haushaltungen und Menschen in den Häusern und Wohnräumen:

Ort	Von 100 Wohnungen waren 1905		Von 1000 Bewohnern wohnten 1905 in Wohnungen mit . . . Zimmern:				
	Wohnungen mit 1 heizb. Zimmer	Wohnungen mit 2 heizb. Zimmern	1	2	3	4	5 und mehr
Berlin	49,0	30,4	417	338	125	52	69
Breslau	44,0	32,0	375	342	149	58	76
Charlottenburg	26,8	31,0	.	.	.	.	.
München	27,0	32,4	.	.	.	.	.
Hamburg	21,0	31,4	170	309	277	125	118
Hannover	29,0	37,4	248	377	180	77	117
Frankfurt a. M.	.	.	60	247	330	153	211
England	.	.	16	66	100	820	

Zweifellos führt dieses in den meisten deutschen Großstädten bevorzugte System der Mietskasernen zu schweren sozialen Mißständen. Das enge Zusammenleben sehr zahlreicher Bewohner gibt häufig zu Streit der Hausgenossen und zu Verführung Anlaß; der Gewissenhafte, Nüchterne, Reinliche leidet unter der Unsitte der Nachbarn und gibt schließlich seine Eigenart auf; das Familienleben bietet keine Behaglichkeit, die Loslösung des einzelnen vom Hause wird begünstigt; häufiger (zur Zeit allerdings sehr erschwerter) Wechsel der Wohnung untergräbt die Anhänglichkeit an das Heim.

Gewiß gibt es auch in kleinen Städten und auf dem Lande Behausungen, wo der Luftraum, der auf den einzelnen Bewohner entfällt, nicht größer ist als in den Mietskasernen der Großstadt; und überfüllte Wohnungen, gemeinsame enge Schlafstätten, üble Gerüche, Unreinlichkeit kommen hier wie dort vor. Aber auf dem Lande und in der Kleinstadt kann die einzelne Familie fast immer eine Wohnung für sich haben, ein Heim, in dem sie in ihrer Eigenart nicht gestört wird; ferner können die Bewohner leicht das Freie erreichen und sich sehr viel und lange in der bewegten, erfrischenden Luft aufhalten; und wo vereinzelt eine ungünstige Wohnweise vorkommt, da liegt meist eine besondere Anspruchslosigkeit oder Gleichgültigkeit der Bewohner zugrunde, während in der Großstadt durch die unerschwinglichen Mietspreise Massen von Minderbemittelten gezwungen werden, sich auf kleinstem Raum zusammenzudrängen. Das großstädtische Wohnungselend erhält sein eigentümliches Gepräge nicht nur durch die schlechte Beschaffenheit und die Überfüllung des einzelnen Wohnraums, als besonders auch durch die Besiedelungsdichte, durch die Häufung ungenügender Wohnungen und durch das gezwungene Leben großer Menschenmengen innerhalb dicht gedrängter Haus- und Hofbauten. —

Abgesehen von den sozialen und ethischen Gründen, aus denen die Mietskaserne unbedingt bekämpft werden muß, fragt es sich für uns aber vor allem, inwieweit hygienische Bedenken gegen sie ins Feld geführt werden können. Sind auch diese beteiligt, dann erscheint eine Ablehnung und gründliche Umgestaltung der jetzigen großstädtischen Wohnweise ungleich dringlicher, als wenn derartige Beziehungen nicht vorliegen.

In dieser Richtung hat man durch statistische Erhebungen über allgemeine Sterblichkeit, über Sterblichkeit an besonderen Krankheiten, über Erkrankungsziffern, über Militärtauglichkeit und Schülerkonstitution einerseits bei Bewohnern großstädtischer Mietshäuser, andererseits bei Kleinhausbewohnern Aufschluß zu erhalten versucht.

Es hat sich aber herausgestellt, daß die Gesamt-Sterblichkeit in den Großstädten allmählich sogar eine niedrigere Ziffer erreicht hat als die Sterblichkeit auf dem Lande (s. die folgende Tabelle).

Die Sterblichkeit auf je 1000 Lebende betrug in Preußen (einschl. Totgeb.):

	Stadt	Land		Stadt	Land
1871—75	31,4	28,3	1891—95	24,1	24,3
1876—80	28,9	26,3	1896—00	22,2	22,4
1881—85	27,8	26,5	1901—05	20,4	21,3
1886—90	25,7	25,4	1906—10	18,1	18,7

Auf die Ursache dieser Erscheinung ist bereits S. 10 hingewiesen; in den Städten ist die Alterszusammensetzung der Bevölkerung wesentlich anders als auf dem Lande, und es sind in der Stadt viel mehr Menschen im Alter von 15 bis 50 Jahren und weniger in den gefährdeteren jüngsten und älteren Altersklassen vorhanden, weil die Großstadtbevölkerung sich mehr als zur Hälfte durch Zuzug, selbstverständlich vorzugsweise von Menschen im besten Alter, erneuert.

Bei einer Zerlegung nach Alter und Geschlecht stellt sich allerdings heraus, daß die Männer von 30—70 Jahren in den Großstädten eine höhere Sterblichkeit haben als auf dem Lande. Da aber gerade Männer Wohnungseinflüssen weniger ausgesetzt sind als Frauen und Kinder, und da zeitlich die Verschlechterung der Wohnungsverhältnisse keineswegs mit einem Anstieg dieser Männersterblichkeit zusammengeht, ergeben sich keine Anhaltspunkte dafür, daß hier eine Schädigung durch die Wohnung vorliegt.

Auch aus statistischen Vergleichen der Sterblichkeit in Stadtteilen und Häusergruppen mit verschiedener Bauart sind verwertbare Zahlen nicht zu gewinnen, weil die soziale Lage, Ernährungsweise, Kinderzahl und Art der Benutzung der Wohnung wesentlich mit in Betracht kommen und die Erkennung des besonderen Wohnungseinflusses verhindern. Zu beachten ist dabei, daß auch die Wohndichtigkeit und die Überfüllung der Wohnungen nicht etwa einen der Wohnung als solcher anhaftenden Schaden darstellen, sondern eine wesentlich von der sozialen Lage des Mieters abhängige, oft wechselnde Benutzungsart der Wohnung. — Ganz verfehlt sind Vergleiche zwischen Mustersiedlungen, Gartenstädten usw. mit Großstadt-Mietshäusern in bezug auf allgemeine Sterblichkeit. Die Bewohner solcher Siedlungen stellen immer eine gewisse Auslese dar; durch Krankheiten, Alkoholismus, Leichtsinn, große Kinderzahl wirtschaftlich heruntergekommene Familien sind hier als Bewohner ausgeschlossen, und deshalb darf aus einer höheren Sterblichkeit in den eigentlichen Proletariervierteln nicht geschlossen werden, daß sie durch die schlechtere Bauart der Häuser bedingt sei. —

Wählt man als Maßstab des Wohnungseinflusses die Sterblichkeit an einzelnen Krankheiten, so kommt man ebenfalls nicht zu brauchbaren Ergebnissen. Die Säuglingssterblichkeit hat in den Großstädten während der letzten Jahre stärker abgenommen als auf dem Lande und zeigt jetzt in den Kleinstädten und auf dem Lande etwas höhere Ziffern, zum Teil infolge des in den Städten stärkeren Geburtenrückgangs. Nur für die Sommersterblichkeit ist in heißen Sommern ein gewisses, in den letzten Jahren freilich weniger ausgesprochenes Überragen der Großstädte wahrnehmbar. — Die Tuberkulosesterblichkeit ist allerdings in den Großstädten bei den Männern viel höher als auf dem Lande, bei den Frauen und Jugendlichen aber nicht. Ein Wohnungseinfluß kann aus diesem Verhalten nicht gefolgert werden. Lokalstatistische Untersuchungen über Beeinflussung der Tuberkulosesterblichkeit durch Lüftung, Belichtung usw. der Wohnungen sind vielfach mit scheinbar deutlichem Ergebnis ausgeführt, müssen aber von vornherein als fehlerhaft abgelehnt werden, weil die schlechte Todeswohnung meist erst nach jahrelanger Krankheit des Familienoberhauptes der letzte Schauplatz der Tragödie ist, in den die wachsende Verarmung schließlich die Familie hineindrängte. Nur ein Parallelismus zwischen Tuberkulosetodesfällen und der Wohndichtigkeit in der Todeswohnung ist durch zahlreiche Erhebungen festgestellt. Die Deutung dieser Beziehung wird aber meistens auch dahin lauten müssen, daß die gewöhnlich weit zurückreichende und in einer anderen Wohnung ausgebrochene Erkrankung an Tuberkulose den wirtschaftlichen Niedergang der Familie und damit erst die Minderwertigkeit und

Überfüllung der in den letzten Stadien der Krankheit notgedrungen bezogenen Wohnung veranlaßt hat. —

Auch die Morbiditätsstatistik bietet einstweilen keine Handhaben für die Feststellung von Wohnungseinflüssen. —

Dagegen deuten manche Erhebungen über Militärtauglichkeit und über Schülerkonstitution darauf hin, daß auf dem Lande hygienisch günstigere Verhältnisse vorliegen als in der Stadt. Soweit hier Wohnungseinflüsse mitwirken, scheint nicht sowohl der Zustand im Innern der Einzelwohnung und die Wohndichtigkeit — die auch auf dem Lande oft sehr schlecht sind —, als vielmehr die Entbehrung des Aufenthaltes im Freien durch die Zusammendrängung in großen Häuserverbänden, also die Besiedlungsdichtigkeit, in Betracht zu kommen. —

Im ganzen ist die aus statistischen Erhebungen gewonnene Ausbeute für die Erkenntnis hygienischer Nachteile der Großstadtwohnungen sehr gering, weil offenbar das Problem zu verwickelt und die Zahl der die Sterblichkeit und Gesundheit beeinflussenden Ursachen zu groß ist.

Der einzige Weg, um zu einer genaueren Erkenntnis der hygienisch bedeutsamen Wohnungseinflüsse und ihres Verhaltens in Miet- und Kleinwohnungen zu kommen, besteht vielmehr in einer Prüfung darüber, inwieweit wichtige Einflüsse, deren Bedeutung für Gesundheit und Leben erfahrungsgemäß empirisch oder durch wissenschaftliche Versuche festgestellt ist, in der einen Art von Wohnungen besser vertreten sind als in der anderen.

Man hat diese Einflüsse bisher wohl mit dem Schlagwort „Luft und Licht" zu erschöpfen vermeint. Die Verschlechterung der Luft durch die Exspirationsprodukte der Bewohner und das Fehlen der günstigen Lichtwirkung auf den menschlichen Organismus sollten vorzugsweise die hygienische Minderwertigkeit der Wohnungen bedingen.

Einer strengeren Kritik hält diese Anschauung aber nicht stand. Wie oben ausgeführt wurde, läßt sich für die sog. Luftverschlechterung durch die Bewohner eine meßbare akute oder chronische Gesundheitsstörung nicht mit Bestimmtheit nachweisen (s. S. 62). Ebenso ist zwar das Licht durch seine Helligkeitsstrahlen für die Sehleistungen von Bedeutung und beeinflußt in hohem Maße Stimmung und Arbeitsfreudigkeit der Bewohner; aber die Allgemeinwirkungen auf den Stoffwechsel, die im Freien beobachtet werden, ebenso wie die Abtötung von Krankheitskeimen, kommen in den Wohnungen in sehr unvollkommener Weise zustande.

Es ist wichtig dies zu betonen, weil sonst ganz falsche Folgerungen für die Bewertung der Kleinhäuser und der Miethäuser gezogen werden könnten. Kommt es nur auf „gute Luft" und ausreichendes Licht in den Wohnungen an, dann läßt sich das Miethaus leicht dem Kleinhaus gleichwertig machen. Gerade in großen Miethäusern lassen sich gute Lüftungseinrichtungen und hohe Fenster mit großer lichtgebender Fläche sehr wohl herstellen, und solche Häuser müßten dann womöglich den Kleinhäusern als überlegen angesehen werden.

Die wirklich hygienisch bedeutungsvollen Einflüsse, auf die es hier vorzugsweise ankommt und die zu Erkrankung und Tod führen können, sind ganz andere. Einmal kommen die Temperatureinflüsse der Wohnungen in Betracht, die sich in der Säuglingssterblichkeit der Großstädte in den Hochsommermonaten zu erkennen geben. Wie in Kapitel VIII ausgeführt ist, hängt

die Zahl derartiger Todesfälle in hohem Maße von der Wohnungstemperatur
im Hochsommer ab, die in den vom kühlenden Einfluß des Erdbodens weiter
entfernten höheren Stockwerken der Mietskasernen und infolge der Häufung
innerer Wärmequellen hier stets erheblich höher ist, als in den kleineren Familienhäusern.

Zweitens ist die Ausbreitung ansteckender Krankheiten durch
die Mietskasernenwohnung begünstigt, weil in dicht bevölkerten Häusern das
Fernhalten der Krankheitserreger von den übrigen Bewohnern bei Diphtherie,
Scharlach, Masern, Typhus, Ruhr und Tuberkulose auf größere Schwierigkeiten
stößt. Je mehr die Häuser zusammengedrängt stehen, und je mehr im einzelnen
Mietshaus gemeinsame Räume und Einrichtungen in Benutzung sind, um so
größer wird die Gefahr der Ausbreitung von einer erkrankten Familie auf die
andere. Durch Treppenhaus und Flur, durch Waschküche und Trockenboden,
durch Klosett, Wasserzapfstelle oder Brunnen, durch den Verkehr und die
Spiele der Kinder im Hof und in und vor den Häusern wird reichlich Gelegenheit zu weiteren Übertragungen geboten. — Innerhalb der einzelnen
Wohnung ist die Wohndichtigkeit, d. h. die Zahl der Bewohner pro Zimmer,
von Einfluß auf die Verbreitung von Krankheitskeimen innerhalb der Familie.
Zwar begegnet man großer Wohndichtigkeit auch in ländlichen und in Kleinhäusern; aber in den Mietskasernen ist sie ungleich häufiger, und in Verbänden von solchen Häusern wird sich die Verbreitung der Krankheitserreger
vom Kranken auf Gesunde leichter vollziehen, weil es in überfüllten Wohnräumen schwieriger ist, den Kranken abzusondern und die Ausstreuung von
Krankheitserregern zu verhüten. Wenn trotzdem die Statistik der meldepflichtigen Krankheiten eine Steigerung in den Großstädten oft nicht hervortreten läßt, so liegt das daran, daß hier die Erkennung der ersten Krankheitsfälle, die Isolierung der Kranken im Krankenhause und die Desinfektion
besser geregelt ist, und daß vor allem zentrale Wasserversorgung und Kanalisation die Fortschaffung der Exkrete erleichtern.

Ein ganz besonderer Nachteil der großen Mietshäuser liegt dann aber noch
darin, daß es für die Bewohner auf Schwierigkeiten stößt, sich im Freien auf-
zuhalten und namentlich die Kinder so viel als möglich ins Freie zu
bringen. S. 26 und S. 63 ist genauer ausgeführt, weshalb insbesondere für
den wachsenden Körper Bewegung im Freien von allergrößter Bedeutung ist.
Bei dauerndem Aufenthalt im geschlossenen Raum verkümmern die Kinder,
neigen zu Rachitis, sind fortgesetzt von Erkältungskrankheiten heimgesucht,
zeigen ungesunde Gesichtsfarbe. Aus den oberen Stockwerken der Mietshäuser können die Kinder aber nur selten und für kurze Zeit ins Freie gebracht werden, weil der Zeitaufwand und die Mühe zu groß sind. Auch ist
inmitten solcher Mietshäuser oft schwer ein Fleck zu finden, wo die Kinder
in wirklich freier, bewegter Luft sich tummeln können. Kleinhäuser haben
dagegen fast stets ein Gärtchen, das trotz seines geringen Umfangs immerhin
Aufenthalt und Bewegung im Freien ermöglicht; und in solchen Siedlungen
pflegt auch die Straße so wenig Verkehr zu bieten, daß sie auch als Spielplatz
dienen kann. Für die ganze Entwicklung unserer Jugend ist dieser Vorzug
der Kleinhäuser von nicht hoch genug zu schätzender Bedeutung. Er ist es
in erster Linie, dem die ländliche Bevölkerung ihre bessere Konstitution verdankt; und volle Berücksichtigung dieses Unterschieds zwischen Mietshaus und

Kleinhaus ist bei der Frage nach der besten Bauart des Hauses vom hygienischen Standpunkt aus auf das Entschiedenste zu verlangen.

Von den Anhängern der Mietskaserne wird eingewendet, daß doch schließlich nur diese die Möglichkeit bot und bietet, um die in die Städte drängenden Menschenmassen unterzubringen. Daß das nicht richtig ist, geht aus dem Beispiel Englands hervor, wo die gleiche Zuwanderung vom Lande in die Städte — nur 40 Jahre früher als bei uns — erfolgte, wo aber trotzdem die Wohnungsverhältnisse in den Städten sich kaum anders gestalteten wie auf dem Lande, und wo die Mietskaserne eine sehr geringe Ausbreitung gefunden hat.

Übrigens muß hervorgehoben werden, daß in der letzten Kriegs- und der Nachkriegszeit infolge der starken Verschiebung der Einkommensverhältnisse das Wohnungselend in der vordem minderbemittelten großstädtischen Bevölkerung sehr stark abgenommen hatte. Die Überfüllung der kleinsten Wohnungen, das Schlafgängerunwesen usw. hatten nachgelassen, die kleinen Familienwohnungen waren vergrößert, und die teils hieraus, teils aus dem gesteigerten Zuzug sich ergebende Wohnungsnot hatte andererseits zu einer Beschneidung zahlreicher mittlerer und größerer Wohnungen, vielfach unter Anwendung von Zwangseinquartierung geführt. Namentlich die Wohnweise des Mittelstandes hatte sich in den letzten Jahren verschlechtert. Wie zur Zeit die Wohnungsverhältnisse in den Großstädten wirklich liegen, ist schwer zu übersehen und kann erst durch neue statistische Erhebungen festgestellt werden.

C. Die Reform des städtischen Wohnungswesens.

1. Vorläufige Abhilfemaßregeln.

Eine rasche, gründliche Abhilfe gegenüber den hygienischen Schäden, welche die neuzeitliche Wohnweise in den deutschen Städten mit sich bringt, ist selbstverständlich nicht möglich. Es wird noch viele Jahrzehnte dauern, bis der hygienisch bessere Kleinhausbau zur Regel und die großen Mietskasernen zur Ausnahme geworden sind.

Nun ist es aber ein höchst beunruhigender Gedanke, mit so langen Fristen rechnen zu müssen, wenn es sich um die vorhin aufgezählten recht ernsten Gefahren für die Gesundheit handelt. Gegen diese Gefahren müssen wir rasch nach Möglichkeit Schutz zu gewähren suchen, und wir können dies wenigstens teilweise durch Maßnahmen erreichen, die mit dem Wohnungsbau gar nicht unmittelbar verknüpft sind, sich aber ohne Zeitverlust durchführen lassen. — So kommen für die Bekämpfung der Säuglingssterblichkeit die Förderung der Brustnahrung, Belehrung über zweckmäßige Bekleidung der Kinder, die Einrichtung von Säuglingsfürsorgestellen und Krippen, die Bereitstellung kühler Aufenthaltsräume für gefährdete Säuglinge während der Hitzeperioden usw. in Betracht (vgl. Kapitel VIII). Zur Bekämpfung der ansteckenden Krankheiten hilft die tunlichste Entlastung der Wohnung von solchen Kranken und eine gut organisierte häusliche Krankenpflege. Um ferner einen zeitweisen Aufenthalt im Freien in den bestehenden Straßenzügen nachträglich zu ermöglichen, müssen vorhandene Schmuckplätze, gärtnerische Anlagen, Verkehrsinseln, Baumreihen in der Mitte der Straßen usw. zu Ruheplätzen für Erwachsene und namentlich zu Spielplätzen für kleinere Kinder umgewandelt werden; auch an Bürgersteigen, deren Breite über das Verkehrserfordernis hinausgeht, lassen sich Streifen abtrennen, die für diese Zwecke verwendbar sind. Für Kinder aus solchen, von Grund aus nicht mehr zu ändernden, Mietskasernen-Vierteln muß außerdem durch größere Grünflächen in der Peripherie, durch Spiel- und Sportplätze, Luftbäder, Walderholungsstätten, Ferienkolonien usw. besonders gut gesorgt werden.

In der Hauptsache wird es aber darauf ankommen, die Wohnungsverhältnisse selbst von Grund aus zu bessern, und zwar das System der Mietskaserne möglichst einzuschränken und den Bau kleinerer Häuser für einzelne oder für eine beschränkte Zahl von Familien zu begünstigen. Zur Erreichung dieser Ziele dienen zweckmäßige städtische Bebauungspläne, Bauordnungen, Wohnungsaufsicht und planmäßige Förderung der Errichtung kleinerer Wohnhäuser.

2. Bebauungspläne und Straßenanlagen.

Sobald eine größere Siedlung oder die Erweiterung einer Stadt in Aussicht steht, muß ein bestimmter Bebauungsplan aufgestellt werden. Dabei ist von vornherein z. B. zu erwägen, ob eine Verteilung der Bevölkerung in der Weise möglich sein wird, daß die Großindustrie, Fabriken und Arbeiterviertel in einem peripheren Teile vereinigt werden, während den Gewerbetreibenden mehr die zentralen Teile, und der geistig arbeitenden Bevölkerung, welche berechtigten Anspruch auf eine gewisse Ruhe der Umgebung hat, andere periphere Abschnitte überlassen werden. Falls eine solche Trennung möglich ist, können zahlreiche Unzuträglichkeiten und Reibungen vermieden werden.

Ferner ist zu erwägen, ob die neuen Stadtteile besser ihre besonderen Zentren (Märkte, Bahnhöfe, Vergnügungsstätten usw.) erhalten und ob dadurch eine Dezentralisation angestrebt werden soll; oder ob die Interessen der Stadt eine gewisse Abhängigkeit vom zentralen Kern wünschenswert machen.

Schon frühzeitig sind die Hauptstraßenzüge, Plätze, Eisenbahn- und Straßenbahnlinien festzulegen, während die Einzelheiten der weiteren Einteilung erst bei Beginn der Bautätigkeit bestimmt werden.

Das für Preußen am 18. 3. 1918 erlassene neue Wohnungsgesetz enthält Änderungen der bisherigen Bestimmungen in folgenden hygienisch wichtigen Punkten:

1. „Im Interesse des Wohnungsbedürfnisses ist darauf Bedacht zu nehmen, daß in ausgiebiger Zahl und Größe Plätze (auch Gartenanlagen, Spiel- und Erholungsplätze) vorgesehen werden."

Diese Bestimmung entspricht in der Tat dem hygienischen Bedürfnis. Nicht als ob durch die Plätze und deren Bäume eine nennenswerte chemische Verbesserung der Luft bewirkt werden könnte; sondern die freiere Luftbewegung ist es, die auf die Passanten erfrischend einwirkt und den anliegenden Wohnungen zugute kommt. Auch im Innern der größeren Häuserblocks können solche Plätze angelegt werden. Vor allem aber sollen sie Kindern und Erwachsenen Gelegenheit zu dem so wichtigen Aufenthalt im Freien geben. Von diesem Gesichtspunkt aus sollen nicht Schmuckplätze geschaffen werden, sondern zahlreiche kleinere Plätze mit Bänken für Erholungsbedürftige und mit Spielgelegenheit für Kinder; ferner müssen größere, zu Sport geeignete Plätze für die heranwachsende Jugend, und Parkanlagen für Spaziergänger vorhanden sein. — Die meisten deutschen Städte stehen in dieser Beziehung gegen gleich große Orte anderer Länder und namentlich Englands noch erheblich zurück: Auf den Kopf der Bevölkerung kommen jetzt an „Grünflächen" (Park-, Garten- und Schmuckanlagen) in Berlin 2,2 qm; in Leipzig 1,8; in London 5,3. Dazu kommt, daß zum Beispiel in Berlin fast die Hälfte der Grünflächen auf den Tiergarten entfällt, der für die Mehrzahl der Bewohner schwer erreichbar ist, und daß in England dem Publikum viel mehr Freiheit gewährt wird, die Grünflächen auch wirklich zur Erholung zu benutzen. — Ein wichtiges Aushilfsmittel haben die deutschen Städte in den Schrebergärten oder Laubenkolonien, die von Schreber in Leipzig 1823 ins Leben gerufen wurden. Die kleinen Familiengärten, die gegen billige Pacht von städtischen Verwaltungen oder gemeinnützigen Gesellschaften abgegeben werden, sind außerordentlich beliebt, und die Familien scheuen weite Wege und viel Arbeit nicht, um sich in der Peripherie der Stadt ein Gartenheim zu schaffen, das sie inmitten der Mietskasernen nicht haben können. Zu verwerfen ist die Generalverpachtung größerer Komplexe; empfehlenswert die Anlage von Spielplätzen, Milchschankhäuschen usw. inmitten der Kolonien; zur Verhütung starker Fliegen- und Mückenplage und anderer Mißstände ist für geordnete Wasserversorgung und Abwässerbeseitigung nach Möglichkeit Sorge zu tragen; die Errichtung von Gastwirtschaften ist abzulehnen.

2. Eine zweite wichtige Bestimmung lautet: „Für Wohnzwecke sind Bau-blöcke von angemessener Tiefe und Straßen von geringerer Breite entsprechend dem verschiedenartigen Wohnungsbedürfnis zu schaffen."

Das Wohnungselend in den großen deutschen Städten ist zum größten Teil darauf zurückzuführen, daß bei den Bebauungsplänen in den 60er Jahren Straßen von 25—30 m bis in die äußerste Peripherie unterschiedslos projektiert wurden. Um dann nicht gar zu viel Baugelände durch Straßenland zu verlieren, wurden große Baublöcke geschnitten, 3—400 m lang und 150—300 m breit, so daß auf das einzelne Grundstück 70—80 m Tiefe entfiel. Diese wurden dann nicht nur mit hohen Vorder-, sondern auch mit Seiten- und Hinterhäusern besetzt; infolge dieser starken Ausnutzung konnten hohe Grundstückpreise bezahlt werden, und so entstand eine Bodenspekulation und eine Verteuerung der Grundstücke bis in die äußerste Peripherie, die wiederum jeden Grundstückkäufer zu einer dichten Besetzung mit hohen Mietshäusern zwang.

Richtig ist es, zunächst 20—30 m breite, radial vom Verkehrszentrum nach der Peripherie führende Verkehrsstraßen festzulegen, mit geraden Linien und rechtwinkligen Kreuzungen. Breite Ring- und mäßig breite Diagonalstraßen vervollständigen das Verkehrsnetz. Daneben aber sind zahlreiche Wohnstraßen vorzusehen, die nur eine Breite von 7—9 m zu haben brauchen (davon 5 m für den Fahrdamm). Dann entstehen kleine Baublocks und, da die Haushöhe die Straßenbreite nicht überragen darf (s. S. 233), Häuser von nicht mehr als 2—3 Stockwerken, die Hinterhäuser fallen fort, Garten- und Hofräume oder Vorgärten (die in Wohnstraßen ebenfalls benutzbar sind) können ausgespart werden. — Man hört oft den Einwand, daß bei dieser Bauart viel weniger Menschen auf der gleichen Fläche untergebracht werden können, als beim Mietskasernensystem. Jedoch trifft dies nicht zu, sobald reichliche, möglichst schmale Wohnstraßen vorgesehen werden.

3. Als dritte Neuerung schreibt das Wohnungsgesetz vor, daß „bei der Festsetzung der Fluchtlinien Baugelände entsprechend dem Wohnungsbedürfnis erschlossen werden soll". — Der Bodenspekulation soll damit

möglichst entgegengewirkt werden. Wo die Zersplitterung des Grundbesitzes die Fluchtlinienpläne hindert, kann die Gemeinde die Grundstücke umlegen (lex Adickes) oder die Enteignung einleiten. Die Gemeinden sollen sich möglichst selbst einen großen Grundbesitz in verschiedenen Stadtteilen sichern, um den Grundstücksmarkt einigermaßen zu beherrschen; und damit nicht aus spekulativen Absichten Gelände von der Bebauung zurückgehalten wird, ist das unbebaute Gelände nach gerechten Grundsätzen zu besteuern.

Durch diese und einige ergänzende Bestimmungen des neuen Wohnungsgesetzes wird es gelingen, in Zukunft dem ausschließlichen Bau hoher Stockwerkhäuser schon durch die Bebauungspläne entgegenzutreten.

Für die Straßenanlagen kommen noch folgende Gesichtspunkte in Betracht: Die Straßenrichtung soll womöglich nicht rein äquatorial (West-Ost) sein. Es ergibt sich hierbei eine ausgeprägte Schatten- und eine Sonnenseite, welche sehr große Unterschiede im Klima ihrer Häuser aufweisen; bei der nach Süden gerichteten Fensterfront erfolgt im Sommer infolge des Hochstandes der Sonne nur ein geringer Einfall von Sonnenlicht, dagegen im Winter bis weit in die Zimmer hinein; es liegen hier also die günstigsten Verhältnisse vor. Um so schlechter ist die Nordseite bedacht. Der Mangel an Sonne kann hier nicht etwa durch die Südlage der Rückseiten ausgeglichen werden, da bei der üblichen Bauart der Häuser hier gewöhnlich nur Wirtschaftsräume, Treppenhäuser und Schlafzimmer liegen. — Bei meridionalen Straßenrichtungen (Nord-Süd) ist die Insolation gleichmäßiger auf beide Seiten verteilt; aber sie wirkt wegen der im Sommer tief in die Fenster dringenden Sonne ungünstiger als auf der Südseite.

Diese Verhältnisse liegen allerdings nur bei freistehenden oder an sehr breiten Straßen liegenden Häusern vor. Ist die Straßenbreite gleich der Häuserhöhe oder geringer, so werden die Verhältnisse in äquatorial gerichteten Straßen wesentlich ungünstiger, indem dann die nach Süden gerichtete Fensterfront im Winter in allen Stockwerken überhaupt keinen Sonneneinfall hat. Die Fenster des unteren und zuweilen auch die des zweiten Stockwerks bekommen unter diesen Umständen sogar schon im Herbst und Frühjahr keine Sonne. Zu beachten ist, daß die Dauer des Einfalls der Sonnenstrahlen in ein Zimmer, die „Durchsonnung" nicht mit der Besonnungsdauer der entsprechenden Außenwand übereinstimmt. Vielmehr ist sie infolge des schrägen Einfalls der Strahlen und der Dicke der Mauern in der Regel erheblich kürzer (KORFF-PETERSEN). Eine Übersicht für Berlin gibt umstehende Tabelle, unter Annahme einer Straßenbreite und Haushöhe von 22 m, einer Mauerstärke von 0,5 m und einer Fensterbreite von 1,5 m (im ersten Stab bezeichnen die römischen Ziffern die Stockwerklage im Hause, „frei" bedeutet, daß das Gebäude frei steht; in den folgenden Stäben geben die arabischen Ziffern die Zahl der Sonnenscheinstunden bzw. der zugestrahlten Kalorien an).

Gegen den meridionalen Verlauf der Straßen hat man eingewendet, daß dieser durch die herrschende Windrichtung nachteilig beeinflußt werde. In Norddeutschland sind äquatoriale Winde häufiger, und diese bewirken eine lebhaftere Ventilation in den gleichgerichteten Straßen und deren Häusern. —

Lage der Wand nach:	Lage des Hauses bzw. Stockwerks (s. oben)	Sommersolstitium			Aequinoktien			Wintersolstitium		
		Dauer der Besonnung der Wände Std.	Dabei pro qm zugestrahlte Calorien	„Durchsonnung" Dauer des Einfalls der Sonnenstrahlen ins Zimmer Std.	Dauer der Besonnung der Wände Std.	Dabei pro qm zugestrahlte Calorien	„Durchsonnung" Dauer des Einfalls der Sonnenstrahlen ins Zimmer Std.	Dauer der Besonnung der Wände Std.	Dabei pro qm zugestrahlte Calorien	„Durchsonnung" Dauer des Einfalls der Sonnenstrahlen ins Zimmer Std.
Norden	Frei	7	860	4						
	V	$5\frac{1}{2}$	780	$2\frac{1}{2}$	−	0	−	−	0	−
	III	$\}\,3\frac{1}{2}$	$\}\,508$	$\}\,\frac{1}{2}$						
	I									
Süden	Frei				12	4150		$7\frac{1}{2}$	2260	$7\frac{1}{2}$
	V	$\}\,9\frac{1}{4}$	$\}\,2660$	$\}\,6\frac{1}{2}$	$\}\,10$	$\}\,4070$	$\}\,8\frac{1}{2}$			
	III							−	0	−
	I				2	84	−			
Ost (West)	Frei	$8\frac{1}{4}$	3360	$7\frac{1}{2}$	6	1870	5	$3\frac{3}{4}$	340	$2\frac{1}{2}$
	V	7	3160	$6\frac{1}{4}$	5	1490	4	$2\frac{1}{2}$	260	$1\frac{1}{2}$
	III	5	2160	$4\frac{1}{4}$	3	630	2	$1\frac{1}{2}$	105	$\frac{1}{4}$
	I	$3\frac{1}{2}$	1230	$2\frac{3}{4}$	$2\frac{1}{4}$	340	$1\frac{1}{4}$	1	50	−
Südost (SW)	Frei	10	3330	$7\frac{3}{4}$	$8\frac{1}{2}$	3460	7	7	1555	5
	V	$9\frac{3}{4}$	3330	$7\frac{3}{4}$	$7\frac{1}{2}$	3320	6	$4\frac{1}{2}$	880	$2\frac{1}{4}$
	III	$8\frac{3}{4}$	3270	$7\frac{3}{4}$	$4\frac{3}{4}$	1900	$3\frac{1}{4}$	$1\frac{1}{4}$	56	−
	I	$6\frac{3}{4}$	2800	$5\frac{3}{4}$	$3\frac{1}{4}$	1000	$1\frac{3}{4}$	$\frac{1}{2}$	8	−
Nordost (NW)	Frei	$6\frac{1}{2}$	2035	$5\frac{1}{2}$	$3\frac{1}{2}$	486	$2\frac{1}{4}$			
	V	$5\frac{1}{4}$	1868	$4\frac{1}{4}$	$2\frac{1}{4}$	400	$1\frac{1}{4}$	$\}\,\frac{1}{2}$	$\}\,3$	$\}\,-$
	III	$3\frac{3}{4}$	1195	$2\frac{3}{4}$	2	305	$\frac{3}{4}$			
	I	$2\frac{3}{4}$	740	$1\frac{3}{4}$	$1\frac{1}{2}$	210	$\frac{1}{4}$			

Danach würden diejenigen Straßen am günstigsten liegen, welche von Nordost nach Südwest bzw. von Nordwest nach Südost gerichtet sind, so daß sowohl Sonne wie Wind gut ausgenutzt und möglichst gleichmäßig verteilt werden. Man wird jedoch in den seltensten Fällen allen in Wettbewerb tretenden Anforderungen Rechnung tragen können, zumal auch technische und künstlerische Gesichtspunkte mitzusprechen pflegen.

Zur Pflasterung der Straßen soll ein Material benutzt werden, das möglichst wenig Staub liefert, also hart und schwer zerreiblich ist. Ferner ist ein gleichmäßiges Quergefälle, je nach dem Material 15—70 Promille, einzuhalten, welches das Wasser schnell abfließen läßt und leichte Reinigung ermöglicht. Etwaige Zwischenräume zwischen den Pflastersteinen sollen mit fest zusammenhängender, nicht staubender Füllung gedichtet sein. Vorzuziehen ist fugenloses Pflaster aus Stampfasphalt auf Betonunterlage. In England hat sich Holzpflaster aus australischem Hartholz mit Teerfüllung der Fugen seit lange bewährt. Chaussierte Fahrstraßen sind in Städten ganz zu verwerfen. — Zur Schonung des Pflasters ist es wichtig, daß nicht bei jeder Arbeit an Wasser-, Gas-, Telephonleitungen usw. das Pflaster der Fahrstraße aufgerissen werden muß. Um das zu erreichen, legt man jene Leitungen entweder in besondere unterirdische Tunnel (teuer); oder man bringt sie unter der Decke der größeren Abzugskanäle an; oder man verlegt sie in eine Kiesbettung unter dem Fußsteig und macht sie dadurch viel leichter zugänglich.

Bezüglich der Unterhaltung der Straßen und Plätze hat die Hygiene eine sorgfältige Reinhaltung (auch seitens des Publikums! Papier, Obstabfälle, Sputum, Hunde!) und bei austrocknender Luft reichliche Besprengung mit Wasser zu fordern; erstere namentlich, um Infektionen von der Bodenoberfläche aus nach Möglichkeit einzuschränken; letztere, um die Belästigung der Atmung durch staubige Luft zu verhüten. — Versuche, dem lagernden Staub durch Besprengen mit Teer, Mineralölen, Westrumit, Chlorcalcium u. dgl. die Flugfähigkeit zu nehmen und dadurch den Straßenstaub zu beseitigen, haben befriedigende Erfolge gehabt. Der Teer wird durch besondere Maschinen in feiner Verteilung auf die trockene und reine Straße gebracht. Bei Chausseen wird zweckmäßig die oberste Schicht Schotter vor dem Aufbringen in heißem Teer gekocht.

3. Bauordnung und Wohnungskontrolle.

Der Erlaß von Bauordnungen ist im neuen Wohnungsgesetz den örtlichen Polizeibehörden überlassen; jedoch sind 1919 seitens des Preußischen Staatskommissars für das Wohnungswesen in den „Baupolizeirechtlichen Vorschriften" gewisse Richtlinien gegeben, die bei der Neuaufstellung von Bauordnungen zu beachten sind. Die Bauordnungen sollen der Einsturz- und Feuersgefahr der Gebäude Rechnung tragen, jeder Wohnung genügend Luft und Licht schaffen und dem übermäßigen Zusammendrängen der Menschen vorzubeugen suchen. Sie enthalten vorzugsweise folgende hygienisch wichtige Vorschriften:

a) Ein gewisser Bruchteil des Grundstücks muß als Hof und Gartenraum übrig bleiben; derselbe soll im Verhältnis zur Zahl der Wohnungen auf einem Grundstück stehen. Meist wird er auf mindestens ein Drittel des Baugeländes festgesetzt, bei 3-geschossiger Bauweise auf $50\,^0/_0$, bei 2-geschossiger auf $40\,^0/_0$.

b) Bezüglich der Bauflucht wird verlangt, daß die Gebäude entweder die Straßenlinie genau einhalten, oder es wird ein Zurückweichen hinter die Fluchtlinie bis zu 3 m gestattet. Vom hygienischen Standpunkte ist letzteres belanglos, da die entstehenden Vorgärten für die Bewohner des Hauses nicht benutzbar sind; sie können dies in verkehrsarmen Straßen höchstens bei stärkerem Zurückweichen werden.

c) Zahlreiche Bestimmungen regeln den Abstand der Gebäude voneinander.

Bezüglich des seitlichen Abstandes wird unterschieden zwischen geschlossener Bauweise, Bauten mit geringen Abständen, und offener Bauweise (Pavillonsystem). Bei der geschlossenen Bauweise müssen Brandmauern, d. h. massive Mauern ohne jede Öffnung in Abständen von mindestens 40 m hergestellt werden. Ist ein Abstand zwischen zwei Häusern vorhanden, so ist gewöhnlich bestimmt, daß, falls derselbe unter 5 m beträgt, mindestens eine Mauer Brandmauer sein muß; geht der Abstand über 5 m hinaus, so dürfen beiderseits Öffnungen angelegt werden.

Diese in vielen Städten noch jetzt geltenden Bestimmungen, die vorzugsweise die Feuersicherheit berücksichtigen, können den hygienischen Anforderungen nicht genügen. Die kleinen Abstände unter 5 m sind zu verwerfen, weil auch dann, wenn beiderseits Brandmauern sie begrenzen, Winkel zu entstehen pflegen, die zur Ablagerung von allerlei Abfallstoffen dienen. Beträgt aber der Abstand wenig über 5 m und haben dann die Mauern Fenster, so ist nicht daran zu denken, daß durch diese die dort gelegenen Zimmer genügend Luft und Licht erhalten. Man muß dann verlangen, daß für diese Zimmer noch andere Licht- und Luftöffnungen vorhanden sind, oder daß die betreffenden Räume nicht zum Wohnen benutzt werden. Erst dann, wenn der seitliche Abstand ungefähr der Haushöhe gleichkommt, ist auf eine ausreichende Licht- und Luftzufuhr zu rechnen. Andernfalls ist auf seitliche Abstände ganz zu verzichten und die geschlossene Bauweise zu empfehlen.

Vom gegenüberliegenden Hause soll die Front mindestens um die Haushöhe entfernt sein. Man bezeichnet diese Forderung gewöhnlich durch die Formel h = b (Höhe = Straßenbreite). h rechnet man bis zur Dachtraufe; sind die Dächer sehr steil und ihr Neigungswinkel größer als 45⁰, so ist b = h + x zu rechnen, wo x eine Konstante, z. B. 6 m, bedeutet. — Bei Aufstellung dieser Formel ist offenbar nur darauf Bedacht genommen, daß das diffuse Tageslicht bis zur Sohle der Vorderfläche des Hauses gelangt (s. Abb. 40). Sollen die Parterrezimmer auch noch bis in größere Tiefe Himmelslicht erhalten, so ist ein erheblich stärkerer Abstand der Fronten notwendig. Eigentlich ist zu wünschen, daß direktes Himmelslicht bis zur Hälfte, in Zonen mit engster Bebauung bis zu $^1/_3$ der Zimmertiefe in Höhe des Fußbodens, oder — was etwa auf dasselbe hinauskommt — auf einen vor dem Fenster befindlichen Tisch von 1 m Höhe noch bis 1 m vom Fenster einfällt (s. unter „Beleuchtung").

Für Hinterhäuser soll die Regel h = b gelten.

d) Die Höhe der Häuser ist für manche Straßen schon durch die Bestimmung über das Verhältnis zwischen Haushöhe und Straßenbreite beschränkt. Es ist aber zweckmäßig, für den Fall, daß es sehr breite Straßen gibt, noch eine äußerste Höhe des Hauses (von etwa 20 m) festzusetzen, da mit der Höhe des Hauses die Sommertemperatur innerhalb der Wohnungen sich steigert, und die Massenansammlung von Menschen begünstigt wird. Auch hat die Statistik einen steigernden Einfluß der hochgelegenen Wohnungen auf Tod- und Fehlgeburten nachweisen können, falls der Zugang nur mittels Treppen möglich ist. — Häuser, die nur größere Wohnungen oder Geschäftsräume enthalten und mit Aufzug versehen sind, dürfen auch höher gebaut werden.

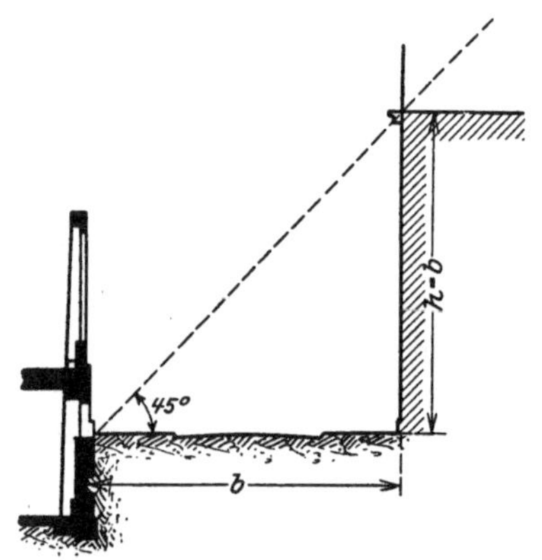

Abb. 40.   Straßenbreite = Haushöhe.

e) Damit der Häuserspekulant nicht durch zahlreiche niedrige Stockwerke sich für die Beschränkung der Haushöhe schadlos zu halten sucht, muß die Zahl der Stockwerke begrenzt oder aber die geringste lichte Höhe bewohnter Räume auf $2^1/_2$—3 m festgesetzt werden.

f) In den „baupolizeirechtlichen Vorschriften" des Preußischen Wohnungskommissars ist über die „Räume zum dauernden Aufenthalt von Menschen" noch folgendes bestimmt:

Zu diesen gehören auch Werkstätten, Küchen, Bureaus, Verkaufsläden usw., nicht dagegen Gänge, Flure, Dielen, Treppen, Vorratsräume usw.

Alle zum dauernden Aufenthalt von Menschen bestimmten Räume müssen gegen Feuchtigkeit und Witterungseinflüsse ausreichend geschützt sein; sie müssen mit unmittelbar ins Freie führenden Fenstern von solcher Zahl, Lage, Größe und Beschaffenheit versehen sein, daß hinreichende Tagesbeleuchtung und genügende Lüftung erzielt werden. Bezüglich der Besonnung s. S. 229. — In Häusern mit mehr als 2 Vollgeschossen müssen die Räume eine lichte Höhe von mindestens 2,75 m haben; in den Obergeschossen der Mittelhäuser (höchstens 3 Vollgeschosse mit 6 Wohnungen), in Einfamilienhäusern und in Kleinhäusern (Wohngebäude mit nicht mehr als 2 Vollgeschossen und in jedem Geschoß nur einer geringen Anzahl von Kleinwohnungen, ohne Nebenwohngebäude und mit einer Gartenfläche von mindestens 200 qm) genügt eine lichte Höhe von 2,50 m.

Auf eine Treppe dürfen in jedem Geschoß nicht mehr als 2 Wohnungen angewiesen sein; 3 sind nur dann zulässig, wenn die Grundrißgestaltung eine Querlüftung jeder der 3 Wohnungen gestattet.

Die Fußböden müssen mindestens 0,40 m über dem höchsten Grundwasserstand liegen und gedielt oder mit anderweitigem dichten und abwaschbaren Belag versehen sein.

Die Flure und Gänge müssen ausreichend belichtet und lüftbar sein. Über Stallungen, Fabrik- und Lagerräumen dürfen Wohnräume nur eingerichtet werden, wenn feuer- und dunstsichere Decken jene abschließen, und wenn der Zugang in einem besonderen Treppenraum mit massiven Wänden und feuersicherer Decke liegt.

g) Um weiträumige Bebauung mit Familienhäusern oder kleineren Miethäusern möglichst zu fördern, ist eine unterschiedliche Behandlung der Bauordnungen für das Innere, für die Außenbezirke und für die Umgebung von Städten wünschenswert und im Wohnungsgesetz vorgesehen.

Die meisten größeren Städte haben jetzt bereits eine Zonenbauordnung, d. h. eine Abstufung der Bauordnung nach zwei, drei oder mehr Bauklassen, eingeführt. Klasse I umfaßt vier- und fünfgeschossige Miethäuser, die breite Straßen voraussetzen und im eigentlichen Stadtinnern fortbestehen werden; in Klasse II sind kleinere Miethäuser, engere Straßen, Raum für Gärten und daher noch etwas größere Häuserblocks vorzusehen; Klasse III umfaßt Einfamilienhäuser und Arbeiterwohnhäuser in offener oder halboffener Bauweise und in Blöcken von geringer Tiefe, um Hinterhäuser ganz auszuschließen.

Als Beispiel einer städtischen Wohnungsordnung kann folgender Entwurf dienen:

Artikel I.

Vorschriften über die Bauart und den baulichen Zustand der Wohnungen.

In Ergänzung der Vorschriften der Baupolizeiordnung wird für den Bau und die Instandhaltung von Gebäuden, welche Wohn- und Schlafräume enthalten, noch folgendes bestimmt:

§ 1. Das Gebäude muß so gehalten sein, daß kein augenfälliger Eindruck der Vernachlässigung und des Verfalls entsteht. Schäden des Verputzes auch an Hoffassaden sind baldigst zu beseitigen. Die Entwässerungsanlagen der Höfe müssen so gehalten werden, daß Wasseransammlungen an schadhaften Stellen nicht stattfinden können. — Die auf den Höfen vorhandenen Behälter für Abfälle und Asche müssen möglichst geruch- und staubsicher abschließbar sein.

Hausflure und Korridore sind baulich in gutem Stande zu halten. — Die Treppenläufe sind mit Handgriffen und solchen Geländern zu versehen, daß Kinder nicht hindurchfallen können. Die Treppen müssen so gehalten sein, daß eine Gefährdung der Benutzer unbedingt vermieden wird; ausgetretene Stufen und gelockerte Geländerteile müssen beseitigt werden. — Flurfenster sind mit Brüstungen zu versehen, die eine Absturzgefahr ausschließen, das Öffnen der Fenster aber nicht hindern.

§ 2. Dachräume, die zum dauernden Aufenthalt von Menschen dienen, müssen durch Verschalungen und Isolierschichten gegen zu starke Erwärmung und Abkühlung geschützt sein.

Kellerräume, welche nur nach Norden, Nordost und Nordwest gerichtete Fenster haben, dürfen zum Wohnen und Schlafen möglichst nicht benutzt werden, auch wenn sie im übrigen den baupolizeilichen Bestimmungen entsprechen.

§ 3. Wohn- und Schlafräume müssen im Innern gut instand gehalten sein (gut tapeziert, geweißt oder gestrichen). — Die Fußböden sollen mit einem zweckmäßigen Belag, möglichst mit guter, dauerhafter Holzdielung versehen sein. Steinpflaster, Gips und Zementestrich ist nicht zu empfehlen.

§ 4. Sämtliche Wohn- und Schlafräume müssen ins Freie führende Fenster besitzen, die sich völlig oder teilweise öffnen lassen. Fensterlose Nebenräume (Alkoven) dürfen als Schlafräume nur benutzt werden, wenn sie mit den Haupträumen durch eine große, nicht verschließbare Öffnung verbunden sind, durch die ausreichende Luftzufuhr gewährleistet wird. — Tiefgehende Fenster, sowie sonstige Öffnungen, durch die ein Absturz möglich ist, müssen durch Brüstungen gesichert sein.

Die Fensterfläche soll mindestens $^1/_{12}$ der Bodenfläche des Wohnraums ausmachen. Zu beachten ist, daß die wertvollsten, vom oberen Teil des Fensters kommenden Lichtstrahlen nicht durch vorragende Bauteile, Jalousien und dgl. abgesperrt werden dürfen.

Räume mit Fenstern, die nach Norden gelegen oder durch vorstehende Bäume u. dgl. gegen jeden Einfall von Sonnenstrahlen geschützt sind, sollen insbesondere von Familien mit Kindern als Wohn- und Schlafräume gemieden werden.

Die Fenster sollen außer zur Belichtung auch zur Lüftung der Wohnräume dienen. Der zu öffnende, ins Freie führende Teil des Fensters soll mindestens $^1/_{25}$ der Bodenfläche betragen. Empfehlenswert sind namentlich obere herabklappbare Fensterscheiben (Kippfenster), die ohne Belästigung der Bewohner lange geöffnet bleiben können.

In Räumen, durch deren Fenster eine von nahgelegenen gewerblichen Anlagen, Dunggruben usw. verunreinigte Luft einströmt, kann das Wohnen und Schlafen verboten werden, bis die Beseitigung der üblen Gerüche durchgeführt ist.

§ 5. Für jede in sich abgeschlossene oder von nur einer Mietspartei benutzten Wohnung muß eine den baupolizeilichen Anforderungen entsprechende Kochstelle vorhanden sein. Ferner müssen in jedem Hause genügende Räume zur Reinigung der Wäsche (Waschküchen) sämtlichen Bewohnern des Hauses zur Verfügung stehen.

In allen zu Koch- und Waschzwecken benützten Räumen müssen die in der Baupolizeiordnung vorgeschriebenen Rohre zum Abzug der Wasserdämpfe vorgesehen sein. In älteren Gebäuden muß mindestens ein bequem an und abzustellendes oberes Lüftungsfenster verlangt werden.

§ 6. Tunlichst für je 2 selbständige Wohnungen bzw. für jede Familienwohnung, mindestens aber auf jedem Hausflur bzw. in jedem Stockwerk, soweit durchgehende Verbindungen zu allen auf demselben Stockwerk gelegenen Wohnungen bestehen, muß eine Wasserentnahme (Haupthahn) und ein Ausguß vorhanden sein, deren Benutzung bequem und ohne Betreten einer fremden Wohnung erfolgen kann.

§ 7. Für höchstens 2 Familien und höchstens 12 Personen über 4 Jahre muß ein verschließbarer, gut lüftbarer, vorschriftsmäßiger Abort vorhanden und bei Tag und Nacht zugänglich sein, der von den Wohn- und Schlafräumen derart gesondert ist, daß deren Luft nicht verunreinigt werden kann. Die Aborträume müssen so beschaffen sein, daß sie keinen Einblick in das Innere gewähren.

Ställe, Dunggruben und andere Räume mit starker Geruchsentwicklung dürfen in der Nähe bewohnter Räume nicht geduldet werden.

Artikel II.
Vorschriften über die Benutzung und Behandlung von Wohnungen.

§ 1. Als Wohn- oder Schlafräume dürfen nur solche Räume benutzt werden, die zum dauernden Aufenthalt von Menschen baupolizeilich genehmigt sind. Küchen und Werkstätten sind nur dann ausnahmsweise als Schlafräume zuzulassen, wenn nach Ansicht des Wohnungsamtes keine gesundheitlichen und sittlichen Bedenken dagegen vorliegen. Hausflure, Korridore, Aborte, Keller, offene Hausböden dürfen zum Wohnen und Schlafen nicht benutzt werden. Ebenso sind Räume, in denen für den Handel und Verkehr bestimmte Nahrungs- und Genußmittel oder übelriechende Gegenstände aufbewahrt werden, als Schlafräume nicht zu verwenden.

§ 2. Jede Familienwohnung, in welcher außer den Eltern mehr als 2 Kinder untergebracht sind, soll mindestens entweder Küche, einen heizbaren Wohnraum und einen Schlafraum, oder eine Wohnküche und 2 Schlafräume enthalten, und einen eigenen, nicht durch fremde Räume führenden Zugang haben.

§ 3. In jedem zum Schlafen benützten Raum und tunlichst auch in jedem dauernd benutzten Wohnraum sollen für jeden Bewohner mindestens 15 cbm Luftraum und 5 qm Bodenfläche zur Verfügung stehen. Bei Kindern unter 10 Jahren genügt die Hälfte dieser Maße. — Bei Schlafräumen, die gleichzeitig der gewerblichen Benutzung dienen, erhöhen sich die Maße um 5 cbm für jede Person. Die Maße verstehen sich ohne Hinzurechnung irgendwelcher Nebenräume.

§ 4. Die Zugänge zu Wohn- und Schlafräumen sollen, wenn irgend möglich, durch Gegenstände nicht versperrt werden. Auch in den Wohn- und Schlafräumen sind raumsperrende, außer Gebrauch befindliche Gegenstände möglichst zu entfernen. Die Freihaltung einer sog. guten Stube ist zu vermeiden, wenn sich dafür die Bewohner in den übrigen Räumen stark zusammendrängen müssen.

§ 5. In den Wohn- und Schlafräumen ist die Luft stets reinzuhalten. Riechende Gegenstände (Speisereste, Lumpen, schmutzige Wäsche usw.) sind zu beseitigen bzw. in Nebenräumen aufzubewahren; Haustiere, Geflügel, Kaninchen usw. dürfen in Wohn- und Schlafräumen nicht gehalten werden, Hunde, Katzen, Singvögel, Papageien nur dann, wenn keine Störung der Mitbewohner durch Gerüche, Lärm usw. erfolgt. — Ferner ist gründliche Lüftung aller bewohnten Räume mehrmals täglich angezeigt.

Unbedingt zu vermeiden ist jede stärkere Ansammlung von Wasserdampf in der Küche oder in Wohnräumen; das Waschen und Trocknen größerer Wäschemengen ist nur in der Waschküche statthaft. Übermäßige Wasserdampfansammlung gibt sich durch Triefen der Fenster und Beschlagen der Wände zu erkennen; sie ist die häufigste Ursache für das gesundheitsschädliche Feuchtwerden der Wohnungen.

§ 6. Die Wohnungen nebst ihren Einrichtungsgegenständen, ebenso Flure, Treppen und Aborte sind stets sauber zu halten. In die Aborte dürfen Gegenstände, die eine Verstopfung herbeiführen könnten, nicht hineingeworfen werden. Die Ausgüsse sind von Speiseresten und anderen verstopfenden und faulenden Gegenständen freizuhalten.

§ 7. Alle ledigen Haushaltungsmitglieder über 12 Jahre sollen nach Geschlechtern getrennte Schlafräume haben. Kinder dürfen im Schlafraum der Eltern nur bis zum Alter von 12 Jahren schlafen. Die Schlafräume weiblicher über 12 Jahre alter Personen müssen von innen verschließbar sein.

Für jede Person soll ein Bett bzw. eine geeignete Lagerstätte zur Verfügung stehen. Ausnahmen sind für Ehegatten und Kinder unter 12 Jahren nur im äußersten Notfall angängig. Personen mit schweren oder ansteckenden Krankheiten sollen unbedingt ein eigenes Bett erhalten und womöglich nicht mit anderen Personen in dem gleichen Raum untergebracht werden. —

Besondere Bedeutung haben ferner die Bestimmungen des Wohnungsgesetzes über die Beaufsichtigung der vorhandenen Wohnungen und die Feststellung aller in Betracht kommenden Mißstände, namentlich der „ungeeigneten" und „überfüllten" Wohnungen.

Für Gemeinden mit mehr als 100000 Einwohnern ist ein Wohnungsamt zu errichten, das mit dem erforderlichen, in geeigneter Weise vorgebildeten Personal, insbesondere mit einer genügenden Zahl beamteter Wohnungsaufseher, besetzt sein muß. Für kleinere Gemeinden kann die Errichtung eines entsprechenden Wohnungsamts usw. durch die Aufsichtsbehörde vorgeschrieben werden. — Die Wohnungsaufseher sind berechtigt, bei Ausübung der Wohnungsaufsicht alle Räume, die zum dauernden Aufenthalt von Menschen benutzt werden, sowie die dazugehörigen Nebenräume, zu betreten. Die Besichtigung muß so vorgenommen werden, daß eine Belästigung der Beteiligten tunlichst vermieden wird. — Soweit sich ergibt, daß die Wohnung hinsichtlich ihrer Beschaffenheit oder Benutzung den an sie zu stellenden Anforderungen nicht entspricht, ist Abhilfe in der Regel zunächst durch Rat, Belehrung oder Mahnung zu versuchen. Läßt sich auf diese Weise Abhilfe nicht schaffen, so ist das Erforderliche zur Herbeiführung polizeilichen Einschreitens zu veranlassen.

Den Wohnungsordnungen und der Wohnungsaufsicht unterliegen:

1. Wohnungen, die einschließlich Küche aus vier oder weniger zum dauernden Aufenthalt von Menschen bestimmten Räumen bestehen;
2. größere Wohnungen, in denen Personen gegen Entgelt als Zimmermieter, Einlieger oder Schlafgänger aufgenommen werden;
3. Wohn- oder Schlafräume, die Dienstboten, Gewerbegehilfen, Handlungsgehilfen usw. zugewiesen sind;
4. Wohn- oder Schlafräume in Mietwohnungen, die im Keller oder in einem nicht voll ausgebauten Dachgeschoß liegen;
5. Ledigenheime und Arbeiterlogierhäuser.

Eigenwohnungen der in Nr. 1 bezeichneten Art in Gebäuden, die ausschließlich von einer Familie bewohnt werden, sollen, sofern in ihnen nicht Personen gemäß Nr. 2 aufgenommen werden, den Wohnungsordnungen nur dann unterstellt sein, wenn dafür ein besonderes Bedürfnis vorliegt.

Über den Erfolg der Wohnungsaufsicht kann man sich z. B. durch die Berichte aus Hessen unterrichten, wo schon seit 1902 eine solche Einrichtung in Betrieb war. 1911 wurden dort 39 700 = 59 % aller Wohnungen besichtigt; in 5349 Fällen wurden Fehler gefunden, und zwar: Überfüllung 490 mal, Feuchtigkeit 365 mal; baupolizeiliche Fehler 509 mal; reparaturbedürftige Wände 2420 mal; Mängel an Abortanlagen 278 mal; ungenügende Belichtung 193 mal. Die Fehler wurden beseitigt in 2309 Fällen, Fristen bewilligt in 875 Fällen.

Für den Fall, daß die Insassen der überfüllten und ungeeigneten Wohnungen nicht ohne größeren Kostenaufwand zweckentsprechender untergebracht werden können, oder daß eine Verminderung der Schlafgäste und Kostgänger auf Schwierigkeiten stößt, müssen städtische Logierhäuser (Obdachlosen-Asyle) und Ledigenheime bereit stehen.

4. Kleinwohnungen und Kleinhaus-Siedlungen.

In den letzten Jahren hat man mehrfach versucht, in größeren städtischen Häusern mit 3 und 4 Stockwerken hygienisch einwandfreie Wohnungen für Minderbemittelte herzustellen; als vorbildlich gelten in dieser Beziehung z. B. die nach MESSELS Plänen in Berlin in der Sickingenstraße, an der Proskauer- und Schreinerstraße und in Westend erbauten Häusergruppen, ferner die POSADOWSKY-WEHNER-Häuser in Dresden-Löbtau, sämtlich von Spar- und Bauvereinen errichtet.

Für derartige Häuser wird derjenige Wohnungsgrundriß der geeignetste sein, der den Bedarf der Bewohner auf kleinstem Raum deckt, aber die Mißstände der bisherigen Mietskasernen-Wohnungen möglichst vermeidet. Die Erfahrung hat nun zu folgenden Richtlinien geführt: zu viele Räume verführen leicht zur Untervermietung und zum Schlafburschenwesen; zu große Räume sind bei den Bewohnern nicht beliebt, weil sie zuviel Ausstattung, Reinigung und Heizung beanspruchen. Dagegen ist es wichtig, daß die Wohnung vollständig für sich isoliert ist und die Berührungsmöglichkeiten mit den übrigen Bewohnern tunlichst beschränkt sind. Unbedingt muß jede Wohnung ein besonderes Klosett haben; auch Wasserversorgung und Ausguß in der Küche jeder einzelnen Wohnung sind unerläßliche Forderungen. — Besonderer Wert wird von manchen Architekten und Hygienikern auf

quere Durchlüftbarkeit der Wohnung gelegt (s. Abb. 41), d. h. es soll
Zuglüftung durch gegenüberliegende Fenster hergestellt werden können, um
gelegentlich frische Luft und Kühle hereinzuschaffen. Die Bewohner pflegen
indes von dieser Art der Lüftung fast nie Gebrauch zu machen; auch ist eine

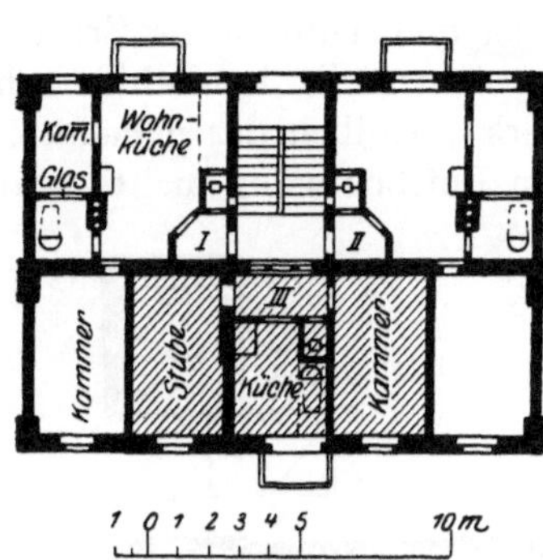

Abb. 41. 3 Wohnungen mit gemein-
samem Treppenaufgang. Wohnung I
und II durchlüftbar, III (schraffiert)
nicht durchlüftbar.

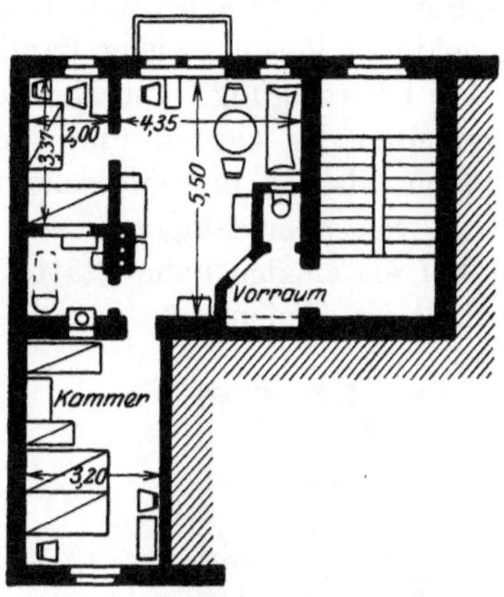

Abb. 42. Nr. I des in Abb. 41 dargestellten Plans in größerem Maßstab.

ausnahmsweise nötige Zuglüftung durch gleichzeitige Öffnung der Fenster und
der Flur- und Haustür recht wohl möglich. Der Gesichtspunkt der Zuglüftung
lediglich durch Fenster sollte daher nicht in so übertriebener Weise in den
Vordergrund gerückt werden.

Beachtenswert ist die Erfahrung, daß die Arbeiterfamilie die Küche gern
als Wohnraum benutzt. Namentlich wird der Hausfrau die Überwachung der
Kinder dadurch erleichtert. Die „Wohn-
küche" soll dann aber 2 Beiräume haben:
erstens einen Pansch- und Aufwaschraum, der in eine Ecke der Küche eingebaut und womöglich durch eine Tür von
der Küche abzutrennen ist; zweitens eine
Sofanische, die dem Raum ein gefälliges
Aussehen gibt und z. B. durch den Einbau
des Klosetts leicht gewonnen werden kann,
ungefähr in der Weise, wie es in Abb. 42
und 43 veranschaulicht ist. — Es ist ferner
ratsam, zwei Schlafstuben vorzusehen, damit die Möglichkeit besteht, heranwachsenden Kindern einen besonderen Schlafraum zu überweisen; auch das Bedürfnis

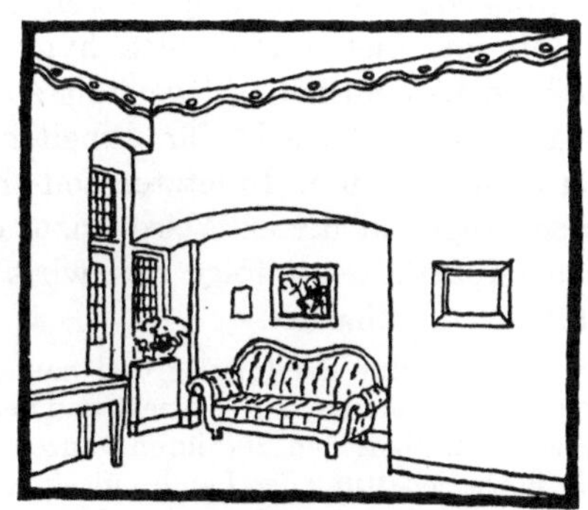

Abb. 43. Sofanische in der
Wohnstube.

nach einer weiteren Kammer tritt oft hervor. — Sehr empfiehlt sich die
Anbringung eines Wirtschaftsbalkons an der Küche, der zur Erledigung
hauswirtschaftlicher Arbeiten dienen und eine Speisekammer, die meist nicht
leicht anzulegen ist, ersetzen kann. Endlich ist noch an stärker besonnten
Fenstern die Anbringung von Jalousien zu wünschen. Die Herdheizung erfolgt
am besten durch Gas mittels Gas-Automaten. — Oft ist es zweckmäßig und

ausführbar, die Wohn- und Schlafräume so zu legen, daß sie durch Nebenräume (Treppenhaus, Speisekammer usw.) gegen Hitze und Kälte geschützt werden.

Miethäuser, welche alle diese Forderungen sorgfältig berücksichtigen, bieten zweifellos erheblich Besseres als die üblichen Mietskasernen. Aber verschiedene wichtige hygienische Mißstände haften ihnen doch noch an. So namentlich der unvermeidliche Verkehr vieler Familien miteinander und dadurch die Erleichterung der Übertragung von Krankheitserregern; ferner die immerhin hohen Temperaturen der vierten und fünften Stockwerke; endlich der gemeinsame, gewöhnlich allseitig umschlossene und der freien Luftbewegung nicht zugängliche, oft von übermäßigem Lärm erfüllte Binnenhof als einzige nahe Stätte für den Aufenthalt im Freien.

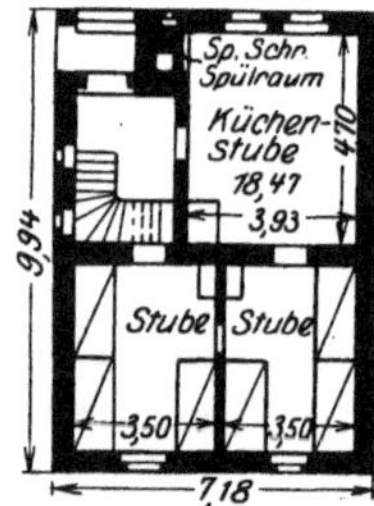

Abb. 44. Freistehendes Einfamilienhaus. (Musterzeichnungen des Minist. d. öff. Arb.)

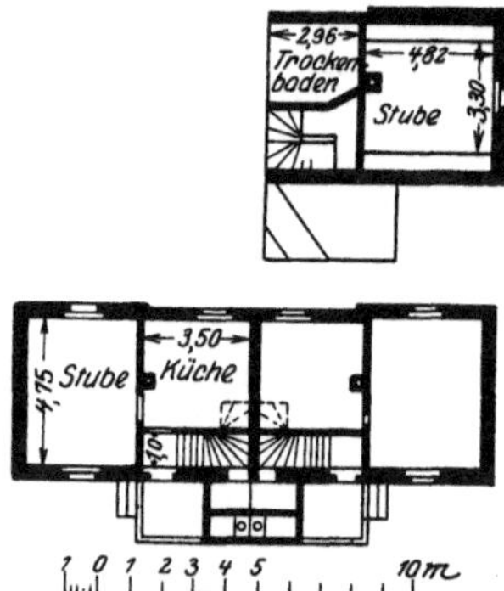

Abb. 45. Zweifamilienhaus. Untere Abb.: Erdgeschoß; obere: Obergeschoß (nur über der rechten Haushälfte gezeichnet). (Kruppsche Fabrik, Kol. Altenhof.)

Siedlungen von kleinen ein- oder zweigeschossigen Häusern mit anstoßendem Gartenland, deren jedes nur eine kleine Anzahl von Familien aufnimmt, bieten zweifellos hygienisch weit günstigere Verhältnisse und gewähren namentlich Gelegenheit zum Aufenthalt im Freien. Sie kommen vorzugsweise in Betracht für Arbeiter industrieller Werke, aber gelegentlich auch für andere Berufe. In letzter Zeit tritt namentlich das Bestreben hervor, Kriegsbeschädigte in dieser Weise anzusiedeln, ferner den Menschenmengen, die aus den Großstädten infolge des wirtschaftlichen Niedergangs abwandern, Wohnstätten zu schaffen.

Die Art der Siedelung und namentlich die Größe des zugeteilten Gartenlandes muß von vornherein der Eigenart und den Wünschen der Siedler angepaßt werden. Handelt es sich um Menschen, die ihren ganzen Unterhalt oder einen großen Teil desselben durch die Bewirtschaftung des Landes gewinnen wollen, so müssen jedem Siedler mehrere Morgen Land zugewiesen werden; die Anlage wird dann so weiträumig, daß ein städtischer Charakter überhaupt nicht mehr hervortritt. Für solche ländliche Wirtschaftsheimstätten sind die wesentlichsten hygienischen Forderungen leicht zu erfüllen.

In anderen Fällen stehen aus Kriegsbeschädigtenrenten, Handwerk oder anderen Quellen Einnahmen zur Verfügung, und es sind genug Kräfte und freie Zeit vorhanden, um ein ansehnliches Stück Land so intensiv zu bebauen, daß dadurch eine Verstärkung des Einkommens erzielt werden kann. Hier ist der Umfang des Landstücks womöglich auf $^1/_2$ Morgen = 1200 qm zu bemessen. (Beispiel: Weidenau in Westfalen.) Diese Größe entspricht zugleich dem des kleinsten Rentengutes, das von den staatlichen Rentenanstalten beliehen wird. Die Ertragfähigkeit einer solchen Anlage möge aus der kleinen, auf praktischer Erfahrung beruhenden, vom „Verein Arbeiterheim" zu Bethel bei Bielefeld herausgegebenen

Schrift „Die kleinste Landwirtschaft" ersehen werden. Auch bei dieser Art von Siedlungen kommen städtehygienische Maßnahmen nicht in Frage, da es sich stets um eine relativ kleine Zahl freistehender Einfamilienhäuser in weiträumigster Bebauung handelt, und da die Abfallstoffe gänzlich auf dem Grund und Boden verwertet werden.

Städtischen Charakter nehmen die Siedlungen erst dann an, wenn eine größere Anzahl Menschen in dichterer Häufung angesiedelt werden sollen, die mit Industriearbeit oder in sonstigen Berufen voll beschäftigt sind und die nur in ihren Mußestunden und mit Unterstützung von Angehörigen etwas Landarbeit betreiben wollen.

Auch für diese häufigste Art von Siedlungen hat man neuerdings ein möglichst großes Stück Land unmittelbar am Wohnhaus verlangt. Dann wird die Siedelung aber durch die Ausdehnung der Straßen, deren Anlage- und Unterhaltungskosten bedeutend sind, stark verteuert, und die Entfernungen werden zu groß. Demgegenüber sind die angeblichen Vorteile bedeutungslos. Man hat z. B. behauptet, daß die Bebauung dieses Landes einen ansehnlichen Zuwachs der Nahrungsmittelproduktion und eine Verbesserung der Volksernährung bewirke. Aber selbst wenn eine halbe Million Kleinhäuser mit je 600 qm Land errichtet würde, so würde die bebaute Landfläche nur etwa $^1/_{1000}$ der gesamten in Deutschland landwirtschaftlich ausgenutzten Fläche ausmachen. Auch für den Haushalt des einzelnen Siedlers macht der Ertrag aus einer Fläche von 600 qm, wenn diese in der ertragreichsten Weise nur zum Kartoffelbau benutzt wird, nur 10% des Calorienbedarfs einer Familie aus, und dieser Anteil könnte meist mit weniger Mühe und geringeren Kosten käuflich beschafft werden.

Dagegen ist es eine sehr wünschenswerte Ergänzung der täglich eingekauften Nahrungsmittel (Brot, Kartoffeln, Fleisch, Fett, Hülsenfrüchte), wenn der Siedler für einen Teil seines Bedarfs selbst sorgt und sich namentlich eine Zukost beschafft, welche Ergänzungsstoffe, Vitamine und gewisse Geschmacksreize enthält. Gemüse, wie Karotten, Kohlrabi, Spinat usw.; Salate, Radiese oder Rettige, Zwiebeln, Tomaten, Lauch und Suppenkräuter, ferner Zwergobst, auch wohl etwas Frühkartoffeln, sind anspruchslos, können im Eigenbau leicht geerntet werden und bedürfen für eine Familie keiner größeren Anbaufläche als 150 qm.

Auch ein solcher Eigenbau von Gemüsen und Küchenkräutern wird nicht etwa erheblich billiger sein als deren Einkauf. Aber gerade an diesen Teilen der Kost fehlt es am leichtesten in der käuflichen Nahrung. Ferner haben die Bewohner ihre ganz besondere Freude am Eigenbau. Nach ihrer Geschmacksrichtung bauen sie bald diese bald jene Gemüse, und die selbst geernteten, frisch genossenen Nahrungsmittel schmecken ihnen besser als die gekauften. Den Beweis dafür sehen wir in den Laubenkolonien, wo trotz weiter Wege und trotz allerlei Schwierigkeiten mit der Düngung, Aussaat und Bewässerung die Kolonisten mit größter Hingabe ihre kleinen Gärten pflegen, um einmal voll Befriedigung selbst zu ernten und eigene Erzeugnisse zu genießen. In diesen Richtungen liegen die Hauptgründe, aus denen die Bereitstellung von Gartenland erfolgen soll; und dafür reichen unmittelbar am Hause gelegene 150 qm aus.

Ein zweiter Gesichtspunkt, von dem aus mehr Gartenland gefordert wird, ist der, daß man hofft, dadurch von der zentralen unterirdischen Entfernung der Abfallstoffe loszukommen. Die Abfallstoffe sollen auf dem größeren Landstück zur Düngung des Landes verwendet und vom Boden verarbeitet werden. Eine Durchschnittsfamilie von 5 Köpfen bedarf aber einer Gartenfläche von mindestens 600 qm, um die Fäkalien in Form von Torfstühlen und die Abwässer durch Versickern und Untergrundberieselung zu beseitigen, ohne daß zentrale Anlagen erforderlich werden. Dabei dürfen die Fäkalien nicht etwa unmittelbar aufgebracht, sondern es muß ein richtiger Komposthaufen angelegt werden, der mehrfach umzuarbeiten, öfter mit Torfstreu und Kalk zu versetzen, kurzum zu pflegen ist, wenn er seinen Zweck erfüllen und nicht arge Belästigungen veranlassen soll.

Für das Düngen der 150 qm Gartenland reicht der Mist des in Arbeitersiedelungen fast immer gehaltenen Kleinviehs (Hühner, Kaninchen, 1 Ziege) aus; erforderlichenfalls kann der Nachtharn der Bewohner herangezogen werden. Die Forderung einer unterirdischen Beseitigung der Fäkalien und Abwässer wird daher durch die Notwendigkeit einer gewissen Düngung des Gartenlands nicht aufgehoben.

Nur ein kleiner Teil der Arbeiter wird Neigung, Arbeitskraft und Verständnis genug haben, um ein größeres Landstück richtig zu bewirtschaften. Diesen kann zweckmäßig in der Nähe der Siedlung, aber nicht unmittelbar am Hause, größeres Gelände zur Verfügung gestellt werden; auf diese Weise wird die nahe Zusammenlegung der Häuser nicht gehindert. Ein anderer Teil der Siedler — erfahrungsgemäß etwa 20% — ist jeder Beschäftigung mit Land- und Gartenbau in den Mußestunden abhold. Diese finden in den oberen Stockwerken der zweigeschossigen Häuser zusagende Wohnungen. — Der weitaus größte Teil der Siedler wird dagegen mit einem kleinen Landstück von 150 qm zu-

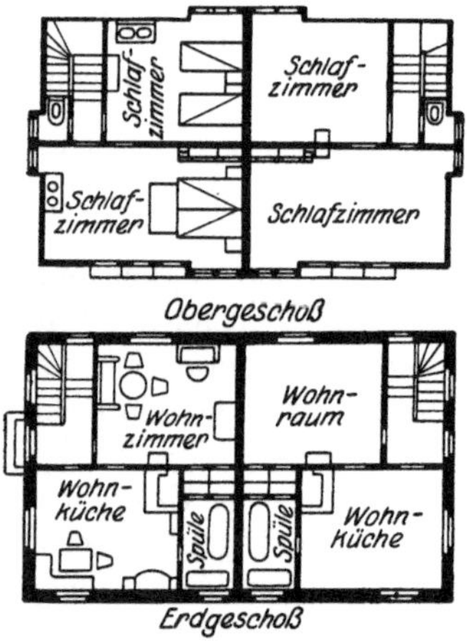

Abb. 46. Doppelhaus der Siedlung Margarete - Krupp - Stiftung bei Essen. 1 : 250.

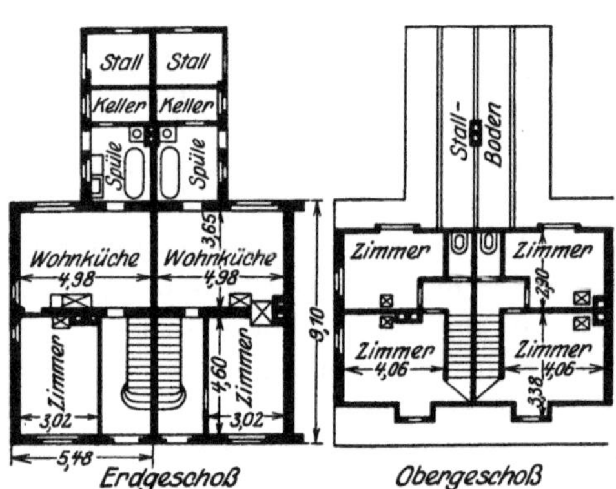

Abb. 47. Haus aus der Gartenstadt Staaken. Endhaus einer Reihe. 1 : 250.

frieden sein, das ihnen allerlei Annehmlichkeit ohne zu große Arbeit gewährt. Eine zentrale Beseitigung der Abwässer durch ein möglichst einfaches und billiges System (z. B. Trennsystem und biologische Reinigung) ist dann allerdings, wie schon bemerkt, nicht zu umgehen, bietet aber dafür die Vorteile einer städtischen Klosettanlage.

Auch in bezug auf Lageplan und Grundriß der Häuser hat man früher oft in allzu großer Scheu vor dem Vorwurf einer zu starken Ausnutzung des Baugeländes den Grundsatz weiträumiger Anlagen übertrieben. Vielfach wurden damals völlig freistehende Einfamilienhäuser mit starkem räumlichen Abstand gebaut (Abb. 44). Die dann allseitig erforderlichen Fundamente und Außenmauern und die Verlängerung der Straßenfront verursachen verhältnismäßig hohe Kosten; im Betrieb ist namentlich die Beheizung solcher freistehenden Kleinhäuser teuer. — Mehrfach sind Doppelhäuser gebaut, die wenigstens eine Wand gemeinsam haben, und deren Eingänge möglichst getrennt angeordnet sind, so daß alle unfreiwilligen Berührungen vermieden werden (s. Abb. 45, 46, 47).

Beim Bau dieser freistehenden Häuser war meist nebenbei der Gesichtspunkt maßgebend, daß der Siedler das Haus womöglich als Eigenheim erwerben sollte. Hygienische Vorteile sind aber damit nicht verknüpft; vielmehr macht die Veränderlichkeit in bezug auf die Kopfzahl der Familie und das Alter der Kinder vom hygienischen Standpunkte aus eher die Möglichkeit eines Wohnungswechsels und einer Anpassung an die jeweiligen Bedürfnisse der Familie wünschenswert.

Angesichts der zur Zeit bestehenden wirtschaftlichen Schwierigkeiten wird jetzt unbedingt das Reihenhaus bevorzugt werden müssen. Auch dieses entspricht als Einfamilienhaus allen berechtigten hygienischen Forderungen; die Siedlungen werden dabei nicht zu ausgedehnt und die Straßenkosten nicht zu hoch. Nach rückwärts schließt sich ein schmaler Streifen Gartenland von 120 bis 150 qm Größe an (s. Abb. 48). In den englischen Industriebezirken sind fast ausschließlich Reihenhäuser gebaut und haben sich gut bewährt. Es steht nichts im Wege, außerdem an verschiedenen Stellen der Peripherie der Siedlung Landstücke an diejenigen Siedler zu verpachten, die mehr Landwirtschaft betreiben wollen. Ebenso sind zweckmäßig hier und da zwei- bis dreistöckige Häuser einzuschalten, die mehrere Familien aufnehmen.

Die Straßen sollen von geringer Breite sein; sie dienen zugleich als Spielplatz für heranwachsende Kinder, die in den gepflegten Gärten nicht gern geduldet werden. Für größere Kinder ist ein Sportplatz vorzusehen. An der Straßenfront der Häuser können Ruheplätze angebracht werden, die auch den Bewohnern oberer Stockwerke ohne einen eigenen Garten Aufenthalt im Freien ermöglichen.

Für zentrale Wasserversorgung und Entfernung der Abfallstoffe ist Sorge zu tragen. Inmitten der Siedlung sollte eine Art Mittelpunkt durch ein oder mehrere Gebäude geschaffen werden, in denen Schule, Gemeindehaus, Lesehalle usw. unterzubringen sind; auch Waschhaus und Brausebad, damit nicht in allen Wohnungen der beengende Einbau einer Badewanne stattzufinden braucht. Hier ist auch für die Gemeindeschwester, für die Sprechstunde eines Arztes, falls kein solcher in der Siedlung wohnt, und erforderlichenfalls für einige in Notfällen benutzbare Krankenbetten Unterkunft zu schaffen.

Derartige Siedlungen von Arbeiterhäusern sind bereits in großem Umfang von staatlichen Betrieben (Eisenbahnfiskus, Bergfiskus) hergestellt; von Gemeinden bisher in beschränktem Umfang (Gemeindeverwaltung der Stadt Ulm). Sehr zahlreiche Arbeiterkolonien sind von privaten Arbeitgebern errichtet; es sei auf die Firma Krupp in Essen hingewiesen, die vor dem Kriege für mehr als 12 Mill. Mark Arbeiterwohnungen gebaut hatte und das Baukapital nur mit etwa 2% verzinst erhielt; ferner auf die Kolonie Leverkusen der Farbenfabrik Bayer & Co., Elberfeld, auf die Kolonie Gmindersdorf bei Reutlingen usw. Außerdem haben viele gemeinnützige Gesellschaften, auch solche, die aus der Arbeiterschaft selbst gebildet sind, den Bau geeigneter Wohnungen übernommen, und diese Baugenossenschaften werden oft sehr wesentlich dadurch unterstützt, daß ihnen billige Kreditquellen, z. B. von den Reichsversicherungsanstalten, die ihre großen Vermögen ausdrücklich für Veranstaltungen zugunsten der Versicherungspflichtigen anlegen sollen, oder von einer kommunalen Baukasse usw., eröffnet sind.

Zur Förderung der Kleinhausbauten hat der Preußische Staatskommissar für das Wohnungswesen 1918 „Bauerleichterungen" für den Bau von Kleinwohnungen gestattet. Die meisten dieser Bestimmungen erscheinen hygienisch unbedenklich; nur die Erlaubnis, von Unterkellerung abzusehen, sollte mindestens auf diejenigen Räume des Kleinhauses beschränkt werden, welche dauernd geheizt werden. — Ferner werden die Siedlungen gefördert durch das am 10. 5. 1920 erlassene Reichs-Heimstättengesetz. Die „Heimstätte" verleiht dem Eigentümer einen gesicherten Besitz und ein gesichertes Nutzungsrecht, aber das Eigentumsrecht ist aus sozialen Gründen soweit beschränkt, daß eine spekulative Verwertung nicht stattfinden kann. Außer den Wohnheimstätten (Kleinhäusern mit Nutzgarten), denen hygienisch die größte Bedeutung zukommt, sollen namentlich Wirtschaftsheimstätten mit größerem Grundstück und stärkerer landwirtschaflicner Nutzung (s. S. 239) für Kriegsbeschädigte (Kriegerheimstätten) errichtet werden.

Eine besondere Form der städtischen Siedlung stellt die „Gartenstadt" dar.

Diese strebt eine ganz andere Bauart der Städte an. Während das Wohnen außerhalb der Großstadt und entfernt von der Arbeitsstelle stets lange Fahrten erfordert, die Zeit und Geld verschlingen und viele Unbequemlichkeiten mit sich bringen, kann versucht werden, die Arbeitsstelle selbst — den industriellen Betrieb — aus der Stadt heraus zu verlegen und neben diesem die Arbeiter anzusiedeln. Bleibt aber die Industrie allein, so fehlt es an Produktion von Nahrungsmitteln und an kleingewerblichen Betrieben, die für die Siedlung nötig sind. Eine Verbindung der Ansiedlung mit Landwirtschaft und Gärtnerei würde die Lebensmittel verbilligen, weil dann die weiten Transporte fortfallen. Es erscheint daher zweckmäßig, verschiedene sich gegenseitig ergänzende Betriebe zusammenzulegen. Um aber die Mißstände in den größeren Städten, die allein bisher solche Kombinationen

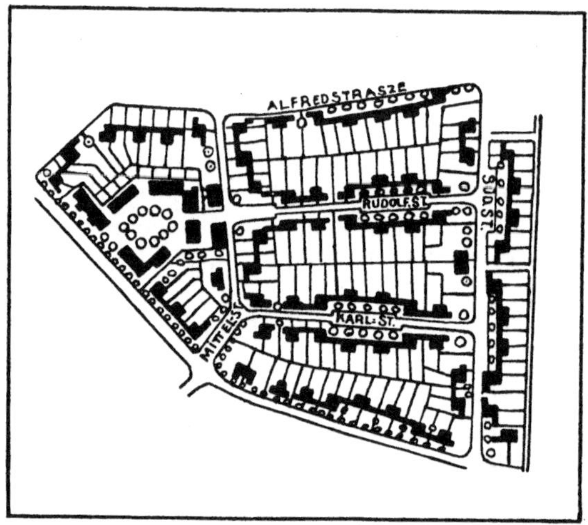

Abb. 48. Ein Teil der Kruppschen Siedlung ‚Dahlhauser Heide", mit Reihenhäusern. 1 : 5000.

boten, von vornherein auszuschließen, sollen die neuen Siedlungen vor allem beschränkte Größe haben (nicht mehr als 30 000 Menschen). Ferner soll weiträumigste Bebauung durchgeführt werden mit Einschaltung von Gärten, freien Plätzen, einem Gürtel von Wald usw.; und um diese Bauart zu sichern und jede Grundstücks- und Häuserspekulation unmöglich zu machen, soll das Gelände der „Gartenstadt" einer Gesellschaft gehören, die das Land nicht verkauft, sondern nur in lange Pacht (Erbbaurecht, d. h. das Recht, auf dem Grundstück ein Bauwerk zu haben, aber nur auf Zeit (99 Jahre) und gegen Jahresentgelt; ein Recht, das vererbt und veräußert werden kann) gibt, und zwar solchen Pächtern, die sich zu einer den Zielen der Gartenstadt entsprechenden Benutzung verpflichten. Meist werden Industrielle solche Ansiedlungen für ihre Betriebe und ihre Arbeiter ins Leben rufen. Aber die verschiedensten Gewerbetreibenden, ebenso Beamte usw. können sich die Annehmlichkeiten der Gartenstadt verschaffen, indem sie selbst Land in Erbpacht nehmen und bebauen oder sich in fertigen Wohnhäusern einmieten.

Die Bebauung des Landes ist im allgemeinen so gedacht, daß nur $1/_6$ der Fläche bebaut wird. Im Zentrum werden die öffentlichen Gebäude, um diese ein größerer Park projektiert. Zwischen sehr breiten, parkähnlichen Ringstraßen und schmaleren Diagonalstraßen dienen Grundstücke von etwa 200 qm der Bebauung mit Wohnhäusern, die 1 oder 2, höchstens 3 Familien aufnehmen. Nach der Peripherie zu sind Kohlenlager, Molkereien usw., noch weiter nach außen die Gärtnereien, landwirtschaftlichen Betriebe angeordnet.

Der Gedanke der Gartenstadt rührt von dem Engländer HOWARD her. In England sind auch die ersten praktischen Durchführungen des Gedankens versucht; so in Bournville, in Letchworth, in Earswick usw., fast stets auf die Anregung von Großindustriellen hin.

Die „Deutsche Gartenstadt-Gesellschaft" verfolgt ähnliche Ziele. Es sollen Gartenstädte auf der Grundlage des Gemeindeeigentums am Stadt- und Landboden errichtet werden; es soll eine organisierte Wanderung der Industrie aufs Land, eine wirtschaftlich harmonische Aufteilung des platten Landes und seine zweckmäßige Durchsetzung mit Städten von weitläufiger, hygienischer Bauweise angestrebt werden. — In Hellerau (s. Abb. 49) bei Dresden haben die „Deutschen Werkstätten für Handwerkskunst" eine solche Gartenstadt angelegt; bei Karlsruhe, bei Posen usw. wurden staatliche Ländereien für Gartenstadtzwecke bereit gestellt.

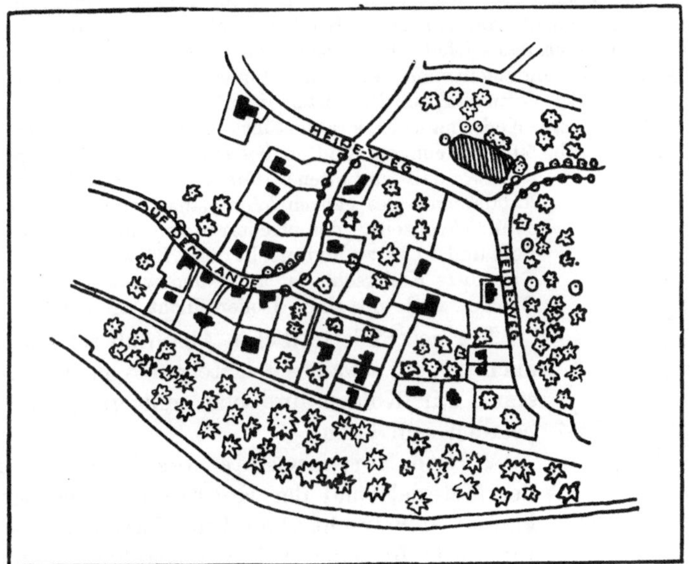

Abb. 49.   Lageplan eines Teils der Gartenstadt Hellerau.   1 : 5000.

Leider wird neuerdings die Bezeichnung „Gartenstadt" auch auf Siedlungen und Villenkolonien angewendet, die von irgendwelchen Baugesellschaften zu Spekulationszwecken und ohne wirkliche Berücksichtigung der Ziele der Gartenstadtbewegung ins Leben gerufen sind.

Literatur.

Verhandl. d. dtsch. Ver. f. öffentl. Gesundheitspflege 1888, 1891, 1893 und 1910. — EBERSTADT: Handb. d. Wohnungswesens. 3. Aufl. 1910. — Neue Studien über Städtebau und Wohnungswesen. Bd 1 u. 2. 1914. — HOWARD: Gartenstädte in Sicht. Jena 1907. — Zeitschr. „Gartenstadt". 1907 u. ff. Jahre. — PRAUSNITZ: Atlas u. Lehrb. d. Hyg., in LEHMANNs. med. Atlanten. München 1909; letzterem Werke sind einige der oben eingefügten Abbildungen entnommen. — DAMASCHKE: Aufgaben der Gemeindepolitik. 1904. — Jahrb. d. Bodenreform. Bd. 1. 1905 u. folg. — Schriften der Zentralstelle für Volkswohlfahrt. 1913. H. 8. — KAUP: Art. Wohnungswesen in GROTJAHN und KAUP: Handwörterb. d. soz. Hyg. 1912. — STÜBBEN, BRIX, GRETZSCHEL, RATH in WEYL's Handb. d. Hyg. 2. Aufl. 1914. — GEMÜND: Die Grundlagen zur Besserung der städtischen Wohnverhältnisse. Berlin 1913. — MUTHESIUS: Kleinhaus und Kleinsiedlung. München 1918 (zahlreiche Abbildungen u. viel Lit.). — FUCHS: Die Wohnungs- und Siedlungsfrage nach dem Kriege. Stuttgart 1918. — FLÜGGE: Großstadtwohnungen und Kleinhaussiedelungen. Jena 1916 (Literatur). — GUTKIND: Neues Bauen. Grundlagen z. prakt. Siedlungstätigkeit. Berlin 1919. — Zeitschriften: Bauwelt, Berlin. — Zeitschr. f. Wohnungswesen. Berlin. — Die Volkswohnung. Berlin.

II. Fundamentierung und Bau des Hauses.

1. Das Fundament soll das Haus gegen den Boden wasser- und luftdicht abschließen. Wasserdicht deshalb, weil sonst das Bodenwasser sowohl von unten wie von der Seite her in die porösen Bausteine eindringt, in diesen capillar in die Höhe steigen und die Keller und unteren Stockwerke feucht halten kann. Ist der Boden unrein, so werden gleichzeitig die Verunreinigungen mit dem Wasser in die Höhe geführt und es kommt zur Bildung von sogenanntem Mauersalpeter.

Die Dichtung der Mauern läßt sich erreichen, z. B. durch Einlegen einer Asphaltschicht (Abb. 50) oder einer Schicht von glasierten Klinkern auf die sog. Abgleichungsschicht der Fundamente. Um auch das seitliche Eindringen von Feuchtigkeit zu hindern, werden entweder die Seiten der Fundamentmauer stark mit Asphaltteer u. dgl. imprägniert, oder es wird eine 12 cm starke Vormauer aus Ziegelsteinen mit Zementmörtel in einer Entfernung von 6—7 cm vom Kellermauerwerk aufgeführt, mit sog. Einbindern versehen und oben abgedeckt (Abb. 50). In einigen Städten besteht die nachahmungswerte Vorschrift, daß ein offener Graben von $^1/_3$—$^1/_2$ m Weite die Fundamente des ganzen Wohnhauses umgibt; derselbe führt dann gleichzeitig den Kellerräumen in reichlicherem Maße Luft und Licht zu und macht diese für Wohnungen benutzbar. Die ganze Kellersohle ist außerdem wasser- und luftdicht mit Asphalt und mit einer Isolierschicht herzustellen.

Der geschilderte dichte Abschluß schützt das Haus auch gegen etwaiges Aufsteigen von Bodenluft, die stark mit Kohlensäure oder mit giftigem Leuchtgas beladen sein kann.

2. Die Seitenwände des Hauses. Bezüglich des Materials und der Konstruktion der Seitenwände kommt in Betracht a) die Durchlässigkeit des Materials für Luft; b) seine Aufsaugungsfähigkeit für Wasser; c) die Dicke der Mauern.

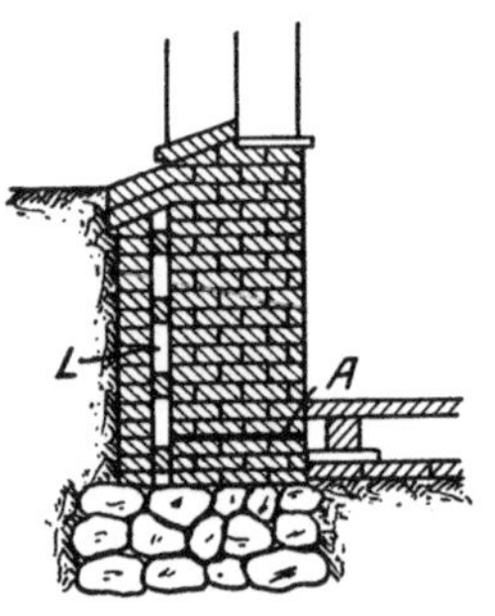

Abb. 50. Hausfundament. A Asphaltschicht. L Luftraum zwischen Hauptmauer und Vormauer.

a) Früher hielt man eine größere Durchlässigkeit des Materials für hygienisch vorteilhaft, in der Annahme, daß ein wesentlicher Teil der Luftzufuhr zum Wohnraum durch die Poren der Mauern erfolge, und daß dieser Luftwechsel gerade dadurch, daß er sich unmerklich vollzieht und daß die Luft dabei auf die Wandtemperatur erwärmt wird, besonders wertvoll sei.

Das Bestehen einer solchen Porenventilation schien durch zwei Versuche bewiesen: Erstens wurde gezeigt, daß der Luftwechsel in einem Zimmer, dessen Fugen, Ritzen und sonstige Undichtigkeiten sorgfältig verklebt werden, immer noch sehr beträchtlich sei, obwohl er sich nunmehr nur durch die Poren der Begrenzungen des Zimmers vollziehen könne. — Derselbe Versuch ist indes später vielfach mit anderem Erfolg wiederholt worden. Sorgt man für dauernd dichten Verschluß aller Ritzen und Fugen und dichtet außerdem noch Fußboden und Decke des Zimmers, so sinkt der Luftwechsel in dem betreffenden Raum unter gewöhnlichen Verhältnissen auf Null herab. Nur bei heftigen, die Wandfläche treffenden Winden ist eine geringfügige Ventilation bemerkbar.

Der zweite Versuch bestand darin, daß eine Glasröhre auf die beiden gegenüberliegenden Seiten eines Backsteines aufgekittet und dann die übrige Fläche des Backsteines mit Paraffin oder Teer gedichtet wird. Es gelingt dann durch Einblasen von Luft in das Glasrohr durch den Backstein hindurch z. B. ein Licht auszublasen. — Nun beträgt aber der Exspirationsdruck beim Blasen leicht 10—20 cm Quecksilber = 1300—2600 kg pro 1 qm Fläche. Mäßiger Wind liefert dagegen nur einen Druck von 1—5 kg, starker Wind einen Druck von 20 kg, Sturm einen solchen von 100 kg pro 1 qm, so daß also aus diesem an einem sehr kleinen Querschnitt angestellten Versuche noch keine Folgerungen für den unter dem Winddruck oder durch Temperaturdifferenzen bewirkten Luftdurchgang durch den Stein zu ziehen sind.

Später ist die Durchlässigkeit der Steine für Luft genauer quantitativ geprüft (LANG, KORFF-PETERSEN). Dabei stellte es sich heraus, daß je nach dem Material bei einem Druck von 1 mm Wasser oder von 1 kg pro Quadratmeter nur 5—10 Liter Luft pro Stunde und pro Quadratmeter Wandfläche hindurchgehen; dies macht für ein Zimmer mit 14 qm Außenwand und für mittleren Wind von 3 kg Druck 0,2—2,0 cbm stündlicher Luftzufuhr, während der Luftbedarf für ein solches Zimmer mindestens 60 cbm pro Stunde beträgt. Außerdem fand sich, daß die Bekleidung der inneren Wandfläche noch in wechselndem, meist aber sehr erheblichem Grade die Durchlässigkeit herabsetzt; und zwar schon ein Anstrich mit Kalk- oder Leimfarbe, noch mehr ein Tapetenüberzug und wiederum mehr ein Ölfarbenanstrich. Ferner wird die Durchlässigkeit wesentlich geändert durch Befeuchtung des Steins; je nach der Feinheit der Poren tritt hier eine Abnahme um 15—90% ein. — Eine Ausnahme machen die rheinischen Schwemmsteine, die aus dem in den vulkanischen Lagern am Rhein und in der Eifel vorkommenden Bimskies unter Zusatz von wenig Kalk hergestellt werden. Sie sind außerordentlich porös und luftdurchlässig, so daß sie in Laboratoriumsversuchen bis 2000 mal mehr Luft durchtreten lassen, als die gebräuchlichen Baustoffe. Versuche in fertigen Schwemmsteinhäusern ergeben jedoch, daß bei verputzten Wänden die Luftdurchlässigkeit fast ebenso gering ist wie bei Ziegelmauern.

Die Luftzufuhr durch das Baumaterial stellt sich daher für die gewöhnlich vorliegenden Verhältnisse, mäßigen Wind und geringe Temperaturdifferenzen, als völlig belanglos heraus. Nur in einem Fall vermag dieselbe eine nennenswerte Luftmenge zu fördern, nämlich bei direkt auftreffenden heftigen Winden. Dann aber vermitteln schon die zufälligen Undichtigkeiten der Fenster und Türen einen mehr als erwünschten Luftwechsel, so daß wir der Porenventilation und einer Durchlässigkeit des Baumaterials für Luft völlig entraten können.

b) Bezüglich der Aufsaugungsfähigkeit für Wasser nimmt man an, daß poröse Mauern etwaiges an den inneren Wandungen der Wohnräume kondensiertes Wasser aufzusaugen und allmählich wieder zu verdunsten vermögen; dadurch sollen die Wände trocken gehalten werden, während sie bei wasserdichtem Material leicht feucht werden (triefen).

Eine so hochgradige Kondensation von Wasserdampf soll indes in normalen Wohnräumen nicht vorkommen. Ist durch stärkere Ansammlung von Menschen oder durch Kochen, Waschen usw. sehr viel Wasserdampf entwickelt, so ist er zunächst durch Lüftung zu entfernen; reicht diese nicht aus, so findet eine Regulierung durch Kondensation an den Fensterflächen statt. Erst wenn auch dann noch ein weiterer Überschuß von Wasserdampf vorhanden ist, erfolgt Kondensation an der kältesten Wandfläche; am erheblichsten und besonders leicht, wenn etwa eine freistehende, dünne und gut wärmeleitende, z. B. nach Norden gerichtete und stark abstrahlende Wand vorliegt. Nicht poröse Steine bilden wegen ihrer guten Wärmeleitung ein Material, das die Kondensation besonders begünstigt; man wird daher auch aus diesem Grunde bei der Auswahl des Baumaterials gut wärmeleitendes Material tunlichst ausschließen.

Auf der äußeren Seite der Mauer ist gerade das aufsaugungsfähige Material leicht von Nachteil, weil auftreffende Niederschläge die Wand wiederholt bis in eine gewisse Tiefe durchfeuchten. Das eingedrungene Wasser verdunstet allmählich wieder; dabei findet ein bedeutender Wärmeverbrauch statt, und die unter die Norm abgekühlte Wand vermag dann wieder zu Kondensation Anlaß zu geben.

Demnach haben wir keinerlei Grund, ein für Wasser durchgängiges Baumaterial zu bevorzugen, vielmehr ist, bei normaler Benutzung der Räume ohne übertriebene Entwicklung von Feuchtigkeit, eine wasserdichte Oberfläche an der inneren Seite nicht von Nachteil, an der Außenseite von entschiedenem Vorteil.

c) Die Baumaterialien sollen schlechte Wärmeleiter sein und mittlere Wärmekapazität besitzen, weil dadurch die Regulierung der Temperatur des Hauses wesentlich erleichtert wird. Das schlecht leitende Material hindert im Winter eine zu rasche Entwärmung, im Sommer eine zu schnelle Erwärmung des Hauses. Dichtes Material, Metall, massive Steine leiten die Wärme am besten, Holz am schlechtesten. Unter den Steinen sind die porösen, lufthaltigen (Tuffsteine, rheinische Schwemmsteine) die schlechtesten Wärmeleiter. — Absichtlich eingelagerte größere Lufträume (Doppelmauern mit Zwischenraum) setzen die Wärmeleitung einer Mauer nach neueren Untersuchungen relativ wenig herab, dagegen bildet sich Schwitzwasser in den Hohlräumen. Letztere sind daher besser mit Kieselgur, Schlacke oder Mischungen dieser Stoffe zu füllen.

Bezüglich der Wärmekapazität (d. h. der Calorien-Menge, welche nötig ist, um 1 kg Material um 1^0 zu erwärmen) bieten die lufthaltigen leichten Baumaterialien insofern einen gewissen Vorteil, als es dann geringerer Wärmemengen bedarf, um die Temperatur der Wände um ein bestimmtes Maß zu ändern. Sollen z. B. 80 cbm Mauerwerk (ein kleines Familienhaus) von 0^0 auf 15^0 erwärmt werden, so braucht man bei Sandsteinmauern 353000 Wärmeeinheiten, und zu deren Entwicklung 53 kg Kohle; bei Ziegelmauerwerk 219000 Wärmeeinheiten = 33 kg Kohle, bei Hohlziegeln nur 122000 Wärmeeinheiten = 18 kg Kohlen. — Andererseits darf namentlich in Kleinhäusern, in denen sparsam geheizt werden muß, und in freistehenden Häusern die Wärmekapazität der Wände nicht zu klein werden, da die Bewohner sonst im Winter unter der zu raschen Auskühlung der Räume zu leiden haben. Allerdings scheint es, als ob bei Häusern mit guter Wärmedichtigkeit dieser Wärmespeicher nur sehr klein zu sein brauchte; schon die Verputzung der Wände scheint oft zu genügen.

Lufthaltige Mauern sind daher zu bevorzugen; nur ist es nicht notwendig, daß sie gleichzeitig für Luft und Wasser durchgängig sind. Vielmehr werden sie, nachdem sie trocken geworden sind, am besten innen und außen mit einer undurchlässigen Deckung versehen. Nach außen bietet ein Belag mit Schindeln, Schiefer, Dachziegeln oder Verputz mit Gips und Wasserglas bzw. ein Anstrich mit Ölfarbe, oder eine Verblendschicht aus undurchlässigem Material Schutz gegen die Durchfeuchtung der Wände; an der Innenseite gestattet Ölfarbenanstrich leichtere Reinigung der Wände. Isolierung der Wände an ihrer Innenseite (Holzverkleidung, Torfoleumbelag u. a.) ermöglicht rascheres Anwärmen und spart an Heizung. Die Wärmespeicherung der Wände wird jedoch vermindert, sie setzt daher die Schaffung eines anderen Wärmespeichers — Kachelofen, Dauerbrandofen — voraus.

d) Dicke der Mauern. Die Mauern werden entweder massiv oder aus Fachwerk, d. h. mit Einlage von Balken oder in Eisenkonstruktion, hergestellt. Die Baugesetze schreiben vor, daß massive Mauern von 3—4 stöckigen Häusern im Erdgeschoß $2^1/_2$ Stein = 62 cm stark sein sollen, im ersten und zweiten Stock 50 cm, im dritten und vierten Stock 38 cm. — Bei Fachwerkhäusern sind die Mauern erheblich dünner; sie müssen bis zum ersten Stockwerk eine Dicke von 25 cm, im zweiten eine solche von nur $12^1/_2$ cm haben. Für die Temperaturregulierung des Hauses sind diese Vorschriften von großer Bedeutung.

Die Sonder-Baupolizeiordnung für Kleinhäuser gestattet 1 Stein starke Außenmauern, wenn gute Ziegel- oder Schwemmsteine verwendet werden, und wenn in mildem Klima oder geschützter Lage zu erwarten ist, daß die Ersparnis bei den Baukosten nicht durch Wärmeverlust im Winter aufgewogen wird.

Zur Herstellung der Innenwände können Gipsdielen (Gips mit Rohreinlage), Rabitzputz (Geflecht von verzinktem Eisendraht mit Gipsfüllung), oder feuersichere Moniertafeln (mit Eisenstäben versteiftes Geflecht von Eisendraht, das mit Zementmörtel beworfen ist) und ähnliche künstliche Präparate verwendet werden, die aber alle sehr schlechte Schallsicherung gewähren. — Beim Schall ist zu unterscheiden zwischen dem in der Luft entstehenden und demjenigen, der unmittelbar von den Schwingungen einer Wand (z. B. beim Einschlagen eines Nagels) herrührt. Der Schutz, den eine Wand gegen ersteren bietet, ist von ihrem absoluten Gewicht abhängig, so daß also Türen von Räumen, die geschützt werden sollen, zweckmäßiger mit Bleiplatten als mit Filz bekleidet werden. Die Schwingungen einer Wand werden um so weniger merkbar, je geringer die Spannung ist, unter der die Wand steht.

Der durch die Kohlennot hervorgerufene Ziegelmangel hat zur Einführung der verschiedenartigsten Ersatzbaustoffe und Ersatzbauweisen geführt. Mit ihrer Anwendung im großen Maßstabe sollte man vorsichtig sein, zumal schlechte Erfahrungen an mehreren Stellen vorliegen. — Auch die früher weitverbreitete, dann aber fast ganz verlassene Lehmbauweise kommt neuerdings wieder in Aufnahme (Lehm-Stampfbau und Lehm-Patzenbau). Soweit die Bauten kunstgerecht ausgeführt sind, dürften hygienische Bedenken dagegen kaum bestehen, namentlich wenn durch eine äußere undurchlässige Schicht und ein massives Fundament Vorsorge gegen Aufsaugen von Feuchtigkeit getroffen ist.

Nachstehende Tabelle (nach KORFF-PETERSEN) enthält eine Übersicht über die wichtigsten, zahlenmäßig ausdrückbaren Eigenschaften der gebräuchlichsten Baustoffe:

Baustoff	Porenvolum %	Wärmespeicherung WE/cbm	Wärmeleitzahl $\frac{WE}{m\ Std.\ {}^0C}$	Luftdurchlässigkeit[1]
Ziegel	29,8—45,0	291—528	0,34—0,45	0,09—2,26
Kalksandstein	30,0—39,0	310—429	0,58—0,8	0,46—14,4
Beton	22,2	448—469	0,65—0,70	0,195
Schwemmstein	65,2—69,6	175	0,13	228—2259
Lehmstein (ungebrannt)	37,0	240—390	0,38	0,29

3. Die Zwischenböden. Auch die richtige Anlage der Zwischenböden ist beachtenswert. Zwischen dem Fußboden der oberen und der Decke der unteren Stockwerke bleiben Räume frei, welche durch die zwischenlaufenden Balken abgeteilt werden. Diese Hohlräume werden mit porösem unverbrennlichem Material gefüllt, um der Schall- und Wärmeleitung entgegenzuwirken, ferner um Nässe aufzusaugen und dadurch das Balkenwerk gegen Vermoderung zu schützen. Als Füllmaterial benutzt man Sand, häufiger jedoch Bauschutt, Kohlenstaub, Schlacke, Asche; oft wird sehr unsauberes Material verwendet. Untersuchungen haben gezeigt, daß kein Boden, selbst in der nächsten Nähe von Abortgruben, so hochgradige Verunreinigungen erkennen läßt, wie die Füllungen

---

[1] D. h. diejenige Luftmenge in Litern, die durch einen Würfel von der Kantenlänge 1 m bei einem Überdruck von 1 mm Wassersäule in 1 Stunde hindurchgeht.

mancher Zwischenböden. Außerdem wird auch das reinste Material gewöhnlich mit der Zeit stark verunreinigt. Durch die Ritzen und Fugen des Fußbodens dringt Scheuer- und Waschwasser und mit diesen Sputa, eingeschleppte Erde u. dgl. ein. Die dabei in das Füllmaterial geratenen Mikroorganismen werden dort zum Teil gut konserviert, ähnlich wie in natürlichem Boden. Aus den Zwischenböden gelangen sie dann leicht wieder in das Zimmer, da bei jeder stärkeren Erschütterung Wolken trockenen Staubes aus den gröberen Fugen des Fußbodens hervorzudringen pflegen. Wir haben daher allen Grund, die Zwischenböden so zu konstruieren, daß es zu keiner Verunreinigung mit saprophytischen und pathogenen Bakterien kommen kann.

Zunächst ist von vornherein nur unverdächtiges Füllmaterial auszuwählen, z. B. reiner Sand. Noch mehr Vorteil bietet leichteres Material, wie Schlackensand aus Hochofenschlacke, Bimssand, Korkschrot usw.; letzteres hat so geringes Gewicht, daß man den Zwischenboden in seiner ganzen Ausdehnung füllen und dadurch die Schalleitung weit besser hindern kann, während bei Verwendung von Sand usw. ein größerer Teil des Zwischenbodens frei gelassen werden muß, weil sonst die Belastung zu stark werden würde. Außerdem ist unter den Dielen des Fußbodens jedenfalls eine undurchlässige Schicht anzubringen, um spätere Verunreinigungen zu vermeiden; z. B. sind die Dielen in heißen Asphalt einzulegen, oder es ist Superatorpappe einzuschalten u. dgl. — Statt des Holzwerks, das gegen Parasiten besonders geschützt werden muß und Feuersgefahr bietet, wird neuerdings meist Eisenkonstruktion verwendet; die Eisenteile müssen aber der Schallsicherheit wegen mittels Filzkappen u. dgl. isoliert sein. — Der Fußboden selbst ist möglichst dicht zu fugen. Vorhandene Ritzen sind mit Holzleisten und Kitt auszufüllen; die Dielen sollen mehrfach mit heißem Leinöl getränkt oder mit Ölfarbenanstrich oder Wachsüberzug versehen und dadurch ein völlig undurchlässiger und leicht zu reinigender Fußboden hergestellt werden. — Über staubbindende Fußbodenöle s. unter „Schulen".

4. Dach; Treppen; Fenster. Das Dach soll undurchlässig für Wasser, nicht zu schwer sein und im Sommer die Insolationswärme, im Winter die Kälte nicht leicht durchdringen lassen. Metall- und Schieferdächer sind womöglich mit Isolierschichten zu unterlegen. In jedem Falle müssen zwischen Dach und Decke des obersten Stockwerkes reichliche Öffnungen vorhanden sein, durch welche während des Sommers ein starker Luftstrom streichen und die Fortleitung der Insolationswärme hindern kann. — Die Treppen sind möglichst feuersicher in Stein, Eisen oder mit Überzug von Zementmörtel herzustellen; ferner sollen sie bequem und sicher zu begehen sein, d. h. breit, nicht zu steil und nach höchstens 15 Stufen von einem Absatz unterbrochen. — Die Fenster sind teilweise mit Scheiben zu versehen, die für eine Lüftung des Zimmers verwendet werden können. — Genaueres über alle Einzelheiten, die beim Bau und der Ausstattung des Wohnhauses in Betracht kommen, siehe in dem unten zitierten Werk von NUSSBAUM.

Literatur.

Deutsches Bauhandbuch. — Handb. d. Architektur. — NUSSBAUM: Das Wohnhaus und seine Hygiene. Leipzig 1909. — v. ESMARCH: Hygienisches Taschenbuch. 5. Aufl. — Ersatzbauweisen. Druckschrift Nr. 2 des Reichskommissars für das Wohnungswesen. Berlin 1919. — HENCKY: Die Wärmeverluste durch ebene Wände. München u. Berlin. 1921. — KORFF-PETERSEN: Zeitschr. f. Hyg. u. Infektionskrankh. Bd. 89. — LIESE: Ebenda. Bd. 98.

III. Austrocknungsfrist; feuchte Wohnungen.

Feuchte Wohnungen wirken auf die Gesundheit hauptsächlich dadurch nachteilig, daß sie Störungen der Wasserdampfabgabe und der Wärmeregulierung des Körpers veranlassen. Die feuchten Wände werden infolge der fortgesetzten Verdunstung und der besseren Wärmeleitung des feuchten Materials ungewöhnlich kalt; Kleider, Betten usw. werden ebenfalls feucht und zu guten Wärmeleitern. So kommt es vielfach zu unmerklicher stärkerer Wärmeentziehung vom Körper. Daneben führt die abnorm hohe Luftfeuchtigkeit bei etwas höheren Wärmegraden zu einer Unterdrückung der Wasserdampfabgabe von der Haut und dadurch zu Empfindungen des Unbehagens und der Beklemmung (s. S. 31). — Außerdem begünstigt die Feuchtigkeit die Konservierung von Krankheitserregern und die Entwicklung von saprophytischen Bakterien und saprophytischen Schimmelpilzen (Penicillium); die letzteren entwickeln sich an den Wänden, auf Stiefeln und vielen anderen Gebrauchsgegenständen, ferner auf Nahrungsmitteln, namentlich Brot. Durch diese Pilzwucherungen entsteht eine modrige, dumpfige Beschaffenheit der Luft, welche die Atmung beeinträchtigt. Ein Wachstum von Krankheitserregern findet auf feuchten Wänden usw. nicht statt, schon weil die Temperatur immer zu niedrig ist.

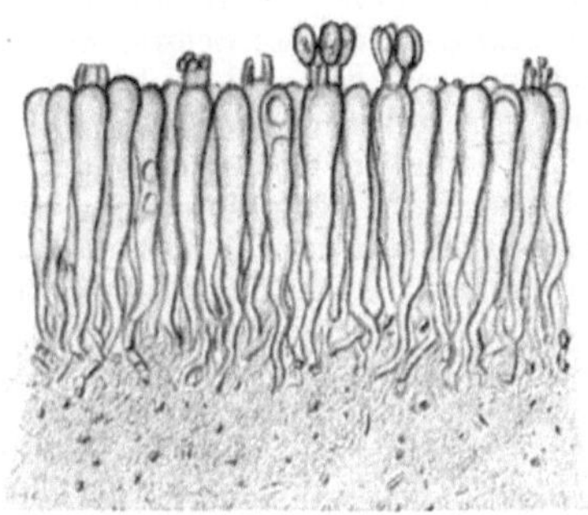

Abb. 51. Querschnitt durch die Fruchtschicht eines Fruchtkörpers von Merulius silvester und domesticus; zeigt die Basidien in verschiedenen Entwicklungsstadien. (Vergr. ca. 300.)

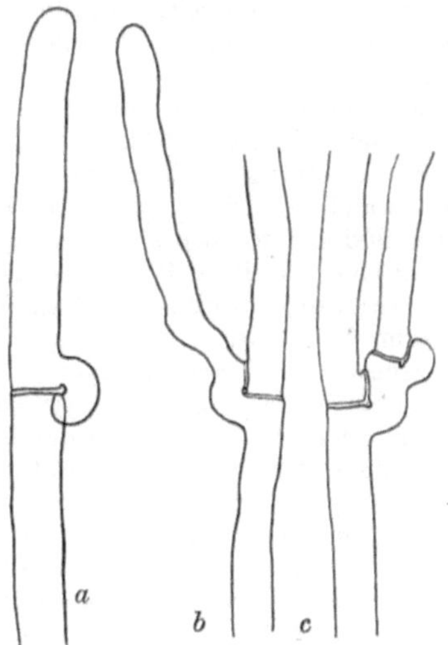

Abb. 52. Schnallen bei Merulius silvester und domesticus. a Hyphenkegel mit der jungen Schnalle am ersten Knoten; b Auswachsende Schnalle am zweiten Knoten; c Schnallenbilder an weiter rückwärts liegenden Knoten.

(Beide Abbildungen nach FALCK.)

Das Holz feuchter Wohnungen ist durch die im Volksmunde als „Schwamm" bezeichneten Wucherungen verschiedener Basidiomyceten gefährdet, unter denen der „echte Hausschwamm", Merulius domesticus, der wichtigste ist und dem mindergefährlichen M. silvester und minor an Stelle der früheren gemeinsamen Bezeichnung M. lacrymans (so genannt wegen des Auftretens von Wassertropfen auf dem Mycel) gegenübergestellt werden muß (FALCK). An Zerstörungskraft am nächsten steht ihm der Porenhausschwamm (Polyporus vaporarius), der neben dem Keller- oder Warzenschwamm (Coniophora cerebella) als Erreger der „Trockenfäule" in Frage kommt.

Während sich der Kellerschwamm bereits auf gesundem Holz in feuchten geschlossenen Räumen entwickelt und die häufige „Vorerkrankung" oder das „Angehen" des Holzes bewirkt, kommen die anderen beiden Arten in der Regel erst auf solchem prädisponierten, angegangenen Holze zur Entwicklung. Auch die Erreger einer dritten Holzerkrankung, der „Lagerfäule", bes. Blätterschwamm- (Lenzites-) Arten, entwickeln sich schon auf gesunden Hölzern während der Lagerzeit im Freien und bereiten gleichfalls den Boden für Hausschwamm- und Trockenfäule-Wucherung vor. — Das Mycel dieser Pilze entwickelt sich zum Teil unsichtbar im Innern der Holzsubstanz, zum Teil an der Oberfläche in Form von oft sehr ausgedehnten Belägen oder Polstern; es liefert Fermente, die das Lignin und die Cellulose des Holzes lösen oder zersetzen. Der Vegetationskörper zeigt dabei die Neigung, sich zu einzelnen „Strängen" oder „Strangbüscheln" zusammenzuschließen, welche die Nährstoffe aus den tieferen Teilen auf der Oberfläche vereinigen. Mikroskopisch besteht das Mycel aus farblosen Fäden, oft mit knospenartigen, meist einseitigen Auswüchsen, in welche je eine Querwand vorspringt. Diese „Schnallenzellen" (Abb. 52) wurden früher irrtümlich als für den echten Hausschwamm charakteristisch angesprochen. Aus den Oberflächenmycelien entwickeln sich die „Fruchtkörper" (beim echten Hausschwamm in der Regel kuchenförmige, an der Unterseite von Decken und Dielen sitzende weiße Polster), auf denen sich das Sporenlager bildet. Die eigentlichen Fruchtträger sind die „Basidien", zahlreiche, aufrechte, keulenförmige Hyphen-Endzweige, auf deren jedem 4 Sterigmen (s. Abb. 51) mit je einer ovalen, von einer dicken, pigmentierten (beim echten Hausschwamm gelbbraunen) Membran umgebenen Spore stehen. Diese Gebilde werden einzeln abgestoßen und werden schon durch feinste Luftströme, z. B. infolge geringer Temperaturunterschiede, überallhin weitergetragen. Hierdurch und durch die Bewohner schwammkranker Häuser, durch Handwerker, Haustiere usw. können sie auf zum Verbau bestimmte Hölzer und in andre Häuser gelangen. Häuser mit Fruchtkörperbildungen müssen daher als die wesentlichsten Infektionsquellen angesehen werden. Nicht selten gelangt auch schon angestecktes Holz (Kisten, Verschlagbretter, Brennholz) von außen in die Häuser, besonders in die Keller, wo an den Berührungsstellen mit der feuchten Kellersohle und -wand oft die günstigsten Bedingungen für Schwammentwicklung und Fruchtkörperbildung gegeben sind. Nach FALCK zeigt die Ausbreitung des Hausschwammes immer eine reichliche Feuchtigkeitszufuhr zu den Ausgangsstellen des Schwammwachstums an; ausgedehntere Schwammwucherungen weisen darauf hin, daß die Wohnung abnorm feucht ist und deshalb gesundheitsnachteilig sein kann. Ferner verbreiten die Mycelien und Fruchtkörper in gewissen Entwicklungsstadien einen unangenehmen, petroleumähnlichen Geruch, der namentlich dann hervortritt, wenn durch den Holzschwund der Unterdielenraum durch Spalten und Bruchstellen mit dem Zimmer in offener Verbindung steht. Auch leisten solche Schäden der Ansammlung von Staub und Infektionserregern, sowie der Ansiedlung von Ungeziefer Vorschub. Direkte Gesundheitsschädigungen des Menschen oder der Haustiere durch Schwamminfektion sind auszuschließen, weil bisher, trotz Verwendung verschiedenster Nährböden, bei Warmblütertemperatur Sporenkeimung oder Mycelwachstum bei den Merulius- und Coniophoraarten noch nie beobachtet ist, und Lenzitessporen, deren Keimung und Wachstum noch bei 37° C vor sich geht, durch Phagocytose unschädlich gemacht werden. Das Temperaturoptimum des M. dom. liegt bei 19°, also der durchschnittlichen Haustemperatur, das des M. silv. und der Coniophora bei 24—26°. Diese biologischen und gewisse morphologische Merkmale gestatten jetzt die für Gutachten erforderliche Unterscheidung der Arten und können sowohl durch Untersuchungen an Reinkulturen wie durch mikroskopische Untersuchung von Fruchtkörper- oder Mycelstrangstückchen mit Sicherheit festgestellt werden (FALCK, MOELLER). — Für die Bekämpfung des Hausschwamms kommt Abstellung der Feuchtigkeitszufuhr und gute Austrocknung in Betracht; vor allem Behandlung durch Schutzanstriche des Bauholzes mit keimungsverhindernden Stoffen nach der erstmaligen Bearbeitung; FALCK hat ein aus Fluornatrium (70%) und Dinitrophenolnatrium (30%) bestehendes Salzgemisch in 2—4%iger Verdünnung auch für eingebaute Holzteile besonders empfohlen; ferner Beseitigung aller ergriffenen Holzteile und vorherige Schutzbehandlung der zum Ersatz bestimmten Holzteile und des Mauerwerks.

Abnorme Feuchtigkeit der Wohnungen entsteht:

1. Durch das beim Bau eingeführte und nicht vollständig wieder verdunstete Wasser. Das Mauern geschieht meistens im nassen Zustande des Materials, um ein Haften des Mörtels zu erleichtern. Gewöhnlich wird der ganze Ziegel in Wasser getaucht; behauene Steine werden stark mit Wasser besprengt. Außerdem erfolgt durch Regen oft reichliche Wasseraufnahme seitens des Baues. Die Wände eines mittleren Wohnhauses, die etwa 500 cbm Mauerwerk ausmachen, enthalten etwa 50 bis 100 cbm mechanisch beigemengtes Wasser. — Der Mörtel wird gewöhnlich aus einem Teil gelöschten Kalk und

2—3 Teilen Sand bereitet und enthält frisch im Mittel auf 1 cbm 150 Liter Wasser, außerdem noch Hydratwasser, und zwar pro Kubikmeter etwa 100 Liter. Für je 100 cbm Mauerwerk gebraucht man teils zum Füllen der Fugen, teils zum Verputz etwa 12 cbm Mörtel, für ein Haus von 500 cbm Mauer mithin 60 cbm Mörtel. In dieser Mörtelmasse sind 10 cbm mechanisch beigemengtes und 6 cbm Hydratwasser enthalten; insgesamt befinden sich also in einem Neubau von der bezeichneten Größe 90—110 cbm mechanisch beigemengtes und 6 cbm chemisch gebundenes (Hydrat-)Wasser.

Diese ungeheure Wassermasse muß wieder fortgeschafft werden, ehe das Haus bewohnbar ist. Es geschieht dies bei warmem, trockenem Wetter genügend rasch unter dem Einfluß bewegter freier Luft; oft muß eine künstliche Beschleunigung durch Heizen bei offenen Fenstern oder künstliches Eintreiben erwärmter Luft stattfinden. — Das Verputzen und innere undurchlässige Anstriche dürfen nicht eher vorgenommen werden, als bis das Rohmauerwerk vollständig ausgetrocknet ist, während ein möglichst früher äußerer undurchlässiger Anstrich namentlich an der Wetterseite durch Fernhaltung neuer Durchnässung recht nützlich sein kann.

Bezüglich der Mittel zum Austrocknen der Neubauten begegnet man noch zuweilen einer irrigen, in früherer Zeit von LIEBIG aufgestellten Ansicht. Nach LIEBIG sollte die Feuchtigkeit neugebauter Häuser vorzugsweise dadurch bedingt sein, daß der Ätzkalk des Mörtels allmählich eine Umwandlung in Calciumcarbonat erleidet, und daß dabei das Hydratwasser frei wird. Das sog. ,,Trockenwohnen'' sollte mithin wesentlich darauf beruhen, daß die Bewohner viel Kohlensäure liefern und so die Umwandlung des Ätzkalks in Calciumcarbonat beschleunigen. Demnach würde das beste Mittel zur Austrocknung von Neubauten darin bestehen, daß Kohlensäureapparate und offene Kohlenbecken in den Räumen aufgestellt werden. — Aus den oben gegebenen Zahlen ist indes ohne weiteres ersichtlich, daß die weitaus größte Masse des in einem Neubau steckenden Wassers mechanisch beigemengt ist; das Hydratwasser macht nur etwa $5—10^0/_0$ der ganzen Wassermasse aus und tritt an Bedeutung hinter jenem weit zurück. Dementsprechend sind Neubauten nicht vorzugsweise durch Kohlensäure zu trocknen, sondern in erster Linie durch Verdunstung der großen Wassermassen. Daß austrocknende Luft in der Tat das wirksamste Mittel zur Beseitigung der Mauerfeuchtigkeit ist, läßt sich schon aus der Erfahrung entnehmen, daß in Ländern, wo die Luft starkes Sättigungsdefizit zeigt (Westküste von Nordamerika, Ägypten), die neugebauten Häuser sofort beziehbar sind, obwohl ihnen dort durchaus nicht mehr Kohlensäure zugeführt wird.

Der schädlichen Wirkung feuchter Neubauten hat man durch Festsetzung einer Austrocknungsfrist in den Bauordnungen vorzubeugen gesucht. Nach den obigen Ausführungen ist es aber schwierig, eine solche je nach dem Klima und nach der Jahreszeit richtig zu bemessen. In Norddeutschland schwankt sie zwischen 6 und 12 Wochen. Wünschenswert ist es, in allen Zweifelsfällen die Beziehbarkeit eines Neubaues von einer Feststellung der Mauerfeuchtigkeit nach der S. 253 angegebenen Methode der Wasserbestimmung in Mörtelproben abhängig zu machen.

2. Eine fernere im Bau belegene Ursache abnormer Feuchtigkeit von Wohnungen kann der mangelhafte Abschluß der Fundamentmauern gegen die Bodenfeuchtigkeit und das Grundwasser sein. Nachträglich ist dieser Fehler nur schwer vollständig wieder gut zu machen.

3. Hauswände, die nach der Wetterseite liegen und von Schlagregen getroffen werden, und die außerdem nachts frei gegen den Horizont ausstrahlen und daher abnorme Abkühlung erfahren, sind oft andauernd feucht, namentlich wenn sie an ihrer äußeren Fläche aus aufsaugungsfähigem Material

hergestellt sind. — Hier kann durch Anbringung undurchlässiger und zugleich die Abkühlung hemmender Bedeckungen Abhilfe gewährt werden.

4. **Kellerwohnungen**, die tief unter die Bodenoberfläche herabreichen, zeigen feuchte Wände, weil diese so niedrige Temperatur haben, daß aus wärmerer Außenluft, ebenso aber aus der mit Wasserdampf erfüllten Luft des Wohnraums sich Kondenswasser auf ihnen niederschlägt. — Vielfach hat man teils aus diesem Grunde, teils wegen der geringen Licht- und Luftzufuhr Kellerräume als **überhaupt ungeeignet** zum Wohnen bezeichnet. Indessen ist es nicht unmöglich, diese Mängel zu beseitigen. Sind die Fundamentmauern gut gedichtet, ist das Haus von einem Lichtgraben umzogen, sind die Fenster hoch und der Fußboden nicht zu tief unter die Bodenoberfläche gelegt, so entstehen Wohnungen, welche keine wesentlichen hygienischen Nachteile darbieten, dagegen gegenüber den hochgelegenen Stockwerken den großen Vorzug niederer Hochsommer- und höherer Wintertemperaturen haben. Nachweislich ist insbesondere die Sommersterblichkeit der Säuglinge in den Kellerwohnungen eine auffällig geringe.

Kellerräume, welche **nicht** in dieser Weise hergerichtet sind, dürfen allerdings als Wohnräume nicht zugelassen werden. In den meisten Städten bestehen bereits Verordnungen, welche Kellerwohnungen, deren **Fenster nach Norden oder nach bebauten Höfen** gehen, verbieten; ferner ist zu verlangen, daß der Fußboden der Wohnräume **nicht mehr als 0,5 m bis 1,0 m unter der Bodenoberfläche** liegt. Weitere Bestimmungen über die mindeste lichte Höhe, die Größe der Fenster, die zulässige Tiefe der Räume und die Abdichtung der Kellersohle und der Mauern sind wünschenswert.

5. **Auch unabhängig von der Bauart des Hauses** kann abnorme Feuchtigkeit der Wohnung auftreten, selbst in älteren Häusern und in früher trocken gewesenen Wohnungen. Abgesehen von Durchfeuchtungen einzelner Wandteile durch Schäden an Wasser- und Abwasserleitungen oder Dachrinnen tritt häufig ein Feuchtwerden der Innenwände durch Kondensation des Wasserdampfs der Luft ein. **Vorübergehend** kann dies in jeder Wohnung erfolgen, wenn wärmere feuchte Außenluft mit den kälteren Innenwänden in Berührung tritt, z. B. nach längerer kühler Witterung, im Winter bei ungenügender Heizung usw.

Zu dauernder und starker Bildung von Schwitzwasser an den inneren Wandflächen kommt es namentlich durch reichliche **Wasserdampfentwicklung im Wohnraum**. Ist dieser übervölkert, so genügt schon die Wasserdampfausscheidung der Menschen zur Bildung von Schwitzwasser; meistens tritt noch Wasserdampfentwicklung durch Kochen, Waschen usw. hinzu; durch sog. **Wrasenrohre**, die in vielen Bauordnungen vorgeschrieben sind, kann der Wasserdampf einigermaßen beseitigt werden. Ein Übermaß von Wasserdampf führt bei geschlossenen Fenstern schließlich in **jeder** Wohnung zu Wandfeuchtigkeit; die Ursache derselben liegt dann nicht in der Wohnung, sondern in deren **mißbräuchlicher Benutzung** durch die Bewohner. Oft genug haben frühere Bewohner der gleichen Wohnung nicht über Feuchtigkeit zu klagen gehabt, weil sie nicht soviel Wasserdampf entwickelten und bei gelegentlich stärkerer Entwicklung, namentlich dann, wenn starke Kondensation an den Fensterscheiben die nahende Sättigung anzeigte, durch Lüftung die Wände vor Durchfeuchtung schützten. — In der Praxis wird man bei der Beurteilung einer feuchten Wohnung in erster Linie mit dieser Quelle der Wandfeuchtigkeit rechnen müssen.

Die Bestimmung des Feuchtigkeitszustandes einer Wohnung und eines Hauses erfolgt durch die Ermittlung des Wassergehalts von Mörtelproben, sowohl Putz- wie Fugen-mörtel, die aus den fraglichen Mauern, bei Neubauten in unteren Wohngeschossen aus den nach der Schatten- und Wetterseite gelegenen Mauern, mittels eines Hohlmeißels ent-nommen sind. Meist genügen 4 Proben von je 10—20 g Putz- und Fugenmörtel. Die Be-stimmung des Wassergehalts kann durch Trocknen im Vakuum oder in einem auf 100^0 erwärmten, von CO_2 und H_2O befreiten Luftstrom erfolgen. Nach MARKL werden 25 g Mörtel in 150 ccm starken Alkohols von bekanntem spez. Gewicht eingetragen; nach längerem Schütteln wird filtriert und im Filtrat wiederum das spez. Gewicht bestimmt. Nach KORFF-PETERSEN benutzt man eine mit Manometer versehene Glasflasche, in welche 15 g des gut zerriebenen Mörtels und ein dünnwandiges geschlossenes Röhrchen mit Calciumcarbid gebracht werden. Wird das Röhrchen durch kräftiges Schütteln zer-brochen, so entsteht beim Zusammentreffen seines Inhalts mit dem im Mörtel befind-lichen freien Wasser Acetylen ($CaC_2 + 2H_2O = Ca(OH)_2 + C_2H_2$), und aus dem Druck, den das frei werdende Acetylen auf das Manometer ausübt, kann der Wassergehalt des Mörtels berechnet werden. — Mörtel aus trockenen Mauern enthält 0,5 bis $1,0^0/_0$ Wasser; bei bewohnbaren Neubauten höchstens $2^0/_0$ Wasser. Bei stärkeren Graden von Feuchtig-keit geben schon feuchte Flecke und Schimmelpilzbildung an den Wänden, Schimmel-wucherung auf frischem Brot, auf Stiefeln, der modrige Geruch, Schwammbildung usw. gewisse, aber oft trügerische Anhaltspunkte.

<h2 style="text-align:center">Literatur.</h2>

LEHMANN und NUSSBAUM: Feuchtigkeit von Neubauten. Arch. f. Hyg. 1889. — EMME-RICH: Ibid. 1892. — NUSSBAUM: Das Wohnhaus und seine Hygiene. Leipzig 1909. — KORFF-PETERSEN: Zeitschr. f. Hyg. u. Infektionskrankh. Bd. 75. — Hausschwamm-forschungen, im amtlichen Auftrag herausgegeben von Prof. MÖLLER. Jena 1907. H. 1. 1912. H. 3. R. FALCK: Lenzitesfäule des Coniferenholzes. Jena 1909. H. 6. R. FALCK: Meruliusfäule des Bauholzes. H. 7. Merkblatt zur Hauschwammfrage. 1921. — Mykol. Untersuchungen und Berichte von R. FALCK. Jena 1913. H. 1.

IV. Wärmeregulierung der Wohnräume.

Während im Freien die Entwärmung unseres Körpers verhältnismäßig leicht vonstatten geht, weil namentlich an die bewegte Luft durch Leitung und Wasserverdampfung viel Wärme abgegeben werden kann, betätigen sich diese beiden Wege in Wohnräumen fast gar nicht, und es kommt viel leichter zur Wärmestauung. Findet andererseits im Freien eine stärkere Wärme-entziehung statt, so können wir meist durch vermehrte Muskelarbeit, rascheres Gehen usw. einer fühlbaren Entwärmung des Körpers vorbeugen. Im Zimmer sollen wir uns dagegen bei andauernd ruhigem Aufenthalt behaglich fühlen, und dementsprechend sind wir gegen ein Absinken der Temperatur außer-ordentlich viel empfindlicher. Die Schwankungen der Temperatur der Luft und der Wände innerhalb des Wohnraums dürfen sich daher nur in sehr engen Grenzen bewegen; bei Winterkleidung zwischen 17 und 20^0, bei Sommerkleidung zwischen 18 und 22^0. Um diese Temperatur das ganze Jahr hindurch herzu-stellen, bedarf es einer Reihe von künstlichen Vorrichtungen.

A. Wärmeregulierung im Sommer.

Bezüglich der Temperaturverhältnisse des Wohnraumes im Sommer ist zunächst zu beachten, daß die Lufttemperatur des Zimmers vollständig abhängig ist von der Wandtemperatur. Die Wände stellen ungeheure Wärmereservoire dar, welche imstande sind, das Vielfache der Zimmerluft auf den gleichen Temperaturgrad zu erwärmen, ohne daß sie selbst eine wesentliche Änderung der Temperatur erfahren.

Da aber die Wände und das Dach des Hauses unmittelbar durch die Sonnenstrahlen beeinflußt werden, erhalten wir innerhalb der Wohnung häufig Temperaturen, welche weit über die Luftwärme im Freien hinausgehen.

Die Insolationswärme einer Mauer hängt ab 1. von ihrer Dicke; je geringer dieselbe, um so höher wird die Innentemperatur und die Lufttemperatur des Wohnraumes. 2. Von der Absorption der Sonnenstrahlen an der äußeren Oberfläche; sie ist vorzugsweise abhängig von der Farbe. Da aber dunklere Farben beim Anstrich der Häuser fast stets vermieden werden, ist dieses Moment verhältnismäßig wenig einflußreich. 3. Von der Dauer und Intensität der Strahlung, für die hauptsächlich die Tageslänge, der Grad der Bewölkung, die Himmelsrichtung der bestrahlten Wand, der Winkel, in dem die Strahlen auffallen u. a. von Bedeutung sind (s. S. 229). In den Tropen ist die Insolationswärme der Mauern nicht so bedeutend, wie in unserem Klima, weil die Sonne dort höher steht und die Strahlen mehr im spitzen Winkel die Wandungen treffen. Allerdings wird das Dach unter den Tropen um so heftiger bestrahlt.

An der Außenfläche der bestrahlten Mauern erreicht die Temperatur häufig 40—50⁰. Diese Wärme wird sehr allmählich durch die Wand fortgeleitet und dabei tritt durch Speicherung ein steter Verlust von Wärme ein. Die für die Wohnräume maßgebende Temperatur der Innenwände ist daher erheblich abgeschwächt und tritt mit starker zeitlicher Verschiebung auf. Das schließlich resultierende Verhalten der Wandtemperaturen läßt sich durch Rechnung ableiten, besser aber durch in die Wand eingelassene und mit aufwärts gebogener Skala versehene Thermometer bzw. durch Thermoelemente beobachten.

Die Beobachtungen haben für den Sommer unseres Klimas ergeben, daß die unbestrahlte Nordwand ungefähr die mittlere Temperatur der äußeren Luft zeigt, daß dagegen schon die Südwand wesentlich höher erwärmt wird; noch wärmer ist die Ost- und Westwand. — Der Grad der Temperaturerhöhung und die Zeit ihres maximalen Gipfels an der Innenfläche läßt sich aus folgendem Beobachtungsbeispiel entnehmen:

Bezeichnung der Wand nach der Himmelsrichtung	Bei einer Wanddicke von 15 cm		Bei einer Wanddicke von 50 cm	
	Temp. an der Innenfläche	Zeit	Temp. an der Innenfläche	Zeit
Nordwand	20⁰	für längere Zeit	20⁰	für längere Zeit
Südwand	23⁰	6 Uhr nachm.	21⁰	1 Uhr früh
Ostwand	28,5⁰	3 „ nachm.	23⁰	9 „ abends
Westwand	30⁰	9 „ abends.	24⁰	3 „ früh

Die Ost- und Westwände zeigen also auch bei bedeutender Wandstärke an den Innenflächen noch eine Erhöhung um 3 oder 4⁰ über die Temperatur der unbestrahlten Wände, und die höchste Erwärmung der Innenräume durch die Ostwand findet von 7—11 Uhr abends, durch die Westwand von 1—5 Uhr früh statt.

Diese Temperaturen erfahren ferner eine erhebliche Steigerung in höheren Stockwerken. Hier macht sich einerseits der Einfluß des bestrahlten Daches geltend, während die Abkühlung durch den kühleren Boden in Fortfall kommt; andererseits vereinigen sich die Wirkungen der inneren Wärmequellen des

Hauses, namentlich liefern die Küchenkamine in die oberen Stockwerke eine bedeutende Wärmemenge. In den höchsten Stockwerken dicht bewohnter Häuser beobachtet man daher im Hochsommer gerade nachts Temperaturen von 25—32° und mehr. — Die hohen Wärmegrade pflegen sich gewöhnlich erst in der zweiten Hälfte des Juni, bzw. im Juli einzustellen, weil der Wechsel der Witterung bis dahin nur selten einen gleichmäßigen Anstieg der Wandtemperaturen herbeiführt. Einzelne heiße Tage zeigen nur geringe und vorübergehende Ausschläge, erst bei länger dauernder Einwirkung einer kräftigen Insolation kommen jene hohen Temperaturen zustande. Am schlimmsten sind die Wirkungen in den großen Städten im Spätsommer, wenn die gewaltigen Steinmassen der Häuser zu einem großen Wärmereservoir geworden sind. — Wohl zu beachten ist, daß zur Aufnahme und Weitergabe der Insolationswärme freistehende fensterlose Wände weitaus am geeignetsten sind. Fenster bilden eher günstig wirkende Unterbrechungen der Wärmereservoire; und der Sonneneinfall durch die Fenster kann verhältnismäßig leicht durch außen angebrachte Läden, Jalousien, Markisen usw. abgehalten werden.

Die Folgen dieser hohen Wohnungstemperaturen im Hochsommer bestehen in einer teilweisen Behinderung der Wärmeabgabe und deren Folgen. Bei empfindlichen Erwachsenen, Rekonvaleszenten usw. tritt Erschlaffung, Appetitmangel, schließlich Anämie auf. Bei kleinen Kindern, die noch nicht selbständig durch Wahl der Kleidung, Nahrung usw. ihre Wärmeregulierung zu unterstützen vermögen, kann es zu wirklich bedrohlicher Wärmestauung kommen (infantiler Hitzschlag). — Ferner tritt in den mit mangelhaften Einrichtungen zur Aufbewahrung der Nahrungsmittel versehenen Wohnungen rasche Zersetzung der Speisen ein. In Fleisch und namentlich in der Milch wuchern die verschiedensten Bakterien, und es häufen sich infolgedessen die infektiösen Darmerkrankungen (s. Kapitel VIII).

Maßregeln zum Schutz gegen die hohe Sommertemperatur der Wohnungen.

Zunächst kann ein gewisser Schutz durch die Bauart der Häuser gewährt werden. In südlichen und tropischen Ländern ist letztere in viel ausgesprochenerem Maße auf eine Fernhaltung der Insolationswärme zugeschnitten als bei uns.

Dort wird entweder das freistehende, einstöckige Haus mit seiner Längsrichtung von Osten nach Westen gestellt und das Dach bis nahe zum Erdboden über die Wände hinweggeführt; oder die Straßen werden so eng gebaut, daß die Häuserfronten der Insolation fast völlig entzogen sind; oder, wo dies nicht der Fall ist, liegen die Wohnräume nach dem schattigen Hofe und sind von den bestrahlten Außenseiten durch zwischenlaufende Gänge und Galerien getrennt; die engen Straßen bzw. die Höfe werden oft zur Zeit der stärksten Sonnenglut mit Stoffen überspannt. Zuweilen sucht man auch Schutz durch äußerste Dicke der Mauern; in Indien gibt es derartige Wohngebäude, welche in ihrem Innern fast das ganze Jahr hindurch die mittlere Jahrestemperatur zeigen.

Im Norden können wir eine Bedeckung der Insolationsfläche in einem gewissen Abstand von der Mauer anwenden, womöglich so eingerichtet, daß im Sommer in dem Zwischenraum Luft zirkulieren kann. Die Bedeckung mag in einer Art Vormauer aus Holz oder Rohr bestehen; oder nur in Matten; oder, noch einfacher, in rankenden Gewächsen (wilder Hopfen; spanischer wilder Wein).

Ferner sollte unter allen Umständen das Dach des Hauses durch zirkulierende Luftschichten isoliert werden.

Eine vorübergehende Kühlung kann versucht werden durch Zufuhr kälterer Luft zu den überhitzten Wohnräumen. Dabei ist indes zu bedenken, wie außerordentlich groß die Wärmekapazität der Wände ist, und wie gering dagegen die der Luft. Eine vorübergehende Luftzufuhr hat daher niemals eine genügende Wirkung; sobald die Luftzufuhr aufgehört hat, ist stets nach kurzer Zeit die frühere Temperatur des Zimmers wiederhergestellt. Eine anhaltende Entwärmung können wir daher nur dadurch erzielen, daß wir fortdauernd während unseres Aufenthalts im Zimmer kühlere Luft (z. B. zur Nachtzeit) eintreten lassen. Oder man läßt die Luft des Zimmers über einen Kühlkörper zirkulieren, und zwar ausgiebig genug, um eine gewisse Menge von Wärme von unserem Körper fortzuführen, aber andererseits nicht so stark und nicht mit so starker Kühlung, daß Zugempfindung oder einseitige Entwärmung eintreten könnte (Korff-Petersen).

Bei größeren Gebäuden ist der Versuch gemacht, von außen künstlich gekühlte Luft den Wohnräumen zuzuführen. Die Kühlung wird durch Wasser, Eis oder Eismaschinen bewirkt; oder dadurch, daß die Luft längere Strecken in tief in die Erde gelegten Kanälen zurückgelegt hat. Namentlich bei Luftheizungsanlagen lassen sich leicht solche Vorrichtungen anbringen, die man am besten Nachts zur Kühlung der Räume ausnutzt. Alle diese Mittel wirken indes nur bei ausgiebiger Anwendung und sind bis jetzt zu kostspielig, um allgemeiner brauchbar zu sein.

In kleinem Maßstabe sucht man wohl gelegentlich auch einen Wohnraum dadurch zu kühlen, daß man reichliche Mengen Wasser auf den Fußboden bzw. an den Wänden verteilt und zum Verdunsten bringt. 1 Liter Wasser bindet bei seiner Verwandlung in Dampf 580 Wärmeeinheiten; soll ein irgend erheblicher Betrag von Wärme auf diesem Wege fortgeschafft werden, so sind daher selbst für kleine Räume mindestens 9—10 Liter Wasser in kurzer Zeit zu verdampfen. Damit aber erhebt sich für die Bewohner zweifellos die Gefahr, daß die steigende Luftfeuchtigkeit die Wasserdampfabgabe vom Körper erschwert und damit einen der wichtigsten Wege der Wärmeabgabe verschließt. Will man daher nicht eher eine Behinderung als die erhoffte Erleichterung der Wärmeabgabe herbeiführen, so muß für eine stete Fortschaffung des gebildeten Wasserdampfes durch gleichzeitige reichliche Lüftung gesorgt werden.

Auch die beim Schmelzen des Eises latent werdende Wärme hat man für die Entwärmung von Wohnräumen auszunutzen gesucht. 1 kg Eis bindet beim Schmelzen 80 Wärmeeinheiten; bringt man 50 kg Eis innerhalb einiger Stunden zum Schmelzen, so werden damit 4000 Wärmeeinheiten entfernt. Auch diese Menge reicht aber nicht aus, um eine fühlbare Kühlung überhitzter Wohnräume zu bewirken.

B. Wärmeregulierung im Winter.

Zur Erwärmung der Räume während des Winters benutzen wir Brennmaterialien, die in besonderen Heizvorrichtungen verbrannt werden.

Die Brennmaterialien sind Stoffe, deren Bestandteile (vorzugsweise Kohlenstoff und Wasserstoff) sich unter Wärmeentwicklung mit Sauerstoff verbinden, und welche außerdem die Verbrennung selbständig weiterleiten, nachdem sie einmal an einer Stelle auf die Anzündungstemperatur erhitzt sind. Benutzt werden hauptsächlich Holz, Torf, Braunkohle (besonders in Form von Briketts), Steinkohle; ferner die durch trockene Destillation des Holzes gewonnene Holzkohle und der bei der Destillation der Steinkohle zurückbleibende Koks, beides Brennmaterialien, die aus verhältnismäßig reinem Kohlenstoff bestehen. Außerdem werden gasförmige Brennmaterialien benutzt, z. B. das bei der Destillation der Steinkohle gewonnene Leuchtgas, ferner die aus schlechter und nicht unmittelbar benutzbarer Braunkohle bereiteten Generatorgase; oder das Wassergas, eine Mischung von Kohlenoxydgas und Wasserstoff, dadurch gewonnen, daß ein

Strom von erhitztem Wasserdampf in einem Schachtofen über glühende Kohlen geleitet
ist. Auch die Elektrizität ist neuerdings für praktische Heizungszwecke benutzbar geworden. — Aus der folgenden Tabelle ist der „Heizwert" der wichtigsten Brennstoffe,
d. h. die Wärmemenge, welche 1 kg bei vollständiger Verbrennung liefert, und die zur
Verbrennung erforderliche Menge Luft von 20^0 C zu entnehmen.

Brennmaterial	Heizwert	Luftbedarf
1 kg Holz (lufttrocken)	3000 kg-Cal.	5,0 cbm
1 „ Torf (lufttrocken)	3600 „	3,7 „
1 „ Rohbraunkohle	2500 „	3,3 „
1 „ Braunkohlenbriketts	4500 „	4.7 „
1 „ Steinkohle	7000 „	8,9 „
1 „ Koks	6800 „	8,6 „
1 „ Leuchtgas = 2 cbm	11000 „	11,5 „

An die Heizvorrichtungen haben wir folgende Anforderungen zu
stellen:

1. Da die Temperatur im Wohnraum 17^0 nicht unter- und 19^0 nicht überschreiten soll (bei Häusern mit Zentralheizung, wo auch Korridorwände usw.
mit beheizt werden, empfindet man eine Temperatur von 19^0 sogar schon als
zu warm), und da andererseits die Außentemperatur während der Heizperiode
in unserem Klima außerordentlichen Schwankungen unterliegt, müssen die
Heizvorrichtungen sehr gut regulierfähig sein, und Heizkörper von großer
Wärmekapazität dürfen nicht im Zimmer aufgestellt werden.

2. Die Temperatur soll im ganzen Zimmer gleichmäßig verteilt sein,
sowohl in der horizontalen wie in der vertikalen Richtung. Ungleiche Tem-
peraturverteilung kommt namentlich durch stark erwärmte Heizkörper zustande. Es erfolgt dann eine sehr rasche Abnahme der Temperatur mit der
seitlichen Entfernung vom Heizkörper; ferner eine bedeutend höhere Temperatur in den oberen Luftschichten als in der Nähe des Fußbodens. Solche
Ungleichmäßigkeiten der Erwärmung führen leicht zu einer Störung der Wärmeregulierung und zu Erkältungskrankheiten.

3. Wünschenswert ist, daß sich die Heizung einigermaßen kontinuierlich
vollzieht und daß namentlich über Nacht nicht eine vollständige Auskühlung
der Wohnräume eintritt. Im Anfang der Beheizung kommt es sonst leicht
zu ungleichmäßiger Entwärmung des Körpers unter dem Einfluß der erkalteten
Wandflächen des Zimmers. — Eine Isolierung der Wände an der Innenseite
(Holzbelag) ist für die Erwärmung vorteilhaft; jedoch ist dann ein speichernder
Heizkörper vorzusehen.

4. Die Heizung soll keine gasförmigen Verunreinigungen in die Wohnungsluft gelangen lassen. Zu diesem Zwecke müssen die Verbrennungsprodukte,
die aus Kohlensäure, Stickstoff, Kohlenwasserstoffen, sowie aus dem giftigen
Kohlenoxydgas bestehen, vollständig nach außen geleitet werden.

In früherer Zeit ist es häufiger zu einem Eindringen der Rauchgase in die Wohnung
gekommen infolge frühzeitigen Schlusses der sog. Ofenklappen. Diese wurden am
Übergange des Ofens in den Schornstein angebracht und sollten nach Beendigung der Verbrennung geschlossen werden, um die Wärme des Ofens vollständiger zurückzuhalten und
für das Zimmer auszunutzen. Wurden sie aber vor Beendigung der Verbrennung geschlossen,
so drangen die Rauchgase, und unter diesen auch Kohlenoxydgas, in die Wohnungsluft ein.

Jetzt sind fast überall die Ofenklappen beseitigt und die Regulierung der Feuerung ist in die Ofentür, also vor die Feuerung verlegt.

Indessen soll auch dann, wenn die Rauchgase in vorschriftsmäßiger Weise abgeleitet werden, zuweilen Kohlenoxydgas in die Luft von beheizten Räumen übergehen, und zwar durch glühend gewordene gußeiserne Öfen. In der Tat ist experimentell nachgewiesen, daß glühendes Gußeisen für Kohlenoxydgas permeabel ist. Aber aus diesem Versuch ist nicht zu folgern, daß aus Heizanlagen mit normalem Zug größere Mengen von Kohlenoxydgas in die Wohnungsluft übertreten können; denn solange die Feuerung unterhalten wird, besteht hier fortwährend ein lebhafter Zug in den Ofen hinein, und es erfolgt daher kein Austritt von Gasen in umgekehrter Richtung, solange noch eine stärkere Entwicklung von Verbrennungsgasen und Kohlenoxydgas stattfindet. Nur wenn die Öfen zu früh geschlossen werden, können für eine kurze Zeit die massenhaft entwickelten Rauchgase teilweise auch in die Zimmerluft ihren Ausgang suchen.

Nachweislich entstehen gewisse Mengen von Kohlenoxydgas, Ammoniak und anderen flüchtigen Produkten durch Erhitzung und trockene Destillation von Staub an der Außenseite stark geheizter Öfen und Heizkörper. Namentlich auf den Kaloriferen von Luftheizungsanlagen, aber auch auf Heizkörpern der Dampf- oder Heißwasserheizungen kommt es oft zu starken Staubansammlungen und zu einem merklichen Gehalt der Zimmerluft an Kohlenoxydgas und brenzlig riechenden Produkten. Nur wenn die Temperatur der Heizkörper 70^0 nicht überschreitet, ist die Bildung solcher Verbrennungsprodukte dauernd ausgeschlossen.

5. Die Heizung soll der Wohnungsluft so wenig wie möglich Staub zuführen. Torf, Kohle, Koks liefern beim Beschicken der Öfen die größten Staubmengen. Es ist daher wünschenswert, daß bei diesen Materialien die Beschickung so selten als möglich, und wenn es irgend geht, außerhalb des Wohnraumes (vom Korridor aus) erfolgt. — Außerdem bewirken die warmen Heizkörper eine lebhafte Zirkulation der Innenluft. Dadurch kann aufgewirbelter Staub lange schwebend erhalten und fortgetragen werden. Die Schwärzung der Zimmerwände hinter den Heizkörpern rührt von den fortgesetzt durch aufsteigende Luftströme dorthin geführte Staubteilchen her.

6. Die Luft des beheizten Wohnraumes soll einen bekömmlichen Feuchtigkeitsgehalt haben.

Die Außenluft hat im Winter infolge ihrer niederen Temperatur eine sehr geringe absolute Feuchtigkeit, beispielsweise bei 0^0 und 100% Sättigung nur 4,6 mm Wasserdampf. Tritt diese Luft in das Zimmer und wird dort auf 20^0 erwärmt, ohne daß sie weiteren Wasserdampf aufnehmen kann, so entsteht ein sehr bedeutendes Sättigungsdefizit. Die Luft vermag bei $+ 20^0$ bis zu 17,4 mm Wasserdampf aufzunehmen; bringt sie aber nur 4,6 mm von außen mit, so beträgt die relative Feuchtigkeit 26% und das Sättigungsdefizit 13 mm. Je niedriger die Außentemperatur, je höher dagegen die Temperatur der Wohnungsluft ist, um so geringer muß die relative Feuchtigkeit und um so größer das Sättigungsdefizit ausfallen.

Im allgemeinen ist daher jede Heizluft relativ trocken, oft sogar sehr trocken. Wie bereits früher (S. 32) ausgeführt wurde, wird aber bei Zimmertemperatur eine relative Feuchtigkeit von nur 20% bzw. ein Sättigungsdefizit von 10 mm gut ertragen. Erst dann, wenn die Luft viel Staub und unter Umständen noch brenzliche, durch Destillation des Staubes entstehende Produkte enthält, treten insofern Belästigungen hervor, als es in solcher Luft leicht zu Reizung und Schmerzempfindung auf der Kehlkopfschleimhaut, namentlich bei anhaltendem Sprechen kommt. — Dagegen sind wir, wie oben betont wurde, gegen höhere Feuchtigkeitsgrade bei der Temperatur

geheizter Räume sehr empfindlich. Schon eine 60 % übersteigende Feuchtigkeit ruft, namentlich sobald etwas Überheizung vorliegt, ein Gefühl von
Bangigkeit und Beklemmung hervor. Als obere Grenze für die Luft normal
erwärmter Wohnräume ist daher eine Feuchtigkeit von 30 bis höchstens 50 %
zu bezeichnen.

Die Lufttrockenheit kann gebessert werden entweder durch Verstäu-
bungsvorrichtungen, durch welche Wasser mechanisch fortgerissen wird
(Brausen, die gegen ein Blechdach treffen; in Drehung befindliche Räder,
die in Wasser eintauchen usw.); oder durch Verdampfungsapparate.
Letztere werden an heißen Stellen, auf den Öfen und Kaloriferen selbst,
angebracht, weil sonst keine ausgiebige Wasserverdunstung stattfindet und
kalte Luft nicht zur Aufnahme größerer Wasserdampfmengen befähigt ist.
Im Zimmer aufzustellende Apparate mit kleiner Verdunstungsfläche, die vielfach angepriesen werden, sind Spielereien, die keine nennenswerte Befeuchtung
der Luft leisten.

7. Zum Ersatz der Luft, die zur Verbrennung des Brennmaterials im Heizkörper des Zimmers verbraucht wird, muß reine Luft in das Zimmer eingeführt werden. Bei den meisten Heizbetrieben wird nicht nur diejenige
Luftmenge fortgeführt, die zur Verbrennung des Brennmaterials gerade erforderlich ist, sondern der starke, durch die Erhitzung bewirkte Auftrieb veranlaßt noch ein Abströmen überschüssiger Luftmengen durch den Verbrennungsraum. Ferner kommt auch durch jeden geschlossenen Heizkörper eine Erwärmung und Verdünnung der Luft des Wohnraumes zustande, die ein Nach-
dringen kälterer Außenluft zur Folge hat. Somit erhalten wir gleichzeitig mit
der Heizung auch eine natürliche Ventilation der Wohnräume, deren
quantitative Leistung von der Intensität der Beheizung abhängig ist. Für die
nachströmende Luft müssen dann aber solche Wege vorgesehen werden, daß
keine Verschlechterung der Luftbeschaffenheit erfolgt.

8. Die aus dem Schornstein entweichenden Verbrennungsgase sollen nur
einen leichten, durchsichtigen Rauch bilden, da durch dichte Rauch-
massen die Anwohner belästigt und durch Einatmung von Ruß in ihrer
Gesundheit geschädigt werden können (s. S. 67). Durch richtige Anlage,
geeignete Brennstoffe und zweckmäßigen Betrieb läßt sich überall dichter
Rauch vermeiden.

Bei der Wahl der Kohlen sind gänzlich auszuschließen die Gasflammkohlen (zur
Herstellung von Leuchtgas am besten geeignet), die mit langer roter Flamme brennen
und viel Ruß liefern. Benutzbare Sorten sind: 1. Fettkohlen in Nußgröße; da sie bei
der Entzündung viel Rauch liefern, sind sie zu mischen mit 2. Magerkohle (Salonkohle),
rußfrei brennend, aber für sich allein schwer entzündlich; oder mit 3. Koks; diese Mischung
ist namentlich für Kachelöfen und Regulieröfen geeignet. 4. Anthrazitkohle, rußfrei,
für Dauerbrandöfen, unter Umständen mit Koks zu mischen. 5. Briketts (Anthrazit-
briketts in Eiform oder flache Steinkohle- oder Braunkohlebriketts), zum Nachwärmen
geeignet; geben wenig Rauch.

Im Betrieb ist zu beachten: Bei Öfen und Herden darf der Zug nicht zu stark, aber auch
nicht zu schwach sein. Bei zu starkem Zug löscht eine an die Aschentür gehaltene Kerze
aus. Bei richtigem Zug wird sie rechtwinklig abgelenkt. Schlechter Zug beruht vielfach
auf Undichtigkeiten in den Kaminen, Öfen oder Herden, wobei die schadhafte Stelle nicht
in dem Ofen selbst zu liegen braucht. Vor dem Anheizen ist Rost und Aschenkasten gründlich zu reinigen. Die Luft soll durch den Rost zur Feuerung zutreten; daher Feuertür
schließen! Bei Herden Feuertür am besten zumauern Regulierscheibe bei der Feuertür
an Öfen beim Anheizen wenig öffnen, solange noch Flammen vorhanden sind. Liegt nur

noch Glut auf dem Rost, Scheiben schließen. Bei Öfen mit Füllfeuerung wird der Feuerraum bis etwa $^3/_4$ Höhe mit Kohle gefüllt und darüber etwa $^1/_2$ kg kleingespaltenes Holz angezündet; später einige Briketts oder Torfstücke auffüllen. Bei Planrostfeuerung $^1/_2$ kg kleingespaltenes Holz mit wenig Papier entzünden und mit etwa 2 kg Kohle beschütten. Wenn keine Flamme mehr sichtbar, Glut auf den rückwärtigen Teil des Rostes zurückschieben und das neue Brennmaterial auf den frei gewordenen Teil des Rostes legen. Die Glut darf niemals mit Kohle völlig bedeckt werden. Holz und Torf wird am günstigsten in Faust-, Kohlen in Eigröße verbrannt. Wenn die Glut auf dem Roste zu dunkeln beginnt, muß der Ofen ganz dicht abgeschlossen werden.

Die Einzelfeuerung liefert wesentlich mehr Rauch und Ruß als Zentralheizung; diese ist schon deshalb nach Möglichkeit zu fördern. Von großer Bedeutung für die Rußverminderung ist namentlich die Einführung von Gaskochherden, auch bei der ärmeren Bevölkerung. — In mehreren Städten hat sich die Einrichtung von Kommissionen oder Vereinen zur Rauchverhütung gut bewährt, die durch Merkblätter und Belehrung in Haushaltungsschulen, sowie bei vorliegender übertriebener Rauchentwicklung zunächst durch Belehrung, erforderlichenfalls durch polizeiliche Verbote, eine sachgemäßere Heizung und eine Verminderung der Rauchplage anstreben.

9. **Der Betrieb der Heizung muß gefahrlos, geräuschlos (Dampfheizungen!), einfach und billig sein.**

Als preiswürdig bezeichnet man eine Heizanlage, wenn dieselbe ein möglichst hohes Güteverhältnis hat, d. h. wenn ein möglichst großer Bruchteil der insgesamt entwickelten Wärmeeinheiten der Erwärmung des Zimmers zugute kommt. Gewöhnlich gehen durch die unvollständige Verbrennung des Materials und die mit höherer Temperatur entweichenden Rauchgase etwa $40-60\%$ der entwickelten Wärme verloren, so daß oft nur etwa ein Drittel für die Erwärmung des Zimmers ausgenutzt wird.

Die gebräuchlichen Heizeinrichtungen teilt man in Lokal- und Zentralheizungen ein.

An jeder Heizvorrichtung unterscheidet man:

a) den Verbrennungsraum, den der Rost in den eigentlichen Feuerungsraum und den darunter gelegenen Aschenfall teilt. Durch den Rost findet der Luftzutritt statt; nur bei sehr leicht brennbarem Material (Holz) kann der Rost fehlen, und es genügt eine Öffnung für die Luftzufuhr an der Ofentür.

b) den Heizraum. Von diesem aus erfolgt die Wärmeabgabe an das Zimmer; der Heizraum wird daher nach Möglichkeit verlängert, und zwar in Gestalt der sog. Züge, durch welche die Rauchgase zunächst auf- und niederströmen müssen, ehe sie in den Rauchfang entweichen. Außerdem wird oft die Oberfläche des Heizraums durch Anbringung von Rippen u. dgl. möglichst vergrößert und zur Abgabe der Wärme geeignet gemacht. Man darf indessen mit der Ausdehnung des Heizraumes nicht zu weit gehen. Die Rauchgase müssen immer noch mit einer Temperatur von $120-200^0$ in den Schornstein gelangen, falls ein genügender Zug unterhalten werden soll, und es darf daher keine Abkühlung der Rauchgase unter diese Temperatur erfolgen.

c) den Schornstein, der gewöhnlich durch später zu besprechende Aufsätze vor störenden Einflüssen des Windes, des Regens usw. geschützt wird.

1. Lokalheizungen.

Die Lokalheizungen sind teils Kamine, teils Öfen.

Bei den Kaminen ist kein Heizraum, sondern nur eine offene Feuerstelle vorhanden, welche unmittelbar in den Schornstein übergeht. Die Erwärmung des Zimmers erfolgt durch Strahlung vom Feuer aus. Bei Holzfeuerung wird nur $^1/_{16}$ der Wärme ausgenutzt. Der Fußboden bleibt kalt, ebenso die Luft, die in überreichlichen Mengen dem Kamin zuströmt (daher ausgiebige Ventilation). Sehr leicht gelangt ein Teil der Rauchgase in den Wohnraum.

Wesentlich bessere Erwärmung liefern die GALTONschen Kamine (Abb. 53). Bei denselben ist das die Heizgase abführende Rauchrohr von einem Mantel umgeben, in welchen unten Luft eintritt. Diese erwärmt sich am Rauchrohr und tritt oben in das Zimmer.

Dadurch findet eine viel bessere Ausnutzung der Brennmaterialien und gleichmäßigere Erwärmung des Zimmers statt. Immerhin ist die Kaminheizung selbst nach Anbringung aller dieser Verbesserungen für unser Klima durchaus ungenügend.

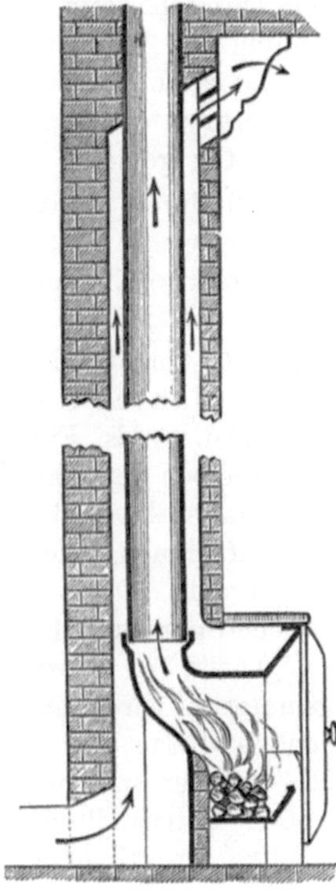

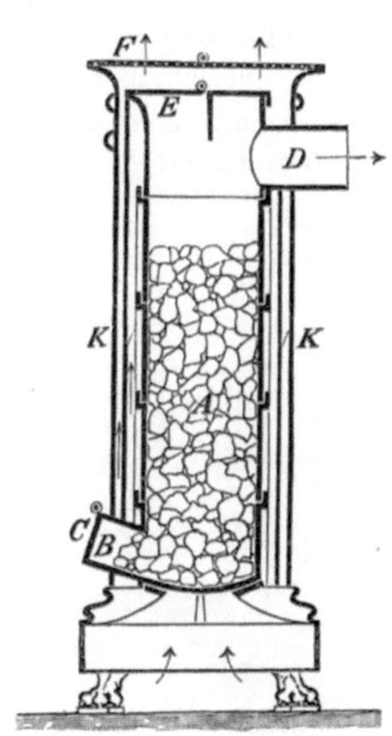

Abb. 55. Meidingerofen. *A* Brennstoff. *B* Hals. *C* Verschiebbare Tür. *D* Rauchrohr. *E* Deckel. *F* Oberer durchbrochener Deckel. *K* Mantel.

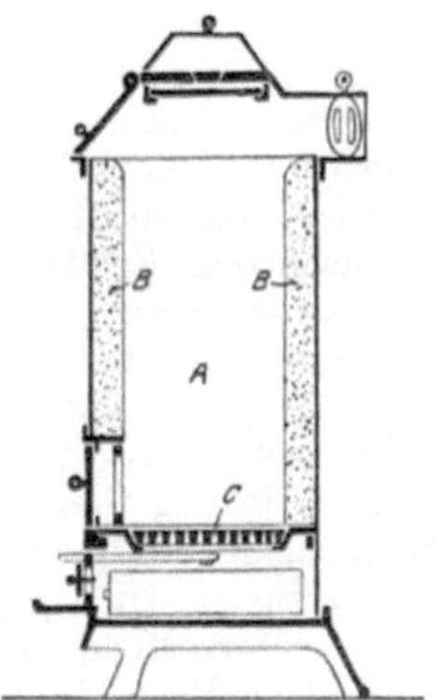

Abb. 54. Irischer Ofen. *A* Füllschacht. *B* Schamotteausfütterung. *C* von außen drehbarer Rost.

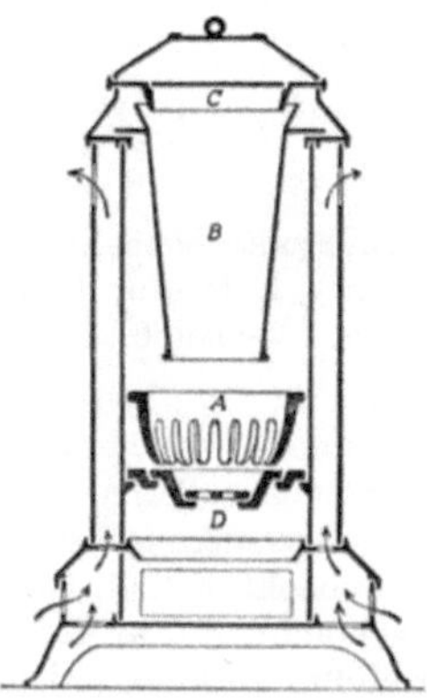

Abb. 56. Amerikanischer Dauerbrandofen. *A* Korbrost. *B* Fülltrichter. *C* Füllplatte. *D* Schüttelrost.

Bei den Öfen strömen die heißen Verbrennungsgase durch einen ausgedehnten, für die Erwärmung des Zimmers möglichst nutzbar gemachten Heizraum. Es gibt:

1. Eiserne Öfen. In ihrer früheren einfachen Form des „Kanonen-
ofens" sind dieselben unbedingt zu verwerfen; sie erwärmten sich nicht anhaltend, mußten sehr häufig beschickt werden und veranlaßten daher starke
Staubentwicklung im Zimmer. Außerdem erhitzten sie sich zeitweise sehr
stark und gaben dann zu höchst ungleicher Verteilung der Temperatur im
Zimmer und zur Verbrennung von Staubteilchen Anlaß; andererseits kühlten
sie rasch und vollständig wieder aus, so daß nur durch fortgesetzte sorgfältigste
Bedienung eine gleichmäßige Regulierung der Temperatur gelang.

Eine, wenn auch nicht vollkommene, Besserung wird durch die Ausfütte-
rung der eisernen Öfen mit Schamottesteinen erreicht (sog. irischer
Ofen (Abb. 54), Brabbées Einheit-Eisen-
ofen u. a.).

Dagegen sind die Unzuträglichkeiten
vollständig durch die Mantel-Regulier-
Füllöfen zu beseitigen. Als Füll- bzw.
Schüttöfen werden dieselben bezeichnet, weil
sie das ganze Brennmaterial auf 6—12—24
Stunden auf einmal aufnehmen. Die meisten
derselben sind außerdem Dauerbrandöfen, d. h. sie brauchen nur einmal während
der Heizperiode angeheizt zu werden; das
frische Feuerungsmaterial wird immer auf
die noch glimmenden Reste des früheren
aufgeworfen. Die Öfen entsprechen daher
am besten der oben aufgestellten Forderung einer möglichst kontinuierlichen
Heizung.

Das Brennmaterial wird bei manchen Konstruktionen in einen senkrecht stehenden Zylinder
(Abb. 54, 55) eingefüllt, in dem die Verbrennung
allmählich je nach der Stärke des Luftzutritts
fortschreitet. Dieser soll durch den unten gelegenen
Rost erfolgen; um das zu ermöglichen, müssen
Kohlen verwandt werden, die nicht zusammen-
backen, sondern auch nach dem Erhitzen für Luft
durchgängige Zwischenräume bieten. Am besten
eignen sich Koks oder abgesiebte nußgroße Stücke

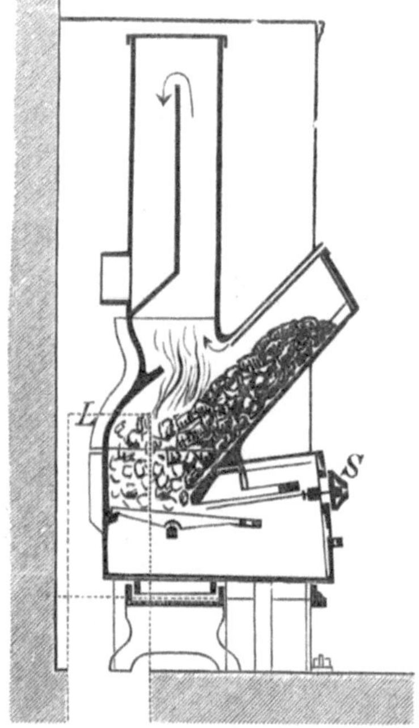

Abb. 57. Käuffers Schachtofen,
Längsschnitt. *L* Luftzufuhrkanal.
S Regulierscheibe.

Anthrazitkohle. Durch eine Tür, welche sich vor
dem Rost befindet, ist die Verbrennung in sehr empfindlicher Weise regulierbar. Der
Zylinder kann auch außerhalb des Wohnraumes gefüllt und dann in den Ofen eingesenkt
werden. Eine besonders vollständige Verbrennung wird durch einen Korbrost mit auf-
rechtem Füllschacht erzielt (Abb. 56). Bei anderen Konstruktionen ist ein seitlicher
Schacht angebracht (Schachtöfen, Abb. 57), in welchen eine größere Menge Kohlen auf
einmal eingefüllt wird, nachdem an der tiefsten Stelle auf dem Rost ein Feuer angezündet ist; aus dem Schacht gleitet das zuerst aufgeworfene und das demnächst
nachgeschüttete Brennmaterial allmählich abwärts in den Verbrennungsraum. Der Rost
ist gewöhnlich von außen beweglich und dadurch eine Auffrischung des Feuers ermöglicht.

Zur Verhinderung der direkten Strahlung sind diese Öfen oft noch mit
einem Mantel umgeben, d. h. in einem Abstande von mindestens 10 cm und
höchstens 30—40 cm ist um den eigentlichen Ofen ein Blechzylinder gelegt,
zuweilen in doppelter Lage, der unten in einem gewissen Abstand vom Fuß-

boden endet, so daß die Luft des Zimmers mit der des Mantelraums in Verbindung steht. Der Mantel wird bei hinreichend weitem Abstand wenig mehr als handwarm; die Öfen wirken daher fast gar nicht durch Strahlung, sondern vorzugsweise durch zirkulierende erwärmte Luft, die fortwährend unten in den Mantelraum eintritt, oben erwärmt ausströmt und sich dann allmählich im Zimmer verteilt (Zirkulationsöfen). — Der Mantelraum läßt sich außerdem sehr gut mit einem Ventilationskanal verbinden, der unter dem Fußboden nach außen oder nach einem Korridor führt und fortwährend frische Luft in das Zimmer schafft (Ventilationsöfen s. Abb. 57, 58). Dieser Zufuhrkanal

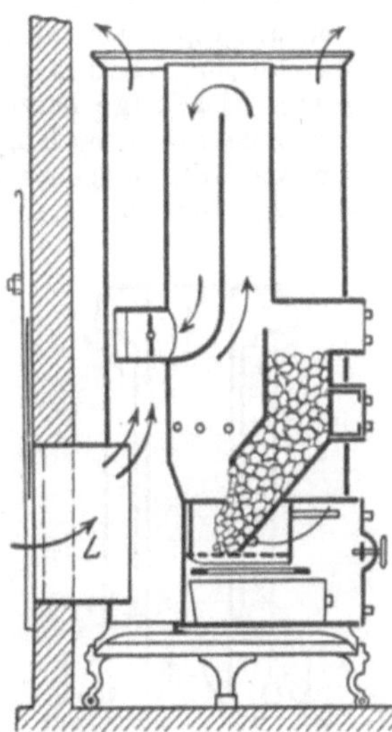

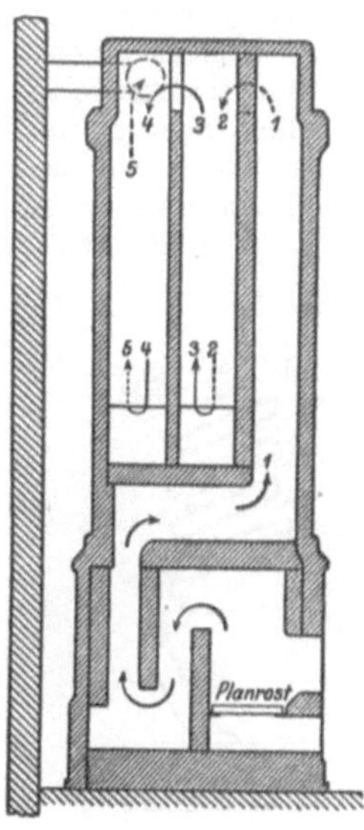

<table>
<tr><td>

Abb. 58. Keidels Ofen. *L* Luftkanal,
von außen kommend und in den
Mantelraum mündend.

</td><td>

Abb. 59. Sächsischer Kachelofen.
(Nach Spitta.)

</td></tr>
</table>

ist gewöhnlich durch eine Klappe regulierbar, so daß je nach Bedarf bald nur Zirkulation der Zimmerluft durch den Mantelraum und dann starke Erwärmung des Zimmers, bald lebhafte oder gemäßigte Ventilation hergestellt werden kann. — Nach diesen Grundsätzen sind z. B. konstruiert der Meidingersche Ofen (Abb. 55), der jetzt sehr verbreitete sog. amerikanische Dauerbrandofen (Abb. 56), der Schachtofen von Käuffer & Co. (Abb. 57), der Keidelsche Ofen (Abb. 58) und der für größere Räume, Krankensäle usw. besonders geeignete Kellingsche Mantelofen.

2. Kachel- oder Massenöfen, die sich von den eisernen Öfen wesentlich unterscheiden. Bei ihnen wird einmal am Tage eine größere Menge Brennmaterial verbrannt und die dabei gelieferte Wärme in der Steinmasse des Ofens aufgespeichert, so daß dieselbe von dort allmählich in den Wohnraum übergeht. Zwischen den Zügen findet sich eine Füllung von Ziegeln und Lehm; außen ist der ganze Ofen mit Kacheln umkleidet. Je nach dem Umfange stellt derselbe dann ein größeres oder geringeres, im Vergleich zu den eisernen Öfen aber immer sehr bedeutendes Wärmereservoir dar. Um die Wärme gut auszu-

nützen, muß der Ofen möglichst frei stehen und allseitig von Luft umstrichen werden können. — Tragen die Kachelöfen einen gußeisernen Feuerraum, so bezeichnet man sie als gemischte Öfen.

Die großen Kachelöfen sind für unser Klima nicht geeignet, weil sie zu schwer regulierbar sind und sich den steten Temperaturschwankungen unseres Winters und Frühjahrs nicht hinreichend anpassen lassen. Herrscht des Morgens eine Außentemperatur von 0° und ist dementsprechend der Ofen kräftig angeheizt, so kommt es vielfach vor, daß die Temperatur im Laufe des Tages auf + 10° steigt. Es gibt dann kein Mittel, um die Wärme des Ofens wieder herabzumindern; die einmal in dem großen Reservoir aufgespeicherte Wärme wird unter allen Umständen an den Wohnraum abgegeben und muß hier eine Überhitzung herbeiführen. Andererseits ist es schwer, bei plötzlichem Sinken der Temperatur in wenigen Stunden eine entsprechend stärkere Erwärmung des Zimmers zu erzielen. — Die massiven Steinöfen sind daher nur für ein ausgesprochen nordisches Klima mit anhaltender Kälte geeignet und werden dann zweckmäßig abends geheizt. Für unser Klima müssen dieselben wenigstens von geringerem Umfange hergestellt, oder es müssen Übergänge zwischen den Eisen- und Kachelöfen konstruiert werden, z. B. dadurch, daß ein eiserner Füllofen mit einem Mantel von Kacheln umgeben wird. Derartige Öfen, z. B. mit amerikanischem Dauerbrandeinsatz, sind aber nur dann

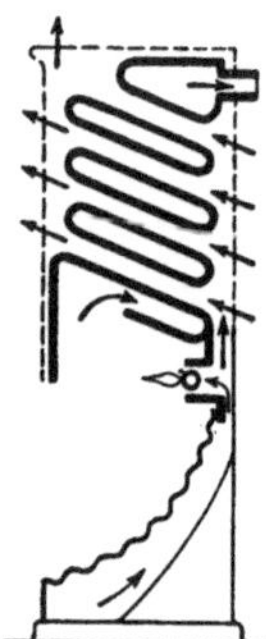

Abb. 60. Warsteiner Reflektorofen.

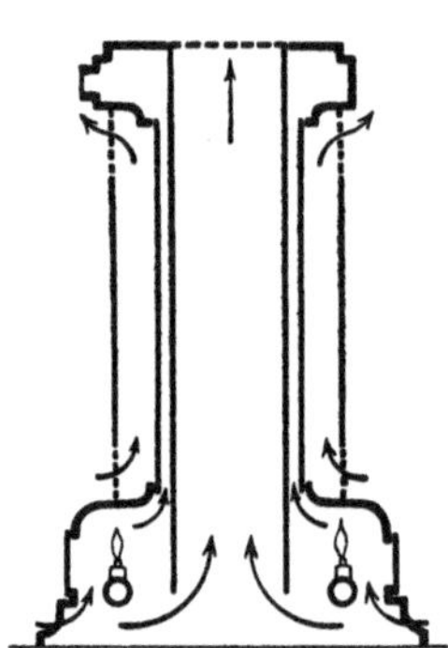

Abb. 61. Karlsruher Schulgasofen.

explosionssicher, wenn 1. für ausreichenden Schornsteinzug gesorgt ist, 2. die Führung der Züge die Ansammlung unverbrannter Gase verhütet, und 3. bei Schwachfeuer der Ofen nicht völlig luftdicht geschlossen wird.

Für Kleinhäuser wird empfohlen, die Kochherde auch zur Beheizung der anstoßenden Zimmer zu verwenden, indem nur im Sommer die Rauchgase unmittelbar in den Schornstein geleitet werden, im Winter dagegen zunächst durch einen besonderen Heizofen. Für die oberen Räume kann auch noch eine Art Luftheizung mit dieser Einrichtung verbunden werden. — Für milde Erwärmung scheinen auch sog. GRUDE-Herde praktisch und billig zu sein.

3. Gasöfen, in vielen Fällen sehr vorteilhaft. Der Betrieb derselben und die Regulierung der Heizung ist einfacher und schneller wie bei jeder anderen Heizung; in kürzester Frist kann Erwärmung und ebenso leicht völlige Auskühlung des Ofens erzielt werden. Außerdem wird Staub und Ruß ganz vermieden. Unbedingt muß für Abfuhr der Heizgase (stets nach oben!) gesorgt sein. — Die Anschaffungskosten sind gering, der Betrieb dagegen teuer; sie sind daher da zu empfehlen, wo sie nur ausnahmsweise und als Ergänzung einer Zentralheizung zur Anwendung kommen sollen, z. B. wenn im Frühsommer nur noch für kurze Zeit Heizung erforderlich ist, in selten benutzten Speisezimmern usw.).

Im Gebrauch sind namentlich zwei Ausführungen:

Reflektoröfen, in Kaminform, mit einem Schirm von gewelltem Kupfer-
oder Messingblech, welcher die Wärmestrahlen der im oberen Teil brennenden
Gasflammen ins Zimmer reflektieren soll; außerdem kann die Wärme der
Verbrennungsgase noch durch Blechkanäle ausgenutzt werden (Abb. 60).

Mantelöfen, z. B. in Form des Karlsruher Schulofens, der vorzugsweise durch erwärmte Luft heizt und auf Zirkulation oder Ventilation gestellt
werden kann (s. Abb. 61). Die Verbrennungsprodukte des Gases steigen
in einem konzentrischen engen „Schlitzkanal" auf.

4. Petroleum- und Spiritusöfen, deren Verbrennungsgase einer Ableitung in den
Schornstein nicht unbedingt bedürfen und daher zur Reserveheizung oder auch zur periodischen Beheizung kleinerer Räume verwendbar sind. Immerhin kommt es beim Fehlen
solcher Ableitungen zu erheblicher Wasserdampf- und CO_2-Ansammlung in der Zimmerluft,
bei nicht sehr sorgfältigem Betriebe auch zu einem Gehalt an CO und anderen unvollkommenen Oxydationsprodukten.

5. Elektrische Heizung kommt an Orten in Betracht, wo billig elektrischer Strom
zu haben ist (Wasserfälle); andernfalls sind die Kosten etwa zwanzigmal so hoch wie bei
Steinkohlenheizung. Entweder dienen Freidrähte, die an Isolatoren befestigt und in
Spiralform in einem Rahmen ausgespannt sind, als Heizkörper; oder isolierte Leiter auf
Elementen, die zu Heizkörpern zusammengesetzt werden; oder Leuchtkörper, z. B. Glüh-
lampen. Die Anlagekosten sind sehr gering, Regulierfähigkeit und überhaupt hygienische
Vorteile sehr groß. — Neuerdings wird für Kleinhäuser der Industrieanlagen empfohlen,
die mit Wärmereservoiren umgebenen Heizdrähte nachts zu heizen; dadurch kann der
für die Industrie fast wertlose Nachtstrom der mit Wasserkraft betriebenen Elektrizitäts-
werke ausgenutzt werden.

2. Zentralheizungen.

Die Wärme wird von einer zentralen Entwicklungsstelle aus durch Luft,
Wasser, Dampf (oder elektrische Leitung) den Wohnräumen zugeführt.

Luftheizung.

Luft wird an einem Ofen erwärmt und dann den Zimmern zugeleitet. —
An einer Luftheizungsanlage unterscheidet man:

1. Den Heizapparat oder Kalorifer.

Gewöhnlich besteht derselbe aus einem großen gußeisernen Schüttofen; der Heizkörper
hat entweder die Gestalt eines mit zahlreichen Rippen versehenen Koffers oder er besteht
in einem geschlängelten, oft ebenfalls mit Rippen versehenen Rohr, das oben beginnt und
die Heizgase allmählich nach unten und von dort in den Schornstein führt. Der Heizkörper muß die Wärme leicht und rasch abzugeben imstande sein.

2. Die Heizkammer, eine ummauerte Kammer, welche in einem gewissen
Abstande den Heizkörper allseitig umgibt.

In der Heizkammer münden alle Kanäle für die Heizluft; ferner befinden sich dort
Wasserbecken, welche zur Wasserverdunstung dienen und am besten oben auf den heißesten
Rippenrohren des Kalorifers angebracht werden (Abb. 62). — Die Heizkammer soll leicht
betretbar sein, so daß eine regelmäßige gründliche Reinigung des Kalorifers und der ganzen
Heizkammer vorgenommen werden kann. In unzugänglichen und selten gereinigten Heizkammern sammeln sich sehr große Staubmassen, deren Verbrennung die Zimmerluft stark
verunreinigt (s. oben).

Heizkammer und Heizapparat werden am tiefsten Ort des Hauses, im Keller, angelegt. Bei großen Gebäuden sind mehrere Heizkammern und mehrere für sich bestehende
Systeme von Luftheizung in demselben Gebäude einzurichten (maximale horizontale Ausdehnung, „Aktionsradius", etwa 12 m). — Die Bewegung der Luft kann man einfach durch

die Temperaturdifferenzen bewirken lassen. Sicherer ist es, vor der Heizkammer einen
Ventilator einzuschalten, mittels dessen störende Widerstände sich leichter überwinden
lassen und der eine bessere Regulierung gestattet.

3. Die Kaltluftkanäle.

Die Entnahmestelle für die Außenluft muß gegen Staub, Ruß und üble Gerüche möglichst geschützt sein. Um von Windstößen und Winddruck unabhängig zu sein, legt man
am besten für jeden Kalorifer an zwei entgegengesetzten Seiten des Gebäudes Öffnungen
an, von denen nur die dem Wind abgewandte offen gelassen wird. Stets läßt man die Luft
zunächst in eine Luftkammer, eine größere Erweiterung des Zufuhrkanals, eintreten, welche
plötzliche Windstöße abschwächt, und in welcher sich ein grobes Filter zur Abhaltung von
Insekten befindet. Von da führt ein weiter Kanal die Luft unten in die Heizkammer (Abb. 62).

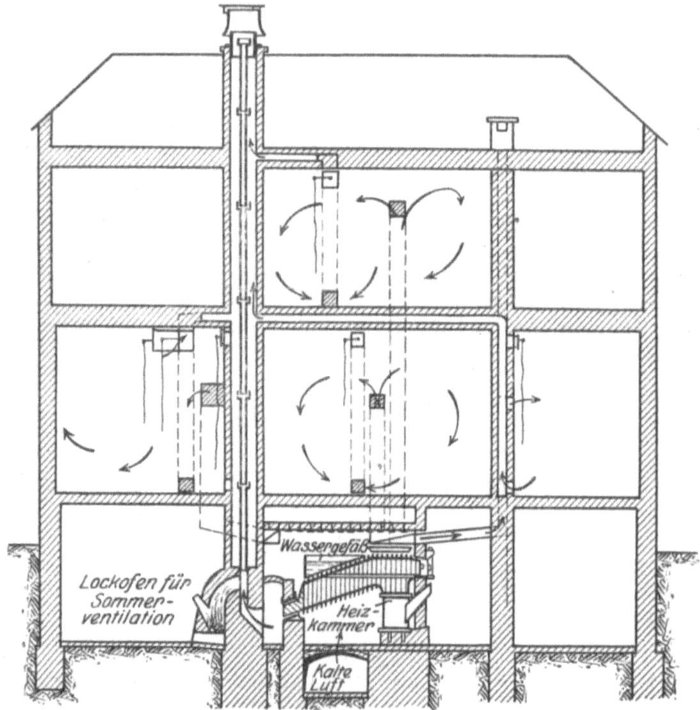

Abb. 62. Schema einer Luftheizungsanlage.

Vielfach werden feinere Filter (MOELLERsches Filtertuch; zwischen Drahtnetze ge-
packte Filter aus Watte, Koks, Holz, Sand oder besser glattem Flußschotter; fingerhutartige,
mit klebrigem „Viscinol" benetzte, zwischen Gitterflächen gelagerte Hohlkörper der Deutsch.
Luftfilter-Baugesellschaft, Berlin) angebracht, die zur Zurückhaltung des Staubes dienen
sollen. Diese bewirken jedoch eine sehr starke Verengerung des Querschnittes und starken
Reibungsverlust, falls die Filteröffnungen hinreichend fein sind und wirklich Staub abhalten,
und sind nur anwendbar, wenn die Luftförderung durch maschinelle Kräfte unterstützt
wird. — Besser sind in den Kaltluftkammern angebrachte Rahmen mit rauhem Stoff, die
nicht den ganzen Querschnitt der Kammer füllen, sondern so gestellt sind, daß die Luft
bald über, bald unter ihnen freien Raum findet, dabei aber immer an den rauhen Flächen
vorbeistreicht. Sie müssen leicht herausnehmbar sein und oft gereinigt werden. — Sehr
kräftig wirkt ein Wasserschleier auf die Staubbeseitigung, der dadurch hergestellt wird,
daß in der Kaltluftkammer Wasserleitungsrohre mit feinen Bohrungen zahlreiche kräftige,
verstäubende Wasserstrahlen aussenden. Die Betriebskosten sind aber hoch. — Die Haupt-

sache für die Fernhaltung von Staub ist immer die richtige Auswahl und Behandlung der Entnahmestelle für die Luft. Hier soll womöglich eine kleine Rasenfläche mit Buschwerk vorhanden sein, die nach Bedarf befeuchtet wird.

4. Die Heißluftkanäle nehmen ihren Anfang in der Heizkammer und verlaufen von da in den Innenwänden des Hauses nach den einzelnen Wohnräumen.

Sie werden möglichst vertikal geführt; bei langen, horizontalen Leitungen treten zu starke Reibungswiderstände auf und die betreffenden Räume erhalten zu wenig Heizluft. — Die Eintrittsöffnungen dieser Kanäle werden in der Heizkammer oben, die der Kaltluftkanäle unten angelegt; die zuströmende kalte Luft muß dann an dem Heizapparat aufwärts steigen, und da in diesem die Heizgase sich entgegengesetzt, von oben nach unten, bewegen, findet eine außerordentlich vollständige Erwärmung der Luft statt.

Jeder Wohnraum bekommt seinen eigenen Heißluftkanal, der für die unteren Räume größer, für die oberen kleiner bemessen sein muß, und aus dem die Luft mit höchstens $40—50^0$ Wärme ausströmen soll. Die Öffnung im Zimmer liegt etwa $1—2$ m über Kopfhöhe und ist so groß, daß die Geschwindigkeit der austretenden Luft höchstens $1/2—1$ m beträgt, weil bei größerer Geschwindigkeit lästige Zugempfindungen auftreten. Für größere Zimmer wählt man mehrere Austrittsöffnungen; die einzelne soll nicht über 60 cm im Quadrat messen. Wünschenswert ist es, daß die Austrittskanäle nahe der Öffnung eine solche Wölbung oder aber unmittelbar vor der Öffnung Jalousien bzw. derart stellbare Schirme erhalten, daß der Luftstrom zunächst gegen die Decke des Zimmers gelenkt wird.

5. Abfuhrkanäle.

Bei allen größeren Luftheizungsanlagen gibt man der Luft auch noch besondere Abfuhröffnungen. Diese führen in Kanäle, welche in den Innenwandungen bis über das Dach hinausgehen, oder auf dem durch Firstaufsätze kräftig ventilierten Dachboden münden. Ihre Wirkung wird gesichert, wenn man sie mit einer Wärmequelle in Verbindung setzt, sie z. B. in den Mantelraum eines ständig benutzten Schornsteins (Abb. 62) führt oder sie mit Gasbrennern und dergleichen versieht. Die Abfuhrkanäle beginnen im Zimmer mit zwei Öffnungen; die eine liegt nahe am Fußboden, die andere nahe der Decke. Nur die erstere soll für gewöhnlich benutzt werden. Die obere wird ganz ausnahmsweise dann geöffnet, wenn im Zimmer eine zu große Wärme entstanden ist und nunmehr die einströmende Luft, ohne den bewohnten Teil des Zimmers berührt zu haben, sogleich wieder abströmen soll; meist ist sie ganz entbehrlich.

Alle Kanäle werden mit großer Sorgfalt hergestellt und namentlich im Innern derartig verputzt, daß sich kein Staub ablöst. Zum Zweck der Reinigung sollen sie besteigbar sein oder doch wenigstens mit Bürsten leicht und vollständig gereinigt werden können. Von Kanälen aus Stahlblech wird gerühmt, daß sie am wenigsten zur Ablagerung von Staub neigen. Aber um so vollständiger gelangt mitgeführter Staub ins Zimmer, während der an rauheren Kanälen abgelagerte Staub sehr fest haftet und ohne mechanische Beihilfe sich nicht ablöst.

Behufs Regulierung der Heizanlage ist zunächst die Heißluft auf die einzelnen Räume richtig zu verteilen. Ungefähr gelingt dies schon durch eine vorläufige Berechnung der für jedes Zimmer erforderlichen Weite der Kanäle und der Größe der Ausströmungsöffnung für die Heißluft. Bei der Probeheizung zeigt sich aber gewöhnlich doch, daß das eine Zimmer zuviel, das andere zuwenig Heißluft bekommt. Um nachträglich noch eine richtige Verteilung zu erzielen, ist in jedem Heißluftkanal eine Drosselklappe angebracht, und diese wird dann ein für allemal so gestellt, daß der Kanal den für das Zimmer richtigen Querschnitt erhält.

Je nach der Außentemperatur wechselt ferner der tägliche und stündliche Bedarf desselben Raumes an Heißluft, und es ist schwierig, mit der zentralen Feuerung diesen Schwankungen zu folgen. Vielfach behilft man sich damit, daß anfangs reichlich geheizt wird, meist durch die sog. Zirkulationsheizung, bei welcher die Abfuhrkanäle geschlossen sind und die Heißluft aus den Zimmern wieder zur Heizkammer zurückströmt (Abb. 63). Ist dann im Zimmer die erwünschte Temperatur erzielt, so wird die weitere Zufuhr von Heißluft durch Schließen von Klappen in den Zufuhrkanälen gänzlich eingestellt. Damit hört aber jede Zufuhr von Luft überhaupt und jede Ventilation vollkommen auf, und es wird dies bei Luftheizungen um so schwerer empfunden, als allgemein bei derselben das Verbot besteht, Fenster und Türen zu öffnen, damit nicht durch den Einfluß derartiger willkürlicher Öffnungen die geregelte Verteilung der Luft in Unordnung gerate.

Um eine Regulierung der Temperatur zu bewirken, ohne das Quantum der zuströmenden Luft zu verringern, müssen Vorrichtungen vorhanden sein, welche eine Mäßigung der Temperatur der Heizluft bewirken. Es geschieht dies dadurch, daß für jeden Heizluftkanal ein Mischkanal hergestellt wird, d. h. nach dem Austritt aus der Heizkammer oder innerhalb der Wand der Heizkammer vereinigt sich der Heißluftkanal (W in Abb. 63) mit einem von außen bzw. aus dem untersten Teil der Heizkammer heraufgeführten Kaltluftkanal (M) und durch Stellung einer Klappe m kann entweder der eine oder der andere Kanal abgesperrt oder es kann eine beliebige Mischung beider Luftarten erzielt werden.

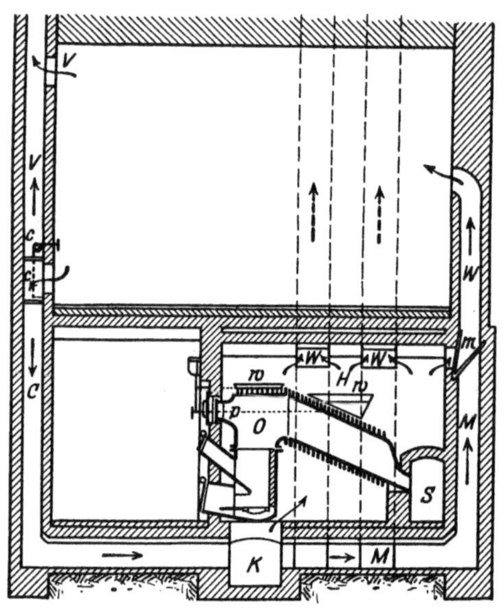

In den Vereinigten Staaten pflegt man jeden nach oben führenden Heizluftkanal doppelt anzulegen, den einen, der die Heizkammer umgeht, als Kalt-, den anderen, der durch die Heizkammer führt, als Warmluftkanal. Automatische Temperaturregler bewirken durch Drehung einer Doppelklappe, daß nur der eine der beiden Kanäle in Tätigkeit tritt. Dabei sind aber sehr plötzliche Temperaturwechsel unvermeidlich.

Die Temperaturregulierung für sämtliche Räume ist Sache des Heizers. Damit derselbe über die Temperatur der Wohnräume unterrichtet ist, ohne diese betreten zu müssen, sind entweder Thermometer angebracht, die von außen durch ein Schaurohr abgelesen werden; oder Metallthermometer, deren Stand der Heizer durch elektrische Übertragung erfahren kann (früher in der Form des MOENNICHschen Fernmeßinduktors; jetzt besonders KOEPSELS Fernthermometer, hergestellt von G. A. SCHULTZE, Charlottenburg).

Abb. 63. Luftheizung. Heizkammer und Kanäle. H Heizkammer. O Ofen. S Schornstein. K Kaltluftkanal. W Warmluftkanal. M Mischkanal. V Abfuhrkanal. C Zirkulationskanal; ist die Klappe c in die obere Stellung gebracht, so strömt die Luft aus dem Zimmer N durch den Kanal C wieder nach der Heizkammer.

Hygienische Beurteilung der Luftheizung. Vielfach wird über hohe Betriebskosten, ferner über eine Überhitzung der Räume und über schlechte Regulierfähigkeit der Anlage geklagt. Dies kommt jedoch nur dann vor, wenn entweder die Bewohner des Zimmers sich an der Regulierung der Temperatur beteiligen, oder wenn der Heizer überbürdet und nicht ausschließlich für die Kontrolle der Heizung angestellt ist. Bei freistehenden und dem Winde stark ausgesetzten Gebäuden bestehen allerdings immer Schwierigkeiten; es kommt dann leicht zu einer mangelhaften Erwärmung auf der dem Winde zugekehrten und zu einer zu hohen Erwärmung auf der dem Winde abgewendeten Seite des Hauses. — Auch wird häufig die Luft als staubig und von eigentümlich brenzligem Geruch bezeichnet. Dies ist dann der Fall, wenn die Entnahmestelle für die Luft ungünstig ist (im Zentrum der Großstadt wegen der Verrußung der Luft unvermeidlich), wenn die Kanäle schlecht verputzt und mangelhaft gereinigt sind, und wenn namentlich die Heizkammer, wie man es bei älteren Anlagen vielfach findet, überhaupt nicht betreten und gereinigt werden kann, so daß es zu Staubanhäufung und Staubverbrennung auf dem Kalorifer kommt. Ferner wird der Luftheizung oft eine besonders trockene Luft vorgeworfen. Meist wird aber, wenn Überheizungen vermieden werden, und geeignete

Befeuchtungsvorrichtungen vorhanden sind, die Luftfeuchtigkeit nicht niedriger als in anders beheizten Räumen bei gleicher Ventilation, sondern die lästigen Empfindungen sind auch hier hauptsächlich auf den Staubgehalt der Luft und die durch Staubverbrennung entstehenden brenzligen Produkte zurückzuführen.

Wasserheizung.

Wasser ist wegen seiner großen Wärmekapazität zur Wärmeübertragung sehr geeignet. Die Anordnung einer Wasserheizanlage ist so, daß sich im

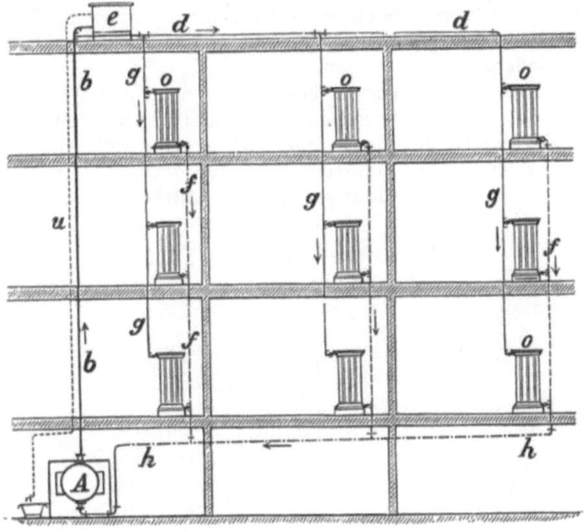

Abb. 64. Warmwasserheizung. Zweirohrsystem. *A* Kessel. *b* Steigrohr. *e* Expansionsgefäß. *d* Verteilungsrohr. *g* Zuleitungsrohre an den Öfen. *o* Öfen. *f* und *h* Rücklaufrohre.

Keller der Feuerraum und über diesem ein Kessel befindet (die Heizung kann auch mit dem Küchenherd verbunden werden). Vom Kessel geht

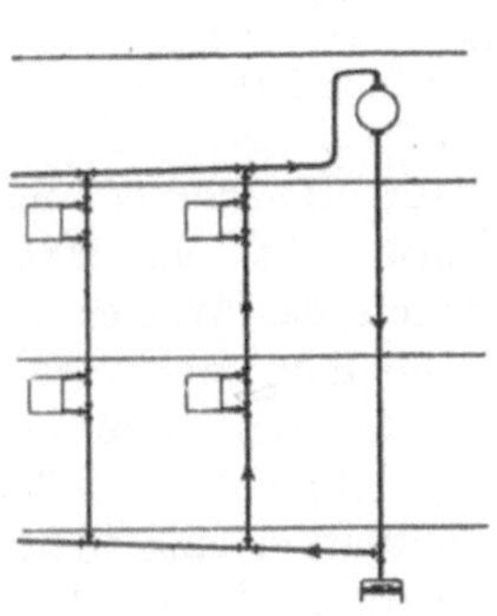

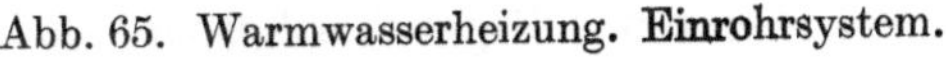

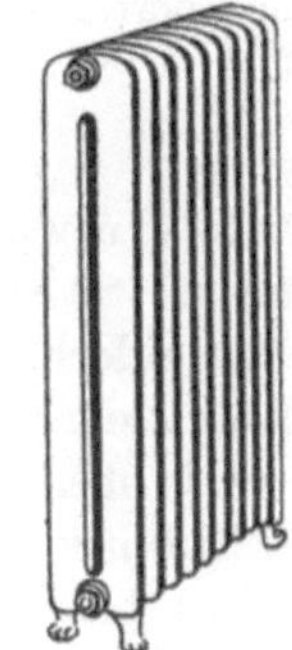

Abb. 65. Warmwasserheizung. Einrohrsystem.   Abb. 66. Zweikanäliger Radiator.

ein Röhrensystem aus, das wieder in denselben zurückführt und inzwischen die verschiedenen zu beheizenden Räume durchläuft (s. Abb. 65). Das im Kessel erwärmte Wasser wird als spezifisch leichter zunächst nach oben bis zum höchsten Punkte des Systems, dem Expansionsgefäß, gedrückt; von da fließt es allmählich unter steter Abkühlung wieder zum Kessel zurück. Entweder sind besondere Rückleitungsrohre vorgesehen (Zweirohrsystem, Abb. 64), oder der Rücklauf erfolgt im Zuleitungsstrang (Einrohrsystem, Abb. 65).

Da das Röhrensystem oben offen ist, erreicht die Temperatur des Wassers im äußersten Falle 100⁰, meist nicht über 90⁰; für gewöhnlich ist die Temperatur erheblich niedriger.

Infolge dieser niedrigen Temperatur muß die Masse des Wassers, welches den Wohnräumen zugeführt wird, relativ groß und die aus Schmiedeeisen, seltener aus Kupfer hergestellten Röhren weit (50—60 mm) sein. Solche „Niederdruck"- oder „Warm-Wasserheizungen" verursachen daher verhältnismäßig hohe Anlage- und Betriebskosten und sind mehr in Privathäusern als in öffentlichen Gebäuden zu finden.

Ist das Röhrensystem oben durch ein belastetes Ventil geschlossen, so erzielt man je nach der Belastung eine Temperatur von 120—200⁰ und bedarf dann geringerer Wasserquantitäten und engerer Röhren. Derartige „Hochdruck"- oder „Heiß-Wasserheizungen" werden nur noch selten ausgeführt, höchstens in Verbindung mit einer Luftheizung an Stelle des Kalorifers.

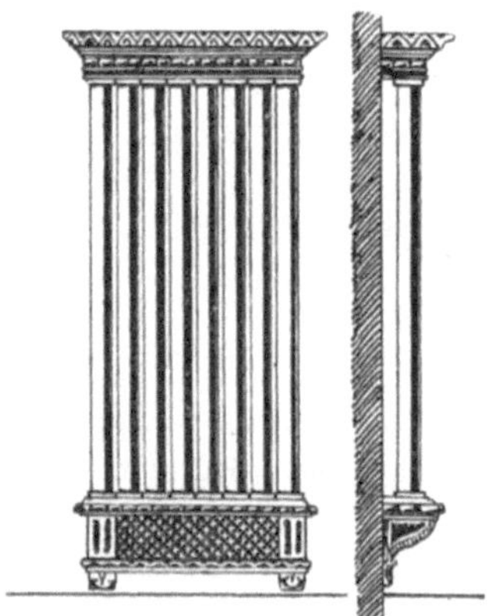

Abb. 67. Doppelrohrregister von Käuffer & Co.

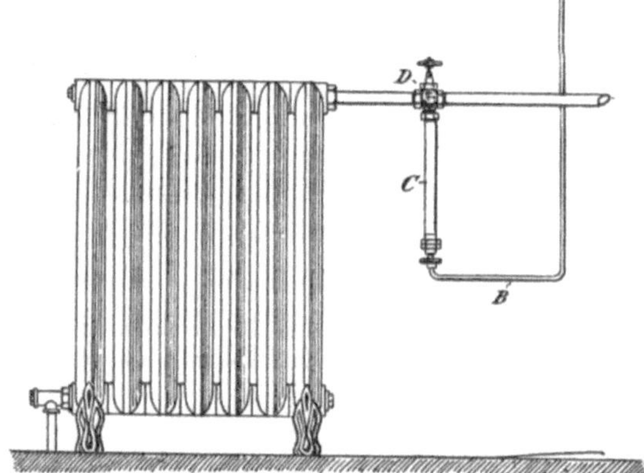

Abb. 68. Heizkörper mit Temperatur.
A Wärmeaufnahmekörper. *B* Kupferrohrleitung.
C Ventilrohr. *D* Ventil.

Bei der Warmwasserheizung bestehen die Heizkörper manchmal in sogenannten Säulenöfen. Bei diesen umschließt ein Mantel aus doppeltem Eisenblech, zwischen dessen Wandungen das Wasser zirkuliert, einen Luftraum, der mit der Zimmerluft in Verbindung steht, so daß sie unten ein- und oben abströmt. Außerdem wird der Luftstrom mit einem verstellbaren Zufuhrkanal von außen in Verbindung gebracht, so daß (wie bei den Mantelöfen) beliebig auf Zirkulation oder Ventilation eingestellt werden kann. — Meist werden als Heizkörper Radiatoren (Abb. 66) oder Doppelrohrregister (Abb. 67) oder Rohrschlangen benutzt; Rippenheizkörper sind wegen ihrer schwierigen Reinhaltung weniger zu empfehlen. Die Aufstellung der Heizkörper erfolgt am besten an der Fensterwand unter den Fenstern, weil dann die von den Fenstern absinkende kalte Luft von dem durch den Heizkörper erzeugten warmen Luftstrom abgefangen und nach oben geführt wird, statt am Fußboden entlang zu streichen.

Die Regulierung der Heizung erfolgt entweder zentral (vom Kessel aus oder durch Ventile, die für ganze Gruppen von Heizkörpern den Rücklauf regulieren), oder lokal am einzelnen Heizkörper. An den Heizkörpern sind zunächst bei der Probeheizung Hähne einreguliert, die den Wasserdurchgang durch Senkung des sog. Kükens drosseln. Ferner kann jeder Heizkörper abgesperrt und von weiterer Zufuhr warmen Wasser ausgeschlossen werden. Allerdings geht die Abkühlung des gefüllten Heizkörpers sehr langsam vor sich; erst nach drei Stunden und mehr erreichen sie Zimmertemperatur. — Sehr empfehlenswert sind daher selbsttätige Temperaturregler, bei denen ein mit Flüssigkeit gefüllter Aufnahmekörper durch eine dünne Kupferrohrleitung mit einem Regulierventil des Heizkörpers verbunden ist (Abb. 68). Rippenheizkörper mit kleinerer Wasserfüllung sind leichter zu regulieren, müssen aber für den Fall größerer Kälte um so reichlicher vorhanden sein; nötigenfalls sind Gasöfen als Rückhalt vorzusehen.

Um an Rohrdurchmessern zu sparen, um ferner eine Beeinflussung der Heizkörper untereinander möglichst auszuschließen und um die Heizung auf größere Entfernungen verteilen zu können, sind neuerdings Warmwasserheizungen mit besonderem Antrieb des Wasserumlaufs eingeführt (Schnellstromheizung mit Niederdruckdampfkessel, Pumpenheizung mit Kreisel- oder Zentrifugalpumpen).

Dampfheizung

gestattet Anlagen von unbeschränkter Ausdehnung, die sich für größere Baulichkeiten, unter Umständen für ganze Stadtviertel („Fernheizungen") eignen. Besonders zweckmäßig ist Dampfheizung für Gebäude, welche bereits zum Betriebe der Küche, der Wäsche, der Bäder usw. eines größeren Dampfkessels bedürfen.

Der (konzessionspflichtige) Kessel befindet sich gewöhnlich entfernt vom Hause und wird durch das Kondenswasser gespeist. Vom Kessel aus wird der Dampf in einer Rohrleitung den Wohnräumen zugeführt. Da man dem Dampf nicht gern mehr wie $1^1/_2$ Atmosphären Spannung gibt, so daß er eine Temperatur von $110-120^0$ hat, und da der Dampf eine sehr geringe Wärmekapazität besitzt, müßten eigentlich sehr große Dampfmengen zur Beheizung der Räume notwendig sein. Man rechnet indes gar nicht wesentlich auf die von dem strömenden Dampfe mitgeführte Wärme, sondern vielmehr auf diejenige Wärme, welche bei der Kondensation des Wasserdampfs frei wird. Bei der Bildung von 1 Liter Kondenswasser werden 540 Wärmeeinheiten frei und für die Erwärmung der Wohnräume verfügbar, wenn man die Kondensation in den in den Zimmern aufgestellten Heizapparaten vor sich gehen läßt.

In die Rohrleitungen werden Kompensatoren eingefügt, welche der Wärmeausdehnung Rechnung tragen. Das Hauptrohr führt den Dampf zunächst zu dem höchsten Punkt der Anlage und von da durch die Heizkörper abwärts. Läßt man das Kondenswasser in den Dampfröhren zurückfließen, so entstehen fortgesetzt störende Geräusche; man wählt daher gewöhnlich besondere (erheblich engere) Rohre zur Ableitung des Kondenswassers. Damit durch letztere kein Dampf entweicht, findet der Übertritt des Wassers in dieselben vermittels selbsttätiger Ventile statt. — Die Heizkörper sind ähnlich wie die der Warmwasserheizung.

Bei der Kondensation entsteht ein Vakuum, und die Heizapparate würden durch den äußeren Luftdruck komprimiert werden können, wenn man nicht dafür sorgte, daß Luft in die Röhren eintreten kann. Die eingedrungene Luft muß dann aber, um dem einströmenden Wasserdampf kein Hindernis zu bereiten, beim Zulassen neuen Dampfes wieder entfernt werden. Dieses Ein- und Abströmen der Luft in das Röhrensystem geschieht entweder durch besondere Hähne oder durch selbsttätige Ventile, ist aber oft mit Geräuschen verbunden.

Meist legt man der Geräusche wegen die Heizkörper überhaupt nicht in die Wohnräume selbst, sondern verbindet die Dampfheizungen mit einer Luftheizung derart, daß man die Luft an einem zentralen Dampfheizkörper oder an mehreren, z. B. auf dem Korridor aufgestellten Heizkörpern sich erwärmen und dann in das Zimmer einströmen läßt.

In Privatwohnungen kommen fast ausschließlich die Niederdruckdampfheizungen in Betracht, die sich auch in kleineren öffentlichen Gebäuden mit Vorteil ausführen lassen.

Der Kessel dieser Heizung hat ein offenes Standrohr, so daß höchstens $^1/_2$, gewöhnlich nur $^1/_{10}$ Atmosphäre Überdruck vorhanden ist, und ist daher nicht konzessionspflichtig. Der Luftzutritt zur Feuerung und damit die Stärke der Feuerung und Dampfentwicklung kann entweder selbsttätig durch die Dampfspannung im Kessel reguliert werden (z. B. die Konstruktion Abb. 69), oder eine in Hg schwimmende Glocke hebt je nach ihrer Belastung durch Plattengewichte ein Ringventil, das den Luftzutritt zur Feuerung regelt. Die Heizapparate sind wie bei der Warmwasserheizung Radiatoren oder Rippenregister; am besten werden sie wie bei der Warmwasserheizung unter den Fenstern angebracht. Sie können mit einem „Vorsetzer", einem Mantel aus Eisenblech oder auch aus schlecht leitendem Material (Kacheln) umgeben werden, so daß keine Erwärmung der Zimmer durch Strahlung stattfindet (Abb. 70). Die Beheizung geschieht dann durch erwärmte Luft, die unten an dem Heizapparate ein- und oben austritt, und die nach Bedarf auch von außen als Frischluft zugeführt werden kann. Unbedingt müssen die Vorsetzer leicht abnehmbar eingerichtet sein, so daß die Reinigung nicht beeinträchtigt wird; auch sind glatte Radiatoren den in Abb. 70 dargestellten Rippenheizkörpern vorzuziehen, zumal die Temperatur der Heizkörper bei dieser Heizung hoch genug (90—95°) steigt, um Verbrennung von Staubteilen zu bewirken. — Der Dampfdruck soll beim Eintritt in die Heizkörper nahezu aufgebraucht sein

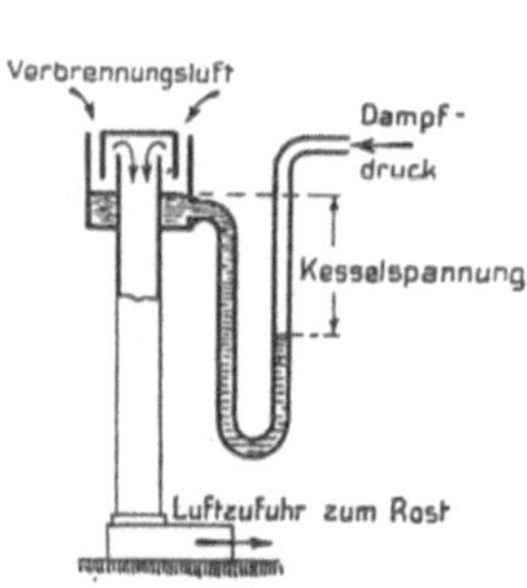

Abb. 69. Selbsttätiger Verbrennungsregler von KÄUFFER & Co.

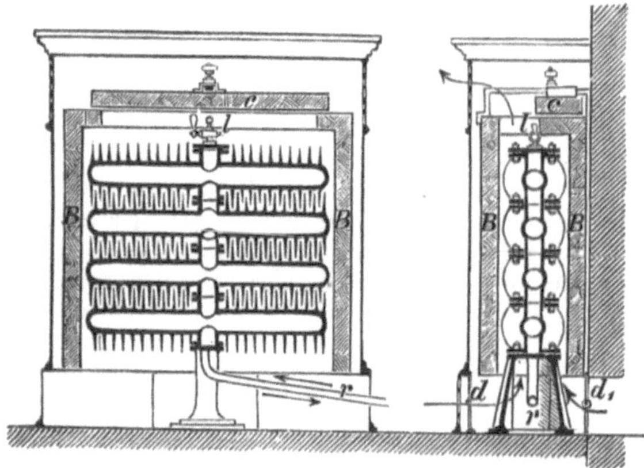

Abb. 70. Heizkörper der Niederdruckdampfheizung. r Zu- und Ableitungsrohr. B Isoliermantel. c verstellbare Klappe. d Öffnung für Zirkulation. d_1 für Ventilation.

und der Dampf sich an dessen Heizfläche vollständig kondensieren; meist erfolgt die Kondensation sogar nur im oberen Teil, so daß die untere Hälfte, in die Luft aus der offenen Kondensleitung eintritt, kalt bleibt. Tritt bei zu starker Dampfzufuhr Dampf in die Kondensleitung ein, so entstehen störende Geräusche; dies geschieht z. B., wenn mehrere Heizkörper plötzlich geschlossen werden, so daß der Zugregler nicht rasch genug ausgleichen kann. Durch Syphons (KÖRTING, KÄUFFER), in welche die Luft der Kondensleitung strömt, oder durch Kondenstöpfe für den Dampf läßt sich der Dampfübertritt in die Kondensleitung hindern. — Die Regulierung der Zimmerwärme erfolgt durch die Regulierventile der Heizkörper, die von den Bewohnern nach Bedarf zu stellen sind; sie gelingt besser wie bei der Warmwasserheizung, weil die Anwärmung und Auskühlung des Heizkörpers viel rascher vor sich geht; die Erwärmung des Raumes ist aber auch weniger nachhaltig. — Vollständige und nicht zu starke Durchwärmung der ganzen Heizkörper erfolgt bei dem KÖRTINGschen Luftumwälzungsverfahren, wo der Dampf im Heizkörper unten aus Düsen austritt, Luft mitreißt und in einem mittleren Kanal nach oben und in zwei seitlichen nach unten strömt.

Für Beheizung auf größere Entfernung, z. B. in Krankenhäusern, empfehlen sich im allgemeinen Pumpenwarmwasserheizungen mehr als Hochdruckdampfheizungen, die mit höheren Betriebskosten verknüpft sind. — Bei größeren maschinellen Betrieben läßt sich auch der Abdampf einer Dampfmaschine noch zweckmäßig zu Heizzwecken verwerten. Vielfach geschieht dies in Form der „Vakuumheizung", die aber in Deutschland für Wohnzwecke bisher keine Bedeutung erlangt hat.

Die hygienisch wichtigsten Vorteile und Nachteile der hauptsächlichsten Zentralheizungen lassen sich folgendermaßen zusammenfassen:

Heizung	Vorteile	Nachteile	Anwendung
Luftheizung	Starke Lüftung; dauernd nur, wenn Mischkanäle vorhanden. Schnelle Erwärmung; mit Mischkanälen gut regulierbar. Lange haltbar.	Aktionsradius nur 12 m. In fertigen Gebäuden nicht mehr einzubauen. Bei starkem Wind ungenügende Erwärmung, Staub u. brenzlige Produkte bei schlechter Anlage. Teuer, falls ausgiebig gelüftet wird.	Räume mit starkem Lüftungsbedarf (Wohnhäuser selten). Für ausgedehnte oder dem Wind stark ausgesetzte Gebäude ungeeignet.
Warmwasserheizung	Milde Wärmeabgabe; keine Staubversengung; einfache Bedienung.	Aktionsradius nur bis 60 m. Langsame Auskühlung der Heizkörper, leicht Überheizung namentlich bei großen Heizkörpern. In bestehenden Gebäuden schwer einzurichten.	Wohnhäuser aller Art. Für Schulen, Krankenhäuser besondere Lüftungseinrichtungen erforderlich.
Niederdruck-Dampfheizung.	Unbeschränkter Aktionsradius. Gut regulierbar. Einfache Bedienung.	Heizkörper bis 95° warm, daher Staubversengung möglich. Bei Fehlern der Ausführung und des Betriebes Geräusche.	Wie Warmwasserheizung.

Wie oben betont wurde, ist eine Regulierung der Wärme bei allen Zentralheizungen, insbesondere unter Zuhilfenahme selbsttätiger Temperaturregler, in ausreichendem Maße durchführbar. Leider wird hiervon aber zu wenig Gebrauch gemacht. Fast in allen mit Zentralheizung beheizten Räumen ist eine Überheizung an der Tagesordnung, die bei unzähligen Menschen Erkältungskrankheiten und andere Gesundheitsstörungen hervorruft. In Schulen, Krankenhäusern, Versammlungsräumen, Gastwirtschaften läßt sich diese Überheizung beobachten; ganz besonders gefährlich ist sie in den Eisenbahnzügen und in Kaufläden und Warenhäusern, wo sich das Publikum in warmer Straßenkleidung aufhalten muß. Klagen über die übermäßige Wärme werden meist mit Hinweis auf die Zentralheizung beantwortet, die nun einmal soviel Wärme liefere. Diese Annahme ist grundfalsch. Die Überheizung hat ihre Ursache fast immer darin, daß der Heizer, in dem mißverständlichen Glauben, daß „schlecht" heizen identisch sei mit zu wenig heizen und daß er nur wegen zu geringer Wärme sich Vorwürfen aussetze, die Heizungen zu stark anspannt und die Reguliervorrichtungen nicht genügend benutzt. Dieser für so viele Menschen verhängnisvollen und in Zeiten der Kohlennot besonders verwerflichen Unsitte sollte entschiedener als bisher entgegengetreten werden.

Literatur.

RIETSCHEL-BRABBÉE: Leitfaden der Heiz- und Lüftungstechnik. 6. Aufl. Berlin 1922. — FANDERLIK: Elemente der Lüftung und Heizung. 1887. — v. ESMARCH: Hygienisches

Taschenbuch. 4. Aufl. 1908. — DIETZ: Ventilations- und Heizungsanlagen. München und Berlin 1909. — BERLOWITZ und HOTTINGER: In WEYLS Handb. d. Hyg. 2. Aufl. 1914. — UBER: Bau und Betriebstechnisches für Zentralheizungen. Berlin 1916. — WIERZ: Die praktischen und wissenschaftlichen Grundlagen der Wärmeverlustberechnung in der Heizungstechnik. Berlin 1921. — WIERZ und BRANDSTÄTER: Der eiserne Zimmerofen. Herausgeg. v. d. Vereinigg. Deutsch. Eisenofenfabrikanten. München u. Berlin 1923.

V. Lüftung der Wohnräume.

Wie S. 59 genauer ausgeführt wurde, verändern die in einem geschlossenen Raume lebenden Menschen die Beschaffenheit der Luft in hohem Grade, und zwar in folgenden Beziehungen:

1. entwickeln sie Wärme und Wasserdampf in solcher Menge, daß schließlich eine ausreichende Entwärmung des Körpers auf Schwierigkeiten stößt. Häufig sind an dieser Produktion die Beleuchtungskörper der Wohnräume stark beteiligt;

2. verbrauchen Menschen und Beleuchtungsmaterialien allmählich den Sauerstoff, jedoch ohne daß es zu einer bedenklichen Verminderung des Sauerstoffgehalts der Luft kommt;

3. häufen sich gasförmige Verunreinigungen an, Kohlensäure, namentlich aber riechende Gase, die durch Zersetzung der auf Haut und Schleimhäuten sich sammelnden Epithel- und Sekretreste oder auch durch unvollkommene Verbrennung der Beleuchtungsmaterialien usw. entstehen, und die bei vielen Menschen Widerwillen und Ekel hervorrufen. (Bezüglich der hygienischen Bedeutung dieser Luftverunreinigungen s. S. 62 ff.);

4. kommt es in bewohnten Räumen oft zu einem starken Staubgehalt der Luft. Eingeschleppte Erde, Staub aus der Füllung des Zwischenbodens, Fasern von der Kleidung, den Möbelstoffen, Teppichen und Betten, die feinsten Teilchen der Brennmaterialien und die mit der Außenluft in den Wohnraum gelangenden Staub- und Rußpartikel bilden das Material des Wohnungsstaubes, der bei den verschiedensten Beschäftigungen und Bewegungen der Bewohner in die Luft aufgewirbelt wird. In besonders großen Mengen wird bei manchen Gewerben Staub geliefert (s. unten);

5. gesellen sich, wenn Infektionsquellen in den Wohnraum gelangt sind, zum Luftstaub infektiöse Organismen, und zwar teils an Hustentröpfchen, teils an trockene Stäubchen gebunden.

Die Ventilation verfolgt nun das Ziel, alle diese durch die Bewohner bewirkten Veränderungen der Wohnungsluft durch Luftwechsel mechanisch zu beseitigen und die Räume für längere Zeit ohne jeden Nachteil für die Gesundheit bewohnbar zu erhalten. Sie hat daher die Aufgabe: 1. die entwickelte Wärme und Wasserdampfmenge abzuführen und die Wärmeabgabe der Bewohner zu erleichtern; 2. übelriechende gasige Verunreinigungen der Wohnungsluft zu entfernen; 3. Staub und 4. etwaige am Staub haftende Infektionskeime zu beseitigen. — Diese Aufgaben sucht die Ventilation zu erreichen teils durch Fortschaffung der unbrauchbar gewordenen Wohnungsluft, teils durch Zuführung frischer, reiner Außenluft; die Größe des Luftwechsels soll dabei dem Grade der Veränderung der Wohnungsluft einigermaßen quantitativ angepaßt werden. — Unter Umständen kann versucht werden, nur die chemischen Luftverunreinigungen mittels chemischer Mittel zu entfernen, z. B. durch Ozonisierung (s. unten).

A. Der quantitative Ventilationsbedarf.

Bei Abmessung des Ventilationsbedarfs berücksichtigt man in erster Linie die gasigen Verunreinigungen der Luft und als deren Indikator die Kohlensäure, da diese am leichtesten einer Messung zugänglich ist.

Wie oben ausgeführt wurde, pflegt man bei einem Gehalt der Luft von 1,0 Promille Kohlensäure bereits eine gewisse Belästigung zu empfinden, vorausgesetzt, daß die Kohlensäure der menschlichen Atmung und der Beleuchtung entstammt, und daß übelriechende, die Kohlensäure begleitende gasige Produkte gleichzeitig in entsprechender Menge in die Luft übergegangen sind. In diesem Falle ist daher der Gehalt der Wohnungsluft an Kohlensäure durch die Lüftung höchstens auf 1,0 Promille, womöglich darunter, zu halten.

Wieviel Luft nötig ist, um dies Ziel im Einzelfall zu erreichen, läßt sich berechnen, indem man diejenige Menge Kohlensäure berücksichtigt, welche von Menschen und Beleuchtungsmaterialien in der Zeiteinheit gebildet wird.

Ein Erwachsener liefert im Mittel stündlich 22,6 Liter CO_2; ein Schulkind etwa 10 Liter, eine Stearinkerze 12 Liter, eine Petroleumlampe 60 Liter, eine Gasflamme 100 Liter. Entwickelt also z. B. ein Mensch in einem Wohnraum stündlich 22,6 Liter CO_2, so soll sich diese CO_2-Menge auf ein so großes Luftquantum = x Liter verteilen, daß der Gehalt an CO_2 nur 1 : 1000 beträgt. Da die zugeführte Luft bereits einen gewissen CO_2-Gehalt mitbringt, nämlich 0,3 Promille (also 0,0003 Liter in jedem Liter Luft), so lautet die Gleichung:

$$\frac{22,6 + x \cdot 0,0003}{x} = \frac{1}{1000}$$

und wir finden in dieser Weise x = 32000 Liter oder 32 cbm. Diese Luftmenge von 32 cbm muß also stündlich je einem Menschen zugeführt werden, falls der Kohlensäuregehalt in dem von ihm allein bewohnten Raum niemals über 1 Promille steigen soll.

Es ergibt sich hieraus weiter die erforderliche Größe des Wohnraumes, der sogenannte Luftkubus, für einen Menschen. Man hat die Erfahrung gemacht, daß sich die Luft eines Wohnraumes mit Hilfe der üblichen Ventilationsanlagen auf die Dauer nicht mehr wie zweimal pro Stunde erneuern läßt. Daraus folgt, daß der minimale Luftraum für einen Menschen auf 16 cbm, die Hälfte des Ventilationsquantums, normiert werden muß. In den meisten Fällen leistet die Ventilation sogar noch weit weniger als eine zweimalige Erneuerung der Zimmerluft, und dementsprechend ist der Luftkubus größer zu bemessen.

Indessen hat sich mehr und mehr die Überzeugung Bahn gebrochen, daß die Ermittelung des Ventilationsbedarfs auf Grund der CO_2-Werte nur für einen kleinen Teil der Aufgaben, welche die Ventilation zu leisten hat, Geltung hat. Höchstens die Entwickelung belästigender Gase pflegt häufiger dem CO_2-Gehalt parallel zu gehen; dagegen ist ein Parallelismus mit der im Raum gebildeten Wärme selten, und ein Parallelismus mit dem Gehalt der Luft an Staub und Infektionskeimen fast niemals vorhanden (vgl. S. 65).

Da durch die Erschwerung der Wärmeabgabe im Wohnraum sogar ernstere hygienische Nachteile entstehen als durch belästigende Gase, hat RIETSCHEL mit Recht versucht, in den Fällen, wo ein Parallelismus zwischen CO_2-Gehalt und Temperatur nicht zu erwarten ist, die Wärme des Wohnraumes selbst als Maßstab für den Ventilationsbedarf zu benutzen.

Im Beharrungszustand und bei gleichmäßiger Verteilung der Wärme im Raum ist der stündliche Luftwechsel in Kubikmeter, ausgedrückt in der zulässigen Lufttemperatur t, zu berechnen nach der Formel:

$$L = \frac{W(1 + \alpha\, t)}{0{,}31\,(t - t_1)},$$

wo t_1 die Temperatur der eingeführten kühleren Luft, W die Wärmezufuhr in kg-Kal., α den Ausdehnungskoeffizienten der Luft ($= 0{,}003665$) bedeutet.

Bei dieser Berechnung ist freilich die Wasserdampfansammlung nicht berücksichtigt, welche neben CO_2 und Wärme von Menschen und Beleuchtungsflammen geliefert wird, und welche die Wärmeabgabe stark beeinflußt, außerdem auch spezifisches Unbehagen erzeugt. — Für die wichtigsten Aufgaben der Ventilation ist demnach eine quantitative Bedarfsberechnung bisher nur unvollkommen möglich. Vielleicht werden Katathermometer-Beobachtungen hierfür bessere Unterlagen schaffen (s. S. 33).

B. Die Deckung des Ventilationsbedarfs.

1. Natürliche und künstliche Ventilation.

Die erforderlichen Luftmengen kann man zunächst durch die sogenannte natürliche, ohne unser Zutun sich vollziehende Ventilation zu beschaffen suchen. Man verläßt sich alsdann auf die stets vorhandenen natürlichen Öff-

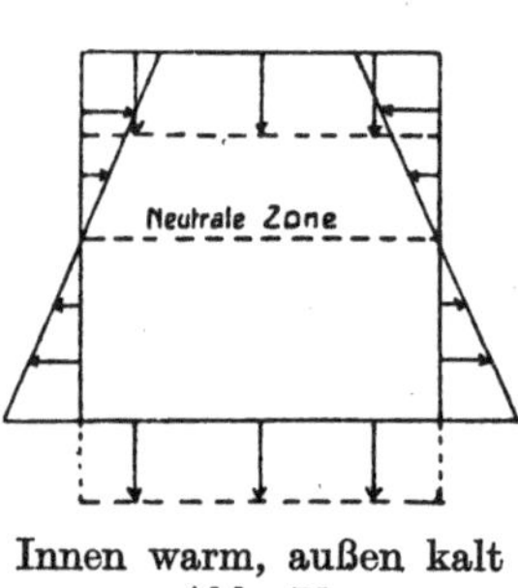

Innen warm, außen kalt
Abb. 71.

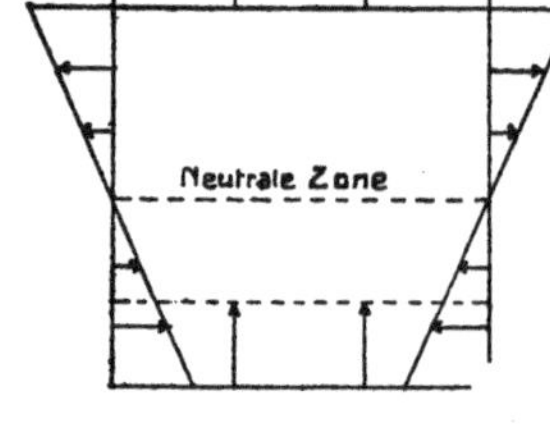

Innen kalt, außen warm
Abb. 72.

nungen des Wohnzimmers, die in den Poren des Mauerwerks, des Fußbodens und der Decke, ferner in den Ritzen und Fugen der Fenster und Türen gegeben sind.

Es ist aber experimentell nachgewiesen, daß die natürliche Lüftung sich wesentlich in vertikaler Richtung vollzieht, und zwar im Winter von unten nach oben; in entgegengesetzter Richtung dann, wenn das Haus kälter ist als die Außenluft. Nach Messungen mit dem Differentialmanometer (s. unten) ist an den seitlichen Wandungen der Überdruck, welcher einen Luftaustausch veranlaßt, wesentlich geringer; er nimmt vom Fußboden und von der Decke her allmählich ab gegen eine „neutrale Zone", wo er = Null wird. Oberhalb dieser Zone findet im Winter Ausströmung, unterhalb derselben Einströmung statt. In Abb. 71 und 72 zeigt die Höhe der Pfeile die Druckkraft an; am Boden und an der Decke ist demgemäß unter sonst gleichen Bedingungen, insbesondere unter der Voraussetzung der gleichen Durchlässigkeit aller Flächen, die Einströmung maximal. Diese Art von Luftbewegung führt also höchstens zu einem Luftaustausch der verschiedenen Stockwerke, der in keinem Falle zu befürworten ist. Außerdem wissen wir bei dieser Ventilation nichts Genaueres über die Herkunft der einströmenden Luft. Ferner haben wir keine Regulierung in der Hand; bei Windstille und bei schwachen Winden ist eine solche überhaupt nicht vorhanden, während sie sich bei Sturm unter Umständen in unangenehmster Weise fühlbar macht.

Es ist somit die natürliche Ventilation von dem Ideal einer Lüftungsanlage sehr weit entfernt, und wir müssen sie so viel als möglich, insbesondere durch Dichtung der zufälligen Ritzen und Fugen, ausschalten und statt dessen versuchen, besondere künstliche Lüftungsanlagen einzurichten; bei diesen muß

1. die Entnahmestelle bekannt sein und für Reinheit der zugeführten Luft Gewähr leisten; ebenso darf die fortgeschaffte unreine Luft nicht mit Menschen in Berührung kommen;

2. müssen wir die Lage der Zufuhr -und der Abfuhröffnungen so wählen können, daß eine möglichst vollständige Durchlüftung des bewohnten Teils des Zimmers erfolgt, daß aber keine Belästigung der Bewohner durch Zugluft eintritt;

3. muß die Ventilation quantitativ ausreichen und abstufbar sein, d. h. über leicht regulierbare Motoren verfügen.

2. Systeme der künstlichen Lüftung.

Je nach der Stellung des Motors zu dem zu lüftenden Raum unterscheidet man zwei Ventilationssysteme, die in bezug auf die Reinheit der Luftzufuhr Ungleiches leisten; nämlich Pulsions- oder Überdrucklüftung und Aspirations- oder Unterdruck-(Saug-)lüftung. Bei letzterer besorgt der Motor die Abströmung der Luft, befindet sich jenseits des von dem Luftstrom zu ventilierenden Raumes; die neutrale Zone wird nach oben gerückt. Bei der Pulsion besorgt der Motor die Zuströmung und befindet sich — in der Richtung des Luftstroms — vor dem zu ventilierenden Raum bzw. dem von Menschen bewohnten Teil dieses Raumes; die neutrale Zone wird nach unten verschoben.

Die Pulsion ist insofern vorzuziehen, als man bei dieser gerade die Entnahmestelle der Luft besonders ins Auge faßt und also auf ein Eindringen frischer, reiner Luft in erster Linie achtet; auch werden durch das Herabrücken der neutralen Zone Zugerscheinungen z. B. von undichten Fenstern her vermieden. Um die abströmende Luft kümmert man sich dabei oft nicht. — Bei der Unterdrucklüftung weist man der abströmenden Luft zwar besondere Wege an, achtet aber häufig zu wenig darauf, woher und auf welchen Wegen die Luft dem Wohnraum zuströmt; daher kann es zu schlechter Luftbeschaffenheit und zu lästigen Zugerscheinungen kommen. Der Pulsion ungefähr gleichwertig wird aber die Aspiration dadurch, daß man außer den Abfuhrkanälen noch besondere, weite und wenig Widerstände bietende Zufuhrkanäle von einer bestimmten tadellosen Stelle aus anlegt, welche eine Luftzufuhr durch alle engeren, zufällig vorhandenen Öffnungen ohne weiteres ausschließt.

Überdrucklüftung ist in Wohnräumen am häufigsten am Platze, aber offenbar in den Fällen völlig unangebracht, wo es sich darum handelt, inmitten größerer Gebäude einzelne Räume zu ventilieren, in denen unangenehme Gerüche, Staub, Infektionserreger in die Luft übergehen

(Klosetts, Räume mit übelriechenden Kranken, Sektionssäle usw.). Ein Pulsionssystem würde hier die Verunreinigungen in die übrigen Teile des Hauses verbreiten. Hier ist vielmehr lediglich Aspiration angezeigt; und zwar soll die Absaugung stets möglichst nahe der Stelle angebracht werden, wo sich der üble Geruch, der Staub usw. entwickelt, und diese sollen auf kürzestem Wege und ohne mit anderen Menschen in Berührung zu kommen, wo möglich über Dach ins Freie geführt werden. — Nicht selten kombiniert man beide Systeme.

3. Anordnung der Ventilationsöffnungen.

Die Frage, wo die Ventilationsöffnungen im Zimmer angebracht werden sollen, ist nicht für jeden Fall in gleicher Weise zu entscheiden. — Für gewöhnlich ist das untere Drittel des Zimmers, das eigentlich bewohnt wird, zu ventilieren, und man könnte es daher wohl für das Richtigste halten, in diesem unteren Drittel die Einströmungsöffnungen, und oben oder unten die Abströmungsöffnungen anzubringen. Diese Anordnung ist jedoch nur dann zulässig, wenn die Außenluft, wie dies im Hochsommer der Fall ist, ungefähr die gleiche Tem-

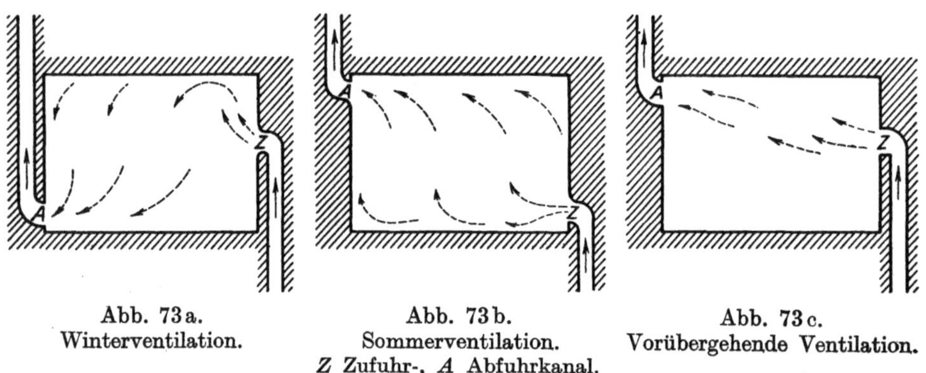

<table>
<tr><td align="center">Abb. 73a.
Winterventilation.</td><td align="center">Abb. 73b.
Sommerventilation.
Z Zufuhr-, A Abfuhrkanal.</td><td align="center">Abb. 73c.
Vorübergehende Ventilation.</td></tr>
</table>

peratur hat wie die Zimmerluft („Sommerventilation", Abb. 73b). Andernfalls ist stets mit dieser Anordnung eine zu lästige Zugempfindung verbunden. Während des größeren Teils des Jahres sind daher die Zufuhröffnungen unbedingt über Kopfhöhe anzulegen, und auch dann ist dem Luftstrom zunächst eine Richtung nach oben zu geben. Von da soll sich die Luft allmählich nach abwärts senken, das bewohnte untere Drittel des Zimmers durchströmen, und dann unten abgeführt werden, und zwar durch über Dach gehende Kamine entweder mit besonderen größeren Öffnungen im Zimmer oder mit offenen Sammelkanälen, die mit Hilfe von Holzpanelen, u. dgl. am Fuße der kältesten Wände angelegt werden („Winterventilation", Abb. 73a). Diese Anordnung ist sowohl für Pulsions- wie für Aspirationsanlagen einzuhalten.

Unter Umständen kommt es allerdings vor, daß sich bei vorübergehend ungenügender Ventilation (wenn sich z. B. gelegentlich Menschen in ungewöhnlicher Anzahl in dem Zimmer versammeln) Wärme, Tabaksrauch usw. im oberen Teile des Zimmers häufen. In diesem Fall ist das Zimmer zweckmäßig zeitweise so zu ventilieren, daß seine obere, nahe der Decke gelegene Abströmungsöffnung benutzt wird, während die Einströmung wie bisher über Kopfhöhe bleibt (Abb. 73c). Für die Dauer ist diese Anordnung jedoch nicht beizubehalten, weil dabei das untere Drittel des Zimmers zu wenig berücksichtigt wird.

Eine andere Anordnung ist auch dann nötig, wenn unter der Decke starke Wärmequellen, z. B. Gaskronleuchter usw. angebracht sind, die ein kräftiges Aufsteigen der verdorbenen Luft bewirken. Die Abströmung ist dann oben, die Einströmung im unteren Teil des Zimmers anzubringen, wie bei der Sommerventilation. In diesem Falle ist aber die Einströmungsluft sorgfältig zu temperieren; strömt sie kalt oder stark erwärmt ein, dann muß gleichzeitig eine energische Verteilung der eindringenden Luft auf viele kleine Öffnungen (Porenventilation) vorgesehen werden, um lästige Empfindungen zu vermeiden.

4. Motoren.

Die jeweilige quantitative Leistung und die Regulierfähigkeit der Ventilationsanlage ist von der Art des angewendeten Motors abhängig.

Als Motoren stehen uns zur Verfügung: a) der Wind, b) Temperaturdifferenzen, c) maschineller Betrieb.

a) Der Wind muß bei jeder Ventilationsanlage berücksichtigt werden, weil er diese andernfalls leicht ungünstig beeinflussen kann. So viel als möglich sucht man ihn auszunutzen, meistens nur zur Unterstützung der Anlage, oft aber auch als alleinigen Motor. Letzteres ist namentlich dann möglich, wenn man sich seine Wirkung in einer

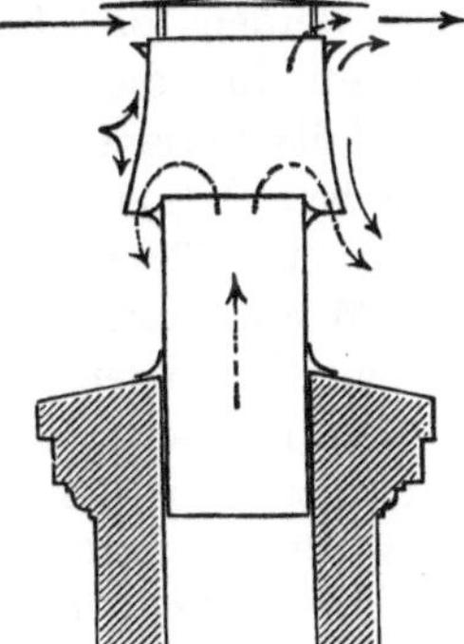

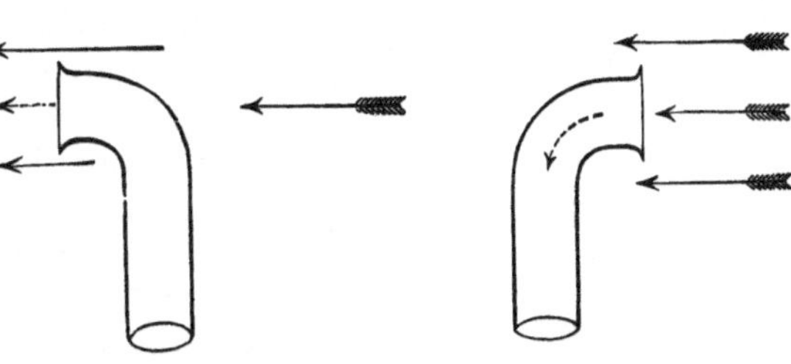

<table>
<tr><td align="center">Abb. 74.
Wolperts Schornsteinaufsatz.</td><td align="center">Abb. 75.
Aspirationsaufsatz.</td><td align="center">Abb. 76.
Preßkopf.</td></tr>
</table>

Die ausgezogenen Pfeile zeigen die Bewegung der Außenluft, die punktierten bedeuten Innenluft, diese wird in Abb. 74 und 75 herausgezogen; in Abb. 76 wird Außenluft nach innen gepreßt.

gewissen Höhe über dem Boden, auf dem Dache, nutzbar machen kann, wo bei jeder Windrichtung lebhafter Wind vorhanden ist und Windstille selten beobachtet wird.

Eine Aspiration durch solchen Wind wird z. B. für Kleinhäuser erzielt durch Anbringen eines über Dach gehenden Blechrohres, dessen Einströmungsöffnung nahe dem Fußboden liegt und das über Dach mit einem Schornsteinaufsatz oder einer „Saugkappe" (s. Abb. 74, 75, 76) gekrönt ist.

Die Wirkung derselben stützt sich auf die experimentell begründete Erfahrung, daß jeder Luftstrom infolge der Reibung die nächstgelegenen Luftteilchen mit sich fortreißt und hierdurch in seiner Umgebung eine Luftverdünnung veranlaßt, die zu weiterem Zuströmen der umgebenden Luft den Antrieb gibt; wird z. B. ein Luftstrom gegen eine Fläche oder gegen einen Zylinder geblasen, so wird er nicht etwa reflektiert, sondern die Luft breitet sich über die ganze Fläche aus und fließt an den Rändern in derselben Richtung weiter, erzeugt dabei aber an der entgegengesetzten Seite eine kräftige Luftverdünnung. Auf dieses Prinzip sind z. B. die Sauger von Wolpert (s. Abb. 74), Grove u. a. gegründet, bei welchen der Wind bei jeder Richtung gezwungen wird, in einem schräg von unten nach oben gerichteten Strome über die Öffnung des Abfuhrkanals hinwegzustreichen. Fortwährend wird dann Luft aus dem Kanal aspiriert. Durch eine horizontale Deckelplatte gewähren diese Aufsätze außerdem Schutz gegen Einfall von Regen. — Vielfach benutzt man auch Zylinder, die oben rechtwinklig gekrümmt sind, und eine trompetenartige Öffnung haben. Ist oberhalb der Öffnung eine Windfahne angebracht, und der Zylinder auf dem Schlot drehbar, so stellt sich der Aufsatz immer so, daß die Öffnung vom Winde abgewandt ist, und dieser stets aspirierend wirkt. — Wird dagegen die Öffnung dem Winde entgegengerichtet, so wirken die Rohre als „Preßköpfe", wie sie z. B. auf Schiffen zur Versorgung des Maschinenraums mit Frischluft dienen.

Hierher gehört auch die sog. Firstventilation, die vielfach bei Krankenbaracken, ferner bei Eisenbahnwagen usw. angewendet wird. Der Dachfirst wird gleichsam aus dem Dach herausgeschnitten und höher gehoben; der Zwischenraum zwischen diesem Stück und dem Dach mit Jalousien ausgefüllt. Durch Stellung der letzteren kann es erreicht werden, daß der Wind in jedem Falle von unten nach oben über den offenen Schlitz unter dem Dachfirst wegstreicht und hier aspirierend auf die Luft des Innenraums wirkt.

Bei allen diesen Aspirationswirkungen des Windes muß vorausgesetzt werden, daß besondere Zufuhröffnungen für die Luft vorhanden sind, da andernfalls unreine Luft aus anderen Räumen (Küchen, Klosetts) in die zu ventilierenden Zimmer eingeführt wird.

Pulsionswirkung des Windes kann man vor allem an den üblichen Öffnungen der senkrechten Hauswände, den Fenstern, ausnutzen. Fensterlüftung in Form der Zuglüftung durch ein offenes Fenster und eine Gegenöffnung — Fenster, Tür — an der gerade oder schräg gegenüberliegenden Seite leistet oft in wenigen Minuten vollständige Lufterneuerung, ist aber nur ausnahmsweise für kurze Zeit anwendbar, weil während der Zuglüftung das Zimmer unbewohnbar ist. — Einseitige Fensterlüftung läßt bei großen Öffnungen im unteren Teil Einstrom, im oberen Ausstrom erkennen; letzterer ist schwächer als der Einstrom, da ein Teil der einströmenden Luft durch die zufälligen Öffnungen des Zimmers entweicht. Bei kleinen Öffnungen kommt eine deutliche Wirkung nur zustande, wenn günstige Windrichtung vorliegt; nächst dieser ist auch die Windstärke von erheblichem Einfluß. In der Nähe des Fußbodens kommen leicht Zugerscheinungen zustande. Auch diese Art der Lüftung ist daher nicht immer, sondern höchstens im Hochsommer zur Lüftung der Wohnräume geeignet, und auch dann nicht als Dauerlüftung.

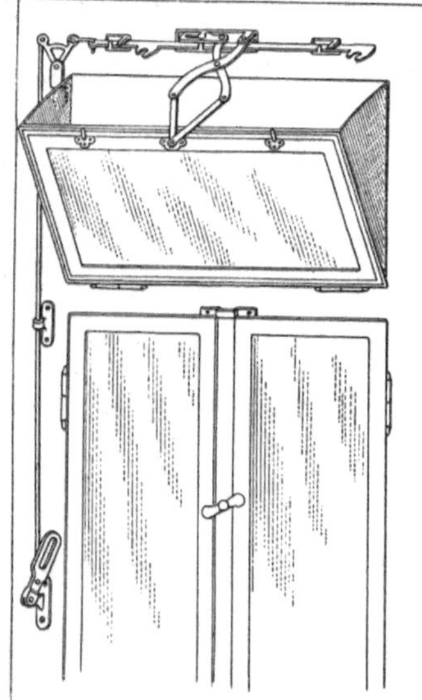

Abb. 77. Fensterlüfter (modifiziert nach Fürstenberg, Berlin).

Am besten macht man die oberen Fensterscheiben um eine horizontale Achse drehbar, so daß die Scheibe nach innen klappt (Kippfenster). Je nach Bedarf kann man dann eine größere oder kleinere Öffnung herstellen, und der eindringende Luftstrom wird auf der schrägen Fensterfläche zunächst nach oben geleitet. Durch Schutzbleche ist das seitliche Ausströmen der Luft zu verhindern (Sheringhamsche Lüftungsklappe, Fenster-

lüfter FÜRSTENBERG, Berlin Abb. 77). Oder man bringt Jalousiefenster oder Schiebefenster (STUMPF) an, die ebenfalls leicht verstellbar sind.

Vielfach werden einfache Öffnungen in einer der Außenwände nahe der Decke angebracht und mit irgendwelchen Zierarten oder auch mit rotierenden Rädchen versehen.
Selbstverständlich ist nicht daran zu denken, daß die rotierenden Rädchen eine Verstärkung
des Luftstromes bewirken. Sie werden im Gegenteil durch die in das Zimmer eindringende
Luft bewegt und setzen also quantitativ die Ventilation nur herab, verteilen aber den Luftstrom und wirken dadurch der Zugempfindung entgegen.

b) **Temperaturdifferenzen.** Sobald Luft erwärmt wird, dehnt sie sich
aus und wird spezifisch leichter. Da die entstehenden Gewichtsunterschiede
sehr bedeutend sind, kommen starke Gleichgewichtsstörungen und bedeutende
Überdrucke zustande. Diesen entsprechend findet dann eine Bewegung der
Luft statt, welche sich dauernd erhält, solange die Temperaturdifferenz vorhanden ist. Die Geschwindigkeit der Bewegung ist von der Größe der Temperaturdifferenz t—t′, von der Höhe der Luftsäule h und von der Fallbeschleuni-
gung (g = 9,81) abhängig und berechnet sich im Einzelfalle (abgesehen von
der Reibung) nach der Gleichung:

$$v = \sqrt{\frac{2\,hg \cdot (t - t')}{273 + t}}.$$

Die Temperaturdifferenzen kommen bei Ventilationsanlagen zur Anwendung
meistens durch Vermittlung der Öfen. Man vermeidet dabei die Aspiration
durch zufällige Eintrittsöffnungen und verbindet den Ofen mit einem bestimmten Zufuhrkanal, dessen (mit Zieraten versehene) Einströmungsöffnung man an der äußeren Hausseite anlegt. Dort kann noch ein Preßkopf
und ein Insektenfilter angebracht werden. Von da aus wird dann der Kanal
im Zwischenboden hin- und schließlich in den Mantelraum geführt, wenn ein
Mantelregulierfüllofen vorliegt; bei gewöhnlichen Öfen ohne Mantel läßt man
den Kanal hinter dem Ofen etwa einen Meter über dem Boden offen enden.
Der starke Auftrieb leitet die Luft zunächst gegen die Decke hin, von wo
sie sich allmählich nach abwärts senkt. Ein Schieber dient zur Regulierung
des Kanalquerschnittes. — Auch von Korridoren mit einwandfreier Luft
kann der Zufuhrkanal ausgehen. Der eingeströmten Luft kann man entweder
überlassen, durch irgendwelche beliebige Öffnungen den Austritt zu suchen,
oder man richtet besondere Abfuhrkanäle her, deren Öffnungen nahe dem
Fußboden liegen, und deren über Dach ragende Enden mit Aspirationsaufsätzen
versehen werden.

Eine ähnliche, einfache Anordnung läßt sich auch bei Kachelöfen in der Weise treffen,
daß der Zwischenraum zwischen Ofen und Wand an den beiden Seiten mit einer einfachen
Mauer geschlossen wird, nachdem vorher die Zimmerwand in ihrem unteren Teile eine Öffnung nach außen erhalten hat. Die durch diese Öffnungen eintretende Luft strömt dann
hinter dem Ofen nach aufwärts und über den Ofen weg ins Zimmer. Die Anlage ist jedoch
nicht so gut regulierbar und nicht so leicht zu reinigen wie die zuerst beschriebene, und
hindert außerdem die Wärmeabgabe vom Ofen. — Über die Ventilation mittels Luftheizung, Dampfheizung usw. s. unter „Heizung".

Selbstverständlich betätigen sich die auf der Ofenwärme beruhenden Lüftungsanlagen
(auch die Luftheizungen) nur, so lange die Öfen geheizt werden. Im Sommer hört
die als Triebkraft dienende Temperaturdifferenz auf. Für den Sommer ist daher ein besonderer Motor zu schaffen. Man erhält denselben z. B. durch einen eigens zu diesem Zwecke
geheizten Kamin, dessen Rauchrohr neben den Ventilationsschornstein gelegt wird, beide
nur getrennt durch gußeiserne Platten; oder man führt den eisernen Rauchkamin in der
Mitte eines größeren gemauerten Schornsteins in die Höhe und läßt in dem stets warmen

Zwischenraum zwischen beiden die Abfuhröffnungen münden (vgl. Abb. 61, Luftheizungs-schema).

Sind keine Feuerungen für die Ventilation benutzbar, so können durch Gasflammen die nötigen Temperaturdifferenzen hergestellt werden. Man läßt diese in dem Abfuhrkanal brennen und wählt kräftig hitzende Flammen, am besten Bunsenbrenner, die stündlich 120—150 cbm Luft bei einem Verbrauch von 200 Liter Gas fördern.

Die letztbeschriebenen Anlagen beruhen auf Aspiration. Sie sind daher nur zulässig, wenn gleichzeitig bestimmte weite Zufuhrwege gegeben sind, z. B. herabklappbare Fensterscheiben oder Fensterjalousien, oder aber beson-ders angelegte zum Ofen bzw. zum Kalorifer führende Kanäle. Stets sind Klappen oder Schieber zur Regulierung anzubringen.

c) Maschinenbetrieb bietet besondere Vorteile, weil er die empfind-lichste Regulierung gestattet. Für einfache Anlagen läßt sich Wasserbetrieb benutzen.

Entweder wählt man Turbinenradventilatoren: in diesen bewegt der Wasserstrahl ein Flügelrad; auf der gleichen Welle sitzt ein zweites größeres Turbinenrad, das sich in einem Luftkanal befindet und bei seinen Umdrehungen die Luft vordrückt. Je nachdem man das Wasser von rechts oder von links einströmen läßt, bekommt man an der gleichen Öffnung Pulsion oder Aspiration (Kosmosventilatoren, Zentrifugalventilatoren u. a. m.). — Oder man benutzt sog. Wasserstrahlventilatoren (Viktoriaventilator), bei welchen ein kräftiger Wasserstrahl, der durch ein feines Sieb hindurchgeht und sich dann in einem engen Zylinder ausbreitet, große Mengen von Luft mitreißt.

Wo elektrischer Strom zur Verfügung steht, sind elektrisch betriebene Ventilatoren sowohl für kleinere wie für größere Anlagen am besten geeignet und am billigsten.

Die Flügelventilatoren bestehen aus einem geschlossenen Gehäuse, in welchem eine Welle mit Flügeln liegt. Die Luft im Gehäuse wird durch Wirkung der Zentrifugalkraft an der Peripherie verdichtet, im Zentrum ausgedehnt; an der Peripherie liegt die Ausblasöffnung, im Zentrum die Einströmungsöffnung. — Schraubenventilatoren bestehen aus einem offenen eisernen Zylinder, in dessen Achse eine Welle liegt, welche senkrecht mehrere schrauben-förmig gewundene Flügel trägt. Durch Drehung der Welle wird eine Verdichtung der Luft hinter derselben, eine Ausdehnung vor der Welle bewirkt und dadurch eine Bewegung eingeleitet.

Auch Dampfstrahlventilatoren werden benutzt, bei welchen der Dampf aus einer engeren in eine weitere Düse eintritt und dadurch in letzterer eine Luftverdünnung erzeugt, durch welche Luft angesaugt und fortgerissen wird. Ähnlich wirkt ein Strom kompri-mierter Luft, der durch starke, mit Luft betriebene Luftkompressionspumpen erzeugt wird. Die letztgenannten Anlagen sind jedoch mit lautem Geräusch verbunden und daher nur für Arbeitsräume in Fabriken usw. verwendbar.

C. Prüfung der Lüftungsanlagen.

Für eine genauere Beurteilung der quantitativen Leistungsfähigkeit einer Anlage ist es erforderlich, die zu- oder abgeführte Luftmenge festzu-stellen.

Erfolgt die Ventilation durch eigene Luftkanäle, so benutzt man zur Messung folgende Methoden, auf welche sich der Untersucher besonders einüben muß, und die daher hier nur angedeutet werden:

1. Differentialmanometer. Diese messen direkt den Überdruck der Außen- bzw. Innenluft. Da es sich um sehr kleine Überdrucke handelt, ist der eine Schenkel des Mano-meters kein senkrecht aufsteigendes Rohr, sondern liegt nahezu wagerecht, mit ganz geringer Steigung; ferner wird zur Füllung Petroleum benutzt, das spezifisch leicht ist und sich ohne Widerstand in feinen Glasröhren bewegt.

2. Anemometer, s. S. 23. Nach genauer Eichung der Instrumente werden bei Aspirationsanlagen in der Abströmungsöffnung, bei Pulsionsanlagen in der Zuströmungsöffnung zahlreiche Messungen an verschiedenen Stellen der Öffnung vorgenommen, jede von mindestens 2—3 Minuten Dauer, und aus ihnen das Mittel gezogen. Die gefundene mittlere Geschwindigkeit des Luftstroms multipliziert mit deren Querschnitt ergibt das geförderte Luftquantum.

Erfolgt die Ventilation teilweise oder ausschließlich durch natürliche Öffnungen (Ritzen, Poren), so läßt sich die Größe des Luftwechsels durch Kohlensäurebestimmung ermitteln.

Durch Brennen von Kerzen oder durch CO_2 aus Bomben wird in dem zu untersuchenden Raum ein hoher CO_2-Gehalt erzeugt, sodann die weitere CO_2-Produktion abgestellt und der CO_2-Gehalt der Zimmerluft bestimmt. Dann überläßt man eine Stunde lang das Zimmer sich selbst, wiederholt die CO_2-Bestimmung und findet jetzt eine gewisse Abnahme des Gehalts, aus der die Luftmenge, welche inzwischen von außen in das Zimmer eingetreten ist, berechnet werden kann.

Außer der quantitativen Gesamtleistung ist noch die Verteilung und Richtung des Luftstroms festzustellen. Ferner ist auf Zugluft zu prüfen.

Letztere ermittelt man entweder durch das Gefühl am entblößten Kopf oder Hals bei ruhigem, längerem Aufenthalt an der zu prüfenden Stelle des Wohnraumes. Bei kalter Außenluft erweckt bei den meisten Menschen ein Strom von 5 cm Geschwindigkeit pro Sek., bei Luft von 15° ein solcher von 10 cm deutliche Zugempfindung. — Oder man benutzt kleinste Paraffinkerzen (Weihnachtslichter) mit möglichst dünnem Docht zur Prüfung, die noch eine Ablenkung der Flamme ungefähr bei der angegebenen Grenzgeschwindigkeit erkennen lassen. Die gewöhnlichen Anemometer sind für diese Messungen zu unempfindlich; neuerdings sind aber von Fuess empfindliche Anemometer hergestellt, die einen Meßbereich von 0,02—10,0 m/sec. haben. Auch das Katathermometer ist zur Messung sehr geringer Luftströme geeignet.

D. Leistung der Lüftungsanlagen.

Die eingangs aufgezählten Aufgaben der Lüftung werden durch die beschriebenen Einrichtungen in sehr verschiedenem Maße gelöst.

1. Für die Entwärmung, von welcher — wie oben bereits hervorgehoben — in erster Linie das Befinden und Behagen der im geschlossenen Raum befindlichen Menschen abhängt, vermag die Ventilation Erhebliches zu leisten: einströmende bewegte kühlere Luft vermag die Wärmeabgabe durch Leitung zu befördern und die Ansammlung von Wasserdampf in der nächsten Umgebung der Menschen zu verhüten.

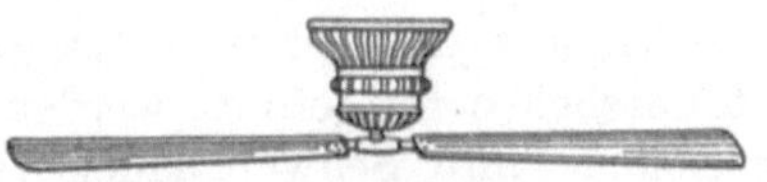

Abb. 78. Decken-Zirkulator.

Ein kräftiger Luftstrom, namentlich wenn er aus dem Freien durch ein geöffnetes Fenster eintritt und etwas bewegte Luft mit den im Freien üblichen Schwankungen der Geschwindigkeit übermittelt, „erfrischt" daher außerordentlich. Allerdings werden zu starke Ströme von ruhig sitzenden oder liegenden Menschen leicht als Zug empfunden und sind daher in Häusern mit zahlreichen Bewohnern, namentlich in Schulen und Krankenhäusern, nur in beschränktem Grade zulässig. Der einzelne kann sich jedoch gegen Zugempfindung stark abhärten und dann ein reichliches Maß von Lüftung vertragen. Nervöse Menschen fühlen sich oft erst wohl, wenn sie auch nachts die Zufuhr reichlicher, bewegter Außenluft empfinden (vgl. S. 26). — Auch Zirkulation der im Raume befindlichen Luft (ohne Luftzufuhr von außen) durch elektrisch betriebene Flügelräder (Abb. 78) kann Verwendung finden; dabei tritt aber viel leichter Zugempfindung auf. — Relativ machtlos ist die Ventilation gegenüber starken Wärmequellen, z. B. gegenüber den im Sommer durch Insolation stark erwärmten Hauswänden und den dadurch bedingten hohen Wohnungstemperaturen (s. S. 254).

2. Eine Entfernung der gasigen übelriechenden oder giftigen Beimengungen der Luft in den gewöhnlichen geringen Mengen ist durch eine entsprechende Lüftung meist leicht zu erreichen. (Über Abortlüftung siehe S. 307).

Dagegen bereitet eine ungewöhnlich reichliche Entwicklung gasiger Verunreinigungen der üblichen Ventilation oft große Schwierigkeiten. So viel als möglich sollte zunächst stets die Entwicklung der Luftverunreinigung überhaupt verhindert und erst der unvermeidlich bleibende Rest durch Lüftung beseitigt werden. Dementsprechend hat man mit Recht in neuerer Zeit den Versuch gemacht, die schlechte Luft in Schulstuben, Kasernen usw. in erster Linie dadurch zu bessern, daß die Kinder bzw. Soldaten in regelmäßigen Zwischenräumen Bäder erhalten, daß gleichzeitig auf möglichste Reinlichkeit der Kleidung gesehen wird, und daß die Mäntel außerhalb des Wohnraumes bleiben. Die Erfahrung hat gelehrt, daß bei Einhaltung dieser Vorschriften eine verhältnismäßig geringe Ventilation genügt, um eine nicht belästigende Luft herzustellen, nachdem vorher die kostspieligsten Ventilationsanlagen versagten. In solcher Luft darf auch die übliche Grenze des CO_2-Gehalts anstandslos überschritten werden. — In Krankenzimmern ist nach CZERNY der Geruch der Fäces durch Übergießen mit 10%iger Antiforminlösung leicht zu beseitigen.

3. Zur Entfernung des Staubes aus der Luft eines Wohnraumes bedarf es eines Ventilationsstromes von bedeutender Stärke. Während für den Transport feinster Staubpartikel allerdings schon Luftströme von 0,2 mm ausreichen, wird die aus gröberen Teilen bestehende Hauptmasse des Luftstaubes erst durch Luftströme von mehr als 0,2 m Geschwindigkeit fortgeführt; mineralischer Staub erfordert noch stärkere Ströme. Nun beträgt aber die Geschwindigkeit der Ventilationsluft an den Ein- und Austrittsöffnungen zwar $1/2$—1 m pro Sekunde, im Innern des Zimmers dagegen $1/1000$ m und weniger. Es können also lediglich aus der nächsten Umgebung der Abströmungsöffnungen größere Staubteilchen fortgeführt werden, während man im größten Teil des Zimmers höchstens ihre Schwebedauer verlängert und dem luftreinigenden Absetzen entgegenwirkt.

Soll daher z. B. in Fabrikräumen eine Entfernung des in Massen entwickelten Staubes erfolgen, so kann dies nur dadurch geschehen, daß die Abströmungsöffnung in unmittelbarste Nähe der Staubquelle gebracht wird. Sobald der Staub erst im Zimmer verteilt ist, sind zur Beseitigung Ventilationsströme von solcher Stärke erforderlich, daß sie eine erhebliche Belästigung, ja Gesundheitsgefahr für die Bewohner mit sich bringen können.

Handelt es sich um einen augenblicklich nicht bewohnten Raum, so läßt sich durch starken Zug die Luft ziemlich vollständig von Staub befreien. Eine Beseitigung auch des am Boden, an Möbeln, Teppichen usw. haftenden Staubes aber wird hierbei nicht erreicht, sondern gelingt nur dadurch, daß die Einströmungsöffnung eines kräftigen Saugapparates in unmittelbare Berührung mit den staubhaltigen Flächen gebracht wird (Vakuumreiniger). Zur Verminderung des flugfähigen Staubes kann man, wie auf den Straßen, so auch in Wohnräumen von staubbindenden Mitteln erfolgreichen Gebrauch machen, besonders in Schulen.

4. Die in der Luft eines Wohnraumes oder Krankenzimmers schwebenden Infektionskeime zeigen gegenüber den Ventilationsanlagen ungefähr das gleiche Verhalten wie die Staubteilchen, an denen sie haften. Ein einwandfreies Fortschaffen gelingt keineswegs durch jede Art von Ventilation, z. B. Öffnen der Fenster, sondern gegenüber den gröberen Stäubchen ist selbst eine Ventilation, bei welcher der Luftraum des Zimmers viermal pro Stunde erneuert wird, nicht imstande, eine wesentlich schnellere Verminderung der in der Luft schwebenden Keime herbeizuführen, als beim Fehlen jeder Ventilation. In ruhiger Zimmerluft setzen sich die Keime allmählich innerhalb 1—2 Stunden zu Boden; bei Ventilation von der üblichen Stärke wird ein sehr kleiner Teil fortgeführt, dafür wird das Niedersinken anderer Keime verzögert, so daß der Gehalt der Luft ungefähr ebenso ist wie bei völlig ruhiger Luft.

Läßt man auf einen unbewohnten Raum kräftigen Zug wirken, so wird zwar die Luft bald keimfrei; dagegen vermögen selbst die stärksten Ströme nicht die auf Möbeln, Kleidern usw. abgesetzten Keime fortzuführen. Nur wenn kräftige mechanische Erschütterungen (Klopfen, Bürsten) hinzukommen, kann ein Teil der so losgelösten Keime von kräftigen Luftströmen weiter getragen werden.

Eine Desinfektion von Wohnräumen, Kleidern oder sonstigen Utensilien durch Lüftung ist daher durchaus unzuverlässig. Will man Kleider, Möbel, Teppiche u. dgl. dadurch keimfrei machen, daß man sie in einem Luftstrom klopft und bürstet, so kann damit allerdings eine wesentliche Verringerung der anhaftenden Keime erzielt werden; aber man wird die betreffenden Arbeiter und auch die weitere Umgebung der Infektion aussetzen und davor schützen müssen.

Unsere Ventilationsanlagen sind daher weder imstande noch dazu bestimmt, die Luft der Wohnräume von Infektionserregern freizuhalten. Vielmehr besteht die bis jetzt lösbare Aufgabe der Ventilation ausschließlich in der Reinhaltung der Luft von gasigen Beimengungen und in der Beseitigung übermäßiger Wärme.

Der Versuch, durch Ozonisierung der Luft die Ventilation der Wohnräume zu ersetzen, muß insofern von vornherein als verfehlt bezeichnet werden, als dabei die hauptsächlichste Aufgabe der Lüftung, Überschüsse von Wärme und Wasserdampf fortzuschaffen, ganz außer acht gelassen und nur die Befreiung der Luft von riechenden Bestandteilen angestrebt wird. Aber auch die Leistung der Ozonisierung gegenüber den riechenden Verunreinigungen ist einstweilen noch durchaus zweifelhaft. Bei den bisherigen Versuchen sind in den Luftzufuhrkanälen Ozonisatoren eingebaut, d. h. Entladungselektroden aus zwei Glaszylindern bzw. aus einem äußeren Glas- und inneren Al-Zylinder oder in hochgespannten Wechselstrom eingeschaltete Plattenelektroden. Die damit erhaltenen Ozonmengen sollen 0,05—0,5 mg Ozon pro Kubikmeter Luft betragen. Experimentell hat ein solcher Ozongehalt nicht die mindeste Wirkung auf Bakterien, zweifelhafte Wirkung gegenüber bekannten riechenden Gasen gezeigt. Bei den in der Praxis angeblich beobachteten Erfolgen sind Fehlerquellen kaum vermeidlich, und namentlich ist eine Verdeckung anderer Gerüche durch das stark riechende Ozon sicher beteiligt. Besonders hervorzuheben ist aber die schädliche Wirkung einer mit Ozon derart angereicherten Luft auf den Menschen. Man begegnet häufig Menschen, die auf die genannten Mengen mit heftiger Conjunctivitis und Kehlkopfreizung reagieren, und die sich daran nicht gewöhnen, sondern nach jeder Einatmung empfindlicher werden. Die Einführung einer Luftozonisierung in Krankenhäusern, Theatern usw. ist daher bis zur Klärung dieser wichtigen Vorfragen zu widerraten. — Dagegen scheint die Ozonisierung in Räumen, wo Nahrungsmittel konserviert werden sollen, nützlich zu sein.

Eine spezifische, die geistige Ermüdung bannende Verbesserung der Luft sollte nach WEICHARDT durch Versprayen einer Antikenotoxinlösung möglich sein; mittels dieser sollte das in der Exspirationsluft enthaltene Ermüdungsgift (Kenotoxin) neutralisiert werden können. Wiederholungen der Versuche unter sorgfältigerer Berücksichtigung aller Fehlerquellen konnten jedoch nicht die gleichen Erfolge erzielen.

Literatur.

RIETSCHEL: Lüftung und Heizung von Schulen. 1886. — RECKNAGEL: Sitzungsber. d. Münch. Akad. d. Wiss. 1879. — Vierteljahrsschr. f. öff. Ges. 1884. — FANDERLIK, DIETZ, RIETSCHEL-BRABBEE: s. unter „Heizung". — WOLPERT: Theorie und Praxis der Ventilation und Heizung. 3. Aufl. — STERN: Über den Einfluß der Ventilation auf in der Luft suspendierte Mikroorganismen. Zeitschr. f. Hyg. u. Infektionskrankh. Bd. 7, S. 44. — FLÜGGE: Ebenda Bd. 24. — KONRICH: Ozonlüftung. Zeitschr. f. Hyg. u. Infektionskrankh. Bd. 74.

VI. Beleuchtung.

Die Beleuchtung des Wohnraumes erfolgt entweder durch Tageslicht oder durch künstliche Beleuchtung.

A. Tageslicht.

Der Einfluß des Tageslichts auf das Wohlbefinden und die Stimmung des Menschen, sowie die Wirkung des Lichts gegenüber den Bakterien sind bereits (S. 45) erörtert. Hier interessiert uns noch der im Freien kaum in Betracht kommende Fall, daß das Sehorgan durch eine zu geringe Lichtquantität oder durch ungünstige Lichtqualität beeinträchtigt wird.

Von der deutschen Lichttechnik werden neuerdings folgende Grundbegriffe unterschieden:

1. Der Lichtstrom, d. h. die in der Zeiteinheit ausgestrahlte Lichtmenge. Die Maßeinheit für den Lichtstrom ist das „Hefner-Lumen" (Lm), d. h. die Lichtmenge, welche die von HEFNER angegebene Amylacetat-Lampe von 8 mm Dochtdurchmesser und 40 mm Flammenhöhe pro Stunde liefert.

2. Die Lichtstärke, d. h. der in einer bestimmten Richtung wirksam werdende Teil des Lichtstroms. Die Maßeinheit für die Lichtstärke ist die „Hefner-Kerze" (HK), d. h. die Intensität des horizontalen Lichtstroms einer Hefner-Lampe.

3. Die Beleuchtungsstärke, d. h. der auf eine bestrahlte Fläche pro Quadratmeter auffallende Anteil des Lichtstroms. Die Maßeinheit der Beleuchtungsstärke ist das „Hefner-Lux" (Lx), d. h. diejenige Beleuchtungsstärke, die 1 HK einer in 1 m Entfernung senkrecht gegenüberstehenden Fläche gibt. Hierbei ist es ohne Belang, ob diese Fläche weiß, schwarz oder farbig ist. Die jetzt allgemein übliche Einheit 1 Lx ist etwas schwächer (0,817) als die „Meterkerze" der älteren Literatur, die sich auf die sog. Paraffinnormalkerze von 20 mm Durchmesser und 50 mm Flammenhöhe bezog.

4. Die Leuchtdichte (früher Glanz, auch Flächenhelle genannt), d. h. diejenige Lichtstärke, welche eine Lichtquelle oder belichtete Fläche in einer bestimmten Richtung für jeden Quadratzentimeter der in dieser Richtung gesehenen Flächengröße hat. Die Leuchtdichte einer Fläche ist also ihre Lichtstärke in einer bestimmten Richtung geteilt durch die in dieser Richtung gesehene Größe der leuchtenden Fläche. Ihre Maßeinheit ist demnach

$$\text{Hefnerkerze: Flächengröße in Quadratzentimeter} \left(\frac{HK}{cm^2}\right).$$ Für eine bestimmte, nicht selbstleuchtende Fläche ist die Leuchtdichte abhängig von der Beleuchtungsstärke, der Oberflächenbeschaffenheit und der Farbe der Fläche.

Vom hygienischen Standpunkte spielt die Beleuchtungsstärke die wichtigste Rolle. Zur Bestimmung, welche Beleuchtungsstärke erwünscht bzw. erforderlich ist, kann man nach H. Cohn die „Lesegeschwindigkeit" prüfen, d. h. die Druckzeilen auszählen, die bei verschiedenen Beleuchtungsstärken innerhalb einer Minute gelesen werden, oder nach Uhthoff die Sehschärfe bestimmen oder nach Korff-Petersen beides kombinieren. Nach zahlreichen solchen Untersuchungen hat sich ergeben, daß bei der Verschiedenheit der individuellen Lichtempfindlichkeit und der Mannigfaltigkeit der Beschäftigungsweisen eine allgemein gültige Festlegung der günstigsten Beleuchtungsstärke nicht angängig ist. Als Richtlinien mögen folgende Werte gelten:

	Mindestens erforderliche Beleuchtungsstärke	Wünschenswerte Beleuchtungsstärke
Für grobe Arbeiten	10 Lx	20 Lx
Für Schreiben und Lesen	25—30 „	50—60 „
Für Zeichnen, Sticken, Feinmechanik u. dgl.,	50 „	70—100 „

Die Ermüdung durch Lesearbeit war bei 60 Lx am geringsten, jedoch bei 30 Lx nicht erheblich größer (Büttger).

Um die Helligkeit von etwa 30 Lux auf einem von Tageslicht beleuchteten Arbeitsplatz herzustellen, kann die Zufuhr von direktem Himmelslicht kaum entbehrt werden. Eine solche ist aber in städtischen Wohngebäuden vielfach gar nicht oder in ganz ungenügender Weise vorhanden. Bei engen Straßen und hohen Häusern bekommen Erdgeschoßräume oft gar kein direktes Himmelslicht. Auch wenn der Forderung b = h (s. S. 232) genügt ist, werden nur die nicht weit vom Fenster befindlichen Plätze von Himmelslicht getroffen, während der größte Teil des Zimmers im Halbdunkel bleibt (vgl. Abb. 79).

Unter Umständen kann zwar ein Zimmer durch erhebliche Mengen reflektierten Lichts erhellt werden, das entweder von den hellgestrichenen Mauern der gegenüberliegenden Häuser oder von den hellen Wänden und der Decke des Zimmers zurückgeworfen wird und selbst bei Plätzen, die durch direktes Himmelslicht gut belichtet sind, noch 10% der gesamten Beleuchtungsstärke, bei schlechter Belichtung durch direktes Himmelslicht aber erheblich mehr betragen und bis 10% der gesamten Beleuchtungsstärke ausmachen kann; an trüben Tagen und bei allmählich dunkler gewordenen Anstrichen versagt aber diese Lichtquelle ganz. In Schulen und für Plätze, an denen dauernd feine Arbeiten verrichtet werden sollen, darf man sich daher nie auf das reflektierte Licht verlassen, sondern man wird es höchstens als einen willkommenen Zuwachs zur normalen Menge direkten Himmelslichts ansehen können.

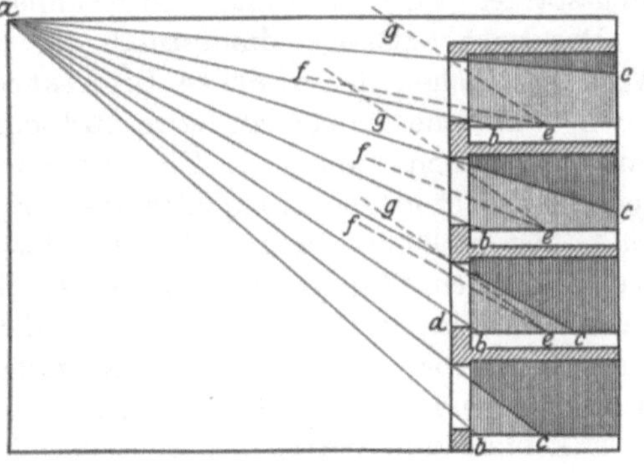

Abb. 79. Tageslichtmessung. (Nach Förster.)

In den meisten Fällen wird es sogar unerläßlich sein, daß ein bestimmtes Quantum direkten Himmelslichtes dem Arbeitsplatz zugeführt wird; und diese Forderung läßt sich genau angeben, indem man 1. den „Öffnungswinkel" und 2. den „Neigungswinkel" bestimmt, welchen die auf den Platz fallenden Strahlen mindestens bilden sollen (Förster), und daß man 3. eine tunlichste Breite der lichtgebenden Fläche vorsieht.

1. Der Öffnungswinkel mißt die vertikale Ausdehnung des Himmelsgewölbes, welches Strahlen auf den Platz sendet. Er wird begrenzt einmal durch einen unteren, von dem Platz nach der Oberkante des gegenüberliegenden Hauses oder nach sonstigen Lichthindernissen gezogenen Randstrahl und zweitens durch einen oberen, von dem Platze nach der oberen Fensterkante gezogenen Randstrahl. In Abb. 79 ist für den in der Mitte des Zimmers gelegenen Platz e der Winkel f e g der Öffnungswinkel. Im Erdgeschoß fehlt für diesen Platz der Öffnungswinkel ganz; im ersten Stock ist er sehr spitz; in den höheren Stockwerken wird er erheblich größer. An ausreichend belichteten Plätzen beträgt er — sonstige günstige Bedingungen vorausgesetzt — mindestens 4^0.

2. Der Neigungswinkel ist der Winkel, unter welchem die Strahlen auf die zu belichtende Fläche auffallen (also das Komplement des in der Physik als Einfallswinkel bezeichneten Winkels, oft irrtümlich als „Einfallswinkel" bezeichnet). Je größer die Entfernung des belichteten Platzes vom Fenster ist, um so schräger fallen die Strahlen ein, auf eine um so größere Fläche verteilt ein Strahlenbündel sein Licht, und um so geringer ist die Beleuchtungsstärke. Ihre Abnahme erfolgt annähernd im Quadrat der Entfernung. — Das noch zulässige Mindestmaß des oberen Neigungswinkels, d. h. des Winkels, welchen der oberste Lichtstrahl mit der Tischfläche bildet, ist durch zahlreiche Proben zu etwa 27^0 bestimmt. Dieser kleinste Winkel ist dann vorhanden, wenn die Zimmertiefe nicht mehr als das Doppelte der Fensterhöhe (von der Tischplatte bis zur oberen Fensterkante gemessen) beträgt. Bei größerer Zimmertiefe wird der Einfall der Lichtstrahlen zu schräg, und bei gleichzeitig großem Öffnungswinkel kommt blendende Wirkung zustande. — Eine genauere Bestimmung der Platzhelligkeit ist in dieser Weise nicht ausführbar, weil sich der Neigungswinkel der übrigen Lichtstrahlen nicht genügend berücksichtigen läßt.

3. kommt die Breite der lichtgebenden Fensterflächen oder die Breitenausdehnung des sichtbaren Himmelsgewölbes in Betracht. Geschieht z. B. bei Schulbauten die Anordnung der Fenster nach einem einigermaßen gleichen Schema, so daß nur schmale Pfeiler die Fenster unterbrechen und die ganze Fensterwand gleichsam eine einzige lichtgebende Fläche darstellt, so kann bei vergleichenden Untersuchungen die Fensterbreite vernachlässigt werden. Bei größeren Verschiedenheiten der Fensterbreite ist diese stets zu berücksichtigen.

Aus diesen Erörterungen ergibt sich auch leicht, in welcher Weise die Lichtverhältnisse eines Zimmers gebessert werden können, wenn vorstehende Forderungen nicht erfüllt sind. Ein tunlichstes Hinaufrücken der oberen Fensterkante erhöht gleichzeitig Öffnungs- und Einfallswinkel; Erweiterung der Fenster nach unten schafft nur wertlose und blendende Strahlen. Die Zimmertiefe ist gegebenenfalls zu verringern, oder benutzte Plätze sind nur soweit zuzulassen, wie die Entfernung vom Fenster das Doppelte der Fensterhöhe beträgt. Die Pfeiler zwischen den Fenstern sind zu verschmälern und nach innen abzuschrägen; auch sind Fensterkreuze zu wählen, die möglichst wenig Licht wegnehmen. Außerdem ist noch die Größe der Fensterfläche, der Anstrich der Wände und Decken, die Art der Vorhänge von Einfluß auf die Helligkeit des Raumes (s. Kapitel „Schulen").

Methoden zur Messung der Belichtung von Arbeitsplätzen.

Es empfiehlt sich, nach den oben aufgestellten Grundsätzen bereits die Bauprojekte zu begutachten; denn hier sind noch viel eher durchgreifende Berichtigungen möglich, als nach Fertigstellung des Gebäudes.

Erforderlich sind alsdann Skizzen von Gebaudedurchschnitten, welche durch die Fenster gelegt sind und Hohe und Abstand der den Fenstern gegenuberliegenden Gebaude, Bäume usw. erkennen lassen; und zwar fur jedes Fenster mit abweichender Horizontlinie ein besonderer Durchschnitt. An diesen Durchschnitten ist erstens die Grenze des Himmelslichts festzulegen, indem der höchste Punkt des Horizonts, falls derselbe höher liegt als der obere Fensterrand, mit letzterem verbunden, und diese Linie bis auf die Platte des Arbeitstisches (bzw. auf deren imaginare Verlangerung) gezogen wird. Die Plätze, welche vom Fenster noch weiter abliegen, als der Schnittpunkt dieser Linie mit dem Arbeitstisch, haben **kein direktes Himmelslicht** und sind als Arbeitsplatze fur Lesen und Schreiben unbedingt zu beanstanden. — Zweitens ist zu ermitteln, ob die Zimmertiefe nicht mehr als doppelt so groß ist wie die Fensterhohe (von dem bis zum Fenster verlangert gedachten Schreibtisch bis zur oberen Fensterkante gemessen). Ist dies Maß uberschritten, so ist der in größerer Tiefe befindliche Teil des Zimmers fur Arbeitsplatze schlecht benutzbar; nach Möglichkeit ist die Zimmertiefe zu verringern oder das Fenster höher hinaufzuführen. — Zur Bestimmung der Belichtungsverhaltnisse der nach diesen Ausschaltungen noch ubrigbleibenden, von direktem Himmelslicht mit mindestens 27^0 oberem Neigungswinkel getroffenen Plätze ist von diesen aus eine Linie nach dem oberen Fensterrand, eine zweite nach dem Horizont zu ziehen und der zwischenliegende Winkel (= Öffnungswinkel) bzw. der zwischen oberem Grenzstrahl und Tischplatte eingeschlossene obere Neigungswinkel mit einem Transporteur auszumessen. — Ferner ist die möglichste Breitenausdehnung der Fenster zu beachten.

Wenn keine Durchschnitte vorliegen, so laßt sich auf Planen wenigstens die **Himmels-lichtgrenze** nach der KÜSTERschen Formel $L = B \dfrac{S}{H - (F + S)}$ berechnen, wo L die Tiefe des Lichteinfalls am Fußboden (Abstand von der Front) bedeutet, B den Abstand der Hausfront von dem gegenüberliegenden Lichthindernis, H Hohe des letzteren, F Höhe des Fußbodens uber der Erde und S Sturzhohe des Fensters uber dem Fußboden.

In Wohnraumen sollte mindestens $^1/_3$, besser die Halfte des Fußbodens von direktem Himmelslicht getroffen werden.

Für die Begutachtung von **fertigen Gebäuden** kommen zweierlei Methoden in Betracht: erstens solche, welche die **dauernden** Belichtungsbedingungen eines Arbeitsplatzes ermitteln, zweitens solche, welche die **momentan** auf einem Platz vorhandene Beleuchtungsstärke bestimmen.

1. Messung der dauernden Belichtungsbedingungen eines Platzes.

a) Bestimmung der **Himmelslichtgrenze** und der **Grenze des oberen Neigungswinkels von** 27^0. — Mittels eines Taschenspiegels, den man in Tischhohe gegen das Fenster geneigt in der Hand tragt, und auf den man moglichst senkrecht heruntersieht, findet man die Grenzen des direkten Himmelslichts. Man beginnt an den dem Fenster benachbarten Platzen, auf denen noch deutlich ein Stück Himmelsgewolbe sich abspiegelt, und geht langsam unter allmahlich starkerer Neigung des Spiegels vom Fenster zuruck, bis dieses verschwindet. Der gefundene Grenzpunkt wird auf dem Tische angemerkt. Der Versuch ist, namentlich bei ungleichem Horizont, in verschiedenen Abschnitten des Zimmers zu wiederholen; die Verbindung der einzelnen Punkte ergibt die Grenzlinie, bis zu der das direkte Himmelslicht reicht und bis zu welcher dauernd benutzte Platze zulassig sind.

Um die Grenze des wünschenswerten Neigungswinkels zu finden, mißt man die Fensterhöhe (vom verlangert gedachten Tisch bis zur oberen Fensterkante) und kennzeichnet auf dem Tisch den horizontalen Abstand vom Fenster, welcher der doppelten Fensterhohe entspricht. Die jenseits dieser Linie gelegenen Plätze erhalten zu schräges Licht und sind deshalb ungunstig belichtet.

Durch diese einfachen Messungen lassen sich zahlreiche Plätze ohne weiteres ausschalten.
— Für eine genauere Beurteilung der übrigen Plätze sind die folgenden Methoden zu benutzen:

b) Die Messung des sichtbaren Teils des Himmelsgewölbes mit dem Raumwinkelmesser (L. WEBER).

Denkt man sich das Himmelsgewölbe in gleiche Quadrate von $1°$ Seitenlange geteilt und sieht man dann durch eine begrenzte Öffnung nach dem Himmel, so erhält man einen Kegel oder eine Pyramide, deren Spitze im Auge liegt, deren Kanten durch die vom Auge nach den Rändern der Öffnung und darüber hinaus verlangerten Linien gebildet werden und deren Basis ein bestimmter Teil der quadrierten Himmelsfläche ist, meßbar durch die Zahl der Quadrate. Das ganze Himmelsgewölbe hat dann 41 253 Quadrate, jedes $= {}^1/_{41235}$ des Himmelsgewölbes. Tritt man weiter von der Öffnung zurück, so wird die Pyramide spitzer, die Zahl der Quadrate kleiner. Diesen von den Seiten der Pyramide eingeschlossenen, durch die Zahl der Quadrate oder besser Quadratgrade meßbaren Winkel bezeichnet man als Raumwinkel.

Seine Messung geschieht durch ein fein quadriertes Papier, vor welchem eine Linse (L) verschiebbar ist (Abb. 80). Mit Hilfe der Linse wird ein Bild des zu messenden Himmelsstückes auf dem quadrierten Papier entworfen, und die Anzahl der von dem Himmelsbilde bedeckten Quadrate ausgezählt. Die Zahl der hellen kleinen Quadrate gibt also den Raumwinkel für den betreffenden Platz. Bei einem Linsenabstand von 114,6 mm entspricht

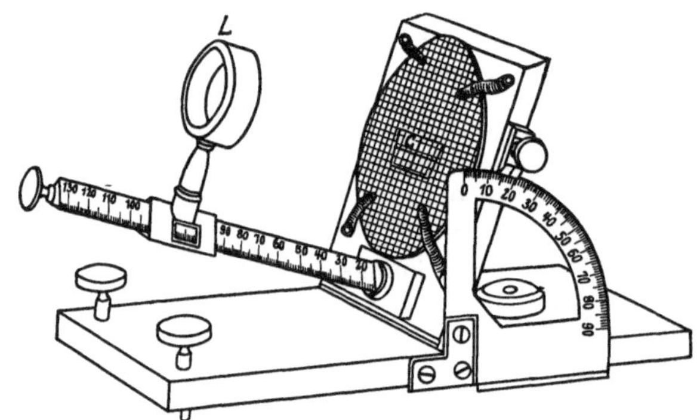

Abb. 80. WEBERs Raumwinkelmesser.

ein Quadrat von 2 mm Seitenlange genau einem Quadratgrad. Besteht bei scharfer Einstellung dieser Linsenabstand nicht, so muß die gefundene Anzahl von Quadraten mit $\dfrac{114,6^2}{L^2}$ multipliziert werden, wo L den tatsächlichen Linsenabstand in Millimetern bedeutet.

Um außerdem den Neigungswinkel der Strahlen zu berücksichtigen, neigt man die drehbare Papierplatte so lange, bis das helle Bild des Himmelsgewölbes gleichmäßig um den Mittelpunkt verteilt ist. Dann liest man an einem seitlich angebrachten Gradmesser den nunmehr eingestellten mittleren Neigungswinkel ab. Mit dem Sinus dieses Winkels (α) ist bei vergleichenden Messungen die Zahl der Quadratgrade zu multiplizieren.

Durch eine Reihe von Bestimmungen gilt für erwiesen, daß man mit der für Lesen und Schreiben erforderlichen Beleuchtungsstärke eines Platzes rechnen kann, wenn der abgelesene Raumwinkel (ω) bei senkrecht auffallenden Strahlen mindestens 50, bei anderem Neigungswinkel $\dfrac{50}{\sin \cdot \alpha}$ Quadratgrade umfaßt $\left(\omega \cdot \sin \alpha = 50;\ \omega = \dfrac{50}{\sin \cdot \alpha} \right)$. Die für die verschiedenen Neigungswinkel erforderlichen Quadratgrade sind auf dem Instrument angegeben. Eine Neuberechnung dieser Tabelle für höhere Beleuchtungsstärke wäre zweckmäßig.

Praktische Nachteile der Messung mit diesem Instrument liegen darin, daß bei unregelmäßigem Horizont (Bäumen) die Bestimmung viel Zeit beansprucht und ungenau wird. Auch durch mehrere lichtgebende Flächen, die einen Platz beeinflussen, wird die Messung erschwert. Das reflektierte Licht kommt gar nicht zur Messung. Außerdem wird das Bild in mehr oder minder großer Höhe über dem Platz entworfen. Vor allem bringt aber die

Reduktion unter Anwendung eines mittleren Neigungswinkels Ungenauigkeiten mit sich, die allerdings praktisch nicht in Betracht kommen, sobald nur kleine Raumwinkel gemessen werden, wie sie sich gerade bei verdächtigen und deshalb untersuchten Plätzen finden. Dieser Fehler ist vermieden bei:

c) PLEIERS Raumwinkelmesser. Die Himmelsflache wird photographisch auf einer Platte aufgenommen, auf der die Quadratgrade bereits nach ihrem auf senkrechten Einfall reduzierten Werte eingetragen sind. — Die photographische Aufnahme macht die sonst sehr brauchbare Methode zu umständlich. — Eine Verbesserung des ursprünglichen Raumwinkelmessers ist auch:

d) MORITZ-WEBERS Raumwinkelmesser. Der von MORITZ stammende Grundgedanke des Apparats ist folgender: Denkt man sich einen Leitstrahl vom Arbeitsplatz aus längs der Grenzlinien des von hier aus sichtbaren Stückes Himmelsgewölbe geführt, und markiert man einen in konstantem Abstand auf diesem Leitstrahl gelegenen Punkt, so wird die Projektion des letzteren auf die Tischebene eine Figur ergeben, welche ein Maß des auf den Einfallswinkel reduzierten Raumwinkels liefert.

Ein von MORITZ nach diesen Gesichtspunkten konstruierter Apparat wurde von WEBER in nachstehende Form gebracht. Der Apparat (Abb. 81) besteht 1. aus einem Brett (a) mit Rahmen, das mit Millimeterpapier belegt wird. Darauf ist 2. befestigt ein Gestänge

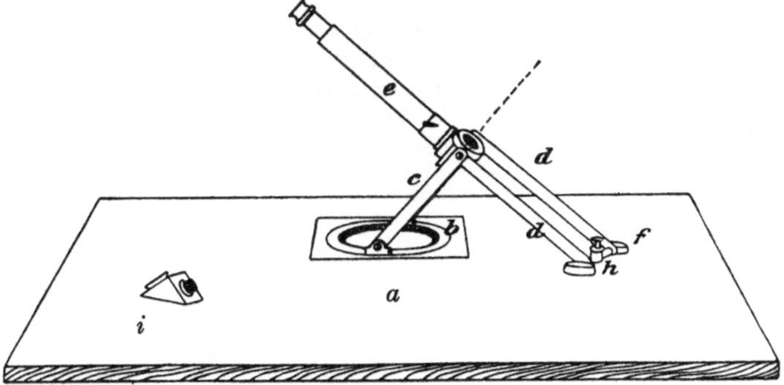

Abb. 81. MORITZ-WEBERS Raumwinkelmesser. *a* Grundbrett. *b* drehbarer Ring. *c, d* Gestange. *e* Fernrohr. *f* Knopfstuck. *h* Zeichenstift. *i* Prisma.

c, das in einem in das Brett eingelassenen Ringe b drehbar ist. 3. gehört dazu ein kleines und ein großes Prisma und 4. ein Fernrohr.

Behufs Messung des Raumwinkels wird das Brett horizontal, mit den Längsseiten parallel dem Fenster, auf den Platz gelegt. Man steckt dann das schmale Ende des großen Prismas in den Tubus, der sich zwischen dem Gestange befindet, und richtet diesen gegen das Fenster. In das weitere Ende steckt man das (nunmehr senkrecht stehende) Fernrohr. Das Licht soll in der punktierten Linie durch das Prisma einfallen und durch dieses in das Fernrohr und ins Auge gelangen. Dann verschiebt man das Gestange so lange, bis man im Fernrohr den Himmel sieht, und zeichnet, indem man das Fadenkreuz auf der Grenzlinie einstellt und an dieser entlang führt, mit dem bei h befestigten Bleistift die Umrisse des sichtbaren Himmelstücks. Die Quadratzentimeter der so umgrenzten Bildfläche werden ausgezählt. Da die Schienen des Gestanges 8,92 cm lang sind, der Zeichenstift unter völlig freiem Himmel also einen Kreis von 17,84 cm Radius und 1000 qcm Flache beschreiben wurde, ist der Beleuchtungswert des Platzes

$$\omega = \frac{\text{den gezählten qcm}}{1000} \cdot 100,$$

wenn er in Prozenten der vollkommenen Beleuchtung angegeben werden soll. — Man kann sich leicht überzeugen, daß die Lichtöffnungen nahe dem Zenith entsprechend größer gezeichnet werden als die nahe dem Horizont befindlichen, daß der Apparat also den reduzierten Raumwinkel ohne weiteres zum Ausdruck bringt.

Mit dem gleichen Apparat kann auch die Lichtgüte eines Fensters bestimmt werden. Zu dem Zweck steckt man das Fernrohr direkt in den zwischen dem Gestange sitzenden Tubus und befestigt auf dem Okular das kleine Prisma. Nun legt man das Brett an das Fenster an, so daß sich das Loch in der oberen Halfte befindet. Dann richtet man das Fernrohr gegen die Grenze des Himmels und zeichnet diese auf dem Papier nach. —

Neuerdings ist gegenüber den vorgenannten Methoden betont, daß es nicht angehe, nur das direkte Himmelslicht zu messen und das reflektierte Licht, das einen erheblichen Teil des gesamten Lichts ausmachen kann, gar nicht zu berucksichtigen. Dieser Einwand führte zur Anwendung von Methoden, durch welche das Verhaltnis der jeweiligen Himmelshelligkeit zur Platzhelligkeit und damit die Lichtgüte eines Platzes festgestellt wird. Dies kann z. B. dadurch geschehen, daß ein WEBERsches Photometer (s. unten) auf eine horizontale im Freien vom Himmelslicht getroffene weiße Flache, ein zweites gleichzeitig auf den Platz gerichtet wird. Bei brauchbaren Platzen stellt sich nach L. WEBER das (übrigens nicht ganz konstante) Verhältnis auf ungefahr 5 : 1000 (Tageslichtquotent).

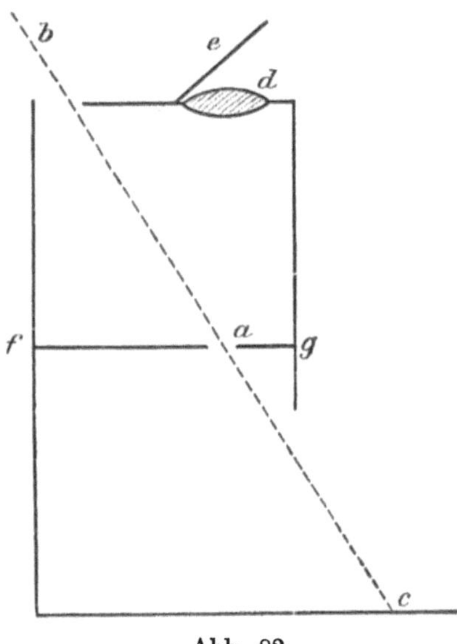

Abb. 82.

Dieses Verhaltnis mit einem möglichst einfachen Apparat zu ermitteln, hat THORNER versucht.

e) THORNERs Beleuchtungsprüfer geht davon aus, daß das Bild im Brennpunkt einer Konvexlinse von bestimmter Apertur immer gleichhell ist (z. B. die helle Figur beim Raumwinkelmesser), unabhangig von der Entfernung der Lichtquelle. Zwar besteht außerdem noch eine Abhangigkeit von der Starke der Lichtquelle, d. h. des Himmelslichts; aber diese ändert sich bis zu einem gewissen Grade gleichmaßig mit der zu untersuchenden Platzhelligkeit.

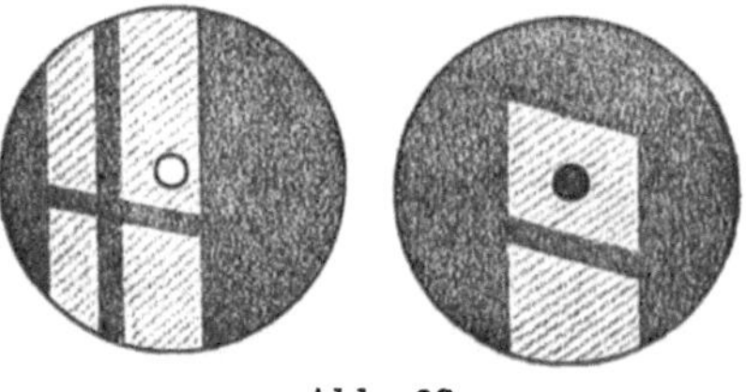

Abb. 83.

Ein Platz, der von 50 reduzierten Raumwinkelgraden belichtet wird, hat nach THORNER die gleiche Beleuchtungsstärke wie das Bild von derselben Himmelsflache, das durch eine Konvexlinse mit der Apertur $\dfrac{F}{6}$ (Quotient aus dem Durchmesser der wirksamen Öffnung und dem Brennwert der Linse) entworfen wird.

In THORNERs Instrument (Abb. 82) ist eine solche Linse angebracht, und mit Hilfe eines kleinen Spiegels (e) wirft man auf dem zu untersuchenden Platze das Bild eines Stücks Himmelgewölbe auf ein Blatt Papier (a), das im Brennpunkt der Linse liegt. Die dadurch hier entstehende Figur hat normale Beleuchtungsstarke. — Das Blatt Papier hat aber außerdem ein kleines rundes Loch, und durch dieses sieht man gleichzeitig auf ein Stuck weißes Papier (c), das auf dem zu untersuchenden Platze liegt. Erscheint nun der kreisförmige Ausschnitt heller als die umgebende Figur (Abb. 83), so ist der Platz mehr als normal beleuchtet; erscheint er dunkler, so ist er schlechter beleuchtet. — Die Methode leistet insofern nicht soviel wie der Raumwinkelmesser, als sie nur die Pradikate genugend und ungenügend ermittelt, ohne ziffernmaßig den Grad der Abweichung anzugeben. Dafur ist sie sehr einfach. Gegen den Apparat wurde eingewendet, daß die Helligkeit des Platzes außer von der Helligkeit des Himmelsstucks, von welchem die Linse das Bild entwirft, auch noch von dem Licht der übrigen vom Platze aus sichtbaren Himmelsflache und vom Wandlicht beeinflußt wird, und daß daher Bild- und Platzhelligkeit haufig nicht parallel gehen, sondern je nach dem Wetter wechseln. — Unter der Bezeichnung „Relativphotometer" hat L. WEBER eine Modifikation des THORNERschen Instrumentes beschrieben, die ziffernmäßige Ergebnisse liefert. Die Apertur der Linse kann durch eine Irisblende meßbar verändert werden, so daß sich für jeden Platz die äquivalente Apertur bestimmen läßt; der Haupttubus ist horizontal gelagert, damit der weißen Probierplatte nicht durch den Apparat und den Kopf des Beobachters Licht fortgenommen wird. — Die dadurch erreichten Vorteile entsprechen aber nicht dem sehr viel höheren Preise des Instruments.

2. Bestimmung der momentan vorhandenen Beleuchtungsstärke eines Platzes.

a) Die genauesten Ergebnisse erhält man mit WEBERS Photometer, das vor anderen Photometern noch den wesentlichen Vorzug besitzt, daß es für jede Art der Beleuchtung, auch bei Tageslicht, verwendbar ist.

In dem einen Arm des Photometers brennt eine regulierbare Benzinflamme oder neuerdings besser eine elektrische Lampe, welche ihr Licht auf eine Milchglasplatte f wirft und

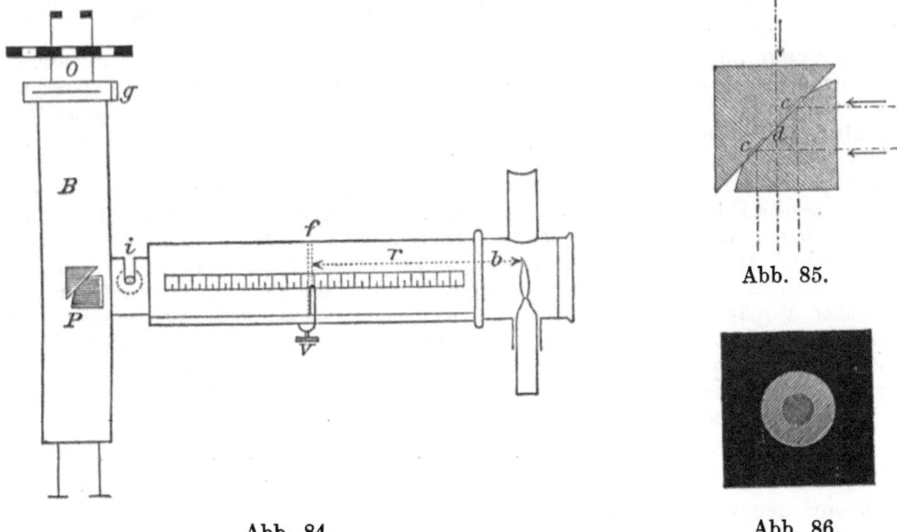

Abb. 84.

Abb. 85.

Abb. 86.

dieser auf der abgewandten Seite einen bestimmten Grad von Beleuchtungsstärke verleiht, der zum Vergleich benutzt wird (s. Abb. 84).

Die Milchglasplatte ist gegen die Flamme durch eine Schraube v verschiebbar und die Entfernung beider = r kann an einer außen befindlichen Skala abgelesen werden. Bei gleichbleibender Flamme hängt die Beleuchtungsstärke der Milchglasplatte von der Entfernung zwischen Platte und Flamme ab, und zwar umgekehrt dem Quadrat der Entfernungen.

Mit dieser beliebig abstufbaren bekannten Beleuchtungsstärke vergleicht man die zu untersuchende Fläche, also z. B. ein Blatt Schreibpapier, das auf den Tisch gelegt ist. Auf dieses richtet man das andere Rohr des Photometers und sieht in letzteres hinein. Durch Anbringung eines LUMMERschen Prismas (Abb. 85) fällt in den mittleren Teil des Gesichtsfeldes das Licht nur von der beobachteten weißen Fläche, in den peripheren Teil nur von der leuchtenden Milchglasplatte, so daß zwei konzentrische Kreise entstehen (Abb. 86), die sehr scharf verglichen werden können. Man muß dann die Milchglasplatte so weit verschieben, bis völlig gleiche Beleuchtungsstärke im ganzen Gesichtsfeld hergestellt ist. — Die Helligkeitsvergleichung gelingt allerdings nur bei gleicher Farbe des Lichts; bei verschiedenfarbiger Beleuchtung wird nacheinander in rotem und grünem Licht (durch Einschaltung entsprechend gefärbter Gläser) gemessen. Der Wert für Rot muß dann mit einem Faktor k multipliziert werden, der von dem Quotienten $\frac{\text{Grün}}{\text{Rot}}$

abhangig ist und, durch sorgfältige Versuche ein für allemal ermittelt, aus einer dem Photometer beigegebenen Tabelle entnommen werden kann. Für Tageslicht beträgt der Wert von k 2,3—2,5, für Gasgluhlicht etwa 1,7.

b) Der KRÜSS-WINGENsche Beleuchtungsprüfer besteht aus einem Kasten, in welchem eine Benzinflamme brennt, die ihr Licht auf eine drehbare Fläche wirft. Diese ist um so heller beleuchtet, je senkrechter die Strahlen auffallen. Durch ein Okular, vor das ein rotes und grünes Glas vorgeschaltet werden kann, beobachtet man diese Fläche und gleichzeitig eine auf den zu untersuchenden Platz gelegte weiße Vergleichsfläche. Durch Drehen an einem Knopfe werden beide Gesichtsfeldhälften auf gleiche Beleuchtungsstärke eingestellt. An einer Skala liest man dann unmittelbar die Beleuchtungsstärke in MK. ab. Der Apparat ist freilich nicht so genau wie das WEBERsche Photometer, aber viel einfacher und dabei für praktische Zwecke ausreichend.

c) COHNs Lichtprüfer. COHN nennt seine Methode die „okulistische" Lichtprüfung. Er bestimmt, wieviel Ziffern einer beigegebenen Tafel in 40 cm Entfernung von einem gesunden Auge an einem Platze in 30 Sekunden gelesen werden, je nachdem ein, zwei oder drei graue Gläser, deren Lichtabsorption bestimmt ist, vor das Auge gebracht werden. Fehlerquellen der Methode liegen darin, daß die Schnelligkeit im Lesen individuell verschieden ist, ferner in dem Einfluß der Ermüdung.

d) WINGENs photochemische Methode benutzt zur Feststellung der Beleuchtungsstärke eines Platzes die Schwärzung photographischen Papieres durch Licht. Bei guter Beleuchtung soll eine gewisse Dunkelfärbung des Papiers eintreten. Die Methode ist nicht brauchbar, weil sie nur die chemisch wirksamen Strahlen mißt, deren Verhältnis zu den optisch wirksamen sehr stark wechselt.

Die praktische Verwendbarkeit sämtlicher Methoden der zweiten Kategorie leidet unter dem Fehler, daß sie zunächst nur für den Augenblick der Beobachtung Angaben liefern, daß aber die Beleuchtungsstarke je nach der Bewölkung, der Luftbeschaffenheit, dem Stande der Sonne usw. außerordentlich stark, an ein und demselben Platze um das 40—100fache, schwankt. Um die Brauchbarkeit eines Platzes unter allen Verhältnissen festzustellen, müßte man mit diesen Methoden gerade an dem trübsten Tag und zur trübsten Stunde messen; und nie wird man sicher sein können, daß nicht während der Prüfung selbst die Verhältnisse sich wesentlich geändert haben. Erst oft wiederholte Prüfungen oder die oben erwähnte gleichzeitige Bestimmung mit zwei Photometern können hier das Resultat einigermaßen sichern. —

Bei künstlicher Beleuchtung sind nur die Momentanmethoden anwendbar. — Unter ihnen ist das WEBERsche Photometer überall da angezeigt, wo es auf genaue Zahlenwerte ankommt.

B. Künstliche Beleuchtung.

1. Die künstlichen Lichtquellen.

Künstliche Lichtquellen bestehen in Vorrichtungen, in denen feste oder gasförmige Körper ins Glühen gebracht werden. Früher benützte man dazu ausschließlich Stoffe, die eine leuchtende Flamme lieferten. Hierzu sind nur Körper geeignet, welche angezündet weiterbrennen; welche zweitens gasförmig sind oder in Gasform übergehen, so daß eine Flamme entstehen kann; und in deren Flamme drittens feste Körper oder dichte Dämpfe ausgeschieden und glühend gemacht werden. Nur auf diesen glühenden Teilchen beruht die Leuchtkraft einer Flamme. — In neuerer Zeit bedient man sich in immer wachsendem Maße fester Glühkörper, die mittels nicht leuchtender Flammen oder mittels des elektrischen Stromes bis zum Glühen erhitzt werden und leuchten.

Die Leuchtgase, die entweder präformiert sind oder aus dem Leuchtmaterial, z. B. Ölen, Stearin, Paraffin, unter der Einwirkung der Hitze entstehen, sind wesentlich Kohlenwasserstoffe verschiedenster Art, Äthylen, Acetylen u. a. m.

Die sogenannten schweren Kohlenwasserstoffe scheiden leicht Kohlenstoff ab; dieser ist aber nicht der wesentlich leuchtende Bestandteil der Flamme, sondern es kommen hierfür hauptsächlich dichte Dämpfe höherer Kohlenwasserstoffe in Betracht.

Werden einer Flamme mehr Kohlenwasserstoffe zugeführt als in der äußersten Zone verbrennen können, oder wird die Luftzufuhr und die Verbrennung beschränkt, so entweichen Kohlenwasserstoffe und es entsteht Rußen der Flamme. So beobachtet man Rußen, wenn bei Bewegungen der Flamme (durch Wind usw.) zeitweise zuviel Material erhitzt wird, oder wenn dasselbe zu leicht schmilzt und in zu großer Masse dem Docht zugeführt wird. Rußende Flammen entstehen auch trotz ruhigen Brennens bei solchem Material, welches auf 6 Teile Kohlenstoff weniger wie 1 Teil Wasserstoff enthält. Kohlenstoffreichere Öle kann man erst dadurch mit nicht rußender Flamme verbrennen, daß man Glaszylinder aufsetzt und eine verstärkte Luftzufuhr herstellt. — Bei sehr starker Luftzufuhr hört das Leuchten der Flamme völlig auf (Bunsen-Brenner).

a) Künstliche Beleuchtung mittels leuchtender Flammen.

1. **Talglichter.** Das Material wird sehr leicht flüssig. Die Dochtlänge wechselt stark, die Flamme ist daher in steter zuckender Bewegung und fast immer rußend; infolge der unvollkommenen Verbrennung werden Kohlenwasserstoffe, Kohlenoxydgas, Fettsauren und Acrolein der Zimmerluft beigemengt.

2. **Stearinlichter**, aus reiner Stearinsäure hergestellt. Die Verbrennung ist hier vollständiger, das Rußen seltener.

3. **Paraffinkerzen**, aus Destillationsprodukten der Braunkohle und des Torfs gewonnen. Das Paraffin schmilzt leichter als das Stearin; daher müssen dünnere Dochte gewahlt werden.

4. **Fette Öle**, die unter Druck in den Docht eingetrieben werden. Zur vollständigen Verbrennung bedürfen sie lebhafter Luftzufuhr, die man durch aufgesetzte Zylinder erreicht.

Die bisher aufgeführten Materialien werden kaum mehr zu Beleuchtungszwecken gebraucht und sind fast völlig durch die folgenden verdrängt.

5. **Petroleum**; kommt in gewissen Erdschichten, in welchen es durch Zersetzung von Pflanzen- und Tierresten entstanden ist, in großen Massen vor.

Das rohe Petroleum wird durch Destillation gereinigt, weil nur einige unter den zahlreichen Kohlenwasserstoffen des Petroleums zur Beleuchtung geeignet sind. Die geeignetsten Öle destillieren bei 150—250^0. Sie haben das spezifische Gewicht 0,8 und kommen unter dem Namen „raffiniertes Petroleum" in den Handel. Vielfach werden sie nochmals gereinigt und namentlich von den gefährlichen, niedrig siedenden Kohlenwasserstoffen (Gasolin usw.) möglichst vollstandig befreit. Die letzteren verdampfen schon bei gewöhnlicher Temperatur und ihre Dämpfe bilden mit Luft explosive Gemenge.

Gut gereinigtes Petroleum soll in dem beim Brennen stets etwas erwärmten Behälter der Lampe nicht in solchem Maße verdampfen, daß explosive Gasgemenge entstehen können. — Bei der Verbrennung des Petroleums ist reichliche Luftzufuhr nötig; daher müssen eingeschnürte Zylinder verwandt werden, die eine innige Berührung der Luft mit der Flamme bewirken. Häufig richtet man jetzt auch im Innern der Flamme eine Luftzufuhr her, so daß die schmale Flamme von beiden Seiten eine ausgedehnte Berührung mit Luft erfährt.

6. **Leuchtgas.** Aus allen möglichen organischen Stoffen herstellbar, welche Kohlenstoff und Wasserstoff enthalten und beim Erhitzen unter Luftabschluß Kohlenwasserstoffe liefern; am besten sind bestimmte Sorten Steinkohle geeignet. In jedem Falle ist das entstehende Gemenge von Kohlenwasserstoffen von vielen der Beleuchtung hinderlichen Destillationsprodukten zu reinigen.

Schließlich bleibt ein Gemenge übrig, das etwa 5% schwere Kohlenwasserstoffe enthält, die für die Beleuchtung am wichtigsten sind; ferner 36—60%

leichte Kohlenwasserstoffe (Methan) und $30-50\%$ Wasserstoff, die z. B. für die Beheizung mit Leuchtgas wesentlich in Betracht kommen; ferner $5-15\%$ Kohlenoxydgas. Der charakteristische Geruch des Leuchtgases rührt von kleinen Mengen Schwefelkohlenstoff und Naphthalin her. — Das Leuchtgas ist explosiv, wenn es in bestimmtem Verhältnis mit Luft gemengt ist. Explosion erfolgt schon bei 5% Gasgehalt, am heftigsten bei $10-15\%$. Ist weniger als 5% oder mehr als 25% Gas vorhanden, so findet keine Explosion statt.

Auch bei der Gasbeleuchtung kommt alles auf die richtige Menge der den Flammen zugeführten Luft an. Bei zuviel Luft findet volle Verbrennung statt und die Flamme leuchtet gar nicht, bei zu wenig Luft entstehen rußende Flammen. Die früher überall verwendeten Schnitt-, Zweiloch- oder zylindrischen Argand-Brenner sind jetzt vollständig durch das Gas-Glühlicht (s. unten) verdrängt.

Durch Destillation von Petroleumrückständen oder Abfallfetten wird in einfacher Weise Öl- oder Fettgas gewonnen, das weißes, ruhiges Licht liefert (Paraffinölgas der Eisenbahnwagen). — Vielfach sucht man dem Leuchtgas durch Einleiten von Ligroin-, Benzin-, Naphthalin-Dämpfen stärkere Leuchtkraft zu verleihen (Karburieren). — Auch Wassergas (vgl. unter „Heizung") wird benutzt, indem man es dem durch Destillation gewonnenen Leuchtgas beimischt. Dem kohlenoxydhaltigen, stark giftigen Wassergas müssen riechende Bestandteile zugesetzt werden, um etwaige Ausströmungen bemerkbar zu machen.

7. Acetylengas, das eine dem Leuchtgas weit überlegene Leuchtkraft besitzt, wird in größerem Umfang zur Beleuchtung benutzt, seitdem das Carbid, CaC_2, durch Zusammenschmelzen von CaO und Kohle bei sehr hoher, im elektrischen Ofen zu erreichender Temperatur fabrikmäßig hergestellt werden kann. Carbid gibt bei der Berührung mit Wasser Acetylen nach der Gleichung: $CaC_2 + 2\,H_2O = Ca(OH)_2 + C_2H_2$. — Zur Gewinnung von Acetylen zur Beleuchtung wird z. B. Carbid durch eine Streuvorrichtung in Wasser eingebracht bzw. umgekehrt. Das Gas wird nur für kleine Anlagen unter geringem Druck verwendet; bei stärkerem Druck ist die Gefahr, daß das Gas (ohne Berührung mit Luft) explodiert, zu sehr gesteigert. Auch zur Erzeugung von Glühlicht benutzbar.

8. Aerogengas und Benoidgas, durch Verdampfung aus flüssigen Kohlenwasserstoffen (Benzindampf mit Luft gemischt) in einfachen Apparaten hergestellt; nur für kleinere Anlagen geeignet.

b) Künstliche Beleuchtung durch Glühkörper ohne leuchtende Flamme.

1. Gasglühlicht. Bei diesem wird ein mit seltenen Erden getränktes Gewebe, der „Glühstrumpf", in die entleuchtete Flamme des Leuchtgases oder anderer brennender Gase eingehängt und hier ins Glühen gebracht (Auer von Welsbach). Für das Tränken des Glühgewebes kommen die Nitrate von Thor und von Cer besonders in Betracht; ersteres wiegt der Menge nach erheblich vor (98%), ist aber relativ indifferent und nur der Träger für das Ceroxyd, das nicht mehr als $1-2\%$ der Masse ausmacht, aber wesentlich beteiligt ist, weil es infolge spezifischer Eigenschaften (Vereinigung von H und O schon bei 350^0) leicht in volle Weißglut von einer 2000^0 erheblich überschreitenden Temperatur übergeht. Die Leuchtkraft der Glühstrümpfe ist daher eine sehr bedeutende; sie geben die gleiche Lichtstärke mit einem Sechstel des Gasverbrauchs. — Besondere Lichtstärke wird erreicht bei verstärktem Zug (Lukaslicht), Sauerstoffgasgemischen (Nürnberglicht), Preßgas usw.

Die Glühstrümpfe sind auch in der Form des Spiritusglühlichts verwendbar.

In den Lampen wird entweder durch eine kleine Heizflamme, die zunächst anzuzünden ist, Vergasung des Spiritus erzielt; nach dem Anzünden muß man etwa drei Minuten warten, bis hinreichend Gas gebildet ist, und dann die den Glühstrumpf durchströmenden Gase anzünden; oder die Vergasung erfolgt ohne Heizflamme durch die vom Brenner fortgeleitete Wärme. Der denaturierte Spiritus brennt geruchlos, abgesehen von der Zeit zwischen Anzünden der Heizflamme und dem der Leuchtflamme.

Auch Petroleum-, Wassergas- und Acetylengas-Glühlichtlampen sind im Handel.

2. Elektrisches Licht. Das Bogenlicht wird dadurch erzeugt, daß 2 Stäbe aus harter Retortenkohle, in denen eine Spannung von 30—40 Volt liegt, in Berührung gebracht und dann einige Millimeter voneinander entfernt werden. Es geht dann zwischen ihnen ein Lichtbogen über, der aber an der Lichtaussendung nur wenig — etwa zu $5^0/_0$ — beteiligt ist, während $85^0/_0$ des Lichtes von der positiven und $10^0/_0$ von der negativen Kohle ausgestrahlt werden. Da die Kohlenteile allmählich abbrennen, müssen sie durch besondere Vorrichtungen (automatische Regulierung nach HEFNER) in demselben Maße einander genähert werden, wobei kleinere Schwankungen der Lichtstärke unvermeidlich sind.

Das elektrische Glühlicht beruht darauf, daß ein Faden aus schlecht leitendem Material durch den elektrischen Strom auf möglichst helle Glut erhitzt wird. Als Material dienten früher ausschließlich Kohlenfäden (aus gelöster, dann in Fäden gepreßter und verkohlter Cellulose), die, um das Verbrennen zu verhindern, in eine luftleer gemachte Glashülle eingeschlossen wurden. Die Kohlenfadenlampen sind allmählich durch die bei der Anschaffung teureren, aber viel sparsamer arbeitenden Metallfadenlampen verdrängt. Während die Kohlenfadenlampe 3—3,5 Watt für die Kerze verbraucht, braucht die jetzt besonders verbreitete Wolframfadenlampe nur etwa 1 Watt. Überdies ist es neuerdings gelungen, ihre Lebensdauer durch Füllung der Birnen mit indifferenten Gasen (z. B. mit Stickstoff) zu erhöhen.

2. Hygienische Beurteilung der verschiedenen künstlichen Lichtquellen.

Vergleichen wir vom hygienischen Standpunkt aus die verschiedenen Beleuchtungsarten, so haben wir zunächst folgende Anforderungen an eine normale künstliche Beleuchtung zu stellen: 1. Die Beleuchtung soll die oben näher bestimmte Beleuchtungsstärke liefern, und zwar gleichmäßig, ohne zu starke Intensitätsschwankungen (Zucken der Flamme). 2. Die Qualität des Lichtes soll dem Auge zusagen. 3. Die Lichtquellen sollen das Auge nicht durch zu starke Leuchtdichte schädigen. 4. Die Beleuchtung soll weder zu starke Schlagschatten werfen, noch völlig schattenlos sein. Zwischen der Beleuchtung des Arbeitsplatzes und der allgemeinen Beleuchtung des Raumes soll kein zu starker Kontrast bestehen. 5. Die strahlende Wärme der Lichtflamme soll die Bewohner nicht belästigen, und die Wärmeabgabe der Menschen im Wohnraum soll nicht in zu hohem Grade behindert werden. 6. Die Leuchtmaterialien sollen keine gesundheitsschädlichen Verunreinigungen in die Wohnungsluft übergehen lassen. 7. Die Beleuchtung soll keine Feuer- oder Explosionsgefahr herbeiführen. 8. Sie soll möglichst billig sein.

1. Die Lichtstärke. Die Lichtintensität der Kerzen ist unbedeutend und keiner Steigerung fähig. Öllampen lieferten früher in England und Frankreich die Vergleichseinheit, die „Carcellampe" (1 carcel = 10,75 HK). Petroleumlampen sind an Lichtstärke den Öllampen weit überlegen, namentlich wenn gut raffiniertes Petroleum benutzt wird. Gewöhnliche Lampen geben eine Lichtstärke bis zu 50 oder 60 HK. Besondere Konstruktionen geben bis 110 HK. Lichtstärke. Die älteren Gasflammen lieferten ein Licht von 10—30 HK., größere Argandbrenner, Gasglühlicht und Acetylenlicht bis 150 HK. und mehr. Elektrisches Glühlicht liefert 8—32—1000 HK.; eine Bogenlampe mittlerer Größe 450 HK.; große bis 3000 HK. und mehr.

Für die ausnutzbare Lichtstärke sind die Lampenglocken sehr wesentlich. Diese sollen teils die horizontal in das Auge fallenden Strahlen abhalten, welche uns stark blenden und die Erkennung eines beleuchteten Gegenstandes erschweren, teils sollen sie das Licht auf den Arbeitsplatz reflektieren und konzentrieren. Verschmutzte Glocken (Fenster, Reflectoren) können die Leistung einer Lichtquelle um $50^0/_0$ und mehr verschlechtern.

Außer auf die Lichtstärke ist noch auf die Gleichmäßigkeit des Brennens Wert zu legen; zuckendes oder in der Lichtstärke erheblich schwankendes Licht wirkt äußerst belästigend und reizend aufs Auge (z. B. schlechte Bogenlichtanlagen). In dieser Beziehung ist das Auerlicht (Gasglühlicht, Spiritusglühlicht) den Beleuchtungsarten, die frei brennende Flammen benutzen, erheblich überlegen.

2. Lichtqualität. Im Tageslicht finden sich $50^0/_0$ blaue, $18^0/_0$ gelbe, $32^0/_0$ rote Strahlen; alle künstlichen Lichtquellen liefern mehr gelbe und rote Strahlen, und das violette Spektrum ist schwach vertreten; doch ist dies Verhältnis bei den neueren kräftigeren Lichtquellen viel weniger verschoben. Im elektrischen Bogenlicht ist ein großer Bruchteil violetter und ultravioletter Strahlen vorhanden. Die Sehschärfe scheint bei gleichhellem gelbem Licht größer zu sein als bei bläulichem; durch ultraviolette Strahlen werden die Augen stark gereizt. Glühstrumpflampen, Acetylenlampen, elektrisches Glühlicht, bsonders aber Bogenlampen und Quecksilberdampflampen sind reich an ultravioletten Strahlen. Bei starkem Anteil der Strahlen von einer Wellenlänge unter 350 $\mu\mu$ muß das Auge dagegen geschützt werden, entweder durch indirekte Beleuchtung (s. unter „Schulen") oder durch gelbgrünliche Gläser (Euphosglas, Schanz und v. Stockhausen). — Rotes Licht wirkt erregend auf das Nervensystem; gelbes Licht soll die behaglichste Stimmung geben; blaues wirkt beruhigend, violettes niederdrückend.

3. Die Empfindung stärkeren oder geringeren Glanzes ist bedingt durch die Leuchtdichte und ihr etwa proportional. Vergleicht man kleine Schnittbrenner, Kerzen und Gasglühlicht, so verhält sich deren Leuchtdichte etwa wie 4 : 6 : 30. Elektrisches Glühlicht zeigt noch 10—30fach höhere Leuchtdichte, noch weit mehr elektrisches Bogenlicht. — Stark glänzende Lichtquellen dürfen nicht unmittelbar das Auge treffen; sie blenden und reizen das Auge, setzen die Wahrnehmbarkeit anderer Gegenstände herab, können Tränen der Augen und Schmerzempfindung hervorrufen. Lichtquellen von mehr als 0,75 Hefnerkerzen pro Quadratzentimeter im Bereich des Auges müssen daher mit dämpfenden Hüllen aus Milchglas u. dgl. umgeben werden, die freilich die Lichtstärke erheblich herabsetzen.

4. Von gleicher oder vielleicht noch größerer Bedeutung für die Ermüdung der Augen ist die Schattenbildung. Starke ungemilderte Schlagschatten wirken unruhig, völlig schattenlose Beleuchtung macht gewisse Arbeiten unmöglich (Zirkelzeichnen, Weißnähen). Die Schatten sollen daher durch die Art der Verteilung der Lichtquellen gemildert, aber nicht aufgehoben sein.

5. Wärmeproduktion. Zunächst handelt es sich um die Wärmeausstrahlung der Lichtquellen, welche die Gesichtshaut in der Nähe befindlicher Menschen trifft. Gerade beim künstlichen Licht sind viel reichlicher Wärmestrahlen vorhanden ($80-90^0/_0$) als beim Sonnenlicht ($50^0/_0$). Die Intensität der Wärmestrahlung darf natürlich nur bei gleicher Lichtstärke verglichen werden. Am günstigsten stellt sich unter den gewöhnlichen Beleuchtungsmitteln das elektrische Glühlicht (Metallfadenlampe); dann folgt in geringem Abstand das Gasglühlicht. Gewöhnliche Gasbrenner geben 5mal, Kerzen 8mal und Petroleumlampen 10mal mehr strahlende Wärme als Gasglühlicht.

Abhilfe gegen die Wärmestrahlung ist nur bei den Lichtquellen erforderlich, die in dieser Beziehung sich ungünstig verhalten, namentlich bei Petroleumlampen. Hier sind die Flammen mit doppeltem Zylinder von Glas oder besser von Glas und Glimmer zu umgeben, so daß die zwischen beiden zirkulierende Luft zur Kühlung des äußeren Zylinders beiträgt.

Die Gesamtwärme, welche von den Lichtquellen geliefert wird, ist häufig so erheblich, daß die Entwärmung der Bewohner dadurch beeinträchtigt wird. In Betracht kommt dabei nicht nur die Temperatur, sondern auch die Wasserdampfmenge, die den Feuchtigkeitsgehalt der Luft und damit die Wasserverdunstung von der Haut beeinflußt. Auch hier ist ein Vergleich verschiedener Lichtquellen nur zulässig bei gleicher Lichtstärke. Nach RUBNER ergaben sich, unter Zugrundelegung der alten Normal-Kerze, folgende Werte:

Bei 100 Kerzen Helligkeit liefert pro Stunde:

Elektrisches Bogenlicht	57	Kalorien	und 0		kg Wasser
Elektrisches Glühlicht, Kohlenfadenlampe	270	,,	,, 0	,,	,,
Elektrisches Glühlicht, Metallfadenlampe	86	,,	,, 0	,,	,,
Gasglühlicht	830	,,	,, 0,16	,,	,,
Leuchtgas, Argandbrenner	5500	,,	,, 1,08	,,	,,
Petroleum, großer Rundbrenner	3080	,,	,, 0,37	,,	,,
Petroleum, kleiner ,, ...	4200	,,	,, 0,51	,,	,,
Stearinkerze	7880	,,	,, 0,9	,,	,,

Kerzen verhalten sich also am ungünstigsten. In Wirklichkeit freilich erreicht man mit diesen fast nie so bedeutende Wärmeeffekte, weil man nicht gleichzeitig die entsprechende Kerzenzahl brennen läßt.

Gaslicht ist ungünstiger als elektrisches Licht; aber beim Gaslicht läßt sich die entwickelte Wärme, falls sie zu stören droht, zweckmäßig zur Ventilation des Raumes ausnutzen, so daß trotzdem keine stärkere Belästigung durch die Temperaturerhöhung eintritt.

6. Verunreinigung der Luft. Gasbeleuchtungsanlagen können selbst bei geschlossenen Hähnen infolge von Undichtigkeiten der Leitung, wie sie stets vorhanden sind, die Luft in gefährlicher Weise mit Kohlenoxydgas

verunreinigen. Hauptsächlich findet die Ausströmung von Leuchtgas im Boden statt, wo durch die allmählichen Einwirkungen von Feuchtigkeit, Schwefelammonium (Jauche), mechanischen Erschütterungen, Ratten u. a. Undichtigkeiten der Rohre entstehen. Vom Boden kann das ausgeströmte Gas in die Wohnung gelangen, allerdings nur dann, wenn durchlässige Stellen in den Fundamenten des Hauses vorhanden sind. Durch starke Heizung wird das Eindringen des Gases in die Wohnung begünstigt; bei manchen Leuchtgasvergiftungen bewohnten die Erkrankten gerade die am stärksten geheizten Zimmer. Der Geruch des Gases macht sich in solchen Fällen nicht bemerkbar, weil die riechenden Stoffe vom Boden adsorbiert werden. — Auch innerhalb der Wohnung entweichen oft kleine Mengen Gas, die durch genaue Beobachtung der Gasuhr entdeckt werden können, während stärkere Ausströmungen leicht durch den Geruch erkannt werden. Mit Rücksicht auf diese Ausströmungsgefahr sind in den Wohnzimmern immer nur kurze, in Schlafzimmern möglichst gar keine Gasleitungen anzulegen. — Die meisten (unabsichtlichen) Leuchtgasvergiftungen sind dadurch verursacht, daß aus leichtfertig offen gelassenen peripheren Hähnen nach Öffnung des Haupthahns unbemerkt Gas ausströmt und von schlafenden Menschen in großen Mengen eingeatmet wird, ohne daß sie erwachen. —

Alle Beleuchtungsmaterialien mit Ausnahme des elektrischen Glühlichts verunreinigen ferner die Luft durch die **Verbrennungsprodukte**, welche bei ihrer Verwendung zur Beleuchtung entstehen. Vor allem werden Kohlensäure und Wasserdampf gebildet. Eine helle Petroleumlampe liefert etwa die zwölffache Menge Kohlensäure wie ein Mensch, dazu etwa die achtfache Menge von Wärme und Wasserdampf. Wie aus der vorstehenden und nachfolgenden Tabelle hervorgeht, verhält sich elektrisches Glühlicht und Gasglühlicht am günstigsten. Petroleum und Gas stehen sich ziemlich gleich. Kerzen sind auch bezüglich der Kohlensäure am ungünstigsten.

Bei 100 Kerzen Helligkeit liefert Kohlensäure pro Stunde:

Elektrisches Bogenlicht	Spur
Elektrisches Glühlicht	0
Gasglühlicht	0,17 kg
Leuchtgas, Argandbrenner	1,13 „
Petroleum, großer Rundbrenner	0,87 „
Petroleum, kleiner „	1,19 „
Stearinkerze	2,44 „

Nicht selten kommen dazu noch Produkte der **unvollständigen Verbrennung**; kleine Mengen von **Kohlenoxydgas** lassen sich fast stets in künstlich erleuchteten Räumen nachweisen. Eine starke Steigerung tritt bei schlechtem, rußendem Brennen der Flamme ein, wobei sich namentlich viel Kohlenoxydgas und Akrolein entwickelt. Bei Gasbeleuchtung entsteht weit mehr **schweflige Säure** und Schwefelsäure als bei den übrigen Beleuchtungsmitteln; bei Gasbeleuchtung, besonders aber bei Kerzenbeleuchtung treten ferner meßbare Mengen von **salpetriger Säure** auf, gegen die manche Menschen besonders empfindlich zu sein scheinen und welche Papier (Bücher) rascher vergilben lassen.

7. Explosions- und Feuersgefahr. Bei Kerzen und Ölen ist keinerlei Explosionsgefahr vorhanden. Bei **Petroleum** kann sie durch die Kontrolle des „**Entflammungspunkts**" vermieden werden, d. h. derjenigen Temperatur bei welcher sich flammbare Gase entwickeln. Nach deutschem Gesetz soll dieser Punkt nicht unter 21⁰ (in Österreich 30⁰) liegen, während die Entzündung und ein Verbrennen der Masse erst bei 43,30 eintreten soll. Die Kontrolle geschieht mittels des ABELschen Petroleumprüfers. — Nur bei schlechter Lampenkonstruktion, z. B. bei metallenen Behältern, die sich auf mehr als 30⁰ erhitzen, oder z. B. dann, wenn eine Hängelampe von einer darunter angebrachten Tischlampe erhitzt wird, kann es jetzt noch unter Umständen zur Explosion kommen; ferner beim Auslöschen, wenn im Gefäß sehr wenig flüssiges Petroleum mehr vorhanden, aber viel Dampf angesammelt ist. Seit eine regelmäßige Prüfung des Petroleums eingeführt ist, geschehen Explosionen fast nur bei seiner mißbräuchlichen Anwendung, z. B. beim Eingießen in Feuer usw.

Durch Leuchtgas entsteht Explosionsgefahr, sobald infolge von Undichtigkeiten der Leitung, infolge falscher Stellung der Hähne oder verlöschender Flammen Gas ausgeströmt ist, und das Gemenge von Luft und Gas mit einer Flamme in Berührung kommt. Im ganzen gewährt allerdings der charakteristische Geruch des Gases einigermaßen Schutz, da 0,2⁰/₀ Beimengung zur atmosphärischen Luft bereits durch den Geruch sicher erkannt wird, aber erst ein Gehalt von 5⁰/₀ Leuchtgas explosiv ist. Zu beachten ist daher, daß Zimmer, in welchen über Nacht unbemerkt Gas ausströmen konnte, am Morgen nicht mit Licht betreten werden. Bei Gasgeruch sind sofort die Fenster zu öffnen, um eine unschädliche Verdünnung herzustellen. Von Wichtigkeit ist, daß nicht mehrere Flammen in einem Zimmer über Nacht brennen bleiben, da alsdann die eine verlöschen, die andere aber zur Entzündung des explosiven Gasgemisches dienen könnte. — Ferner soll sich ausgeströmtes Gas an staubförmigen Körpern (Mehlstaub) kondensieren und zu den sogenannten Staubexplosionen Anlaß geben können.

Zur Verhütung von Gasexplosionen lassen sich an Gasbrennern Sicherheitsvorrichtungen anbringen, die z. B. aus einem mit dem Hahn verbundenen langen und schweren Hebelarm bestehen, welcher bei brennender Flamme auf einer metallenen Unterlage ruht, die sich beim Erlöschen der Flamme und beim Erkalten des Metalls derart ändert, daß der Arm herabfällt und den Hahn schließt (Brenner der Brutschranke).

Bei elektrischem Licht ist die Gefahr des Kurzschlusses und der Verletzung durch elektrische Schläge zu beachten.

7. Preis. Die Kosten der einzelnen Beleuchtungsarten ergeben sich aus den beiden folgenden Tabellen; in der zweiten sind die Preise (1914) auf einheitlichen Verbrauch und einheitliche Leuchtkraft bezogen. Kerzenlicht stellt sich bei gleicher Lichtstärke mindestens 30 mal so teuer wie Petroleum- oder Spiritusglühlicht.

Lichtquelle	HK.	Stündlicher Verbrauch	Stündl. Kosten (Pf.) (1 Kilowattstunde 40 Pf., 1 cbm Gas 13 Pf., 1 Liter Petroleum 20 Pf.)
Leuchtgas, Glühlicht	80	120 Lit. Gas	1,6
Spiritusglühlicht	30	0,06 Lit. Spir.	2,0
Petroleum	30	0,08 Lit. Petr.	1,6
„ Glühlicht . . . . '. . .	40	0,05 „ „	1,0
Acetylen	60	36 Lit. Acet.	3,6
Elektr. Glühlicht, Kohlenfadenlampe	16	48 Watt	1,9
Elektr. Glühlicht, Metallfadenlampe	16	16 „	0,6
Elektrisches Bogenlicht	600	300 „	12,0

Für die Erzeugung von 100 Kerzen Helligkeit betrugen die Kosten 1914 pro Stunde:

Elektr. Kohlenfadenlicht	12,0 Pf.	Acetylengas-Glühlicht .	3,0 Pf.
„ Metallfadenlicht	4,0 „	Spiritusglühlicht . . .	6,7 „
„ Bogenlicht	2,0 „	Petroleum	5,3 „
Gasglühlicht	2,0 „	Petroleumglühlicht . .	2,5 „
Acetylengas	6,0 „		

Vom hygienischen Standpunkt aus erscheint die elektrische Beleuchtung als die günstigste und zwar für die Wohnung Glühlicht, das mit matten Gläsern ausreichend abgeblendet ist; nur ist wegen der Möglichkeit von Betriebsstörungen auf eine Reserve von Gas schwer zu verzichten; demnächst Gasglühlicht bzw. die anderen Arten von Glühlicht. — Über die sog. „indirekte Beleuchtung" s. im Kapitel „Schulen".

Literatur.

Foerster: Vierteljahrsschr. f. öff. Ges. 1884. — Cohn, H.: Lehrb. d. Hyg. d. Auges. Wien 1892. — Derselbe: Über den Beleuchtungswert der Lampenglocken. Wiesbaden 1885. — Schmidt und Haensch (Optische Werkstätten Berlin S): Beschreibung und Anleitung zum Gebrauch von L. Webers Photometer. — Weber: Beschreibung eines Raumwinkelmessers. Zeitschr. f. Instrumentenkunde. Oktober 1884. — Uhthoff: Graefe's Archiv für Ophthalmologie, Bd. 32. 1886. — Wingen: Das Schulhaus. 3. Jg., Nr. 1. — Reichenbach, Gotschlich, Wolpert: Klin. Jahrb. 1902. — Thorner: Hyg. Rundschau 1903. — Weber: Schrift d. Naturw. Ver. f. Schleswig-Holstein. Bd. 14. — Pleier: Zeitschr. f. Schulgesundheitspflege. Bd. 24. — Moritz: Klin. Jahrb. Bd. 14. 1905. — Franz: Zeitschr. f. Hyg. u. Infektionskrankh. Bd. 68 u. 78. — Reichenbach, Bertelsmann, Kuhlmann: Beleuchtung in Weyls Handb. 2. Aufl. 1913. — Bloch: Lichttechnik 1921. — Schanz, F. und Stockhausen: Schutz der Augen gegen die schadigenden Wirkungen der kurzwelligen Strahlen. Berlin 1910. — Korff-Petersen: Die erforderliche Beleuchtungsstärke. Licht und Lampe. Jahrg. 1925, Heft 3. —

VII. Entfernung der Abfallstoffe.

Schon von alters her sehen wir in den großen Städten besondere Einrichtungen zur Entfernung der Abfallstoffe (Babylon, Rom). Je mehr und schneller in der Neuzeit die Städte anwachsen, um so allgemeiner wird das Bedürfnis nach solchen Maßregeln, und im Laufe der letzten Jahrzehnte ist die Frage der Städtereinigung vielfach in den Vordergrund der kommunal-hygienischen Bestrebungen getreten.

Über das zweckmäßigste Verfahren zur Entfernung der Abfallstoffe gehen die Meinungen weit auseinander, weil sehr verschiedene Forderungen dabei miteinander in Wettbewerb treten: teils das ästhetische Bedürfnis und das anerzogene Ekelgefühl gegen die übelriechenden Abgänge; teils gesundheitliche Rücksichten; teils die Kosten für die Fortschaffung, teils auch landwirtschaftliche und nationalökonomische Ansprüche. Die erstgenannten Gesichtspunkte erheischen eine möglichst rasche Entfernung der Abfallstoffe auf irgendeinem Wege, wahrend die Landwirte die Abfallstoffe vorzugsweise als wertvollen Dünger betrachten, der unter allen Umständen unseren Feldern erhalten werden sollte.

Der Hygieniker wird unbedingt daran festhalten müssen, daß die g e s u n d -
h e i t l i c h e n Gesichtspunkte in e r s t e Linie gestellt werden; demnächst ist
dem ästhetischen Bedürfnis Rechnung zu tragen, drittens sind die K o s t e n
zu berücksichtigen; und schließlich wird zu erwägen sein, ob man ohne Beeinträchtigung der vorgenannten Grundsätze auch den Wünschen der L a n d -
w i r t s c h a f t entgegen kommen kann.

Zunächst muß die Beschaffenheit der Abfallstoffe und die Art und Weise,
wie sie Gesundheitsschädigungen herbeiführen können, dargelegt werden; sodann sind die verschiedenen Verfahren zur Entfernung der Abfallstoffe darauf
zu prüfen, inwieweit sie den hygienischen Anforderungen entsprechen.

A. Die Beschaffenheit der Abfallstoffe.

Zu den Abfallstoffen rechnet man a) die menschlichen Exkremente; b) die
Exkremente der Haustiere; c) das Hauswasser, bestehend aus dem in der
Küche, zur Reinigung des Hauses, der Wäsche und des Körpers verwendeten
Abwasser; d) Abwässer von Schlachthäusern, Fabriken und anderen gewerb-
lichen Betrieben; e) den Hauskehricht, die Asche usw.; f) das von Dächern,
Straßen, Höfen sich sammelnde Regenwasser; g) den Straßenkehricht; h) die
Tierkadaver.

Pro Mensch und Jahr sind ungefähr 46 kg Kot, 400 kg Harn, 110 kg feste
Küchenabfälle und Kehricht, 36 000 kg Küchen- und Waschwasser in Ansatz
zu bringen. — An festen Bestandteilen werden im Hauswasser durchschnittlich 100 g pro Kopf und Tag geliefert; in Harn und Fäces außerdem 80 g;
an fäulnisfähigen Stoffen etwa 900 kg pro Kopf und Jahr.

Alle diese Abfallstoffe enthalten:

1. A n o r g a n i s c h e S t o f f e, Kochsalz, Kaliumphosphat, Erdsalze. —
Manche gewerblichen Abwässer führen mineralische Gifte, wie Blei, Arsen
(Kapitel IX).

2. O r g a n i s c h e, zum Teil stickstoffhaltige S u b s t a n z e n. Große Mengen
organischer Stoffe führen auch die Küchenabwässer, ferner die Abwässer aus
Schlachthäusern, Gerbereien, Stärke- und Zuckerfabriken, Zellstoff- und Papierfabriken, Wollwäschereien usw. (s. Kapitel IX). An F e t t rechnet man im
Mittel 170 g pro 1 cbm Abwasser.

3. S a p r o p h y t i s c h e B a k t e r i e n finden in den anorganischen und organischen Stoffen der Abwässer ein ausgezeichnetes Nährmittel, vermehren sich
massenhaft und bewirken lebhafte Zersetzung der organischen Stoffe, d. h.
Gärung- und Fäulnisvorgänge. Besonders fäulnisfähig sind Mischungen von
Harn und Fäces, die Küchenwässer und die an organischem Material reichen
gewerblichen Abwässer. Art und Menge der dabei auftretenden Produkte
wechseln je nach den vorherrschenden Bakterien und nach den für diese vorhandenen Lebens- und Ernährungsbedingungen. — Aus Mischungen von Harn
und Fäces pflegt schon bei ziemlich niederer Temperatur nach zwei Monaten
die Hälfte des Stickstoffs, teils als Ammoniumcarbonat, vorwiegend in Form
von gasförmigem Stickstoff, verflüchtigt zu sein.

4. P a t h o g e n e B a k t e r i e n. Eiterkokken, sowie die Erreger des malignen
Ödems und des Tetanus sind in den Abfallstoffen äußerst verbreitet; gelegentlich
kommen auch Tuberkelbacillen, Pneumonie-, Diphtherie-, Typhus-, Paratyphus-,

Ruhr-, Choleraerreger u. a. m. vor. Selten, und dann wohl nur an schwimmenden Teilchen fester Substanz, tritt eine nachträgliche Vermehrung dieser Bakterien ein. Schon die Art der Nährstoffe und die relativ niedrige Temperatur pflegt ihrer Entwicklung nicht günstig zu sein; vor allem aber wirken die ungeheuren Massen von stets vorhandenen Saprophyten teils durch Nährstoffentziehung, teils durch schädigende Stoffwechselprodukte hemmend auf die Entwicklung der Krankheitserreger. Am Leben erhalten können sich aber widerstandsfähigere Arten (s. Kapitel X) durch Wochen und Monate in den Abfallstoffen.

Vielfach kommt in den Abwässern eine außerordentlich starke Verdünnung etwaiger Infektionsquellen zustande. Je hochgradiger diese Verdünnung ist und je rascher sie erfolgt, um so unschädlicher werden die betreffenden Abwässer sein.

Irrtümlicherweise hat man früher angenommen, daß die pathogenen Bakterien fast ausschließlich in den menschlichen Exkrementen enthalten seien, und die Infektionsgefahr seitens der Hauswässer vielfach unterschätzt. In den Fäces finden sich allerdings bei den betreffenden Krankheiten Cholera-, Typhus-, Paratyphus-, Ruhrkeime und die Erreger anderer infektiöser Darmkrankheiten; im Harn kommen Eiterkokken, Typhusbacillen usw. vor. Die Hauswässer können aber dieselben Bakterien enthalten, da der Inhalt der von den Kranken benutzten Eß- und Trinkgeschirre entweder ganz in die Ausgüsse für das Küchenwasser gelangt oder wenigstens teilweise bei der Reinigung der Geschirre. Daneben kommen in das Hauswasser beim Reinigen der Spucknäpfe, der Wäsche, der Krankenzimmer usw. noch Tuberkel-, Pneumonie-, Diphtheriebacillen, Eiterkokken, die Erreger der Exantheme usw. — kurz, ziemlich alles, was es von Infektionserregern gibt. Die Hauswässer sind also mindestens als ebenso gefährlich wie die Fäkalien anzusehen.

Gelegentlich können auch die Abwässer aus Schlächtereien, sowie aus solchen Gewerbebetrieben, welche Lumpen, Felle, Haare oder tierische Abfälle verarbeiten, infektiöse Bakterien aufnehmen.

In den Stubenkehricht gelangen zwar auch Tuberkelbacillen, Staphylokokken, die Erreger der akuten Exantheme u. a. m. mit dem Staub der Krankenzimmer. Aber die meisten dieser Keime sind durch das Austrocknen geschwächt und werden so verdünnt, daß die vom Kehricht ausgehende Infektionsgefahr verhältnismäßig gering ist.

Die Regenwässer und der Straßenkehricht enthalten nur selten zahlreichere Infektionserreger. Sie werden dann als verdächtig anzusehen sein, wenn von engen Höfen und Straßen aufgehäufte Massen von Abfallstoffen abgekehrt oder abgeschwemmt werden.

B. Gesundheitsschädigungen durch die Abfallstoffe.

Die Gefahren der Abfallstoffe bestehen

1. darin, daß sie infolge der in ihnen ablaufenden Fäulnisvorgänge gasförmige Verunreinigungen in die Luft liefern.

Bei unzweckmäßigen Abort- und Kanalanlagen findet namentlich in der Heizperiode ein lebhaftes Einströmen von Luft aus Jauchegruben ins Wohnhaus statt, die reichliche Mengen Jauchegase (flüchtige Fettsäuren, Ammoniak,

Schwefelwasserstoff) enthält. — Im Freien wird die Luft durch offene Kanäle, Abort-Düngergruben usw. in hohem Grade verunreinigt.

Die Bedeutung dieser Luftverunreinigung ist S. 61 dargelegt. Eine toxische Wirkung der Jauchegase wird nur beim Grubenräumen, in nicht ventilierten Kanälen oder bei völlig vernachlässigten Abortanlagen beobachtet. Für gewöhnlich ist die Menge der giftigen Jauchegase in der Wohnungsluft zu gering, um akute Vergiftungserscheinungen auszulösen.

Keinesfalls sind die gasförmigen Produkte der Abfallstoffe imstande, Infektionen hervorzurufen. Fälschlicherweise wird allerdings in diesen Ausdünstungen vielfach noch die eigentliche Gefahr der Abfallstoffe gesehen. Derartige Anschauungen sind völlig unberechtigt.

Dagegen rufen die von den Abfallstoffen herrührenden übelriechenden Gase in ausgesprochener Weise Ekelgefühl hervor und sind außerdem nicht selten das Zeichen einer mangelhaften Reinlichkeit und insofern Symptom einer gewissen Infektionsgefahr.

2. Die Abfallstoffe liefern eine große Menge organischer, fäulnisfähiger Stoffe, und unter Umständen mineralische Gifte in den Boden, in das Grundwasser bzw. in die Flüsse.

Wird das Grundwasser oder Flußwasser als Trink- oder Brauchwasser benutzt, so können die hineingelangten organischen Abfallstoffe die Benutzbarkeit desselben hindern, weil es alsdann nicht mehr den S. 95 aufgestellten Anforderungen bezüglich der Appetitlichkeit, Klarheit, Geruchlosigkeit usw. entspricht.

Ferner kann ein Boden so stark mit Abfallstoffen imprägniert werden, daß er zu üblen Gerüchen Anlaß gibt, und daß wiederum das in seiner Tiefe befindliche Grundwasser stark verunreinigt wird.

3. Die Abfallstoffe vermitteln die Verbreitung von Infektionserregern. Die Ausbreitung kann namentlich erfolgen, wenn innerhalb der Wohnung bzw. in der Nähe derselben sich leicht zugängliche Lager von Abfallstoffen vorfinden (verschmutzte Höfe, offene Rinnsteine usw.). Die Übertragung kann dann in sehr mannigfaltiger Weise, durch Menschen (namentlich spielende Kinder), Gerätschaften, Insekten, Luftströmungen, Haustiere usw. geschehen. — Gelegentlich wird die Ausbreitung auch von der weiteren Umgebung der Wohnung aus vermittelt: von gedüngtem Gemüseland aus; durch Abwässer, die in Brunnen gelangen; durch offene Straßenrinnsteine; oder durch Bäche und Flüsse, die einerseits Abfallstoffe aufnehmen, andererseits zum Trinken oder Baden dienen.

Bestehen Einrichtungen, um alle Abfallstoffe möglichst schnell aus der Wohnung und dem Bereich der Menschen fortzuschaffen oder sehr stark zu verdünnen, so sinkt die Möglichkeit einer Infektion durch Abfallstoffe auf ein äußerst geringes Maß.

Für Typhus, Ruhr, Cholera usw. wird durch solche Einrichtungen zur Entfernung der Abfallstoffe ein großer Teil aller in Betracht kommender Infektionsquellen beseitigt und ihre gesamte Verbreitung wesentlich gehindert. Für viele andere Krankheiten, die hauptsächlich durch unmittelbaren persönlichen Verkehr (besonders durch Tröpfcheninfektion) verbreitet werden, z. B. Phthise, Influenza, Keuchhusten usw., stellt die Verbreitung der Erreger durch die Abfallstoffe einen selten betretenen Weg dar, und hier werden daher die

Infektionen kaum merkbar vermindert, selbst wenn beste Anlagen zur sogenannten Städtereinigung bestehen.

Auf Grund vorstehender Erörterungen wird von einem zweckentsprechenden System zur Entfernung der Abfallstoffe folgendes zu verlangen sein:

1. In erster Linie müssen die Abfallstoffe so schnell und vollständig wie möglich aus den menschlichen Wohnungen und aus dem Bereich empfänglicher Menschen entfernt werden, bzw. es muß ihnen durch Abtötung der Bakterien die Infektionsgefahr genommen und durch besondere Vorkehrungen die Verbreitung übler Gerüche unmöglich gemacht werden.

2. Nachdem dieser wichtigsten hygienischen Forderung genügt ist, ist darauf zu achten, daß die Abfallstoffe außerhalb der Wohnstätten nicht unverändert in Flüsse oder auf Bodenflachen u. dgl. gelangen, von denen aus Verbindungen mit zahlreicheren Menschen bestehen, sondern erst nach solcher Vorbehandlung, daß keine Infektionsgefahr und keine Geruchsbelästigung mehr durch sie verursacht wird. Auch ist beim Einlaß in Wasserläufe zu berücksichtigen, ob etwa die Fischzucht durch die Abwässer Schaden leidet.

3. Unästhetische Eindrücke sollen tunlichst vermieden werden.

4. Unter den Systemen, welche vorstehende Bedingungen erfüllen, ist das billigste das empfehlenswerteste.

5. Bei sonstiger Gleichwertigkeit ist einem Verfahren, welches eine landwirtschaftliche Verwertung der Abfallstoffe gestattet, der Vorzug zu geben.

C. Die einzelnen Systeme zur Entfernung der Abfallstoffe.

Man unterscheidet:

1. Abfuhrsysteme, d. h. solche, die mit lokalen Sammelstätten ohne unterirdische Kanäle arbeiten und vorzugsweise die Fäkalien beseitigen, und zwar das Grubensystem, das Tonnensystem und die Abfuhr mit Präparation der Fäkalien. Diese Verfahren waren früher auch in größeren Städten verbreitet, finden sich aber jetzt namentlich wegen der mangelhaften Berücksichtigung der Abwässer fast nur noch in ländlichen und kleineren städtischen Gemeinden.

2. Kanalsysteme, d. h. solche, bei welchen die Fäkalien oder, wie meist, die sämtlichen Abwässer durch ein unterirdisches Kanalnetz gemeinsam für größere Häuserverbände fortgeschafft werden; und zwar die Schwemmkanalisation und die sogenannten Separations- oder Trennungssysteme. — Kehricht und Tierkadaver werden bei allen Systemen gesondert behandelt.

1. Abfuhrsysteme.

a) Das Grubensystem.

Die Fäkalien werden in einer nahe am Hause gelegenen Grube gesammelt und von dort zeitweise abgefahren. Für die Anlage der Gruben bestehen besondere Vorschriften.

Die Gruben sollen höchstens 2—5 cbm Inhalt haben, ferner in einem Abstand von mindestens 15 m vom Brunnen angelegt werden und durch eine besondere Mauer und Lehmschicht von der Fundamentmauer des Hauses getrennt sein. Sind die Gruben durchlässig, so erfolgt leicht eine Übersattigung des Bodens mit Abfallstoffen, die zur Entwicklung fauliger Geruche fuhrt. Die Gruben sollen ferner wasser- und luftdicht gedeckt sein; am besten mit einer Eisenplatte oder mit Bretterlage und darüber mit einer starken Lehmschicht. — Das Fallrohr soll aus einem innen sehr glatten, undurchlässigen Material, z. B. aus glasiertem Eisen bestehen. Kommen Abzweigungen vor, so sollen Seiten- und Hauptrohr höchstens einen Winkel von 25—28° bilden.

Wenn die Grube undicht gedeckt oder mit sogenanntem Dunstrohr versehen ist, pflegen sich regelmäßig starke Strömungen von Abortgasen in das Haus hinein herzustellen. Es muß daher versucht werden, die Gase durch einen Schlot über Dach zu leiten.

Von PETTENKOFER ist empfohlen, das Fallrohr ohne Verengerung des Querschnitts bis uber das Dach hinaufzufuhren und dort mit Aspirationsaufsatz zu versehen. Die Sitzoffnung soll für gewöhnlich bedeckt sein. Es stellt sich dann geradezu eine Art Vakuum her, so daß die Luft kräftig in den Sitz hinein- und zum Dache herausströmt, sobald der Deckel abgenommen wird.

Nach D'ARCET soll ein besonderes Ventilationsrohr von der Grube aus über Dach geführt werden. Die Sitze können dann beständig offen bleiben.

Von Zeit zu Zeit müssen die Gruben geräumt werden. Damit hierbei nicht Belästigung durch Gerüche eintritt, sind Apparate in Aufnahme gekommen, mittels welcher der Grubeninhalt in einen luftleer gemachten Kessel aspiriert und in diesem abgefahren wird, während die Grubengase durch die Feuerung der Lokomobile geführt werden.

Das Urteil über den hygienischen Wert des Grubensystems richtet sich ganz nach der Art seiner Ausführung.

Erfolgt die Anlage der Grube, die Ventilation des Fallrohrs und die Räumung nach den oben gegebenen Vorschriften, ist ferner für eine besondere Abwässerbeseitigung gesorgt, und wird das Grundwasser nicht zur Wasserversorgung benutzt, so ist vom hygienischen Standpunkt kaum ein Einwand zu erheben. Dabei ist das Grubensystem verhältnismäßig billig, trägt den Forderungen der Landwirte Rechnung und entspricht nur unserem ästhetischen Bedürfnis nicht so gut wie einige andere Systeme.

Der abgefahrene Grubeninhalt wird meist in der nachsten Umgebung unmittelbar als Dunger verwendet. Ein Versand auf weitere Strecken mit der Eisenbahn lohnt sich nur in großen, etwa 3 cbm fassenden Behältern, in welche die kleineren Behalter umgefullt werden mussen. Verarbeitung zu Poudrette ist oft versucht, aber bisher kaum gewinnbringend befunden.

b) Das Tonnensystem.

Statt der Aufsammlung der Fäkalien in Gruben hat man es für empfehlenswerter gehalten, in einem oberirdischen, gut zugänglichen Raume leicht transportable Kübel oder Tonnen aufzustellen und sie häufig (an jedem dritten bis achten Tage) zu wechseln, d. h. den vollen Behälter nach einer Sammelstelle fortzuschaffen und dort zu entleeren, und statt dessen einen anderen einzustellen.

Die Tonnen stehen zu ebener Erde, in kleinen, gut gemauerten und mit wasserdichtem Fußboden (Zement, Asphalt) versehenen Kammern, die durch eine Tür von außen zugänglich sind; bei alten Gebäuden auch wohl in den früheren Gruben, doch ist dann die Auswechselung der Fasser schwierig.

Die Behalter, sog. „Heidelberger Tonnen", sind gewöhnlich stehende Zylinder aus verzinntem Eisenblech von 105—110 Liter, selten 300 Liter Inhalt. — Die Fallrohre sollen möglichst dicht in die Tonnen eingefügt sein; an den Seiten befinden sich Henkel, unter die sich bequem Tragen oder zweirädrige Karren unterschieben lassen.

Ventilation der Kubel erfolgt dadurch, daß das Fallrohr uber Dach verlangert und dort mit Aspirationsaufsatz versehen wird (Abb. 87).

Außerdem ist bei den Heidelberger Tonnen ein Syphon angebracht, ein gebogenes Eisenrohr, das sich mit frischen Fakalien füllt, aber den Aufstieg von Gasen aus der Tonne hindert. Jede Tonne hat einen Überlauf, der in einen vorgestellten Eimer führt (s. Abb. 88).

Die abgefahrenen Tonnen können in kleineren Stadten und im Sommer gleich auf den Feldern entleert werden. In größeren Städten müssen Sammelplätze angelegt, oder der Inhalt muß zu Poudrette verarbeitet werden.

Das Tonnensystem wird vielfach dem Grubensystem als hygienisch überlegen hingestellt, weil den frischen Fäkalien nur ein kurzer Aufenthalt im Hause gestattet wird; namentlich aber deshalb, weil beim Tonnensystem der Boden

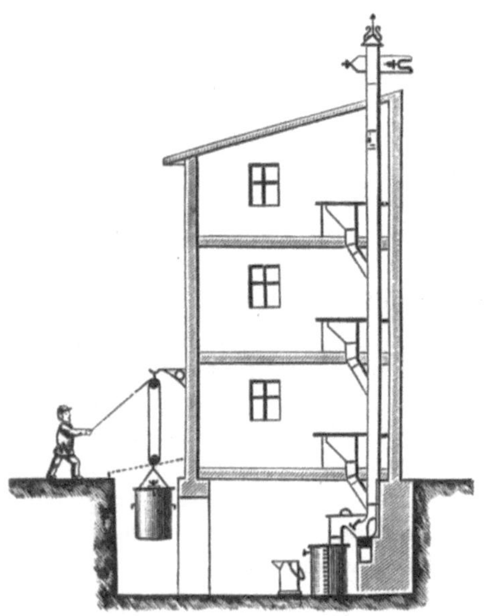

Abb. 87. Profil eines Hauses mit Tonnenabfuhr.

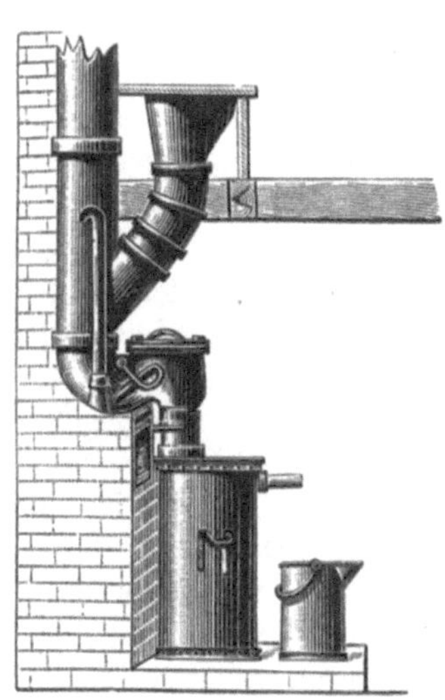

Abb. 88. Heidelberger Tonne, mit Fallrohr, Syphon und Überlaufeimer.

ganz frei von organischer Substanz gehalten und damit angeblich für die Ausbreitung ·von Epidemien gänzlich ausgeschaltet wird. Doch hat sich gezeigt, daß dieses günstige Urteil nicht zutrifft.

Für ausgedehnteren Betrieb in größeren Städten ist zweifellos das Tonnensystem ungeeignet. Verwendbar ist es höchstens für kleine Städte mit leichtem Absatz der abgefahrenen Fäkalien; ferner für einzelne, etwa schwer zu kanalisierende Teile einer größeren Stadt und namentlich für einzelstehende Häuser, kleinere Häusergruppen sowie einzelne öffentliche Anstalten mit gutem Aufsichtspersonal.

c) Abfuhr mit Präparation der Fäkalien

Häufig wird eine Desinfektion oder eine Desodorisierung des Gruben- und Tonneninhalts versucht, Maßnahmen, die nicht verwechselt werden dürfen

Mit der Desinfektion streben wir eine Tötung der Infektionskeime an; eine solche läßt sich in einfachster und billigster Weise erreichen durch bestimmte Mengen Ätzkalk, Chlorkalk oder Mineralsäuren (s. Kapitel X).

Bei der Desodoridierung dagegen handelt es sich darum, entweder die gebildeten übelriechenden Gase zu beseitigen oder im faulenden Substrat die Zersetzung zu hindern. Meist kommen freilich kombinierte Wirkungen zustande.

Zur Erreichung dieser Ziele vermischte man früher die Fäkalien hauptsächlich mit Chemikalien, z. B. Eisenvitriol, Manganchlorür oder Kaliumpermanganat, welche die riechenden Gase binden und zugleich die Entwicklung der Fäulnisbakterien hemmen.

Neuerdings sind die Chemikalien durch poröse, feinpulverige Substanzen verdrängt worden, welche durch Flachenattraktion die riechenden Gase binden, außerdem rasch Feuchtigkeit absorbieren und Oxydation veranlassen. Dahin gehören z. B. gepulverte Holzkohle, trockene Erde, Asche und als brauchbarstes Mittel Torfstreu.

Das sog. Erdklosett ist am langsten bekannt und ist in England und Indien viel angewendet. Lehmige und tonige Gartenerde wird in völlig trockenem Zustande mit den Fäkalien gemengt; fur eine Defakation von 120 g Faces und 300 g Harn sind $^3/_4-1$ kg Erde erforderlich. Nach beendeter Mineralisierung ist die Erde aufs neue brauchbar. Zum Aschenklosett wird Asche benutzt, die von den Kohlenrückständen abgesiebt ist, und der etwas gepulverte Kohle beigemengt wird. Von Torfstreu ist weniger Masse zur vollstandigen Desodorisierung notig, und sie ist leichter transportabel. Der sog. „Torfmull" vermag etwa das Achtfache seines Gewichts an Wasser aufzusaugen. Pro Mensch und Tag sind 155 g Torfmull nötig; für eine Entleerung von 150 g Fäces + 300 g Harn 50 g. Für kleinere Häuser und manche öffentlichen Anstalten sind Tonnen oder besser häufig gewechselte Eimer mit Torfstreu empfehlenswert. Auch Klosetts mit automatischem Torfzusatz sind eingeführt. Durch Beigabe von Schwefelsäure oder sauren Salzen (Kainit) läßt sich der Torfmull auch in ein Desinfiziens verwandeln, das Cholera- und Typhusbacillen in kurzer Zeit abtötet; die desodorisierende Wirkung bleibt dabei ungeschwacht (FRANKEL).

Bei Pissoiranlagen läßt sich durch einen Ölverschluß oder durch Saprol (siehe Kap. X), das sich auf die Oberflache auflagert, die Geruchsentwicklung vermeiden; Wände und Fußboden werden mit Mineralölmischung abgerieben. Die am Fußboden laufenden, meist zu schmalen Abflußrinnen sollten überall durch hochangebrachte Becken von zweckmaßiger Form ersetzt werden.

Abänderungen der vorbeschriebenen Systeme sind aus dem Bestreben hervorgegangen, die Klosetts mit Wasser, wenn auch in mäßigen Mengen, zu spülen, dieses Spülwasser (ausschließlich der festen Bestandteile) zugleich mit den Hauswässern zu beseitigen und mit möglichst seltener Abfuhr des Rückstandes auszukommen. Man hat dies 1. durch Trennung von flüssigen und festen Teilen mittels Sieben u. dgl. zu erreichen gesucht; jedoch ohne Erfolg; 2. durch Zusatz gewisser Chemikalien und Einschaltung von Klärgruben.

Hauptsachlich wurden fruher Ätzkalk oder Magnesia, oder sauer reagierende Eisensalze bzw. Aluminiumsulfat (Mangan-, Zinksalze) verwendet. Ihre Wirkung besteht darin, daß voluminose Niederschlage in der Jauche entstehen, welche einen großen Teil der landwirtschaftlich verwertbaren Bestandteile enthalten. Im Harn findet sich saures Calciumphosphat und Calciumcarbonat; durch Zusatz von Ätzkalk entsteht unloslicher basisch phosphorsauerer Kalk und Calciumcarbonat; Magnesiumzusatz fuhrt zur Bildung von Tripelphosphat. Treffen Eisen- oder Aluminiumsulfat mit alkalischen Substanzen (Ammoniumcarbonat) zusammen, so entstehen sehr voluminose Fallungen von Eisenhydrat und Tonerdehydrat. Eisensulfat bindet außerdem Schwefelammonium. (SUVERNs Verfahren, A-B-C-Prozeß, FRIEDRICHs Verfahren u. a. m.)

Diese Verfahren sind verdrängt durch die neuen einfacheren Kläranlagen, welche ohne Chemikalienzusatz arbeiten und bei denen auf ein „Ausfaulen" der Fakalien in dicht verschlossenen Behältern gerechnet wird, an die sich unter Umständen Untergrundberieselung anschließt (Verfahren von Schweder u. a.; s. unten).

2. Schwemmkanalisation.

Fast die gesamten Abfallstoffe, alle Fäkalien, das Haus- und Küchenwasser und das Meteorwasser werden bei der Schwemmkanalisation in unterirdischen Kanälen gesammelt, und die entstehende dünnflüssige, unter Umständen durch Wasserzusatz noch weiter verdünnte Masse wird durch natürliches Gefälle rasch aus dem Bereich der Wohnungen fortgeführt.

Der Untergrund der Stadt wird von einem Netz von Kanälen aus dichten, innen glatten Wandungen durchzogen, welche sich mit natürlichem Gefälle nach einem großen Sammelkanal hinziehen. Die Anfänge des Netzes liegen in den Ausgußöffnungen in Küchen und Waschküchen, in den Klosetts usw.; ferner in den Abführungen für das Straßenwasser und in den Regenrohren. Von da laufen die kleinen Anfangskanäle in größere Straßenkanäle zusammen, die sich schließlich zu mehreren Hauptkanälen vereinigen.

Da eine rasche Vorwärtsbewegung der Abfallstoffe stattfinden muß, ist gutes Gefälle und möglichst reichlicher Wassergehalt der Kanaljauche nötig, so daß sie dünnflüssig ist. In Städten ohne Wasserleitung sind die Abwässer zu konzentriert und fließen zu langsam. Gewöhnlich werden daher Kanalisation und Wasserleitung nebeneinander projektiert und angelegt; sie bedingen sich gegenseitig. — Auch eine gewisse Verdünnung durch Meteorwasser ist nur erwünscht und muß bei regenarmer Zeit durch künstliche Wasserspülung ersetzt werden.

Zunächst sind eine Reihe von hygienisch wichtigen Vorarbeiten auszufuhren, z. B. ein Nivellement der Bodenoberflache und der einzelnen Bodenschichten; ferner müssen über die Grundwasserverhaltnisse, die Bodentemperaturen, die Regenmengen, den Abfluß und die Verdunstung des Regens, dann uber die Dichtigkeit der Bewohnung, den Verbrauch an Hauswasser, die wahrscheinliche Zunahme der Bevolkerung usw. Erhebungen veranstaltet werden.

Die Disposition der ganzen Anlage wird verschieden behandelt. In fruherer Zeit und in englischen Stadten kannte man nur eine zentrale Verteilung. An einer Stelle der Peripherie kommt dann der Sammelkanal heraus; die Anfange des Systems liegen in den anderen Teilen der Peripherie und die Kanale wachsen allmahlich, je mehr sie bebaute Teile durchsetzen. — Daraus ergeben sich aber Nachteile: Erstens sehr lange Kanale, denen dann oft nicht das genugende Gefalle gegeben werden kann, wenn man nicht die Enden sehr tief legen will. Nur bei kleineren Stadten oder solchen mit starker Neigung des Gelandes fallt dies Bedenken fort. — Zweitens sind die Anfangskanale schwer richtig zu bemessen. Gerade in der Peripherie findet das Wachstum der Stadt, unberechenbar in welchem Umfange, statt. Dabei aber darf man auch wieder von Anfang an keine zu großen Kanale projektieren, weil diese eine schlechte Fortbewegung des Inhalts veranlassen und kostspielig sind. Daher ist es bei zentraler Anordnung unausbleiblich, daß oft Umbauten und Erweiterungen zu eng gewordener Kanale und ihrer Vorfluter erfolgen mussen.

Besser ist Dezentralisation der Anlage. Entweder kann man verschiedene Radialsysteme einrichten (wie in Berlin). Die Anfange der Kanale liegen dann im Zentrum der Stadt, in der Peripherie dagegen sind große Stamme, die leicht einer Erweiterung der Stadt sich anpassen. — Oder, wenn einzelne Teile der Stadt sehr verschiedene Hohenlage haben, werden diese Teile dementsprechend behandelt (Parallelsystem, z. B. in Stuttgart. München, Wien).

Material der Kanäle. Bei den engeren (unter 0,5 m Durchmesser) benutzt man innen glasierte Tonrohren; die größeren Kanäle sind aus Backstein und Zement gemauert. Die Seitenteile kommen nur bei starken Regengussen mit der Kanaljauche in Berührung, die Hauptsache ist daher das Sohlenstück, das undurchlassig aus Steingut oder Beton, bzw. als Mauerkorper aus Ziegel und Zement hergestellt wird. Das Sohlenstück ist gewöhnlich durchzogen von kleinen kantigen Kanalen (a in Abb. 89), die am Ende der Leitung offen enden und zur **Drainage des Grundwassers** dienen. Neben den Kanalen wird eine Kiesschuttung angebracht, welche gleichfalls drainierend wirkt; häufig legt man in die Kiesschicht noch besondere Drainröhren (b in Abb. 89).

Die Tieflage der Kanäle schwankt im allgemeinen zwischen 1,5 und 6,5 m; in Stadten, wo auch das Abwasser aus allen Kellerwohnungen aufgenommen werden soll, bis zu 10 m. Oft liegt der größere Teil im Grundwasser. Damit kommt dann vielfach eine dauernde Senkung des Grundwasserspiegels zustande.

Die **Weite der Kanäle** richtet sich nach den zu bewältigenden Wassermassen, deren Hauptanteil durch die Niederschläge geliefert wird. Soll aber jeder Regen, auch der stärkste Platzregen, vollständig Aufnahme in den Kanälen finden, so ergeben sich solche Dimensionen für die Kanäle, daß diese zu kostspielig werden und außerdem für ge-

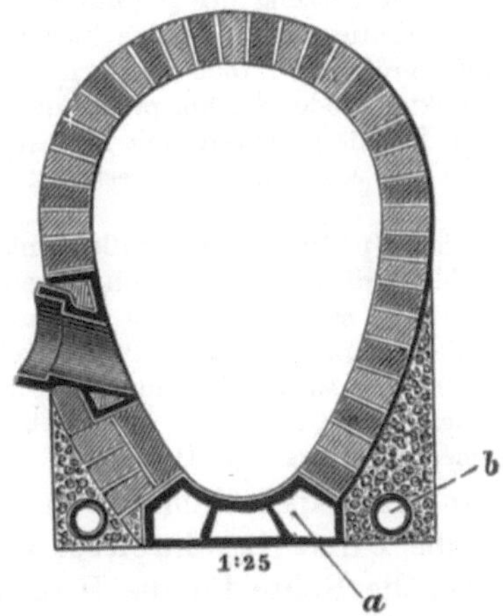

Abb. 89. Kanalprofil. *a* Offene Kanale des Sohlenstücks. *b* Drainröhren in der Kiesschüttung.

wöhnlich eine schlechte Fortbewegung des relativ geringfügigen Inhalts leisten würden. — Richtiger ist es daher, die Kanäle nur auf Abführung der mittleren Regenmengen und des Hauswassers zuzuschneiden.

Es fragt sich aber, was dann mit den größeren Regenmengen geschehen soll. Für diesen Fall treten sogenannte Notauslässe (Regenauslässe) in Tätigkeit, d. h. breite, flache Kanäle, welche **aus dem oberen Teil der Straßen-**

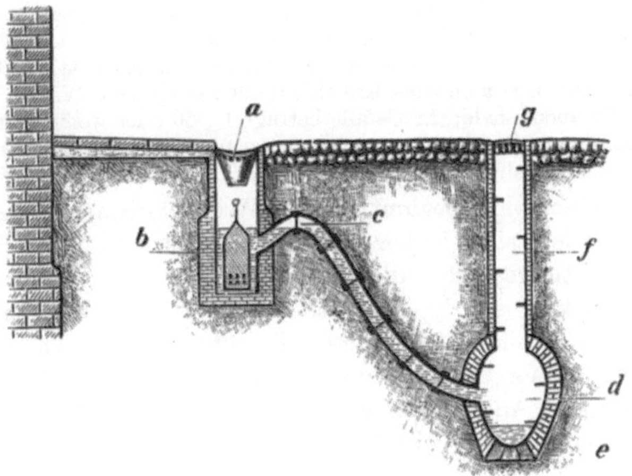

Abb. 90. Profil einer kanalisierten Straße. *a* Einlauf für das Straßenwasser. *b* Gullie mit heraushebbarem Sinkkasten. *c* Überlauf in den Straßenkanal. *d* Straßenkanal. *e* Sohlenstück. *f* Einsteigeschacht. *g* Durchlochter Deckel.

kanäle mit gutem Gefälle direkt zum nächsten Wasserlauf führen, und die das Kanalwasser erst aufnehmen und ableiten, nachdem es bis zu jener ungewöhnlichen Höhe gestiegen ist, in welcher die Anfänge der Notauslässe liegen.

Das Profil der Kanäle ist bei den kleinsten rund, bei den größeren überhöht (eiförmig, Abb. 89). In großen runden Kanälen kommt es leicht zu einer tragen Fortbewegung und zu einer Durchsetzung des ganzen Rinnsals mit hemmendem Schlamm. Das Gefälle soll bei Hausleitungen 1 : 50, bei kleinen Kanälen 1 : 200 bis 300, bei größeren 1 : 400—500, bei den größten 1 : 1500 betragen. — Die Geschwindigkeit des Stromes ist im Mittel 0,75 m pro Sekunde oder 2,5 km pro Stunde. Dabei sollen auch alle festen Teile, die naturgemäß in die Kanäle gelangen, mit fortbewegt werden. — Stoßen die Kanäle auf einen Strom, so wird ein sog. Düker eingerichtet, eine Art Syphon aus eisernem Rohr, der im Flußbett liegt.

Eine Spülung der Straßenkanäle ist erforderlich, wenn die Ausmaße relativ groß gewählt werden mußten, wenn längere Zeit starkere Niederschlage gefehlt haben und wenn stellenweise schlammreichere Abwässer aus Fabriken usw. in die Kanale gelangen. Sie geschieht z. B. dadurch, daß in einzelnen Kanalen eiserne Spulturen geschlossen und nach genügendem Anstau des Kanalwassers plötzlich wieder geöffnet werden; oder durch automatisch arbeitende Kipp- oder Heberspüler; oder durch Einlaß von Wasser aus Flüssen, Teichen oder aus den Hydranten der Wasserleitung.

In die Kanäle führen von der Straße aus die Straßenwassereinläufe und die Einsteigschächte; von den Häusern aus die Fallrohre der Klosetts, die Rohre für die Hauswässer und die Regenrohre.

Die Einläufe für das Straßenwasser liegen meist in den Rinnen neben dem Fußsteig, außerdem auf Hofen usw.; sie sind durch einen Rost von Eisenstaben bedeckt. Da das Straßenwasser viel Sand und Schlamm mitführt, so wird unter dem Einlauf ein Sinkkasten oder Gullie angebracht. Ungefähr 1 m oberhalb des Bodens des Gullies befindet sich der Ablauf, der syphonartig nach oben gekrümmt ist, damit die Kanalluft nicht durch den Gullie auf die Straße entweichen und die Passanten belästigen kann. Von Zeit zu Zeit müssen die Gullies geraumt werden, da deren Ablauf sich verstopft, wenn der Schlamm zu hoch ansteigt.

Die Einsteig- (Revisions-)schachte (Mannlocher) gehen vom Fahrweg vertikal nach abwärts, sind so weit, daß ein Mann hindurchkriechen kann, und an den Wänden mit Steigeisen versehen. Sie dienen 1. zur Revision und Reinigung, auch die nicht besteigbaren Kanäle müssen sich von einem Mannloch bis zum anderen mit Lampen oder mit Hilfe von Winkelspiegeln übersehen lassen; 2. zur Aufnahme und Beseitigung der Sinkstoffe; der Boden der Einsteigschachte wird tiefer gelegt als die Sohle der Kanale und bildet so ein kleines Becken, in welchem sich Sinkstoffe ablagern; 3. zur Ventilation der Kanale; die Deckel sind durchlöchert und gestatten der Kanalluft den Austritt ins Freie.

Die von den Häusern kommenden Kanale münden in spitzem Winkel oder in flachem Kreisbogen in die Straßenkanäle; ihr Gefalle betragt 1 : 50 oder weniger; sie bestehen aus glasierten Steingutrohren oder aus innen und außen asphaltiertem Eisenrohr (letzteres beim Durchtritt durch die Grundmauern).

Ein Teil der Hausrohre beginnt in den Wasserklosetts. Am Ende des Sitztrichters befanden sich früher bewegliche Klappen oder Pfannen. Bei den neueren Einrichtungen gehen die Sitztrichter in einen Syphon, ein ∿förmig gebogenes Rohrstück, über (Syphonklosett, Abb. 91), in welchem eine Wasserschicht den Abschluß bildet Oft haben die Sitztrichter noch die Form eines Beckens, in dem immer ein Rest des Spülwassers stehen bleibt (Wash-out-Klosett, Abb. 92); die Anordnung des Wasserzuflusses muß dann so sein, daß namentlich der Beckenboden kräftig ausgewaschen wird. — Zu beanstanden sind die in Schulen hier und da eingeführten Trogklosetts, bei denen mehrere Klosetts in einen gemeinsamen, nur gelegentlich gespülten Trog führen.

Das Fallrohr hat 10—14 cm Durchmesser besteht aus asphaltiertem Eisen und soll nach oben bis über das Dach hinaus verlängert sein. Der Wasserzufluß zum Klosett kann auch automatisch geregelt werden (durch das Öffnen der Tür, das Niederdrucken des Sitzes usw.). Jedenfalls muß eine reichliche Wassermenge zum Spülen gewahrt werden, mindestens 5—10 Liter pro Tag und Kopf. Zur Verhutung der Verunreinigung des Sitzes und seiner Umgebung durch beim Spülen verspritzte Tröpfchen ist vorher der Trichter mit dem Deckel zu schließen; derselbe muß mit einem Handgriff versehen sein.

Die Ausgüsse in den Küchen haben einen siebartig durchlochten Boden oder ein unabnehmbares Gitter, das zweckmäßig noch durch ein bewegliches, höher einzulegendes Drahtnetz ergänzt wird. Dann folgt ein Syphon (oder Glockenverschluß), dann ein Fallrohr von 5—8 cm Durchmesser. Letzteres wird nach oben über Dach geführt, nach unten gewöhnlich in den Hof geleitet, wo man es, da das Küchenwasser viel zum Reinigen benutzten Sand,

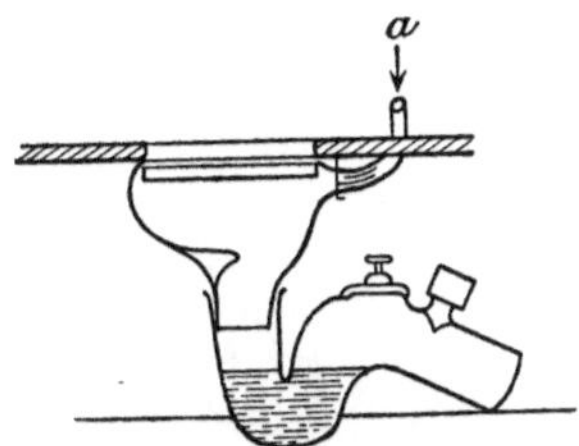

Abb. 91. Syphonklosett
mit flachem Sitztrichter.

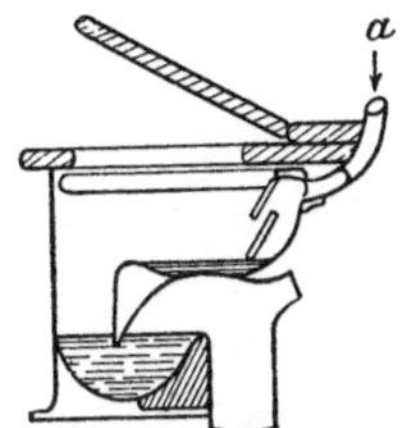

Abb. 92. Syphonklosett
mit vertieftem Sitztrichter.

Fett, Fasern von Tüchern usw. mit sich führt, gewöhnlich in einem Gullie bzw. Fettfang enden läßt.

Die Regenrohre, welche das Meteorwasser von den Dächern sammeln, gehen von der Hinter- und Vorderfront des Hauses in den oberen Teil der Straßenkanäle.

Die Kanalgase müssen von den Wohnräumen ferngehalten werden; nicht etwa weil sie infektiöse Krankheiten hervorrufen könnten (die Unrichtigkeit dieser Annahme ist bereits oben (S. 61) betont); wohl aber kommt durch die Kanalgase eine Belästigung und eine Beeinträchtigung in der Aufnahme der Luft zustande.

Eine Fernhaltung der Kanalgase vom Hause besorgen die Verbindungen der Straßenkanale mit der freien Luft a) durch die Einsteigschächte; b) durch die über Dach reichenden Klosett-Fallrohre; c) durch die Regenrohre. Zuweilen hat man noch besondere Ventilationsturme mit starken Kohlenfeuerungen zur Aspiration der Kanalluft herangezogen, aber im ganzen ohne entsprechenden Vorteil.

Außerdem ist der Eintritt von Kanalgasen ins Haus durch die nahe der Mundung der Fallrohre angebrachten, mit Wasser stets gefüllten Krummungen der Rohre, die sog. Syphons, gehindert. Solche Wasserverschlusse sind fur die Kanalgase so gut wie undurchlassig, da die letzteren sich nur sehr wenig in Wasser losen, die Abdunstungsflache fur die geringfugigen gelosten Mengen klein ist und das abschließende Wasser oft erneuert wird.

Allerdings kann bei schlechter Konstruktion des Syphons der Wasserverschluß gebrochen werden. Durch Eingießen größerer Wassermengen in den Syphon A (Abb. 94), die das Fallrohr vollstandig fullen und beim Absturzen hinter sich eine Art Vakuum erzeugen, kann entweder der Syphon A selbst leergesogen werden; oder es wird unter Umstanden ein anderer, an dasselbe Fallrohr angeschlossener Syphon B oder C entleert. Oft kommt es nur zu einer teilweisen Entleerung (B in Abb. 94); die abschließende Wassersaule ist dann aber zu niedrig, um einem mäßigen Überdruck von Gasen standzuhalten. Nicht selten bleibt sogar so wenig Wasser zurück, daß eine ungehinderte Verbindung der Luft durch den Syphon besteht (C in Abb. 94). — Auch ein Überdruck im Rohr, der z. B. entsteht, wenn falschlicherweise am unteren Ende des Rohrs nochmals ein hemmender Syphon angebracht ist, kann zur Entleerung eines Verschlusses führen.

Ein Entleeren von Syphons tritt jedoch nur ein, wenn das Fallrohr unzweckmäßig eng und geschlossen ist, und es kann mit Sicherheit dadurch vermieden werden, daß das Syphon- und Fallrohr weiter (über 10 cm), die Eingußöffnung aber enger gemacht wird; ferner dadurch, daß man das Fallrohr offen über Dach und unten offen im Kanal enden läßt. Sicheren Schutz gewährt auch ein offenes Rohr (d in Abb. 95), welches vom Scheitel

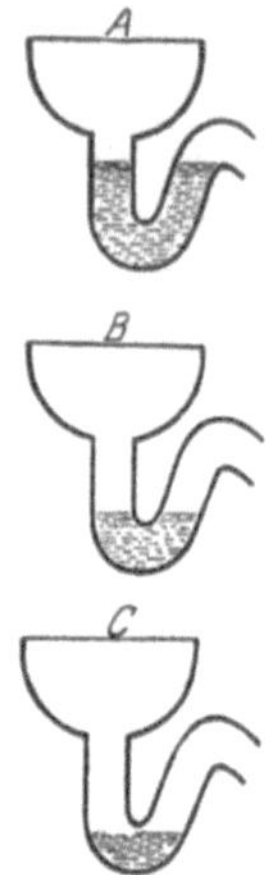

Abb. 94. Verschiedene Füllung der Syphons. *A* normaler, gefüllter Syphon. *B* geschwächter Syphon. *C* leer gezogener Syphon.

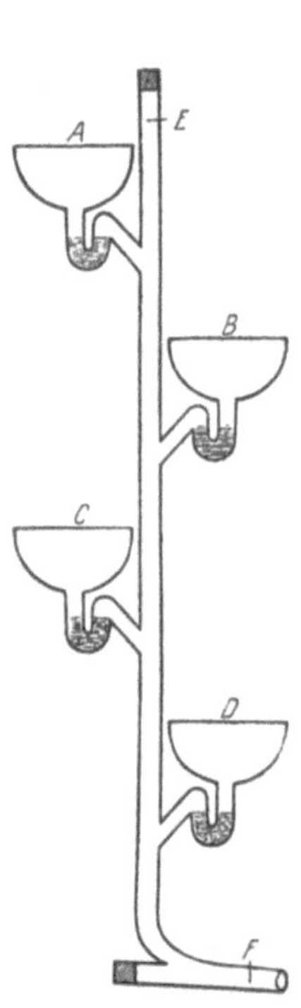

Abb. 93. Schema der Ausgüsse und Syphons eines Hauses.

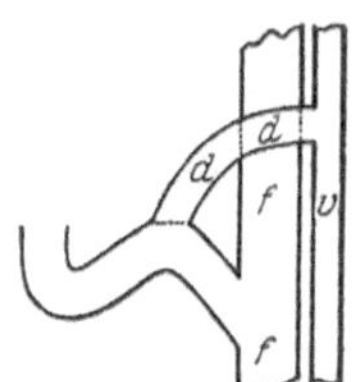

Abb. 95. Schutzvorrichtung an Syphons. *f* Fallrohr. *v* Ventilationsrohr. *d* Verbindungsrohr.

des Syphons in ein über Dach verlängertes Ventilationsrohr geführt wird. Am besten verwendet man Syphons nach dem System KESSELRING, die nicht leergesogen werden können.

3. Die Separationssysteme.

Statt der alle Abwässer aufnehmenden Kanalisation ist häufig eine getrennte Behandlung der einzelnen Abfallstoffe, eine „Separation" der Fäkalien, des Hauswassers und des Meteorwassers, angezeigt. Besonders die Abzweigung des Meteorwassers hat entschieden Berechtigung. Die Ausmaße der Schwemmkanale sind wesentlich auf die Regenwassermengen zugeschnitten; die Kanäle können sehr viel kleiner und billiger angelegt werden, wenn sie nicht die wechselnden und oft sehr großen Mengen Niederschlage aufzunehmen haben.

Freilich hat das Meteorwasser bei den Schwemmkanalen die wichtige Aufgabe, den Kanalinhalt gelegentlich stark zu verdünnen und einen raschen Fluß der Kanaljauche und ein Fortschwemmen schwererer Sinkstoffe zu veranlassen. — Aber diese Aufgabe leistet das Meteorwasser weder in idealer Weise, da es sich ja nur in ganz unregelmäßigen Zwischenräumen betätigt, noch ist es als unersetzlich anzusehen. Ein Ersatz kann z. B. dadurch erreicht werden, daß von einem Fluß oder Teich oder von der Wasserleitung aus eine regelmäßige, willkürlich regulierbare Spülung des nur für Fäkalien und Abwässer bestimmten Kanalsystems eingerichtet wird. Oder die Fakalien und Hauswässer werden mit maschineller Unterstützung fortbewegt, welche die Spülung überflüssig macht.

Ein Vorteil der Abzweigung des Meteorwassers liegt auch darin, daß mechanische und chemische Klärung oder Oxydationsverfahren leichter durchführbar sind, weil die Masse der Abwässer ohne Aufnahme des Regenwassers viel geringer wird und ihre Zusammensetzung gleichmaßiger ausfällt.

Hygienisch unrichtig würde es sein, allein die Fäkalien gesondert zu behandeln und die Hauswässer mit dem Meteorwasser zusammen oberflächlich abzuführen. Vielmehr müssen Fäkalien, Hauswässer, Meteorwässer von verdachtigen Höfen und Straßenteilen und differente Industrieabwässer einerseits zusammengefaßt und unterirdisch abgeleitet werden; und andererseits oberirdisch das Meteorwasser von den Dächern, Straßen und freien Plätzen, sowie indifferente Industrieabwässer. — In großen Städten wird man gleichwohl das Trennsystem nicht zur Anwendung bringen können, weil hier Überflutungen der

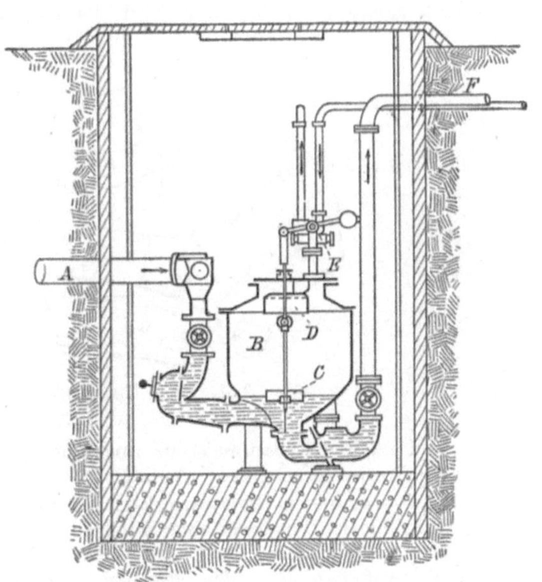

Abb. 96. MERTEN-SHONES Druckluftsystem.

Straßen durch stärkere Niederschlage möglichst vermieden werden müssen. Dagegen ist es für kleinere Städte und für Teile einer größeren Stadt, in denen die Gelandeverhältnisse für eine Entfernung des Meteorwassers günstig liegen, zu empfehlen.

In Gebrauch sind z. B.:

a) WARINGs System. Die Kanale nehmen kein Regenwasser (oder höchstens einen Teil, z. B. das in den Höfen sich sammelnde) auf. Dafür sind am oberen Ende jedes Rohrstranges Spülbassins angebracht, von wo 1—2 mal taglich gespult wird. Die Hausanschlusse haben keine Syphons. Fur Revision der Kanale muß gesorgt sein.

b) SHONES Druckluft-(Ejektor-)System. Entweder Sammlung der Fakalien in Kübeln, die an Sammelstellen entleert werden; der Inhalt wird in eisernen Rohren von 55 cm Weite mittels komprimierter Luft nach der Poudrettefabrik gesch.fft (WARINGTON). — Oder besser so ausgefuhrt, daß enge Kanalrohre (18—30 cm weit) mit gutem Gefalle aus je einem Bezirk der Stadt die dickflussige, aus Fakalien und Hauswasser bestehende Masse zu einem tiefliegenden Behalter, dem Ejektor (B in Abb. 96), leiten. Die im Ejektor sich ansammelnde Flussigkeitsmasse löst bei einer gewissen Fullung durch Hebung des Schwimmers C bis nach D automatisch den Zutritt von Druckluft aus, welche den Inhalt herausdruckt und in die Abflußleitung befordert. — Andere Trennsysteme von MERTEN, ROTHE, MAIRICH u. a.

c) Das LIERNURsche pneumatische System. Hauptsachlich in hollandischen Stadten. Die Entfernung der gesamten Abfallstoffe soll durch eine Reihe von Kanalsystemen geschehen. Das Bodenwasser soll durch porose Drainageröhren abgeleitet werden, das Meteorwasser durch oberflachliche Rinnsale; nur in stark bewohnten Stadtteilen soll es in den Hauswasserkanalen Aufnahme finden. Das eigentlich Charakteristische ist ein unabhangig von den vorgenannten Anlagen hergestelltes eisernes Rohrnetz, das in den einzelnen Aborten beginnt und unterirdisch die Stadt durchzieht, und durch welches alle Fäkalien nach einem Zentralbassin (P in Abb. 97) von Zeit zu Zeit angesogen werden, um demnachst als Dünger verkauft oder zu Poudrette verarbeitet zu werden. Wasser darf höchstens 1 Liter pro Tag und Kopf zur Reinigung und zum Nachspulen verwandt werden. — An das Zentralbassin fahrt täglich einmal eine Luftpumpe; dann werden die Hahne der Straßenrohre geschlossen, der Behalter luftleer gemacht, darauf die Hähne geöffnet und der Inhalt der Röhren aspiriert. Schließlich wird der Reservoirinhalt in einen fahrbaren Tender

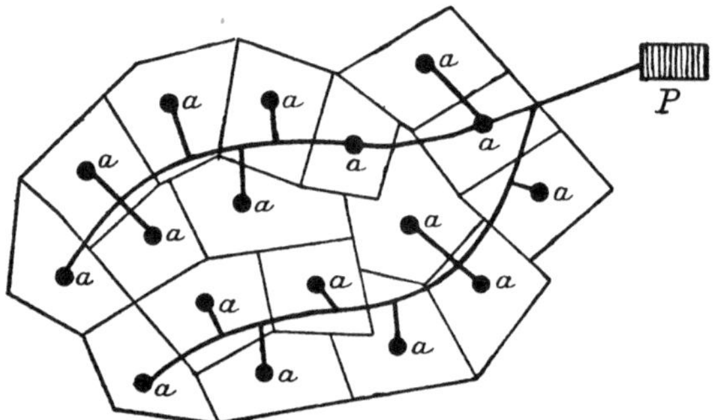

Abb. 97. LIERNURsches System.

aspiriert und nach der Sammelstelle abgefahren, die ihn zur Verwertung als Dünger oder zur Poudrette-Verarbeitung abgibt.

Sind keine besonderen Hauswasserkanale vorgesehen oder werden diese ohne genugende Reinigung in Oberflachenwasser eingeleitet, so entstehen arge Belastigungen (übler Geruch der Grachten hollandischer Stadte im Sommer). Bei guten Hauswasserkanälen erscheint die gesonderte Behandlung der Fakalien als unnutze Erschwerung und Verteuerung.

4. Beseitigung des Kanalinhalts.

Ein Kanalwasser aus Schwemmkanälen enthält bei mittlerer Konzentration:

Milligramm in 1 Liter

Suspendierte Stoffe . . . . 500—1000	
Gelöste Stoffe . . . . bis 1000	ca. 1500.
Unter den gelösten Stoffen organische . . . . . 300.	

Werden die Fäkalien abgefahren, so sind die suspendierten Stoffe der Abwässer merklich verringert. — Fabrikabwässer aus Färbereien, Gerbereien, Papierfabriken usw. zeigen oft einen bis 10 mal höheren Konzentrationsgrad als das Kanalwasser (s. unten).

Der gewöhnliche Kanalinhalt ist somit viel zu dünn, als daß sich seine Abfuhr auf weitere Strecken behufs irgendwelcher Verwertung lohnte, und dementsprechend hat man von jeher zunächst daran gedacht, denselben ohne weitere Verwertung loszuwerden. Dies kann durch folgende Maßnahmen geschehen:

a) Einlauf in die Flüsse.

Daraus entsteht häufig eine nicht unbedenkliche Verunreinigung der Flüsse. Man hat in dieser Beziehung zahlreiche schlechte Erfahrungen gemacht; in London war die Themse, in Paris die Seine derart durch Kanalwasser getrübt und gab zu solchen Gerüchen Anlaß, daß die Anwohner weit hinaus aufs äußerste belästigt wurden; die Fische starben ab, Benutzung des Wassers zum Waschen, Baden usw. war unmöglich. Gleiche Beobachtungen wurden in Frankfurt a. M. gemacht. Die schwersten Grade von Verunreinigungen sind in den Industriebezirken Englands vorgekommen. Übrigens waren hier — wie überhaupt bei der Flußverunreinigung — die Fabrikabwässer weitaus am stärksten beteiligt.

In erster Linie sind es die suspendierten, sog. Sinkstoffe, die das Wasser schon äußerlich verändern; sie führen in schlecht regulierten Flussen zu Schlammablagerungen, in denen die Faulnis immer weiter um sich greift, und die sich schließlich so ansammeln, daß eine häufige Entfernung durch Baggern nötig wird. — Außer den Sinkstoffen führen die schwimmenden Stoffe (Papier, Ballen von Fäces usw.) zu Belästigungen, indem sie sich leicht an Schiffen oder am Strauchwerk der Ufer ansetzen, namentlich wenn letztere flach sind und der Fluß einen gewundenen Lauf hat.

Die sanitären Bedenken einer solchen Flußverunreinigung liegen teils in der fortgesetzten Entwicklung von Fäulnisgasen, die sich aus den Schlammmassen entwickeln; teils und hauptsächlich in den Infektionserregern, Typhus-, Cholerabacillen usw., die zuzeiten mit den Abfallstoffen in das Flußwasser gelangen. Diese können zahlreiche Infektionen veranlassen, wenn das verunreinigte Flußwasser als Trink- oder Wirtschaftswasser, zum Baden oder zur Wäsche benutzt wird.

Die Verdünnung, in welcher sich die Infektionserreger im Flußwasser befinden, und welche eigentlich die Infektionsgefahr außerordentlich herabmindern sollte, kann durch die vielfache Benutzung des Wassers von Tausenden von Menschen wieder teilweise ausgeglichen werden. Am ausgeprägtesten ist die gefährliche Rolle verunreinigter Flüsse in außereuropäischen Ländern zu beobachten, z. B. beim Ganges, dessen stark beschmutztes und doch zu allen möglichen Zwecken benutztes Wasser zur Verbreitung der Cholera zweifellos viel beiträgt. Aber auch in Europa sind bis in die neueste Zeit Cholera- und Typhusepidemien vorgekommen, welche auf den Genuß verunreinigten Flußwassers zurückzuführen waren.

Liegen allerdings langere Strecken hindurch keine Ortschaften am Flusse oder wird das Wasser des Flusses von den Anwohnern nur wenig benutzt, so ist geringe oder gar keine Gelegenheit zur Infektion gegeben, und in solchen Fallen hat sich ein gesundheitsschädlicher Einfluß der Flußverunreinigungen nicht nachweisen lassen.

Auch volkswirtschaftliche Bedenken, namentlich die Beeinträchtigung der Fischzucht, lassen ein schrankenloses Einleiten des Kanalinhalts in die Flüsse bedenklich erscheinen. Beim Einleiten von Abwässern mit viel organischen Stoffen sterben die Fische oft erst etwas unterhalb des Einlasses ab, weil dem Wasser übermäßig viel Sauerstoff zur Oxydation der organischen Stoffe entzogen wird.

Es wurde indessen unrichtig sein, wollte man die Einleitung der Kanaljauche in die Flüsse grundsatzlich verbieten; die Entscheidung ist vielmehr abhangig zu machen: 1. von der Menge und Konzentration der gelieferten Kanaljauche 2. von der Wassermenge des Flusses, 3. von dessen Stromgeschwindigkeit, 4. von der Ufergestaltung, dem Verlauf des Flusses und seiner Neigung, Überschwemmungen zu veranlassen und dabei die Unratstoffe auf dem Lande abzusetzen, 5. insbesondere von der Bewohnung der stromab gelegenen Ufer, bzw. der Menge der Schiffer, und von dem Umfang der Benutzung des

Flußwassers. Da die Benutzung von Flußwasser zur Wasserversorgung überhaupt möglichst beschränkt werden sollte, ist eine stärkere Inanspruchnahme der Flüsse für die Beseitigung von gereinigten Abfallstoffen entschieden zulässig, und auch vom volkswirtschaftlichen Standpunkt aus wünschenswert. Nur übertriebenen, zu Belästigung führenden Verunreinigungen der Flüsse braucht entgegengetreten zu werden. — Das Verhältnis zwischen der Menge der Jauche und der Wassermenge kann geradezu verschwindend klein werden; z. B. in Paris ist dasselbe 1 : 13, in Frankfurt 1 : 900, in Biebrich-Wiesbaden 1 : 8000.

Allmählich tritt im Verlauf des Flusses eine Selbstreinigung ein, die bereits S. 105 näher gekennzeichnet wurde. Dazu kommt die Aufnahme von reinem Grundwasser und reineren Nebenflüssen, so daß nach längeren Strecken das Flußwasser in seinem chemischen Verhalten und in bezug auf den Gehalt an saprophytischen Bakterien ungefähr wieder seine frühere Beschaffenheit zeigen kann. Ob zu dieser Zeit auch die Infektionserreger verschwunden sind, bzw. wie weit sie unter Umständen fortgeführt werden können, darüber ist nichts Sicheres bekannt; einige Erfahrungen sprechen dafür, daß virulente Keime sehr weit fortgeführt werden können.

In manchen Fällen verträgt der Fluß (z. B. der Rhein im Unterlauf) ohne weiteres die Abwässer anliegender Städte nach ganz oberflächlicher Klärung; meist wird es aber den hygienischen und volkswirtschaftlichen Grundsätzen besser entsprechen, wenn eine erheblichere Reinigung des Kanalwassers vor dem Einfluß in die Flußläufe stattfindet.

Diese kann entweder nur die suspendierten Stoffe und die Schwimmstoffe betreffen; oder es sind auch die gelösten fäulnisfähigen Stoffe so weit zu beseitigen, daß nach dem Einlassen in den Fluß keine stärkere Geruchsentwicklung, Verfärbung oder Trübung (Verpilzung) mehr zu erwarten ist.

Besondere Berücksichtigung erfordern aus wirtschaftlichen Gründen und behufs Schonung der biologischen Reinigungsanlagen die Fettbeimengungen der Abwässer, die pro Kopf und Jahr bis zu 6 kg ausmachen können, in der Hauptsache aber nicht etwa aus dem Speisefett der Haushaltungen, sondern aus Schmierölen von Wagen und Maschinen, sowie aus dem Fett und der Seife der Waschereien und mancher Industrien herrühren. Die Gewinnung dieser Fettmengen kann unter Umständen lohnend sein. Ihre Ausscheidung erfolgt durch besondere Behälter, die meist in den einzelnen Häusern, gelegentlich auch zentral für größere Häusergruppen, angebracht und nach dem Prinzip des „KREMERschen Fettfangs" eingerichtet werden: in einem Zylinder, der oben in eine eigentümlich geformte Glocke endet, steigt das Fett nach oben und sammelt sich unter der Glocke, während das vom Fett befreite Abwasser durch einen äußeren Zylinder oben abläuft.

b) Beseitigung lediglich der Sink- und Schwimmstoffe

kann am einfachsten geschehen durch mechanische Klärung, die als vorbereitende Maßregel bei fast allen Reinigungsmethoden erforderlich ist. Je nach dem beabsichtigten Effekt werden dabei sehr verschiedene Abstufungen eingehalten. Unter Umständen kann sie auch allein zur Reinigung ausreichen. — Man verwendet Rechen; oder Sedimentieranlagen, wie Sand- oder Schlammfange, Klärbecken, Klärbrunnen, Klärtürme oder chemische Fällungsmittel bzw. das Faulverfahren.

α) Rechen und Siebe. Bewirken entweder nur grobe Reinigung durch Zurückhaltung von Stoffen mit mehr als 2—3 mm Durchmesser (etwa 10% der ungelösten Stoffe) bei Abwässern, die nachher weiterer Behandlung unterliegen, oder möglichst weitgehende Feinreinigung mit Beseitigung aller Schmutzteile, die größer als 2 bis 3 mm sind.

In Gebrauch sind Stabrechen. Netzwerke, Drahtharfen, Siebbleche; entweder sind feste Absiebflächen vorhanden, die mit der Hand oder besser maschinell abgestrichen werden; oder sie sind periodisch oder kontinuierlich bewegt.

Von Schneppendahl, Riensch u. a. sind Rechen (Abb. 98) angegeben, deren Zwischenraume verschieden breit sind (3—10 mm) und mit denen je nach Bedarf die gröbsten, mittleren oder feineren Schlammteile kontinuierlich abgefangen werden können (b); durch Bursten und Kamme wird automatisch der Schlamm von den Rechen auf ein sog. Transportband (d) und durch dieses auf Wagen verladen.

β) Sedimentieranlagen. Bei allen Reinigungsverfahren sind durch Sandfänge Sandbeimengungen und die gröbsten organischen Bestandteile vor der weiteren Behandlung (z. B. vor dem Eintritt in die Pumpstation) durch entsprechende Verlangsamung der Strömung und Einbau einer Vertiefung abzuscheiden. Die Wassergeschwindigkeit ist auf 50—200 mm pro Sekunde herabzusetzen. Für die Entfernung des Sandes sind Eimer bzw. maschinell betriebene Bagger im Sandfang angebracht. Vorher bzw. zugleich werden durch Rechen oder Gitter die gröberen schwimmenden Stoffe abgefangen.

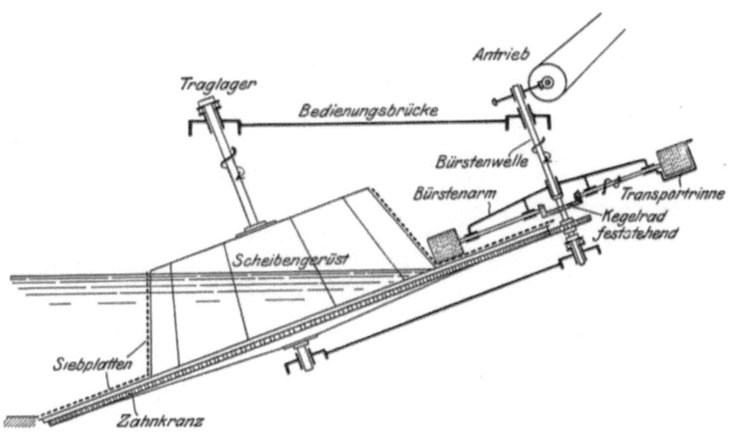

Abb. 98. Rienschs selbsttatiger Rechen.

Sehr wirksam ist das Einleiten der Abwässer in Klärbecken, in denen durch Erweiterung des Querschnitts stärkere Verlangsamung der Strömung und ein vollständigeres Ausfallender suspendierten Teile zustande kommt; die Geschwindigkeit soll hier bis auf etwa 4—8 mm pro Sekunde absinken. Die Ergebnisse sind günstig; 60—80 % derüberhaupt absetzbaren suspendierten Stoffe werden abgeschieden. Schlammenge etwa 3 Liter pro 1 cbm.

In Kassel (s. Abb. 99) sind unter Fortlassung aller Abfangeinrichtungen mehrere Klarbecken von 40 m Lange, 4 m Breite und 3,5 m Tiefe eingerichtet; nach der Fullung wird jedes Becken einige Stunden abgesperrt und in Ruhe belassen; der oberste Teil des Wassers wird dann in den Fluß geleitet, die nachste Schicht kommt in einen Rücklauf und muß nochmals ein Becken passieren, die unterste Schlammasse wird durch eine Rechenvorrichtung auf der schragen Sohle des Beckens an der Vorderwand aufgehäuft und von da mittels Vakuumapparates nach dem Schlammlager gefuhrt.

Statt der Becken verwendet man auch Klarbrunnen, bei denen das Abwasser in den unteren Teil des Brunnens geführt wird. Das Abwasser steigt dann aufwarts, die Schmutzstoffe sinken ab (Konstruktionen von Mairich, Scheven, Kremer). Zu- und Ableitung soll moglichst stetig erfolgen. Auch nach Zusatz von Chemikalien (s. unten) werden solche Klärbrunnen mit „aufsteigender Filtration" gern verwendet; als Beispiel diene die in Abb. 100 im Profil abgebildete Wiesbadener Kläranlage, bei welcher zuerst Klarbrunnen, dann ein

Klarbecken passiert wird. — Vielfach schafft man in den Becken und Brunnen durch Einbau von Klärschirmen, Holzgittern usw. Attraktionsflächen, durch welche die Ausscheidung der feineren Schwebestoffe begünstigt wird. An der Oberfläche sammelt sich häufig eine stärkere (fetthaltige) Schwimmschicht.

Um die Schlammasse zu verringern und das geklärte Wasser außer Berührung mit dem Schlamm zu bringen, sind in den TRAVIS-Becken und den IMHOFF-Becken der Emscher-Genossenschaft (Abb. 99) Vorkehrungen getroffen, daß beim langsamen Strömen des Schmutzwassers in geeigneten Rinnen der ausfallende Schlamm auf stark schrägen Flächen

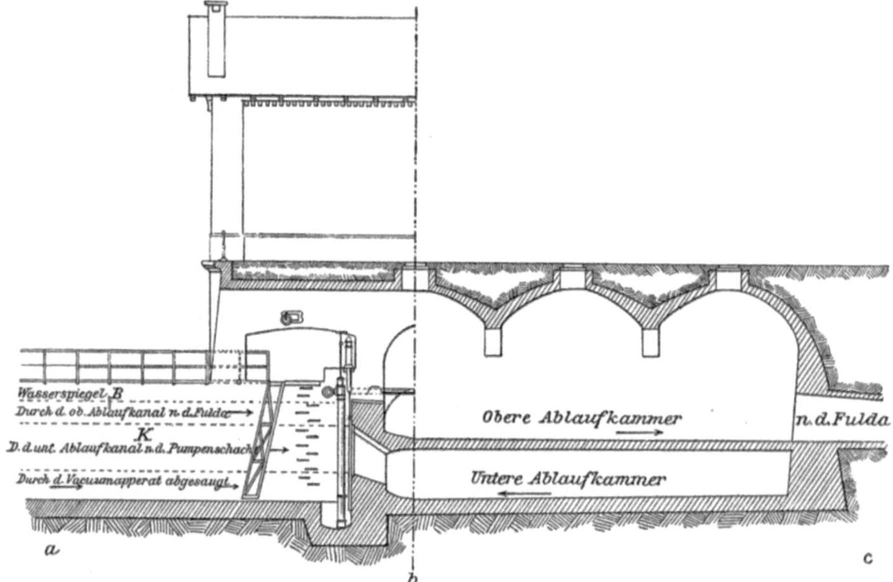

Abb. 99 a. Kasseler Kläranlage.

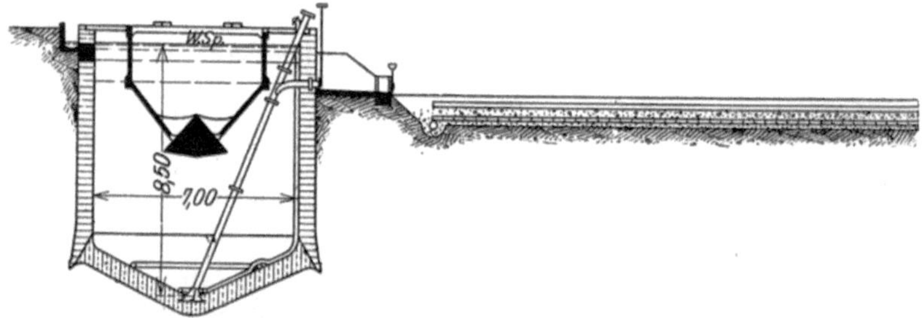

Abb. 99 b. Durchschnitt durch einen Emscherbrunnen. (System IMHOFF.)

abrutscht und durch offene Schlitze in den unten angeordneten Schlammbrunnen gelangt. In ihm spielen sich dann Reduktionsprozesse ähnlich wie im Faulraum ab (s. unten); infolgedessen verliert der Schlamm an Masse, wird breiig und nach der Entfernung durch eine Schlammpumpe und Trocknung auf drainierten Schlammplätzen stichfest und leicht transportabel. Zur gründlichen Zersetzung des Schlamms bedarf es einer gewissen Einarbeitung der Anlage. Ist diese erfolgt, so zersetzt sich der Schlamm bei normaler Beschaffenheit und ungestörten Betriebe fast nur unter Methan- und Kohlensäureentwickelung und unter sehr geringer Schwefelwasserstoffbildung, so daß auch von den Schlammlagern keine Geruchsbelästigungen aus. So geklärtes Abwasser bedarf guten Vorfluters oder weiterer Reinigung; bei Betriebsstörungen kann es hierbei zu nachträglicher starker Gärung („Kochen") kommen.

Gute Wirkungen sind ferner erzielt mit Klärtürmen, in welchen das Abwasser durch Heberwirkung aufwärts bewegt wird. Ein 7—8 m hoher, oben geschlossener, unten offener, eiserner Zylinder (ROTHEscher Turm) taucht in ein Bassin mit dem zu reinigenden Wasser (Abb. 101). Dieser Zylinder stellt den einen Heberschenkel dar, der andere besteht in einem oben am Zylinder abzweigenden Rohre, das in ein etwas tiefer liegendes Bassin führt und dort unter Wasser endet. Oben auf dem Zylinder ist ein Verlängerungsrohr (G) angebracht, von welchem ein Rohr zu einer Luftpumpe geht. Durch die letztere wird die Luft im Zylinder beim Inbetriebsetzen so lange verdünnt, bis das Wasser über der Mündung des Ablaufrohres steht. Damit beginnt dann die Heberwirkung, welche anhält, solange das Niveau im Abflußbassin tiefer steht als im Zufluß-bassin (h). — Um das Kanalwasser gleichmäßig in dem Zylinder zu verteilen, schickt man es durch einen Stromverteiler aus jalousieartig angeordneten Holzstäbchen. Der niedersinkende Schlamm fällt auf diesen Jalousientrichter,

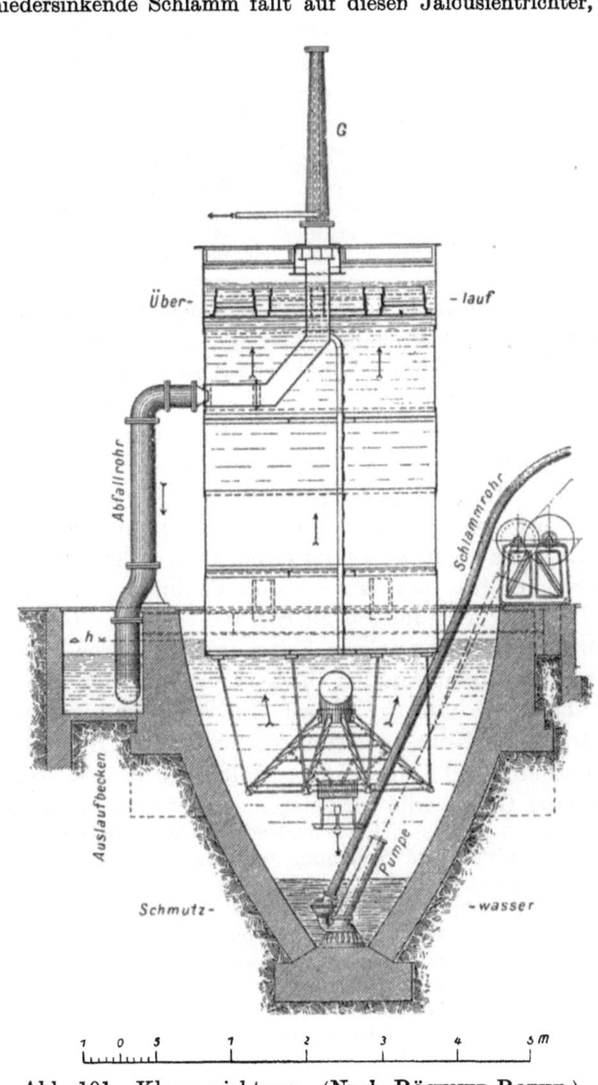

Abb. 101. Klarvorrichtung. (Nach RÖCKNER-ROTHE.)

das aufsteigende Wasser muß durch denselben hindurchtreten. Bei dieser Begegnung kommt eine sehr gründliche Reinigung zustande.

γ) **Zusatz von Chemikalien.** Man benutzt die auch für kleinere Abwässeranlagen gebräuchlichen, S. 309 bereits aufgeführten Präparate, besonders Ätzkalk, Tonerde und Eisensalze oder Mischungen von ihnen.

Ätzkalk hat verschiedene Nachteile: gegen geringen Überschuß sind die Fische sehr empfindlich; ferner macht er NH_3 frei, begünstigt die Fäulnis und setzt den Dungwert des Schlammes herab. Eisensalze sind vorzuziehen, nur geben sie bei H_2S-Gehalt der geklärten Abwasser Schwarzfärbung, sogar im Vorfluter. — Die Zumischung der Chemikalien zum Abwasser erfolgt gewöhnlich in Gerinnen, oft automatisch.

Die entstehenden starken Niederschläge reißen die Schwebestoffe sehr vollständig nieder, $75-85\%$ werden ausgeschieden. Die gelösten Stoffe werden nur bei Verwendung von Fe-Salzen etwas in Mitleidenschaft gezogen (Eiweißstoffe, Phosphate). Der entstehende Schlamm ist aber bedeutend an Masse, $10-30$ Liter pro Kubikmeter, und sehr dünnflüssig; seine weitere Verarbeitung (Trocknung, Vermischen mit Hausmüll, Straßenkehricht u. dgl.) macht auf die Dauer Schwierigkeiten, so daß das Verfahren für städtische Abwasser kaum

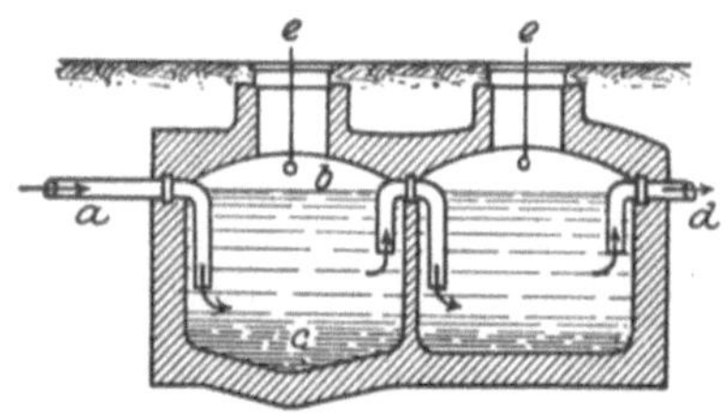

Abb. 102. Faulkammer, schematisch.
a Zulauf. *b* Schwimmdecke. *c* Schlammschicht. *d* Ablauf (manchmal zum Filter).
e Entlüftung.

mehr angewendet wird. Für gewerbliche Abwasser ist dagegen der Chemikalienzusatz oft unentbehrlich.

In Leipzig hat sich der Zusatz von Eisensulfat zum städtischen Abwasser (so viel, daß pro 1 cbm 50 g $Fe_2(OH)_6$ entstehen) dadurch bewährt, daß man den Schlamm zum Aufbau eines „Schlammberges" benutzt, von dem der geruchlose und nur Fadenpilzen zur Wucherung dienende Schlamm langsam herabfließt und dabei austrocknet.

δ) **Faulkammern.** Um den Schlamm, der bei allen Sedimentierverfahren große Schwierigkeiten bereitet, in seiner Menge zu vermindern, und in seiner Qualität zu bessern, hat man zum Faulverfahren gegriffen (AL. MÜLLER, CAMERON, SCHWEDER). Man läßt das Abwasser in eine Art Brunnen fließen, in dem der Schlamm sich unten ablagert, während an der Oberfläche eine Schwimmdecke sich ausbildet (Abb. 102). Der von der Luft abgeschlossene Schlamm verfällt der anaeroben Fäulnis; der organische N wird zu NH_3 und N, S-Verbindungen zu H_2S reduziert; Cellulose wird unter Entwicklung von CH_4 und flüchtigen Fettsäuren vergoren. Durch die anhaftenden Gase werden Schlammfladen nach oben getrieben, die nach dem Gasverlust wieder absinken. Infolge dieser Zerlegung von suspendierten organischen Stoffen tritt eine Konzentrierung ein; während frischer Schlamm etwa 95% Wasser enthält, findet man im gefaulten 80% und weniger.

Ein fauliger Geruch tritt nur zutage, solange der Schlamm reichlich Wasser enthält; etwas getrocknet verhält er sich wie modrig riechende Gartenerde. — Die Schwimmdecke besteht aus aufgetriebenem Schlamm, Fett, Haaren usw.; sie reagiert meist sauer durch die bei der Cellulosegärung entstandenen organischen Säuren. Daher entwickeln sich in ihr hauptsächlich Schimmelpilze. Manchmal wird die Schwimmdecke ganz trocken und sehr hart; an der Oberfläche ist sie oft von zahllosen Fliegen bedeckt. — Das Abwasser soll $1-2$ Tage im Faulraum verbleiben; zweckmäßig ist die Kammer zweiteilig anzulegen. Die Ableitung des Wassers erfolgt aus der mittleren Wasserschicht, die Zuleitung etwas tiefer. Das Abwasser verliert $60-70\%$ der ungelösten Stoffe, die Oxydierbarkeit nimmt um $30-50\%$ ab; bei genügender Verdünnung mit Oberflächenwasser pflegt es nicht mehr faulfähig zu sein, jedoch sind nachträglich eingeschaltete Oxydationsfilter zweckmäßig. — Die Entleerung des nicht mehr faulnisfähigen Schlamms erfolgt in langen Perioden. Zu beachten ist, daß eine Überdeckung der Becken zur Vermeidung von Geruch und Fliegen erwünscht, daß dann aber wegen der (zum Teil explosibelen!) Gase Vorsicht eiforderlich ist. Neuerdings hat man auch da und dort den Versuch gemacht, diese Gase als Zusatz zum Leuchtgas oder zu anderen Zwecken zu verwerten, und anscheinend unter günstigen Umständen damit nicht unerhebliche wirtschaftliche Vorteile erzielt.

Der wesentlichste Vorzug des Faulverfahrens liegt in der Beseitigung der argen Belästigungen, die bei allen Reinigungsverfahren der Abwässer von den großen sich ansammelnden Schlammassen ausgehen. — Statt des Ausfaulens kann man übrigens auch durch Zentrifugieren des Schlamms eine rasche Abnahme des Wassergehalts bis auf etwa $60^0/_0$ erzielen, und dieser Schlamm hat sich sogar weiter trocknen und schließlich als Brennmaterial benutzen lassen.

c) Beseitigung auch der gelösten organischen Stoffe.

Die Befreiung des Abwassers von Sinkstoffen kann bei entsprechenden Vorflutverhältnissen genügen, um jede Belästigung durch das geklärte Abwasser auszuschließen. Bei ungünstigem Vorfluter sind aber die gelösten organischen Stoffe oft noch ausreichend, um Faulnis und üble Gerüche oder Verpilzungen zu veranlassen. Die vorstehend aufgezählten Verfahren der Klärung haben auf diese löslichen Stoffe wenig oder gar nicht Rücksicht genommen. Ihre Beseitigung kann nur gelingen durch ein sogenanntes biologisches Verfahren, d. h. einen Kontakt mit porösem, zu Flächenwirkungen geeignetem Material, bei dessen Einarbeitung und Leistung Organismen eine wichtige Rolle spielen. — Zu unterscheiden sind:

1. Bodenfiltration. Der Boden ist nach den S. 77 gegebenen Ausführungen zur Reinigung der Kanaljauche vorzüglich geeignet. Feinporiger Boden hält alle suspendierten Teile, Gase, fermentartige und eiweißartige gelöste Stoffe kräftig zurück; dann entwickelt sich, sobald seine Poren stets oder zeitweise mit Wasser und Luft gefüllt sind, ein reges Bakterienleben und dadurch eine vollständige Mineralisierung des Stickstoffs und Kohlenstoffs.

Eine gute Reinigung der Kanalwässer erfolgt mittels intermittierender Filtration. 1 cbm geeigneter Boden vermag etwa 40 Liter Kanalwasser in Stauteichen zu reinigen; also sind bei einer 2 m tiefen Schicht des Bodens für 100000 Menschen etwa 20 ha Boden in Arbeit zu nehmen. Die Filtration hat bei vorsichtiger Behandlung und nach Vorausschickung einer mechanischen Reinigung guten Erfolg. Schließlich verschlammt aber die obere Bodenschicht und muß künstlich gelockert werden. Der Boden bleibt anhaltend feucht, es fehlt an lufthaltigen Poren, und die Nitrate häufen sich an; diese Umstande beeinträchtigen die fernere Mineralisierung, und der übersättigte Boden liefert große Mengen stinkender Gase. Es muß dann anderes Gelände für die Filtration bereit sein.

2. Berieselung. Die Nachteile der langer fortgesetzten Bodenfiltration werden vermieden, wenn man auf dem zur Reinigung benutzten Boden Pflanzungen anlegt. Die Pflanzen verbrauchen die Nitrate, sie lockern mit ihren Wurzeln die oberen Bodenschichten und bringen außerordentlich viel Wasser zur Verdunstung. Dadurch machen sie ein Feld immer wieder geeignet zur Aufnahme und Reinigung neuer Jauche. Zugleich kann in dieser Weise eine gewisse landwirtschaftliche Verwertung des Stickstoffs und der Phosphorsaure der Jauche stattfinden.

Entweder besteht die Berieselung in einer Bewässerung, wobei die Jauche oberflachlich über das Land weglauft (Hang- oder Rückenberieselung) und in gewisser Tiefe wieder abgefuhrt wird; oder — haufiger — vermeidet man die Berührung der Pflanzungen mit dem Abwasser und laßt dieses in zahlreichen Graben, die nicht voll gefüllt werden, seitlich in die 20—40 m langen und 1 m breiten Beete und zu den Wurzeln der Pflanzen eintreten (Beetbau). Drainage des Bodens ist unerläßlich; unterläßt man sie, so steigt das Grundwasser bald machtig an und das Gelande versumpft. — Lehm- und humushaltiger Boden ist am geeignetsten. Bei zu starkem Lehmgehalt entstehen leicht Sprunge und Risse, die zu unvollkommener Reinigung führen. — Die suspendierten Stoffe und die Bakterien werden vollständig zuruckgehalten. Die gelösten organischen Stoffe werden um 60—80%, die anorganischen um 20—60% vermindert. Ammoniak und Phosphorsaure bleiben beinahe ganz, Schwefelsaure wenig, Chlor fast gar nicht im Boden zurück. — Naturlich kann auch bei der Berieselung Übersattigung des Bodens eintreten; es muß daher ein geordneter Betrieb eingehalten werden, zu welchem viel Land verfugbar sein muß. Erfahrungsgemäß ist fur je 4—500 Menschen mindestens 1 ha zu rechnen.

In einzelnen Häusern und ländlichen Siedelungen, wo die Fakalien z. B. durch Eimer mit Torfstreu (s. S. 309) beseitigt werden, können die Hauswasser zu eirfacher Berieselung von Garten- und Rasenflachen Verwendung finden; pro Person ist etwa 125 qm Gartenflache, bei schwerem Boden mehr, erforderlich.

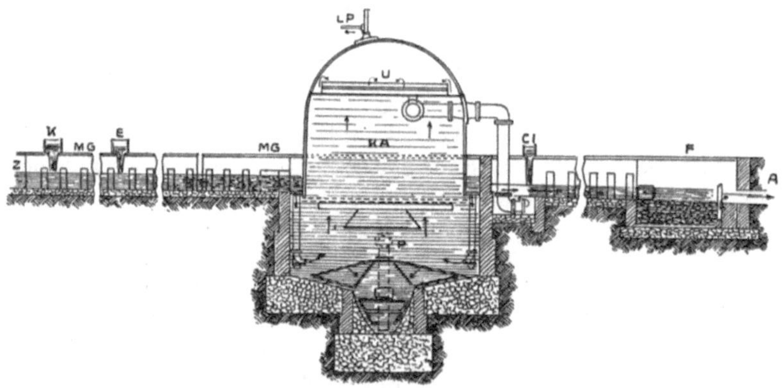

Abb. 103. Kohlebreianlage, schematisch.

Z Zufluß. *K* Kohlebreizusatz. *MG* Mischgerinne. *E* Zusatz von *Fe*-Salz. *LP* Zur Luftpumpe. *KA* Klarturm. *U* Überlauf. *Cl* Chlorkalkzusatz. *F* Filter. *A* Ablauf.

Besondere Aufmerksamkeit hat man der Frage der Verbreitung von Infektionskrankheiten durch die Rieselfelder zugewendet.

Da in der Kanaljauche eine gewisse Anzahl von Infektionskeimen stets enthalten ist und da keine baldige Vernichtung derselben im Boden erfolgt, so müßte man eigentlich erwarten, daß die Rieselfeldarbeiter, die doch in vielfache Berührung mit der frisch getränkten Erde kommen, Infektionen sehr ausgesetzt sind. Aber offenbar ist die Kanaljauche auch schon ehe sie auf die Rieselfelder kommt, nicht so gefährlich, als vielfach angenommen wird. Die Kanalarbeiter beschmutzen sich täglich mit Resten der Jauche oder der Sinkstoffe; die Arbeiter am Sandfang sind fortgesetzt den Berührungen mit Sinkstoffen ausgesetzt; und doch wird auch unter dieser Gruppe von Arbeitern durchaus kein häufigeres Auftreten von Infektionskrankheiten beobachtet. Diese weitgehende Unschädlichkeit des Kanalinhalts ist einmal auf die starke Durchmischung und Verdünnung der ansteckenden Stoffe zurückzuführen. Zweitens beruht die geringe Gefährlichkeit darauf, daß Berührungen der

Schleimhäute nur in geringem Umfang und mit kleinsten Bruchteilen des Kanalinhalts stattfinden. Daß trotzdem hier und da Infektionen vorkommen, ist natürlich nicht ausgeschlossen. Aber diese stellen Kuriosa dar, die sich nicht gegen die hygienische Zulassigkeit der ganzen Anlage ins Feld führen lassen.

Eduardsfelder Verfahren. In Eduardsfelde bei Posen hat GRZIMEK einige Jahre hindurch Gruben- und Kanalinhalt durch Besprengen von Ackerflachen nutzbar zu machen gesucht und das „Spritzverfahren" auch fur den Großbetrieb empfohlen. Hierbei wird aus festverlegten Feldleitungen durch an verschiedenen Stellen zu befestigende Schlauche das Abwasser auf die Felder verspritzt; neuerdings sucht man das Verfahren dadurch zu verbessern, daß man ein Rohrsystem nach Art der schon lange in der Landwirtschaft bekannten Beregnungsanlagen einrichtet. Das Besprengen wird auch nach dem Aufgehen der Saat fortgesetzt (Kopfdungung). — Der landwirtschaftliche Erfolg wird sehr geruhmt; doch lassen sich Bedenken bezuglich der Verbreitung von Krankheitserregern nicht ganz unterdrucken, namentlich wenn stadtische Kanalwasser versprengt werden. Als Ersatz stadtischer Rieselfelder ist das „Eduardsfelder System" daher nicht zu empfehlen; als Erganzung von Rieselfeldern kann es hier und da in Betracht kommen.

3. Untergrundberieselung. Für einzelne Häuser und Kleinhaussiedlungen bei lockerem Boden gut geeignet. Das Abwasser (ohne Regenwasser) kommt nach dem Durchtritt durch Gitter und Sandfang in einen zweikammerigen Faulraum, verbleibt hier 10 Tage und wird dann in 50 mm weite Versickerungsstrange abgelassen, die 0,3—0,5 m tief unter der Oberflache in grobes Schottermaterial eingelegt sind. Pro Kopf ist 15—20 m Leitung und 20—30 qm Rieselflache zu rechnen.

4. Kohlebreiverfahren von DEGENER benutzt zur Absorption der faulnisfahigen gelosten Stoffe Humussubstanzen, am besten in Form von feinpulveriger Braunkohle (weniger gut in Form von altem Torf). Die Kohle wird als dunner Brei zugesetzt, welcher mit den Humusstoffen unlosliche grobflockige Niederschlage gibt, die alle feinen Schwebeteile der Jauche umhullen (Abb. 103). Darauf erfolgt die Scheidung des Niederschlags von der klaren Flussigkeit im ROTHEschen Turm (s. S. 321). Der Schlamm (20—30 Liter pro Kubikmeter) trocknet leicht und liefert keinen Gestank; er wird als Brennmaterial oder zur Herstellung von Gas verwendet. Die Reinigung ist sehr vollstandig; von den suspendierten Stoffen werden 93 $^0/_0$, von den gelosten organischen 65 $^0/_0$ beseitigt, die Oxydierbarkeit nimmt um 70—80 $^0/_0$ ab.

5. Oxydationsverfahren. Wie oben betont wurde, hangt der Erfolg der Bodenfiltration und Berieselung in sehr hohem Maße von der mechanischen Struktur des Bodens ab. Es liegt nahe, künstlich ein Material herzustellen, das den an eine biologische Reinigung zu stellenden Anforderungen mit größerer Sicherheit entspricht, und dadurch die Leistungsfahigkeit der Klaranlage gegenüber den naturlichen Bedingungen außerordentlich zu steigern.

In diesem Sinne werden Oxydationskörper verwendet, zu deren Aufbau man grobporiges Material, z. B. Koks in 7 mm großen Stucken, zerkleinerte Schlacken in Stücken von 3—7 mm oder zerschlagene Ziegel benutzt. Je großer die Oberflache der Materialstücke, um so besser die Wirkung; der Feinkornigkeit sind jedoch durch die quantitativen Leistungen Grenzen gezogen. Der Oxydationskorper soll auf das Abwasser wirken a) durch Abfiltrieren von Schwebeteilchen, die ein Benetzungshautchen (den „organischen Filz") auf den rauhen Oberflachen bilden; b) durch Adsorption, die von der stark vergroßerten Oberflache der Bröckchen ausgeht; zum Teil auch durch chemische Bindung; c) durch gleichzeitige Adsorption von Sauerstoff, mit dessen Bindung kraftige Oxydation einsetzt; d) durch Enzyme verschiedener Art; e) durch Mikroorganismen, die auf Kosten der Abwasserstoffe wuchern und „lebende

Häutchen" bilden; f) durch höhere Tiere, Würmer, Insekten, die sich am Verzehren der Stoffe oder der kleineren Lebewesen beteiligen.

Die Beschickung der Filter kann erfolgen:

a) Intermittierend (Stauverfahren). Das im Filterbecken eingestaute Abwasser bleibt 1—2 Stunden im „Füllkörper"; dann wird es abgelassen und die Poren des Filters werden dabei mit Luft vollgesogen. Nach einigen Stunden kann wiederholte Beschickung erfolgen; doch leidet die Aufnahmefahigkeit des Filters durch zu rasche Folge.

Man baut entweder einstufige Filter mit 3—7 mm Korngroße oder zweistufige und in diesen den Primarkorper mit 10—30 mm großem Korn und den Sekundärkorper mit 3 bis 7 mm. Die Höhe soll nicht über 1 m betragen. — Wichtig ist eine gewisse Einarbeitung jedes Filters, die auf der Anhaufung organischer Stoffe von hohem Absorptionsvermögen beruht. Im Anfang ist der qualitative Reinigungseffekt immer gering; er bessert sich stetig, bis das Filter schließlich quantitativ im Stich laßt. Die Filterporen zeigen sich gegen Ende mit einem feinen Schlamm erfullt, von dem das Filter durch Reinigung befreit werden muß, wenn der Porengehalt auf weniger als 25% gesunken ist.

Die an den absorbierten faulnisfahigen Stoffen vor sich gehenden Verwesungsprozesse lassen sich nachweisen; es bilden sich Nitrifikationsprodukte, die bei langerem Verweilen im Kontaktkorper auch wieder zu salpetriger Saure und Stickstoff reduziert werden konnen.

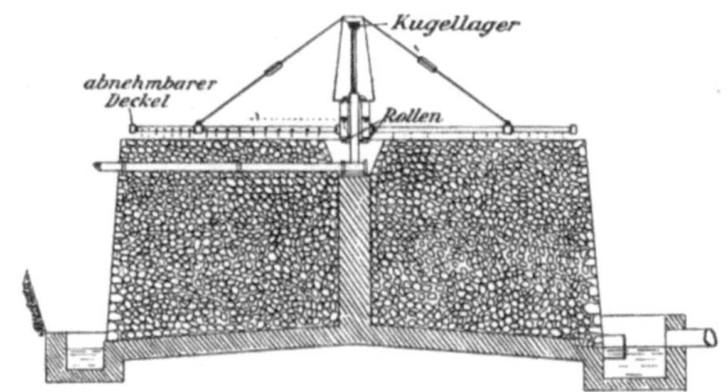

Abb. 104. Offener Tropfkorper mit Drehsprenger ($^1/_{100}$ nat. Große).

b) Kontinuierlich, indem man das Abwasser langsam durch das freistehende Filter hindurchsickern (tropfen) läßt, so daß stets gleichzeitige Einwirkung des Kontaktmaterials und des Luftsauerstoffs erfolgt (Sprinkler- oder Tropfverfahren, „Tropfkörper" Abb. 104).

Gröberes Filtermaterial; das gleiche Volum reinigt dreimal soviel Abwasser als beim Stauverfahren; Raumersparnis; geringere Baukosten. Die Verteilung des Abwassers geschieht durch ein gelochtes Rohr (Sprenger, Sprinkler, meist automatisch beweglich, wie die bekannten Rasensprengapparate), oder durch Kipptröge, die sich automatisch in kurzen Perioden entleeren, dann durch Furchen, Horden u. dgl.; oder durch Überlaufrinnen; oder durch eine im obersten Teil befindliche feinere Deckschicht in Form einer flachen Schale. Aufbau z. B. zu unterst 40—100 cm kindskopfgroße Stucke, dann 10 cm ganseeigroße, dann 10 cm solche von 10—30 mm Korn usw. Am Ende ein Absitzbecken, um die geruchlosen, braunen Schlammteilchen des gereinigten Wassers abzufangen. Auch hier sind Schlammfange und andere Einrichtungen zur mechanischen, manchmal auch chemischen Vorklarung anzubringen. Die Reinigung im Oxydationsfilter geht um so besser vonstatten, eine je gleichmaßigere und homogenere Flussigkeit die aufgebrachten Abwasser darstellen. Erfolgt die Vorreinigung durch Schlammfange, Gitter u. dgl., so sind die Oxydationskorper ein oder mehrere Male im Jahre zu reinigen, erfolgt sie durch Klarbecken oder Faulraume, so geht der Betrieb mehrere Jahre fort. Ist ein Faulraum vorgeschaltet, so ist übrigens die Geruchsentwicklung eher starker und die Reinigung im Filter unvollkommener. —

Wie bedeutend die Raumersparnis durch die kunstlichen biologischen Verfahren ist, erhellt daraus, daß 1 ha Rieselfeld das Abwasser von 500 Menschen reinigt, 1 ha Staufilter dagegen das von 50 000, 1 ha Tropffilter sogar das von 200 000 Menschen herruhrende Abwasser (ohne Vorreinigung usw.). — Meist geringe Geruchsbelastigung der Umgebung, dagegen im Sommer oft schwere (Psychoda-)Fliegenplage bis auf 150 m im Umkreise. — Die Anordnung einer modernen Tropfkorperanlage fur 200 000 Menschen zeigt Abb. 105.

6. Abwasserreinigung mit belebtem Schlamm. Dieses neuerdings in Amerika (CLARK) und England (FOWLER) ausgearbeitete Verfahren hat folgende Grundlagen: Die suspendierten Bestandteile der frischen, wesentlich aus Exkrementen, Papier- und Küchenrückstanden bestehenden Abwasser üben keinen reinigenden Einfluß auf ihr Medium aus, der niederfallende dicke Schlamm ist in diesem Sinne inaktiv. Wenn man ihn aber einige Tage in verdünntem Zustande belüftet und bewegt, so verwandelt er sich in eine feinflockige Masse, die zum größten Teil aus Mikroorganismen besteht, sich nach Beendigung der Durchlüftung und Bewegung rasch absetzt, dabei alle feinen Schwebeteilchen und colloiden Stoffe mit zu Boden reißt und das Abwasser klart. Wird

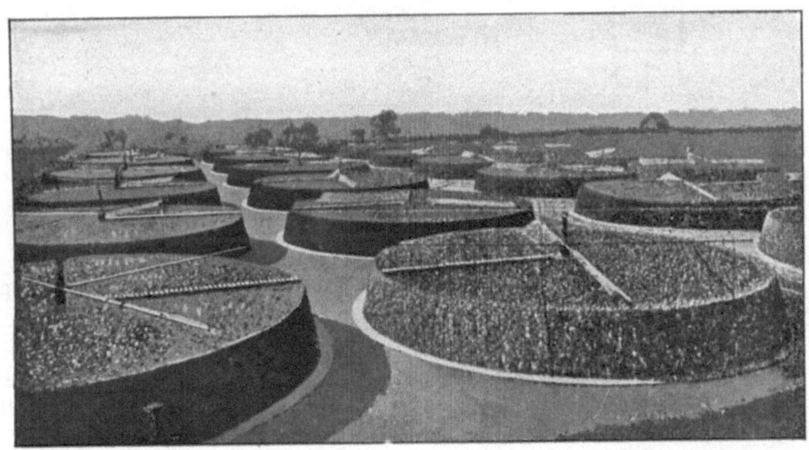

Abb. 105. Ansicht der Wilmersdorfer Tropfkorper (in Stahnsdorf bei Berlin).

solcher „aktivierter" oder „belebter" Schlamm zu frischem Abwasser hinzugefügt und mit ihm eine Zeitlang bewegt und durchluftet, so vollzieht sich derselbe Vorgang. Ähnlich wie bei den Füll- und Tropfkorpern ist auch hier die Reinigung wesentlich durch Adsorptionsvorgange bedingt, die sich an den feinen, vielporigen Flocken abspielen und bei gut geregeltem Betrieb, vor allem bei ausreichender Durchluftung, dadurch aufs lebhafteste aufrecht erhalten werden, daß die adsorbierten Schmutzteile durch massenhafte Bakterienwucherung abgebaut werden (IMHOFF).

Die nach diesem Verfahren arbeitenden Anlagen bestehen, wie Abb. 106 zeigt, aus folgenden Hauptteilen:

1. Einrichtungen zur Vorreinigung, am besten umfangliche Becken zum Absitzen der groben Bestandteile;

2. Luftungsbecken, in denen das mit belebtem Schlamm gemischte Abwasser mittels eingeblasener Druckluft oder mittels Beluftungsrinnen, Luft-Paddelrader, Luft-Wurfkreisel u. dgl. beluftet und zugleich umgewalzt wird. Bei gewohnlichem Abwasser genugen 4—6 Stunden; sehr schmutzige, besonders gewerbliche Abwasser erfordern langere Zeit. Auch die erforderliche Luftzufuhr schwankt in weiten Grenzen;

3. Nachklarbecken, in denen das aus dem Luftungsbecken abfließende Gemisch von gereinigtem Abwasser und belebtem Schlamm durch Absitzen geklärt wird, ein Vorgang, der bei großen Anlagen und gesundem Flockenschlamm für das oberste Meter Wasserschicht auf eine Stunde berechnet wird. Die erheblichen Schlammsedimente des Nachklarbeckens werden, soweit sie nicht als belebter Schlamm Verwendung finden, nach Imhoffs Vorschlag mit dem Schlamm der Vorreinigung vereinigt und in einem besonderen Faulraume zum Ausfaulen gebracht.

Das Verfahren hat sich bereits in zahlreichen amerikanischen und englischen Städten bewahrt; die großten Anlagen bestehen in Sheffield (fur 500 000 Einwohner) und in Indianopolis (fur 250 000 Einwohner). In Deutschland hat der Ruhrverband in Essen mit dem Bau einer Anlage fur 45 000 Einwohner begonnen, nachdem eine Versuchsanlage gunstige

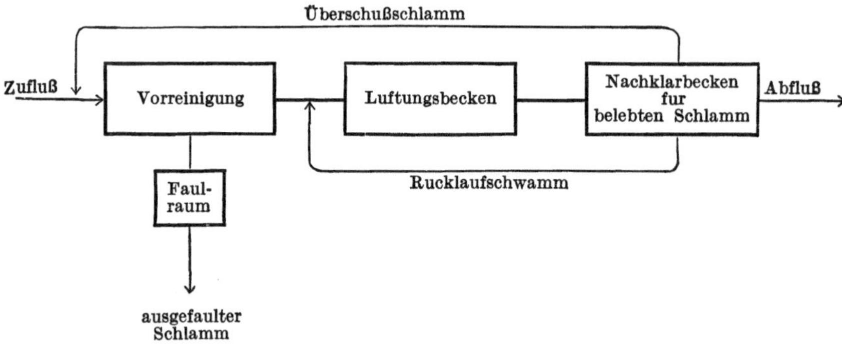

Abb. 106. Abwasserreinigung mit belebtem Schlamm. (Nach Imhoff.)

Ergebnisse gehabt hat (Imhoff). Als Vorzuge des Verfahrens werden angefuhrt: Gute Klarung auch bei gewerblichen Abwassern, keine Geruchsbelästigung, keine Fliegenplage, geringe Anlage- und Betriebskosten.

7. Fischteichverfahren. Von der Erfahrung ausgehend, daß die Abläufe von Rieselfeldern mit Vorteil einer weiteren Reinigung in Fischteichen unterzogen werden konnten, sind von Hofer Fischteiche als ausschließliches Reinigungsmittel für die Abwasser nicht zu großer Siedlungen empfohlen.

Fur 2—3000 Menschen genugt 1 ha Flache; die Teiche sollen in der Mitte 60, am Rande 30 cm tief sein. Der Zufluß des mit der 2—3fachen Menge Bach- oder Flußwasser vermengten Abwassers muß an zahlreichen (10—20) Stellen erfolgen. Schilf ist zu beseitigen, Kalmus anzupflanzen; Schlammwurmer, Krustaceen usw. sind erforderlichenfalls auszusetzen; ebenso Fische, besonders Karpfen, auch Enten. — Die Pflanzen und Tiere verarbeiten die gesamten Abwasserstoffe und fuhren sie großtenteils in Fischfleisch uber, ohne daß Belastigungen von den Teichen ausgehen.

Eine erhebliche Beseitigung der Bakterien und Krankheitserreger leistet keines der letztbeschriebenen Systeme. Ist eine solche erforderlich, so muß dauernd oder zeitweise eine gesonderte Desinfektion der Abwässer erfolgen, und zwar bei den bereits geklärten Abwässern (vgl. Abb. 103), da in diesen die Krankheitserreger mit viel geringeren Mengen von Desinfizientien abgetötet werden als in der ungeklärten Jauche. Die Desinfektion soll nicht einer Sterilisierung gleichkommen und alle Sporen von Saprophyten vernichten; sondern es genügt, wenn nach der Desinfektion Vertreter der Koligruppe nicht mehr lebensfähig sind. — Als bestes und billigstes Desinfiziens ist Chlorkalk ermittelt; 0,1 Promille bei 15 Minuten langer Einwirkung reicht für gut geklärte Jauche aus; mit Rücksicht auf die Fische, die gegen Chlor sehr empfindlich sind, muß unter Umständen eine Neutralisierung mit Eisenvitriol auf die Desinfektion folgen.

Eine ständige Chlorung der Abwässer hat man vielfach da eingerichtet, wo man eine Zwischenstufe zwischen mechanischer und biologischer Reinigung wünschte. Das Verfahren beansprucht sehr geringe Bau-, aber sehr hohe Betriebskosten. Vor allem aber ist zu bedenken, daß das Chlor zwar das Abwasser faulnisunfähig macht und von Krankheitserregern befreit, es aber nicht im eigentlichen Sinne reinigt. — In vielen Fallen wird es genügen, wenn nur zeitweise, für die Dauer von Epidemien, und für bestimmte Gebäude, z. B. Krankenhäuser, eine Desinfektion der Abwässer verlangt wird. —

Über die Kosten der verschiedenen Systeme zur Entfernung der Abwässer läßt sich sehr schwer ein Vergleich aufstellen. Die Anlage- und Betriebskosten einschl. der Kosten der Schlammbeseitigung, der Platzbedarf für die Reinigungsanlagen, die Regelung der Vorflut kommen dabei in Betracht. Oft liefert die Rechnung für die ersten Betriebsjahre günstige Ergebnisse und erst später erheben sich Schwierigkeiten, deren Beseitigung viel Unkosten verursacht. Städte an großen Wasserläufen und mit guten Vorflutverhältnissen sind von vornherein günstiger daran; müssen in anderen Städten auch die gelösten Stoffe beseitigt werden, so erwachsen daraus neue Kosten.

5. Beseitigung gewerblicher Abwässer.

Gewerbliche Abwässer verunreinigen häufig die Flußläufe und gelegentlich auch das Grundwasser. Sie enthalten teils mineralische Gifte, teils große Mengen organischer faulnisfähiger Stoffe, teils Krankheitserreger.

Mineralische Gifte finden sich z. B. in den Abwässern von Zinkblende- und Schwefelkiesgruben (Zinksulfat, Schwefelsäure), von Drahtziehereien (Schwefelsäure, Eisensulfat, Kalk), von Sodafabriken (Kalk, Arsen, Schwefelwasserstoff, Calciumsulfid, Natriumsulfid), der Kaliindustrie (namentlich Chlormagnesium), von Chlorkalkfabriken (Salzsäure, Arsen), von Schnellbleichen (Chlorkalk), von Farbereien (Kupfer-, Blei-, Antimon-, Arsenverbindungen), von Gerbereien (Kalk-, Arsenverbindungen).

Große Mengen organischer, faulnisfähiger Stoffe liefern in ihren Abwässern die Stärkefabriken (1—4 g organische Stoffe in 1 Liter), Leimsiedereien (etwa 2 g o. St. in 1 Liter), Bierbrauereien (1 g o. St. in 1 Liter), Zuckerfabriken (2—3 g feste Bestandteile, 0,3 g o. St. in 1 Liter), Papierfabriken (1—4 g o. St.), Sulfit-Cellulosefabriken (außerordentlich große Mengen o. St., außerdem Kaliumsulfit, manchmal Arsen), Wollwäschereien (bis 30 g o. St.), Tuchfabriken und Farbereien (oft starke Verfärbung des aufnehmenden Wassers), Gerbereien, Schlachthäuser.

Krankheitserreger können enthalten sein in den Abwässern der Zubereitungsanstalten für Tierhaare, der Schlachtereien und Gerbereien.

Schwere Gesundheitsschädigung der Anwohner kann von mineralischen Giften ausgehen. Arsenhaltige Abwässer, bzw. feste Abfälle der Anilinfarbenfabriken und der Gerbereien (falls hier Arsenverbindungen zum Enthaaren benutzt werden), haben mehrfach zu chronischer Arsenvergiftung der Umwohner zum Teil mit tödlichem Ausgang geführt. Auch die neuerdings unter den Fischern des kurischen Haffs aufgetretene „Haffkrankheit" wird auf Verunreinigung des Haffwassers mit arsenhaltigen Abwässern von Sulfit-Cellulosefabriken zurückgeführt. Die Verbreitung des Giftes kann nicht nur durch Bäche und Flüsse erfolgen, sondern bei grobporiger Beschaffenheit der wasserführenden Bodenschichten auch durch Grundwasserbrunnen (vgl. S. 77).

Am sinnfälligsten ist die Verunreinigung der Bäche und Flüsse durch schlammbildende, färbende und faulnisfähige Stoffe. Wie bereits oben betont wurde, kommen die schwersten Grade von Flußverunreinigung nicht sowohl durch städtische Abwässer, als vielmehr durch Industrieabwässer zustande.

Verpestender Geruch geht von solchen Flüssen auf weite Entfernungen aus und belästigt die in der Nähe angesiedelten Menschen; der Lauf des Wassers wird durch die Schlammablagerung und die Verpilzung der Oberfläche immer mehr gehemmt; jede Benutzung des Wassers ist durch seine Trübung, seine Farbe und seinen Gestank unmöglich geworden; die Fischzucht wird geschädigt oder muß völlig aufhören.

Eine Reinigung der Industrieabwässer vor dem Einlauf in die Flüsse ist daher fast stets erforderlich. Die schwierige Frage ist nur, bis zu welchem Grade eine solche Reinigung verlangt werden soll. Die Industrie kann der Flüsse als natürlicher Rezipienten ihrer Abwasser nicht entraten, und vollständige Reinigung der letzteren ist gewöhnlich nur mit einem Kostenaufwand zu leisten, den die Industrie nicht tragen kann.

Nach der geltenden Rechtsprechung kann auch der Unterlieger nicht ein völliges Reinhalten des Flußlaufs seitens der Oberlieger verlangen. Es wird vielmehr nur der Grundsatz festgehalten, daß die in einen Fluß geleiteten Abwasser „nicht über das Gemeinübliche hinaus" verunreinigt sein dürfen. Sammeln sich im Lauf eines Flusses zahlreiche vorschriftsmäßig gereinigte Fabrikabwasser, so kann doch die Verunreinigung des Flußwassers so hochgradig werden, daß dieses für mancherlei Zwecke nicht mehr verwendbar ist; ein Einspruch des Unterliegers ist dann aber nicht begründet.

Die suspendierten, verschlammenden Teile der Abwässer sollten stets so weit beseitigt werden, daß die Abwasser an der Einlaufstelle klar und durchsichtig erscheinen. Dies ist durch die oben beschriebenen mechanischen und chemischen Klarmethoden verhältnismäßig leicht zu erreichen. Hintereinander angebrachte Klärteiche und Klärgruben mit Zusatzen von Tonerde- oder Eisensalzen pflegen das Erforderliche zu leisten (Verfahren von LIESENBERG, HULVA u. a.) und haben gegenüber den industriellen Abwassern leichteren Erfolg wie gegenüber den sehr wechselnden stadtischen Abwässern.

In vielen Fällen genügt aber die Klarung der Abwasser allein nicht. Gelangen sie in kleine und langsam fließende Wasserläufe, so zeigt sich in diesen oft dennoch stinkende Fäulnis und eine solche Verpilzung des Wassers, daß dadurch eine Hemmung des Abflusses und Ablagerung von faulenden festen Massen entstehen kann.

Um auch die löslichen Bestandteile der Abwasser so weit zu vermindern, daß keine sinnfallige Faulnis und keine Verpilzung des Wasserlaufs mehr eintreten kann, müssen die oben aufgeführten Mittel: Berieselung, Bodenfiltration, Oxydationsverfahren Reinigung mit belebtem Schlamm zur Anwendung kommen. In vielen Betrieben wird mit den beiden erstgenannten ausreichende Wirkung erzielt. Der Bodeneinfluß versagt aber zuweilen, z. B. bei den Zuckerfabriken, so daß umständlichere Verfahren nötig werden.

6. Untersuchung der Abwässer.

Um den Erfolg einer Reinigungsanlage und die Einwirkung eines Abwassers auf den Vorfluter zu beurteilen, sind zu verschiedenen Zeiten Proben des ungeklärten und des geklarten Abwassers, sowie Proben aus dem Rezipienten vor und nach Einlauf des geklärten Wassers zu entnehmen. Mit den Probenahmen ist eine sorgfältige Prüfung auf sinnfällige Änderungen zu verbinden. Mit den Proben ist anzustellen:

a) eine Vorprüfung. Die Durchsichtigkeit ist anzugeben in Zentimetern der Schichthöhe, durch die Snellen 1 noch gelesen werden kann. — Der Geruch wird sofort, aber auch nach achttagigem Verweilen bei 26⁰ oder zweitägigem bei 37⁰ festgestellt.

b) Chemische Untersuchung.

α) Bestimmung der Oxydierbarkeit mit Kaliumpermanganat (wie beim Trinkwasser). Ein Abwasser ist der stinkenden Faulnis nicht mehr fähig, wenn die Oxydierbarkeit um $60-65\%$ abgenommen hat.

β) Methylenblauprobe. Aus einer alkoholischen konzentrierten Lösung von Methylenblau-B. (Kahlbaum) wird eine $0,05\%$ige waßrige Lösung hergestellt. Davon gibt man 0,3 ccm auf den Boden eines 50 ccm-Flaschchens, das man mit dem unfiltrierten Abwasser ohne Luftblasen ganz fullt und verschlossen bei

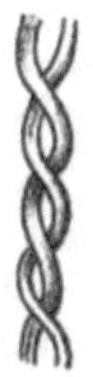

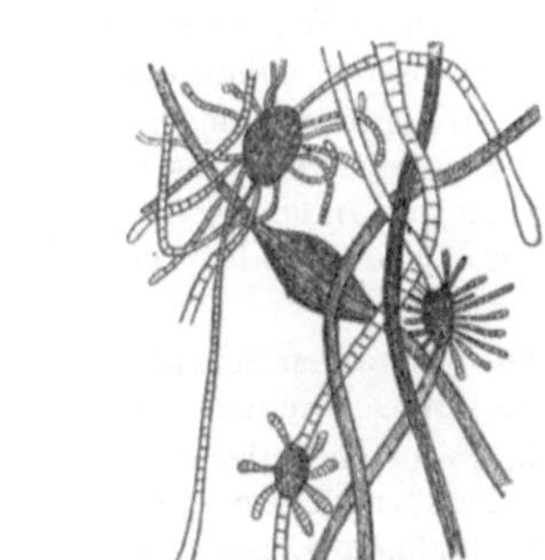

Abb. 107. Leptothrix. (Nach Mez.) 750 : 1.

Abb. 108. Kleine Rasen von Crenothrix polyspora. (Nach F. Cohn.) 350 : 1.

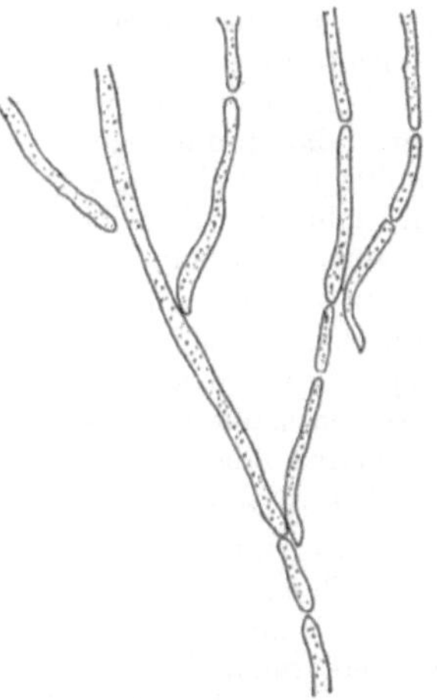

Abb. 109. Cladothrix dichotoma. 500 : 1.

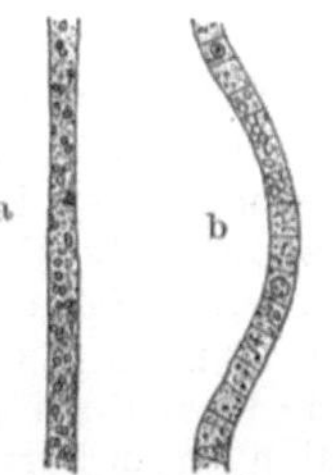

Abb. 111. Beggiatoa alba, nach Winogradsky. 600:1. a Mit Schwefelkornern. b Faden, der seinen Schwefelinhalt verbraucht hat, mit deutlichen Scheidewanden.

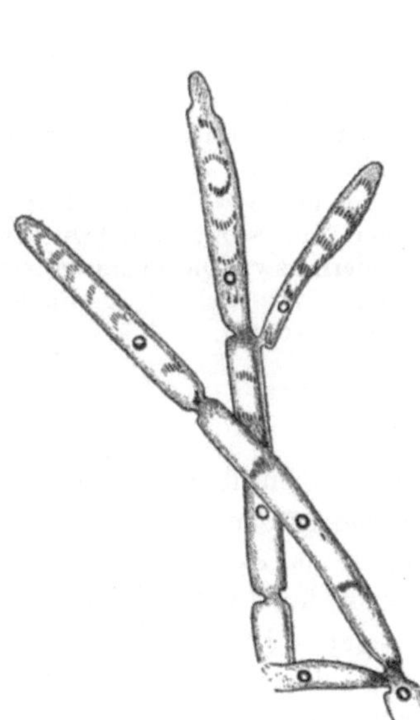

Abb. 110. Leptomitus lacteus. (Nach Mez.) 150 : 1.

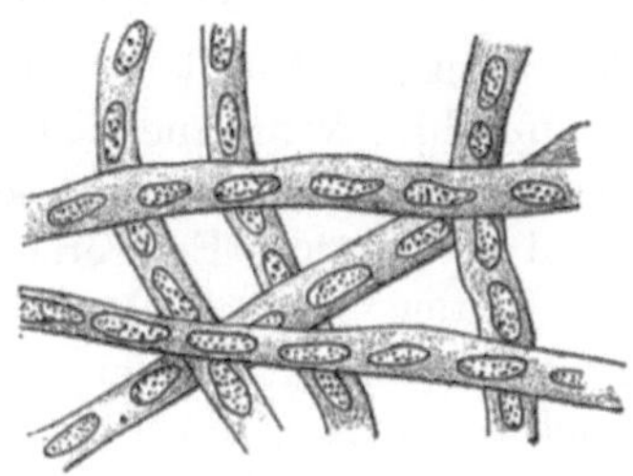

Abb. 112. Sphaerotilus natans. (Nach Mez.) 1000 : 1.

28—37⁰ hält. Ist nach 6 Stunden die Farbe erhalten, so ist die Reinigung genügend, andernfalls Entfärbung durch H_2S oder Bakterien.

γ) **Bleipapier**, in die geschlossene Flasche eingehängt, soll nach 2—7 Tagen bei 37⁰ noch keine Bräunung zeigen.

δ) **Carosche Reaktion** auf H_2S und gebundenen S, sofort und nach 2 Tagen bei 37⁰, ergibt Blaufärbung durch Bildung von Methylenblau (Carosches Reagens = Mischung von 1 g Paraamido-dimethylanilin + 300 HCl vom spez. Gew. 1,19 + 100 ccm 1%ige Fe_2Cl_6-Lösung. In brauner Flasche aufbewahren!)

c) **Mikroskopische Untersuchung** des mittels Planktonnetzes entnommenen Wassers. Das Auftreten bestimmter pflanzlicher und tierischer Lebewesen (auch Muskelfasern, Kartoffelstärke) bietet dem geübten Beobachter wertvolle Anhaltspunkte zur Beurteilung des Verunreinigungsgrades eines Oberflächenwassers (Kolkwitz). Im allgemeinen läßt sich sagen, daß in unreinem Wasser Würmer, Insektenlarven, reichlich Protozoen, und zwar die S. 104 besprochenen **Poly-** und **Mesosaprobier**, ferner Blaualgen, gewisse Wasserpilze und zahlreiche Bakterien vorkommen; in reinem Wasser Schnecken, Muscheln, Flohkrebse, Diatomeen, grüne Algen, von Protozoen einige Oligosaprobier, Bakterien.

Besonders wichtig sind gewisse **Wasserpilze**, weil sie an den Verpilzungen der Wasserläufe beteiligt sind. — In reinem Wasser (auch Trinkwasser, Leitungsröhren) kommen vor Leptothrix, Crenothrix; in Wasser und in gestandenem (nicht frischem) Abwasser Cladothrix; in mäßig verunreinigtem Abwasser Leptomitus lacteus; bei stärkerer Verunreinigung Beggiatoa alba und Sphaerotilus natans.

1. **Leptothrix.** 1—2 μ dicke Fäden mit zarten Scheiden. Häufig ist eine auf Wasserpflanzen parasitierende Art; eine andere mit Ockereinlagerung in die Scheiden (Abb. 107).

2. **Crenothrix.** Faden 2—7 μ dick, an festem Substrat haftend. Der Inhalt der Fäden teilt sich innerhalb der umgebenden Scheide in kurze Querstücke, und diese zerfallen in kleinere runde Segmente; aus solchen kugligen Elementen können neue Fäden hervorwachsen. — Häufig in Brunnen und Wasserleitungsröhren, wenn das Wasser eisen- oder manganhaltig ist (Abb. 108. Vgl. S. 96).

3. **Cladothrix.** Faden bis 2 μ dick, charakterisiert durch falsche Astbildung (Abb. 109). Neuerdings als Hungerform von Sphaerotilus natans bezeichnet.

4. **Leptomitus lacteus**; ein zu den Oomycetes gehöriger Pilz. Dem vorigen makroskopisch ähnlich. Weiße bis rötliche und schwarzgraue Rasen oder Häute. Entwickelt sich ausschließlich im Winter. Faden **viel dicker** wie bei Sphaerotilus, bis 45 μ, mit Einschnürungen und scheibenförmigen, stark lichtbrechenden Cellulinkörnern (Abb. 110).

5. **Beggiatoa alba** (s. Abb. 111). Feiner, kurzfaseriger, weißlichgrauer Belag, der vorzugsweise den schlammigen Boden überzieht; in wenig bewegtem Wasser, Klärteichen; erzeugt Schwefelwasserstoff. Meist gleichzeitig starke stinkende Fäulnis, Trübung des Wassers durch schwarzen Schlamm, der Schwefeleisen enthält.

6. **Sphaerotilus natans** (Abb. 112). Weißgelbliche oder graue schleimige Massen, in starkfließendem Wasser am reichlichsten. Bedarf starker Sauerstoffzufuhr, wuchert vorzugsweise im Winter; im Sommer nur an Wehren, Mühlrädern usw. Die Pilzrasen entwickeln einen widerlich süßen Geruch. Verhältnismäßig zarte, 2—3 μ dicke, lange Fäden, die aus kurzen, in farblose Scheiden eingeschlossenen Zellen bestehen.

7. Der Kehricht und die Tierkadaver.

Da der trockene Kehricht (Hauskehricht oder Hausmüll und Straßenkehricht) immerhin, wenn auch selten, infektiöse Mikroorganismen beherbergen kann, so ist eine nicht gar zu arglose Behandlung angezeigt; es ist auf gedeckte Behälter und vorsichtiges Entleeren (womöglich unter Anfeuchtung) zu achten. Neuerdings werden Müllschächte in den Häusern angebracht, die von jedem Stockwerk aus beschickt werden können, aber schwer rein zu halten sind und leicht Geruchsbelästigungen verursachen. Auch sind verschiedene „Kastenwagensysteme" und Verfahren, die auf dem Sammeln in transportabeln Säcken und Kasten, mit Trennung in drei Kategorien (Küchenabfälle, Scherben, Asche und Kehricht) beruhen, in Anwendung gekommen. — Die schließliche Zerstörung erfolgt am gründlichsten durch Verbrennung, die in England vielfach eingeführt ist, manchmal nach Vermischen mit dem Schlamm der Klaranlagen (s. oben, in Frankfurt a. M. nachgeahmt), die bei uns aber wegen der zu geringen Menge verbrennbarer Teile auf Schwierigkeiten stoßt, so daß man unter Umstanden Kohle zufugt (Hamburg).

Immerhin gibt es auch in Deutschland eine Anzahl Stadte (Hamburg, Altona, Frankfurt a. M., Kiel, Barmen, Wiesbaden, Beuthen u. a.), die leistungsfahige Mullverbrennungsanlagen (Horsfall-Ofen, Ofen-Systeme von Herbertz-Koln, von Humboldt-Köln u. a.) besitzen. Der Wahl des Ofens mussen Versuche mit dem Mull der betreffenden Stadt vorausgehen. Die Öfen bestehen aus Verbrennungszellen, in welche sehr heiße Flammen schlagen. Pro Quadratmeter Rostflache konnen stundlich 1000 kg Mull, d. h. die von etwa 2000 Menschen taglich gelieferte Menge, verbrannt werden. Die zuruckbleibende Schlacke ist hart und zur Herstellung von Schlackensteinen und von Beton gut geeignet.

Auch Versuche zur nachträglichen Sortierung, Düngerherstellung usw. sind gemacht (München); in Leipzig sind die unverbrennbaren Teile zur Anlage von „Scherbenbergen" verwendet worden.

Tierkadaver und nicht verwendbare Teile von Schlachttieren werden nach der Abdeckerei geschafft.

Das Material der Abdeckereien bilden: 1. Die ganzen Kadaver der an Milzbrand, Rotz, Wut, Rinderpest, Rinderseuche, Rauschbrand, Pyamie usw. (vgl. S. 186) gestorbenen Tiere. Diese durfen nach veterinarpolizeilicher Vorschrift nicht abgehautet sein; 2. die von Haut und Klauen befreiten Kadaver von Tieren, die an ausgebreiteter Tuberkulose erkrankt waren, oder in denen Finnen und Trichinen gefunden sind; 3. kranke Organe von sonst noch verwertbaren Schlachttieren, z. B. Lebern mit Echinokokken, perlsuchtige Lungen, Carcinome, Aktinomycesgeschwulste usw; 4. alles konfiszierte faule und verdorbene Fleisch verschiedenster Herkunft; 5. Schlachtabfalle von gesunden und kranken Tieren, — zusammen jedenfalls eine Masse außerst gefahrlichen Materials. Sehr leicht konnen Infektionsstoffe wieder zum Menschen gelangen dadurch, daß Teile der Kadaver nachtraglich verwertet werden. Namentlich sucht der Abdecker die Haute und Haare zu verkaufen, und es sind hierdurch schon viele Gerber, Wollarbeiter, ferner Roßhaararbeiter, Tapezierer, Bürstenfabrikanten usw. an Milzbrand und Rotz erkrankt. — Ferner kann eine Verbreitung von Keimen durch die Utensilien und Geratschaften des Abdeckers, und bei ungenügender Verwahrung der Kadaver durch Insekten (Fliegen) und andere Tiere stattfinden. — Die Abdeckereien belastigen außerdem die Anwohner oft auf sehr große Entfernungen hin durch ublen Geruch, der namentlich dann auftritt, wenn großere Mengen von Knochen und Hauten langsam an der Luft getrocknet werden.

Da, wo kein offentliches Schlachthaus und kein Schlachtzwang besteht, gibt es viele heimliche, sog. Winkelabdeckereien, die unter dem Namen der Pferdeschlachterei oder Wurstschlachterei gefallenes Vieh aller Art schlachten und verarbeiten. Zuweilen verbergen sich solche Abdeckereien auch unter der Firma einer Leimsiederei, Dunger- oder Seifenfabrik.

Eine Regelung des Abdeckereiwesens und eine völlige und rasche Vernichtung oder sichere Beseitigung der nach der Abdeckerei geschafften Kadaver muß unbedingt verlangt werden. Dies kann geschehen 1. durch tiefes Vergraben an gesicherten Platzen in mindestens 3 m Tiefe unter reichlichem Zusatz von Ätzkalk zu den etwa beschmutzten oberflächlichen Bodenschichten; 2. durch Verbrennen in besonders konstruierten Öfen (z. B. KORIS Verbrennungsofen). Bei beiden Verfahren findet aber keinerlei Verwertung der Kadaver statt; diese ist bis zu einem gewissen Grade möglich, wenn 3. das Material einer trockenen Destillation mit Auffangen der Produkte unterworfen wird; und noch vollkommener, wenn 4. die Kadaver in besonderen Apparaten mit heißem Wasserdampf behandelt werden.

Letzteres geschieht in sog. Digestoren, großen PAPIN schen Topfen, in welchen die Kadaver etwa 10 Stunden lang dem Dampf von mehreren Atmospharen Spannung ausgesetzt werden. Nach beendetem Kochen werden Fett und Leimwasser abgelassen; der Ruckstand wurde fruher herausgenommen, an der Luft getrocknet und schließlich zu Dungpulver verarbeitet. Da hierbei starke Geruche auftraten, wird in den neueren Konstruktionen (Kafill-Desinfektor von RIETSCHEL und HENNEBERG, HARTMANN scher Apparat und PODEWILS Apparat) der Ruckstand gleich im Digestor in trockenes Pulver verwandelt, indem der Dampf schließlich in einen den inneren Zylinder umgebenden Mantelraum eingelassen wird und den Zylinder von außen erhitzt, wahrend innen Luft zutritt. Die Apparate finden am besten in gehorig abgetrennten Teilen des Schlachthofs ihre Aufstellung; der weitaus größte Teil des zu vernichtenden Materials kann dann an Ort und Stelle bleiben.

Ist ein Transport der Kadaver nötig, so mussen die Karren vollig dicht sein und jedes Durchsickern von Blut usw. verhindern. Es empfiehlt sich, die Kadaver in Tucher, welche mit Carbolsaure oder Sublimatlösung angefeuchtet sind, einzuschlagen.

Literatur.

KONIG: Die Verunreinigung der Gewasser. 2. Aufl. 1899. — WEYL, BRIX, ZAHN u. a.: Die Städtereinigung in Handb. d. Hyg. 2. Aufl. 1914. — DUNBAR und ROECHLING. Verhandl. s. Verf. f. öff Ges. 1898. — GÄRTNER und HERZBERG: Ibid. 1897. — LUBBERT: Zusammenfassende Artikel im „Ges. Ingenieur". 1909 ff. — SCHMIDTMANN: Vierteljabrsschr. f. ger. Med. u. öff. San., Suppl.-H. 1898 u. 1900. — DUNBAR, ZIRN, PROSKAUER u. a. zahlreiche Arbeiten in Vierteljahrsschr. f. ger. Med. u. öff. San. — DUNBAR: Leitfaden fur die Abwasserreinigungsfrage. 2. Aufl., 1912. — Mitt. a. d. Kgl. Prüfungsanstalt für Wasserversorgung u. Abwasserbeseitigung zu Berlin. Berlin 1903 u. folg. Jahre. — THUMM: In Handb. d. Hyg. von RUBNER, V. GRUBER u. FICKER. 1911. — Untersuchungsmethodik u. a.: KOLKWITZ: Ebenda. — FARNSTEINER, BUTTENBERG und KORN: Leitfaden für chemische Untersuchung von Abwasser. 1902. — THUMM: Abwasserbeseitigung bei Einzel- und Gruppensiedelungen; SPERBER: Erfahrungen über Müllverbrennung, beides in: „Bericht uber die 38. Vers. (1913) d. „Dtsch. Ver. f. öff. Gesundheitspflege". — SPITTA: Grundriß d. Hyg. Berlin 1920. Neueste Literatur siehe bei IMHOFF: Übersicht über neuere Fortschritte in der Abwasserreinigung — besonders mit belebtem Schlamm. Zentralbl. f. d. ges. Hyg. Bd. 10, S. 401. 1925.

VIII. Leichenbestattung.

Die Leichenbestattung erfolgt bei den heutigen Kulturvölkern zumeist durch Begraben.

In der beerdigten Leiche tritt zunachst Faulnis durch Faulnisbakterien (hauptsachlich Anaeroben) ein, die namentlich vom Darm her einwandern. Demnachst beteiligen sich tierische Organismen, Larven verschiedener Fliegenarten, und zwar namentlich eine kleine 2—3 mm lange Fliegerlarve, deren leere gelbbraune Puppenhüllen sich oft zu Milliarden in den Sargen finden. Diese tragen sehr energisch zur vollstandigen Zerstörung und Oxydation der organischen Stoffe bei; sie bedurfen aber einer gewissen Feuchtigkeit, reichlichen Luftzutritts und einer relativ hohen Temperatur; wo es daran fehlt, beteiligen sie sich nicht an der Verwesung.

Die stinkende Fäulnis dauert etwa 3 Monate, selten länger; durch die Kleidung wird sie zuweilen beträchtlich verzögert, nicht dagegen durch den Sarg, der im Gegenteil die Meteorwasser abhalt, die dichte Umlagerung der Leiche mit feuchten Bodenschichten hindert und statt dessen einen gewissen der weiteren Zersetzung förderlichen Luftraum gewährleistet.

Im Wasser und ebenso in einem nassen, Grundwasser führenden Boden tritt zunachst raschere Fäulnis ein, bei welcher fast ausschließlich Anaerobier in Tatigkeit treten. Eine zweiwöchige Wasserleiche ist in der Zersetzung etwa soweit vorgeschritten, wie eine achtwöchig begrabene Leiche. Spater kommt es aber unter solchen Verhältnissen zu einem Stillstand der Zersetzung und oft zur Leichenwachsbildung.

In einem mäßig trockenen, grobporigen Boden von nicht zu hoher Schicht findet die reichlichste Beteiligung der tierischen Organismen und damit möglichst schnelle und vollstandige Verwesung der Leiche statt. In Kies- und Sandboden sind Kinderleichen etwa nach 4 Jahren, die Leichen Erwachsener nach 7 Jahren, im Lehmboden nach 5 bzw. 9 Jahren bis auf Knochen und amorphe Humussubstanzen zerstört.

Unter Umstanden nimmt die Zersetzung der Leichen im Boden einen ungewohnlichen Verlauf; besonders dann, wenn durch irgendwelche Einflusse die Beteiligung der erwahnten tierischen Organismen ausgeschlossen ist. Es kann dann eintreten:

1. Mumifikation. Die Leichen sind in eine trockene, schwammige, strukturlose Masse verwandelt, die leicht zu Staub zerfallt; oft sind die Formen vorzüglich erhalten. Sie tritt ein nach Phosphor-, namentlich aber nach Arsenik- und Sublimatvergiftung; ferner infolge gewisser örtlicher Verhaltnisse des Friedhofs, namlich großer Trockenheit, starker Durchluftung oder zu niederer Temperatur des Bodens, so daß sich die tierischen Organismen gar nicht und die Faulnisorganismen nur bis zu einem gewissen Grade an der Verwesung beteiligen. Man findet die Mumifikation z. B. im Wüstensand, ferner im Kirchhof des St. Bernhard-Hospizes und in tiefen Klostergruften, dort infolge der Trockenheit, hier infolge der Kalte.

2. Adipocire- (Leichenwachs-) Bildung. Die Leichenteile werden, nachdem eine kurze Zeit Faulnis bestanden und die meisten Eingeweide zerstort hat, ganz oder teilweise in eine grauweiße, homogene, leicht zerbröckelnde Masse verwandelt, die auf der Schnittflache Fettglanz zeigt, sich fettig anfuhlt, in der Hitze schmilzt, fast geruchlos und oft so fest ist, daß sie beim Anstoßen tont. Die außere Korperform ist oft wunderbar erhalten; in Haut, Muskeln und Knochen lassen sich mikroskopisch noch Reste der Gewebe erkennen; die Fettsubstanz ahmt oft geradezu die Form der betreffenden Gewebselemente nach. Chemisch scheinen teils Cholesterin, teils Ammoniak- und Kalkseifen der hoheren Fettsauren, teils freie Fettsauren vorzuliegen. — Die Entstehungsweise der Adipocire fuhren einige Forscher auf eine eigentumliche Umwandlung des Fetts der Leiche zurück, wahrend die Eiweißsubstanzen verschwinden. Andere folgern namentlich aus mikroskopischen Untersuchungen, daß eine Fett- und Seifenbildung aus Eiweiß beteiligt ist.

Auch die Adipocirebildung scheint nur dann einzutreten, wenn die normalerweise wirksamen Organismen, besonders die tierischen, infolge von Luftmangel in ihrer Tatigkeit gehemmt sind. Daher findet man die Leichenwachsbildung bei Wasserleichen, in nassem Tonboden, in Zementgruben, in luftdicht schließenden Sargen, ferner in alten, stark benutzten und offenbar undurchlassig gewordenen Begrabnisplatzen.

Übt ein Friedhof, in welchem die Verwesung der Leichen in der geschilderten Weise vor sich geht, irgendwelchen gesundheitsnachteiligen Einfluß auf die Anwohner aus? Früher hatte man in dieser Beziehung übertrieben schlimme Vorstellungen. Eine Reihe von Krankheiten sollte von den Friedhöfen aus übertragen werden; namentlich sollten die Leichengase eine starke Belästigung und Gesundheitsgefahr für die Anwohner bedingen. Dementsprechend sind früher strenge Vorschriften über den Abstand der Wohnungen von Friedhöfen erlassen worden.

Es handelt sich indes bei der Leichenzersetzung um eine einfache Faulnis und Verwesung organischer Substanz, und zwar ist der Umfang dieses Vorganges bei geregeltem Kirchhofsbetrieb ein verhältnismäßig geringer und die Zersetzung verlauft so allmählich, daß keine Schadigungen oder Belastigungen daraus erwachsen. Irgendwelche spezifische giftige Leichengase werden nicht gebildet. Ein übler Geruch macht sich nur in Massengrüften geltend, wie sie in London, Paris, Neapel früher vorkamen, in welche in kurzen Zwischen-

räumen große Mengen von Leichen eingelagert wurden. Sobald jedoch die
Bestattung in einigermaßen geordneter Weise vorgenommen wird, können
riechende Zersetzungsgase nicht bemerkbar werden, zumal die Hauptmasse
derselben durch den Boden absorbiert wird. Selbst beim Ausgraben der Leichen
ist fast niemals ein Geruch wahrzunehmen.

Infektionen kommen von den begrabenen Leichen aus nicht leicht zustande. Die meisten Infektionserreger gehen, wie experimentell nachgewiesen
ist, in der Leiche unter dem Einfluß der wuchernden Saprophyten binnen
wenigen Tagen oder Wochen zugrunde. Einige Infektionserreger können sich
länger am Leben halten; so können virulente Tuberkelbacillen noch nach
Monaten in begrabenen Leichen nachgewiesen werden; auch Typhusbacillen
sind ziemlich widerstandsfähig. Für alle diese Erreger kommt aber ein Herausgelangen aus der Tiefe des Grabes an die Bodenoberflache nicht in Frage, es
sei denn durch Vermittlung von Ratten, Maulwürfen u. dgl., also in praktisch
belangloser Weise. — Damit stimmt überein, daß in der Tat keinerlei gut be-
glaubigte statistische Belege für eine höhere allgemeine Morbidität oder für
eine gesteigerte Häufigkeit infektiöser Erkrankungen unter den nahe an Kirch-
höfen wohnenden Menschen vorliegen.

Zuweilen kann durch die Verwesungsprodukte eine Verunreinigung des
Grundwassers erfolgen. In zahlreichen Untersuchungen zeigten indes die
Friedhofsbrunnen stets weniger Verunreinigungen als die sonstigen städtischen
Brunnen. Immerhin wird man ein Grundwasser zum Wasserbezug vermeiden,
welches in einer nahen Berührung mit Begräbnisplätzen steht.

Es lassen sich somit alle Gesundheitsschädigungen und Belästigungen durch Begräbnisplätze leicht vermeiden, wenn letztere nach folgenden Vorschriften angelegt und betrieben werden:

Das Gelande soll moglichst frei liegen, hochebenenartig sein. Sandboden, der etwa noch
mit etwas Lehm gemengt ist, bietet die günstigsten Bedingungen. Das Grundwasser soll
wenigstens 3 m mittleren Abstand von der Bodenoberflache haben; sein höchster Anstieg
muß genau bekannt sein. Wohnhauser sollen mindestens 10 m von den Begräbnisplatzen
entfernt sein, Brunnen mindestens 50 m, wenn das Gefalle des Grundwassers nach dem
Brunnen hin gerichtet ist.

Als richtige Größe der Gräber wahlt man eine Lange von 260 cm, eine Breite von 100 cm;
60 cm entfallen auf die Zwischenwandungen, im ganzen also 4 qm für das Grab eines Erwachsenen bzw. 2 Kindergräber. Die Tiefe des Grabes sei im allgemeinen nicht über
180 cm; an manchen Orten hat man 120 cm als vollkommen ausreichend gefunden. Die
Sarge sollen nicht zu dicht sein, unter Umstanden durchbohrte Wände haben. Es ist
vorgeschlagen worden, Kochsalz- und Weinsaure in den Sarg zu fullen, um die Bakterien
und die Faulnis möglichst zu hemmen und die Schimmelpilze zu begünstigen; letztere
sind aber für die Verwesung viel zu einflußlos, und es ist daher dies Verfahren zu widerraten.

Als Begräbnisturnus ist für die Graber der Erwachsenen eine Frist von 10 Jahren,
für Kindergraber eine Frist von 5 Jahren einzuhalten; übrigens ist der Turnus zweckmaßig
im Einzelfalle je nach den örtlichen Verhältnissen zu bestimmen. Eine Bebauung alter
Kirchhöfe darf in Preußen erst 40 Jahre nach dem Schluß der Bestattung erfolgen; eine
kürzere Frist von etwa 20 Jahren würde meist ausreichen.

Auf dem Kirchhof ist eine Leichenhalle anzulegen. In den Wohnungen
der Armen ist eine Aufbewahrung der Leichen bis zum Begräbnis schlechter-
dings unmöglich, wenigstens nicht ohne große Belästigung der Umwohner,
außerdem auch nicht ohne Gefahr, da eine Reinigung und Desinfektion der
Wohnung nicht eher zu erfolgen pflegt, als bis die Leiche fortgeschafft ist. An
übertragbaren Krankheiten Gestorbene sind in Tücher, die mit Karbol- oder

Sublimatlösung befeuchtet sind, einzuhüllen und in besonderen Räumen aufzubewahren. Um den Geruch, der sich bei rascher Zersetzung entwickelt, zu hindern, wird der Sarg zweckmäßig mit Holzkohle oder Holzkohlenkleie gefüllt.

Sehr empfehlenswert ist eine Bepflanzung des Friedhofes; womöglich sollen nach englischem und amerikanischem Vorbilde park- oder waldartige Anlagen geschaffen werden, wie sie z. B. in München, Köln und Düsseldorf bestehen. Solche Kirchhöfe können auch der stillen Erholung dienen und insbesondere, wenn sie nicht mehr benutzt werden, gleichzeitig das Bedürfnis nach in der Stadt gelegenen öffentlichen Gärten befriedigen.

Neuerdings ist in den meisten Kulturländern neben der Beerdigung die Leichenverbrennung gestattet und recht verbreitet. In Preußen darf die Einäscherung einer Leiche nur erfolgen, wenn eine dahingehende Willenserklärung des Verstorbenen vorliegt. — Für diese Bestattungsform haben wir Vorbilder bei vielen alten Völkern, namentlich den Indern, die seit Jahrtausenden ihre Leichen verbrennen. Allerdings wurde früher immer eine sehr unvollständige Verbrennung erzielt, die für unsere jetzigen Verhältnisse unannehmbar

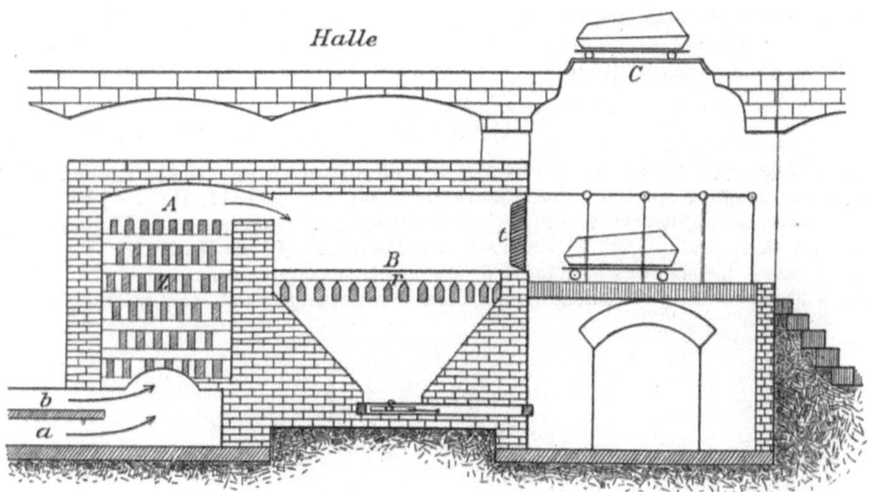

Abb. 113. Schematische Darstellung eines Leichenverbrennungsofens.
a Kanal für das Generatorgas. *b* Kanal für Luft. *A* Vorwärmkammer. *Z* Ziegelmaterial.
B Verbrennungskammer. *t* Tür. *r* Tonrost. *s* Gefäß für die Asche. *C* Versenkung.

sein würde. Dem Verbrennungsraum müssen reichlichste Mengen auf 800—1000° vorgewärmter Luft zugeführt werden, die rasch austrocknend wirkt und die entstehenden Verbrennungsgase zu den Endprodukten oxydiert. Dies erreicht man durch die Siemenssche Regenerativfeuerung (Abb. 113). Es werden zunächst in der Vorwärmungsperiode Heizgase entwickelt, bei Stein- und Braunkohle Kohlenwasserstoffe, H und CO; bei Koks CO und durch Leiten von Wasserdampf über den glühenden Koks noch H und CO; diese werden gemengt mit zugeführter heißer Luft, welche in den Wandungen des Ofens in Kanälen oder in Bündeln von eisernen Röhren zum Verbrennungsraum aufsteigt, während die Heizgase von oben nach unten in den Schornstein ziehen; beide zusammen, Heizgase und heiße Luft, erhitzen die steinernen Wände des Ofens. Zu Anfang der eigentlichen Leichenverbrennung werden noch Heizgase in geringer Menge zugelassen, die in der heißen Luft rasch verbrennen; später wird die Heizgasentwicklung ganz eingestellt. Die Vorwärmung dauert in den neueren Öfen von Schneider, Klingenstierna-Beck u. a. etwa 4, die Leichenverbrennung 2 Stunden. Kohlenverbrauch (einschl. Vorwärmung) 200—400 kg. — Die Asche der verbrannten Leichen wird in Urnen gesammelt, die in eigenen Hallen (Kolumbarien) aufgestellt oder beerdigt werden, wofür nur ¼ qm Platzfläche gerechnet wird.

Die Gründe für Einführung der fakultativen Leichenverbrennung liegen entsprechend den vorstehend gegebenen Ausführungen nicht etwa auf sanitärem Gebiet; vielmehr war einmal die genauere Erkenntnis der Zersetzungsvorgange der begrabenen Leichen von Einfluß, die wohl imstande ist, eine Abneigung gegen diese Art der Bestattung zu erzeugen; vor allem aber die Schwierigkeit, in der Nähe großer Stadte ohne übertriebenen Kostenaufwand die nötige Bodenfläche für Begrabnisplatze zu finden. — Von juristischer Seite wurde gegen die Verbrennung eingewendet, daß sie eine spatere Untersuchung der Leichen auf Gifte usw. unmöglich mache, und daß dadurch den Verbrechen Vorschub geleistet werden würde. Diesem Einwand ist jedoch dadurch begegnet worden, daß die Erlaubnis zur Verbrennung von einer besonders sorgfältigen Leichenschau durch den beamteten Arzt und von dem Ausschluß aller Verdachtsmomente abhängig gemacht wird. —

Die gegenwartige Notlage weitester Volkskreise in Deutschland hat dazu gedrängt, auch eine moglichste **Verbilligung der Leichenbestattung** anzustreben. Als hygienisch einwandsfreie Maßnahmen kommen hierfür in Betracht: **Sammeluberfuhrung der Leichen** in die Friedhofe; für die Erdbestattung Benutzung einfacher **Normal-Tannensärge** von 40—50 cm Hohe und etwa 2 cm Wandstarke (unter etwaiger Verwendung prunkvollerer, nachher zu desinfizierender Leih-Übersarge) und **Erniedrigung der Grabtiefe** auf 1—1,2 m bei einer Grabhügelhohe von 0,2—0,4 m; fur die **Einascherung** ununterbrochener, aber auf einzelne Tage beschrankter **Verbrennungsbetrieb**, vom Staate **verbilligte Kohle**, Ersatz der Holzsarge durch Fournier-, Pappsarge, Papphüllen u. ä. oder am besten **sarglose Verbrennung** (HAHN).

Literatur.

HOFMANN und SIEGEL: Die hygienischen Anforderungen an Friedhofe. Verhandl. d. Dtsch. Ver. f. öff. Ges. 1881. Vierteljahrsschr. f. off. Ges. Bd. 14, H. 1. — PETRI: Arb. a. d. Kaiserl. Gesundheitsamt. Bd. 7. — SCHONFELD und GRANDHOMME: Vierteljahrsschr. f. gerichtl. Med. 1891. Suppl. — KRATTER: Leichenwesen. Weyls Handb. d. Hyg. 2. Aufl. 1912. — ABEL: Leichenwesen. Handb. d. Hyg. v. RUBNER, GRUBER und FICKER. Bd. IV. 1912. — HAHN, M.: Die Verbilligung der Leichenbestattung. Arch. f. Hyg. Bd. 93. 1923.

Achtes Kapitel

Hygienische Fürsorge für Kinder und Kranke.

Unter gewissen Lebensverhältnissen sind besondere hygienische Maßnahmen angezeigt, weil entweder sehr empfindliche jugendliche Körper in Betracht kommen, deren Erhaltung und Kräftigung nur durch eine sorgfaltigere Berücksichtigung der äußeren Lebensbedingungen gelingt als beim anpassungsfähigen gesunden Erwachsenen; oder weil größere Gruppen von gleichartig erkrankten Menschen der gemeinsamen Fürsorge bedürfen.

A. Das kindliche Alter.

Das gesamte Gebiet der Jugendwohlfahrtspflege (Jugendpflege und Jugendfürsorge) ist in Deutschland durch das „Reichsgesetz für Jugendwohlfahrt" vom 9. Juli 1922 geregelt, das am 1. April 1924 in Kraft trat. Es macht den Gemeinden die Errichtung von „Jugendämtern" als behördliche Organe der öffentlichen Jugendhilfe und als Mittelpunkte aller Bestrebungen und Maßnahmen zur Förderung der Jugendwohlfahrt zur Pflicht und unterstellt diese Ämter „Landesjugendämtern", die ihrerseits Anregungen vom „Reichsjugendamt" erhalten. Das Gesetz unterscheidet das Säuglingsalter, das Kleinkindesalter, das schulpflichtige Alter und die schulentlassene Jugend, die daher gesondert zu besprechen sind.

I. Die Säuglingsfürsorge.

Die außerordentliche Bedeutung der Säuglingshygiene ergibt sich aus der gewaltigen Sterblichkeit der Kinder im 1. Lebensjahr (s. S. 2). In Preußen (41 Millionen Einwohner, darunter 1 Million im 1. Lebensjahr) betrug vor dem Kriege die Zahl der gestorbenen Säuglinge zwischen 180000 und 220000 oder 17 bis 21 auf 100 Lebende der gleichen Altersklasse, im Jahre 1911 mit heißem Sommer sogar 21,2%. Allerdings ist in den letzten Jahrzehnten eine Abnahme der Säuglingssterblichkeit eingetreten, die sich, wie umstehende Tabelle zeigt, fast auf alle europäischen Lander erstreckt; aber diese ist in der Hauptsache nicht durch hygienische Maßnahmen bedingt, sondern ist zum wesentlichen Teile zurückzuführen auf den gleichzeitigen Rückgang der Geburtsziffer, auf welchen S. 4 hingewiesen wurde, und der in deutlicher Beziehung zur Säuglingssterblichkeit steht. In allen Ländern hat man die Erfahrung gemacht, daß da wo Schwierigkeiten der wirtschaftlichen Lage bestehen, die Geburtenziffer und die Säuglingssterblichkeit einen Parallelismus zeigen. Werden viel Kinder geboren, so ist die Pflege der letztgeborenen weniger sorgfältig, die Unterhaltsmittel reichen nicht aus, die Frauen sind nicht mehr imstande oder nicht gewillt, die letztgeborenen Kinder an der Brust zu nähren; bei geringer Kinderzahl fallen diese Momente mehr oder weniger fort und ein größerer

Bruchteil der Geborenen bleibt am Leben. Umgekehrt hat sich übrigens auch gezeigt, daß bei Rückgang der Säuglingssterblichkeit die Geburtenhäufigkeit sinkt, da der Wille zum Ersatzkind entfällt.

Neben dem Einfluß der Geburtenziffer sind aber Abweichungen der Säuglingssterblichkeit auch auf Lebensgewohnheiten und Sitten zurückzuführen, und dann ist zweifellos eine Verringerung durch hygienische Maßnahmen erreichbar.

Auf 1000 Lebendgeborene entfielen Gestorbene:

Länder	1881—1885	1901—1905	1911—1913
Rußland	267	263	—
Österreich	252	215	193
Preußen	207	190	161
Italien	195	167	141
Frankreich	167	139	125
Dänemark	134	119	98
England und Wales	139	138	111
Schweden	116	91	71
Norwegen	99	81	65

Um die Ursachen der hohen Sterblichkeit zu erkennen, wird man vor allem ermitteln müssen, durch welche Krankheiten die Kindersterblichkeit vornehmlich bedingt ist. Es ist zweckmäßig, hierfür nicht Zusammenstellungen aus größeren Gebieten heranzuziehen, weil die Registrierung der Todesursachen namentlich auf dem Lande zu unsicher ist. Für die Stadt Berlin und das Jahr 1913 ergibt sich folgende Beteiligung der verschiedenen Krankheitsursachen:

Es starben 1913 in Berlin 6032 Kinder im 1. Lebensjahr; davon

1549	an Magendarmkrankheiten,	161	an Keuchhusten,
1598	„ Lebensschwäche,	132	„ Herzkrankheiten,
580	„ Lungenentzündung,	76	„ Masern,
133	„ Abzehrung,	143	„ Syphilis,

der Rest an selteneren Todesursachen.

Die (früher unter der nicht zweckmäßigen Bezeichnung „Cholera infantum" zusammengefaßten) Magendarmerkrankungen überragen also die übrigen Todesursachen bei weitem; diese verteilen sich aber keineswegs gleichmäßig auf das ganze Jahr, sondern sie häufen sich in den Sommermonaten; und die Häufung ist nicht etwa gleichartig in jedem Jahr, sondern sie kann das eine Mal kaum hervortreten (1907), während sie in anderen Jahren (1904, 1905) sehr erheblich ist:

An Magendarmkrankheiten starben in Berlin Säuglinge:

Monate	1904	1905	1907
im Januar	128	136	127
„ Februar	119	122	99
„ März	117	144	106
„ April	156	120	121
„ Mai	163	141	200
„ Juni	249	262	186
„ Juli	496	730	228
„ August	1249	1501	399
„ September	533	521	362
„ Oktober	233	223	334
„ November	126	134	174
„ Dezember	137	127	125

Prüft man, in welcher Weise die Jahre mit hoher und niedriger Sterblichkeit sich sonst unterscheiden, so findet man übereinstimmend, daß es lediglich die heißen Sommer sind, welche die Steigerung der Zahlen bewirken, und daß die Höhe der Säuglingssterblichkeit an Magendarmerkrankungen durchaus den Temperaturverhältnissen des Sommers entspricht. — Abb. 114 zeigt ein Beispiel, wie sich die Sterblichkeitskurve dem Verlauf der Sommerhitze genau anpaßt; im allgemeinen tritt eine abnorme Steigerung erst zutage, wenn sich das Wochenmittel der Temperatur über 17,5° erhebt. In Deutschland kostete daher jeder heiße Sommer im Vergleich zu einem kühlen Sommer mehr als 10000 Säuglingen das Leben; neuerdings ist es damit etwas besser geworden. In Ländern, wo sich das Monatsmittel des heißesten Monats nicht über 17,5° erhebt, kommt diese Steigerung von Säuglingstodesfällen vollkommen in Wegfall.

Eine weitere Aufklärung über diese Todesfälle gibt die Statistik dadurch, daß sie nachgewiesen hat, daß nur die künstlich genährten Kinder die Opfer der Hitzewirkung

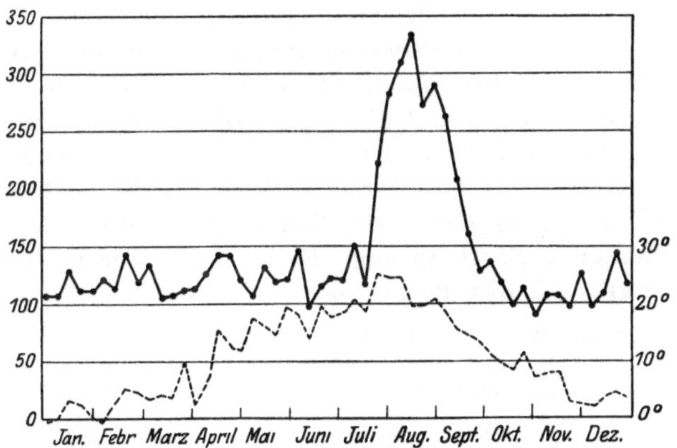

Abb. 114. Sauglingssterblichkeit und Lufttemperatur in Berlin 1911.

———— Sauglingssterblichkeit in Berlin.   Lufttemperatur, Wochenmittel in Berlin.

werden. Nur bei den mit Tiermilch und Surrogaten ernährten Säuglingen zeigt sich jene übermäßige Sterblichkeit in den heißen Monaten. — Ferner hat sich bei Berücksichtigung der sozialen Verhältnisse herausgestellt, daß nur die wenigst bemittelten Bevölkerungsschichten beteiligt sind, und daß die Sterblichkeit unter den unehelichen Sauglingen besonders groß ist.

Es liegt nahe, diese Tatsachen dadurch zu erklären, daß die künstliche Nahrung der Kinder in den Wohnungen der armeren Bevölkerung einer schadlichen, durch die Hitze sehr begunstigten Bakterienwucherung unterliegt, die sich in den Wohnungen der Wohlhabenderen durch entsprechende Behandlung der Nahrung, sorgsames Kochen, Kuhlhalten usw. hintanhalten laßt. Von Kinderärzten wird aber betont, daß auch infantiler Hitzschlag durch unmittelbare Einwirkung der Hitze bei Säuglingen gar kein seltenes Vorkommnis ist; bei kunstlich genährten Sauglingen soll er erheblich haufiger beobachtet werden, weil bei diesen leichter Überernahrung erfolgt, indem der vermehrte Durst der Kinder immer durch Zufuhr der an Calorien und an Eiweiß reichen Milch gestillt wird; und bei der armeren Bevolkerung soll Hitzschlag häufiger eintreten, weil deren Wohnungen schon durch die inneren Warmequellen heißer sind und weil auf Lüftung und zweckentsprechende Kleidung weniger geachtet wird. — Vermutlich sind beide Momente, zersetzte Nahrung und Warmestauung, beteiligt; letztere scheint gefährlicher zu sein, wenn durch ungeeignete bakterienreiche Nahrung bereits Verdauungsstörungen hervorgerufen sind.

Die Bekämpfung dieser Todesfälle muß im Hinblick auf die ursächlichen Zusammenhänge als verhältnismäßig aussichtsvoll angesehen werden. Soweit unmittelbare Hitzewirkung in Frage kommt, ist in erster Linie durch Maßnahmen beim Bau der Wohnungen Abhilfe zu schaffen und in den kritischen Zeiten sind die gefährdeten Kinder — künstlich genährte, bereits mit Verdauungsstörungen behaftete, in heißen Wohnungen lebende Säuglinge namentlich in den besonders gefährdeten drei ersten Lebensmonaten — für die Dauer der Hitzeperiode vorübergehend in kühleren Räumen unterzubringen, soweit nicht durch zweckmäßige Kleidung des Kindes, Einschränkung der Nahrung, Stillung des Durstes mit abgekochtem Wasser usw. der Wärmestauung entgegengewirkt werden kann. Daneben muß eine günstige Beeinflussung der Ernährung angestrebt werden, vor allem durch Ausdehnung der Ernährung an der Mutterbrust und durch Beratung in der Fürsorgestelle.

Außer bei diesen akuten Magendarmstörungen tritt aber noch bei einer Reihe von anderen oft tödlichen Säuglingserkrankungen die günstige Wirkung der Ernährung mit Muttermilch gegenüber der Ernährung mit Tiermilch deutlich zutage; letztere fordert viel zahlreichere Todesfälle durch Lebensschwäche, Tuberkulose und durch die im Winter und Frühjahr gipfelnde Neigung der Säuglinge zu Lungenentzündungen und Krämpfen. Mehrfach haben statistische Erhebungen (Stichtagzählungen z. B. in Hannover-Linden) gezeigt, daß die Brustkinder eine Sterblichkeit von 8—9%, die Flaschenkinder dagegen eine solche von 30% zeigen. Die Ausdehnung der Brustnahrung kann also wie keine andere Maßnahme eine gewaltige Besserung der Sterblichkeit herbeiführen. — Auch für die spätere Entwicklung des Kindes wird zweifellos der beste Grund gelegt durch eine mindestens 6—8 Monate anhaltende Brustnahrung. Es ist daher von größter Bedeutung, daß die Ernährung an der Brust nach Möglichkeit gefördert wird.

Dies ist bisher versucht durch Belehrung der Beteiligten über die großen hygienischen Vorteile dieser Ernährungsweise; durch Kurse für Schwangere, Verteilung geeigneter Merkblätter auf dem Standesamt bei der Meldung der Geburt, besondere Belehrung der Hebammen, die durch Begünstigung von allerlei Nahrpräparaten oft unheilvollen Einfluß ausübten. Zweitens werden Stillprämien für eine gewisse Zeit des Stillens gezahlt. In größeren Fabrikbetrieben sind Stillstuben eingerichtet, und der erforderliche Aufenthalt in diesen hat keinen Lohnausfall zur Folge; ebenso ist in den Krippen (siehe unten) für Fortsetzung des Stillens tunlichst gesorgt; auch die Förderung der Stillfähigkeit der Frauen durch geeignete Körperpflege und Ernährung schon in der Jugend wird ins Auge gefaßt.

Diese Bestrebungen haben in Deutschland neuerdings durch zwei Maßnahmen eine gesicherte Unterlage erhalten; erstens durch das Gesetz über Reichswochenhilfe, dem schon während des Krieges vorläufige, aber unvollkommene Bestimmungen vorausgingen; und zweitens durch die Einrichtung von Säuglingsfürsorgestellen.

Das „Gesetz über Wochenhilfe und Wochenfürsorge" vom 26. 9. 1919 bzw. 30. 4. 1920 ist jetzt ersetzt durch die Verordnung über Wochenhilfe vom 31. 7. 1924 und durch die einschlägigen Bestimmungen der Verordnung über die Fürsorgepflicht vom 13. 2. 1924. Danach ist im wesentlichen folgendes bestimmt:

a) Wochenhilfe.

Wöchnerinnen, die im letzten Jahre vor der Niederkunft mindestens 6 Monate hindurch auf Grund der Reichsversicherung oder bei einer knappschaftlichen Krankenkasse gegen Krankheit versichert gewesen sind, erhalten als Wochenhilfe

1. einen einmaligen Beitrag zu den Kosten der Entbindung;

2. ein Wochengeld in Höhe des Krankengeldes, einschließlich der Sonn- und Feiertage, für 10 Wochen, von denen 4 in die Zeit vor und 6 in die Zeit nach der Entbindung fallen. Das Wochengeld für die ersten 4 Wochen ist mit dem Tage der Entbindung fällig;

3. eine Beihilfe für Hebammendienste und ärztliche Behandlung, falls solche bei Schwangerschaftsbeschwerden erforderlich werden;

4. solange sie ihre Neugeborenen stillen, ein Stillgeld, abgestuft nach dem Betrage des Krankengelds, einschließlich der Sonn- und Feiertage bis zum Ablauf der 12. Woche nach der Entbindung.

Neben Wochengeld wird Krankengeld nicht gewährt; die Wochen nach der Niederkunft müssen zusammenhängen, um den Anspruch auf Wochengeld aufrecht zu erhalten.

Die Satzung kann die Dauer des Wochengeldbezuges bis auf 13 Wochen, des Stillgeld-bezugs bis auf 26 Wochen erweitern.

Die Satzung kann mit Zustimmung des Oberversicherungsamts das Wochengeld höher als das Krankengeld, und zwar bis zur Höchstgrenze von drei Vierteln des Grundlohnes bemessen.

Stirbt eine Wöchnerin bei der Entbindung oder während der Zeit der Unterstützungs-berechtigung, so werden die noch fälligen Bezüge aus der Reichswochenhilfe an denjenigen gezahlt, der für den Unterhalt des Kindes sorgt.

b) Familienhilfe.

Wochenhilfe erhalten auch die Ehefrauen sowie solche Töchter, Stief- und Pflegetöchter der Versicherten, welche mit diesem in häuslicher Gemeinschaft leben, wenn

1. sie ihren gewöhnlichen Aufenthalt im Inland haben,

2. ihnen ein Anspruch auf Wochenhilfe nach den vorstehenden Bestimmungen nicht zusteht, und

3. die Versicherten im letzten Jahre vor der Niederkunft mindestens 6 Monate hindurch auf Grund der Reichsversicherung oder bei einer knappschaftlichen Krankenkasse gegen Krankheit versichert gewesen sind.

Als Wochenhilfe werden die oben bezeichneten Leistungen gewährt. Die Satzung kann den Betrag des Wochengeldes und des Stillgeldes je bis auf die Hälfte des Krankengeldes der Versicherten erhöhen.

c) Wochenfürsorge.

Die früher gleichfalls reichsgesetzlich geregelte Fürsorge für nicht versicherte, minder-bemittelte, deutsche Wöchnerinnen, sofern sie ihren gewöhnlichen Aufenthalt in Deutschland hatten, ist jetzt den örtlichen Fürsorgeverbanden auferlegt, denen die Abgrenzung der Bezugsberechtigten und die Bemessung der Leistungen zusteht.

Die **Säuglingsfürsorgestellen** sind kommunale Einrichtungen, in denen Kinderärzte Sprechstunden abhalten, um Müttern und Pflegemüttern unentgeltlich Rat über Pflege und Ernährung der vorgestellten Säuglinge zu erteilen.

Die Anstalt enthält zunächst einen **Warteraum**, wo unter anderem durch das Hilfspersonal Kinder mit ansteckenden Krankheiten behufs Abfertigung in Isolierzimmer ausgeschieden werden. Ferner ein **Wiegezimmer**, wo die Kinder gewogen und erforderlichenfalls gemessen werden; hier werden die Personalblätter, die für jedes Kind anzulegen sind, ausgeteilt. Es folgt das **Arztzimmer**, wo täglich, am besten in den frühen Nachmittagsstunden, der Arzt zu sprechen ist; das gesunde Kind soll ihm etwa alle 14 Tage, kranke häufiger, vorgestellt werden. Hier wird insbesondere die Ernährung des Kindes geregelt und die Ernährung an der Mutterbrust mit allen Mitteln gefördert. Außerdem ist eine **Milchküche** der Fürsorgestelle angegliedert, wo verschiedene Säuglingsnahrung bereitet und trinkfertig abgegeben wird; gelegentlich auch eine **Krippe** und ein **Kindergarten**, d. h. Anstalten zur Aufnahme von Kleinkindern außer dem Hause beschäftigter Mütter nur während der Arbeitszeit. Vom Arztzimmer gelangt das Kind in das **Abfertigungszimmer**, in welchem eine Schwester gemäß der ärztlichen Anordnung Bezugscheine für Säuglingsmilch oder Geldunterstützungen für die Frist bis zur nächsten Vorstellung des Kindes aushändigt. — **Säuglingspflegerinnen** (-schwestern), die in Säuglingspflege-schulen vorgebildet und staatlich geprüft sind, versehen den Dienst und ergänzen die

Sprechstunden dadurch, daß sie die neu aufgenommenen Kinder in der Wohnung aufsuchen, und diese Besuche nach Bedarf wiederholen. Über die dabei gemachten Beobachtungen, auch über die hygienischen Verhältnisse der Wohnung usw., wird in einem Fragebogen berichtet.

Besondere Maßregeln erheischen noch die unehelich geborenen Säuglinge. In Berlin wurden 1922 45686 Kinder lebendgeboren, darunter 7202 (16 %) unehelich (in München 26 %). Ein erheblicher Prozentsatz scheidet jedoch aus dieser Rubrik der unehelichen Kinder aus, weil die Eltern nach — nicht selten anläßlich — der Geburt heiraten und das Kind legitimieren. Die eigentlichen unehelichen Kinder sind ganz besonders gefährdet; 40 % sterben im 1. Lebensjahre. Sie werden auf Kosten der Mutter oder im Unvermögensfall der Mutter auf Kosten der Gemeinde meist gegen sehr geringe Entschädigung bei Ziehmüttern untergebracht, und die vorgeschriebene Konzessionspflicht sowie die Überwachung der Haltekinder durch die Ortspolizei kann Mißständen nur in ungenügender Weise vorbeugen. — Hier greifen teils Säuglingsheime helfend ein, welche auch uneheliche Mütter mit ihren Kindern aufnehmen; teils städtische Asyle, welche entweder selbst die Säuglinge verpflegen oder sie in geeigneten Familien unterbringen. — In mehreren Städten (Leipzig) ist die Ziehkinderfrage zweckmäßig gelöst nach dem TAUBEschen System; dieses sieht einmal für die unehelichen Kinder an Stelle des Einzelvormunds eine Generalvormundschaft vor, und zweitens eine hygienische Überwachung der Ziehmütter durch einen besonderen Arzt und besoldete Aufsichtsdamen. Das neue deutsche Jugendwohlfahrtgesetz weist die Fürsorge für die Unehelichen den Jugendämtern zu, die nicht nur in den Städten, sondern auch in jedem Landkreise errichtet werden müssen.

Literatur.

TUGENDREICH: Die Mutter- und Säuglingsfürsorge. Stuttgart 1910. — TUGENDREICH, BIRK, ROLFFS: Handb. d. Hyg. 2. Aufl. Bd. VI. 1914. — Säuglingsfürsorge in Groß-Berlin. 3. Internat. Kongr. f. Säuglingsschutz. Berlin 1911. — TAUBE: Das Fürsorgewesen fur Sauglinge, Kongreßbericht. Berlin 1907. — ENGEL u. BAUM: Grundriß der Säuglingskunde nebst einem Grundriß der Sauglingsfürsorge. Wiesbaden 1916. — Zeitschrift f. Bevölkerungspolitik und Sauglingsfürsorge. Leipzig. — Zeitschrift f. Säuglings- und Kleinkinderschutz. Berlin. — Schriften der „Deutschen Vereinigung für Sauglings- und Kleinkinderschutz", Charlottenburg 5, Frankstr. 3, und der „Arbeitsgemeinschaft sozialhygienischer Reichsfachverbande", ebenda. — Sommersterblichkeit der Säuglinge: WILLIM: Beziehungen zwischen Säuglingssterblichkeit u. Sommertemperatur. Zeitschr. f. Hyg. u. Infektionskrankh. Bd. 62. — LIEFMANN und LINDEMANN: Der Einfluß der Hitze usw. Braunschweig 1911. — KATHE: Sommerklima und Wohnung. Klin. Jahrb. Bd. 25. — FLÜGGE: Dtsch. Revue 1911. — RIETSCHEL: Zeitschr. f. Kinderheilk. Berlin 1911.

II. Kleinkinderfürsorge.

Als „Kleinkinder" bezeichnet man Kinder im Alter von 1 bis 6 Jahren und unterscheidet noch das erste Kleinkinder- oder Krippenalter von 1 bis etwa 3, und das zweite Kleinkinder- oder Kindergartenalter von etwa 3 bis 6 Jahren. Die Sterblichkeit nimmt in diesem Lebensalter bedeutend ab; gegenüber 17 % im Säuglingsalter sinkt sie im 2. Lebensjahr auf 3,2, im 6. etwa auf 0,4 %. In das 2. Lebensjahr ragen noch tödliche Verdauungskrankheiten (namentlich in heißen Sommern) stark hinein; sie werden aber übertroffen von tödlichen Erkrankungen der Atemorgane. Diese Todesursachen hören im 4. und 5. Lebensjahr fast auf; dagegen liefern Masern, Scharlach, Keuchhusten und Diphtherie von da ab höhere Sterblichkeistziffern, weil der gesteigerte Verkehr der Kinder untereinander und der Besuch der Kindergärten in diesem Alter eine stärkere Ausbreitung der ansteckenden Krankheiten begünstigt. — Sehr bedeutungsvoll sind in diesem Alter eine Reihe von chronischen Erkrankungen, die nicht akut zum Tode führen, aber in späteren Jahren sich steigern und schwere Schadigungen veranlassen können. Dahin gehören Drüsentuberkulose, exsudative Diathese, namentlich aber Rachitis, die jetzt als Avitaminose aufgefaßt wird (vgl. S. 131).

Letztere Krankheit besteht im wesentlichen in einer Entwicklungshemmung, die vorwiegend das Knochensystem betrifft und hier Verunstaltungen — Wirbelsaulenverkrummung, Mißgestaltung des Beckens, X-bein- und Plattfußbildung, mangelhafte Gebißentwicklung usw. — hervorruft; außerdem beobachtet man bei rachitischen Kindern chronische Katarrhe, Unterernährung, Schlaffheit der Muskulatur, schlechte Blutbildung, Reizbarkeit, Herabsetzung des Bewegungsdranges. Sehr haufig zieht die Rachitis in spaterer Zeit Verkrüppelung und Beeintrachtigung der Erwerbsfahigkeit nach sich. Sie tritt im 2. und 3. Lebensjahr besonders stark in Erscheinung; ferner in der Pubertat. In den Volksschulen wurden 10—30% der Kinder rachitisch befunden.

Um diesen Gesundheitsschädigungen zu begegnen, ist auch im Kleinkindesalter die Ernährung sorgfältig zu überwachen, vor allem aber reichliche Körperbewegung und viel Aufenthalt im Freien anzustreben. Kleinkinder-Sprechstunden sind den meisten Säuglings-Fürsorgestellen angegliedert. Für die zahlreichen Kleinkinder, die infolge der Erwerbstätigkeit der Mutter ungenügend versorgt sind, müssen Kinderbewahranstalten eingerichtet werden, deren hygienisch zweckmäßigste Form die Krippen und Kindergärten sind.

Hier soll der Betatigungsdrang des Kindes zwar ausgenutzt werden, um im Spiel etwas zu lernen; es soll aber vermieden werden, die Kinder lange sitzen zu lassen oder geistig anzustrengen, vielmehr sollen Bewegungsspiele (Marschier-, Geh-, Kreis-, Laufspiele) und Spielen auf dem Spielplatz hauptsachlich die Zeit ausfullen, die das Kind im Kindergarten zubringt. Von Beschäftigungsspielen sind noch immer die von dem Begründer der Kindergarten, dem Pädagogen FRIEDRICH FRÖBEL (gest. 1852), ersonnenen „Fröbelspiele" besonders geschatzt (Stabchenlegen, Aufbauen mit Klötzen, Papierfalten, Ausschneiden aus Papier, Zeichnen, Modellieren, Flecht- und Aufnaharbeiten usw.), welche die Handfertigkeit und das Auge bilden; ferner Erklaren von Bildern, Marchenerzahlungen, Lernen von Liedern. Neben den Fröbelspielen gewinnen neuerdings die Beschaftigungsmethoden der italienischen Ärztin und Padagogin MARIA MONTESSORI Verbreitung, welche auf die systematische Ausbildung jedes Sinnesorgans den größten Wert legt und dabei das Kind spielend zu selbständigen Leistungen erziehen will (z. B. durch Ordnen verschiedenfarbiger Tafelchen nach dem Farbton, durch Bestimmung von Gerauschen, durch Vergleich der Schwere von Gewichten mit verbundenen Augen, durch Lesenlernen mittels des Tastsinns u. a. m.). Überwachung der Kindergarten durch einen Arzt ist erforderlich, schon wegen der tunlichsten Einschränkung der Infektionsgefahr. Nach dem Reichsjugendwohlfahrtsgesetz unterliegen die Krippen und Kindergarten der Genehmigung und Aufsicht des Reichsjugendamtes und der Landesjugendamter. Zur Betatigung als „Kindergartnerin" in kleinen Kindergarten und in der Familie bedarf es besonderer Vorbildung und Prüfung; zur Leitung mehrgliedriger Kindergarten berechtigt die Ausbildung als „Jugendleiterin" in besonderen Seminaren.

Eine besondere Abart bilden die Schulkindergarten, in welchen die wegen Schwächlichkeit beim Eintritt in die Schule zurückgestellten Kinder durch viel Aufenthalt im Freien, gute Ernährung und geeignete Spiele physisch und geistig gebessert werden sollen. — Auch für öffentliche Kleinkinderspielplätze von etwa 300—400 qm Größe ist schon bei Aufstellung der Bebauungspläne Sorge zu tragen und hierbei weniger auf ihre Ausdehnung und kostspielige Ausstattung (mit Sandbassins, Schutzdächern, Panschwiesen u. dgl.) als vielmehr auf ihre möglichst große Zahl Bedacht zu nehmen.

Literatur.

KRUSE und SELTER: Die Gesundheitspflege des Kindes. Stuttgart 1914. — TUGEND-REICH: Kleinkinderfürsorge. Stuttgart 1918. — Kleinkinderfürsorge und Bevölkerungs-politik. Herausgegeb. vom Deutschen Ausschuß f. Kleinkinderfürsorge. Frankfurt a. M. 1918.

III. Die schulpflichtigen Kinder.

Da der Staat von den Eltern verlangt, daß sie ihre Kinder der Schule an-vertrauen, muß erwartet werden, daß die Kinder in der Schule von keinen besonderen Gesundheitsstörungen bedroht werden. Es ist daher zu fordern, daß die Schulhäuser hygienisch einwandfrei gebaut sind, daß ferner die Schul-bänke und anderen Gebrauchsgegenstände der Schulzimmer ohne Beeinträchti-gung der Gesundheit benutzbar sind, daß der Betrieb der Schule die körperliche und geistige Entwicklung der Schüler nicht schädigt, und daß in der Schule keine Verbreitung von übertragbaren Krankheiten stattfindet.

Nicht immer entsprechen die Schulen diesen Forderungen; vielmehr sind bei Schülern folgende Gesundheitsstörungen beobachtet, die durch den Schulbesuch hervorgerufen oder doch wesentlich unterstützt werden:

1. Die habituelle Skoliose. Sie entwickelt sich nur bei einer gewissen individuellen Disposition und wird außerhalb der Schule, namentlich bei Mädchen durch Handarbeiten, wesentlich unterstützt. Ein gewisser Einfluß der Schule ist aber unverkennbar.

Fast stets handelt es sich um eine solche Verbiegung der Wirbelsäule, daß deren Kon-vexität nach rechts gerichtet ist, und diese entspricht gerade der bei schlechten Schul-banken zustande kommenden Körperhaltung. Bei einem weiten Abstand des Sitzes vom Tisch, bei zu großer Höhe des Sitzes und unrichtiger vertikaler Entfernung der Tischplatte vom Sitz ist ein Schreiben in gerader Haltung des Körpers völlig unmöglich, zumal wenn eine rechtsschiefe Schrift gelehrt wird und die Beleuchtung mangelhaft ist. Der Oberkörper muß sich dann vielmehr nach vorn und links neigen, die rechte Schulter wird gehoben, die linke gesenkt und vorgeschoben; die Muskeln mussen angestrengt werden, um den Körper in dieser Lage zu halten, und durch Aufstützen der Brust oder des linken Armes auf die Tischplatte sucht das Kind sehr bald die ermudenden Muskeln zu entlasten. Dabei kommt dann eine solche Verschiebung der Einzelschwerpunkte der oberen Körperteile zustande, daß eine entsprechende Verbiegung der Wirbelsäule die Folge ist.

2. Die Myopie. Nachweislich treten die Kinder mit hyperopischen oder emmetropischen Augen in die Schule ein. Es ist statistisch festgestellt, daß die Myopie mit der Dauer des Schulbesuches zunimmt, in den Gymnasien am häufigsten und hochgradigsten wird, in den Dorfschulen viel seltener und geringfügiger auftritt (H. COHN). Zu hochgradiger Myopie kann sich später geradezu eine Abnahme des Sehvermögens gesellen.

Der Entstehung der Schulkinder-Myopie leistet vielleicht zu einem Teil erbliche Anlage, wie der Knochenbau des Gesichtsschadels (niedere Augenhöhlen), Vorschub. Zur Aus-bildung kommt die Myopie aber hauptsächlich durch mangelhafte Beleuchtung und die oben geschilderte schlechte Körperhaltung beim Lesen und Schreiben. Der Kopf des infolge unzweckmaßiger Bänke vornübergebeugten Oberkörpers muß sich bei ungenügender Be-leuchtung tief senken und das Auge der Tischplatte stark nahern; das Auge muß daher fortdauernd angestrengt für die Nahe akkommodieren, die Sehachsen konvergieren über-mäßig, die Blutbewegung im Augapfel wird gestört, und diese Momente scheinen dahin zusammenzuwirken, daß Dehnungszustände in der Nahe des hinteren Pols entstehen und eine Verlangerung der sagittalen Bulbusachse eintritt.

Zweifellos können auch schlechte Beleuchtung und unzweckmäßiges Sitzen im Hause, ferner feine Handarbeiten usw. die Ausbildung der Myopie unterstützen. Es kommt aber darauf an, daß die Schule keinesfalls an einer solchen Gesundheitsstörung unmittelbar oder mittelbar durch übermäßige Hausaufgaben ursächlich beteiligt ist, und daß vorsichtige Eltern, die für ihr Kind aufs gewissenhafteste sorgen, nicht durch die Schule Gefahren für dasselbe fürchten müssen.

3. Stauung des Blutabflusses aus Kopf und Hals, infolgedessen häufiges Nasenbluten und vielleicht auch der zuweilen beobachtete Schulkropf werden als eine weitere Folge der oben geschilderten Schreibhaltung aufgefaßt.

4. Erkältungskrankheiten entstehen namentlich durch schlechte Heizeinrichtungen, stark strahlende Heizkörper, überhitzte oder ungenügend erwarmte Schulzimmer, durch unzweckmäßige Lüftungseinrichtungen, namentlich Fensterlüftung während des Unterrichts bei ungeeigneter Witterung (s. unten); oft auch durch Sitzen in durchnäßten Kleidern und nassem Schuhzeug.

5. Ernährungsstörungen und nervöse Überreizung kommen bei Schulkindern zur Beobachtung, wenn sie zu übermäßig langem Sitzen und zu geistigen Anstrengungen gezwungen sind, die ihre Anlagen übersteigen. Es läßt dann oft der Appetit nach, die Ernährung wird unzureichend, Störungen, in deren Gefolge sich im kindlichen Alter oft außerordentlich schnell anämische Erscheinungen und krankhafte Reizbarkeit einstellen.

6. Übertragbare Krankheiten rücken unter den für das Schulalter im ganzen sehr niedrigen Sterbeziffern verhältnismäßig stark in den Vordergrund; namentlich die akuten Exantheme und Diphtherie sind in der ersten Zeit des Schulbesuchs eine häufige Krankheits- und Todesursache. Das ist leicht verständlich, wenn man bedenkt, daß die Kinder oft noch mehrere Tage die Schule besuchen, nachdem sie bereits an einer ansteckenden Krankheit erkrankt sind, daß sie ferner häufig noch mit Krankheitserregern auf den Schleimhauten und mit garnicht oder ungenügend desinfizierten Kleidern in die Schule zurückkommen, nachdem sie eine solche Krankheit überstanden haben. Die Ansteckung erfolgt bei den Kindern um so eher, als unter ihnen fortwährend naher Verkehr, Anhusten und Berührungen stattfinden und sogar gemeinsamer Genuß von Lebensmitteln und Naschwerk, gemeinsame Trinkbecher usw. sehr beliebt sind. Auch können sich bei den lebhaften Bewegungen der Kinder eingeschleppte Keime von den Kleidern ablösen und sich in der Luft des Schulzimmers verbreiten, die stets große Mengen Kleiderstaub zu enthalten pflegt.

Alle genannten Schädigungen führen bei Schulkindern verhältnismäßig selten zu tödlichen Erkrankungen, sind aber deshalb nicht weniger beachtenswert. Die Zahl der Todesfälle betrug 1921 in der großstädtischen Bevölkerung Deutschlands für das Alter von 5—10 Jahren nur 2,5, für das Alter von 10—15 Jahren 1,9 auf 1000 Lebende. Auch die Todesfälle an Tuberkulose treten im Schulalter ganz zurück; sie halten sich in Preußen für Kinder von 5—15 Jahren unter 5 auf 10 000 Lebende der betreffenden Altersklasse. Wohl aber können tuberkulose Erkrankungen fortbestehen und neue erworben werden, die erst viel später zum tödlichen Ende führen.

a) Maßregeln zum Schutze der Schulkinder.

Die Maßregeln zum Schutze der Schulkinder betreffen teils die baulichen Einrichtungen des Schulhauses, teils die Schulbänke und Gebrauchsgegenstände, teils den Betrieb der Schule.

1. Bauliche Einrichtungen.

Das Gelände für den Schulbau ist reichlich zu bemessen; unbedingt ist ein Spielplatz in Aussicht zu nehmen, der mindestens 3 qm pro Kind Fläche bietet. Ein größerer Platz für Jugendspiele ist außerdem vorzusehen, sei es nahe am Gebäude, sei es in größerer Entfernung. — Das Schulgebäude soll nur aus zwei Stockwerken bestehen. Hygienisch am günstigsten ist ein Pavillonsystem, bei dem Einzelgebäude von je 2—4 Klassen um den gemeinschaftlichen Spielplatz angeordnet werden. Nicht empfehlenswert sind die Hallenschulen, bei denen eine in der Mitte gelegene gedeckte Halle den Schulhof ersetzt. Das Fehlen der freien Luftbewegung hindert hier die Erholung der ermüdeten Kinder; statt dessen kommt es leicht zu lästigem Zug, und die Gebäudefronten müssen zum Teil ungünstig orientiert werden. — In den meisten Fällen ist man an größere Zentralbauten nach dem Korridorsystem gebunden; es ist aber dahin zu streben, daß der Korridor an der einen Längsseite des Gebäudes angelegt wird, an der anderen Seite die Klassenräume; ein Korridor zwischen zwei Reihen Zimmern ist in bezug auf Licht- und Luftzufuhr erheblich ungünstiger. — Mit Bezug auf die Himmelsrichtung ist eine Lage der Fenster nach Osten zu vermeiden wegen des zur Zeit der Schulstunden weit ins Zimmer einfallenden Sonnenlichts, das die verschiedenen Plätze sehr ungleich mit Licht und Wärme versorgt und teilweise blendend wirkt. Die Richtung gegen Süden ist weniger ungünstig, weil die Sonnenstrahlen namentlich im Sommer nicht so tief ins Zimmer einfallen. Die Lage nach Westen oder Nordwesten ist zweckmäßig, wenn am späteren Nachmittag kein Unterricht gehalten wird; andernfalls ist die Lage gegen Norden vorzuziehen, vorausgesetzt, daß die Lage des Gebäudes nach dieser Seite völlig frei ist und gute Heizvorrichtungen vorhanden sind.

Die einzelnen Schulzimmer sollen im allgemeinen nicht mehr als 9 bis 10 m lang sein, weil bei größerer Länge das Sehen der Tafel und die Überwachung der Schüler auf Schwierigkeiten stößt. Die Tiefe der Zimmer wird gewöhnlich auf höchstens 6,5 m festgesetzt und richtet sich im übrigen nach den gebotenen Lichtverhältnissen (vgl. Kapitel VII). Die Höhe soll $4—4\frac{1}{2}$ m betragen; bei geringerer Höhe ist der Einfallswinkel des Lichts ungünstig, bei zu großer Höhe wird über zu starke Resonanz geklagt. Der höchste zulässige Kubikraum eines normalen Schulzimmers berechnet sich demnach auf 250 bis 300 cbm, die höchste Zahl von Schülern, welche ohne Nachteile in einem Schulzimmer überhaupt untergebracht werden können, nach den im Abschnitt „Lüftung" gegebenen Berechnungen auf 50.

Die Wände des Zimmers sind in hellgrauer Öl- oder Leimfarbe zu streichen; womöglich soll wenigstens ihr unteres Drittel abwaschbar sein. — Der Fußboden soll massiv, mit Belag von Filzlinoleum, hergestellt sein, oder aus hartem Holz, das mehrfach mit siedendem Leinöl getränkt ist, möglichst gut gefugt und mit einem staubbindenden wasserunlöslichen Mineralöl, wie „Dustless", „Staubfrei", „Sternolit", imprägniert sein; ungestrichener Fußboden muß wenigstens so beschaffen sein, daß er sich leicht mit feuchten Lappen oder feuchten Sägespänen reinigen und staubfrei machen läßt.

Lichtöffnungen. Keinesfalls darf seitliches Licht von der rechten Seite der Schüler her einfallen, da sonst der Schatten der schreibenden Hand auf das Papier fällt und eine zu starke Annäherung des Auges nötig ist, um noch den Kontrast zwischen den Buchstaben und dem relativ dunklen Papier wahrzunehmen. — Ebensowenig soll das Licht von hinten her einfallen; es wirft dann der Kopf einen Schatten auf das Papier, und außerdem wird der Lehrer durch eine solche Beleuchtung geblendet und an der Überwachung der Schüler gehindert. Nur bei sehr hohen Fenstern und kurzen Klassenräumen ist Beleuchtung von hinten zulässig, weil diese dann mehr den Charakter des Oberlichts bekommt. — Beleuchtung von vorn ist ebenfalls unstatthaft, weil die Schüler geblendet und z. B. an dem Lesen der Tafel gehindert werden. — Auch bilaterales Licht ist unrichtig, sobald nicht die rechtsseitigen Fenster sehr stark zurücktreten; denn es kommt dabei immer zu einem deutlichen Schatten der Hand auf dem Papier, und zwar bei den am weitesten rechts sitzenden Schülern am stärksten.

Die einzig richtige Art der Beleuchtung ist entweder der Lichteinfall von links oder Oberlicht. Bei letzterem findet allein eine völlig gleichmäßige Verteilung des Lichts statt, es bestehen keine besseren und schlechteren Plätze, und auch die Tiefe des Zimmers ist so gut wie unbeschränkt. Jedoch ist die Einführung des Oberlichts nur in wenigen Räumen möglich, und somit sind wir gewöhnlich auf den Lichteinfall von der linken Seite her angewiesen.

Ob die nötige Lichtmenge für jeden Platz geliefert wird, darüber sind vor dem Bau des Hauses Berechnungen nach der im Kapitel „Wohnung" (S. 289) beschriebenen Methode anzustellen. Nach Fertigstellung des Gebäudes ist die Lichtmenge für die zweifelhaften Plätze nach dem ebendort geschilderten Verfahren zu prüfen.

Die Fenster sollen mindestens 20% der Bodenfläche des Zimmers ausmachen; selbstverständlich sollen sie nahe zusammengedrängt und nicht durch starkere Pfeiler getrennt werden. Nach oben müssen sie möglichst hoch hinaufreichen; nach unten dagegen nicht zu weit hinabreichen, damit die horizontalen Strahlen, die nur blendend wirken, abgehalten werden; die Brüstung soll im allgemeinen 1,20 m hoch sein. Die das Fenster begrenzenden Pfeiler und Mauern sind nach innen abzuschragen. — Gegen direktes Sonnenlicht gewähren Jalousien und Marquisen einen wenig zweckmäßigen Schutz, weil sie bei wechselnder Bewölkung fortwährend reguliert werden mussen. Am besten sind hellgraue Vorhange, die in einem gewissen Abstand vor dem Fenster herabhängen und seitlich verschiebbar sind; dieselben konnen die durch einen Teil des Fensters einfallenden Sonnenstrahlen abblenden, wahrend der andere Teil des Fensters frei bleibt und diffuses Tageslicht liefert.

In ungenügend belichteten Schulraumen hat man versucht, durch HENNIGsche Tageslichtreflektoren mehr Licht zu gewinnen. Dieselben bestehen aus einer drehbaren Glasplatte von der Breite des Fensters, die außen vor dem oberen Fensterteil in solchem Winkel angebracht sind, daß das auf die spiegelnd gemachte obere Flache fallende Himmelslicht in das Zimmer reflektiert wird. Es kann dadurch wohl die allgemeine Helligkeit im Zimmer erhoht werden, dagegen gelingt es nicht, den Arbeitsplatzen mehr nutzbares Licht zuzufuhren. Hierzu sind manchmal Prismen (Luxferprismen) geeignet, die aber sehr sauber zu halten sind. Doch ist eine ausreichende Hilfe auf diesem Wege uberhaupt kaum zu beschaffen.

Bezuglich der künstlichen Beleuchtung s. die S. 297 begrundeten Anforderungen. — Bei der kunstlichen Beleuchtung von Schulsalen (Hörsalen) mit einer Mehrzahl von Lichtquellen hat man es bisher als einen Übelstand empfunden, daß eine Lampe den Lichtbereich der anderen durch Werfen von Schatten (Hand, Kopf, Vordermann usw.) stört, und daß ein Teil der Schüler gezwungen wird, durch einige der Flammen hindurch oder an ihnen vorbei nach dem Vortragenden zu sehen. Man hat daher versucht, die kunstliche Beleuchtung der naturlichen mit Tageslicht dadurch ahnlicher zu machen, daß man mittels unter den Lampen angebrachter Reflektoren deren Licht in diffuses verwandelt, indem man es zwingt, zunächst an die hellgeweißte Decke des Raums (oder gegen einen größeren Reflektor) und von da in die unteren Partien des Raums auszustrahlen (indirekte Beleuchtung bzw. halbindirekte). Die Beleuchtung wird meist als gleichmäßig und angenehm empfunden; von anderer Seite wird dies bestritten.

Heizung. Bezüglich der Heizung ist zu verlangen, daß die Temperatur während der ganzen Schulzeit und auf allen Plätzen des Schulzimmers nur zwischen 17 und 20°, bei Zentralheizung zwischen 16 und 19° schwankt. Diese Forderung findet man jedoch sehr selten erfüllt; fast stets beobachtet man bei der Untersuchung von Schulen, daß die Kinder unter regelwidriger Heizung sehr stark zu leiden haben. Oft findet Überheizung statt (namentlich bei Zentralheizungen), auch treten oft erhebliche Schwankungen der Temperatur auf. Der Überheizung pflegen die Lehrer durch Öffnen der Fenster während des Unterrichts zu begegnen. Wie bereits oben ausgeführt wurde, werden dadurch leicht Erkältungskrankheiten hervorgerufen. In dieser Weise eine Überwärmung zu bekämpfen, ist daher durchaus unstatthaft. Vielmehr ist darauf zu halten, daß von vornherein jede Überwärmung vermieden wird. Vor dem Beginn der Schule soll die Temperatur nicht über 16° betragen; die von den Kindern selbst entwickelte Wärme bewirkt dann einen raschen Anstieg bis 18° und mehr. Die Heizkörper sollen während der Unterrichtsstunden keine oder nur sehr geringe strahlende Wärme liefern. Sehr zweckmäßig für Schulen sind automatische Regulatoren.

Durch die Art der Heizanlage können Mißstände niemals ganz ausgeschlossen werden; in der Hauptsache kommt es bei jedem Heizsystem auf die richtige Handhabung an. Allerdings ist die Erzielung normaler Temperaturverhältnisse bei Ofenheizung besonders schwierig. Sind die Öfen noch während des Unterrichts warm, so ergibt sich eine sehr ungleiche Verteilung der Wärme auf die einzelnen Plätze; Schutz durch Ofenschirme bessert die Verhältnisse etwas, aber nicht genügend. Kachelöfen sind abends zu heizen, so daß während des Unterrichts das Schulzimmer nur von den durchgewärmten Wänden aus geheizt wird. Die massigen Öfen, die in den Schulen verwendet werden, sind aber stets wenig regulierfähig und folgen den plötzlichen Schwankungen der Außentemperatur schlecht. Mantel-Regulier-Füllöfen sind besser anpassungsfähig, erfordern aber fortgesetzte aufmerksame Regulierung. Gasöfen gewähren zwar die feinste Abstufung und völlige Staubfreiheit, sind aber teuer im Betriebe und nur zulässig bei sorgfältiger Überwachung, die meistens nicht gewährt werden kann.

Von Zentralheizungen kommt die Luftheizung nur in Betracht, wenn alle oben (Kap. „Heizung") als notwendig bezeichneten Vorsichtsmaßregeln, insbesondere Mischkanäle für jedes Zimmer, bei der Anlage berücksichtigt sind. Niederdruckdampf- und Warmwasserheizung sind für Schulen am zweckmäßigsten. Vielfach kombiniert man die Niederdruckdampfheizung mit einer Luftheizungsanlage, damit auch während des Unterrichts Zufuhr frischer vorgewärmter Luft und Abfuhr der verbrauchten Luft erfolgen kann. Auch dann muß die Luftheizung mit allen Vorsichtsmaßregeln umgeben sein.

Wo möglich sind Fernthermometer einzuführen; andernfalls ist jede Klasse mit richtig aufgehängten, leicht ablesbaren Thermometern (Skala nur von 0—35°!) auszustatten; nur nach Angabe dieser Thermometer soll die Regulierung der Heizung erfolgen. Keinesfalls steht diese den Lehrern zu. Hat ein Lehrer abnormes Temperaturempfinden, so daß ihm Zimmerwärme von 17—19° zu warm oder zu kalt erscheint, so muß er durch seine Kleidung sich anzupassen suchen. — Die Schulärzte (s. unten) sollten durch gelegentliche Aufstellung von Thermographen die Heizung der Schulen kontrollieren.

Ventilation. Soviel als möglich ist zunächst die Entwicklung von riechenden Verunreinigungen der Luft zu hindern; es ist dafür zu sorgen, daß die Hüte und Mäntel der Kinder außerhalb des Schulzimmers bleiben, insbesondere bei nassem Wetter; ferner sind Schulbäder in möglichster Verbreitung einzuführen, am besten in Form der Brausebäder, die 3—4 Minuten dauern und bei denen durch selbsttätige Regulierung die Temperatur des Wassers allmählich von 35° auf 22° heruntergeht.

Eine Beseitigung der entwickelten Warme und Luftverunreinigung erfolgt am besten mittels gründlicher Zuglüftung des von den Schülern verlassenen Schulzimmers durch Öffnen von Fenstern und Tür in jeder Pause zwischen zwei Unterrichtsstunden, je nach Außentemperatur und Wind 2—5 Minuten lang. Wo diese Vorschrift aufmerksam befolgt wird, ist eine besondere Ventilation während der Stunden selten mehr erforderlich. Nur auf diese Weise ist auch Staub, der reichlich vorhanden zu sein pflegt, aus der Luft fortzuschaffen. — Soll während des Unterrichts' Lüftung erfolgen, so ist diese im Winter am besten an die Heizvorrichtungen anzuschließen; für den Sommer sind herabklappbare obere Fensterscheiben zu benutzen; Aspirationskamine in den Innenwänden, mit Einströmöffnung 20 cm über dem Fußboden, sollen in jedem Schulzimmer die Lüftung unterstützen. Für die Aborte mit Fensterlüftung kommt die Einschaltung eines Vorraums in Betracht, der durch ein nach außen führendes Rohr dauernd unter Überdruck steht und die Verbreitung der Gerüche ins Haus hindert (UBER).

2. Schulbänke und Unterrichtsmittel.

Schulbänke, welche Lesen und Schreiben bei gerader Haltung des Oberkörpers gestatten sollen, müssen die folgenden, in Abb. 115 dargestellten Maße berücksichtigen:

1. Die Distanz, d. h. die horizontale Entfernung des vorderen Bankrandes vom inneren Tischrand. Ist die Distanz positiv, wie bei den alten Schulbänken, so ist ein Vorbeugen des Oberkörpers unausbleiblich. Die Distanz soll vielmehr gleich Null oder schwach negativ, z. B. — 2,5 cm, sein.

Die Minusdistanz bringt den Nachteil mit sich, daß die Schüler nur schwer in die Bank hinein- und aus derselben herauskommen und daß sie auf ihrem Platz nicht aufstehen können. Um dies zu ermöglichen, macht man entweder die Bänke nur zweisitzig, so daß die Kinder, wenn sie aufgerufen werden, neben die Bank treten konnen, oder man macht die Distanz durch bewegliche Tischplatten oder Sitze veränderlich.

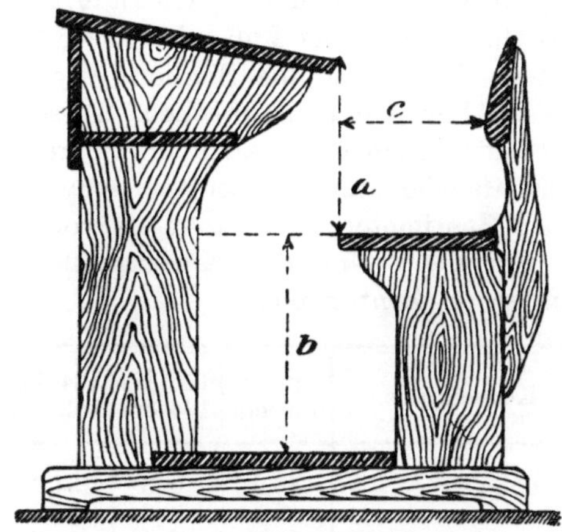
Abb. 115. Schulbank mit Nulldistanz (das Lot von dem inneren Tischrand trifft den vorderen Bankrand).
a Differenz. *b* Sitzhohe. *c* Lehnenabstand.

a) Die beweglichen Tischplatten sind entweder zurückklappbar hergestellt, derart, daß sie der Länge nach geteilt werden und das untere Drittel aufgeklappt und auch als Lesepult verwendet werden kann; die Scharniere werden jedoch leicht verdorben;

oder die Tischplatte ist verschiebbar; wird sie eingeschoben, so ist eine Plusdistanz von 10 cm vorhanden, so daß ein Aufstehen bequem möglich wird; im ausgezogenen Zustand dagegen kommt eine Minusdistanz bis 5 cm (s. Abb. 116 u. 118) zustande.

b) Bei den beweglichen Sitzen unterscheidet man Klapp-, Schiebe- und Pendelsitze, die in den mannigfaltigsten Konstruktionen und Kombinationen Verwendung finden. Ein Beispiel zeigt Abb. 117. — Alle diese beweglichen Konstruktionen verursachen leicht Gerausche und können zu mißbräuchlicher Benutzung anregen.

2. Den Lehnenabstand (c in Abb. 115), der neben der Distanz für die Schreibhaltung maßgebend ist. Er soll etwa $^1/_5$ der Körpergröße des Schülers betragen. Meist wird heute, wo Plusdistanzen überhaupt nicht mehr konstruiert werden, an Stelle der Forderung der Minus- oder Nulldistanz nur der Lehnenabstand berücksichtigt. Er soll so bemessen sein, daß dem Kinde beim Schreiben die Stütze durch die Lehne nicht verloren geht. Da dann aber der Abstand für den Ruhesitz leicht zu eng wird, ist auf Tische mit veränderlicher Distanz zu achten. — Auch verstellbarer Lehnenabstand läßt sich einrichten (s. Abb. 119).

3. Die Differenz, d. h. der vertikale Abstand des inneren Tischrandes von der Bank (a in Abb. 115). Der zum Schreiben im Ellbogen gebeugte und etwas nach vorn geschobene Vorderarm soll ohne Hebung oder Senkung der Schulter auf die Tischplatte zu liegen kommen; also muß die Differenz gleich sein der bei frei herabhängendem Arm gemessenen Entfernung von der Bank bis zum Ellbogen plus einem Maß, das dessen Höherlage beim Vorschieben zum Schreiben entspricht; dieses Maß beträgt ungefähr 2 cm. Im ganzen rechnet man für die Differenz bei Knaben etwa 16 %, bei Mädchen 17 % der Körperlänge (bei letzteren etwas mehr wegen der dickeren Unterlage von Kleidung).

4. Die Höhe des Sitzes (b in Abb. 115). Ist der Sitz zu hoch, so setzt sich das Kind auf die vordere Kante der Bank und lehnt sich nach vorn, um mit den Füßen den Boden zu erreichen. Es soll jedoch bei gerader Haltung des Oberkörpers der Fuß mit ganzer Sohle auf dem Boden oder dem Fußbrett ruhen; daher muß die Sitzhöhe der Länge des Unterschenkels vom Hacken bis zur Kniebeuge entsprechen. Diese betragt etwa $^2/_7$ der Körperlänge, aber mit einer kleinen Zunahme fortschreitend. Das Sitzbrett wird entweder geschweift oder erhält besser eine schwache Neigung nach hinten, so daß es dort einen Zentimeter tiefer steht als vorn.

Für die 3 von der Körpergröße abhängigen Bankmaße gelten folgende Zahlen (in Zentimeter):

Korpergröße	unter 116 cm	116 bis 124 cm	124 bis 132 cm	132 bis 141 cm	141 bis 150 cm	150 bis 160 cm	160 bis 170 cm	über 170 cm
Sitzhöhe	30,2	32,3	34,7	37,1	39,8	42,6	45,6	48,6
Differenz	19,5	20,6	21,9	23,2	24,6	26,0	27,6	29,2
Lehnenabstand .	22,0	23,5	25,0	26,6	28,3	30,0	31,8	33,6

Da Differenz, Sitzhöhe und Lehnenabstand der Bänke nach der Größe der Kinder bemessen werden müssen, da aber in derselben Klasse gewöhnlich Kinder von sehr verschiedener Körpergröße sitzen. so ist vom hygienischen Standpunkt aus unbedingt zu fordern, daß die Kinder einigermaßen nach ihrer Körpergröße gesetzt werden und daß sie den Platz auf der für sie passenden Bank ein für allemal behalten. Das Setzen nach dem Ausfall der Zensuren oder gar der unaufhörliche Platzwechsel im Wettbewerb je nach den Einzelleistungen ist mit diesen Forderungen der Hygiene nicht in Einklang zu bringen. In jeder Klasse sollten mindestens 3 Bankgrößen vorhanden sein.

Außer den aufgeführten Maßen ist bei der Bauart und Auswahl der Bänke zu beachten:

5. Die Form der Lehne. Die beste Stütze des Oberkörpers wird erreicht durch eine geschweifte im Kreuz vorspringende und oben zurückweichende Rückenlehne. Bei einer geraden Rückenlehne schwebt gerade der untere Teil der Brustwirbelsäule und die Lendenwirbelsäule frei zwischen Stütze und Bank. Es lassen sich auch Schulbänke konstruieren (Schenk, Lorenz) mit stark zurückweichender Rückenlehne und lehnsesselartigem Sitz

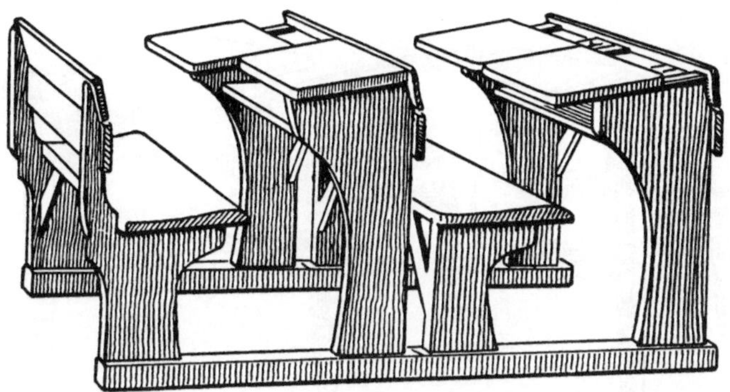

Abb. 116. Schwellenbank mit Schiebepulten. (Nach P. Joh. Müller, Charlottenburg.)

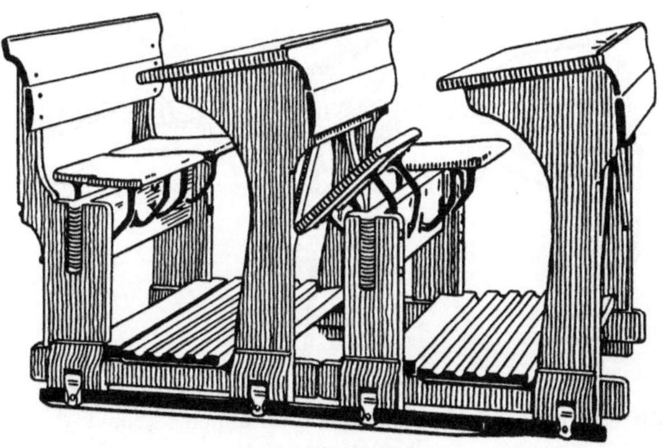

Abb. 117. Umlegbare Rettig-Bank mit Pendelsitzen. (Nach P. Joh. Muller, Charlottenburg.)

so daß der ganze Oberkörper in allen Teilen gestützt wird. Das Pult muß dann stark geneigt sein.

6. Die Tischplatte soll einen horizontalen Teil enthalten, der die Tintenfässer aufnimmt und 10 cm breit gerechnet wird. Der vordere Teil soll geneigt (und zwar 1 : 5 bis 1 : 4) und 35—40 cm breit sein. Für den Platz eines Kindes sind nicht unter 50 cm, bei größeren Kindern nicht unter 60 cm Banklänge zu rechnen.

7. Das Untergestell. Dasselbe spielt namentlich für die Reinhaltung des Fußbodens eine wichtige Rolle. Man unterscheidet:

a) Schwellen-Schulbänke, bei denen Sitz und Pult auf zwei links und rechts angeordneten Schwellen montiert sind (Abb. 116). Sie werden auf dem Fußboden nicht befestigt und müssen bei seiner Reinigung zur Seite gerückt werden.

b) Umlegbare Bänke (RETTIG-Bank, Abb. 117) mit gelenkiger Anordnung am Fußboden, so daß die ganze Bank leicht seitlich umgelegt werden kann. Durch die sog. freiliegende Wechselschiene, welche ohne Befestigung auf den Fußboden gelegt wird, ist eine Auswechslung verschiedener Subsellien möglich. Die Reinigung des Fußbodens kann bei umgelegten Bänken sehr vollständig erfolgen.

c) Schwellenlose, auf Füßen stehende Mittelholmbanke (Abb. 118, 119). Tisch und Bank sind hier nicht durch seitliche Schwellen, sondern in Sitzhöhe durch einen hölzernen Holm oder eine eiserne Versteifung zu einem festen Ganzen verbunden. Ermöglichen ebenfalls leichte Reinigung und sind auswechselbar. —

Das Fußbrett soll eine schnellere Trocknung von feuchtem Schuhzeug ermöglichen und die Wärmeentziehung durch die unmittelbare Berührung der Fuße mit dem Fußboden

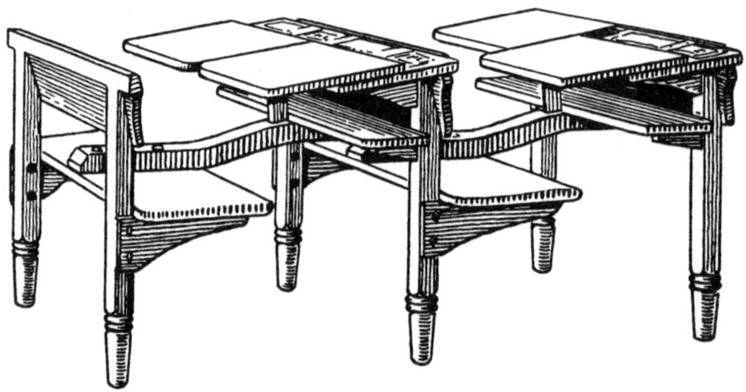

Abb. 118. Mittelholmbank mit Schiebepulten. (Nach P. JOH. MULLER, Charlottenburg.)

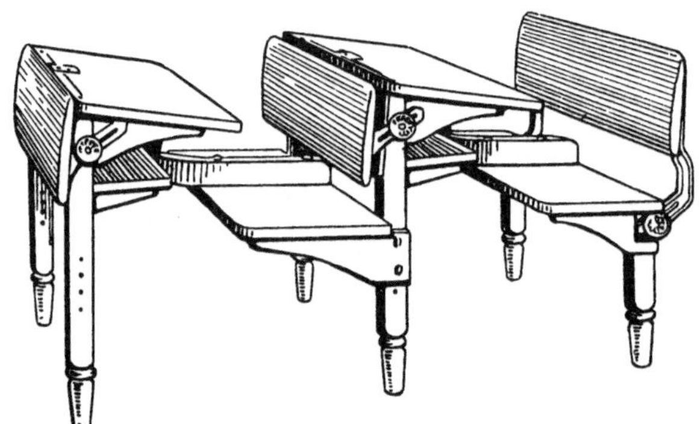

Abb. 119. Mittelholmbank mit verstellbaren Lehnen. (Nach P. JOH. MULLER, Charlottenburg.)

verhindern. Es muß mit Rillen oder Schlitzen versehen sein, um das Verstauben des eingeschleppten Schmutzes zu verhuten. Auch darf es die Reinigung des Fußbodens nicht erschweren, womöglich aufklappbar sein.

Unterrichtsmittel. Als Wandtafeln sollen weiße Tafeln mit schwarzer Schrift benutzt werden; oder wenigstens mattschwarze, womöglich mit Schieferüberzug versehene Tafeln, auf welchen mit weicher weißer Kreide geschrieben wird. Bei einem Schulzimmer von 9 m Länge sollen die an der Tafel geschriebenen Buchstaben eine Grundstrichhöhe von mindestens 66 mm und eine Grundstrichdicke von 12 mm haben.

Schulbücher sollen ein rein weißes oder höchstens schwach gelbliches, von Holzstoff möglichst freies Papier von mindestens 0,075 mm Dicke haben.

Fur den Buchdruck gelten nach den zuerst von H. Cohn, spater namentlich von A. Weber und weiterhin von Graupner festgesetzten Normen, die auf dem 2. Internationalen Kongreß fur Schulhygiene in London 1907 und auf der 10. Jahresversammlung des Deutschen Vereins fur Schulgesundheitspflege in Dessau 1909 gutgeheißen wurden, fur Erwachsene folgende Grenzwerte:

Grundstrichhöhe (kleines n) mindestens . . . . 1,5 mm
Grundstrichdicke mindestens . . . . 0,25 „
Approche (Abstand zwischen 2 Buchstaben) großer als der Zwischen-
   raum zwischen den Grundstrichen, mindestens . . . . 0,5 mm
Zahl der Buchstaben in 10 cm-Zeile höchstens 60
Durchschuß (Hohenabstand zweier Zeilen) mindestens . . . . . 2,5 mm

Fur Schulbucher sind insbesondere von Graupner folgende Forderungen aufgestellt, denen z. B. im Dresdener Schullesebuch „Muttersprache" Rechnung getragen ist:

	Grundstrichhöhe:	Durchschuß:
Stufe 1, Fibel	3—9 mm	5—18 mm
„ 2	2,1—2,4 „	3,5—4,5 „
„ 3 und 4	1,8 „	3,0 „
„ 5 (Oberstufe) . . .	1,75 „	2,5 „

Nach H. Cohn prüft man, ob ein Schulbuch den hygienischen Anforderungen bezuglich des Druckes entspricht, am einfachsten dadurch, daß man ein Stuck Papier mit einer 1 qcm großen Öffnung auf die Zeile legt; es dürfen dann nicht mehr als zwei Zeilen sichtbar sein. — Die Schiefertafeln der Kinder sollen sobald als moglich durch Papier und Tinte ersetzt werden, da allgemein brauchbare weiße Tafeln und dunkle Stifte noch nicht vorhanden sind. Tintenbuchstaben gleicher Größe verhalten sich in bezug auf ihre Wahrnehmbarkeit zu den auf der Schiefertafel geschriebenen Buchstaben wie 4 : 3, mit Bleistift geschriebene Buchstaben zu den letzteren wie 8 : 7.

Ein Nachteil liegt in der jetzt noch vielfach gelehrten rechtsschiefen Kurrentschrift und in der schiefen Rechtslage des Schreibheftes. Bei ganz gerader Körperhaltung erscheint eine gerade mediane Lage des Heftes (vor der Mitte des Körpers) und eine Schrägschrift von links oben nach rechts unten oder wenigstens eine gerade Rechtslage des Heftes und eine fast senkrechte Schrift (= Steilschrift) als die natürlichste. Rechtsschiefe Schrift ist bei medianer Lage des Heftes nur mit ermüdender Beugung des Handgelenks möglich, bei gerader Rechtslage des Heftes und noch mehr bei schiefer Rechtslage nur unter Verdrehung des Kopfes und des Oberkörpers oder der Augen derart, daß die Verbindungslinie der Drehpunkte beider Augen schließlich parallel zur Zeilenrichtung verläuft.

Ferner ist ein möglichst ausgedehnter Gebrauch der deutlicher wahrnehmbaren lateinischen Lettern wünschenswert.

Immer wieder auftauchende Behauptungen über den Gehalt der Schultinte an pathogenen Bakterien beruhen auf Irrtumern. Die gebrauchlichen Tinten enthalten keine oder nur unverdachtige Keime.

3. Betrieb der Schulen.

Für die äußere Instandhaltung der Schule muß ein genügendes und sachverständiges Personal vorhanden sein.

In sehr vielen Schulen ist dieser Forderung nicht genügt. Ein einziger Schuldiener soll oft in einem großen Gebaude die Reinigung, Heizung und Ventilation besorgen, Pförtnerdienste verrichten und fur Botengange usw. zur Verfügung sein. — Von Bedeutung ist ein ausreichendes Personal namentlich fur die Reinigung der Schulzimmer, Flure und Treppen. Diese ist nicht nur vom asthetischen Standpunkte aus wünschenswert, sondern

auch aus hygienischen Rücksichten, da der Staub der Schulzimmer stets infektionsverdächtig
ist. Es muß daher versucht werden, diesen Staub zu entfernen und stärkere Ansammlungen
davon zu vermeiden. Durch trockenes Auskehren wird nur ein sehr kleiner Teil wirklich
beseitigt, der weitaus größere Rest nur aufgewirbelt; solche Art der Reinigung ist daher
zu verwerfen. Besser ist es, die Räume mit den S. 348 genannten Fußbodenölen zu versehen, die den Staub fixieren, so daß er zu größeren Massen geballt durch trockenes Ab-
kehren beseitigt werden kann; empfehlenswert sind auch abwaschbare Fußböden, die
täglich unter gelinder Anfeuchtung (mit feuchten Sägespänen) gereinigt und wöchentlich einem gründlichen Abwaschen unterzogen werden. Letzteres muß sich auch auf das
Mobiliar und den unteren Teil der Seitenwände erstrecken. — Die beste Wirkung hat die
Vakuumabsaugung gezeigt. — Auch ist dafür zu sorgen, daß die Kinder mit gut gereinigtem Schuhzeug die Schulzimmer betreten. Abtreter und Matten können nicht groß
und zahlreich genug sein. Die Bänke müssen vor der Reinigung leicht entfernt oder so
gekantet werden können, daß auch der Fußboden unter ihnen der Reinigung zugänglich
wird (vgl. S. 353).

Auch der Betrieb des Unterrichts bietet viele Angriffspunkte für die
Hygiene, z. B. die zulässige Zahl von Schulstunden, das richtige Maß der häuslichen Aufgaben usw. Betont sei insbesondere die Notwendigkeit von Zwischen-
pausen nach jeder Schulstunde, die schon deshalb zu fordern sind, damit in
den Pausen eine gründliche Durchlüftung der Schulzimmer erfolgen kann. — Als
Gegenmittel gegen das anhaltende und ruhige Sitzen, oft in schlechter Körperhaltung, sind vor allem tägliche körperliche Übungen ins Auge zu fassen
(s. unten). Nur ist zu beachten, daß diese nicht etwa eine Erholung des Zentralnervensystems bewirken, sondern eher stärkere Ermüdung, und daß daher die
Einschaltung von Turnstunden zwischen die Unterrichtsstunden durchaus nicht
einer geistigen Erholung gleichzurechnen ist.

Für die Erkenntnis der Notwendigkeit von Reformen ist eine Prüfung der zunehmenden
geistigen Ermüdung bzw. Übermüdung wichtig, welche die Schüler während der Schulstunden erfahren. Diese Prüfung kann teils durch physiologische Methoden erfolgen;
z. B. durch Messung der Druckkraft der Hand am Dynamometer (COLLIN); oder durch
Heben eines Gewichts mit dem Mittelfinger, bis die Hebung nicht mehr gelingt, gemessen
am Ergographen von Mosso (verbessert von DUBOIS); oder durch Beobachtung der Blut-
verschiebung an dem im Plethysmographen liegenden Arm (WEBER); oder durch die Veränderung der Akkommodationsbreite des Auges; oder durch Blutdruckänderung; oder durch
Messung der Tastschärfe mit GRIESBACHs Ästhesiometer; oder durch Änderung der Reaktionszeit am HIPPschen Chronoskop. — Die richtige Anwendung dieser Methoden und die richtige
Deutung der Ergebnisse stößt auf mancherlei Schwierigkeiten. Im ganzen werden psycho-
logische Methoden für die Messung der geistigen Ermüdung vorgezogen. Von den zahlreichen benutzbaren und empfohlenen Verfahren sind wohl am häufigsten ausgeführt:
1. einfache Rechenaufgaben, nach KRAEPELIN. Es wird beobachtet, wieviel Aufgaben in
5 Minuten von den Schülern gerechnet werden und mit wieviel Fehlern. 2. Ergänzungs-
(Kombinations)aufgaben nach EBBINGHAUS. In einem Abschnitt einer Erzählung sind
zahlreiche Worte und Silben nur durch wagerechte Striche angedeutet. Die Schüler müssen
innerhalb 5 Minuten von diesen Lücken soviel als möglich und so richtig als möglich
ergänzen.

Die gesunde Mehrzahl der Schulkinder läßt nach den bisherigen noch unzureichenden
Beobachtungen eine wesentliche Verringerung der geistigen Leistungsfähigkeit mit der
Dauer des Unterrichts nicht erkennen. Wahrscheinlich betrifft die Übermüdung nur schwächliche und nervöse Kinder, so daß durch eine mehr individualisierende Behandlung dieser
eine Beseitigung der Schäden und Klagen erreicht werden könnte. Die Einrichtung von
Hilfsschulen oder Hilfsklassen für minderwertige Kinder, wie sie in einzelnen Städten
bereits getroffen ist, erscheint daher sehr empfehlenswert.

Ferner erhoffen die jüngsten Bestrebungen auf dem Gebiete der Schulreform mit dem
Ziele der „Einheitsschule" durch Trennung der „Gedächtnis- und Verstandesmenschen"
von den übrigen Begabungen und durch Gliederung des Lernstoffs nach den einzelnen

Begabungsgruppen eine geringere Belastung der Schuljugend. In besonderem Maße sucht der verschiedenen Begabung der Schüler das in Mannheim von SICKINGER durchgeführte System gerecht zu werden. Dieses enthält acht Hauptklassen für die normalen Schüler; daneben Förderklassen mit 5—7 Stufen für die unregelmäßig fortschreitenden, ferner Hilfsklassen mit 4 Stufen und 1 Vorstufe für die krankhaft schwachen Kinder. Außerdem sind aber auch für besonders befähigte Schüler Vorbereitungs- und fremdsprachliche Klassen vorgesehen, die neben den Hauptklassen hergehen und in deren obersten Stufen nach dem Lehrplan der preußischen Mittelschulen unterrichtet wird. — Auf W. BECHERS und LENNHOFFS Empfehlung sind 1904 in Charlottenburg (von NEUFERT und BENDIX) und nachher in zahlreichen anderen Städten Waldschulen eingerichtet worden, wo Kinder aufgenommen werden, die nicht eigentlich krank sind, aber körperlich zu schwach, um dem normalen Unterricht zu folgen. Die Kinder bleiben von früh bis abends in der Waldschule und erhalten dort alle Mahlzeiten. Während und außerhalb des Unterrichts halten sie sich möglichst andauernd im Freien auf. Die Anregung durch die bewegte Luft scheint neben der guten Ernährung und der reichlichen Körperbewegung auf derartige Kinder ganz besonders günstig zu wirken, so daß nach 4—9 Monaten 25% der Kinder geheilt, 60% gebessert sind.

Um die Ausbreitung ansteckender Krankheiten in der Schule zu hindern, bestimmt das Reichsseuchengesetz vom 30. Juni 1900 und das Preußische Seuchengesetz vom 28. August 1905, daß Kinder aus Behausungen, in denen eine Erkrankung an Cholera, Lepra, Fleckfieber, Pest, Pocken, Diphtherie, Scharlach, Ruhr, Typhus, Rückfallfieber vorgekommen ist, vom Schulbesuch ferngehalten werden müssen, solange eine Weiterverbreitung der Krankheit durch die Schulkinder zu befürchten ist.

Bei Erkrankungen an Genickstarre empfehlen die „Ausführungsbestimmungen" zum Seuchengesetz die gleiche Maßregel. — Bei Erkrankungen an Trachom sind nach den Ausführungsbestimmungen die Schulkinder nur dann und so lange vom Schulbesuch fernzuhalten, als sie an eitriger Absonderung leiden; wenn dies nicht der Fall ist, dürfen sie die Schule besuchen, sind aber gesondert zu setzen. — Für Masern und Keuchhusten sieht das Gesetz keine Beschränkungen vor; wohl aber sind solche fast überall von der Schulaufsichtsbehörde festgesetzt. Diese pflegt in folgender Richtung ergänzende Bestimmungen zu erlassen: 1. Kinder und Lehrer, bei welchen sich Verdachtsmomente für den bevorstehenden Ausbruch einer ansteckenden Krankheit einstellen (Kopfschmerz, Schwindel, Frösteln, Fieber, Halsschmerzen usw.), sollen den Besuch der Schule unterlassen; 2. sofort nach Ausbruch einer ansteckenden Krankheit ist der Polizeibehörde Anzeige zu erstatten. Die erkrankten Kinder und Lehrer sind bei Scharlach 6 Wochen, bei Masern und Diphtherie 4 Wochen, bei Keuchhusten solange krampfartige Hustenanfälle bestehen, vom Schulbesuch auszuschließen; 3. sind auch diejenigen Angehörigen der Erkrankten, welche mit ihnen zusammenwohnen und leicht Infektionskeime verschleppen könnten, für dieselbe Zeitdauer auszuschließen; 4. ist zu verlangen, daß die Genesenen bzw. deren Angehörige die Schule nicht eher wieder betreten, als bis nachweislich eine vorschriftsmäßige Desinfektion der Wohnung und Kleidung stattgefunden hat; 5. bei stärkerer Ausbreitung ansteckender Krankheiten unter den Kindern einer Klasse ist durch Verfügung der Schulaufsichtsbehörde und nach Anhörung des beamteten Arztes die Klasse bzw. die ganze Schule für einige Zeit zu schließen und demnächst zu desinfizieren. — Bezüglich der phthisischen Lehrer und Kinder s. unter „Tuberkulose".

Gegen eine Verschärfung der Maßregeln spricht die dadurch hervorgerufene bedeutende Störung des Schulbetriebes, ferner die Erwägung, daß die Schule immer nur einen Bruchteil der Infektionen, sogar einen vielleicht relativ unbedeutenden, vermittelt. Fehlt es doch nicht an Beobachtungen, die darauf hinweisen, daß gerade der Schluß einer Klasse zuweilen befördernd auf die Verbreitung einer ansteckenden Krankheit wirkt, weil die Kinder alsdann mehr Zeit und Gelegenheit haben, sich bei den Besuchen in den Wohnungen zu infizieren. Auch erfolgt bei den meisten der genannten Krankheiten die Ansteckung am leichtesten im ersten kaum merkbaren Beginn bzw. noch längere Zeit nach Ablauf der Krankheit. — Trotzdem wird zweifellos daran festzuhalten sein, daß die Schule ihrerseits so viel als irgend möglich der Verbreitung von Krankheitserregern unter den Schülern entgegenwirken muß. Finden auch viele Kinder infolge eines gewissen Mangels an Vorsicht und Beaufsichtigung außerhalb der Schule Gelegenheit zur Infektion, so sind strenge Maßregeln doch schon um deswillen aufrechtzuerhalten, weil diejenigen Eltern, welche außerhalb der Schule ihre Kinder gewissenhaft behuten, einen Anspruch darauf haben, daß ihre Kinder in der Schule nicht von einer leicht vermeidbaren Infektionsgefahr bedroht werden.

In größeren Städten sucht die soziale Fürsorge noch weitergehende Aufgaben mit der Schule zu verbinden. Vor allem wird die Ernährung unterernährter Schüler dadurch unterstützt, daß — wo möglich als städtische Einrichtung — eine Schulspeisung stattfindet, entweder nur in Form eines warmen Frühstücks ($^1/_4$ Liter Milch und eine Semmel) oder auch als zweites Frühstück, Mittagsspeisung und Vesper für die bedürftigen Kinder aus Kindervolksküchen bzw. aus besonderen mit der Schule verbundenen Schulküchen. Für das erste und zweite Frühstück sind nach RUBNER 317 Calorien oder 13 g Eiweiß, 12 g Fett, 37 g Kohlehydrate zu rechnen; für Mittag und Vesper 816 Calorien oder 36 g Eiweiß, 28 g Fett, 104 g Kohlehydrate. — Die Speisung läßt sich besonders leicht durchführen in den Kinderhorten, die weite Verbreitung gewonnen haben. Sie sind für Kinder bestimmt, die zu Hause ohne genügende Aufsicht sind; die Kinder versammeln sich in geeigneten Räumen, wo sie unter Aufsicht der hierfür eigens ausgebildeten „Hortnerin" ihre Schulaufgaben erledigen oder mit Lesen oder Spielen beschäftigt werden. — Eine sehr wichtige Rolle spielten die Schulspeisungen in den Notstandsjahren nach dem Kriege, in denen sie dank dem Hilfswerk der amerikanischen Quäker in größtem Umfange durchgeführt werden konnten.

Von großer Bedeutung ist ferner für körperlich zurückgebliebene Kinder das Verschickungswesen, welches die Schulkinder für 3—4 Wochen unter Aufsicht eines Lehrers an die See, ins Gebirge oder in Wald führt. Unter Umständen kann die Aufnahme in ein Sanatorium erfolgen. Für die in der Stadt zurückbleibenden Kinder müssen Tagesaufenthalt im Freien, Luftbäder, Ausflüge mit den Lehrern und Ferienspiele auf Schulhöfen usw. Ersatz bieten.

Der Schularzt.

Zur Durchführung der gesamten hygienischen Fürsorge für die schulpflichtigen Kinder ist die Anstellung von Schulärzten unerläßlich. Ursprünglich sollte diesen nur die Überwachung der hygienischen Einrichtungen der Schulgebäude und der prophylaktischen Maßnahmen bei Infektionskrankheiten zufallen. Später ist aber den Schulärzten vor allem eine Kontrolle des Gesundheitszustandes der Schüler und die Durchführung der oben aufgezählten Fürsorgemaßnahmen übertragen, die für die frühzeitige Bekämpfung von Gesundheitsschäden und Gebrechen von größter Bedeutung sind. Die Aufgaben der Schulärzte lassen sich ungefähr folgendermaßen umschreiben:

1. Die Untersuchung der neu eingeschulten Kinder auf Größe, Gewicht, Ernahrungszustand, Reinlichkeit (Ungeziefer), Fehler der Sinnesorgane, des Nervensystems usw. Auch die geistige Reife ist zu prüfen; nicht schulreife Kinder sind möglichst besonderen Schulkindergarten zu überweisen. Ferner ist festzustellen, ob die Kinder besonderer Berücksichtigung beim Unterricht (Ausschluß von Turnen, Gesang usw.; Anweisung besonderer Plätze wegen Gesichts- oder Gehörfehlern u. a. m.) bedürfen. Über jedes Kind ist ein „Gesundheitsschein" („Personalbogen") auszufüllen, der es während seiner ganzen Schulzeit begleitet. —

2. Jährliche Nachuntersuchungen der älteren Kinder.

3. Ein- bis zweimal in jedem Halbjahr Besuch der Klassen; öftere Untersuchung und Überwachung der nicht normalen Kinder (Überwachungsschüler und Schulinvaliden).

4. Auswahl und Begutachtung der Kinder für den Besuch der Hilfsschulen, fur Wald-schulen, Ferienkolonien, Schülerwanderungen, Schulspeisung usw.

5. Hygienische Überwachung des Schulhauses und der technischen Betriebseinrichtungen.

6. Mitwirkung bei der Berufswahl der vor der Entlassung stehenden Kinder. — Genaueres siehe in den Dienstanweisungen usw., die z. B. in SELTERs Handbuch und in GOTTSTEIN-TUGENDREICHs Sozialärztlichem Praktikum abgedruckt sind.

Die Schulärzte werden zweckmäßig unterstützt durch Schulschwestern, die u. a. die Aufgabe haben, sich mit den Eltern von Schulkindern, die ärzt-licher Behandlung bedürfen, in Verbindung zu halten und eine solche in die Wege zu leiten.

Von Wichtigkeit sind ferner Schulzahnkliniken, in welchen den Kindern der Gemeindeschulen kostenlos oder gegen sehr geringes Entgelt zahnärztliche Behandlung gewährt wird. Gerade in der Schulzeit liegt am häufigsten der Beginn schwerer Schädigungen des Gebisses, und gerade in dieser Zeit kann für die Erhaltung gesunder Zahne am besten gesorgt werden. — Kinder mit beginnender Skoliose sind dem orthopädischen Turnunterricht, Augen- und Ohrenleidende fachärztlicher Behandlung zuzuführen.

Die Schulärzte sind meist im Nebenamt angestellt. Vorzuziehen sind im Hauptamt angestellte Ärzte, die entweder durch Übernahme mehrerer Schulen oder durch gleichzeitige Tätigkeit im Fürsorgedienst volle Beschäftigung finden. In größeren Städten werden die Schulärzte zweckmäßig einem Stadtarzt unterstellt, der die gesamten kommunalen gesundheitlichen Einrichtungen, wie Seuchenbekämpfung, Impfwesen, Fürsorgedienst usw. zu überwachen hat und der zugleich Mitglied des Magistrats, der Schul- und Armendeputation sein muß. —

Eine besondere Bedeutung hat die schulärztliche Untersuchung der Schulkinder dadurch, daß sie uns bis zu einem gewissen Grade instand setzt, über den körperlichen Zustand unserer Jugend ein Urteil zu gewinnen. Allerdings entbehrt in Deutschland noch ein großer Teil der Schulkinder der schulärztlichen Aufsicht; insbesondere fehlen noch in vielen höheren Schulen Schulärzte; auch ist die Art der Untersuchung und Beurteilung nicht ein-heitlich und vielfach nicht einwandfrei, weil bis jetzt eine besondere schul-ärztliche Vorbildung noch nicht vorgeschrieben ist.

Die Untersuchung der Schüler erfolgt zunächst zum Zweck der Auswahl der unterernahrten Kinder für eine bessere Ernährung. In diesem Falle ist nur festzustellen, ob der Ernährungszustand des Kindes normal oder unter-normal ist.

Die Begutachtung des Ernahrungszustands, soweit er vorwiegend als Folge der Ernährung in den letzten Wochen und Monaten angesehen werden darf, geschah z. B. in den letzten Jahren an deutschen und österreichischen Kindern anläßlich der Auswahl für die von HOOVER geleitete Quäkerspeisung in aus-giebiger Weise und kann drei Methoden benutzen („Praktische Winke für den musternden Arzt", Berlin 1921):

1. Besichtigung des Brustkoibes und Prüfung des Aussehens des Kindes. Bei Unter-ernährung sieht man bei senkrecht zur Längsachse des entblößten Körpers auffallendem Licht und bei herabhangenden Armen deutlich die Rippenansatze am Brustbein, bei besserer Ernahrung sieht man diese nur unterhalb der Brustwarze oder nirgends. — Das Aussehen wird dadurch ermittelt, daß die Gesichtsfarbe und die Durchblutung der Schleimhaute an Mund und Augenbindehaut geprüft wird (Stephani).

2. Das „Sacratama-Verfahren" von PIRQUET. Vom Arzt wird der Blutgehalt der Haut (s = sanguis) nach der Farbe des Gesichts und des entblößten Oberkörpers sowie besonders

nach der der Schleimhaute beurteilt; der Fettgehalt (cr = crassitudo) nach der Füllung der Zwischenrippenräume bei erhobenem Arm; der Turgor (t = turgor) der Haut durch Aufheben einer Hautfalte in der Unterschlüsselbeingegend; und die Entwicklung der Skelettmuskulatur (m = musculus) durch Betasten des Biceps bei gestrecktem und gebeugtem Arm. Die quantitativen Abstufungen werden durch Vokale ausgedrückt, welche den Qualitätskonsonanten s, cr, t und m angehängt werden. Die Abstufung erfolgt nach der Klanghöhe der Vokale i, e, a, o, u, wobei a = mittel (sacratama) bedeutet, die Steigerung durch e und i und die Verschlechterung durch o und u ausgedrückt wird. Über Pirquets Pelidisiuntersuchung s. S. 361.

3. Die Messung des Fettpolsters der Unterhaut nach seiner Dicke nach Oeder, indem man links vom Nabel eine der Körperachse parallele Hautfalte emporhebt und mit einem Tasterzirkel mißt. Von Peiser wird bei dieser Messung statt des Tasterzirkels eine Holzschublehre verwendet, deren Enden nicht so tief in das Fettpolster eindringen, wie die Zirkelspitzen.

Es ist aber weiterhin von hohem anthropologischem und hygienischem Interesse, mit der beschriebenen Inspektion zugleich noch eine Erhebung über die **Entwicklung des Körperbaues** und die **Konstitution** der Schulkinder vorzunehmen. Hierfür kommt außer der Rassendisposition und der erblichen Anlage das gesamte hygienische Verhalten des Kindes während der Vorjahre in Betracht; neben der Ernährung während der letzten Zeit z. B. Mangel an Bewegung und an körperlichen Übungen, Entwöhnung vom Freien, Mangel an Schlaf usw.

Zur Prüfung dieser Körperentwicklung bestimmt man vor allem die **Körpergröße** und das **Körpergewicht**; dann aber sucht man womöglich das Verhältnis beider zueinander zu charakterisieren und daraus zu erkennen, ob im Einzelfall ein normales Wachstum vorliegt. Die Körpergröße allein gibt hierüber so wenig Auskunft wie das Körpergewicht allein.

Schon Quetelet hat deshalb das **Zentimetergewicht** vorgeschlagen, d. i. das Gewicht in Gramm dividiert durch die Größe in Zentimeter.

Bei 7jährigen beträgt dieses Maß etwa 180 g, bei 10jährigen 203, bei 14jährigen 260, bei 20jährigen 380. Mit Recht ist dagegen eingewendet, daß lineare und kubische Größen sich nicht direkt in Beziehung setzen lassen und daß vergleichbare Werte nur bei gleicher Körpergröße sich ergeben. Allerlei andere, nach ihm und bis in die neueste Zeit empfohlene, „Indices" leisten kaum mehr; so der Index von Broca, von Livi, von Rohrer u. a. m. Der neuerdings vielbenützte Rohrersche Index $J = 100 \cdot \dfrac{G(\text{ewicht) in Gramm}}{L(\text{ange})^3 \text{ in cm}}$ ist eigentlich ein Index der Körperfülle. Diese Indices steigen, wie Oettinger kürzlich gezeigt hat, mit der Größe an und gelten eigentlich nur für gleich große und gleich alte Personen. Oettinger empfiehlt daher den Relativindex $= \dfrac{100 \cdot G}{N}$, wo N das für Alter und Größe **normale** Gewicht bedeutet, das aus Tabellen für denselben Ort zu entnehmen ist. — Häufig hat man noch andere Körpermaße hinzugefügt; so den Brustumfang, den Oberarm-, Oberschenkel-, Bauchumfang und hat die hierfür erhaltenen Werte zur Aufstellung neuer Indices verwertet; nach Pignet ist $J = L - (G + Br)$, wo L die Länge in Zentimeter, G das Gewicht in kg und Br den Brustumfang in Zentimeter bedeutet; Kaup empfahl den Halblängen-Brustumfangindex (Differenz zwischen halber Körperlänge und dem Brustumfang in der Atempause). Nach Florschütz soll doppelter Brustumfang — L bei normalen Menschen durchschnittlich 5 ergeben. Ascher zieht den „Umfang" hinzu, d. h. die Summe von Umfang des Ober- und Unterarmes, des Ober- und Unterschenkels, sowie von Hals, Brust und Bauch. — Kaup hat kürzlich ein großes Material von Angehörigen der verschiedenen Kriegsheere benutzt, um ein neues Körperproportionsgesetz aufzustellen, durch das es anscheinend gelungen ist, die Längen-Breitenentwicklung des Körpers auf die einfache Form einer mathematischen Funktion zurückzuführen. — Auch die Einbeziehung physiologischer Faktoren, wie z. B. der Atemgröße, Dynamometerleistung u. a., in die genannten Indices ist versucht worden. —

Vorläufig wird der Schularzt die Ergebnisse seiner Messungen und Wägungen am besten verwerten an der Hand einer Tabelle, welche die Normalwerte verzeichnet, aber freilich für jede größere Stadt und jede nach Rasse und Konstitution abweichende Bevölkerung gesondert aufgestellt werden muß. Mittels einer solchen Tabelle lassen sich die um 10% und mehr von der Norm abweichenden Kinder leicht herausfinden, und diese sind dann einer genaueren Untersuchung zu unterziehen. Für deutsche Kinder von 6—17 Jahren gibt folgende, der Neubearbeitung der „Praktischen Winke für den musternden Arzt" (1924) entnommene Tabelle Durchschnittswerte:

Größe und Gewicht von deutschen Schulkindern an höheren und niederen Schulen und aus verschiedenen Gegenden.

Alter in Jahren	Knaben		Mädchen	
	Größe in cm	Gewicht in kg	Größe in cm	Gewicht in kg
6 — $6^1/_2$	111,6	19,3	111,1	18,9
$6^1/_2$— 7	114,3	20,3	113,4	19,6
7 — $7^1/_2$	116,9	21,2	116,0	20,6
$7^1/_2$— 8	119,4	22,2	118,5	21,5
8 — $8^1/_2$	121,9	23,3	121,0	22,6
$8^1/_2$— 9	124,1	24,4	123,4	23,7
9 — $9^1/_2$	126,8	25,5	126,0	25,0
$9^1/_2$—10	129,1	26,6	128,2	26,0
10 —$10^1/_2$	131,4	27,8	131,0	27,5
$10^1/_2$—11	133,7	28,8	133,3	28,7
11 —$11^1/_2$	135,6	29,9	135,8	30,2
$11^1/_2$—12	137,7	31,0	138,2	31,6
12 —$12^1/_2$	139,9	32,5	141,2	33,5
$12^1/_2$—13	142,1	33,9	144,0	35,6
13 —$13^1/_2$	144,7	35,6	146,8	37,7
$13^1/_2$—14	147,0	37,4	149,4	39,8
14 —$14^1/_2$	150,3	40,0	151,7	42,1
$14^1/_2$—15	153,7	42,7	153,2	44,5
15 —$15^1/_2$	156,1	45,3	154,2	46,0
$15^1/_2$—16	158,5	47,7	155,1	47,6
16 —$16^1/_2$	161,5	50,6	155,9	49,1
$16^1/_2$—17	163,7	53,0	156,7	50,4

Bemerkenswert ist, daß in ein und derselben Stadt die Maße der Gymnasiasten stets die der Volksschüler übertreffen, hauptsächlich wohl deshalb, weil unter den letzteren sich immer eine größere Anzahl findet, die durch irgendeine Form des Pauperismus verkümmert sind und das durchschnittliche Ergebnis herunterdrücken.

Eine eigenartige Methode der Messung von Schulkindern hat v. PIRQUET angegeben und allein in Wien 1920 und 1921 an 145 000 Kindern bei ihrer Auswahl für die Quäkerspeisung durchgeführt. Nach PIRQUET setzt sich die Körperlänge aus Bein- und Rumpflänge zusammen, die ihre verschiedenen Wachstumsgesetze haben. Besser geeignet als das Längenmaß sei daher die Sitzhöhe, d. h. bei gerader Haltung des Oberkörpers der Abstand zwischen Scheitel und Sitzfläche. Bei normalen Erwachsenen ist das „Pelidisi" (Pondus decies, linearis divisio, sedentis altitudo) das Verhältnis der Kubikwurzel aus dem 10fachen Körpergewicht zur Sitzhöhe = 100; beim Schulkind mit weniger Muskulatur und Fett ist das Pelidisi-Verhältnis durchschnittlich = 94,5; Kinder mit einem Pelidisi von 94 und darunter werden als unterernährt angesehen. Die Resultate der Messung und Prüfung nach diesem Index sollen mit den Ergebnissen der oben erwähnten Sacratamaprüfung gut übereinstimmen und daher nicht nur über die Konstitution, sondern auch über den augenblicklichen Ernährungszustand Auskunft geben. Zweifellos kann aber auch der gut gebaute Körper zeitweise unterernährt und ebenso der minderwertige Körper vorübergehend gemastet sein. Konstitutionsprüfung und Feststellung des augenblicklichen Ernährungszustandes sind daher besser zu trennen.

Literatur.

Selter: Handb. d. dtsch. Schulhyg. 1914. — Burgerstein und Netolitzky: Handb. d. Schulhyg. Leipzig 1912. — Rude, A.: Schulpraxis. 3. u. 4. Aufl., 1915. — Selter: Der Stand der Schulhygiene. Ausstellungsber. Dresden 1911. — Nachtrag dazu von Graupner (Literatur). 1911. — Zeitschr. f. Schulgesundheitspflege. Hamburg. — Gesunde Jugend. Zeitschr., Leipzig. — Einrichtung und Betrieb: v. Esmarch: Erläuterungen zur Subsellien-Modellsammlung. Berlin: Müller 1910. — Müller, J.: Untersuchungen über Subsellien. Berlin. — Geistige Ermüdung: Lobsien: Die experimentelle Ermüdungsforschung. Langensalza 1914. — Beitr. z. Kinderforschung, Langensalza, von 1898 ab. — Flügge: Die Begutachtung der Tagesbeleuchtung und der Lüftung durch den Schularzt. Zeitschr. f. Schulgesundheitspflege 1919. — Korff-Petersen: Schulhygienische Untersuchungsmethoden. Abderhaldens Handb. d. biol. Arbeitsmethoden. Abt. IV, Teil 11. 1923. — Prüfung des Ernährungszustandes und der Konstitution. Größe und Gewicht der Schulkinder und andere Grundlagen für die Ernährungsfürsorge. Neubearbeitung der „Praktischen Winke für den musternden Arzt". Herausgegeb. vom Deutsch. Zentralausschuß für d. Auslandshilfe E. V. (Berlin, Dorotheenstr. 2) durch dessen ärztlichen Beirat. Berlin 1924 (mit sehr reichhaltiger Literatur). — Schriften des Staatl. „Zentralinstituts für Erziehung und Unterricht", Berlin, Potsdamerstr. 120. — Schriften des deutschen Zentralkomitees f. Zahnpflege in den Schulen, und „Schulzahnpflege", Zeitschr. herausg. von dems. Komitee, Berlin, Bülowstr. 104.

IV. Die schulentlassene Jugend.

Die schulentlassene Jugend umfaßt das Alter vom 14. (in Bayern vom 13.) bis zum 18. Lebensjahr (nach der Auffassung mancher bis zum 20. Jahr). Unter den männlichen Jugendlichen befinden sich 80% erwerbstätige; unter den weiblichen 45%.

Vom 14. bis 18. Lebensjahr ist der männliche Körper noch in lebhafter Fortentwicklung; die Jahreszunahme des Brustumfanges bei den Knaben beträgt im Mittel 3 cm, die Körpergewichtszunahme etwa 5 kg pro Jahr. Bei den Mädchen ist die körperliche Entwicklung im allgemeinen 1—2 Jahre früher beendet, bis dahin vielleicht also noch lebhafter wie bei den Knaben. Die Bedürfnisse des Organismus werden daher in dieser Periode mit besonderer Sorgfalt befriedigt, Schädigungen in entsprechender Weise ferngehalten werden müssen. — Daß dies bisher in Deutschland nicht in genügender Weise geschehen ist, geht aus mancherlei statistischen Erhebungen hervor. In den gesundheitsgefährlichen Berufen ist für die Jugendlichen eine höhere Erkrankungshäufigkeit gegenüber den etwas älteren Arbeitern nachzuweisen; ferner ist eine ungünstigere Sterblichkeit z. B. gegenüber der englischen Jugend festgestellt; schließlich wurde abnehmende Militärtauglichkeit der berufstätigen männlichen Jugend beobachtet. Für die weiblichen Jugendlichen hat sich namentlich eine Zunahme bzw. ein Gleichbleiben der Tuberkulosesterblichkeit und eine ungünstige Beeinflussung der Geburts- und Stillfähigkeit ergeben.

Die Schädigung der Jugendlichen kommt zustande teils durch die Art der Arbeit (Staubgewerbe, giftige Materialien, hohe Temperaturen, Überanstrengung, übermäßige Arbeitsdauer, ungünstige Arbeitsräume namentlich bei Heimarbeit), teils durch die Lebensverhältnisse, namentlich ungenügende Wohnungen und Schlafstellen, Alkoholmißbrauch. Sehr häufig sind die Jugendlichen unbedacht vorgegangen bei der Wahl des Berufs, andere sind für ihren Beruf mangelhaft vorgebildet; bei den weiblichen Jugendlichen fehlt insbesondere die ausreichende wirtschaftliche Ausbildung; auch die Regelung ihrer geistigen Fortbildung läßt noch zu wünschen übrig.

Unter den Abhilfemaßregeln ist zunächst die Unterstützung bei der Berufswahl ins Auge zu fassen. Hierbei ist vor allem die körperliche Konstitution in Rechnung zu ziehen, und deshalb gehört eine solche Beratung, wie oben betont wurde, zu den Aufgaben des Schularztes, der schon im Anfang des letzten Schuljahres mit seiner Umfrage bei den demnächst zur Entlassung kommenden Schülern und mit seinen Ratschlägen beginnen muß. — Über psychophysische Prüfung der Berufseignung s. im folgenden Kapitel. — Weiterhin können Jugendfürsorgevereine den Nachweis geeigneter Lehr- und Arbeitsstellen übernehmen. Durch Lehrwerkstätten (Fabriklehrwerkstätten) ist die spezialistische Fortbildung zu unterstützen; besonders auch durch die immer mehr verbreiteten Fachschulen, deren Entwicklung von den Innungen und Handelskammern zu fördern ist. Für die nicht einem bestimmten Beruf angehörigen jugendlichen Arbeiter sind statt der Fachschulen Fortbildungsschulen (möglichst mit ärztlichem Überwachungsdienst, siehe unten) einzurichten, in denen die allgemein bildenden Fächer gelehrt werden, und deren Besuch durch Ortsstatut obligatorisch gemacht werden kann. Die Arbeitgeber müssen den Lehrlingen die Zeit zu diesem Schulbesuch gewähren, ohne ihn in die Erholungszeit einzurechnen.

Von Bedeutung für die Volksernährung sind, worauf schon S. 152 hingewiesen worden, Koch- und Haushaltungsschulen, bzw. hauswirtschaftliche Fortbildungskurse für Frauen und Mädchen. In den letzten Jahren ist auch nach dieser Richtung eine rege Fürsorge entwickelt. In zahlreichen Städten und auch in ländlichen Gemeinden ist hauswirtschaftliche Unterweisung in den Rahmen der Volksschule als obligatorischer Unterricht aufgenommen; dieser umfaßt — unter gebotener (aber nicht immer befolgter) möglichster Beschränkung des theoretischen Lehrstoffs — praktische Ausbildung im Kochen in den der Schule angegliederten und als Volksküchen benutzten Kochschulen, ferner in Behandlung der Wäsche, Flicken, Nähen, Reinmachen usw. — Wirksamer sind die in Städten für schulentlassene Mädchen begründeten Fortbildungsschulen, die sich namentlich mit Übungen in der Haushaltsführung und mit den Aufgaben der Frau als Mutter und Erzieherin beschäftigen, und als Einrichtungen der Gemeinde oder durch Vereine und Stiftungen ins Leben gerufen werden. Auf dem Lande sind seitens der Landwirtschaftskammern, der Kreise oder durch Vereine landwirtschaftliche Haushaltungsschulen oder auch Wanderhaushaltungsschulen geschaffen. Ferner bestehen für Schulentlassene zahlreiche Handarbeits-, Näh- und Flickschulen; und geeignete Lehrerinnen für alle derartige Fortbildungsschulen werden in Preußen in staatlichen Gewerbeschulen vorgebildet.

Eine Beaufsichtigung der jugendlichen Arbeiter sieht die Reichsgewerbeordnung insofern vor, als für gewisse Betriebe die Verwendung Jugendlicher verboten, die Zahl der Arbeitsstunden beschränkt ist (siehe das folgende Kapitel).

Eine Besserung der Wohnungsverhältnisse wird namentlich durch Heime für jugendliche Arbeiter und Arbeiterinnen angestrebt, die von Industriellen zum Nutzen ihres Betriebes ebensowohl wie zugunsten der Arbeiter bereits vielfach eingerichtet sind. Auch durch Vereinstätigkeit sind zahlreiche Lehrlings- und Mädchenheime in größeren Städten begründet. — Leseräume und Bibliotheken sorgen für die geistige Fortbildung; Turnen, Spiele im Freien,

Wandern und Ausflüge, Unterweisung in Gartenarbeit und allgemein nützlichen Handarbeiten, gesellige Veranstaltungen werden teils von den Arbeitgebern, teils von Jugendvereinen ins Leben gerufen und gefördert.

Kaup faßt die dringendsten hygienischen Forderungen, die zur Ertüchtigung der Jugendlichen beiderlei Geschlechts aufgestellt werden müssen, folgendermaßen zusammen:

1. Regelmäßiger ärztlicher Überwachungsdienst für alle Fortbildungs- und Fachschüler; dabei Berücksichtigung auch der allgemeinen Lebensverhältnisse (Wohnung, Ernährung) unter Zuhilfenahme von Jugendhelfern.

2. Ein Halbtag in der Woche ist zur körperlichen Ertüchtigung durch Turnen, Spiel oder Wandern freizuhalten.

3. Für mindestens 14 Tage im Jahr Aufenthalt der Jugendlichen in Landerholungsheimen oder Camps (Zeltlagern) bei leichter Garten- und Feldarbeit, abwechselnd mit Wanderungen, Spiel und Sport.

4. Schaffung einfacher Ledigen- oder Mädchenheime und besonderer alkoholfreier Speisestellen seitens der Kommunen oder privater Organisationen.

Ein Erlaß des preußischen Kultusministers vom 18. Januar 1911 betont, daß auch die staatlichen Behörden, soweit sie dazu geeignete Räumlichkeiten, Mittel und Kräfte besitzen, diese nach Möglichkeit für die Förderung der Jugendpflege dienstbar machen sollen. Auch wird bereits, wie zur Vorbereitung der jetzt gesetzlich verlangten Jugendämter, angeregt, als örtliche Organe Stadt- bzw. Ortsausschüsse für Jugendpflege zu bilden und mehrere solche Vereinigungen in einem Bezirksausschuß zusammenzufassen. Als Mittel der Jugendpflege werden empfohlen: Bereitstellung von Räumen zur Einrichtung von Jugendheimen mit Schreib-, Lese-, Spiel- und anderen Erholungsgelegenheiten; Jugendbüchereien, Musik-, Lese- und Vortragsabende, Besichtigung von Museen, Denkmälern usw.; Bereitstellung von Spielplätzen, Gelegenheiten zum Baden und Schwimmen; Verbreitung gesunder Leibesübungen aller Art je nach Jahreszeit, Ort und Gelegenheit.

Literatur.

Schriften der Zentralstelle für Volkswohlfahrt. Neue Folge. Berlin 1908 u. folg. Jahre. — Suck: In Weyls Handb. d. Hyg. 4. Supplbd. Jena 1904. — Kaup: Schriften der Gesellschaft für soz. Reform. H. 36. Jena 1911. — Derselbe: Zeitschr. d. Zentralstelle f. Volkswohlfahrt „Concordia". 1910. Nr. 7—9. — Derselbe: Zeitschr. f. Med.-Beamte. 1911. Nr. 23. — Handbuch der Jugendpflege, herausg. von der deutschen Zentrale für Jugendfürsorge, Langensalza 1913. — Gottstein und Tugendreich: Sozialärztliches Praktikum. 2. Aufl. Berlin 1920.

Leibesübungen für die Jugend.

In den vorstehenden Abschnitten ist wiederholt darauf hingewiesen, daß Leibesübungen das beste Mittel darstellen, um die heranwachsende Jugend vor den gesundheitlichen Schäden zu bewahren, mit denen sie durch das städtische Leben und den langen Aufenthalt in der Schule bedroht ist. In Würdigung dieser bedeutsamen Forderung hat in den letzten Jahren das Turn-, Spiel-, Sport- und Wanderwesen einen ungeheuren Aufschwung genommen. Soll diese Bewegung ihre hygienische Aufgabe erfüllen, so ist auf die Art dieser Leibesübungen und deren zweckmäßige Auswahl für die verschiedenen Lebensalter sorgfältig zu achten.

Zunächst sei betont, daß die Leibesübungen weitaus am besten ins Freie verlegt werden, weil nur hier die rasche Beseitigung der entwickelten Wärme und eine einwandfreie Deckung des stark gesteigerten Bedarfs an Atemluft erfolgt. Aus diesem Grunde ist auch die wachsende Beliebtheit des Wintersports sehr zu begrüßen. Sind geschlossene Räume nicht zu umgehen, so sollen diese so groß und luftig wie möglich und staubfrei sein.

Die Leibesübungen sollen ferner nicht auf absolute Höchstleistungen einzelner (Rekorde) abzielen, sondern den Gesamtdurchschnitt der Leistungen aller zu heben trachten; und wie jeder einzelne eine harmonische Entwicklung des ganzen Körpers zu Kraft und Gewandtheit anstreben soll, so soll auch das Volksganze diese Harmonie nicht vermissen lassen.

Man unterscheidet:

1. **Kraftübungen** (Schwerathletik) wie Stemmen, Heben, Werfen schwerer Gewichte und Ringen. Für die Jugend nur unter sachverständiger Beschränkung der Ansprüche geeignet; bei Verwendung zu schwerer Gewichte oder bei zu oft wiederholtem Heben muß sehr starker Exspirationsdruck, „Pressung", der zu Emphysem Anlaß gibt, ausgeübt werden. 2. **Geschicklichkeitsübungen**: Freiübungen ohne Gewichte oder mit Stab, Holzkeulen usw.; oder (zum Teil mit mäßigen Kraftleistungen verknüpfte) **Geräteübungen**; oder die volkstümlichen Übungen Springen, Wurfübungen (mit Ger, Diskus, Schleuderball usw.); **Fechten**. Ein Hauptwert dieser Übungen liegt in der Ausbildung der koordinierenden Nerventätigkeit. 3. **Dauer-** und 4. **Schnelligkeitsübungen**, die sich aus einer Folge gleicher Bewegugen zusammensetzen. Bei den Dauerubungen (Gehen, Bergsteigen) ist die Quantität der gesamten geleisteten Arbeit meist bedeutend und die Übung wirkt auf Atmung, Kreislauf und Stoffwechsel stark ein; die Schnelligkeitsubungen (Laufen, Radfahren usw.) stellen an Herz und Lunge starke Ansprüche und müssen vorsichtig dosiert werden, führen dann aber auch zu kraftiger Wachstumsanregung und Steigerung der Leistungsfahigkeit. Der Atemumfang wachst bei Laufen, Schwimmen, Rudern auf das 7fache, zuweilen bis auf das 12fache des Ruhewertes. Der Puls steigt nach einem Lauf uber 100—200 m Strecke auf 150—200 und darüber. Diese Anstrengung des Herzens wird von der Jugend gut ertragen, weil das Herz klein und die Arterien weit sind; relativ kurze Zeit nach der Anstrengung tritt wieder Beruhigung ein. Bei Dauerübungen dagegen wird oft die Gesamt-Muskelleistung so groß, daß stundenlange Pulsbeschleunigung, Gewichtsverlust, Temperatursteigerung eintritt.

Die Frage, in welchem Lebensalter mit Leibesübungen begonnen werden soll, kann nur individuell entschieden werden; allgemein besteht die Neigung zu möglichst frühem Anfang; selbst fur Sauglinge wurde kürzlich schon leichte Widerstandsgymnastik u. dgl. empfohlen.

Für **6—8jahrige Kinder**, bei denen oft schon schlechte Körperhaltung, seitliche Rückgratsverbiegung, Blutarmut usw. durch den Sitzzwang ausgelöst wird, eignen sich namentlich Gehubungen, Freispringen, Hüpfen, Laufen; ferner Neck- und Laufspiele (Haschen usw.).

Vom 8.—11. Jahre tritt das Gerateturnen hinzu; ferner Kampf- und Ballspiele. Außerordentlich günstig wirken bei maßvoller Leitung größere Wanderfahrten. Auch das Schwimmen, bei dem der Brustkorb in ausgesprochener Einatmungsstellung sich befindet und das Atemvolum stark vergrößert wird, ist als gute Übung zu bezeichnen; im Winter das Schlittschuhlaufen (aber im Freien!).

Vom 11. Jahre ab kommen in Betracht ernstere Kampfspiele (Barlaufen, Stoß-, Schleuder-, Fußball usw.); die Wanderungen sind auszudehnen, was durch die Jugend-Vereinigungen aller Art in der Neuzeit ungemein gefördert wird. Ferner wirkt langsames Dauerrudern namentlich auf die Atemtatigkeit günstig, wahrend Wettrudern nur nach langem Training unbedenklich erscheint. — **Radfahren** bewirkt besonders gesteigerte Herzarbeit und ist nur im gemäßigten „Tourentempo" empfehlenswert.

Für **altere Jugendliche** ist der Anschluß an einen der zahlreichen in Deutschland bestehenden, die Pflege der Leibesübungen anstrebenden Vereine wünschenswert. Die Mittelpunkte für die Organisation der Leibesübungen bilden die Turnlehrerbildungsanstalten und vor allem die auf Anregung von MALLWITZ und BIER geschaffene **Deutsche Hochschule für Leibesubungen** (Deutsches Stadion, Berlin), ein Institut, das zugleich wissenschaftliche Ziele verfolgt und auch den Universitaten das Studium der Leibesübungen als besonderes Lehr- und Forschungsgebiet und die Ausbildung besonderer „Sportarzte" nahelegt.

Zu erwägen ist, ob in Zukunft nicht an Stelle eines Teils der Leibesübungen eine körperliche Tätigkeit im Freien treten könnte, bei der gleichzeitig eine gewisse nutzbringende Arbeit geleistet werden würde. Dies ließe sich z. B. einrichten in landwirtschaftlichen Betrieben, die zeitweise eine bedeutende Verstarkung der Arbeitskräfte bedürfen, ferner bei der

Kultur von Ödländereien und Mooren, bei Forstarbeiten, bei größeren Erdbewegungen fur
Kanalbauten usw., — sämtlich Arbeiten, die mit Aufenthalt im Freien und mit günstiger
Beeinflussung des Korpers verbunden sind, und bei denen ein Wettbewerb von Berufsarbeitern
kaum in Betracht kommt. Entweder könnten in jeder Woche 1—2 Tage wahrend einer
langeren Periode, oder es konnten dauernd ein paar Monate im Jahr auf derartige Arbeiten
verwendet werden und die Leibesübungen ersetzen. Wenn die Jugendlichen auf diese Art
von Arbeiten vorher systematisch eingeübt werden, wird ihre Hilfe sehr willkommen
sein und einen wirtschaftlichen Nutzen bringen, der unter den jetzigen Verhältnissen wohl
zu beachten ist.

Literatur.

SCHMIDT, F. A.: In Selters Handb. d. Schulhyg. und in KRUSE und SELTER: Gesundheitspflege des Kindes. 1914. — DERSELBE: Physiologie der Leibesübungen. 3. Aufl.
1922; Unser Korper. 6. Aufl. 1923. — HUEPPE: Hygiene der Körperubungen. 2. Aufl.
1922. — DIEM, MALLWITZ und NEUENDORFF: Handb. d. Leibesübungen. (Bisher 6 Bande
erschienen.) — Siehe ferner KOHLRAUSCH: Die sportmedizinische Literatur. In: Das Buch
im Sport. 2. Jg. 1925. — Halbmonatsschrift „Die Leibesübungen". — HERRLE: Die deutsche
Jugendbewegung in ihren beruflichen und gesellschaftlichen Zusammenhangen. Gotha
1921. — MESSER: Freideutsche Jugendbewegung. Langensalza 1922. — LÜTKENS: Die
deutsche Jugendbewegung. Frankfurt a. M. 1925.

B. Fürsorge für Kranke.

Die Fürsorge für Kranke ist entweder eine geschlossene, mit Aufnahme
des Kranken in eine Krankenanstalt, oder eine offene, mit Belassung des
Kranken in seiner Familie, oder eine halboffene, mit stundenweiser Behandlung in einer Anstalt.

Die Zahl der in Anstalten behandelten Kranken ist in Deutschland seit
dem Inkrafttreten der Kranken- und Unfallversicherung außerordentlich gestiegen. Vor dem Kriege zählte man in Preußen 2352 allgemeine Krankenanstalten
mit 166300 Betten; auf je 10000 Einwohner entfielen 41 Betten und 350 Ver-
pflegte. Außerdem bestanden noch etwa 800 Krankenanstalten für besondere
Zwecke, Lungenheilanstalten, Irrenanstalten, Trinkerheilstätten usw., die leider
in jüngster Zeit aus Mangel an Mitteln stark eingeschrankt worden sind.

Es ergibt sich aus diesen Ziffern ohne weiteres die große Bedeutung bestimmter hygienischer Grundsätze für Bau, Einrichtung und Betrieb der
Krankenhäuser, denen der preußische Ministerialerlaß vom 30. März 1920
betr. Vorschriften über Anlage, Bau und Einrichtung von Krankenanstalten usw.
Rechnung trägt.

Bei der Wahl des Platzes ist zu berücksichtigen, daß innerhalb größerer
Städte der Straßenlärm, die rußige, durch riechende Gase oft verunreinigte
Luft und die hohe Sommertemperatur das Befinden der Kranken beeinträchtigen.
Hier ist daher die Verlegung der größeren Krankenhäuser an die Peripherie
wünschenswert; der dadurch verursachte weitere Transport der Kranken darf
nach allen Erfahrungen bei guten Verkehrsmitteln und neuzeitlichen guten
Vorkehrungen für den Krankentransport in Kauf genommen werden. — Vom
Standpunkte der Sparsamkeit sind große Betriebe vorzuziehen. Daneben
haben aber kleinere Anlagen, die besonderen Zwecken dienen und über besonders geeignetes Gelände im Innern der Stadt verfügen, volle Berechtigung.

Für Neuanlagen ist reichliches Gartenland um die Bauten ins Auge zu
fassen; pro Bett ist mindestens 75 qm Baugrund und 10 qm Garten zu rechnen.
Bei der Bebauung des Geländes müssen folgende Gebäude bzw. Räume

vorgesehen werden: 1. die Geschäftsräume der Verwaltung (hier meist auch die Aufnahme der Kranken), möglichst im Zentrum der Straßenfront; die Wohnungen der Verwaltungsbeamten hier oder besser in besonderen Häusern an der Peripherie; 2. Räume für den Wirtschaftsbetrieb, Küche, Waschküche, Eiskeller, die ebenfalls peripher anzulegen sind, so daß leichte Verbindung nach außen besteht; 3. das Leichenhaus und das pathologische Institut, gleichfalls an die Peripherie zu legen; ferner die Pförtnerwohnung; 4. die Räume für ansteckende Kranke und die Desinfektionsanstalt, die räumlich von den anderen Bauten möglichst abzutrennen sind; 5. die eigentlichen Krankensäle und Krankenzimmer, sowie Wohnungen für Ärzte und Wartepersonal.

Bezüglich der Grundform des Gebäudes unterscheidet man: 1. das Korridorsystem (Abb. 120). Bei diesem liegen die Krankenzimmer unmittelbar nebeneinander und an einem gemeinsamen Korridor, und das Gebäude hat mehrere Stockwerke. Dasselbe wird entweder in Linienform gebaut oder in H-Form oder in Hufeisenform, zuweilen auch wohl als geschlossenes Viereck oder in Kreuzform. 2. Das Pavillonsystem; ist namentlich in Aufnahme gekommen seit dem Bau des Hospitals Lariboisière in Paris im Jahre 1858.

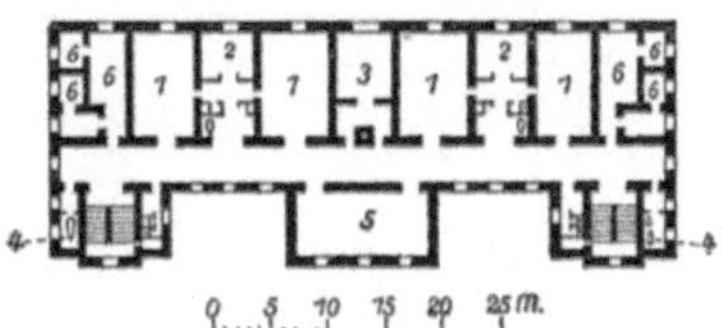

Abb. 120. Krankenhaus. Korridorsystem.
1 Krankenzimmer. *2* Warterzimmer, davor Teeküchen. *3* Operationszimmer. *4* Badezimmer. *5* Kapelle. *6* Einzelzimmer.

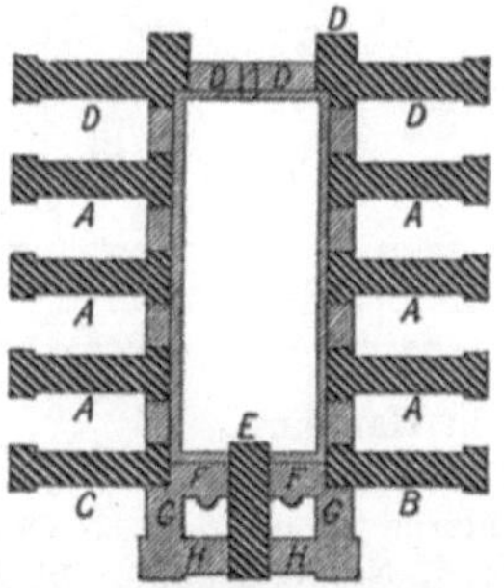

Abb. 121. Hospital Lariboisière.
A Krankenpavillon (3 stöckig). *B* Wärterinnen. *C* Wäsche. *D* Verwaltung. *E* Kapelle. *F* Bäder. *G* Operationszimmer. *H* Vorratsräume.

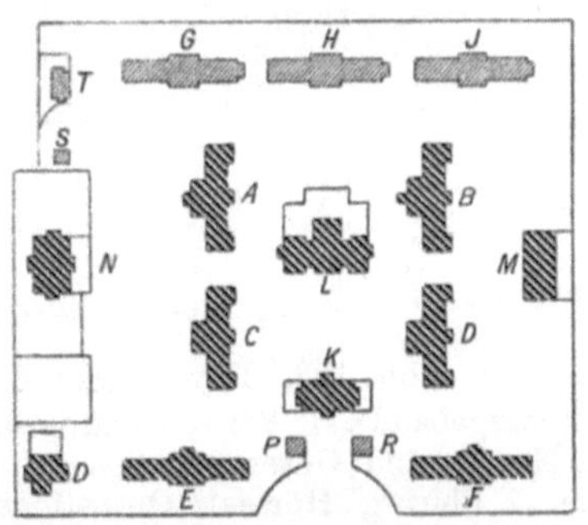

Abb. 122. Berliner Garnisonlazarett.
A—F 2 stöckige Krankenpavillons. *G—J* 1 stockige Isolierpavillons. *K* Verwaltung. *L* Ökonomie. *M* Magazin. *N* Beamte. *O* Ärzte. *P* Wache. *R* Remise. *S* Eishaus. *T* Leichenhaus.

Das Krankenhaus wird bei diesem System in mehrere Gebäude zerlegt, und zwar sind diese entweder Baracken, d. h. Pavillons von nur einem Stockwerk, die einen oder zwei Krankensäle enthalten, außerdem Bad, Abort, Teeküche und Wärterraum, oder Pavillons mit zwei Stockwerken, im übrigen eingeteilt wie die Baracken, oder sogenannte Blocks, Gebäude mit mehreren Stockwerken, in deren jedem mehrere durch Korridore verbundene Krankenzimmer liegen. — Den Pavillons gibt man mindestens einen derartigen Abstand voneinander, daß derselbe der doppelten Höhe der Gebäude gleich ist. Entweder liegen die einzelnen Pavillons ganz frei (Abb. 122), oder es führen lange, gedeckte Gänge an ihrer Giebelseite entlang und sind mit den einzelnen Pavillons durch kurze Seitenkorridore verbunden (Abb. 121).

Das Pavillonsystem verdankt seine Bevorzugung vor allem der Anschauung, daß es die Ansteckungsgefahr völlig aufhebe. Hierzu soll es namentlich befahigt sein, wenn gar keine Korridore die Baracken verbinden und dadurch die Infektion durch die Korridorluft ausgeschlossen ist. Die genauere Erkenntnis der Infektionsvorgange führt jedoch zu der Überzeugung, daß es nicht so sehr auf eine räumliche Trennung der Krankenraume für den

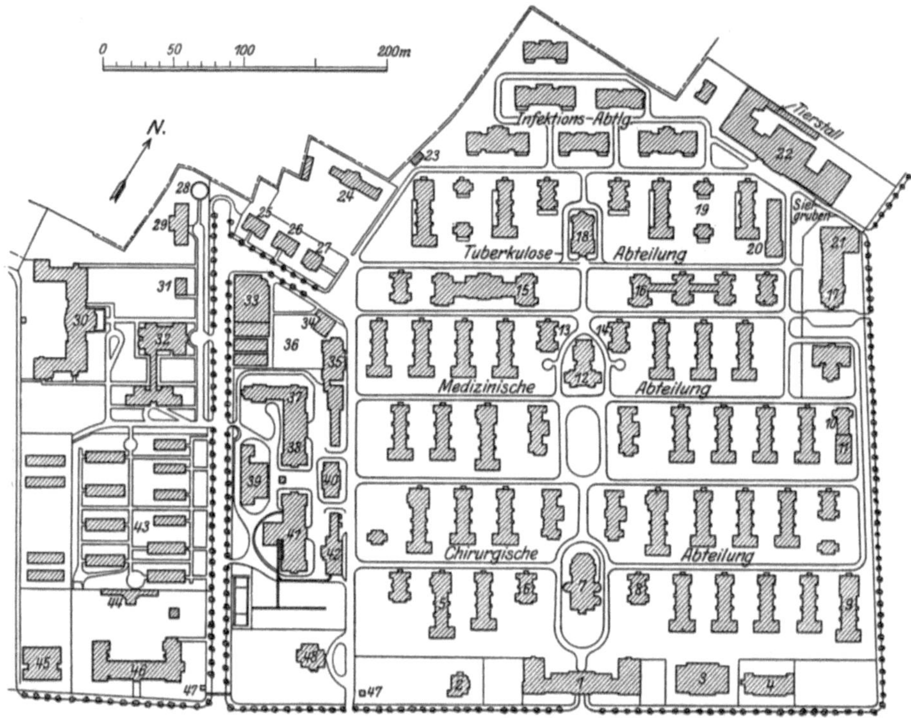

Abb. 123. Eppendorfer Krankenanstalten in Hamburg.

1 Verwaltungsgebäude. *2* Verwaltungsdirektor. *3* Pavillon f. Heilgymnastik. *4* Pavillon f. Hals-, Nasen- und Ohrenkrankheiten. *5* Medizin. Kinderpavillon. *6 u. 8* Chirurg. Aufnahme. *7* Chirurg. Hörsaal; Operationshaus. *9* Pavillon f. Nervenkranke. *10* Zahninstitut. *11* Pavillon f. Pilzforschung. *12* Badehaus. *13—14* Medizin. Aufnahme. *15* Stoffwechselabteilung mit Diätküche. *16* Röntgeninstitut; experimentelle Diagnostik. *17* Kapelle. *18* Klinischer Hörsaal. *19* Lungen-Chirurgie. *20* Pavillon für Krebsforschung. *21* Laboratorien. *22* Institut für Pathologie, Serologie, Physiologie und Chemie. *23* Pavillon für Desinfektion von Geschirr. *24—27* Gärtnerei. *28* Wasserturm. *29* Pflegerinnenwohnhaus. *30* Schwesternhaus. *31* Forschungsinstitut f. klinische Pharmakologie. *32* Gynàkologische Abteilung. *33* Kesselhaus. *34* Eishaus. *35* Ärztewohnhaus. *36* Ärztegarten. *37* Wohnungen und Speisesaal. *38* Küchengebäude. *39* Maschinenhaus. *40* Werkstätten. *41* Waschhaus. *42* Desinfektionshaus. *43* Epidemieabteilung. *44* Wandelhalle. *45* Lupusheilstätte. *46* Augenabteilung. *47* Pförtner.

Schutz gegen Übertragung der Infektionserreger ankommt, als vielmehr auf eine Beseitigung der Gefahr des Verkehrs mit Leichtkranken, Ärzten und Wärtern (Bacillenträger!) und auf eine Hinderung der Verschleppung durch Gebrauchsgegenstände. Die praktische Erfahrung hat gezeigt, daß bei zweckentsprechenden Vorsichtsmaßregeln ein Korridorhospital oft bessere Erfolge aufweist, wie ein schlecht geleitetes Barackenlazarett. Mehrfach ist es vorgekommen, daß in einem Krankenhaus fortwährend Infektionen stattfanden und daß dasselbe deshalb für völlig unbrauchbar erklärt wurde. Man glaubte dann, der Grund hierfür liege nur darin, daß das Krankenhaus auf schlechtem Boden stehe oder unrichtig gebaut sei; sobald aber ein Wechsel des leitenden Arztes eintrat, geeignete prophylaktische Maßregeln eingeführt und das Wartepersonal richtig geschult wurde, zeigte dasselbe Hospital die günstigsten Ergebnisse. — Zweifellos wird aber eine Erleichterung des Schutzes gegen Übertragungen durch eine räumliche und auch auf das Personal und die Gebrauchsgegenstände sich erstreckende Trennung der Kranken, wie sie das Pavillonsystem bewirkt, gewährt, und zwar durch völlig offene Bauweise noch besser, als bei verbindenden und manchen Verkehr verdeckenden Korridoren. Außerdem ist es bei der Pavillonbauweise leichter

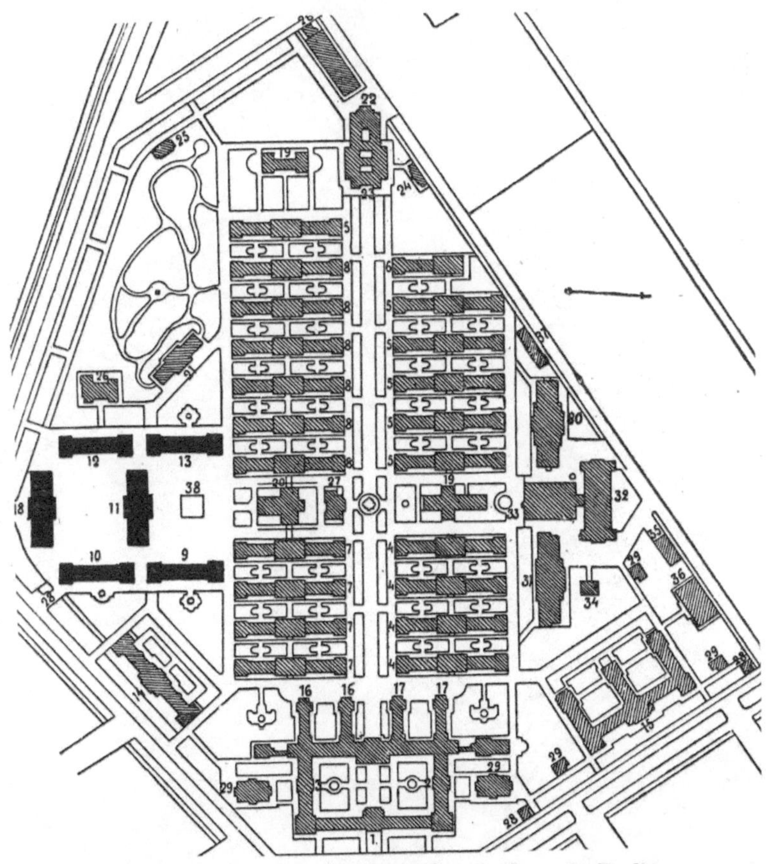

Abb. 124. Rudolf Virchow-Krankenhaus in Berlin.

1 Verwaltungsgebäude. *4—7* Allgemeine Krankenpavillons. *9—13* Infektionsabteilung, *19* Badehaus. *27* Apotheke, *20* Operationshaus. *38* Röntgenhaus. *22* Pathologisches Institut. *30—34* Wirtschaftsabteilung.

möglich, jedem einzelnen Kranken zweckmäßiges Licht und ausgiebig Luft zuzuführen, ja die Wohltat des zeitweiligen Aufenthalts im Freien zu gewähren. — Nachteile des Pavillonsystems liegen in der größeren Schwierigkeit der Beaufsichtigung, der Heizung, der Desinfektion, namentlich aber des längeren Speisetransports; daß die Betriebskosten bei Pavillons höher sind, wie man vielfach hört, wird von der Leitung der Eppendorfer „Gartenkrankenhäuser" (Bauer) bestritten.

Jedenfalls erscheint es nicht gerechtfertigt, unter allen Umständen das Pavillonsystem durchzuführen. Bei großen Anlagen wird man mit Recht daran festhalten; das ist bei den neuesten und anerkannt besten Kranken-

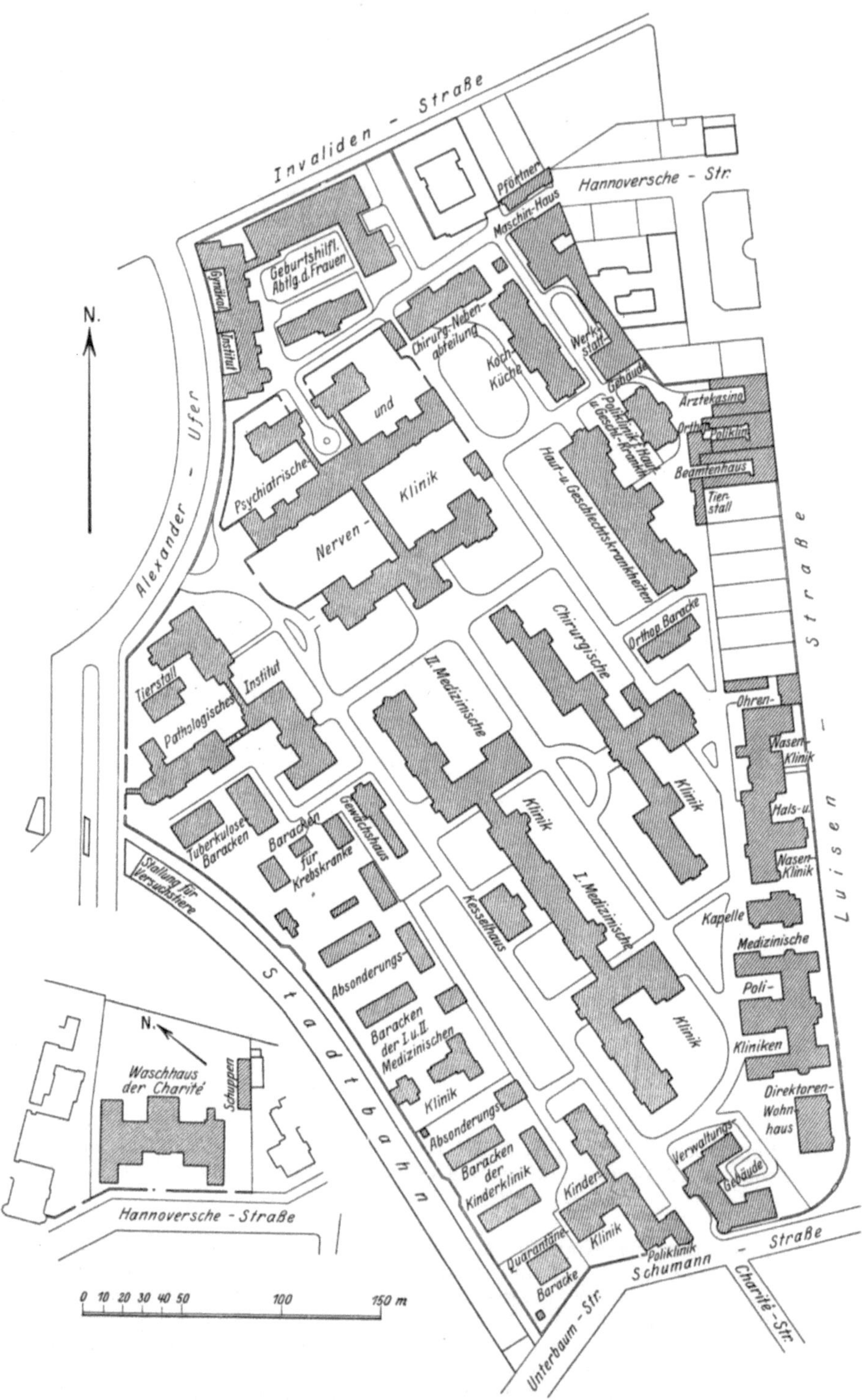

Abb. 125. Charité-Krankenhaus in Berlin.

häusern geschehen, wie beim Hamburg-Eppendorfer (Abb. 123) und beim
RUDOLF VIRCHOW-Krankenhaus (Abb. 124). — Bei anderen großen Anlagen
behält man eine Auflösung in zahlreiche Einzelbauten bei, konstruiert diese
selbst aber größer und mit mehreren Geschossen (so beim neuen Krankenhaus
in München mit lauter dreigeschossigen Gebäuden; ferner beim Umbau der
Charité in Berlin, Abb. 125). — Dagegen läßt sich für kleinere Krankenhäuser,
insbesondere wenn mannigfaltige Krankheiten in Betracht kommen, recht wohl
ein Korridorsystem oder eine Vereinigung von Pavillon- und Korridorsystem

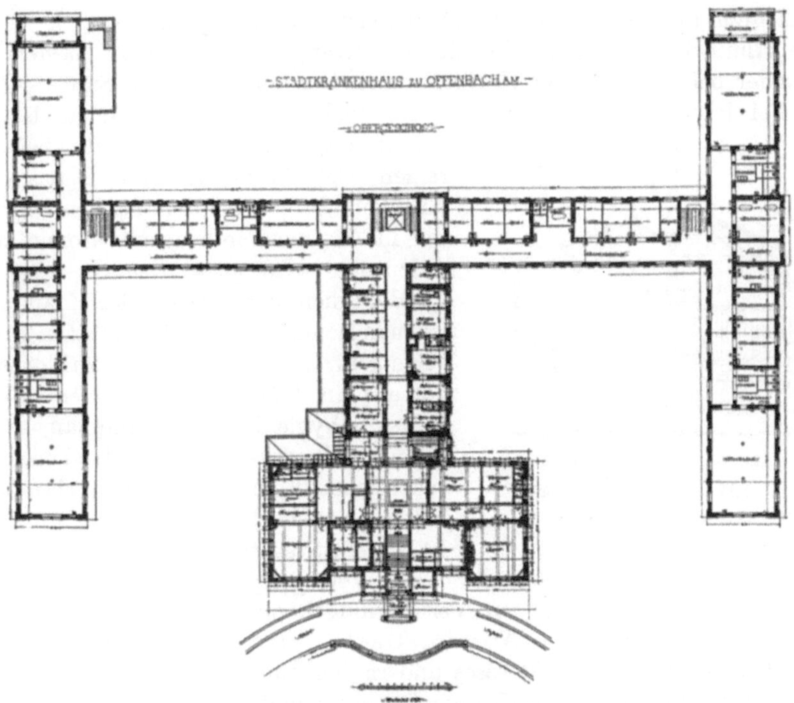

Abb. 126. Städtisches Krankenhaus in Offenbach a. M.
Korridoranlage mit endständigen, dreiseitig belichteten Sälen. — Korridor fast durchgängig einseitig bebaut. — Kleiner Tageraum. — 3 Treppenanlagen, 1 Aufzug.

in der Weise durchführen, daß die Enden der Flügel nach Art der Pavillons
ausgebaut oder besondere freistehende Isolierbaracken errichtet werden
(Abb. 126, Offenbacher Krankenhaus). Die Korridore müssen möglichst breit
und hell sein.

Die Raumverteilung und Raumbemessung fällt bei Korridorbauten je nach
der Größe und besonderen Bestimmung des Gebäudes sehr verschieden aus. —
Einigermaßen gleichförmig ist die Einrichtung der Baracken. Außer dem
eigentlichen Krankensaal und einigen kleineren Krankenzimmern enthalten sie
einen Raum für den Wärter, ferner eine Teeküche, die manchmal zugleich als
Spülzimmer und Aufwaschraum dient und mit Gaskocher, Wäscheschrank usw.
ausgerüstet ist; endlich einen Abort und neben diesem womöglich einen
Vorraum, in dem alle Stechbecken usw. aufbewahrt und desinfiziert werden

können. — Außerdem hat sich die Anlage eines sogenannten Tageraums
an jedem größeren Krankensaal bzw. in jedem Pavillon als nötig herausgestellt,
der für den Aufenthalt der leichter Erkrankten und der Genesenden
während des Tages dient. Dieser ist entweder nur am Kopf oder auch an der
Seite der Baracke ausgebildet und kann z. B. mit einer Glaswand, welche
Schiebe- und Klappfenster trägt, gegen außen abgeschlossen werden. Auch
das Mittelstück der Baracke wird neuerdings gern stärker ausgebildet zwecks
Aufnahme von Wirtschafts-, Spülzimmer usw. (s. Abb. 129) oder auch für
kleinere Tageräume (VIRCHOW-Krankenhaus). In diesem Fall muß aber für
gute Lichtzufuhr zum Korridor des Mittelstücks gesorgt werden.

Die Himmelsrichtung der Fenster des Krankensaals geht am besten nach
Süden oder bei völlig freiem Horizont nach Norden bzw. nach Südost—Nord-
west. Bei Pavillons, welche Fenster an beiden Längsseiten haben, ist diese
Anordnung allein zulässig, da bei einer reinen Ost-West-Lage die bettlägerigen
Kranken durch die den ganzen Tag über tief ins Zimmer eindringende Sonne außer-
ordentlich belästigt werden.

Bezüglich der Größe der Krankensäle ist man neuerdings mit Recht stark zurückgegangen. In Baracken und Korridorbauten hatte man früher 30 und mehr Betten.
Es ist unhygienisch und inhuman, so viele Kranke in verschiedenen Leidensstadien
zusammenzulegen. Die neuen Hamburger Säle haben höchstens 16, die Münchener
12 Betten. Stets sollten noch kleinere Räume

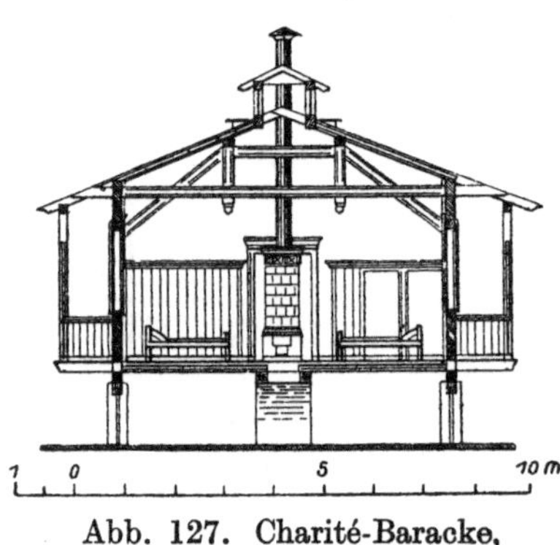

Abb. 127. Charité-Baracke,
Querdurchschnitt.

für Schwerstkranke und Sterbende zur Verfügung stehen und Boxen und
Bettschirme mehr als bisher zur Verwendung kommen.

Die inneren Flächen der Wände, Decken und Fußböden sollen glatt,
luft- und wasserdicht sein. Poröses und rauhes Material bietet leicht eine Ab-
lagerungsstätte für Staub und Krankheitserreger und ist verhältnismäßig schwer
vollständig zu reinigen.

Für den Fußboden ist entweder hartes, mit Leinöl getränktes Holz, besser aber Asphalt
oder Mettlacher Fliesen bzw. Terrazzo (mittelgroße Marmorstücke mit Zementmörtel verbunden) zu verwenden; auf dichten Wandanschluß des Fußbodens ist zu achten. Wegen
der besseren Wärmeleitung der letztgenannten Steinmaterialien ist ihre Verwendung an
die gleichzeitige Einführung von Fußbodenheizung gebunden oder die Fußböden müssen
mit Filzlinoleum bedeckt werden. Die Reinigung des Zimmers läßt sich noch dadurch
erleichtern, daß längs der Wände ausgerundete Scheuerleisten hinlaufen, die mit genügendem
Gefälle zu den Kanälen hinführen.

Heizung. Luftheizung ist für die Zwecke der Ventilation bei dauernd dicht
belegten Krankensälen meist nicht zu umgehen; sie muß gut angelegt und
sorgfältig betrieben werden (s. oben); sie muß unterstützt werden durch
Dampfheizung oder Öfen. Fehlt die Luftheizung, so ist die Warmwasserheizung
oder Niederdruckdampfheizung mit Luftzufuhr zu verbinden; vielfach werden
auch Mantelöfen verwendet, die für Ventilation und Zirkulation einstellbar sind.

Gerühmt wird — jedoch nur für die Baracken solcher Krankenhäuser, welche nicht
auf billige Einrichtungen angewiesen sind — als Zusatzheizung eine Fußbodenheizung.
Dieselbe setzt feuersichere dichte Steinfußböden voraus, welche die schon erwähnten Vor-

zuge haben, daß sie sich sehr leicht reinigen und desinfizieren lassen und deren einziger
Nachteil, namlich zu starke Warmeleitung, eben durch die Beheizung in Fortfall kommt.
Bei der Fußbodenheizung ziehen sich unter dem Fußboden 75 cm hohe bekriechbare Gange,
deren Boden und Decken mit Zement gedichtet sind und deren Decke außerdem durch
eine Eisenkonstruktion gestutzt ist. In den Kanalen liegen frei auf Eisenschienen die Heizrohre, die entweder von einer Heißwasser- oder von einer Dampfheizung aus geheizt werden.

Eine fortlaufende Ventilation der Krankenhäuser ist wegen des Zu-
sammendrängens zahlreicher Menschen über Tag und Nacht unbedingt erforderlich. Im Winter stößt eine genügende Lüftung auf keine Schwierigkeiten, da

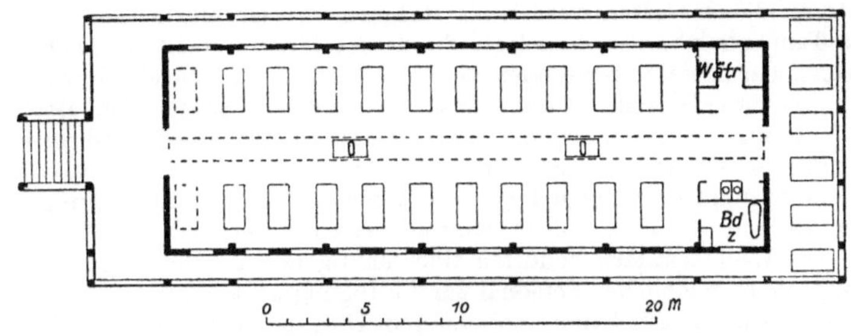

Abb. 128. Charité-Baracke, Grundriß.

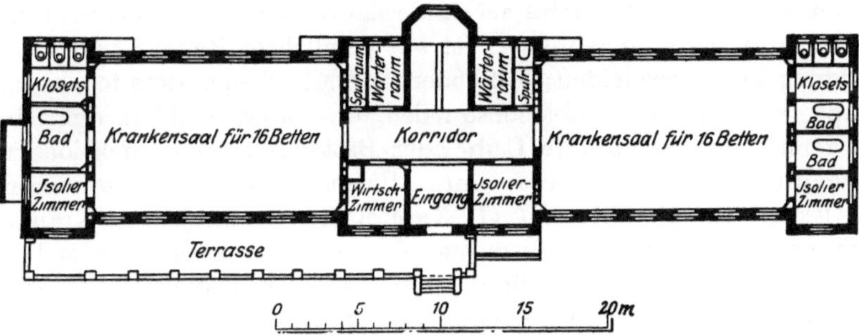

Abb. 129. Hamburger Pavillon. (Nach Lenhartz-Ruppel in Hamburg.)

man in der ununterbrochenen Heizung einen hinreichend ausgiebigen Motor
besitzt; im Sommer dagegen und in der Übergangszeit pflegt man nur die
Wirkung des Windes auf Dachreiter oder Schornsteine mit Saugaufsätzen
auszunutzen; Kippfenster sollen als Eintrittsöffnungen für die Luft dienen.
Bei windstillem Wetter leistet diese Ventilation zu wenig; weit geöffnete Fenster
müssen dann als Aushilfe dienen. Einrichtungen mit reichlichster Lüftung
durch bis zum Fußboden reichende, große, fast ständig offene Schiebefenster,
vor deren jedem in nur 60 cm Entfernung das Fußende des Bettes steht, sind
von Dosquet und von Moritz mit gutem Erfolg sowohl bei Wundheilungen
wie bei inneren Krankheiten angewendet; der Erfolg ist vorzugsweise auf
die thermischen Verhältnisse und die bewegte kühle Luft zurückzuführen. — Zu
beachten ist, daß alle Räume mit starker Geruchsentwicklung (Räume für
Krebskranke, poliklinische Wartezimmer, Aborte usw.) unbedingt nicht durch
Pulsion, sondern durch Aspiration gelüftet werden, damit nicht die Gerüche
ins ganze Haus verbreitet werden. Auch offenstehende Abortfenster pflegen
wesentlich Einströmung von Außenluft und Fortführung der Abortluft in die
anstoßenden Räume zu bewirken (vgl. S. 276). — Daß die Ventilation nicht

etwa imstande ist, desinfizierend zu wirken, und daher für Räume, in denen ansteckende Kranke untergebracht sind, keineswegs besonders verstärkt zu werden braucht, ist im Kapitel „Lüftung" ausführlicher dargelegt.

Das Mobiliar der Krankenzimmer soll so beschaffen sein, daß es leicht zu reinigen und zu desinfizieren ist. Gebeizte oder gestrichene Holzmöbel gestatten dies in genügender Weise.

Noch weiter gehende Vorsichtsmaßregeln sind bei der Beschaffung des Mobiliars für das Hamburg-Eppendorfer Krankenhaus angewendet worden. Die Betten sind dort aus eisernem Gestell, und zwar aus dickem, gebogenem Gasrohr, welches mit heller Ölfarbe gestrichen ist. In dieses Gestell werden als Rahmen vier einzeln herausnehmbare, geölte und lackierte Tannenholzbretter eingelegt, die in der Mitte nur 12 cm hoch sind; ferner wird eine Sprungfedermatratze verwendet von nur 1—2 cm Höhe, die ein Netz aus horizontal gelagerten Spiralfedern darstellt. Durch diese Konstruktion ist der tiefe Bettkasten, der sonst schwer zu reinigen ist, vermieden. Außerdem ist ein großer Abstand unter dem Bett bis zum Fußboden erzielt, so daß auch dort die Reinigung sehr leicht vorgenommen werden kann. Auf dem Sprungfederrahmen liegt eine Wollmatratze; als Bedeckung werden nur weiße wollene Decken gewahrt. Die gesamten Betten lassen sich leicht im Dampfofen desinfizieren. Die Wollmatratzen bedurfen einer haufigeren Aufarbeitung, für welche aber in einem Krankenhaus reichliches Personal zur Verfügung zu sein pflegt. — Zu jedem Bett gehört noch ein Tisch und ein Stuhl; bei ersterem sind die Beine aus Gasrohr, die Platte aus Rohglas. Die Stuhle haben ebenfalls ein Gestell aus Gasrohr und einen geschweiften Holzsitz und Lehne, die mit Ölfarbenanstrich versehen sind. Nirgends finden sich enge Fugen, so daß jede Stelle der Möbel auf das leichteste abgewaschen werden kann.

Im Betrieb des Krankenhauses ist auf peinlichste Reinlichkeit zu achten; Staubbildung ist zu vermeiden; Fußböden und Möbel sind stets feucht, niemals trocken zu reinigen. Alle Infektionsquellen, wie Eiter, Stuhl u. dgl., sind sofort zu zerstören; beschmutzte Leib- oder Bettwasche von Infektionskranken ist in gesonderten Behältern. unter Befeuchtung mit Kresolwasser oder Sublimatlösung aufzubewahren (vgl. Kapitel X). — In jedem Krankenhaus muß sich ein Desinfektionsraum und ein geschulter Desinfektor befinden. Letzterem ist ausschließlich die Abholung infizierter Wäsche, die Desinfektion der Krankensäle, der Wolldecken usw. nach den unten gegebenen Vorschriften zu übertragen.

Isolierspitäler. Jedes größere Krankenhaus muß über eine oder einige Baracken verfügen zur Aufnahme von Kranken, die besondere Infektionsgefahr bieten (Pocken-, Fleckfieber-, Cholerakranke usw.). Derartige Baracken müssen von den übrigen Gebäuden des Krankenhauses mindestens 30 m Abstand haben. Im übrigen sind die oben betonten, zur Sicherung gegen Infektionsgefahr dienenden Einrichtungen (abwaschbare Fußböden, Wände, Möbel usw.) bei den Isolierspitälern mit besonderer Sorgfalt in Anwendung zu bringen. — Das Wartepersonal ist unbedingt mit den Kranken zu isolieren; dementsprechend ist Wärterzimmer, Teeküche usw. in der Isolierbaracke vorzusehen.

Diese Baracken sollten einen Vorraum haben, in welchem die Speisen und sonstigen Bedarfsgegenstande fur den Kranken abgesetzt werden, und von wo gebrauchte Gegenstände in Behältern mit desinfizierenden Losungen, oder in mit Sublimatlösung befeuchtete Tücher eingehüllt, abgeholt werden konnen. Der Warter betritt den Vorraum zum Holen oder Bringen von Sachen erst, nachdem er sich durch Abwaschen mit Sublimatlösung soviel als möglich desinfiziert hat. Im Vorraum wird auch ein abwaschbarer Kittel für den Arzt aufbewahrt, den er vor dem Betreten des Krankenzimmers anlegt und vor dem Verlassen der Baracke im Vorraum wieder ablegt.

Zur behelfsmäßigen Errichtung eines Isolierspitals, bzw. zur Ergänzung einer zeitweise ungenügenden Anlage sind die zusammenlegbaren und transportablen Baracken sehr geeignet. Dieselben bestehen entweder aus einem leichten Holzgerüst, welches von außen und innen mit gefirnistem und feuersicher ımpragniertem Leinen überzogen ist; der Zwischenraum zwıschen außerem und innerem Überzug ist mit Filz, Korkmasse, Kieselgur u. dgl. ausgelegt (DOKERs Baracke); oder dıe Wande stellen Rahmen dar, die innen mit Leinwand, außen mit Dachpappe uberspannt sind und dazwischen eine Luftschicht enthalten; die Rahmen werden in ein eisernes Gerüst eingesetzt (ZUR NIEDEN); oder die Wandungen sind außen von Wellblech hergestellt (GROVE). Solche Baracken lassen sich in wenigen Kisten verpacken und sind binnen 6—12 Stunden gebrauchsfertig aufzustellen. — Die Temperaturverhältnisse in den Baracken sind nicht gunstig, auch wenn durch Anbringung eines doppelten, durch Luftschicht getrennten Daches ein Schutz gegen zu starke Besonnung versucht ist.

Literatur.

RUPPEL und DIESENER: Krankenhauser. In Weyls Handb. d. Hyg., 2. Aufl. 1913. — GROBER: Das deutsche Krankenhaus. Jena 1911. — LENHARTZ und RUPPEL: Ref. a. d. Dtsch. Ver. f. öff. Ges. in Bremen. 1907 (Dtsch. Vierteljahrsschr. f. off. Ges. Bd. 40, H. 1). — DENEKE: Die Neubauten des Allg. Krankenhauses St. Georg. Jena 1906. — MERKEL, SCHMIEDEN u. BOETHKE: Krankenhauser. Handb. d. Hyg. von RUBNER, GRUBER, FICKER. Bd. IV. 1912. — DOSQUET: Offene Wundbehandlung. Leipzig 1916. — MORITZ: Festschr. d. Akad. in Köln. Bonn 1915. — Deutsche Krankenanstalten für körperliche Kranke. Halle a. S. 1915. —

C. Fürsorge für bestimmte Gruppen von Kranken.

Besondere Anstalten oder besondere Fürsorgeeinrichtungen bestehen für zahlreiche Gruppen von Kranken, z. B. für Alkoholkranke, Geisteskranke, Blinde, Krüppel, Taubstumme, Geschlechtskranke, Tuberkulöse, arme Kranke u. a. m. Hier seien nur die erstgenannten Gruppen (einschl. der Geschlechtskranken) besprochen, an deren Versorgung die soziale Hygiene am meisten Anteil hat; die gleichfalls unter die wichtigsten Maßnahmen sich einreihende Tuberkulosefürsorge wird im Kapitel X eingehender behandelt. Bezüglich der armen Kranken und sonstiger neuerer Fürsorgemaßnahmen sei verwiesen auf: GOTTSTEIN und TUGENDREICH: Sozialärztliches Praktikum, 2. Aufl., Berlin 1920.

I. Bekämpfung des Alkoholismus.

Den Verbrauch von absolutem Alkohol (in Form von Bier, Wein, Branntwein) in Litern pro Kopf ergibt folgende Tabelle:

Länder	1901—05	1906—10	1919—22	Länder	1901—05	1906—10	1919—22
Belgien	12,8	10,6	9,0	Norwegen . . .	2,4	2,4	1,9
Dänemark . . .	9,9	6,8	2,9	Österreich. . .	9,0	7,7	7,8
Deutschland . .	9,5	8,5	2,7	Schweden . . .	5,6	4,3	3,0
England	9,5	9,7	6,2	Schweiz	12,0	13,7	11,9
Finnland	2,3	1,5		Tschechoslow.			4,5
Frankreich . . .	21,6	22,9	17,6	Ungarn		7,6	5,7
Italien	14,4	17,3	13,8	Vereinig.Staat.	6,3	6,9	19:3,3
Niederlande . .		5,0	3,0	von Nord-Am.			20/22:0.7

Die jährliche Ausgabe für alkoholische Getränke betrug in Deutschland vor dem Kriege etwa 3 Milliarden Mark (gegen 7 Milliarden für Nahrungsmittel). Durchschnittlich wurden im Jahr über 10000 Personen, darunter 7 $^0/_0$ Frauen, wegen Alkoholismus in Krankenanstalten aufgenommen. Während der Kriegswirtschaft wurde die Herstellung alkoholhaltiger Getränke weitgehend eingeschränkt, ihr Verbrauch ging sehr zurück, und die Todesfalle und Krankenaufnahmen wegen

Alkoholismus sanken um 50—75% der Friedensziffer. Leider sind in der Nach-kriegszeit die Beschränkungen allmählich größtenteils wieder aufgehoben worden und daher der Alkoholverbrauch und seine Folgen wieder im Anstieg.

Über die Folgen des Alkoholmißbrauchs für den einzelnen s. S. 133. — Die Allgemeinheit wird durch die an verschiedenen Formen der Trunksucht Leidenden in mehrfacher Weise geschädigt: einmal durch den wirtschaftlichen Verfall, in den sie und ihre Familien leicht geraten, dann durch ihre starke Beeinflussung der Kriminalität und drittens durch die Steigerung geschlecht-licher Ausschweifungen und der Ausbreitung der Geschlechtskrankheiten.

Schutzmaßnahmen sind vor allem ausgegangen von den Mäßigkeits- und Enthaltsamkeitsvereinen.

Der (Maßigkeits-) „Verein gegen den Alkoholismus" zahlt in Deutschland etwa 40 000 Mitglieder, die Enthaltsamkeitsvereine (der Guttemplerorden, die Blaue-Kreuz-Vereine und der katholische Kreuzbund) zusammen ungefähr 110 000 Mitglieder (in England mehr als 5 Millionen!). Letztere Vereine sind bestrebt, die Trunksüchtigen als Mitglieder zu gewinnen und durch völlige Enthaltsamkeit gegen Versuchungen zu schützen. Gleichzeitig hat sich in allen einsichtigeren Kreisen ein gewaltiger Rückgang in bezug auf den Mißbrauch alkoholischer Getranke, auf Trinksitten und Trinkzwang geltend gemacht, und bei der wandernden und sporttreibenden Jugend ist Alkoholenthaltsamkeit nahezu selbstverstandlich geworden. Auch hat die alkoholarme Kriegszeit viele vom Alkoholgenuß für immer fast vollig entwohnt.

In verschiedenen Städten sind ferner Beratungsstellen für Alkohol-kranke eingerichtet, welche hartnäckige Alkoholiker für eine Behandlung, die wiederum in der Hauptsache auf den Anschluß an einen Enthaltsamkeitsverein hinausläuft, zu gewinnen suchen. Solche Fürsorgestellen werden am besten von psychiatrisch vorgebildeten Ärzten geleitet, denen eine geeignete Kranken-schwester und Mitglieder von Enthaltsamkeitsvereinen zur Seite stehen. Durch Kassen- und Armenärzte, Polizeibehörden usw. müssen die Kranken diesen Stellen zugeführt werden. Unter Umständen erfolgt von hier aus die Über-weisung an eine geschlossene Trinkerheilanstalt.

Staatliche vorbeugende Maßnahmen sind in den letzten Jahrzehnten vielfach versucht; und zwar

1. durch Schankreformgesetze. Entweder setzen diese die Zahl der Schankstätten herab (Konzession nur in bestimmtem Verhältnis zur Einwohner-zahl), sorgen für straffe Wirtschaftspolizei und verbieten den Ausschank an Trinker, Angetrunkene und Jugendliche; oder es wird Monopolisierung und gemeinnützige Organisation des Alkoholausschanks eingeführt (Gothenburger System). Zur Ergänzung dient (in Schweden seit 1910) für den Kleinverkauf über die Straße das sog. „Stockholmer System", d. h. die öffentliche Bewirt-schaftung durch Karten, die nur an einwandfreie Personen über 21 Jahre aus-gegeben werden dürfen.

2. Durch Beschränkungen in der gewerblichen Herstellung geistiger Getränke; in Norwegen für Getränke mit über 12% Alkohol, in Finnland bereits für solche mit über 2%. — Am gründlichsten sind die Vereinigten Staaten vorgegangen, wo seit dem 1. Juli 1919 für eine Bevölkerung von 100 Millionen Menschen ein unbedingtes Verbot der Herstellung, des Verkaufs und der Be-förderung berauschender Getränke in Kraft getreten ist.

3. Durch Gemeindebestimmungsrecht („lokales Veto") d. h. durch das Recht jeder Gemeinde, durch Abstimmung Umfang und Form des Alko-holvertriebs zu regeln; in Norwegen, Dänemark und anderen Ländern ein-geführt und von den Alkoholgegnern auch für Deutschland empfohlen.

Literatur.

GROTJAHN: Der Alkoholismus nach Wesen, Wirkung und Verbreitung. 1898. — DERSELBE: Soziale Pathologie. 3. Aufl. 1923. — RÖSLE: „Alkoholkonsumstatistik" in GROTJAHN-KAUP's Handworterb. der soz. Hyg. 1912. — LAQUER: In MOSSE-TUGENDREICHS „Krankheit und soziale Lage". 1912. — GOTTSTEIN: Fursorge fur Alkoholkranke. GOTTSTEIN-TUGENDREICHS Sozialarztl. Praktikum. 2. Aufl. 1920. — WLASSAK: Grundriß der Alkoholfrage. 1922. — BOGUSAT: Das Alkoholverbot in den Vereinigten Staaten von Amerika und seine Folgen. Berlin 1924. — „Die Alkoholfrage", Zeitschr. d. „Deutsch. Reichshauptstelle gegen den Alkoholismus", Berlin-Dahlem. — Schriften des „Deutsch. Vereins gegen den Alkoholismus", Berlin-Dahlem, Werderstr. 16. — HERCOD u. KOLLER: Internationales Jahrbuch des Alkoholgegners. Lausanne 1925.

II. Fürsorge für Gebrechliche.

Zu den „Gebrechlichen" werden gerechnet: 1. die Geisteskranken, sie machen ungefähr 3 Promille der Bevölkerung aus; etwa die Hälfte ist in Anstalten untergebracht. 2. Die Blinden; im Frieden etwa 0,6 Promille in Deutschland; dazu etwa 2500 Kriegsblinde. In $^1/_4$ der Fälle ist die Blindheit durch Infektion bei der Geburt bedingt. Seit Einführung des gegen die Blennorrhoea neonatorum gerichteten CREDÉschen Verfahrens sind die Erblindungen erheblich zurückgegangen. Etwa die Hälfte der Blinden ist in Anstalten untergebracht. In Preußen bestehen ferner 17 Blindenschulen mit mehr als 2000 Zöglingen. Neben dem Schulunterricht besteht die Aufgabe dieser Schulen in der Berufsunterweisung (Seilerei, Bürstenmacherei, Korb- und Stuhlflechten, Klavier- und Orgelspiel usw.). Von den Kriegsblinden konnten mehr als 90% wieder erwerbstätig werden. 3. Die Taubstummen; 0,9 Promille; bei 50% ist das Leiden angeboren; 5% sind gleichzeitig geisteskrank. In Anstalten befinden sich nur 9% der Kinder; dagegen bestehen in Preußen 48 Taubstummenschulen, in denen 5000 Schüler unterrichtet werden; für diese besteht seit 1912 gesetzlicher Schulzwang. Durch Fachlehrer werden sie in Berufen unterwiesen, die sie großenteils demnächst selbständig so betreiben können (Landwirtschaft, Schneiderei usw.), daß ihre Erwerbsaussichten günstig sind. 4. Krüppel, vor dem Kriege etwa 2 Promille, nach amtlicher Zählung im Jahre 1906 1,5 Promille im Alter von unter 15 Jahren; durch den Krieg ist die Zahl außerordentlich gestiegen. Die Hälfte ist heimbedürftig, d. h. es sind Kranke, die im Gebrauch des Rumpfs oder der Gliedmaßen so behindert sind, daß eine Entwicklung zur möglichsten wirtschaftlichen Selbständigkeit nur in einer Anstalt vor sich gehen kann, die neben den Einrichtungen zur medizinischen, orthopädischen und chirurgischen Behandlung eine Schule und Lehrwerkstätten enthält. Solche Krüppelheime gibt es gegenwärtig etwa 60 in Deutschland. Hier erlangen die Krüppel durchschnittlich eine erhebliche Arbeitsfähigkeit; ein Teil wird sogar erwerbsfähig und hört damit auf, heimbedürftig zu sein. — Außer den Heimen besteht noch eine ambulante Krüppelfürsorge; ihren Mittelpunkt bilden die Beratungsstellen, in denen poliklinische Behandlung, Berufsberatung usw. erfolgt.

Die öffentliche Krüppelfürsorge ist für Preußen durch Gesetz vom 6. Mai 1920 geregelt, das im wesentlichen folgendes bestimmt:

1. Die Landesarmenverbände sind verpflichtet, für Bewahrung, Kur und Pflege der hilfsbedürftigen Geisteskranken, Idioten, Epileptischen, Taubstummen, Blinden und Krüppel, soweit sie der Anstaltspflege bedürfen, in geeigneten Anstalten Fürsorge zu treffen. Diese umfaßt bei Krüppeln unter 18 Jahren auch die Erwerbsbefähigung.

2. Die Fürsorge für Krüppel unter 18 Jahren, die nicht der Anstaltspflege bedurfen, sowie die Maßnahmen zur Verhütung der Verkrüppelung gehören zu den Aufgaben der Land- und Stadtkreise.

3. Eine Verkrüppelung im Sinne des Gesetzes liegt vor, wenn eine Person infolge eines angeborenen oder erworbenen Knochen-, Gelenk-, Muskel- oder Nervenleidens oder Fehlens eines wichtigen Gliedes oder von Teilen eines solchen in dem Gebrauch ihres Rumpfs oder ihrer Gliedmaßen nicht nur vorübergehend derart behindert ist, daß ihre Erwerbsfähigkeit auf dem allgemeinen Arbeitsmarkte voraussichtlich wesentlich beeinträchtigt wird.

4. Ärzte, die in Ausübung ihres Berufs bei einer Person unter 18 Jahren eine Verkrüppelung wahrnehmen, ebenso Lehrer, die während des Unterrichts solche Wahrnehmungen machen, ferner Ärzte und Fürsorgeorgane, welche die Anzeichen drohender Verkruppelung bei jugendlichen Personen beobachten, sind verpflichtet, hiervon Anzeige an das zuständige Jugendamt zu erstatten.

5. Jeder Stadt- und Landkreis hat mindestens eine Fürsorgestelle für Krüppel zu schaffen oder sich einer solchen anzugliedern. In dieser Fürsorgestelle wird Beratung für Krüppel oder mit Verkrüppelung Bedrohte erteilt. Die Beratungsstelle beantragt die Einleitung der notwendig erscheinenden Maßnahmen.

Literatur.

GROTJAHN: Soziale Pathologie. 3. Aufl. 1923. — GROTJAHN-KAUP: Handwörterb. d. soz. Hyg. 1912. — BIESALSKI: Leitfaden der Krüppelfürsorge. 1922. — Die Krüppelürsorge, herausg. v. d. „Deutsch. Vereinigung für Krüppelfürsorge", Berlin-Dahlem, Kronprinzenallee 171—173.

III. Bekämpfung der Geschlechtskrankheiten.

Die Verbreitung der Geschlechtskrankheiten ist ziffermäßig sehr schwer festzustellen. Durch Umfrage bei Ärzten an Stichtagen und durch andere Erhebungen ist ermittelt, daß die Zahl der manifesten Kranken in den größeren Städten etwa 1% der Lebenden beträgt, auf dem Lande sehr viel weniger. Von allen Männern im Alter von 15 bis 50 Jahren infizierten sich nach BLASCHKO in der Zeit vor dem Kriege 37 in Berlin und Hamburg mit Syphilis und 150% mit Gonorrhoe (mit letzterer also zahlreiche mehrfach). — Unter den Todesursachen nehmen die Geschlechtskrankheiten direkt keine hervorragende Stelle ein; aber andere häufige Todesursachen sind fast stets (Paralyse, Tabes, Aneurysmen) oder zum Teil (Apoplexie, Herzkrankheiten) auf Syphilis zurückzuführen. Ferner droht den Frauen durch gonorrhoische Infektion langjähriges Siechtum und Unfruchtbarkeit, und man schätzt für Deutschland den dadurch entstehenden Geburtenausfall auf jährlich 200 000. Noch erheblich größer ist die Zahl der infolge von Syphilis totgeborenen oder an „Lebensschwäche" kurz nach der Geburt gestorbenen Kinder. Im ganzen zeigen somit die Geschlechtskrankheiten eine geradezu verheerende Wirkung und sind unter den Krankheiten wohl als schwerste Geißel des Menschengeschlechts anzusehen.

Für die Bekämpfung wird von mancher Seite in der Annahme, daß von den Prostituierten weitaus die meisten Ansteckungen ausgehen, das Hauptgewicht auf die Regelung der Prostitution gelegt.

Ihre Durchführung stellt aber ein sehr schwieriges und viel erörtertes Problem dar. Nach der einen Auffassung soll Kasernierung der Prostituierten in Bordellen oder in abgegrenzten Straßen (Bremer System) erfolgen, ferner Reglementierung, Eintragung in Listen und polizeiliche Überwachung mit Zwangsuntersuchung und Zwangsbehandlung; nach der Ansicht der „Abolitionisten", die hauptsächlich von Frauenvereinen in England vertreten wird, soll der Staat auch den Prostituierten gegenüber kein Ausnahmerecht

haben, und die Überwachung wird für unwürdig erklärt. Weniger diese letztere Auffassung
als die Tatsache, daß durch Reglementierung die freie Prostitution nicht beseitigt wird,
haben die meisten Sachverstandigen neuerdings zu der Forderung veranlaßt, daß in Zukunft
die polizeiliche Überwachung eingeschrankt und der Schwerpunkt auf die arztliche
Feststellung und Behandlung der Erkrankungen gelegt wird; diese soll durch offentliche
arztliche Sprechstunden unterstutzt werden; diejenigen Prostituierten, die sich ihr willig
unterwerfen, sollen von der sittenpolizeilichen Kontrolle befreit sein, und nur widerstrebende
der Zwangsbehandlung überwiesen werden (s. den unten abgedruckten Gesetzentwurf).

Da auch durch eine anderweitige Regelung der Prostitution die Ausbreitung
der Geschlechtskrankheiten nur wenig beeinflußt werden wird, müssen noch
andere Wege zu deren Bekämpfung eingeschlagen werden. Gemaß den Bestrebungen der „Deutschen Gesellschaft zur Bekämpfung der Geschlechtskrankheiten" sollte unbedingt versucht werden, die Jugend vom 15. bis 16. Jahre
an über die vielfach stark unterschätzten furchtbaren Gefahren der Geschlechtskrankheiten für die Erkrankten und deren Nachkommenschaft aufzuklären.
Geeignete Merkblätter, Vorträge usw. können zweifellos dadurch viel Nutzen
stiften, daß sie der leichtsinnigen Auffassung in bezug auf den außerehelichen
Geschlechtsverkehr, der weiteste jugendliche Kreise huldigen, scharf entgegen-
treten. Ein voller Erfolg ist aber auch diesem Vorgehen schwerlich beschieden,
weil die individuell überaus verschieden starke Entwicklung des Geschlechts-
triebes oft genug alle guten Vorsatze durchbrechen wird.

Sehr günstige Wirkungen wären von der Rückkehr zu der früher üblichen
„Frühehe" zu erhoffen, die gegenwärtig durch die Ungunst der wirtschaft-
lichen Lage, durch Wohnungsnot, durch Bevorzugung der Ledigen auf dem
Stellenmarkt und ihre unzureichende Erfassung bei der Besteuerung, durch
lange Ausbildungszeiten u. a. m. sehr erschwert ist, aber durch wohlerwogene
Maßnahmen möglichst gefördert werden sollte.

Es muß ferner versucht werden, den außerehelichen Geschlechtsverkehr
gesundheitlich möglichst ungefährlich zu machen. Dies gelingt am
vollkommensten durch Condome, deren Beschaffung tunlichst erleichtert werden
sollte; oder — weniger sicher — durch Desinfektion nach dem Beischlaf (z. B.
Einträufelung von Protargol in die Harnröhre und Sublimatwaschung).

Ferner wird eine Verhütung der Weiterverbreitung und zugleich ein Schutz
des Erkrankten gegen schlimmere Folgen der Erkrankung erreicht durch möglichste Erleichterung der ärztlichen Beratung und Behandlung, die sich neuerdings auf ausgezeichnete Methoden zur Ermittlung der Krankheit und auf
vorzügliche Heilmittel stützen kann. Den Mittelpunkt hierfür sollen besondere
Beratungsstellen bilden, wie sie bereits von den Landesversicherungs-
anstalten und von Kommunalverwaltungen in großer Zahl ins Leben gerufen
sind. Daneben muß durch gesetzliche Bestimmungen die wissentliche und
leichtsinnige Verbreitung einer Geschlechtskrankheit unter Strafe gestellt
werden. Näheres siehe in dem unten besprochenen Gesetzentwurf, dessen
schwierigster und umstrittenster Punkt die richtige Art der Anzeigepflicht ist.

Von besonderer Bedeutung ist die Verhütung der Übertragung der Krankheiten in der Ehe. Ein Zwang zur ärztlichen Untersuchung und Vorlegung
eines Zeugnisses vor der Eheschließung ist daher dringend wünschenswert.
Hierbei hätten entweder beide Ehebewerber bei der standesamtlichen Meldung ein in den letzten 4 Wochen ausgestelltes ärztliches Zeugnis vorzulegen,
das zweckmäßig von bestimmten Ärzten („Eheberatern") ausgestellt würde

und nur feststellte, ob die Ehe zulässig oder bedenklich erscheine, ohne auf Einzelheiten des Gesundheitszustandes einzugehen; oder es wäre nach der Meinung anderer nur ein „Einheitszeugnis" für Männer auszustellen, das sich lediglich auf Geschlechtskrankheiten bezöge.

Diese Fragen haben jetzt ihre gesetzliche Lösung gefunden. Am 28. Januar 1927 hat der deutsche Reichstag das neue Gesetz zur Bekämpfung der Geschlechtskrankheiten verabschiedet, das erste Gesetz, das von dem neu geordneten Reich auf dem Gebiete der öffentlichen Gesundheitspflege erlassen ist und am 1. Oktober 1927 in Kraft treten soll. Angesichts seiner großen Bedeutung sollen die wichtigsten Bestimmungen im Wortlaut folgen:

§ 1. Geschlechtskrankheiten im Sinne dieses Gesetzes sind Syphilis, Tripper und Schanker, ohne Rücksicht darauf, an welchen Körperteilen die Krankheitserscheinungen auftreten.

§ 2. Wer an einer mit Ansteckungsgefahr verbundenen Geschlechtskrankheit leidet und dies weiß oder den Umständen nach annehmen muß, hat die Pflicht, sich von einem für das Deutsche Reich approbierten Arzt behandeln zu lassen. Eltern, Vormünder und sonstige Erziehungsberechtigte sind verpflichtet, für die ärztliche Behandlung ihrer geschlechtskranken Pflegebefohlenen zu sorgen.

Durch Ausführungsbestimmungen ist dafür Sorge zu tragen, daß die Behandlung der Minderbemittelten, die keinen Anspruch auf anderweitige ärztliche Behandlung haben oder denen die Behandlung auf Grund einer Versicherung wirtschaftliche Nachteile bringen konnte, aus öffentlichen Mitteln sichergestellt wird.

§ 3. Die Durchführung der aus diesem Gesetze erwachsenden gesundheitlichen Aufgaben ist Gesundheitsbehörden zu übertragen, die sich mit den Beratungsstellen für Geschlechtskranke, den Pflegeämtern und den sonstigen Einrichtungen der sozialen Fürsorge möglichst im Einvernehmen zu halten haben. Die Beamten der Ordnungs- und Wohlfahrtspolizei haben die Durchführung der gesundheitlichen und sozialfürsorgerischen Aufgaben, insbesondere das Eingreifen der Fürsorgestellen Minderjährigen gegenüber, in jeder Weise zu unterstützen.

§ 4. Die zuständige Gesundheitsbehörde kann Personen, die dringend verdächtig sind, geschlechtskrank zu sein und die Geschlechtskrankheit weiterzuverbreiten, anhalten, ein ärztliches Zeugnis, nur in begründeten Ausnahmefällen ein von einem durch die zuständige Gesundheitsbehörde benannten Arzte ausgestelltes Zeugnis über ihren Gesundheitszustand vorzulegen oder sich der Untersuchung durch einen solchen Arzt zu unterziehen. Auf Antrag des untersuchenden Arztes können solche Personen angehalten werden, wiederholt derartige Gesundheitszeugnisse beizubringen.

Personen, die geschlechtskrank und verdächtig sind, die Geschlechtskrankheit weiterzuverbreiten, können einem Heilverfahren unterworfen, auch in ein Krankenhaus verbracht werden, wenn dies zur Verhütung der Ausbreitung der Krankheit erforderlich erscheint.

Anzeigen, deren Urheber nicht erkennbar sind, dürfen nicht beachtet werden. Personen, die mit Namensnennung andere einer Geschlechtserkrankung bezichtigen, sind zunächst mündlich zu vernehmen und die Anzeigen erst dann weiter zu verfolgen, wenn die Vernehmung ergeben hat, daß ein ausreichender Anhalt für die Richtigkeit der behaupteten Tatsachen vorhanden ist.

Soweit andere Mittel zur Durchführung der in Abs. 1, 2 vorgesehenen Maßnahmen nicht ausreichen, ist die Anwendung unmittelbaren Zwanges zulässig. Ärztliche Eingriffe, die mit einer ernsten Gefahr für Leben und Gesundheit verbunden sind, dürfen nur mit Einwilligung des Kranken vorgenommen werden. Die Reichsregierung bestimmt, welche ärztlichen Eingriffe insbesondere hierunter fallen.

§ 5. Wer den Beischlaf ausübt, obwohl er an einer mit Ansteckungsgefahr verbundenen Geschlechtskrankheit leidet und dies weiß oder den Umständen nach annehmen muß, wird mit Gefängnis bis zu drei Jahren bestraft, sofern nicht nach den Vorschriften des Strafgesetzbuches eine härtere Strafe verwirkt ist. Die Verfolgung tritt nur auf Antrag ein. Ist der Täter ein Angehöriger des Antragstellers, so ist die Zurücknahme des Antrags zulässig. Die Strafverfolgung verjährt in sechs Monaten.

§ 6. Wer weiß oder den Umständen nach annehmen muß, daß er an einer mit Ansteckungsgefahr verbundenen Geschlechtskrankheit leidet und trotzdem eine Ehe eingeht, ohne dem anderen Teil vor Eingehung der Ehe über seine Krankheit Mitteilung gemacht zu haben, wird mit Gefängnis bis zu drei Jahren bestraft. Die Verfolgung tritt nur auf Antrag ein. Die Zurücknahme des Antrages ist zulässig. Die Strafverfolgung verjahrt in sechs Monaten.

§ 7. Die Behandlungen von Geschlechtskrankheiten und Krankheiten oder Leiden der Geschlechtsorgane ist nur den für das Deutsche Reich approbierten Ärzten gestattet. Verboten ist, solche Krankheiten anders als auf Grund eigener Wahrnehmung zu behandeln (Fernbehandlung) oder in Vortragen, Schriften, Abbildungen oder Darstellungen Ratschläge fur die Selbstbehandlung zu erteilen.

§ 8. Wer eine geschlechtskranke Person arztlich untersucht oder behandelt, soll sie über die Art der Krankheit und über die Ansteckungsgefahr sowie uber die Strafbarkeit der in §§ 5, 6 bezeichneten Handlungen belehren und ihr hierbei ein amtlich genehmigtes Merkblatt aushändigen.

§ 9. Wer eine Person, die an einer mit Ansteckungsgefahr verbundenen Geschlechtskrankheit leidet, ärztlich behandelt, hat der im § 4 bezeichneten Gesundheitsbehorde Anzeige zu erstatten, wenn der Kranke sich der arztlichen Behandlung oder Beobachtung entzieht oder wenn er andere infolge seines Berufes oder seiner persönlichen Verhaltnisse besonders gefahrdet.

Die oberste Landesbehorde kann bestimmen, daß die Anzeige anstatt der Gesundheitsbehörde einer Beratungsstelle fur Geschlechtskranke zu erstatten ist. Kommt der Kranke den Anweisungen der Beratungsstelle nicht nach, so hat diese der Gesundheitsbehorde Kenntnis zu geben.

§ 10. Wer als Beamter oder Angestellter einer Gesundheitsbehorde oder einer Beratungsstelle unbefugt offenbart, was ihm uber Geschlechtskrankheiten eines anderen oder ihre Ursache oder über die sonstigen persönlichen Verhaltnisse der Beteiligten dienstlich bekannt geworden ist, wird mit Geldstrafe oder mit Gefangnis bis zu einem Jahre bestraft. Die Verfolgung tritt nur auf Antrag ein. Den Antrag kann auch die Gesundheitsbehorde stellen.

Die Offenbarung ist nicht unbefugt, wenn sie von einem in der Gesundheitsbehorde oder in einer Beratungsstelle tätigen Arzte oder mit Zustimmung eines solchen Arztes an eine Behorde oder an eine Person gemacht wird, die ein berechtigtes gesundheitliches Interesse daran hat, über die Geschlechtskrankheit des anderen unterrichtet zu werden.

§ 11. Wer zum Zwecke der Heilung oder Linderung von Geschlechtskrankheiten Mittel, Gegenstande oder Verfahren öffentlich oder durch Verbreitung von Schriften, Abbildungen oder Darstellungen, wenn auch in verschleiernder Weise, ankündigt oder anpreist, oder solche Mittel oder Gegenstande an einem allgemein zuganglichen Orte ausstellt, wird mit Gefangnis bis zu sechs Monaten und mit Geldstrafe oder mit einer dieser Strafen bestraft.

Straflos ist, soweit nicht anderweitige reichs- oder landesrechtliche Vorschriften entgegenstehen, die Ankündigung oder die Anpreisung dieser Mittel oder Gegenstande an Ärzte oder Apotheker oder an Personen, die mit solchen Mitteln oder Gegenstanden erlaubterweise Handel treiben, oder in wissenschaftlichen arztlichen oder pharmazeutischen Fachzeitschriften.

§ 12. Die Reichsregierung kann das Inverkehrbringen von Mitteln oder Gegenstanden, die zur Verhutung von Geschlechtskrankheiten dienen sollen, von dem Ergebnis einer amtlichen Prufung abhangig machen und das Inverkehrbringen hierfur nicht geeigneter Gegenstande verbieten. Sie kann auch Vorschriften über das Ausstellen, Ankundigen oder Anpreisen der hiernach zugelassenen Mittel oder Gegenstande treffen.

§ 14. Wohnungsbeschrankungen auf bestimmte Straßen oder Hauserblocks zum Zwecke der Ausubung der gewerbsmaßigen Unzucht (Kasernierungen) sind verboten.

Literatur.

GROTJAHN: Soziale Pathologie 1923. — BLASCHKO: Hyg. d. Geschlechtskrankh. 1920. — PAPPRITZ: Einführung in das Studium der Prostitutionsfrage. 1919. — A. NEISSER: Die Geschlechtskrankh. u. ihre Bekämpfung. 1916. — „Mitteilungen" der „Deutsch. Gesellsch. zur Bekämpfung d. Geschlechtskrankh.", Berlin, Wilhelmstr. 45, und die Schriften des Deutschen Zweiges der „Internationalen Abolitionistischen Foderation", Dresden-N., Angelicastr. 23.

Neuntes Kapitel

Beruf und Beschäftigung (Gewerbehygiene).

Nach Beruf und Beschäftigung gliedert sich die Bevölkerung Deutschlands in folgender Weise:

1907 übten eine Hauptberufstätigkeit aus:

1. In der Landwirtschaft (Gärtnerei, Fischerei, Forstwirtschaft) 9 883 000 = 32,7%
2. In der Industrie (einschl. Bergbau, Baugewerbe) . . . . . 11 256 000 = 37,2%
3. Im Handel und Verkehr (einschl. Gast- u. Schankwirtsch.) 3 477 000 = 11,5%
4. In wechselnder Lohnarbeit . . . . 470 000 = 1,6%
5. Beamte, freie Berufe . . . . 1 738 000 = 5,8%
6. Berufslose Selbständige . . . . 3 404 000 = 11,3%

zusammen 26 827 000 = 100%

Die tägliche ärztliche Erfahrung lehrt, daß die Entstehung zahlreicher Krankheiten auf die Beschäftigungsweise der Erkrankten zurückzuführen ist. Vielfach hat die Beschäftigung ausschließlich und trotz der im übrigen günstigen hygienischen Verhältnisse die Krankheit hervorgerufen; oft tragen in höherem Grade Mängel der Wohnung, Nahrung, Hautpflege usw. die Schuld. — Der Einfluß der Beschäftigung macht sich zwar bei fast allen Berufsarten geltend, und auch die in Landwirtschaft und Handel Tätigen und nicht zum wenigsten die geistig Arbeitenden werden davon betroffen. Aber das Interesse größerer Kreise wendet sich zur Zeit lediglich den in Gewerbebetrieben beschäftigten körperlich Arbeitenden zu, die den ganz überwiegenden Teil der städtischen Bevölkerung ausmachen. Dementsprechend soll auch im folgenden nur die Hygiene der gewerblichen Arbeiter und Betriebe berücksichtigt werden.

Auch statistisch läßt sich der Einfluß der Beschaftigung auf die gesamte Mortalitat und auf die Haufigkeit einzelner Krankheiten erweisen; jedoch haften derartigen Feststellungen leicht erhebliche Fehler an. Will man die Sterblichkeit eines Berufs ermitteln, so sind z. B. auch die aus dem Beruf ausgeschiedenen, die Arbeitsinvaliden usw., zu berücksichtigen. Außerdem ist die verschiedene Altersbesetzung unbedingt in Betracht zu ziehen, da nur ein Vergleich der Sterbeziffern der gleichen Altersgruppe den Einfluß des Berufs richtig erkennen läßt. Beiden Forderungen entspricht die englische Tabelle auf nächster Seite (Suppl. to the 75. Annual Report of the Registrar-General of Births, Deaths and Marriages, 1922).

In den letzten Jahren werden brauchbare Zahlen für den Einfluß des Berufs auch auf die Morbiditat gewonnen durch die Verarbeitung des großen statistischen Materials der Krankenkassen. Insbesondere bietet z. B. die Bearbeitung des gewaltigen Materials der Leipziger Ortskrankenkasse (150 000 Mitglieder) fur den Zeitraum von 1887—1905 durch das Kaiserl. Statistische Amt (4 Bände, Berlin 1910) sehr bemerkenswerte Ergebnisse. Aus diesen sei hier nur die S. 384 stehende Tabelle zum Abdruck gebracht.

Selbst wenn nach möglichst einwandfreier Methode gerechnet wird, sind die Schlußfolgerungen auf die Wirkung des Berufes nur mit großer Vorsicht zu ziehen. So ist zu berücksichtigen, daß viele einen bestimmten Beruf wahlen, weil derselbe ihrer bereits

Von 1000 Männern der betr. Altersklasse starben jährlich 1910—1912:

Beruf	Alter in Jahren							
	15—20	20—25	25—35	35—45	45—55	55—65	65—75	über 75
Alle Manner	2,88	3,72	4,80	7,99	14,65	29,69	63,07	149,87
Alle beschaftigten Manner . .	2,20	3,52	4,71	7,94	14,65	30,04	67,52	185,37
Geistliche	—	1,33	2,17	3,15	7,62	21,92	50,47	137,93
Ärzte	—	4,27	3,65	7,01	13,84	26,11	57,09	146,28
Obere und mittlere Beamte . .	1,63	2,21	3,47	6,21	10,59	22,00	51,66	127,12
Untere Beamte	1,46	3,52	3,33	5,70	11,22	24,75	71,93	216,05
Bauern	0,53	1,49	3,11	4,60	8,59	20,01	51,32	160,18
Landarbeiter	1,55	2,61	3,20	4,90	8,12	17,32	45,60	170,79
Brauer	3,54	3,38	6,75	9,95	20,15	36,06	73,18	185,95
Müller	1,91	2,66	2,94	5,14	11,25	30,55	64,25	210,60
Grobschmiede	1,87	3,05	4,02	6,71	14,61	31,22	72,71	189,71
Maurer	1,94	2,32	3,49	5,71	12,82	25,19	57,38	159,62
Textilarbeiter	2,65	3,74	4,21	6,88	14,72	34,70	88,03	240,06
Kohlenbergleute	3,17	3,83	4,39	6,70	12,65	30,07	82,28	221,77
Eisenbergleute	1,73	3,27	4,07	6,50	10,25	27,25	65,19	210,44
Fischer	3,39	4,72	7,22	10,21	14,25	26,06	59,01	175,91

vorher ausgebildeten schwächlichen oder kräftigen Konstitution entspricht. Außerdem kommen die Erwerbsverhältnisse, welche der betreffende Beruf gerade bietet, wesentlich in Betracht. Ist das Angebot für eine bestimmte Beschäftigung sehr groß und der Lohn entsprechend niedrig, so liefert die Statistik schlechtere Zahlen als unter anderen günstigeren Verhältnissen.

Ursachen und Verhütung der Arbeiterkrankheiten.

A. Gesundheitsschädigungen durch die allgemeinen hygienischen Verhältnisse.

Unter Arbeiterkrankheiten im weiteren Sinne begreift man auch diejenigen Gesundheitsstörungen, welche nicht unmittelbar von der Beschäftigung abhängen, sondern auf einer Verschlechterung der allgemeinen Lebensbedingungen, der Ernährung, Wohnung, Hautpflege usw. beruhen. — Trotz aller Lohnerhöhungen ist es oft schwierig, eine den Bedarf des Körpers wirklich deckende Nahrung zu beschaffen, und es gelingt dies nur mit bewußter Auswahl der nahrhaftesten und preiswürdigsten Nahrungsmittel, nicht aber ohne Kenntnis des Nährwertes der Speisen und nach dem trügerischen Maßstab des Aussehens, Volumens und Geschmacks der Nahrung. Eine fast unausbleibliche Folge ungenügender Ernährung ist der Alkoholismus, da die Empfindung der Energielosigkeit naturgemäß zu einem Reizmittel treibt, das wenigstens vorübergehend das Gefühl der Kraft und Leistungsfähigkeit hervorzaubert. Zahlreiche Arbeiter leben eng zusammengedrängt in unhygienischen Mietskasernen, deren Schmutz und Verkommenheit sich bald auch auf die wenigen Familien auszudehnen pflegt, welche ursprünglich noch das Bestreben hatten, sich ein behagliches Heim zu schaffen. Auch reinliche Kleidung und Hautpflege sind oft schwer mit einiger Regelmäßigkeit zu beschaffen. Diese Unsauberkeit in Wäsche und Kleidung, sowie die Überfüllung der Wohnungen unterstützen wiederum die Ausbreitung der Infektionserreger. Tuberkulose, die akuten Exantheme, Diphtherie finden hier reichlichste

Auf 1000 im Jahr beobachtete männliche Personen im Alter von 35—55 Jahren entfielen:

| Berufsart | Krankheitsfälle überhaupt | Krankheitstage | | | | | | | | Todesfälle | | | Betriebsunfälle |
		überhaupt	Atmungs-organe	Tuberkulose	Nerven-krankheiten	Kreislauf-organe	Verdauungs-organe	Krankheiten der Haut	Krankheiten der Bewegungs-organe	Alle Todes-ursachen	Atmungs-organe	Tuberkulose	
Baugewerbe	542	12 965	2237	646	695	348	1214	907	2105	11,2	2,1	2,4	61,3
Beherbergung	349	9 829	1467	1207	465	422	975	818	1772	17,1	2,5	5,9	13,0
Häuteindustrie	380	8 886	2468	723	458	264	1181	613	919	13,3	2,0	3,8	17,7
Gärtnerei, Land- u. Forst-wirtschaft	535	12 330	2381	938	625	405	1054	**1124**	1706	16,0	**5,3**	4,1	44,3
Glas u. Porzellan, Töpferei .	461	11 615	2287	1262	1193	425	993	510	1332	9,3	2,1	4,1	29,9
Holzindustrie	416	10 332	1875	843	751	357	1161	650	1250	11,7	2,4	3,7	41,7
Lederindustrie	388	11 365	1820	1529	850	509	1211	1020	1411	12,6	1,5	4,4	21,8
Metallverarbeitung	512	12 219	1968	853	891	410	1195	769	1784	10,9	2,4	3,0	66,8
Nahrungs- und Genußmittel	447	10 456	1555	657	518	336	969	865	1845	12,6	2,1	2,6	49,0
Papierindustrie.	409	11 776	2097	1179	915	**543**	1469	504	1528	11,6	2,0	4,4	33,2
Polygraphisches Gewerbe . .	333	11 654	1773	1194	**1267**	425	1075	495	1474	11,1	1,3	4,0	8,5
Steinbearbeitung	603	**19 363**	4448	4824	625	528	1061	632	2329	**25,0**	**6,0**	**16,4**	49,1
Textilindustrie	422	9 607	1715	702	521	363	1234	640	1330	10,2	1,7	3,8	39,0
Verkehrsgewerbe	488	11 219	1770	801	477	231	757	749	1451	14,6	3,5	3,1	**90,2**
Zement und Kalk	**685**	14 807	2456	294	558	536	**1522**	1091	**2680**	11,7	3,2	1,2	68,2
Büro- und Ladenpersonal. .	232	6 705	1103	644	1266	388	652	226	705	11,5	2,3	3,0	3,0
Maschinisten, Heizer	337	7 816	1140	521	410	258	770	420	1423	10,2	2,0	3,0	51,6
Hilfsgewerbe des Handels .	301	7 522	1434	913	494	302	767	383	978	12,4	2,7	3,6	22,0

Gelegenheit zu immer neuen Übertragungen. Cholera-, Genickstarre- und Kinderlähmung-Epidemien nehmen häufig in Industriegegenden ihren Anfang und schwellen dort in Kürze zu bedeutender Höhe an. — Außerordentliche hygienische Gefahren bedrohten früher den Arbeiter, wenn Krankheiten den täglichen Verdienst hinderten und wenn durch dauernde Gesundheitsstörungen oder Alter Erwerbsunfähigkeit eintrat.

Maßregeln zur Beseitigung dieser ganzen Gruppe von Schädigungen der Arbeiter sind bereits in großem Umfang durchgeführt, und in den letzten Jahren hat die Verbesserung der sozialen Lage der Arbeiter bewirkt, daß manche hygienische Nachteile, welche sich aus dem zu niedrigen Einkommen ergaben, nahezu verschwunden sind. Die Ernährung des Arbeiters ist zur Zeit nicht schlechter als die des Mittelstandes; Haushaltungs- und Kochschulen, Konsum-vereine, Volksküchen usw. stehen zur Verfügung. Eine Besserung der Woh-nungsverhältnisse wird mit größter Energie angestrebt; für die Bekämpfung der Seuchen geschieht das mögliche. Selbstverständlich sind nicht innerhalb kurzer Frist, zumal bei allgemeiner wirtschaftlicher Notlage, alle Schädigungen zu beseitigen, und namentlich die Maßnahmen bezüglich der Wohnungsreform müssen notgedrungen mit längeren Zeiträumen rechnen. Aber im ganzen tritt eine weitgehende Besserung der hygienischen Verhältnisse der Arbeiter zu-tage, und nicht selten sind da, wo noch gröbere Mißstände bemerkbar werden, die Arbeiter selbst durch allzu frühzeitige Ehe, Leichtsinn und Verschwendung, Alkoholismus usw. an der Verschlechterung ihrer Lage schuld.

Den schlimmen Folgen der vorübergehenden oder dauernden Er-werbsunfähigkeit ist durch Krankenkassen und durch die Unfall-, Alters- und Invaliditätsversicherung in Deutschland in ausgezeichneter Weise vorgebeugt worden, zumal diese Bestimmungen fortlaufend verbessert und ergänzt werden.

Die wichtigsten einschlagigen Gesetze betreffen 1. die Kranken-, 2. die Unfall-, 3. die Invaliditäts- und Altersversicherung. 1911 sind alle drei in die „Reichsversiche-rungsordnung" zusammengefaßt, deren Bestimmungen 1924 eine neue Fassung erhalten haben. Dazu tritt 4. die Angestelltenversicherung. Oberste Verwaltungsbehörde ist das Reichs-Versicherungsamt in Berlin.

1. Gesetz über **Krankenversicherung** (16. 6. 1883). In Industrie und Gewerbe gegen Lohn beschäftigte Arbeiter, Gehilfen, Gesellen, Lehrlinge Hausgehilfen, Haus-gewerbetreibende, sowie alle Angestellten bis zu 2700 M. Jahresverdienst sind ver-pflichtet, einer Krankenkasse beizutreten; $^2/_3$ der Beiträge leistet der Arbeitnehmer, $^1/_3$ der Arbeitgeber. Auch freiwillige Versicherung ist bei einem Jahreseinkommen von weniger als 2700 M. zulässig. Die Krankenkassen gewahren als Regelleistungen: a) bis zu 26 Wochen freie Krankenpflege einschließlich Arznei usw.; ferner vom 4. Tage ab ein Krankengeld in Höhe des halben „Grundlohnes", der ungefahr dem durchschnittlichen Tageslohne des Versicherten entspricht. b) Für Wöchnerinnen die S. 342 aufgeführten Leistungen. c) Beim Tode ein Sterbegeld im Betrage des 20fachen Grundlohnes. Darüber hinaus konnen die Krankenkassen nach ihrer Satzung Mehrleistungen gewähren. — 1912 betrug die Zahl der Versicherten in Deutschland 15,1 Millionen, bei denen 5,6 Mil-lionen Krankheitsfalle vorkamen. Die Ausgaben der Krankenkassen betrugen 395 Mil-lionen Mark.

2. Gesetz über **Unfallversicherung** (6. 7. 1884). Die Unternehmer der Betriebe von gleicher Art und Gefahrlichkeit sind zu „Berufsgenossenschaften" vereinigt; sie erlassen Vorschriften zur Verhütung von Unglücksfällen und sammeln die Mittel zur Entschädigung der verunglückten Arbeiter. Unter „Unfall" versteht man nach Auslegung des Gesetzes „ein zeitlich bestimmbares, in einem verhältnismäßig kurzen Zeitraum eingeschlossenes

Ereignis"; durch Verordnung des Reichsarbeitsministers vom 12. 5. 1925 ausgedehnt auf Erkrankungen durch Blei, Quecksilber, Arsen oder ihre Verbindungen, Phosphor, Benzol oder seine Homologen, Nitro- und Amidoverbindungen der aromatischen Reihe, Schwefelkohlenstoff; Erkrankungen an Hautkrebs durch Ruß, Paraffin, Teer, Anthrazen, Pech und verwandte Stoffe; Erkrankungen durch Röntgenstrahlen und andere strahlende Energie; grauen Staar bei Glasmachern; Wurmkrankheit der Bergleute; Schneeberger Lungenkrankheit. Die Versicherten erhalten Kurkosten und eine Rente, die bei völliger Arbeitsunfähigkeit $^2/_3$ des Verdienstes betragt; ferner bei Heilanstaltspflege eine ,,Angehörigen"rente; die Angehörigen im Todesfall ein Sterbegeld, sowie Witwen- und Waisenrente. Die Krankenfursorge erforderte 1913 etwa 13 Millionen Mark, die Verletztenrente 120 Millionen, die Hinterbliebenenrente 37 Millionen Mark.

3. Gesetz über Invaliden- und Hinterbliebenenversicherung (22. 6. 1889). Versicherungspflichtig sind alle der Krankenversicherung unterliegenden Arbeiter, Gehilfen usw. Je nach dem Einkommen sind wöchentliche Beitrage zu zahlen, zur Hälfte vom Arbeitgeber, zur Halfte vom Arbeitnehmer. Das Reich zahlt zu jeder Rente einen Zuschuß. Anspruch auf Rente haben Personen über 65 Jahre und solche, die nicht mehr als $^1/_3$ gegen früher verdienen konnen. Nach dem Tode des gegen Invaliditat Versicherten erhält die invalide Witwe eine Witwenrente (je nach der Höhe der Beiträge verschieden; das Reich zahlt einen Zuschuß), Kinder unter 18 Jahren eine Waisenrente. — Von dieser Versicherung wurden 1913 bezahlt für Krankenfursorge 29 Millionen, für Invalidenrente 170 Millionen, fur Altersrenten 14 Millionen, fur Waisenrenten 3 Millionen Mark. Um den Eintritt von Arbeitsunfähigkeit zu verhuten oder hinauszuschieben, werden geeignete Heilverfahren eingeschlagen und eigene Heilstätten begrundet; so namentlich Lungenheilstätten, Genesungsheime usw. zur Bekampfung der Tuberkulose, Beratungsstellen fur Geschlechtskranke u. a. m.

4. Angestellten-Versicherung, Gesetz von 1911; für Berufstatige bis 6000 Mark Jahreseinkommen, welche nicht unter die Invaliditatsversicherung fallen, mit entsprechend höheren Beitragen und Leistungen; gleichfalls ärztliche Behandlung Ruhegehalt nach dem 65. Jahre, Rente bei Berufsunfahigkeit, Witwen- und Waisenrente.

5. Erwerbslosen-Fürsorge. Eine Häufung von Arbeitslosen in Zeiten wirtschaftlicher Krisen (wie insbesondere in der Nachkriegszeit) führt ein Sinken der Volksgesundheit herbei, dem nach Möglichkeit vorgebeugt werden muß. Die mehr als 2000 Arbeitsnachweise, die in Deutschland von Gemeinden, Innungen usw. ins Leben gerufen sind und die für normale Zeiten ausreichen, können in kritischen Zeiten nicht genügend Arbeitsmöglichkeiten schaffen. Vom Staat, den Gemeinden usw. unternommene Notstandsarbeiten bieten nur ungelernten Arbeitern befriedigende Beschaftigung und bedingen ebenso wie die Unterstützungsgelder auf die Dauer große Ausgaben. Hier bleibt nichts übrig, als eine Arbeitslosenversicherung, wie sie für die organisierten Arbeiter seitens der Gewerkschaften eingerichtet ist und sich bewährt hat. Zuschusse, z. B. von kommunaler Seite, werden in manchen Ländern den Gewerkschaften behufs Unterstützung der arbeitslosen Mitglieder zugewiesen (GENTER System). Ist ein Erwerbsloser krankenkassenberechtigt, so hat die Gemeinde den Versicherungsbeitrag weiterzuzahlen; der erkrankte Erwerbslose erhalt neben Krankengeld und Pflege Zuschläge fur die Familienmitglieder. — Fur die Durchführung sorgen Fürsorgeausschusse, die von Arbeitgebern und Arbeitnehmern in gleicher Zahl gebildet werden. Die Unterstützungen sollen nicht an solche ausgezahlt werden, die eine ihnen zugewiesene, ihrer Ausbildung und ihrem Beruf einigermaßen entsprechende Arbeit — auch außerhalb ihres Wohnorts — ablehnen. Da die Aufsichtskontrolle durch sachlich beteiligte Arbeitskameraden ausgeübt wird, bewahrt sich die Einrichtung einigermaßen; sie versagt aber leicht gegenüber den unorganisierten Arbeitern, und bei weiterem Anschwellen der Arbeitslosigkeit wird die Einfuhrung einer obligatorischen Arbeitslosenversicherung durch Gemeinde, Staat und Reich nicht zu umgehen sein. Als Ansatz hierzu werden bereits die Geldmittel zur Unterstützung der Arbeitslosen zum Teil in Form von Zuschlägen zu den üblichen Krankenkassenbeiträgen erhoben.

B. Gesundheitsschädigungen durch die Beschäftigungsweise der Arbeiter.

Der unmittelbar gesundheitsschädliche Einfluß der Beschäftigung kommt zustande: 1. durch ungenügende Rücksichtnahme auf die Körperbeschaffenheit der Arbeiter; 2. durch die Arbeitsdauer; 3. durch hygienisch ungenügende Beschaffenheit der Arbeitsräume; 4. durch einseitige Muskelanstrengung und die Körperhaltung bei der Arbeit; 5. durch starke Lichtreize, Geräusche usw., welche die Sinnesorgane schädigen; 6. durch gesteigerten Luftdruck; 7. durch hohe Temperaturen; 8. durch eingeatmeten Staub; 9. durch giftige Gase; 10. durch giftiges Arbeitsmaterial; 11. durch übertragbare Krankheitserreger; 12. durch Unfalle.

1. Körperbeschaffenheit der Arbeiter.

Befriedigung durch die berufliche Tätigkeit wird nur dann zu erwarten sein, wenn von vornherein eine gewisse Eignung des einzelnen für den betreffenden Beruf vorhanden ist. Oft wird in verständiger Weise die Körperbeschaffenheit bei der freien Wahl des Berufs berücksichtigt werden; auch wird die Berufsberatung durch den Schularzt (s. oben) vielfach dazu helfen, daß eine ungeeignete Wahl vermieden wird. Aber trotzdem wird nicht selten die gewählte Berufstätigkeit den Arbeiter überanstrengen, vorzeitige Ermüdung herbeiführen und schließlich den Körper schwächen und nervöse Störungen auslösen. — Neuerdings wird daher besonderer Wert gelegt auf eine planmäßige Auslese der Arbeiter durch psychotechnische Eignungsprüfung.

Diese erstreckt sich, in Erganzung der arztlichen Untersuchung, auf Jugendliche, zukünftige Lehrlinge und einzustellende Facharbeiter und strebt die Feststellung berufswichtiger psychophysischer Funktionen an, z. B. gute Entwicklung der Muskulatur und des Herzens bei Schwerarbeitern, Feinheit des Tastgefuhls bei Prazisionsarbeitern; Ruhe und Sicherheit der Hand bei Gießern, Formern usw.; Aufmerksamkeits- und Reaktionsleistungen bei Kraftfahrern, Flugzeugfuhrern u. a.; geringe Ermudbarkeit bei Revisoren u. dgl. m. Die Prufungsmethoden bestehen in Versuchs-Anordnungen, die (auf Grund einer eingehenden psychophysischen Berufsanalyse) die Wirklichkeit möglichst getreulich nachahmen. Fur die Eichung der Methoden sind die Mindestanforderungen maßgebend, die im praktischen Betriebe gestellt werden; fur ihre Brauchbarkeit die Erfolgskontrollen, d. h. der planmaßige Vergleich der Prüfungsergebnisse mit den beruflichen Leistungen der Geprüften (Hoch- und Mindestleistungen, Ausschuß, Unfalle). Zahlreiche großere industrielle Betriebe haben sich bereits eigene Prufstellen eingerichtet, wahrend kleinere Betriebe vielfach in öffentlichen Prufstellen (z. B. dem Psychotechnischen Laboratorium der Technischen Hochschule zu Charlottenburg) die Untersuchung ihrer zukunftigen Lehrlinge ausfuhren lassen.

2. Arbeitszeit.

Für jugendliche und weibliche Arbeiter hat bereits die Reichsgewerbeordnung von 1900 („Arbeiterschutzgesetz") und das Kinderschutzgesetz von 1903 eine Reihe wichtiger Bestimmungen vorgeschrieben. Kinder unter 13 Jahren dürfen in Fabriken überhaupt nicht beschäftigt werden; Kinder über 13 Jahre nur dann, wenn sie nicht mehr zum Schulbesuch verpflichtet sind. Die Beschäftigung von Kindern unter 14 Jahren darf die Dauer von sechs Stunden nicht überschreiten. Arbeiter zwischen 15 und 16 Jahren dürfen in Fabriken nicht länger als zehn Stunden beschäftigt werden. Zwischen den Arbeitsstunden müssen regelmäßige Pausen gewahrt werden (mittags mindestens eine Stunde, vormittags und nachmittags je $^1/_2$ Stunde). — Arbeiterinnen dürfen in der Fabrik nicht in der Nachtzeit von $8^1/_2$ Uhr abends bis $5^1/_2$ Uhr morgens beschäftigt werden.

Diese und ähnliche Bestimmungen sind überholt durch die Verordnung vom 23. 11. 1918, nach welcher für alle gewerblichen Arbeiter, einschließlich des Bergbaus, der Staats- und Gemeindebetriebe und der landwirtschaftlich-gewerblichen Nebenbetriebe, die Arbeitszeit auf 8 Stunden festgesetzt wird, ausschließlich der Pausen, falls die Arbeitszeit geteilt wird; einschließlich einer halbstündigen Pause bei durchgehender Arbeitszeit. Ausnahmen sind nur zulässig für Betriebe, die eine Unterbrechung nicht gestatten oder deren ununterbrochene Aufrechterhaltung im öffentlichen Interesse nötig ist. Regelung durch den Gewerbebeamten. — Im Bergbau und einigen anderen besonders anstrengenden oder gesundheitsgefährdenden Betrieben sind nachträglich 7 Stunden und noch kürzere Arbeitszeiten vereinbart. Für Hausbedienstete und andere Arbeiter, bei denen weniger dauernde Arbeitsleistung als vielmehr Arbeitsbereitschaft in Frage kommt, wird meist eine 11 stündige Arbeitszeit vereinbart. — Für Landarbeiter ist durch Verordnung vom 24. 1. 1919 eine tägliche Höchstarbeitszeit von durchschnittlich 8, 10 und 11 Stunden in je vier Monaten des Jahres bestimmt; die Wege sind einzurechnen, nicht aber die Pausen und Mahlzeiten.

Vom hygienischen Standpunkt aus erscheint die Forderung des Achtstunden-Arbeitstages für alle Betriebe und alle Arbeiter ebensowenig berechtigt, wie die Festsetzung einer gleichen Nahrungsmenge ohne Berücksichtigung der Verschiedenheiten in der Zusammensetzung der Nahrung und ohne Rücksicht auf die individuellen Bedarfsunterschiede. Für einzelne Gruppen von Arbeitern sind 8 Stunden schon eine zu lange Arbeitszeit, für andere könnte ohne Schaden eine erhebliche Verlängerung erfolgen. Aber von anderen Gesichtspunkten aus empfiehlt es sich doch, für den Fabrikarbeiter die Arbeitszeit allgemein mit 8 Stunden zu begrenzen, schon deshalb, weil meist die Eintönigkeit der Arbeit dringend eine Unterbrechung erheischt, besonders aber, weil eine Zunahme der Leistung mit der Verlängerung der Arbeitszeit doch nicht verbunden zu sein pflegt. Im Gegenteil sind wiederholt bessere Ergebnisse durch Kürzung der Arbeitszeit beobachtet, und auch bei ärztlichen Untersuchungen ergab sich, daß in den Überstunden Gesichts- und Hörschärfe absinken und die Reaktionszeit zunimmt. Allerdings fehlt es noch an ausgedehnteren Beobachtungen in dieser Richtung.

Eine Steigerung der Leistung ohne Ausdehnung der Arbeitszeit soll durch das Taylorsystem erreicht werden, dem der Gedanke zugrunde liegt, daß auch bei einfacher Tatigkeit, z. B. beim Mauern, die Handgriffe nicht mit dem physiologischen Mindestmaß von körperlicher Arbeit verrichtet werden, das eigentlich dazu erforderlich wäre. Auf Grund von Untersuchungen (Zeitstudien) sollen die Arbeiten möglichst vereinfacht werden; mehrere Bewegungen werden durch eine ersetzt, verbesserte Arbeitsgeräte, bequeme Gestelle verwendet, und so läßt sich die Gesamtleistung ohne größeren Kraftaufwand und ohne raschere Ermüdung bedeutend erhöhen. — Um weiterhin aber auch bei der Durchführung dieser Grundsätze die geeignetsten Menschenkrafte zur Verfügung zu haben, trifft Taylor eine Auslese unter seinen Arbeitern und zwar dadurch, daß er ihre Werkstattleistung bestimmt, nachdem er ihnen ein Pensum gestellt und sie durch ein eigenartiges Stücklohnsystem zu besonderer Leistung angereizt hat.

3. Die Arbeitsräume.

Die Vorschriften der Reichsgewerbeordnung bestimmen, daß die Arbeitsräume in bezug auf Flächeninhalt, Lage, Heizung, Beleuchtung, Ventilation und Beseitigung des beim Betrieb entstehenden Staubes, der Gase und Abfälle den allgemeinen Regeln der Gesundheitspflege entsprechen.

Die Höhe der Arbeitsräume soll wenigstens 3,5 m, bei einer erheblicheren Zahl von Arbeitern 4 m, bei größeren Sälen 5 m betragen. Jedem Arbeiter sollen wenigstens 10 cbm Luftraum und 20 cbm stündliche Luftzufuhr gewährt werden; entwickeln sich im Arbeitsraum reichliche Mengen Atmungs- oder Beleuchtungsprodukte, so ist für kräftigere Ventilation zu sorgen. Übelriechende Gase sind tunlichst am Entstehungsort abzusaugen. — Die Aborte sollen in gehöriger Zahl, für die Geschlechter getrennt, mit zugfreiem Zugang und so angelegt werden, daß keine Ausdünstungen in den Arbeitsraum gelangen. Ist ein Kleiderwechsel der Arbeiter erforderlich, so müssen auch hierfür geeignete, für die Geschlechter getrennte Räume hergestellt sein. Dort sollen auch ausreichende Waschvorrichtungen Platz finden. Bei größerer Entfernung der Fabrik von den Wohnungen der Arbeiter sind geräumige und heizbare Speiseräume einzurichten, in welchen Vorkehrungen zum Erwärmen der mitgebrachten Speisen angebracht sein müssen. Für gesundes Trinkwasser ist zu sorgen. Die Triebmaschinen, Transmissionen, Falltüren und Treppenöffnungen haben eine solche Einfriedigung zu erhalten, daß ein Unfall der Vorbeigehenden ausgeschlossen ist. — Die zuständigen Polizeibehörden sind befugt, auf Grund der Berichte der Gewerbeaufsichtsbeamten (s. S. 411) im Wege der Verfügung für einzelne Anlagen die Ausführung derjenigen Maßnahmen anzuordnen, welche zur Durchführung der in den Bestimmungen enthaltenen Grundsätze erforderlich erscheinen.

4. Die Muskelarbeit und die Körperhaltung

kann sehr mannigfaltige Gesundheitsstörungen hervorrufen.

Durch den Druck auf das Handwerkszeug entstehen in der Hand oft Schwielen, Blasen und chronische Entzündungen. Man beobachtet dieselben besonders bei Tischlern, Graveuren, Metalldrehern, Gerbern. An anderen Körperstellen können akzidentelle Schleimbeutel entstehen, so ein Schleimbeutel am Ellenbogengelenk bei Lederappreteuren, ein solcher am vorderen Darmbeinstachel bei Webern durch den Druck des Brustbaumes, ferner an den äußeren Malleolen und am Köpfchen der Fibula bei Schneidern. Schuster zeigen am Sternum oft eine umschriebene Vertiefung, welche durch den Druck des Leistens gegen den Brustkasten zustande kommt.

Bei fortgesetzter Anstrengung derselben Muskelgruppen beobachtet man, am häufigsten wiederum an der Hand, Sehnenscheiden- und Gelenkentzündungen, Contracturen und Krämpfe der betreffenden Muskeln. Setzer, Tischler, Gerber, Juweliere, Blumenmacherinnen, welche sämtlich dauernd peinlich genaue Handarbeiten mit einem gewissen Kraftaufwand zu verrichten haben, leiden oft an diesen Krankheiten. Die als „Schreibkrampf" bezeichnete berufliche Koordinationsneurose findet man außer bei Schreibern bei Graveuren, Setzern, Juwelieren, Näherinnen, Klavierspielern usw. — Andere besonders angestrengte Muskelgruppen hypertrophieren; nicht selten entstehen Rückgratsverkrümmungen, wenn die Arbeit eine ausgesprochen einseitige ist und eine besonders starke Biegung oder Drehung des Oberkörpers veranlaßt, z. B. bei Kesselschmieden, Schneidern, Schustern usw.

Anhaltendes Aufrechtstehen führt zu Varicen, Ödemen und Geschwüren an den unteren Extremitäten, zu O- und X-Beinen, Plattfüßen usw. Setzer, Schlächter, Bäcker, Tischler, Kellner, Gerber sind z. B. dieser Erkrankung ausgesetzt. — Häufiger kommen Zirkulationsstörungen infolge von sitzender und gebückter Stellung vor. Schneider, Näherinnen, Strickerinnen, Schuster leiden fast immer an gastrischen Beschwerden, Ernährungsstörungen, an Krankheiten der Beckenorgane u. a.

Ferner kann wiederholte starke Muskelanstrengung, wie sie bei Lastträgern, Schmieden, Schlossern, Bäckern erforderlich ist, zu Emphysem und organischen Herzfehlern, in selteneren Fällen auch zu Muskelzerreißungen und Hernien führen.

Selbstverständlich bedingt endlich jede Überanstrengung, sei es, daß die Arbeit für die individuelle Muskelkraft zu schwer ist, sei es, daß eine an sich leichte Arbeit zu lange ausgedehnt und nicht von den gehörigen Ruhepausen unterbrochen wird, eine Schwächung der Gesundheit. Auch die mit keiner äußeren Leistung verbundene statische Arbeit (Stehen, besonders in unbequemer Stellung, ruhiges Halten eines Gegenstandes u. ä.) kann stark ermüden.

Gegen die genannten Schädigungen kann zum Teil nur die Aufmerksamkeit und Vorsicht des einzelnen Schutz gewähren; der Arbeiter muß die Dauer der Arbeit und den Grad der Anstrengung seiner individuellen Leistungsfähigkeit anzupassen suchen. Einige Nachteile sind durch Änderung der Werkzeuge zu beseitigen; viele treten in der Neuzeit zurück dadurch, daß die Arbeit mit Hilfe von Maschinen statt mittels der Muskeln geleistet wird. So ist z. B. die Verwendung einfacher Motoren für Nähmaschinen, die Herstellung von Leisten durch Maschinen u. a. m. auch im hygienischen Interesse zu fördern.

5. Schädigung der Sinnesorgane.

Vorzugsweise ist das Auge gefährdet. Entweder führt das fortgesetzte Fixieren kleiner Gegenstände, oft genug bei ungenügender Beleuchtung, zu Myopie und deren schwereren Folgezuständen (Schreiber, Juweliere, Graveure, Blumenmacherinnen, Setzer); oder Arbeit bei sehr mattem Licht bewirkt (z. B. bei den Kohlenhauern der Steinkohlenbergwerke) oft krampfhafte Zuckungen der Augenmuskeln (Nystagmus); oder blendendes Licht, zum Teil unter besonderer Beteiligung ultravioletter Strahlen, grelle Wechsel zwischen Hell und Dunkel und strahlende Hitze rufen schmerzhafte Überreizung des Auges und Conjunctivitis (Heizer, Schmiede, Schmelzofenarbeiter, Glasarbeiter) hervor; oder mechanische Insulte, reizende Gase oder Staub führen Verletzungen des Auges bzw. Conjunctivitis und Blepharitis herbei (Fremdkörper bei Arbeiten an Metalldrehbänken und Holzbearbeitungsmaschinen; Steinsplitter bei Steinschlägern; Funken und Spritzer in Eisengießereien; verspritzende Säure und Dämpfe bei der Verarbeitung von Braunkohlenteer, Chlor, Salzsäure; Verätzung der Conjunctiva bei Maurern).

Zum Schutz gegen die letztgenannten Schädigungen werden Schutzbrillen verwendet, und zwar sind die betreffenden Fabrikunternehmer gesetzlich verpflichtet, ihren Arbeitern Schutzbrillen zu liefern. Sollen dieselben nur gegen gröbere Fremdkörper (Steinsplitter) schützen, so genügen Drahtbrillen, am besten lose sitzende Rahmen, die in der Höhe beider Augen über das ganze Gesicht gehen. Andernfalls benutzt man Gläser aus weißem (bei grellem Licht rauchgrauem) Glas in vorspringender Fassung, die auf eine dicht anschließende Lederbinde aufgenäht sind. Gläser aus Glimmer sollen gegen strahlende Hitze besseren Schutz gewähren; das Material ist jedoch zu ungleichmäßig und erschwert das deutliche Sehen. Gegen ultraviolette Strahlen werden gelbliche Brillengläser aus Chromoxyd empfohlen.

Übrigens werden alle Schutzbrillen von den Arbeitern ungern getragen, weil die Gläser leicht durch Beschlagen und Staub trübe werden und das Sehvermögen immer etwas beschränken. Die STROOFsche Brille, bei welcher zwischen Glas und Fassung Schlitze und in der Fassung selbst noch Öffnungen angebracht sind, soll von Kondenswasser frei bleiben. Neuere Konstruktionen sind von WENDSCHUCH (Dresden), WEISS (Celluloidbrille mit Luftzuführung) u. a. hergestellt. — Die Schutzmaßregeln gegen die übrigen Schädigungen des Auges müssen wesentlich dem einzelnen überlassen bleiben; bei Myopie und beginnender Sehschwäche ist die sorgfältige Beachtung der ersten Krankheitserscheinungen und baldige Änderung der Beschäftigung angezeigt.

Seltener wird das Gehör, besonders das CORTISche Organ, geschädigt, und zwar durch Luftschall (z. B. durch die anhaltenden betäubenden Geräusche der Eisenindustrie, namentlich in Hammerwerken und Schmieden, womöglich noch unter Resonanzverstärkung, wie in Kesseln und Tanks); ferner durch Luftstoß, z. B. bei Sprengungen, bei Caisson-Arbeiten; und vielleicht durch Bodenschall beim Gang schwerer, nicht gedämpfter Maschinen. In sehr erheblichem und mit dem Dienstalter steigendem Maße leidet auch das Lokomotivpersonal der Eisenbahnen an Schwerhörigkeit. — Abhilfe durch schalldämpfende Isolierungen an Maschinen, Fußböden und Wänden, durch möglichste Einführung des autogenen Verschmelzens und Verschweißens an Stelle des Nietens; durch Maschinenteile aus nicht metallischem Material, durch Herabsetzung der Tonhöhe schriller Signalpfeifen; durch Gehörgang-Verschlüsse verschiedener Art u. a. m.; über Schutzmaßnahmen bei Caisson-Arbeiten siehe den folgenden Abschnitt.

6. Gesteigerter Luftdruck.

Arbeiten in komprimierter Luft haben die Taucher in der Taucherglocke zu leisten, in welcher durch dauernde Zuleitung komprimierter Luft das Wasser verdrängt wird. In größtem Umfang werden Arbeiten unter ähnlichen Verhältnissen ausgeführt bei der Fundierung von Brückenpfeilern, beim Schleusen-, Tunnel- und Brunnenbau. Aus den wasserführenden Bodenschichten wird das Wasser dadurch verdrängt, daß ein unten offener Hohlzylinder (Caisson) in den Boden eingesenkt, alsdann durch verdichtete Luft das Wasser zurückgedrängt und der Raum im Hohlzylinder so lange wasserfrei erhalten wird, wie die Arbeiten dauern. Je nach der zu überwindenden Wassersäule ist der anzuwendende Druck verschieden und beträgt nicht selten bis zwei Atmosphären und mehr. — Bei den in diesen Caissons beschäftigten Arbeitern treten die S. 22 geschilderten, durch die Drucksteigerung bedingten Erscheinungen sehr ausgeprägt hervor; jedoch sind dieselben meist nicht bedenklich und wenig belästigend. Ferner steigt die Lufttemperatur erheblich, bis 30, ja 40°; auch sammelt sich die CO_2 stark an, so daß unter Umständen Absorption durch Kalk erforderlich wird. Der Einstieg in die Caissons muß langsam erfolgen; auf 4 Minuten soll höchstens ein Anstieg um 1 Atmosphäre entfallen. Nur jugendliche, magere Personen sind zu der Arbeit zuzulassen. Nach der Verordnung vom 28. 6. 1920 darf die Arbeitszeit 6 Stunden betragen, wenn der Überdruck unter 2,5 kg pro Quadratzentimeter beträgt; 4 Stunden, wenn er unter 3,5 kg, und 2 Stunden, wenn er mehr als 3,5 kg beträgt. — Mit ganz besonderer Vorsicht muß aber vor allem die Rückkehr aus der komprimierten Luft in solche von

gewöhnlichem Druck erfolgen; bei dieser „Dekompression" soll der Abfall
um 1 Atmosphäre sich im Mittel in 15—20 Minuten vollziehen, bzw. in der ersten
Hälfte innerhalb 8, in der zweiten Hälfte innerhalb 30 Minuten. Geschieht
dies nicht, so kommt es zur Entladung von gasförmigem Stickstoff, der in
der komprimierten Luft in größerer Menge von Blut und Gewebsflüssigkeiten
aufgenommen wurde. Da Fette und Lipoide 6mal soviel N absorbieren wie
Blut, so betrifft die lokale Gasentwicklung beim Entschleusen besonders die
Gewebsspalten des Fettgewebes, ferner das Rückenmark (daher MENIEREsche
Erscheinungen und Lähmungen); auch in den Gelenkflüssigkeiten treten Gasblasen auf, und Luftembolien im kleinen Kreislauf bewirken plötzliche Todesfälle. — Die staffelförmige Dekompression wird dadurch erreicht, daß am
oberen Ende des Caissons eine Luftschleuse angebracht ist, die den plötzlichen
Ein- und Austritt verhindert.

Die Arbeiter gelangen beim Einfahren zunächst in die Vorkammer V (Abb. 130). Die
von da in den Caisson führende Tür t_2 läßt sich aber vorläufig nicht öffnen, weil die Tür
durch die innen befindliche komprimierte Luft fest angedrückt wird.
Erst nachdem die Arbeiter durch den Hahn h_2 Druckluft allmählich
in die Vorkammer eingelassen haben, so daß schließlich der Druck
in dieser der gleiche wie beim Caisson ist, läßt sich die Tür t_2 öffnen
und die Arbeiter können absteigen. Gleichzeitig wird nun aber die
von der Vorkammer nach außen führende Tür t_1 fest von innen angepreßt. Kommen unter diesen Umständen die ausfahrenden Arbeiter
in die unter Überdruck stehende Vorkammer, so können sie die
Außentür nicht öffnen. Sie müssen erst durch den Hahn h_1 die
verdichtete Luft der Vorkammer allmählich ausströmen lassen, und
erst wenn dadurch der Druck dem der Außenluft ungefähr gleich
geworden ist, ist es ihnen möglich, den Raum zu verlassen. — Die
Vorkammer, in der sich unter Umständen mehrere Menschen längere
Zeit aufhalten müssen, darf nicht zu klein sein, da sonst Erstickungs-
gefahr eintreten kann. — Da das beste Heilmittel gegen die Schädigungen durch Gasaustritt ins Blut im Wiedereinschleusen besteht,
sollte bei größeren Arbeiten in unmittelbarer Nähe der Arbeitsstelle
eine „Sanitätsschleuse" mit Ruhelager vorhanden sein.

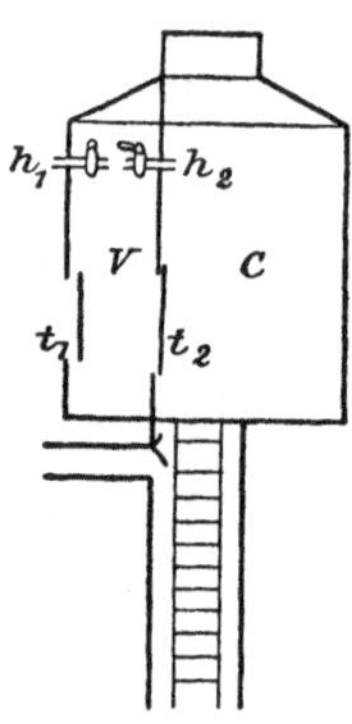

Abb. 130. Caisson-
Schleuse.

Zum Schutz der Preßluftarbeiter ist am 28. 6. 20 eine ausführliche Verordnung
des Arbeitsministers erlassen. Diese enthält Vorschriften 1. über die Anzeigepflicht,
die für alle diejenigen besteht, welche Preßluftarbeiten bei mehr als 0,5 kg/qcm Überdruck
ausführen lassen wollen; 2. über die Betriebseinrichtungen, die Aufenthalts-, Umkleide-
usw. Räume; 3. über die ärztliche Überwachung; 4. über die Arbeitszeit; 5. über das Ein-
und Ausschleusen. — Die dauernde ärztliche Überwachung soll durch einen Arzt
erfolgen, der sich zur Befolgung einer der Verordnung beigefügten „Dienstanweisung"
verpflichtet hat. Unter anderem hat der Arzt mindestens einmal wöchentlich sich auf
der Arbeitsstelle einzufinden, und mindestens einmal monatlich sich einschleusen zu lassen
und die Schutzeinrichtungen in den Arbeitsräumen zu kontrollieren. Näheres s. im Originale.

7. Hohe Temperaturen

kommen bei zahlreichen Gewerbebetrieben vor; oft in Form der strahlenden
Wärme (z. B. bei Heizern, Schmelzofen- und Glasarbeitern, Gießern, Schmieden,
Bäckern), die jedoch verhältnismäßig gut ertragen wird, da bei diesen Betrieben
eine sehr reichliche Luftzufuhr die Wärmeabgabe erleichtert. Nur kommt eine
Neigung der fortwährend stark schwitzenden und erhitzten Haut zu Hauterkrankungen (Ekzem, Lichen) zustande; ferner disponiert die reichliche Getränkeaufnahme zu Verdauungsstörungen. Gegen die Strahlung von Flammen
und gegen Verbrennungen sind die gefährdeten Arbeiter durch Asbestklei-

dungsstücke (Hauben, Gamaschen usw.) oder durch Kleidung aus Stoffen zu schützen, die mit Ammoniumphosphat oder Ammonsulfat oder mit Bleiessig und Wasserglas getränkt sind.

Weit nachteiliger auf das Allgemeinbefinden wirkt der Aufenthalt in einem Arbeitsraum, dessen Luft eine Temperatur von 25—30⁰ und darüber zeigt und daneben noch eine hohe Luftfeuchtigkeit. Beispielsweise kommen solche Wärmegrade vor in tiefen Bergwerken und bei Tunnelbauten, wo die eintretende Wärmestauung oft die Arbeiten aufs äußerste erschwert. Hier gewährt reichliche maschinelle Lüftung am besten Abhilfe. Ähnliche Verhältnisse liegen vor in Färbe-, Dekatier- und Appreturwerkstätten, Kammwoll-, Baumwoll- und Flachsspinnereien und Webereien, in den Drehersälen der Porzellanfabriken u. a. m. Hier ist durch Größe der Arbeitsräume, reichlichste Ventilation, Einführung elektrischer Beleuchtung an Stelle der Gasbeleuchtung und insbesondere durch Umhüllung der Dampfleitungen mit Wärmeschutzmitteln (Schlackenwolle, Kieselgur usw.), bzw. durch Ummantelung der Öfen nach Möglichkeit Abhilfe zu schaffen. In manchen Fabriken sind indes solche Schutzmittel nur in sehr beschränktem Maße anwendbar, weil für die betreffende Technik hohe Temperaturen und hohe Feuchtigkeitsgrade erforderlich sind; z. B. geht das Verspinnen nur in Arbeitsräumen mit warmer feuchter Luft gut vonstatten. — Auch gegen zu plötzlichen Übergang aus hohen in niedere Temperaturen sollten die Arbeiter nach Möglichkeit geschützt werden.

8. Einatmung von Staub und Tröpfchen.

Bei vielen Gewerbebetrieben sind die Arbeiter einer steten Einatmung von Staub ausgesetzt, dessen feinere Elemente sich massenhaft in die Schleimhäute, in die Lymphbahnen des Lungenparenchyms und in die Bronchialdrüsen einlagern. Hierdurch entstehen besonders häufig die Erscheinungen des chronischen Bronchialkatarrhs und in der Folge oft des Lungenemphysems oder der interstitiellen Pneumonie, oder nach Aufnahme von Tuberkelbacillen die Symptome der Lungentuberkulose, die manchmal auffallend rasch zum Tode führt. Da in den verschiedensten Betrieben die Gelegenheit zur Aufnahme von Tuberkelbacillen reichlich gegeben ist, liefert die Einatmung verletzender Staubsorten eine der gefährlichsten disponierenden Ursachen für die Entstehung der Phthise (vgl. die Zahlen der Tabelle auf S. 384, vierte und vorletzte Spalte).

Hesse hat die Menge des von einem Arbeiter in 10 Stunden eingeatmeten (allerdings nur zum kleinen Teil in die Lungen gelangenden) Staubes bestimmt:

in einer Roßhaarspinnerei zu 0,05 g	in einer Eisengießerei	zu 0,14 g
„ „ Kunstwollfabrik „ 0,10 „	„ „ Schnupftabakfabrik	„ 0,36 „
„ „ Mühle „ 0,13 „	„ „ Zementfabrik	„ 1,12 „

Die Einlagerung von Kohlenstaub in die Lungen ruft die Anthracosis hervor, die zwar häufig chronischen Katarrh und Emphysem veranlaßt, aber selten mit Phthisis kompliziert ist. Vor allem sind die Bergleute der Kohlengruben der Anthracosis ausgesetzt; in geringerem Grade Köhler, Kohlenhändler und Kohlenträger, Heizer. Ferner wird Kohle in Form von Ruß aufgenommen von Schornsteinfegern, Bergleuten und zahlreichsten Bewohnern von Industriegegenden und großen Städten (s. S. 97); in Form von Graphit von Gießern, Formern und Bleistiftarbeitern.

Feinste Teilchen von Eisen, Eisenoxyd und Eisenoxyduloxyd rufen die Siderosis pulmonum hervor; Kupferteilchen wirken vermutlich ähnlich. Als Folge der eingelagerten Stäubchen entstehen cirrhotische Knoten und eine lobuläre, interstitielle indurierende Pneumonie. Schmiede und Schlosser, ebenso Kupferschmiede, Klempner, Uhrmacher usw. kommen zwar mit Eisen- bzw. Kupferteilchen in Berührung, doch sind die letzteren nicht fein genug, um in größerer Menge in die Lungen aufgenommen zu werden. Am meisten sind aus dieser Gruppe noch die Feilenhauer gefährdet. Dagegen entstehen sehr große Massen von feinstem Eisenoxydstaub bei der Benutzung des sog. roten Smirgels (Englisch Rot), der als Poliermittel für Stahl und Spiegel dient; ferner kommt beim trockenen Schleifen der Eisen- und Stahlwaren ein aus Eisen und Steinteilchen gemischter Staub zur Wirkung.

Bei dem sehr gefährlichen Schleifstaub sind es im wesentlichen die steinigen Staubteilchen, welche im ganzen ähnliche Erscheinungen hervorrufen wie der metallische Staub. Der Schleifstaub bildet sich nur beim Schleifen von Näh-, Strick- und Stecknadeln, die trocken geschliffen werden, während das Schleifen größerer Objekte unter Befeuchtung erfolgt. — Von sonstigem mineralischen Staub gilt als besonders gefährlich der harte, spitzige Quarzstaub, dem die Arbeiter in den Stampfwerken der Glasfabriken und die Mühlsteinhauer ausgesetzt sind. Beim Glasschleifen wird das Schleifpulver (Feuerstein oder Englisch Rot) gewöhnlich mit Wasser angefeuchtet; nur bei einigen seltenen Schliffarten werden die Arbeiter durch trockenen Staub gefährdet. Tonstaub wird von Ultramarin-, Porzellanarbeitern, Töpfern und Specksteinarbeitern, Kalkstaub in Form von Ätzkalk von den Arbeitern der Kalköfen beim Ausnehmen des gebrannten Kalks eingeatmet; in Form von kohlensaurem Kalk von den Perlmutterdrechslern. Sehr viel Staub entwickelt sich bei der Zementfabrikation, wo Kreide oder Kalk, Ton und Sand in sehr feingemahlenem Zustand gemengt werden. Gipsstaub belästigt hauptsächlich die Stuckarbeiter beim Abschleifen des Stucks mit Bimsstein. Besonders große Mengen feinsten gefährlichen Staubes liefert die Thomasschlackenindustrie (viele Pneumonien).

Unter den organischen Staubarten führt der Tabakstaub, der sich beim Rapieren (Zerkleinern mit Wiegemessern), Sortieren, Sieben und Packen des Tabaks in großer Menge entwickelt, zuweilen — aber selten — zu Ablagerungen in den Lungen. Die überwiegende Mehrzahl der Arbeiter merkt auch bei langdauerndem Aufenthalt in Tabakstaub, solange die Gelegenheit zur Aufnahme von Tuberkelbacillen fehlt, keine Schädigung der Gesundheit. — Ungeheure Massen von Staub treten in Baumwoll- und Wollspinnereien auf.

Baumwollstaub entwickelt sich zunächst, wenn die rohe Baumwolle im Reißwolf zerrissen und gelockert wird, ferner wenn die gereinigte Baumwolle in den Krempel- und Kratzmaschinen durch spitze Kupferdrähte (Karden) in parallele Lage gebracht und zum Spinnen vorbereitet wird. Insbesondere beim Reinigen der Karden von den daran haften gebliebenen Fasern erheben sich mächtige Wolken leichten Staubes.

Wollstaub tritt zunächst schon beim Sortieren und Klopfen der Vliese auf, dann beim Wolfen und Krempeln der Wolle sowie beim Scheren des Tuches. Besonders reichlich ist der Staub in der Kunstwollindustrie, wo Wollumpen im Reißwolf zerrissen werden.

Dem Staub von **tierischen Haaren** sind Bürstenbinder beim sog. Kämmen der Borsten, ferner Tapezierer, Sattler, Kürschner ausgesetzt; in weit höherem Grade aber die Arbeiter, welche bei der Fabrikation von **Hüten** aus Hasen-, Kaninchen- und Biberhaar beschäftigt sind, und besonders diejenigen, welche das Schneiden der Haare (Kürzen der Borstenhaare, bis sie mit dem Flaumhaar gleiche Länge haben) besorgen.

Vielfach werden die Felle vor dem Enthaaren mit Scheidewasser und metallischem Quecksilber behandelt, so daß Merkuronitrat sich bildet, dann getrocknet und nachher geklopft und gebürstet. Dabei kann ein durch Beimengung jenes Quecksilbersalzes besonders gefährlicher Staub sich entwickeln.

Bei der Bearbeitung der **Bettfedern**, ferner bei der Bearbeitung des **Holzes** (in Faß- und Bleistiftfabriken), in den Hadernsälen der Papierfabriken und in Fabriken von Zuckerwaren kommt es gleichfalls zu belästigendem Staub.

Auch die organischen Staubarten beeinträchtigen die normale Aufnahme von Atemluft und bewirken eine fortgesetzte Reizung der Respirationsschleimhaut, Neigung zu chronischen Katarrhen und damit häufig Eintrittspforten für Krankheitserreger, an denen es in den betreffenden Arbeitsräumen nicht zu fehlen pflegt; sie stehen aber an bösartigen Wirkungen hinter den vorgenannten mineralischen Staubarten erheblich zurück. Der Zuckerstaub soll im Munde der Arbeiter zu Milchsäurebildung und Zahncaries Anlaß geben.

Über giftigen Staub siehe unten.

In manchen Gewerbebetrieben kommt es nicht zur Entwicklung von trockenen Stäubchen, sondern von gröberen und feineren **Tröpfchen**, die sich durch selbständige Verspritzung wässeriger Lösungen verschiedenster Chemikalien bilden und je nach ihrer Größe entweder schnell absinken oder längere Zeit in der Luft des Arbeitsraumes schweben und eingeatmet werden können. Sie entstehen durch Zerplatzen von Gasblasen an der Oberfläche von Flüssigkeiten, z. B. beim Sieden, bei der elektrolytischen Entwicklung von Wasserstoff u. dgl. So enthält die Luft von Akkumulatorladeräumen häufig erhebliche Mengen von Schwefelsäure, die aus den Zellen mitgerissen wird. — Die gröberen Tröpfchen können gelegentlich zu äußeren Ätzungen führen und an Vergiftungen beteiligt sein. Die feineren sind zum Teil atembar und werden nach der Inhalation nachweislich fast vollständig resorbiert, bedingen somit erhebliche Gefahren.

Die **Schutzmittel** gegen die Staubatmung bestehen erstens in der **Hinderung der Staubentwicklung**; zweitens in der sofortigen Entfernung des einmal gebildeten Staubes durch **Absaugen**; drittens in **Respiratoren**, welche die Arbeiter in der staubhaltigen Luft anlegen.

Um die **Staubproduktion zu hindern**, kann versucht werden, das Material anzufeuchten (z. B. in Bergwerken) oder die Zerkleinerung unter Wasser vorzunehmen. Aus technischen Gründen kann jedoch in vielen Betrieben von diesem Mittel kein Gebrauch gemacht werden. — Dagegen hat sich die Zerkleinerung steiniger, staubliefernder Massen in ganz geschlossenen Behältern (Kugelmühlen u. dgl.) gut bewährt, wie z. B. aus Abb. 131 ohne weiteres verständlich ist.

Am häufigsten wird die **Entfernung des gebildeten Staubes** versucht **durch kräftige Luftströme.** Die Anwendung derselben soll aber nicht in Form eines den ganzen Arbeitsraum ventilierenden Stromes erfolgen, der entfernt von der Stelle der Staubproduktion ein- und austritt. Im Kapitel „Wohnung" wurde bereits betont, daß eine solche Ventilation zur Beseitigung von Staub unzureichend ist; soll sie ausgiebig wirken, so müßte eine so kräftige Luftbewegung vorhanden sein, daß ein Aufenthalt in dem betreffenden Raum kaum zu ertragen wäre, und trotzdem würde die Wirkung ungenügend ausfallen. Der Luftstrom muß vielmehr seine größte Geschwindigkeit dort entwickeln, wo der Staub entsteht, d. h. die Abströmungsöffnung muß in unmittelbarster Nähe der Arbeitsplätze usw. liegen, so daß es zum Absaugen des Staubes kommt, ehe derselbe sich im Raum verbreitet hat.

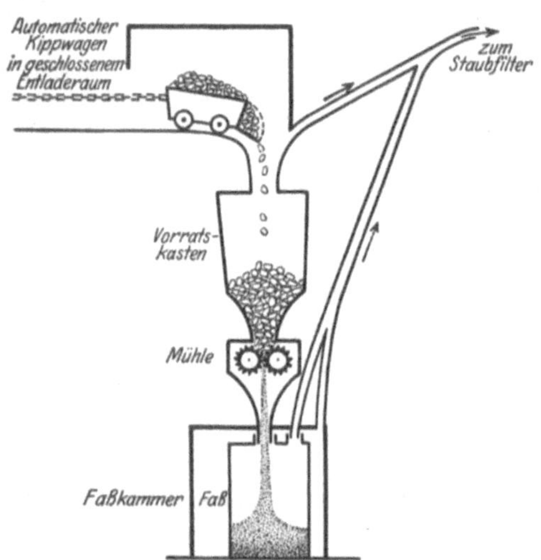

Abb. 131. Brockenzerkleinerung in geschlossener Mühle und mit Staubabsaugung. (Nach LEHMANN, etwas geändert.)

Diesen Anforderungen entsprechen die Exhaustoren, Rohre, in welchen mittels kräftigen Motors ein starker aspirierender Luftstrom erzeugt wird und deren trichterförmige Einströmungsöffnungen über oder noch besser unter den einzelnen Arbeitsplätzen angebracht sind bzw. zeitweise in unmittelbare Nähe der stäubenden Objekte geführt werden können. Die Exhaustoren werden mit gutem Erfolge benutzt zum Absaugen des bei der Hutabreiberei entstehenden Staubes, des Schleifstaubes in Nadel- und in Hornkammfabriken, des Mühlenstaubes (s. Abb. 131), des Baumwollstaubes im „Reißwolf" usw.

Letzterer z. B., eine mit Zähnen versehene Walze, wird mit einem dicht schließenden Gehäuse umgeben, das durch den Kanal b (Abb. 132) mit einer Vorkammer in Verbindung steht; aus dieser wird durch die Öffnung e mittels kräftigen Aspirators die Luft fortwährend abgesogen. Die bei a eintretende Baumwolle sammelt sich nach dem Durchtritt durch den Wolf bei c und wird durch eine Tür von Zeit zu Zeit herausgenommen; der abgerissene lockere Staub aber wird bei d durch ein weitmaschiges Filter gerissen, gelangt in den Exhaustor und von da ins Freie.

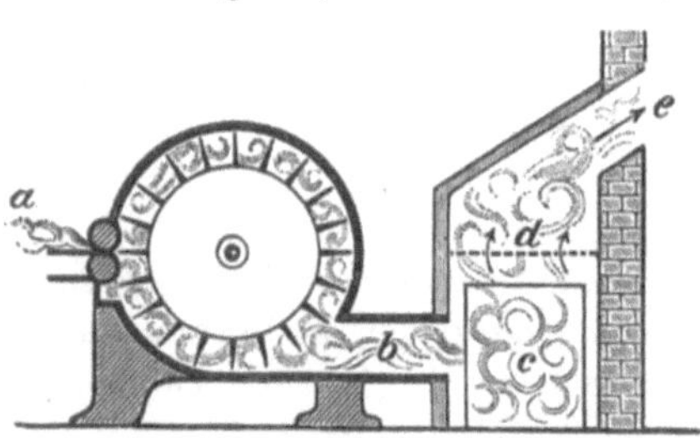

Abb. 132. Reißwolf mit Staubabsaugung.

Vielfach finden auch Schutzmasken (Respiratoren) Anwendung; dieselben bestehen aus feinmaschigen, porösen Stoffen, welche den Staub zurückhalten, die Luft aber durchtreten lassen sollen. Sie sind vielfach unzureichend und behindern ausnahmslos die Wärmeabgabe und Atmung (unter CO_2-Anhäufung), so daß sie von den Arbeitern ungern benutzt werden.

Vielfach werden nur feine Drahtgewebe verwendet oder solche mit Einlagen von Watte bzw. Wollstoff, die angefeuchtet werden sollen. Wählt man die Poren sehr eng, so wird die Atmung zu sehr erschwert, insbesondere wenn bereits Staubteilchen in das Filter eingelagert sind. Weitere Poren gewähren dagegen nicht genügende Zurückhaltung des Staubes.

Masken aus feinem Battist, der von einem die Stirn umschließenden Bande herabhängt und in weitem Abstand das Gesicht umhüllt (KOBRAKsche Maske), halten 90 $^0/_0$ des feinsten Staubes zurück. Immerhin sind auch diese Respiratoren nur geeignet zur vorübergehenden Benutzung in einer Luft, welche starke Staubmassen oder gar giftigen Staub enthält. — Eine besondere Form stellen die Masken aus dichtem Stoff dar, welche den ganzen Kopf bedecken und eine Zufuhr von frischer, reiner Luft durch Schläuche erhalten; oder bei welchen Apparate mit Natronfüllung (zur Absorption der CO_2) und mit komprimiertem Sauerstoff eingeschaltet sind (Apparate der DRAEGER-Werke in Lübeck u. a.); sie werden hauptsächlich gegen giftige Gase verwendet.

Die Bekämpfung der Tröpfchengefahr muß im wesentlichen nach den gleichen Grundsätzen wie beim Staube geschehen.

9. Die Einatmung giftiger Gase.

Abgesehen von den belästigenden Gasen, welche durch die Ansammlung von Menschen und durch die Beleuchtung geliefert werden, kommt es bei manchen Gewerben zu einer Entwicklung teils nicht atembarer, teils giftiger Gase, welche oft schon in sehr kleinen Mengen gesundheitsschädigend wirken. Die wichtigsten derselben sind: Chlor, Salzsäure, schweflige Säure, salpetrige Säure und die meist gleichzeitig auftretenden anderen Oxydationsstufen des Stickstoffs (nitrose Gase), seltener kommen Ammoniak, Schwefelwasserstoff und Schwefelkohlenstoff, Kohlensäure und Kohlenoxydgas in Betracht, bei „schnelltrocknenden" Farben auch deren Lösungsmittel, Benzin, Benzol usw.

In der nachstehenden, wesentlich von LEHMANN aufgestellten Tabelle ist angegeben, in welchen Mengen bzw. nach welcher Einwirkungsdauer eine Schädigung beim Menschen zustande kommt.

	In $^1/_2$—1 Std. bedingen lebensgefährliche Erkrankungen	$^1/_2$—1 Std. sind ohne schwerere Störungen zu ertragen:	Bei mehrstündiger Einwirkung bedingen nur minimale Symptome:
Chlor oder Brom . . .	0,04—0,06 $^0/_{00}$	0,004 $^0/_{00}$	0,001 $^0/_{00}$
Jod	—	0,003 $^0/_{00}$	0,0005—0,001 $^0/_{00}$
Salzsäuregas	1,5—2,0 $^0/_{00}$	0,05—0,1 $^0/_{00}$	0,01 $^0/_{00}$
Schweflige Säure . . .	0,4—0,5 $^0/_{00}$	0,05 $^0/_{00}$ od. weniger	—
Schwefelwasserstoff . .	0,5—0,7 $^0/_{00}$	0,2—0,3 $^0/_{00}$	—
Schwefelkohlenstoff . .	10—12 mg i. 1 Lit.	1,2—1,5 mg i. 1 Lit.	—
Salpetrige Säure	0,6—1,0 $^0/_{00}$	0,2—0,4 $^0/_{00}$	0,2 $^0/_{00}$
Ammoniak	2,5—4,5 $^0/_{00}$	0,3 $^0/_{00}$	0,1 $^0/_{00}$
Kohlensäure	9—12 $^0/_0$	6—7 $^0/_0$	3—4,5 $^0/_{00}$
Kohlenoxyd	2—3 $^0/_{00}$	0,5—1,0 $^0/_{00}$	0,2 $^0/_{00}$
Benzol	2—3 $^0/_0$	1 $^0/_0$	0,5—1,0 $^0/_0$
Anilin	—	0,5 $^0/_{00}$	0,2 $^0/_{00}$

Chlor kann zur Einatmung gelangen bei der Chlorkalkfabrikation und beim Schnellbleichen. Nur ein sehr kleiner Gehalt ist als unbedenklich anzusehen. Ein Gehalt von 0,005 Promille ruft bereits starke Reizung der Schleimhäute hervor und muß bei dauernder Einwirkung als unzulässig bezeichnet werden. Durch die Verwendung gut schließender Apparate und reichliche Ventilation kann jedoch die Beimengung von Chlorgas zur Luft des Arbeitsraumes in den genannten Gewerben ziemlich leicht vermieden werden. — Für kurzes Betreten eines mit Chlor erfüllten Raumes (Ausnehmen des fertigen Chlorkalks) kommt das Vorbinden von Masken in Betracht, wie sie im letzten Kriege zum Schutze vor Kampfgasen (Chlor, Phosgen, sog. Reizgase usw.) benutzt sind. Diese, Mund, Nase und Augen dicht umschließenden, Gesichtsmasken tragen vorn eine sog. Patrone, die als Füllung 2 mit verschiedenen Chemikalien getränkte Schichten enthält; die eine besteht aus feinporigem Material (Diatomit, Bimskies) von bestimmter Körnung, die zweite aus feinkörniger vegetabilischer Kohle. Der die Patrone tragende vordere Hohlraum muß möglichst klein bemessen werden, um die Menge der wiedereingeatmeten Ausatmungsluft niedrig zu halten. Teils infolge des trotzdem noch mehrere Prozent betragenden CO_2-Gehalts der Inspirationsluft, teils infolge der Widerstände in der Patrone stellen sich bei größerer Körperanstrengung Atembeschwerden ein. — Auch bei einigen der im folgenden aufgeführten Gase kann zeitweises Anlegen dieser Masken Schutz gewähren. Bei besonderer Gefahr sind DRAEGER-Apparate zu verwenden (s. oben).

Salzsäuregas ruft bei einem Gehalt von 0,5 Promille bei Versuchstieren schon deutliche Erscheinungen von Reizung der Schleimhäute hervor. — Kleinere Mengen Salzsäuregas entstehen in der Töpferei (bei der Kochsalzglasur der Steingutwaren, s. unten), bei der Glasfabrikation und bei der Zinnsalzdarstellung. In ungeheuren Massen entweicht Salzsäure in den Sodafabriken bei dem Sulfatprozeß, durch welchen aus Kochsalz und Schwefelsäure Natriumsulfat und Salzsäure gewonnen wird. Diese wird meist durch Waschen zunächst in doppelhalsigen, mit Wasser gefüllten Flaschen (sog. Bonbonnes), dann in Kokstürmen, in welchen Wasser herabrieselt, zurückgehalten. — Bei ausreichender Ventilation der Arbeitsräume kommt es selten zu schädigender Einwirkung.

Schweflige Säure wirkt weniger heftig; deutliche Giftwirkung tritt erst bei einem Gehalt von 0,5 Promille hervor. Die schweflige Säure wird der Luft des Arbeitsraumes zugemengt, z. B. in der Strohhutfabrikation beim Bleichen der Hüte, ebenso beim Bleichen von Seide, Woll- und Baumwollstoffen, von Darmsaiten usw.; ferner beim Schwefeln des Hopfens. Zeitweise kommt es zu einer sehr starken Bildung der Säure in Alaun-, Glas- und Ultramarinfabriken; ferner bei der Schwefelsäurebereitung nach dem Bleikammerverfahren. Sehr große Mengen von schwefliger Säure werden oft von den Rostöfen der Hüttenwerke geliefert; doch führt dies mehr zu einer Belästigung der Anwohner und zur Schädigung der Pflanzen, als zu einer Gefährdung der Arbeiter. — Die schädlichen Einwirkungen sind verhältnismäßig leicht durch Ventilationseinrichtungen zu vermeiden.

Salpetrige Säure (nitrose Gase) entsteht bei Herstellung der konzentrierten Salpetersäure, der Eisenbeize, der Glühstrümpfe, ferner bei der Bereitung des Nitrobenzols, das in großem Maßstabe zur Darstellung der Anilinfarben Verwendung findet. In geringerem Grade entwickelt sich salpetrige Säure in den Münzen und bei der galvanischen Vergoldung; ferner z. B. beim Aufnehmen verschütteter Salpetersäure mit Sägemehl. — Ätzende Wirkung auf die Respirationsschleimhaut, meist nach auffällig langer Frist (4—6 Stunden) und Bildung von Methämoglobin; bei chronischer Einwirkung Schädigung der Zähne. Ein zu hoher Gehalt der Luft an salpetriger Säure läßt sich mit einiger Vorsicht vermeiden, wenn die bei der Darstellung der konzentrierten Salpetersäure auftretenden Dämpfe durch Kondensationstürme mit Wasserregen geführt werden; im übrigen ist für größtmögliche Dichtigkeit der Apparate und für reichliche Ventilation zu sorgen. — In größeren Metallbeizereien hat sich die Einrichtung bewährt, daß die Arbeiter durch eine bis fast an die Decke reichende Glaswand völlig von den Salpetersäure-Bottichen getrennt sind.

Ammoniak führt gelegentlich bei Kloakenarbeitern, Färbern, Arbeitern in Silberspiegelfabriken, in der Kälteindustrie u. a. zu starken Reizungen der Respirationsschleimhäute. Strömt es unter Druck aus einer Eismaschine auf den Arbeiter aus, so kann es Erfrierungen zweiten Grades mit Blasen und erhebliche Augenverletzungen verursachen.

Schwefelwasserstoff ruft schon bei einem Gehalt von 0,5—0,6 Promille gefährliche Wirkungen auf die Arbeiter hervor. Bei stärkerer Konzentration können sehr plötzlich Krämpfe, Asphyxie und der Tod eintreten. Außer bei chemischen Präparationen, z. B. gewissen Arten der Verarbeitung von Sodarückständen, kann sich Schwefelwasserstoff in Kloaken, Kanälen und aus sonstigen Ansammlungen faulender Stoffe in solcher Menge entwickeln, daß Giftwirkungen bei den Arbeitern auftreten. Die Gefahr läßt sich durch Vorsicht des einzelnen um so leichter vermeiden, als in dem starken Geruch des Gases ein Warnungszeichen gegeben ist.

Schwefelkohlenstoffdämpfe führen zu Vergiftungserscheinungen bei den Arbeitern von Gummifabriken (Vulkanisierung des Kautschuks), Gasanstalten, Kunstseidefabriken. Selten tritt sogleich Betäubung oder gar Tod ein; meist nach Wochen oder Jahren Kopf- und Gliederschmerzen, Ameisenkriechen, Zittern, Gehstörungen, Psychosen.

Kohlensäure wirkt erst bei sehr bedeutender Anhäufung toxisch (vgl. S. 60). Derartige Mengen kommen zuweilen in den Gärungsgewerben, in Bierbrauereien, Weingärkellern, Preßhefefabriken vor. Ferner werden Brunnenarbeiter in tiefen Brunnenschächten, Totengräber in Grüften, Lohgerber in Lohgruben einer Kohlensäurevergiftung ausgesetzt, jedoch nie ohne eine gewisse Fahrlässigkeit. In Bergwerken bilden sich zuweilen starke Kohlensäureansammlungen, die schließlich Vergiftung veranlassen können (matte Wetter). Hier müssen gute Ventilationsvorrichtungen Abhilfe schaffen.

Kohlenoxydgasvergiftung tritt zuweilen bei Gasarbeitern ein; häufiger können die Gichtgase der Eisenhütten, ferner die Minengase und die Geschoßexplosionsgase zu Kohlenoxydgasvergiftung führen; gelegentlich auch die Abgase von Explosionsmotoren. Auch dieser Gefahr läßt sich meistens mit einiger Sorgsamkeit begegnen. Eine Abführung der Gichtgase wird neuerdings um so energischer angestrebt, als dieselben zur Wiedererhitzung oder Dampfkesselheizung oder für Motoren vorteilhaft ausgenutzt werden können. Auf Kriegsschiffen scheinen sich Gasmasken bewährt zu haben.

Über die Wirkung von Blei-, Zink-, Quecksilber-, Phosphor- und Arsen-Dämpfen vgl. den nächsten Abschnitt.

Dämpfe von Benzol und seinen Derivaten Anilin, Di- und Trinitrobenzol, die in der Farbstoff- und Sprengstoff-Industrie eine große Rolle spielen, können schwere Erscheinungen teils am Nervensystem, teils im Blute auslösen. Benzol- und Anilindämpfe führen akut ebenso wie Dämpfe von Benzin, einem aus Rohpetroleum bei 150° gewonnenen, aus verschiedenartigen Kohlenwasserstoffen bestehenden Destillat, zu rauschähnlichem Schwindelgefühl, Rötung oder livider Färbung des Gesichts, Benommenheit oder Euphorie, selten Bewußtlosigkeit und Tod. Außerdem aber bewirken die drei genannten Benzolderivate akuten Zerfall der roten Blutkörperchen unter Methämoglobinbildung, Pupillenstarre usw.; bei chronischer Einwirkung treten Ikterus der Augenbindehäute, blaugraue Hautfarbe („Blausucht"), starke Verminderung der Erythrocyten, nervöse Symptome auf.

10. Beschäftigung mit giftigem Arbeitsmaterial.

Bei der Bearbeitung von giftigem Material kann die Aufnahme des Giftes teils durch Einatmung von Staub oder Dämpfen erfolgen, teils dadurch, daß infolge von Berührungen kleine Teilchen des Giftes in den Mund, auf Speisen usw. gebracht werden und so in den Verdauungstractus gelangen; teils endlich dadurch, daß von Hautwunden aus eine Resorption stattfindet. Meist kommen alle drei Wege in Frage; am häufigsten scheinen die Berührungen zu Vergiftungen Anlaß zu geben. — Die Stoffe, welche im Gewerbebetrieb hauptsächlich solche Vergiftungen veranlassen, sind: Blei, Zink, Quecksilber, Phosphor und Arsen.

Blei. Die Verwendung des Bleis zu den verschiedensten Gebrauchsgegenständen (Glasuren der Kochgeschirre, Wasserleitungsrohre, Kinderspielzeug, Farben, Kitte u. dgl.) bewirkt Gefahren sowohl für zahlreiche gewerbliche Arbeiter wie auch für das kaufende Publikum. Von den in der Bleiindustrie beschäftigten Arbeitern erkranken 1—10% an chronischer Bleivergiftung, früher erheblich mehr. — In Preußen sind 1906—1908 im Mittel jährlich noch 900 gewerbliche Bleivergiftungen behandelt. Davon kommen nur 6 auf Akkumulatorenfabriken; 10—20 auf Rohrleger und Installateure; etwa 20 auf Buch- und Steindrucker, ebensoviel auf Schriftsetzer; ebenfalls 20 auf Töpfer; 120 auf Hüttenarbeiter; 170 auf Bleiweißarbeiter und 280 auf Maler und Lackierer. Die drei letzteren Gruppen muß man trotz der zahlreichen Verordnungen zur Bekämpfung der Bleivergiftung auch jetzt noch als ernstlich gefährdet ansehen.

Die Vergiftungen sind stets chronische; die Kennzeichen siehe unten in der für die ärztliche Untersuchung und Überwachung bleigefährdeter Arbeiter erlassenen „Dienstanweisung".

In den Hütten sind die beim Rösten und Schmelzen der Erze und beim Abtreiben des Werkbleis beschäftigten Arbeiter gefährdet, da ein Teil des Bleis und Bleioxyds sich bei diesen Vorgängen in Form von Dampf verflüchtigt. Die hohe Temperatur und die starke Anstrengung unterstützen das Siechtum dieser Gruppe von Arbeitern. — Die Hauptmassen der beim Verhütten entstehenden Dämpfe gelangen nach außen, Blei und Bleioxyd scheiden sich dann allmählich wieder aus und veranlassen eine Ausbreitung bleihaltigen Staubes in der ganzen Umgebung der Hütte (Flugstaub, Hüttenrauch).

Die Verarbeiter des fertigen reinen Bleis, das zur Herstellung von Pfannen, Schrot, Bleirohr, Folie usw. verwandt wird, sind verhältnismäßig wenig gefährdet. In etwas höherem Grade die Schriftgießer, namentlich beim Hobeln und Schleifen der aus einer Legierung von Blei, Antimon und Zinn bestehenden Lettern; und die Schriftsetzer durch die fortwährende Berührung der Lettern, namentlich aber durch den in den Setzkästen sich sammelnden, bzw. durch den beim Herumtreten auf herabgefallenen Lettern entstandenen bleihaltigen Staub — allerdings nur in veralteten und schlecht geleiteten Betrieben.

Legierungen des Bleis mit Zinn werden ferner verwendet zum Löten und Verzinnen, zu Folie, die zum Einwickeln von Käse, Tabak usw. dient, und zu Mundstücken von Flaschen; weite Kreise des Publikums werden durch den Bleigehalt dieser Gebrauchsgegenstände gefährdet. Besonders bedenklich ist die Benutzung von Schrot zum Flaschenspülen, da derselbe unter Zusatz von etwa $0{,}5\%$ arseniger Säure zum geschmolzenen Blei hergestellt wird.

In erheblicherem Grade tritt die Gefahr der Bleivergiftung in denjenigen Gewerben hervor, in welchen Verbindungen und namentlich Oxydationsstufen des Bleis hergestellt und verarbeitet werden.

Bleioxyd entsteht bei der Verarbeitung des Bleis auf Silber; nachdem es gemahlen, geschlemmt und gebeutelt ist, stellt es ein feines gelbes Pulver dar, das als Massikot in den Handel kommt und zur Herstellung von Bleipflaster und in der Glaserei (zur Herstellung der Glasarten von höherem Lichtbrechungsvermögen) Verwendung findet. — Das bis zur Rotglut erhitzte Bleioxyd liefert die Mennige, die durch Pulvern und Beuteln in feinste Staubform gebracht werden muß und dann zur Herstellung von Ölkitt dient. Die Arbeiter sind bei vielen der angeführten Beschäftigungen der Aufnahme von bleihaltigem Staub sehr ausgesetzt.

Bleioxyd findet sich ferner häufig in der Glasur der Töpferwaren. Unter den Tonwaren unterscheidet man a) dichte, die so stark erhitzt sind, daß ihre Masse halb verglast ist, und die daher auch ohne Glasur undurchdringlich für Wasser sind. Dahin gehört 1. das echte Porzellan, an dünnen Stellen durchscheinend, mit stets bleifreier Glasur; 2. Steinzeug, nicht durchscheinend. Das feine weiße, porzellanähnliche enthält in der Glasur Bleioxyd und Borax. Das gemeine graubraune oder blaue Steinzeug, das z. B. zu Mineralwasserkruken, Steintöpfen usw. verarbeitet wird (Koblenzer Geschirr), enthält dagegen Kochsalzglasur, die stets bleifrei ist. Dieselbe wird so hergestellt, daß gegen Ende des Brennens ClNa eingeworfen wird; dieses wird durch die Kieselsäure des Tons und Wasser zersetzt, so daß sich HCl bildet, die entweicht, und andererseits Natrium-Aluminiumsilicat, das die Glasur darstellt.

In eine zweite Abteilung b) gehören die porösen Tonwaren, bei denen die Masse nicht verglast ist, so daß sie ohne einen Glasüberzug Wasser durchläßt. Porös sind z. B. die Fayencewaren, mit meist blei- oder zinnhaltiger Glasur; ferner die gemeine Töpferware (gewöhnliches irdenes Kochgeschirr, Bunzlauer Geschirr). Hier ist die Glasur stets bleihaltig. Sie wird dadurch erzeugt, daß das Geschirr mit feingemahlenem PbS bestäubt wird; es entweicht dann SO_2 und das entstandene PbO bildet mit Kieselsäure und Tonerde ein Blei-Aluminiumsilicat. Dieses die Glasur liefernde Silicat hält sich gegenüber verdünnten Säuren unverändert und läßt in diese kein Blei übergehen. Ist aber das Brennen mangelhaft gewesen oder war ein Überschuß von PbS zugesetzt, so enthält die Glasur PbO, und dieses wird z. B. von Essig gelöst. Bei manchen Tonen findet auch nach sachgemäßem Brennen eine geringe Pb-Abgabe an Essig statt; es ist daher eine geringe Abgabe von Pb, in solcher Menge, daß sie sicher keine Gesundheitsschädigung hervorruft, als zulässig anzusehen.

Emaillierte Eisenwaren enthielten früher wohl bleihaltige Glasur, jetzt enthalten dieselben durchgehends nur Zinnoxyd mit Spuren von Blei. Bei stärkerem Bleigehalt wird Blei an Essig abgegeben.

Einen erheblichen Teil der gewerblichen Bleivergiftungen liefern die Fabriken von Bleiweiß [basisches Bleicarbonat $(PbCO_3)_2 + Pb(OH)_2$]. Beim Ausnehmen des durch Einwirkung von Essig- und Kohlensäure auf Bleiplatten hergestellten Bleiweißes aus den dazu dienenden Kammern, weniger bei der Verwendung von Bottichen mit Bleiacetat, in die CO_2 eingeleitet wird, atmen die Arbeiter unter Umständen große Mengen Bleiweißstaub ein und verunreinigen sich in hohem Grade Kleidung und Haut; ferner kommen beim Schlemmen des Präparats die Hände mit gelöstem Bleiacetat in Berührung. Beim Mahlen

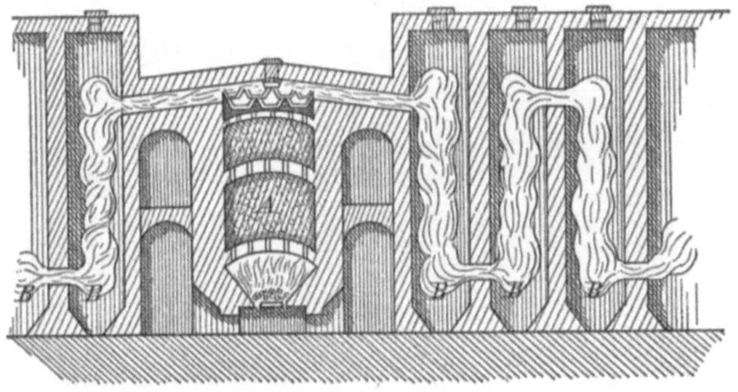

Abb. 133. Röstofen *(A)* mit Flugstaubkammern *(B)*.

und Verpacken des trockenen Präparates wird wiederum massenhafter Staub aufgewirbelt.

Das fertige Bleiweiß wird hauptsächlich verwendet von Malern; es liefert mit Öl verrieben die beliebteste weiße Farbe; Lackierer benutzen es bei der Herstellung von Lackfarben; ferner wird es bei der Herstellung von Abziehbildern, in Wachstuchfabriken, in Strohhutfabriken usw. gebraucht.

Die Schutzmaßregeln gegen die Gefahren der Bleivergiftung bestehen beim Verhüttungsprozeß vor allem in einer Abführung der Bleidämpfe in lange Kondensationskanäle, bzw. Kammern, die schließlich in eine hohe Esse ausmünden. An den Wandungen der Kanäle setzt sich in großer Menge der sogenannte Flugstaub ab, der später weiterverarbeitet wird. Durch derartige Einrichtungen läßt sich ein fast vollständiger Schutz der Hüttenarbeiter erzielen. — Das Ausnehmen des Flugstaubes darf nur nach vollständigem Erkalten der Kammern und nach Anlegen von Respiratoren geschehen.

In der Bleiweißfabrikation ist zunächst das Ausnehmen des fertigen Bleiweißes und das Abtrennen desselben von dem noch unzersetzten Blei dadurch gefahrlos zu machen, daß die Kammern mit einem Exhaustor oder einem Wasserzerstäuber versehen werden. Ferner sollen die Arbeiter Kopf und Hals umgreifende Respiratoren tragen; beim Schlemmen erhalten die

Arbeiter lange, kalbslederne Däumlingshandschuhe und müssen die Hände mit Schmalz einreiben. — Das Pulvern des Bleiweißes (und der Mennige) kann in völlig geschlossenen Behältern geschehen. Das Stauben beim Einpacken kann dadurch unschädlich gemacht werden, daß über jeder Packstelle ein Exhaustor in Tätigkeit ist in der Weise, wie es schematisch in Abb. 134 dargestellt ist.

Packraum (und Pulverisiermühle) sind durch die Saugröhren c, die mit trichterförmigen Ansätzen (b) versehen werden können, mit dem Exhaustor d verbunden. Dieser treibt die staubhaltige Luft in die Zisterne e, wo die Luft zu einem Zickzacklauf gezwungen wird, dann in ein mit Koksstücken gefülltes Eisenrohr f und von da ins Freie.

Auch das Anreiben des Bleiweißes mit Öl läßt sich in geschlossenen Gefäßen vornehmen; und die Maler sollten möglichst nur fertig angeriebene Farbe benutzen.

In den übrigen Gewerben sind allgemeine Vorsichtsmaßregeln ausreichend (die übrigens auch in den Bleiweißfabriken trotz der vorbesprochenen Schutzvorkehrungen wohl zu beachten sind), und diese bestehen vor allem in pein-

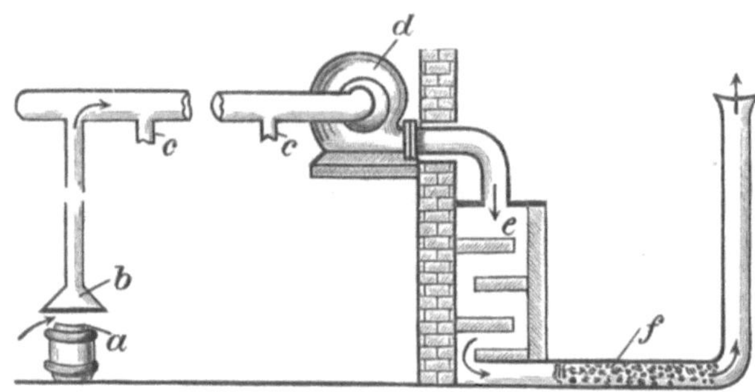

Abb. 134. Absaugung des Bleiweißstaubes.

licher Sauberkeit. Namentlich sollen die Hände ohne gründliche Reinigung nicht mit dem Munde oder mit Speisen in Berührung gebracht werden. Letztere sollen auch der Luft der Arbeitsräume nicht ausgesetzt werden. Wascheinrichtungen und Bäder, sowie besondere Speiseräume sind daher unbedingt in jeder Fabrik vorzusehen. Arbeitskleider sind bereitzustellen und häufig zu wechseln. Zur Belehrung der Arbeiter ist das vom Reichsarbeitsministerium herausgegebene „Bleimerkblatt" in den Betriebsräumen anzuschlagen. — Gute Erfahrungen sind gemacht mit einem wiederholten zeitweisen Ausscheiden der zu den gefährlichen Beschäftigungen benutzten Arbeiter, da erfahrungsgemäß nur eine längerdauernde Aufnahme von Blei Schaden zu bringen pflegt. — Sehr wichtig ist die häufige ärztliche Untersuchung der gefährdeten und frühe Ausschaltung der erkrankten Arbeiter.

Hierüber bestimmt eine Bekanntmachung des Reichsarbeitsministers im Anschluß an die Verordnung über die Einrichtung und den Betrieb von Anlagen zur Herstellung von Bleifarben und anderen Bleiverbindungen vom 27. 1. 1920 im wesentlichen folgendes:

Der Arzt hat jeden Arbeiter vor der Einstellung in den gefährdenden Betrieb auf seine Eignung zu untersuchen. Weibliche Personen und Männer unter 18 Jahren sind auszuschließen. Ungeeignet sind solche, welche bereits eine ernste Bleierkrankung durchgemacht haben oder welche noch Erscheinungen der Bleikrankheit, wenn auch nur leichten Grades, zeigen; ferner schwächliche oder kranke Personen; insbesondere solche mit Lungentuberkulose, Gefäß- oder Nierenerkrankung, Syphilis, sowie Trinker.

In gefährdenden Betrieben hat der Arzt mindestens einmal vierteljährlich, nach Bedarf öfter, die Arbeiter im Betrieb aufzusuchen und die verdächtigen zu untersuchen. Als Anzeichen einer bestehenden oder drohenden Bleivergiftung kommen in Betracht: grauschwärzlicher Bleisaum an den Zähnen, gelb-graue, blasse Gesichtsfarbe, blaßgraue Verfärbung der Schleimhäute, Abmagerung; Verstopfung und harter eingezogener Leib, Kolikanfälle; Bleilähmungen (namentlich am N. radialis, seltener ulnaris, facialis), Zittern, Anästhesien; Blutdrucksteigerung, chronische Nierenentzündung; Encephalopathia saturnina.

Besonders wichtig ist die Feststellung von 4 objektiven Symptomen:

1. Hämoglobingehalt des Blutes; Herabsetzung auf 80% der Norm nach der TALL-QUISTschen Skala gilt als Zeichen der Anämie.

2. Granulierte Erythrocyten. Ein dünner Ausstrich eines Bluttropfens wird in absolutem oder 96%igem Alkohol 10—15 Minuten fixiert, dann entweder nach HAMEL wenige Sekunden mit LOEFFLERs Methylenblau (s. Anhang), oder nach P. SCHMIDT 10 bis 20 Sekunden mit MANSONs Borax-Methylenblau (s. Anhang), oder gleichfalls nach P. SCHMIDT 20—30 Sekunden mit Azur II (GRÜBLER) 0,05 g auf 100 Aq. dest., oder nach LITTEN-SÜSSMANN 20 Minuten mit Borax 0,5 g + Toluidinblau 5,0 g auf 1000 Aqu. dest. (nach LEHMANN die zuverlässigste Methode) gefärbt, kurz mit Wasser gespült. Sind basophile Körnchen vorhanden, so sind sie in den blaßgrünen Erythrocyten als feinste blauschwarze, kranzförmig gestellte oder das ganze Blutkörperchen einnehmende Pünktchen oder Splitter zu erkennen. Eine Bleiwirkung liegt vor, wenn in 50 Gesichtsfeldern zu je 200 Erythrocyten mehr als 1 Körnchenzelle gefunden wird, vorausgesetzt, daß Malaria, perniziöse Anämie, Leukämie, Krebskachexie und Nitrobenzolvergiftung sich ausschließen lassen.

3. Blutdruck. 150 mm, mit dem Apparat von RIVA-ROCCI gemessen, zeigt deutliche Steigerung an.

4. Hämatoporphyrin im Harn. 500 ccm Harn nach GARROD mit 100 ccm 10%iger Natronlauge versetzen; fallen die Phosphate rötlich bis rötlich-violett zu Boden, so ist wahrscheinlich reichlich Hämatoporphyrin vorhanden, vorausgesetzt, daß die Guajac-Blutprobe negativ ausfällt. Die Phosphate werden abfiltriert, getrocknet, in salzsaurem Alkohol gelöst, filtriert, das klare Filtrat im Spektroskop untersucht; Absorptionsstreifen im Orange und Grün = Hämatoporphyrin. Der Streifen im Grün soll noch bei Verdünnung mit salzsaurem Alkohol von 1: mehr als 50 sichtbar bleiben. (Vgl. den Anhang zur obengenannten Dienstanweisung.)

Das Publikum ist vor Gefährdung durch bleihaltige Gegenstände in Deutschland durch das Reichsgesetz von 1887 geschützt. Dasselbe bestimmt: 1. Eß-, Trink- und Kochgeschirre, die aus Metallegierungen hergestellt sind, dürfen nicht mehr wie 10% Blei enthalten. An der Innenseite müssen solche Geschirre verzinnt sein, und zwar darf das Zinn höchstens 1% Blei enthalten. Lötstellen an der Innenseite müssen mit einer Legierung von höchstens 10% Bleigehalt gelötet werden. Zu Bierdruckapparaten, zu Siphons für kohlensaures Wasser und zu Metallteilen an Kindersaugflaschen dürfen Legierungen von höchstens 1% Bleigehalt verwendet werden. — Die Metallfolien, welche zur Packung von Kau-, Schnupftabak, Käse usw. dienen, dürfen höchstens 1% Blei enthalten. — Ferner darf für Saughütchen, Milchflaschen, Kinderspielzeug usw. kein bleihaltiger Kautschuk verwendet werden. Gummisachen, die mit Kindern in Berührung kommen, sollen aus weichem, schwarzem, auf Wasser schwimmendem Gummi bestehen oder aus rotbraunem Kautschuk (mit unlöslichem Fünffach-Schwefelantimon gefärbt). Grauer Kautschuk enthält meist Zinkoxyd, das sich im Speichel lösen kann. 2. Email und Glasur von Eß- und Kochgeschirren darf beim halbstündigen Kochen von 50 ccm 4%iger Essigsäure pro 1 Liter Gefäßinhalt höchstens 2 mg Pb an den Essig abgeben. Die Einführung bleifreier Glasuren, z. B. aus Wasserglas und Calciumborat, stößt bei den gewöhnlichen Töpferwaren auf große Schwierigkeiten.

Soviel als möglich ist dahin zu streben, daß die Bleipräparate durch weniger schädliche ersetzt werden, namentlich Farben, wie Bleiweiß, durch welche die Maler und Lackierer noch immer so stark gefährdet werden, durch Zinkweiß usw.

Zink. Die Zinkhüttenarbeiter leiden zuweilen an einer chronischen Form von Zinkvergiftung, der durch Ableitung der Zinkdämpfe in Flugstaubkammern und Essen begegnet werden kann. Das als Farbe und Lack viel gebrauchte Zinkweiß ist zwar weit weniger bedenklich wie das Bleiweiß; doch ist immerhin beim Pulvern usw. Vorsicht und Anwendung von Exhaustoren geboten. — Vergiftungserscheinungen mit malaria-ähnlichem Fieber (sog. Gießfieber) kommen bei Gießern vor, die mit Messing (Legierung von Zink und Kupfer) zu tun haben. Durch Versuche ist nachgewiesen, daß Einatmung von Zink- oder anderen Schwermetalldämpfen Fieber hervorruft (LEHMANN, KISSKALT).

Quecksilber. Fast nur chronische Vergiftungen (Stomatitis, Blässe, Tremor, Lähmungen usw.); die Grubenarbeiter sind wenig, die Hüttenarbeiter etwas mehr gefährdet. Gewerbliche Quecksilbervergiftungen kamen früher bei der Spiegelfabrikation vor, bei welcher das Quecksilber auf der Zinnfolie mittels Tupfbäuschchen andauernd verrieben werden mußte. Es kam hierbei zur Verunreinigung der Luft mit Quecksilberdampf, hauptsächlich aber verbreitete sich das Quecksilberamalgam durch Verschleudern als Staub im ganzen Raume. Die Vergiftung der Arbeiter scheir t vorzugsweise durch Einatmung, nebenbei durch Verschlucken des Staubes und durch Berührungen erfolgt zu sein. — Ferner beobachtet man Hg-Vergiftungen in der chemischen Industrie (mit 0,1—1,5 mg Hg in 1 cbm Luft der Betriebsräume); dann bei der Herstellung von Thermometern und Barometern, beim Evakuieren der Glühlampenbirnen mittels der Hg-Luftpumpe und beim Reinigen des gebrauchten Hg, ferner bei Vergoldern und Bronzearbeitern; neuerdings auch bei Verwendung des als Ersatz eingeführten Hg-Pb-Lots. — Von Quecksilbersalzen ist das Mercuronitrat in der Hutmacherei, das Sublimat in Zeugdruckereien und in der medizinischen Praxis als Antisepticum in Gebrauch. Die Vergiftungen mit diesen Präparaten sind jedoch bei einiger Vorsicht leicht zu vermeiden.

Als Schutzmaßregel in den Spiegelfabriken wurde früher vor allem empfohlen, die Arbeitsräume ausgiebig zu ventilieren und die Arbeiter zu Reinlichkeit, Kleiderwechsel usw. anzuhalten. In den letzten Jahren ist aber der Quecksilberbelag der Spiegel ganz durch den Silberbelag (Aufgießen einer Mischung von ammoniakalischer Silbernitratlösung mit Milchzucker und Ätznatron) verdrängt.

Phosphor. Der zur Zündholzfabrikation verwendete weiße Phosphor entwickelt in den Arbeitsräumen giftige Dämpfe, namentlich beim Bereiten der Zündmasse (Phosphor wird in siedende Gummilösung eingetragen, nach dem Erkalten werden unter Rühren oxydierende Substanzen und Färbemittel zugesetzt), sowie beim Eintauchen der Hölzer in die Zündmasse und beim Trocknen derselben. Teils durch Einatmen der Dämpfe, teils durch Berührungen entsteht die sog. Phosphornekrose, eine langwierige und oft erst spät entstehende Periostitis der Kiefer. Die Vergiftung wird vermeidbar durch gründliche Ventilation der betreffenden Räume; an den gefährlichsten Stellen müssen Exhaustoren angebracht werden. Ferner ist strenge Reinlichkeit und regelmäßige ärztliche Untersuchung der Arbeiter wünschenswert, bei welcher alle diejenigen, welche cariöse Zähne oder Wunden im Munde haben, auszuschließen sind. Jedenfalls ist die Phosphorverarbeitung nur in Fabriken, nicht aber als Hausindustrie zu dulden. — In Deutschland (und anderen Kulturländern) sind jetzt die mit giftigem Phosphor hergestellten Zündhölzer verboten und durch sog. schwedische Zündhölzer ersetzt, die mit ungiftigen Stoffen hergestellt sind (z. B. mit chlorsaurem Kali, unterschwefligsaurem Blei und Gummi; aus chlorsaurem Kali und Schwefelantimon als Zündmasse und braunem Phosphor und Schwefelantimon auf der Reibfläche).

Arsen. Bei der Verhüttung der Arsenerze sind die Arbeiter besonders gefährdet, welche das Ausnehmen der sublimierten und in den sog. Giftkammern wieder verdichteten arsenigen Säure bewirken; ferner diejenigen, welche das Verpacken der pulverförmigen arsenigen Säure besorgen. Hier kann akute Vergiftung (Brechdurchfall, Hämaturie) drohen.

Es ist daher die Arbeit in besonderen leinenen Anzügen, welche den Kopf einschließen und mit Glasfenstern versehen sind, zu verrichten; außerdem ist das Gegengift (Eisenoxydhydrat) stets vorrätig zu halten.

Chronischer, meist erst nach sehr langer Zeit deutlich werdender Arsenvergiftung (Haarschwund, Magen- und Darmaffektionen, Hautkrankheiten, Leberverfettung usw.) sind die Arbeiter ausgesetzt, welche mit der arsenigen Säure oder deren Verbindungen dauernd zu tun haben. Dieselbe wird z. B. gebraucht als Beizmittel für Felle, zum Ausstopfen von Tieren usw.; namentlich aber zu Kupferarsenfarben (Schweinfurter Grün usw.). Mit diesen Farben haben dann wieder Blumenmacherinnen, Arbeiter in Buntpapier- und Tapetenfabriken, in Zeugfärbereien usw. zu tun. Diese gewerblichen Vergiftungen sind durch peinliche Reinlichkeit und gute Ventilation zu vermeiden und bereits stark zurückgegangen.

Chrom. Bei der chemischen Herstellung und bei der Verwendung der in der Färberei, Zeugdruckerei, Gerberei, Photographie usw. viel gebrauchten Präparate, namentlich des Kaliumbichromats, entsteht chromhaltiger Staub; außerdem kommen die Hände der Arbeiter viel mit den Chromsalzen oder deren Lösungen (Bäder für Gerbereiverfahren) in Berührung. An verletzten Hautstellen entstehen dadurch hartnäckige Geschwüre oder Acne, Ekzeme oder papilläre Wucherungen, die auch bösartigen Charakter annehmen können; durch Einatmung Geschwüre auf der Nasenschleimhaut und Durchbohrung der knorpeligen Nasenscheidewand, seltener innere Erkrankungen (Durchfälle, Nierenerkrankungen). — Die Arbeiter müssen zu ähnlichen Vorsichtsmaßregeln angehalten werden wie in Bleiweißfabriken.

Bei Schornsteinfegern (durch Ruß), bei Teer-, Pech-, Paraffin-, Brikettarbeitern erkrankt nicht selten die Haut der Hände, Unterarme, Unterschenkel und besonders des Hodensacks an Ekzemen, Acne, Furunculose, Papillomen, Sarkomen und Carcinomen. Ferner kommen bösartige Geschwülste der Harnblase bei der Herstellung von Anilin, Toluidin, Benzidin, Naphthylamin, Anilinfarben und verwandten Stoffen vor, bzw. bei der vielfachen Beschäftigung mit ihnen (Tuchfärber u. a.). Von den Lymphdrüsen ausgehende bösartige Mediastinal- und Lungen-Geschwülste (Lymphosarkome bzw. Carcinome) sind ferner bei den Bergleuten der Schneeberger Gruben in Sachsen beobachtet, in denen Nickel, Kobalt, Wismut in Verbindung mit Arsen und Schwefel gefunden werden; die Ursache dieser „Schneeberger Lungenkrankheit" ist ungeklärt.

Zur wirksameren Bekämpfung der gewerblichen Vergiftungen ist eine Art Meldepflicht eingeführt: § 343 der Reichs-Vers.-Ordnung bestimmt, daß die Krankenkassen (in einigen Bundesstaaten auch die behandelnden Ärzte) Fälle von Pb-, Hg-, P- und As-Vergiftungen dem zuständigen Gewerbeinspektor anzeigen; ferner sind diese und die anderen, neuerdings in die Unfallversicherung einbezogenen gewerblichen Erkrankungen (s. S. 386) von dem behandelnden Arzte unverzüglich dem Reichsversicherungsamte zu melden.

11. Gefährdung der Arbeiter durch Krankheitserreger.

Die Arbeiter sind der Aufnahme von Krankheitserregern ausgesetzt 1. durch die Berührung mit ansteckungsfähigen Kameraden; 2. durch den Aufenthalt in infizierten Arbeitsräumen; 3. durch Beschäftigung mit ansteckungsfähigen Rohstoffen.

Die erste Verbreitungsart gilt vor allem für die Tuberkulose, die durch kranke Arbeiter ungemein häufig in der in Kapitel X geschilderten Weise verbreitet wird. — Ferner sei die Syphilis erwähnt, die bei Glasbläsern zuweilen durch das Blasrohr übertragen wird. Auch Typhusepidemien sind unter den Arbeitern einer Fabrik mehrfach beobachtet und entweder auf infiziertes Trinkwasser oder auf gemeinsam bezogene infizierte Nahrungsmittel oder auf Berührungen (Typhusträger!) zurückgeführt. Dieser Übertragungsweise sind auch Grubenarbeiter ausgesetzt, die unter Tage das in den Stollen sich sammelnde und durch Harn oder Stuhl leicht erkrankter Arbeiter nicht selten verunreinigte sog. „Seigewasser" zum Händewaschen oder Trinken benutzen.

Eine große Gefahr bedeutet für Grubenarbeiter in warmen (tief reichenden) und feuchten Steinkohlengruben, sowie für Ziegelarbeiter, die auf primitiven Wasserbezug aus stagnierendem Oberflächenwasser angewiesen sind, die Möglichkeit, schon durch Berührungen mit solchem Wasser Ankylostomum-Larven aufzunehmen. Über ihre Entwicklung s. S. 98. — Prophylaktisch kommt in erster Linie in Betracht, daß möglichst alle Arbeiter, die (oft ohne Krankheitserscheinungen) Eier im Stuhl ausscheiden, aufgefunden und nicht in die Gruben gelassen werden.

Bei spärlichen Eiern ergänzt man die — wiederholt im Abstand von vier Wochen vorzunehmende — mikroskopische Untersuchung dadurch, daß man die gesamte Stuhlmasse mit Tierkohle verreibt und das Gemisch bei 37° hält. Nach 5—6 Tagen kann man die entstandenen Larven mit Wasser ausziehen, zentrifugieren, den Niederschlag mit schwacher Vergrößerung durchmustern (Loos, Bruns).

Ist trotzdem Infektion der Grube erfolgt, so müssen die Arbeiter darüber belehrt werden, daß sie vor jeder Nahrungsaufnahme die Hände gründlich zu reinigen haben und zum Waschen und Trinken nur einwandfreies Wasser benutzen dürfen. Ein solches muß reichlichst zur Verfügung stehen; ebenso zahlreiche Abortkübel. Desinfektion infizierter Gruben ist schwierig und bei sonstiger zielbewußter Bekämpfung unwesentlich. Durch diese sank in 115 verseuchten rheinisch-westfälischen Gruben die Zahl der Wurmträger von 14548 = etwa 16% der Belegschaft im Jahre 1903 auf 749 = etwa 0,8% der Belegschaft im Jahre 1909 und hält sich dauernd sehr niedrig; seit 1912 ist ein schwererer Krankheitsfall nicht mehr beobachtet worden (Bruns).

Zu solchen Erfolgen können nur Massenuntersuchungen führen, die bei den Eierträgern bis zum mehrmaligen negativen Ergebnis alle 4 Wochen zu wiederholen sind.

Ansteckendes Arbeitsmaterial enthält teils spezifische Krankheitserreger von kranken Menschen oder Tieren, teils Gemenge verschiedenster Bakterien durch Verunreinigung mit Boden, Wasser usw.

Der Ansteckung durch menschliche Krankheitserreger sind vor allem die Lumpensortiererinnen der Papierfabriken, Lumpensammler und Trödler ausgesetzt. Ferner liegen die gleichen Gefahren vor für Arbeiter in Kunstwollfabriken und in Bettfederreinigungsanstalten. Letztere pflegen durchaus rückständige Verfahren anzuwenden, mittels welcher keineswegs die Krankheitserreger vernichtet werden. Auch die Lumpen bedürfen einer strengeren sanitären Überwachung als bisher; vor ihrer Sortierung und weiterer Verarbeitung sollte ihre Desinfektion verlangt werden. Die Bettfederreinigungsanstalten müssen zur Anwendung von wirklich desinfizierend wirkenden Apparaten verpflichtet werden. — Durch ihr Gewerbe sind auch Ärzte, Krankenwärter, Hebammen usw. den verschiedensten Infektionen ausgesetzt und bedürfen fortwährend der Anwendung besonderer Vorsichtsmaßregeln (s. im folgenden Kapitel).

Die Übertragung von Tierkrankheiten erfolgt zuweilen auf Schlächter, Abdecker, Gerber, Leim- und Seifensieder, Wollarbeiter, Kürschner, ferner in Roßhaarspinnereien, Haar- und Borstenzurichtereien, Pinsel- und Bürstenmachereien. Hauptsächlich kommt Milzbrand, seltener Rotz in Frage. Auch die sog. Hadernkrankheit bei Lumpen- und Wollsortierern beruht meist auf Milzbrandinfektion, in einzelnen Fällen auf anderen Bakterien (Proteus). — Die in Abdeckereien erforderlichen Vorsichtsmaßregeln sind in Kapitel VII bereits besprochen. Bezüglich der ausländischen Rohhäute und Tierhaare ist durch Reichsgesetz vom 28. 1. 1899 und vom 22. 10. 1902 Desinfektion vor der Verarbeitung vorgeschrieben; jedoch stößt die Durchführung dieser Maßregel wegen der Umständlichkeit der Kontrolle und wegen der leicht eintretenden Schädigung des Materials auf Schwierigkeiten.

12. Unfälle.

Über die Häufigkeit der Unfälle in den verschiedenen Berufszweigen gibt die nachstehende Tabelle Auskunft, welche alle Berufsgenossenschaften mit großer und eine mit sehr niedriger Unfallhäufigkeit umfaßt (Statist. Jahrb. f. d. Deutsche Reich 1915).

Berufsgenossenschaft	Auf 10 000 Versicherte entfielen 1913 entschädigte Unfälle	davon tödlich
Fuhrwerksberufsgenossenschaft	169,1	15,9
Knappschaftsberufsgenossenschaft	149,4	23,1
Binnenschiffahrtsberufsgenossenschaft	127,7	31,8
Eisen- und Stahlberufsgenossenschaft	97,7	6,9
Holzindustrieberufsgenossenschaft	88,9	3,1
Tiefbauberufsgenossenschaft	76,5	7,6
Baugewerksberufsgenossenschaft	71,7	5,9
Berufsgenossenschaft der chemischen Industrie	69,7	5,1
Straßen- und Kleinbahnberufsgenossenschaft	69,3	5,3
Steinbruchberufsgenossenschaft	55,2	6,3
Berufsgenossenschaft der Feinmechanik und Elektrotechnik	49,8	4,2
Seeberufsgenossenschaft	49,6	8,2
Tabakberufsgenossenschaft	5,6	0,3

Die Unfälle erreichen am Montag und Dienstag ihre Höchstzahl, sinken von da bis Freitag ab und häufen sich am Sonnabend fast wie am Wochenanfang.

Einige der wichtigsten Unfälle sind folgende:

a) Unfälle in den Bergwerken.

Auf 1000 Bergarbeiter entfallen jährlich 2,5 tödlich Verunglückte. 41% dieser Verunglückungen erfolgten im preußischen Bergbau 1906—1910 durch Hereinbrechen von Gesteins- und Kohlenmassen, 28% beim Ein- und Ausfahren in den Schächten und steilen Strecken, 12% durch Explosionen von Kohlenstaub, Schlag- und bösen Wettern.

Dem Stein- und Kohlenfall ist durch sorgfältigen Ausbau und Abbau der Gruben vorzubeugen. Ersterer ist möglichst in Eisen oder Mauerwerk, nicht in Holz auszuführen; besondere Sorge ist auch für Absperrung der Wässer zu tragen. Beim Abbau müssen die entstehenden Hohlräume durch planmäßige Wiederfüllung (Bergeversatz, Spülverfahren) vor dem Zusammenbruche gesichert werden.

Das Ein- und Ausfahren geschieht mit Leitern, Fahrkünsten oder Seilfahrten.

Leitern sind anstrengend und gefährlich und finden nur noch aushilfsweise Verwendung. Die gleichfalls fast ganz aufgegebenen Fahrkünste bestehen in zwei senkrecht im Schacht hängenden, etwa 70 cm voneinander entfernten und in bestimmten Abständen mit Bühnen versehenen Gestängen, welche durch Maschinenkraft abwechselnd etwa alle 10 Sekunden in entgegengesetzter Richtung um 4 m auf- und niederbewegt werden. In der kurzen Ruhepause, in der sich am Ende jedes Hubes die beiderseitigen Bühnen in gleicher Höhe befinden, muß der Fahrende von der einen Bühne zur anderen Seite übertreten. — Bei der Seilfahrt benützt man die zur Förderung der Kohlen dienenden „Förderkörbe" oder besondere Personen-Fahrstühle, die in den Schächten an armdicken Stahlseilen hängen und mit einer Geschwindigkeit von 6—8 m pro Sekunde auf und ab bewegt werden.

Von 1000 Fahrenden verunglücken bei der Fahrkunst jährlich 0,6, bei der Seilfahrt 0,1; letztere ist daher am meisten zu empfehlen und jetzt überall im Gebrauch. Sie durch Fangvorrichtungen für den Fall eines plötzlichen Seilbruchs ganz gefahrlos zu machen, ist noch nicht gelungen; sorgfältigste Behandlung und Überwachung der Förderseile ist daher geboten.

Die (methanreichen) schlagenden und die anderen (CO-reichen) bösen Wetter sind durch richtige Ventilation (Wetterführung) der Gruben zu beseitigen. Hierzu benutzt man Wetteröfen oder Maschinenventilatoren. Bei einem Methangehalt von 6% beginnt die Explosionsgefahr.

Die Entzündung kann durch Lampen oder Sprengschüsse erfolgen. Die erstgenannte Gefahr wird durch die DAVYsche Sicherheitslampe vermieden, deren Kommunikationsöffnung mit der freien Luft durch feines Drahtnetz verschlossen ist. Da eine Entzündung der Wetter jetzt hauptsächlich beim Wiederanzünden erloschener Lampen erfolgt, so ist an den, wie jetzt zumeist, mit Benzin gespeisten Lampen von C. WOLF ein Mechanismus angebracht, der beim Spannen und Losdrücken einer Feder einen mit kleinen Knallpräparaten versehenen Papierstreifen in das Lampeninnere vorschiebt, so daß die Benzindämpfe Feuer fangen und die Lampe sich wieder entzündet, ohne daß man sie zu öffnen braucht. — Auch Acetylenlampen sind als Sicherheitslampen konstruiert; den sichersten Schutz gewähren tragbare elektrische Grubenlampen.

Um böse Wetter anzuzeigen, sind Indicatoren angegeben, die darauf beruhen, daß in einem mit Tonplatten verschlossenen Gefäß in methan-, kohlenoxyd- oder kohlensäurehaltiger Luft ein Überdruck entsteht, welcher eine Quecksilbersäule empordrückt und damit einen elektrischen Strom schließt, der ein Warnungssignal auslöst. — HABERS Schlagwetterpfeife besteht aus zwei nebeneinander gelagerten Pfeifen, die bei gleicher Gasfüllung auf denselben Ton gestimmt sind. Das Rohr der einen Pfeife ist mit reiner Luft gefüllt, in das andere wird Grubenluft eingesaugt; mit steigendem Gehalt an Methan nimmt die Schwebungszahl in dieser Pfeife zu, und in der Nähe der Explosionsgrenze tritt ein charakteristisches Trillern ein. — Einen Hinweis auf die Gefahr liefert auch die PIELERsche Wetterlampe; sie wird mit Spiritus gespeist und brennt farblos. Die Flammenhöhe wird in reiner Luft reguliert. Bei Grubengasgehalt zeigt sich ein Lichtkegel, der um so höher und breiter wird, je mehr Gas sich ansammelt. — Auch die obengenannten Benzinsicherheitslampen verhalten sich ähnlich. Bei geringem Gasgehalt der Luft verlängert sich die Flamme und wird spitzer; bei größerem Gehalt steigt die Flamme bis an den Deckel des Drahtkorbes, ist im oberen Teil rot gefärbt und rußt etwas; bei noch stärkerer Gasmischung entzündet sich diese innerhalb des Drahtnetzes und bildet eine Aureole, die noch fortbrennt, während die Lampenflamme erlischt.

Die gefährlichste Ursache von Schlagwetterexplosionen, die Schießarbeit, versucht man durch strenge Vorschriften über die Sprengtechnik und unablässige Bemühungen um ihre Verbesserung möglichst zu vermindern.

b) Unfälle durch explosionsfähiges Material.

In Frage kommen Staubexplosionen und Explosionen in Sprengstoffabriken. (Über Gasexplosionen s. unter „Beleuchtung".)

In der Luft verteilter Staub kann namentlich dann zu einer plötzlichen, explosionsartigen Verbrennung Anlaß geben, wenn die Staubteilchen Gelegenheit hatten, brennbare Gase auf sich zu kondensieren. Kohlenstaub in Kohlengruben wirkt daher sehr explosiv, ebenso Mehlstaub in mit Gasbeleuchtung versehenen Mühlen, ferner der Staub in Kunstwollfabriken. Eine kräftige Ventilation ist die geeignetste Vorsichtsmaßregel.

In Bergwerken wurde die Kohlenstaubgefahr hauptsächlich durch Berieselung mit Wasser bekämpft; kurz vor dem Kriege berichtete man aus England und Frankreich über gute Erfolge mit der Ausstreuung und haufenweisen Lagerung nicht explosiven Gesteinsstaubes in den Strecken, der die explosiven Kohlenstäubchen gewissermaßen verdünnt und isoliert, bei Erhitzung abkühlt und aufgewirbelt eine aufsteigende Explosionsflamme ersticken kann; auch die Versuche, die neuerdings in preußischen Gruben mit dem „Gesteinsstaubverfahren" angestellt wurden, sprechen für seine Einführung.

In Pulver-, Patronen- und Zündhütchenfabriken sind alle Reibungen mit Metallteilen auszuschließen, ferner ist auf gründlichste Reinlichkeit und vollständige Beseitigung alles Pulverstaubes zu achten. Das Betreten der Räume ist nur mit Filzschuhen gestattet, die einzelnen Arbeitsstände sind durch Drahtgaze vollständig zu trennen. — In den Dynamitfabriken sucht man die einzelne Arbeitsstelle noch strenger, und zwar durch hohe und starke Wälle von Erde oder Mauerwerk zu isolieren. Eine Verbindung zwischen den Arbeitsstellen findet nur durch tunnelartige Gänge statt.

In neuerer Zeit werden als Ersatz des Dynamits andere Sprengstoffe verwendet, die weniger Gefahr bieten; auch werden neuerdings Sprengstoffe aus zwei Bestandteilen hergestellt, von denen jeder für sich nicht explosibel ist, sondern die es erst im Moment des Zusammenbringens werden. Die Gefahr der zufälligen Explosion ist damit fast ganz ausgeschlossen.

c) Unfälle durch Maschinenbetrieb.

Von den zahlreichen, bei der Konstruktion und dem Betriebe der Dampfkessel und Dampfmaschinen erforderlichen Vorsichtsmaßregeln seien hier zunächst nur die selbsttätigen Sicherheitsapparate an den Kesseln erwähnt. Dieselben zeigen namentlich ein zu niedriges Sinken des Wasserstandes durch Signale, z. B. Pfeifen, an.

Sie werden entweder so konstruiert, daß ein im Kessel befindlicher Schwimmer eine Stange und an deren Spitze eine Kugel trägt; letztere verschließt bei hinreichendem Wasserstand die Öffnung eines Dampfkanals, der zu der Pfeife führt; beim Sinken des Wasserstandes hört der Verschluß auf und das Signal ertönt. Oder ein mit Pfeife versehenes Rohr ist für gewöhnlich mit einem Tropfen aus einer Legierung verschlossen, die im Wasser nicht, wohl aber in dem höher temperierten Dampf schmilzt. — Der ebenfalls wesentlich auf Legierung von bestimmtem Schmelzpunkt beruhende SCHWARZKOPFsche Apparat zeigt durch sichtbares und hörbares Signal 1. beginnenden Wassermangel, 2. beginnende Drucküberschreitung, 3. trockenes Anheizen eines Kessels, 4. abnorme Erhöhung der Wassertemperatur (Siedeverzug) an.

Was die maschinellen Betriebseinrichtungen anlangt, so sind zur Verhütung von Unfällen 3 Grundsätze festzuhalten: 1. Umkleidung möglichst aller Teile, durch die der Arbeiter verletzt werden könnte; 2. Ersatz von eckigen rotierenden Teilen durch runde (z. B. bei Hobelmaschinen); 3. Ausbildung der Einrückvorrichtungen der Maschinen in solcher Weise, daß der Arbeiter beide Hände aus dem Gefahrbereich entfernen muß. — Im einzelnen sind die Schwungräder einzufriedigen und stets mittels mechanischer Hilfsvorrichtungen, niemals mit der Hand anzudrehen. Wellen sind mit Schutzhülsen und Schutzringen zu umgeben, Riementransmissionen mit Schutzkasten zu verdecken. Die Transmissionen sind nie mit der Hand zu bedienen, vielmehr sind Riemenaufleger und Ausrückvorrichtungen zu benutzen. Die Arbeiter und namentlich die Arbeiterinnen sollen sich einer eng anliegenden Kleidung (womöglich besonderer Arbeitsanzüge, z. B. des SCHWANCKschen Arbeiterschutzanzuges) bedienen.

Besonders wichtig sind gewisse Sicherheitsvorrichtungen an landwirtschaftlichen Maschinen und an Kreissägen. Von ersteren seien die Göpel genannt, deren Welle eingedeckt und deren Zahnräder und Triebwerke umkapselt sein müssen, ferner die Dreschmaschinen, welche früher vielfach Hand und Arm der mit dem Einlegen der Garben beschäftigten Arbeiter beschädigten und welche jetzt mit sog. Vorgelegen oder Einlegern versehen sind, so daß derartige Verletzungen vollständig ausgeschlossen sind. — Die Kreissägen führen zu Verletzungen dadurch, daß der Arbeiter mit der Hand gegen die Säge vorfällt oder dadurch, daß Holzstücke sich klemmen und von der in Drehung befindlichen Scheibe mit großer Gewalt fortgeschleudert werden, oder endlich dadurch, daß die mit dem Forträumen der Späne beschäftigten Arbeiter dem unteren Teil der Säge zu nahe kommen. Letztere Gefahr kann durch Umkleidung des unter dem Tisch befindlichen Teils der Säge leicht vermieden werden. Um das Klemmen und Zurückschleudern des Holzes zu verhüten, wird an der hinteren Peripherie ein Spaltkeil angebracht, dessen vordere Kante bis zur Dicke des Sägeblattes zugeschärft ist. — Um die Hand des beschäftigten Arbeiters zu schützen, gibt es Einrichtungen wie in Abb. 135; das Blatt der Säge ist im

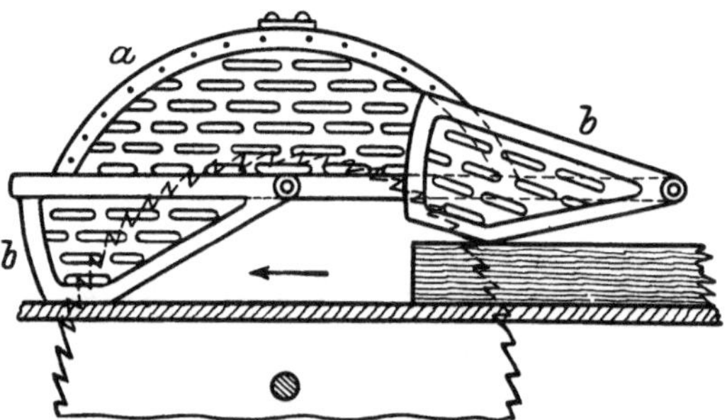

Abb. 135. Schutzvorrichtungen an Kreissägen.

oberen Teil mit einem festliegenden Gehäuse (a) bedeckt; am vorderen und hinteren Ende befinden sich je zwei um einen Drehpunkt leicht bewegliche Schwerter (b), die den unteren Teil der Säge decken. Das vorgeschobene Brett hebt die Schwerter, so daß das Schneiden gar nicht gehindert wird; hat das Brett die Säge passiert, so fällt sofort das vordere Schwerterpaar herunter. Derartige Vorrichtungen verringern wohl die Gefahr, beseitigen dieselbe aber nicht ganz.

C. Belästigung und Schädigungen der Anwohner durch Gewerbebetriebe.

Gewerbliche Anlagen können die Nachbarschaft mit Explosions- und Feuersgefahr bedrohen. Durch gesetzliche Bestimmungen pflegt dieser Gefahr hinlänglich vorgebeugt zu werden. Ferner beeinflussen manche industrielle Anlagen (Hammerwerke, Kesselschmieden, die verschiedensten Motorenbetriebe) die Nachbarschaft durch starken Lärm.

Die bestehenden Verordnungen gewähren gegen solche Anlagen nicht immer Schutz, da gelegentlich eine Belästigung durch die Geräusche nur dann anerkannt und die Anlage verboten wurde, wenn öffentliche Gebäude sich in der Nähe befanden. Indes werden auch durch diese Geräusche zweifellos hygienische Interessen berührt. Es werden durch dieselben die Anwohner auf weite Entfernungen gezwungen, die Fenster geschlossen zu halten und somit auf jede ausgiebige Zufuhr frischer Luft während der wärmeren Jahreszeit zu verzichten. Außerdem werden Kranke und Rekonvaleszenten, die auch am Tage der Ruhe und des Schlafes bedürfen, geschädigt; und die geistig arbeitenden Umwohner werden in der Ausübung ihrer Berufstätigkeit und ihres Erwerbes behindert. Es ist daher entschieden zu wünschen, daß derartigen Betrieben soviel als möglich Beschränkungen auferlegt werden, welche das Geräusch dämpfen. In letzter Zeit haben dementsprechend Gerichte (auch das Oberverwaltungsgericht) mehrfach entschieden, daß Lärm, der zwischen

10 und 6 Uhr nachts am Schlafen hindert, Rauch und Gestank, der zum Schließen der Fenster zwingt, eine erhebliche Schädigung der Gesundheit mit sich bringen, auf die hin z. B. die Wohnung vom Mieter ohne Kündigung geräumt werden kann, und daß Polizeiverordnungen, die gegen solche Schädigungen vorgehen, rechtsgültig sind. — Unbedingt ist zur Nachtzeit auf den Schlaf der Anwohner Rücksicht zu nehmen. Straßenausbesserungs- und -reinigungsarbeiten werden oft mit solchem ruhestörenden Lärm ausgeführt, daß zahlreiche Umwohner in ihrer Gesundheit beeinträchtigt werden.

Von großer Bedeutung kann ferner die Verunreinigung von Luft und Wasser durch gewerbliche Anlagen sein.

1. Die Luft wird durch die Mehrzahl der Gewerbebetriebe mit großen Mengen von Rauch und Ruß verunreinigt. Durch sorgfältigen, von geschulten Heizern geleiteten Betrieb läßt sich dieser Übelstand sehr einschränken (s. unter „Heizung“).

Besondere gasförmige Verunreinigungen entstehen bei folgenden Gewerben (abgesehen von den früher genannten, giftige Gase entwickelnden Anlagen):

Hüttenwerke liefern große Mengen schweflige Säure, die durch das Rösten der schwefelhaltigen Blei-, Zink- und Kupfererze gebildet wird. Die Pflanzen werden durch solchen Hüttenrauch in weitem Umkreise geschädigt, und zwar oft auf größere Entfernung (2 km) mehr als auf nähere. — Häufig benutzt man jetzt den Hüttenrauch zur Herstellung von Schwefelsäure, manchmal nach Konzentration durch Absorption der Röstgase mittels angefeuchteten Zinkoxyds, Wasser usw.; wo das nicht durchführbar ist, muß der Hüttenrauch durch Flugstaubkammern und Ventilationstürme unschädlich gemacht werden. — Ferner verbreiten Ultramarinfabriken, Alaunfabriken und Hopfenschwefeldarren weithin beträchtliche Mengen von schwefliger Säure.

Knochendarren und Knochenkochereien, ebenso Knochenbrennereien entwickeln auf sehr weite Entfernung bemerkbare üble Gerüche. Darmsaitenfabriken liefern Fäulnisgase, wenn das Material längere Zeit aufbewahrt wird und in Fäulnis gerät. In Leimsiedereien entstehen beim Kochen des Leims, sowie durch das Lagern der Rohmaterialien (Lederabfälle, Flechsen, Knochen) sehr üble Gerüche. In allen vorgenannten Gewerben ist eine vollständige Beseitigung der Gerüche nicht zu erzielen. Sie sind daher in der Nähe von Wohnungen nicht zu dulden. Ähnliches gilt von Kautschukfabriken, ferner von Wachstuch- und Dachpappenfabriken, in welchen beim Aufstreichen der Firnisse bzw. Tränken in Teer und namentlich beim nachfolgenden Trocknen starke üble Gerüche unvermeidlich sind.

2. Über die Verunreinigung des Grundwassers und der Flußläufe durch gewerbliche Abwässer s. S. 329.

Zur Errichtung von gewerblichen Anlagen, welche für die Umwohner erhebliche Belästigungen oder Gefahren herbeiführen können, ist vorherige Konzession durch die zuständigen Behörden erforderlich. Zu diesen Anlagen gehören z. B. Gasanstalten, Kalk-, Ziegel-, Gipsöfen, Erzröstöfen, Metallgießereien, Hammerwerke, Schnellbleichen, Darmsaiten-, Dachpappenfabriken, Leim- und Seifensiedereien, Knochendarren, Gerbereien, Abdeckereien u. a. m. (s. Gewerbeordnung für das Deutsche Reich § 16).

Außerdem ist eine fortlaufende Überwachung aller zum Schutz der Umwohner und zur Sicherung der Arbeiter in den Gewerbebetrieben getroffenen Einrichtungen erforderlich. Diese Aufsicht liegt den Gewerbeinspektoren ob, die von Gewerbeassessoren unterstützt, ihr Augenmerk auf die Sicherheit des Betriebes für die Arbeiter zu richten, die Anbringung von fehlenden Schutzvorrichtungen anzuraten, die Übereinstimmung der ganzen Einrichtung und des Betriebes einer Fabrik mit der erteilten Konzession zu prüfen und zu kontrollieren haben; sie müssen ferner die etwaige Belästigung der Umgebung der Fabrik durch den Betrieb feststellen und nötigenfalls die Maßregeln zur

Beseitigung treffen oder doch einleiten; sie haben endlich die Aufgabe, die Beschäftigung der jugendlichen Arbeiter und Frauen zu überwachen. Die Gewerbeinspektoren berichten ihre Wahrnehmungen an die Regierungs-Gewerberäte, von denen je einer jedem Regierungs-Präsidenten beigeordnet ist.· Zur Beratung der Gewerbeinspektoren und Gewerberäte in medizinischen Fragen sind nach dem Vorgang von Bayern kürzlich auch in Preußen 6 Gewerbemedizinalräte, in Sachsen, Baden und Württemberg je ein Gewerbearzt angestellt worden; ferner war schon immer die Mitwirkung der Kreisärzte bei der Gewerbeaufsicht, insbesondere in den gesundheitsgefährlichen Betrieben, vorgesehen.

Literatur.

Krankheits- und Sterblichkeitsverhältnisse in der Ortskrankenkasse für Leipzig und Umgebung. Berlin 1910. — B. HEYMANN u. FREUDENBERG: Morbidität u. Mortalität der Bergleute im Ruhrgebiet. Essen 1925. — GROTJAHN-KAUP: Handwörterb. d. soz. Hyg. 1912. — FISCHER, A.: Grundriß d. soz. Hyg. 1925. — RAMBOUSEK: Gewerbehygiene 1909. — DERSELBE: Gewerbliche Vergiftungen. 1911. — BLUHM, HARTMANN, KOELSCH, HOLTZMANN u. a.: In Weyls Handb. d. Hyg. 2. Aufl. 1913, 1914. — ROTH: Hygiene der Gewerbebetriebe und gewerblichen Arbeiter. In Abels Handb. d. prakt. Hyg. Bd. 2. 1913. — CHAJES: Grundriß der Berufskunde und Berufshygiene. 1919. — LEHMANN, K. B.: Arbeits- und Gewerbehygiene. Handb. d. Hyg. von GRUBER, RUBNER u. FICKER. Bd. 4, 2. Abt. 1919. — SCHLESINGER: Betriebswissenschaft und Psychotechnik. 1920. — MOEDE: Die Eignungsprüfungen im Dienste der Betriebsrationalisierung. Industrielle Psychotechnik. Jg. 1. 1924. — WALLICHS: Die Betriebsleitung insbesondere der Werkstätten. Autorisierte deutsche Ausgabe von Taylors „Shopmanagement". Berlin 1909. — GOTTSTEIN-SCHLOSSMANN-TELEKY, Handbuch der sozialen Hygiene. Bd. II. Gewerbehygiene und Gewerbekrankheiten. 1926. — S. ferner das „Reichsarbeitsblatt", die „Amtlichen Nachrichten des Reichsversicherungsamtes", die Schriften der Reichsanstalt „Ausstellung für Arbeiterwohlfahrt" (Charlottenburg, Frauenhoferstr. 11—12), die „Jahresberichte der preußischen Regierungs- und Gewerberäte und Bergbehörden", herausgeg. vom Ministerium für Handel und Gewerbe.

Zehntes Kapitel

Die parasitären Krankheiten.

Die Entstehung, Verbreitungsweise und Bekämpfung der parasitären Krankheiten haben bereits in einigen Kapiteln Berücksichtigung finden müssen, da die hygienische Bedeutung des Bodens, des Wassers, vieler Nahrungsmittel, der Abfallstoffe usw. vorzugsweise darauf beruht, daß sie an der Verbreitung von Parasiten teilnehmen. Die mannigfachen zerstreuten Einzelheiten sind jedoch nicht geeignet, für diesen besonders wichtigen Teil der Lehre von den Krankheitsursachen ausreichendes Verständnis zu übermitteln; es erübrigt daher an dieser Stelle, eine zusammenhängende Darstellung der Entstehung, Verbreitungsweise und Verhütung der übertragbaren, gelegentlich zu Epidemien anschwellenden Krankheiten zu geben.

Zu den parasitären Krankheiten (mit einem weniger bezeichnenden Ausdruck „Infektionskrankheiten" genannt) rechnen wir diejenigen Krankheiten, welche durch einen im Körper des Kranken sich vermehrenden organisierten Krankheitserreger verursacht werden; gewöhnlich jedoch mit der aus praktischen Gründen gebotenen Einschränkung, daß die durch größere tierische Parasiten (Finnen, Trichinen, Krätzmilben usw.) veranlaßten Krankheiten als sog. „Invasionskrankheiten" abgezweigt werden.

Unter „Mikroorganismen" begreifen wir kleinste einzellige Pflanzen und Tiere. Zu ersteren gehören die Fadenpilze, die Strahlenpilze, die Sproßpilze und vor allem die gewöhnlich als „Bakterien" bezeichneten Spaltpilze; zu den Tieren die Protozoen. Sie sind meist ausgezeichnet durch eine ungeheure Vermehrungsfähigkeit und durch eine besondere Breite der Lebensbedingungen, indem sie sowohl von einfachen Verbindungen als auch von komplizierten Nährsubstanzen leben können. Im ganzen ziehen sie freilich die letzteren vor, und manche Arten vermögen sogar nur hochkonstituierte Nährstoffe zu assimilieren.

Die pflanzlichen Mikroorganismen spielen eine wichtige Rolle im Haushalt der Natur, indem sie fortlaufend große Massen absterbender pflanzlicher und tierischer Substanz zerstören und die darin enthaltenen Stoffe, zum Teil unter besonderer Mitwirkung der Bakterien des Bodens, in diejenigen einfachen Verbindungen überführen, mit welchen die Chlorophyll führenden Pflanzen ihren Aufbau leisten können.

Ferner vermögen sie Gärung und Fäulnis zu erregen, d. h. in kürzester Zeit sehr bedeutende Mengen organischen Materials zu zerlegen. Diese Gärungen sind uns teils nützlich, indem sie uns z. B. bei der Herstellung mancher Nahrungsmittel unterstützen (Brot, Käse, Kefir, Bier, Wein u. a.), teils treten sie uns schädigend gegenüber, indem sie viele Nahrungsmittel rasch in einen ungenießbaren Zustand überführen; indem ferner in faulenden Gemengen giftige Stoffe entstehen, welche die Gesundheit beeinträchtigen können.

Die tierischen Mikroorganismen treten im Haushalt der Natur nicht so auffällig hervor, greifen aber immerhin z. B. durch die Aufnahme fester organischer Teilchen und durch das Vertilgen pflanzlicher Mikroorganismen in ihn ein.

Beiden Arten von Mikroorganismen kommt daneben aber noch die für uns besonders wichtige Fähigkeit hinzu, in Lebewesen höherer Ordnung, hauptsächlich Tieren, seltener Pflanzen, ein parasitäres Leben zu führen. Häufig bringen sie dabei ihren Wirten Krankheit und Tod. Solche Mikroparasiten sind die ursächlichen Erreger vieler beim Menschen und bei höheren Tieren auftretenden Krankheiten, z. B. des Milzbrands, des Abdominaltyphus, der Cholera, der Tuberkulose, der Schlafkrankheit, der Malaria u. a. m.

An diese zum Tier- oder Pflanzenreich gehörigen Mikroparasiten schließen sich allerkleinste Lebewesen unklarer Natur an, die an Größe noch hinter den vorgenannten zurückstehen und wegen der Schwierigkeit, sie zu erkennen, als „Aphanozoen" (KRUSE) bezeichnet werden. Durch solche Mikroorganismen werden vermutlich Pocken, Tollwut und andere Krankheiten, deren Erreger noch nicht festgestellt sind, verursacht.

Geschichtliches: Nachdem der Jesuitenpater ATHANASIUS KIRCHER (in Rom) 1657 mit seinen einfachen Vergrößerungsgläsern in faulenden Substanzen, sowie u. a. auch im Blut und Eiter von Pestkranken bewegliche „vermiculi" — wohl nichts anderes als Leukocyten — beobachtet hatte, sah ANTONY VAN LEEUWENHOEK (1632—1723) als erster mit selbstgeschliffenen Linsen (von 270facher Vergrößerung) 1675 in Regenwasser, späterhin in den verschiedensten künstlichen Infusen, in gärenden Flüssigkeiten, im eigenen Speichel und Zahnschleim und in anderen normalen und krankhaften Ausscheidungen von Menschen und Tieren kleinste selbständige Organismen, unter denen sich, wie die vorzüglichen Abbildungen seines Werkes „Arcana naturae detecta" beweisen, zweifellos auch Bakterien befanden. Über die wichtigsten weiteren Entwicklungsphasen der Lehre von den Mikroorganismen bis zum Auftreten ROBERT KOCHS mögen die folgenden kurzen Angaben einen Überblick bieten; dieselben sind nach den drei Hauptrichtungen, in denen sich die Forschungen bewegten, geordnet.

I. Die Existenz von Mikroorganismen und ihre Stellung im System.

1762. PLENCIZ bestätigt und erweitert LEEUWENHOEKs Befunde.

1786. OTTO FRIEDRICH MÜLLER stellt alle bis dahin beschriebenen Mikroorganismen zur Klasse der „Infusoria" zusammen und reiht ihnen die runden und ovalen Formen als die Gattung monas, die länglichen, stäbchen- und fadenförmigen als die Gattung vibrio ein.

1838. EHRENBERG entdeckt mit Hilfe verbesserter Mikroskope zahlreiche neue „Infusionstierchen" und teilt sie in die Familien der Monadina (einzeln oder höchstens doppelt auftretende, kugelige oder stäbchenförmige Gebilde) und Vibrionia (mehrgliedrige Gebilde, mit den Gattungen Bacterium, Vibrio, Spirillum, Spirochaete) ein.

1852. PERTY rechnet die „Vibrionida" zu den Pflanzen.

1854. FERDINAND COHN schließt sich PERTY an.

1857. NAEGELI stellt die farblosen Mikroorganismen als „Schizomyceten" zusammen, läßt aber ihre Zugehörigkeit zum Tier- oder Pflanzenreich offen.

1869. H. HOFFMANN rechnet die von ihm als „Bacterien" zusammengefaßten niedersten Mikroorganismen zu den Pflanzen und trennt sie von den Pilzen und Hefen.

1872—75. F. COHN beschreibt u. a. die Sporenbildung des Heubacillus, vertritt gegen BILLROTH (Coccobacteria septica) und andere Unitarier die Vielheit und Konstanz der Arten und stellt das noch heute herrschende System der Bakterien auf.

II. Entstehung der Mikroorganismen.

1657. KIRCHER glaubt, daß seine „vermiculi" aus den faulenden Substraten durch Generatio aequivoca (Abiogenesis) entstehen.

1675. LEEUWENHOEK lehnt auf Grund von Insektenstudien die Abiogenesis für alle Lebewesen ab.

1745. NEEDHAM hält an der Abiogenesis für die Mikroorganismen fest.

1757. LINNÉ lehnt die Abiogenesis auch für die Mikroorganismen ab.

1769. SPALLANZANI beweist, daß fäulnisfähige Infuse aller Art nach einstündigem Kochen in luftdichten Gefäßen keimfrei bleiben.

1810. APPERT konserviert Nahrungsmittel durch Erhitzung auf 112—120° C. und unverzüglichen, sorgfältigen Verschluß der Büchsen nach der Erhitzung.

1836. FRANZ SCHULZE beweist dasselbe wie SPALLANZANI bei nachträglichem Zutritt nicht erhitzter Luft durch konzentrierte Schwefelsäure hindurch.

1837. SCHWANN beweist dasselbe beim Zutritt vorher erhitzter Luft.

1854. VON DUSCH beweist dasselbe beim Durchtritt einer durch Watte filtrierten Luft.

1859. SCHROEDER zeigt gleichfalls, daß allein Watteverschlüsse zur Erhaltung der Keimfreiheit genügen.

1860. HOFFMANN zeigt, daß selbst in offenen, aber mit abwärts gebogenen Hälsen versehenen Flaschen die Keimfreiheit bestehen bleibt.

1861. LOUIS PASTEUR bestätigt dies und erklärt die Abiogenesis für endgültig zurückgewiesen.

1857. VAN DER BROEK beweist die Keimfreiheit der inneren Organe gesunder Organismen.

III. Lebenstätigkeit der Mikroorganismen einschließlich der Krankheitserregung.

HIPPOKRATES, 460—377 vor Chr., hält die Seuchen für die Folge unreiner Luft.

MARCUS TERENTIUS VARRO, 116—26 vor Chr., führt das Sumpffieber auf die Einatmung unsichtbar kleiner „bestiolae" zurück.

GALENUS, 131—200 nach Chr., hält für die Ursache der Seuchen teils schlechte, von Leichen, Sümpfen u. a. ausgehende Luft („Miasma"), teils Ansteckungsstoffe („Contagia"), die vom Kranken auf den Gesunden übergehen.

1546. FRACASTORO trennt die Pest und den Typhus exanthematicus voneinander und betrachtet als ihre Ursache unsichtbare „seminaria morbi", die durch „contagio per contactum, per fomitem et ad distans" dem Gesunden gefährlich werden.

1659. KIRCHER hält seine im Pesteiter gefundenen „vermiculi" für das „contagium animatum" der Seuche.

1757. LINNÉ vermutet gleichfalls in kleinsten Lebewesen die Ursache der Seuchen.

1767. PLENCIZ erklärt die verschiedenen Seuchen für Folgeerscheinungen des Zusammenwirkens eines spezifischen Mikroorganismus (quoddam seminale verminosum), der Disposition des Wirtsorganismus und örtlicher und zeitlicher Einflüsse.

1834. RENUCCI weist unabhängig von früheren Beobachtern (CESTONI und BONOMO 1687, WICHMANN 1786) aufs neue nach, daß die Krätzekrankheit von einer Milbe erzeugt wird.

1837. CAGNIARD-LATOUR und SCHWANN entdecken (unabhängig voneinander) in der Hefe die Ursache der alkoholischen Gärung; SCHWANN erkennt die Hefezellen als Pflanzen.

1837. BASSI entdeckt in einem Pilz (Botrytis Bassania) den Erreger der Muscardine der Seidenraupe.

1839. SCHOENLEIN entdeckt den Erreger des Favus (Achorion Schoenleinii).

1839—46. Entdeckung des Soorpilzes (BERG), des Erregers des Herpes tonsurans (Trichophyton tonsurans, GRUBY), des Erregers der Pityriasis (Mikrosporon furfur, EICHSTEDT).

1840. HENLE tritt für die Existenz der Contagia animata ein und kennzeichnet die Wege zu ihrer Erforschung (konstanter Nachweis, Reinzüchtung, Erzeugung der Krankheit mit Reinkultur).

1845. GERLACH beweist im Tierversuch die Kontagiosität des Schaf-Milzbrands.

1847. SEMMELWEISS erklärt das Puerperalfieber für eine durch Leichengift oder faulende Stoffe auf die Uterusschleimhaut übertragene Pyämie und verhütet sie durch Chlorkalkwaschungen der Hände, Instrumente usw. vor der inneren Untersuchung und Behandlung.

1849. POLLENDER entdeckt stäbchenförmige Mikroorganismen im Blute von an Milzbrand verendeten Rindern.

1850. Davaine und Rayer bestätigen diesen Befund.

1857. Brauell bestätigt den Befund auch an lebenden Tieren.

1851—52. Entdeckung von Würmern bzw. Nachweis ihrer ursächlichen Bedeutung bei der Grubenkrankheit (Anchylostomum duodenale, Griesinger), der Bilharzia (Schistosomum haematobium, Bilharz), der Bandwurm- und Finnenkrankheit (Taenia solium, Küchenmeister).

1855. F. Cohn weist in kranken Stubenfliegen schlauchartig auswachsende Mikroorganismen (Empusa muscae) nach, die den Fliegenleib durchbrechen und Sporen bilden.

1857—1864. Pasteur bestätigt Cagniard-Latours und Schwanns Ergebnisse und beweist, daß auch andere Gärungs- und Fäulnisvorgänge, sowie Wein- und Bierkrankheiten durch spezifische Mikroorganismen hervorgerufen werden; Entdeckung der Anaerobiose.

1860. Zenker beweist durch Tierversuche die ursächliche Bedeutung der Trichine.

1865. Pasteur erkennt Mikrosporidien als Erreger der Fleckenkrankheit (Pebrine) der Seidenraupe und führt ihre erfolgreiche Bekämpfung durch.

1867. Lister führt zur Verhütung von Wundinfektionskrankheiten die Antisepsis ein.

1870. Brefeld stellt fest, daß die von Empusa muscae abgeworfenen Sporen gesunde Fliegen anstecken.

1871—73. Nachweis verschiedener Mikroorganismen bei Wundinfektionskrankheiten des Menschen (Recklinghausen, Waldeyer, Birch-Hirshfeld, Klebs u. a.).

1873. Obermeier entdeckt Spirochäten im Blut von Rückfallfieberkranken.

1876. Robert Koch (1843—1910) verfolgt die Entwicklung der Milzbrandbacillen aus den Sporen, klärt die Milzbrandätiologie vollständig auf und begründet seine rationelle Bekämpfung.

1877. Bollinger entdeckt den Erreger der Aktinomykose.

1877. Koch gibt Methoden zur Konservierung, Färbung (mit Anilinfarben nach Weigerts Vorgang) und zum Photographieren der Bakterien an.

1878. Ricotta entdeckt die Coccidien bei kranken Kaninchen.

1878. Koch beweist unter Benützung der Ölimmersion und des Abbeschen Kondensors und durch Tierversuche die stete und ausschließliche Anwesenheit und spezifische Wirkung bestimmter, bei sechs verschiedenen Wundinfektionskrankheiten von Mäusen und Kaninchen nachweisbarer Bakterien.

1879. Koch überträgt die Rückfallfieber-Spirochäten auf Affen.

1881. Koch erzielt mit Hilfe von festen, durchsichtigen und in ihrer Zusammensetzung den zu züchtenden Organismen angepaßten Nährböden auf einfache und sichere Weise Reinkulturen.

Historische Angaben über nunmehr folgende wichtige Forschungsergebnisse befinden sich im weiteren Text bei dem betreffenden Krankheitserreger.

Aus praktischen Gründen wird es sich empfehlen, im folgenden zuerst die allgemeine Morphologie und Biologie der in Betracht kommenden Mikroorganismen — bei den Schimmel- und Hefepilzen zugleich einschließlich ihrer wenigen krankheitserregenden Arten — zu besprechen,; dann aber zwecks Vermeidung häufiger Wiederholungen zunächst allgemeine Bemerkungen über die Verbreitungsweise und Bekämpfung der parasitären Krankheiten vorauszuschicken und darauf erst die unter den Spaltpilzen, Protozoen und Aphanozoen vorkommenden einzelnen Krankheitserreger zu schildern.

A. Allgemeine Morphologie und Biologie der Mikroorganismen.

1. Die Faden-(Schimmel-)pilze.

Zellen relativ groß, meist 2—10 μ im Durchmesser; bestehen aus zellulose-ähnlichen oder Chitinhüllen und einem mit verhältnismäßig kleinen Kernen versehenen Protoplasma. Sie wachsen durch Verlängerung an der Spitze zu

Fäden (Hyphen) aus, die meist gegliedert und häufig durch Bildung von Seiten-
sprossen verzweigt sind. Die auf dem Nährsubstrat wuchernden Fäden, welche
von dort die Nahrung aufnehmen, bezeichnet man als Mycelium. Von diesem
erheben sich aufwärts die Fruchthyphen, welche an ihrer Spitze die Sporen
tragen, d. h. rundliche oder längliche, meist mit derber Membran versehene Zellen,
welche nach ihrer Abtrennung von den Fruchthyphen auf geeignetem Nährsubstrat zu einem Keimschlauch und demnächst wieder zu einem neuen Mycel
auswachsen können. Die Sporen dienen daher zur Fortpflanzung und zur
Erhaltung der Art, zumal sie in trockenem Zustande lange ihre Keimfähigkeit
bewahren.

Die Sporen bilden sich dadurch, daß sie sich aus der an der Spitze der Hyphe
befindlichen Endzelle durch querwandige Teilung oder Sprossung abschnüren (= Conidien);
oder die Endzelle vergrößert sich zum sog. Sporangium oder Ascus, in dessen Innerem
durch Teilung des Plasmas die Sporen entstehen. Bei den meisten Pilzen findet sich neben
der ungeschlechtlichen eine geschlechtliche Fruktifikation (Zygosporen). — Außer den

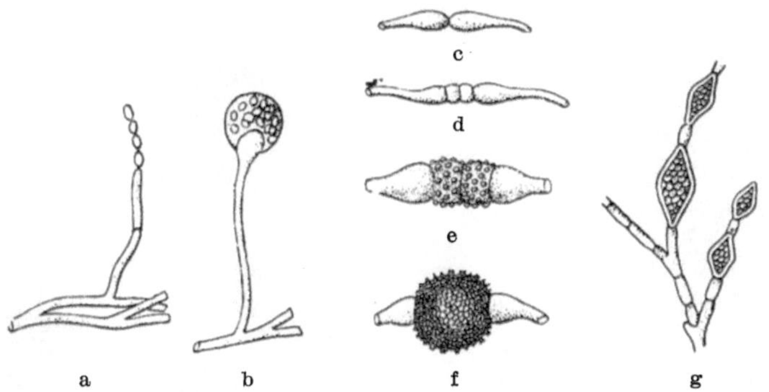

Abb. 136. Fruchtkörperbildung bei Schimmelpilzen. a Fruchthyphe mit Conidien. b Fruchthyphe mit Sporangium. c—f Geschlechtliche Entwicklung der Zygospore. g Chlamydo-
sporen-Bildung. (Teilweise nach Gotschlich und Schürmann.)

Conidiensporen kommt eine andere Sporenform dadurch vor, daß die Mycelfäden in kurze
Glieder zerfallen (Oidien oder Endoconidien); oder dadurch, daß sich da und dort
ein Glied des Mycelfadens verdickt, während das nächste leer wird (Gemmen- oder
Chlamydosporenbildung) (vgl. Abb. 136).

Man begegnet den Schimmelpilzen auf allen möglichen toten Substraten; sie sind im
ganzen in bezug auf ihren Nährbedarf sehr wenig wählerisch. Im Gegensatz zu den Spaltpilzen können sie auch auf ziemlich wasserarmem Substrat und bei saurer Reaktion des
Nährbodens gut gedeihen. Will man daher bei künstlichen Kulturen von Schimmelpilzen
die rasch wachsenden Spaltpilze fernhalten, so setzt man dem Nährsubstrat zweckmäßig
2—5% Weinsäure zu. Gekochte Kartoffeln, Brotbrei oder Gelatine- bzw. Agargemische,
in solcher Weise angesäuert, bzw. natürlich saure Nährsubstrate sind am geeignetsten
zur künstlichen Züchtung. Die Sporenbildung vollzieht sich nur an freier Luft; unter
Wasser entwickelt sich höchstens steriles Mycel. — Sehr abhängig zeigen sich die Schimmelpilze von der Außentemperatur. Das Optimum liegt für die einen Arten bei + 15°,
für andere bei 26°, für einige bei 40°; je nach der Temperatur gedeiht daher bald
diese, bald jene Art auf demselben Substrat. — Viele kommen parasitisch auf Pflanzen und
niederen Tieren vor; so die Brandpilze des Getreides, der Pilz der Kartoffelkrankheit,
der Mutterkornpilz, die Rostpilze; die Empusa der Stubenfliegen, der Muskardinepilz der
Seidenraupen usw.

Die Einteilung der Fadenpilze erfolgt nach ihren Fruchtformen im wesentlichen auf
der Grundlage des Brefeldschen Systems. Auf der untersten Stufe stehen die algenähn-
lichen Pilze, die dem Leben im Wasser angepaßt sind; die höheren Stufen umfassen die

landbewohnenden Pilze, welche nur in Sporangien und Conidien, die höchsten die, welche in Basidien (Fallsporenträgern) und Asken (Wurfsporenschläuchen) fruktifizieren.

Schimmelpilze als Parasiten: Von den zahlreichen Familien der Schimmelpilze sind es nur einige Arten, die beim Warmblüter zu parasitieren vermögen. Ausgeschlossen von dieser parasitären Existenz sind alle die zahlreichen Pilze, welche bei 37° bereits verkümmern und absterben. Es gibt aber einige, zum Teil weit verbreitete Arten, welche bei dieser Temperatur gut gedeihen, und unter ihnen können manche (nicht etwa alle, so daß die Temperatur allein offenbar nicht ausschlaggebend ist) auch im lebenden Warmblüter wuchern.

Penicillium. An der Spitze der Fruchthyphen tritt ein Quirl von Ästen pinselförmig hervor, welche auf Stielen (Sterigmen) Ketten von kugeligen Sporen tragen (Abb. 137). P. glaucum, der häufigste Schimmelpilz (Sammelname für verschiedene Arten). Nicht parasitierend. Wuchert selbst in destilliertem Wasser, in vielen Arzneien usw. Flockiges, weißes Mycel, nach der Sporenbildung grün. Wächst am besten bei 15—20°, verkümmert bei 38°. Massenhaft in ranziger Butter, im Roquefortkäse usw. — P. brevicaule, wächst gut auf Brotbrei. Sporen farblos. Bringt man in die Kultur eine Spur arsenhaltiger

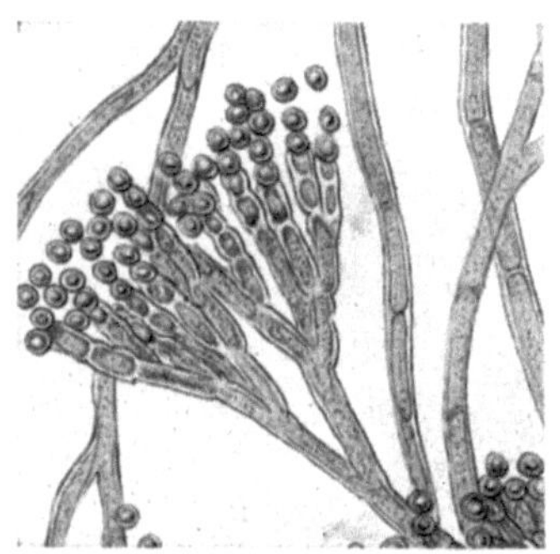

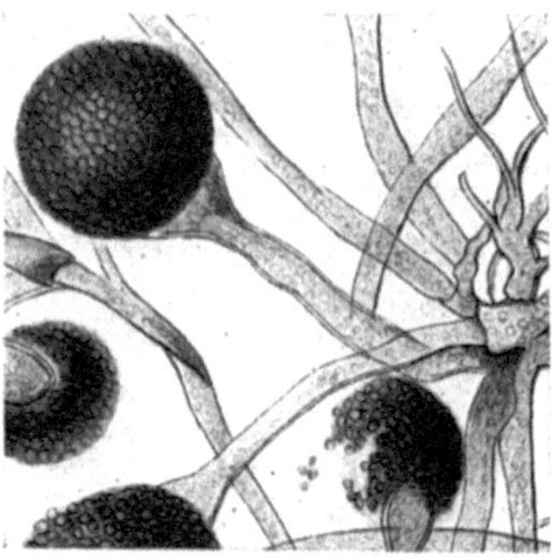

Abb. 137. Penicillium glaucum. Vergr. 1:500.   Abb. 138. Mucor mucedo. Vergr. 1:500.
(Nach Gotschlich und Schürmann.)   (Nach Gotschlich und Schürmann.)

Flüssigkeit, so entsteht nach Knoblauch riechendes flüchtiges Diäthylarsin, so daß in dieser Weise kleinste Mengen Arsen nachgewiesen werden können. — P. minimum, gelegentlich im äußeren Gehörgang des Menschen schmarotzend.

Oidium. Als Mehltau auf lebenden Pflanzen parasitierend; zahlreiche Arten; oft nur die Oidienfruktifikation von Arten, die unter anderen Bedingungen Sporen bilden. — Auf totem Substrat namentlich O. lactis, Milchschimmel, Mycel und Sporen weiß. Kurze aufrechte Fruchthyphen mit endständiger Kette von walzenförmigen Oidiensporen. Findet sich regelmäßig auf saurer Milch. Gedeiht zwischen 10 und 30° am besten, fängt bei 37° an zu verkümmern, daher nicht parasitierend. — Äußerlich ähnlich sind die später behandelten Erreger der Dermatomykosen des Menschen und der Soorkrankheit.

Mucor. Familie von zahlreichen Arten. Sporenbildung in Sporangien, die anfangs farblos sind und entweder so bleiben oder später braune oder schwarze Farbe annehmen. Fruchtträger bei manchen Arten 10—20 cm lang. Die Sporangienhülle platzt leicht, schon bei Berührung mit Wasser, und läßt die Sporen hervorquellen. Am häufigsten kommen saprophytisch und bei niederer Temperatur M. mucedo und M. racemosus vor. Tierpathogen sind M. corymbifer, M. rhizopodiformis, M. ramosus, M. pusillus; M. stolonifer wächst zwar auch bei 37°, ist aber nicht pathogen (vgl. Abb. 138).

Aspergillus. Bildet Fruchtträger, welche an der Spitze kugelförmig anschwellen; auf dieser Anschwellung entwickeln sich kurze Sterigmen und auf ihnen Ketten von runden Sporen (die Eurotium-Fruktifikation kommt für gewöhnlich nicht zur Beobachtung). (Abb. 139.) Das Mycel ist anfangs weiß, nach Eintritt der Sporenbildung je nach der Spezies gelb, grün, schwarz usw. A. glaucus, gelbgrün, gedeiht am besten bei 10—12°, findet sich in Kellern, an feuchten Wänden, auf eingemachten Früchten usw. — Bei höherer Temperatur gedeihen A. fumigatus, A. flavescens, A. niger u. a. und können beim Warmblüter parasitieren.

Injiziert man Kaninchen Sporen der genannten tierpathogenen Pilze (nam. Asp. fumigatus) in die Blutbahn, so gehen die Tiere bei ausreichender Dosis (kleine Mengen Sporen werden von Leukocyten umzingelt und dadurch am Auskeimen gehindert) zugrunde und zeigen wuchernde Mycelien namentlich in den Nieren, bei Aspergillussporen auch in Leber, Herz usw. — Auch eine natürliche Infektion bei Warmblütern kommt nicht selten vor, besonders bei Vögeln. Hauptsächlich erfolgt hier der Eintritt der Sporen durch Inhalation, und es entsteht eine ausgebreitete Bronchopneumomykose. Beim Menschen kommen ebenfalls, wenn auch seltener, Ansiedlungen dieser Schimmelpilze z. B. im äußeren Gehörgang, in der Lunge, auf der Hornhaut, (Oto-, Broncho-, Keratomykosen) vor. Die hier gefundenen Pilze sind hauptsächlich die genannten Mucor- und Aspergillusarten.

Sporen der letzteren sind sehr verbreitet. Läßt man an beliebigem Orte sterile Kartoffelscheiben mit der freien Luft eine Zeitlang in Berührung und setzt dann die Kartoffeln in den auf 37° geheizten Brütofen, so erhält man fast ausnahmslos eine oder mehrere thermophile Schimmelpilzarten. Man könnte daraus eine große Gefahr für die Warmblüter ableiten. Diese besteht indes nicht, weil erst eine größere Zahl von Sporen dazu gehört, um Krankheitserscheinungen im Innern des Körpers auszulösen. Größere Mengen Sporen finden sich aber nur da, wo unter natürlichen Verhältnissen eine Wucherung der Pilze erfolgt; und diese ist geknüpft an ganz abnorm hohe Temperaturen, wie wir sie höchstens in oberflächlichem besonnten Boden, auf Dünger- und Miststätten finden. Von diesen aus scheinen

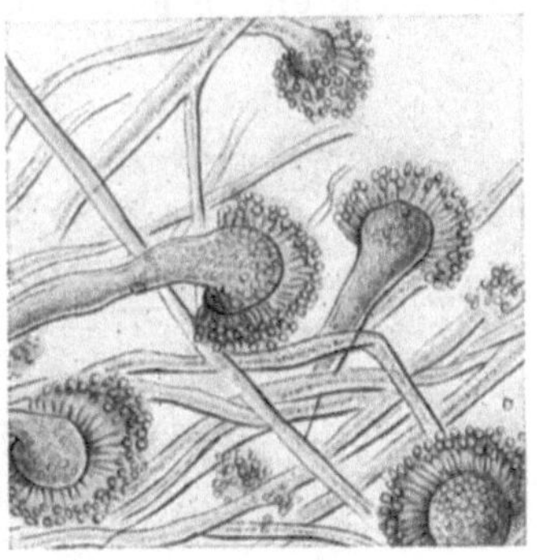

Abb. 139. Aspergillus niger. Vergr. 1:500. (Nach GOTSCHLICH und SCHÜRMANN.)

namentlich Vögel sich zu infizieren, und zuweilen werden von solchen Stellen aus auch ländliche Arbeiter einer Bronchopneumomykose ausgesetzt sein.

Ferner kommen beim Menschen (zum Teil auch bei Tieren) Dermatomykosen häufig vor, die durch mehrere untereinander verwandte, polymorphe, den Oidienarten ähnliche Pilze bedingt sind. Sie bilden in den Kulturen Luftmycelien mit Ektosporen und Versporung des Mycels (Oidienbildung, s. S. 417).

Man unterscheidet als rein parasitäre Erkrankungen, die von Mensch zu Mensch (manchmal von Tier zu Mensch) übertragen werden: 1. Favus; gelbe Schüsselchen und Pilzborken um die Haare der Kopfhaut bildend. Mikroskopisch Mycelhaufen und doppelt konturierte ovale oder rechteckige Sporen, am Rande glänzende Fäden mit keuligen Anschwellungen. Nach dem Aussehen auf Agarkulturen unterscheidet man den Wachs- und Flaumtypus. Auch bei Hunden, Mäusen, Hühnern. 2. Mikrosporie; Mikrosporon Audouini, fast nur bei Kindern; Schulepidemien; auf Tiere nicht übertragbar. M. lanosum, nur in einzelnen Familien, wenig kontagiös, auf Meerschweinchen übertragbar, am Kopfhaar von Kindern. 3. Trichophytie; Trichophyton megalosporon an Kopf, Bart, Nägeln, auf behaarter Haut in Form des Herpes tonsurans; auch bei Hunden, Katzen, Pferden, Rindern; auf Meerschweinchen verimpfbar; hinterläßt hier Immunität. Bei erkrankten Menschen tritt eine der Tuberkulinreaktion analoge, diagnostisch und therapeutisch verwertbare Trichophytinreaktion auf. — Daneben sind durch saprophytische, weit verbreitete Pilze hervorgerufene Dermatomykosen häufig, welche nur oberflächlich auf den äußersten Epidermisschichten sich ausbreiten und für deren Entstehung wesentlich die

Disposition entscheidend ist, nämlich: Pityriasis versicolor, Erythrasma. — Eine sichere Unterscheidung dieser polymorphen Pilze stößt auf große Schwierigkeiten. Näheres siehe in den dermatologischen Lehrbüchern.

2. Die Strahlenpilze (Aktinomyceten).

Eine Gruppe von Mikroorganismen, die zwischen den Fadenpilzen und den Spaltpilzen steht. In den Kulturen können manche Arten Mycelien und Frucht- hyphen mit Sporenketten bilden, so daß sie mit Schimmelpilzen die größte Ähnlichkeit haben. Mikroskopisch sind aber die Fäden oft von Bacillenfäden nicht zu unterscheiden, nur daß sie echte Verästelung zeigen (s. Abb. 140); auch zerfallen die Fäden häufig in bacillen- und kokkenartige Glieder, die auf frischem Nährsubstrat zunächst nur durch Teilung sich vermehren. Durch Vergallertung der Membran der Fäden entstehen oft keulenförmige An- schwellungen am Fadenende, die als Degenerationsprodukte aufzufassen sind.

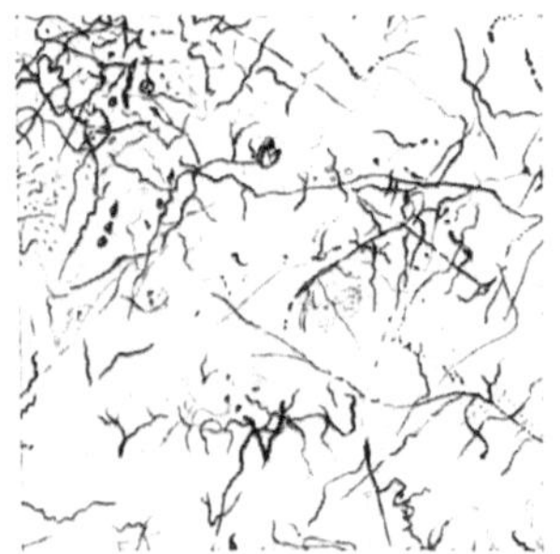

Abb. 140. Aktinomyces. Reinkultur.
Vergr. 1:500.
(Nach Gotschlich und Schürmann.)

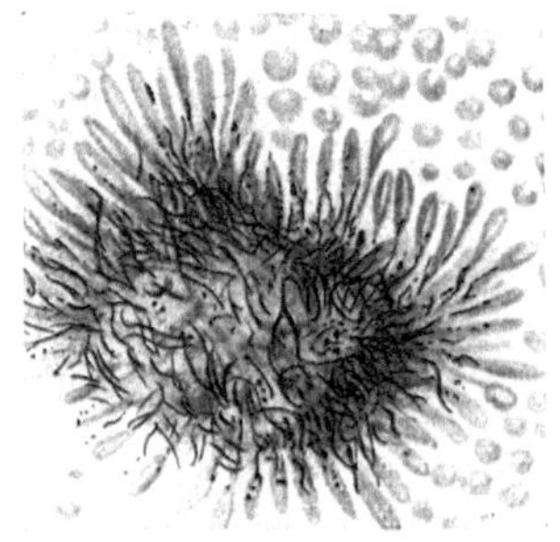

Abb. 141. Aktinomyces-Druse.
Vergr. 1:1000.
(Nach Gotschlich und Schürmann.)

Zahlreiche (auch obligat anaerobe) Arten; die meisten sind saprophytisch weit ver- breitet; manche leben mit höheren Pflanzen (besonders Erlen) in Wurzelsymbiose, rufen bis hühnereigroße, vielverzweigte Wurzelknollen hervor und vermitteln die Assimilierung von Stickstoff, wie dies von den sog. Knöllchenbakterien der Leguminosen schon lange bekannt ist. In Kulturen liefern sie gerunzelte, trockne Häute, kreideähnlich oder gefärbt, oft von starkem schimmelig-modrigem Geruch und mit brauner Verfärbung des Nähr- bodens. Nicht selten kommen pathogene Wirkungen (Actinomyces bovis et hom.) zustande (siehe unten). Auch die Diphtherie, Rotz-, Tuberkelbacillen, die anderen, den letzteren nahestehenden, sog. säurefesten Bakterien, sowie zahlreiche andere Angehörige der „Spaltpilze" müssen wegen der in ihren Kulturen beobachteten echten Verästelungen und Keulenbildungen eigentlich den Streptothricheen oder den Fadenpilzen eingereiht werden. Da sie aber in dem uns interessierenden menschlichen Material nur in Bacillenform vorkommen, werden sie aus praktischen Gründen zweckmäßiger bei den Bacillen besprochen.

Der Hauptvertreter der parasitären Aktinomyceten ist der Aktinomyces oder Strahlenpilz. — Bewirkt beim Menschen verschiedenartigste Abscesse und Eiterungen. Beim Rindvieh häufig als Ursache von Abscessen und Auf- treibungen in Zunge und Kiefer beobachtet. Im Eiter der Abscesse findet man weißgelbe Körnchen, sog. Drusen, die auf leichten Druck in Pilzrasen zerfallen. Letztere bestehen aus hyphenähnlichen, gablig verzweigten Fäden, die von einem Mittelpunkt radiär ausstrahlen und nach der Peripherie zu in keulen- artige Anschwellungen auslaufen (Abb. 141). Innerhalb des Fadengeflechts finden sich kokkenähnliche Körnchen, welche Sporen zu sein scheinen. Die

Kolben sind als Degenerationsformen anzusehen. Färbung nach GRAM positiv,
Kolben negativ.

Der Pilz scheint auf Gräsern und Zerealien vorzukommen und häufig mit
Getreidegrannen, namentlich Gerste, in den Körper einzudringen. Als Eintrittspforten betrachtet man Verletzungen der Mundschleimhaut und cariöse Zähne,
ferner die Lunge nach Aspiration von Keimen aus der Mundhöhle, den Darm
und in selteneren Fällen Verletzungen der Haut. Manchmal findet man
Aktinomycesdrusen in den Krypten der Tonsillen, ohne daß Krankheitserscheinungen sich daran knüpfen.

Kulturen gelingen zuweilen auf den verschiedensten Substraten, auf Agar,
Blutserum, Kartoffeln und in Bouillon; häufiger sind die Kulturversuche
erfolglos. Fortzüchtung gelingt leicht. In den Kulturen nur feine verästelte
Fäden in dichtem Geflecht. Impfversuche an Tieren haben ein recht wechselndes
Ergebnis. — Bemerkenswert ist, daß Kulturen von Tuberkelbacillen, von
anderen, diesen verwandten, säurefesten Bakterien und von Rotzbacillen nach
gewisser Einverleibung in Tiere, z. B. Injektion in die Niere, Bildungen liefern,
die dem Strahlenpilz gleichen (LUBARSCH).

Actinomyces Israeli. Aus einigen Fällen von Aktinomykose beim Menschen isoliert.
Wächst nur anaerob auf Agar, in Eiern usw. Zeigt in den Kulturen vorzugsweise Stäbchen,
die den Diphtheriebacillen ähnlich sind. Durch intraperitoneale Übertragung dieser Kulturen konnten bei Kaninchen und Meerschweinchen Tumoren mit Aktinomycesdrusen
hervorgerufen werden. — Ferner ist unter den pathogenen Streptothricheen zu erwähnen:
Actin. Madurae, Erreger des sog. „Madurafußes", einer in Ostindien und anderen warmen
Ländern weitverbreiteten lokalen Entzündung mit Fisteln, aus denen gelbe und schwärz-
liche, aus stark verzweigten Pilzfäden bestehende Körnchen entleert werden. Kultivierbar.
— Auch bei Lungenerkrankungen ist die Ansiedlung von Aktinomyceten mehrfach
beobachtet.

3. Die Sproßpilze (Blastomycetes).

Von SCHWANN und LAGNIARD-LATOUR 1837 als Gärungserreger angesprochen.
Ovale oder kugelige Zellen von 2—15 μ Durchmesser; zeigen eine zuweilen
starke, doppelt-konturierte Membran, körniges Protoplasma, in letzterem
Vacuolen und Öltropfen. Durch verschiedene Färbeverfahren, z. B. Eisenbeize
und Hämatoxylin, läßt sich ein Kern sichtbar machen. Die Vermehrung erfolgt
für gewöhnlich durch Hervorsprossen einer Tochterzelle, welche sich schließlich
durch eine Querwand von der Mutterzelle scheidet und dann entweder noch
längere Zeit an dieser haftet (Bildung von Verbänden) oder sich loslöst. —
Viele Sproßpilze, jedoch keineswegs alle, vermögen in Zuckerlösungen alkoholische
Gärung zu erzeugen. Es sind zu unterscheiden:

a) Sproßpilze, welche nur eine gelegentliche Wuchsform von Schimmelpilzen darstellen. Diese können, in Zuckerlösungen untergetaucht, hefeartige
Sprossungen treiben und dann etwas Alkohol und Kohlensäure bilden. Sobald
es dem Pilz (z. B. durch aufsteigende CO_2-Bläschen) ermöglicht wird, an die
Oberfläche zurückzukehren, tritt wieder Fadenbildung ein.

b) Torulaarten. Sproßpilze, welche sowohl in Flüssigkeiten wie auch
auf festem Substrat lediglich Sprossungen bilden.

Sie vermögen keine oder nur ganz schwache Alkoholgärung hervorzurufen. — Die
Kulturen auf festem Substrat (Gelatine) zeigen oft lebhafte Farbe, rosa, schwarz usw.
Manche Arten, z. B. die rosafarbenen, sind namentlich in der Luft außerordentlich ver-
breitet. — Auch die Torulaarten gehören vermutlich zu gewissen höheren Pilzen.

c) Saccharomycesarten, echte Hefepilze. Vermehren sich in Zuckerlösung nur durch Sprossung und erzeugen dabei Gärung, d. h. sie zerlegen Glykosen, namentlich Traubenzucker, in Kohlensäure und Alkohol. Rohrzuckerlösungen gehen langsamer in Gärung über, weil hier erst durch ein von der Hefe produziertes invertierendes Ferment eine Umwandlung des Rohrzuckers in Glykose eintreten muß.

Obergärige Rassen von Hefepilzen bewirken sehr lebhafte, mit Emporreißen der Sproßverbände einhergehende Gärung, am besten bei 12—18⁰. Andere Rassen (Unterhefe) rufen bei 3—8⁰ sog. Untergärung hervor. Diese Rassencharaktere erhalten sich konstant. BUCHNER und HAHN haben gefunden, daß die Zerlegung der gärfähigen Kohlenhydrate auch bewirkt werden kann durch die unter starkem Druck ausgepreßte Leibessubstanz der Hefezellen und die darin enthaltene Zymase, so daß also streng genommen der Gärprozeß nicht an das Leben der Zelle gebunden ist. Jede tiefere Schädigung der Leibessubstanz hebt aber die Fermentbildung auf.

Nach Ablauf der Gärung sieht man bei allen echten Hefepilzen innerhalb 6—21 Tagen auf der Oberfläche der Flüssigkeiten Deckenbildung eintreten. Die Sprossugenn werden dann undeutlicher und die Zellen länger, so daß sie an Hyphen erinnern. Die Temperaturgrenzen, bei welchen sich die Decken bilden, die Schnelligkeit der Bildung und das mikroskopische Aussehen der Decken liefern diagnostisch brauchbare Merkmale zur Unterscheidung der Arten und Rassen.

Auf festem Nährsubstrat (Gelatine) oder auf Gipsplatten entstehen ferner in den Hefepilzen resistentere Sporen, 1—10, gewöhnlich 1—4 an Zahl, und zwar durch freie Zellbildung innerhalb der vergrößerten Mutterzelle (Askosporen). In bezug auf die Temperaturgrenzen, innerhalb welcher die Sporenbildung vor sich geht, zeigen die einzelnen Arten und Rassen erhebliche, wiederum für die Differentialdiagnose verwertbare Unterschiede (vgl. Abb. 142).

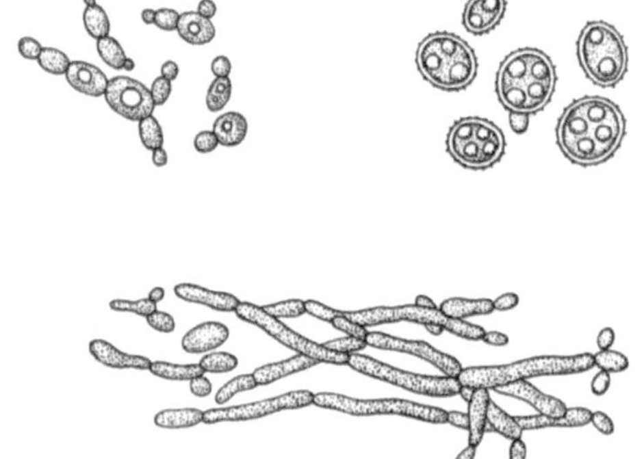

Abb. 142. Hefepilze. a Sprossung. b Sporenbildung. c Deckenbildung.

Von den Lebensbedingungen der Hefepilze sei erwähnt, daß sie außer Zucker auch stets stickstoffhaltige Nährstoffe, lösliches Eiweiß, Pepton, Amide u. dgl. bedürfen. Ferner ist im allgemeinen für das Wachstum der Hefe Zufuhr von Sauerstoff erforderlich. Nur in gärenden Zuckerlösungen kann die Hefe auch bei Luftabschluß sich lange Zeit vermehren.

Bezüglich der Konzentration und Reaktion des Nährsubstrats halten sich die Hefepilze in der Mitte zwischen Schimmel- und Spaltpilzen. Bierwürze, Malz- und Pflaumendekokt, unter Umständen mit Zuckerzusatz, sind zur Kultur am besten geeignet; um Spaltpilze fernzuhalten, kann man zweckmäßig etwa 1⁰/₀ Weinsäure zufügen. Gegen freies Alkali sind die Hefepilze empfindlich. Die günstigste Züchtungstemperatur liegt im allgemeinen bei 25—30⁰.

Früher wurden viele Arten und Varietäten von Hefe nach der Form und Größe der Zellen unterschieden. Jedoch schwanken diese Verhältnisse bei der einzelnen Art so sehr, daß keine durchgreifenden konstanten Unterschiede bestehen bleiben. Diagnostisch verwertbar sind vielmehr nur die Erscheinungen der Sporenbildung und Deckenbildung. — Praktisch unterscheidet man namentlich Weinhefe und Bierhefe. Erstere bewirkt die „spontane" Gärung des Mosts usw. oder anderer zuckerreicher Flüssigkeiten. Im Gegensatz dazu wird die Bierhefe nur künstlich gezüchtet, indem immer von der in lebhafter Gärung befindlichen Bierwürze etwas für den nächsten Brau zurückbehalten wird. In ähnlicher Weise wird die in Form des Sauerteigs bei der Brotbereitung benutzte Hefe weiter kultiviert. Vielfach wird Preßhefe verwendet, d. h. eine Bierhefe, welche auf sog. Hefengut, einer aus Wasser, Roggenschrot und Darrmalz zusammengesetzten Flüssigkeit, bei 24⁰ gezüchtet und dann durch mäßige Wasserentziehung haltbar gemacht ist.

Hansen (1883) hat durch seine sorgfältigen Forschungen im Laboratorium der Karlsberg-Brauerei in Kopenhagen die Merkmale der guten, technisch verwendbaren Heferassen und andererseits derjenigen „wilden" Hefen festgelegt, welche zu den sog. Krankheiten des Bieres usw. Veranlassung geben. Infolgedessen wird jetzt in den Gärungsgewerben nur noch rein gezüchtete Hefe benutzt.

d) **Mycoderma cerevisiae et vini**, der Kahmpilz (Saccharomyces Mycoderma); neben der Sprossung endogene Zellentstehung (daher als Endoblastoderma abgegrenzt). Bildet auf gegorenen Flüssigkeiten die sog. Kahmhaut, welche erheblich schneller entsteht als die von echten Hefen gebildeten Decken. Keine Gärung, nur Verbrennung des Alkohols.

Sproßpilze als Parasiten: 1. Soorpilz, erzeugt weiße Plaques an der Innenseite der Wangen, Zungenspitze und am weichen Gaumen; sekundär in Nase, Mittelohr usw. Häufig bei Säuglingen („Schwämmchen"), Greisen, Geschwächten. Bei künstlich genährten Säuglingen nicht selten tödlicher Verlauf. Nicht übertragbar auf die gesunde menschliche Schleimhaut; auf tierische Schleimhaut (Kropf von Tauben) erst nach Schwächung (Hungern und Durst) der Tiere.

Als Erreger kommen zwei Varietäten eines Pilzes in Betracht, dessen Zugehörigkeit zu den Schimmel- bzw. zu den Sproßpilzen noch zweifelhaft ist.

Die erste, häufigere, bildet Mycelfäden und Sprossungen (s. Abb. 143); in den Sproßzellen endogene Sporen, bei dieser Varietät relativ groß. In einfachen Nährböden und bei Sauerstoffzutritt vorwiegend Hefewachstum, auf zucker-, dextrinhaltigen Nährsubstraten und bei Sauerstoffmangel mehr Fadenbildung. — Die zweite Varietät bildet kleinere Sporen und wächst etwas abweichend (Fischer und Brebeck). — Bei Kaninchen läßt sich durch intravenöse Injektion tödliche Soormykose erzeugen. Durch entsprechende Vorbehandlung können die Tiere aktiv immunisiert werden; im Blut spezifisches Agglutinin.

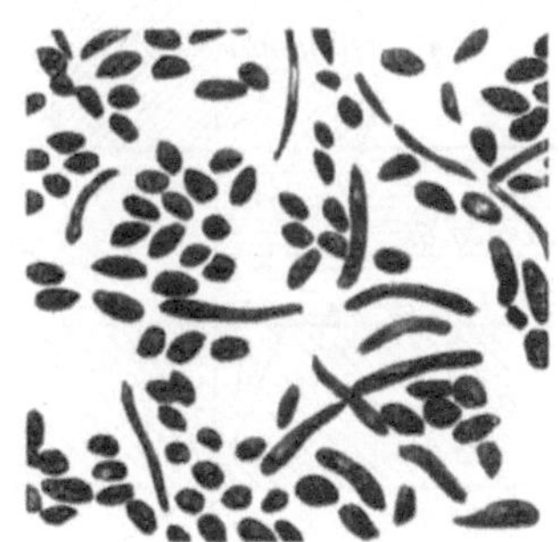

Abb. 143. Soor (Reinkultur). (Nach Gotschlich und Schürmann.)

2. Sporotrichon Schenkii, erzeugt die chronische DE Beurman-Gougerotsche Krankheit, bei der in der Haut oder im Pharynx, Larynx usw. kleine harte Knoten entstehen, die nach 1—2 Monaten aufbrechen und Fisteln bilden. Syphilitischen und tuberkulösen Prozessen ähnlich; aber Allgemeinbefinden wenig gestört. Im Eiter reichliche Sproßzellen. Bei Züchtung auf Maltose oder Glykoseagar entstehen schwarze Warzen aus grampositivem Mycel mit Conidien und Sprossungen. Bei Ratten nach intraperitonealer Injektion multiple Abscesse, namentlich in den Hoden. Im Serum Agglutinin.

3. Erreger von Granulomen. Busse hat 1894 aus einem Knochenabsceß eine Sproßpilzart gezüchtet, welche bei Mäusen und Ratten myxomartige Verdickungen im Fettgewebe, sowie Herde in Lungen, Nieren usw. hervorrief. Mikroskopisch zeigten sich die Sproßpilze im Gewebe von dicken Kapseln umgeben.

Später sind, namentlich von Sanfelice, weitere tierpathogene Sproßpilze gefunden, darunter Saccharom. lithogenes (mit häufigen Verkalkungen im Gewebe), Saccharom. neoformans u. a. m. Mit diesen Hefen wurden Tumoren erzeugt, welche aber wohl nicht als maligne Sarkome oder Carcinome, sondern als chronische Granulome anzusehen sind.

4. Spaltpilze (Schizomycetes, Bakterien).

a) Morphologisches Verhalten.

Kleinste chlorophyllfreie Zellen in Kugel-, Stäbchen- oder Schraubenform von verschiedener Dicke (etwa 0,2—5 μ) und Länge (etwa 1,0—50 μ). Ihre Untersuchung im mikroskopischen Präparat wird außerordentlich erleichtert durch Anwendung von **Färbemitteln**, verlangt aber auch dann noch **Mikroskope von besonderer Leistungsfähigkeit.**

Zur Färbung dienen die basischen Anilinfarben, welche mit dem Plasma der Zellkerne und der Bakterien eine lose Verbindung nach Art der Doppelsalze geben.

Besonders wichtig ist die GRAMsche Färbung (siehe im Anhang); sie beruht darauf, daß die Verbindung von Pararosanilinen (z. B. Gentianaviolett) mit Jod durch Alkoholbehandlung aus dem Gewebe nicht extrahiert wird. Dadurch gelingt es, bei den „grampositiven" Bakterien eine gegen Jod- und Alkoholbehandlung dauerhafte Violettfärbung herzustellen, die in gleichem Maße weder im Leib noch im Kern der tierischen Zelle entsteht und somit die völlig isolierte Färbung gewisser Bakterien im ungefärbten (oder nachträglich mit Kontrastfarben gefärbten) Gewebe ermöglicht. — Viele Bakterienarten sind gramnegativ, z. B. die Koli- und Typhusbacillen (Genaueres siehe im Anhang). Bei diesen ist die Durchlässigkeit und Extrahierbarkeit des Plasmas größer; sie sind gleichzeitig plasmolysierbar (s. unten), werden von Kalilauge, gallensauren Salzen, Trypsin usw. aufgelöst, lassen ihre Aggressine leicht in wässerige Lösungen übergehen, während die grampositiven Bakterien in allen diesen Beziehungen widerstandsfähiger sind. Auch die chemische Zusammensetzung des Bakterienleibes spielt dabei eine große Rolle; je nach dieser kann dieselbe Bakterienart verschiedenes Verhalten zeigen.

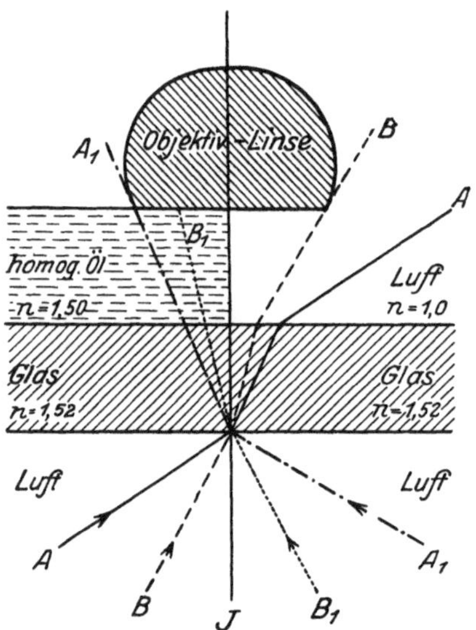

Abb. 144. Gang der Lichtstrahlen durch Luft, Glas und Immersionsöl.

Die Leistungsfähigkeit der **Mikroskope** ist im wesentlichen von der durch die Objektiv- und Okularsysteme gelieferten Bildvergrößerung, von dem sog. Auflösungsvermögen, d. h. von der Fähigkeit, zwei nahe beieinanderliegende Objektpunkte getrennt zur Wahrnehmung zu bringen, und von der Helligkeit des mikroskopischen Bildes bedingt. Während die Bildvergrößerung eine Funktion der Brennweiten, mithin der Linsenkrümmungen ist, sind das Auflösungsvermögen und die Bildhelligkeit bei einer gegebenen Lichtquelle hauptsächlich von der Menge der ins Auge gelangenden Lichtstrahlen abhängig. Treten z. B., wie in Abb. 144, die von dem Spiegel entsandten Lichtstrahlen A und B durch den Objektträger, so werden sie zunächst im Glase mit seinem höheren Brechungsindex (n) der optischen Achse zugebrochen, dann aber bei ihrem Wiedereintritt in Luft parallel dem ersten Einfallsstrahl derart abgelenkt, daß sie die Objektivlinse nicht mehr treffen. Diesen Verlust an Strahlen hat man (DE AMICI 1851, STEVENSON) dadurch einzuschränken gesucht, daß man zwischen Objekt und Linse flüssige Medien von möglichst gleicher Brechung wie Glas schaltete, die Linsen also eintauchte („Tauch"- oder „Immersionslinsen"); besonders gut hat sich als Immersionsflüssigkeit Cedernöl von bestimmter Konzentration bewährt und ist gegenwärtig fast ausschließlich im Gebrauch. Je größer der Winkel ist, den die äußersten, noch in die Linse gelangenden Randstrahlen mit der optischen Achse bilden, um so höher ist das Auflösungsvermögen. Einen zahlenmäßigen Ausdruck für die Leistungsfähigkeit in dieser Hinsicht (und bis zu einem gewissen Grade auch in bezug auf die Bildhelligkeit) gibt die von ABBÉ eingeführte „numerische Apertur", die sich nach der Formel $a = n \cdot \sin \alpha$ aus dem Brechungsindex n und dem halben Öffnungswinkel a, unter dem die Randstrahlen die Frontlinse treffen, ergibt und mit dem Winkel wächst.

Ferner müssen für diese Mikroskope sphärische und chromatische Aberrationen („sekundäre Spektren") durch geeignete Kombinationen von Linsen verschiedener Krümmung und Glassorten möglichst ausgeschaltet werden (Achromate, Aplanate, Apochromate, Kompensationsokulare).

Die Vorteile der hochentwickelten Linsenherstellung können aber nur bei bester Beleuchtung des Objektes voll ausgenutzt werden. Dieselbe wird durch den ABBÉschen „Kondensor" erzielt, ein aus mehreren Linsen bestehendes System, das unterhalb des Objekttisches angebracht wird und die vom Spiegel reflektierten Lichtstrahlen in der Objektebene, d. h. etwas oberhalb des Objekttisches, vereinigt.

Die gefärbten Präparate können im hellsten Lichte untersucht werden; der breite Lichtkegel des Kondensors bewirkt ein völliges Verschwinden der Diffraktionserscheinungen und des Strukturbildes und läßt nur das Farbenbild in hellster Beleuchtung hervortreten.

Bei ungefärbten Präparaten ist man auf das durch Diffraktion der Lichtstrahlen in den andersbrechenden Medien der Zellen und Gewebe entstehende, aus Linien und Schatten zusammengesetzte Strukturbild angewiesen, das bei heller Beleuchtung verschwindet und nur bei abgedunkeltem Gesichtsfeld (Irisblende, herabgezogener ABBEscher Kondensor) hervortritt.

Ein viel besseres Strukturbild liefert die sog. Dunkelfeldbeleuchtung. Dieselbe beruht auf der Anwendung des TYNDALLschen Phänomens, d. h. der Erscheinung, daß feinste Sonnenstäubchen sichtbar werden, wenn sie von Strahlen, die von einer verdeckten Lichtquelle ausgehen, von der Seite getroffen werden. Am Mikroskop erzielt man dies dadurch, daß man (bei Trockensystemen) die vom Spiegel durch den Kondensor tretenden zentralen Strahlen durch seitliche Verschiebung der Blende im ABBÉschen Beleuchtungsapparat („schiefe Beleuchtung") oder mittels einer zentralen Blende abhält oder dadurch (besonders bei Immersionssystemen), daß man beide Effekte in den neuerdings hergestellten „Dunkelfeldkondensoren" kombiniert. Dieselben bewirken die erforderliche Strahlenreflexion an möglichst parabolischen Grenzflächen (Paraboloidkondensor, ZEISS), oder an ebenen Flächen mit Spiegelbelag (Spiegelkondensor, REICHERT) oder, in besonders vollkommener Weise, durch eine eigenartige Kombination beider Prinzipe (bicentrischer Spiegelkondensor, LEITZ; vgl. Abb. 145). — Auch gefärbte Präparate lassen sich im Dunkelfeld untersuchen und bringen manche Formelemente, die dabei zum Teil in charakteristischer Farbe aufleuchten, leichter zur Wahrnehmung als im Hellfeld (Leuchtbildmethode nach HOFFMANN).

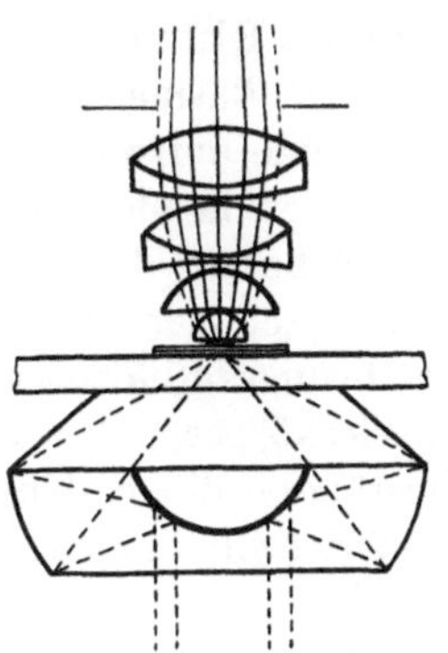

Abb. 145. Strahlengang im bicentrischen Spiegelkondensor mit Objektiv-Irisblende. (Nach LEITZ.)

Auch die BURRIsche Tuschemethode läßt die Konturen feinster Gebilde ohne Färbung gut hervortreten. Von „Pelikantusche" (HOLLBORN, Leipzig) oder von $10^0/_0$iger Kollargollösung oder von Cyanochin (= Chinablau + Cyanosin) wird 1 Tropfen mit einem kleinen Tropfen der Bakterienaufschwemmung gemischt und dann in dünner Schicht auf einem Objektträger verstrichen. Die Bakterien erscheinen, wie im Dunkelfeld, weiß auf dunklem Grunde.

Mit Hilfe von gefärbten Präparaten können wir mit sehr starker Vergrößerung an manchen Bakterienzellen unterscheiden:

a) das Entoplasma (den Zentralkörper); dasselbe besteht aus einer meist durch die ganze Zelle in Körnchen oder Fäden verteilten Kernsubstanz, dem Chromatin, und einer oft sehr zurücktretenden Plasmasubstanz. Mittels der Romanowsky-Giemsa-Färbung (s. im Anhang), die im wesentlichen in der Anwendung einer Methylenblau-Eosinmischung besteht, wird das Chromatin rot, das Plasma blau gefärbt.

Besondere Kerne sind angeblich bei einzelnen großen Bakterien nachgewiesen, doch wird von anderen Autoren die Kernnatur bestritten, weil Teilungsvorgänge nicht sicher beobachtet sind. Häufig begegnet man in der Bakterienzelle kleinen Haufen von euchromatischer Substanz neben größeren Partien schlecht färbbarer hypochromatischer Substanz. Erstere bleiben auch bei allerlei Extraktionsmethoden gefärbt und liefern die sog. metachromatischen Körnchen; sie scheinen Hohlräume mit zähem Inhalt von Reservestoffen, Fett, Glykogen und namentlich einem eigentümlichen, eiweißhaltigen Stoff, Volutin, zu sein (A. Meyer).

b) das Ektoplasma, bei vielen Bakterien als Membran, die bei Schrumpfung des Plasmas sich von diesem löst, auch in gefärbten Präparaten oft als leere Hülle auftretend; bleibt bei der Romanowsky- und den meisten anderen Färbungen farblos. Oft liegt der Membran außerhalb noch eine Schleimhülle an, welche mit der anderer Individuen verschmelzen und diese zu einer dichten Masse vereinigen kann (Zoogloea). Diese Schleimschicht kann unter bestimmten Ernährungsverhältnissen als Kapsel erscheinen. Manche Bakterien bilden nur im Tierkörper, oder unter dem Einfluß tierischer Sera Kapseln, denen unter Umständen die Bedeutung einer Schutzvorrichtung zukommt, mit der sich die Bakterienzelle gegenüber den ihr feindlichen Einflüssen des lebenden Körpers versieht.

Als Fortsätze des Ektoplasmas finden sich bei vielen Bakterien Geißeln, die der Fortbewegung dienen. Sie sind im ungefärbten Präparat nur bei Dunkelfeldbeleuchtung sichtbar, nehmen im allgemeinen auch ohne weiteres keine Färbung an, sondern erst, nachdem sie mit beizenden Stoffen vorbehandelt sind. Oft reißen die Geißeln ab, verfilzen sich zu Zöpfen und werden dadurch z. B. in Tuschepräparaten sichtbar, wo sie Spirochäten vortäuschen können.

Nicht selten sieht man die normale Form der Bakterienzelle dadurch verändert, daß der Salzgehalt des umgebenden Mediums sich ändert, und daß dadurch der osmotische Gleichgewichtszustand zwischen dem Innern der Zelle und dem Außensubstrat gestört wird. Tritt außen plötzlich stärkerer Salzgehalt auf (z. B. beim Eintrocknen), so erfolgt Kontraktion des Entoplasmas = Plasmolyse.

Die Vermehrung der Spaltpilze erfolgt, soweit bekannt, durch Querteilung, indem sich die Zelle in die Länge streckt und dann durch Ausbildung einer von der Außenwand ausgehenden, erst einfachen, dann doppelten Lamelle in zwei selbständige Individuen teilt. Bei manchen Arten verläuft zwischen der Beendigung der ersten Teilung und dem Anfang der Teilung der neu entstandenen Individuen nur eine Zeit von 20—30 Minuten. Bei anderen Bakterienarten dauert diese Frist mehrere Stunden. Rechnet man eine Stunde als Durchschnittswert, so entstehen aus jedem Spaltpilzindividuum innerhalb 24 Stunden 16 Millionen Individuen; bei 20 Minuten Teilungsdauer liefert ein Individuum in 24 Stunden sogar 4700 Trillionen, deren Masse etwa 5 Millionen kg wiegen würde. Einer so gewaltigen Vermehrung wirken indes stets die unten zu besprechenden hemmenden Einflüsse entgegen.

Folgende verschiedene Formtypen lassen sich bei den Spaltpilzen beobachten:

a) Kugelige oder eiförmige Zellen, die bei der Teilung stets wieder Kugeln ergeben. Diese Wuchsform bezeichnen wir als Mikrokokkus oder Kokkus. Die Kugeln bleiben nach der Teilung entweder zu zweien aneinander haften = Diplokokkus; oder sie erscheinen, infolge Kreuzung der Wachstumsrichtung, zu vieren tafelförmig nebeneinander gelagert = Tetragenus; oder bilden Würfel von je acht Individuen = Sarcina; oder die Kugeln halten stets die gleiche

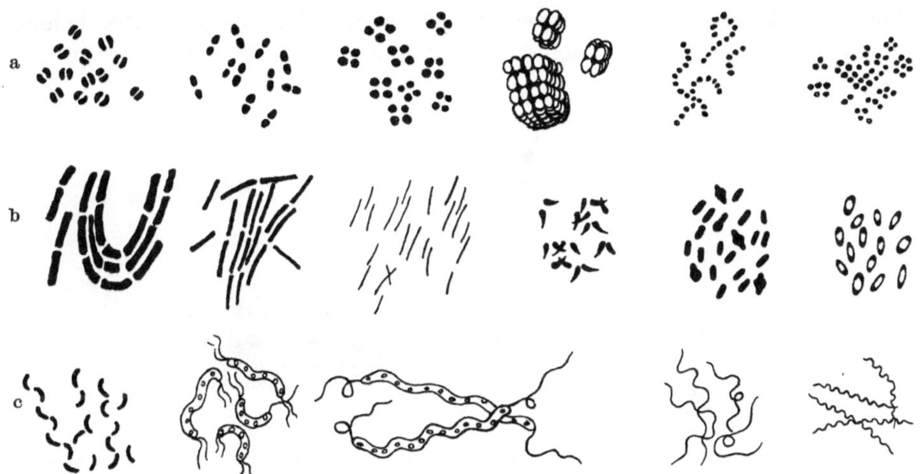

Abb. 146. Verschiedene Formtypen der Spaltpilze: a Kokken, b Bacillen, c Spirillen. (Zum Teil nach Gotschlich und Schürmann.)

Wachstumsrichtung ein und haften in Kettenform aneinander = Streptokokkus; oder endlich sie bilden regellose Haufen = Staphylokokkus (vgl. Abb. 146).

b) Stäbchen, bei welchen der Längsdurchmesser den Querdurchmesser erheblich übertrifft = Bacillus. Nach der Teilung bleiben sie oft aneinander haften und bilden dann Scheinfäden (Leptothrix), die zum Unterschied von den Schimmelpilzen keine echten Verzweigungen, sondern höchstens Pseudoverzweigungen durch Aneinanderlagerung zweier Fäden zeigen. Daneben kommen aber bei manchen Bacillen und Spirillen echte Verzweigungen vor, die namentlich dann auftreten, wenn die Vermehrung durch Teilung erschwert ist. — Zuweilen zeigen die Bacillen eine Anschwellung in der Mitte oder an der Spitze, so daß sie Spindelform oder Kaulquappenform annehmen; diese Wuchsform bezeichnet man als Clostridium.

c) Schraubenförmig gewundene, formstarre Fäden oder Bruchstücke solcher Schrauben = Spirillum (Vibrio); Fäden mit schlangenartig veränderlichen, oft peitschenschnurähnlichen Windungen = Spirochäte (vgl. unter „Protozoen“).

d) Kugelige oder eiförmige, meist stark lichtbrechende Zellen, welche nicht durch Teilung aus gleichbeschaffenen Kugeln hervorgegangen sind, bzw. solche abspalten, sondern im Innern der meist anders geformten Bakterienzelle entstehen und unter geeigneten Bedingungen zu einer der Mutterzelle gleichen Zelle auswachsen können = Sporen. Sie kommen fast nur bei Bacillen vor, sind im ganzen widerstandsfähiger als die übrigen Wuchsformen der Bakterien und dienen vorzugsweise der Erhaltung der Art.

e) Längliche, kugelige, oft unregelmäßig begrenzte und sich lückenhaft färbende Zellformen verschiedener Art ohne bestimmten Typus, die durch Schrumpfung oder Schwellung aus normalen Zellen hervorgehen und sich häufig zu keinerlei Art der Vermehrung fähig erweisen = Involutions- und Degenerationsformen.

Die gleiche Spaltpilzspezies kann vielfach in verschiedener Wuchsform auftreten. Allerdings kennen wir Spaltpilzarten, welche nur in Kokkenform vorkommen oder höchstens noch Involutionsformen bilden. Andere Arten jedoch kommen für gewöhnlich als Bacillen vor, können aber außerdem in Form von

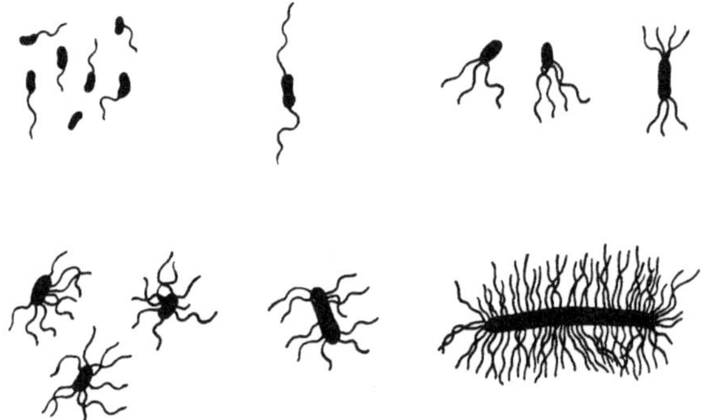

Abb. 147. Geißeltragende Bakterien. (Zum Teil nach GOTSCHLICH und SCHÜRMANN.)

langen Fäden auftreten oder in Form von kugeligen Sporen oder als verschieden gestaltete Involutionsformen. Alle diese Wuchsformen gehören dann zum Entwicklungskreis der einen betreffenden Art.

Innerhalb der gleichen Wuchsform finden sich vielfach kleine, jedoch deutliche Unterschiede, sog. Speziescharaktere, welche bei allen Individuen derselben Spezies nahezu konstant hervortreten. So zeigt die eine Art stets große, die andere kleine, diese runde, jene ovale oder abgeplattete oder lanzettförmige Kokken; ebenso gibt es schlanke und dicke, eiförmig kurze und lange Bacillen, solche mit abgerundeten und solche mit abgestutzten Enden usw. (Abb. 146). Wir erhalten auf diese Weise eine Reihe von Artcharakteren, welche in diagnostischer Beziehung äußerst wertvoll sind.

Ferner kommen auch bei derselben Spezies gewisse individuelle Schwankungen der Form vor, namentlich infolge von Alters- und Ernährungsdifferenzen. Bacillen derselben Spezies sind im Jugendzustand kürzer, bei schlechten Nährverhältnissen oft dünner, Vibrionen sind stärker oder schwächer gekrümmt usw. Meistens sind diese Schwankungen gering, so daß trotz derselben die morphologischen Artcharaktere bestehen bleiben. Zuweilen aber kommt es bei einer Spezies geradezu zu einem Pleomorphismus, der eine diagnostische Erkennung aus dem morphologischen Verhalten unmöglich macht.

Viele Bacillen und Spirillen, sowie einige Kokken und Sarcinen sind mit Hilfe der oben erwähnten Geißeln schwärmfähig. Die Geschwindigkeit der

Eigenbewegung beträgt z. B. bei B. subtilis und bei Choleravibrionen 30 μ pro Sek. Unter ungünstigen biologischen Bedingungen hören die Bewegungen zeitweise auf.

Die Geißeln sind entweder an einem oder an jedem Ende in Form eines ganzen Büschels angebracht (Lophotricha); oder es besteht nur eine einfache, oft sehr lange Geißel (Monotricha) an einem oder an beiden Enden (Amphitricha) oder die Bakterien sind an ihrer ganzen Peripherie mit Geißeln besetzt (Peritricha) (vgl. Abb. 147).

Von PFEFFER ist nachgewiesen, daß die beweglichen Bakterien durch gewisse chemische Stoffe angelockt werden (Chemotaxis). Füllt man sehr feine, an einem Ende zugeschmolzene Glascapillaren mit Lösungen (z. B. von Chlorkalium, Pepton, Kartoffelsaft) und legt dieselben in einen Tropfen Wasser mit den betreffenden Bakterien, so wandern verschiedene Bakterienarten sehr lebhaft in die Capillaren hinein. Dabei läßt sich die Mitwirkung von physikalischen Momenten, Diffusionsströmen u. dgl. vollkommen ausschließen; vielmehr ist nur der anlockende Reiz des Chemismus der Lösungen entscheidend (positive Chemotaxis). Von anderen Lösungen werden dieselben Bakterien abgestoßen (negative Chemotaxis); manche chemischen Substanzen äußern gar keinen richtenden Einfluß.

Von besonderer Bedeutung ist die Sporenbildung der Bakterien, die hauptsächlich bei der Verschlechterung der Lebensbedingungen eintritt. Echte endogene Dauerformen findet man bei vielen Bacillen (vgl. Abb. 148). Ihre

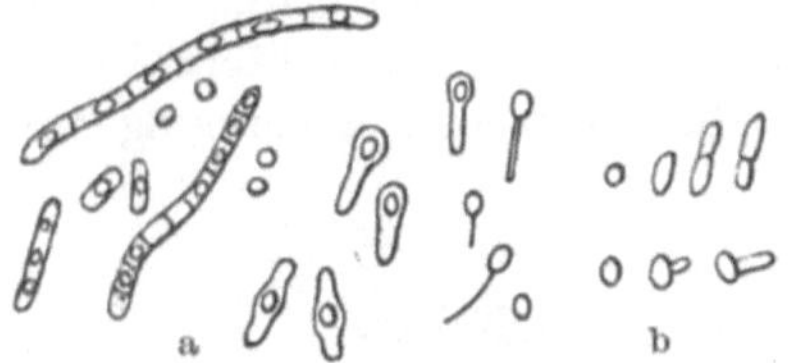

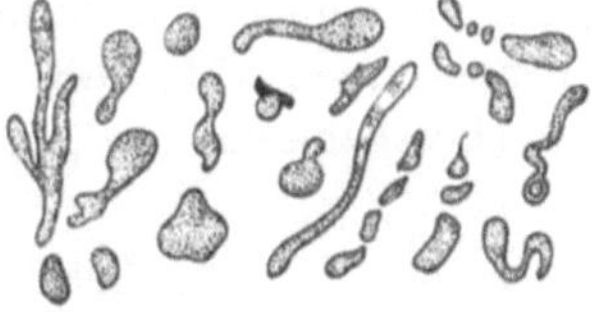

Abb. 148. Sporenbildung (a) und Sporenkeimung (b).　　Abb. 149. Involutionsformen.

Bildungsweise ist verschieden, je nach der Spezies: Entweder wachsen die Bacillen zu Fäden aus, in denen lichtbrechende Körnchen entstehen, welche schließlich in perlschnurartig angeordnete, runde oder ovale Sporen übergehen (z. B. bei den Milzbrandbacillen). Oder die einzelnen Bacillen schwellen vor der Sporenbildung zu Spindelform auf und in dem entstandenen Clostridium bildet sich die runde oder ovale, stark lichtbrechende Spore (Buttersäurebacillen). Oder aber die Spore bildet sich ohne erhebliche morphologische Änderung des Bacillus im Verlauf desselben oder endlich an einem Ende als kugelige Anschwellung (Tetanusbacillen). — Die meisten Sporen zeigen eine dicke, vielleicht doppelte, Membran. Oft sind sie grünlich glänzend und stark lichtbrechend. Farbstoffe dringen schwer ein, haften dann aber um so hartnäckiger.

Charakteristisch für jede Spore ist, daß aus derselben ein dem mütterlichen gleicher Organismus hervorgehen kann. Das „Auskeimen" erfolgt bei den ovalen Sporen entweder in der Längs- oder in der Querrichtung. — Eine fernere Eigentümlichkeit aller endogen gebildeten Sporen ist es, daß sie gegen die in der Natur den Mikroorganismen hauptsächlich drohenden Gefahren resistenter sind als die vegetative (Bacillen- oder Spirillen)-Form. Allerdings zeigt auch hier wieder jede Art ein besonderes Verhalten. Die Sporen mancher Bacillenarten können jahrelang in völlig trocknem Zustande oder auch z. B. unter absolutem Alkohol aufbewahrt werden, ohne ihre Lebensfähigkeit einzubüßen, während bei den Sporen anderer Arten die Widerstandsfähigkeit bei weitem nicht so stark ausgesprochen ist.

Die Eigenschaft, Sporen zu bilden, kommt derselben Art nicht immer zu. Durch gewisse schädigende Momente (Züchtung bei 42° oder in carbolsäurehaltiger Bouillon) kann z. B. den Milzbrandbacillen die Fähigkeit, Sporen zu bilden, dauernd genommen werden, während sie im übrigen ihre morphologischen und biologischen Merkmale beibehalten (asporogene Rassen).

Außer diesen Endosporen kommen bei manchen Bakterien, etwa nach Art der Arthro- und Exosporen vieler niedriger Pilze, noch (meist granulaartige, z. T. wohl filtrierbare) Abschnürungs- oder Zerfallsprodukte vor, die nach den Beobachtungen mancher Forscher zu normalen Zellen auswachsen können und vielleicht auch die Ursache dafür sind, daß sich aus anscheinend homogenen Schleimmassen junger und alter Bakterienkulturen („Symplasma", LÖHNIS) wieder normale Individuen entwickeln können. — Auch als geschlechtliche Kopulationsvorgänge gedeutete Verschmelzungen zweier Bakterienzellen sind wiederholt beschrieben worden, aber bei der Schwierigkeit derartiger Beobachtungen bisher nicht sichergestellt.

Involutionsformen sehen wir unter den verschiedensten schädigenden Einflüssen, namentlich bei Erschöpfung des Nährbodens, bei Eintritt unzuträglicher Temperatur oder chemischer Reaktion usw. meist in nicht typischer Weise entstehen; bei einigen Arten treten aber unter bestimmten Bedingungen (starker Salzgehalt, namentlich Lithiumsalze) so rasch und in so charakteristischer Weise Involutionsformen auf, daß wir sie zur diagnostischen Erkennung verwerten können (Pestbacillen) (vgl. Abb. 149).

b) Lebensbedingungen der Spaltpilze.

Die Zellsubstanz der Spaltpilze besteht zu etwa $85\,^0/_0$ aus Wasser; die Trockensubstanz hauptsächlich aus Eiweißstoffen und Nucleoproteiden $(40—70\,^0/_0)$, Fett (Wachs) und Salzen; unter letzteren namentlich Phosphate. Nach CRAMER ist die chemische Zusammensetzung der Bakterien nicht konstant, sondern ändert sich je nach den Züchtungsbedingungen und dem Gehalt des Nährbodens an Wasser, Aschenbestandteilen, stickstoffhaltiger Substanz usw. in entsprechendem Sinne; hierdurch werden die Bakterien zu einer weitgehenden Anpassung an die verschiedenartigsten Lebensbedingungen befähigt. — Sie bedürfen außer Wasser im allgemeinen für ihren Stoffwechsel anorganischer und organischer, stickstoffhaltiger sowie stickstofffreier Nährstoffe, um aus ihnen die unbedingt nötigen Elemente N, O, C, S und P zu entnehmen. Ferner scheinen gewisse Metalle (Kalium und Magnesium) unentbehrlich zu sein. Stickstoffhaltige Nahrung liefern ihnen meist am besten lösliches Eiweiß, Pepton und Leim, stickstofffreie Nahrung Zucker und Glycerin; doch können Stickstoff- und Kohlenstoffbedarf unter Umständen auch durch viel einfachere Verbindungen Deckung finden, ersterer durch Aminosäuren und Amide, z. B. Asparagin, milchsaures Ammon, Leucin, Tyrosin u. a. m.

Je nach der Spezies unterliegt der Nährstoffbedarf außerordentlichen Schwankungen. Manche Arten vermögen mit den allergeringsten Spuren organischer Substanz, welche sich in reinem destillierten Wasser finden, noch üppige Vermehrung zu leisten; oder sie können CO_2 und den N der Luft assimilieren (Bodenbakterien, S. 78). Andere Arten verschmähen alle Nährsubstrate mit Ausnahme von Blutserum oder Mischungen von Fleischsaft und Blutserum; wieder andere gedeihen und wuchern nur im lebenden Körper des Warmblüters.

Sehr empfindlich sind die meisten Spaltpilze gegen saure Reaktion des Nährmediums, weniger gegen einen Alkaliüberschuß. Jedoch kommen auch in dieser Beziehung zahlreiche Ausnahmen vor; manche Arten sind gerade gegen Alkali empfindlich und wachsen bei saurer Reaktion am besten. Es hat sich gezeigt, daß für die Entwicklung nicht die Gesamtmenge von Säure oder Alkali im Nährboden maßgebend ist, sondern sein Gehalt an freien Wasserstoffionen, der als „Wasserstoffexponent" (p_H; Sörensen) neuerdings mittels der von L. Michaelis ausgearbeiteten „Indicatorenmethode" leicht bestimmbar und in seiner optimalen Höhe für zahlreiche Bakterien bereits festgestellt ist. Dieselbe schwankt von der ganz schwach sauren Größe $p_H = 6{,}8$ bis zur leicht alkalischen $p_H = 8{,}2$ und liegt nur ganz ausnahmsweise unter $p_H = 5$.

Ebenso verschieden ist das Verhalten der einzelnen Arten gegenüber dem Sauerstoff. Eine Gruppe von Arten, die sog. obligaten Aeroben, verlangen zu ihrem Fortkommen unter allen Umständen freien Sauerstoff. Ihnen stehen die obligaten Anaeroben gegenüber, eigentümliche Spaltpilze, die nur wachsen und sich vermehren, wenn freier Sauerstoff möglichst vollständig aus dem Nährsubstrat entfernt ist. Die Anaeroben vermögen durch Gärungserregung oder durch umfangreiche, mit reichlicher Wärmebildung einhergehende Spaltungen oder durch den gebundenen Sauerstoff des Nährsubstrats ihren Bedarf zu decken. Sehr zahlreiche Bakterien sind endlich fakultative Anaeroben, d. h. sie gedeihen am besten bei Sauerstoffzutritt, können aber auch ohne Sauerstoff leben, besonders dann, wenn sie gleichzeitig Gärung erregen. Für die einzelnen Bakterienarten läßt sich ein Minimum, ein Optimum und ein Maximum des O-gehaltes feststellen. Das Minimum liegt selbst für die empfindlichsten Anaeroben noch über Null; das Maximum bei etwa $^1/_{40}$ des normalen O-Drucks. Bei vielen aeroben Bakterien liegt das Maximum bei dem Vielfachen des gewöhnlichen Drucks.

Schwankungen des Luftdrucks sind für alle Spaltpilze so gut wie belanglos. Durch Belichtung tritt Schädigung der Mikroorganismen ein. Die Kulturen sind daher im Dunkeln aufzubewahren; sogar sterile Nährsubstrate können durch Stehen im Sonnenlicht ungeeignet zur Kultur werden (Wasserstoffsuperoxydbildung). Besonders wirksam sind die ultravioletten bis blauen Strahlen, während die roten und gelben unwirksam sind.

Von sehr großer Bedeutung für das Leben aller Spaltpilze ist die Temperatur; auch hier aber zeigen die einzelnen Arten wieder einen außerordentlich verschiedenen Bedarf. Das Temperaturminimum, bei dem Wachstum und Vermehrung eben beginnen, liegt für einige Arten bereits bei 0^0, für andere erst zwischen 30 und 40^0, für einige sogar zwischen 40 und 50^0. Die obere Wachstumsgrenze finden wir für die meisten Arten bei etwa 40^0, für einige bei 50^0; es sind aber Arten beobachtet, für welche das Maximum bei 70^0 und höher liegt. Auch das Temperaturoptimum wechselt in ähnlicher Weise (psychro-, meso- und thermophile Bakterien).

Bei Prüfung mit der Methode der Kataphorese in Wasser sammeln sich die Bakterien an der Anode, sind also negativ geladen; sie lassen sich durch starke Säurekonzentration des Mediums entladen, durch dreiwertige Kationen umladen.

Aus der Kenntnis der Lebensbedingungen der Spaltpilze läßt sich die Art und Weise ableiten, in welcher die Spaltpilze am besten künstlich zu züchten sind.

Als Nährlösung benutzt man hauptsächlich Fleischinfus, durch Sodazusatz schwach alkalisch gemacht. Da aber die Nährsubstrate, sowie die Flaschen und Gläser, in welchen sie aufbewahrt werden sollen, von vornherein sehr zahlreiche Bakterien enthalten, welche sich als störende Verunreinigungen bemerklich machen und die Kennzeichen der beabsichtigten Kulturen nicht rein zum Vorschein kommen lassen würden, ist es erforderlich, sämtliche Gefäße und Nährsubstrate vor dem Gebrauch zu sterilisieren, d. h. von anhaftenden lebenden Bakterien zu befreien. Das Sterilisieren der Gefäße geschieht durch 1—2stündiges Erhitzen im Trockenschrank auf 160°, das Sterilisieren der in die Gefäße eingefüllten Nährsubstrate durch Kochen im strömenden Wasserdampf oder im Autoklaven.

Alle flüssigen Nährsubstrate bieten aber große Schwierigkeiten, sobald man die Kultur einzelner bestimmter Arten beabsichtigt. Sie können sehr wohl gebraucht werden, wenn die einzelne Art bereits in reinem isolierten Zustande vorliegt. Das ist aber nur ganz ausnahmsweise der Fall; für gewöhnlich muß man bei der Anlage von Kulturen aus Exkreten von Kranken, aus Leichenmaterial u. dgl., also von einem Gemenge mehrerer Spaltpilzarten, ausgehen. Bringt man ein derartiges Gemenge in eine Nährlösung, so wachsen alle die verschiedenen Bakterien durcheinander, und die Merkmale der einzelnen Art werden durch die der übrigen Bakterien völlig verwischt.

Unter Anwendung bestimmter, einer Bakterienart besonders angemessener Nährsubstrate und Kulturbedingungen gelingt es, durch sog. fraktionierte Kultur, d. h. durch wiederholte Übertragung auf denselben Nährboden, manchen Krankheitserregern zur Überwucherung der begleitenden Bakterienarten zu verhelfen. Eine solche spezifische „Anreicherung" erfahren z. B. die Choleravibrionen durch Züchtung in Peptonwasser oder auf Alkalialbuminat. — Oder man verwendet das sog. Verdünnungsverfahren, das aber nur dann Aussichten bietet, wenn der gesuchte Spaltpilz in dem Gemenge nicht in erheblicher Minderzahl vorhanden ist. Man verdünnt dabei die zu untersuchende Flüssigkeit so stark mit keimfreiem Wasser, daß in je 1 ccm nur ungefähr ein Spaltpilz enthalten ist. Darauf bringt man in eine größere Zahl von Gläsern mit Nährlösung je 1 ccm der Verdünnung und kann dann immerhin darauf rechnen, daß wenigstens in einigen Gläsern eine Reinkultur des interessierenden Pilzes zustande kommt (PASTEUR).

Diese früher geübten Verfahren waren sehr umständlich und unzuverlässig. Es war daher ein sehr großer Fortschritt, als KOCH seine Methode des festen Nährbodens für die Kultur der Spaltpilze einführte und damit ihre viel einfachere und sicherere Reinzüchtung ermöglichte.

Benutzt man die Oberfläche irgendwelcher fester Nährböden zur Aussaat, wie z. B. die Schnittfläche gekochter Kartoffelscheiben, und breitet man einen Tropfen Flüssigkeit, in welchem mehrere verschiedene Bakterien enthalten sein mögen, auf einer solchen Kartoffel aus, so kommt jedes Bacterium an einen besonderen Platz zu liegen und wächst dort durch fortgesetzte Teilung und Häufung gleichartiger Individuen zu einer makroskopisch sichtbaren „Kolonie" aus. Man erhält also auf der Kartoffel räumlich getrennte Kolonien, deren jede eine Reinkultur darstellt. Diesen Charakter werden sie auch dann bewahren, wenn etwa ein saprophytischer Keim auf die Kartoffel geraten sollte; ein solcher wird im allgemeinen wiederum einen besonderen Platz einnehmen, räumlich getrennt von den anderen Kolonien, und diese daher in keiner Weise beeinträchtigen.

Sind allerdings zahlreiche und mannigfaltigere Bakterien vorhanden, dann wird die Verteilung auf dem festen Substrat nicht immer gleichmäßig gelingen; es wird leicht vorkommen, daß auf dieselbe Stelle mehrere Bakterien geraten, während andere Stellen nahezu frei bleiben. Besser wäre es, wenn man flüssiges und festes Substrat kombinieren und das flüssige plötzlich in ein festes verwandeln könnte; dann würde in der Flüssigkeit eine völlig gleichmäßige Verteilung der Keime gelingen und bei dem plötzlichen Erstarren würde eine räumliche Trennung der einzelnen Exemplare, selbst wenn diese in großer Zahl vorhanden sind, erreicht werden. — Auch wird es vorteilhafter sein, durchsichtige Nährböden zu verwenden, welche in dünner Schicht eine Durchmusterung mit dem Mikroskop und auf diese Weise kleinste Kolonien zu erkennen gestatten.

Beiden Forderungen wurde KOCH dadurch gerecht, daß er den Nährlösungen einen Zusatz von Gelatine gab, so daß die Mischungen bei 25—30° noch flüssig sind, bei rascher Abkühlung aber schnell erstarren.

Die Nährgelatine ist eine schwach alkalische Mischung von Bouillon, Pepton, Kochsalz und 10% Gelatine. Bringt man in ein Glas mit Nährgelatine, nachdem man sie vorher

auf 30⁰ erwärmt und dadurch verflüssigt hat, ein beliebiges Gemenge von Bakterien, mischt
darauf die Flüssigkeit ordentlich durch und gießt dann die Gelatine in flache Glasschälchen
(Petri-Schalen) in dünner Schicht aus, so werden die einzelnen Keime von der sofort er-
starrenden Gelatine in deutlichen Zwischenräumen fixiert. Aus jedem Keim entwickelt
sich durch fortgesetzte Vermehrung an der bestimmten Stelle eine aus vielen Millionen
gleichartiger Keime bestehende Kolonie, welche gewöhnlich schon nach 1—2 Tagen
makroskopisch sichtbar wird; und wenn man eine solche Kolonie weiter studiert und namentlich auch mikroskopische Präparate davon anfertigt, so zeigt sich, daß sie nur Individuen
derselben Art enthält, d. h. daß sie eine Reinkultur einer Spaltpilzart darstellt.

Die auf solchen „Platten" gewachsenen Kolonien lassen sich auch gut mit schwacher
(40—80facher) Vergrößerung beobachten und zeigen dann mancherlei makroskopisch nicht
wahrnehmbare Eigentümlichkeiten, welche mit Vorteil zur diagnostischen Unterscheidung
der Arten benutzt werden können. — Ferner läßt sich die Zahl der auf einer Platte vorhandenen Kolonien leicht ermitteln; und da nachweislich fast jede Kolonie aus einem
Spaltpilzindividuum hervorgegangen ist, so gelangen wir auch zu bestimmten Vorstellungen über die Zahl der Bakterien, welche in dem untersuchten Probeobjekt vorhanden waren.

Auch auf den Platten dürfen selbstverständlich nicht zuviel Kolonien vorhanden sein,
da dieselben sonst zu dicht gelagert sein und ineinander wachsen würden. Kennt man daher
die Menge der im Probematerial enthaltenen Bakterien nicht, so werden stets mehrere
Platten mit verschiedenen Verdünnungsstufen angelegt. (Genaueres siehe im Anhang.)

Mit Hilfe der geschilderten Methode ist in den meisten Fällen eine Isolierung und Rein-
kultur der interessierenden Bakterien zu erreichen. Zuweilen gelingt es nicht, aus einem
Substrat einzelne isolierte Keime zu erhalten. Für solche Fälle eignet sich das Burrische
Tuschepunktverfahren, das sich an die Lindnersche Tröpfchenkultur auf hohlem
Objektträger anlehnt. In einem Tropfen chin. Tusche verteilt man eine kleine Menge des
Materials, beschickt von da einen zweiten, von diesem einen dritten und schließlich einen
vierten Tropfen. Mit dieser dünnsten Mischung macht man mittels Zeichenfeder Reihen
von kleinen Punkten auf eine Gelatineplatte, legt sterile Deckglasstücke auf und durchmustert mit starkem Trockensystem, in welchem Pünktchen nur ein Keim enthalten ist.
Das betreffende Deckglasstückchen, an dem die Keime zu haften pflegen, überträgt man
dann auf geeignetes Nährsubstrat. Noch sicherer scheint die Ein-Zell-Kultur mit Hilfe
des in Amerika erfundenen und von Péterfi sehr vervollkommneten „Mikromanipula-
tors" (Zeiss, Jena) zu gelingen, einer sinnreichen Apparatur, welche die Auswahl einzelner
Individuen mit Hilfe feinster Pipetten, Nadeln u. dgl. unter unmittelbarer Kontrolle des
Auges (im Dunkelfeld) ermöglicht (Wámoscher).

Im übrigen sind die Züchtungsbedingungen möglichst zu variieren. Einige Bakterien
erfordern für ihre Kultur durchaus höhere Temperatur; die Gelatineplatten darf man
aber höchstens bei 22—24⁰ halten, da bei einer Temperatur, die 25⁰ überschreitet, die Gelatine flüssig werden, mithin der Vorteil des festen Nährbodens verloren gehen würde. In
solchen Fällen verwendet man (nach dem Vorschlage von Angelica Hesse) Agar-
Gemische (Agar ist ein indischer Seetang), die noch bei 40⁰ und mehr starr bleiben.

Oft beobachtet man, daß nur die auf die Oberfläche der Platte geratenen Keime ordentlich auswachsen. Dann ist es besser, erst die Gelatine- oder Agarmischung in die Glasschälchen
auszugießen und dort erstarren zu lassen, und nun erst mit einem Platinpinsel oder einem
gebogenen Glasstab das bakterienhaltige Material auf der erstarrten Oberfläche zu
verteilen. — Andere Bakterien verlangen durchaus noch andere Nährsubstrate; sie wachsen
z. B. in Bouillongemischen gar nicht, dagegen in Blutserum. — Wieder andere Bakterien
erfordern eine Entfernung des Sauerstoffs, die z. B. durch Aufgießen einer hohen
Schicht Gelatine, Agar, Paraffinöl u. a. oder durch Verdrängen der Luft mittels Wasserstoff-
gases und Zuschmelzen der Kulturgefäße, ferner auch durch Zusatz reduzierender Körper, wie
Dextrose, ameisensaures Natrium, alkalisches Pyrogallol u. a. m. erreicht wird. Oder man
fügt Stücke lebender tierischer Organe hinzu (Tarozzi-Bouillon), die durch fermentartige
Stoffe begünstigend wirken. Gut geeignet ist zur anaeroben Züchtung der geschlossene
Schenkel des Smithschen Gärkölbchens (s. Abb. 150). — Auch die Züchtung in flüssigen
Nährsubstraten darf, nachdem eine Isolierung erfolgt ist, nicht versäumt werden; nament-
lich ist die sog. Kultur im hängenden Tropfen wichtig, um das morphologische Verhalten und den Formenkreis der betreffenden Art kennen zu lernen (s. Anhang).

c) Lebensäußerungen der Spaltpilze.

Die Nährstoffe des Substrats dienen den Spaltpilzen teils zum Aufbau des
Zelleibes (Assimilation), teils als Quelle der Energien, die für die endothermen
Leistungen — wie chemische Synthesen, Bewegungen, Wärme- und Licht-
produktion — erforderlich sind. Sowohl durch die Bakterienzelle als auch durch
sezernierte Fermente vollzieht sich die Dissimilation der Nährstoffe in Form
von hydrolytischen Spaltungen, von Oxydationen bzw. Oxydoreduktionen oder
von Spaltungen, die mit intramolekularen Umlagerungen einhergehen. An dem
mikrobiologischen Stoffumsatz sind somit mannigfache biochemische Prozesse
beteiligt, die zu zahlreichen, ganz verschiedenen Stoffwechsel-Endprodukten
führen.

Unter den gasförmigen Abbauprodukten der Spaltpilze tritt ganz allgemein
Kohlensäure auf und ist mit seltenen Ausnahmen nicht wieder assimilier-
bar. Bei starker Anhäufung vermag sie auf viele Bakterienarten einen schä-

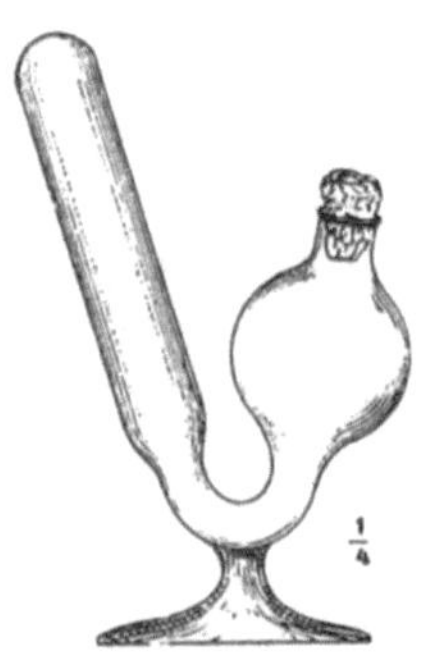

Abb. 150. Gärkölbchen.
(Nach Smith.)

digenden, die weitere Vermehrung hemmenden Einfluß auszuüben. Auch H und CH_4 finden sich häufig
unter den in Kulturen entwickelten Gasen. — Sehr verbreitet sind ferner Reduktionswirkungen; Lackmus
und Methylenblau werden durch fast alle Bakterien zu
farblosen Leukoprodukten reduziert, Nitrate in Nitrite
bzw. N umgesetzt, Neutralrot von einigen in einen
grünfluorescierenden Farbstoff verwandelt, Schwefel-
verbindungen zu H_2S oder Mercaptanen, selenigsaures
Natrium zu rotem Selen, tellurigsaures Natrium zu
schwarzem Tellur reduziert. Diese Reduktionen sind
höchstwahrscheinlich eng mit oxydativen Vorgängen
verknüpft und sind als Teilprozesse sogenannter Oxydoreduktionen anzusprechen.

Bedeutungsvoll für das Wachstum und die Lebensfähigkeit der Bakterien
ist die Veränderung, die die Wasserstoffionenkonzentration des Nährsubstrates
im Verlaufe des Stoffumsatzes erleidet; viele Arten produzieren durch Spaltung
von Kohlenhydraten, Glycerin oder anderen Kohlenstoffverbindungen Säuren,
z. B. Milchsäure, Essigsäure usw., äußerlich kenntlich durch Rötung von zu-
gesetztem Lackmus oder durch Auflösung von zur Nährgelatine beigemengter
Kreide, wodurch dann helle Höfe um die säurebildenden Kolonien entstehen
(Beijerinck). Andere liefern beim Abbau der Eiweißkörper oder ihrer Spaltprodukte alkalisch reagierende Verbindungen (NH_3, Amine, Ammoniumbasen)
und erhöhen daher die Alkalescenz des Substrats. Je nach dem Umfange der
durch saure oder basische Abbauprodukte im Substrat hervorgerufenen
Reaktionsveränderung und je nach dem für die betreffende Bakterienart
zuträglichen Bereiche der H-Ionenkonzentration kann sie in ihrer Entwicklung
gehemmt, ja sogar abgetötet werden. Im Kampf verschiedener Bakterien um
ein Nährsubstrat sind diese Stoffwechselprodukte daher oft von ausschlaggebender Bedeutung.

Ein differentialdiagnostisch wichtiges Stoffwechselprodukt aus Eiweißkörpern ist Indol, das in Kulturen von Coli-, Cholera-, Hühnercholera-, Proteus-
bacillen vorkommt, dagegen in Kulturen von Typhus-, Paratyphus-, Kruse-

Ruhr-, Diphtheriebacillen und Eiterkokken stets fehlt; nachweisbar durch die Rotfärbung nach Zusatz von Nitrit und Schwefelsäure (SALKOWSKI) oder besser von Paradimethylamidobenzaldehyd + HCl (EHRLICH).

Bei vielen Arten beobachten wir ferner lebhafte rote, blaue, gelbe, grüne und andere **Farbstoffe**, welche die Masse der Kolonie und oft noch einen größeren Bezirk des Nährsubstrats färben. Dadurch wird das Aussehen der Kolonie sehr charakteristisch, so daß oft die Farbstoffbildung für diagnostische Zwecke verwertbar ist. — Manche Pigmentbakterien scheinen nur eine chromogene Substanz zu bilden, welche erst bei Sauerstoffzutritt in den Farbstoff übergeht. Letzterer wird teils als wasserlösliche Substanz, teils in Körnchen in das umgebende Substrat abgeschieden.

Auch **Lichterzeugung** ist bei zahlreichen Bakterien (Bacillen und Vibrionen) beobachtet. Seefische (grüne Heringe) enthalten stets **Leuchtbakterien**; auch in Fleischproben sind sie häufig. Züchtung gelingt in stark salzhaltigen Nährböden (Kochsalz $3\,^0/_0$, Chlormagnesium u. a.) oder auf sterilisierten Seefischen bei niedrigen Temperaturen ($10—15^0$ C). Vermutlich befindet sich im Bakterienleib ein Photogen, das bei O-Zutritt wunderbar grünlich bis bläulich leuchtet (MOLISCH).

Ferner haben sich auch die von alters her als Gärung und als Fäulnis bekannten Umsetzungen pflanzlicher und animalischer Substanzen als biochemische Leistungen der Mikroorganismen erwiesen. Von grundlegender Bedeutung war die Entdeckung, daß nicht nur die lebende Zelle, sondern, wie schon oben bemerkt, auch ein von der Zelle abtrennbares Ferment, die Zymase, die alkoholische Gärung hervorzurufen imstande ist (BUCHNER und HAHN 1903). Auch für andere Fermente wurde eine Wirksamkeit unabhängig von der lebenden Zelle erwiesen. Wesentlich ist, daß die Masse der gespaltenen Stoffe sehr groß im Vergleiche zur Masse der Fermente (Enzyme) ist.

Die von den Zellen bzw. Enzymen der Mikroorganismen vollzogenen chemischen Umsetzungen lassen sich in folgende Gruppen einordnen:

I. **Hydrolytische Spaltungen**, die mit Wassereinlagerung in das Molekül einhergehen.

a) Die Zerlegung von **Eiweißkörpern** durch trypsinähnliche Fermente. Lösung von Eiweiß und Gelatine usw.; auf den Gelatineplatten entstehen durch proteolytisch wirkende Bakterien Verflüssigungszonen um die Kolonien, die zur Charakterisierung der Art gut benutzt werden können. — Manche Bakterien liefern **Pepsin** und **Labferment**, das Casein zur Koagulation bringt.

b) Die Aufspaltung der höheren Zucker (**Polysaccharide**), der Glykoside und der Nucleine in ihre Komponenten. Einige Bakterien vermögen durch **Diastase** Stärke in Zucker zu verwandeln; andere liefern **Invertin**, das Rohrzucker in Glucose und Lävulose überführt; auch **Lactase**, **Maltase**, **Glucosidasen** (**Emulsin**) usw. findet man gelegentlich.

c) Die Verseifung der **Fette** durch Fettenzyme (**Lipasen**, **Esterasen**).

II. **Gärungen**, die sich durch intramolekulare Umlagerungen und Spaltungen (**ohne Sauerstoffaufnahme**) vollziehen.

a) Die **alkoholische** Gärung des Zuckers, die zu Alkohol und Kohlensäure führt: $C_6H_{12}O_6 = 2\,CH_3CH_2OH + 2\,CO_2$ (Saccharomyces cerevisiae).

b) Die **Milchsäuregärung**, zu deren Erregung unter geeigneten Bedingungen sehr viele Bakterien befähigt sind. Sehr oft ist der **Streptococcus lacticus** beteiligt (vgl. S. 527), der Rechtsmilchsäure liefert, überall vorkommt und wohl identisch mit dem Enterococcus französischer Autoren ist, ferner die sog. langen, ebenfalls grampositiven

Milchsäurebacillen, die in pflanzlichen Stoffen weit verbreitet sind, aber auch in Milch vorkommen, wie z. B. der Bacillus bulgaricus, der Erreger der Yoghurtgärung, der Boas-Opplersche Bacillus im Mageninhalt. Auf manchen menschlichen und tierischen Schleimhäuten sind sowohl die Streptokokken als die langen Milchsäurebacillen ständige Gäste, so z. B. der Bacillus acidophilus in Dünn- und Dickdarm, der Bacillus vaginalis in der Vagina.

c) Gemischte saure Gärungen, bei denen der Zucker unter Bildung von Essigsäure, Alkohol, Wasserstoff und Kohlensäure, oft auch von Propionsäure und Ameisensäure zerlegt wird. Zu den Erregern dieser Gärung gehören u. a. die Bakterien der Coli- und Aerogenesgruppe.

d) Die Buttersäuregärung, bei der sowohl CO_2 wie H_2 entwickelt wird, als Nebenprodukt Butylalkohol. Als Erreger sind mehrere anaerobe und aerobe Bacillen bekannt.

e) Weniger häufig sind die sog. schleimige Gärung, die Dextrangärung des Zuckers; verbreitet ist die Sumpfgasgärung der Zellulose.

III. Oxydationen (Oxydoreduktionen).

a) Die Bildung von Essigsäure aus Alkohol (Essiggärung). Die Erreger sind zahlreiche, Oxydase liefernde Bakterienarten, z. B. B. acetigenicum, B. acetosum; reichlichster Sauerstoffzutritt ist für den regen Ablauf dieser Oxydation erforderlich.

b) Die Bildung von Citronen- und Oxalsäure z. B. durch Aspergillus citromyces.

c) Eine Oxydationsleistung ist auch die Nitrifikation im Boden durch die Nitrobakterien.

Inwieweit die oben erwähnten Reduktionen mit oxydativen Prozessen verknüpft sind, müssen weitere Forschungen ergeben.

Die genannten biochemischen Leistungen vollziehen sich sowohl nebeneinander wie auch nacheinander. Als Beispiel solcher komplexer Vorgänge sei die Fäulnis eiweißartiger Stoffe angeführt.

Es lassen sich verschiedene Stufen der Zersetzung unterscheiden: Zunächst erfolgt Peptonisierung, dann Bildung von Aminosäuren und darauf tiefere Spaltung; es entstehen teils Ammoniakderivate, teils Benzolderivate, teils Fettsäuren, Ptomaine, Indol usw. Immer bilden sich diese oder jene stinkenden Gase, z. B. Schwefelammonium, Skatol, flüchtige Fettsäuren, Trimethylamin u. a. m. Die Zerlegung des Eiweißmoleküls im Sinne der Fäulnis vermögen zahlreiche Reduktase liefernde Bakterienarten zu leisten, nur erfolgt durch die einen eine tiefere Zerstörung mit charakteristischeren Endprodukten als durch die anderen. Bei der spontan verlaufenden Fäulnis, welche uns vorzugsweise interessiert, finden wir stets eine Menge verschiedener Bakterienarten an dem Zerstörungswerk, teils gleichzeitig, teils in einer gewissen Aufeinanderfolge beteiligt. Im Anfange pflegen namentlich Aeroben in den Vordergrund zu treten; in späteren Phasen und tieferen Schichten des Substrats Anaeroben, wie der B. putrificus, B. posthumus usw. Ist das Substrat derart, daß während des ganzen Fäulnisprozesses reichlich Sauerstoff zutreten kann, wie z. B. im porösen, für Luft durchgängigen Boden, dann erfolgt Verwesung, d. h. die eigentlichen Fäulnisprodukte und namentlich die stinkenden Gase werden sehr rasch oxydiert zu Wasser, Kohlensäure, salpetriger Säure und Salpetersäure.

Für die Rolle der Bakterien als Krankheitserreger sind ferner von besonderer Bedeutung die von vielen Arten gelieferten Toxine. Im allgemeinen unterscheidet man gegenwärtig noch Ektotoxine, die in das umgebende Substrat diffundieren, leicht extrahierbar sind und von der lebenden Bakterienzelle abgetrennt werden können, z. B. mittels Filtration durch Tonfilter; und zweitens Endotoxine, die wie die Zymase an der Zellsubstanz haften und nur schwer im unveränderten Zustand aus dieser freigemacht werden können; doch ist diese Unterscheidung infolge der autolytischen Vorgänge bei älteren Kulturen oft nicht ganz streng aufrecht zu erhalten.

1. Zu den Ektotoxinen werden gerechnet:

a) Die Fäulnisalkaloide. Amine, Diamine und Ammoniumbasen (Cholin) werden namentlich im Anfangsstadium der Fäulnis von zahlreichen Bakterien geliefert; sie wurden zuerst bei der Leichenfäulnis gefunden und daher als Ptomaine oder Kadaveralkaloide bezeichnet; sie lassen sich hauptsächlich in Form von Platin- oder Goldchlorid-Doppelsalzen rein gewinnen (BRIEGER). Einige sind ungiftig, andere zeigen mäßige oder heftige Giftwirkung. Die Menge der giftigen in einem faulenden Substrat ist immer sehr gering; die beim Menschen praktisch vorkommenden Vergiftungen durch bakterienhaltige Nahrung usw. sind daher auf diese Toxine gewöhnlich nicht zurückzuführen.

b) Lytische Fermente, welche gewisse Zellen aufzulösen vermögen. Sehr verbreitet sind namentlich Hämolysine (besser Hämotoxine), sezernierte Stoffe, welche die Erythrocyten lösen und das Blut lackfarben machen: ferner Leukolysine, die Leukocyten auflösen. Manche lösen besondere Zellarten, wie die Zellen des Bindegewebes, des Nierengewebes usw. Auch die Lösung von Bakterienzellen durch selbstgebildete Produkte (Autolyse in Reinkulturen, Aufschwemmungen u. a.) oder durch Produkte anderer Bakterien gehört hierher.

Vielleicht beruht auch das in den letzten Jahren vielerörterte „D'HÉRELLEsche Phänomen" auf solchen autolytischen Stoffen. D'HÉRELLE (1917) verdünnte Stuhl eines KRUSE-SHIGA-Ruhr-Rekonvaleszenten stark mit Bouillon, ließ ihn 24 Stunden bei 37⁰ stehen und filtrierte ihn dann durch Chamberlandkerzen. Setzte er das bakterienfreie Filtrat zu Bouillonaufschwemmungen lebender KRUSE-SHIGA-Bacillen hinzu, so trat unter Aufhellung der Bouillon Lösung der Bacillen ein. Vor allem aber zeigte sich, daß Spuren dieser Bouillon zu neuen Bouillonaufschwemmungen hinzugefügt wiederum das Phänomen hervorriefen, und zwar in beliebig vielen Passagen, wofern nur die Bakterienaufschwemmung aus jungen, lebenden Bacillen bestand. Manchmal blieben einzelne Individuen ungelöst und vermehrten sich unter erneuter Trübung der Bouillon, erhöhten auch den Gehalt an lösendem Agens, blieben aber selbst ungelöst, waren also „lysoresistent". — Besonders augenfällig wird das Phänomen, wenn man eine Agarplatte mit KRUSE-SHIGA-Bacillen möglichst gleichmäßig mit dem Spatel besät und gleich danach einen Tropfen des agenshaltigen Filtrats darauffallen oder darüber hinfließen läßt. Bei stark wirksamen Filtraten entstehen an den befeuchteten Stellen alsdann keine oder nur wenige Kolonien, bei schwächer wirksamen bleiben in dem Bakterienrasen entweder völlig sterile runde Flecken („taches vierges") oder mindestens in ihrer Entwicklung gehemmte Mulden bzw. hellere Stellen. Legt man vom Rande der sterilen Flecken eine neue Platte an, so entwickeln sich auf ihr Kolonien mit eigenartig eingebuchtetem, wie angefressenem Rande („Flatterformen", GILDEMEISTER). Die Stärke des Agens wird zahlenmäßig entweder durch die Bouillonverdünnung bemessen, bei der die Entwicklung einer Öse 16stündiger Bouillonkultur soeben ausbleibt bzw. eine anfänglich eingetretene Trübung sich wieder aufhellt, oder durch Auszählung der leeren Flecken, die nach gleichmäßiger Verteilung einer gewissen Filtratmenge auf einer besäten Agarplatte entstehen und angeblich je einem Agensteilchen entsprechen. — Auch im Tierversuch gelingt der Nachweis des Agens: Spritzt man einem Meerschweinchen eine kleine Dosis wirksamen Filtrats zusammen mit einer bestimmten Bakterienmenge intraperitoneal ein, so bleibt das Tier am Leben, während ein nur mit letzteren geimpftes Kontrolltier zugrunde geht (OTTO und MUNTER). — Mit toten oder ruhenden Bakterien (z. B. in physiologischer Kochsalzlösung) bleibt das Phänomen aus; es ist irgendwie mit ihrer aktiven Lebenstätigkeit verknüpft. —

Solch vermehrungsfähiges, bakterienlösendes Agens ist nicht nur bei Ruhrkranken, sondern auch bei anderen Infektionskrankheiten in den Stühlen von Menschen und Tieren, ja auch bei Gesunden, sowie angeblich in manchen Gewässern und im Boden gefunden worden. Auch konnte es unmittelbar aus (jahrelang fortgezüchteten) Bakterien-Reinkulturen gewonnen werden.

Bei genauer Prüfung hat sich ergeben, daß die Agenzien verschiedenen Ursprungs nicht die gleichen Wirkungen ausüben, sondern daß es zahlreiche verschiedene Agenzien gibt, von denen jedes seinen eigenen Wirkungskreis hat. Derselbe kann entweder nur eine Bakterienart (und auch von dieser oft nicht alle Stämme) oder mehrere Bakterienarten von näherer oder entfernterer Verwandtschaft umfassen. Auch kann ein Agens mit einem gewissen Wirkungsbereich durch Kulturpassagen mit anderen, bislang nicht beeinflußten Bakterien auch für diese wirksam gemacht werden.

Das Agens kann ohne Einbuße an Wirksamkeit jahrelang im Eisschrank (bei 8⁰) oder im Brutschrank bei (37⁰) aufbewahrt werden; bei 65⁰ tritt eine Schädigung ein, welche die verschiedenen Komponenten eines polyvalenten Agens in ungleichem Maße beeinträchtigt, bei 75° erfolgt völlige Vernichtung: Gegen freie H- und OH-Ionen ist das Agens empfindlich, im übrigen gegen die meisten Desinfektions- und chemotherapeutischen Mittel ziemlich widerstandsfähig; nur neutrale Chininsalze, namentlich in höheren Konzentrationen, machen es schnell unwirksam. Das Agens passiert die üblichen Bakterienfilter, auch dünne Kollodiumsäckchen, nicht aber ABDERHALDENs Dialysierhülsen, seine Größe dürfte nach PRAUSNITZ der des Kollargols (etwa 20 $\mu\mu$) nahestehen; chemisch verhält es sich wie ein Eiweißkörper. — Durch intravenöse Injektion von Agens kann man bei Kaninchen ein spezifisch wirksames Antiserum gewinnen, das (ähnlich wie ein spezifisches Antitoxin sein Toxin) die Wirkung seines Agens aufhebt.

Was die Natur des Agens anlangt, so faßte es D'HÉRELLE als ein ultramikroskopisches Virus (,,bakteriophages Virus)" auf, das als Parasit von Parasiten vermöge eines Ferments seine Wirte zur Auflösung bringe, und bezeichnete es als Bacteriophagum intestinale. Die meisten anderen Bearbeiter des Problemes lehnen aber diese Anschauung ab und halten das Agens für einen nicht belebten, fermentartigen Stoff (,,bakteriophages Lysin"), der von (nach BORDET und CIUCA) vererbbar entarteten Bakterien produziert wird und nach Zusatz zu normalen lebenden Bakterien die gleiche Abspaltung anregt. BAIL sucht zwischen beiden Hypothesen dadurch zu vermitteln, daß er das Agens nicht für einen fremden Mikroben, sondern für arteigene vermehrungsfähige kleinste ,,Bakteriensplitter" mit fermentartiger Wirksamkeit anspricht.

Eine therapeutische Verwertung des bakteriophagen Lysins war trotz ermutigender Tierversuche beim Menschen bislang nicht möglich.

c) Spezifische Toxine, oft neben den vorgenannten Lysinen von bestimmten Bakterienarten produziert und von verderblichster Wirkung auf die nervösen Zentralorgane, Herz- und Atmungszentren usw. Früher als Albumosen aufgefaßt und als Toxalbumine bezeichnet; die wahre chemische Natur ist indes noch unbekannt. Den Ektoenzymen ähnliche Gruppe, zu der auch die Schlangengifte und die Phytalbumosen (Rizin, Abrin) gehören. Charakterisiert durch die Fähigkeit, im lebenden Körper Antitoxine zu bilden, durch ihre Wirkung erst nach einer gewissen Inkubationszeit und durch ihre Empfindlichkeit gegen Hitze, Chemikalien, Luftsauerstoff und Licht. Auf derartigen Toxinen beruht vorzugsweise die Wirkung der Diphtherie-, der Tetanusbacillen, des Erregers der sog. Wurstvergiftung, des B. botulinus, und des Ruhrbacillus. Vom Tetanustoxin können mitunter 0,00005 mg genügen, um eine Maus von 15 g zu töten, d. h. es kann noch 200mal giftiger sein als Strychnin.

2. Zu den Endotoxinen rechnet man:

a) Die Bakterienproteine; hitzebeständige, durch Kochen und durch Einwirkung von Kalilauge u. dgl. aus den Bakterienleibern gewonnene Substanzen, die im Körper des Warmblüters bei der Auflösung von Bakterien durch dessen bakteriolytische Schutzstoffe frei werden. Sie haben positiv chemotaktische Wirkung gegenüber Leukocyten, locken diese an und führen zu Entzündung und Eiteransammlung (phlogogene Wirkung); sie wirken außerdem lymphagog, ferner pyrotoxisch, fiebererregend. Größere Mengen, intraperitoneal einverleibt, können den Tod der Versuchstiere unter starkem Temperaturabfall durch Lähmung der Zirkulations- und Atemzentren herbeiführen. Die Toxizität bzw. die Toxinmenge ist je nach der Bakterienspezies verschieden; manche Arten liefern auch Bakterienproteine von spezifischer Wirkung.

b) Spezifische, nicht hitzebeständige Endotoxine sind in der Leibessubstanz der Bakterien enthalten, können aber im Laboratorium schwer unzersetzt aus dieser gewonnen werden, während sie im Innern des Tierkörpers sich oft wie sezernierte Ektotoxine verhalten. Um diese Stoffe zu bekommen, kann man die Bakterienleiber trocken zerreiben oder auspressen oder gefrieren lassen und verreiben. In den ,,Plasminen" sind zwar alle Stoffe in leichter aufschließbarer Form vorhanden, aber auch die Bakterienproteine sind zugegen. Um letztere auszuschließen, hat man z. B. Erhitzen der völlig trockenen Leiber 3 Stunden auf 130° versucht; oder Autolyse, indem man die feuchte Kulturmasse ohne Zusatz oder mit Zusatz von etwas destilliertem Wasser bei 37° sich selbst überläßt. Die ,,primären" Toxine zerfallen leicht, so daß die nach der Extraktion gewonnenen Gifte oft als ,,sekundäre" anzusehen sind.

Als eine besondere Lebensäußerung der Bakterien ist die Krankheitserregung im tierischen und menschlichen Körper aufzufassen. Zur Krank-

heitserregung sind keineswegs alle Spaltpilzarten befähigt; die größte Mehrzahl sind vielmehr ausgesprochene Saprophyten, welche stets nur auf ab-
gestorbenem Material wuchern und nicht imstande sind, im lebenden Körper
des Warmblüters sich zu vermehren; sie können höchstens dadurch, daß sehr
große Mengen von ihnen in den Körper eingebracht werden und dort in kurzer
Zeit zugrunde gehen, durch die dabei in den Kreislauf gelangenden körperfremden Stoffe (s. u.) Störungen hervorrufen. Einige Saprophyten sind dadurch
ausgezeichnet, daß sie bei ihrer Wucherung auf Nahrungsmitteln Gifte erzeugen und durch diese schwere Vergiftungserscheinungen bewirken können
(Botulismus). Die Fähigkeit, im lebenden Tierkörper zu wuchern, die
sog. Infektiosität oder Virulenz, kann auf die Anwesenheit bestimmter
Stoffe, der Aggressine oder Angriffsstoffe (KRUSE), zurückgeführt werden,
welche die Abwehrkräfte des Körpers zu neutralisieren vermögen. Das Vorhandensein der Aggressine läßt sich am leichtesten nachweisen, wenn man
Kulturen bestimmter gramnegativer Bacillen, z. B. Ruhrbacillen, extrahiert;
unter dem Einfluß solchen Extraktes können kleinste Mengen Ruhrbacillen,
die nur den 1000. Teil der für sich allein vermehrungsfähigen Dosis ausmachen,
in der Bauchhöhle des Meerschweinchens zur Wucherung gelangen. Bei grampositiven Bakterien erhält man wirksame Extrakte nur aus den Exsudaten
infizierter Tiere. — Eine große Bedeutung für die natürliche und künstliche
Ansteckung hat sicher auch die Menge der eindringenden Erreger.

BAIL unterscheidet daher: 1. Halbparasiten, von denen große Impfdosen nötig sind,
weil die Schutzstoffe des Körpers erst durch viele absterbende Bakterien erschöpft werden;
ferner Nekroparasiten, die sich nur in vorher geschädigtem Gewebe ansiedeln (Tetanusbacillen). 2. Vollparasiten, von denen wenige, ja ein einziger (WÁMOSCHER), ausreichen,
um sich im Wirt zu behaupten und zu wuchern. Doch hat diese Einteilung nur bedingten
Wert, da die wirksame Dosis je nach der Tierart, ja sogar nach einzelnen Individuen der
gleichen Tierart, sowie bei verschiedenen Stämmen derselben Parasitenart sehr schwankt.

Unter den Parasiten verhalten sich manche Arten als obligate Parasiten, die ausschließlich in lebenden Körpern wuchern und totes Nährsubstrat
verschmähen; viele sind dagegen fakultative Parasiten, die zwar auf totem
Material gut fortkommen, in unserer Umgebung also gelegentlich sich vermehren oder doch leicht künstlich zu kultivieren sind, die aber anderseits auch
im lebenden Körper gedeihen.

d) Absterbebedingungen der Spaltpilze.

Der vorübergehende Verlust einer einzelnen Lebensäußerung durch ungünstige Lebensbedingungen bedeutet die niederste Phase der Schädigung des
Bakterienlebens. Diese geht in ein vorgeschritteneres Stadium über, wenn
Lebensäußerungen wie Farbstoff-, Toxinlieferung, Gärvermögen usw. dauernd
in Verlust geraten. Am wichtigsten ist eine dauernde Einbuße an Energie der
Krankheitserregung, die viele pathogene Bakterien durch schädigende Einflüsse erleiden. Sie wird gewöhnlich als „Abschwächung" bezeichnet; häufig
geht mit ihr eine Schwächung der gesamten Lebensenergie, eine Verlangsamung
der Vermehrung und eine geringere Widerstandsfähigkeit gegen Schädlichkeiten
einher (Genaueres s. unten).

Abgesehen von dieser Beeinträchtigung einzelner Lebensäußerungen unterscheidet man in der Wirksamkeit äußerer Schädlichkeiten auf die Bakterien
zwei Stufen:

Erstens die Überführung in einen Zustand latenten Lebens. Es tritt dabei eine Hemmung des Wachstums, der Vermehrung oder der Sporenkeimung ein, welche aber zunächst nur solange anhält, wie das schädigende Moment einwirkt. Wird der schädigende Einfluß rechtzeitig aufgehoben, so beginnt unverzüglich wieder lebhafte Entwicklung.

Eine solche Entwicklungshemmung kann z. B. hervorgerufen werden durch das Fehlen oder die Beschränkung irgendeines notwendigen Nährstoffs, z. B. durch mäßige Wasserentziehung (praktisch verwendet zum Konservieren vieler Nahrungsmittel). Ferner wird die Vermehrung durch niedrige Temperatur zum Stillstand gebracht, deren wirksame Tiefe je nach der Spaltpilzart und nach den jeweiligen sonstigen Bedingungen schwankt. Das Wachstum der Tuberkelbacillen z. B. hört bei einer Temperatur unter 25^0 auf; für andere pathogene Bakterien liegt die kritische Temperatur unter $15-16^0$; für viele Saprophyten unter 5^0, für einige erst unter 0^0.

Außerdem kann eine Entwicklungshemmung durch Zusatz sehr kleiner Mengen von gewissen chemischen Substanzen (Wasserstoffsuperoxyd, Halogene, Schwefel- und Salzsäure, Verbindungen der Schwermetalle z. B. $HgCl_2$, Carbolsäure, Formaldehyd, Thymol u. a.) zum Nährsubstrat oder auch durch Stoffwechselprodukte der Bakterien (s. oben) erreicht werden.

Die Wirksamkeit solcher Stoffe läßt sich quantitativ dadurch feststellen, daß man sie in verschiedenen Mengen dem Nährsubstrat zufügt und beobachtet, ob das Wachstum der betreffenden Bakterienart vollständig aufgehoben oder nur teilweise eingeschränkt ist. Man findet dabei oft ein ganz verschiedenes Verhalten der einzelnen Bakterienarten; doch ist bei solchen Versuchen peinlich auf die gesamten übrigen Lebensbedingungen zu achten, z. B. auf die Temperatur, Nährstoffe, Reaktion usw.; werden die Bakterien auf dem Temperaturoptimum gehalten, so ertragen sie manche schädliche Momente reaktionslos, die bei ungünstiger Temperatur schon merklichen Einfluß äußern.

Zweitens die Tötung der Bakterien, d. h. ihre so schwere Schädigung, daß auch nach Wiederherstellung der besten Lebensbedingungen (Einbringung in hochempfindliche Tiere) keine Rückkehr zum Leben mehr erfolgt. Die Begriffe der Entwicklungshemmung und der Tötung sind in der Desinfektionspraxis streng auseinander zu halten. Tötung kann aus der Entwicklungshemmung hervorgehen und durch die gleichen Mittel wie diese bewirkt werden, wenn die Dauer der Einwirkung verlängert wird; sie kann ferner in relativ kurzer Zeit dadurch erreicht werden, daß das hemmende Mittel konzentrierter und energischer angewendet wird. Konzentration und Dauer der Einwirkung sind daher bei jeder Abschätzung eines bakterientötenden Mittels genau zu berücksichtigen. Die Wirksamkeit wechselt je nach der Bakterienart; ferner je nach dem Alter der Individuen. Jüngere Individuen scheinen resistenter zu sein als ältere, der Involution nahe; Sporen sind oft viel widerstandsfähiger als die vegetativen Formen. Von großem Einfluß sind außerdem auch hier die übrigen gleichzeitig vorhandenen Lebensbedingungen, Temperatur, Nährsubstrat usw.; durch gleichzeitige geringe Erhöhung der Temperatur ist die Wirkung der schädigenden Mittel meist erheblich zu steigern.

Bei den chemischen für die Bakterientötung in Betracht kommenden Substanzen erfolgt zunächst Adsorption der gelösten Stoffe durch die Körper der Bakterien. Sodann müssen die Stoffe in die Bakterienzelle eindringen. Als lebenswichtige Bestandteile, die für die Angriffe der schädigenden Stoffe in Frage kommen, finden sich hier namentlich Lipoide und Kolloide. Bei

manchen schädigenden Mitteln hängt die Wirkung von ihrer Lipoidlöslichkeit ab; andere sind lipoidunlöslich und greifen die Kolloide der Zelle an; oder
es gehen beide Wirkungen nebeneinander her. Bei den die Kolloide angreifenden
Mitteln spielt die Dissoziation in Ionen die bedeutendste Rolle, die Wirkung
entspricht geradezu der Intensität der Dissoziation. Dies ist der Fall z. B. bei
den Salzen der Schwermetalle, den anorganischen Säuren, den Ätzalkalien
und Erdalkalien. Dagegen tritt z. B. bei den organischen Säuren die Lipoidlöslichkeit in den Vordergrund (GOTTLIEB). — Soweit Dissoziation in Frage
kommt, muß auch das Lösungsmittel, in welchen Bakterien und Chemikalien aufeinander treffen, von größter Bedeutung sein. In konzentriertem
Alkohol oder Öl gelöst, werden Mittel völlig unwirksam, die in wässeriger
Lösung durch die frei werdenden Ionen stärkste Wirkungen äußern.

Zur Prüfung der Desinfektionswirkung gibt es zwei Methoden: 1. die Suspensions-
methode; von einer jungen Reinkultur werden möglichst homogene Suspensionen von
annähernd gleicher Dichte mit sterilem Leitungswasser hergestellt, mit dem zu prüfenden
Mittel gemischt, nach genau beobachteter Zeit eine Öse entnommen und in reichliche Mengen
eines flüssigen Nährsubstrats überführt, eventuell auch einem empfänglichen Tiere eingeimpft. — Besser ist 2. die Keimträgermethode; man befeuchtet mit der Suspension
böhmische Granaten, bringt sie nach vorsichtiger Antrocknung mit dem zu prüfenden
Mittel für gewisse Zeit in Berührung, spült sie alsdann mit einer das Gift neutralisierenden
Lösung (z. B. Schwefelammonium bei Sublimatversuchen) oder wenigstens mit destilliertem
Wasser mehrfach ab und verfährt dann wie bei der anderen Methode. Die angelegten
Kulturen müssen tagelang bei günstigster Temperatur beobachtet werden, ehe man auf eine
völlige Vernichtung der Keime schließen darf. Man erfährt auf diese Weise die „Abtötungs-
zeit" bei einer bestimmten Konzentration des Mittels, ein besserer Ausdruck für die Desinfektionswirkung als die „Absterbeordnung", d. h. die Keimabnahme, die man durch
fortlaufende Auszählung der überlebenden Keime nach bestimmten Einwirkungszeiten
ermittelt. Zum Vergleich soll stets ein Desinfektionsmittel von bekannter Wirksamkeit
mitgeprüft werden; bei den mannigfachen Vorschlägen für eine zahlenmäßige Wertbestimmung der Desinfektionsmittel ist meist die Carbolsäure als Maßstab zugrunde gelegt
worden (RIDEAL-WALKER u. a.), doch ist eine Einigung hierüber bisher nicht erfolgt.

Auch eine Schädigung von parasitären Bakterien im tierischen Organismus
(innere Desinfektion) kann durch solche Stoffe erfolgen, die mit größerer
Affinität zu den Parasiten als zu den Organen ausgestattet, die also mehr „para-
sitotrop" als „organotrop" sind (EHRLICH).

Derartige chemotherapeutische Wirkungen hat man namentlich gegen
Trypanosomen und Spirochäten (s. unten) beobachtet. Hier erwiesen sich Farbstoffe, wie Fuchsin, Methylviolett, Trypanrot usw. geeignet; ferner namentlich Arsenpräparate (arsenige Säure, Atoxyl, Salvarsan), Antimon- und Queck-
silberpräparate. Auch die Wirkung des Chinins auf Malariaparasiten, sowie
die der Cupreinderivate auf Pneumokokken gehört hierher (s. unten).

Unter den in der Außenwelt wirksamen bakterientötenden und -hemmenden
Einflüssen sind besonders beachtenswert diejenigen, welche innerhalb unserer
natürlichen Umgebung ein Absterben von Bakterien in größerem Umfange
zu bewirken vermögen. Dahin gehört fortgesetztes Fehlen von Nährstoffen,
infolgedessen sporenfreie Bakterien den Inanitionstod erleiden, und zwar einige
Arten schon nach Stunden, andere erst nach Monaten und Jahren. In Kulturen
von Choleravibrionen pflegen nach 36 Stunden nur noch 1% der gewucherten
Bacillen am Leben zu sein. In ähnlicher Weise haben wir in jeder Bakterien-
kultur mit einem umfangreichen Absterben zahlreicher Individuen und dem
Überleben relativ weniger besonders widerstandsfähiger zu rechnen. — Ferner

erfolgt Schädigung durch gleichzeitig auf demselben Substrat wuchernde andere Bakterienarten und deren Stoffwechselprodukte (Säure, Alkali); sodann durch Temperaturen von 45—60°, wie sie namentlich an der besonnten Bodenoberfläche häufig vorkommen. Bereits früher hervorgehoben (S. 45) ist der Einfluß des Lichts, besonders des direkten Sonnenlichts. — In großem Maßstabe in der Natur wirksam ist noch die Wasserentziehung, das Austrocknen der Bakterien. Zahlreiche Mikrokokken, Spirillen und Bacillen vertragen durchaus keine stärkere Wasserentziehung. Die an trockenen Objekten haftenden Bakterien, namentlich die im ganzen empfindlicheren pathogenen, sind daher oft nicht mehr lebensfähig; solche Arten können auch niemals durch Luftstaub verbreitet werden, da in letzteren nur völlig trockene Organismen übergehen. Für die Infektionsgefahr, welcher wir durch eine bestimmte Spaltpilzart ausgesetzt sind, ist es daher von großer Bedeutung, ob die Individuen der betreffenden Art beim völligen Austrocknen sich lebensfähig erhalten (vgl. S. 70).

Die künstlich anwendbaren Tötungsmittel sind praktisch wichtig, weil sie unter Umständen zur Desinfektion, d. h. zur Befreiung der Kleider, Wohnungen usw. von Infektionserregern benutzt werden. Von diesen Mitteln, deren praktische Anwendung später zu erörtern ist, sei zunächst hohe Temperatur erwähnt. In flüssigen Substraten oder in Dampf sind 50—60° im allgemeinen ausreichend, um bei einer Einwirkungsdauer von 10—60 Minuten sporenfreie Bacillen und Mikrokokken zu töten. Einige Arten erfordern höhere Wärmegrade oder längere Einwirkung. Sporen gehen vielfach erst durch eine Temperatur von 100° zugrunde, welche 2—15 Minuten, bei einzelnen saprophytischen Arten sogar 5—6 Stunden einwirken muß.

Erfolgt die Erhitzung im trockenen Zustand und in relativ trockener Luft, so ist offenbar das Eindringen der Hitze erschwert und die das Absterben begleitenden Änderungen des Protoplasmas kommen nicht so leicht zustande, als wenn dieses einen gewissen Wassergehalt besitzt. Trockene Luft tötet daher dieselben Sporen erst bei einstündiger Einwirkung von 140—160° oder bei 48stündiger Einwirkung von 80°, welche in Wasser von 80° oder in Wasserdampf innerhalb 5—10 Minuten zugrunde gehen.

Niedere Temperaturen, auch unter 0°, wirken nur in geringem Grade schädigend. Manche besonders empfindlichen Bakterienarten gehen durch Gefrieren zugrunde; von anderen Arten sterben die älteren Individuen ab; die Mehrzahl der sporenfreien und wohl alle sporenhaltigen Bakterien bleiben dagegen lebensfähig.

Ferner sind zur Tötung der Bakterien die zahlreichen chemischen Substanzen geeignet, die auch zur Entwicklungshemmung benutzt werden.

Chlor, Brom und Jod desinfizieren sehr energisch, sind aber in der Praxis der Desinfektion wenig anwendbar, weil sie alle Gegenstände zu stark beschädigen. Ozon wirkt erst in größerer Konzentration bakterientötend (s. S. 59). Wasserstoffsuperoxyd desinfiziert schon in 1%iger Lösung kräftig und ist praktisch verwendbar. — Die Mineralsäuren sind untereinander ziemlich gleichwertig; sporenfreie Bakterien werden durch 1%ige Lösung in wenigen Minuten vernichtet. Die Alkalien wirken in Form der Ätzalkalien zwei- bis dreimal schwächer als Säuren, erheblich geringer in Form der Carbonate. Die Ammonverbindungen stehen hinter den übrigen Alkalien zurück. Seifenlösungen sind sehr verschieden wirksam; die käufliche Schmierseife wirkt hauptsächlich durch Überschuß an freiem Alkali, der aber inkonstant ist; andere Seifen, insbesondere solche, welche gesättigte Fettsäuren enthalten, wirken erheblich besser. Im allgemeinen ist bei den käuflichen Seifen ein Desinfektionserfolg nur auf die gleichzeitige Erwärmung (50—60°)

zu schieben und von gleichwarmem Wasser nicht wesentlich verschieden. — Energisch desinfizierende Wirkung kommt dem Ätzkalk zu. Diesem weit überlegen sind aber Kupfer-, Silber-, Gold- und Quecksilbersalze. Zu letzteren gehören unsere wirksamsten und am besten anwendbaren Desinfektionsmittel.

Unter den organischen Verbindungen ist das Chloroform als gutes Desinfiziens zu nennen; mit Chloroform gesättigtes Wasser tötet sporenfreie Bakterien rasch ab. Jodoform wirkt auf fast alle Bakterien gar nicht schädigend (Ausnahme: Cholerabacillen); zur Wundbehandlung ist es trotzdem verwendbar, weil anscheinend unter dem Einfluß gewisser Bakterien und Zersetzungen in der Wunde Abspaltung von Jod erfolgt. Formaldehyd in $40^0/_0$iger wässeriger Lösung (Formalin) hemmt in $1^0/_{00}$iger Lösung die Bakterienwucherung; bei erheblich höheren Konzentrationen tötet es Bakterien, selbst Sporen. In Gasform ist Formaldehyd bei Einhaltung einer bestimmten Konzentration und Zeitdauer der Einwirkung imstande, alle auf den Flächen und in der Luft eines Zimmers vorhandenen pathogenen Bakterien abzutöten. — Auch verdünnter Äthylalkohol wird praktisch als Desinfektionsmittel verwendet, besonders zur Händesterilisation vor aseptischen Operationen. Absoluter Alkohol wirkt ganz unvollkommen, am besten $60^0/_0$iger Alkohol. Gut wirksam auf der Haut ist Seifenspiritus (auch in Seifenform: Sapal); ferner Jodtinktur.

Verbreitete Desinfizientien finden sich unter den Körpern der aromatischen Reihe. In früherer Zeit hielt man die Carbolsäure für am besten wirksam; später zeigte sich aber, daß wirksamere Körper gegeben sind in den Kresolen (Oxytoluolen) und anderen homologen Phenolen, die neben Carbol im Teer und in der rohen Carbolsäure enthalten sind. Um die schwer löslichen bzw. unlöslichen Kresole löslich zu machen, wird entweder Schwefelsäure zu roher Carbolsäure zugesetzt, so daß sich Kresolsulfosäuren (Sanatol, Automors, Aseptol) bilden, oder die Kresole werden mit Seifenlösung emulgiert (Kresolseifenlösung); oder die Kohlenwasserstoffe und Kresole des Teers werden durch Harzseife emulgiert (Kreolin); oder aus einem an Kresolen reichen Teeröl wird durch Leinölseife eine Lösung hergestellt (Lysol) und mit Alkalien gemischt (Alcalysol, UHLENHUTH); oder die Kresole sind durch kresotinsaures Natrium (Solveol) bzw. durch Kresolnatrium (Solutol) in Lösung gebracht; oder endlich rohes Carbol ist mit Mineralöl gemischt, so daß die Mischung auf Wasser schwimmt, allmählich lösen sich dann von oben her Kresole in den zu desinfizierenden Flüssigkeiten (Saprol). — Von diesen Präparaten ist in der Praxis am besten bewährt die offizinelle Kresolseife, Liquor cresoli saponatus, ein Gemisch von gleichen Teilen Rohkresol und Kaliseife, das in $5^0/_0$iger Lösung zur Verwendung kommt. — Neuerdings haben sich auch Chlorkresol-Präparate bewährt (Phobrol, Sagrotan, Parmetol). — Die infolge Seifenmangels während der Kriegszeit aufgekommenen zahlreichen Ersatzpräparate für Kresolseife (Kresotinkresol, Phenolut, Fawestol, Betalysol, Optikresol u. a. m.) stehen an Brauchbarkeit alle hinter dieser zurück und scheinen allmählich wieder zu verschwinden, zumal sie meist teurer sind.

Bemerkenswert sind unter den organischen Desinfizientien noch die ätherischen Öle, die in vielen Parfüms enthalten sind; ferner die Anilinfarbstoffe, wie Methylviolett (Pyoktanin) und Malachitgrün, die in Verdünnungen von 1 : 1000 manche sporenfreie Bakterien rasch abtöten. — Überraschend starke Wirkungen sind bei Chininpräparaten beobachtet; auf Streptokokken z. B. wirkt Chinin in Lösung 1 : 4000 in kurzer Zeit tötend, noch stärker wirken die Derivate eines Nebenalkaloids der Chinarinde, des Cupreins, z. B. Äthylhydrocuprein (Optochin), ferner besonders Isoamylhydrocuprein (Eukupin), das in einer Verdünnung von 1 : 20 000, und Isoktylhydrocuprein (Vucin), das in einer Verdünnung von 1 : 80 000 wirksam ist. Diesen Substanzen kommen auch therapeutische Wirkungen, besonders gegen Pneumokokkenerkrankungen, zu (MORGENROTH).

e) Die diagnostische Unterscheidung und systematische Einteilung der Spaltpilzarten.

Wie die geschichtliche Übersicht zeigt, vertraten früher einige Botaniker und Ärzte die Ansicht, daß die Spaltpilze ein derartiges Anpassungsvermögen besitzen, daß sie ihre Form und Lebensvorgänge je nach dem Substrat ändern, auf dem sie gerade leben und daß sich daher Spezies mit unveränderlichen Eigenschaften nicht aufstellen lassen. Diese Ansicht hat jedoch keine

Bestätigung gefunden. Wir sehen vielmehr, daß unterscheidbare Spezies und Varietäten bei den Spaltpilzen in der nämlichen Weise vorkommen, wie bei den Schimmelpilzen und bei den höheren Pflanzen. Manche Spaltpilze bewahren sogar ihre Artmerkmale mit ganz besonderer Zähigkeit. Bei anderen dagegen beobachtet man allerdings mit der Änderung der Lebensbedingungen und namentlich an älteren Kulturen Abweichungen von ihrem sonstigen Verhalten, z. B. dauernden Verlust der Sporenbildung, der Farbstoffbildung, oder erbliche Anpassung an veränderte Temperatur und sonstige Lebensverhältnisse oder Zunahme der Virulenz oder auch gewisse morphologische Abweichungen, die man bei allmählicher Änderung am besten unter der Bezeichnung Transformationen zusammenfaßt. Treten diese Änderungen sehr plötzlich auf, so hat man ihnen wohl den Namen „Mutationen" beigelegt, der aber bereits für einen besonderen Vorgang bei Organismen mit geschlechtlicher Vermehrung vergeben ist und sich nicht ohne weiteres auf Spaltpilze übertragen läßt.

Die beobachteten Abweichungen halten sich indes innerhalb solcher Grenzen, daß sie keineswegs zu einem völligen Verwischen aller Artcharaktere führen, sondern vielmehr einen Teil der Arteigentümlichkeiten bilden; je vollständiger sie erkannt werden, um so besser gelingt die Abgrenzung der Art.

Für die praktische Verwertung unserer Kenntnisse über die Mikroorganismen ist dies von außerordentlicher Bedeutung. Andernfalls würde weder jemals eine diagnostische Unterscheidung und Erkennung von Spaltpilzen möglich sein, noch könnten wir mit irgendwelcher Aussicht auf Erfolg mit Spaltpilzen experimentieren und zu wirklichen Fortschritten in der Erkenntnis des Verhaltens der Infektionserreger gelangen.

Als Grundlagen zur Einteilung der Spaltpilze eignen sich:

1. Morphologische Merkmale. Unter diesen scheint sich die Art der Sporenbildung und -keimung am zähesten zu erhalten. Da diese Vorgänge aber schwierig zu beobachten, für viele Bakterien noch gar nicht erforscht sind oder überhaupt nicht vorliegen, müssen vorläufig andere morphologische Merkmale zur Klassifikation benutzt werden, z. B. Form und Lagerung, Kapselbildung, Färbbarkeit, Zahl und Anordnung der Geißeln usw. Vor allem ist die verschiedene Wuchsform der Bakterien als Mikrokokkus, bzw. Bacillus (Bacterium) oder Spirillum in Betracht zu ziehen, da diese mit wenigen Ausnahmen von der einzelnen Art zäh festgehalten wird. Die systematische Einteilung der Spaltpilze stützt sich daher zweckmäßig zuvörderst auf drei große Abteilungen: Coccaceae, Bacillaceae (Bacteriaceae), Spirillaceae, wobei unter die Coccaceae nur solche Bakterienarten gerechnet werden, welche bei ihrer Vermehrung ausschließlich kugelige Individuen bilden; unter die Bacillaceae solche, welche für gewöhnlich als Stäbchen oder Fäden, zuweilen als Sporen, niemals aber als Mikrokokken, d. h. mit fortgesetzter Vermehrung in Kugelform vorkommen; und unter die Spirillaceae solche Arten, welche stets als kürzere oder längere Stücke von Schrauben erscheinen und bei ihrer Vermehrung immer wieder solche Schrauben produzieren.

2. können biologische Eigentümlichkeiten zur Unterscheidung benutzt werden. Vor allem bietet das Aussehen der Kolonien auf einem bestimmten Nährboden augenfällige Unterschiede.

Berücksichtigt man zunächst nur einen sog. normalen Nährboden, z. B. die mehrerwähnte Nährgelatine, so zeigen bereits auf dieser die Kolonien verschiedener Arten ganz ungleiches Aussehen. Auf den Platten bildet die eine Art weiße trockene Häufchen, die andere weiße schleimige Tropfen, eine dritte Kolonie verflüssigt die Gelatine in ihrem Umkreis und sinkt auf den Boden des hergestellten Verflüssigungskraters; wieder andere Kolonien zeigen lebhaft gelbe, grüne, rosarote, dunkelrote Farbe. — Ferner zeigt das mikroskopische Bild der jüngsten Kolonien sehr charakteristische Unterschiede. Sie erscheinen bald als runde, scharf konturierte, bald als unregelmäßige Scheiben mit vielfach gezacktem und gezähntem Kontur. Bald sind sie weißlich oder hellgelb von Farbe, bald dunkelbraun bis schwarz; bald zeigen sie eine homogene Oberfläche, bald ist diese von tiefen Furchen durchzogen. Auch die sog. „Stich- und Strichkulturen" in bzw. auf den verschiedenen Nährböden liefern beachtenswerte Merkmale. Z. B. wachsen manche Bakterien auf Nährgelatine gleich, aber auf Kartoffeln, auf zuckerhaltigen Nährböden u. dgl. völlig verschieden. Auch die übrigen Lebensbedingungen, namentlich die Temperatur, können Unterscheidungsmerkmale gewähren, oder aber die Absterbebedingungen, wenn die Kulturmethoden versagen. Manchmal zeigt uns das Tierexperiment noch Unterschiede zwischen zwei Arten, welche im übrigen als völlig gleich erscheinen.

Ist eine kleine Gruppe unter sich sehr ähnlicher Bakterienarten aus der Menge der übrigen abgegrenzt, so lassen sich innerhalb dieser Gruppe oft mit Vorteil wieder morphologische Differenzen, Besonderheiten in der Aufnahmefähigkeit für Farbstoffe (GRAMsche Färbung u. dgl.) verwerten. Schließlich geben uns auch spezifische, im Blutserum und anderen Körperflüssigkeiten auftretende Stoffe (Antikörper), die im Tierkörper durch eindringende Bakterien einer bestimmten Art gebildet werden, ungemein feine und wichtige Hilfsmittel zur Unterscheidung ähnlicher Bakterienarten voneinander.

Findet man zwischen zwei Bakterienarten, obwohl von ihnen verschiedenartige klinische Wirkungen auszugehen scheinen, keine morphologischen oder biologischen Unterschiede, so ist man offenbar nicht berechtigt, die Bakterien als identisch und beide Krankheiten als ätiologisch einheitlich anzusehen. Unsere Methoden zur Untersuchung und Unterscheidung der Bakterien sind gegenwärtig doch noch so unzulänglich, daß sehr wohl typische Differenzen vorhanden sein können, sich aber unserer Feststellung entziehen.

5. Protozoen.

Unter Protozoen versteht man die niedersten tierischen Lebewesen, deren Abgrenzung von den einfachsten Pflanzen zuweilen auf Schwierigkeiten stößt.

Die Protozoen sind einzellig; es findet sich aber eine gewisse Differenzierung ihres zähflüssigen Plasmas, durch welche die Organe der höheren Tiere (Metazoen) einigermaßen ersetzt werden; die differenzierten Körperteile werden daher als Organzellen bezeichnet. Man unterscheidet:

1. Stütz- und Schutzorganellen. Das Zellplasma besteht aus flüssigerem Hyaloplasma und zäherem Spongioplasma; letzteres bildet eine wabenartige Gerüstsubstanz, deren Hohlräume mit Hyaloplasma gefüllt sind. Dichteres zur Erhaltung bleibender Eigenform geeigneteres Plasma führt z. B. zum Periplast bei Flagellaten, zur Cuticula bei Gregarinen, ferner zu den in der Längsachse von Flagellaten verlaufenden Achsenfibrillen. — Andere mehr zum Schutz als zur Stütze dienende Verdichtungen führen zur Cysten- oder Schalenbildung.

2. Bewegungsorganellen. Die Fortbewegung erfolgt entweder durch Pseudopodien, die infolge von Änderungen der Oberflächenspannung bald hier bald da hervortreten, oder durch Geißeln, die entweder direkte feine Plasmafortsätze sind, oft mit elastischer Achsenfibrille als Stütze, oder die zunächst als Randfaden auf einer undulierenden Membran, einer dünnen an beiden Seiten des Zelleibs heraustretenden Plasmalamelle, sich hinziehen. Die Hauptgeißeln befinden sich am Vorderende; die hinteren sind sog. Schleppgeißeln, die wesentlich als Steuerruder dienen. — Bei vielen Protozoen kommt Bewegung

durch Wimpern zustande, haarförmige Plasmafortsätze, die zu Wimper-
plättchen verschmelzen können.

3. Stoffwechselorganellen. a) Eine Art Mundöffnung, die der Nahrungsaufnahme bei solchen Protozoen dient, die ihre Nahrung nicht nur auf
osmotischem Wege, sondern auch geformt aufnehmen; b) die Nahrungsvakuole,
eine bläschenförmige Wasseransammlung, in welche Säure und Fermente sezerniert werden und die der Verdauung dient; c) eine pulsierende Vakuole (bei
Süßwasserprotozoen), die in regelmäßigen Pausen sich füllt und entleert, also
Atmungs- und Exkretionsorganelle darstellt.

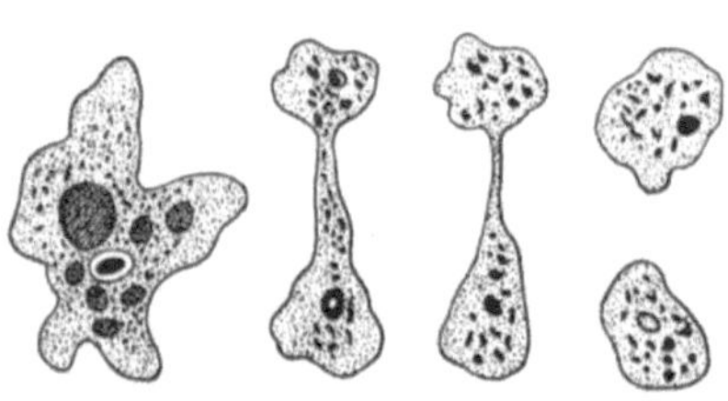

Abb. 151. Amöbenteilung, 500:1.

4. Der Kernapparat. Der Kern ist
von sehr verschiedener Form; bei der
Teilung zeigt er oft Spindelform. Entweder ist er massiv, scheibenförmig oder
bläschenförmig; in letzterem Falle ist eine
Art Membran zu unterscheiden, zentral
ein runder, stark färbbarer Innenkörper,
das Caryosom. Zwischen beiden zieht
sich ein achromatisches (nach ROMANOWSKI-
GIEMSA blau gefärbtes) Netzwerk aus Plastin hin, und auf diesem findet
sich in Form von Strängen und Körnern das nach ROMANOWSKI-GIEMSA rot
gefärbte Chromatin. Schädliche Einflüsse verschieben oft das normalerweise
konstante Verhältnis zwischen Plastin und Chromatin, so daß z. B. das Plastin
übermäßig wuchert und das Chromatin schrumpft und umgekehrt. — Oft bleibt
bei dem häufigen Formenwechsel des Caryosoms nur ein kleines Körnchen,
das Centriol, übrig. Oft findet man auch normalerweise kleine, die Chromatin-
färbung annehmende Elemente im Plasma, die Chromidien.

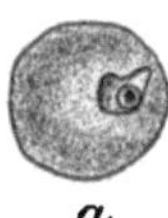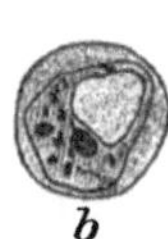

Abb. 152. Schizogonie. Vergr. 1:1000.
a Junge Amöbe in einer Wirtszelle. b dieselbe
herangewachsen. c dieselbe in Schizogonie.

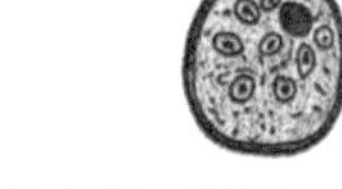

Abb. 153. Schizogonie nach
Encystierung. Vergr. 1:500.

Bei manchen Protozoen begegnet man zwei Kernen, von denen der eine
z. B. beim Stoffwechsel, der andere bei der geschlechtlichen Vermehrung beteiligt ist. Bei den hier besonders interessierenden Flagellaten dient ein größerer
Kern als Hauptkern den wichtigsten Aufgaben, insbesondere der Fortpflanzung;
neben ihm besteht noch ein besonderer kleinerer, lokomotorischer Kern,
der Blepharoplast, von dem die Geißeln ihren Ursprung nehmen. In manchen
Fällen entspringen sie einfachen oder doppelten Basalkörpern, die mittels
Fibrillen (Rhizoplasten) mit dem Kern in Verbindung stehen.

Die Fortpflanzung vollzieht sich

1. durch Schizogonie; und zwar entweder durch einfache Quer- bzw.
Längsteilung, s. Abb. 151 (bei inäqualen Teilen = Knospung); oder durch rasch
nacheinander fortgesetzte Teilung, so daß zahlreiche kleine Elemente entstehen = Zerfallsteilung, Schizontenbildung (s. Abb. 152), unter Umständen
während eines Cystenstadiums (s. Abb. 153). Jedes der neuentstandenen
Individuen erhält dabei einen Teil des Chromatins.

2. durch **Befruchtung** und **Sporogenie**. Das Wesentliche der Befruchtung besteht in einer Verschmelzung zweier Kerne und folgender Reduktion der chromatischen Substanz der verschmolzenen Kerne. Sie kann auf die Fortpflanzung **ohne** Einfluß sein, indem diese sich agametisch vollzieht; meist aber besorgen da, wo besondere Geschlechtsformen gebildet werden und Befruchtungsvorgänge stattfinden, diese auch die Fortpflanzung. Letzteres kann geschehen:

a) Durch **Kopulation**; dabei bilden sich zunächst geschlechtlich differenzierte **Gameten** (im Gegensatz zu den **Agameten**, Zellen, die nicht für die Kopulation bestimmt sind); solange die kopulierenden Zellen noch keine reduzierten Kerne zeigen, bezeichnet man sie als **Gametocyten**. Gleichartige Gameten heißen Isogameten, ihre Vereinigung **Isogamie**, das Produkt Zygoten; sind die Gameten in Form, Größe usw. verschieden, so entsteht **Anisogamie**. Die weiblichen nennt man **Makro-**, die männlichen **Mikro**gameten. Unter gewissen Bedingungen verschmelzen beide unter Bildung einer „Kopulationsspindel" zu einem neuen Individuum, das sich encystiert und innerhalb der

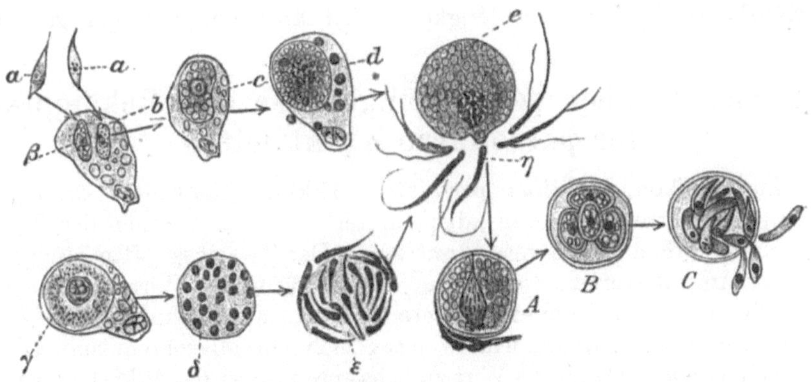

Abb. 154. Geschlechtliche Kopulation bei Protozoen. a—e Entwicklung des weiblichen Gameten (b—d innerhalb der Wirtszelle); α—η Entwicklung des männlichen Gameten (β, γ innerhalb der Wirtszelle). A vollendete Kopulation, B Encystierung und Sporoblastenbildung, C Sporozoiten.

widerstandsfähigeren Hülle zunächst einige größere kugelige Gebilde, **Sporoblasten**, und in diesen schließlich kleine **Sporozoiten**, meist von sichelförmiger Gestalt, entstehen läßt (s. Abb. 154).

b) durch **Konjugation**, bei der nur vorübergehende Anlagerung zweier Zellen und Überwanderung eines männlichen Kerns stattfindet, der darauf mit dem weiblichen stationären Kern verschmilzt.

c) durch **Autogamie**, bei der die Bildung von zwei Gametenkernen und deren Verschmelzung in ein- und demselben Individuum erfolgt.

Die **Schizogonie** ist die gewöhnliche Art der Vermehrung, solange die Lebensbedingungen die gleichen bleiben. Tritt aber irgendeine Änderung ein, oder ist bei parasitierenden Protozoen der Wirt durchseucht, so daß es für den Parasiten an geeigneten Wirtszellen fehlt und ein Wirtswechsel nötig wird, dann tritt für die nunmehr bevorstehende starke Änderung der Lebensbedingungen ein Schutz im Sinne eines Generationswechsels ein, der mit geschlechtlicher Befruchtung und Bildung widerstandsfähiger Individuen einhergeht; bei Parasiten z. B. dann, wenn sie aus dem Körper des Warmblüters in Boden oder Wasser übergehen müssen, um einen neuen Wirt zu infizieren, oder wenn sie in diesen nur durch Zwischenwirte aus dem Reiche der Kaltblüter (Mücken, Fliegen, Zecken) gelangen können.

Die Protozoen leben teils saprophytisch, sind dann an feuchte Substrate gebunden und sehr abhängig von der Temperatur. Sie können sich sowohl von gelösten Stoffen nähren, wie von festen Teilchen, die sie erst intracellular auszunützen versuchen. Eine Züchtung solcher Protozoen gelingt in Salatinfus u. dgl. — Teils leben sie als Parasiten bei höheren Tieren, sei es, daß sie nur als Kommensalen ohne Schädigung des Wirts von dessen Abfallstoffen leben oder als Symbionten sogar dem Wirt gewisse Vorteile gewähren, oder daß sie als echte Parasiten dem Wirt durch ihre Wucherung Schaden bringen. Die parasitische Existenz spielt sich bei vielen Protozoen (Flagellaten) nur in den Flüssigkeiten des Wirts, im Blutplasma, in der Lymphe, in den Sekreten usw. ab; andere Arten schmarotzen dagegen ausschließlich in Zellen, viele in den Erythrocyten, andere in fixen Zellen, z. B. Epithelzellen des Darms, der Gallengänge usw. Einige Arten bewohnen sogar die Kerne bestimmter Wirtszellen. — Bei parasitierenden Protozoen macht die Züchtung auf künstlichen Nährböden größere Schwierigkeiten, ist aber auf Blutagar gelungen.

B. Allgemeines über Verbreitungsweise und Bekämpfung der parasitären Krankheiten.

Zum Zustandekommen einer parasitären Erkrankung gehört ein organisierter Krankheitserreger und ein „disponierter" Wirt, in welchen der Erreger eindringen und in dem er sich vermehren kann. Der Parasit ist oft mit Aggressinen, sog. Angriffsstoffen, welche die Schutzkräfte des Wirts überwinden, oder mit Toxinen ausgerüstet; letztere müssen an giftempfängliche Zellen des Wirts sich verankern können. Vermag sich ein Mikroorganismus durch diese Mittel in einem bestimmten Wirt zu behaupten, so ist der Mikrobe für jenen Wirt infektiös, virulent. Fehlen ihm diese Eigenschaften, so ist er für ihn avirulent. Derselbe Mikrobe kann aber andere empfängliche lebende Organismen schädigen, ja unter Umständen sogar jenen vorher unempfänglichen Wirt, z. B. dann, wenn er in totem Substrat (Darminhalt, Lochien des puerperalen Uterus usw.) sich vermehrt und hierbei resorbierbare Ektotoxine liefert.

Anderseits kommt es häufig vor, daß infektiöse Mikroben einen lebenden Organismus nicht gefährden; entweder weil das befallene Individuum keine giftempfänglichen Zellen (Organe) hat, oder weil der Erreger zwar als Epiphyt auf der Haut oder auf Schleimhäuten wuchert, aber durch Epidermis, Epithel und Sekrete am Eindringen in die inneren Organe gehindert wird.

Für viele Parasiten ist eine bestimmte Invasionsstelle erforderlich, damit sie Infektion hervorrufen können (z. B. der Darm für die Choleravibrionen); für andere gibt es zahlreiche Invasionsstätten (Tuberkelbacillus).

Die Wirkungen der eingedrungenen Krankheitserreger, die sich meist erst nach einer gewissen, durch die Überwindung der Schutzkräfte des Wirts und durch die eigene Vermehrung ausgefüllten, Inkubationszeit bemerklich machen, sind teils örtliche, teils allgemeine.

Örtliche Erscheinungen sind gewöhnlich schon an der Invasionsstelle zu beobachten („Primäraffekte"). In manchen Fällen hinterläßt aber der Parasit hier keine Spur, sondern macht erst an einer ferneren Prädilektionsstelle oder gar erst an seiner Austrittsstelle Symptome oder überhaupt keine sichtbaren

Veränderungen („symptomlose" oder „stumme" Infektion). In den ersteren Fällen kommt es entweder zu einfach entzündlichen Erscheinungen und zu serösen oder fibrinösen Exsudaten; oder es erscheinen infolge der chemotaktischen Anlockung durch Bakterienproteine Massen von Leukocyten und es entsteht Eiterung; oder es gesellen sich als Wirkungen besonderer Toxine Nekrosen hinzu; oder es entstehen spezifische proliferative Entzündungen, infektiöse Granulationsgeschwülste. Oft gehen verschiedene dieser Wirkungen nebeneinander her.

Nicht selten kommt es zu einer Abgrenzung des örtlichen Herdes, und Allgemeinwirkungen bleiben aus. In anderen Fällen macht die Ausbreitung der Parasiten unaufhaltsame Fortschritte, sei es, daß sie sich in das Nachbargewebe ausbreiten, also z. B. immer neue Gebiete der infizierten Schleimhaut ergreifen, oder daß sie auf dem Wege der Lymphbahnen weiter vordringen, oder daß sie in die Blutbahn einbrechen und nun mit dem Blut zu disponierten Organen des Körpers gelangen. Dient nach einem solchen Einbruch den Parasiten das Blut nicht nur als Weg, sondern vermehren sie sich auch in den Capillargebieten eines oder mehrerer Organe, so treten die Erscheinungen der Sepsis oder Septicämie (mit ungeeignetem Ausdruck als „Blutvergiftung" bezeichnet) zutage. Haben solche Sepsis veranlassende Parasiten die Neigung, sich zu dichten Haufen zusammenzulagern, so entstehen Gefäßverstopfungen und in deren Umgebung eitrige Abscesse; losgerissene Teile werden leicht in andere Gefäßbezirke verschleppt und bewirken Metastasen in anderen Organen (Pyämie).

Allgemeinwirkungen der Parasiten gehen entweder schon von den lokalen Herden aus und sind dann auf Resorption löslicher (löslich gewordener) Toxine und Enzyme zurückzuführen; oder sie schließen sich in besonders hohem Grade an die stärkere Ausbreitung der Invasion an. Sie beruhen teils auf der Bildung spezifischer Ektotoxine (Diphtherie, Tetanus u. a.) mit Wirkung auf das Zentralnervensystem, auf das Zirkulationszentrum usw.; teils auf Fiebererregung, auf Beeinflussung der Leukocytose (meist Hyperleukocytose), auf Erzeugung von Hämolysinen, von Stoffen, welche hämorrhagische Diathese oder entzündliche oder nekrotische Prozesse an verschiedenen Stellen des Körpers hervorrufen u. a. m. Auch schwere chronisch verlaufende Ernährungsstörungen, amyloide Degeneration, nervöse Störungen treten im Gefolge mancher Infektionen auf.

Sehr häufig kommt es zu Mischinfektionen, bei denen zwei oder mehr verschiedene Krankheitserreger nacheinander oder gleichzeitig eindringen. Fast niemals wird dadurch die Hauptinfektion gehemmt, sondern meist unterstützt und schneller einem ungünstigen Ausgang entgegen geführt. Am gefährlichsten sind in dieser Beziehung die oben erwähnten Epiphyten der Schleimhäute. Ihnen wird durch die Ansiedelung eines neuen Krankheitserregers der Einbruch in den Körper ermöglicht und oft fällt gerade ihnen schließlich der entscheidende Anteil an den Krankheitserscheinungen und an der Vernichtung des Wirtsorganismus zu.

Die Epiphyten erschweren häufig die Feststellung der ursächlichen Bedeutung einer bei Erkrankten gefundenen Mikrobenart. Im allgemeinen stehen uns zur Entscheidung der Frage, ob ein Mikrobe als Krankheitserreger anzusehen ist, folgende Mittel zu Gebote:

1. Züchtung des Mikroben auf künstlichem Nährsubstrat und nach wiederholten Übertragungen von Kultur zu Kultur Verimpfung einer kleinen Kulturmenge auf Versuchstiere mit solchem Erfolg, daß Krankheitserscheinungen und pathologisch anatomische Veränderungen auftreten, die den beim erkrankten Menschen beobachteten

ähnlich sind (Beispiel: Tuberkulose). Statt des Tierexperiments können auch Infektionen mit Kulturen an Menschen den vollen Beweis erbringen; solche sind bei einigen Krankheiten absichtlich angestellt (z. B. bei Staphylokokken-Eiterung, Erysipel, Gonorrhöe, Ulcus molle, Cholera), bei manchen haben sie sich unbeabsichtigt im Laboratorium ereignet (Cholera, Typhus, Pest, Rotz u. a.).

2. Wenn es an empfänglichen und spezifisch reagierenden Versuchstieren fehlt, und wenn auch Fälle von Kulturübertragung auf Menschen nicht vorliegen, so kann aus der Konstanz und Ausschließlichkeit des Vorkommens der Mikrobenart bei der fraglichen Krankheit auf die ursächliche Bedeutung geschlossen werden. Der Nachweis des konstanten Vorkommens in jedem einzelnen Krankheitsfall ist keineswegs als ausreichender Beweis anzusehen (z. B. Kolibakterien bei Cholera, Typhus, Paratyphus, Ruhr); sondern es gehört durchaus noch dazu, daß die gefundene Art bei anderen Erkrankungen oder bei Gesunden nicht vorkommt. Letztere Bedingung bedarf aber wiederum einer Einschränkung, seit bekannt geworden ist, daß Rekonvaleszenten und unempfängliche Menschen oft spezifische Krankheitserreger lange Zeit beherbergen (Typhus, Cholera, Meningitis, Diphtherie usw.). Der Beweis der Ausschließlichkeit des Vorkommens ist in diesen Fällen schwer zu führen; am ehesten noch dann, wenn die Krankheit nur in größeren Zwischenräumen epidemisch auftritt (Cholera) und wenn bei Gesunden nur zu Epidemiezeiten oder nur bei solchen, die in Verbindung mit Kranken und Bacillenträgern gestanden haben, die Mikroben gefunden werden.

3. Der Nachweis, daß die Krankheitserscheinungen und namentlich die pathologisch-anatomischen Veränderungen beim Erkrankten in der Zahl und Verteilung der gefundenen Mikroben ihre volle Erklärung finden. Auch dieses Beweismittel kann in den Fällen versagen, wo die Krankheitserreger sehr spärlich sind (Tetanus) oder selbst im Körper des Erkrankten zum großen Teil zugrunde gehen, so daß sie nur in Schnitten oder Ausstrichen des frisch erkrankten Gebiets nachweisbar sind (Erysipel, Tuberkulose). — Beteiligen sich regelmäßig und in hervorragendem Maße Epiphyten bei einer Invasion spezifischer Mikroben, und sind letztere unbekannt, erstere aber bekannt und leicht nachweisbar, so kann auch das dritte Beweismoment anscheinend vorhanden sein, und die Epiphyten werden um so leichter als eigentliche Erreger angesprochen. Das Vorkommen derselben Mikroben bei anderen Krankheiten und bei Gesunden schützt dann einigermaßen, aber nicht vollkommen vor Irrtümern (Streptokokken, Schweinepest).

Alle parasitären Krankheiten sind vom Erkrankten auf empfängliche Gesunde fortgesetzt experimentell übertragbar. Die Übertragung kann in manchen Fällen auf Schwierigkeiten stoßen; manchmal ist sie nur in einem begrenzten Stadium der Krankheit und unter Anwendung einer bestimmten Übertragungsweise (Blutüberimpfung, Zwischenwirt) ausführbar. Immerhin ist die Möglichkeit der Überimpfung vorhanden, solange die Parasiten im befallenen Körper leben und sich vermehren und hierdurch die Infektion bewirken.

In der fortgesetzten Übertragbarkeit liegt der wesentlichste Unterschied gegenüber den Intoxikationen. In früherer Zeit hat man diese Grenze nicht scharf genug gezogen; insbesondere nahm man an, daß Infektionskrankheiten auch durch ein Miasma, d. h. durch gasförmige, chemische Körper, die nicht vermehrungsfähig sind, entstehen können. Riechende oder nichtriechende Gase, Emanationen des Bodens usw. stehen aber in gar keiner ursächlichen Beziehung zu irgendeiner Infektionskrankheit; der Begriff der „miasmatischen Infektionskrankheiten" ist daher aufgegeben.

Mit der künstlichen Übertragbarkeit ist aber noch nichts ausgesagt über die natürliche Verbreitungsweise der parasitären Krankheiten. In bezug hierauf kann man zwei Gruppen unterscheiden:

1. Parasitäre Krankheiten, welche sich nur vom Kranken aus auf den Gesunden verbreiten, so daß der Kranke immer das Zentrum für die Ausbreitung bildet. Die Erreger dieser Krankheiten verlassen den Körper des

Kranken in infektionstüchtigem Zustand und gehen unverändert, entweder direkt oder durch Vermittlung von Wäsche, Kleidern usw. oder nach einem Aufenthalt auf der Haut oder Schleimhaut unempfänglicher Menschen auf empfängliche Individuen über (Diphtherie, Typhus, Pocken usw.).

2. Krankheiten, bei welchen der Kranke für die Verbreitung keine wesentliche Rolle spielt, wo die Infektion vielmehr von irgendeinem Teil der Umgebung aus erfolgt, in welchem die Erreger ohne merkliche Mitwirkung eines Kranken verbreitet sind. Daß der Kranke hier nicht das offenbare Zentrum für die Übertragung bildet, kann daran liegen, daß die Infektionserreger den Kranken nicht in infektionstüchtigem Zustand verlassen, sondern vielleicht erst in Zwischenwirten eine Reifung erfahren müssen (Malaria, Trypanosen usw.); oder daran, daß die Erreger in der Umgebung bzw. als dauernde oder zeitweise Epiphyten von Haut oder Schleimhäuten sehr verbreitet sind oder sich dort ausgiebig zu vermehren pflegen, so daß die im Kranken vorhandenen und von ihm ausgeschiedenen Erreger demgegenüber gar nicht in Betracht kommen (Eiterkokken, Pneumokokken, malignes Ödem, manche darmbewohnenden Bakterien, Tetanus).

Beide Gruppen von Krankheiten lassen jedoch Übergänge erkennen. Unter den Erregern der ersten Gruppe gibt es obligate Parasiten, die nur im Körper des Warmblüters wuchern (akute Exantheme). Andere aber sind künstlich kultivierbar und auch unter natürlichen Verhältnissen zuweilen einer gewissen saprophytischen Vermehrung fähig (fakultative Saprophyten). Indes ist diese Vermehrung gewöhnlich nicht derartig, daß den in der Umgebung neu gebildeten Individuen ein irgend wesentlicher Anteil an der Verbreitung zukommt; sondern die unverändert konservierten, vom Kranken ausgeschiedenen Erreger veranlassen ganz überwiegend die Infektion (Typhus, Cholera, Milzbrand). — Zuweilen scheint es aber vorzukommen, daß bei denselben Krankheiten die äußeren Verhältnisse einer Wucherung der Erreger besonders günstig sind; oder daß infolge zahlreichster Erkrankungen und mangelhafter Beseitigung der von Kranken ausgeschiedenen Erreger eine äußerst umfangreiche Ausstreuung stattgefunden hat. In diesem Falle ändert sich das Bild der Verbreitungsweise. Es ist dann die Nähe eines Kranken und eine nachweisbare Verbindung mit einem solchen nicht mehr erforderlich, um die Infektion hervorzurufen, sondern es treten die Infektionen von beliebigen Teilen der Umgebung aus in den Vordergrund (Cholera, Milzbrand im endemischen Gebiet) und die Krankheit nähert sich dem Typus der zweiten Gruppe.

Andererseits können auch die Erreger der letzteren Krankheiten ausnahmsweise vom Kranken auf den Gesunden übertragen werden: so die Malaria durch Überimpfung von Blut, malignes Ödem und Tetanus beispielsweise durch Injektionsspritzen, welche erst beim Kranken und dann beim Gesunden gebraucht waren. In schlecht geleiteten Hospitälern können die meisten Eiterungen durch Kokken veranlaßt werden, die mehr oder weniger direkt von anderen Kranken stammen. Ferner scheint es vorzukommen, daß Krankheitserreger im befallenen kranken Menschen erheblich an Virulenz zunehmen, so daß die vom Kranken ausgeschiedenen Erreger viel leichter in neuen Opfern sich Invasionsstätten schaffen und dadurch sich in ihrer Verbreitungsweise den Kontagien nähern (Pneumokokken).

Durch eine solche Teilung in zwei große Gruppen ist indes die Verbreitungsweise der einzelnen parasitären Krankheit nicht genügend gekennzeichnet, um daraus die im Einzelfalle erforderlichen Bekämpfungsmaßregeln abzuleiten.

Bei den übertragbaren Krankheiten der ersten Gruppe macht sich vor allem ein sehr verschiedener Grad von Ansteckungsfähigkeit bemerkbar.

Am gefährlichsten sind offenbar diejenigen Infektionskrankheiten, bei welchen große Massen widerstandsfähiger Erreger auf ganz verschiedenen Wegen, durch Hustentröpfchen, Auswurf und andere Exkrete und durch allerlei

Gebrauchsgegenstände usw. vom Kranken aus verbreitet werden und oft noch nach Monaten und Jahren in infektionstüchtigem Zustande auf gesunde Menschen gelangen; bei welchen außerdem die Erreger an mehrfachen, leicht zugänglichen Invasionsstätten in den Körper des Gesunden eindringen, und für welche eine sehr verbreitete Disposition vorhanden ist (Pocken, Masern). Geringer wird die Ansteckungsgefahr, wenn zwar die vom Kranken ausgeschiedenen Erreger zahlreich, resistent und auf verschiedenen Wegen transportfähig sind, wenn aber die Empfänglichkeit des Gesunden beschränkt ist (Scharlach). Bedeutend verringert wird die Gefahr, wenn die Erreger nur in bestimmten Exkreten des Kranken abgeschieden werden, wenn sie dazu von beschränkter Lebensdauer sind, ferner wenn sie durchaus an eine bestimmte Invasionspforte, z. B. in den Darm gelangen müssen, um Infektion auszulösen, und wenn bei Gesunden hier noch gut funktionierende Schutzvorrichtungen den eingedrungenen Erregern entgegenwirken (Cholera). Noch beschränktere Gefahr geht schließlich von den Kontagien aus, die so wenig resistent sind, daß die Ansteckung fast nur durch bewußte Berührung mit völlig frischem Sekret des Kranken zustande kommt (Syphilis).

Auch die Erreger der zweiten Krankheitsgruppe gefährden den Menschen in sehr verschiedenem Grade. Die weitverbreiteten Eiterkokken, die in jeder kleinsten Wunde eine Ansiedlungsstätte finden, bewirken zahllose Infektionen. Die Ödem- und Tetanusbacillen sind ebenso allgemein verbreitet, führen aber unendlich viel seltener zur Infektion, weil es dazu disponierender Wunden von ganz bestimmter Beschaffenheit bedarf. Die Malariainfektionen sind wiederum auf solche Örtlichkeiten und solche Jahreszeit beschränkt, in denen bestimmte Stechmücken schwärmen, die Trypanosen auf Gegenden mit bestimmten Stechfliegen usw.

Um bei der großen Menge ausgesprochener Verschiedenheiten die Gesetzmäßigkeiten in der natürlichen Verbreitung der Infektionskrankheiten schärfer zu erkennen und danach den Bekämpfungsplan zu organisieren, wird es nötig sein, die einzelnen, im vorstehenden nur flüchtig hervorgehobenen einflußreichen Momente in bestimmter Reihenfolge genauer zu besprechen, nämlich:

1. Die Infektionsquellen, d. h. diejenigen Teile (Haut und Schleimhautoberflächen) und Ausscheidungen des Menschen sowie diejenigen Dinge und seiner näheren Umgebung, welche mit infektionstüchtigen Parasiten behaftet sind. Es wird festzustellen sein, welche Infektionsquellen bei den einzelnen Krankheiten vorzugsweise in Betracht kommen, wie lange sie Gefahr bieten, unter welchen natürlichen Verhältnissen sie ihre Gefährlichkeit einbüßen. Gegen die Infektionsquellen und die in ihnen enthaltenen Parasiten werden wir bei der Bekämpfung der Infektionskrankheiten in erster Linie vorgehen müssen; und zwar können wir dabei entweder ihre Fernhaltung vom Gesunden oder ihre mechanische Beseitigung oder die Abtötung der an ihnen haftenden Parasiten ins Auge fassen.

2. Die Infektionswege, d. h. die vielfachen Wege, die den Transport der Parasiten von den Infektionsquellen zu der geeigneten Invasionsstelle beim Gesunden vermitteln und je nach den vorhandenen Schutzvorrichtungen und je nach der Disposition des Organs, zu welchem sie die Krankheitserreger führen, große Verschiedenheiten aufweisen. Auch diese Wege werden sich

künstlich einengen lassen und somit in der Bekämpfung der Infektionskrankheiten eine Rolle spielen.

3. **Die Empfänglichkeit bzw. Unempfänglichkeit des Gesunden gegenüber den Parasiten.** Durch angeborene oder erworbene Unempfänglichkeit größerer Menschengruppen kann die natürliche Verbreitung von parasitären Krankheiten erfahrungsgemäß erheblich beeinflußt werden. Vor allem aber ist die absichtliche künstliche Abschwächung der individuellen Empfänglichkeit ein mächtiges, in neuerer Zeit besonders beachtetes Hilfsmittel im Kampfe gegen gewisse Infektionskrankheiten.

4. **Örtliche, oft auch zeitlich wechselnde Einflüsse** machen sich anscheinend bei der Ausbreitung einer parasitären Krankheit begünstigend oder hemmend bemerkbar. Es wird sich fragen, worauf diese Mitwirkung beruht, und man wird versuchen müssen, auch die Erkennung dieser Einflüsse zur Bekämpfung der parasitären Krankheiten auszunutzen.

I. Die Infektionsquellen.

1. Beschaffenheit und Bedeutung der einzelnen Infektionsquellen.

Als Infektionsquellen kommen in Betracht.

1. **Die frischen, verdünnten Absonderungen des lebenden Kranken** als weitaus wichtigste und häufigste. Die in den Absonderungen ausgeschiedenen Infektionserreger gehen, wenn sie erst auf diese oder jene Teile der Umgebung verschleppt sind, häufig nach kürzerer oder längerer Zeit zugrunde oder werden geschwächt, sei es durch Austrocknen, Nahrungsmangel, Belichtung, Wettbewerb mit Saprophyten oder andere in unserer natürlichen Umgebung wirksame schädigende Mittel; ferner vermögen Luft oder Wasser eine solche Verdünnung der Erreger zu bewirken, daß die Infektionsmöglichkeiten immer geringer und schließlich praktisch bedeutungslos werden. Die eigentliche, überwiegende Gefahr bilden daher z. B. bei Masern Sputa, Nasensekret, Hautschuppen; bei Lungentuberkulose die beim Husten verstreuten Tröpfchen von Bronchialschleim und die Sputa; bei Abdominaltyphus, Cholera, Ruhr Darmentleerungen und Urin; bei Diphtherie Sputa, Mundsekret und Hustentröpfchen; bei den Wundinfektionskrankheiten der Eiter. Bei Syphilis, Gonorrhöe und Hundswut sind die frischen Absonderungen mit seltenen Ausnahmen sogar die einzige Infektionsquelle.

Die Lebensdauer der Infektionserreger in den Ausscheidungen der Kranken wechselt bedeutend je nach der spezifischen Resistenz des Parasiten und je nach den äußeren Bedingungen. Sehr kurz pflegt sie zu sein, wenn die Infektionserreger in flüssige Substrate gelangen, in welchen Saprophyten stark wuchern; doch kommen Ausnahmen vor (Typhus-, Tuberkelbacillen). Ferner gehen manche Erreger durch Austrocknen rasch zugrunde; Belichtung durch Sonnenlicht beschleunigt das Absterben, Einhüllung in schleimiges Sekret hindert es erheblich. Die längste Lebensdauer zeigen die Infektionserreger, wenn sie auf feuchtem Substrat in kalter, feuchter Luft und im Dunkel gehalten werden, so daß es weder zu lebhafter Wucherung von Saprophyten noch zu einem völligen Austrocknen kommen kann.

Bestimmte Zahlen für die Haltbarkeit der Parasiten in unserer Umgebung lassen sich bei dem maßgebenden Einfluß der jeweiligen äußeren Verhältnisse nicht geben. Bezüglich der akuten Exantheme liegen Erfahrungen vor, daß die Erreger von Masern etwa 6 Wochen, von Scharlach 5 Monate, von Pocken 2 Jahre im trockenen Zustande lebensfähig bleiben; Eiter erregende Staphylokokken können unter Umständen ein Jahr und länger lebensfähig bleiben, Milzbrand- und Tetanussporen viele Jahre; Streptokokken in schleimiger Hülle mehrere Monate. — Weitere Angaben s. im speziellen Teil.

Von größter Bedeutung ist es, daß auch scheinbar Gesunde, Rekonvaleszenten oder unmerklich Erkrankte virulente Krankheitserreger beherbergen und ausscheiden können, offenbar Menschen, bei welchen die Disposition für die betreffende Erkrankung sehr gering bzw. erloschen ist (Parasitenträger [Bacillenträger] bei Cholera, Diphtherie, Typhus, Meningitis u. a. m.). Die Gefahr der Übertragung ist in diesen Fällen um so größer, als die Parasitenträger oft selbst ganz ahnungslos ohne jede Vorsicht mit zahlreichen Menschen verkehren und Schutzmaßregeln selbst gegenüber erkannten Trägern, manchmal von monate- oder jahrelanger Gefährlichkeit („Dauerausscheider"), sehr schwer durchführbar sind.

Finden die Erreger einer parasitären Krankheit ihre natürliche Verbreitung auch bei einer anderen Tierspezies, so sind die Ausscheidungen der erkrankten Tiere eine wichtige Infektionsquelle für den Menschen, falls er in größerem Umfang mit diesen in Berührung kommt (Milch tuberkulöser Kühe, Exkrete pestkranker Ratten bzw. Rattenflöhe, Speichel malariakranker Stechmücken u. a.).

2. Die mit den Absonderungen der Kranken oder der Parasitenträger verunreinigten Hände, Wäschestücke; das Verbandzeug; die Betten, Kleider usw. Diese stellen bei den akuten Exanthemen, Diphtherie, Tuberkulose, Erysipel, Pyämie, Abdominaltyphus, Cholera u. a. m. Infektionsquellen von erheblicher Gefahr dar. Fest zusammengelegte Bündel von Wäsche trocknen im Innern schwer vollständig aus, so daß selbst sehr empfindliche Parasiten leben bleiben.

3. Eß- und Trinkgeschirre; häufig infiziert bei Diphtherie, zuweilen bei Cholera, Typhus, Tuberkulose, den akuten Exanthemen.

4. Sonstige Utensilien, die der Kranke gebraucht, Spielzeug, Bücher usw.; Bettstellen, Möbel, Fußboden und andere dem Bett nahe Teile der Wohnung können bei verschiedenen Infektionskrankheiten zur Ansteckungsquelle werden.

5. Die Wohnungsluft kann in Staubform die Erreger der Exantheme und der Tuberkulose, ferner Staphylokokken, Tetanus-, Milzbrandsporen usw. enthalten. Durch beim Husten verspritzte Tröpfchen können die Erreger der Exantheme, der Tuberkulose, Pneumokokken, Meningokokken, Influenzabacillen, Pestbacillen, Diphtheriebacillen usw. in die Luft der näheren Umgebung des Kranken übergehen.

Die Luft im Freien bietet (abgesehen von engen Höfen, Straßenwinkeln, ferner von zufällig aufgewirbeltem Hauskehricht usw.) eine zu große Verdünnung und ist zu starkem Wechsel unterworfen, um als häufigere Infektionsquelle in Betracht zu kommen.

6. Die Abwässer, der Tonnen-, Gruben- bzw. Kanalinhalt. Bei ihnen ist die Infektionsgefahr im allgemeinen geringer, kann aber erheblich werden, wenn z. B. ein Wasserlauf, der Abfallstoffe aufgenommen hat, von zahlreichen Menschen zum Trinken, Baden usw. benutzt wird. Gedüngte Acker-

erde, stark verunreinigter städtischer Wohnboden usw. enthalten oft die Erreger des Wundstarrkrampfes und anderer Wundinfektionskrankheiten.

7. Der Genesene bzw. der Verstorbene. Die Infektionsgefahr seitens der Rekonvaleszenten ist höchst beachtenswert, weil sich auf der Haut und den Schleimhäuten nach der Genesung noch lange Infektionskeime vorfinden. Die von der Leiche ausgehende Gefahr dagegen wird gewöhnlich zu hoch angeschlagen und ist tatsächlich sehr gering. Die Ausstreuung von Infektionskeimen erfolgt wesentlich durch die vom lebenden Kranken gelieferten Exkrete und durch seine Bewegungen und Hantierungen.

2. Fernhaltung, Beseitigung und Vernichtung der Infektionsquellen.

a) Fernhaltung der Infektionsquellen.

Gegen die nichteinheimischen Seuchen, insbesondere Pest und Cholera, suchte man sich früher namentlich durch Grenzsperren und Einfuhrverbote zu schützen.

Sperren zu Lande sind aber wenig wirksam und stören Handel und Verkehr außerordentlich.

Man beschränkt sich daher beim Eisenbahndurchgangsverkehr auf die Beobachtung erkrankter Reisender zunächst durch das Zugpersonal, wenn Verdächtige gefunden sind, durch einen Arzt. Für die Einschleppung von Seuchen hat sich der kleine Grenzverkehr durch Arbeiter, Händler usw., ferner der Verkehr von Schiffern und Flößern als viel gefährlicher erwiesen, und diese sind daher einer strengeren Untersuchung zu unterwerfen. — Einfuhrverbote für Waren aus verseuchten Gebieten sind auf getragene Wäsche und Kleider, Lumpen und Nahrungsmittel zu beschränken.

Leichter gelingt eine vollständige Absperrung gegen ein verseuchtes Land auf dem Seewege.

In der Nähe der Häfen sind auf abgelegenen Stellen Quarantänestationen errichtet mit Lazaretten usw. Hier mußte in früherer Zeit jedes Schiff aus verseuchten Gegenden 40 Tage, und wenn Erkrankungen vorkamen, länger verweilen. Nach den auch jetzt noch geltenden internationalen Bestimmungen der Pariser Sanitätskonferenz 1911/12 werden die aus verdächtigen Häfen kommenden Schiffe zunächst nur einer gesundheitspolizeilichen Kontrolle unterzogen. Ist keine Erkrankung an Bord vorgekommen, sind keine verdächtigen Waren an Bord und hat die Fahrt eine bestimmte, der Inkubationszeit für die betreffende Krankheit entsprechende Zeit gedauert, so wird das Schiff freigegeben. Sind dagegen unterwegs Erkrankungen vorgekommen, so ist für die Reisenden eine Quarantäne von der Dauer der Inkubationszeit einzuhalten. — Um Seuchenherde in anderen Ländern rasch genug zu erfahren, ist zwischen den Vertragsstaaten die telegraphische Anzeige erster Krankheitsfälle als obligatorische Pflicht anerkannt; die (1920 begründete) Hygieneabteilung des Völkerbundes unterhält in Zusammenarbeit mit dem „Internationalen Gesundheitsamt" in Paris einen die ganze Erde umspannenden Nachrichtendienst, welcher den Ausbruch und den Stand von Seuchen mit möglichster Schnelligkeit und Zuverlässigkeit den anderen Ländern übermittelt und Wochen-, Monats- und Jahresberichte herausgibt.

Ist die Einschleppung einer ansteckenden Krankheit erfolgt, so sind die zu ergreifenden Maßnahmen für Deutschland durch das Reichsgesetz betr. die Bekämpfung gemeingefährlicher Krankheiten — Lepra, Cholera, Fleckfieber, Gelbfieber, Pest, Pocken — vom 30. Juni 1900 geregelt (seit 1. Januar 1910 auch für Milzbrand gültig).

Das Gesetz sorgt dafür, daß die Behörde von dem Erkrankungsfall Kenntnis erhält, indem es den zugezogenen Arzt, den Haushaltungsvorstand, Pfleger, Inhaber der Wohnung und Leichenbeschauer zur Anzeige jeder Erkrankung und jedes Todesfalles, sowie jedes Falles, welcher den Verdacht einer jener Krankheiten erweckt, verpflichtet. Die Polizeibehörde muß, sobald sie von dem Ausbruch oder dem Verdacht des Ausbruchs der Krankheit Kenntnis erhält, sogleich den beamteten Arzt (bei Milzbrand auch den beamteten Tierarzt) benachrichtigen, der unverzüglich an Ort und Stelle Ermittelungen über Stand, Art und Ursache der Krankheit anzustellen und der Polizeibehörde darüber zu berichten hat. In Notfällen kann der beamtete Arzt die Ermittelung auch direkt vornehmen. In Ortschaften über 10 000 Einwohner ist eine in einem räumlich entfernten, bisher verschonten Ortsteil vorkommende Erkrankung als neuer Ausbruch zu behandeln. Die obere Verwaltungsbehörde kann die Ermittelung auf jeden dem ersten folgenden Erkrankungsfall ausdehnen. Dem beamteten Arzt ist der Zutritt zum Kranken, soweit er es ohne Schädigung des Kranken für zulässig hält, und zur Leiche zu gestatten. Bei Cholera-, Gelbfieber- und Pestverdacht kann eine Öffnung der Leiche angeordnet werden. Der behandelnde Arzt ist berechtigt, den Untersuchungen beizuwohnen. Für ergriffene Ortschaften kann amtliche Leichenschau für jede Leiche angeordnet werden. Bei Gefahr im Verzuge ist der beamtete Arzt berechtigt, einstweilen aus eigener Initiative Maßnahmen zu treffen. — Die Schutzmaßregeln zerfallen in Absperrungs- und Aufsichtsmaßregeln. Für kranke und krankheits- oder anstekkungsverdächtige Personen kann eine Absonderung angeordnet werden. Krankheitsverdächtige sind Personen, welche Krankheitssymptome zeigen, die den Verdacht der betreffenden Seuche erwecken, ohne daß aber durch bakteriologische Untersuchung usw. der Verdacht gesichert ist; Ansteckungsverdächtige sind Gesunde, welche mit Seuchenkranken oder Seuchenmaterial in Berührung waren. — Der Kranke soll mit anderen als den zu seiner Pflege bestimmten oder mit Erledigung für ihn wichtiger und dringender Angelegenheiten betrauten Personen nicht in Berührung kommen. Ist nach dem Gutachten des beamteten Arztes eine ausreichende Absonderung nicht durchführbar, so kann, falls der beamtete Arzt es für unerläßlich und der behandelnde Arzt es ohne Schädigung des Kranken für zulässig hält, die Überführung des Kranken in ein geeignetes Krankenhaus oder in einen anderen geeigneten Unterkunftsraum angeordnet werden. Krankheits- und ansteckungsverdächtige Personen dürfen nicht in demselben Raume mit kranken Personen untergebracht werden; ansteckungsverdächtige mit krankheitsverdächtigen nur, wenn es der beamtete Arzt für zulässig erklärt. Wohnungen, in welchen erkrankte Personen sich befinden, können kenntlich gemacht werden. Für das berufsmäßige Pflegepersonal können Verkehrsbeschränkungen angeordnet werden. — Die Aufsichtsmaßregeln beziehen sich auf Beschränkungen der gewerbsmäßigen Herstellung, Aufbewahrung und des Vertriebs von Gegenständen, welche zur Verbreitung der Krankheit (Nahrungsmittelbetriebe bei Cholera, Bettfederreinigungsanstalten bei Pocken, Abdeckereien, Leder-, Bürsten- und Pinselfabriken bei Milzbrand u. a.) dienen können, ferner in der Vermeidung der Ansammlung größerer Menschenmengen (Märkte, Messen u. dgl.), in der gesundheitspolizeilichen Überwachung der in der Schiffahrt, Flößerei und sonstigen Transportbetrieben beschäftigten Personen usw.; die betreffenden Anordnungen sind von der Landesbehörde zu erlassen. Ferner können jugendliche Personen aus ergriffenen Behausungen zeitweilig vom Schulbesuch ferngehalten werden. Auch kann in Ortschaften, welche von Cholera, Fleckfieber, Pest oder Pocken befallen oder bedroht sind, die Benutzung von Brunnen, Wasserläufen usw. sowie öffentlicher Bade- usw.-Anstalten verboten oder beschränkt werden. Falls es der beamtete Arzt für unerläßlich erklärt, kann auch die Räumung von Wohnungen und Gebäuden angeordnet werden. — Für Gegenstände und Räume, die mutmaßlich mit dem Krankheitsstoff behaftet sind, kann Desinfektion, bei wertlosen Gegenständen Vernichtung, ferner bei Pest Vertilgung von Ratten, bei Fleckfieber Entlausung angeordnet werden. Für Reisegepäck und Handelswaren ist dies bei Lepra, Cholera und Gelbfieber nur zulässig, wenn die Annahme einer Verseuchung der Gegenstände durch besondere Umstände begründet ist. — Für die Bestattung der an der Seuche Gestorbenen können besondere Vorsichtsmaßregeln angeordnet werden. — Über Schutzimpfungen gegen Cholera, Pest und Pocken siehe unten.

Als vorbeugende Maßregel wird in § 35 noch angeordnet, daß die dem allgemeinen Gebrauch dienenden Einrichtungen für Wasserversorgung und Beseitigung der Abfallstoffe fortlaufend durch staatliche Beamte zu überwachen sind.

Das Reichsgesetz zur Bekämpfung der Geschlechtskrankheiten vom 28. Jan. 1927 s. S. 380.

Die Bekämpfung der endemischen Krankheiten ist in Preußen, unter Aufhebung der früher maßgebenden königl. Verordnung vom 8. August 1835, durch das Gesetz betr. die Bekämpfung übertragbarer Krankheiten vom 28. Aug. 1905 geregelt, dessen Ausführungsbestimmungen am 20. Oktober 1905 in Kraft traten und das in der Folge mehrfach abgeändert und durch das Gesetz zur Bekämpfung der Tuberkulose vom 4. August 1923 (vgl. auch unter Tuberkulose im speziellen Teil) ergänzt wurde. Danach sind gegenwärtig vorgesehen:

A. Anzeige- oder Meldepflicht: Erkrankungen und Todesfälle an Diphtherie, epidemischer Kinderlähmung, übertragbarer Genickstarre, Kindbettfieber, Körnerkrankheit, Rückfallfieber, übertragbarer Ruhr, Scharlach, Unterleibstyphus, Rotz, Tollwut, sowie Bißverletzungen durch tolle oder der Tollwut verdächtige Tiere, Fleisch-, Fisch- und Wurstvergiftung, Trichinose sind innerhalb 24 Stunden der zuständigen Polizeibehörde anzuzeigen, außerdem ansteckende Erkrankungen an Lungen- und Kehlkopftuberkulose innerhalb 8 Tagen, Todesfälle an diesen Krankheiten innerhalb 24 Stunden dem beamteten Arzt oder einer vom Volkswohlfahrtsministerium zum Empfang der Meldung zugelassenen Fürsorgestelle, bzw. einem ermächtigten Gesundheits- oder Wohlfahrtsamte. Zur Anzeige sind die nämlichen Personen wie im Reichsgesetz verpflichtet. Wechselt ein tuberkulöser Kranker die Wohnung, so ist dieser Wechsel unverzüglich nach erlangter Kenntnis des beabsichtigten Wohnungswechsels unter Angabe der alten und der neuen Wohnung der für die alte Wohnung zuständigen Meldestelle mündlich oder schriftlich durch den Haushaltungsvorstand mitzuteilen.

B. Ermittelungsverfahren: Auf die Anzeige folgt bei ersten Erkrankungen oder Todesfällen an den obengenannten Krankheiten — mit Ausnahme jedoch von Tuberkulose und der drei unten besonders besprochenen Krankheiten Diphtherie, Körnerkrankheit und Scharlach —, bei Kindbettfieber und Typhus aber auch bei Verdacht der Erkrankung, unverzüglich das Ermittelungsverfahren durch den beamteten Arzt, ähnlich wie im Reichsgesetz. — Befindet sich jedoch der Kranke in ärztlicher Behandlung, so ist dem beamteten Arzt (im Gegensatz zum Reichsgesetz) der Zutritt untersagt, wenn der behandelnde Arzt erklärt, daß davon eine Gefährdung der Gesundheit oder des Lebens des Kranken zu befürchten ist. Vor dem Zutritt des beamteten Arztes ist dem behandelnden Arzt Gelegenheit zu dieser Erklärung zu geben.

Bei Kindbettfieber (und Verdacht) ist dem beamteten Arzt der Zutritt nur mit. Zustimmung des Haushaltungsvorstandes gestattet.

Bei Typhus- und Rotzverdacht kann eine Öffnung der Leiche polizeilich angeordnet werden; jedoch soll sie (nach den Ausführungsbestimmungen) nur dann stattfinden, wenn die bakteriologische Untersuchung der Absonderungen und des Blutes (Agglutination) zur Feststellung nicht ausreicht oder nicht ausführbar ist. — Bei Diphtherie, Körnerkrankheit oder Scharlach hat die Ortspolizeibehörde nur die ersten Fälle und diese nur ärztlich feststellen zu lassen, falls sie nicht bereits von einem Arzte angezeigt sind. Die Polizeibehörde soll in der Regel den nächsterreichbaren Arzt mit dieser Ermittelung beauftragen (s. Ausführungsbestimmungen). — Bei Rotz, Tollwut und Fleischvergiftung hat der beamtete Arzt die Ermittelungen im Benehmen mit dem beamteten Tierarzt vorzunehmen.

Der Regierungspräsident kann anordnen, daß auch über jeden einzelnen späteren Krankheitsfall Ermittelungen angestellt werden; für Kindbettfieber empfiehlt sich eine solche Anordnung. — Ferner kann für Ortschaften, welche von Rotz, Ruhr oder Typhus befallen sind, amtliche Leichenschau (durch einen Arzt) angeordnet werden.

Eine wichtige Vorbedingung für die Durchführung des Reichsseuchen- wie des Preußischen Gesetzes ist die Mitwirkung bakteriologischer Untersuchungsstationen, in denen die Untersuchung der Ausscheidungen Kranker und Krankheitsverdächtiger auf das Vorhandensein bestimmter Krankheitserreger erfolgt. Solche Stationen sind teils den hygienischen Universitätsinstituten angegliedert, teils sind besondere Anstalten in den einzelnen Regierungsbezirken und in den größeren Städten ins Leben gerufen.

Eine weitere Bedingung für eine volle Wirkung der Seuchengesetze ist ein besseres Verständnis für den Sinn und die Tragweite der Bestimmungen in den breiteren Volksschichten. Durch gemeinverständliche „Merkblätter", wie sie vom Reichsgesundheitsamte, und durch „Ratschläge an Ärzte" und „Belehrungen", wie sie vom Volkswohlfahrtsministerium für die einzelnen Krankheiten ausgegeben sind, sowie durch Wander-Ausstellungen, Vorträge usw. sollen die wichtigsten Lehren von der Verbreitungsart und der Bekämpfung der Seuchen zur allgemeinen Kenntnis gebracht werden.

C. Schutzmaßregeln: Diese sind ähnlich wie im Reichsseuchengesetz, jedoch mit der Einschränkung, daß nicht alle Maßregeln für jede Krankheit gelten, sondern, nach Maßgabe der Verbreitungsweise, für die einzelne Krankheit eine Auswahl unter den Maßregeln getroffen ist.

Hiernach können 1. einer Beobachtung durch einen Arzt oder eine sonst geeignete Person unterworfen werden: Kranke und krankheitsverdächtige Personen bei Körnerkrankheit, Rotz, Rückfallfieber, Typhus, ansteckungsverdächtige Personen bei Tollwut. Die Beobachtung soll in der Regel nur darin bestehen, daß durch einen Arzt oder eine sonst geeignete Person in angemessenen Zwischenräumen Erkundigungen über den Gesundheitszustand der betreffenden Person eingezogen werden. — Anscheinend gesunde Personen, welche in ihren Exkreten die Erreger von Diphtherie, übertragbarer Genickstarre, Ruhr oder Typhus ausscheiden (Parasitenträger), sind auf die Gefahr, welche sie für ihre Umgebung bilden, aufmerksam zu machen und zur Befolgung der etwa erforderlichen Desinfektionsmaßregeln anzuhalten.

2. Einer Absonderung nach Art der im Reichsgesetz niedergelegten Bestimmungen unterliegen Genickstarre-, Ruhr-, Tollwut-, Diphtherie-, Scharlachkranke, ferner kranke und krankheitsverdächtige Personen bei Rotz, Rückfallfieber, Typhus und epidemischer Kinderlähmung. Die Überführung an diesen Krankheiten erkrankter oder derselben verdächtiger, sowie diphtherie- und scharlachkranker Kinder ins Krankenhaus darf gegen den Widerspruch der Eltern nicht angeordnet werden, wenn nach Ansicht des beamteten oder des behandelnden Arztes eine ausreichende Absonderung in der Wohnung sichergestellt ist.

Die Absonderung des Kranken ist tunlichst in seiner Behausung durchzuführen; ist dies nach den Verhältnissen nicht möglich (enge, dicht bevölkerte Wohnungen, öffentliche Gebäude, Nahrungsmittelbetriebe, Fehlen von Pflegepersonal usw.), so ist durch entsprechende Vorstellungen dafür zu sorgen, daß der Kranke sich freiwillig in ein Krankenhaus überführen läßt. Erst wenn dieser Versuch fehlschlägt, wenn der beamtete Arzt es für unerläßlich und wenn der behandelnde Arzt es für zulässig erklärt, kann die Aufnahme in ein Krankenhaus angeordnet werden. — Zur Beförderung solcher Kranken sollen die gewöhnlichen öffentlichen Beförderungsmittel womöglich nicht benutzt werden; ist es ausnahmsweise geschehen, so muß alsbald ihre Desinfektion erfolgen.

3. Wohnungen (Häuser) mit Typhus- oder Rückfallfieberkranken können durch gelbe Tafeln (Laternen) kenntlich gemacht werden.

4. Verkehrsbeschränkungen für das Pflegepersonal (keine andere Pflege, Verkehr tunlichst einschränken, während der Pflege waschbares Überkleid und Desinfektion) können angeordnet werden bei Diphtherie, Kindbettfieber, Rückfallfieber, Scharlach, Typhus, übertragbarer Genickstarre und epidemischer Kinderlähmung.

5. Für Nahrungsmittelbetriebe kann bei Diphtherie, Scharlach, Typhus, für Abdeckereien, Bürsten- und Pinselfabriken usw. bei Milzbrand gesundheitspolizeiliche Überwachung angeordnet werden.

6. Wo Rückfallfieber, Typhus oder Ruhr epidemisch auftreten, kann die Abhaltung von Märkten, Messen usw. verboten oder beschränkt werden.

7. Aus Häusern mit Erkrankungen an Diphtherie, übertragbarer Genickstarre, epidemischer Kinderlähmung, Rückfallfieber, Ruhr, Scharlach oder Typhus sind jugendliche Personen vom Schulbesuch fernzuhalten.

In Pensionaten, Konvikten, Alumnaten, Internaten u. dgl. sind die Erkrankten abzusondern und erforderlichenfalls unverzüglich in ein geeignetes Krankenhaus oder in einen anderen geeigneten Unterkunftsraum überzuführen.

8. Bei Ruhr und Typhus können Bestimmungen betreffs der Brunnen und Wasserläufe, bei Rückfallfieber, Ruhr und Typhus betreffs Räumung von Wohnungen wie im Reichsgesetz getroffen werden.

9. Für alle Krankheiten des Gesetzes gelten Desinfektionsvorschriften, die den Ausführungsbestimmungen beigegeben sind.

10. Bei Diphtherie, epidemischer Kinderlähmung, Ruhr, Scharlach, Typhus und Rotz können die im Reichsgesetz bezeichneten Vorsichtsmaßregeln bei der Bestattung Gestorbener Platz greifen.

Ein besonderer Paragraph des Preußischen Gesetzes bestimmt noch, daß zu ärztlicher Behandlung Personen, welche an Körnerkrankheit leiden und nicht glaubhaft nachweisen, daß sie ärztlich behandelt werden, zwangsweise angehalten werden können.

Die getroffenen Anordnungen sind aufzuheben:

a) Bezüglich der kranken Personen: nach Genesung, nach Überführung in ein Krankenhaus, nach dem Ableben; jedoch stets erst nach Ausführung der Schlußdesinfektion. — Bei Ruhr und Typhus ist die Absonderung nicht eher aufzuheben, als bis bei zwei durch den Zeitraum einer Woche getrennten bakteriologischen Untersuchungen die Dejekte frei von Erregern waren; ist dies jedoch nach 10 Wochen von Beginn der Erkrankung noch nicht der Fall, so ist trotzdem die Absonderung aufzuheben und der Kranke als Bacillenträger zu behandeln.

b) Bezüglich der krankheitsverdächtigen Personen bei Kindbett-, Rückfallfieber und Typhus, wenn sich der Verdacht als nicht begründet herausgestellt hat; bei Typhus erst, wenn eine mindestens zweimalige bakteriologische Untersuchung negativ ausgefallen ist.

Bei einigen Krankheiten des Preußischen Seuchengesetzes, Typhus, Ruhr, Genickstarre, ist, entsprechend den in § 35 des Reichsgesetzes vorgeschriebenen vorbeugenden Maßregeln betreffs der Einrichtungen zur Wasserversorgung und Entfernung der Abfallstoffe, der Reinhaltung der Häuser und Wohnungen usw. besondere Aufmerksamkeit zuzuwenden; die für Gemeinden mit mehr als 5000 Einwohnern seit 1899 gesetzlich geforderten „Gesundheitskommissionen" haben hierbei mitzuwirken.

Über Schutzimpfungen gegen Diphtherie, Typhus, Ruhr, Tollwut u. a. siehe später.

b) Beseitigung und Abtötung der Parasiten (Reinigung und Desinfektion).

Unter „Desinfektion" („Entseuchung") im weiteren Sinne verstehen wir die Befreiung infizierter Menschen oder Gegenstände von Parasiten. Diese Befreiung kann in einer Abtötung der Keime bestehen oder in deren mechanischer Entfernung, unter Umständen in einer Kombination von beiden. Erstere Art des Vorgehens ist stets angezeigt, wenn eine ansteckende Krankheit vorliegt, die nur ausnahmsweise auftritt (Pest, Cholera, Meningitis, Typhus usw.), und bei der es darauf ankommt, jede weitere Ausbreitung sofort zu verhüten. Nur wenn die betreffende Krankheit dauernd weit verbreitet unter der Bevölkerung ist und es sich nur um die Befreiung bestimmter Räumlichkeiten oder Gegenstände von solchen verbreiteten Keimen (Staphylokokken, Streptokokken) handelt, ist die mechanische Beseitigung, „Reinigung", anwendbar. Bei dieser liegt stets die Gefahr vor, daß die lebenden Erreger verschleppt werden und neue, vielleicht gefährlichere, Infektionsquellen durch die Reinigungswässer, die Reinigungsutensilien und den Verkehr der mit der Reinigung betrauten Personen entstehen. Nur die in unserer Umgebung stets verbreiteten Keime dürfen daher durch einfache Reinigungsmethoden, wie Abwaschen, Bürsten, Abseifen,

Klopfen usw., bekämpft werden. Zu dieser Gruppe dürfen in manchen Fällen die Erreger der Tuberkulose gerechnet werden, zumal hier nur ausgiebige Kontakte oder Inhalation die Infektion ermöglichen und die etwa aus einer verseuchten Wohnung herausgeschafften Bacillen zu beiden Infektionsgelegenheiten keinen Anlaß geben. — Bei den übrigen gelegentlich in Einzelfällen oder Epidemien auftretenden ansteckenden Krankheiten gefährdet Reinigung geradezu die Umgebung. Soll auch hier durchaus Reinigung, vielleicht in der Absicht, den Bewohnern ein gutes Beispiel zu geben, vorgenommen werden, so darf dies erst geschehen, nachdem die Tötung der Erreger an Ort und Stelle erfolgt ist; also z. B. Reinigung der Wäsche erst, nachdem diese in desinfizierender Lösung gelegen hat, der Wohnung erst nach vollständig durchgeführter Desinfektion. Ebenso müssen bewußt infizierte Hände zunächst in desinfizierende Lösung eingetaucht werden, und erst nachdem diese genügend eingewirkt hat, dürfen sie mit Wasser und Seife gereinigt werden (über Schutz gegen Infektionen durch Reinlichkeit s. unten).

Ein gutes Beispiel für die Verschiedenheit der hier in Betracht kommenden Gesichtspunkte liefert die Händedesinfektion der Ärzte. Will der Arzt sich für eine aseptische Operation vorbereiten, so hat er nur das Bestreben, von seinen Händen die stets daran haftenden allverbreiteten Keime loszuwerden, die aber im vorliegenden Falle der Wunde Gefahr bringen könnten. Wohin diese Keime sonst gelangen, kann ihm gleichgültig sein. Er wird daher vor allem Reinigungsmethoden, evtl. kombiniert mit Tötungsmitteln, verwenden. Handelt es sich aber z. B. um Eröffnung des Bubos eines Pestkranken, so darf der Arzt nach der Operation nicht wiederum Reinigungsmethoden verwenden; diese würden die Pestbacillen in das Waschbecken, durch verspritzte Tröpfchen auf den Fußboden, in das Abwasser und in die rattenbewohnten Kanäle gelangen lassen; er muß vielmehr unter allen Umständen Hände und Instrumente unmittelbar in keimtötende Flüssigkeiten bringen. Wir haben daher die chirurgische und die hygienische Händedesinfektion sehr wohl auseinanderzuhalten.

a) *Verfahren zur mechanischen Beseitigung der Keime.*

Abgesehen von der Gefährlichkeit der Reinigung in dafür nicht geeigneten Fällen ist die mechanische Beseitigung der Keime praktisch stets unvollkommen. Am wenigsten ist trockenes Abstauben und Fegen geeignet; die Beseitigung ist ungenügend und die Infektionsgefahr wird durch das Aufwirbeln des Staubes stark vermehrt. Zu verwerfen ist auch als Mittel zur Beseitigung von Krankheitskeimen die (aus anderen Gründen notwendige) Lüftung von Krankenzimmern, Möbeln usw., auch bei gleichzeitiger Besonnung, durch welche alle in die Stoffe eingelagerten oder durch irgendwelche deckende Schicht geschützten Krankheitserreger nicht abgetötet werden.

Die Beseitigung der Keime ist daher stets auf feuchtem Wege zu versuchen. Zweckmäßig wird das benutzte Wasser mit einem Zusatz von Seife (etwa $3^0/_0$) oder Soda (etwa $2^0/_0$) versehen und heiß verwendet; alsdann erzielt man auch noch eine teilweise Abtötung der Keime. Der Zweck dieser Zusätze ist aber hauptsächlich, Schmutzteile leichter zu lösen; zu einer vollständigen Keimtötung sind die gewöhnlichen Seifen- und Sodalösungen nicht befähigt (s. oben), und die Temperatur der Lösungen kann man nicht über 50^0 steigern, da höhere Wärmegrade an den Händen nicht vertragen werden. Bei allen diesen Reinigungsmaßnahmen werden daher stets zahlreiche Keime lebendig bleiben.

Abwaschen und Abbürsten glatter Flächen mit keimtötenden Lösungen kann vollen Erfolg haben, ist aber nicht mehr zu den Reinigungs-, sondern zu den Desinfektionsmethoden zu rechnen.

β) Verfahren zur Keimtötung, Desinfektion.

Zur Desinfektion eignen sich die oben unter „Absterbebedingungen" aufgezählten Mittel. Selbstverständlich müssen Konzentration und Dauer der Einwirkung stets sorgfältig beachtet werden. Ferner müssen die zu desinfizierenden Objekte von dem Mittel vollständig durchdrungen werden, wobei aber keine chemischen, die Desinfektionswirkung schwächenden Umsetzungen eintreten dürfen. Besonders wichtig für die Praxis ist noch, daß die Objekte durch die angewendeten Mittel nicht beschädigt werden und daß letztere für die mit der Ausführung der Desinfektion Beauftragten keine Gesundheitsschädigung herbeiführen. Schließlich dürfen auch die Kosten der Desinfektion nicht zu hoch sein.

Bei weitem nicht alle obengenannten, zu einer Vernichtung von Bakterien befähigten Mittel erfüllen alle diese Anforderungen, sondern für die praktische Desinfektion kommen nur wenige in Betracht.

Ganz abzusehen ist von den früher gebräuchlichen gasförmigen Desinfektionsmitteln, wie schweflige Säure, Chlor-, Brom- und Sublimatdampf. Im besten Fall werden durch diese Gase nur die in den oberflächlichsten Schichten gelegenen Krankheitserreger abgetötet und auch diese nur bei gleichzeitiger Anfeuchtung der Objekte; dann aber werden letztere stets so beschädigt, daß sie nicht mehr gebrauchsfähig sind. — Manche Verfahren (Sprengen mit Carbolwasser, Aufhängen von Carbolpapier, Eucalyptol, Ozonlämpchen usw.) charakterisieren sich schon dadurch, daß dabei gar kein Versuch zur quantitativen Anwendung gemacht wird, als unwirksame und verwerfliche Täuschungen.

In die Seuchengesetze sind dementsprechend nur folgende zur praktischen Desinfektion wirklich geeignete Mittel aufgenommen:

1. Verbrennen, für kleinere wertlose Gegenstände.

Größere Objekte, insbesondere das Stroh der Bettsäcke, können kaum jemals in dem Hause des Erkrankten mit solcher Vorsicht verbrannt werden, daß dabei keine Ausstreuung von Infektionserregern erfolgt.

2. Kochen in Wasser (gegebenenfalls mit Sodazusatz).

Alle in Betracht kommenden Krankheitserreger werden schon durch 5 Minuten langes Kochen vernichtet; sicherheitshalber ist 15 Minuten langes Kochen vorzuschreiben. Bei schmutzigen und fettigen Substanzen, ferner bei schleimigen Absonderungen ist Sodazusatz zum Wasser ($2^0/_0$) besonders zu empfehlen. — Anwendbar für Eß- und Trinkgeschirr usw. Nicht für beschmutzte Wäsche, in welcher durch das Kochen festhaftende Flecke entstehen!

3. Sublimat (1 : 1000). Zu bereiten durch Auflösung der rosa gefärbten ANGERERschen Pastillen (Pastilli hydr. bichlor. des Arzneib. f. d. Dtsch. Reich).

Da Sublimat mit Eiweißkörpern unlösliche Verbindungen eingeht, ist es für frische Absonderungen nur verwendbar, wenn Kochsalz zugegen ist; durch letzteres wird die Ausfällung des Sublimats verhindert. Die erforderliche Menge ClNa ist in den Pastillen vorhanden; stärkerer Zusatz würde die Desinfektionswirkung herabsetzen. Für phthisisches Sputum sind stärkere Konzentrationen ($5^0/_{00}$) zu verwenden. — Die Giftigkeit der Lösung 1 : 1000 ist eine sehr geringe. Die Maximaldosis (für innerlichen Gebrauch) ist erst in 30 ccm enthalten. Nur die Pastillen dürfen dem Publikum nicht ohne besondere Vorsichtsmaßregeln in die Hände gegeben werden; die Lösung bietet kaum Vergiftungsgefahr.

4. **Carbolsäurelösung** (3%); 30 ccm Acid. carbol. liquefact. mit Wasser zu 1 Liter aufgefüllt und gemischt. Wirksamer und billiger ist:

5. **Verdünntes Kresolwasser** (2,5%); 50 ccm Liq. Cresoli saponatus oder 500 ccm Aqua cresolica mit Wasser zu 1 Liter aufgefüllt, gemischt. — Über Ersatzpräparate s. oben.

Sublimat-, Carbolsäure- und Kresollösung sind anwendbar zum Abwaschen des Fußbodens und anderer Flächen, verschiedenster Utensilien, Ledersachen, zum Einlegen von Wäsche usw.

6. **Kalkmilch, 20%ig** (vor dem Gebrauch umzuschütteln); zur Desinfektion von Dejekten, Sputum (hernach Ätzkalkstücke, vgl. S. 572), Abortgruben, Rinnsteinen usw.

Die Kalkmilch wird folgendermaßen bereitet: Etwa 100 Volumteile gebrannter Kalk werden mit 60 Teilen Wasser gelöscht (CaO in Ca[OH]$_2$ verwandelt), indem man die Kalkstücke in eine Schale legt, deren Boden mit dem Wasser bedeckt ist. Die Kalkstücke saugen das Wasser auf und zerfallen unter starker Wärmeentwicklung zu Pulver von Kalkhydrat. Von diesem Pulver wird 1 l mit 4 l Wasser gemischt; man erhält so eine 20%ige Kalkmilch. — Erheblich einfacher ist es, aus einer Kalkgrube fertigen gelöschten Kalk zu entnehmen und 1 l davon mit 3 l der entsprechenden Menge Wasser zu mischen.

7. **Chlorkalkmilch;** wie Kalkmilch zu verwenden.

Bereitet aus 1 l in verschlossenen Gefäßen aufbewahrten und stechend nach Chlor riechenden Chlorkalks, dem allmählich unter Rühren 5 l Wasser zugesetzt werden. Für Badewässer ist die Chlorkalkmilch durch Absitzen oder Abseihen zu klären. — Leider ist der Chlorgehalt des käuflichen Chlorkalks großen Schwankungen unterworfen.

8. **35%ige wässerige Lösung von Formaldehyd** (CH$_2$O, Oxydationsprodukt des Methylalkohols), 30 g auf 1 Liter Wasser. Für Haarbürsten, Messer, Gabeln usw. — Teuer; kann durch die unter 2—5 angegebenen Mittel ersetzt werden.

9. **Formaldehyd in Gasform** zur Wohnungsdesinfektion. Die praktisch in Betracht kommenden Krankheitserreger werden abgetötet, wenn 5 g Formaldehyd pro 1 Kubikmeter Wohnraum mindestens 4 Stunden einwirken.

Das Bestreben, die an den verschiedensten Objekten eines Wohnraumes haftenden Parasiten gleichzeitig durch ein gasförmiges Desinfiziens abzutöten, stieß früher auf unüberwindliche Schwierigkeiten, falls die Objekte unbeschädigt bleiben sollten. Erst mit Hilfe des Formaldehyds ist eine schonende und doch ausreichende Desinfektion für oberflächlich infizierte Gegenstände und Wohnungsteile gelungen. Indessen müssen zum Gelingen dieser Desinfektion noch eine Reihe wichtiger Bedingungen erfüllt sein, die unten zusammengestellt sind.

10. **Wasserdampf von 100—120°,** in besonderen Desinfektionsöfen, für Objekte, die bis in größere Tiefe als infiziert angesehen werden müssen und daher durch Formaldehydgas nicht vollständig desinfiziert werden (Matratzen, Betten, Kleider bei Eiterungen u. dgl.).

11. **Trockene Hitze, Formaldehyd, Kombinationen** von heißem Dampf und gasförmigen Desinfektionsmitteln für feinere Kleider, Uniformen, Ledersachen, Bücher, die durch Dampf von 100° geschädigt werden.

Die unter Nr. 9, 10 und 11 aufgezählten Verfahren bedürfen näherer Beschreibung.

Formaldehyddesinfektion.

Der zu desinfizierende Wohnraum muß zunächst sorgfältig abgedichtet werden, damit die erforderliche Konzentration des Gases — 5 g Formaldehyd pro Kubikmeter Wohnraum — tunlichst lange bestehen bleibt. Ferner muß die Luft mit Wasserdampf übersättigt werden; erst dann erfolgt an allen zugänglichen Flächen Kondensation von

Wasserdampf und Formaldehyd und eine oberflächliche Durchfeuchtung mit wirksamer Formaldehydlösung. An warmen Gegenständen (Öfen, Schornsteine) erfolgt keine Kondensation; dieselben müssen erforderlichenfalls mit desinfizierenden Lösungen abgewaschen werden. — Da nur eine Oberflächendesinfektion stattfindet und die Wirkung in porösen Stoffen sich nur bis in geringe Tiefe erstreckt, sind alle Objekte von der Formaldehyddesinfektion auszuschließen, in welche Exkrete und Parasiten in größere Tiefe eingedrungen sind, ebenso Exkrete selbst in dickerer Schicht. Frische Sputa, grob verunreinigte Stellen des Fußbodens, Taschentücher und sonstige mit Exkreten stärker beschmutzte Wäsche sind daher durch Sublimat- oder Kresollösung gesondert zu desinfizieren; Betten und Matratzen, die nicht nur oberflächlich verunreinigt sind, müssen in den Desinfektionsofen transportiert werden. Außerdem müssen alle sonstigen für die Formaldehyddesinfektion geeigneten Objekte so in dem Wohnraum aufgestellt bzw. aufgehängt werden, daß ihre gesamten Oberflächen der Luft frei ausgesetzt sind. Die Gegenstände dürfen sich dabei nicht berühren oder einander zu nahe gerückt werden. — Bei sehr kleinen Zimmern und starker Füllung mit Gegenständen ist ein Zuschlag an Zeitdauer (7 Stunden statt 4) oder an Formaldehydmenge empfehlenswert, da nicht eigentlich der Kubikraum, sondern die Masse der absorbierenden Flächen den Verbrauch beeinflußt.

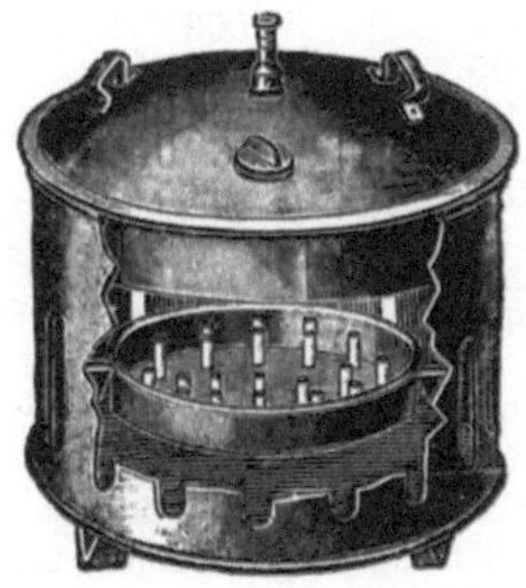

Abb. 155. Formaldehydverdampfungsapparat.
(Nach FLÜGGE.)

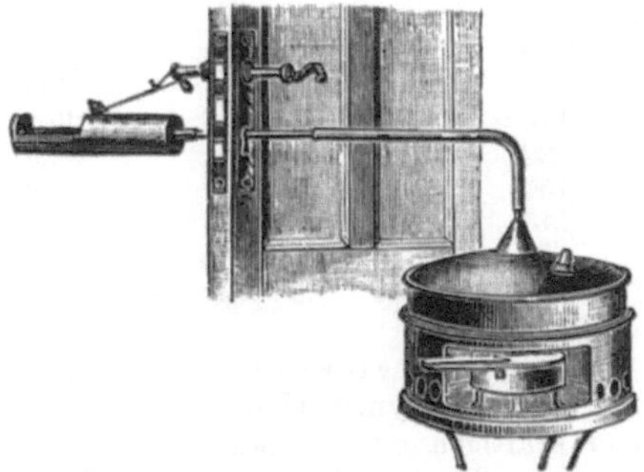

Abb. 156. Ammoniakverdampfungsapparat.
(Nach FLÜGGE.)

Eine Beschädigung der Objekte tritt durch diese Art von Desinfektion nicht ein. Wohl aber hält sich der stechende, die Schleimhäute stark reizende Geruch des Formaldehyds lange im Zimmer und haftet nachhaltig an Betten, Kleidern usw. trotz energischen Lüftens. Praktisch verwendbar ist die Formaldehyddesinfektion daher erst geworden, seit man ein einfaches Verfahren kennt, um den Geruch zu beseitigen. Dasselbe besteht darin, daß zu Ende der Desinfektion noch bei geschlossenem Zimmer durch das Schlüsselloch Ammoniakgas (durch Verdampfen von käuflicher $25^0/_0$iger Ammoniaklösung) eingeleitet wird. Dieses bildet mit dem Formaldehyd die feste Verbindung Hexamethylentetramin (Urotropin). Die Menge des Ammoniaks muß der Menge des entwickelten Formaldehyds angepaßt werden.

Die Entwicklung des Formaldehydgases kann entweder mit Hilfe von einfachen Apparaten geschehen oder ohne solche.

Bei Benützung von Apparaten verwendet man die käufliche $35^0/_0$ige wässerige Lösung, Formalin genannt. Die Lösung wird entweder in Sprayapparaten (CZAPLEWSKI-PRAUSNITZ) versprüht, oder einfacher verdampft, wobei der Formaldehyd frei wird (FLÜGGEs „Breslauer Methode"). Da außer der Formaldehydentwicklung auch eine Entwicklung reichlicher Wasserdampfmengen durchaus erforderlich ist, ist es das Zweckmäßigste, das zur Verdampfung jeweils erforderliche Formalin- und Wasserquantum zusammenzugießen. Dies Gemisch wird in einem einfachen Behälter mit großer Heizfläche verdampft. Durch diese Verdünnung des Formalins wird gleichzeitig jeder Polymerisierung des Formaldehyds vorgebeugt. — Als Verdampfungsapparat kann der in Abb. 155 abgebildete Kupferkessel und die dazu gehörige Spirituslampe benutzt werden. — Nach beendeter Desinfektion ist Ammoniak aus einem kleinen Kessel von der Form wie in Abb. 156 zu entwickeln; das durchs Schlüsselloch geleitete Rohr führt in eine Auffangrinne, um Beschädigungen des

Fußbodens vorzubeugen. Die für jede Raumgröße erforderlichen Mengen von Formalin, Wasser, Ammoniak und Spiritus (Kol. 4 für die Formaldehyd-, Kol. 6 für die Ammoniakverdampfung) sind aus nachstehender Tabelle zu entnehmen:

Um 5 g Formaldehyd auf 1 cbm Raum zu entwickeln, ist der „Breslauer Apparat" zu beschicken mit:

1	2	3	4	5	6
Raumgröße in cbm	Formaldehydlösung (35%)	Wasser	Spiritus (90%)	Ammoniak (25%)	Spiritus (90%)
10	400	600	200	150	15
20	550	850	300	300	30
30	650	1000	400	400	40
40	800	2000	500	550	50
50	900	1350	550	600	60
60	1000	1500	600	750	75
70	1150	1750	750	900	90
80	1250	1850	800	1000	100
90	1400	2100	900	1150	120
100	1500	2250	1000	1200	130
110	1650	2500	1050	1350	140
120	1750	2650	1150	1500	150
130	1900	2850	1250	1600	160
140	2000	3000	1300	1750	170
150	2100	3150	1350	1800	180

Bei der apparatelosen Raumdesinfektion geht man gewöhnlich aus von dem Paraform (oder Trioxymethylen = polymerisierter fester Formaldehyd) und bringt dieses mit einem kräftigen oxydierenden Agens (Bariumdioxyd, Kaliumpermanganat) und Wasser zusammen. Es wird dann ein Teil des Paraforms zu Ameisensäure bzw. CO_2 und Wasser oxydiert, und die dadurch gelieferte Reaktionswärme führt, ohne daß es einer weiteren Erhitzung bedarf, einen Teil des Paraforms in gasförmigen Formaldehyd über. Am besten rührt man nach HANNES für 1 cbm Raum 10 g Paraformpulver zunächst mit 30 ccm Wasser an und mischt dann 20 g $KMnO_4$ zu.

Bei der Truppe im Manöver und im Kriege ist die apparatlose Methode vorzuziehen, weil — namentlich bei dem HANNESschen Verfahren — die zu transportierenden Materialien so kompendiös wie möglich sind. — In der sonstigen Praxis und wenn jährlich mehrere Desinfektionen auszuführen sind, lohnt sich dagegen die Anschaffung eines Apparats (Deutsche Desinfektionszentrale, Berlin-Weißensee; Lautenschläger, Berlin; Georg Härtel, Breslau; Boje, Göttingen), weil das apparatlose Verfahren in jedem Einzelfall mindestens die doppelten Kosten verursacht.

Bei Pocken, Pest, septischen Erkrankungen, Typhus, Cholera usw. muß neben der Formaldehyddesinfektion eine Dampfdesinfektion der infizierten Betten, Kleider, Matratzen, Strohsäcke, Teppiche und Vorhänge erfolgen.

Dampfdesinfektion.

Die lediglich mit Wasserdampf arbeitenden Desinfektionsöfen enthalten einen Raum, in welchem die zu desinfizierenden Objekte eingelagert oder aufgehängt werden und der vom Dampf durchströmt wird. Sie sind entweder für ungespannten bzw. sehr wenig gespannten Dampf von 100—104° eingerichtet; oder aber für stark gespannten Dampf von mehr als 110°. In jedem Falle muß das Erhitzen in einer reinen Wasserdampfatmosphäre geschehen; sobald Luft neben Wasserdampf im Ofen enthalten ist, kommt eine vollständige Desinfektion innerhalb kurzer Zeit nicht zustande.

Bei den Apparaten für ganz schwach gespannten Dampf ist daher die Einrichtung getroffen, daß der Dampf während der ganzen Desinfektionsdauer den Apparat durchströmt; man gibt dem Dampf gern einen geringen Überdruck (durch Verengerung der Abströmungsöffnung), damit jedes Eindringen von Luft in das Innere des Ofens sicher ausgeschlossen ist.

Die Kleider, Betten usw. sind vor dem Kondenswasser, das sich an den Innenwänden des Apparats reichlich bildet, möglichst zu schützen; sie werden sonst von demselben derartig durchnäßt, daß leicht Flecke entstehen. Auch sollen die Objekte nicht im kalten Zustand mit dem heißen Dampf zusammentreffen, da sonst zu starke thermische Kondensation im Innern der Objekte erfolgt. Man trifft daher Vorkehrungen, daß eine allmähliche Erwärmung der in den Apparat gebrachten Sachen erfolgt, ehe der Dampf einströmt. Ist dies geschehen, so bringt der heiße Dampf nur eine ganz geringfügige Durchfeuchtung der Sachen zuwege. Diese trockene Erhitzung darf jedoch nicht während der Dämpfung fortgesetzt werden, da überhitzter Dampf unvollkommen desinfiziert. — Bei trockenen

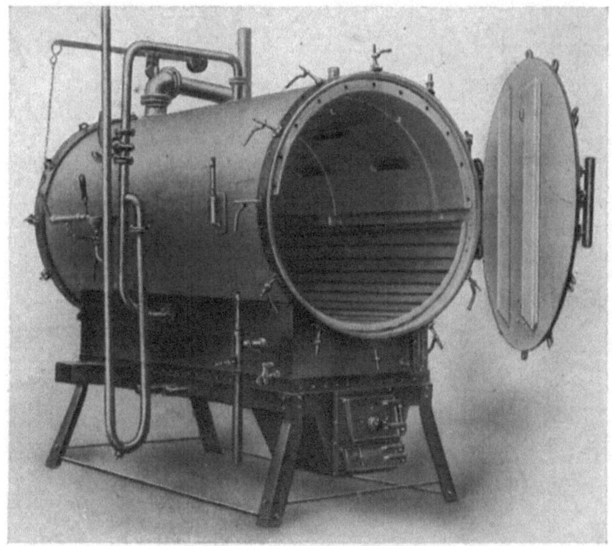

Abb. 157. Dampfdesinfektionsapparat mit Doppelwand und untergebauter Feuerung. (Nach Bühring, Weimar.)

Wollstoffen kann auch durch hygroskopische Kondensation eine Überwärmung eintreten, wenn trockene Erwärmung vorausging (Rubner); in praxi kommt dies aber selten vor.

Die Desinfektionsöfen werden gewöhnlich in Form von liegenden länglichen Kammern mit rundem, ovalem oder quadratischem Querschnitt hergestellt. Entweder ist der Dampfentwickler und die Feuerung unmittelbar mit der Kammer verbunden, so daß der ganze Apparat einen Dampfkessel darstellt, oder der Dampf wird in einem besonderen Kessel entwickelt und durch Rohre der Kammer zugeleitet. Ein Beispiel für den ersten Typus ist der in Abb. 157 abgebildete Apparat; die Kammer wird von zwei ineinander steckenden Eisenzylindern mit geräumigem Zwischenraume zwischeneinander umgeben und erhebt sich über einem Wasserkessel, der durch Feuerung oder Gas geheizt wird. Der entwickelte Dampf tritt durch untere Öffnungen im äußeren Zylinder in den Zwischenraum und durch obere im inneren Zylinder in den Innenraum. Die Abströmungsöffnung wird unten angebracht. Die Innenwände sind zum Teil mit Schuppenblechen zum Schutze der Objekte vor Kondenswasser-Durchfeuchtung ausgekleidet. Der Zylinder ist vorn durch eine Tür geschlossen, die mit Schrauben dampfdicht angepreßt wird. Um den äußeren Mantel ist zum Wärmeschutz oft noch eine Holz- oder Filzbekleidung gelegt. — In diesem Ofen findet vor dem Einströmen des Dampfes ins Innere eine solche Durchwärmung der Objekte statt, daß nur eine geringe Kondensation erfolgt und kurzes Schwenken der herausgenommenen Kleider und Betten diese völlig trocken erscheinen läßt.

Der zweite Typus empfiehlt sich besonders da, wo ein bereits bestehender Dampfkessel auch den Desinfektionsofen von mittlerer Größe mit Dampf versorgen soll. Größere
Apparate (Apparatebau A. G. Bühring, Weimar; Deutsche Desinfektionszentrale, Berlin-
Weißensee; Hartmann, früher Rietschel & Henneberg, Berlin; Lautenschläger,
Berlin; Gebr. Poensgen, Düsseldorf-Rath; Sächs. Maschinenfabrik, Chemnitz) bedürfen oft
eines besonderen großen Dampfkessels. Eine Vorwärmung der Objekte wird dadurch erzielt,
daß Heizrohre oder Rippenheizkörper in das Innere des Apparats vorragen; diese werden
zuerst mit Dampf angeheizt, und erst wenn die Erwärmung genügend ist, läßt man den
Dampf in den inneren eigentlichen Desinfektionsraum einströmen. Nach der Beendigung
der Desinfektion wird wiederum nur durch die Heizkörper erwärmt und zugleich läßt man

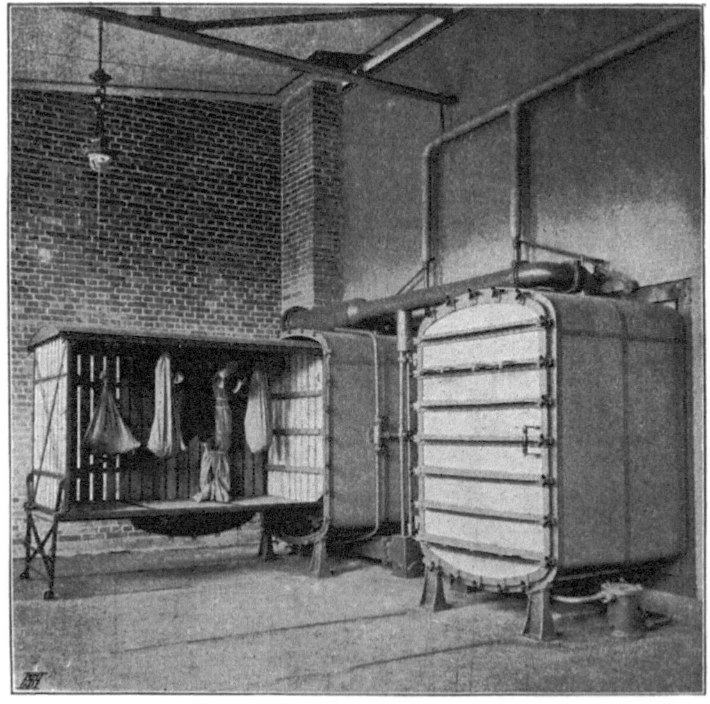

Abb. 158. Dampfdesinfektionsapparate mit besonderem Dampfkessel.
(Nach Rud. A. Hartmann, Berlin.)

Luft durch den Innenraum strömen; dadurch erfolgt schnelles und vollkommenes Trocknen
der Objekte. Die Füllung und Leerung der Kammer ist durch Schlitten-Einrichtungen erleichtert, die auf Schienen laufen (vgl. Abb. 158).

Die Apparate mit gespanntem Dampf von 110—120° (z. B. von Geneste, Her-
scher & Co., Paris) sind nach den Vorbildern der in den Laboratorien gebräuchlichen
Autoklavenöfen konstruiert. Besondere Vorsicht muß hier darauf verwendet werden, daß
die Luft durch den Dampf vollständig ausgetrieben wird. Die Apparate gestatten einen
schnelleren Betrieb; aber die Bedienung muß eine peinlich sorgfältige sein; für allgemeine
Einführung sind sie daher nicht geeignet.

Bei der Auswahl eines Ofens ist namentlich in Erwägung zu ziehen, daß in kleineren
Städten und Anstalten die zu desinfizierenden Objekte gewöhnlich einen geringen
Umfang haben. Es erschwert den Betrieb und erhöht die Kosten der Desinfektion in
nnnötiger Weise, wenn dafür jedesmal ein großer Apparat angeheizt werden muß, während
bei stärkerer Häufung der Objekte ein kleiner Apparat leicht mehrere Male an einem Tage
beschickt werden kann. Für Landgemeinden und kleinere Städte reichen daher Apparate
von 1,5 m Länge und 1 m Höhe des Innenraums vollkommen aus.

Die Aufstellung des Apparats in der Desinfektionsanstalt erfolgt häufig so, daß die letztere streng in zwei Abteilungen geschieden wird, und daß die Trennungswand über die Mitte des mit zwei Türen versehenen Desinfektionsofens hinweggeht. Durch einen besonderen Eingang gelangen die infizierten Sachen in die eine (unreine) Abteilung, werden von da in den Apparat eingeschoben, dann aber, um eine Wiederinfektion in der unreinen Abteilung zu vermeiden, auf der anderen (reinen) Seite durch anderes Personal (oder nachdem die Desinfektoren auf der unreinen Seite ihre Dienstkleider gelassen und ein Bad passiert haben, das den einzigen Durchgang zur reinen Seite bildet) aus dem Ofen herausgenommen und auf anderen Wagen dem Publikum wieder zugestellt. — Diese Einrichtung ist dann nötig, wenn dem Publikum die beliebige Einlieferung von desinfektionsbedürftigen Sachen in die Anstalt gestattet ist, was aber nie geschehen sollte, da beim Transport der Sachen eine starke Ausstreuung von Infektionserregern unvermeidlich ist; ferner wenn die Sachen zwar mit Hüllen eingeliefert, in der Anstalt aber aus diesen herausgenommen und lose in den Apparat gelegt werden. — Richtiger ist es aber, daß alle Sachen stets von geschulten Desinfektoren aus den Wohnungen abgeholt und in mit Sublimatlösung befeuchteten Säcken oder Laken nach der Anstalt und in die Öfen befördert werden. In diesem Falle ist die Trennung der reinen und unreinen Seite nicht mehr begründet und geschieht höchstens zur Beruhigung für das Publikum. · · Für ländliche Gemeinden sind unter Umständen fahrbare Desinfektionsöfen angezeigt.

Jeder Desinfektionsofen ist vor der praktischen Benutzung auf seine Leistungsfähigkeit zu prüfen. Auf Grund dieser Prüfung sind für den Heizer Betriebsvorschriften aufzustellen, nach denen er die Desinfektion auszuführen hat. — Für die „Betriebsanweisung“ muß bekannt sein: 1. die Dauer des Anheizens, d. h. wie lange Zeit vom Anzünden des Feuers an vergeht, bis der abströmende Dampf 100^0 zeigt; 2. die Dauer des Eindringens, d. h. wie lange Zeit vergeht, bis die Temperatur von 100^0 auch in das Innere der Objekte vorgedrungen ist. Beide Zeiten wechseln sehr erheblich, je nach der Konstruktion (Heizfläche usw.) und nach dem Betriebe (Art der Heizung, Packung der Kollis). Um zu bestimmen, welche Eindringungsdauer der Ofen bei gutem Betriebe leistet, wird in ein möglichst umfangreiches, der Praxis entnommenes Objekt, am besten ein Bettenkollo, ein Maximalthermometer eingelegt; nach Ablauf einer gewissen Zeit wird der Ofen geöffnet und nachgesehen, ob das Thermometer bereits 100^0 erreicht hat. Die Prüfung kann auch geschehen durch Einlegen von Fäden mit Milzbrandsporen in ein großes Kollo und Prüfen derselben nach vollendeter Desinfektion auf ihr Wachstum und ihre Infektionsfähigkeit. Sind 100^0 nicht erreicht oder die Sporen nicht abgetötet, so muß der Versuch wiederholt werden; ebenso kann aber, wenn das Resultat positiv war, die wirklich notwendige Zeit stark überschritten sein. — Will man durch einen Versuch bestimmte Auskunft erhalten, so legt man in das Innere des Probekollos ein Kontaktthermometer, dessen Legierung bei 100^0 schmilzt oder besser (da die Legierungen zu ungleich ausfallen) ein STUHL-LAUTENSCHLÄGERsches Quecksilberskalen-Kontaktthermometer ein; dieses signalisiert dann durch ein elektrisches Läutewerk das Durchdringen der 100^0-Temperatur. — Meist beträgt die Eindringungsdauer 30—60 Minuten. 3. Von dem Zeitpunkt ab, wo an allen Stellen der Objekte die Temperatur von 100^0 aufgetreten ist, beginnt die eigentliche Desinfektion, die noch etwa zehn Minuten einzuwirken hat, um auch die widerstandsfähigsten Krankheitserreger abzutöten. — Da der Erfolg der Desinfektion in jedem Einzelfall ganz von der Sorgfalt abhängt, mit welcher der Betrieb erfolgt (gleichmäßige Feuerung, steter Dampfstrom!), ist außer der Probedesinfektion eine regelmäßige Kontrolle jeder Einzelleistung durchaus erforderlich. Hierüber läßt sich ein Urteil gewinnen durch Einlegen STICHERscher Kontroll-Apparate (Glasröhrchen, in welchen Phenanthren, das bei 98^0 schmilzt, eingeschlossen ist; eine doppelte Glashülle verlangsamt das Eindringen der Maximaltemperatur um 10 Minuten, also um die für die Abtötung erforderliche Zeit) in das größte Kollo. Das Ergebnis ist nur bei sehr sorgfältigem Einlegen zuverlässig. Dieser Mangel ist durch KUNOWs Kontrollapparat vermieden, der frei im Desinfektionsraum aufgehängt wird; derselbe enthält ein kleines Maximalthermometer in einer Hülle von schlecht wärmeleitenden Substanzen, deren Dicke so gewählt ist, daß die Verzögerung des Wärmedurchgangs derjenigen in einem Bettenkollo entspricht. (Sämtliche Kontrollapparate sind z. B. bei F. und M. LAUTENSCHLÄGER, Berlin, erhältlich.)

Die Leistungen dieser Öfen sind bei sorgfältiger Bedienung und Überwachung befriedigend. Eine Beschädigung der Sachen tritt bei richtiger Auswahl und behutsamer Behandlung nicht ein; auszuschließen sind alle Ledersachen, die im Dampf hart werden und schrumpfen; ebenso Bücher, Pelzwerk, auch feinere Herren- und Damenkleider, sowie alle mit Blut, Eiter oder Exkrementen stark beschmutzte Wäsche, in der (wie durch das Kochen) im Dampf festhaftende Flecke entstehen. Solche Wäsche wird zweckmäßig in Sublimat-Kochsalzlösung oder in Aq. Cresoli desinfiziert.

Desinfektion von Büchern, Ledersachen, Uniformen.

Uniformen und feinere Kleider können in einem Formaldehydschrank ohne jede Schädigung desinfiziert werden. — Die Kleider werden einzeln, am besten auf Holzbügeln, lose nebeneinander in den Schrank gehängt. Durch eine Durchbohrung der Schrankwand werden mittels eines kleinen Dampfkessels (wie der oben beschriebene) zunächst die Dämpfe von 2 l Wasser eingelassen; sodann wird der Kessel mit 135 ccm 35%iger Formaldehydlösung und 500 ccm Wasser beschickt und die Dämpfe ebenfalls in den Schrank hineingeleitet. 5 Stunden darauf werden 60 ccm Ammoniak in den Schrank eingeleitet, nach $1/_2$ Stunde wird der Schrank geöffnet, die Kleider werden herausgenommen und ausgebreitet und sind noch am selben Tage benutzbar (NOETEL).

Eigens für Bücher ist von GÄRTNER ein Apparat konstruiert, der mit einem Vakuum von 730 mm, einer Temperatur von 60^0 und Dämpfen von 50- bis 60%igem Alkohol arbeitet. Die Bücher müssen in bestimmter Weise aufgeblättert werden. Mißerfolg nicht ausgeschlossen und teuer, aber kurze Desinfektionsdauer ($1/_2$ Stunde), kommt daher für größere Leihbibliotheken, bei denen die Bücher nicht lange entbehrt werden können, in Betracht.

Die erhebliche Beschädigung von Ledersachen, die namentlich bei der militärischen Ausrüstung eine große Rolle spielen, von Uniformen und Büchern durch 100grädigen Wasserdampf hat zu dem Bestreben geführt, mit so niederen Dampftemperaturen auszukommen, daß diese Schädigung vermieden wird. Letzteres ist aber erst der Fall bei einer Dampftemperatur unter $50-60^0$. Da diese jedoch zur Tötung der Keime nicht ausreicht, muß zur Unterstützung der Zusatz eines gasförmigen chemischen Desinfiziens erfolgen, z. B. des Formaldehyds.

Nach diesem Prinzip ist der „Universal-Desinfektionsapparat" konstruiert, in welchem durch Dampf von niedriger Temperatur und Formaldehyd kombiniert alle Objekte ohne Ausnahme mit voller Schonung desinfiziert werden können.

Die ersten Konstruktionen waren der RUBNERsche Apparat (s. Abb. 159) und der von KISTER & TRAUTMANN angegebene „Hamburger Apparat". Später sind noch andere Typen, z. B. „Vakuform-Apparat" von der Deutschen Desinfektionszentrale Berlin, hergestellt. Alle arbeiten mit einem Vakuum ($600-710$ mm) und Wasserdampf von nur $49-62^0$; dessen Desinfektionskraft wird ergänzt durch Formaldehydgas, das aus einer 8%igen Formaldehydlösung (1 Teil Formalin $+$ 4 Teile Wasser) gewonnen wird. Außerdem soll das Vakuum das Eindringen des Dampfes und des Formaldehyds begünstigen, so daß z. B. Bücher nicht aufgeblättert zu werden brauchen; diese Wirkung ist jedoch unvollkommen, vielmehr ist sogar lockere Lagerung aller Objekte durchaus erforderlich. Im RUBNER-Apparat wird durch Einschaltung eines Kondensators der Formaldehyd wiedergewonnen. Desinfektionsdauer $2^1/_2$ bis $3^1/_2$ Stunden. — Die Apparate erfordern ununterbrochen sehr aufmerksame Bedienung durch eigens geschulte Sachverständige. Es ist stete Regulierung der Dampfverteilung für Pumpe, Vorwärmung und Formaldehydkessel nötig; sehr leicht entstehen Undichtigkeiten, die das Vakuum stören. Dazu kommt die Schwierigkeit bzw. Unmöglichkeit der Kontrolle in jedem Einzelfall. Auch verändert sich die Konzentration der Formaldehydlösung fortgesetzt und die Desinfektionswirkung wird dadurch unsicher. Außerdem sind die Kosten hoch; daher ist der Apparat nur anwendbar in großen Betrieben mit sehr zuverlässigem Personal. Jetzt werden die kostspieligen Universalapparate in praxi fast durchweg mit Ausschaltung des Vakuums und des Formaldehyds als einfache Dampfapparate betrieben, was eine große Verschwendung bedeutet, da die Vakuumapparate mehr als dreimal so teuer sind als Apparate mit strömendem Dampf. — Mannigfache Versuche, nur die Kombination von mäßiger Hitze und Formaldehyd beizubehalten, das Vakuum aber entbehrlich zu machen, haben indes noch keine, praktisch nach jeder Richtung empfehlenswerte Konstruktionen ergeben.

Die Beobachtung, daß die Schädigungen des Leders usw. nur von feuchter Hitze ausgehen, aber bei trockener Hitze von 100° und mehr nicht zustande kommen, hat dazu geführt, die trockene Erhitzung zur Desinfektion zu verwenden, trotzdem damit gerechnet werden mußte, daß diese die Keime viel langsamer abtötet (s. S. 442).

Für Bücher und Ausrüstungsgegenstände von Leder eignet sich ein einfacher Kasten aus Eisenblech von etwa 1 cbm Inhalt, wie die Trockenschränke der Laboratorien mit

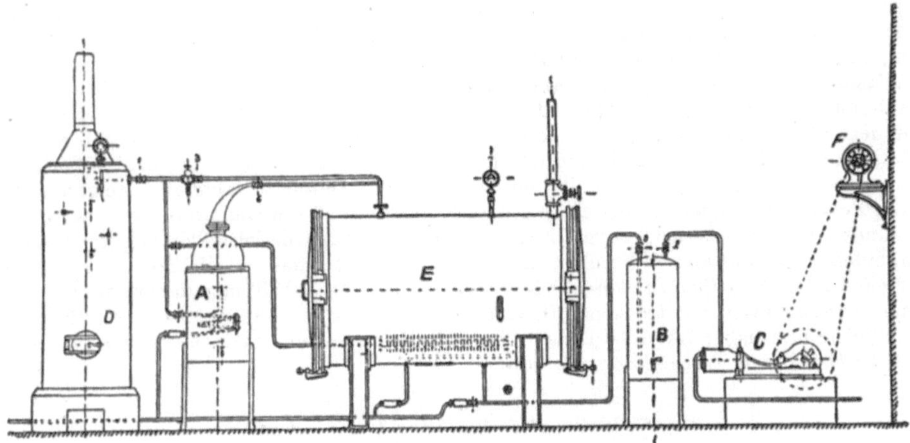

Abb. 159. Universal-Desinfektions-Apparat. (Nach RUBNER.)

Doppelwandung usw. versehen, der mittels eines Gasbrenners und Regulators auf der Temperatur von 75—85° gehalten wird. Die Bücher und Ledersachen werden beliebig aufeinandergeschichtet bis zur vollständigen Füllung des Schranks. Die Hitze muß allerdings 48 Stunden einwirken, um alle praktisch in Betracht kommenden Krankheitserreger in dicken Büchern sicher abzutöten. — Die längere Dauer der Desinfektion ist aber bei Büchern und militärischen Ausrüstungsgegenständen oft ohne Belang. Die Anschaffungs- und Betriebskosten sind sehr gering (MOSEBACH, FINDEL, KONRICH). Wird eine Desinfektionsanstalt mit einem einfachen Dampfapparat und daneben mit einem solchen Trockenschrank ausgestattet, so ist eine schonende Desinfektion jeglichen Desinfektionsgutes mit weit geringeren Kosten und — da die Dampfdesinfektion, nicht aber die Vakuumdesinfektion, durch Kontrollapparate gesichert werden kann — zuverlässiger durchführbar als mit einem Universalapparat.

Die Anwendung der trockenen Hitze erfuhr erneut eine erhöhte Berücksichtigung, als im Kriege die Notwendigkeit der Läusebekämpfung hervortrat. Für Kleider und Wäsche eignete sich die Dampfdesinfektion. Aber sie war für die zahlreichen Ledersachen der militärischen Ausrüstung nicht benutzbar, und gerade diese wurden sehr oft von den Läusen als Ablagerungsstätten für ihre Eier benutzt. Man griff daher zu der schonenderen Heißluftdesinfektion und stellte zunächst fest, daß Kleiderläuse nebst ihren Eiern sicher zugrunde gehen, wenn sie 60 Minuten auf 60° erhitzt werden (B. HEYMANN). Dementsprechend wurden Entlausungskammern eingerichtet, die durch Heizrohre irgendwelcher Art erwärmt, und in denen Kleider und sonstige Ausrüstungsgegenstände ausgebreitet einer trockenen Hitze von etwa 80° ausgesetzt wurden. Bei guter Ausbreitung der Objekte war dann nach 3 Stunden an jeder Stelle sichere Abtötung der Läuse erfolgt.

Man hat weiterhin versucht, durch bewegte heiße Luft oder durch Pressung derselben das Erhitzen zu beschleunigen (VONDRAN). Praktisch läßt sich jedoch damit nichts erreichen. Es kommt darauf an, gerade die schwerst zugänglichen, für die Eierablage bevorzugten Stellen (enge Nähte, Stiefelspitzen usw.) zu erreichen, diese werden aber von der Luft umgangen, sobald ihr leichter passierbare Wege offenstehen. Für das Eindringen in feinporöses Material liegen bei der Dampfdesinfektion die Verhältnisse viel günstiger, weil hier an allen kühleren Stellen Kondensation des Dampfes und infolgedessen eine Art Vakuumbildung eintritt, die ein Nachströmen des Dampfes bewirkt. Dies fehlt beim Erhitzen mit trockener Luft. In den Apparaten mit trockener Heißluft muß daher lockere Lagerung der Gegenstände weit mehr beachtet werden, und trotzdem können schwer zugängliche Teile vom Luftstrom völlig unberührt bleiben und werden erst allmählich durch Leitung von den angrenzenden Teilen aus erwärmt. — Weiter war daran zu denken, auch eine Abtötung von Krankheitserregern gleichzeitig mit der Entlausung zu erreichen. Es wurde festgestellt, daß Heißluft von 110° in 1 Stunde alle praktisch in Betracht kommenden Keime abtötet, Staphylokokken erst in 2 Stunden, Milzbrandsporen bei 120° in 2 Stunden. Die Schwierigkeit liegt aber in dem Vordringen dieser Temperaturen in das Innere des Desinfektionsguts. Bei überall leicht zugänglichen Kleidungsstücken ist etwa mit 1 Stunde, bei Stiefeln mit $2^1/_2$ Stunden, bei dickeren Kollis mit viel längeren Zeiten zu rechnen. Steigert man in der Praxis die Temperatur der Entlausungskammer auf 80—90° und die Dauer auf 5 bis 6 Stunden, so gehen zwar Choleravibrionen, Ruhr- und Diphtheriebacillen zugrunde, aber Staphylokokken und andere Bacillen nicht; und es bleibt immer zweifelhaft, ob ein Eindringen der Hitze an allen Stellen gesichert war (H. LANGE). — Will man daher eine zuverlässige Desinfektion mit trockener Hitze erreichen, so ist nur mit langsamer Fortleitung der Wärme und daher mit sehr langer Dauer der Entwicklung zu rechnen, wie bei dem oben beschriebenen Trockenschrankverfahren.

Ausführung der Desinfektion in der Praxis.

Die Ausführung ist verschieden, je nachdem sie während der Krankheit oder aber nach Ablauf der Krankheit stattfinden soll. Die (polizeilich angeordnete) Desinfektion nach Ablauf der Krankheit, sog. Schlußdesinfektion, beseitigt nur die Krankheitskeime, welche nach der Genesung des Kranken, nach dessen Tode oder nach dem Verlassen der Wohnung an Teilen der letzteren und an Gebrauchsgegenständen etwa haften. Viel häufiger aber kommen Ausscheidungen von Krankheitskeimen während der Dauer der Krankheit vor. Allerdings sind während der Krankheit nur wenige Menschen, meist nur der Pfleger, der Ansteckung im Krankenzimmer ausgesetzt. Aber dieser und die Angehörigen müssen auch geschützt werden, und infizierte Gegenstände können leicht aus dem Krankenzimmer herausgelangen und mit zahlreichen Gesunden in Berührung kommen. Daher sind die später aufgezählten, in den (1921 revidierten) Ausführungsbestimmungen zum Preuß. Seuchengesetz vorgeschriebenen Desinfektionen vom ersten Beginn einer akuten übertragbaren Erkrankung an fortdauernd zur Ausführung zu bringen.

Die Ausführung ist verschieden, je nachdem bei einer Krankheit die Ausscheidungen und die sonstigen Infektionsquellen Unterschiede zeigen gegenüber anderen Krankheiten; sie ist daher zweckmäßig für jede einzelne Krankheit gesondert vorzuschreiben. Im folgenden ist nur die Anweisung für die zwei wichtigsten Gruppen von Seuchen abgedruckt, deren erste z. B. Diphtherie, Scharlach, Genickstarre umfaßt, und deren zweite für Typhus, Paratyphus und (mit geringen Abweichungen) für Ruhr gilt. Die Anweisung für Tuberkulose s. im speziellen Teil.

1. Desinfektion am Krankenbett bei Diphtherie usw.

Während der ganzen Krankheitsdauer sind der Auswurf und alle sonstigen Absonderungen aus Mund und Nase sogleich nach der Entleerung, die Wäsche beim Wäschewechsel, die anderen Gegenstände möglichst bald, nachdem sie verunreinigt sind, zu desinfizieren.

1. Auswurf, Erbrochenes und Gurgelwasser werden in Gefäßen aufgefangen, die bis zur Hälfte mit verdünntem Kresolwasser oder Sublimatlösung gefüllt sind; die Gefäße dürfen erst nach mindestens zweistündigem Stehen in den Ausguß des Krankenzimmers oder den Abort entleert werden; die Gefäße selbst, besonders deren Ränder, sind mit Sublimatlösung abzuspülen.

2. Verbandstücke, mit den Absonderungen des Kranken verunreinigte Watte u. dgl. sind mindestens 2 Stunden lang in die gleichen Lösungen zu legen.

3. Die von den Kranken benutzten Taschentücher und Handtücher, seine Bett- und Leibwäsche, sowie waschbare, von den Krankenpflegern benutzte Kleidungsstücke sind 2 Stunden lang in Gefäße mit verdünntem Kresolwasser oder Sublimatlösung zu legen, so daß sie vollständig von der Flüssigkeit bedeckt sind. Es empfiehlt sich, weiße und bunte Wäsche in verschiedene Gefäße einzulegen.

4. Der Kranke soll ein besonderes Eß- und Trinkgeschirr haben, das im Krankenzimmer verbleiben und hier gereinigt werden muß.

5. Ist der Fußboden des Krankenzimmers, Bettvorleger, der Nachttisch, die Bettstelle, Betten oder Decken, Matratze, Strohsack oder die Wand in der Nähe des Bettes mit den Absonderungen des Kranken beschmutzt worden, so ist die betreffende Stelle sofort mit Sublimatlösung gründlich abzuwaschen. Auch sonst empfiehlt sich häufiges Abwischen der Umgebung des Bettes mit Sublimatlösung.

6. Die von dem Kranken benutzten Waschbecken und Badewannen, soweit sie nicht von Metall sind, sind mit Sublimatlösung, andernfalls mit verdünntem Kresolwasser auszuscheuern, Zahn- und Nagelbürsten sind $^1/_2$ Stunde in Sublimatlösung zu legen und dann gründlich mit Wasser nachzuspülen.

2. Desinfektion am Krankenbett bei Typhus usw.

Während der ganzen Krankheitsdauer sind Stuhlgang und Harn sogleich nach der Entleerung, die Wäsche beim Wäschewechsel, die anderen Gegenstände möglichst bald, nachdem sie verunreinigt sind, zu desinfizieren.

1. Stuhlentleerungen sind in einem Stechbecken oder einem sonst geeigneten Gefäß aufzufangen und mit der gleichen Menge Kalkmilch zu übergießen und zu verrühren; der Harn ist in derselben Weise mit Kalkmilch zu versetzen. Die Gemische sind erst, nachdem sie mindestens 2 Stunden gestanden haben, in den Abort zu entleeren. Die benutzten Geschirre, insbesondere auch deren Ränder, sind mit Sublimatlösung auszuscheuern.

2. Bett- und Leibwäsche, zur Reinigung infizierter Gegenstände oder des Kranken benutzte Tücher, Bürsten u. dgl., sowie waschbare, von den Krankenpflegern benutzte Kleidungsstücke sind mindestens 2 Stunden lang in Gefäße mit Sublimatlösung oder verdünntem Kresolwasser zu legen, so daß sie vollständig von der Flüssigkeit bedeckt sind. Es empfiehlt sich, weiße und bunte Wäsche in verschiedene Gefäße zu legen.

Wäsche, die einer Desinfektionsanstalt übergeben werden soll, ist ohne vorherige Desinfektion in Beutel, die mit Sublimat- oder Kresolseifenlösung getränkt sind, zu legen und diese sind zur Weiterbeförderung in trockene Säcke oder dergleichen zu stecken.

3. Wie oben unter A, 5.

4. Aborte. Nach jeder Benutzung durch den Kranken sind Sitzbrett und Deckel und, soweit sie verunreinigt worden sind, Wand und Fußboden mittels Lappen, die mit Sublimatlösung getränkt sind, gründlich abzuwaschen. Griffe am Deckel, an der Wasserspülung und

Türklinken, die von dem Kranken berührt sind, sind in derselben Weise, Metallteile mit verdünntem Kresolwasser zu desinfizieren.

Abortkübel, Tonnen und Eimer sind täglich mit Kalkmilch zu versetzen und nach der Entleerung auch außen mit Kalkmilch zu bestreichen. Gruben sind während der Dauer einer Epidemie nicht zu entleeren.

5. Der Kranke soll ein besonderes Eß- und Trinkgeschirr haben, das im Krankenzimmer verbleiben und hier gereinigt werden muß. Bevor es durch andere benutzt wird, ist es 15 Minuten lang in Wasser oder in 2%iger Sodalösung auszukochen. Messer, Gabeln und sonstige Geräte, die das Auskochen nicht vertragen, sind mit Sublimatlösung zu reinigen und mit Wasser nachzuspülen.

6. Wie oben unter A, 6.

Die laufende Desinfektion wird da, wo sie nicht von geschultem Personal ausgeführt wird, sondern Angehörigen überlassen werden muß, fast immer unvollkommen bleiben. In manchen Städten ist daher die Einrichtung getroffen, daß Desinfektoren oder besser Desinfektionsschwestern, d. h. Krankenschwestern, die besonders in der Desinfektion ausgebildet sind, in die Wohnungen, aus denen Infektionskranke gemeldet sind, gehen, den Angehörigen die Handhabung zeigen und sie gelegentlich kontrollieren. Erst dadurch wird die laufende Desinfektion zu einem gut wirksamen Mittel zur Seuchenbekämpfung.

Unrichtigerweise hat man an diese Verbesserung der Desinfektion am Krankenbett die Hoffnung geknüpft, daß die Schlußdesinfektion stark eingeschränkt werden könne. Verschiedene Ärzte und Kreisärzte haben sich neuerdings dafür ausgesprochen, daß überhaupt nur noch während der Krankheit desinfiziert werden solle, oder daß wenigstens in den Fällen von der Schlußdesinfektion ganz abzusehen sei, wo die laufende Desinfektion gut durchgeführt war.

Eine solche Änderung ist aber entschieden unzulässig. Die Sicherheit, daß die infizierten Gebrauchsgegenstände während der Krankheit richtig desinfiziert und seitdem nicht wieder von neuem infiziert sind, besteht niemals. In der Mehrzahl der Fälle wird auch die richtige Ausführung der Desinfektion angezweifelt werden müssen; sehr häufig ist vor der Überführung des Kranken ins Krankenhaus oder vor dessen Tode überhaupt nicht desinfiziert. Andererseits ist zu bedenken, daß nach Ablauf der Krankheit die Wohnung und die Gebrauchsgegenstände dem freien Verkehr übergeben werden, und daß dadurch die Gefahr einer stärkeren Ausbreitung der Krankheit ganz bedeutend anschwillt gegenüber der Zeit während der Krankheit, wo der Kranke vorschriftsmäßig nur mit dem Pfleger verkehrte. Eine der wichtigsten Aufgaben der Desinfektion besteht doch offenbar darin, die nach Ablauf der Krankheit in der verseuchten Wohnung größtenteils ohne Ahnung einer Gefahr verkehrenden Menschen zu schützen, nicht etwa nur das Pflegepersonal, das sich zwar bei der Pflege des Kranken berufsmäßig der Gefahr der Infektion aussetzt, aber sich auch gegen diese zu wehren versteht. Die Familie und die Nachbarn des Kranken, aber auch weitere Kreise werden eine Entseuchung notorischer Seuchenherde mit vollem Recht verlangen, und man würde die Schlußdesinfektion jedenfalls sehr bald wieder einführen müssen, wenn sie im Vertrauen auf die laufende Desinfektion abgeschafft wäre. — Auch das ist zu bedenken, daß durchaus nicht die gleichen Gegenstände während und nach der Krankheit für die Desinfektion in Betracht kommen. Vor allem kann das Bett des Kranken während der Krankheit nicht zuverlässig desinfiziert werden; und auch die Kleider, Teile des Zimmers usw. fallen während der Krankheit nicht einer so gründlichen Desinfektion anheim, wie es bei der Schlußdesinfektion verlangt wird und geschieht. — Die Erkenntnis, daß der Kranke vor der Isolierung und der Rekonvaleszent oft eine größere Übertragungsgefahr bieten, als die infizierten toten Objekte, hat offenbar zu starken Übertreibungen geführt. Mag auch die letztere Gefahr viel geringer sein, so darf sie deshalb doch nicht ganz vernachlässigt werden. Fehlt es doch nicht an zahlreichen sicheren Beweisen dafür, daß auch durch totes Infektionsmaterial Ausstreuung von Krankheitserregern erfolgen kann.

Dagegen muß zugegeben werden, daß die Schlußdesinfektion bisher vielfach mit unnötiger Gründlichkeit betrieben ist und daß ihre Vereinfachung und Verbilligung angestrebt werden muß, zumal die zur Desinfektion verwendeten

Mittel z. T. eine starke Preissteigerung erfahren haben. Man wird daher versuchen müssen, demnächst ohne die Desinfektion sämtlicher Wohnungsteile und Gebrauchsgegenstände durch Formaldehyd auszukommen, für gewöhnlich nur die wesentlich in Betracht kommenden Teile der Wohnung durch Abwaschen mit Kresolseifen- oder Sublimatlösung zu desinfizieren und die Formaldehyddesinfektion nur für besonders schwierige und gefahrdrohende Fälle aufzusparen. Ebenso wird die Dampfdesinfektion, die teuere Apparate und einen umständlichen Transport der Sachen voraussetzt, möglichst einzuschränken und durch Abwaschen und Abbürsten mit desinfizierenden Lösungen zu ersetzen sein.

Auch bezüglich des zuständigen Personals sind Milderungen angezeigt. Bisher durften gültige Schlußdesinfektionen nur von staatlich angestellten, in Desinfektorenschulen ausgebildeten und geprüften Personen ausgeführt werden; und dies geschah oft mit einer den Nutzen völlig in Frage stellenden Verspätung. Wenn aber jetzt während der Krankheit Desinfektionsschwestern tätig gewesen sind, so wird diesen auch die baldige Ausführung einer vereinfachten Schlußdesinfektion (unter Beihilfe der Angehörigen) übertragen werden können. Namentlich wenn sie in demselben Erkrankungsfall während der Krankheit tätig waren, wird es ihnen am besten gelingen, nach Maßgabe der Durchführung der laufenden Desinfektion Vereinfachungen bei der Schlußdesinfektion eintreten zu lassen.

Aus diesen Erwägungen heraus erscheinen für die Schlußdesinfektion bei den wichtigsten einheimischen Seuchen folgende Bestimmungen ausreichend:

a) Schlußdesinfektion bei Diphtherie usw.

Die Schlußdesinfektion hat sich auf alle Gegenstände zu erstrecken, die mutmaßlich mit Absonderungen des Kranken verunreinigt sind.

1. Vor allem ist das Bett des Kranken zu berücksichtigen. Die Überzüge der Betten sind abzuziehen und ebenso wie die Bettlaken sofort auszukochen oder für 2 Stunden in Sublimatlösung oder verdünntes Kresolwasser zu legen, nachher in Wasser zu spülen. Die Matratzen, Strohsäcke, Betten sind herauzunehmen und mit Sublimatlösung gründlich abzureiben oder abzubürsten. Ebenso ist mit der Bettstelle innen und außen, mit dem Nachttisch, der Bettvorlage und anderen im Bereich des Kranken befindlichen Gegenständen zu verfahren. Auch die Wandfläche in der Nähe des Bettes ist mit Sublimatlösung abzureiben.

2. Der Fußboden und die Scheuerleisten des Krankenzimmers sind mit der gleichen Lösung aufzuwischen.

3. Die von dem Kranken benutzten Waschbecken und Badewannen, soweit sie nicht aus Metall sind, sind mit Sublimatlösung, anderenfalls mit verdünntem Kresolwasser auszuscheuern. Zahn- und Nagelbürsten sind $1/_2$ Stunde in Sublimatlösung zu legen und dann gründlich mit Wasser nachzuspülen.

4. Eß- und Trinkgeschirr ist 15 Minuten lang in Wasser oder in $2^0/_0$iger Sodalösung auszukochen. Messer, Gabeln und sonstige Geräte, die das Auskochen nicht vertragen, sind nach jedem Gebrauch in Sublimatlösung abzuwaschen und mit Wasser nachzuspülen.

5. Spielsachen sind, soweit sie nicht verbrannt werden, mit Sublimatlösung abzureiben und danach mit Wasser abzuwaschen; ebenso sind die von dem Kranken gebrauchten Bücher und Bilderbücher mit Sublimatlösung abzureiben. Wertvolle Bücher sind statt dessen 8 Wochen verschlossen zu halten, bevor sie wieder gebraucht werden.

6. Die während der Krankheit und kurz vorher getragenen Kleider sind mit Sublimatlösung abzureiben oder abzubürsten.

7. Die getragene Leibwäsche, Taschentücher und Handtücher sind für zwei Stunden in verdünntes Kresolwasser oder Sublimatlösung zu legen, um dann wie gewöhnlich gewaschen zu werden.

8. Während in der Regel andere als die aufgeführten Gegenstände einer Desinfektion nicht unterzogen werden sollen, können unter Umständen vom Arzt oder Kreisarzt weitergehende Maßnahmen für erforderlich erklärt werden. Insbesondere wird dies da in Betracht kommen, wo die Gefahr einer Weiterverbreitung der Krankheit ungewöhnlich groß ist, z. B. in Pensionaten, ebenso in überfüllten und besonders unsauberen Wohnungen. Hier wird eine Desinfektion des ganzen Krankenzimmers und der in ihm enthaltenen Gegenstände, erforderlichenfalls unter Zuhilfenahme von Formaldehyd und der Dampfdesinfektion, nicht zu umgehen sein.

b) Schlußdesinfektion bei Typhus usw.

1. Wie oben, nur ist einzuschalten hinter „Die Matratzen, Strohsäcke, Betten sind ... abzubürsten": Bei stärkerer Verschmutzung sind sie in Dampf zu desinfizieren.

2. Wie oben unter 2.

3. Sitzbrett, Deckel und Fußboden des Aborts sind mittels Lappen, die mit Sublimatlösung getränkt sind, abzuwischen. Abortkübel usw. wie während der Krankheit.

4. Wie oben unter 3; 5. wie oben unter 4; 6. wie oben unter 7; 7. wie oben unter 8.

II. Die Infektionswege (Übertragungswege).

Das Vorhandensein einer Infektionsquelle bedingt an und für sich nicht bereits eine Ausbreitung der betreffenden Krankheit. Es muß vielmehr Gelegenheit gegeben sein, daß die Erreger von der Infektionsquelle aus zu denjenigen Stellen des Körpers empfänglicher Individuen gelangen, von denen aus ein Eindringen in den Körper erfolgen kann. Diese Stellen sind meist gewisse Schleimhäute, zuweilen die Haut; es muß daher ein Transport der Erreger von den Infektionsquellen auf die Schleimhaut des Mundes, des Rachens usw. des Gesunden stattfinden. Ein solcher Transport erfolgt teils durch Vermittlung der Hände und durch Berührungen, teils durch Genuß infizierter Nahrung und infizierten Wassers oder durch Einatmung infizierter Luft oder durch Insekten. Die einzelnen Übertragungswege bedürfen noch einer kurzen Erläuterung:

1. Berührungen. Gesunde Personen berühren, meist mittels der Hände, Infektionsquellen (den Kranken, Excrete, Wäsche, Eßgeschirr u. dgl.) einerseits, ihre eigene Haut (kleinste Wunden) oder oberflächlichen Schleimhäute andererseits. Es ist dies ein verbreiteter Transportweg, der leicht unterschätzt wird, weil viele manuelle Berührungen unbewußt und unmerklich sich vollziehen.

Nachweislich bleiben bei der Berührung von Infektionsquellen leicht Krankheitserreger an den Händen haften und werden auch durch die üblichen Reinigungsverfahren nicht vollständig wieder entfernt; andererseits bringen viele Menschen oft unbewußt die Finger mit dem Munde, der Nase, den Augen in Berührung, oder fügen sich durch Kratzen (oder beim Rasieren) kleine Hautwunden zu. Ein solcher Transport kommt daher für diejenigen Infektionerreger, die von einer dieser Berührungsstellen aus in den Körper einzudringen vermögen, d. h. für die akuten Exantheme, Wundinfektionskrankheiten, Milzbrand, gelegentlich auch für Diphtherie, Cholera, Typhus, Ruhr, Tuberkulose usw. zweifellos in Frage.

Naturgemäß ist die Gefahr solcher Übertragung am größten für Familienmitglieder und für diejenigen Menschen, die berufsmäßig mit Infektionsquellen zu tun haben. Gefährdet sind unter den Angehörigen des Kranken insbesondere jüngere Kinder, die alles anfassen oder auf dem Fußboden kriechen, die Finger fortgesetzt in den Mund stecken und hier so lange verweilen lassen, daß eine Ablösung der anhaftenden Erreger zustande kommt (was bei Erwachsenen nur ausnahmsweise der Fall ist); berufsmäßig die Pfleger, viel weniger der Arzt; demnächst Wäscherinnen, Desinfektoren, ferner Trödler, Lumpensortierer (Infektion mit Rotz und Milzbrand, auch bei Gerbern, Roßhaararbeitern). In geringerem Grade sind Menschen gefährdet, welche mit verdünnten Infektionsquellen zu tun haben, wie z. B. die Kanalreiniger. — Außerdem können aber beliebige andere Menschen durch zufällige Berührung mit Infektionsquellen infiziert werden. Die im gleichen Hause mit dem Erkrankten Wohnenden sind Übertragungen durch Treppengeländer, Türgriffe u. dgl. ausgesetzt; im Menschengedränge der Straße, in Läden, in öffentlichen Verkehrsmitteln kann jeder gelegentlich mit Krankenpflegern, Angehörigen, Wäsche- und Kleiderbündeln, an denen Infektionserreger haften, in Berührung kommen.

2. Genuß von Wasser und Nahrungsmitteln, welche Infektionserreger aufgenommen hatten. Diese Transportwege sind von Bedeutung bei denjenigen Infektionserregern, welche vom Darmtraktus aus die Infektion veranlassen (Typhus, Paratyphus, Ruhr, Cholera, Cholera infantum, Perlsucht, Milzbrand beim Rindvieh). Unter den Nahrungsmitteln sind solche am gefährlichsten, welche einen günstigen Nährboden für pathogene Bakterien abgeben oder infiziertem Wasser oder gedüngtem Gartenland entstammen und roh oder ungenügend gekocht genossen werden (Milch, Hackfleisch, Austern, Salat, Radiese, Erdbeeren usw.). — In großer Ausdehnung kann Wasser infizierend wirken; auch dann, wenn es nicht als Getränk genossen, sondern nur zur Reinigung von Eß- und Trinkgeschirre, Milchkannen, zum Baden oder dgl. benutzt wird.

3. Einatmung. In der Luft schwebende, innerhalb von Hustentröpfchen eingeschlossene oder an Stäubchen haftende Krankheitserreger werden durch die Einatmung entweder auf die Schleimhaut der Nase, des Mundes und Rachens gebracht und können durch Verschlucken in den Darm gelangen oder hindurchtreten; oder, bei reichlichem Gehalt der Luft an Krankheitserregern, kann ein Bruchteil bis in die feineren Bronchien geführt werden und von da aus schnell vorschreitende Infektionen veranlassen. Oft finden beide Arten von Ansiedlungen nebeneinander statt.

4. Insekten. Nicht stechende Insekten, namentlich Fliegen, können eine Ausdehnung der Infektionsquellen herbeiführen, indem sie Teilchen von konzentrierten Infektionsquellen auf Speisen, Kleider, Haut usw. übertragen, von wo ein erleichterter Transport in den Körper stattfindet. — Stechende und blutsaugende Insekten und Spinnentiere spielen bei der Übertragung mehrerer Infektionskrankheiten eine ausschlaggebende Rolle, weil sie Zwischenwirte darstellen und den Erregern eine Entwicklung ermöglichen, welche diese erst befähigt, in gesunden Menschen sich anzusiedeln.

Dahin gehören a) Stechmücken: verschiedene Anophelesarten übertragen die menschliche Malaria; Stegomya calopus das Gelbfieber, Culex fatigans das Denguefieber, Phlebotomusarten das Dreitagefieber. b) Stechfliegen: Glossina palpalis vermittelt die Schlafkrankheit; Glossina morsitans die Trypanosen verschiedener Nutztiere. c) Kleiderläuse übertragen die Erreger des Fleckfiebers, des Rückfallfiebers, des Fünftagefiebers (Febris wolhynica). d) Eine brasilianische Wanzenart ist der Zwischenwirt bei einer dort vorkommenden Trypanose des Menschen. e) Flöhe spielen eine Rolle bei der Verbreitung der Pest; ferner bei Kala-Azar (s. im speziellen Teil). f) Zecken (zu den achtbeinigen Spinnentieren gehörend) kommen als Zwischenwirte bei dem afrikanischen Rückfallfieber und bei den Piroplasmosen der Haustiere (Texasfieber) in Betracht.

Die Bedeutung des einzelnen Infektionsweges für die Verbreitung einer bestimmten Krankheit hängt wesentlich davon ab, ob der Weg zu derjenigen Infektionsstätte führt, an welcher den Erregern die Ansiedlung leicht wird. Für Tuberkelbacillen wird die Einatmung, für Cholera Wasser, für Erysipel

Berührungen den weitaus wichtigsten Transportweg darstellen, während umgekehrt die Einatmung für Erysipel, Wasser für Tuberkulose, Einatmung für Cholera nicht in Betracht kommt. — Bei manchen Krankheiten wird die Ansteckungsfähigkeit dadurch erhöht, daß sie von verschiedenen Invasionsstätten aus eindringen; so können die akuten Exantheme durch Einatmung und durch Kontakte übertragen werden, während bei der Cholera die Infektionserreger unbedingt in den Dünndarm gelangen müssen.

Bemißt man die Bedeutung der einzelnen Übertragungswege nach der Häufigkeit, mit der sie Infektionskrankheiten veranlassen, so dürfte die im unmittelbaren Verkehr mit dem Kranken oder Rekonvaleszenten drohende Einatmung von Hustentröpfchen bei uns wohl der häufigste Infektionsmodus sein. Bei Influenza, Keuchhusten, Lungenpest und anderen akuten Erkrankungen der Atemwerkzeuge ist dies die einzige Art der Übertragung, bei den akuten Exanthemen, Tuberkulose, Diphtherie u. a. ist sie stark beteiligt. Wohl kommen Berührungen, Einatmung von keimhaltigem Staub, Genuß keimhaltiger Nahrung bei einigen Seuchen (z. B. Tuberkulose) neben der Tröpfcheneinatmung, bei einigen anderen sogar vorzugsweise oder ausschließlich in Betracht; aber der Umfang der in dieser Weise sich vollziehenden Infektionen ist bei weitem geringer. Freilich sind letztere Übertragungen besonders unheimlich, insofern sie sich oft fern vom Kranken und ohne irgendwelchen bewußten Verkehr mit diesem vollziehen. Auch kam zweifellos in früherer Zeit, als Typhus, Cholera, Ruhr unter den Seuchen mehr in den Vordergrund traten, den Berührungen und der infektiösen Nahrung größere Bedeutung zu; und in warmen und weniger kultivierten Ländern spielen noch jetzt teils diese, teils die durch Insekten übertragenen Krankheiten eine größere Rolle als die auf Einatmung infektiöser Tröpfchen und Stäubchen beruhenden. Aber im mittleren Europa herrschen, wie ein Blick auf die Statistik der Todesursachen zeigt, letztere bei weitem vor, und die Einatmung von Hustentröpfchen ist vielleicht der am meisten zu fürchtende Übertragungsmodus.

Einengung und Verschließung der Infektionswege.

1. **Berührungen.** Die oben als gefährlich bezeichneten Berührungen von Mund, Nase usw. mit möglicherweise infizierten Händen sind tunlichst einzuschränken; Sitte und Erziehung kann in dieser Richtung viel zum Schutze der Gesunden beitragen. — Einen noch wichtigeren Schutz gegen Kontaktinfektionen von unbekannten Infektionsquellen aus bietet beständige Reinlichkeit in bezug auf Körper, Wäsche, Kleidung und Wohnung. Häufige Reinigung der Hände, als der bedeutsamsten Vermittler von infektiösen Berührungen, ist besonders wichtig. Regelmäßiger Wäschewechsel ist der beste Schutz gegen Ungeziefer und die durch dieses übertragenen Erkrankungen. So wenig bei bewußter Infektion Reinigung als Schutzmittel empfohlen werden kann, so dringend ist eine gewohnheitsmäßige Reinlichkeit zur Abwehr von unbewußten Kontaktinfektionen anzuraten. Leider spielen diese freilich nur bei verhältnismäßig wenig infektiösen Erkrankungen eine Rolle und gegen die verbreiteteren Übertragungsarten und besonders gegen die Tröpfcheninfektion gewährt die persönliche Reinlichkeit keinen Schutz.

Für den Schutz der berufsmäßig gefährdeten Pfleger und der Angehörigen ist es von großer Bedeutung, daß die Absperrung des Kranken richtig durchgeführt, das Pflegerpersonal gut geschult und die Desinfektion zweckentsprechend gehandhabt wird. Außer den oben gegebenen Desinfektionsvorschriften sind namentlich folgende Maßnahmen zu beachten:

a) Die Absonderung des Kranken. Falls der Arzt nach Prüfung der Wohnungsverhältnisse eine ausreichende Absonderung des Kranken für nicht durchführbar hält, ist die Überführung in ein Krankenhaus dringend zu empfehlen, sowohl im Interesse des Kranken wie im Interesse der Familienmitglieder und der Nachbarn, auf welche andernfalls die Krankheit übergreifen würde.

Für die Absonderung in der Wohnung ist ein Zimmer erforderlich, welches von den übrigen bewohnten Räumen möglichst durch einen unbenutzten Raum (Vorraum) getrennt ist. Es ist vorteilhaft, wenn ein Wasserleitungshahn und ein Ausguß sich im Zimmer befinden.

Bevor der Kranke in das Zimmer übergeführt wird, sind aus letzterem die Gebrauchsgegenstände zu räumen, welche für die Krankenpflege nicht erforderlich sind; vor allem gefüllte Wäsche- und Kleiderschränke, Vorräte von Nahrungsmitteln, überflüssige Teppiche und Polstermöbel, ferner Vorhänge, soweit sie nicht zur Verdunkelung des Zimmers erwünscht sind. Nachdem der Kranke in das Absonderungszimmer übergeführt ist, dürfen aus diesem Gegenstände nur nach vorgängiger Desinfektion in andere Räume gebracht werden.

Der Kranke darf mit anderen, als den zu seiner Pflege bestimmten Personen nicht in Berührung kommen. Er darf das Zimmer nicht verlassen, auch den gemeinsamen Abort nicht benutzen.

Zur dauernden Ausstattung des Krankenzimmers gehören: 1. ein elektrischer, Gas-, Spiritus- oder Petroleumkocher zur Bereitung von heißem Wasser, Auskochen von Eß- und Trinkgeschirr usw.; dazu die nötigen Töpfe, Tassen, Löffel, einige Tücher; 2. ein Schrubber mit Scheuertuch, einige Hader, Eimer, zur Reinigung des Zimmers; 3. eine besondere Waschvorrichtung zur Händedesinfektion für den Pflegenden; 4. Lampe, Leuchter, falls nicht Anschluß an zentrale Lichtquelle vorhanden ist; 5. die zur eigentlichen Krankenpflege erforderlichen Utensilien, wie Unterschieber, Speigefäße (am besten verbrennbare aus Cartonpapier), Mulläppchen oder Papiertaschentücher zur Aufnahme von Ausscheidungen aus Mund oder Nase; Desinfektionsmittel; einige waschbare Überkleider usw.

Die aufgeführten Gegenstände sollen dauernd im Krankenzimmer verbleiben; Eimer und Töpfe mit Schmutzwasser sind, nachdem der Inhalt desinfiziert ist, vor die Tür zu setzen und durch Angehörige zu entleeren. Speisereste, Eß- und Trinkgeräte, die nicht im Krankenzimmer durch Kochen desinfiziert werden können, sind in einen größeren Topf einzustellen, der von Angehörigen alsbald mit heißem Wasser oder Sodalösung gefüllt und auf dem Herde gekocht wird. Ersatz von Verband-, Leucht- und Brennmaterial, von Geschirr usw., ebenso die Speisen und Getränke für den Kranken werden vor der Tür des Krankenzimmers abgesetzt, und nachdem der Überbringer angeklopft und sich wieder entfernt hat, vom Pflegenden ins Krankenzimmer genommen. Sind Abgänge des Kranken in den Abort zu entleeren, so muß dies entweder der Pfleger besorgen, nachdem er sie vorher vorschriftsmäßig desinfiziert hat, oder eine andere über die erforderliche Desinfektion des Geschirrs und des Aborts wohlunterrichtete Persönlichkeit.

b) Verhalten des Pflegepersonals. Vor dem Betreten des Krankenzimmers können die Pflegenden ihr gewöhnliches Oberkleid ablegen; nach dem Eintritt müssen sie jedenfalls ein waschbares Überkleid (Mantel, große Schürze) anlegen. Jedesmal vor dem Verlassen des Zimmers haben sie ihre Hände (nötigenfalls auch das Gesicht) vorschriftsmäßig zu desinfizieren, dann das Überkleid abzulegen und in der Nähe der Tür aufzuhängen. Beim Wechseln der Überkleider müssen die gebrauchten in desinfizierende Lösung eingelegt werden.

Die Pfleger sollen unnötige Berührungen des Kranken vermeiden; sie müssen darauf achten, daß sie mit ihren Fingern nicht unwillkürlich Mund oder Nase berühren. An hustende Kranke sollen sie von rückwärts oder seitlich herantreten und ihr Gesicht nicht ohne besondere Veranlassung auf weniger als Armeslänge nähern.

Selbst bei Beachtung aller dieser Vorsichtsmaßregeln sollen sie aber nach dem Verlassen des Krankenzimmers den Verkehr mit anderen Menschen tunlichst einschränken.

Die Reinigung des Krankenzimmers darf nur durch feuchtes Abwischen des Fußbodens und der Möbel geschehen; jede Entwicklung von Staub ist zu vermeiden. Die zur Reinigung benutzten Utensilien müssen, ehe sie aus dem Krankenzimmer herauskommen, desinfiziert werden. Zeitweise Lüftung des Zimmers (durch Öffnung oberer Fensterscheiben, offene Ofentüren) ist zur Beseitigung von Gerüchen und für das Befinden des Kranken erforderlich. Zuglüftung darf nur angewendet werden, wenn die Lage des Krankenzimmers derart ist, daß seine·Luft nicht in andere bewohnte Räume getrieben werden kann.

Der Arzt, der Geistliche und andere Personen, welche dringende Pflichten zum Kranken führen, müssen ähnliche Vorsichtsmaßregeln gegen die Weiterverbreitung der Krankheit anwenden wie das Pflegepersonal; unbedingt müssen sie vor dem Verlassen des Krankenzimmers ihre Hände desinfizieren.

Der Arzt kann sich, seine Angehörigen und seine übrigen Kranken dadurch schützen, daß er beim Besuch Ansteckender seine Bewegungen überwacht und unbewußte Berührungen seiner Kleider mit Infektionsquellen vermeidet. Die Vorderarme sind teilweise zu entblößen, oder es werden Gummiärmel übergezogen; noch besser ist es, wenn er wie der Pfleger jedesmal beim Betreten des Krankenzimmers ein Überkleid anlegt, das hier bis zum Ablauf der Krankheit verbleibt. Vor dem Verlassen des Krankenzimmers sind Hände und Arme, ebenso gebrauchte Instrumente zu desinfizieren.

Zweckmäßig trägt der Arzt für alle Fälle ein kleines Fläschchen (zu 30 ccm) mit Sublimatlösung 1 : 1000 bei sich. Indem er sich etwas von der Lösung in die hohle Hand gießt, Hände, Vorderarme und Ärmel damit tüchtig abreibt und ohne Benützung eines Handtuches eintrocknen läßt, kann er ohne alle weiteren Utensilien eine meist ausreichende Desinfektion vornehmen.

Hält der Arzt infolge von unruhigen Bewegungen des Kranken, Hustenstößen, staubiger Luft usw. sein Gesicht nebst Kopf- und Barthaar sowie seine ganze Kleidung für infiziert, so muß er erstere mit Sublimatlösung abwaschen und letztere mit einer mit Sublimatlösung befeuchteten Bürste gründlich abbürsten oder in der Desinfektionsanstalt desinfizieren lassen.

Fälschlicherweise glauben manche Ärzte eine ausreichende Desinfektion zu erzielen, wenn sie „durch die Luft gehen" oder die Kleider zum Lüften hinhängen. Daß die Krankheitserreger auf diese Weise durchaus nicht beseitigt werden, ist S. 285 dargelegt.

c) Desinfektion der Krankentransportmittel. Krankenwagen und Krankentragen sind durch waschbare Tücher vor der Verunreinigung mit Absonderungen des Kranken nach Möglichkeit zu schützen. Ist eine Beschmutzung erfolgt, so sind die beschmutzten Stellen mit Kresolwasser oder Carbolsäurelösung abzuwaschen. Decken, Kissen und Polster, soweit sie nicht mit Leder überzogen sind, sind mit Wasserdampf zu desinfizieren. Nach jedem Transport eines Kranken sind die dabei benutzten Tücher und Kissenbezüge durch Auskochen oder Dampf, sowie Decken und Kissen, die nicht durch Tücher oder Bezüge vor einer Verunreinigung geschützt waren, in Dampf zu desinfizieren. Ferner ist der Fußboden des Wagens mit Lappen, die mit Kresolwasser oder Carbolsäurelösung getränkt sind, aufzuwischen. Droschken und andere Personenfahrzeuge, soweit sie ausnahmsweise benutzt wurden, sind in gleicher Weise zu behandeln.

2. Wasser ist namentlich zu Epidemiezeiten aus tadellosen Leitungen oder Brunnen zu entnehmen, Flußwasser nur zu benutzen, wenn gut angelegte und überwachte Filterwerke vorhanden sind. Die Nahrung muß in Zeiten, wo Infektionen mit Typhus, Cholera, Ruhr zu fürchten sind, stets gekocht genossen werden; Milch, Fleisch, Nahrungsmittel aus Gemüsekellern sind mit besonderer Vorsicht zu behandeln, Brot ist zu rösten oder wenigstens im Bratofen kurz zu erhitzen; die Küchengerätschaften sind von Zeit zu Zeit einer Desinfektion mit kochender Sodalösung zu unterwerfen.

3. **Einatmung.** Um die Luft des Krankenzimmers frei von Erregern zu halten, ist bei der Reinigung der Zimmer, Kleider usw. und namentlich beim Bettenmachen Staubbildung möglichst zu vermeiden; bei akuten Exanthemen verhütet die Einreibung der Haut des Kranken mit Lanolin die Ablösung trockener Schüppchen. — Von größter Bedeutung ist der Schutz vor den beim Husten verspritzten Tröpfchen. Für den hustenden Kranken ist anzuordnen, daß er während der Hustenstöße sich auf Armlänge von den in seiner Umgebung befindlichen Menschen fernhält, den Kopf von deren Gesicht abwendet und die Hand vor den Mund hält. Die Gesunden sollen ihrerseits auf Armlänge vom Hustenden zurück- und seitlich aus dem Bereich der Hustenstöße heraustreten. Bei hochgradiger Gefahr, z. B. bei Lungenpest, kann während einer unvermeidlichen Annäherung an den Kranken das Tragen einer KOBRAKschen Schutzmaske (s. Kap. IX, S. 397) in Betracht kommen.

Der das Anstandsgefühl verletzenden und dabei so verhängnisvollen, leider weit verbreiteten Unsitte, andere Menschen rücksichtslos anzuhusten, sollte durch Belehrung, Merkblätter, Plakate usw. viel mehr als bisher entgegengetreten werden.

4. **Insekten.** Der Ausbreitung der Infektionsquellen durch Fliegen ist dadurch zu begegnen, daß alle Fäkalien, namentlich bei Ruhr- oder Typhusverdacht, und sonstige Infektionsquellen so bedeckt gehalten werden, daß den Fliegen der Zutritt unmöglich ist. Außerdem ist die Fliegenplage nach Möglichkeit mit den üblichen Mitteln (Gazefenster, Leimruten u. dgl., schnelle Beseitigung des Mülls und anderer Abfallstoffe) zu bekämpfen.

Gegen die stechenden Insekten müssen je nach deren Art und je nach der in Betracht kommenden Krankheit sehr verschiedene Maßnahmen ergriffen werden; diejenigen gegen Stechmücken sind im besonderen Teil bei „Malaria" und „Gelbfieber", die gegen Kleiderläuse bei „Fleckfieber" besprochen.

III. Die persönliche Disposition und Immunität.

In den Krankheitserregern haben wir genau genommen niemals die einzige, ausreichende Ursache der Infektionskrankheiten zu sehen, sondern letztere entwickeln sich erst aus dem Zusammenwirken des Krankheitserregers und eines für dessen Entwicklung günstigen Substrats, eines „empfänglichen" oder für die Erkrankung „disponierten" Organismus (Organs). Es ist unwesentlich, ob jenes günstige Substrat vielleicht richtiger als „Ursache", der Parasit dagegen als „auslösender Reiz" bezeichnet wird; dem Sprachgebrauch entspricht es besser, die Bezeichnung „Ursache" für den die Erkrankung plötzlich auslösenden Erreger beizubehalten. Keinesfalls darf aber die Disposition vernachlässigt werden; sie spielt bei zahlreichen Infektionskrankheiten eine wichtige Rolle und hat auch auf die Ausbreitung solcher Krankheiten erheblichen Einfluß.

Seit lange hat man beobachtet, daß unter einer Anzahl von gesunden Individuen, welche in gleicher Weise mit Infektionserregern in Berührung kommen, nur einige erkranken, während andere selbst bei wiederholter Infektionsgefahr bzw. bei absichtlicher Infektion gesund bleiben; letztere bezeichnet man als unempfänglich oder immun oder refraktär für die betreffende Infektionskrankheit.

Man unterscheidet eine angeborene Immunität bzw. Disposition, die sich auf eine, aber auch auf mehrere parasitäre Erkrankungen erstrecken kann, und eine erworbene, gewöhnlich streng spezifische gegenüber einem Krankheitserreger; letztere kann auf natürlichem Wege, z. B. durch Überstehen einer parasitären Erkrankung entstanden oder absichtlich, künstlich, durch sog. Schutzimpfung hervorgerufen sein.

Zunächst sind diejenigen Eigenschaften des Körpers und diejenigen Vorgänge im Körper zu besprechen, welche auf Grund ärztlicher Beobachtungen und experimenteller Forschungen als Ursache der Immunität angesehen werden müssen; sodann die absichtliche Herstellung der Immunität und die einzelnen künstlichen Immunisierungsmethoden, namentlich soweit sie sich praktisch für die Bekämpfung der parasitären Krankheiten verwenden lassen.

1. Wesen und Ursachen der Disposition und Immunität.

a) Äußere Ursachen.

Äußerlich gelegene Schutzvorrichtungen des Körpers können die angeborene Empfänglichkeit von ganzen Tierspezies oder von einzelnen Individuen einer Spezies bestimmen, indem sie je nach ihrer besseren oder schlechteren Entwicklung das Eindringen der Parasiten und deren Hingelangen zur spezifischen Invasionsstätte erschweren oder erleichtern. So ist der Magensaft je nach dem Grade seiner sauren Reaktion imstande, bei der einen Tiergattung bzw. bei einigen Individuen die auf eine Wucherung im Dünndarm angewiesenen Infektionserreger stärker zu schädigen, als bei anderen Gattungen bzw. Individuen, bei denen infolge des geringen Säuregrades diese Schutzpforte leicht passiert wird (Cholera). Ferner bieten die engen und verschlungenen Eingangswege, das Flimmerepithel und die empfindliche, Hustenstöße auslösende Schleimhaut des Respirationstraktus, die Darmperistaltik, der Lidschlag und die Tränensekretion bedeutsame, aber sowohl nach der Tierspezies wie individuell verschieden entwickelte Hindernisse für das Eindringen von Parasiten. An verschiedenen Invasionsstätten äußert das normale schleimige Sekret bactericide Wirkungen (Vagina, Dünndarm) oder die Epithelbekleidung setzt dem weiteren Vordringen der Parasiten und der Resorption ihrer giftigen Produkte kräftigen Widerstand entgegen; und auch in dieser Beziehung scheinen erhebliche Unterschiede vorzuliegen, so daß z. B. eine scheinbar unbedeutende Auflockerung des Epithels durch Katarrhe und dgl. oder Änderungen in der Beschaffenheit der Sekrete, abhängig von Blutfülle, Ernährungszustand und nervösen Einflüssen, ausschlaggebend werden können für die Entwicklung der parasitären Krankheit. Auch durch phagocytäre Wirkung (s. unten) scheinen Epithelzellen sich am Schutze des Körpers gegen eindringende Parasiten zu beteiligen. Hat ein Durchtritt von Keimen durch die Lymphspalten einer Schleimhaut stattgefunden, dann sind es vor allem die Lymphdrüsen, in welchen die Eindringlinge abgefangen und unter Umständen abgetötet werden.

Häufig ändert sich die Empfänglichkeit desselben Individuums während des Lebens, und es wird eine Immunität oder Disposition dadurch erworben, daß äußere Invasionspforten sich schließen oder öffnen. Für septische Erkrankungen entsteht die Disposition durch Wunden der äußeren Haut und der Schleimhäute, durch Sekretstagnation usw., während sorgfältiger Schutz der Wunden oder Ausheilung die Disposition beseitigt. Magendarmkatarrhe disponieren zu Cholera, vielleicht auch zu Typhus, chronische Bronchialkatarrhe zu Phthise, Pharynxkatarrhe zu infektiöser Angina; Verhütung derartiger Erkrankungen oder ihre Beseitigung auf medikamentösem Wege stellt eine relative Immunität her. Auf einer Änderung des Epithels an der Invasionspforte beruht vielleicht teilweise die Immunität gegen Diphtherie, die wir bei den meisten erwachsenen Menschen im Gegensatz zum kindlichen Organismus beobachten.

Auch zur Bekämpfung der parasitären Krankheiten sind diese Verhältnisse insofern auszunutzen, als Menschen, die durch Mängel der äußeren Schutzvorrichtungen für eine Krankheit disponiert sind, nach Möglichkeit aus dem Infektionsbereich eines Erkrankten fernzuhalten sind (Kinder bei Diphtherie, Masern, Scharlach).

β) Innere Ursachen.

Abgesehen von den äußeren Schutzvorrichtungen müssen zweifellos Vorkehrungen im Innern des Körpers die Empfänglichkeit in hohem Grade beeinflussen, da auch nach künstlicher Einimpfung, welche die äußeren Schutzpforten durchbricht, die Unterschiede zwischen disponierten und immunen Tieren sich geltend machen. Wir begegnen hier zunächst einer der Spezies oder der Rasse angeborenen, natürlichen Immunität. Infolge innerer Schutzvorrichtungen ist z. B. außer dem Menschen kein Tier für eine Infektion durch Scharlach, Masern, Cholera, Gonorrhöe empfänglich, während umgekehrt Rinderpest, Schweineseuche, Tsetsekrankheit u. a. m. nur auf Tiere, nicht aber auf Menschen übertragbar sind. Andere Infektionskrankheiten, wie Milzbrand, Rotz, Tetanus, Diphtherie kommen beim Menschen und bei zahlreichen Tierspezies vor bzw. können experimentell auf diese übertragen werden, haben aber auch ihre immunen Ausnahmen; z. B. sind Ratten gegen Milzbrand, Rinder und Ratten gegen Rotz, Hühner gegen Tetanus, Rinder und Mäuse gegen Diphtherie völlig oder relativ immun. Geringfügige Rasseunterschiede sind oft ausschlaggebend für die Disposition bzw. Immunität gegenüber einer Infektionskrankheit; so sind die Hausmäuse für Mikrococcus tetragenus empfänglich, die Feldmäuse unempfänglich.

Ferner beobachten wir ein Freibleiben einzelner oder zahlreicher Individuen bei Epidemien. Selten beim ersten Einbrechen von Masern und Pocken in eine nicht immunisierte Bevölkerung; häufiger bei Scharlach; in ausgesprochener Weise bei Recurrens, Abdominaltyphus, Cholera, Tuberkulose, Meningitis usw. Allerdings muß man bei der Beurteilung solcher Fälle vorsichtig verfahren und sicher sein, daß das Ausbleiben der Erkrankung nicht etwa auf dem Fehlen des Infektionsstoffes (Fehlen der Exposition) oder auf dem Überstehen einer symptomlos verlaufenen Infektion beruht. Solche Fälle sind bei manchen Krankheiten sehr häufig (Durchseuchungsimmunität), und erst, wenn diese Möglichkeit auszuschließen und an der Übertragung infektionstüchtiger Erreger gar nicht zu zweifeln ist, darf auf individuelle Immunität als Ursache des Nichterkrankens geschlossen werden.

Häufig ist die persönliche Immunität nur eine begrenzte und hält einer Invasion großer Mengen von Erregern gegenüber nicht Stand. Ferner ist sie oft zeitlich beschränkt und kann durch allerlei Gelegenheitsursachen (Erkältung, Staubinhalation usw.) durchbrochen werden.

Außer der natürlichen Immunität sehen wir noch häufiger erworbene Immunität gegenüber einzelnen parasitären Krankheiten durch innere Schutzvorrichtungen des Körpers zustande kommen.

Diese Immunität ist vorzugsweise zurückzuführen auf die Neubildung von spezifischen Antikörpern, die angeregt wird durch das Überstehen der unabsichtlichen Infektion oder durch absichtliche Einverleibung der Parasiten bzw. von deren Produkten.

Die Substanzen, welche in den Körper (meist parenteral, d. h. nicht in den Darmtraktus, sondern subcutan, intraperitoneal oder intravenös) eingebracht eine Bildung von Antikörpern auslösen, bezeichnet man als Antigene. Im weiteren Sinne gehören zu den Antigenen verschiedenste Eiweißarten und Abbauprodukte von Eiweißstoffen (wahrscheinlich auch Fette), und zwar können die Eiweißstoffe ungeformt oder in Zell- bzw. Bakteriensubstanz geformt sein. Es ergeben sich große Verschiedenheiten durch die besondere Art der Eiweißstoffe und durch die Art der Abbaustoffe. Im allgemeinen haben von den Abbauprodukten nur die höher-molekularen, nicht dialysierbaren Verbindungen Antigencharakter, während die niedrig-molekularen, dialysierbaren zur Antikörperbildung nicht befähigt sind.

Hier interessieren vorzugsweise die von Mikroparasiten gelieferten Antigene. Zu diesen gehören zunächst die stark giftigen Ektotoxine, die von vielen Parasiten und manchen Saprophyten gebildet werden, und dem tierischen Körper zwar gefährlich werden können, ihn aber auch zur Bildung von Antitoxinen anzuregen vermögen.

Viele Infektionserreger entbehren giftiger Antigene, verdanken aber ihre Fähigkeit, im Tierkörper zu wachsen, d. h. die Abwehrstoffe des tierischen Körpers zu überwinden, der Bildung von Angriffsstoffen oder „Aggressinen", die ihrerseits wieder zur Erzeugung antiinfektiöser Stoffe im Körper des Wirts führen. Bekannt sind solche zweierlei Art: die Bakteriolysine und Immun-Opsonine (Bakteriotropine). Die ersteren töten bzw. lösen die Erreger auf, die letzteren befördern oder ermöglichen erst die Tätigkeit der Freßzellen, die Phagocytose. — Andere Antigene der Parasiten führen zur Bildung von Agglutininen, welche ein Zusammenkleben der Parasiten bewirken; von Präcipitinen, welche lösliche Produkte der Mikroben niederschlagen; von Komplement-bindenden Stoffen (Reaginen, s. u.); und schließlich von Anaphylaxinen, die giftige Substanzen eigentümlicher Art freimachen. Von den letztgenannten vier Arten Antikörpern ist es noch nicht sicher, ob sie oder welche Bedeutung sie für die Entstehung der Immunität haben. Sie lassen sich aber für die Diagnose einer stattgehabten Infektion vorzüglich verwerten.

Als Wirkung der Antigene beobachten wir keineswegs immer die Herstellung einer Immunität des Wirts. Oft mißlingt diese, weil der Wirtskörper den schädigenden Wirkungen der Parasiten schon unterliegt, ehe hinreichend Antikörper gebildet sind. In manchen Fällen beobachtet man aber nach Einverleibung der Antigene statt einer Immunität ein Stadium der Überempfindlichkeit (Anaphylaxie = Schutzlosigkeit), in welchem ein wiederholter Angriff des Parasiten oder seiner Produkte zu schneller und lebhafter auftretenden

Krankheitserscheinungen führt. Ferner verschwinden die gebildeten Antikörper meist bald wieder, es bleibt aber vielfach eine „Sensibilisierung" des Körpers oder bestimmter Zellgebiete zurück, d. h. die Fähigkeit, auf kleinste Reize der gleichen Art mit beschleunigter Bildung von Antigenkörpern zu reagieren. Im allgemeinen kann man daher nur sagen, daß das Einverleiben von Antigenen ein verändertes Verhalten des Organismus gegenüber neuen Antigenen bedingt; und diesen veränderten Zustand bezeichnet man als Allergie (v. Pirquet).

Andererseits sind auch die Parasiten keineswegs unveränderlich gegenüber den neu gebildeten Schutzkörpern des Wirts. Sie können sich durch den Aufenthalt im Wirtskörper so verändern, daß sie nicht mehr agglutinabel, auflösbar oder phagocytabel sind. Derart veränderte, gleichsam immunisierte, „feste" Parasiten sind befähigt, längere Zeit nach der Infektion den Kampf gegen den Wirt mit weit mehr Aussicht auf Erfolg aufzunehmen, als ihnen dies vorher möglich war.

Wichtig für die Erklärung der natürlichen und der erworbenen Immunität ist die Tatsache, daß schon im nicht immunisierten, d. h. niemals mit Infektionserregern in Berührung gekommenen Tierkörper oft, wenn auch in geringerer Menge, Analoga der Immunkörper im Blutserum nachgewiesen sind. Man wird daher nicht fehlgehen, wenn man diese normalen Bakteriolysine, Opsonine und Antitoxine mit der natürlichen Immunität in Verbindung bringt und andererseits die erworbene Immunität als einen Zustand auffaßt, der durch eine Steigerung der Produktion normaler Antikörper gekennzeichnet ist.

Die hier skizzierten Schutzvorrichtungen des Wirts sind im folgenden einzeln genauer zu besprechen, jedoch nur, soweit es im Rahmen eines kurzgefaßten Lehrbuchs der gesamten Hygiene möglich ist. Bezüglich aller Einzelheiten muß auf die unten zitierten speziellen Lehrbücher der Immunitätslehre verwiesen werden.

a) Die Phagocytose.

Metschnikoff und seine Schüler sehen die wesentlichsten Schutzeinrichtungen in der Phagocytose. Sie nehmen an, daß Sensibilitätserscheinungen lebender Körperzellen für die Immunität von ausschlaggebender Bedeutung sind: lebende auf chemotaktische Reize reagierende Zellen nähern sich im immunen Körper den Krankheitserregern, nehmen sie in ihr Inneres auf und töten sie dort ab, während Mikroben, für die der Körper empfänglich ist, die Zellen abstoßen und von ihnen unberührt bleiben. Die Fähigkeit, eingedrungene Keime aufzunehmen und intracellulär zu verdauen, kommt zahlreichen vom mittleren Keimblatt abstammenden Zellen zu. Man unterscheidet mobile und fixe Phagocyten. Zu den ersteren gehören vor allem die mehrkernigen Leukocyten (Mikrophagen) und die großen einkernigen Leukocyten (Makrophagen); zu den fixen Makrophagen gehören viele Endothelzellen, ferner Pulpazellen der Milz und des Knochenmarks, einige Bindegewebs- und Nervenzellen sowie Lungenepithelien. Die beweglichen Mikrophagen spielen die Hauptrolle; sie werden von den Mikroben angelockt, so daß sie sich an der gefährdeten Stelle massenhaft ansammeln und unter Umständen diese gegen das gesunde Gewebe durch einen so dichten Wall abgrenzen, daß schon darin ein bemerkenswerter Schutz gegeben ist. Außerdem aber findet in den Phagocyten der befallenen

Organe eine Vernichtung der Mikroben statt durch ein Ferment, die **Mikro-cytase** (BUCHNERs Alexin, EHRLICHs Komplement, s. unten), das vorrätig ist oder nach Bedarf gebildet wird.

Dieses Ferment kann auch bei Läsion der Mikrophagen frei werden und dann außerhalb des Zelleibs bactericide Wirkung äußern. Zuweilen kommt es nicht zu einer Aufnahme der Bakterien ins Innere der Zellen, sondern diese umklammern die Bakterien nur für einige Zeit; letztere aber sterben trotzdem ab, nachdem sie wieder frei geworden sind (Cytasewirkung). Bei Milzbrand-bacillen (ähnlich bei Streptokokken, Hühnercholera, Pest u. a.) ist beobachtet, daß unter solchen Umständen aus dem überlebenden Teil·der Bacillen eine neue Generation hervorgeht, die durch Kapseln geschützt ist und von den Phagocyten nicht mehr angegriffen wird (BORDET, GRUBER, NEUFELD). — Nach GRUBER vermögen auch die Blutplättchen durch ein sezerniertes Ferment Milzbrandbacillen zu töten.

Bei der **erworbenen**, streng spezifischen, nur gegen **eine** Parasitenart gerichteten Immunität tritt nach METSCHNIKOFF ein zweites Ferment in Funktion; es ist thermostabiler als das erstgenannte, ist nur für die eine Bakterienart wirk-sam, und die Art seiner Wirkung besteht darin, daß es sich auf den Bakterien lediglich fixiert, ohne sie aber dadurch schon merklich zu schädigen. Der „Fixator" bewirkt vielmehr nur, daß Bakterien nunmehr leicht von Phago-cyten aufgenommen und intracellulär zerstört werden (er ist also vermutlich identisch mit dem Immunkörper, den wir später als „Bakteriotropin" kennen lernen werden). Er soll in Milz, Knochenmark, Lymphdrüsen von Phagocyten gebildet werden; bei der wiederholten Invasion eines Parasiten sollen diese Phagocyten sich daran gewöhnt haben, immer größere Mengen von Fixatoren zu produzieren; außerdem soll sich die ursprünglich negative Chemotaxis der Phagocyten in eine positive umändern.

METSCHNIKOFF hat seine Auffassung durch sehr zahlreiche Beobachtungen gestützt, in scharfsinniger Weise vom allgemein biologischen Standpunkt aus verteidigt und den neuen Entdeckungen über die Eigenschaften des Serums (s. unten) möglichst anzupassen gesucht. **Die Beteiligung der Phago-cyten an dem Vorgang der Immunität darf seither als unbestritten gelten**; teils durch die geschilderte Wallbildung, teils durch ihr Freßvermögen und ihre mikrobicide Fähigkeit, vielleicht auch durch die Sekretion mikrobicider Stoffe greifen sie mächtig in den Kampf zwischen Wirt und Parasit ein.

Freilich ist die Lehre METSCHNIKOFFs nach mehreren Richtungen einzuschränken bzw. umzugestalten: Erstens beruht der Schutz des Körpers nicht ausschließlich auf der Phagocytose. Es ist nachgewiesen, daß manche Parasiten im lebenden, vollvirulenten Zustand von den Phagocyten nicht aufgenommen werden, daß dagegen gelöste Stoffe des Serums (s. u. Bakteriolysine) sie töten und schwächen, und daß höchstens die geschädigten absterbenden Leiber die Phagocyten anlocken und von ihnen vollends beseitigt werden können. Auch darin liegt dann aber immerhin eine Schutzleistung; denn die beim Ab-sterben der Bakterien frei werdenden Toxine sind nicht belanglos und bedürfen ebenfalls der Fortschaffung. — Es gibt aber auch Zellparasiten, wie die Gonokokken, denen die Phagocytose gleichsam Schutz gewährt gegen bactericide Serumwirkung, die auch gegen die Zellenzyme unempfindlich sind oder sogar in den Zellen wuchern und diese zum Zerfall bringen. Andere Erreger, wie die Tuberkelbacillen, werden zwar in Phagocyten aufge-nommen, sind aber durch widerstandsfähige Hüllen gegen deren Fermente geschützt und können durch Leukocyten lebend verschleppt werden. Dagegen haben wiederum die bacte-riciden Serumstoffe gegenüber Strepto- und Pneumokokken keine Wirkung, sondern diese

werden ganz vorwiegend durch Phagocytose vernichtet. — Zweitens wissen wir durch
WRIGHT, NEUFELD u. a., daß auch gegenüber den letztgenannten Erregern die Phagocyten
gewöhnlich nur durch bestimmte Serumstoffe (Opsonine und Bakteriotropine) zu ihrer
schützenden Rolle befähigt werden (s. unten). — Drittens ist die Annahme METSCHNI-
KOFFS, die Phagocyten seien die Quelle der im normalen und immunisierten Körper vor-
kommenden Schutzstoffe des Serums, keineswegs bewiesen, sondern eher unwahrscheinlich.
Allerdings liefern Leukocyten bei geeigneter Behandlung bactericides Sekret; aber dessen
wirksame Stoffe unterscheiden sich durch ihre Resistenz gegen Hitze usw. deutlich von den
Bakteriolysinen und sind daher besser mit dem besonderen Namen Leukine zu belegen
(SCHNEIDER).

b) Schutzstoffe im Blut und in anderen Körpersäften.

Zu unterscheiden sind: 1. Antitoxine, 2. Bakteriolysine (Cytolysine, Hämolysine), 3. Opsonine und Bakteriotropine. Diese drei Arten von Antikörpern
hängen sicher mit der Immunität zusammen und bilden die Schutzstoffe
im engeren Sinne. — 4. Agglutinine, 5. Präcipitine, 6. Komplementbindende
Antikörper (Reagine), 7. Anaphylaxine. Die vier letztgenannten Antikörper
stehen nicht sicher zur Immunität in Beziehung, sind aber von großer Bedeutung für den Nachweis von Krankheitserregern und bestimmten Eiweißstoffen.

1. Antitoxine.

Bei Giften von bekannter chemischer Konstitution, Narcoticis, Antipyreticis
usw. hängt die Lokalisation und die Giftwirkung wesentlich von den physikalischen Löslichkeitsverhältnissen, namentlich von ihrer Lipoidlöslichkeit,
ab; feste chemische Bindung erfolgt nicht; sie wirken relativ rasch. Eine Antitoxinbildung vermögen sie nicht hervorzurufen; wohl beobachtet man „Gewöhnung“, die aber auf Eliminierung, Entgiftung durch präformierte Stoffe,
Zerstörung u. dgl. beruht. Dagegen werden die Bakterienektotoxine bzw. gewisse
im Organismus durch Bakteriolyse frei gewordene Endotoxine der Bakterien,
ferner die Phytalbumosen wie Ricin, Abrin, Crotin, einige tierische Gifte wie
Kröten-, Schlangen-, Skorpionen-, Spinnen-, Bienengift bei parenteraler Einverleibung an das Protoplasma bestimmter Zellbezirke spezifisch gebunden;
sie werden, ähnlich wie die Nährstoffe, assimiliert und wirken erst nach einer
gewissen Inkubationszeit von Tagen oder mindestens Stunden. Eine derartige
Assimilation können wir uns nach EHRLICH verständlich machen durch die Annahme, daß das Eiweißmolekül der lebenden Zelle aus einem relativ beständigen
Leistungskern und aus Seitenketten besteht, sehr reaktionsfähigen Atomgruppen, denen die Aufnahme und teilweise Verarbeitung von Nährstoffen
zufällt. Diese Seitenketten bezeichnet EHRLICH als Receptoren. Jede Zelle
besitzt eine größere Zahl verschiedene derartige Atomgruppierungen, an welche
nur ganz bestimmte andere Atomgruppen verankert werden können. Bildlich
kann man sich dies so vorstellen, als ob der Receptor an seinem Ende wie ein
Schloß geformt ist, in das nur ein bestimmter Schlüssel paßt[1]). Receptoren,
die nur eine einfache Haftstelle haben, bezeichnet man als Receptoren erster
Ordnung (Uniceptoren) im Gegensatz zu später zu besprechenden Receptoren,
die noch andere seitliche Ausläufer haben. Den Receptoren erster Ordnung fällt die
Aufnahme von Toxinen, Fermenten und anderen Zellsekreten zu, während hochmolekulare Eiweißstoffe nur von Receptoren höherer Ordnung bewältigt werden.

---

[1]) Die Abb. 160—163 sollen nur ein Beispiel einer solchen bildlichen Darstellungs-
weise geben, das sich beim Unterricht für Anfänger als praktisch brauchbar bewährt hat.

Die Toxine, welche auf irgendeine Zelle wirken, können diese Wirkung nur dadurch ausüben, daß sie eine Haftgruppe besitzen, welche auf einen Receptor der Zelle paßt. Da man aber Toxine künstlich so schädigen kann, daß sie nicht mehr giftig sind und trotzdem noch immunisatorische Wirkung entfalten, müssen wir annehmen, daß die Toxinmoleküle aus einer haptophoren und einer toxophoren Gruppe bestehen; ist erstere mit dem Receptor verankert, dann erst kann die Giftwirkung zustande kommen, andererseits liefert die toxophore Gruppe den Bindungsreiz für die haptophore Gruppe. Zerstört man durch mäßige Wärme die toxophore Gruppe, so bleibt nur die resistentere haptophore Gruppe bestehen. Mit dieser bleibt aber ein Rest von Affinität zu den betreffenden Receptoren erhalten und es kann daher auch Sättigung von Receptoren eintreten, ohne daß Intoxikation zustande kommt; solche geschwächten Toxine bezeichnet man als Toxoide.

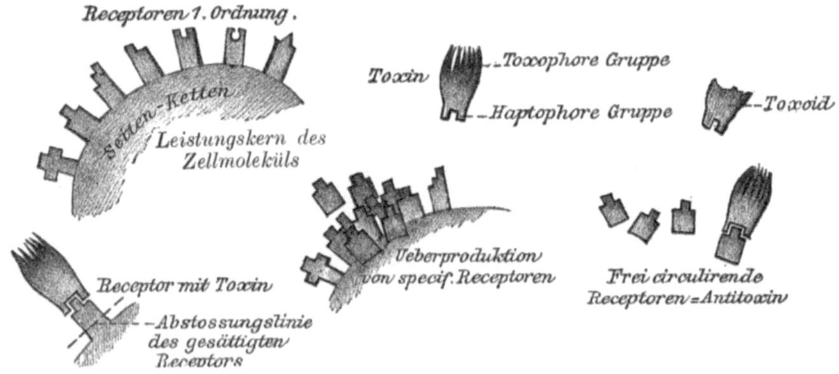

Abb. 160. Bildungsweise der Antitoxine. (Nach Ehrlich.)

Sind Receptoren mit Toxin gesättigt, so bleiben sie dies dauernd; sie haben daher keine Funktion mehr, sind aus dem Stoffwechsel ausgeschaltet und werden als unbrauchbar von der Zelle abgestoßen. Dadurch kommt es aber leicht — wie bei allen Zellen unter dem Einfluß schädigender Momente mittleren Grades (Weigerts Regenerationsgesetz) — zu einer gesteigerten Zelleistung und zu reichlicher Produktion neuer entsprechender Seitenketten. In diesem Sinne muß die fortgesetzte Einwirkung der Toxine die Zelle zur Bildung von immer mehr überschüssigen Receptoren veranlassen; sogar in solcher Menge, daß die Zelle sich ihrer im ungesättigten Zustand entledigt und sie in die Körpersäfte abstößt. Solche frei zirkulierende Receptoren vermögen dann ebenfalls die haptophore Gruppe des Toxins zu verankern und damit das ganze Giftmolekül in den Säften mit Beschlag zu belegen, so daß dasselbe nicht auf die Zellen der Gewebe seine Wirkung äußern kann. Die abgelösten, frei zirkulierenden Receptoren (Seitenketten) fungieren daher als Antitoxin.

Die gleichen Zellen also, welche Receptoren für das Toxinmolekül besitzen und dadurch für das Gift empfänglich sind, sind zugleich die Produzenten des entsprechenden Antitoxins; und der gleiche Receptor, welcher, solange er an der Zelle sitzt, die Giftwirkung vermittelt, wird zum schützenden und heilenden Antitoxin, sobald er frei im Säftestrom zirkuliert.

Injiziert man Blut, welches Antitoxin in Gestalt frei zirkulierender Receptoren enthält, einem Tier gleichzeitig oder kurz vor bzw. nach der Einverleibung des zugehörigen Toxins, so kann man dadurch die Wirkung des Toxins in der Tat aufheben.

Durch Reagensglasversuche läßt sich ferner zeigen, daß zwischen Toxin und Antitoxin eine Art chemischer Bindung stattfindet, die durch gelinde Wärme und durch stärkere Konzentration beschleunigt wird. Es erfolgt dabei keine Zerstörung des Toxins; die Toxin-Antitoxinverbindung kann durch gewisse Mittel wieder gelöst werden, und die Toxine sind dann erneut wirksam. Auch durch Toxoide kann in der gleichen Weise Bindung des Antitoxins erfolgen.

Manche Beobachtungen sprechen dafür, daß zunächst eine rasch verlaufende lockere Bindung zwischen Toxin und Antitoxin, und dann erst langsam eine Verfestigung dieser Bindung eintritt. — Auch im Menschen ist eine beschränkte Reversibilität der Toxin-Antitoxinvereinigung möglich, so daß es unter Umständen gelingt, mit Toxin-Antitoxin-Gemischen zu immunisieren (siehe später).

Über die Natur der Antitoxine ist noch wenig bekannt. Sie sind widerstandsfähiger als die Toxine, vertragen Erwärmen auf 60^0 (nicht auf 70^0), auch Licht und Fäulnis relativ gut. In Flüssigkeiten erfolgt allmählich Dissoziierung. Nach sorgfältiger Trocknung im Vakuum sind sie bei niederer Temperatur sehr lange ohne Abschwächung haltbar und vertragen in diesem Zustande bis 140^0.

Die Beziehungen zwischen Toxin und Antitoxin folgen, wie ARRHENIUS und MADSEN zeigten, nicht den Gesetzen einfacher Lösungen krystalloider Körper; bei der Neutralisation der Toxine durch Antitoxine bildet die Absättigungskurve nicht eine gerade Linie (wie bei der Neutralisation zwischen starken Säuren und Basen), sondern eine Linie, welche sich nur der Abszisse nähert, dann aber dieser parallel läuft. Allerdings sind, wie EHRLICH betont hat, die Toxine nicht einheitlich und verändern sich außerordentlich leicht. Es entstehen sekundär die verschiedensten Toxoide, und außerdem müssen die Toxone unterschieden werden, Stoffe, welche in ihrer Wirkung (Erregung chronischer Nachkrankheiten, oft mit Lähmungen) wesentlich von dem in der Hauptmenge auftretenden Toxin abweichen, und welche vom Antitoxin erst gebunden werden, nachdem alles Toxin und Toxoid gebunden ist. — Unter Berücksichtigung dieser Tatsachen lassen sich die Eigentümlichkeiten der Bindungsverhältnisse zwischen Toxin und Antitoxin besser unter der Annahme erklären, daß es sich um kolloidale Reaktionen handelt. Wie alle Antikörper wird man die Antitoxine zu den Kolloiden rechnen müssen; sie krystallisieren und dialysieren nicht und werden durch Elektrolyte leicht und irreversibel verändert. Die Variabilität der kolloidalen Gemenge kann daher den Verlauf der Absättigungskurve erklären. Setzt man zu einer gewissen Menge eines Kolloids A eine viel kleinere Menge eines neutralisierenden Kolloids B, so wird eben nicht ein Teil von A völlig neutralisiert, während der Rest frei bleibt, sondern es entstehen durch eine möglichst weitgehende Verteilung und Verbindung der Kolloidteilchen untereinander lauter nicht völlig neutralisierte Komplexe, und Zahl, Größe und elektrischer Zustand der Teilchen werden entsprechend geändert.

Nicht jede Immunität gegenüber Toxinen beruht auf Antitoxinbildung. So begegnen wir nicht selten angeborener Immunität; z. B. sind Igel und Schweine gegen Schlangengift, Ratten gegen Diphtherietoxin, Hühner und Schildkröten, bei niederer (aber nicht bei höherer) Temperatur auch Frösche gegen Tetanusgift unempfänglich. Die angeborene Giftfestigkeit kann nun z. B. darauf beruhen, daß es an geeigneten Receptoren für das Gift fehlt. In diesen Fällen bleibt das Toxin lange im Körper nachweisbar, aber die Bildung von Antitoxin bleibt aus. — Bei anderen empfänglichen Tieren ist nur ein bestimmtes Organ mit geeigneten Receptoren ausgestattet. So wird das Tetanospasmin nur an Zellen des Zentralnervensystems verankert; verimpft man die Organe eines tetanusvergifteten Tieres auf andere Tiere, so ist eine Giftwirkung mit dem Gehirn nicht zu erzielen, weil hier das Gift fest verankert ist, wohl aber mit den verschiedensten anderen Organen, in welchen das Gift ungebunden blieb. Bei unempfänglichen Individuen braucht es daher nur an geeigneten Receptoren in bestimmten Organen zu fehlen. (Histogene Toxinimmunität.)

Die angeborene Immunität kann aber auch auf dem Vorhandensein von fertigem Antitoxin, bzw. darauf beruhen, daß die Zellen des Körpers auf die Einwirkung des Giftes mit reichlichster Neubildung und Abstoßung von Receptoren zu reagieren vermögen. Dieser Fall liegt bei der angeborenen Immunität allerdings selten vor.

Die natürlich erworbene Giftimmunität und die absichtliche Immunisierung ist dagegen ausschließlich auf Neubildung von Antitoxin zurückzuführen. Erworbene Giftimmunität tritt ohne absichtliche Eingriffe zutage nach dem Überstehen einer auf Toxinwirkung beruhenden parasitären Krankheit, z. B. der Diphtherie oder des Tetanus. In der Rekonvaleszenz beobachtet man hier im Blutserum stets einen gesteigerten Gehalt von Antitoxin gegenüber dem betreffenden Toxin. Hier sind offenbar durch das in den Organismus vorgedrungene Toxin Receptoren gebunden und abgestoßen; die Zellen haben aber mit Überproduktion neuer Receptoren reagiert; solche freie Receptoren kreisen infolgedessen im Blute und bewirken dessen höheren Antitoxingehalt. — Das frei zirkulierende Antitoxin ist in größerer Menge meist nicht lange haltbar; nach Wochen oder höchstens Monaten findet man starke Abnahme des Antitoxins, zum Teil durch Ausscheidung, hauptsächlich durch Zerfall. Noch rascher erfolgt die Eliminierung (wie bei allen heterologen Eiweißkörpern), wenn das Antitoxin von einer anderen Tierart stammt. Über die Prüfung des Antitoxingehalts im Blute von Menschen nach Schick s. bei „Diphtherie“.

Nach diesen Befunden war das Vorgehen bei der künstlichen Immunisierung gegen toxinbildende Bakterien klar vorgezeichnet. Es erschien ausgeschlossen, beim Menschen direkt das betreffende Toxin zu injizieren, da angesichts der sehr verschiedenen individuellen Empfänglichkeit die Dosis zu schwer zu bemessen war. Man mußte daher darauf verzichten, daß der Mensch selbst aktiv das Antitoxin herstellt, sondern injiziert das Toxin empfänglichen Tieren in allmählich gesteigerten Dosen, auf die hin der Körper mit weiter verstärkter Antitoxinbildung reagiert. Schließlich gelingt es (nach Madsen schneller bei gleichzeitigen Injektionen von Mangansalzen), ein an Antitoxin sehr hochwertiges Serum zu erhalten. Den Gehalt des Serums an Antitoxin bestimmt und kontrolliert man, indem im Reagensglas abgestufte Serummengen mit einer bestimmten Menge Toxin gemischt werden; jede Mischung wird durch Tierinjektion darauf geprüft, ob sie noch überschüssiges Toxin enthält (s. unter „Diphtherie“). — Auch die Milch säugender immunisierter Tiere kann große Mengen Antitoxin enthalten.

Das reichlich Antitoxin enthaltende tierische Serum läßt sich Menschen injizieren, die von dem betreffenden Toxin bedroht oder befallen sind. Diese Art der Immunisierung muß für den Körper der schonendste Eingriff sein. Der Körper wird dabei gar nicht aktiv, er verhält sich völlig passiv; das in ihn eingebrachte fertige Antitoxin fängt das Toxin ab und macht es unschädlich = passive Immunisierung. In den Fällen, wo Heilung der durch das Toxin hervorgerufenen Erkrankung angestrebt wird, muß die Einverleibung des Antitoxins möglichst früh erfolgen; ist erst das Toxin fest an den giftempfänglichen Zellen verankert, so ist die nachträgliche Lösung dieser Verbindung durch Antitoxin sehr schwierig.

Von großer Bedeutung ist die Auswahl der für die aktive Giftimmunisierung bestimmten Versuchstiere. Die Affinität zwischen den Receptoren verschiedener Tierspezies und dem Gift ist offenbar sehr ungleich. Man wird, um ein Antitoxin mit möglichst gesteigerter Affinität zum Toxin zu bekommen, das vielleicht sogar imstande ist, bereits bestehende Verankerungen an menschlichen Zellen teilweise zu lösen, Tiere wählen müssen, die für das Toxin ganz besonders empfänglich sind.

Da man sich, wie oben ausgeführt, vor der aktiven Immunisierung mittels direkter Toxininjektionen scheute, diese Methode aber eine längere Schutzwirkung versprach, hat BEHRING schon 1913 für prophylaktische Zwecke ungefährliche Toxin-Antitoxin-Gemische empfohlen, aus denen das Toxin im Körper wieder frei wird und Antitoxinbildung anregt. Während in Deutschland von diesem Verfahren bisher noch wenig Gebrauch gemacht wurde, ist es in Amerika im Laufe der letzten Jahre bei Diphtherie in größtem Umfange und mit unverkennbarem Erfolge angewendet worden, worüber bei dieser Krankheit mehr.

2. Bakteriolysine, Cytolysine (Hämolysine).

Bakterienzellen, ebenso wie zahlreiche tierische fixe und bewegliche Zellen (z. B. auch rote Blutkörperchen), werden durch Blutserum normaler oder mit den betreffenden Zellen vorbehandelter Menschen und Tiere aufgelöst; unter dem Mikroskop kann man beobachten, daß die Bakterien zunächst verblassen und dann, unter allmählicher Änderung ihrer Form wie „erwärmtes Wachs", zu stark glänzenden Kugeln (Granula) werden; schließlich quellen auch diese und lösen sich auf (RICH. PFEIFFER 1894). — Beteiligt sind „Receptoren dritter Ordnung", denen nach EHRLICH die Fähigkeit zukommt, organisiertes Eiweiß und andererseits geeignete Fermente an bestimmte Zellen zu fesseln und zu assimilieren. Die Receptoren müssen zu diesem Zweck mit zwei haptophoren Gruppen ausgestattet sein (Abb. 161); die einen passen in haptophore Gruppen von Molekülen der Bakterienzelle (oder der Erythrocyten usw.); die anderen passen zur haptophoren Gruppe des Ferments. Die frei zirkulierenden, gelegentlich von den Receptoren dritter Ordnung gefesselten Fermente (Zymasen) bezeichnet EHRLICH als Komplemente. Sie wirken vorzugsweise lytisch, auflösend, ähnlich peptonisierenden Enzymen. In jedem normalen Blut sind verschiedene solche Komplemente enthalten, die wenig widerstandsfähig sind; bei längerem Stehen, mäßiger Hitze usw. zerfallen sie, so daß höchstens ihre haptophore Gruppe übrig bleibt („Komplementoid"). — Als Bildungsstätten der Receptoren sind die Haut und die an der Blutbildung beteiligten Organe, Milz, Lymphdrüsen und Knochenmark, sowie vielleicht noch andere Gewebe des reticuloendothelialen Systems anzusehen; die Bildungsstätte des Komplements ist unbekannt.

Dem mit zwei haptophoren Gruppen ausgerüsteten Receptor, der nach dem Einbringen von Antigen, gerade wie die übrigen Receptoren, gesättigt, abgestoßen und im Überschuß produziert wird, so daß schließlich freie Receptoren im Blut zirkulieren, hat EHRLICH die Bezeichnung „Amboceptor" beigelegt. Amboceptoren können im Blut kreisend an ihrer einen Haftstelle

Komplemente aufnehmen oder schon aufgenommen haben und dadurch vollkommen ausgerüstet sein, um mit ihrer anderen Haftstelle geeignetes Material zu fesseln und aufzulösen. Das Komplement allein ist wirkungslos, weil seine haptophore Gruppe zwar in den Amboceptor, aber nicht direkt in die haptophore Gruppe des Eiweißmoleküls bzw. der Bakterienzelle paßt. Die Amboceptoren spielen daher eine ungemein wichtige Vermittlerrolle für die Wirkung des Komplements. Sie müssen durch eine große Verschiedenheit ihrer freien haptophoren Gruppe ausgezeichnet sein und dadurch den Körper instand setzen, sehr verschiedene Zellmoleküle mit dem gleichen Komplement zu verketten.

R. Pfeiffer vertritt den Standpunkt, daß „der Amboceptor selbst Fermentcharakter besitzt, aber zunächst als Proferment im Körper gebildet wird, welches dann erst im Gebrauchsfalle, sowie die zugehörenden Krankheitserreger in den Organismus eindringen,

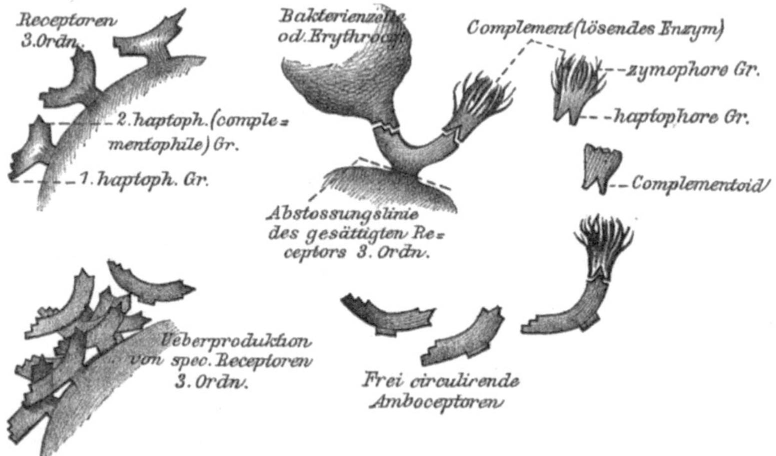

Abb. 161. Bildungsweise der Bakteriolysine. (Nach Ehrlich.)

durch das Komplement in die aktive Modifikation übergeführt wird, in ganz ähnlicher Weise, wie dies bei der enteralen Verdauung für das Zusammenwirken der von dem Pankreas sezernierten tryptischen Fermente mit der Enterokinase bekannt ist".

Aus obigen Vorstellungen heraus lassen sich folgende fundamentale Beobachtungen über die Wirkung des Blutserums auf Bakterienzellen erklären:

1. Das dem normalen, nicht vorbehandelten Tier entnommene Blutserum zeigt im Reagensglas energische bactericide Wirkung (Fodor, Flügge und Nuttall, Buchner). Das bactericide Vermögen des gleichen Serums erstreckt sich nicht gleichmäßig auf alle Bakterien; die eine Art wird ausgiebig, andere werden wenig, wieder andere gar nicht abgetötet. Auch das Serum verschiedener Tierspezies verhält sich ungleich. — Läßt man wirksames Serum längere Zeit stehen oder erwärmt man es kurze Zeit auf 55°, so verliert es die bactericide Fähigkeit und wird zum guten Nährsubstrat für dieselben Bakterien, die vor dem Erhitzen zugrunde gingen.

Buchner bezeichnete die Stoffe des Serums, die in dieser Weise wirksam sind, als Alexine. Sie sind aufzufassen als frei zirkulierende Komplemente, vielleicht in Verbindung mit geeigneten Amboceptoren, die auch im normalen Serum stets in gewisser Menge und Mannigfaltigkeit vorhanden sind.

Die Zellmoleküle vieler Bakterien passen in diese oder jene Amboceptoren und fallen dadurch der Auflösung anheim. Durch die Erhitzung auf 55° geht die zymophore Gruppe des Komplements zugrunde, und dann bleibt die Auflösung aus.

Die Alexine sind bei der angeborenen Immunität vielleicht wesentlich beteiligt. Oft geht die bactericide Wirkung des Serums gegenüber einer Bakterienart parallel mit der Unempfänglichkeit der betreffenden Tierspezies. Nicht selten fehlt indes dieser Parallelismus. Solche Abweichungen sind insofern unerheblich, als offenbar nicht der augenblickliche Gehalt des Blutes an Alexinen, der im Reagensglas zur Beobachtung kommt, für die Immunität von Bedeutung ist, sondern die Schnelligkeit, mit der im Bedarfsfall Alexine gebildet und mobil gemacht werden können. Aber auch diese Erklärung läßt sich nicht auf alle Krankheitserreger anwenden, so daß sicher nicht jede angeborene Immunität auf Alexine zurückzuführen ist (s. Opsonine und Phagocytose).

2. Ist durch Überstehen einer parasitären Krankheit oder durch absichtliche Einbringung bestimmter Krankheitserreger (mehrfache subcutane, intraperitoneale oder intravenöse Injektion der lebenden oder abgetöteten Bakterien, z. T. auch durch ihre orale Einverleibung) Immunität erworben, so erhält das Serum spezifische hochgradig auflösende Wirkung gegenüber der betreffenden Bakterienart; eine Infektion mit solchen Bakterien, auf die man vorher eine entsprechende Menge Immunserum hat einwirken lassen, bleibt wirkungslos. — Diese Beeinflußung der Bakterien zeigt sich im Reagensglas aber nur, wenn das Serum ganz frisch ist; sehr bald erlischt sie; auch durch Erwärmen auf 55° wird das Serum inaktiv (inaktiviertes Immunserum). Die Wirkung tritt indes wieder hervor, wenn die Mischung von Serum und Bakterien in die Bauchhöhle normaler Meerschweinchen eingebracht wird (PFEIFFERscher Versuch, siehe im „Anhang"). Ferner kann sie auch im Reagensglas wieder auftreten, wenn man dem inaktiven Serum etwas frisches Peritonealexsudat, Blut oder Blutserum eines normalen Meerschweinchens zusetzt.

Auch dieses Verhältnis wird ohne weiteres verständlich, wenn wir annehmen, daß durch die Immunisierung eine einseitige Vermehrung solcher Amboceptoren stattgefunden hat, welche spezifische Affinität zu den betreffenden Bakteriellenzellen besitzen. Die offenbar ziemlich resistenten, gut haltbaren Amboceptoren oder „spezifischen Immunkörper" haben auch hier die Funktion, das nichtspezifische Komplement an die Bakterienzellen heranzubringen. Die Komplemente sind aber — wie schon hervorgehoben — sehr wenig widerstandsfähig; in älterem oder erwärmtem Serum fehlt es daher an wirksamem Komplement und nur die spezifischen Amboceptoren sind erhalten. In der Bauchhöhle des Meerschweinchens, im frisch entnommenen Peritonealexsudat und im normalen Blut sind stets Komplemente vorhanden; sobald daher diese zugefügt werden, vermag die spezifische Bakterienauflösung wieder vor sich zu gehen, das Immunserum ist reaktiviert.

Auftreten spezifischer Bakteriolysine beobachtet man z. B. bei erworbener Immunität gegen Cholera, Typhus, Pest, Dysenterie, B. coli, B. pyocyaneus. Man nimmt wohl mit Recht an, daß in diesen Fällen der Gehalt des Blutes an Bakteriolysinen bzw. die gesteigerte Produktionsfähigkeit für solche Stoffe einen wesentlichen Anteil an der Immunität hat; denn die Vorgänge, die man im immunisierten Körper bei der Infektion beobachtet, entsprechen denen im Reagensglas.

Selbst dann aber, wenn die Bakteriolysine an der Immunität wesentlich beteiligt sind, darf man nicht erwarten, daß beim immunisierten Menschen oder Tier der Gehalt des Blutes an Bakteriolysinen (bactericider oder bakteriolytischer Titer, s. im Anhang) stets dem Immunisierungsgrade parallel geht und als Indicator für diesen benutzt werden kann. Es ist vielmehr von WASSERMANN darauf hingewiesen, daß — ganz wie bei den Alexinen — die Bildungsstätten der spezifischen Bakteriolysine (Milz, Knochenmark usw.) in der Lage sein können, große Mengen davon in kurzer Zeit herzustellen oder vorrätig zu halten, während der augenblickliche Gehalt des Bluts gering ist und umgekehrt. Man wird also auch mit Rückschlüssen aus einem hohen bakteriolytischen Titer des Blutes auf hochgradige Immunität vorsichtig sein müssen: trotz eines solchen kann es zu Rückfällen kommen.

Da die Leibessubstanz der Bakterien aus verschiedenen Komponenten besteht, hat man sich auch die Antigene und die durch deren Reiz gebildeten Amboceptoren nicht als einfach zu denken, sondern es gibt deren stets eine Mehrzahl, die man als Haupt- und Neben- oder Partialamboceptoren unterscheiden kann. Bei demselben Bakterienstamm variieren außerdem die Nebenantigene; bei verschiedenen Stämmen der gleichen Art kommen noch stärkere Variationen vor. Will man daher durch eine Bakterienart Amboceptoren in einem Tierkörper erzeugen, die für alle möglichen Angriffsstoffe dieser Bakterienart passen, so muß man möglichst viele Stämme zur Vorbehandlung der Tiere benutzen (polyvalente, besser multivalente, Sera). Haupt- und Nebenamboceptoren kann man sich zu einem komplexen Immunkörper vereinigt denken.

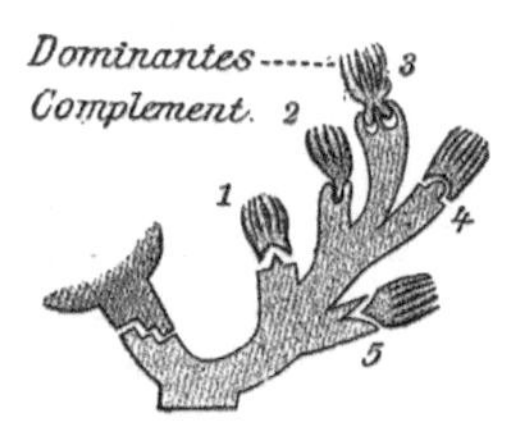

Abb. 162. Amboceptor mit 5 komplementophilen Gruppen. (Nach EHRLICH.)

Auch das Komplement ist nach EHRLICH nicht einheitlicher Natur. Jeder tierische Organismus verfügt vermutlich über eine große Zahl von Komplementen; dennoch kommen Unterschiede vor, und es fehlt der einen oder anderen Spezies oder manchen Individuen an gewissen Komplementen. Auch dürfen wir uns vorstellen, daß nicht für jedes Komplement ein besonderer Amboceptor nötig ist, sondern daß die Amboceptoren häufig mit einer größeren Anzahl von komplementophilen Gruppen ausgerüstet und also für verschiedene lytische Prozesse verwendbar sind. Dasjenige Komplement, das für den einzelnen in Betracht kommenden Fall unbedingt erforderlich ist, bezeichnet man zweckmäßig als dominantes Komplement; erst wenn dieses an einem Arm des Amboceptors (richtiger Polyceptors) haftet, kommt die Auflösung zustande, während eine Besetzung der anderen Arme mit anderem Komplement ohne Wirkung ist (Abb. 162). — Weiteres über die Natur des Komplements s. unten.

Eine eigentümliche Erscheinung tritt zuweilen ein, wenn eine Bakterienaufschwemmung mit steigenden Dosen inaktivierten bakteriolytischen Serums, dem frisches Komplement zugeführt ist, versetzt wird. Bei größeren Dosen zeigt sich alsdann unter Umständen eine weniger ausgedehnte Auflösung der Bakterien als bei kleineren Dosen. Diesen Vorgang kann man sich durch die Annahme erklären, daß ein Teil der Amboceptoren sich sogleich mit den Receptoren der Bakterienzellen und weiterhin mit dem Komplement verankert; daß aber auch diejenigen Amboceptoren, welche keine Bakterienzellen mehr vorfinden, mit einer gewissen, wenn auch geringeren Avidität Komplement an sich reißen. Je mehr von diesen freien Amboceptoren da sind, um so mehr Komplement kommt auf ihren Anteil, während der Anteil der mit Bakterienzellen besetzten Amboceptoren entsprechend geringer wird (NEISSER-WECHSBERGsche Komplementablenkung). Dies Verhalten scheint aber keine praktische Bedeutung zu besitzen, insofern im Tierkörper bisher nicht beobachtet ist, daß z. B. bei der Verwendung von Immunserum größere Dosen statt einer Steigerung eine Verminderung der Wirkung herbeiführen.

Eine Verwendung der bactericiden Eigenschaften des Blutes zur Schutzimpfung läßt sich — wie bei den Antitoxinen — entweder durch aktive oder durch passive Immunisierung erreichen. Bei der aktiven werden die abgeschwächten oder abgetöteten Erreger oder deren lösliche Produkte einverleibt und der Geimpfte bildet selbst aktiv die spezifischen Amboceptoren (Typhus, Cholera, Pest). Zur passiven Immunisierung werden Tiere aktiv hoch immunisiert; diesen wird das an Amboceptoren reiche Blut entzogen und zur Injektion bei dem zu schützenden Menschen verwendet. Entgegengesetzt den Erfahrungen mit Antitoxinen liegt hier aber die Sache so, daß die aktive Immunisierung relativ leicht und sicher gelingt und vielfache Variationen gestattet. Passive Immunisierung durch bactericides Immunserum ist dagegen schwierig, weil der Gehalt des Blutes an Antikörpern nicht so hoch getrieben werden kann, wie es bei den Antitoxinen möglich ist. Außerdem ist der Vorgang komplizierter durch die notwendige Mitwirkung der Komplemente. Es ist z. B. beobachtet, daß ein Immunserum bei der einen Tierspezies kräftig wirkt, bei anderen aber wirkungslos bleibt, vielleicht weil diesen das passende Komplement fehlt oder (beim Kranken!) nicht in genügender Menge beschafft werden kann; auch eine Zugabe geeigneten Ferments hilft in solchen Fällen nichts. Es empfiehlt sich daher, Tiere zur Vorbehandlung zu wählen, die den passiv zu immunisierenden möglichst nahe stehen; man darf dann am ehesten auf das Vorhandensein des dominanten Komplements rechnen. — Nicht ohne Bedenken ist endlich, daß jede Einverleibung bakteriolytischen Serums mit der Auflösung zahlreicher Bakterien zugleich deren Endotoxine frei macht; das betr. Serum muß daher womöglich gleichzeitig antitoxisch wirken.

Hämolysine.

Wie bereits bemerkt, können nicht nur Bakterienzellen, sondern auch artfremde tierische Zellen aller Art bei parenteraler Einverleibung als Antigene wirken und die Bildung von lytischen Antikörpern anregen. Dahin gehören vor allem die Erythrocyten, auf welche bekanntlich verschiedenste Substanzen derart wirken, daß das Stroma zerstört wird und Austritt und Lösung des Hämoglobins erfolgt, so daß eine vorher trübe Aufschwemmung von Erythrocyten klar und durchsichtig rot, lackfarben, wird. Zu diesen als „Hämotoxine" oder „Hämolysine" bezeichneten Substanzen gehören destilliertes Wasser, Alkohol, Säuren und Alkalien, Gallensäuren, Pflanzengifte (wie Saponin, Ricin, Abrin), Schlangen- und Skorpionengift, die Produkte (Ektotoxine) vieler Bakterien, z. B. der pyogenen Staphylokokken.

Hier interessieren jedoch nur die ebenfalls als Hämolysine bezeichneten Substanzen, die — genau wie spezifische Bakteriolysine nach Vorbehandlung mit bestimmten Bakterien — als spezifische Antikörper im Blute von Tieren auftreten, wenn diesen artfremde Erythrocyten eingebracht sind (BORDET 1898).

Angeboren finden sich nur kleine Mengen solcher Hämolysine. In viel größeren Quantitäten erhält man sie nach Injektion allmählich steigender Dosen fremder Erythrocyten. Zur Gewinnung nimmt man z. B. Schafblut (gewöhnlich als „Hammelblut" bezeichnet) in sterilen Flaschen mit Glasperlen auf, defibriniert durch Schütteln, füllt das

Blut in Zentrifugenröhrchen bis zur Marke, zentrifugiert, gießt oder pipettiert die Flüssigkeit ab, füllt mit Kochsalzlösung bis zur Marke, zentrifugiert und so fort, bis die Erythrocyten dreimal „gewaschen" sind. Dann injiziert man Kaninchen 2 ccm der Aufschwemmung und mit Abständen von je 5 Tagen 1,5 und 1,0 ccm in die Ohrvene oder an drei aufeinanderfolgenden Tagen 5, 10 und 15 ccm intraperitoneal (Schnellmethode). Starke Verdünnungen des so erhaltenen Serums lösen dann Hammelblutkörperchen (nicht aber andere Erythrocyten) bei 30—37⁰ (nicht unter 15⁰) innerhalb 1 Stunde vollkommen auf, eine ungemein deutliche, im Gegensatz zu der Wirkung der Bakteriolysine mit bloßem Auge wahrnehmbare Reaktion. Die Reaktion ist spezifisch, jedoch mit gewissen Einschränkungen; bei nahestehenden Tieren kann sich die Hämolyse auf eine Gruppe von Arten erstrecken.

Quantitativ aufeinander eingestellte Immunsera, Erythrocytenaufschwemmungen und Komplement bezeichnet man als ein „hämolytisches System". Die Einstellung erfolgt folgendermaßen: Zunächst schaltet man in dem Immunserum zweckmäßig das labile Komplement, das sich im Blute findet, aber fortgesetzt variiert, dadurch ganz aus, daß man das Serum durch Erhitzen (56⁰ ½ Stunde) inaktiviert, so daß es nur noch Amboceptoren enthält. So vorbereitetes Serum bezeichnet man auch als „den hämolytischen Amboceptor". Dann wird eine bestimmte Menge (1 ccm) zentrifugierter, gut gewaschener Erythrocyten (5⁰/₀ige Aufschwemmung) mit verschiedenen Verdünnungen des Amboceptors versetzt und eine abgemessene gleiche Menge frisches Komplement (frisches Meerschweinchenserum 1 : 10, 1 ccm) jeder Verdünnung zugefügt. Es wird nun ermittelt, bei welcher Verdünnung vollkommene Hämolyse eintritt (Austitrieren des Amboceptors), und man sucht diesen Titer auf mindestens 1 : 1000 zu treiben. Auch die Menge Komplement, welche zur kompletten Wirkung erforderlich ist, muß genau eingehalten werden; wird zu wenig Komplement zugefügt, so kann dadurch die Hämolyse unvollständig werden (Austitrierung des Komplements). Die austitrierte Amboceptormenge (z. B. 0,001 ccm) + die austitrierte Komplementmenge (z. B. 0,1 ccm) + 1 ccm 5⁰/₀ige Erythrocytenaufschwemmung sind die 3 Ingredienzien des hämolytischen Systems, deren Vereinigung nach 2 Stunden bei 37⁰ komplette Hämolyse ergibt. Ein solches hämolytisches System läßt sich in ausgezeichneter Weise zu diagnostischen Zwecken verwerten (siehe unten und im Anhang).

Manche interessante Beobachtungen über das Verhalten des Amboceptors und des Komplements hat man ausschließlich oder doch erheblich leichter und sicherer an den Hämolysinen anstellen können als an den Bakteriolysinen. So hat z. B. der sog. Kältetrennungsversuch gezeigt, daß die Bindung des thermolabilen Komplements erst bei höherer Temperatur, die Vereinigung zwischen Erythrocyten und Amboceptor schon bei 0⁰ sich vollzieht. Durch Digerieren der Blutkörperchen mit dem Immunserum bei 0⁰, Zentrifugieren und Waschen erhält man „sensibilisierte Erythrocyten", die mit dem Amboceptor schon verbunden sind, aber erst aufgelöst werden, wenn bei 37⁰ Komplement (frisches Normalserum) hinzugefügt wird (MORGENROTH).

Auch über die Natur des Amboceptors und des Komplements haben die Hämolysine einige Aufklärung gegeben. Beide gehören zweifellos zu den Kolloiden. Der Amboceptor ist ausgezeichnet durch seine Widerstandsfähigkeit gegen Hitze; erst bei längerem Erwärmen auf 70⁰ wird er zerstört. Dadurch ist er von anderen Antikörpern und von dem sehr thermolabilen Komplement unterschieden. — Das Komplement kann nur unter 0⁰, im Dunkeln, trocken und im Vakuum längere Zeit konserviert werden. Es wird durch allerhand Substanzen mit großer Oberfläche, Tierkohle, Eiweißniederschläge, Hefesuspensionen usw. adsorbiert. — Durch Dialyse kann im Komplement ein in salzfreiem Wasser ausfallender globulinartiger Anteil von einem Albuminteil geschieden werden. Der erstere wird auch als „Mittelstück", der letztere als „Endstück" bezeichnet. Bringt man sensibilisierte Erythrocyten mit dem Endstück zusammen, so erfolgt keine Hämolyse; wohl aber wenn man zunächst das Mittelstück zufügt und dann erst das Endstück. — Auch im natürlichen Serum sind anscheinend beide Stücke nebeneinander vorhanden. Für gewöhnlich kommt bei der Hämolyse nur Bindung des Endstücks zustande, das wie ein Ferment wirkt, nicht Bindung des Mittelstücks, dem eher die Rolle eines Katalysators zuzukommen scheint (BRAUN).

BORDET vertritt die Ansicht, daß zur Auflösung nicht eine wirkliche Vereinigung des Amboceptors mit der aufzulösenden Zelle und dem Komplement erforderlich sei. Er

bezeichnet den Amboceptor als „substance sensibilisatrice", die eine solche Oberflächen-
änderung an den Zellen bewirke, daß stärkere Adsorption des Komplements erfolgt, ähnlich
wie in der Färberei die Beize einen stärkeren Niederschlag der Farbe auf der Gewebsfaser
veranlaßt. Die oben angeführten Versuchsresultate werden indes durch diese Auffassung
nicht genügend erklärlich.

Weitere Cytolysine.

Außer den Erythrocyten rufen auch andere tierische Zellen bei parenteraler
Einverleibung die Bildung solcher Antikörper hervor, welche die spezifische
Auflösung der Zellen durch geeignete Fermente vermitteln. Durch Injektion
von Leukocyten erhält man im Serum ein Leukolysin; durch Injektion von
artfremden Spermatozoen ein Heterospermatolysin, das die fremden
Spermatozoen sofort zum Stillstand bringt, nicht aber die der gleichen Spezies;
durch Spermatozoen derselben Art dagegen ein spezifisches Isospermatolysin.
Auch durch Einverleibung von Parenchymzellen können z. B. Nephrolysin,
Neurolysin usw. gebildet werden. Durch die Cytolyse werden übrigens in
vielen Fällen vorgebildete Gifte aus den körperfremden Zellen in Freiheit gesetzt.

Soweit man in der Befähigung zur Auflösung fremder in die Blutbahn eindringender
zelliger Elemente eine Schutzeinrichtung des Körpers erblicken kann, erfährt diese Einrichtung noch eine Erweiterung durch die ABDERHALDENschen „Schutzfermente". Diese
richten sich nicht nur gegen zellige Elemente, sondern auch gegen allerlei gelöste Stoffe,
die etwa ohne vorherige genügende Zerlegung als blutfremde Stoffe in den Kreislauf gelangen,
d. h. als solche Stoffe, aus denen die Körperzellen ihre Protoplasmabestandteile nicht zu
entnehmen vermögen, und die vielmehr Gift- oder abnorme Reizwirkung auf gewisse Zell-
gruppen ausüben können. Auch aus erkrankten, zerfallenden Organzellen des eigenen
Körpers gelangen unter Umständen derartige Stoffe in den Kreislauf. Gegen alle diese
blutfremden Stoffe vermag der Körper rasch Schutzfermente zu bilden, durch die aus
den blutfremden bluteigene Stoffe hergestellt werden. Dringen Eiweißstoffe parenteral
ein, so werden sie durch Fermente zu Peptonen abgebaut; Disaccharide werden invertiert usw.
Der Nachweis, daß solche Fermente entstehen, wird geliefert, indem die parenteral eingeführte Substanz, mit dem völlig klaren Serum des vorbehandelten Tiers zusammengebracht,
den Abbau durch Änderung des optischen Drehungsvermögens erkennen läßt; oder mittels
chemischer Reaktionen auf die durch die Fermentwirkung leicht dialysabel gewordene
Substanz. — Die Analogien zwischen Schutzfermenten und Immunsubstanzen haben indessen
ihre Grenzen. Der Umstand, daß auch krystalloide Substanzen für die Schutzfermente
in Betracht kommen; das schnelle, schon $^1/_4$ Stunde nach der Einverleibung nachweisbare
Auftreten wirksamer Fermente; der Mangel der Spezifität der gebildeten Fermente innerhalb großer Gruppen von Stoffen, sind Unterschiede, die vor einer Identifizierung beider
Stoffe und ihrer Bildungsweise warnen müssen. Spezifisch sollen nach ABDERHALDEN
gewisse Fermente gegen krankhafte Produkte und namentlich ein peptolytisches Ferment
im Blut von Schwangeren sein, das imstande ist, Placentarbestandteile zu lösen, Angaben,
die allerdings sehr umstritten sind, so daß die diagnostische Verwendbarkeit des (recht
schwierigen) Nachweises dieser Fermente im allgemeinen bezweifelt wird.

3. Opsonine, Bakteriotropine.

Bereits oben ist darauf hingewiesen, daß die Phagocyten zu ihrer schützenden
Rolle gegenüber lebenden Bakterien nur befähigt werden durch bestimmte
Serumstoffe, welche die Aufgabe haben, die Aggressine der Bakterien zu neutrali-
sieren und sie dadurch der Phagocytose zugänglich zu machen. WRIGHT und
NEUFELD haben diese Stoffe besonders bearbeitet und WRIGHT hat ihnen den
Namen „Opsonine" (ὀψώνω, ich bereite zur Mahlzeit vor) gegeben. Nach NEU-
FELD werden manche Bakterien sehr leicht, auch ohne besonderen Serumzusatz,
von Leukocyten aufgenommen; andere, wie die Staphylokokken, werden ohne

Serum nicht gefressen, reichlich nach Zusatz von Normalserum, noch reichlicher aber bei Gegenwart von Immunserum, d. h. Serum von Tieren, die mit den gleichen Bakterien vorbehandelt waren; hochvirulente Streptokokken werden sogar nur bei Gegenwart von solchem Immunserum phagocytiert. Da die Wirksamkeit des Normalserums an die Gegenwart von Komplement gebunden ist und schon durch mäßiges Erhitzen — 10 Minuten 60⁰ — aufgehoben wird, die des Immunserums nicht; da ferner die wirksamen Serumstoffe des Normalserums durch verschiedenste Bakterien (und auch durch Kohle usw.) aus dem Serum adsorbiert werden, die des Immunserums dagegen nur durch die spezifischen Bakterien, haben wir Grund anzunehmen, daß die wirksamen Substanzen im Immunserum nicht identisch sind mit den Opsoninen; NEUFELD hat sie daher mit der besonderen Bezeichnung „Bakteriotropine" belegt. — Möglicherweise sind sowohl die opsonischen wie die bakteriotropen Antikörper mit anderen (Alexinen, Bakteriolysinen) identisch oder stehen ihnen sehr nahe.

WRIGHT hat eine besondere Methodik zum Nachweis und zur quantitativen Abschätzung des Opsoningehalts des Serums bei Kranken angegeben:

Mittels dünn ausgezogener Glasröhre wird aus dem umschnürten Finger des Patienten (und ebenso eines normalen Menschen) Blut gewonnen und nach dem Gerinnen zentrifugiert, wobei sich das Serum abtrennt. Dann wird Kaninchenblut, um die Gerinnung zu verhindern, in Lösung von 1,5⁰/₀ citronensaurem Natron aufgefangen; nach Waschen und Zentrifugieren bilden sich drei Schichten, die Erythrocyten, das Plasma und dazwischen, als rahmartige Schicht, die Leukocyten. Letztere werden in eine Capillare aufgenommen (mit zahlreichen Erythrocyten, die nicht stören); dazu kommt das Serum des Patienten und drittens Bakterienaufschwemmung (etwa 7—10 Milliarden Keime in 1 ccm). Die drei Teile werden gemischt, und die Mischung 15 Minuten bei 37⁰ gehalten. Dann folgt Ausstrich auf Objektträger, Fixierung, Färbung. Die intracellulären Bakterien werden in 20—30 Leukocyten gezählt und ihre Durchschnittszahl pro Leukocyt berechnet; diese Zahl ist der phagocytische Index. Außerdem wird angegeben, um wieviel größer oder kleiner dieser ist als bei normalem Serum. Das Resultat bezeichnet man als opsonischen Index (siehe im Anhang).

Die Bestimmung des opsonischen Index soll nach WRIGHT: 1. die Diagnose unterstützen; 2. den Verteidigungszustand des Organismus gegenüber Infektionserregern, auch den Wert einer eingeschlagenen Therapie, kennzeichnen. Ist der Widerstand des Körpers gegenüber einer Parasitenart gebrochen, so gibt sich dies durch einen geringeren opsonischen Index kund; bei gesteigerter Resistenz bemerkt man dagegen erhöhten Index. Am eingehendsten nachgewiesen ist dieses Verhalten für Patienten, die an Staphylokokkeninvasion, und für solche, die an Tuberkulose leiden. Besonderen Wert legt WRIGHT auf die Verfolgung des opsonischen Index zur Kontrolle seiner „Vaccinetherapie": Er injiziert dem Kranken getrocknete, fein gepulverte oder auch frisch sterilisierte Krankheitserreger (Staphylokokken 100—500 Mill., Streptokokken 5—10 Mill. usw.). Während anfangs der opsonische Index oft sehr niedrig, zu 0,1—0,8 (der normale Index zu 1,0 gesetzt) gefunden wird und nach Injektion abgetöteter Staphylokokken bzw. Tuberkelbacillen sogar zunächst stets noch ein Absinken, die sog. negative Phase, eintritt, die meist 1—2 Tage andauert und deren Intensität von der verwendeten Dosis abhängig ist, erhebt sich dann der opsonische Index wieder und zugleich bessert sich der Zustand der Patienten. Die negativen Phasen dürfen sich nicht summieren und die Reaktionsfähigkeit des Organismus darf nicht zu stark in Anspruch genommen werden. Namentlich bei mehr chronischen Infektionen, wie Acne, Furunculosis, Pyelocystitis usw. scheint die Vaccinetherapie Erfolge aufzuweisen.

Nach BAIL sollen sich besondere Aggressine im Tierkörper am Orte des Eindringens der Bakterien (Subcutis, Bauch-, Pleurahöhle) in Ödemen und Exsudaten finden. Durch Zufügung solchen Exsudats soll es gelingen, untertödliche Mengen von pathogenen Bakterien tödlich zu machen und Halbparasiten und Saprophyten die Wucherung im Tierkörper zu ermöglichen. Ferner soll durch Vorbehandlung mit solchem Exsudat eine Antiaggressinimmunität erzeugt werden können, die selbst gegen die infektiösesten Vollparasiten von Erfolg und von der antitoxischen und bakteriolytischen Immunität verschieden sein soll. Aber die angeblich beweisenden Experimente BAILS lassen sich großenteils daraus erklären, daß die Exsudate Toxine enthalten, die bei der Auflösung der Bakterien frei geworden sind, und die auch durch Extraktion und Autolyse von Kulturen gewonnen werden können. Außerdem wirken bei der Immunisierung mit Exsudaten sehr verschiedene Antigene zusammen, solche, die bactericide und bakteriotrope Antikörper auslösen und auch Substanzen, welche auf die Phagocyten schädigend wirken können (z. B. Leukocidine), oder welche die Sekretion der Leukocyten (Leukine) hemmen.

4. Agglutinine.

Setzt man Blutserum von spontan oder experimentell infizierten Menschen oder Tieren zu Aufschwemmungen, die mit den betreffenden (homologen) Krankheitserregern hergestellt sind, so sieht man häufig nach wenigen Minuten,

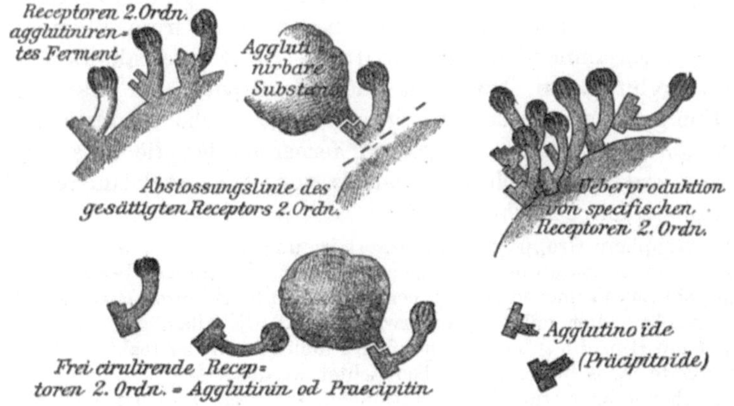

Abb. 163. Bildungsweise der Agglutinine (und Praecipitine). (Nach EHRLICH.)

meist allerdings erst nach 1—24 Stunden, und am besten bei etwas erhöhter Temperatur (37—55°), eine Zusammenballung und Häufçhenbildung der Bakterien eintreten, eine Erscheinung, die als Agglutination bezeichnet wird (GRUBER und DURHAM, R. PFEIFFER und KOLLE, 1896); die Häufchen setzen sich im Reagensglas unter Klärung der Flüssigkeit allmählich zu Boden, leichtes Schütteln wirbelt sie aber auf und macht sie als suspendierte grob sichtbare Flocken wieder sichtbar, während nicht agglutinierte Bakterienaufschwemmungen dauernd gleichmäßige Trübung zeigen. Bewegliche Bacillen zeigen zugleich unter dem Mikroskop Einstellung der Beweglichkeit; aber auch bei unbeweglichen Bakterien (Kokken) kann die Agglutination sehr deutlich werden. Eine Veränderung in Gestalt und Färbbarkeit wird bei den agglutinierten Bakterien nicht beobachtet; auch ihre Lebens- und Wachstumsfähigkeit wird nicht beeinträchtigt. Andererseits tritt das Phänomen auch bei Verwendung abgetöteter Bakterien auf.

Nach der EHRLICHschen Hypothese sind an dieser Blutwirkung Receptoren zweiter Ordnung beteiligt, d. h. solche, welche neben der Haftgruppe noch einen Arm tragen, der in eine fermentartig wirkende (agglutinophore, die Zusammenballung verursachende) Funktionsgruppe ausläuft (vgl. Abb. 163). Trifft agglutinable Substanz, die ebenfalls eine haptophore und eine Funktionsgruppe führt, mit geeignetem Agglutinin zusammen, so fügen sich die haptophoren Gruppen zusammen, und die beiden Funktionsgruppen wirken aufeinander ein und veranlassen Zusammenballung. Auch hier kommt es beim Ersatz gesättigter Receptoren leicht zu solcher Überproduktion, daß ungesättigte Receptoren abgestoßen werden und frei im Blut zirkulieren. Diese Receptoren sind dann die in dem betreffenden Blut vorrätigen Agglutinine. — Es sind dies ziemlich widerstandsfähige Substanzen; sie vertragen noch Erwärmung auf $60-65^0$, aber nicht mehr auf $65-70^0$. Gegen Säure, Licht, Aufbewahren in dünnen Lösungen sind sie empfindlich. Bei Abwesenheit von Kochsalz bleibt jede Agglutination aus; die notwendigen Zusatzmengen sind aber sehr gering. Bei 0^0 erfolgt wohl Bindung, aber keine Zusammenballung. — Die zymophore Gruppe ist, wie bei den Toxinen und Bakteriolysinen, die empfindlichere. Es entstehen daher leicht Agglutinoide, welche nur noch die haptophore Gruppe enthalten. Diese sind imstande, die agglutinable Substanz von Bakterien zu binden und damit deren haptophore Gruppen zu verstopfen, ohne daß aber Zusammenballung eintritt. — Bei Kapselbakterien beobachtet man keine Agglutination, bzw. erst nach Beseitigung der Kapseln. Keine Agglutination geben ferner des öfteren solche „tierische" Bakterien, die frisch aus den Organen isoliert sind (Typhus), ferner solche, die unter ungünstigen Verhältnissen und namentlich unter Zusatz von etwas agglutinierendem Serum zur Kulturflüssigkeit gezüchtet sind.

Daß die zymophore Gruppe fest angelagert ist und nicht etwa wie bei den Bakteriolysinen aus einem Amboceptor und einem getrennt von diesem bestehenden Ferment besteht, das geht aus Versuchen hervor, bei denen man (z. B. durch Hitze) die Agglutinine wirkungslos macht. Hier müßte man erwarten, daß die allein geschädigte zymophore Gruppe durch ein Hinzufügen neuer zymophorer Moleküle wieder reaktiviert werden kann. Derartiges konnte indes bisher nicht beobachtet werden.

Über die chemische Natur der agglutinablen Substanz und der Agglutinine wissen wir nichts Sicheres. Sie sind von den Serumeiweißstoffen vorläufig nicht zu trennen. — Vermutlich haben wir es auch hier mit einer kolloidalen Reaktion zu tun; die Vereinigung erfolgt nicht in einfachen Proportionen. Ähnliche Erscheinungen zeigt die „Ausflockung" organischer und anorganischer Kolloide. Eine Ausflockung, die mit der Agglutination äußere Ähnlichkeit hat, kommt in Bakterienaufschwemmungen z. B. durch Chrysoidin, Formalin, Safranin usw. zustande, andererseits z. B. mit Mastixsuspensionen und Serum; hier fehlt indes die Spezifität der Wirkung.

Von MICHAELIS ist ermittelt, daß Bakteriensuspensionen ausgeflockt werden bei einem bestimmten Gehalt an Wasserstoffionen (Säureagglutination), und daß für viele Bakterienarten ein charakteristisches Optimum dieses Gehalts besteht. Diese Art Ausflockung steht aber nicht in näherer Beziehung zu der Agglutination durch Immunserum, weil letztere von der Reaktion der Flüssigkeit nur wenig abhängig ist.

Eine bestimmte Bakterienmenge vermag sehr viel größere Mengen Agglutinine zu binden. Gibt man zu einer bestimmten Bakterienmenge das 1000fache der Agglutininmenge, die zur vollständigen Agglutination ausreichen würde, so werden noch $97^0/_0$ des Agglutinins gebunden; bei der 100 000fachen Menge noch $57^0/_0$ (EISENBERG und VOLK). Nach ARRHENIUS läßt sich für die quantitativen Bindungsverhältnisse eine Formel aufstellen, die schließen läßt, daß bei dem Vorgang die Löslichkeit des Agglutinins in den Bakterien das Wesentliche ist. NERNST-BILZ haben indes gezeigt, daß die Formel auch zu Recht besteht, wenn gelöste Stoffe an der Oberfläche fein verteilter Substanz adsorbiert werden, also wenn die Bindung des Agglutinins durch Oberflächenwirkung zustande kommt.

Von großer Bedeutung ist der spezifische Charakter der Agglutination. Zwar vermag bei stärkerer Konzentration fast jedes Serum agglutinierend auf verschiedene Bakterienarten zu wirken. Aber sobald man mit Verdünnungen arbeitet und die Grenze der stärksten Verdünnung beachtet, welche noch Agglutination bewirkt, tritt die Spezifität der Reaktion deutlich hervor, so daß diese als wertvolles diagnostisches Hilfsmittel benutzt werden kann (WIDAL).

Im normalen Serum finden wir nur kleine Mengen „Normalagglutinine". Injiziert man aber Tieren Kulturen einer bestimmten Bakterienart (durch intravenöse Injektion steigender Dosen lebender oder durch Erhitzen bis 72⁰ oder durch Chloroform abgetöteter Bakterien; bzw. durch Injektion der Extrakte aus den zerstörten Bakterienleibern in etwa zehntägigen Intervallen); oder erkrankt ein Mensch durch Invasion einer bestimmten Bakterienart, dann bilden sich reichlich spezifische „Immunagglutinine". Bis etwa zum sechsten Tage zeigt sich meist kein Agglutinin; dann erfolgt steiler Anstieg der Kurve; am zehnten Tage ist das Maximum erreicht, von dem der Gehalt allmählich wieder abnimmt. Der Gehalt kann so bedeutend werden, daß das Serum einen Agglutinationstiter von 1:100000 zeigt, d. h. daß eine Verdünnung des Serums 1:100000 mit physiologischer Kochsalzlösung noch eine Aufschwemmung von 1 Öse = 2 mg 24 stündiger Agarkultur zur Agglutination bringt. Bei zu rascher Folge der Injektionen oder zu großen Impfdosen kann dauernde Abnahme des Agglutinin-Gehalts und Kachexie oder plötzlicher Tod der Versuchstiere eintreten. — Hochgradige erworbene Agglutination beobachten wir namentlich gegenüber Cholera-, Typhus-, Dysenteriebacillen u. a. m.

Neben den Hauptagglutininen, welche genau der haptophoren Gruppe der agglutinablen Substanz der zur Vorbehandlung benutzten Bakterienart entsprechen, entstehen oft Nebenagglutinine, welche ähnlich gebaute haptophore Gruppen besitzen. Bei manchen Bakterien (Coligruppe) entstehen diese besonders reichlich; dann versagt der spezifische Charakter der Reaktion gegenüber verwandten Bakterienarten insofern, als leicht eine Mitagglutination erfolgt. Sind z. B. am Typhusantigen die Receptoren a, b, c, d, e vorhanden, so sind vielleicht nur a, b, c spezifisch für Typhus; d und e kommen auch bei Paratyphus vor, dessen agglutinable Substanz außerdem die Receptoren f, g, h besitzt. Ein Typhusserum mit den Partialagglutininen A, B, C, D, E wird Typhus durch die Receptoren A, B, C, aber auch Paratyphus durch D und E agglutinieren; ebenso wird ein Paratyphusserum durch die Agglutinine D und E Typhus mitagglutinieren. Ob im Einzelfall eine solche Mitagglutination oder Mischinfektion durch Invasion mehrerer Bakterienarten vorliegt, das kann unter Umständen entschieden werden durch den CASTELLANIschen Versuch; hierbei werden zunächst in die Serumverdünnung die am stärksten beeinflußten Bakterien bis zur Sättigung eingetragen und dann wird zentrifugiert. Wirkt nun das Serum nicht mehr auf die andere Bakterienart, so hat Mitagglutination vorgelegen, d. h. die Receptoren A, B, C, D, E sind sämtlich durch die Receptoren der Typhusbacillen a, b, c, d, e abgesättigt, und es bleiben keine Agglutinine übrig; handelt es sich dagegen um Mischinfektion, so bleiben die Receptoren F, G, H auch nach der Absättigung übrig und geben mit den entsprechenden Receptoren der Paratyphusbacillen erneut Agglutination.

Zuweilen wird Paragglutination beobachtet; d. h. manche saprophytischen Bakterien können beim Zusammenleben mit Krankheitserregern, z. B. im Darminhalt, bis zu einem gewissen Grade deren spezifische Agglutinierbarkeit annehmen, jedoch nur für beschränkte Zeit (KUHN).

Vieles spricht dafür, daß die Immunität gegen parasitäre Krankheiten von dem Agglutiningehalt des Blutes nicht abhängt. Im lebenden Organismus wird Agglutination (wenigstens bei den Bakterien) nie beobachtet, sondern nur im Blutserum außerhalb des Körpers. Tiere mit angeborener Empfänglichkeit zeigen manchmal ausgesprochene Agglutination gegenüber den betreffenden Erregern (Pferdeblut und Tetanusbacillen). Namentlich aber bei erworbener oder künstlich hervorgerufener Immunität geht diese der Agglutininwirkung des Blutes keineswegs parallel; sogar bei stetig steigendem Agglutiningehalt können Typhusrezidive vorkommen, und andererseits können im ganzen Verlauf eines bakteriologisch sichergestellten Typhus die Agglutinine fehlen. Die Bildung von Agglutininen ist daher im wesentlichen nur als eine den eigentlichen Immunisierungsvorgang oft begleitende Erscheinung aufzufassen.

Außer Agglutininen für Bakterien kommen im Blutserum auch Agglutinine vor, welche die Erythrocyten anderer Tierspezies zum Zusammenballen bringen. Eine Steigerung dieser oft schon normal vorhandenen „Hämagglutinine" und die Bildung neuer derartiger spezifischer Antikörper ist, wie bei den anderen Antikörpern, in hohem Maße durch wiederholte Injektion artfremden Blutes zu erzielen. Dabei treten gleichzeitig die unten beschriebenen Hämolysine auf, die aber hitzeempfindlicher sind, so daß sich durch Erwärmen auf 55° die Hämagglutinine von den Hämolysinen trennen lassen.

Neben diesen Heterohämagglutininen gibt es auch Isohämagglutinine (Landsteiner), welche die roten Blutkörperchen eines anderen Individuums der gleichen Tierspezies agglutinieren. Beim Menschen kennt man zwei solche Isohämagglutinine („α" und „β"), welche entweder jedes für sich allein oder beide zusammen in einem gegebenen Blutserum sich finden, oder überhaupt nicht vorhanden sind, so daß sich vier bezüglich ihres Isohämagglutiningehalts verschiedene Blutseren ergeben, welche man mit α, β, $\alpha\beta$ und 0 benannt

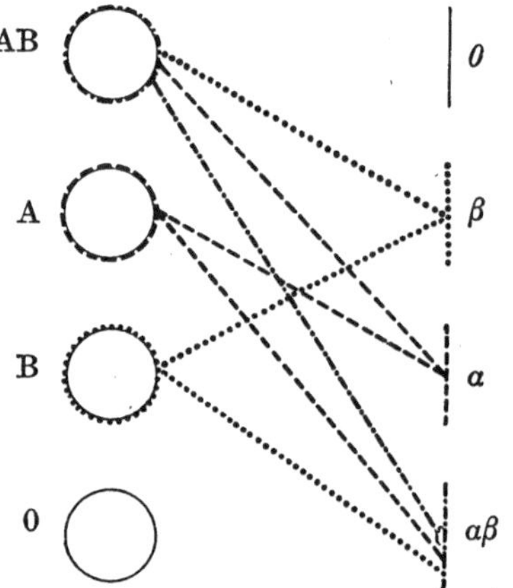

Abb. 164. Schematische Darstellung der Blutgruppen beim Menschen.

Blut-körperchen	Blutserum			
	0	β	α	$\alpha\beta$
AB	—	+	+	+
A	—	—	+	+
B	—	+	—	+
0	—	—	—	—

hat, während man die antigenen Erythrocyten als A, B, AB und 0 bezeichnet. Da normalerweise die Erythrocyten vom eigenen Serum nicht agglutiniert werden, können die den agglutinierenden Seren entsprechenden antigenen Blutkörperchen nur in einem anderen Blute vorhanden sein, und es hat sich nach Untersuchungen an sehr zahlreichen Menschen gezeigt, daß nach ihrem isoagglutinatorischen Antigen- und Antikörpergehalt vier verschiedene Blutgruppen zu unterscheiden sind, deren gegenseitiges Verhalten in der vorstehenden Tabelle (nach Moss) und der schematischen Abb. 164 dargestellt sind:

Gruppe AB: Blutkörperchen werden vom Serum (β, α und $\alpha\beta$) aller 3 anderen Gruppen (A, B und 0) agglutiniert, Serum (0) agglutiniert die Blutkörperchen keiner anderen Gruppe;

Gruppe A: Blutkörperchen werden vom Serum (α und $\alpha\beta$) der Gruppen B und 0 agglutiniert, Serum (β) agglutiniert die Blutkörperchen der Gruppe AB und B;

Gruppe B: Blutkörperchen werden vom Serum (β und $\alpha\beta$) der Gruppen A und 0 agglutiniert, Serum (α) agglutiniert die Blutkörperchen der Gruppe AB und A;

Gruppe 0: Blutkörperchen werden von keinem Serum der anderen Gruppen agglutiniert, Serum ($\alpha\beta$) agglutiniert die Blutkörperchen der Gruppe AB, A und B.

Die hiernach überhaupt möglichen Reaktionen bei Mischung je zweier Blutgruppen ergeben sich aus der vorstehenden Tabelle und der schematischen Darstellung.

Die Blutgruppenzugehörigkeit jedes Menschen ist nach den bisherigen Feststellungen ein durchaus bleibendes und erbliches Merkmal, das sich höchstens vorübergehend unter dem Einfluß von Krankheiten oder Medikamenten ändert. Die Bestimmung der Gruppe geschieht mit Hilfe zweier Testsera α und β (erhältlich bei GANS, Frankfurt a. M. und vom Serotherapeutischen Institut in Wien), von denen man am einfachsten je einen Tropfen auf einem Objektträger mit einer Öse des fraglichen Blutes mischt. Wenn mit dem Testserum α eine Agglutination eintritt, so gehört das Blut zur Gruppe A, wenn mit β, zur Gruppe B, wenn mit beiden, zur Gruppe AB, wenn mit keinem, zur Gruppe 0. Praktisch ist die Blutgruppenreaktion insofern von Bedeutung, als man vor Transfusionen die Blutgruppe des Kranken bestimmen und den Spender so auswählen kann, daß die eingebrachten Blutkörperchen vom Empfängerserum nicht agglutiniert werden, während eine etwaige Wirkung des Spenderserums auf die Erythrocyten des Empfängers wegen der schnellen und starken Verdünnung in dessen Blutkreislauf bedeutungslos ist. Für gerichtliche Zwecke hat man versucht, die Blutgruppenuntersuchung zur Identifizierung eines Blutflecks mit einem anderen Blute, sowie ferner (unter Zugrundelegung der MENDELschen Vererbungsgesetze) für die Feststellung der Vaterschaft zu verwerten. Endlich liegen insofern bemerkenswerte anthropologische Forschungen vor, als sich gezeigt hat, daß die einzelnen Blutgruppen bei den verschiedenen Völkern verschieden häufig vorkommen, derart, daß z. B. bei den gemischtrassigen Völkern in Europa die Gruppe A, in Asien die Gruppe B vorherrscht, während nach BERNSTEIN bei Urvölkern von größerer Rassenreinheit die Gruppe 0 überwiegt.

5. Präzipitine.

Stellt man ein bakterienfreies Kulturfiltrat von einer bestimmten Bakterienart her, so daß dieses nur gelöste Stoffwechselprodukte und Leibessubstanzen der Bakterien enthält, und fügt eine kleine Menge davon einem Immunserum zu, welches nach Behandlung eines Tieres mit denselben Bakterien gewonnen ist, so entsteht eine Fällung in Form einer Trübung oder eines Niederschlags (KRAUS 1897).

Eine solche Fällung kommt auch zustande zwischen Eiweißlösungen und dem Serum eines Tieres, das mit demselben Eiweiß vorbehandelt ist, vorausgesetzt, daß dieses Eiweiß demjenigen des normalen Serums körperfremd, heterolog, ist (BORDET, TSCHISTOWITSCH 1899). Jedes heterologe Eiweiß wirkt als Antigen (Präcipitogen) und erzeugt überschüssige, mit passender Haftgruppe versehene Receptoren (Präcipitine), die mit der präcipitablen Substanz sich zum Präcipitat verbinden. Man kann in diesem Verhalten wiederum eine Art Schutzwirkung des Körpers sehen, der fremde Stoffe nicht unverändert zirkulieren läßt. Die Reaktion ist streng artspezifisch, sobald starke Verdünnungen angewendet und die quantitativ festgestellten Verdünnungsgrenzen eingehalten werden, da schon im Serum nicht vorbehandelter Tiere sog. Normalpräcipitine vorkommen; sie ist zum Nachweis präcipitabler Eiweißstoffe weit empfindlicher als irgendwelche chemische Reaktion. Gegenüber den verschiedenen Eiweißstoffen der gleichen Art ist sie nicht spezifisch; nur durch Vorbehandlung mit Extrakt aus der Krystallinse des Auges, gleichgültig von welchem Wirbeltier, läßt sich spezifisches Linsenpräcipitin gewinnen. Injiziert man z. B. einem Kaninchen Kuhmilch, so treten im Serum Stoffe auf, welche das Casein der Kuhmilch ausfällen, nicht aber das von Ziegen- und Frauenmilch und umgekehrt. Injiziert man Kaninchen wiederholt Menschenblut oder anderes Menscheneiweiß (je 3—5 ccm in Abständen von 5—6 Tagen), so erzielt man etwa 8 Tage nach der 3. bis 4. Injektion ein Serum, das noch durch größte Verdünnungen von Menschenblut oder anderen vom Menschen stammenden Eiweißkörpern getrübt wird, während Eiweißkörper von anderen Tieren keine Trübung bewirken bzw. erst bei viel höheren Konzentrationen (feiner Nachweis von Menscheneiweiß und Menschenblut nach WASSERMANN, UHLENHUTH). Muskelextrakt von Pferdefleisch, Kaninchen wiederholt injiziert, gibt ein Serum, das zum Nachweis von Pferdefleisch geeignet ist und in der Nahrungsmittelkontrolle eine große Rolle spielt. Zum Nachweis von Pferdefleisch in gekochten Würsten muß man Serum von Tieren, die mit erhitztem Eiweiß vorbehandelt sind, benutzen; solches Serum reagiert nicht nur mit gekochtem, sondern auch mit nativem Pferdeserum. Natürlich läßt sich das Präcipitinverfahren noch bei zahllosen anderen Nahrungsmitteln, bei gesalzenen, geräucherten, getrockneten und gefrorenen Fleischsorten, bei Eier- und Milchpräparaten, Honig und auch pflanzlichen Eiweißpräparaten zur Kontrolle ihrer Herkunft und Reinheit benutzen. — Das präcipitinhaltige Serum ist nicht zu verdünnen, wohl aber das Antigen: $^1/_{10}$—$^1/_2$ ccm des ersteren werden mit Präcipitogenverdünnungen bis 1:10000 versetzt. Das Präcipitat hat die Neigung, verschiedenste kolloidale Körper an sich zu reißen und adsorbiert zu halten. Der feine Niederschlag repräsentiert offenbar eine sehr große, zu solchen Adsorptionsleistungen geeignete Oberfläche. Unter anderem werden auch eiweißverdauende Fermente (Komplemente) begierig adsorbiert. Darauf gründet sich die von M. NEISSER und SACHS angegebene Verfeinerung der Methode zum Nachweis von artfremdem Eiweiß (s. unten). Außerdem vollzieht sich unter dem Einfluß der adsorbierten Fermente ein Eiweißabbau, der mit der Bildung giftiger Produkte einhergehen kann (s. unter Anaphylaxie).

Bei einander sehr nahestehenden Tierspezies versagt die Methode; das Eiweiß der anthropoiden Affen z. B. hat für den Menschen keinen hinreichend ausgesprochen heterologen Charakter, so daß es auch mit einem mit Menschenblut hergestellten „Antimenschen-Kaninchenserum" reagiert. Ferner bilden sich nicht selten bei der Immunisierung außer dem dem Antigen entsprechenden „isogenetischen" Präcipitin auch „heterogenetische" Präcipitine, die auf weit entfernte Tierarten auch in sehr starken Serumverdünnungen „übergreifen" können (UHLENHUTH, FRIEDBERGER). Durch Auswahl möglichst fernstehender Tierarten zur Herstellung des Serums, Hochwertigkeit des letzteren und sorgfältige Vorprüfung mit authentischem Material, genaue quantitative Grenzbestimmungen und evtl. CASTELLANIschen Versuch (s. oben) läßt sich die Methode verfeinern und eine größere Sicherheit der Ergebnisse erzielen.

Physiologisch kommt die Möglichkeit der Präcipitierung in Betracht, wenn Menschen z. B. heterologes Eiweiß in Form von Fleisch, Ei, Milch genießen. Um diese in ein für den Menschen homologes, flüssig bleibendes Eiweiß zu verwandeln, müssen die spezifischen Eigentümlichkeiten des Rinder-, Hühnereiweißes usw. beseitigt werden. Dies geschieht vollständig durch die bei der Verdauung stattfindende weitgehende Zerlegung der Eiweißstoffe.

Durch mäßiges Erhitzen wird das Serum inaktiviert, d. h. die Funktionsgruppe des Präcipitins wird zerstört und es entstehen Präcipitoide, die zwar das entsprechende Eiweiß noch absättigen, aber nicht fällen. Nach der Behandlung mit Präcipitoiden wird die Eiweißlösung auch durch Präcipitine nicht mehr gefällt. — In manchen Fällen gibt das Serum von frisch Erkrankten und Genesenden und von schon lange an der gleichen Krankheit Leidenden (Syphilis) beim Übereinanderschichten einen Präcipitinring.

Eigentümlich ist eine von A. ASCOLI und VALENTI mitgeteilte Methode der Milzbranddiagnose durch „Thermopräcipitation". Ein stark präcipitierendes Milzbrandserum vermag durch Ringbildung im 2 Minuten gekochten Extrakt selbst von hochgradig faulen Organen von Milzbrandtieren Präcipitogene, die aus dem Leibe der Milzbrandbacillen stammen, zu einer Zeit nachzuweisen, wo andere Methoden längst versagen. Auch bei Schweinerotlauf, Rauschbrand, Paratyphus, Maltafieber, Pest, Fleckfieber und besonders bei Pneumokokkeninfektionen (SCHÜRMANN) ist die Thermopräcipitinreaktion sehr empfohlen worden.

6. Komplementbindende Antikörper (Reagine).

Wie oben ausgeführt wurde, wird energische Komplementbindung bei den Bakteriolysinen und Hämolysinen beobachtet; der mit dem Antigen vereinigte

Amboceptor hat starke Avidität gegenüber dem Komplement, bindet es und ermöglicht ihm damit, seine auflösende Fähigkeit gegenüber dem Antigen zur Wirkung gelangen zu lassen. Nicht immer besitzt indes ein Immunserum, das deutliche Komplementbindung veranlaßt, bactericide und schützende Kraft. Es ist daher richtiger, eine besondere Gruppe von komplementbindenden Antikörpern zu unterscheiden, denen man vielleicht den Namen „Reagine" (KRUSE) beilegen kann, weil sie Reaktionen liefern, die uns zu diagnostischen Zwecken von großer Bedeutung sind.

Diese Reaktionen beruhen auf dem oben beschriebenen hämolytischen System, d. h. auf den drei Ingredienzien: Erythrocyten, hämolytischer Amboceptor und Komplement, die quantitativ so aufeinander eingestellt sind, daß nach ihrer Vereinigung und nach zweistündigem Aufenthalt bei 37° gerade komplette Hämolyse eintritt. Will man nun prüfen, ob in einer Flüssigkeit komplement-bindende Stoffe vorhanden sind, so kann man den einen Bestandteil des hämoly-tischen Systems, das Komplement, der zu prüfenden Flüssigkeit probeweise zusetzen, es gleichsam den dort etwa vorhandenen beliebigen Antikörpern und Antigenen anbieten; sind aufeinander passende Amboceptoren und Antigene vertreten, so werden diese sich vereinigen, und die Vereinigung ist stark komplementgierig; sie wird daher das Komplement binden und verbrauchen, und wenn man nachher die beiden anderen Ingredienzien des hämolytischen Systems zufügt, so wird die komplette Hämolyse ausbleiben, weil eben das Komplement schon ganz oder teilweise verbraucht war. Tritt dagegen volle Hämolyse ein, so ist das ein Zeichen, daß das Komplement nicht begehrt war, daß also Antikörper-Antigenvereinigungen in der zu prüfenden Flüssigkeit nicht existieren.

BORDET und GENGOU haben diese Versuchsanordnung zuerst (1901) ange-wendet, um bestimmte bakterielle Immunstoffe im Blute aufzusuchen. Sie fügten die zu jenen Immunstoffen passenden Antigene in Form einer Aufschwemmung oder eines Extraktes der zugehörigen Bakterien dem Blute zu und prüften, ob dann das Komplement des hämolytischen Systems fixiert wurde. War dies der Fall und blieb infolgedessen die Hämolyse aus, so waren die gesuchten Ambo-ceptoren vorhanden. — Oder man kann behufs Verifizierung verdächtiger Kulturen, z. B. Typhus, der Aufschwemmung oder dem Extrakt sicheres Immun-serum (Typhusamboceptoren) zusetzen; wird das Komplement gebunden, so ist damit bewiesen, daß die fragliche Kultur Typhusbacillen enthielt. — Nicht nur mit Bakterien, sondern auch mit Eiweißantigen oder Antieiweißamboceptoren läßt sich die gleiche Reaktion ausführen.

Praktisch hat die Komplementbindung namentlich für folgende Zwecke Verwendung gefunden:

a) Nachweis der Antigene bei Lues (WASSERMANN, A. NEISSER, CITRON und BRUCK). Von mit Syphilis vorbehandelten Affen gewinnt man Immunserum und inaktiviert dieses. Bringt man letzteres mit Körperflüssigkeiten (besser Extrakt von Erythrocyten) syphilis-verdächtiger Personen zusammen, so werden diese bei begründetem Verdacht Syphilis-antigene enthalten, welche sich mit den Amboceptoren jenes Immunserums verbinden werden. Fügt man nun zu dieser Mischung das Komplement eines hämolytischen Systems, so werden die mit Syphilisantigen besetzten Amboceptoren einen Teil des Komplements für sich verbrauchen; und fügt man hernach die beiden anderen Bestandteile des hämo-lytischen Systems hinzu, so tritt nicht mehr vollständige Hämolyse ein, die dagegen ein-getreten sein würde, wenn kein Syphilisantigen zugegen und daher kein Komplement verbraucht worden wäre. — Das Verfahren ist komplizierter und weniger sicher als der jetzt ausschließlich benutzte:

b) Nachweis spezifischer Antikörper bei Lues (WASSERMANN, A. NEISSER und BRUCK 1906). Man verwendet von den verdächtigen Patienten (inaktiviertes) Blutserum (bei Paralyse und Tabes nicht inaktivierte Spinalflüssigkeit). Als Antigen dient Extrakt aus Leber hereditär luetischer Feten; der klare Extrakt muß in bestimmter Menge mit entsprechender Menge luetischen Serums komplette Hemmung der Hämolyse geben, während mit normalem Serum komplette Hämolyse eintritt. Die Prüfung geht dann so vor sich: Mischung von Serum + Luesextrakt + 1 ccm Komplement 1 : 10 (siehe oben) und nach zweistündigem Aufenthalt bei 37⁰ Zusatz von 1 ccm des hämolytischen Amboceptors vom Mindesttiter 1 : 1000 + 1 ccm 5⁰/₀ige Blutkörperchenaufschwemmung. Hemmung der Hämolyse zeigt Lues an. — Zahlreiche Extrakt-, Serum- (Eigenhemmung!) und Standardkontrollen (letztere mit sicher positivem und negativem Material) sind unerläßlich (WASSERMANNsche Reaktion; Genaueres siehe im Anhang).

Die Deutung der WASSERMANNschen Reaktion als einer Antigen-Antikörpervereinigung, die komplementgierig ist, ist nach späteren Untersuchungen nicht ohne Vorbehalt aufrecht zu erhalten. An Stelle des Extrakts aus luetischer Leber läßt sich nämlich als Antigen z. B. auch Herzmuskelextrakt von Meerschweinchen, oder Lecithin, oder Seife, namentlich oleinsaures Natron, verwenden, und Cholesterinzusatz erhöht die Brauchbarkeit der Extrakte; ferner werden an Stelle des luetischen Serums auch mit normalem Ziegen- und Kaninchenserum, oder mit der Euglobulinfraktion normalen Menschenserums positive Ausschläge erzielt. Die Untersuchungen von ELIAS, PORGES, FRIEDEMANN, SCHMIDT u. a. machen es vielmehr wahrscheinlich, daß das Wesentliche für den positiven Ausfall der Reaktion eine abweichende Beschaffenheit der Eiweißstoffe des Serums der Luetiker ist. Im luetischen Serum besteht eine quantitative und vielleicht auch qualitative Änderung der Globuline bzw. der Albumine, der Art, daß die Globuline eine abnorm starke Affinität zu Lipoiden, besonders zu dem Extraktlipoid und -kolloid besitzen und äußerst feine Teilchen mit Bildung neuer freier Oberflächen auf dem Extraktkolloid ausfällen, während im Normalserum diese Reaktion durch eine Schutzwirkung der Albumine gehemmt wird. Eine Präcipitation im Serumextraktgemisch hat JACOBSTHAL im Ultramikroskop oder bei Dunkelfeldbeleuchtung direkt beobachten können. Auch die zuerst von KLAUSSNER beobachtete Ausflockung des luetischen Serums durch 3 Teile dest. Wasser ist auf die Änderung der Globuline zurückzuführen. Das durch Kolloidreaktion zustande gekommene Präcipitat bewirkt möglicherweise die Adsorption des Komplements. — Trotz dieser anderen Erklärung der WASSERMANNschen Reaktion ist ihre Zuverlässigkeit und praktische Bedeutung für die Luesdiagnose die gleiche geblieben.

Des weiteren hat aber die genauere Erkenntnis des inneren Vorganges bei der WASSERMANNschen Reaktion auch große praktische Bedeutung gewonnen. Es ist nämlich auf Grund dieser Studien gelungen, unter Verwendung relativ einfach herstellbarer Extrakte die Bindung zwischen den Globulinen des Krankenserums und den Extraktlipoiden ohne Indikator (also ohne hämolytisches System) mit bloßem Auge sichtbar zu machen. Von diesen zahlreichen „Flockungs-" bzw. „Trübungsreaktionen" werden gegenwärtig wohl am meisten benützt:

1. Die SACHS-GEORGI-Reaktion. Als Antigen dient cholesteriniertes, alkoholisches Rinderherzextrakt, welches „fraktioniert" der Art verdünnt wird, daß zuerst die gleiche Menge physiologische (nach neuerer Empfehlung 1,5⁰/₀ige) NaCL-Lösung und nach 5 bis 10 Minuten weitere 4 Teile der gleichen NaCl-Lösung zugefügt werden. Von dieser Extrakt-Verdünnung werden 0,5 ccm mit 1 ccm des 1:5 verdünnten inaktiven Krankenserums vermischt und nach 24- bzw. 48stündigem Aufenthalte bei 37⁰ mit Lupe oder Agglutinoskop auf Flockenbildung untersucht. — Eine Beschleunigung der Reaktion haben SACHS und KLOPSTOCK durch Zusatz von Benzoeharz zum Extrakt erzielt („Benzochol-Reaktion"): 0,5 ccm des mit physiologischer NaCl-Lösung schnell auf 1:20 verdünnten Extraktes werden mit 0,1 ccm des inaktiven Krankenserums gemischt und 1 Minute kräftig geschüttelt, worauf entweder sogleich oder nach ½—1stündigem Stehen bei 37⁰ Ausflockung erfolgt. Eine Beschleunigung und Verfeinerung der Reaktion ist noch durch Zentrifugieren möglich (GAEHTGENS).

2. Die MEINICKE-Reaktion (sog. „Dritte Modifikation"): 0,8 ccm eines nach besonderen Vorschriften hergestellten, mit 2⁰/₀iger Kochsalzlösung verdünnten, alkoholischen Pferdeherz-

extraktes werden mit 0,2 ccm inaktiven Krankenserums gemischt und 24—48 Stunden bei 37⁰ gehalten. Positive Proben zeigen Häufchenbildung, negative gleichmäßige Trübung. — Meinicke hat späterhin die Wirksamkeit seines Extraktes durch Zusatz von Tolubalsam zu steigern gesucht und verwendet jetzt für jedes Krankenserum 2 verschieden starke Extrakte, einen „dichten" und „dünnen". Von den mit erwärmter $3^0/_0$iger NaCl-Lösung schnell verdünnten Extrakten wird je 1 ccm mit 0,2 ccm des klar zentrifugierten, aktiven Serums gründlich gemischt und 1 Stunde bei Zimmertemperatur gehalten. Um den Grad der ursprünglichen Klarheit festzuhalten, wird gleichzeitig eine Kontrolle angesetzt, der 1 Tropfen 1:15 verdünnten Formalins zugefügt wird. Positive Proben sind nach 1 Stunde undurchsichtig trübe, bzw. ausgeflockt, negative entsprechen der Kontrolle. Doch muß die Beobachtung 24—48 Stunden fortgesetzt werden, um auch schwach positive zu erfassen.

3. Dolds Trübungsreaktion will den Beginn der Bindung erfassen. Er verwendet eigens eingestellte, cholesterinierte alkoholische Organextrakte, die nach Verdünnung mit physiologischer NaCl-Lösung in Mengen von 2 ccm mit 0,4 ccm des inaktiven Patientenserums und 2 Tropfen physiologischer NaCl-Lösung gemischt werden. Zur Kontrolle für die ursprüngliche Klarheit wird gleichzeitig dasselbe Gemisch und 2 Tropfen Formol angesetzt. Ablesung nach 4 Stunden bei 37⁰. Hierauf können die Proben in den Brutschrank zurückgebracht und nach 24 Stunden auf Flocken untersucht werden.

c) Nachweis spezifischer Antikörper bei Tuberkulose. Man benützt Blutserum des Kranken, evtl. auch pleuritisches oder peritonitisches Exsudat oder auch Spinalflüssigkeit. Von verschiedenen empfohlenen Antigenen ist wohl das von Besredka hergestellte (auf Eidotterwasser gezüchtete und bei 100⁰ abgetötete Tuberkelbacillen) bisher am meisten angewandt. Es gibt in etwa $25^0/_0$ der zweifelhaften Initialfälle und fast stets bei den klinisch sicheren, mittelschweren und schweren Fällen positive Reaktion, die häufig sub finem vitae verschwindet. Manchmal reagieren auch Sera tuberkulosefreier Syphilitiker mit dem Besredkaantigen positiv, so daß in Zweifelsfällen noch die Wassermannsche Reaktion auf luetische Antikörper angestellt werden muß. Diesen Mangel glaubte Wassermann durch ein anderes Antigen (mit Tetralin = tetrahydriertes Naphthalin lange geschüttelte und dann mit Lecithin versetzte Tuberkelbacillenemulsion) vermeiden zu können; doch haben die Nachprüfungen auch hiermit kein befriedigendes Resultat ergeben. Insbesondere versagt das Verfahren recht oft bei Initialfällen und gibt gelegentlich noch immer auch bei anderen Krankheiten (Lues, Basedow u. a.) positive Ausschläge.

d) Nachweis spezifischer Antikörper bei Helminthenerkrankungen, besonders bei Echinokokkeninfektionen im Blutserum des Patienten. Als Antigen benützt man bei letzteren die mittels Punktion einer Echinokokkuscyste (am besten vom Schaf) gewonnene Flüssigkeit oder deren alkoholischen Extrakt oder den Alkoholextrakt aus der Cystenwand.

e) Forensischer Blutnachweis (M. Neisser, Sachs, Moreschi). Mit Menschenblut vorbehandeltes Kaninchenblut vermag, wie oben ausgeführt, in größten Verdünnungen von menschlichem Eiweiß Präcipitate zu erzeugen. Diese Präcipitate haben eine starke antikomplementäre Wirkung, indem sie energisch Komplement adsorbieren. Der Nachweis des Präcipitats, der sonst auf der Wahrnehmung einer sichtbaren Trübung beruht, läßt sich daher in der Weise verfeinern, daß man ein hämolytisches System zu Hilfe nimmt und damit feststellt, ob Komplementverbrauch durch das präcipitierte Blut stattgefunden hat. Es gelingt in dieser Weise, noch $^1/_{10000}$ ccm Menschenserum nachzuweisen; ferner läßt sich das Blut von Affen und Menschen, sowie verschiedener Menschenrassen differenzieren.

7. Überempfindlichkeit erzeugende Antikörper, Anaphylaxine.

Mannigfache Laboratoriumsversuche und klinische Erfahrungen haben die bedeutsame Tatsache ergeben, daß nach Einverleibung eines Antigens der Organismus nicht immer im Sinne einer geringeren Empfänglichkeit für das betreffende Antigen umgestimmt, immunisiert wird, sondern daß er sich im Gegenteil unter Umständen gegen das gleiche Antigen viel empfindlicher als vorher erweist. Diesen Zustand einer durch vorangegangene „Sensibilisierung" abnorm gesteigerten Empfänglichkeit bezeichnet man als Überempfindlichkeit oder Anaphylaxie. Sie läßt sich dadurch nachweisen, daß eine zweite Injektion des gleichen Antigens schwerste Vergiftungserscheinungen auslöst.

Dieses „paradoxe Phänomen" hat v. BEHRING schon 1893 bei der Immunisierung von Pferden mit steigenden Dosen von Diphtherietoxin beobachtet. Hier hatten erneute Injektionen unerwartet heftigste Reaktionserscheinungen zur Folge. Zu ihrer Erklärung nahm man an, daß die Receptoren, die nach ihrer Abstoßung als Antitoxin fungieren, zur Zeit der erneuten Injektion noch an der Zelle hafteten, „sessil" seien und infolgedessen gerade heftigste Giftwirkung auf die Zelle vermittelten.

Daß hier aber ganz andere Vorgänge zugrunde liegen, haben die weiteren Forschungen gezeigt. Dieselben gingen von der Beobachtung RICHETs (1902) aus, daß mit untertödlichen Dosen von Aktiniengift vorbehandelte Hunde bei einer nach 3 Wochen wiederholten Injektion noch kleinerer Dosen akut zugrunde gingen. War die Deutung dieses Phänomens dadurch erschwert, daß das Aktiniengift aus einer giftigen und einer ungiftigen Komponente besteht, so führten die Beobachtungen von KRETZ (Vorbehandlung von Tieren mit Toxin, schwere Reaktionen bei Nachbehandlung mit unschädlichen Toxin-Antitoxin-Gemischen) und namentlich von ARTHUS (Vorbehandlung von Kaninchen mit Pferdeserum, bei nachfolgender subcutaner Injektion des gleichen Serums Gangrän an der Impfstelle, bei intravenöser Injektion Tod) und von TH. SMITH (Vorbehandlung von Meerschweinchen mit unschädlichem Diphtherie-Toxin-Antitoxin-Pferdeserum, bei nachfolgender subcutaner Injektion normalen Pferdeserums Tod) zu dem Schlusse, daß durch die Erstinjektionen an sich ungiftiger Stoffe eine Umstimmung des Körpers in dem Sinne stattfinde, daß die Wiederimpfung desselben Stoffes die schwersten Folgen ausübe.

Besonders deutlich tritt diese Überempfindlichkeit nach wiederholter parenteraler Zufuhr von nicht bakteriellem körperfremdem ungeformten Eiweiß auf; hierzu ist nicht nur das Eiweiß anderer Tierspezies zu rechnen, sondern auch arteigenes Eiweiß, das Abweichungen oder gewisse Veränderungen erfahren hat (verbranntes Organeiweiß; jodiertes Eiweiß; Placentareiweiß; Linsensubstanz usw.). Alle tierischen und pflanzlichen Zellen, Extrakte aus Zellen und Organen; Fermentlösungen, ungereinigte Fette, denen Spuren von Eiweißkörpern oder Nukleoproteiden anhaften, können anaphylaktogen wirken, am sichersten und oft in sehr kleinen Dosen bei parenteraler Einverleibung, nicht bei Verfütterung, weil der Körper bei enteraler Eiweißzufuhr gegen etwaige giftige Spaltprodukte durch das Darmepithel und die Darmsäfte geschützt ist, wohl aber bei rectaler Zuführung des Antigens.

Nicht jede Tierspezies ist für Anaphylaxie empfänglich. Von den üblichen Versuchstieren stehen Meerschweinchen weitaus an erster Stelle; Kaninchen sind 400mal weniger empfänglich, noch weniger Mäuse, Hammel, Ziegen, Pferde, Hühner, Tauben, am wenigsten Hunde.

Auch bei den empfänglichsten Tieren erfolgt die Umstimmung nicht sofort nach der ersten Injektion, sondern vollzieht sich innerhalb einer wesentlich von der Dosis der Erstinjektionen abhängigen Inkubationszeit, die beim Meerschweinchen mindestens 6—8 Tage beträgt. Die Überempfindlichkeit erreicht bei ihm ihren Höhepunkt in der 2.—3. Woche und kann dann leicht durch eine Reinjektion nachgewiesen werden. Hiernach gestaltet sich ein anaphylaktischer Grundversuch folgendermaßen: Man injiziert Meerschweinchen 0,01 ccm Pferdeserum subcutan oder $^1/_{1000}$ Milligramm intravenös und nach 2—3 Wochen vom gleichen Serum eine erheblich größere, aber beim normalen Tier durchaus unschädliche Menge (subcutan einige Gramm, intravenös einige Milligramm) als „Probe". Schon nach wenigen Minuten wird das Tier unruhig, es juckt sich an der Nase, dann erfolgt Würgen, zuweilen Erbrechen; schließlich fällt es auf die Seite und geht unter stärkster Dyspnoe und fühlbarer Abkühlung der

Haut zugrunde. Man bezeichnet dieses Krankheitsbild als „anaphylaktischen Anfall“ oder „Schock“. Die Sektion zeigt als auffälligsten Befund schwerste Lungenblähung infolge einer krampfartigen Contractur der Bronchialmuskeln, die das Lumen der kleineren Bronchien ganz verschwinden läßt. Dieser Krampf scheint zentral ausgelöst zu werden; durch gewisse Narkotica (Äther, Chloräthyl) kann er verhindert werden. — Außer dem Absinken der Körpertemperatur beobachtet man noch eine verminderte Gerinnungsfähigkeit des Blutes, Leukopenie, und Schwund des Komplements.

Das feine Reagieren der Meerschweinchen mit anaphylaktischen Anfällen kann zu einem äußerst empfindlichen Nachweis eines bestimmten Antigens benutzt werden. Soll z. B. untersucht werden, ob ein Material menschliches Eiweiß enthält, so ist eine Aufschwemmung davon einem Meerschweinchen zu injizieren; und nach 3 Wochen ist eine größere Dosis sicher menschliches Eiweiß nachzuinjizieren; wenn das Material der 1. Injektion Mdescheneiweiß enthielt, so muß jetzt ein anaphylaktischer Anfall eintreten.

Wird der anaphylaktische Anfall überstanden, so ist das Tier für 1—3 Monate antianaphylaktisch, d. h. es reagiert nicht mehr auf die Zufuhr des betreffenden artfremden Eiweißes.

Die Dauer des einmal erzeugten anaphylaktischen Zustandes kann sich über Monate und Jahre erstrecken, ähnlich wie bei der aktiven Immunität. Auch darin besteht eine weitere Analogie, daß sich der anaphylaktische Zustand passiv durch Serum übertragen läßt (dadurch nachweisbar, daß man drei Wochen nach der ersten Antigendosis 1—3 ccm Serum des sensibilisierten Tieres auf ein zweites überträgt, letzterem nach 24 Stunden die 2. Antigendosis injiziert und damit einen Anfall auslöst). Man wird daher im Serum der aktiv überempfindlich gemachten Tiere die Existenz einer Art von Immunkörper, des Anaphylaxins (anaphylaktischen Reaktionskörpers), voraussetzen dürfen. Nur insofern besteht ein Unterschied, als die passive Übertragung nicht ganz so schnell den anaphylaktischen Zustand hervorruft, wie die Injektion von Immunserum die Immunität.

Ebenso wie andere Immunkörper auch im normalen Tierkörper in kleiner Menge vorkommen, wird man auch normale Anaphylaxine erwarten dürfen. In der Tat kann man durch einmalige intravenöse Einspritzung vieler Bakterien anaphylaktische Vergiftung hervorrufen (FRIEDBERGER), und gewisse Idiosynkrasien schon gegen die einmalige Zufuhr sonst harmloser Stoffe bei einzelnen Tieren (und Menschen, z. B. Hautausschläge bei Genuß von Schweinefleisch, Krebsen, Erdbeeren u. a., ferner die sogleich zu besprechende „primäre Serumkrankheit“) finden durch diese Annahme vielleicht ihre Deutung.

Auch beim Menschen treten nämlich Erscheinungen auf, welche den bei Tieren geschilderten durchaus entsprechen. Die ersten bezüglichen Beobachtungen wurden bereits 1894, kurz nach Einführung des BEHRINGschen Diphtherie-Heil-Pferdeserums gemacht, indem manche damit geimpfte Personen mit Hautausschlägen, Fieber, gelegentlich auch schmerzhaften Gelenkschwellungen und Diarrhöen reagierten, Erscheinungen, die man zunächst als Nebenwirkungen der spezifischen Antitoxine auffaßte, alsbald aber JOHANNESSEN (1895) auf Grund von Versuchen mit normalem Pferdeserum als Wirkung des artfremden Serums erkannte. In der Folgezeit sind bei der immer wachsenden Zunahme der Serumtherapie und -prophylaxe ausgedehnteste Erfahrungen über die „Serumkrankheit" (v. Pirquet und Schick) gemacht worden, die sich kurz folgendermaßen zusammenfassen lassen:

Nach einer einmaligen Injektion können frühestens am 5., spätestens am 12. Tage Urticaria, Drüsenschwellungen, Ödeme im Gesicht, am Scrotum und an den abhängigen Körperpartien, Gelenkschmerzen und -schwellungen und meist leichtes (manchmal kein) Fieber auftreten. Nach wenigen Tagen sind alle Beschwerden wieder restlos verschwunden. Sie ereignen sich in stärkerer Häufung nur bei Anwendung sehr großer Serumdosen: So erkrankten z. B. von Patienten, die mit 100 ccm (Scharlach-) Serum gespritzt waren, 85%, von solchen aber, die nur 10 ccm erhalten hatten, nur 6%.

Nach einer zweiten Injektion des gleichen Eiweißstoffs treten die Erscheinungen stürmischer, zuweilen wenige Stunden nach der Injektion, erheblich verstärkt und vermehrt durch Schwindel, Herzschwäche usw. auf. Ein Zwischenraum von 3—8 Wochen zwischen der ersten und zweiten Injektion ergibt die heftigsten Erscheinungen; aber auch schon nach 12 Tagen und noch nach 1 bis 2 Jahren und mehr machen sie sich deutlich bemerkbar. Todesfälle und erhebliche längere Erkrankungen sind beim Menschen bisher äußerst selten beobachtet. Aber selbstverständlich wird man wünschen müssen, daß bei schwerer Scarlatina oder Diphtherie und bei zarten Kindern diese Komplikation vermieden wird. Dies kann geschehen 1. dadurch, daß zur Reinjektion ein Serum von einer anderen Tierspezies benutzt wird. So empfiehlt es sich z. B., für prophylaktische Erstimpfungen gegen Diphtherie das (jetzt überall erhältliche) von Rindern gewonnene Serum zu verwenden, bei etwa erforderlich werdenden therapeutischen Reinjektionen aber das (höherwertige) Pferdeserum. 2. Durch interkurrente, schon nach kürzerer Frist (8 Tage) mehrfach wiederholte kleine Seruminjektionen, mit deren Hilfe eine Art Gewöhnung eintritt; oder durch Injektion einer sehr geringen Serummenge (z. B. 0,5—1,0 ccm Diphtherieserum) kurze Zeit (2—4 Stunden) vor der eigentlichen großen Serumdosis; oder durch langsame Injektion bei vorher angelegter Stauungsbinde, die nach einer Stunde langsam gelockert wird, so daß ein ganz allmählicher Übergang des Serums in das Blut gewährleistet ist. 3. Durch Beseitigung der Globuline des Serums, die ursächlich beteiligt sind. 4. Durch drei- bis viermonatliches Lagern der Sera, wobei sich die Anaphylaktogene an Menge vermindern. — Auch Erwärmung auf 55—58° soll diese Substanzen abschwächen.

Wie Sera können natürlich auch irgendwelche anderen parenteral eingeführte Eiweißstoffe wirken, eine Tatsache, die im Hinblick auf die jetzt vielgeübte „Proteinkörpertherapie" (R. Schmidt) gleichfalls große praktische Bedeutung gewonnen hat. Nach Weichardt findet nämlich bei parenteraler Einverleibung von Eiweiß regelmäßig eine „Leistungssteigerung" („Protoplasmaaktivierung") der verschiedensten Körperzellen statt, so daß bei richtiger Auswahl und Dosierung (Milch, Casein u. a.) bei manchen Krankheiten günstige therapeutische Effekte erzielt werden. Hierbei ist beachtenswert, daß ein spezifisch sensibilisierter Körper auch auf solche unspezifischen Reize „mit einer besonders hochgradigen Mobilisation der bereits produzierten Abwehrmöglichkeiten reagiert, und daß diese Reaktion oft lokal an erkrankten Partien ihren am meisten in die Augen fallenden Ausdruck findet".

Über die tieferen Ursachen des anaphylaktischen Anfalls herrscht noch keine völlige Einigkeit.

Der Komplementschwund bei der anaphylaktischen Vergiftung führte zunächst zu der Auffassung, daß in ähnlicher Weise, wie bei der Bakteriolysinwirkung durch das Zusammentreten des Antigens mit dem Amboceptor Bindung des Komplements und Auflösung des Antigens erfolgt, so auch hier durch das von der Antigen-Anaphylaxinvereinigung fixierte Komplement ein fermentativer Abbau von Eiweiß und damit die Bildung des „Anaphylatoxins" zustande kommt (FRIEDBERGER). Tatsächlich gelang es diesem Forscher auch, das Gift im Reagensglas darzustellen. Wenn man Hammelserum Meerschweinchen injiziert, das gewonnene Antiserum mit normalem Serum versetzt, zentrifugiert und nun den Rückstand mit Meerschweinchenkomplement versetzt, so erhält man durch neues Zentrifugieren im flüssigen Anteil ein lösliches Produkt, das bei Meerschweinchen anaphylaktischen Anfall auslöst. Das gleiche gelang mit Bakterien sowie keimfrei filtrierten Kulturaufschwemmungen und einem Zusatz von entsprechenden Amboceptoren und Komplement bzw. von genügenden Mengen normalen komplementhaltigen Serums. FRIEDBERGER ist daher der Meinung, daß es auch bei allen natürlichen bakteriellen Invasionen wesentlich auf das parenteral eingeführte Bakterieneiweiß ankomme; dieses veranlasse Antikörperbildung, ferner bilde sich, verschieden je nach Virulenz und Vermehrungsfähigkeit der Bakterien, neues Antigen, und damit seien die Bedingungen für Entstehung von Anaphylatoxin gegeben. Da es sich aber meist um sehr kleine Mengen handele, komme es nicht zum anaphylaktischen Anfall und Temperatursturz, sondern zu Temperatursteigerung, die tatsächlich — wenn auch nicht regelmäßig — mit verschwindend kleinen Mengen von ungeformtem Eiweiß zu erzielen war, und zwar je nach Dosis und Zeitintervall bald mehr in Form eines remittierenden, bald mehr eines intermittierenden Fiebers. FRIEDBERGER glaubt, daß vielleicht nur der Modus der Giftbildung, nicht aber das Gift selbst, bei verschiedenen Infektionserregern verschieden sei, eine Ansicht, mit welcher freilich die doch sehr weit voneinander abweichende Wirkungsweise der einzelnen Endotoxine schwer in Einklang zu bringen ist.

Welcher Art die giftigen Abbauprodukte der Eiweißstoffe sind, darüber sind sehr zahlreiche Untersuchungen angestellt. Schon dem käuflichen Pepton kommen gewisse Giftwirkungen (Peptotoxine) zu. SCHITTENHELM und WEICHARDT haben statt des unreinen Peptons reinere Abbauprodukte untersucht; sie unterscheiden hochmolekulare Verbindungen, die nicht dialysabel sind, Sopor und Temperaturabfall ohne Krämpfe bewirken und als Antigene wirken, und niedrig molekulare, dialysable, nicht zur Antikörperbildung befähigte, hauptsächlich Krämpfe veranlassende Substanzen. In der erstgenannten Gruppe sind die Monaminsäuren unwirksam, die Diaminosäuren (Protamine, Histon) wirken dagegen dem Pepton ähnlich. Sehr wirksam sind die aus den ungiftigen Aminosäuren durch Beseitigung der Carboxylgruppe entstehenden Amine; so wird z. B. aus dem im tierischen Organismus verbreiteten Histidin durch Carboxylenentfernung (z. B. mittels Fäulnis) β-Imidazolyläthylamin gebildet, das nach DALE und LAIDLOW Symptome hervorruft, die denen des anaphylaktischen Anfalls einigermaßen gleichen. Das nach FAUST als Oxy-Kadaverin anzusehende Sepsin, das aus faulender Hefe und aus Reinkulturen von Bakterien hergestellt wurde, erzeugt beim Meerschweinchen sogar das typische Bild der anaphylaktischen Vergiftung, und P. SCHMIDT erzielte dies selbst dann, wenn er lediglich frisches, mit eiweißfreier Stärke digeriertes Meerschweinchenserum injizierte; er führt hierbei den Schock auf die Entstehung von ultravisiblen Stärkekleister-Globulin-Fibrinteilchen und ihre Adsorption in den Lungencapillaren mit anschließender Entwicklung von Lungenödem und Asphyxie zurück und glaubt unter Ablehnung der Anaphylatoxinlehre FRIEDBERGERs, daß auch sonst der anaphylaktische Anfall durch Störungen im Gleichgewicht der Blutkolloide bedingt sei. Diese Auffassung vertritt u. a. auch RICH. PFEIFFER, welcher als Ursache des Schocks Gerinnungs- und Ausflockungsvorgänge nach Art der Agglutination und Präcipitation annimmt, die sich „auf Grund von Erschütterungen des kolloidalen Zustandes des Blutplasmas nicht frei in der Blutflüssigkeit abspielen, sondern an bestimmten zelligen Elementen des Organismus, welche den anaphylaktischen Antikörper an sich gefesselt haben".

Die in vorstehendem Abschnitt geschilderten vielseitigen Schutzvorrichtungen des Körpers beteiligen sich in sehr verschiedenem Grade an der Bekämpfung der einzelnen Parasiten. Manche von diesen Vorrichtungen treten wohl nur unter den übertriebenen Verhältnissen des Experimentes stärker hervor, ohne im gleichen Maße bei der natürlichen Immunität beteiligt zu sein. Dies gilt sicher von manchen Antitoxinen, aber auch von den Bakteriolysinen. Gelingt es doch bei manchen parasitären Krankheiten, wie Pocken, Hundswut, Tuberkulose, überhaupt nicht, Bakteriolysine im Tierversuch herzustellen. Andererseits ist es bemerkenswert, daß sich in immunen Tieren und Menschen und bei hohem bakteriolytischen Titer des Blutes noch lange Zeit lebende virulente Erreger vorfinden.

Mit Recht ist auch darauf hingewiesen, daß alle Versuche im Reagensglas und mit Kulturbacillen stets mit einiger Zurückhaltung aufgenommen werden müssen, da sogenannte „tierische" Bacillen, d. h. Bacillen, welche eine Zeitlang im Tierkörper sich aufgehalten haben, infolge dieses Aufenthalts offenbar eingreifend verändert werden und ihre Agglutinierbarkeit, Auflösbarkeit und Phagocytierbarkeit verlieren können. Besonders lehrreiche Beispiele für dieses „Festwerden" von Mikroorganismen gegen Immunstoffe liefern die Spirochäten und Trypanosomen (s. unten).

Es ist jedenfalls die Möglichkeit nicht auszuschließen, daß unter den natürlichen Verhältnissen des lebenden Körpers für die Immunität noch andere Momente in Betracht kommen; namentlich ist an ein stärkeres Hervortreten der lokalen oder Organimmunität zu denken, bei welcher eine „Umstimmung" einzelner Gewebe besonders an der Invasionsstelle zustande kommt, die entweder einen Teil des Schutzes übernimmt, oder in anderen Fällen lokale Überempfindlichkeit hervortreten läßt. Nach BESREDKA soll namentlich die Haut und Darmschleimhaut in dieser Hinsicht eine bedeutsame Rolle spielen.

2. Die absichtliche Herstellung der Immunität und die Schutzimpfungen.

1. Erhöhung der natürlichen Immunität (allgemeine Resistenz) gegen parasitäre Krankheiten.

Man kann zunächst versuchen, die natürliche Empfänglichkeit gegenüber den verschiedensten Infektionskrankheiten dadurch zu vermindern und die Resistenz des Körpers zu stärken, daß man die nicht spezifischen inneren Schutzeinrichtungen, Phagocyten, Alexine, Opsonine usw. vermehrt und ihre Bildungsstätten möglichst funktionsfähig macht.

Experimentell hat man bei Versuchstieren Resistenzvermehrung namentlich durch solche Mittel erzielt, welche stärkere Leukocytose hervorrufen. Injektion von Hefenuklein, Pilocarpin, Zimtsäure; oder Injektion von lebenden oder abgetöteten saprophytischen Bakterien (B. prodigiosus coli, pyocyaneus usw.); oder auch künstliche Herstellung von örtlicher Hyperämie, sei es durch äußere Applikation von Alkohol, sei es durch Umschnüren (BIERsche Stauung), bewirken erschwerte oder verlangsamte Infektion, anscheinend vorzugsweise infolge der erhöhten Tätigkeit der Leukocyten und Opsonine. — Auch kann bei Meerschweinchen ein kurzdauernder Schutz gegen Cholera z. B. durch intraperitoneale Injektion von normalem Blutserum, Harn, Bouillon usw. ausgelöst werden. Hier greift teils die Leukocytose ein, teils das erhöhte Zuströmen von Komplementen zwecks Verdauung der injizierten Substanzen. Auch die Wirkung vorstehend geschilderter Protoplasmaaktivierung durch Eiweißinjektion faßt RICH. PFEIFFER als eine Komplementvermehrung auf.

Die Beobachtungen, daß hungernde oder vitaminarm genährte Tiere empfänglicher werden, daß Überanstrengung (Ratten im Tretrad), Störungen der Wärmeregulierung, künstlicher Diabetes, fortgesetzte Dosen von Chloral, Chloroform usw. die Resistenz gegen eine einzelne oder gegen mehrere Infektionskrankheiten herabsetzen, sind sicher in der gleichen Weise zu deuten; die Sensibilität der Phagocyten und die Produktion von Opsoninen und Alexinen nimmt entsprechend ab, und infolgedessen wächst die Empfänglichkeit des Körpers. — Bereits S. 41 wurde hervorgehoben, daß experimentelle Abkühlung bei Tieren ein Sinken der Leukocytenzahl um mehr als $25^0/_0$, eine Verringerung der Freßfähigkeit der Leukocyten und eine starke Abnahme des Komplementgehalts des Blutes bewirkt. — In anderen Versuchen hat man eine höhere Alkalescenz des Blutes als förderlich für die Resistenz erkannt; es steht noch nicht fest, welcher der obengenannten Faktoren hierdurch beeinflußt wird. — Schließlich muß in manchen Fällen die Versorgung eines einzelnen Organs mit Blut, Leukocyten usw. ausschlaggebend sein für die Disposition des Körpers, an einer parasitären Krankheit mit bestimmter Wucherungsstätte der Erreger zu erkranken.

Für den praktischen Zweck einer Steigerung der Unempfänglichkeit des Menschen läßt sich aus diesen Beobachtungen nur folgern, daß eine quantitativ und qualitativ zulängliche Ernährung und eine Lebensweise, welche alle als schädigend erkannten Einflüsse möglichst ausschaltet, den normalen Ablauf des Zellebens in allen Organen gewährleistet, und die schützende Rolle der Leukocyten bzw. die Fähigkeit der Zellen zur reichlichen Produktion von Antikörpern unterstützt, am ehesten Schutz auch gegen Infektionen gewähren wird.

Praktisch brauchbare Verhaltungsmaßregeln zur Beeinflussung der „Disposition" gegenüber den verschiedenen parasitären Krankheiten lassen sich zur Zeit nicht aufstellen. Man muß sich mit den Lehren der allgemeinen Hygiene begnügen und hoffen, daß unter der großen Summe von Lebensregeln, welche diese gibt, auch solche sich befinden, welche die Empfänglichkeit für diese oder jene Infektionskrankheit herabsetzen. Selbstverständlich arbeiten wir auf diese Weise immer mit einem großen, für die Bekämpfung der wichtigsten übertragbaren Krankheiten belanglosen Balast von Maßnahmen, die auch von der überwiegenden Mehrzahl der Menschen auf die Dauer gar nicht befolgt werden können, und die vielfach auf recht unsicherem Boden stehen. Dagegen ist es erheblich aussichtsvoller, gegenüber der einzelnen parasitären Krankheit eine Beeinflussung der spezifischen Disposition zu versuchen.

2. Spezifische Schutzimpfungen.

Den Ausgangspunkt für die spezifischen Schutzimpfungen bildete die Erfahrung, daß gegen manche parasitäre Krankheiten durch einmaliges Überstehen eine langdauernde Unempfänglichkeit erworben wird. Nicht alle Infektionskrankheiten gewähren diesen Schutz; Pyämie und Sepsis, Gonorrhöe, Malaria, Pneumonie, Diphtherie, Influenza zeigen häufig schon kurze Zeit nach dem Überstehen der ersten Erkrankung Rezidive; einige hinterlassen sogar in ausgesprochener Weise eine gesteigerte Empfänglichkeit des Körpers. Andere Krankheiten bewirken wohl für einige Zeit Immunität, aber nicht ausnahmslos und nicht gleichartig bei den verschiedenen Tierspezies; so z. B. der Milzbrand, der nachweislich bei Menschen und Pferden rezidiviert, während Hammel und Rinder durch einmaliges Überstehen der Krankheit für längere Zeit geschützt werden. Cholera bewirkt in der Regel für einige Monate bis Jahre einen Schutz gegen wiederholte Erkrankung. Eine ausgesprochene, lange Zeit andauernde Immunität tritt beim Menschen nach einmaligem Überstehen von Pocken, Scharlach, Masern, Fleckfieber und Abdominaltyphus ein. — Die Schutzimpfung kann nach den im vorstehenden gegebenen Ausführungen entweder in aktiver Immunisierung bestehen, oder in passiver Immunisierung oder in einer Kombination von beiden.

a) Aktive Immunisierung durch Einverleibung der Krankheitserreger oder deren Antigene.

Der Geimpfte stellt nach der Einbringung der Antigene selbst aktiv die Antikörper her. Dabei zeigen sich Reaktionserscheinungen, die sich bis zu erheblicher Krankheit steigern können. Der Impfschutz tritt erst nach 5—10 Tagen ein, dauert aber Monate bis Jahre.

a) Die älteste Methode der Schutzimpfung bestand in der absichtlichen Ansteckung Gesunder an Personen, welche an einer ansteckenden Krankheit leicht erkrankt waren.

Man hatte die Erfahrung gemacht, daß schwere und leichte Erkrankungen in bezug auf die dadurch gewährte Immunität meistens gleichwertig sind. Außerordentlich leicht verlaufende Fälle von Scharlach, Masern, Abdominaltyphus, Cholera hinterlassen anscheinend einen ebenso vollen Schutz gegen die gleiche Krankheit, wie Erkrankungen der schwersten Art. Infolgedessen versuchte man z. B. in Epidemien von Masern und Scharlach, welche vorzugsweise aus leichten Fällen bestanden, in welchen also mußmaßlich ein wenig virulenter Ansteckungsstoff wirksam war, gesunde Kinder mit den kranken absichtlich in Berührung zu bringen, damit sie durch Überstehen der leichten Erkrankung einen Schutz gegen etwaige schwere Formen derselben Krankheit erlangten.

b) Schutzimpfung durch absichtliche cutane und subcutane Einimpfung der vollvirulenten lebenden Krankheitserreger.

Diese Schutzimpfung wurde in großem Maßstabe im 18. Jahrhundert in der Form der Variolation gegen die Pocken ausgeführt (s. unten). Ihre meist harmlose und günstige Wirkung kann man sich durch die Annahme erklären, daß die Krankheitserreger bei der cutanen Impfung ungünstigere Wucherungsbedingungen finden als auf den für gewöhnlich betroffenen Schleimhäuten, und daß dem Körper daher besser Gelegenheit gegeben ist, seine Schutzkräfte gegen die Krankheitserreger zu mobilisieren.
Die gleiche Wirkung ist bei solchen Krankheitserregern beobachtet, welche subcutan überhaupt nicht wuchern und von dort aus keine Allgemeininfektion des Körpers zuwege bringen, wie z. B. Choleravibrionen. Da aber auch nach der Einimpfung vorsichtig abgetöteter Kulturen jener Erreger die gleiche Wirkung beobachtet wird, verwendet man in der Praxis abgetötetes oder abgeschwächtes Material oder läßt wenigstens eine solche Impfung der Verwendung von lebender Kultur vorausgehen.

c) Schutzimpfung mit künstlich abgeschwächten lebenden Krankheitserregern. Die oft bedenklichen Folgen der Einimpfung vollvirulenter Erreger, und andererseits die Beobachtung, daß auch eine Ansteckung durch schwach wirkende Erreger vollen Schutz gegen nochmalige Erkrankung verleihen kann, mußte zu dem Bestreben führen, natürlich vorkommende, den Erregern ähnliche Bakterien, die als abgeschwächte Erreger angesehen werden konnten, zu verwenden bzw. künstlich für die Zwecke der Schutzimpfung abgeschwächte Erreger herzustellen. Letzteres wurde erzielt:

α) Von PASTEUR durch begrenzte Einwirkung schädigender Mittel auf die virulenten Krankheitserreger; z. B. 15 Minuten dauernde Einwirkung von 52⁰, oder vierstündige Erwärmung auf 47⁰, oder sechsstündige Erwärmung auf 43⁰ usw.; oder durch Trocknen; oder durch verschiedenste chemische Mittel, Lösungen von Kaliumbichromat, Carbolsäure, Alkohol, Glycerin usw.

PASTEURS erste Experimente betrafen die Hühnercholera. Zwei Vaccins, von denen der erste stärker, der zweite weniger abgeschwächt ist, werden den Hühnern in einem Zwischenraume von 12—15 Tagen eingeimpft. Die Tiere bekommen danach eine örtliche Erkrankung, nach deren Überstehen sie gegen die Impfung mit virulenten Erregern der Hühnercholera immun sind. — Fernere Präventivimpfungen betrafen den Milzbrand der Schafe und des Rindviehs, sowie den Schweinerotlauf und den Rauschbrand des Rindviehs. Das Verfahren bei diesen Seuchen ist dem vorgeschilderten ähnlich; gewöhnlich werden zwei Vaccins mit einer Pause von etwa 12 Tagen mittels Injektionsspritzen subcutan einverleibt.

Die praktischen Ergebnisse sind bei manchen dieser Schutzimpfungen günstig, bei anderen weniger befriedigend, weil die Virulenz der Impfstoffe nicht gleichmäßig genug ist. Es kommt vor, daß die Tiere schon durch die Impfung schwer erkranken und sterben. Andererseits bewirken zu schwache Impfstoffe keinen genügenden Schutz. Ferner dauert der Impfschutz beschränkte Zeit, und die Impfung muß daher des öfteren wiederholt werden. — Über PASTEURS Schutzimpfung gegen Milzbrand s. Spezieller Teil.

β) Durch Züchtung der Krankheitserreger unter ungünstigen Lebensbedingungen; namentlich fortgesetzte künstliche Kultur auf totem Substrat, z. B. bei Rotz, Streptokokken, Pneumokokken usw. Der Grad der Abschwächung ist auch hier unsicher.

γ) Durch den Durchgang der für eine Spezies virulenten Krankheitserreger durch wenig empfängliche Tiere, wobei zuweilen eine relativ sichere und rasche Abstufung der Virulenz künstlich zu erreichen ist, während in anderen Fällen die Anpassung nur sehr allmählich zustande zu kommen scheint. Die Bacillen des Schweinerotlaufs töten z. B. Kaninchen nur ausnahmsweise und nach großen Dosen; nach einigen Passagen durch Kaninchen, bei denen die Erreger für diese Tiere virulenter werden, rufen sie beim Schwein nur leichte, aber immunisierende Erkrankung hervor. — Hierher gehört die Schutzimpfung bei Lyssa mit einem an Kaninchen angepaßten Virus, und bei Pocken durch den Pustelinhalt von Kuhpocken; ferner die von KOCH und SCHÜTZ, sowie von BEHRING versuchte Immunisierung von Rindern gegen Tuberkulose durch vom Menschen stammende Tuberkelbacillen; ebenso die z. B. von FRIEDMANN versuchte Schutzimpfung gegen Tuberkulose beim Menschen durch sog. Kaltblüterbacillen. Näheres siehe im Speziellen Teil.

d) Schutzimpfung durch abgetötete Krankheitserreger.

Die Art der Abtötung ist nicht gleichgültig; sie muß möglichst schonend sein, um die Antigene nicht zu zerstören. Einstündiges Erhitzen auf 50—60⁰, oder Erhitzen in völlig trockenem Zustande, oder Schütteln mit Chloroform bzw. Äther, sowie verschiedenste Chemikalien, wie Carbol, Glycerin usw. haben sich bewährt. — Die subcutane Einspritzung, die einmal oder wiederholt mit Zwischenraum von etwa 5—10 Tagen vorgenommen wird, zieht örtliche Entzündungserscheinungen, Fieber, Abgeschlagenheit usw. nach sich; um so weniger, je schonender die Abtötung war; angewendet z. B. gegen Typhus, Cholera, Pest (siehe unten). Von BESREDKA ist neuerdings die orale Verabreichung von Typhus- und Cholera-Vaccins nach vorausgehender Einnahme von Galle als wirksamer empfohlen.

e) Schutzimpfung durch Bakterienextrakte.

Die spezifisch wirksamen Antigene lassen sich teilweise aus den Bakterienleibern der Kulturen extrahieren und von unwirksamen oder schädlichen Bestandteilen trennen. Am einfachsten gelingt diese Isolierung der Antigene bei den Bakterien, welche durch Ektotoxine wirken. Sie treten als leichtlösliche Stoffe in die Kultursubstrate über, wie bei Diphtherie-, Tetanusbacillen, Bac. botulinus. Injektion der bakterienfreien Filtrate führt bei geeigneten Tieren zu hochgradiger Immunität. Für den Menschen ist die aktive Immunisierung mit Toxinen im allgemeinen nicht verwendbar, weil die Giftempfänglichkeit sehr verschieden und die Dosierung zu unsicher ist.

Um auch diejenigen wirksamen Bestandteile zu erhalten, welche nicht nach außen diffundieren, sondern in der Leibessubstanz der Bakterien enthalten sind, hat man die verschiedensten Verfahren verwendet.

Besonders bewährt haben sich: Autolyse der Bakterien; wäßriger Extrakt aus abgetöteten Bakterien; Schüttelextrakte mit Wasser oder Kochsalzlösung; Extrahieren durch Ammonsulfat, Kalilauge, Antiformin, Glycerin und viele andere Chemikalien. Oder man gewinnt durch Erhitzen der Kultur auf 60° und Filtration „freie Receptoren"; oder die Aufschließung der Leibesbestandteile wird durch mechanische Zertrümmerung, durch Auspressen unter hohem Druck, durch Zerreiben nach dem Gefrieren erreicht. — Handelt es sich um aktive Immunisierung gegen Toxine, so sind die Kulturbedingungen von wesentlichem Einfluß; zur Beseitigung der lebenden Bakterienzellen ist statt des Filtrierens oft deren Abtötung, z. B. durch Carbol, oder Ausschleudern empfehlenswert; oft auch noch eine Abschwächung der Toxine durch Erwärmen, JCl_3, Licht usw.

Erwähnt sei noch die zuerst von METSCHNIKOFF verwendete Methode, vollvirulente Erreger in Säckchen aus Schilfhaut oder Kollodium in die zu immunisierenden Tiere einzuführen. Die in Berührung mit den tierischen Flüssigkeiten lebenden Parasiten sollen wirksamere Antigene bilden, als in künstlichen Kulturen; und die fortgesetzte Diffusion kleiner Mengen dieser Antigene soll besser immunisieren als die zeitweise Einverleibung massiver Dosen. — Auch therapeutisch hat man abgetötete Bakterien oder Bakterienextrakte zu verwenden versucht, die während der Krankheit die Schutzkräfte des Körpers anregen und eine gewisse Immunität hervorrufen sollen (s. oben „Vaccinetherapie").

b) Passive Immunisierung durch Verwendung von Serum hochimmunisierter Tiere.

Durch fortgesetzte aktive Immunisierung von Tieren in geeigneten Abständen und unter Steigerung der Antigendosen lassen sich unter Umständen solche Konzentrationen von spezifischen Antikörpern im Serum der Versuchstiere herstellen, daß eine kleine Menge des Serums, nicht mehr als in einer Injektion subcutan einem Menschen einverleibt werden kann, hinreicht, um eine etwaige Invasion der betreffenden Krankheitserreger unschädlich zu machen. Die Übertragung solchen Immunserums mit fertigen Antikörpern ruft keinerlei Reaktion im geimpften Körper hervor; dieser verhält sich passiv und bildet selbst keine neuen Schutzkörper; aber es entsteht relativ rasch, jedenfalls innerhalb 24 Stunden, eine Immunität, die allerdings innerhalb einiger Wochen bis Monate wieder verschwindet und in diesem wichtigen Punkte erheblich hinter der aktiven Immunisierung zurücksteht. — Derartige Sera lassen sich auch oft therapeutisch benutzen. Sie liefern ferner mehrfach wertvolle Hilfsmittel zur Diagnose der parasitären Erkrankungen. — Es sind zu unterscheiden:

1. Antitoxische Sera. Wirken ausschließlich durch Antitoxine, welche durch aktive Immunisierung geeigneter Tiere mit leichtlöslichen Ektotoxinen

entstanden sind, Diphtherieantitoxin, Tetanusantitoxin, Botulismusantitoxin, Pyocyaneusantitoxin; ferner Ruhrserum (s. unten); Antitoxin gegen ein von Rauschbrandbacillen geliefertes Toxin (GRASSBERGER und SCHATTENFROH); und das Pollantin (DUNBAR), ein Antitoxin gegen das in den Pollen namentlich der Gramineen enthaltene, bei spezifisch disponierten Personen „Heufieber" hervorrufende Toxin.

Auch gegen Schlangengift sind von CALMETTE antitoxische Sera hergestellt, die prophylaktisch und kurz nach dem Biß gute Resultate zu geben scheinen. Da mit verschiedenen Giften (Neurotoxin namentlich bei den Kolubriden, z. B. bei der Kobraschlange, Hämorrhagin bei den Viperiden) gerechnet werden muß, sind multivalente Sera zweckmäßig. — Der antitoxische Effekt der Sera wird anscheinend nicht nur dadurch gesteigert, daß man die toxischen Antigene möglichst aufzuschließen versucht, sondern auch dadurch, daß man diese den Versuchstieren durch intravenöse Injektion einverleibt (BESREDKA).

2. Antiinfektiöse Sera. Enthalten hauptsächlich Bakteriolysine, Bakteriotropine, auch Antiendotoxin, Antiektotoxin und Agglutinin. Werden durch Vorbehandlung mit Antigenen erhalten, die entweder aus löslichen Kulturprodukten gewonnen sind oder aus den frischen Leibern der Erreger. Zum Schluß der Vorbehandlung kann meist die Injektion lebender virulender Erreger nicht entbehrt werden. — Über die Schwierigkeiten der Gewinnung hochwertiger Sera siehe unter „Bakteriolysine". — In Gebrauch ist Ruhr-, Pest-, Streptokokkenserum, ferner Serum gegen Rinderpest, Schweineseuche, Schweinerotlauf usw. Eine Schutzimpfung tritt häufig nur unvollkommen zutage, und es bedarf großer Serummengen. Therapeutisch sind, außer bei Ruhr, Milzbrand, Schweinerotlauf und Hühnercholera, befriedigende Resultate kaum zu verzeichnen. Wo kräftigere Schutzwirkung, namentlich aber meßbare heilende Wirkung hervortritt, da handelt es sich anscheinend um ein gemischtes Serum mit gleichzeitigem Gehalt an Antitoxinen (Gasbrandserum, KLOSE, v. WASSERMANN, FICKER).

3. Agglutinierende und präcipitierende Sera; mittels Injektion abgetöteter Bakterien (lebende pflegen hier keine besseren Resultate zu ergeben) bzw. präcipitogener Substanzen gewonnen. Nur zu diagnostischen Zwecken. Über die Anwendungsweise bei der Cholera-, Typhus-, Pest-, Meningitisdiagnose s. im Anhang. — Über komplementbindende und anaphylaktisierende Sera siehe oben.

c) Kombinierte aktive und passive Immunisierung.

Es liegt nahe, die Vorteile beider Immunisierungsmethoden zu vereinigen und ihre Nachteile erheblich zu verringern dadurch, daß man nacheinander in gewissem Intervall oder gleichzeitig (Simultanmethode) durch (evtl. abgeschwächte) Krankheitserreger aktiv und, durch Serum immuner oder spezifisch immunisierter Tiere, passiv immunisiert: Das Serum bewirkt, daß der Schutz sofort eintritt und daß die infolge der aktiven Immunisierung auftretenden Reaktions-(Krankheits-)Erscheinungen geringer werden; die Einverleibung der Krankheitserreger gewährt dagegen eine erheblich längere Dauer des Impfschutzes. — Man kann nach der „Mischungsmethode" Virus und Immunserum mischen und dann injizieren; meist geht man so vor, daß die durch Hitze abgetöteten Bacillen mit Immunserum versetzt werden und somit „sensibilisierte" Bacillen entstehen (BESREDKA). — Im allgemeinen sind die Schwierigkeiten, gleichmäßige Impfresultate zu erzielen, bei der kombinierten Methode relativ groß; Antigen und Antikörper müssen in richtigem Verhältnis stehen, und da beide leicht Schwankungen unterworfen sind, wird ein ungünstiges Überwiegen des einen oder anderen Bestandteils um so leichter eintreten.

Bewährt hat sich die kombinierte Methode bei einigen Tierkrankheiten: bei Schweinerotlauf (gleichzeitige Einimpfung von wenig abgeschwächten Bacillen und „Susserin"); bei Rinderpest (durch Galle der gefallenen Tiere, welche Antikörper und abgeschwächte Erreger nebeneinander enthält, mit eventueller Nachimpfung mit Rinderpestblut; oder nach der Simultanmethode virulentes Blut + Serum); ferner bei Milzbrand. Auch bei Maul- und Klauenseuche wurde ein Gemisch von wirksamer Lymphe aus den Blasen kranker Schweine mit Serum hochimmunisierter Pferde bzw. Rinder, dem später Lymphe allein folgt, empfohlen (LÖFFLER). Auch für menschliche Infektionskrankheiten, Pest, Typhus, Cholera, ist kombinierte Impfung namentlich nach der Mischmethode vielfach versucht, nicht immer mit entsprechendem Erfolg.

Außer der „Serovaccination" kommt bei den durch Ektotoxine wirkenden Erregern als kombinierte Methode auch die „Serotoxinimpfung" in Betracht; die Giftlösungen werden mit antitoxinhaltigem Serum gemischt und dadurch abgeschwächt oder neutralisiert. Auch bei vollständiger Absättigung des Toxins durch Antitoxin kann im Körper eine beschränkte Trennung erfolgen. SMITH, BABÈS u. a. haben das Verfahren für Diphtherie ausprobiert; auch bei Tetanus und Rauschbrand ist es anwendbar. Schon v. BEHRING hat für die aktive Immunisierung von Menschen gegen Diphtherie die kombinierte Methode empfohlen, die neuerdings namentlich in Amerika in großem Umfange angewendet wird; anscheinend günstig sind die Ergebnisse auch bei Ruhr (siehe im Speziellen Teil).

Trotz der guten Ergebnisse mancher neuerer Immunisierungsverfahren dürfen wir nicht hoffen, alle oder auch nur die meisten Infektionskrankheiten ausschließlich durch Schutzimpfungen zu bekämpfen. Allgemeine Schutzimpfungen sind z. B. nicht angebracht bei Krankheiten wie Erysipel, Gonorrhöe, Pneumonie, die nach dem Überstehen der Erkrankung leicht rezidivieren, oder bei solchen, wo nach völligem Erlöschen der Krankheit keine sichere Immunität zurückbleibt (Syphilis, Tuberkulose); ebensowenig bei Krankheiten, wo nur passive Immunisierung anwendbar ist und der Impfschutz zu kurze Zeit dauert. Bei wieder anderen parasitären Krankheiten, wie bei Cholera, Abdominaltyphus, Fleckfieber, sind die zur Verhütung der Übertragung geeigneten Maßregeln verhältnismäßig einfach und unter vorgeschrittenen Kulturverhältnissen leicht durchführbar; daher sind ausgedehnte Schutzimpfungen hier meist nicht in Betracht zu ziehen, wohl aber bei Personen oder Gruppen von Personen, welche der Ansteckung besonders ausgesetzt sind (Pflegepersonal; Truppenteile im Kriege, Expeditionen in unzivilisierte Länder). Tritt z. B. in Orten oder Stadtteilen eine stärkere Häufung von Diphtheriefällen hervor, so kann es zweckmäßig sein, die Schulkinder in größerem Umfang zu immunisieren; fast stets wird es angezeigt sein, in den Familien, wo ein Diphtheriefall vorkommt, die Angehörigen und namentlich die übrigen Kinder mit Schutzimpfung zu versehen. — Ebenso ist beim Ausbruch von Pest mit Schutzimpfungen von Angehörigen des Kranken, Ärzten, Krankenwärtern, Desinfektoren usw. zu rechnen.

Für eine allgemeine, regelmäßige Impfung der ganzen Bevölkerung eignen sich dagegen bis jetzt nur die Pocken. Gegenüber dieser Krankheit versagen unsere sonstigen prophylaktischen Maßregeln so sehr, und die Impfung ist im allgemeinen so gefahrlos und von so sicherer und langanhaltender Wirkung, daß sie hier unbedingt den rationellsten Schutz darstellt.

IV. Die örtliche und jahreszeitliche Disposition zu Infektionskrankheiten.

Bei näherer Betrachtung der im vorstehenden aufgezählten mannigfaltigen Infektionsquellen, Transportwege und Empfänglichkeitsgrade ergibt sich ohne weiteres, daß diese keineswegs bei jeder Ausbreitung einer Infektionskrankheit in gleicher Weise in Funktion treten werden, sondern daß vielfache Variationen — der Art, daß bald diese bald jene Infektionsquellen eine große Rolle spielen, während andere fehlen; daß dieser Transportweg offen, jener verschlossen ist usw. — selbstverständlich sind. Demnach dürfen wir auch von vornherein keinerlei gleichmäßige Ausbreitung der Infektionskrankheiten erwarten, sondern müssen uns diese Ausbreitung als etwas so Wechselndes und oft von kleinlichen Zufälligkeiten Abhängiges vorstellen, daß weder eine hartnäckige Lokalisation, noch ein scheinbar unvermittelter Sprung der Krankheit, noch eine Pandemie auf einen neuen, außerhalb der stets beteiligten und bekannten Faktoren gelegenen Einfluß hindeutet.

Allerdings begegnen wir gewissen auffälligen Gesetzmäßigkeiten in der örtlichen und jahreszeitlichen Verbreitung mancher Infektionskrankheiten. Die eine Stadt bzw. das eine Land zeigt sich regelmäßig stärker ergriffen als das andere; gewisse Zeitabschnitte gehen mit einer besonderen Häufung von Krankheiten zusammen, andere mit einer Verminderung. Diese gesetzmäßigen Unterschiede haben zur Annahme einer örtlichen und jahreszeitlichen Disposition geführt, die ihren Grund in besonderen, von der natürlichen Beschaffenheit der Örtlichkeit ausgehenden, jahreszeitlich wechselnden Einflüssen auf die Krankheitserreger haben soll, so daß nicht mehr der Kranke und die von ihm ausgehenden Infektionsquellen, sondern eben jene Beschaffenheit der Örtlichkeit für die Ausbreitung der Krankheit ausschlaggebend wird.

Örtliche Unterschiede dieser Art beobachtet man zwischen den verschiedenen Klimaten. So ist das Gelbfieber an die tropische Zone gebunden, während umgekehrt Fleckfieber bei tropischer Wärme sich nicht verbreitet. In beiden Fällen werden indes nicht eigentlich die Krankheitserreger, sondern die zur Übertragung erforderlichen Stechmücken bzw. Kleiderläuse durch die klimatischen Verhältnisse beeinflußt. — Oft findet man aber auch innerhalb desselben Klimas starke Unterschiede der Häufigkeit und dann angeblich vorzugsweise als Folge einer verschiedenen Bodenbeschaffenheit. Jahreszeitliche Schwankungen sollen teils mit besonderen Witterungsverhältnissen, teils wiederum mit wechselnden Bodenverhältnissen zusammengehen.

Es ist indes bereits früher gezeigt, daß auch die natürlichen Lebenssubstrate, insbesondere der Boden, nur ausnahmsweise geeignet sind, das Gedeihen und die Verbreitung der Infektionserreger zu beeinflussen. Jedenfalls werden wir daher diese Momente erst dann zu einer Erklärung örtlicher und zeitlicher Unterschiede heranziehen dürfen, wenn einige andere, bei dieser wechselnden

Verteilung der Infektionskrankheiten sicher mitwirkende Faktoren zur Erklärung nicht ausreichen.

Nun ist es ganz zweifellos, daß die Verbreitung der Infektionsquellen, die Gangbarkeit der Transportwege und die individuelle Empfänglichkeit sich außerordentlich verschieden gestalten, je nach den Verkehrsverhältnissen eines Ortes und Landes, nach den Sitten und Lebensgewohnheiten, nach der Beschäftigungsweise, der durchschnittlichen Wohlhabenheit, nach den Wohnungs- und Ernährungsverhältnissen, endlich nach dem Grad der Durchseuchung der Bevölkerung; alle diese Momente lassen ausgeprägte Unterschiede im Auftreten der Infektionskrankheiten als selbstverständlich erscheinen.

So sind Handels- und Verkehrszentren den Infektionsquellen mehr ausgesetzt als abgelegene Orte. Eine in überfüllten Wohnungen und in Fabrikräumen in steter enger Berührung lebende, schlecht genährte Bevölkerung gewährt ungleich bessere Bedingungen für die Ausbreitung der Infektionsquellen, als eine zerstreut wohnende, vorzugsweise im Freien beschäftigte, wohlhabende Bevölkerung. An dem einen Orte können gute Einrichtungen zur Entfernung der Infektionsquellen (Wasserleitung, Kanalisation, Schlachthäuser) bestehen, während in anderen Städten oder Ländern eine Reinhaltung der Wohnung, Kleidung und Utensilien von Infektionserregern auf viel größere Schwierigkeiten stößt. Selbst scheinbar bedeutungslose Einrichtungen und Gewohnheiten sind oft von erheblichem Einfluß.

Ebenso unterliegen die Transportwege örtlichen und zeitlichen Schwankungen. An einem Orte ist eine geeignete Krankenpflege eingerichtet, die Bevölkerung ist zu Reinlichkeit erzogen, die Nahrung wird sorgfältig zubereitet und in gekochtem Zustand genossen, für tadelloses Wasser ist Sorge getragen, während in anderen Ländern, Städten und Stadtteilen weniger gut vorgesorgt ist.

Auch die natürliche und die erworbene Disposition oder Immunität ist für die Verbreitungsweise der Infektionskrankheiten äußerst bedeutungsvoll. Oft zeigt eine ganze Bevölkerung eine durchschnittlich höhere Empfänglichkeit gegen vom Darm aus eindringende Infektionserreger, als die Bevölkerung einer anderen Stadt, weil schlechte Ernährung, Neigung zum Übermaß u. dgl. dort vorherrschen und die natürlichen Schutzvorrichtungen des Körpers schwächen. Das Erlöschen von Epidemien und ihr vorzeitiges Verschwinden ist vielfach auf die Durchseuchung und die dadurch erzielte Immunität eines Teils der Bevölkerung zurückzuführen. Überspringt eine Epidemie einzelne Bezirke, so erklärt sich dies oft daraus, daß vor nicht langer Zeit an dieser Stelle ein Hauptherd derselben Seuche bestanden hatte und daß zur Zeit des neuen Einbruchs wenig empfängliche Individuen vorhanden waren.

Jahreszeitliche Unterschiede kommen in ähnlicher Weise zustande. Das Leben der Bevölkerung in der warmen Jahreszeit begünstigt infolge des langen Aufenthaltes im Freien, der Gelegenheit zum Baden, der Erleichterung der Reinigung von Wäsche und Wohnung weit weniger die Ausbreitung gewisser Kontagien als der Winter. Eine bestimmte Jahreszeit äußert vielleicht auf die Häufigkeit gewisser Krankheiten dadurch Einfluß, daß in dieser Zeit die Gruben und Tonnen geräumt und die Fäkalien, und mit diesen Infektionserreger, vielfach verbreitet werden. Auch die Ernte von Nahrungsmitteln, die in oberflächlichem, mit menschlichen Exkrementen gedüngten Boden gewachsen sind, kann in demselben Sinne wirken. Ferner kommt die jahreszeitlich sehr wechselnde Menge der Insekten in Frage. Endlich veranlaßt die individuelle

Disposition Unterschiede der jahreszeitlichen Verbreitung; insbesondere liefern die in der warmen Jahreszeit gehäuft auftretenden Verdauungsstörungen eine ausgesprochene Disposition für Typhus, Cholera und Ruhr.

Am wenigsten werden noch diejenigen Infektionskrankheiten, welche **sehr ansteckend** sind und stets über reichlichste Infektionsquellen und zahlreichste Transportwege verfügen, von Schwankungen betroffen werden, weil beim Fehlen der **einen** Infektionsgelegenheit immer noch andere Gelegenheiten zur Genüge vorhanden sind. Dennoch beobachtet man **selbst bei den akuten Exanthemen**, z. B. bei den Pocken, ausgeprägte gesetzmäßige Schwankungen infolge der jahreszeitlich wechselnden Lebensgewohnheiten. In **weit stärkerem** Grade müssen derartige Schwankungen hervortreten bei Infektionskrankheiten, wo die Infektionsquellen, die Transportwege, die Eintrittsstätten beschränkt sind und nur bei einem gewissen Zusammenwirken äußerer Umstände eine weitere Ausbreitung der Infektion zustande kommt, wie z. B. bei Typhus, Cholera, Ruhr, Diphtherie, Pest, Genickstarre u. a. m.

Auch für diese Infektionskrankheiten liegt somit kein Anlaß vor, die Ursache der örtlichen und jahreszeitlichen Schwankungen in geheimnisvollen, am **Boden** haftenden Einflüssen auf das ektogene Leben der Krankheitserreger zu suchen.

Eine **Bekämpfung der örtlichen und jahreszeitlichen Disposition** kann daher nur in einem Vorgehen gegen die Infektionsquellen, gegen die Gangbarkeit der Transportwege und gegen die individuelle Disposition bestehen; und die darauf abzielenden Verfahren, im großen Maßstabe auf eine ganze Bevölkerung angewendet, müssen zu einer Verminderung der an betreffenden Orten beobachteten Häufigkeit der Infektionskrankheiten führen.

Die Mehrzahl dieser Maßnahmen erfordert allerdings von seiten der Staatsbehörden und Gemeinden eine fortgesetzte Arbeit und allmähliche Vorbereitung bereits in epidemiefreien Zeiten. Dafür sind aber auch diejenigen Länder und Städte, welche zielbewußt solche Arbeiten durchgeführt haben, in geradezu überraschendem Grade durch eine Verbesserung der Gesundheitsverhältnisse und durch eine Verminderung der Infektionskrankheiten belohnt worden.

Seitens der „Lokalisten" wird bei Typhus, Cholera, Gelbfieber usw. ausschließlich auf die Beseitigung der lokalen und zeitlichen Disposition im Sinne dieser Schule, d. h. auf eine Reinigung und Drainierung des Bodens, Wert gelegt. Die besondere Behandlung der ansteckungsfähigen Absonderungen, die Sachen- und Wohnungsdesinfektion usw. halten die Lokalisten für unwesentlich und die dafür verausgabten Geldsummen für weggeworfen. Dagegen soll durch Kanalisation oder geregelte Abfuhr der Boden so weit von organischen Verunreinigungen befreit werden, daß er nicht mehr zur Entwicklung und Reifung der Krankheitserreger geeignet ist, oder es sollen die Feuchtigkeitsschwankungen des Bodens, die ihn zeitweise zu seiner wichtigen Funktion geeignet machen, durch Kanalisation oder Drainage beseitigt werden. — Daß die Lokalisten durch ihr Drängen nach einwandfreier Beseitigung der Abfallstoffe der praktischen Hygiene große Dienste geleistet haben, sei gern anerkannt. Es ist aber bereits mehrfach ausgeführt, daß ihre Anschauungen mit unseren heutigen Kenntnissen über die Lebenseigenschaften der Krankheitserreger und mit unseren zweifellosen Erfahrungen über die Übertragungsweise der in Rede stehenden Krankheiten im Widerspruch stehen. Es würde daher nicht zu verantworten sein, wollten wir im Vertrauen auf die Richtigkeit einer unbewiesenen und unwahrscheinlichen Hypothese gut begründete und bewährte Maßnahmen gegen die Infektionskrankheiten unterlassen.

Außer den jahreszeitlichen Schwankungen zeigen viele Seuchen **innerhalb längerer Zeiträume starke zeitliche Unterschiede der Häufigkeit im gleichen Lande.** Bei Cholera, Influenza, Pest usw. beobachtet man jahrzehntelange Pausen; bei Diphtherie, Scharlach, Masern usw. wechseln Perioden starker Häufung mit solchen, die einen starken Rückgang zeigen. Für diese Schwankungen kommt teils der jeweilige Stand der hygienischen Maßnahmen in Betracht, deren Förderung durch gute Wasserversorgung, Städtereinigung, persönliche Reinlichkeit, Schutzimpfungen usw. eindämmend wirkt, deren Verschlechterung verschwundene Seuchen wieder aufleben lassen kann (Fleckfieber im Kriege). Außerdem aber ist für diese Frequenzbewegung die persönliche Empfänglichkeit oft von ausschlaggebender Bedeutung. Die wellenförmige Bewegung, welche Seuchen wie Diphtherie, Scharlach und Masern in ihrem zeitlichen Auftreten in Deutschland zeigen, wird offenbar beherrscht von der Zahl der einer Ansteckung ausgesetzten Personen und von dem „Kontagionsindex", d. h. der Ziffer, welche erkennen läßt, wie oft unter den exponierten Personen tatsächlich Erkrankung erfolgte. Die Diphtheriekurve z. B. kommt dadurch zustande, daß in allmählichem treppenförmigem Ansteigen weniger empfängliche Lebensgenerationen von immer höher empfänglichen gefolgt werden, bis ein Gipfel erreicht ist, von welchem ab wieder weniger empfängliche Generationen folgen, so daß Absinken der Kurve eintritt (GOTTSTEIN).

Literatur.

1. Geschichtliches.

LÖFFLER: Vorlesungen über die geschichtliche Entwicklung der Lehre von den Bakterien. 1. Teil. Bis zum Jahre 1878. Leipzig 1887. (Der 2. Teil: „Die R. KOCHschen Methoden und die daraus gewonnenen Untersuchungsmethoden" ist nicht erschienen.) — NEUBURGER und PAGEL: Handb. d. Geschichte d. Med. 1902—1909. — Vgl. weiterhin die geschichtlichen Einleitungen in den nachstehend aufgeführten größeren Lehr- und Handbüchern.

2. Allgemeine Bakteriologie.

FLÜGGE, C. (in Verbindung mit P. FROSCH, E. GOTSCHLICH, W. KOLLE, W. KRUSE und R. PFEIFFER): Die Mikroorganismen. 3. Aufl. 1896. — FISCHER, ALFRED: Vorlesungen über Bakterien. 1903. — KRUSE: Allgemeine Mikrobiologie. 1910. — BENEKE: Bau und Leben der Bakterien. 1912. — MEYER, ARTHUR: Die Zelle der Bakterien. 1912. — RUBNER, GRUBER, FICKER (mit zahlreichen Mitarbeitern): Handb. d. Hygiene Bd. 3, Infektionskrankh. 1913. — FRIEDBERGER und PFEIFFER: Lehrb. d. Mikrobiol. 1919. — KRUSE: Einführung in die Bakteriologie. 1920. — HEIM: Lehrb. d. Bakteriol. 6. u. 7. Aufl. 1922. — LEHMANN und NEUMANN: Bakteriol. (mit Atlas). 7. Aufl. 1926. — LIESKE: Allgemeine Bakterienkunde. 1926.

3. Allgemeine Protozoenkunde.

DOFLEIN: Lehrb. d. Protozoenkunde. 4. Aufl. 1916. — HARTMANN und SCHILLING: Die pathogenen Protozoen, zugleich Einführung in die allgemeine Protozoenkunde. 1917. — HARTMANN: Allgemeine Morphologie und Physiologie der Protozoen, in Friedberger-Pfeiffers Lehrb. d. Mikrobiol. (s. o.). — NÖLLER: Die wichtigsten parasitischen Protozoen des Menschen und der Tiere. 1922.

4. Werke mit besonderer Berücksichtigung der pathogenen Mikroorganismen.

Außer den unter 2 und 3 aufgeführten Werken von FLÜGGE, RUBNER-GRUBER-FICKER, FRIEDBERGER und PFEIFFER, KRUSE, HEIM, LEHMANN und NEUMANN, HARTMANN und SCHILLING, NÖLLER

KOLLE und WASSERMANN (mit sehr zahlreichen Mitarbeitern): Handb. d. pathog. Mikroorganismen. 2. Aufl. 8 Bände. 1912—1913. (Neue Aufl. im Erscheinen.) — GOTSCHLICH und SCHÜRMANN: Leitfaden der Mikroparasitologie und Serologie. 1920. — KOLLE und HETSCH: Die experimentelle Bakteriologie und die Infektionskrankheiten. 6. Aufl. 1922. — HOFFMANN: Hygiene. Aus von Schjerings Handb. d. ärztl. Erfahrungen im Weltkriege

1914—1918. Bd. VII. 1922. — JOCHMANN-HEGLER (unter Mitwirkung von NOCHT und PASCHEN): Lehrb. d. Infektionskrankh. 1924. — v. WASIELEWSKI: Pathogene tierische Parasiten, in Rubner-Gruber-Fickers Handb. d. Hyg. Bd. 3. 1913. — v. PROWAZEK und NÖLLER (mit zahlreichen Mitarbeitern): Handb. d. pathogenen Protozoen Bd. 3. 1911—1925. — NEUMANN und MAYER: Atlas und Lehrbuch wichtiger tierischer Parasiten. 1914. — BRAUN: Die tierischen Parasiten des Menschen. 6. Aufl. 1925. — MENSE: Handb. d. Tropenkrankh. 3. Aufl. 1924—1925. — MAYER, MARTIN: Exotische Krankheiten. 1924.

Auf diese unentbehrlichen Nachschlagewerke muß auch bezüglich der Literatur zu den im speziellen Teil aufgeführten einzelnen parasitären Krankheiten verwiesen werden.

5. Epidemiologie.

HIRSCH: Handbuch der histor.-geogr. Pathologie. 1881 ff. — GOTTSTEIN: Allgemeine Epidemiologie. 1897. — Die Periodizität der Diphtherie. 1903. — EWALD: Soziale Medizin (Seuchenlehre). 1911. — GOTSCHLICH: Allgemeine Epidemiologie, in Rubner-Gruber-Fickers Handb. d. Hyg. Bd. 3. 1913. — MÜLLER: Vorlesungen über allgemeine Epidemiologie. 1914. — MÖLLERS: Gesundheitswesen und Wohlfahrtspflege im Deutschen Reich. 1923.

6. Immunität.

METSCHNIKOFF: L'Immunité. 1901. — EHRLICH: Gesammelte Arbeiten zur Immunitätsforschung. 1904. — WRIGHT: Studien über Immunisierung. 1909. — v. WASSERMANN: Hämolysine usw. 1910. — MÜLLER: Vorlesungen über Infektion und Immunität. 4. Aufl. 1913. — ROSENTHAL: Tierische Immunität. 1914. — KRAUS-LEVADITI (mit zahlreichen Mitarbeitern): Handb. d. Immunitätsforschung. 2. Aufl. 1914. — DIEUDONNÉ-WEICHARDT: Immunität, Schutzimpfung und Serumtherapie. 10. Aufl. 1920. — BORDET: Traité de l'immunité dans les maladies infectieuses. 1920. — D'HÉRELLE: Le Bactériophag, son rôle dans l'immunité. 2. Aufl. 1926. — WOLFF-EISNER (mit zahlreichen Mitarbeitern): Handb. d. experimentellen Therapie, Serum- und Chemotherapie. 2. Aufl. 1926. — BESREDKA: Immunisation locale, pansements spécifiques. (Die lokale Immunisierung. Spezifische Verbände.) Deutsche Übersetzung von BLUMENTHAL. 1926.

7. Methodik.

Außer den betreffenden Kapiteln in den oben genannten Werken

FICKER: Einfache Hilfsmittel zur Ausführung bakteriologischer Untersuchungen. 3. Aufl. 1921. — KISSKALT: Praktikum der Bakteriologie. 5. Aufl. 1923. — KLIMMER: Technik und Methodik der Bakteriologie und Serologie. 1923. — KRAUS und UHLENHUTH (mit zahlreichen Mitarbeitern): Handb. d. mikrobiologischen Technik. Bd. 3. 1923—1924. — ABEL-OLSEN: Bakteriologisches Taschenbuch. 27. Aufl. 1925. — GOTSCHLICH (mit zahlreichen Mitarbeitern): Handb. d. hygienischen Untersuchungsmethoden. 3 Bände. 1926—1927. — FRIEDEMANN: Taschenbuch der Immunitätslehre. 1910. — SCHMIDT: Serologische Technik 1920. — CITRON: Die Methoden der Immunodiagnostik, Immuno- und Chemotherapie. 4. Aufl. 1923. — HAMMERSCHMIDT: Serologische Untersuchungstechnik. 1926.

A. Spaltpilze als Parasiten.

Eine nach provisorischen Merkmalen (siehe oben) aufgestellte Systematik ergibt folgende Übersicht der hygienisch interessierenden Arten (ohne Anspruch auf Vollständigkeit):

I. Coccaceae, Kokken.

A. Streptokokkus: Wachstum in einer Richtung; nach GRAM färbbar. Meist spärliches Wachstum in Kulturen. Unbeweglich.

1. Typus des Diplokokkus; in manchen Substraten nur Diplokokken, in anderen (namentlich Bouillon) kurze Ketten bildend. Kokken rund oder lanzettförmig. Pathogen: Diplococcus lanceolatus capsulatus (Pneumokokkus).

2. Typus des Streptokokkus. In Bouillon meist längere Ketten bildend. Häufig in Milch, Käse usw.; in Abwässern von Zuckerfabriken. Pathogen: Str. pyogenes s. pathogenes.

B. Sarcina: Zellen teilen sich in drei Richtungen des Raumes, bilden Pakete. Nach GRAM färbbar. Wachstum auf festem Substrat meist als trockene Häufchen. Oft farbig. In Flüssigkeiten mehrere Arten beweglich und geißeltragend. Zahlreiche Arten, z. B. S. alba, flava, aurantiaca, fulva, rosea. Häufig im Luftstaub. Mehrere Arten auch im Mageninhalt.

C. Mikrokokkus: Zellen teilen sich unregelmäßig in verschiedenen Richtungen.

1. Typus Diplokokkus. Meist breite Kokken, nicht nach GRAM färbbar, oft schwer züchtbar. Micrococcus catarrhalis, häufig im Schleim der Nase. Pathogen: Micrococcus gonorrhoeae; Micrococcus intracellularis meningitidis epidemicae.

2. Typus Tetragenus. Kokken bleiben nach der Teilung zu vieren vereinigt; Kapselbildung. Nach GRAM färbbar. Üppig wachsend. M. tetragenus.

3. Typus Staphylokokkus. Regellose Haufen bildend. Reine Kugelform. Grampositiv. Leicht wachsend. Weiß oder farbig. M. candicans, aurantiacus, flavus, roseus usw. Pathogen: Staphyl. pyogenes.

II. Bacillaceae, Bacillen.

A. Familie Bacillus, Bacillen, welche endogene Sporen bilden.

1. Gruppe: Heubacillen. Meist große Bacillen, sehr verbreitet; auffällig widerstandsfähige Sporen. Wachsen üppig in Form dicker Häute. Einzelne liefern heftig wirkende Endotoxine.

2. Gruppe: Milzbrandbacillus.

3. Gruppe: Anaerobe Sporenbildner. Buttersäurebacillen. Pathogen: Bac. botulinus (Wurstvergiftung); Bac. des Rauschbrandes, des malignen Ödems, des Gasbrands, des Tetanus.

B. Familie Bakterium; ohne endogene Sporenbildung.

1. Gruppe: Proteus. Beweglich; meist gramnegativ; Form wechselnd. Fast stets im Anfang der Fäulnis; gelegentlich pathogen durch Toxinwirkung, siehe Fleisch- und Fischvergiftung.

2. Gruppe: Fluorescierende und pigmentbildende Bacillen. Meist kleine Bakterien, erzeugen Pigment in der Kolonie (z. B. B. prodigiosus) oder grünliche Fluorescenz in der Umgebung der Kolonien auf Gelatine, mit oder ohne Verflüssigung. Gramnegativ. Viele weit verbreitete Arten; häufig in Wasser; auch phosphorescierende Arten.

3. Gruppe: Kolibakterien. Bakterien mittlerer Größe, gramnegativ, beweglich und geißeltragend. Auf Nährgelatine meist Häute ohne Verflüssigung bildend. — Stets im Dickdarminhalt. Harmlose, aber auch pathogene Arten; nahestehend: Bac. typhi; Bac. paratyphi usw.

4. Gruppe: Aerogenes-Bakterien. Ähnlich den vorigen, aber unbeweglich. B. der Milchsäure-, der Essiggärung usw. Einige Arten harmlose Darmbewohner, andere pathogen, z. B. der B. der Ruhr.

5. Gruppe: Bacillen der hämorrhagischen Sepsis. Kurze Bacillen, an den Polenden färbbar, gramnegativ, unbeweglich, Gelatine nicht verflüssigend. Vorzugsweise Parasiten. B. der Pest, B. der Kaninchensepsis, der Wildseuche, der Hühnercholera usw. Oft Übergänge zur 3. und 4. Gruppe.

6. Gruppe: Influenzabacillus. Sehr kleine Bacillen, gramnegativ, wachsen nur auf hämoglobinhaltigem Nährsubstrat. Nahestehend Keuchhustenbacillus.

7. Gruppe: Rotlaufbacillus. Sehr feine schlanke Bacillen, in Gelatine feine Fäden bildend ohne Verflüssigung; grampositiv. B. des Rotlaufs der Schweine; B. der Mäusesepticämie.

8. Gruppe: Rotzbacillus. Schlanke, sporenfreie, gramnegative Bacillen. B. des Rotzes.

9. Gruppe: Diphtheriebacillus. Keilförmige, grampositive Bacillen, ältere Indiv. Keulen bildend oder zerfallend. Unbeweglich. B. diphtheriae; B. der Pseudodiphtherie; B. der Xerose.

10. Gruppe: Tuberkelbacillus. Sporenfreie, schlanke, unbewegliche, grampositive Bacillen, „säurefest", langsam wachsend, in Kulturen schleimige oder trockene faltige Häute. B. tuberculosis des Menschen, der Rinder, der Vögel, der Kaltblüter; im Smegma, in Kuhmilch, Wasser, auf Gräsern usw. verwandte nicht pathogene Arten. Nahestehend Leprabacillus.

Die Bacillen der drei letzten Gruppen werden, weil sie verästelte Fäden bilden können, von manchen Autoren unter den Actinomyceten beschrieben.

III. Spirillaceae, Spirillen.

A. Familie **Vibrio**. Kurze, starre, kommaartig gekrümmte Zellen, zuweilen in schraubenartigen Verbänden. Eine (selten zwei) endständige Geißel. Gramnegativ. Zahlreiche saprophytische Arten namentlich in Wasser, auch in Käse, Erde, Darmschleim usw. Pathogen: V. cholerae; V. Metschnikovii.

B. Familie **Spirillum**. Zellen lang, korkzieherartig, starr; Geißelbüschel. Gramnegativ. Verschiedene Arten in Faulflüssigkeiten, Kot usw. Sp. rubrum, tenue, undula, rugula, volutans.

C. Familie **Spirochäte**. Biegsame, zugespitzte, spiralig gewundene Fäden. Von den meisten Autoren jetzt den Protozoen zugerechnet, siehe dort.

In der folgenden Beschreibung der einzelnen pathogenen Spaltpilze sind zuvörderst die morphologischen und biologischen Eigenschaften des Erregers geschildert, dann der Verlauf des Tier- oder Menschenexperiments; darauf die natürliche Verbreitungsweise, abgeleitet teils aus den Fundorten der Erreger, teils aus den epidemiologischen Beobachtungen; schließlich die Bekämpfung der Infektionsquellen, der Infektionswege und der individuellen Disposition.

1. Staphylococcus pyogenes.

Der häufigste **Eitererreger**, wird in mehr als 50 % aller eiternden Wunden, Abscesse usw. gefunden. Fast regelmäßig als einzige oder weitaus überwiegende Bakterienart in Acnepusteln, Furunkeln, Panaritien, Phlegmonen; ferner bei Ekzemen; bei Osteomyelitis; in vielen Fällen von Sepsis und Pyämie (Puerperalfieber). In Mischinfektionen oft neben Tuberkelbacillen, Actinomyces, Diphtheriebacillen, in Pockenpusteln usw.

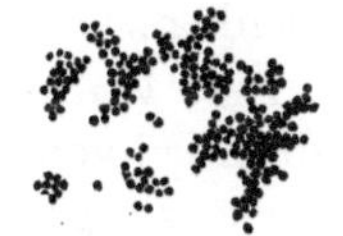

Abb. 165.
Staphylococcus
pyogenes.

Im mikroskopischen Präparat findet man kleine, unter 1 μ messende, in regellosen Haufen (Trauben, daher Staphylokokkus von $\dot{\eta}$ $\sigma\tau\alpha\varphi\nu\lambda\dot{\eta}$, die Weintraube) liegende Kokken (Abb. 165); Grampositiv. — Wächst leicht auf Gelatineplatten; oberflächliche Kolonien verflüssigen die Gelatine (eiweiß- und leimlösende Fermente), bewirken Einziehungen und Löcher mit steilen Rändern. Auf Kartoffeln üppiger Belag; in Milch reichliches Wachstum unter Gerinnung (starke Säurebildung). Ein obligat anaerober Staphylokokkus wurde neuerdings öfters bei schwerer Puerperalsepsis gefunden.

Auf Kulturflächen, welche der Luft ausgesetzt sind, bilden die pyogenen Staphylokokken oft Farbstoffe (mit Alkohol, Äther usw. extrahierbar). Aus Eiterungen wächst meist der St. pyog. **aureus** mit goldgelber Farbe; selten der St. pyog. **citreus** mit citronengelber Farbe; häufig treten als Begleiter pigmentfreie Kolonien des St. pyog. **albus** auf. Letzterer wird besonders häufig von **normaler** Haut und Schleimhaut erhalten; selbst in tieferen Hautschichten ist er vorhanden. Wasser, Luft, Staub liefern gleichfalls öfter weiß, selten farbig wachsende Staphylokokken. Diese dürfen nicht ohne weiteres als den pyogenen Stämmen gleichwertig angesehen werden (siehe unten).

Zu **Tierversuchen** sind Mäuse wegen ihrer individuell sehr schwankenden Empfindlichkeit gegen Staphylokokkeninfektionen, Meerschweinchen wegen ihrer sehr geringen Empfänglichkeit gar nicht geeignet. Dagegen kann man bei **Kaninchen** durch intrapleurale und intraperitoneale Injektion nicht zu geringer Dosen eitrige Pleuritis und Peritonitis mit anschließender Pyämie hervorrufen. Bei intravenöser Injektion verursachen selbst kleine Dosen (frisch aus menschlichen Krankheitsherden herausgezüchteter Stämme) Eiterherde in Nieren und Herzmuskel; Tod meist durch embolische Nephritis. Auch endokarditische und osteomyelitische Krankheitsprozesse können sich anschließen, namentlich bei jungen Tieren und nach Verletzung der Herzklappen bzw. Knochen. Beim Einbringen von Staphylokokken in eine oberflächliche Hornhautwunde entsteht ein Cornealgeschwür und Hypopyon. Bei subcutaner oder intramuskulärer Einverleibung entstehen meist nur lokale, oft geringfügige Eiterungen, bei cutaner häufig gar keine Reaktionen. — Beim

Menschen führen Einreibungen auf die normale Haut zu Acnepusteln, Furunkeln und Phlegmonen.

Die Wirkungen im Tierkörper sind zum großen Teil Folge der Toxine, welche der Pilz erzeugt. Diese bestehen 1. in einem Hämolysin, das die Erythrocyten energisch auflöst. In vitro nachweisbar, am besten mit filtrierter Bouillonkultur, die 10—14 Tage alt ist. 2. Leukolysin (Leukocidin); die Leukocyten erleiden blasige Degeneration und Kernschwund. Ebenfalls in vitro demonstrabel durch die bioskopische Methode (M. Neisser): Frische Leukocyten werden mit einer schwachen Methylenblaulösung und Leukocidin in fallenden Mengen versetzt; lebende Leukocyten reduzieren das Methylenblau zu einer Leukoverbindung, in den mit ausreichend Leukocidin versetzten Gläsern bleibt die blaue Farbe bestehen. 3. Nekrotisierende Gifte, welche Gewebszellen, namentlich in der Niere (Nephrotoxin) und im Unterhautbindegewebe, zerstören. 4. Die schwach toxischen, aber stark Leukocyten anlockenden Bestandteile der Bakterienleiber, die namentlich beim Absterben frei werden. 5. Chronisch wirkende Toxine, welche Marasmus der Tiere und oft amyloide Degeneration verursachen.

Der mit diesen Giften ausgerüstete Erreger verursacht zunächst heftige Entzündung; dann tritt gegenüber den chemotaktisch angelockten Leukocyten das Leukolysin, gegenüber den Gewebszellen nekrotisierendes Gift in Funktion. Unter Umständen erfolgt Einbruch in die Blutbahn, Festsetzen und Wuchern der Staphylokokken in gewissen Gefäßbezirken, bis ein verstopfender Thrombus entsteht; in dessen Umgebung wieder Einschmelzung des Gewebes und Absceßbildung; von einem Thrombus aus oft Verschleppungen in andere Gefäße. Metastasen namentlich in Nieren, Herz (Endokarditis), Gelenken.

Die Widerstandsfähigkeit des Staphylokokkus ist sehr erheblich, jedoch bei verschiedenen Stämmen außerordentlich schwankend. Es gibt solche, welche zweistündiges Erhitzen auf 70^0, $5^0/_0$ Carbolsäure 13 Minuten, $1^0/_{00}$ Sublimat 30 Minuten und länger ohne Schaden aushalten; relativ empfindlich sind sie gegen $50—60^0/_0$igen Alkohol. Meistens tritt bei fortgesetzter künstlicher Kultur Virulenzverlust ein.

Natürliche Verbreitungsweise. Fundorte für die Staphylokokken sind außer den oben aufgezählten krankhaften Veränderungen die normale Haut, die Schleimhäute, namentlich der Nase und des Mundes, die Kleider, Wohnungsstaub usw. Sie sitzen in der Haut, werden aufs leichteste durch die Finger von Nase oder Mund aus auf eine Wunde übertragen. Auch Furunkel u. dgl. entstehen meist durch mechanisches Einreiben der in der Haut schon vorhandenen Staphylokokken. Bei manchen Menschen kommt offenbar eine gesteigerte Disposition zu Hilfe, z. B. bei Diabetes.

Nach den Untersuchungen von Kolle und Otto, Schottmüller u. a. besteht indes doch ein Unterschied zwischen den Staphylokokken aus menschlichen Eiterherden und solchen, die von normaler Haut oder Schleimhaut usw. stammen. Nur erstere liefern reichlich Hämolysin und Leukolysin; sie werden außerdem durch Serum, das mittels Vorbehandlung von Tieren mit den von erkrankten Menschen stammenden Staphylokokken gewonnen ist, in stärkerer Verdünnung agglutiniert, die Kokken saprophytischer Herkunft dagegen nur durch Serum, das aus solchen saprophytischen Kokken hervorgegangen ist. Danach scheint der staphylokokkenkranke Mensch mehr, als man bisher annahm, das Zentrum für die Verbreitung darzustellen, und größere Vorsicht gegenüber Eiterherden, abschließende Verbände bei Furunkeln, Eczemen usw. wird am Platze sein.

Nach Versuchen von GEISSE gelingt es, saprophytische Staphylokokken durch fortgesetzte Passage der in Kollodiumsäckchen in die Bauchhöhle von Meerschweinchen eingebrachten Kulturen in Stämme mit allen Merkmalen der pathogenen Staphylokokken überzuführen. Ob auch bei der Ansiedlung in Wunden usw. des Menschen saprophytische Kokken eine solche Umwandlung erfahren können, ist noch zweifelhaft; die von vornherein pathogenen wird man immerhin als die gefährlicheren ansehen müssen.

Immunisierung und Serumtherapie bei Staphylomykosen. Aktive Immunisierung gelingt bei Kaninchen durch Infektion erst abgetöteter, dann abgeschwächter, schließlich lebender Staphylokokken; Mißerfolge sind häufig. Beim Menschen hat in Fällen chronischer Furunculose die WRIGHTsche Vaccination mit abgetöteten Kokken oft günstigen Erfolg (aber nicht bei Sepsis). v. WASSERMANN empfahl einen mit Carbol und Gelatine konservierten Schüttelextrakt von Staphylokokken, das „Histopin", bei lokalen Affektionen, BESREDKA in neuester Zeit Verbände mit Filtraten aus Bouillonkulturen („Antivirus").

Das von aktiv immunisierten Tieren gewonnene Immunserum kann ziemlich hohen Agglutinationstiter (1:1200) zeigen, hat aber geringe bakteriolytische Kraft; auch Komplementzugabe hilft nichts. Trotzdem hat es für Tiere schützende Wirkung, die vermutlich auf dem Bakteriotropingehalt und der Begünstigung der Phagocytose beruht. Injiziert man einem 24 Stunden vorher mit Immunserum behandelten Tier Staphylokokken intraperitoneal, so sind nach 30 bis 60 Minuten alle Kokken anfangs in große mononucleäre, später in kleine polynucleäre Leukocyten aufgenommen, während im Kontrolltier die meisten Staphylokokken noch frei sind. — Beim Menschen sind befriedigende Resultate noch nicht erzielt. Vielleicht bietet vor nicht aseptischen Operationen (am Darm usw.) ein Mobilmachen von Leukocyten durch Nucleinsäure und daneben Injektion von Immunserum Aussicht auf Erfolg.

Ein diagnostischer Hinweis auf verborgene chronische Staphylokokkenherde kann dadurch gegeben werden, daß das Blut des Kranken abnorme Mengen von Antihämolysin enthält, während bei Gesunden nur wenig davon vorhanden ist. Krankenblut erzeugt daher starke Hemmung der durch Staphylokokkenkultur im Reagensglas eintretenden Hämolyse (Versuchsanordnung von HOMUTH).

MORGENROTH empfahl zur Behandlung von Staphylokokkeneiterungen Vucin (Chininderivat) und Rivanol (Acridiniumderivat) und fand von klinischer Seite mannigfache Zustimmung.

2. Streptococcus pathogenes.

Ebenfalls häufig im Wundeiter; ferner fast regelmäßig auf den normalen menschlichen Schleimhäuten, auf der Rachenschleimhaut bei 80% der Untersuchten. Wird außerdem als Krankheitserreger angesehen bei Lymphangitis, Erysipel, Puerperalfieber und anderen septischen Erkrankungen; bei nicht diphtherischer Angina (normale Rachenschleimhaut ergibt häufig den gleichen Befund), Endokarditis, Otitis, Meningitis; bei gewissen Darmkatarrhen der Säuglinge in den Dejekten und in der entzündeten Darmschleimhaut. Vielfach mischt er sich anderen Krankheitserregern bei, so bei Diphtherie, Phthise, Gelenkrheumatismus (vielleicht von Streptokokkenangina verschleppt), Pocken usw. und verursacht hier oft schwere, nicht selten tödliche Komplikationen.

Diplokokken und Ketten von meist mehr als 8 Gliedern (δ $\sigma\tau\varrho\varepsilon\pi\tau\delta\varsigma$, die Halskette). Die einzelnen Kokken oft abgeplattet; manchmal schlecht färbbar, länglich (Involutionsformen). Zuweilen Kapselbildung. Grampositiv. — Wachstum in Kulturen viel schwächer als beim Staphylokokkus; am besten bei über 30° liegender Temperatur und auf deutlich alkalischem Substrat, dem Traubenzucker und Ascitesflüssigkeit, Menschenserum oder -blut zugesetzt ist. Zarte Kolonien. Wachstum in Bouillon in Form eines Bodensatzes von langen Ketten (Abb. 166).

In Kulturen rasch absterbend. Bei fortgesetzter Kultur meist Virulenzabnahme, dagegen üppigeres Wachstum. — Im übrigen ziemlich widerstandsfähig, namentlich in einhüllenden Sekretschichten; verträgt dann auch Austrocknen gut. Resistenz der einzelnen Stämme sehr verschieden.

Noch schwankender ist die Virulenz. Alle größeren Tiere sind refraktär. Manche Stämme sind gegen Mäuse und Kaninchen stark virulent und können durch fortgesetzte Passage durch Tiere der gleichen Art immer virulenter werden. Ein Millionstel Kubikzentimeter einer solchen Kulturbouillon kann noch akute Sepsis hervorrufen (ARONSON). — Lösliche Toxine und Endotoxine finden sich in den Kulturen nur in geringer Menge; jedoch ist im Tierkörper die Toxinbildung wahrscheinlich erheblicher. Hämolysin ist in den Kulturen nachweisbar, aber weniger als bei den Staphylokokken (s. unten).

Die Verschiedenheit der Erkrankungen, die der Pilz hervorruft, hat zu der Annahme geführt, daß mehrere durch morphologische und biologische Eigenschaften differenzierte Varietäten von Streptokokken bestehen, von denen die eine diese, die andere jene Erkrankung veranlaßt. Bei einzelnen Stämmen hat man nur kurze Ketten (mit weniger als 8 Gliedern) beobachtet (Str. brevis); bei anderen eine (aber nicht für einen einzelnen Stamm charakteristische) Neigung zur Bildung zusammengeballter Flocken in Bouillon (Str. conglomeratus); wieder andere Stämme zeigen Neigung zu besonderen Lokalisationen im Körper (in den Gelenken die bei Gelenkrheumatismus gezüchteten Kokken);

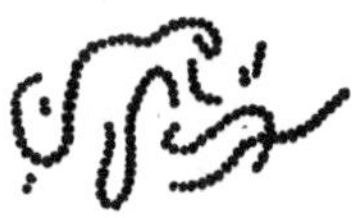

Abb. 166. Streptococcus pathogenes. Reinkultur 500:1.

nicht selten sind anaerobe Stämme gefunden (Vagina). Nach ihrer Hämolysin- und Farbstoffbildung bei Züchtung auf Blutagarplatten (2 Teile Menschenblut + 5 Teile Agar) unterscheidet SCHOTTMÜLLER: 1. Str. vulgaris haemolyticus (der gewöhnliche Str. pyogenes), bildet weißgraue Kolonien, die nach 12 Stunden infolge von Resorption des Hämoglobins kreisrunde, helle Höfe von 2—3 mm Durchmesser aufweisen. Blutbouillon wird carminrot. Virulenz für Mäuse und Kaninchen manchmal sehr groß. 2. Str. mitior s. viridans, bildet feine, langsam wachsende, graugrüne Kolonien, keine oder ganz geringe hämolytische Höfe. Blutbouillon wird glasig-braunrot. Tiervirulenz stets sehr gering. 3. Str. putridus s. anaerobius, wächst streng anaerob in weißen Kolonien ohne Hämolyse unter Entwicklung von Schwefelwasserstoff. Blutbouillon zuerst ponceaurot, nach etwa 10 Tagen fast schwarz. Keine Tiervirulenz. 4. Str. mucosus, bildet große, saftig-schleimige, grüngraue Kolonien; Blutbouillon grünlich. Hohe Pathogenität für Mäuse und Kaninchen. 5. Str. anhaemolyticus vulgaris, wächst in zarten Kolonien ohne Hämolyse oder Verfärbung. — Von diesen 5 Arten findet sich die erste in der Mehrzahl der Sepsisfälle, die zweite namentlich bei der chronischen Endocarditis lenta, die dritte häufig beim septischen Abort, die vierte bei den verschiedensten Infektionen, die fünfte vielfach auf den normalen Schleimhäuten.

Nach BRAUNs Untersuchungen ist das von den Streptokokken in geeigneter Nährbouillon gebildete Hämatoxin ein echtes Sekretionsprodukt, das bei den verschiedenen Streptokokken identisch ist.

Alle die beobachteten, scheinbar unterscheidenden Merkmale sind jedoch bei fortgesetzter Kultur nicht konstant. Auch hat sich in neueren Untersuchungen gezeigt, daß bei Infektionen (Maus) mit hämolytischen Streptokokken jeden Virulenzgrades in den ersten Stunden nach der Impfung eine Virulenzverminderung der injizierten Keime, Verlust der hämolytischen Fähigkeit und Auftreten von Grünfärbung auf Blutagar stattfinden kann, von denen die erste nur vorübergehend ist, während die „Vergrünung" bestehen bleibt (Kuczynski). Außerdem geht die Virulenz gegenüber Tieren keineswegs parallel der Virulenz gegenüber Menschen; der gleiche Stamm hat sogar auf verschiedene Menschen ganz ungleiche Wirkung. Ob daher im Einzelfall Erysipel oder Angina oder Sepsis durch Streptokokken hervorgerufen wird, das hängt nicht von der Virulenz als konstantem Artmerkmal, sondern einmal von der Eingangspforte und der Zahl der Erreger, dann von der Virulenz der Kokken gegenüber dem befallenen Individuum und von der Empfänglichkeit des letzteren für den einzelnen Streptokokkenstamm ab.

Es ist noch fraglich, ob die saprophytisch auf den normalen Schleimhäuten lebenden Streptokokken zur Krankheitserregung befähigt sind (vielleicht wenigstens dann, wenn die Sekrete abnorm geworden sind, z. B. das Vaginalsekret alkalisch statt sauer), oder ob diese Eigenschaft ausschließlich den aus menschlichen Krankheitsherden stammenden Kokken zukommt, die namentlich durch Kokkenträger Verbreitung finden können. Unter den saprophytisch wuchernden Streptokokken findet man oft solche, die nur kurze Ketten bilden, die Gelatine verflüssigen, gramnegativ und höchstens für Tiere pathogen sind (Mastitis der Kühe). Diese lassen sich vielleicht als eine besondere Art abzweigen. Aber oft begegnet man auch saprophytischen langen Streptokokken, die in allen wesentlichen Eigenschaften mit den aus Krankheitsherden gezüchteten übereinstimmen (Milchsäurebildner in Milch, s. S. 435), und vielleicht nur anfangs Differenzen in der Hämolysinbildung aufweisen. — Von großer Bedeutung ist unter diesen Umständen ein Mittel, den Virulenzgrad herausgezüchteter Streptokokken zu bestimmen. Am besten eignet sich dazu die Methode von Bürgers. Sie beruht darauf, daß die virulenten Streptokokken von normalen menschlichen Leukocyten schlecht, die avirulenten erheblich besser gefressen werden. Es wird daher mit einer 1,5%igen Natriumcitratlösung eine Emulsion der Streptokokken hergestellt, diese zu gleichen Teilen mit normalem Menschenblut gemischt, 10 Minuten bei 37° gehalten, dann ausgestrichen, gefärbt. Man zählt unter 100 Leukocyten die, welche nicht gefressen haben; diese Ziffer ist die Virulenzzahl. Bei avirulenten beträgt sie 0 bis 30, bei virulenten 50 bis 100.

Die Bekämpfung wird mit tunlichst weitgehenden Isolierungsmaßregeln gegenüber den zweifellos gefährlichen streptokokkenhaltigen Krankheitsherden rechnen müssen. Da aber eine gewisse ubiquitäre Verbreitung immerhin möglich ist, wird die Bekämpfung vor allem auch auf Immunisierung und Serumtherapie gerichtet sein. Aktive Immunisierung läßt sich bei Kaninchen, Ziegen, Eseln, Pferden durch wiederholte Injektion steigender Dosen von Bouillonkulturen erreichen. Beim Menschen ist Vaccinetherapie nach Wright mit dem homologen Stamm versucht. — Das Immunserum, hauptsächlich Bakteriotropine enthaltend, hat deutliche Schutzwirkung bei Tieren derselben Art und gegen die homologen Bakterien, d. h. den Stamm, mit welchem die Tiere aktiv immunisiert sind. Auch Heilung kann noch 24 Stunden nach der Infektion mit der 100fachen Immunisierungsdosis erreicht werden.

Das Immunserum hat auch agglutinierende Eigenschaften. Im ganzen läßt sich die Agglutination bei Streptokokken nicht gut beobachten, weil die Ketten leicht spontan zusammenkleben. Ausnahmsweise hat man hochgradige Agglutination (bis 1 : 4000) gegenüber homologen Stämmen beobachtet, gegenüber anderen nur 1 : 4 bis 1 : 200.

Untersuchungen amerikanischer Forscher (Dochez, Ehepaar Dick) haben neuerdings die schon früher mehrfach behauptete, aber zumeist stark bezweifelte Existenz besonderer Scharlach - Streptokokken wahrscheinlich gemacht, die mit Scharlachserum (in sehr starken Verdünnungen) agglutiniert werden, ein spezifisches Toxin bilden und bei Pferden die Gewinnung eines antitoxischen Serums ermöglichen, das sich prophylaktisch und therapeutisch gegenüber dem Scharlach anscheinend gut bewährt, gleichfalls eine Bestätigung älterer, aber wieder fallengelassener Beobachtungen von Tavel, Moser u. a.

Im übrigen sind die therapeutischen Erfahrungen mit Streptokokken-Sera nicht günstig. Notwendig ist entweder Herauszüchtung des „eigenen" Stammes des Kranken und Herstellung des Serums mit diesem; oder „polyvalentes" (besser „multivalentes") Serum, d. h. ein aus verschiedenen Stämmen gemischtes Serum, das der Mannigfaltigkeit im Bau des Receptorenapparates bei den Streptokokken entspricht. Marmorek, Denys, Aronson haben vorzugsweise tiervirulente Stämme zur Herstellung des Serums benutzt (obwohl die Tiervirulenz nicht maßgebend ist für die Menschenvirulenz); Menzer (Gelenkrheumatismusserum) menschenvirulente Stämme. Bei letzteren Seris entsteht die neue Schwierigkeit, daß ihr Titer nicht an Tieren geprüft werden kann. Ruppel hat daher bei der Vorbehandlung tiervirulente Stämme zugefügt, um dadurch wenigstens gewisse Anhaltspunkte für die Prüfung zu gewinnen. Bei puerperalen, noch nicht zu weit vorgeschrittenen Prozessen scheinen wenigstens die noch nicht ergriffenen Organe vor der Infektion geschützt zu werden; auch prophylaktische Injektionen vor Operationen sollen günstig gewirkt haben.

Bei lokalen Erkrankungen hat Besredka, wie bei Staphylokokkeninfektionen, Verbände mit Filtraten von Bouillon-Kulturen („Streptokokken-Antivirus") empfohlen.

3. Diplococcus lanceolatus (Pneumokokkus, Lanzettkokkus).

Von B. Fraenkel 1885 bei croupöser Pneumonie entdeckt und fast regelmäßig im rostfarbenen Sputum und auf Schnitten der erkrankten Organteile zu finden. Häufig auch bei Lobulärpneumonien, meist mit Strepto- und Staphylokokken gemischt. Sekundäre Ansiedlungen rufen Pleuritis, Meningitis, Endokarditis, Otitis media usw. hervor. Einwanderung erfolgt wahrscheinlich meist von der Mund- und Rachenhöhle aus, wo man den Diplokokkus bei gesunden Menschen hauptsächlich im Oberflächenepithel fast stets, wenn auch vielleicht im abgeschwächten Zustand, antrifft. Von da aus kann auch ohne Pneumonie an den verschiedensten Stellen Entzündung, z. B. Otitis, Endo- oder Perikarditis usw. hervorgerufen werden. Ferner findet man die Kokken bei der im Frühjahr oft epidemisch auftretenden Conjunctivitis. Bei Verletzungen der Cornea veranlassen die Lanzettkokken das Ulcus corneae serpens.

Pneumonie wird gelegentlich durch andere Bakterieninvasionen bewirkt; so durch Streptokokken, Influenza-, Pestbacillen. Zuweilen treten allein oder neben den Pneumokokken dicke, gramnegative, unbewegliche, mit Kapseln versehene Bacillen in den Vordergrund, die früher von Friedländer als Erreger der Pneumonie angesprochen wurden, aber wohl nur ausnahmsweise diese Rolle spielen; sie wachsen üppig in Form eines dicken schleimigen Belags auf künstlichem Nährsubstrat und stehen den Ozaena- sowie den Rhinosklerombacillen nahe.

Die Pneumokokken haben Ei- oder Lanzettform (s. Abb. 167); sie sind nach Gram färbbar; in Präparaten aus dem erkrankten Menschen oder Tier, namentlich da, wo frische Krankheitsherde vorliegen, zeigen sie deutliche Kapseln, die ungefärbt oder schwach gefärbt die kräftig gefärbten Kokkenpaare umgeben. In künstlichen Kulturen gedeihen sie schwer; am besten bei 35—37° auf Ascitesagar, Blutagar oder Blutserum und namentlich Eieragar. Sie bilden tautropfenähnlichen, nicht konfluierenden Belag. Wie der Streptococcus mucosus bilden sie auf Blutagar Methämoglobin (keine Hämolyse) und werden gleich ihm in Galle oder frischer Lösung von gallensauren Salzen (1 ccm 10%ige Lösung von taurochols. Na mit 1 ccm Bouillonkultur vermischt) gelöst, ein Unterschied gegenüber den anderen

Streptokokken. — Die Kulturen sterben rasch ab, schon durch Austrocknen; in schleim- und eiweißhaltiger Hülle halten sich die Kokken aber erheblich länger. Überimpft man die Kulturen häufig, so kann man sie zwar am Leben erhalten, aber sie verlieren dann rasch ihre Virulenz.

Will man die Kokken lebend und virulent erhalten, so muß man entweder Blut von infizierten Mäusen, an Fäden angetrocknet, oder Organstücke (Milz, Herz) trocken im Exsiccator aufbewahren (Haltbarkeit 6 Monat) oder fortgesetzt auf empfängliche Tiere übertragen. Die meisten üblichen Versuchstiere sind wenig empfänglich, in hohem Grade aber Mäuse und Kaninchen. Oft schon nach subcutaner Einimpfung kleiner Dosen, sicher nach Injektion in die Blutbahn, entsteht bei diesen Tieren starke Vermehrung der Kokken im Blute, Septicämie, die rasch zum Tode führt, oft mit entzündlichen Prozessen in den verschiedensten Organen, Pleuritis, Endokarditis usw. Bei den sonst wenig empfänglichen Meerschweinchen treten oft spontane tödliche Pneumokokkenaffektionen (Pneumonien, Peritonitiden u. a.) auf, wenn man sie C-Vitamin-arm ernährt.

Bei der geringen Haltbarkeit der Kokken können wir nicht annehmen, daß sie den Menschen aus einer toten Umgebung befallen. Vielmehr wuchern sie auf normalen menschlichen Schleimhäuten als Epiphyten und werden dort für gewöhnlich durch die Schutzkräfte des Körpers, insbesondere die Phago- cytose, in Schranken gehalten. Erst wenn z. B. durch sog. Erkältung, Katarrhe, Verletzungen, Ernährungsanomalien u. a. eine besondere Organdisposition hergestellt ist, bringen es die Kokken zur Ansiedlung und Wucherung. Diese wird vermutlich begünstigt durch einen hohen Virulenzgrad, der den ge- wöhnlich im Mundsekret gefundenen Erregern im allgemeinen nicht anhaftet, sondern nur besonderen Stämmen, wie sie vor allem auf den Schleimhäuten von Pneumonikern und bei Leuten aus deren Umgebung vorkommen. Nach neueren amerikanischen, allerdings nicht über-

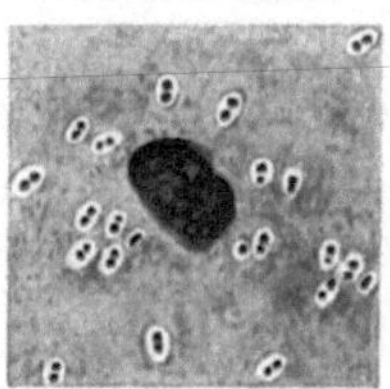

Abb. 167. Diplococcus lanceolatus (FRÄNKEL) Mäuseblut 600:1. (Nach GOTSCHLICH und SCHÜRMANN.)

all bestätigten Arbeiten sollen sich mit Hilfe der Agglutination und des Tier- versuchs (Schutzwirkung bei Mäusen) vier Typen von Pneumokokken unter- scheiden lassen und der Typus des gewöhnlichen Mundbewohners nur selten ursächlich an Pneumonien beteiligt sein. Kokkenträger spielen, ähnlich wie bei der Genickstarre, hier wohl auch die Hauptrolle bei der Verbreitung. Dadurch würde es auch verständlich, daß es 1. endemische Herde von Pneumonie gibt; daß 2. die Häufigkeit pneumonischer Erkrankungen auch bei Erwachsenen bis zu einem gewissen Grade der Häufigkeit der akuten Infektionsfieber des Kindesalters parallel geht (KRUSE); und daß 3. kleine Epidemien von Pneumonie auftreten, bei denen eine Übertragung von Person zu Person mit Bestimmtheit nachweisbar ist.

Die Bekämpfung kann daher nicht auf die Beseitigung der Erreger, sondern muß vorzugsweise auf Immunisierung und Serumtherapie ausgehen. — Aktive Immunisierung bei Menschen erfolgt bis zu einem gewissen Grade durch das Überstehen einer Pneumonie; jedoch ist der Schutz unsicher und von wechselnder Dauer. Mit dem Serum von Rekonvaleszenten sind bei Tieren Schutzwirkungen erreicht, angeblich zuweilen auch Erfolge beim erkrankten Menschen. — Bei Tieren läßt sich durch Vorbehandlung zunächst mit abge- töteten Kulturen oder Kulturextrakten, schließlich mit hochvirulenten lebenden Kulturen aktive Immunisierung bewirken. Durch das (am besten unter

Verwendung mehrerer Stämme gewonnene, also multivalente) Serum solcher Tiere lassen sich Tiere schützen; bei Menschen scheint die Wirkung unsicher zu sein. Auch bei Ulcus corneae serpens sind die Heilerfolge zweifelhaft; dagegen ist die Schutzwirkung des (möglichst schnell angewendeten) Serums bei Verletzungen der Cornea anerkannt (Römer).

Günstige therapeutische Wirkungen gegen Pneumokokkenerkrankungen werden mit gewissen Chininderivaten erzielt, besonders mit dem Äthylhydrocuprein = Optochin, das schon in einer Verdünnung von 1:100000 auf Pneumokokken (nicht auf Streptokokken) entwicklungshemmend wirkt (Morgenroth).

Die pyogenen Staphylokokken, Streptokokken und Lanzettkokken sind beim Menschen die häufigste Ursache von örtlichen Eiterungen gelegentlich unter Giftbildung (Toxämie), von Pyämie (schubweise Metastasen in einzelne andere Organe; besonders Staphylokokken) und von Septikämie (dauernde Anwesenheit und Vermehrung von Eitererregern im Blut und Ansiedlung in zahlreichen Organen; besonders Strepto- und Pneumokokken). Eiterung kann im Experiment und ausnahmsweise auch beim Kranken ohne lebende Bakterien, z. B. durch freigewordene Toxine, bewirkt werden; in der Regel kommen aber nur lebende Erreger, außer den genannten Kokken auch z. B. Micr. tetragenus, Pest-, Typhus-, Coli-Bacillen, in Betracht.

Zu arger Verwirrung der ätiologischen Begriffe hat die Bezeichnung „Blutvergiftung" für die mit hohem Fieber einhergehenden Allgemeinerkrankungen geführt, die sich oft an kleine und unscheinbare Verletzungen der Haut oder an Schleimhautwunden anschließen. Hier ist niemals das Eindringen eines Giftes von außen in den Körper beteiligt, wie z. B. giftige Farbe, Leichengift, Phosphor, Tinte usw., sondern diese Krankheitserscheinungen sind stets auf die Ansiedlung und Wucherung von lebenden Mikroorganismen zurückzuführen. Dieselben sind entweder, wie sehr häufig, auf der Haut oder Schleimhaut schon vorhanden, ehe die Verletzung erfolgt; oder die Erreger können, unabhängig von der Verletzung, erst nachträglich durch Berührung mit dem Finger, mit Speichel, Verbandzeug u. dgl. in die Wunde gelangen.

4. Mikrococcus Gonorrhoeae (Gonokokkus).

Regelmäßig im gonorrhoischen Sekret (Albert Neissser 1879). Diplokokken von Kaffeebohnenform; der Teilungsspalt nicht von geraden, sondern etwas ausgebuchteten Linien begrenzt (Abb. 168). Nach Gram nicht färbbar, zum Unterschiede von ähnlichen, in der normalen Harnröhre vorkommenden Kokken, die grampositiv sind. Liegen bei frischer Erkrankung in Haufen auf den Epithelien, bei längerer Krankheitsdauer fast nur extracellulär, während der akuten Krankheitsperiode hauptsächlich in den polynucleären Leukocyten. — In künstlicher Kultur ziemlich schwierig zu züchten. Wächst nur bei 35—37° in Serum- oder Ascites-Bouillon, auf Ascites-, Blut- oder Serumagar-Platten, die mit menschlichem Serum oder mit Schweineserum und Nutrose bereitet sind. Aufbewahrung der Kulturen in der Kälte, der flüssigen außerdem unter Überschichtung mit Paraffinöl, da sonst häufige Überimpfung erforderlich. Resistenz, auch gegen Austrocknen, sehr gering.

Versuchstiere sind sämtlich für die Infektion unempfänglich; höchstens lassen sich gewisse Wirkungen (Infiltrationen und Nekrosen) durch die hitzebeständigen Endotoxine der Kokken erzielen. Beim Menschen auf verschiedenen

Schleimhäuten wachstumsfähig, namentlich in der Urethra, Vagina, im Rectum und, namentlich bei jugendlichen Individuen, auf der Conjunctiva; oft Sekundär-infektionen der benachbarten Drüsen und Schleimhäute, der Harn- und Ge-schlechtsorgane mit Ausgang in Sterilität. Manchmal werden auch Gelenke, Herzklappen, Sehnenscheiden und andere Organe ergriffen. — Übertragung der Krankheit fast nur durch direkte Berührung, vorzugsweise durch den Coitus, zuweilen durch Handtücher, Wäsche, Schwämme,

Badewasser (Epidemien in Kinderspitälern). Keine Immunität durch Überstehen der Krankheit; es kann sogar während einer chronischen Gonorrhöe eine neue akute erworben werden. Serum von aktiv immunisierten Tieren kann die Giftwirkung bei Tieren aufheben; bei Erkrankten ohne Erfolg. Bessere Resultate durch Vaccinebehandlung mit abgetöteten Gonokokken (Arthigon). — Zur Ver-hütung der Blennorhoea neonatorum gonor-rhoica sind die Hebammen angewiesen, in allen irgendwie verdächtigen Fällen unmittelbar nach der Geburt einige Tropfen Höllensteinlösung (nach

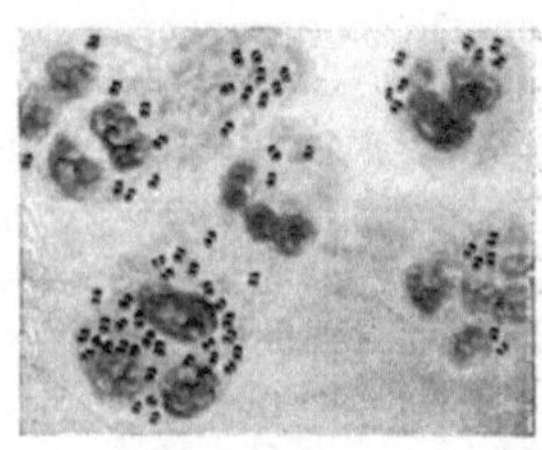

Abb. 168. Gonokokken.
Eiter. 500:1.
(Nach GOTSCHLICH und
SCHÜRMANN.)

CREDÉ; nach v. HERFF besser das schonendere Silberpräparat Sophol) in den Conjunctivalsack der Neugeborenen einzuträufeln. — Bestimmungen des Reichs-gesetzes zur Bekämpfung der Geschlechtskrankheiten siehe S. 380.

5. Mikrococcus intracellularis meningitidis (Meningokokkus).

Meningitis kann durch syphilitische und tuberkulöse Prozesse (Basilar-meningitis) entstehen, ferner durch Streptokokken und — relativ häufig — durch Lanzettkokken. Letztere Erkrankungen zeigen auch zuweilen eine Häufung, ohne daß indes eine wirkliche Epidemie sich entwickelt. Tritt Meningitis in stärkerer Verbreitung auf, so handelt es sich fast immer um den Meningokokkus als Krankheitserreger (WEICHSELBAUM 1887).

Ausgedehntere Epidemien sind 1854—1875 in Europa beobachtet; 1904 bis 1905 kamen in dem Industriegebiet Oberschlesiens etwa 3000 Erkrankungen mit fast 2000 Todesfällen, 1906—1907 in den Reg.-Bez. Düsseldorf und Arnsberg ähnlich zahlreiche Erkrankungen vor. Die Epidemien beginnen meist im zweiten Teil des Winters und erreichen im Frühling und Frühsommer ihren Höhe-punkt. Vorwiegend wird die ärmere Bevölkerung befallen, und unter dieser namentlich Kinder.

Krankheitsbild: Nach einer Inkubation von 2—3 Tagen Rachenröte; hohes Fieber, bohrender Kopfschmerz, Genickstarre (Opisthotonus mit Steifheit der Nackenmuskeln), Erbrechen, ausgedehnter Gesichtsherpes, allgemeine Hauthyperästhesie, Rigidität der Beinmuskulatur (KERNIG), Störungen im Gebiete der Gehirn- und Spinalnerven. Die Krankheit verläuft meist tödlich, zuweilen in wenigen Stunden; nach der Genesung hinter-bleibt oft Erblindung oder Taubheit.

Die Erreger sind semmelförmige Doppelkokken, den Gonokokken sehr ähnlich; stets gramnegativ. Meist in Leukocyten eingelagert (Abb. 169). — Züchtung gelingt nur bei 37⁰ auf besonderen Nährböden, am besten auf Blut-, Serum- oder Ascitesagar. Die Kolonien auf solchen Platten sind tautropfenartig durchsichtig und leicht zerreiblich; bei 60facher Vergrößerung erscheinen die oberflächlichen Kolonien fein, die tiefliegenden dunkel und gröber granuliert. Ein mikroskopisches Abstrichpräparat zeigt die Kokken in ungleichmäßiger Verteilung und weist zahlreiche Verschiedenheiten der Einzelkokken in bezug auf Größe (zuweilen Riesenformen), Lagerung (oft zu vieren) und Färbbarkeit auf (Abb. 170). — Ähnliche, im Rachenschleim und gelegentlich auch in den Meningen vorkommende, gramnegative Kokken, wie der Mikrococcus catarrhalis (R. PFEIFFER; siehe unten), der Diplococcus pharyngis flavus, siccus und cinereus sowie der Diplococcus crassus, bei dem sich manche Individuen grampositiv, andere negativ verhalten, bilden weniger durchsichtige, dunklere und grobkörnige Kolonien, die meist schwerer verreiblich und im ganzen verschiebbar sind. Ferner gewährt eine gewisse Unterscheidung das Vergärungsvermögen gegenüber Kohlenhydraten, sowie die Löslichkeit durch gallensaure Salze. Zuverlässiger, aber auch nicht immer, gelingt sie durch agglutinierendes Serum von mit Meningokokken vorbehandelten Tieren, das Meningokokkenstämme nach 24 Stunden bei 55° in einer Verdünnung von 1:50 bis 1:200 und mehr agglutiniert, Kulturen

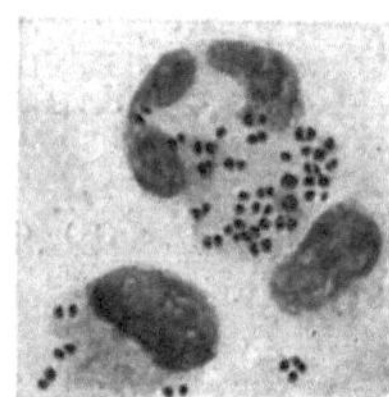

Abb. 169. Meningokokken. (Eitriges Lumbalpunktat) Gram-Fuchsinfärbung. 600:1. (Nach GOTSCHLICH und SCHÜRMANN.)

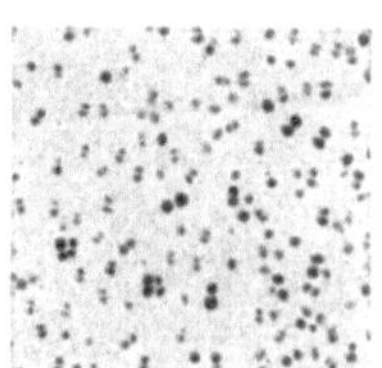

Abb. 170. Meningokokken. Reinkultur. 500:1. (Nach GOTSCHLICH und SCHÜRMANN.)

der ähnlichen Kokken dagegen höchstens in einer Verdünnung von 1:10 bis 1:20 (v. LINGELSHEIM). — Die Resistenz des Kokkus ist eine sehr geringe; Austrocknen, Kälte, schwaches Erhitzen, desinfizierende Lösungen usw. töten ihn rasch ab. — Übertragung auf Versuchstiere ist nicht gelungen.

Die Erreger finden sich im Eiter der Meningen, jedoch nur, wenn die Sektion kurz nach dem Tode ausgeführt wird.

Am einfachsten gelingt der Nachweis mit Lumbalflüssigkeit, die dem Kranken durch QUINCKEsche Lumbalpunktion entnommen ist und schnellstens unter möglichster Ausschaltung der eben genannten Schädlichkeiten zur Untersuchung gelangen muß. In den eitrigen Flocken dieser (im Gegensatz zur tuberkulösen Meningitis in der Regel stark getrübten) Flüssigkeit findet man die Kokken oft reichlich, zum großen Teil in die Leukocyten eingelagert, an und kann die Diagnose stellen. Sind die Kokken spärlich oder nur extracellulär vorhanden, so ist Kultur anzulegen und auf Grund der angegebenen Merkmale möglichst zu differenzieren.

In den ersten Krankheitstagen findet man die Meningokokken auch im Rachenschleim. Vom fünften Krankheitstage ab pflegen sie hier zu verschwinden. Ihr Sitz ist stets an der oberen hinteren Rachenwand. Die Untersuchung der Probe muß sofort erfolgen; das mikroskopische Präparat ist aber niemals beweisend, Anlegung von Kulturen und möglichst eingehende Prüfung der Reinkultur unerläßlich.

In späteren Krankheitsstadien kann auch an einer Blutprobe des Kranken durch die agglutinierende Fähigkeit des Serums die Diagnose gestellt werden (siehe im Anhang).

Verbreitungsweise der Krankheit. Angesichts der geringen Widerstandsfähigkeit des Meningokokkus kann seine Verbreitung nur unmittelbar von Mensch zu Mensch erfolgen. Beim Kranken ist aber die einzige mit der Außenwelt kommunizierende Ansiedlungsstätte der Rachen; und an dieser Stelle verschwinden die Kokken relativ früh. Die Verbreitung der Seuche erklärt sich offenbar daraus, daß während einer Epidemie im Rachen zahlreicher Menschen (bis zu 70 %) aus der näheren Umgebung des Kranken Meningokokken in reichlicher Menge und während einer Zeit von etwa drei Wochen vorkommen. Diese „Kokkenträger“ zeigen entweder gar keine Krankheitserscheinungen oder nur die Symptome einer Pharyngitis. Unter den Trägern verbreiten sich die Kokken anscheinend durch direkte Berührungen, oder durch beim Husten und Sprechen verspritzte Sekrettröpfchen, gemeinsames Eß- und Trinkgeschirr, Taschen- und Handtücher. Die Kokkenträger sind durch ihre große Zahl und durch ihren freien Verkehr viel mehr geeignet, die Erreger zu verbreiten als die Meningitiskranken. Durch die Träger erfolgt gewöhnlich die Einschleppung an einen neuen Ort, und ebenso die Ausbreitung innerhalb der Ortschaft. Aus der großen Zahl der Pharyngitiskranken werden nur wenige disponierte Individuen von Genickstarre befallen; anscheinend namentlich Kinder von sog. lymphatischer Konstitution. — Auch die epidemiologischen Erhebungen stehen mit dieser hervorragenden Rolle der Pharyngitiskranken und Kokkenträger im Einklang. Der Meningitiskranke tritt als Zentrum für die Ausbreitung ganz zurück; Übertragungen von diesem auf Ärzte, Pflegepersonal oder an anderen Krankheiten Leidende sind fast nie beobachtet. Auch in stark bewohnten Häusern und in kinderreichen Familien bleibt es gewöhnlich bei einer vereinzelten Erkrankung; ausnahmsweise gehäufte Fälle erklären sich aus dem Vorhandensein einer größeren Anzahl von disponierten Personen.

Für die Bekämpfung der Krankheit ist daher die Isolierung des Meningitiskranken ziemlich belanglos; von Desinfektion ist wenig zu erwarten, weil die Erreger ohnedies schon in der äußeren Umgebung nicht haltbar sind. Trotzdem wird man, da die Ausstreuung von Erregern durch den Kranken immerhin möglich ist, für Absperrung Sorge tragen; und die Aufnahme ins Krankenhaus wird schon wegen der sachgemäßeren Pflege zu empfehlen sein. Hauptsächlich müssen aber die Kokkenträger berücksichtigt werden, zu denen jeder zu rechnen ist, der mit dem Kranken vor dessen Erkrankung oder mit anderen mutmaßlichen Kokkenträgern in nahem persönlichen Verkehr gestanden hat. Gurgelungen und Pinselungen sind gegen die Pharyngitis ohne Erfolg gewesen, auch Eingießen von Pyocyanase usw. Isolierung wäre das Wünschenswerteste, ist aber selten durchführbar. Es bleibt daher nur übrig, die Kokkenträger durch geeignete Merkblätter zur Vorsicht im Verkehr mit anderen Menschen anzuhalten, und die übrige Bevölkerung auf die Gefahr, die von den Trägern ausgeht, hinzuweisen. Schulkinder, die im Verdacht stehen, Kokkenträger zu sein, sollten vom Schulbesuch ferngehalten werden, bis die bakteriologische Untersuchung ihre Ungefährlichkeit erwiesen hat.

Das durch Vorbehandlung von Tieren mit abgetöteten und lebenden Kulturen herstellbare, zu Agglutinationszwecken dienende Serum enthält auch lytische Amboceptoren und Bakteriotropine, deren Menge durch den opsonischen Index bzw. durch Komplementbindung bestimmt wird, und bei Benutzung toxischer Stämme auch Antitoxine; mit solchem Serum sind therapeutische Erfolge erzielt (JOCHMANN, WASSERMANN und KOLLE, KRAUS).

Das Preußische Seuchengesetz vom 28. August 1905 bzw. die zu diesem Gesetz erlassenen Ausführungsbestimmungen enthalten bezüglich der Anzeigepflicht bei Genickstarre nichts Besonderes. Beim Ermittelungsverfahren soll womöglich eine bakteriologische Untersuchung des Schleims aus dem Nasenrachenraum, des Blutes und des Liquor cerebrospinalis des Erkrankten veranlaßt werden. Die Schutzmaßregeln sind die S. 458 aufgeführten.

6. **Mikrococcus catarrhalis**, dem vorigen sehr ähnlich, auch oft in Leukocyten liegend, meist etwas größer; entschieden gramnegativ. Üppigeres Wachstum auf zucker- oder serumhaltigen Nährböden, als das der Meningokokken. Im Sekret der Luftwege, bei Coryza, Bronchitis, jedoch nicht so häufig, daß er als Erreger angesprochen werden könnte. — Nicht tierpathogen.

7. **Mikrococcus tetragenus.** Bildet Tafeln von zwei oder vier Kokken, die von einer nicht färbbaren Kapsel umschlossen sind (Abb. 171). Grampositiv. Wächst leicht in milchweißen Auflagerungen auf Gelatine usw. Erzeugt Eiterung, bei weißen Hausmäusen (seltener bei Meerschweinchen) tödliche Sepsis; Feldmäuse sind immun. Im Sputum des Menschen (Kaverneninhalt) häufig.

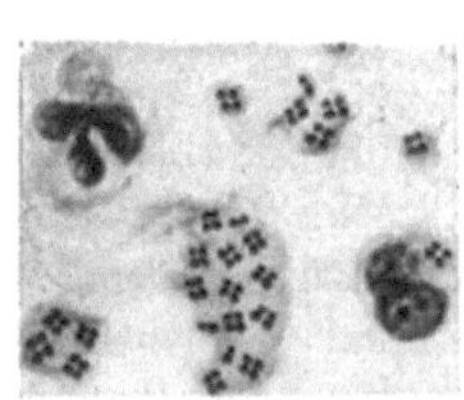

Abb. 171. Micrococcus tetragenus. Mäuseblut. 500:1. (Nach GOTSCHLICH und SCHÜRMANN.)

8. **Mikrococcus melitensis.** Erreger des besonders in den Mittelmeerländern und in Indien und China verbreiteten Maltafiebers, das durch mehrfach rezidivierende Fieberperioden von 1—2 Wochen Dauer, durch allmähliche Anämie und Erschöpfung, Leber- und besonders Milzschwellung, schmerzhafte Gelenkschwellungen, heftige Neuralgien und Blutungen in der Haut (Purpura) und den verschiedensten Schleimhäuten gekennzeichnet ist. Bei der Sektion finden sich im Blut, namentlich in Milz und Leber, sehr kleine, elliptische, unbewegliche, gramnegative Bakterien, nicht eigentlich Kokken, so daß die Bezeichnung „Bacterium melitense" richtiger erscheint (SAISAWA), die in künstlicher Kultur nur spärlich wachsen. In feuchten Medien (Wasser) wochenlang lebensfähig, aber auch gegen Austrocknung sehr resistent. Durch die Kulturen lassen sich bei Affen ähnliche Krankheitserscheinungen auslösen; ebenso bei Ziegen, die an der natürlichen Verbreitung der Krankheit sehr beteiligt sind, da z. B. auf Malta in 10% der Ziegenmilch der Erreger enthalten ist. Mehrfach sind im Laboratorium Übertragungen auf Menschen erfolgt. Die Invasion scheint sich von den Schleimhäuten oder von kleinsten Hautverletzungen aus zu vollziehen. — Durch Vorbehandlung von Tieren wird ein Serum gewonnen, dem angeblich therapeutische Erfolge zukommen. Außerdem enthält dasselbe spezifische Agglutinine und kann zur sicheren Erkennung der Kulturen benutzt werden, welche man durch Aussaat von Blut, Harn oder Milzpunktat des Kranken in Bouillon oder auf Agarplatten erhalten kann. Auch läßt sich mit dem Krankenserum die WIDALsche Reaktion anstellen, welche bei einer mindest 100fachen Verdünnung des Serums noch deutlich positiv sein muß. — NICOLLE und CONSEIL haben Menschen mit abgetöteten Bakterien subcutan sowie per os vorbehandelt und nach 14 Tagen mit lebender Kultur geimpft, ohne eine Reaktion zu erhalten, während die Kontrollpersonen erkrankten; doch ist der praktische Wert solcher Impfungen noch zweifelhaft.

9. Bacillus anthracis (Milzbrandbacillus).

Findet sich bei den an Milzbrand erkrankten Menschen in dem Excret des Karbunkels bzw. im Sputum oder in den Dejekten; bei an Milzbrand gefallenen Tieren im Blut namentlich der inneren Organe.

Stäbchen von 2—8 und mehr μ Länge und 1—1,25 μ Breite oft mit scharf abgeschnittenen Enden (Abb. 172). Nach Alkoholfixierung der Präparate erscheinen in den Fäden bikonvexe Lücken zwischen den einzelnen, die Fäden zusammensetzenden Bacillen, und die Enden der Bacillen leicht verdickt (Bambusstäbe). Bei Organausstrichen lassen sich meist mittels einfacher Färbung ungefärbte Kapseln darstellen (Abb. 173). Keine Geißeln. Grampositiv.

Im lebenden Tierkörper und im uneröffneten Kadaver erfolgt nur fortgesetzte Vermehrung durch Teilung unter Bildung von Scheinfäden. Nach Eröffnung eines Kadavers (Abziehen der

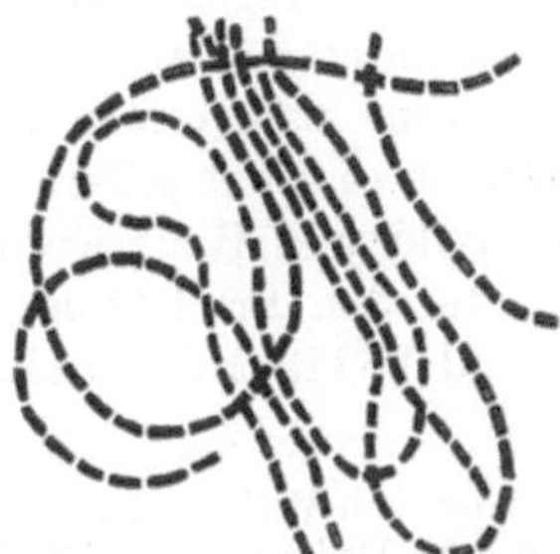

Abb. 172. Milzbrandbacillen. Randpartie einer Kolonie. Klatschpräparat. 500:1. (Nach Gotschlich und Schürmann.)

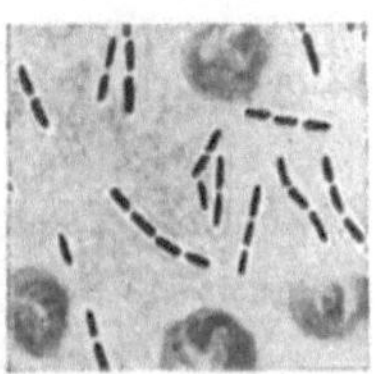

Abb. 173. Milzbrandbacillen mit Kapseln. Organausstrich. 500:1. (Nach Gotschlich und Schürmann.)

Felle) kann an den Stellen, zu welchen der Luftsauerstoff Zutritt hat, und bei einer zwischen 16 und 42° liegenden Temperatur (am besten bei 25—30°), unter den gleichen Bedingungen auch in künstlichen Kulturen, Sporenbildung eintreten (R. Koch 1876; vgl. Geschichtliches S. 416).

Die Bacillen wachsen zunächst zu Fäden aus und in diesen bilden sich in perlschnurartiger Reihe glänzende Sporen (Abb. 174), in jedem Bacillus eine Spore. Schließlich

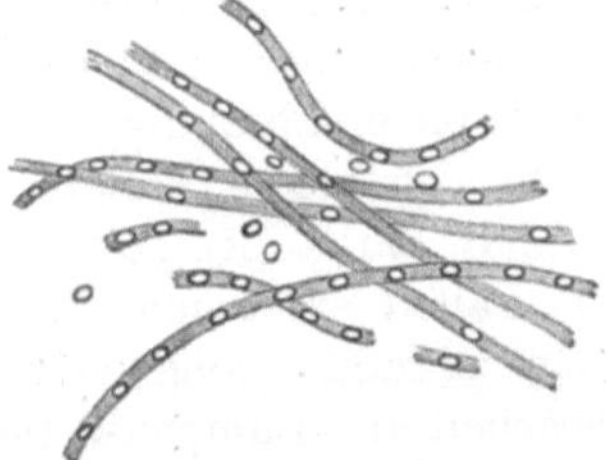

Abb. 174. Milzbrandfäden mit Sporen. 34 stündige Kultur. 800:1. (Nach R. Koch.)

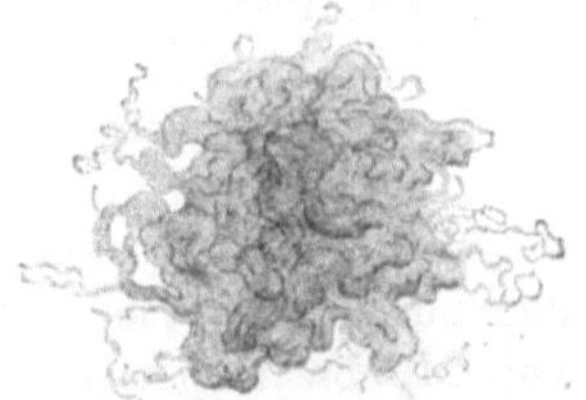

Abb. 175. Milzbrand-Kolonie. 60:1. (Nach Gotschlich und Schürmann.)

zerfällt der Faden, die Sporen werden frei und können unter günstigen Bedingungen wieder von neuem zu Bacillen auskeimen. — Unter gewissen Verhältnissen, z. B. bei geringem Carbolzusatz zum Nährsubstrat, bilden sich asporogene Rassen aus. — Die Sporen zeigen erheblich größere Resistenz als die Bacillen, ertragen Dampf von 100° bis zu 15 Min.; jedoch variieren sie hierin stark und es gibt Sporen, die nur 2 Minuten oder noch weniger Siedehitze vertragen.

Die Bacillen wachsen leicht auf Nährgelatine; sie bilden auf Platten nach 24—48 Stunden kleine weiße Pünktchen, welche sich bei 80facher Vergrößerung als ein unregelmäßig konturiertes Knäuel aus gewellten Fadensträngen darstellen. Erreicht die Kolonie die Oberfläche, so treten die einzelnen lockigen Fadenstränge am Rande deutlicher hervor (Abb. 175) und wuchern auf weite Strecken über die Gelatine hin. Gleichzeitig tritt in der Umgebung der Kolonie langsame Verflüssigung ein. Auf Kartoffeln wachsen die Bacillen in Form einer weißlichen Auflagerung. In Kulturen tritt meist Abnahme der Virulenz ein.

Impft man Mäusen, Meerschweinchen, Kaninchen kleinste Mengen einer Kultur in eine Hautwunde, so sterben sie nach 22, bzw. 40, bzw. 48 Stunden an Milzbrandsepsis. Alsdann findet man alle Capillaren der Leber, Milz, Nieren, Lunge usw. wie austapeziert mit zahllosen Milzbrandbacillen, so daß meistens Ausstrichpräparate, namentlich aus der Milz, schon mit Rücksicht auf die Masse gleichartiger Bacillen die Diagnose auf Milzbrand gestatten.

Auch auf größere Tiere, Rinder, Schafe, Pferde, Schweine, läßt sich Milzbrand leicht, wenn auch nach Rassen verschieden, übertragen; Hunde und Vögel sind im allgemeinen wenig empfänglich, Kaltblüter nahezu immun. — Unter den genannten landwirtschaftlichen Nutztieren, namentlich Rindern und Schafen, weniger Pferden und Schweinen, kommt es nicht selten zu ausgebreiteten Epizootien; gelegentlich auch unter Wild und Raubtieren. Der Milzbrand verläuft bei den Tieren meist tödlich unter den Erscheinungen allgemeiner Sepsis. 1912—1919 wurden in Deutschland 28 113 Milzbranderkrankungen bei Haustieren festgestellt.

Die Aufnahme der Erreger erfolgt bei den Tieren entweder von Verletzungen der Haut (Stechfliegen, Wunden an den Extremitäten), oder häufiger vom Darm aus. Da die Erreger mit dem Kot und Harn in Menge ausgeschieden werden und auf den Weideplätzen leicht Sporen bilden, gelangen sie in widerstandsfähiger, auch den Durchtritt durch den Magen überdauernder Form auf Futterkräuter, durch welche die Weidetiere sich infizieren. Durch Überschwemmungen kann sich die Krankheit von verseuchten Weideplätzen aus auf tiefer gelegene Wiesen verbreiten. Auch von Verscharrungsplätzen für die Kadaver, wo eine Verunreinigung der Bodenoberfläche mit infektiösem Material und nachträgliche Sporenbildung leicht eintreten kann, sowie durch Überschwemmungswasser von Flüssen, an denen Gerbereien liegen, kann Verseuchung von Weideplätzen erfolgen. Ferner sind auch Erkrankungen durch ausländische Futtermittel, z. B. russische Gerste, Fischmehl sowie durch Torfstreu beobachtet.

Beim Menschen kommt die Infektion von der Haut, oder von der Lunge, oder vom Darm aus zustande. An Hautmilzbrand erkranken namentlich Tierärzte, Viehwärter, Fleischer, Abdecker, Fellträger, Gerber; ferner Pinsel- und Bürstenmacher, Tapezierer usw., welche mit Haaren von milzbrandigen Tieren zu tun haben. Die Infektion erfolgt an Stellen, wo sich kleine Verletzungen finden, oft durch Kratzen mit infizierten Fingern (z. B. am Kopf), gelegentlich durch Insektenstiche (Schmeißfliegen). In diesen Fällen entstehen zunächst Milzbrandkarbunkel. — Viel seltener ist Lungenmilzbrand infolge von Einatmung von Milzbrandsporen; er ist bei Roßhaararbeitern, Lumpensortierern (Hadernkrankheit) beobachtet. Noch seltener kommt Darmmilzbrand durch Verzehren rohen infizierten Fleisches vor. — In den 10 Jahren 1910—1919 ereigneten sich im deutschen Reich 1357 Milzbranderkrankungen bei Menschen, die sich nachweisbar oder wahrscheinlich die Infektion bei Ausübung ihres Berufs zugezogen hatten.

Die bakteriologische Diagnose kann selten aus dem mikroskopischen Präparat des Eiters gestellt werden, da häufig saprophytische Bacillen von ähnlicher Form vorkommen. Sicherer ist es, mit Gewebssaft aus der Tiefe des Karbunkels Mäuse zu impfen und außerdem Gelatineplatten anzulegen. Für den Transport von Material empfehlen sich Gipsstäbchen, die mit Blut oder Gewebssaft imprägniert werden (gebrauchsfertig bei LAUTENSCHLÄGER, Berlin). — Zum Nachweis von Milzbrandsporen an Tierhaaren werden die Proben in ClNa-Lösung von 80° gründlich gewaschen, die Spülflüssigkeit nochmals auf 80° erhitzt, zentrifugiert, das Sediment mittels Kultur und Tierversuch geprüft. — Über die Thermo-Präcipitinreaktion ASCOLIS siehe oben „Präcipitine".

Prophylaxe. Epizootien sind dadurch zu verhüten, daß die Anzeigepflicht gewissenhaft geübt wird. In diesem Sinne erhält der Besitzer des wegen
Milzbrand gemeldeten und notgeschlachteten oder verendeten Tieres vom
Staate eine Entschädigung; im Jahre 1912 z. B. betrugen die hierfür verausgabten Summen über 2 Millionen Mark. — Milzbrandkadaver müssen mit allen
Vorsichtsmaßregeln der Abdeckerei überwiesen oder 3 m tief (in dieser Tiefe ist
die Temperatur so niedrig, daß Sporenbildung nicht mehr eintreten kann)
verscharrt werden; die Bodenoberfläche an dem Verscharrungsplatz muß
reichlich mit Kalkmilch begossen werden. Verseuchte Weideplätze sind zu
meiden; Überflutungen mit verdächtigem Wasser (siehe oben) tunlichst zu
verhüten. — Um Milzbrandinfektionen bei Menschen zu verhüten, müssen
Fleischer, Abdecker usw. kleinste Verletzungen der Hände, Arme und Schultern
beachten und behandeln lassen. Gerber müssen gegenüber den sog. Wildhäuten
(aus dem Ausland importierten Häuten) besonders vorsichtig sein. Zur Desinfektion solcher Häute hat sich die sog. Pickelflüssigkeit bewährt; 1 Kilo
Häute wird für 24 Stunden in 10 Liter $1-2\%$ Salzsäure $+ 10\%$ Kochsalz
eingelegt (GRASSBERGER und SCHATTENFROH). Importierte Tierhaare sollen
vor der Eröffnung der Ballen einer Dampfdesinfektion unterzogen werden,
die aber vielfach entweder nicht tief genug eindringt oder die Ware unbrauchbar macht.

Immunisierung und Serumtherapie. Aktive Immunisierung ist
bei landwirtschaftlichen Nutztieren von TOUSSAINT und namentlich von PASTEUR
nach dem oben unter „Schutzimpfungen" beschriebenen Verfahren durchgeführt.
Die Dauer des Schutzes beträgt etwa 1 Jahr. — Auch mit sog. Aggressin, keimfreiem Peritonealexsudat von Milzbrandtieren, hat BAIL kräftige Immunisierung
erzielt. — Durch fortgesetzte aktive Immunisierung wird von Rindern ein Serum
gewonnen, das in Menge von 20—200 ccm Hammel, Rinder und Pferde gegen die
Infektion für einige Wochen bis Monate schützen soll, und auch therapeutisch bei erkrankten Tieren und Menschen Erfolge hat. — SOBERNHEIM hat
für Tiere kombinierte aktive und passive Immunisierung empfohlen;
5 ccm Serum und 0,5 ccm Vaccin II werden an beiden Halsseiten injiziert:
Der Schutz tritt sofort ein und dauert mindestens 1 Jahr; die Impfverluste
betrugen in Südamerika bei mehr als 200 000 Impfungen nur $0,1\,^0/_{00}$. — In
einer Reihe von Erkrankungen bei Tieren und Menschen hatte die Behandlung
mit Salvarsan eine günstige Wirkung.

Das Reichsseuchengesetz schreibt Anzeigepflicht vor; die Ermittelung
soll im Einvernehmen mit dem beamteten Tierarzt erfolgen; an Milzbrand erkrankte
Personen sind abzusondern und erforderlichenfalls in ein Krankenhaus zu überführen.
Im übrigen sind einige von den allgemeinen abweichende Anordnungen in den Ausführungsbestimmungen enthalten, die namentlich die Aufklärung über die Entstehung der Erkrankung sowie Vorsichtsmaßregeln für gewerbliche Betriebe mit Milzbrandgefahr betreffen.

10. Bacillus typhi abdominalis (Typhusbacillus).

Bei dem mit Schwellung und Geschwürsbildung in den PEYERschen Plaques
und den solitären Follikeln des unteren Dünndarms, sowie mit Schwellung
der Mesenterialdrüsen und der Milz einhergehenden Abdominaltyphus findet
man bei der Sektion namentlich in Milz, Leber und Mesenterialdrüsen
Typhusbacillen (EBERTH und KOCH 1880, GAFFKY Reinkultur 1884); während

der Krankheit zuerst im Blut und in den Roseolen, später in den Dejekten und im Harn.

Die Typhusbacillen liegen im Milzgewebe in kleinen Nestern außerhalb der Gefäße als kurze, plumpe, an den Enden abgerundete Stäbchen. In Kultur erscheinen sie je nach den Züchtungsbedingungen von verschiedener Länge und Dicke; oft bilden sie längere Fäden (Abb. 176). Bei der Färbung mit Anilinfarben bleiben zuweilen helle Lücken, die aber nicht als Sporen aufzufassen sind. Sie sind gramnegativ. Im hängenden Bouillontropfen zeigen sie lebhafte Eigenbewegung; durch die Geißelfärbung lassen sich an jungen Bacillen 8—12 peritrich angeordnete lange Geißeln sichtbar machen. — Die Züchtung gelingt leicht auf den verschiedensten Nährsubstraten (auch bei schwach saurer Reaktion).

Auf Gelatineplatten bilden die Kolonien dünne irisierende Häutchen, bei schwacher Vergrößerung mit einem System von Furchen und Faltungen, die sich nach dem Rande zu verästeln (weinblattartige Zeichnung); nur in der Mitte pflegt noch ein Rest der tiefen Kolonie mit dunklerer Färbung hervorzutreten.

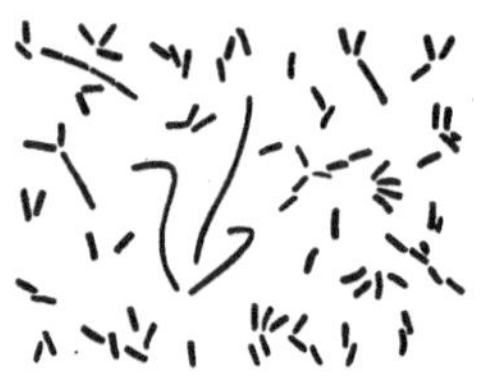

Abb. 176. Typhusbacillen. Gelatinekultur. 600:1. (Nach LÖFFLER.)

Im übrigen ist das Verhalten des Typhusbacillus in den Kultursubstraten hauptsächlich unter dem Gesichtspunkte einer Trennung und Unterscheidung der Typhusbacillen unter anderen ähnlichen Bakterien, namentlich Coli- und Aerogenesarten, studiert. Dazu eignet sich einmal die relative Unempfindlichkeit des Typhusbacillus gegen einige, die übrigen Bakterien und namentlich Coliarten stärker schädigende Mittel, Säure, Coffein, Krystallviolett, Malachitgrün, Galle; zweitens seine Abneigung gegen Assimilierung und Zerlegung von Kohlenhydraten, so daß er aus Milchzucker weder Säure noch Gas bildet, aus Traubenzucker und Mannit kein Gas und nur sehr wenig Säure.

Zu der ersten Gruppe von Verfahren gehört z. B. die Vorkultur des Materials in einer 3% Pepton, 0,6% Coffein und etwas Krystallviolett enthaltenden Flüssigkeit (FICKER) oder auf Malachitgrünagar (LENTZ, LÖFFLER), der auf Colibakterien hemmend wirkt. Gute Resultate gibt die Anreicherung in Galle (siehe im Anhang). — Der Abneigung gegen Kohlenhydrate trägt man Rechnung durch den noch auf KOCHS Anregung ausgearbeiteten DRIGALSKI-CONRADIschen Lackmus-Agar, der Lackmus, Nutrose, Milchzucker und Krystallviolett enthält. Die Colibakterien verarbeiten vor allem den Zucker, produzieren Säure und bilden daher rote Kolonien; die Typhusbacillen stellen aus der Nutrose alkalische Stoffwechselprodukte her und liefern blaue tautropfenähnliche Kolonien. Manche andere Bakterien verhalten sich wie Typhus, sollen aber durch den Krystallviolettzusatz gehemmt werden. — Dank seiner einfacheren Herstellung und leichteren Beurteilung wird jetzt meist der von ENDO empfohlene Fuchsinagar vorgezogen, der mit alkoholischer Fuchsin- und mit Natriumsulfitlösung versetzt wird und nach dem Erkalten farblos ist, weil das Fuchsin durch das Sulfit reduziert ist. Colibakterien liefern durch ihre Produktion von Aldehyd aus den Kohlenhydraten Kolonien mit roten Zentren, während Typhuskolonien hell, glasig erscheinen.

Zur weiteren Differenzierung züchtete man früher die verdächtige Kultur noch auf Kartoffeln: Typhusbacillen wachsen in Form einer Haut, welche über die ganze Fläche sich hinzieht, aber kaum wahrnehmbar ist, weil sie die Farbe der gekochten Kartoffeln ungeändert läßt und nur einzelnen Stellen stärkeren Glanz verleiht; jetzt in Traubenzuckerbouillon (kein Gas); in Milch (keine Koagulation); in Bouillon oder Peptonlösung (kein Indol, Nachweis s. S. 434); in Neutralrotagar (keine Farbenveränderung); in Milchzucker-Nutrose-Lackmuslösung (keine Farbenveränderung); in Traubenzucker-Nutrose-Lackmuslösung (Rotfärbung); in Lackmusmolke (geringe Umwandlung des violetten Tons in einen rötlichen); LUDWIG LANGE hat ferner einen „polytropen" Nährboden angegeben, der Nutrose, Milchzucker, Mannit, Lackmus und Neutralrot enthält und im Gärkölbchen beimpft wird; Typhus gibt kein Gas, aber Trübung und Rosafärbung in beiden Schenkeln.

Als beste und feinste Differenzierungsverfahren kommen hinzu die Agglutinierbarkeit durch spezifisches Typhusserum, und die spezifische Auflösbarkeit der Typhusbacillen im PFEIFFERschen Versuch (siehe unten).

Die Widerstandsfähigkeit des Typhusbacillus ist trotz des Fehlens von Sporen erheblich. Austrocknen verträgt er für längere Zeit und kann vielleicht mit feinen Fäserchen oder etwas gröberen Stäubchen durch Luftströmungen transportiert werden (s. S. 70). In Wasser ist er, namentlich an Flußufern, im Schlamm, auch im Wettstreit mit zahlreichen Saprophyten, im Dünger, in Ackererde lange lebensfähig. Die üblichen desinfizierenden Lösungen müssen mindestens $^1/_2$ Stunde einwirken, Hitze von 50—60° 1 Stunde.

Übertragung auf die üblichen Versuchstiere ist nicht gelungen; dagegen sind bei Schimpansen auch Fütterungsversuche positiv verlaufen (METSCHNIKOFF). Bei subcutaner Injektion von Versuchstieren entsteht vorzugsweise Intoxikation durch Endotoxine; erhitzte Kulturen leisten annähernd das gleiche, filtrierte wirken nicht so stark, weil hauptsächlich Endotoxine in Frage kommen. Bei Injektion sehr großer Dosen lebender Kulturen kommt es vor dem Tode auch zu einer Vermehrung der Bacillen.

Der Typhusbacillus ist befähigt, gegen die bakteriolytischen und agglutinierenden Wirkungen des Serums widerstandsfähig zu werden, und zwar kann er sowohl agglutininwie bactericidiefest werden. Die Festigkeit gegen die eine Serumwirkung schließt eine solche für die andere nicht ein. Auch gegen die bactericidiefesten Typhusbacillen kann aktive Immunität erzielt werden. In diesem Falle werden die Bakterien im Immunorganismus nicht aufgelöst, sondern von Phagocyten zerstört. Die Fähigkeit, bactericidiefest zu werden, ist eine notwendige Eigenschaft virulenter Stämme, bedingt aber die Virulenz nicht. Auch avirulente Stämme lassen sich bactericidiefest machen, ohne virulent zu werden. Die Festigkeit gegen Agglutinine entwickelt sich unter ganz anderen Bedingungen als die Bactericidiefestigkeit und ihr Wesen ist gleichfalls ein anderes. Sie geht mit einem Verlust von Agglutinogenen und Geißeln einher, während die Bactericidiefestigkeit von keinem Antigenverlust begleitet ist.

Beim Menschen sind unfreiwillige Laboratoriumsinfektionen in größerer Zahl vorgekommen, auch solche, bei denen Infektion auf anderem Wege sicher auszuschließen war, ferner eine absichtliche Infektion durch Kultur mit Typhusausbruch nach 7 Tagen.

Verbreitungsweise und Bekämpfung. Obwohl der Abdominaltyphus im Deutschen Reiche nur mit etwa 3 Todesfällen auf 100000 Lebende (1922—24) beteiligt ist, so erfordert das endemische Vorkommen der Krankheit in manchen Gegenden und das gelegentliche, in den letzten 3 Jahren sogar wieder wachsende Auftreten der Krankheit in explosiven Epidemien energische Bekämpfung.

Als Infektionsquellen kommen die Faeces und der Harn des Kranken (selten das Sputum) in Betracht, und zwar schon in den ersten gar nicht in ärztliche Behandlung gelangenden Stadien; ferner auch bei leicht Kranken (Kindern!), die oft erst nach Wochen oder überhaupt nicht bettlägerig sind; sodann auch von sog. „Typhusträgern", entweder Rekonvaleszenten, die in ihren Dejekten und im Harn noch nach Monaten und Jahren Typhusbacillen ausscheiden oder unempfänglichen infizierten Individuen, die nicht erkranken, in denen aber die Typhusbacillen sich gleichwohl längere Zeit aufhalten. Bei größeren Untersuchungsreihen haben 2—3% der Typhusrekonvaleszenten noch längere Zeit, die Hälfte von diesen über 3 Monate („Dauerausscheider") Typhusbacillen in den Ausscheidungen gehabt. Auffällig viel Träger findet man in Irrenanstalten (1% der Insassen). Unter den Dauerausscheidern finden sich vorwiegend ältere Frauen; oft sind bei ihnen frühere Erkrankungen der Gallenwege, Gallensteine usw. festzustellen; der Vegetationsort der Bacillen scheint meist die Gallenblase zu sein. Therapeutische Maßnahmen zur Beseitigung der Bacillen, auch operative Entfernung der Gallensteine, waren ohne Ergebnis.

Da die Typhusbacillen sowohl in trockenen wie in flüssigen Substraten mehrere Monate lebensfähig bleiben, erstrecken sich die Infektionsquellen erheblich weiter als z. B. bei der Cholera; nicht nur Bett- und Leibwäsche, Kleidungsstücke usw. können infektiös sein, sondern auch der Tonnen- und Grubeninhalt, in welchen Typhusinjektionen gelangt sind, die Bodenoberfläche, Rinnsteine, Ackererde usw. Von der Bodenoberfläche aus oder durch das Spülwasser der Wäsche können die Bacillen in Schachtbrunnen und in Bäche und Flüsse geraten und das Trinkwasser infizieren. — Milch kann namentlich durch im Molkereibetriebe tätige Dauerausscheiderinnen infiziert werden. Auch Fliegen können bei der Verbreitung eine wichtige Rolle spielen.

Als Transportwege kommen hauptsächlich Berührungen von Infektionsquellen einerseits, des Mundes andererseits in Betracht. Wärter und Angehörige sind besonders gefährdet; das Wartepersonal der Typhusabteilung in Krankenhäusern und ebenso die Wäscherinnen, welche die Wäsche der Typhuskranken zu besorgen haben, werden oft infiziert. Unter Privatverhältnissen ereignet sich diese Art der Übertragung noch außerordentlich häufiger und veranlaßt einen erheblichen Prozentsatz der Infektionen. Bei dichter Bewohnung, Mangel an Reinlichkeit, schlechter Entfernung der Abfallstoffe, Verunreinigung der Bodenoberfläche in der Nähe der Wohnung können sich umfangreiche Kontaktepidemien entwickeln, die dem Verlauf von Wasserepidemien ähnlich sind. — Besonders leicht gehen infizierende Kontakte von Trägern und Dauerausscheidern aus. Solche Köchinnen z. B. sind auf Grund zahlreicher Feststellungen eine große Gefahr für die Familien, bei denen sie tätig sind. Auch Krankenschwestern, die häufig in Ausübung ihres Berufs einen Typhus durchgemacht haben, können als Dauerausscheider zahlreiche ihrer Pflege überantwortete Menschen infizieren.

Bei einer zweiten Kategorie von Epidemien werden die Typhusbacillen übertragen durch ein vielen Menschen gemeinsames Vehikel, namentlich roh genossene Nahrungsmittel. Plötzliche größere Epidemien sind fast stets zurückzuführen auf Trinkwasser oder Milch von Sammelmolkereien. Werden zentrale Wasserleitungen infiziert (Flußwasserleitungen!), so können gleichzeitige Masseninfektionen von sehr großem Umfang entstehen (Liegnitz, Gelsenkirchen, Hannover). Oft werden scharf begrenzte Gruppenerkrankungen beobachtet, bei welchen alle Erkrankten aus dem gleichen verdächtigen Versorgungsbereich getrunken hatten, während Umwohner mit anderer Wasserversorgung verschont bleiben. Manchmal gehen der Typhusepidemie nach Tausenden zählende (durch Bakterien aus der Gruppe der Paratyphusbacillen oder andere Darmbewohner hervorgerufene) Häufungen von akuten, oft schweren,

aber schnell vorübergehenden Darmstörungen („Wasserkrankheit") voraus,
welche wahrscheinlich die Disposition zu Typhuserkrankungen erhöhen. Ähnlich
wie die durch infiziertes Wasser verursachten Typhusepidemien verhalten sich
die durch Milch bewirkten; Versorgungsbereich der Molkerei bzw. der Ver-
kaufsstelle und Ausbreitungsgebiet des Typhus decken sich oft genau. — Bei
Auftragung des zeitlichen Verlaufs einer Epidemie schließt sich an die steil
aufsteigende Kurve der durch Wasser oder Milch verursachten Erkrankungen
nach Ablauf von etwa 2—4 Wochen meist eine neue Erhebung der Kurve an,
die durch Kontakte von den zahlreichen Ersterkrankten aus verursacht ist.

Eine sichere Aufklärung der Ätiologie beim Typhus gelingt schon wegen der langen
Inkubationszeit (2—4 Wochen) nur in etwa 50% der Fälle; von den aufgeklärten
Epidemien sind 70% auf Kontakte, der Rest auf Wasser und Milch bzw. andere Nahrungs-
mittel etwa zu gleichen Teilen zurückzuführen.

Die individuelle Disposition scheint zwischen dem 15. und 30. Lebensjahre am größten zu sein. Magen-Darmstörungen, Obstipation befördern
anscheinend die Entstehung der Krankheit; Gemütsbewegungen wohl nur insofern, als sie zu Magen-Darmstörungen und zu großer Sorglosigkeit in der
Nahrungsaufnahme führen können. — Nach einmaligem Überstehen der Krankheit bleibt eine Immunität gewöhnlich für lange Zeit zurück; zuweilen sind
Rezidive nach 5—10 Jahren beobachtet.

Eine ausgesprochene örtliche Disposition zeigt der Abdominaltyphus insofern
nicht, als wirklich immune Länder nicht existieren. Eine vermeintliche Immunität einzelner
Städte besteht immer nur für einige Jahre; wir sehen, daß gerade der Abdominaltyphus
ungemein starke Schwankungen der Häufigkeit an demselben Orte zeigt, und diese erschweren den Vergleich verschiedener Städte bedeutend. Gewisse Unterschiede der örtlichen Häufigkeit nach Städten und auch nach Stadtgegenden sind selbstverständlich,
da je nach der Wohlhabenheit, Wohndichtigkeit, nach der Art des Wasserbezugs, der Entfernung der Abfallstoffe usw. die Infektionsgelegenheiten erheblich wechseln. — Typhus-
häuser sind entweder solche, welche eine dichtgedrängte, ärmere und vielfach wechselnde
Bevölkerung enthalten; oder wo Mängel in der Wasserversorgung und Entfernung der
Abfallstoffe vorliegen; oder wo zufällig Dauerausscheider ihre Wohnung haben.

Auch eine deutliche jahreszeitliche Disposition macht sich beim Auftreten des
Abdominaltyphus nicht überall bemerkbar. Die für ganze Länder erhobenen Zahlen zeigen
so gut wie keine jahreszeitliche Schwankung. In der Mehrzahl der Städte zeigt sich aber
eine Steigerung der Typhusfälle im Herbst; in München und Prag liegt die Acme im
Winter. Die Steigerung der Häufigkeit im Herbst ist dem Abdominaltyphus mit allen
möglichen Erkrankungen der Verdauungsorgane gemeinsam und vermutlich auf die gesteigerte Disposition zu allen Verdauungskrankheiten zurückzuführen, zum Teil wohl
auch auf zahlreichere Infektionen in der Reisezeit.

Nach v. Pettenkofer ist die Typhusmorbidität in vielen Städten vom Grundwasserstande abhängig. In der Tat ist in München, Salzburg, Frankfurt a. M., Berlin usw. regelmäßig ein Zusammenfallen der höchsten Erkrankungsziffer mit dem Absinken des Grundwassers beobachtet, und dieses Zusammentreffen ist um so auffallender, als sie an einigen
Orten unabhängig von der Jahreszeit auftritt: in Berlin im Spätsommer und Herbst,
in München im Winter.

Es würde aber durchaus unrichtig sein, wenn man den Schluß ziehen wollte, daß die
gesamten Typhusfälle vom Grundwasserstande abhängig seien. Die Steigerung, welche
die Zahl der Typhusfälle in dem Vierteljahr mit niedrigstem Grundwasserstande über die
durchschnittliche Zahl der anderen Vierteljahre erfährt, beträgt nur $10—20\%$ der gesamten Typhusfälle. Liegt wirklich in dem Sinken des Grundwassers ein die Ausbreitung
des Typhus begünstigendes Moment, so wirkt dasselbe jedenfalls nur auf diesen kleinen
Bruchteil aller Typhusfälle und der größte Teil kommt auch ohne solche Mitwirkung
und trotz Ansteigens und Hochstandes des Grundwassers zustande.

Die Bekämpfung des Typhus muß damit einsetzen, daß bei den unter
verdächtigen Erscheinungen Erkrankten die Diagnose gesichert wird.
Da dies auf Grund klinischer Symptome häufig nicht geschehen kann,
namentlich nicht bei leichten Erkrankungen, so muß die bakteriologische
und serologische Untersuchung zur Hilfe herangezogen werden (siehe im
Anhang).

Bakteriologisch gelingt die Diagnose am sichersten durch Kultur der Bacillen aus
größeren Blutmengen, der Armvene entnommen (im Krankheitsbeginn bis 100% positiv!),
oder auch mit Blut und Gewebssaft aus Roseolaflecken; oder durch Züchtung aus den
Dejekten oder aus dem (trüben) Harn (siehe im Anhang). Mit den letztgenannten Methoden gelingt der Nachweis der Typhusbacillen bei Rekonvaleszenten höchstens in
30% der Fälle, bei Kranken etwas häufiger.

Die serologische Untersuchung erfolgt am einfachsten und häufigsten durch die
WIDALsche Reaktion mit dem Blutserum des Erkrankten (siehe im Anhang). — Von
CHANTEMESSE ist eine „Ophthalmoreaktion“ zur Diagnose empfohlen. Von einer sehr
verdünnten Lösung von Typhustoxin (Kulturextrakt mit Alkohol gefällt usw.) wird ein
Tropfen in das untere Augenlid eingeträufelt. Bei Gesunden tritt eine nach $4-5$ Stunden
verschwindende leichte Conjunctivitis auf, bei Typhuskranken eine viel heftigere, bis zum
folgenden Tage andauernde.

Nach der Sicherung der Diagnose und der polizeilichen Meldung muß die
Isolierung des Erkrankten erfolgen. In dichtbewohnten Häusern und bei
ärmerer Bevölkerung empfiehlt sich die Überführung der Kranken in ein Krankenhaus, in dem er womöglich verbleiben soll, bis er keine Typhusbacillen mehr
ausscheidet. Besondere Vorsicht ist in Betrieben anzuwenden, wo eine Infektion
von Nahrungsmitteln zu befürchten ist. — In jedem Falle ist für geschultes
Pflegepersonal und für sorgfältige Desinfektion während und am Schluß der
Krankheit zu sorgen; Bacillenträger, die nicht für Jahre in ihrer Freiheit
beschränkt werden können, sind auf die Gefahr, die sie anderen Menschen
bringen können, hinzuweisen und zur Desinfektion ihrer Dejekte und zur
Reinigung und Desinfektion ihrer Hände anzuhalten.

Ein völliges Tilgen des Typhus wird durch diese Maßnahmen nicht gelingen; namentlich nicht in Gegenden mit wenig seßhafter Bevölkerung (Industriezentren) und zu Zeiten, wo Wallfahrten, Messen u. dgl. stattfinden. —
Ist in einer Gegend der Typhus endemisch verbreitet gewesen, so folgen Jahre
geringer Typhusfrequenz, weil es an disponierten Individuen fehlt. Nur Kinder
und neu Zuziehende erkranken dann; letztere um so leichter, als zahlreiche
Dauerausscheider für Verbreitung des Kontagiums sorgen. — Besonders wichtig
ist es, daß die plötzlichen Ausbrüche vermieden werden, die durch ihren
Umfang hauptsächlich Schaden verursachen und die Bevölkerung erregen.
Die Verhütung gelingt in erster Linie durch Verbesserung der Wasserversorgung und der Entfernung der Abfallstoffe in der Weise, wie
es im 4. und 7. Kapitel beschrieben ist. Auch in den durch Entwicklung der
Industrie plötzlich zu großer Bevölkerungsdichtigkeit gelangten Gegenden
sind Anlage gut gedeckter Abortgruben, Pflasterung und Entwässerung der
Höfe, Reinlichkeit in der Umgebung des Hauses und auf der Straße die besten
Mittel, um die vielfach gefahrdrohende Ausstreuung von Kontagium zu verhüten.

Immunisierung und Serumtherapie. Aktive Immunisierung ist
früher prophylaktisch bei englischen in Indien, Ägypten und Südafrika stehenden
und der Typhusinfektion stark ausgesetzten Truppenteilen, bei einem Teil

der deutschen nach Südafrika geschickten Truppen und im Heere der Vereinigten Staaten von Nordamerika versucht; in größtem Umfang bei den verschiedenen Armeen des Krieges 1914—18.

Die Herstellung des Impfstoffes erfolgte ursprünglich (1896) nach den Angaben von PFEIFFER und KOLLE durch Erhitzen von Agarkulturaufschwemmung in Kochsalzlösung $1^1/_2$ Stunden auf 60°. Später sind viele Modifikationen versucht: von NEISSER-SHIGA und von WASSERMANN Autolysate; von BRIEGER und von LEVY Schüttelextrakte; bei beiden wird bemängelt, daß die Impfstoffe nicht gleichmäßig genug ausfallen. Dasselbe gilt von dem VINCENTschen (Autolysat, mit Äther abgetötet, multivalent) und dem BESREDKAschen Vaccin (sensibilisierte Bacillen). CASTELLANI hat Impfung zuerst mit abgetöteten, dann mit lebenden Bacillen empfohlen (gefährlich und unsicher). — Von WRIGHT und LEISHMAN in England und von RUSSELL in den Vereinigten Staaten ist Erhitzung der Bacillen bei möglichst niedriger Temperatur empfohlen, um die lokalen Reaktionserscheinungen zu verringern; auch FORNET betont, daß keine Abbauprodukte von Eiweißstoffen vorhanden sein dürfen und entfernt letztere durch Dialyse vor dem Erhitzen.

In der deutschen Armee wurde 1914 folgender Impfstoff eingeführt:

Um den kleinen Abweichungen im Receptoren-Apparat, die nach vielen Erfahrungen bei verschiedenen Stämmen von Typhusbacillen vorkommen, Rechnung zu tragen, wurde ein multivalenter Impfstoff hergestellt, aus 6 bei verschiedenen Epidemien herausgezüchteten Stämmen, die weitergezüchtet und gemischt wurden. Um gleichmäßige Abmessungen zu ermöglichen, wurde von der 24stündigen Agarkultur in Kolleschalen je eine mit 540 ccm Kochsalzlösung + 60 ccm 5% Phenol abgeschwemmt (1 Kolleschale = 200 Ösen, 1 Petrischale = 60 Ösen, 1 Reagensglaskultur = 10 Ösen; 1 Öse = 2 mg = ca. 1800 Millionen Typhusbacillen). Die Abschwemmung durch Gaze filtriert, in braunen Fläschchen mit Glasstopfen 1 Stunde auf 53° erhitzt; dann bei 37° gehalten, nach 1 und nach 2 Tagen Sterilitätsproben in Bouillon. 1 ccm entspricht $^1/_3$ Öse Kultur. — Die fertigen Impfstoffe werden auf richtige Konzentration geprüft a) durch Zählung in ZEISS-THOMAscher Kammer; b) durch Beobachtung der Transparenz im MOHRMANNschen Apparat oder mit dem Nephelometer. Bei älteren Impfstoffen sind beide Methoden nicht anwendbar, weil die Bacillenleiber allmählich durch Autolyse aufgelöst werden. Das Antigen ist trotzdem erhalten und kann durch Prüfung der Schutzwirkung im Tier gemessen werden.

Die Einspritzungen erfolgen oberhalb der linken Brustwarze, nachmittags. Bei der ersten Einspritzung 0,5 ccm; nach 7 Tagen zweite und nach abermals 7 Tagen dritte Injektion von je 1 ccm. Danach tritt Frösteln, Unbehagen, Schmerz an der Impfstelle ein, die Temperatur erhebt sich meist bis 38,5°. Nach 48 Stunden normales Befinden.

Der Impfschutz ist kein absoluter, aber deutlich. Die statistischen Erhebungen über die Wirkung sind allerdings oft fehlerhaft. Vor allem darf kein Vergleich der letzten Kriegserfahrungen mit früheren Kriegen gezogen werden, z. B. zwischen 1870 und 1914. 1870 war die Typhushäufigkeit bei Zivil und Militär etwa 20mal größer als 1914 vor Einführung der Schutzimpfung. Ferner lassen sich aus Vergleichen zwischen Truppenteilen in den Jahren 1914—1918 nicht immer Schlüsse ziehen, weil die Exposition bei verschiedenen, teils geimpften, teils ungeimpften Truppenteilen und ebenso bei dem gleichen Teil vor und nach der Impfung oft ganz ungleich war. Am eindeutigsten zeigte sich der Wert der Schutzimpfung im deutschen Sanitätspersonal. Von 11351 Köpfen erkrankten

139 Ungeimpfte, von denen	28 starben = 20%,
59 während der Impfung, von denen	6 starben = 10,3%,
109 in den ersten 3 Wochen nach der Impfung, von denen	4 starben = 3,7%,
343 später als 3 Wochen nach der Impfung, von denen	16 starben = 4,6%.

Auch in Friedenszeiten empfiehlt sich beim Ausbruch von Epidemien die Schutzimpfung besonders gefährdeter Menschengruppen (Anwohner der betroffenen Stadtviertel, Straßen, Häuser, Angehörige des Kranken, Pfleger), während man gegen eine wahllose allgemeine Immunisierung den Einwand geltend gemacht hat, daß man damit die Anzahl der leichten, unerkannt bleibenden Fälle erhöhe und der Weiterverbreitung Vorschub leiste.

Von BESREDKA ist neuerdings die Immunisierung per os durch Einnahme von abgetöteten Typhusbacillen in Tablettenform empfohlen worden; am wirksamsten soll dieselbe sein, wenn man etwa 1 Stunde vorher noch eine aus Rindergalle bestehende Pille schluckt (Bilivaccin, Pastilles antityphiques).

Versuche, die von hochgradig immunisierten Tieren erhaltenen Sera, die zu diagnostischen Zwecken vorzügliche Dienste leisten, auch zur Serumtherapie auszunutzen, sind meist fehlgeschlagen; man fürchtet von ihnen sogar eine ungünstige Wirkung, insofern die Auflösung von Typhusbacillen durch das Serum ein schädigendes Freiwerden von Toxinen im Körper veranlassen könnte. Auch möglichste Aufschließung der Endotoxine und Herstellung eines mehr antitoxischen Serums für therapeutische Zwecke ist versucht (CHANTEMESSE, CONRADI u. a.); aber ohne befriedigenden Erfolg.

Preußisches Seuchengesetz: Anzeigepflicht, Ermittelungen und Maßregeln im allgemeinen wie oben S. 457. Nicht recht begründet ist die Bestimmung, daß „die Absonderung nicht eher aufzuheben ist, als bis die Ausleerungen bei zwei durch eine Woche getrennten bakteriologischen Untersuchungen sich als frei von Typhusbacillen erwiesen haben. Ist dies jedoch 10 Wochen nach Beginn der Erkrankung noch nicht der Fall, so ist die Absonderung aufzuheben und der Kranke als Bacillenträger zu behandeln". Da unsere Untersuchungsmethoden höchstens mit 30% Wahrscheinlichkeit eine sichere Diagnose durch bakteriologische Untersuchung der Faeces gestatten, ist es richtiger, den Entscheid über die Entlassung nicht von dieser, sondern lediglich von dem Zeitmaß seit Beginn der Krankheit abhängig zu machen.

11. Krankheitserreger in den Gruppen B. coli und B. aerogenes.

Der Typhusbacillus weist viele Ähnlichkeiten auf mit den Angehörigen von zwei Bacillengruppen, denen man die obige Bezeichnung gegeben hat.

Zur Gruppe B. coli rechnet man zahlreiche, im Darminhalt lebende Arten, die als kurze, bewegliche Stäbchen auftreten, etwa 10 perithriche Geißeln haben, keine Sporen bilden und nach GRAM nicht färbbar sind. Im Gegensatz zum Typhusbacillus vergären sie Traubenzucker und meist auch Milchzucker unter Säure- und Gasbildung.

Auf Kartoffeln bilden sie gelbbräunliche Auflagerungen; in Bouillon liefern sie Indol; Milch wird koaguliert; traubenzuckerhaltige feste Nährböden werden durch Gasbildung zerklüftet; Neutralrot wird reduziert; auf Drigalski- und Endo-Platten entstehen große, dicke Kolonien von himbeerroter Farbe. — Unterscheidung der Stämme durch Agglutination gelingt nicht recht; ein Serum pflegt den homologen Stamm und daneben einige andere Stämme zu agglutinieren, andere wieder nicht; zuweilen treten statt agglutinierter Haufen lange Fäden auf (PFAUNDLER). Die Schwierigkeit der Differenzierung wird dadurch erhöht, daß bei den Stämmen dieser Gruppe leicht biologische Variationen eintreten.

Coliarten findet man regelmäßig in den Faeces (selbst bei an der Brust genährten Säuglingen). Bei den verschiedensten Darmaffektionen des Menschen ergeben die Dejekte fast Reinkultur von Colibakterien, so bei Cholera nostras, Cholera asiatica, Typhus usw., ohne daß daraus eine ätiologische Bedeutung für die betreffende Krankheit gefolgert werden dürfte. Manchen Varietäten kommt aber **pathogene** Wirkung (Eiter- und manchmal sogar Sepsiserregung) zu, wenn sie von ihrer gewöhnlichen Wohnstätte in empfänglichere Gebiete verschleppt werden; so können sie Katarrh der Gallenwege, Gallenstauung, Gallensteinbildung veranlassen; ferner Peritonitis nach Darmperforation oder nach Operationen am Darm; auch Cystitis, wenngleich weniger häufig als Aerogenesstämme. — Außer dem schon behandelten Typhusbacillus gehören noch der **Bacillus paratyphi** A und B, sowie der **Bacillus enteritidis** in diese Gruppe (siehe unten).

Zur Gruppe des B. **aerogenes** rechnet man verschiedene Arten und Varietäten, die im Gegensatz zum Typhusbacillus **unbeweglich** sind und auf Gelatineplatten ohne Verflüssigung, meist als dickere, porzellanweiße Tröpfchen, wachsen. Aerogenesarten kommen gleichfalls regelmäßig im Darm vor. Ferner gehört hierher ein Erreger der **Milchsäuregärung**, der bei Blutwärme unter den spontan in der Milch sich entwickelnden Gärungserregern in den Vordergrund tritt.

Auch pathogene Wirkungen gehen von Aerogenesarten aus. Namentlich gehören die häufigsten Erreger von **Cystitis** und die Erreger der bacillären **Dysenterie** (siehe unten) zu dieser Gruppe.

Einige Arten zeichnen sich dadurch aus, daß die Bacillen im Tier- und Menschenkörper mit sog. Kapseln auftreten; sie wachsen üppig und bilden dicke schleimige Auflagerungen. Zu diesen gehören z. B. der **Pneumobacillus** FRIEDLÄNDERs, die **Ozaena-** und **Rhinosklerom**bacillen.

12. Die Bacillen der Paratyphus- und Enteritisgruppe.

Als **Paratyphus-B** bezeichnet man eine Erkrankung, die mit dem Typhus viel Ähnlichkeit hat. Klinisch tritt häufiger ein leichter Verlauf ein als bei Typhus; die Mortalität ist geringer, Rezidive seltener. Erscheinungen von **Dickdarmkatarrh** treten oft in den Vordergrund; indessen kommen auch Erkrankungen vor, die wie Typhus verlaufen. — Eine zweite Abart, **Paratyphus-A**, klinisch dem Typhus sehr nahestehend, kam früher hauptsächlich in warmen Ländern vor, im Kriege ist er auch bei uns häufiger geworden.

Der Paratyphus-B-Bacillus ist ein sehr lebhaft bewegliches Stäbchen, dem Typhusbacillus im Verhalten ähnlich, jedoch dadurch unterschieden, daß er 1. in Lackmusmolke anfangs rote, später blaue Färbung bewirkt; 2. in Milch stark alkalische Reaktion und Gelbfärbung; 3. in Neutralrotagar Gasbildung und Reduktion; 4. durch Paratyphusserum agglutiniert wird. — Zur Züchtung aus den Dejekten empfiehlt sich Vorkultur auf Malachitgrünplatten, dann Endo- oder Drigalskiplatten. Zur Diagnose ist auch die WIDALsche Probe verwendbar; im Blut der Kranken zeigt sich gewöhnlich kräftige Agglutination von Paratyphusbacillen, daneben viel schwächere Agglutination von Typhusbacillen (Mitagglutination, s. S. 499). Bei beiderseitig hohem Titer ist der CASTELLANIsche Versuch anzustellen. — Die Paratyphusbacillen zeigen größere Resistenz als die Typhusbacillen. Träger kommen vor, aber weniger Dauerausscheider. — Die Pathogenität für **Versuchstiere** (Mäuse und Meerschweinchen) ist großen Schwankungen unterworfen.

Natürliche Verbreitung und Bekämpfung ähnlich wie bei Typhus. Übertragung hauptsächlich durch Kontakte, Wasser, Milch und andere Nahrungsmittel, namentlich auch (meist **sekundär** infiziertes) Fleisch (sog. Fleischvergiftungen). — Immunisierungsversuche nach den gleichen Methoden wie beim Typhus liegen bereits in großer Zahl vor, werden aber in ihrem praktischen Wert sehr verschieden beurteilt.

In den Ausführungsbestimmungen zum Preußischen Seuchengesetz ist in der „Anweisung für die Bekämpfung des Typhus" in § 1 hinter Unterleibstyphus hinzugefügt „auch in der Form des Paratyphus". Der Paratyphusbacillus ist aber ungleich verbreiteter als der Typhusbacillus. Dejekte von gesunden Schweinen, Mäusen, Hunden, auch Menschen enthalten ihn häufig; in Oberflächenwasser, Roheis usw. wird er gefunden. Es ist daher fraglich, ob die Gleichstellung von Typhus und Paratyphus im Seuchengesetz sich aufrecht erhalten läßt.

Nach BITTER sind von diesen, meist typhusähnlich verlaufenden, Paratyphuserkrankungen andere Affektionen abzutrennen, welche wesentlich gastroenteritische Symptome aufweisen und zumeist auf Infektion mit der nahe verwandten, aber nicht identischen (mit Paratyphusserum nicht agglutinablen) „Enteritis - Bakterien"-Gruppe beruhen, deren Hauptvertreter der Bacillus enteritidis Gärtner ist. Im Gegensatz zur Paratyphusgruppe auch für Schlachtvieh, Nutzgeflügel u. a. oft hochpathogen, finden sich die Enteritisbakterien häufig im Fleisch notgeschlachteter Tiere und bilden ein ziemlich hitzebeständiges Toxin, so daß der Genuß von solchem rohen oder nur schwach gekochten Fleisch durch Infektion und Intoxikation manchmal schwere, ja tödliche Massenerkrankungen, „Fleischvergiftungen" im eigentlichen Sinne, herbeiführt.

Eine 3., den beiden genannten sehr nahe stehende Bakteriengruppe ist fast ausschließlich tierpathogen und wird nach SALMON, einem ihrer besten Kenner, als Salmonella-Gruppe bezeichnet. Zu ihr gehören unter anderem die Erreger des Mäusetyphus, des Ferkeltyphus, des infektiösen Aborts bei Pferden und Schafen, des Hühnertyphus, der als Psittakose bezeichneten Papageienkrankheit. Auch der früher als Erreger der gefürchteten Schweinepest (Hogcholera, peste du porc, pneumoentérite infectieuse) angesprochene Bac. suipestifer gehört hierher, weshalb man die Gruppe auch als Hogcholera-Gruppe bezeichnet. Es hat sich aber ergeben (DORSET, BOLTON, SALMON, UHLENHUTH u. a.), daß dieser Bacillus nur ein im gesunden Schweine häufig vorkommender Saprophyt ist, der unter dem Einfluß der Durchseuchung des Organismus mit dem bislang unbekannten, filtrierbaren Schweinepestvirus stark wuchert und dadurch allerdings den Krankheitsverlauf ungünstig beeinflußt. — Die Schweinepest ist nicht zu verwechseln mit der Schweineseuche (Swine-plague, Pasteurellose du porc), bei welcher multiple mortifizierende Pneumonie in den Vordergrund tritt, und deren Erreger der Bac. suisepticus ist, unbewegliche ovoide Bakterien mit Polendenfärbung, die hauptsächlich auf dem Inhalationswege den Körper infizieren, und gegen die ein multivalentes Serum gute Erfolge ergeben hat.

13. Dysenterie- und Pseudodysenteriebacillen (Ruhrbacillen).

a) Neben der hauptsächlich in tropischen Ländern endemischen, mehr chronisch verlaufenden Amöbenruhr (siehe unten) kommt es in unseren Breiten oft zu kleineren oder größeren Epidemien von bakterieller Ruhr, deren Erreger von KRUSE und von SHIGA beschrieben sind. Man findet den Bacillus bei der Sektion, entsprechend dem Sitz der Erkrankung, in der entzündeten und Epithelnekrosen, Geschwüre und membranöse Auflagerungen aufweisenden Schleimhaut des Dickdarms, sehr selten in der Milz; während der Krankheit im Schleim der Dejekte, oft in Menge in Leukocyten eingelagert, fast nie im Blut oder Urin.

Der Bacillus ist im allgemeinen etwas plumper als der Typhusbacillus und im Gegensatz zu diesem nicht beweglich (Abb. 177); wächst in zarten typhusähnlichen Kolonien, verhält sich allen Differenzierungsnährböden gegenüber wie Typhus, nur tritt in Lackmusmannitnährböden keine Rötung, sondern höchstens Hellerwerden der blauen Farbe durch Reduktion ein; ferner ist er durch agglutinierendes Ruhrserum (von vorbehandelten Ziegen, Hammeln usw. durch intravenöse Injektion abgetöteter Ruhrbacillen erhalten) sicher zu diagnostizieren. — Als Untersuchungsmaterial eignet sich nach FRIEDEMANN am besten direkt von den Geschwüren mittels Mastdarmspiegels entnommener Schleim, den man sofort auf schwach alkalischen Agar oder auf 10%igen Kaninchenserum- oder Blutagar (UNGERMANN und JÖTTEN) ausstreicht. Je später die Untersuchung erfolgt, um so seltener gelingt der Nachweis, für den man im allgemeinen Endo- oder Drigalskiplatten benützt. Manchmal bieten mikroskopische Präparate von Schleimflöckchen charakteristische Bilder. Die WIDAL-sche Reaktion ist sehr oft schon vom 5. Tage an positiv (1 : 50 und mehr) und gerade bei dieser Form der Ruhr diagnostisch wertvoll. (Zur Untersuchungstechnik vgl. Anhang.)

In Filtraten von Ruhr-Dejekten entdeckte D'HÉRELLE das von ihm als „Bacterio-phagum intestinale" bezeichnete lytische Agens (vgl. S. 437).

Die Resistenz des Bacillus ist etwas geringer als die des Typhusbacillus. Übertragung auf Tiere durch Fütterung gelingt nicht. Bei Injektion tritt namentlich an Kaninchen starke Giftwirkung zutage durch ein hitzeempfind-liches Toxin, das schon in den frischen Bacillenleibern vorhanden und aus ihnen durch Ausziehen in der Wärme leicht zu gewinnen ist, in älteren Bouillon-kulturen aber von selbst in die Flüssigkeit übertritt, so daß man es ebensogut als Endo- wie als Ektotoxin bezeichnen kann. Kaninchen erkranken nach intravenöser Einspritzung unter Lähmungen, nicht selten auch mit hämor-rhagischer Entzündung des Dickdarms. Außerdem bilden die Bacillen ein hitze-beständiges Endotoxin, das Meerschweinchen (wie Cholera- und Typhusgift) unter Temperaturabfall tötet. — Beim Menschen bewirkt subcutane Injektion kleiner Mengen abge-töteter Kultur ebenfalls heftige Reaktionserschei-nungen, so daß aktive Immunisierung mit solchen Vaccins praktisch nicht in Frage kommt.

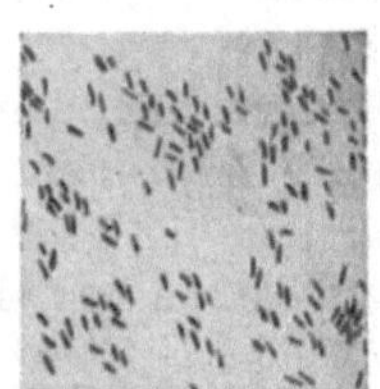

Abb. 177. Ruhrbacillen. Reinkultur. 500:1. (Nach GOTSCHLICH und SCHÜRMANN.)

Verbreitung ganz vorzugsweise durch Kon-takte, welche durch die ungemein häufigen und plötzlichen Stuhlentleerungen aufs äußerste begünstigt werden und namentlich dann, wenn zahlreiche Menschen unter unhygienischen Verhältnissen dicht gedrängt zusammenleben, zu einer ungeheuren Aus-breitung der Krankheit führen können. So wird die Zahl der Ruhrkranken unter den deutschen Truppen im Kriege 1914—18 auf mindestens 120 000 geschätzt. Chronische Formen mit Dauerausscheidung von Bacillen, die sich nicht, wie bei Typhusträgern, in der Gallenblase, sondern in der Darmwand vermehren, Leichterkrankte und gesunde Bacillen-träger spielen auch hier eine wichtige Rolle. An der Verschleppung infektiösen Materials, namentlich auf Nahrungsmittel, sind Fliegen oft sehr stark beteiligt. Übertragungen durch Brunnenwasser, Wasserleitungsinfektionen und überhaupt explosiv auftretende Massenerkrankungen sind erheblich seltener wie beim Typhus beobachtet. Starke Häufungen der Krankheitsfälle fast nur im Spätsommer.

Bekämpfung wie beim Typhus mit besonderer Berücksichtigung der Kontaktinfektionen: Desinfektion der Ausscheidungen, Wäsche, Aborte, Höfe usw. besonders wichtig; prophylaktisch namentlich gute Einrichtungen zur Entfernung der Abfallstoffe; Fliegenschutz.

Durch Behandlung von Pferden mit Filtraten von alten KRUSE-SHIGA-Bouillon-Kulturen und mit abgetöteten KRUSE-SHIGA-, sowie Pseudodysenterie-bacillen (s. unten) läßt sich ein multivalentes Ruhrserum gewinnen, das zur Behandlung akuter Fälle in den allerersten Krankheitstagen warm empfohlen wird, während es prophylaktisch infolge allzu kurzer Schutzwirkung nicht verwendbar ist. Da hierfür aus dem oben angeführten Grunde auch die

Einverleibung von Vaccins nach Art der Typhus-Schutzimpfung ausschaltet, so sind mannigfache, aus aktiver und passiver Immunisierung kombinierte Schutzimpfungsverfahren (Shigas Simultanmethode, Boehnckes „Dysbacta", Ruhrimpfstoff von Ditthorn und Löwenthal) angegeben und versucht worden; doch lassen die bisherigen Erfahrungen noch kein abschließendes Urteil zu. Das gleiche gilt von Boehnckes „Ruhrheilstoff", der, wie der Impfstoff, abgetötete Bacillen verschiedener Typen und Kruse-Bacillen-Toxin enthält.

b) Von den „echten", zuerst gefundenen und gefährlicheren Dysenteriebacillen zu unterscheiden sind die von Kruse so bezeichneten Pseudodysenteriebacillen, die in der Literatur auch unter dem Namen „Dysenteriebacillen vom „Typus Flexner", „Y" (Hiss-Russell), „Strong" u. a. geführt werden. Diese haben in Kulturen die gleichen Eigenschaften, nur röten sie Lackmusmannitagar (wie die Typhusbacillen). Im Tierversuch (an Kaninchen) zeigen sie sich ferner wenig giftig. Durch echtes Dysenterieserum vom Tier und Menschen werden sie nicht agglutiniert, wohl aber durch Serum von Tieren, die mit ihnen geimpft waren. — Für andere Rassen, die auch als Erreger von Pseudoruhr angesprochen werden, ist diese Zugehörigkeit zweifelhaft (Braun und Liess).

Die Pseudoruhr unterscheidet sich von der echten durch ihren viel milderen Verlauf. Sie kommt sporadisch, aber auch oft genug epidemisch z. B. beim Militär und bei Kindern (als sog. Enteritis follicularis) vor und herrscht außerdem endemisch in vielen Irrenanstalten („Dysenterie der Irren"). Am häufigsten ist bei uns, namentlich auf Truppenlagerplätzen, der Typus Y.

Preußisches Seuchengesetz. Die Bestimmungen stimmen mit denen bei Typhus überein, nur daß die Anzeige und Absonderung der Krankheitsverdächtigen, sowie die Ermächtigung, eine Öffnung der Leiche vorzunehmen, fortfällt. Bei dem einzusendenden Untersuchungsmaterial kommen nur Dejekte und Blut, nicht Harn, in Betracht.

14. Bacillus pestis (Pestbacillus).

Bei Pestkranken gleichzeitig von Kitasato und von Yersin 1894 nachgewiesen. Die Bacillen finden sich bei Bubonenpest in der an der Infektionsstelle entstehenden Pustel und im Inhalt des künstlich eröffneten Bubo; bei Pestsepsis im Blut; bei Pestpneumonie im Sputum. Es sind kurze, plumpe, unbewegliche, sporenfreie Stäbchen; meist nur an den Polenden die Farbe behaltend, so daß in der Mitte eine ungefärbte Lücke bleibt (Abb. 178). Nicht nach Gram färbbar, manchmal Kapselbildung. Häufig Involutionsformen, auch in den Bubonen und in der Leiche.

Leicht zu züchten, am besten bei 30⁰, aber auch bei 37⁰ und bei 5⁰ wachsend. Die Kolonien auf Agar sind wenig charakteristisch; auf Gelatineplatten zeigen sich bei 60facher Vergrößerung warzenförmige, nicht verflüssigende Kolonien, die von einer unregelmäßig gezackten, hellen, fein granulierten Randzone umgeben sind. In den Kulturen fehlt die Polfärbung; zuweilen entstehen Fäden, in Bouillon manchmal sehr streptokokkenähnliche Ketten. Auf Agar mit 2,5—3,5% ClNa-Zusatz bilden die Bacillen aufgequollene Degenerationsformen, die in gleichem Grade bei anderen Bakterien nicht beobachtet werden (Abb. 179).

Die Resistenz der Bacillen gegen Austrocknung ist gering. In flugfähigen trockenen Staub können sie nicht lebend übergehen; unter schützenden Schichten von Sputum, Schmutz u. dgl. können sie dagegen Wochen und Monate infektiös bleiben. Durch Hitze (60⁰ 1 Stunde) und Chemikalien (1 Promille Sublimat weniger als 1 Minute) werden sie leicht abgetötet.

Die ursächliche Bedeutung des Bacillus ist einwandfrei erwiesen; unabsichtliche Laboratoriumsinfektionen von Menschen mit Reinkulturen sind mehrfach vorgekommen, stets mit tödlichem Ausgang. Empfängliche Tiere finden sich unter den Nagern, aber auch unter anderen Tiergattungen. Epizootien kommen namentlich vor unter den Ratten und bei einer sibirischen Abart von Murmeltieren (Arctomys bobac, Tarbaganen); künstlich ist die Krankheit auch auf Meerschweinchen, Mäuse, Kaninchen, Affen usw. übertragbar. — Die Virulenz nimmt bei fortgesetzter Züchtung leicht ab; die Stämme verhalten sich aber sehr verschieden. Ektotoxine werden nicht produziert, nur im Tierkörper und beim Absterben der Bacillen in Kulturen werden aus den Leibern Endotoxine frei. — Zu Tierexperimenten für diagnostische Zwecke eignen sich am besten Meerschweinchen und Ratten.

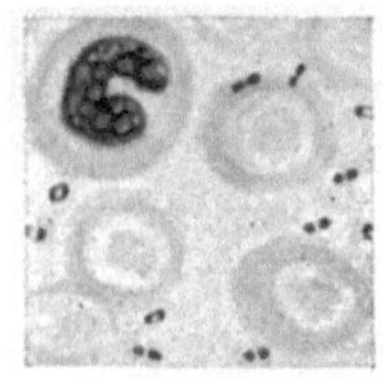

Abb. 178. Pestbacillus. Bubonen. Eiter. 500:1. (Nach Gotschlich und Schürmann.)

Meerschweinchen sterben nach intraperitonealer oder subcutaner Einbringung kleinster Bacillenmengen oder nach cutaner Verreibung des Materials auf die rasierte Bauchhaut (besonders geeignet bei stark verunreinigtem Material) an Sepsis; in den regionären Lymphdrüsen, in der von Knötchen durchsetzten Milz, in Lunge, Leber usw. finden sich Massen von Pestbacillen. Bei chronischem Verlauf entstehen in Milz und Lunge größere tuberkelähnliche Knoten. Ratten werden durch Einstiche mit einer infizierten Nadel an der Schwanzwurzel sicher infiziert. Ferner gelingt hier fast stets die Infektion durch Verfütterung. Auch Aufstreichen auf die unverletzte Conjunctiva oder Nasenschleimhaut führt zum Ziele; ebenso Inhalation von Bacillenaufschwemmung. Mäuse, Kaninchen sind weniger empfänglich. Bei Ratten werden pestähnliche Erkrankungen auch durch andere Bakterien der Hühnercholeragruppe (s. unten) hervorgerufen. — Als Material zur Untersuchung dient je nach der Form der Erkrankung Pustelinhalt, Drüsensaft des uneröffneten Bubo, Blut, Sputum, Harn; bei der Sektion Saft des primären Bubo, Blut, Milz- und Lungenteile. Das Blut zeigt spezifische Agglutinine unregelmäßig und meist erst vom neunten Krankheitstage ab, die Widalsche Probe ist daher bei Erkrankten zur Diagnose nicht geeignet, wohl aber unter Umständen zur Feststellung abgelaufener Fälle. Dagegen ist das Serum vorbehandelter Tiere durch seinen hohen Agglutinationstiter für die Differenzierung von Pestbacillen sehr wertvoll.

Epidemiologie. Die Beulenpest (Bubonenpest) ist in Europa seit dem sechsten Jahrhundert bekannt. Im Mittelalter forderte sie in fortgesetzten Epidemien ungezählte Opfer; erst gegen Ende des 17. Jahrhunderts macht sich eine Abnahme bemerklich, von der Mitte

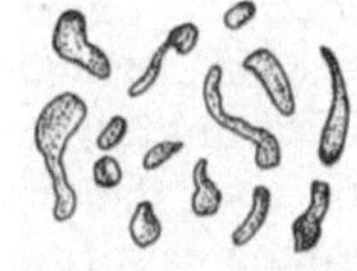

Abb. 179. Involutionsformen der Pestbacillen auf Salzagar. 800:1.

des 18. Jahrhunderts ab ist von Europa nur noch der Südosten, die Balkanhalbinsel, häufiger ergriffen. Seit Mitte des 19. Jahrhunderts blieben auch die an Europa grenzenden Teile Vorderasiens und Afrikas von Pest frei. Dafür entwickelten sich neue Pestherde in Tripolis, Persien, Mesopotamien. 1896 trat die Pest in Bombay, Karachee, Nagpur und anderen Teilen Indiens auf und herrscht dort seitdem endemisch; in der Präsidentschaft Bombay (20 Millionen Einwohner) starben 1917 8,3 °/₀₀, 1920—1923 jährlich 0,8 °/₀₀. 1898—1899 herrschte die Krankheit auf Madagaskar, Mauritius, in Alexandrien; dann in Südamerika (Santos); ferner wurde sie in den letzten Jahren mehrfach nach Europa eingeschleppt, so nach Porto, Lissabon, Plymouth, Triest, Hamburg usw. Endemische Zentren existieren zur Zeit im westlichen Himalaya; in Tibet; in Ägypten; in Kisiba in Ostafrika; in Süd-amerika. Von diesen Zentren aus scheint die Pest immer wieder gelegentlich in die Nachbarländer verschleppt zu werden. Die letzte Ausbreitung betraf die Mandschurei, wohin sie aus den endemischen Transbaikalherden verschleppt war (Tarbaganenpest).

Der Erreger dringt in den meisten Fällen von der Haut aus ein, verursacht primäre Pusteln oder Furunkel an der unteren oder oberen Extremität, oder an Hals, Kopf, Mund; auch von der Mund- oder Nasenschleimhaut (namentlich Tonsillen) aus kann die Infektion erfolgen. Von da aus entwickelt sich in den zugehörigen Lymphdrüsen ein Pestbubo als schmerzhafte, teigige, nicht scharf umschriebene Geschwulst. Diese Form der Erkrankung kann in 30—50 % der Fälle in Heilung ausgehen, indem sich der Bubo zerteilt oder aufbricht. Auch im letzteren Fall gelangen im allgemeinen keine Pestbacillen nach außen, da im Eiter lebende Erreger fast stets vermißt werden. — Bei Auf-nahme des Kontagiums in die Blutbahn (direkt oder durch insuffiziente Drüsen) entsteht Pestsepsis, von schlechterer Prognose, oft mit Pneumonie und zuweilen mit Darmpest einhergehend. — Drittens entsteht durch Ein-atmung der Erreger primäre Pestpneumonie von schlechter Prognose; Genesung oft mit sehr lang hingezogener Rekonvaleszenz. Nach dem Über-stehen der Krankheit entsteht eine ausgesprochene, meist mehrere Jahre anhaltende Immunität.

Während der an Bubonenpest Erkrankte kaum Infektionsquellen liefert, scheidet der septisch Erkrankte in den verschiedenen Exkreten Pest-bacillen aus. Vor allem ist aber der an primärer oder sekundärer Pestpneumonie Erkrankte dadurch gefährlich, daß er beim Husten Sputumtröpfchen mit Pest-bacillen in die Luft verschleudert. Dasselbe geschieht bei dem Lungenödem, mit dem tödlich verlaufende Sepsisfälle zu enden pflegen. Auch im Rekon-valeszentenstadium vermag der Pneumoniker noch solche Ausstreuung zu bewirken. — Ferner kann das ausgeschiedene Sputum lebende Bacillen ent-halten; im Auswurf von Rekonvaleszenten wurden noch 76 Tage nach Beginn der Erkrankung virulente Erreger nachgewiesen. In Form von flugfähigem Staub muß das Sputum weniger gefährlich sein, da die Erreger gegen Aus-trocknung empfindlich sind.

Gefährliche Infektionsquellen liefern die Hausratten. Sie sind für Pest-bacillen außerordentlich empfänglich und pflegen fast stets die Ersterkrankten zu sein; die Erkrankungen von Menschen treten erst auf, wenn bereits eine Rattenepidemie eine Zeitlang bestanden hat. Die Ratten erkranken nicht nur an Pestsepsis, sondern sehr häufig an primärer Darmpest und können per os infiziert werden. Harn und Faeces enthalten reichlich Pestbacillen; die Krank-heit verbreitet sich unter den Ratten dadurch, daß die gesunden Tiere mit den überall verstreuten Faeces der kranken in Berührung kommen, daß sie die toten Tiere annagen, namentlich aber dadurch, daß Flöhe die Erreger von kranken auf die gesunden Tiere übertragen. Da die erkrankten Ratten die Scheu vor den Menschen verlieren, kommt es sehr leicht dazu, daß besonders durch Flöhe, und zwar durch deren Exkremente, Übertragungen auch auf Menschen erfolgen. Unter den Flöhen der Ratte ist besonders Pulex cheopis für Men-schen und Ratten gefährlich. — In Europa ist die Gefahr der Übertragung von Ratten auf Menschen weit geringer, weil hier die Hausratte durch die viel scheuere und daher weniger gefährliche **Wanderratte** verdrängt ist, während in Indien noch die Hausratte vorherrscht.

Die wichtigsten **Infektionswege** beim Menschen sind 1. Berührungen der genannten Infektionsquellen. 2. **Einatmung** der beim Husten der Pestpneumoniker oder beim Lungenödem der Sterbenden verstreuten Tröpfchen. 3. Der **Stich** von Pulex cheopis; gelegentlich auch von anderen Flöhen.

Die **individuelle Disposition** zeigt wenig Unterschiede, auch bezüglich des Alters. Nach einmaligem Überstehen der Krankheit stellt sich ausgesprochene Immunität ein.

Eine **örtliche Disposition** tritt insofern in ausgeprägter Weise hervor, als die Krankheit Neigung zeigt, sich in einzelnen **Häusern** festzusetzen. Die Krankheit erlischt unter den Insassen, wenn sie das Haus verlassen; sie tritt wieder auf bei erneuter Bewohnung. Offenbar sind derartige Häuser **Rattenhäuser.** Eine gründliche Desinfektion, welche zugleich die Ratten vertilgt und verscheucht, beseitigt die Disposition eines solchen Hauses.

Die **Einschleppung** der Seuche in Europa erfolgt wohl fast immer durch **Schiffe** und durch die mit diesen transportierten kranken **Ratten.** In den Häfen geht eine verdächtige Sterblichkeit unter den Schiffsratten der Übertragung auf Menschen voraus. — Die weitere Entwicklung der Seuche ist stets eine langsame; nicht durch Explosionen, wohl aber durch zähes Haften und häufiges Wiederaufflackern ist sie ausgezeichnet. — Zwischen Ansteckung und Erkrankung liegt eine **Inkubationszeit** von 7—10 Tagen.

Die **Bekämpfung** hat zunächst die **Hinderung der Einschleppung der Erreger** ins Auge zu fassen. Nach den Bestimmungen der Pariser Sanitätskonferenz von 1903 sind Schiffe nur dann, wenn verdächtige Erkrankungen vorgekommen sind, einer 10 tägigen Quarantäne zu unterwerfen. Eine Überwachung des Reiseverkehrs zu Lande erscheint nicht angezeigt. Die Einfuhr von Lumpen und getragener Wäsche kann verboten werden.

Nach der Einschleppung einer verdächtigen Erkrankung hat vor allem die **bakteriologisehe Sicherung der Diagnose** zu erfolgen. Diese ist nur in besonderen „Pestlaboratorien" auszuführen; das Material ist nicht einzusenden, sondern von dem Leiter oder Assistenten des Laboratoriums am Ort der Erkrankung zu entnehmen.

Weiter muß die **Isolierung des Kranken** in üblicher Weise erfolgen. Das Pflegepersonal ist womöglich zu immunisieren. Sorgfältige Desinfektion ist selbstverständlich. — Prophylaktisch ist Freihaltung der Wohnungen von Ungeziefer und vor allem von **Ratten** wichtig.

Auf Schiffen hat sich in Hamburg Ausräuchern mit nicht explosivem **Generatorgas** (5% CO, 18% CO_2, 77% N) am besten bewährt. Andere empfehlen SO_2 (Clayton-Apparate) oder Piktolin (flüssige $SO_2 + CO_2$); als vorläufige Maßregel Auslegen von Ackerlon, eines Meerzwiebel enthaltenden, für Hunde, Katzen und Vögel unschädlichen Präparats. Zu Lande ist systematisches Auslegen von Phosphorbrei, Ackerlon u. dgl. namentlich in den Kanälen zu versuchen. Die Vernichtung durch rattenpathogene Bakterien ist schwierig, weil ihre Virulenz und die Empfänglichkeit der Wanderratten stark schwankt, überdies die hierfür empfohlenen paratyphusähnlichen Bacillen auch für den Menschen pathogen sind.

Immunisierung und Serumtherapie. — **Aktive Immunisierung** läßt sich bei empfänglichen Tieren am besten durch **abgeschwächte Erreger** herstellen und ist auch beim Menschen möglich (Kolle, Otto, Strong); jedoch ist die Abschwächung so unregelmäßig und die Auswahl der geeigneten Stämme so schwierig, daß das Verfahren vorläufig für Menschen nicht in Betracht kommt. Dagegen lassen sich auch hier Impfungen mit abgetöteten Erregern vornehmen.

HAFFKINE war der erste, der 4—6 Wochen alte, bei 25—30⁰ gewachsene Bouillon-kulturen 1 Stunde bei 65⁰ erhitzte und (nach einem Carbolzusatz von 0,5⁰/₀) subcutan injizierte; die Dosen waren nach dem Alter des Impflings abgestuft. Nach 10 Tagen noch-malige Impfung mit einer je nach der Stärke der eingetretenen Reaktion mehr oder minder erhöhten Menge. — Wenn auch HAFFKINEs sehr günstige Ergebnisse nicht durchwegs bestätigt werden konnten, so geht doch aus dem sehr großen vorliegenden Material und be-sonders aus dem Urteil der indischen Ärzte hervor, daß die Krankheit bei den Geimpften viel milder als bei Nichtgeimpften verläuft. — Die zum Studium der Pest entsandte „Deutsche Pestkommission" (GAFFKY, R. PFEIFFER, STICKER, DIEUDONNÉ) ging im Gegensatz zu HAFFKINE von frischen, vollvirulenten Agarkulturen aus, die mit Koch-salzlösung abgeschwemmt, gleichfalls durch einstündiges Erhitzen auf 65⁰ abgetötet und mit 0,5⁰/₀ Phenol versetzt wurde. Die Injektionsdosis beträgt für Erwachsene eine ganze Agarkultur. Eindeutige günstige Erfahrungen größeren Umfangs mit diesem Impfstoff liegen bisher noch nicht vor. Doch haben die Japaner mit einem ganz ähnlich hergestellten, nur (behufs zweimaliger Injektionen) etwas anders dosierten Impfstoff bei einer größeren Pestepidemie in der Stadt Yasa zufriedenstellende Erfolge gehabt (KITASATO). — Ferner stellten LUSTIG und GALEOTTI aus Kulturen mittels schwacher Kalilauge einen Extrakt her, den sie nach Neutralisierung filtrierten; der getrocknete, lange haltbare Rückstand von Pulverform soll in einer Menge von 2—3 mg in Wasser gelöst und subcutan verimpft werden. Praktische Erfahrungen mit diesem Impfstoff liegen noch nicht vor.

Trotz der unsicheren Wirkung sollte die Schutzimpfung bei besonders gefährdeten Personen, Krankenpflegern usw., nicht unterlassen werden.

Passive Immunisierung: Von Pferden, die zunächst mit abgetöteten, schließlich mit lebenden virulenten Kulturen, lange vorbehandelt sind, wird ein Serum gewonnen, das nach Injektion von 10—20 ccm meist deutliche Schutz-wirkung zeigt; sie tritt sofort ein, dauert aber nur 3—4 Wochen.

Im Handel sind Pariser und Berner Serum, beide ungefähr in gleicher Weise bereitet; LUSTIGsches Serum von Pferden, die mit seinem Vaccin vorbehandelt sind; von MARKL ein ausgesprochen antitoxisches Serum; von TERNI-BANDI Serum von Maultieren und Rindern. Therapeutische Wirkung nur in leichten Fällen, angeblich am besten bei dem LUSTIGschen Serum (am 1. Tage 20 ccm intravenös, an den folgenden Tagen je 40 ccm subcutan). Die erstgenannten Sera sind zur Prüfung verdächtiger Kulturen durch Agglu-tination von Wert. — Vollständigere Immunisierung gelingt vielleicht durch Kombina-tion von aktiver Immunisierung und Seruminjektion, die SHIGA sehr empfiehlt.

Maßgebend für die Bekämpfung der Pest ist das Reichsgesetz vom 30. Juni 1900. Speziell für Pest ist § 20 eingefügt, wonach Maßregeln zur Vertilgung und Fernhaltung von Ratten, Mäusen und anderem Ungeziefer angeordnet werden können.

Dem Pestbacillus stehen eine Reihe von Bacillen nahe, die bei Tieren mannigfache, schwere, meist schnell unter Blutungen verlaufende „hämorrhagische Septikämien", z. B. die Hühnercholera, weshalb die Bakteriengruppe auch als „Hühnercholera-Gruppe" bezeichnet wird, die Wildseuche, die schon S. 546 besprochene Schweine-seuche, erzeugen und morphologisch und kulturell große Ähnlichkeiten aufweisen. Zu Ehren PASTEURs, der um die Erforschung und Bekämpfung dieser Tierseuchen sehr große Verdienste hat, faßt man sie auch als „Pasteurellosen" und ihre Erreger als „Pasteurella-Gruppe" zusammen.

Als ihr charakteristischer und durch seine weite Verbreitung besonders wichtiger Re-präsentant sei im folgenden der Bacillus der Hühnercholera (B. avisepticus) kurz besprochen: Es handelt sich um kurze, oft mikrokokkenähnliche Bacillen, die sich zum Teil nur an den Polenden färben. Gramnegativ, sporenfrei, unbeweglich. In Kulturen zarte Auflagerungen. In alten Kulturen viel Involutionsformen. Virulenz schwankend. Frisch gezüchtete Bacillen töten Hühner, Tauben, Gänse, Enten, Fasanen u. a. durch Einimpfung kleinster Mengen und durch Verfütterung; Kaninchen meist nur durch ersteren Modus. Beim Geflügel Freßunlust, Schlafsucht, starke Durchfälle mit blutigen Dejekten (Geflügeltyphoid); Tod meist in 1—2 Tagen an echter Sepsis mit massenhafter Verbreitung im Blut; im Darm, Lungen und anderen Organen Hämorrhagien. Nach Selbstversuchen von Tierärzten mit Reinkulturen bewirkt die Aufnahme größerer Bacillenmengen auch beim Menschen Darmstörungen. — Natürliche Verbreitung unter dem Geflügel durch die Faeces und Aufnahme der Bacillen, die in Wasser und Boden ziemlich lange lebensfähig bleiben, per os. — Von Pasteur wurde schon 1880 eine aktive Immunisierung mittels zweier, verschieden starker Vaccine eingeführt, ein Verfahren, das damals einen sehr großen Fortschritt bedeutete, sich aber infolge seiner Unsicherheit und Gefährlichkeit auf die Dauer nicht behaupten konnte. Man hat daher in der Folgezeit sehr zahlreiche Versuche mit passiver Immunisierung durch mannigfache, von Pferden gewonnene Sera angestellt, bislang aber auch nur kurzdauernde Schutz- und wenig befriedigende Heilwirkung erzielt.

15. Bac. mallei (Rotzbacillus).

Die Rotzkrankheit kommt besonders häufig bei Pferden, Maultieren und Eseln, gelegentlich auch bei Ziegen, Hunden und Katzen vor und kann vom Tier auf den Menschen und von Mensch zu Mensch übertragen werden. Verlauf meist chronisch. — Beim Menschen ist Rotz fast stets tödlich; die hervorstechendsten Symptome sind unregelmäßiges Fieber, Geschwüre auf der Nasenschleimhaut und anderen Schleimhäuten, pockenähnliches Exanthem, kleine Abscesse im Unterhautbindegewebe.

Löffler und Schütz haben zuerst 1884 in frischen Rotzknoten die Rotzbacillen nachgewiesen; sie sind ziemlich schlanke Stäbchen, lassen sich manchmal etwas schwierig färben, nicht nach Gram; die gefärbten Bacillen zeigen unregelmäßige Lücken (Abb. 180). Sie sind unbeweglich; wachsen, am besten bei 33—37°, auf erstarrtem Blutserum in Form von glasigen Tropfen, auf Kartoffelscheiben als anfangs gelber, später brauner Belag. Aus Kulturen in Glycerinbouillon wird durch Einengen und Filtrieren das Mallein gewonnen,

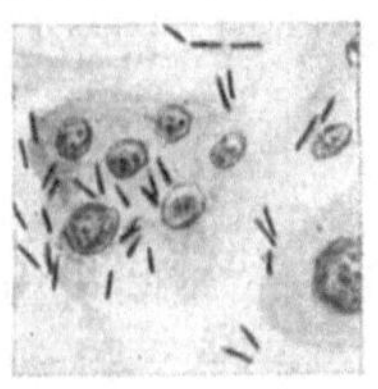

Abb. 180. Rotzbacillen. Eiter. 500:1. (Nach Gotschlich und Schürmann.)

das viele Analogien mit dem Tuberkulin bietet. In trockenen Kulturen bleiben die Bacillen einige Wochen, in dickeren Eiterschichten länger lebensfähig. Bei Erhitzung auf 70° gehen sie in 1 Stunde sicher zugrunde; gegen die üblichen chemischen Desinfizientien zeigen sie mittlere Widerstandsfähigkeit. Zur Stalldesinfektion eignet sich Schwefelsäure, Kresol, Kalkmilch, Chlorkalk.

Die Erzeugung von Rotz durch Einimpfung von Reinkultur gelingt bei zahlreichen Versuchstieren, leicht bei Ziegen und Katzen, unregelmäßig bei Hunden und Kaninchen; am sichersten bei Meerschweinchen, Feldmäusen und Zieseln. Bei männlichen Meerschweinchen tritt nach intraperitonealer Impfung eine entzündliche, später eitrige Infiltration in der Tunica vaginalis des Hodens auf, welche den Hoden nach außen deutlich hervortreten läßt; bei der Sektion finden sich außerdem Milz, Lunge und Leber von gelblichen Knötchen durchsetzt. Der Tod der Tiere tritt nach $1^1/_2$—6 Wochen ein. — Übertragung auf Menschen ist mehrfach im Laboratorium erfolgt; die Infektion scheint von der Haut aus stattfinden zu können, auch ohne daß sichtbare Wunden vorhanden sind.

Die Diagnose gelingt fast nie durch mikroskopische Präparate der Excrete; dagegen durch Verimpfung der letzteren auf männliche Meerschweinchen oder Kultur mit Sicherstellung durch Agglutination (Serum durch Vorbehandlung von Pferden mit abgetöteten und zerriebenen Bacillen gewonnen). — Außerdem ist eine Widalsche Reaktion mit dem Serum der verdächtigen Tiere und Menschen möglich; jedoch werden nicht lebende, sondern abgetötete Rotzbacillen zur Prüfung verwendet. Die Mischung von Serum und Testflüssigkeit bleibt 24 Stunden im Brütofen. Die Niederschlagbildung muß mindestens noch in einer Serumverdünnung 1 : 1000 auftreten, wenn auf Rotz geschlossen werden soll. Auch Präcipitation (Aufschichten von Serum auf das Mallein), sowie Komplementbindung sind zur Diagnose geeignet. Dieselbe kann entweder in der Form der WASSERMANN-Reaktion (verdächtiges Serum + autolysierte erwärmte Kochsalzaufschwemmungen von Agarkultur + Komplement, dann Hammelblutkörperchen und hämolytischer Amboceptor) angewandt werden oder in der Form der sog. Konglutinationsreaktion. Unter Konglutination versteht man die Erscheinung, daß Hammelblutkörperchen bei Zusatz von inaktiviertem normalen Rinderserum und Komplement zu einer festen Masse zusammengeballt werden, die sich auch durch kräftiges Schütteln nicht mehr fein verteilen läßt (BORDET). Wie bei der WASSERMANN-Reaktion die Hämolyse, so bleibt auch hier das Phänomen aus, wenn das Komplement durch spezifische Antigen-Antikörperbindung bereits vorher verbraucht ist. Diese Reaktion hat bisher in der Diagnose der menschlichen Krankheiten noch kaum Anwendung gefunden, ist aber für die Rotzdiagnose von PFEILER und WEBER (unter Verwendung von Pferdeserum als Komplement) ausgearbeitet worden und erfreut sich hierfür infolge ihrer leichten und schnellen Ausführbarkeit und Sicherheit weitgehender Anwendung.

Ferner ist eine Diagnose möglich mittels des Malleins, das, subcutan appliziert, bei rotzigen Tieren in sehr kleinen Dosen Fieber, Allgemeinreaktion (Abgeschlagenheit, Freßunlust) und Lokalreaktion hervorruft. Die erforderliche Dosis muß für jedes Präparat durch Versuche an gesunden Tieren festgestellt werden (meist 0,2—0,4 ccm); Temperaturerhöhung um 1,5° ist beweisend für Rotz. Auch cutane, intracutane und namentlich conjunctivale Anwendung kann die Diagnose sichern.

Aktive Immunisierung durch abgeschwächte Erreger ist nicht gelungen, ebensowenig durch Bacillenextrakt (Mallein). Im Serum von vorbehandelten Tieren hat man bisher auch nur Agglutinine und Präcipitine feststellen können. Die Bekämpfung der Krankheit ist daher hauptsächlich auf frühzeitige Diagnose, Absonderung usw. angewiesen.

Das Preußische Seuchengesetz bestimmt, daß die Ermittlung im Benehmen mit dem beamteten Tierarzt erfolgt; die bakteriologische Untersuchung soll sich auf Eiter, Nasenschleim, Auswurf und womöglich Blut (zur Agglutinationsprobe) erstrecken. Krankheitsverdächtige Personen können einer Beobachtung, aber auch ebenso wie die Erkrankten einer Absonderung unterworfen werden.

16. Bac. diphtheriae (Diphtheriebacillus).

Unter den verschiedenen Formen von Angina, bei denen in vorläufig meist nicht genauer definierbarer Weise die verschiedensten Bakterien eine ursächliche Rolle spielen (sehr oft wahrscheinlich Streptokokken, oft aber auch Staphylokokken, Pneumokokken, Influenzabacillen, ferner bei der Angina Vincenti spindelförmige, lückenhaft färbbare Bacillen, Bacillus fusiformis, in Verbindung mit feinen Spirochäten), ist von jeher die als Angina diphtherica bezeichnete Erkrankung besonders gefürchtet. Dieselbe ist durch die Bildung von grauen festsitzenden, dicken Belägen (Membranen) ausgezeichnet, die meist von einer Stelle eines Gaumenbogens, des Zäpfchens, einer Tonsille schnell vorschreiten. Mäßiges Fieber, aber unverhältnismäßige Abgeschlagenheit. Tod durch Herzlähmung, Kehlkopfstenose oder Sepsis durch Streptokokken, die unter dem Einfluß des diphtherischen Giftes vordringen. Oft noch in der Rekonvaleszenz Lähmungen des Gaumensegels, der Schlund- und Augenmuskeln usw. Leicht übertragbar auf empfindliche Gesunde, daher häufig in Familienund Hausepidemien auftretend. Bei dieser Form von Angina findet man regelmäßig den Bac. diphtheriae (LÖFFLER 1884). Derselbe kann sich auch auf der Conjunctiva ansiedeln und — namentlich beim Hinzutreten von Mischinfektionen — zu schwersten Schädigungen des Auges führen; ferner auch in der Vagina, wo er namentlich bei Kindern blennorrhöeartige Prozesse hervorrufen kann; ferner auf Hautstellen, deren Epitheldecke durch ekzematöse oder ähnliche Prozesse, Kratzen u. dgl. geschädigt ist. Dementsprechend häufen sich in neuerer Zeit auch Mitteilungen über Infektionen von Operationswunden mit Diphtheriebacillen, manchmal in epidemieartiger Verbreitung, auf chirurgischen Abteilungen.

Der Diphtheriebacillus ist nicht so sehr durch sein kulturelles Verhalten als
vielmehr durch Form und Lagerung der Einzelindividuen charakterisiert.
Es sind zwei Stadien zu unterscheiden: die jungen Bacillen, d. h. solche,
die auf gutem Nährboden in 5—8 Stunden gewachsen sind; und die älteren
Individuen, 9—24 Stunden alt.

Die Gestalt der jungen Individuen ist die eines kurzen Keils, das eine
Ende ist häufig deutlich, zuweilen nur andeutungsweise dicker als das andere.
Oft zeigt dabei der Bacillus eine leichte Krümmung. Die Lagerung verschiedener Individuen ist fast stets so, daß sie divergieren oder sich kreuzen; in
Haufen sind sie regellos durcheinander geworfen, nur ausnahmsweise parallel
aneinander gereiht. Nicht selten lagern sich die Bacillen in V-Form, oder gar in
Y-Form (Abb. 181).

Die älteren Individuen sind ähnlich gelagert; der einzelne Bacillus zeigt
aber größere Länge, stärkere keulige Auftreibung des einen Endes oder beider,
manchmal auch Verdickungen an anderen Stellen, oft aber auch Zerfall in
einzelne Segmente (Abb. 182).

Die Bacillen sind unbeweglich, bilden keine Sporen. Sie sind mit den gewöhnlichen
Färbemitteln (besonders gut mit Fuchsin), ferner auch nach GRAM färbbar. In älteren

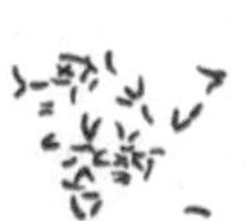

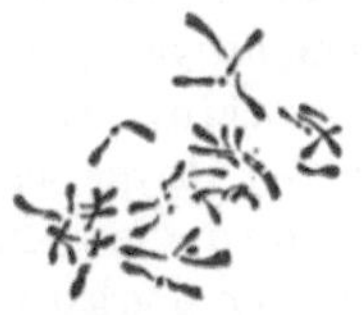

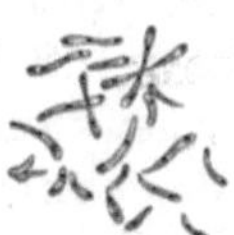

Abb. 181.	Abb. 182.	Abb. 183.
Diphtheriebacillen, junge Kultur. 600:1.	Diphtheriebacillen, ältere Kultur. 600:1.	Diphtheriebacillen. M. NEISSERsche Doppelfärbung. 600:1.

Kulturen treten nach Behandlung mit essigsaurem Methylenblau und Chrysoidin im braun
gefärbten Leib der Bacillen blaue metachromatische Körnchen auf, die zur Diagnose verwertet werden können (MAX NEISSERsche Doppelfärbung, siehe im Anhang; Abb. 183).
— Verzweigungen, aus welchen die Zugehörigkeit zu den Streptothricheen hervorgeht,
kommen wie bei Rotzbacillen vor.

Die Kultur gelingt leicht bei einer Temperatur über 25⁰ auf verschiedenen Nährböden.
Auf Platten von Glycerinagar entstehen Kolonien, die bei 60facher Vergrößerung unregelmäßig begrenzt und ganz grob gekörnt erscheinen, an verstreuten Schnupftabak erinnernd.
Am schnellsten wachsen sie auf LÖFFLERscher Blutserummischung (3 Teile Serum
+ 1 Teil Dextrose-Peptonbouillon), die in Petrischalen durch Erhitzen auf 100⁰ zum
Erstarren gebracht ist, und auf welcher das Untersuchungsmaterial oberflächlich ausgestrichen wird. Schon nach 4—6 Stunden bilden die Diphtheriebacillen kleine weißgraue
Tröpfchen. Dieser „elektive" Nährboden kann daher zum Herauszüchten der Diphtheriebacillen aus Gemengen besonders gut benutzt werden. — Für die Diagnose eignen sich
als weitere kulturelle Merkmale: 1. die starke Säurebildung in Bouillon, die später in alkalische
Reaktion übergeht. 2. Gutes anaerobes Wachstum. 3. Säuerung in Dextrose, Fructose,
mannosehaltigem Nährboden. 4. Kräftige Reduktion (schwarze Kolonien auf Tellurplatten).
5. Toxingehalt der Kultur. — Genaueres siehe im Anhang.

Die Resistenz der Bacillen gegen schädigende Einflüsse ist gering. Starkes
Eintrocknen, so daß sie in Staubform durch die Luft transportabel werden,
tötet sie ab; in dickeren Schichten und gegen Licht geschützt, können sie dagegen
monatelang lebendig bleiben. Hitze und chemische Desinfizientien vernichten
sie sehr rasch.

Die Übertragung der Kulturen auf Versuchstiere gelingt bei Kaninchen, Tauben usw., wenn die Trachea geöffnet und die Kultur auf die Schleimhaut eingerieben wird. Es entstehen ausgebreitete Membranen, oft auch schwere Allgemeinerscheinungen und bei chronischem Verlauf Lähmungen. — Bei Meerschweinchen genügt die subcutane Einimpfung einer mäßigen Kulturmenge (1 ccm 24stündiger Bouillonkultur), um die Tiere innerhalb von 2—4 Tagen zu töten; bei der Sektion findet sich Ödem an der Impfstelle, regelmäßig Hyperämie der Nebennieren, oft blutig-seröses Exsudat in Pleura, Perikard und Peritoneum, manchmal Magengeschwüre usw. Für Mäuse in geringeren Dosen pathogene Stämme sind selten. — In den inneren Organen finden sich, ebenso wie nach tödlichem Verlauf beim Menschen, meist keine Bacillen und ähnliche Wirkungen werden durch die keimfreien Kulturfiltrate erzielt. Die Krankheitserscheinungen sind daher wesentlich auf Rechnung der löslichen Toxine zu setzen, die von den lediglich an der Impfstelle gewucherten Bacillen sezerniert werden, und welche teils die Infiltrationen, Nekrosen usw. bewirken, die im Tierversuch in den Vordergrund treten, teils auf das Herz wirken, teils (Toxone) Nerven paralysieren.

Natürliche Verbreitung. Durch die Erfahrung steht unzweifelhaft fest, daß die Diphtherie durch Ansteckung von Mensch zu Mensch verbreitet wird. Ärzte, Krankenwärter, Angehörige werden häufig nachweislich durch einen Kranken infiziert. Die Inkubationszeit bis zum Ausbruch der Krankheit beträgt gewöhnlich 2—3 Tage. — Als die wesentlichste Infektionsquelle haben wir den erkrankten Menschen anzusehen, solange er in seinem Munde Diphtheriebacillen beherbergt. In der Rekonvaleszenz sind meist bis zu vier Wochen, zuweilen monatelang, virulente Diphtheriebacillen nachweisbar. Ferner ist erwiesen, daß Erwachsene und unempfängliche Kinder Diphtheriebacillen beherbergen und übertragen können, obwohl sie gar keine Krankheitserscheinungen (Bacillenträger) oder nur die einer leichten Angina darbieten. Solche Befunde sind jedoch nur bei solchen Personen erhoben, die mit Diphtheriekranken in Verkehr gestanden haben. Von einer ubiquitären Verbreitung der Diphtheriebacillen kann nicht die Rede sein. — In zweiter Linie kommen leblose mit ausgehusteten Membranen, Sputis, Speichel usw. verunreinigte Gegenstände in Betracht. In dicken Schichten angetrocknet, bleiben die Erreger 3—4 Monate, bei unvollständigem Austrocknen bis zu sieben Monaten lebendig. Besonders gefährlich sind die von den Kranken und Rekonvaleszenten benutzten Eß- und Trinkgeschirre, Taschentücher usw.

Die diphtherieartigen Erkrankungen, die bei verschiedenen Tierspezies (Kälbern, Tauben, Hühnern, Katzen usw.) vorkommen, können menschliche Diphtherie nicht hervorrufen.

Die Infektionswege für das Diphtherievirus bilden vorzugsweise Berührungen der Infektionsquellen (Mund des Kranken, Eß- und Trinkgeschirre, Wäsche usw.) einerseits, des eigenen Mundes andererseits. Auch durch direktes Anhusten der mit Untersuchung oder Pinseln des Rachens Beschäftigten kommen Infektionen zustande.

Die individuelle Disposition nimmt vom 6. Jahre an allmählich, vom 13. Jahre an sehr rasch ab. Nach U. FRIEDEMANN neigen syphilitische Erwachsene zu chronischen, der Serumbehandlung trotzenden Rachen- und

Kehlkopfdiphtherien. Über die Prüfung der Empfänglichkeit mittels der SCHICK-Reaktion s. unten.

Eine ausgesprochene örtliche und jahreszeitliche Disposition tritt bei der Verbreitung der Diphtherie nicht hervor. Unterschiede der Häufigkeit werden beim Vergleich verschiedener Länder und Städte allerdings beobachtet, sind aber ungleichmäßig und gehen nicht über die bei jeder ansteckenden Krankheit vorkommenden Schwankungen hinaus. — Auch die jahreszeitliche Schwankung ist unbedeutend.

Die Bekämpfung erfordert die Ermittlung der Krankheit im frühen Stadium möglichst durch bakteriologische Untersuchung, da die klinischen Symptome im ersten Beginn einer Angina nicht zur ätiologischen Diagnose ausreichen. Das Ergebnis der bakteriologischen Untersuchung kann in positiven Fällen oft 6—8 Stunden nach der Probenahme bekannt gegeben werden. — Darauf erfolgt Meldung der Krankheit und Isolierung des Kranken, tunlichst für vier Wochen, d. h. die Zeit, während welcher noch Diphtheriebacillen im Munde zu sein pflegen. Die Isolierung ist bei großer Umsicht auch im Hause genügend durchzuführen. — Desinfektion während der Krankheit, womöglich durch geschulte Desinfektionsschwestern, ist sorgfältig zu beachten; die Schluß-desinfektion braucht nur die nähere Umgebung des Krankenlagers zu berücksichtigen. — Die Geschwister erkrankter Kinder sind vom Schulbesuch und Verkehr mit anderen Kindern zurückzuhalten, da sie im ersten Anfang der Erkrankung sich befinden oder Bacillenträger sein können. Aus letzterem Grunde sollen sich auch Erwachsene aus der Umgebung von Diphtheriekranken Vorsicht im Verkehr, namentlich mit Kindern, auferlegen. Beseitigung der Bacillen durch Mundspülwasser und Gurgelungen gelingt (auch mit der hierfür besonders empfohlenen Pyocyanase) nicht.

Aktive Immunisierung ist wegen der wechselnden Empfindlichkeit der Kinder gegenüber dem Diphtherietoxin schwierig. Wohl aber lassen sich Tiere (Pferde, Affen) durch vorsichtig gesteigerte Gaben von Diphtherietoxin aktiv immunisieren, bis ihr Serum solche Mengen Antitoxin enthält, daß ein kleines Quantum Serum genügt, um Menschen passiv zu immunisieren (v. BEHRING und sein Mitarbeiter WERNICKE 1893).

Jungen Pferden wird zuerst Diphtherietoxin (3 Wochen alte, filtrierte Bouillonkultur) injiziert, das durch Jodtrichlorid oder Jodlösung oder Antitoxinzusatz abgeschwächt ist. Nach je 3—8 Tagen, nach Abklingen der lokalen Infiltration und des Fiebers, allmähliche Steigerung; der Antitoxingehalt des Serums wird fortdauernd geprüft; es muß ein sehr hoher Antitoxingehalt erreicht werden, damit das zur passiven Immunisierung verwendete Serum kein zu großes Volum repräsentiert. — Bei der Prüfung benutzt man in Deutschland die S. 515 geschilderte Mischungsmethode. Früher ging man hierbei aus von einem Diphtherienormalgift, d. h. von einer Giftlösung, welche in 0,01 ccm ausreichend Gift enthält, um ein Meerschweinchen von 250 g in 4—5 Tagen zu töten. 1 ccm dieser Giftlösung ist also = + 250 000 M., d. h. kann 100 Meerschweinchen von je 250 g Gewicht töten. Blutserum, von welchem 0,1 ccm die Wirkung von 1 ccm Normalgift aufhebt, bezeichnet man als Normalserum; 1 ccm desselben enthält eine Immunisierungseinheit (I.-E.). Ein hundertfaches Normalserum enthält in 1 ccm 100 I.-E. — Da aber das Toxin nicht einheitlich zusammengesetzt ist, sondern wechselnde Mengen Toxoid und Toxon (siehe oben) enthält, benutzt man jetzt ein Normal-Antitoxin als Ausgangspunkt für die Kontrolle, d. h. 2 g trockenes Serum von genau bekannten I.-E. (Standard-Serum), das, vor Luft, Licht und Feuchtigkeit geschützt, aufbewahrt und im Bedarfsfalle in 200 ccm einer Glycerin-Kochsalzlösung gelöst wird. Enthält das Trockenserum, wie das erste so hergestellte, z. B. 1700 I.-E., so enthält die Lösung 17 I.-E. in 1 ccm, und 1 ccm einer weiteren

17fachen Verdünnung 1 I.-E. Mittels dieser Verdünnung wird die Giftigkeit einer durch langes Lagern zu fast völliger Giftkonstanz gelangten Giftlösung gemessen, und zwar wird nach EHRLICH bestimmt 1. die Giftdosis, die durch 1 I.-E. genau neutralisiert wird, so daß das Gemisch keine Giftwirkung mehr auslöst, der Limes $_0$; 2. die Giftdosis, die trotz Zusatz von 1 I.-E. Meerschweinchen von 250 g am vierten Tage tötet, also eine tödliche Giftdosis im Überschuß enthält, der Limes †. Mit der so ermittelten Testgiftdosis L † kann man nun den Wert jedes Serums bestimmen, indem man verschiedenstarke Verdünnungen von ihm bereitet, und je 1 ccm mit dem L † mischt und Meerschweinchen von 250 g injiziert. Tritt der Tod der Tiere am vierten Tage z. B. bei der 200fachen Verdünnung des fraglichen Serums ein, so enthält es 200 I.-E.; tritt er früher ein, so enthält es weniger; bleiben die Tiere am Leben, so enthält es mehr.

Um eine tödliche Dosis Toxin zu erhalten, muß man übrigens zu dem neutralen Gemisch von Toxin + Antitoxin meist erheblich mehr als eine einfache tödliche Dosis zusetzen. Die Ursache sind die im Toxin enthaltenen weniger giftigen Substanzen, Toxone, die geringere Avidität gegenüber dem Antitoxin besitzen. Sind Toxon-Antitoxinverbindungen vorhanden, so werden sie durch Toxin zerlegt und letzteres lagert sich an Stelle des Toxons an das Antitoxin. Erst von dem Augenblick ab, wo kein Toxon-Antitoxin mehr vorhanden ist, wirkt daher weiterer Toxinzusatz giftig.

ROUX, KRAUS u. a. haben darauf hingewiesen, daß auch die Qualität des Antitoxins im Wirtskörper in Betracht komme; es könne hier sehr verschiedene Avidität äußern, und speziell das von hoch immunisierten Tieren gewonnene Antitoxin besitze eine geringere Avidität. Die Prüfung im Reagensglas trage dem nicht Rechnung, und deshalb müsse die Prüfung dadurch erfolgen, daß man eine bestimmte Menge Toxin und abgestufte Serummengen getrennt Versuchstieren injiziert, also die Toxin-Antitoxinvereinigung im Tierkörper vor sich gehen läßt. Die EHRLICHsche Schule hat indes diese Einwände gegen die bisher geübte Wertbestimmung als unbegründet zurückgewiesen.

Kleinste Mengen Toxin lassen sich nach P. RÖMER durch intracutane Verimpfung des zu prüfenden Materials in die rasierte Bauchhaut von Meerschweinchen nachweisen. Selbst ein Toxingehalt, der 200—500 mal geringer ist als die subcutan tödliche Minimaldosis, bewirkt nach 24 Stunden charakteristische Schwellung und Rötung der Injektionsstelle, größere Dosen machen sie sogar nach 2—3 Tagen nekrotisch. Injiziert man ein Gemisch von Toxin und Blutserum von Kranken oder Rekonvaleszenten, so wird die Reaktion je nach dem Gehalt des letzteren an neutralisierendem Antitoxin verschieden ausfallen und eine Abschätzung seiner Menge gestatten. Es hat sich nun weiterhin gezeigt, daß auch Gesunde in ihrem Blutserum Antitoxin haben können, daß man seine Menge (unter Umgehung des Meerschweinchen-Versuchs) unmittelbar am Menschen gleichfalls durch intracutane Einverleibung von Toxin prüfen und auf diese einfache Weise ein Urteil über die individuelle größere oder geringere Diphtherieempfänglichkeit gewinnen kann (SCHICK-Reaktion, 1913): Enthält das Serum weniger als 0,03 I.-E. pro ccm, so tritt bei (streng) intracutaner Impfung (am Arm) mit verdünnter Toxinlösung ($^1/_{50}$ der Dosis letalis für 250 g Meerschweinchen in 0,1 ccm) Quaddelbildung und Rötung auf und der Untersuchte ist, falls nicht etwa die stets am anderen Arm anzulegende Kontrolle mit dem erhitzten, also spezifisch unwirksam gewordenen Toxin die gleiche Reaktion aufweist, als diphtherieempfindlich zu betrachten und womöglich prophylaktisch zu immunisieren. Nach diesen Grundsätzen sind im Lauf der letzten Jahre in Amerika bereits sehr viele Schulkinder untersucht (mit positivem Ergebnis bis zu 90%) und behandelt und offenbar sehr gute Erfolge erzielt worden.

Zur prophylaktischen Immunisierung empfiehlt es sich, mindestens 200 I.-E. zu injizieren. Der Schutz hält aber nur 3—4 Wochen an. Gesundheitsstörungen werden gewöhnlich nicht beobachtet. Hier und da bewirken die Bestandteile des normalen Pferdeserums vorübergehend Urticaria und Gelenkschwellung und bei wiederholten Injektionen können anaphylaktische Erscheinungen auftreten, die jedoch äußerst selten tödlich enden. Sie werden am einfachsten vermieden durch Verwendung von Antitoxin in Rinderserum zur ersten Injektion, s. S. 508. — Die Schutzimpfung erscheint angezeigt gegenüber den Familienmitgliedern (namentlich Kindern) des Erkrankten; in größerem

Umfange für alle Kinder, z. B. bei endemischen Auftreten der Diphtherie in kleineren Ortschaften.

Wegen der kurzen Dauer des Schutzes und wegen der störenden Wirkungen des Pferdeserums hat sich schon v. BEHRING bemüht, eine kombinierte aktive und passive Immunisierung einzuführen. Toxin und Antitoxin werden zu diesem Zwecke so gemischt, daß die Mischung im Meerschweinchenversuch keine Wirkung mehr zeigt, während für andere Tierarten noch eine gewisse Giftigkeit bestehen kann. Solche Toxin-Antitoxingemische werden jetzt in verschiedenen Fabriken hergestellt, sind namentlich in Amerika für prophylaktische Zwecke bereits sehr viel benützt worden und sollen einen jahrelangen Schutz verleihen.

Ausgezeichnet bewährt hat sich die möglichst frühe therapeutische Verwendung des Serums in frischen Fällen (1500—3000 I.-E., in schweren Fällen viel höhere Dosen).

Wenn auch der allgemeine Rückgang der Diphtherie (Todesfälle in Preußen 1889—1894 = 14,4 pro 10000 Lebende, 1895—1900 = 6,5, 1907—1911 = 2,5, 1920—1923 = 0,9) nicht in der Hauptsache auf die 1894 erfolgte Einführung des Heilserums bezogen werden darf, da auch Masern und Scharlach den gleichen Rückgang zeigen, so ist sie doch an der sehr bedeutenden Abnahme der Letalität und insofern auch an dem Rückgang der Diphtherie wesentlich beteiligt; in den Krankenhäusern ist sie 1894 in schroffem Abfall von 27 % auf 13 % gesunken. Noch eindrucksvoller ist diese Wirkung, wenn berücksichtigt wird, an welchem Krankheitstage die Serumbehandlung eingesetzt hat. Erfolgte diese am 1. Tage, so sind Todesfälle überhaupt nicht beobachtet; erfolgte sie am 2. Tag, so sind 4 % Todesfälle registriert, am 3. Tag 12, am 4. Tag 22, am 6. Tag 52 %.

Nach Beobachtungen von BINGEL soll antitoxinhaltiges Pferdeserum nicht mehr leisten wie normales. BINGELs Fälle waren aber durchweg vorgeschrittene, bei denen eine spezifische Antitoxinwirkung gar nicht mehr eintreten konnte, sondern höchstens der Effekt der parenteralen Eiweißeinverleibung, der selbstverständlich bei dem spezifischen und nichtspezifischen Serum der gleiche ist. Der durch sehr zahlreiche ältere und neuere Beobachtungen festgestellte hohe Wert des Antitoxins in einigermaßen frischen Fällen von Diphtherie behält daher nach wie vor seine Geltung.

Preußisches Seuchengesetz. Abweichungen von den üblichen Bestimmungen bestehen darin, daß die Überführung von Kindern in ein Krankenhaus gegen den Widerspruch der Eltern nicht angeordnet werden darf, wenn nach Ansicht des beamteten oder des behandelnden Arztes eine ausreichende Absonderung in der Wohnung sichergestellt ist.

17. Bacillus tuberculosis, Tuberkelbacillus.

Tuberkulose wird beim Menschen am häufigsten in der Lunge beobachtet, seltener am Darm, in der Haut, in Knochen, Gelenken, Lymphdrüsen, Gehirn usw. Überall, wo der tuberkulöse Prozeß im frischen Vorschreiten begriffen ist (dagegen oft nicht mehr in den nekrotischen und verkästen Teilen) findet man seit R. KOCHs Entdeckung (1882) die Tuberkelbacillen als schlanke, meist leicht gekrümmte Bacillen von 1,3—3,5 μ Länge (Abb. 184). Sie sind charakterisiert durch das Verhalten gegen Anilinfarben; diese dringen ohne besondere Zusätze schwer in die von einer wachsartigen Hülle umgebenen oder von Fett und Wachs durchsetzten Tuberkelbacillen ein, dagegen leichter, wenn ihnen Alkali, Anilin oder Carbolsäure zugefügt ist und die Einwirkung längere Zeit hindurch bzw. bei Siedehitze erfolgt. Die einmal eingedrungenen Farbstoffe haften dann aber sehr fest und widerstehen lange Zeit der Entfärbung, z. B. durch

Säure, Alkohol usw. (Säure- und Alkoholfestigkeit der Tuberkelbacillen). Färbt man zuerst mit alkalischem Farbstoff und läßt dann Säure einwirken, so bleiben alle anderen Bakterien ungefärbt, mit Ausnahme der Tuberkelbacillen; die übrigen Bakterien und die Zellkerne können dann mit einer Kontrastfarbe nachgefärbt werden (siehe Anhang). — In den gefärbten Bacillen treten oft mehrere ungefärbte Stellen auf (Absterbeerscheinung); außerdem an den Enden 2—3 stark lichtbrechende und sich stärker färbende Körnchen, die nicht auf Sporenbildung zu beziehen sind.

Much hat eine besondere „Granula"-Form der Tuberkelbacillen beschrieben, die am besten durch eine modifizierte Gramfärbung (Färbung mit Carbol-Methylviolett, dann Jodlösung, kurz Mineralsäuren, Aceton-Alkohol und Gegenfärbung mit Fuchsin) hervortreten sollen. Sie finden sich aber fast nie ohne die Bacillen und sind dann wiederum nicht charakteristisch genug für eine diagnostische Verwertung. Das gleiche gilt von Spenglers Tuberkelbacillen-„Splittern". Vielleicht beruhen die mannigfachen neueren Angaben über filtrierbare Elemente des Tuberkelbacillus auf diesen beiden Formen.

In den letzten Jahren haben zahlreiche Autoren angeblich auch im strömenden Blut des Kranken die Bacillen nachgewiesen und z. B. die Indikation für chirurgische Eingriffe von diesem Nachweis abhängig machen wollen. Einige derartige Befunde, die sich auf einwandfreie Tierversuche stützten, sind nicht anzuzweifeln. Beim bloßen mikroskopischen Nachweis aber (nach Stäubli-Schnitter dadurch, daß man das Blut in Essigsäure schüttelt, dann dem Sediment 15%ige Antiforminlösung zufügt, zentrifugiert, das Sediment mit Wasser wäscht, wiederum zentrifugiert, dann ausstreicht und färbt) täuschen Fibrinteilchen, Leukocyten-Granula usw. leicht Tuberkelbacillen vor und haben sicher öfter zu Irrtümern Anlaß gegeben.

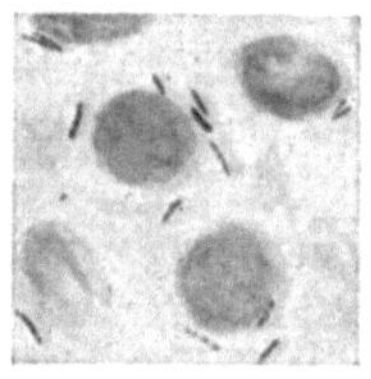

Abb. 184. Tuberkelbacillen. Sputum. 500:1. (Nach Gotschlich und Schürmann.)

Die Kultur der Tuberkelbacillen gelang Koch auf erstarrtem Blutserum, aber nur bei 37°, und auch dann zeigte sich erst nach 10—14 Tagen deutliches Wachstum in Form von trockenen Schüppchen und Bröckchen. Da die Kultur so lange Zeit gebraucht, bis die Tuberkelbacillen sich ausbreiten, so verwendet man zu Züchtungsversuchen am besten kein Material, welches noch andere saprophytische und schneller wachsende Bakterien enthält; diese überwuchern sonst das ganze Nährsubstrat längst, ehe die Tuberkelbacillen sich zu vermehren beginnen. Am besten geht man daher zum Zwecke der Anlage von Kulturen nicht von Sputum, sondern von Leichenteilen aus, welche mit allen Vorsichtsmaßregeln entnommen sind, oder besser von den Organen infizierter und nach einigen Wochen getöteter Tiere (Meerschweinchen).

Später sind viele Nährsubstrate angegeben, auf welchen die Tuberkelbacillen schneller und üppiger wachsen. Besonders empfiehlt sich ein Zusatz von 4% Glycerin zu Agar oder Bouillon. Ferner wirken Zusätze von Eidotter, Gehirn (Ficker), Nährstoff Heyden (Hessescher Nährboden) günstig. Mit solchen Gemischen gelingt sogar die Kultur aus Sputum von Phthisikern, wenn man den inneren eitrigen Kern des Sputums erst mehrfach in sterilisiertem Wasser abspült und dann auf dem zu Platten ausgegossenen Nährboden ausstreicht. Besser ist vorherige Behandlung mit Antiformin oder Schwefelsäure (siehe Anhang). — Auch auf pflanzlichem Nährboden (Kartoffeln) wachsen die Tuberkelbacillen gut; ferner genügt ein künstliches Gemisch, welches nur Ammonsalze, 1,5% Glycerin, Wein- oder Milchsäure und Magnesiumsulfat und Kaliumphosphat enthält (Proskauer und Beck). — In den Kulturen sind die Tuberkelbacillen oft zopfartig aneinander gelagert (Abb. 185) und zeigen häufig Neigung zur Bildung von Fäden mit Verzweigungen und keulenförmigen Enden (s. S. 420).

Mit den Kulturen läßt sich bei Versuchstieren Tuberkulose hervorrufen und damit der sichere Beweis für die ätiologische Rolle der Tuberkelbacillen führen. Am empfänglichsten sind Meerschweinchen; weniger empfänglich Kaninchen, Hunde, Katzen, manche Vögel (über die Wirkung auf
Rinder, Schafe, Schweine und Ziegen siehe unten).

Die kleinsten Kultur- und Sputummengen braucht man bei Meerschweinchen bei subcutaner Applikation; ein einziger oder einige wenige Bacillen genügen zur tödlichen
Infektion. Nach subcutaner Impfung am Bauche schwellen zunächst die zugehörigen
Lymphdrüsen; nach 6—8 Wochen gehen die abgemagerten Tiere zugrunde; etwa vom
30. Tage an ist die Milz, vom 40. Tage ab die Leber von reichlichen Tuberkeln durchsetzt;
in den Lungen finden sich spärliche und am spätesten entwickelte Tuberkel. — Fast ebenso
kleine Dosen genügen bei Inhalationsversuchen mit versprayten Aufschwemmungen
von Kultur oder Sputum (z. B. mittels „Buchnersprays" mitzahlreichen Tröpfchen von 40 μ
Durchmesser und weniger, des „Paroleine"-Zerstäubers oder des elektrisch betriebenen
„Athmos'-Apparats). 200 eingeatmete Bacillen, von denen etwa 50 in die feineren
Bronchien gelangen, ergeben schon nach 20 Tagen eine Durchsetzung der Lunge mit
mehr als stecknadelkopfgroßen Tuberkeln; nach 4—5 Wochen erfolgt der Tod unter ganz
vorzugsweiser Beteiligung der Lungenaffektion. Oft beobachtet man Schwellung der
Hals- und Mesenterialdrüsen, herrührend von den Anteilen
der inhalierten Bacillen, welche im Nasenrachenraum abgefangen und dort eingewandert oder verschluckt und vom
Darm aus vorgedrungen waren. Diese Einwanderung bleibt
aber in solchen Fällen ohne weitere Folgen, weil der in
die feineren Bronchien und Alveolen gelangte kleinere
Anteil der inhalierten Bacillen sehr viel schneller zur tödlichen Lungenaffektion führt. — Inhalation trockenen
tuberkelbacillenhaltigen Staubes führt im allgemeinen erst
bei größeren Dosen und nicht so sicher zur Infektion. —
Durch Verfütterung von Nahrung mit Tuberkelbacillen
(am leichtesten mit Milch oder wenigstens mit Nahrung
von dünnbreiiger Konsistenz) gelingt die Infektion der
Versuchstiere ebenfalls, jedoch erst mit sehr viel höheren
Dosen als bei den Inhalationsversuchen und mit langsamerem

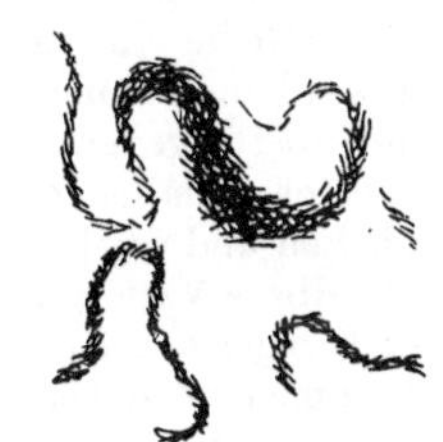

Abb. 185. Tuberkelbacillen.
Reinkultur. 500:1. (Nach
R. Koch.)

Verlauf der Erkrankung. Hier erkranken zuerst die Hals- und die Mesenterial- oder
Portaldrüsen; erst nach etwa 50 Tagen zeigen die Lungen (und die Abdominalorgane)
eine Durchsetzung mit kleinen Tuberkeln. Bei einmaliger Fütterung (in Mohrrübenbrei)
beträgt die erforderliche Dosis für Meerschweinchen 10 mg Kultur = 400 Millionen
Bacillen, also 10 Millionen mal mehr, als bei Inhalation wirksam ist. Durch häufige
Wiederholung gelangt man zu kleineren wirksamen Dosen; z. B. infiziert 50malige Verfütterung von 0,1 mg Kultur. — Bei intravenöser Einverleibung homogener Aufschwemmungen von Tuberkelbacillen versagen kleine Dosen; mittlere bewirken allgemeine
Tuberkulose; große erzeugen toxische Effekte und kachektisches Zugrundegehen der Tiere
(siehe unten). — Für manche Beobachtungen eignet sich besonders die Impfung in die
vordere Augenkammer; nach 10 bis 14 Tagen entsteht Iristuberkulose, später allgemeine Tuberkulose.

Die pathogene Wirkung der Tuberkelbacillen beruht hauptsächlich auf der Bildung
von Ekto- und Endotoxinen. Die leicht extrahierbaren Ektotoxine, wie sie im Alt-Tuberkulin (siehe unten) vorliegen, wirken namentlich fieber- und entzündungserregend; die
Endotoxine rufen Nekrose und Verkäsung hervor, und außerdem eine allmähliche Kachexie,
welcher Versuchstiere nach Einverleibung größerer Dosen in 2—3 Wochen erliegen. Die
Endotoxinwirkungen treten auch nach vorheriger Abtötung der injizierten Bacillen zutage.

Die Tuberkelbacillen sind trotz des Fehlens von Sporen sehr resistent.
Austrocknen vertragen sie in Form des Sputums neun Monate und länger.
Dem Übergang in die Luft im lebenden Zustand steht insofern nichts im Wege.
Aber die Zerkleinerung des angetrockneten mucinhaltigen Sputums in feinste
flugfähige Teile vollzieht sich nicht leicht; meist entstehen nur gröbere Partikel,

die für kurze Zeit wohl aufgewirbelt werden, aber sich nicht lange als schwebende
Stäubchen halten können. Nur die von Kleidungsstücken Tuberkulöser,
Taschentüchern, Betten u. dgl. abgelösten, manchmal Tuberkelbacillen tragenden
Fäserchen bilden eine Ausnahme. — Diffuses Tageslicht tötet die Tuberkelbacillen nach drei Tagen in dünnen Sputumschichten ab, ebenso Sonnenlicht
in $^1/_2$—3 Stunden; für dickere Schichten dagegen ist stärkste Besonnung
mindestens 20 Stunden lang nötig. — Hitze tötet in Wasser oder Wasserdampf
die Tuberkelbacillen ab: bei 85° in 1 Minute, 78° 2 Minuten, 73.° 3 Minuten,
70° 5 Minuten, 65° 15 Minuten. Von chemischen Desinfizientien muß Carbol
5°/₀ 24 Stunden einwirken; Sublimat 5°/₀₀ 2 Stunden. Formaldehyddampf
in üblicher Konzentration desinfiziert dünnere Sputumschichten nach vorausgegangener Aufweichung durch Wasserdampf sicher.

Modifikationen und Abarten des Tuberkelbacillus. Der Tuberkelbacillus hat
anscheinend eine gewisse Neigung, auf Änderung der äußeren Bedingungen mit Modifikation
seines morphologischen und biologischen Verhaltens zu reagieren und Abarten zu bilden;
Abweichungen vom Typus werden demgemäß bei manchen Kulturen beobachtet (L. RABI-
NOWITSCH; Englische Kommission bei Lupusstämmen). Unter den gleichen Verhältnissen
gezüchtet, beobachtet man keine Variierung; wird er von Mensch zu Mensch durch eine
unendliche Reihe von Jahren fortgepflanzt, so sind seine Eigenschaften offenbar sehr
stabil geworden. Ähnlich verhält es sich mit dem fort und fort von Rind zu Rind, von Huhn
zu Huhn übertragenen Bacillus.

Es bestehen daher mindestens 3 Typen des Tuberkelbacillus: Von SMITH sind 1898 die
menschlichen und die bovinen Bacillen als morphologisch, kulturell und durch Tierversuch
unterscheidbare Varietäten erkannt; schon vorher (1889) hatte MAFFUCCI die Verschiedenheit der Erreger der Hühnertuberkulose von denen der menschlichen Tuberkulose betont.
Dazu kommen noch verbreitete, dem Tuberkelbacillus nahestehende säurefeste Bacillen,
die bei niederer Temperatur wachsen und von denen einige bei Kaltblütern wuchern
können, während andere anscheinend überhaupt apathogen sind. — Die verschiedenen
Typen lassen sich folgendermaßen charakterisieren:

1. Typus humanus. Bei der weitaus größten Mehrzahl der tuberkulösen Erkrankungen des Menschen. Bei Rindern, Schafen, Ziegen nie beobachtet; selten bei Schweinen;
etwas häufiger bei Hunden, ferner bei Tieren in zoologischen Gärten, bei Papageien (nie
bei Hühnern).

2. Typus bovinus. Bei allen Tuberkulosen des Rindes, der Schafe und Ziegen; fast
stets bei Schweinen; relativ selten beim Menschen (s. später). Die experimentell festgestellten Unterschiede lassen sich folgendermaßen zusammenfassen (KOSSEL):

<table>
<tr><td>

Typus humanus:

Die Kultur auf Serum und Glycerin-
bouillon zeigt schlanke Bacillen, gleichmäßig
lang und gefärbt; oft gekrümmt.

Auf Glycerinserum leicht züchtbar. Von
da auf Glycerinbouillon (amphoter) über-
tragen, nach 3—4 Wochen dicke faltige
Haut über die ganze Fläche („eugonisches"
Wachstum der Englischen Kommission).

Bei Kaninchen nach subcutaner Injek-
tion von 0,01 g Kulturmasse von Glycerin-
bouillon nach 3 Monaten nur lokale Affek-
tion; ebenso bei jungen Rindern nach 0,05 g.

</td><td>

Typus bovinus:

Die Serumkultur zeigt viel plumpe, kurze,
fast punktförmige Formen; in Glycerin-
bouillon Stäbchen von ungleicher Länge und
Färbung, oft körnig.

Wächst in erster Generation auf Gly-
cerinserum spärlich; auf Glycerinbouillon
langsam dünne Häutchen mit einzelnen
warzigen Verdickungen („dysgonisches"
Wachstum der Englischen Kommission).

Nach 0,01 g Kultur von Glycerinbouillon
subcutan erkranken Kaninchen, nach 0,05 g
junge Rinder an generalisierter Tuberkulose.

</td></tr>
</table>

Von PARK sind zur Unterscheidung beider Typen mit Erfolg auch Eier-Nährböden
benutzt. Auf dem von LUBENAU angegebenen Nährboden aus Eigelb + Glycerinbouillon,
bei 70° sterilisiert, wächst Typus humanus gut, bovinus schlecht oder gar nicht; auf DORSETS
Nährboden aus zerschütteltem ganzen Ei + etwas ClNa-Lösung, bei 90° sterilisiert, wächst
Typus bovinus, aber humanus nicht.

3. Bacillen der Hühnertuberkulose, Typus gallinaceus. Morphologisch noch pleomorpher als der Perlsuchtbacillus. Wachsen noch gut bei 45—50⁰. Rascher wachsend, feuchter Belag. Meerschweinchen sind wenig, Kaninchen stark empfänglich. Öfter in Schweinen nachgewiesen. Vielfach Abweichungen (Rabinowitsch).

4. Saprophytische säurefeste Bacillen. In Erde, im Wasser, im schleimig-rostigen Belag von Wasserleitungshähnen (!), auf Gräsern (Thimotee) weit verbreitet; von da in Kuhexkremente, Milch, Butter, auf menschliche Se- und Excrete übergehend. Zu dieser Gruppe gehören auch die „Trompetenbacillen" (in den Ventilen fast aller benutzten Trompeten), die Smegmabacillen und die sog. Kaltblütertuberkelbacillen (Fisch-, Frosch-, Schildkröten-, Blindschleichen-, Molch-Bacillen). Sie finden sich bei der seltenen sog. spontanen Tuberkulose der genannten Kaltblüter, aber auch häufig in Organen gesunder Kaltblüter (Weber und Taute, B. Lange). Die säurefesten Saprophyten sind

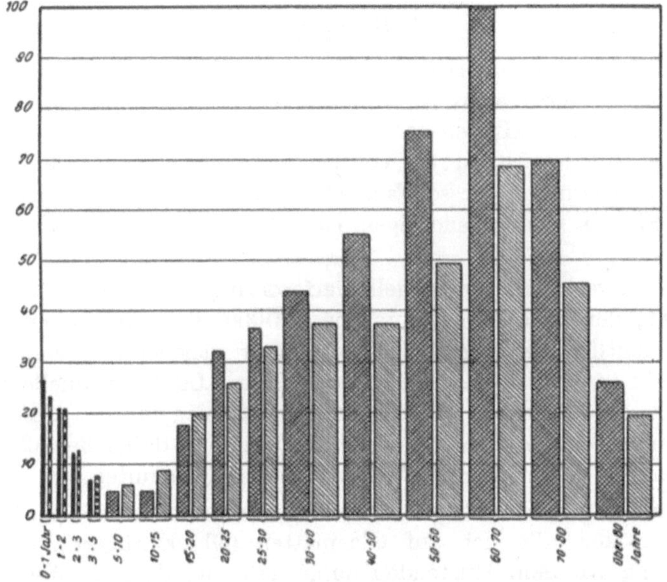

Abb. 186. Tuberkulosesterblichkeit auf 10000 Lebende nach Altersklassen. (Nach Cornet.) (Preußen, 16jähriger Durchschnitt). Die dunkleren Stäbe bedeuten das männliche, die helleren das weibliche Geschlecht. Die Breite der Stäbe bemißt sich nach der Anzahl der zu einer Gruppe zusammengefaßten Lebensjahren.

ausgezeichnet durch Wachstum auch bei niedrigen Temperaturen, durch starken Pleomorphismus und durch Anpassungsfähigkeit an wechselnde Wachstumsbedingungen (auch an Temperaturen von 37⁰). Tuberkuloseähnliche Knötchenerkrankungen sind bei Warm- und Kaltblütern auch durch manche säurefesten Saprophyten zu erzeugen; in der Regel besitzen sie Warmblütern gegenüber nur eine geringe Pathogenität. Künstliche Umwandlung von echten Tuberkelbacillen in Saprophyten oder umgekehrt ist bisher nicht einwandfrei gelungen.

Die phylogenetische nahe Verwandtschaft aller dieser Abarten des Tuberkelbacillus ergibt sich daraus, daß das Serum der mit einer dieser Abarten behandelten Tiere auf aufgeschwemmte fein zerriebene Tuberkelbacillen präcipitierend wirkt; ferner daraus, daß die mit den verschiedenen Bacillen behandelten Tiere alle auf Tuberkulin reagieren. Auch andere serologische Proben geben keine sicher unterscheidenden Ausschläge.

Epidemiologie. Die Tuberkulose ist in der gemäßigten Zone die verbreitetste Infektionskrankheit; 12⁰/₀ aller Todesfälle, etwa 30⁰/₀ aller Todesfälle im Alter von 15—60 Jahren, sind durch Phthise bedingt; zahlreiche Todesfälle kommen außerdem durch Darmtuberkulose, Hirntuberkulose usw. vor;

in mehr als der Hälfte aller Leichen — bei Sektionsmaterial aus gewissen Industriebetrieben sogar in 90 % — findet man tuberkulöse Herde, großenteils in ausgeheiltem Zustand. Die Beteiligung der Lebensalter an den Todesfällen an Tuberkulose erhellt aus Abb. 186. Die Krankheit ist für die sozialen Verhältnisse um so bedeutsamer, als sie chronisch verläuft und gewöhnlich bereits sehr lange vor dem Tode die Kranken erwerbsunfähig macht. — Der ursprüngliche Erreger der Tuberkulose ist stets der Tuberkelbacillus. In vorgeschritteneren Stadien der Phthise sind andere Bakterien, namentlich Streptokokken, Pneumokokken, Influenzabacillen usw., an dem Zerstörungswerk und an den Symptomen (hektisches Fieber) wesentlich beteiligt.

Infektionsquellen.

a) **Frische tuberkelbacillenhaltige Ausscheidungen des Kranken:** Teils der während der langen Krankheitszeit in großen Mengen produzierte **Auswurf**; teils die beim Husten versprühten **Tröpfchen** von Bronchialschleim und -eiter; teils **Milch und Butter** von perlsüchtigen Kühen. Dagegen spielen Eiter tuberkulöser Drüsenabscesse, Faeces bei Darmtuberkulose, Harn bei Nierentuberkulose, Fleisch von perlsüchtigen Tieren **praktisch** als Infektionsquelle keine Rolle.

Die drei wichtigsten Infektionsquellen erfordern noch eine kurze Erläuterung: **Der Auswurf**, der in 1 Milligramm bis 100000 Tuberkelbacillen enthalten kann, ist namentlich dann gefährlich, wenn er rücksichtslos verstreut wird. Durch Sammeln in bestimmten Gefäßen wird diese Infektionsquelle so gekennzeichnet, daß sie höchstens diejenigen Menschen gefährdet, die mit der Reinigung dieser Gefäße zu tun haben, und die sich dabei bewußt schützen können. Über die gefährlicheren Auswurfs**reste** siehe unten.

Die Ausstreuung feiner, 40 μ und weniger messender **Tröpfchen** durch hustende Phthisiker läßt sich auf Glasplatten (Objektträgern), die in etwa $^1/_2$ m Entfernung vor dem Hustenden aufgestellt und dann in üblicher Weise gefärbt werden, mikroskopisch nachweisen; oder auch dadurch, daß Meerschweinchen einem hustenden Phthisiker, dessen Verstreuung vorher durch den Objektträgerversuch festgestellt ist, in etwa $^1/_2$ m Entfernung gegenübergesetzt werden. Bei starker Verstreuung kann schon eine Sitzung von $^1/_2$ bis 1 Stunde Dauer genügen, um die Tiere zu infizieren. Tötet man sie nach 8 bis 10 Wochen, so findet man vorgeschrittene Tuberkel in den Lungen und in Entwicklung begriffene Tuberkulose der Hals- und Bronchialdrüsen, der Leber, Milz usw.

Zu unterscheiden sind die größeren, selten tuberkelbacillenhaltigen Mundtröpfchen und die kleineren, nur Leukocyten und oft sehr zahlreiche Tuberkelbacillen enthaltenden Bronchialtröpfchen. Nur die letzteren bedingen stärkere Gefahr. Die Ausstreuung wechselt sehr; bei demselben Individuum nach dem Stadium der Krankheit (im Anfang und bei gutem Kräftezustand stärkere Verstreuung als im letzten Stadium); nach dem klinischen Verhalten (bei frischen Katarrhen und daher bei ungünstiger Witterung stärker; bei Kehlkopftuberkulose selten, weil der mangelhafte Glottisschluß kräftiges Husten unmöglich macht); nach der Tageszeit (früh am stärksten); nach der Körperhaltung (liegend fast gar nicht); nach der Art des Hustens usw. Zeitweise kommt wohl bei jedem Phthisiker Verstreuung vor, manchmal in recht großer Menge. Es würde wichtig sein, wenn häufiger das Bestehen einer Verstreuungsperiode durch behustete Objektträger festgestellt würde. Die Luft in mehr als 80 cm Entfernung vom Kranken enthält kaum mehr Tröpfchen. Auch in der Nähe des Kranken ist die Luft kurz nach dem Husten wieder frei von Tröpfchen, so daß sie nur während des Hustens Gefahren birgt.

In der Milch und in der aus dieser hergestellten Butter finden sich sehr große Mengen von Tuberkelbacillen, wenn Eutertuberkulose vorliegt; ist dies nicht der Fall, so wird die Milch nur in geringem Grade durch tuberkelbacillenhaltige Kotteilchen infiziert. Diese Bacillen stellen insofern eine von vornherein weniger gefährliche Infektionsquelle dar, als sie stets dem bovinen Typus angehören und daher gegenüber dem Menschen geringere Virulenz besitzen.

b) Mit Ausscheidungen des Kranken infizierte Gegenstände. Da die Tuberkelbacillen in den Ausscheidungen lange lebensfähig bleiben, sind leblose Gegenstände besser als bei manchen anderen Krankheiten befähigt, die Übertragung von Tuberkelbacillen zu vermitteln. Auswurf gelangt vor allem auf Hände, Taschentücher, Kleider, Wohnungsteile. Selbst wenn der Auswurf in Spucknäpfe oder Spuckfläschchen entleert wird, werden gewöhnlich die am Mund und Bart zurückbleibenden Auswurfreste mit dem Taschentuch oder mit der Hand abgewischt und auf die Kleider gebracht (Tascheneingänge!). Der Fußboden und sonstige Wohnungsteile erfahren eine gröbere Beschmutzung durch Auswurf nur bei einer kulturell stark rückständigen Bevölkerung; geringfügige Verunreinigungen durch die Hände, Taschentücher usw. dagegen können überall häufiger vorkommen.

Wichtig ist die Frage, inwieweit Staub zur Infektionsquelle werden kann. Da die Tuberkelbacillen das Trocknen gut vertragen, sollte man meinen, daß sie durch Staub, der so leicht ist, daß er von Luftströmungen weitergetragen werden kann, in besonders gefährlicher Weise verbreitet werden. Wie oben bereits erwähnt wurde, ist dem aber eine Schranke gesetzt durch die große Schwierigkeit, mit der aus dem zähen mucinhaltigen Auswurf wirklich feine, durch die Luft transportierbare Stäubchen entstehen. Auf glatten Flächen, z. B. auf dem Fußboden, bildet sich erst nach völligem Austrocknen und darauffolgendem starken Zerreiben durch Hin- und Hergehen Staub, der aber immer noch zum größten Teil zu grob und schwer ist, um längere Zeit flugfähig zu sein. Leichter kann von porösen Stoffen aus ein wirklich feiner Staub in die Luft übergehen dadurch, daß bei Hantierungen feinste Gewebsfasern sich loslösen, an denen Tuberkelbacillen haften; Betten und Bettdecken, Taschentücher, Kleider, Teppiche kommen hierfür besonders in Betracht; bei Bettzeug, Taschentüchern und Kleidern kann schon die Verreibung durch Hantierungen aller Art zu solcher Ablösung feinster flugfähiger Teilchen führen; bei Teppichen kann dies geschehen, wenn durch Klopfen oder festes Fegen eine Ablösung von Fasern bewirkt wird.

Die Verbreitung tuberkelbacillenhaltigen feinen Staubes ist demgemäß nicht etwa „ubiquitär“, wie man früher annahm. Derartiger Staub spielt weder in der Luft der Straßen, noch in öffentlichen Räumen usw. eine Rolle. Dem aufgewirbelten Straßenstaub kann gelegentlich zerriebener Auswurf sich beimengen; aber hier tritt durch die bewegte Luft rasch eine solche Verdünnung ein, daß von einer irgend bedenklichen Gefährdung der Passanten nicht die Rede sein kann. Zahlreiche Proben von in geschlossenen Räumen in Kopfhöhe abgelagertem Staub aus Fabriken, Bureaus, Wartesälen, Straßenbahnwagen ergaben ausnahmslos negative Resultate, selbst wenn mit dem sehr feinen Reagens der subcutanen Meerschweinchenimpfung geprüft wurde. Auch in engen Wohnungen von Phthisikern wurden in dem Staub, der in 1 m Höhe an vor Hustentröpfchen geschützten Stellen abgelagert war, keine Tuberkelbacillen gefunden; in Phthisiker-Krankensälen nur zuweilen, namentlich früh nach dem Bettmachen und Reinigen. Im wesentlichen bilden daher nur die von den Taschentüchern, Betten und Kleidern des Phthisikers sich ablösenden Fasern eine beachtenswertere Gefahr.

Die ausgehusteten Tröpfchen können ebenfalls auf Kleider und verschiedenste Gegenstände geraten und dort durch Kontakt oder, wieder abgelöst, in Staubform wirksam werden. Aber man darf diese Gefahr nicht überschätzen. Selbst ein oft wiederholtes Anhusten liefert auf diese Flächen noch bei weitem nicht so viel Tuberkelbacillen wie ein kleiner Rest Sputum; vergleicht man nur die Zahl der Bacillen, so müßte die Gefahr der Tröpfchen gegenüber dem Auswurf geradezu als verschwindend erscheinen, wenn nicht ein besonders wirksamer Übertragungsweg — die Einatmung — den frisch in Tröpfchen verbreiteten Bacillen ein eigenartiges Übergewicht verliehe. Auf glatten Flächen abgesetzte Tröpfchen werden im allgemeinen infolge ihres Mucingehalts so fest haften, daß sie nur schwer wieder abgelöst werden, auf leicht bestäubten oder rauhen und häufigen Berührungen, Reiben u. dgl. ausgesetzten Flächen aber wird diese Ablösung leichter sein und gewissermaßen den Aktionsradius der Tröpfchen noch erweitern.

Übertragungswege.

a) Berührungen. Mit feuchtem oder angetrocknetem oder staubförmig gewordenem Sputum kommen Teile der Haut oder oberflächlichen Schleimhäute in Berührung, an welchen Tuberkelbacillen eindringen können (z. B. der Mund bei Küssen; die Conjunctiva des Auges, auch beim Auftreffen von Hustentröpfchen; die Haut der Finger mit kleinsten Wunden, von denen aus lokale Tuberkulose sich entwickelt). Der weitaus häufigste Import vollzieht sich dadurch, daß Infektionsquellen mit den Fingern berührt werden, und daß diese in den Mund eingeführt werden. Ganz besonders sind in der ärmeren Bevölkerung und bei unreinlichen Gewohnheiten Kinder gefährdet, die auf dem Fußboden kriechen, alles anfassen und die Finger fortgesetzt in den Mund stecken (Schmutz- und Schmierinfektion, namentlich Halsdrüsentuberkulose hervorrufend). Bei Wohlhabenden und Reinlichen kommt diese Art der Infektion weniger in Betracht, ebenso bei allen Erwachsenen, schon weil diese die Finger nicht solange im Munde halten, daß die Ablösung sich vollziehen kann. Gelegentliche, nicht öfter wiederholte Transporte kleiner Sputummengen führen außerdem vom Mund und vom Darm aus selten zu Erkrankung, weil die erforderliche Dosis für diese Art von Infektion zu hoch liegt.

b) Einatmung. Am gefährlichsten ist die Einatmung einer mit den Hustentröpfchen eines Phthisikers beladenen Luft. Von den eingeatmeten Tuberkelbacillen bleibt der weitaus größte Teil auf der Schleimhaut der Nase, der hinteren Rachenwand und des Schlundes mit seinen Adnexen haften. Von dort aus können sie in Lymphbahnen eindringen; oder sie können verschluckt werden und vom Darm aus einwandern. Namentlich bei Kindern kommen in dieser Weise zahlreichste Infektionen zustande. Bei reichlicher Aufnahme von Tröpfchen gelangt aber ein kleiner Teil der Tröpfchen bis in die feineren Bronchien und kann hier primäre Lungentuberkulose veranlassen. Nebenher wird meist lymphatische Tuberkulose bestehen, die aber langsamer vorschreitet. Das Vordringen bis in die Bronchien wird bei Kindern z. B. während des Schreiens sehr erleichtert sein.

Die Gefahr, Tröpfchen mit Tuberkelbacillen gelegentlich durch Inhalation aufzunehmen und sich auf diese Weise zu infizieren, muß sehr groß für diejenigen Menschen sein, welche sich dauernd in der Nähe eines stark hustenden und verspritzenden Phthisikers befinden. Namentlich wird die phthisische Mutter bei der fortgesetzten Wartung ihres Kindes dieses fast sicher durch Tröpfchen infizieren. Bei Ehegatten und sonstigen Familienmitgliedern wird die Gefahr der Tröpfcheninfektion ganz davon abhängen, inwieweit ein dauernd naher Verkehr besteht. Auch Arbeiter, Bureaubeamte usw. können unter Umständen durch Tröpfcheninfektion gefährdet sein, ebenso Schüler, die in der Nähe des phthisischen hustenden Lehrers sitzen. Kurzes, gelegentliches Zusammensein führt schwerlich zur Inhalation der zur Infektion nötigen Mengen von Tröpfchen, zumal wenn der Gesunde sich nicht direkt im Bereich der Hustenstöße befindet. Wo aber wiederholt die Möglichkeit der Aufnahme von Tröpfchen durch Inhalation besteht, da wird diese stets der weit überragende Infektionsmodus sein, hinter dem die Kontaktinfektion und Milchinfektion weit zurücktritt.

Einatmung von trockenen mit Tuberkelbacillen beladenen Stäubchen bietet im allgemeinen geringere Gefahr als von Tröpfchen; teils weil flugfähige tuberkelbacillenhaltige Stäubchen in größerer Menge nur unter besonderen Bedingungen gebildet werden, teils weil die Infektion von den trockenen Stäubchen aus sich schwieriger vollzieht. Immerhin liegt auch hier, namentlich seitens der schon öfters hervorgehobenen Stofffäserchen, gelegentlich größere Gefahr vor.

c) Aufnahme von Nahrung mit bovinen Bacillen. Die Tuberkelbacillen der Milch finden sich auch in Sahne, Butter, Magermilch; die Butter erscheint dadurch, daß sie roh genossen wird, besonders gefährlich, während man sich gegen einen Tuberkelbacillengehalt der Milch durch Aufkochen leicht schützen kann. Jedenfalls gewährt die hohe Dosis, in welcher intestinale Infektion erst zu positiven Resultaten führt, einen gewissen Schutz gegen alle Nahrungsmittelinfektionen mit Tuberkelbacillen; und dieser wird noch verstärkt durch die geringere Virulenz der Perlsuchtstämme gegenüber dem Menschen.

Seit Koch 1901 die von bovinen Bacillen ausgehende Infektionsgefahr als unerheblich bezeichnet hat, sind zahlreiche Untersuchungen angestellt, um die Beteiligung des humanen und des bovinen Typus an den Tuberkuloseerkrankungen des Menschen klarzulegen.

Das Ergebnis ist das, daß Tuberkulose bovinen Ursprungs beim Menschen allerdings vorkommt, leichte Erkrankungen an Halsdrüsen- und Darmtuberkulose bei Kindern, sowie auch bei Erwachsenen Lupus (Kirchner u. a.) in einem relativ großen Bruchteil hervorruft, bei schweren tuberkulösen Affektionen dagegen selten, bei Phthise fast gar nicht beteiligt ist. Allerdings ist behauptet, daß der im Kindesalter aufgenommene Bovinus sich allmählich in den Humanus umwandeln und dann als solcher bei der schließlich sich ausbildenden Lungentuberkulose des Erwachsenen auftreten könne. Die bisherigen Beobachtungen und Experimente sprechen aber gegen eine solche Umwandlung. Wo angeblich eine Umwandlung des Typus humanus in Typus bovinus durch Rinderpassage beobachtet wurde, ist nicht auszuschließen, daß eine bestehende bovine Infektion sich eingeschlichen und die Umwandlung vorgetäuscht hat.

Mit dem Ergebnis dieser Untersuchungen stimmen auch die Enqueten in Ländern oder Bevölkerungsklassen überein, wo Milch und Milchprodukte überhaupt nicht verzehrt werden (Japan, Türkei, Grönland, die Berber in Ägypten usw.), und wo trotzdem ungefähr die gleiche Frequenz an Tuberkulose vorhanden ist, wie in den Ländern, wo Milch reichlich genossen wird.

Persönliche Disposition.

Berichte (Nägeli, Burckhardt, Schlimpert) über die Befunde bei Sektionen, die unter sorgfältiger Beachtung aller vorhandenen, auch kleineren oder ausgeheilten tuberkulösen Herde ausgeführt sind, zeigen, daß bei über 90 % der im Krankenhaus Gestorbenen tuberkulöse Prozesse sich abgespielt haben. — Ferner hat die Pirquetsche Cutireaktion (siehe unten) ergeben, daß in den Großstädten nahezu 100 % der Kinder bis zur Pubertät bereits merklich infiziert sind, während in den Großstädten nur die Säuglinge, bei der Landbevölkerung in wenig bewohnten Gegenden (Campagna, Russische Steppe), ebenso bei den Wilden dagegen auch die Erwachsenen negativ reagieren.

Wir müssen daraus folgern, daß sobald die zur Aufnahme der Bacillen erforderliche Exposition vorliegt, die Ansiedlung des Tuberkelbacillus so ziemlich in jedem menschlichen Körper statthat, und daß eine Unempfänglichkeit, die eine solche Ansiedlung unmöglich macht, beim Menschen kaum vorkommt. Die früher oft aufgestellte Behauptung, daß der Tuberkelbacillus ubiquitär verbreitet sei, und daß erst die Disposition über die Infektionsmöglichkeit entscheide, ist demnach unrichtig; im Gegenteil ist die Disposition für Tuberkulose allgemein verbreitet, und ob eine Erkrankung zustande kommt, das hängt wesentlich davon ab, ob der einzelne der Aufnahme des Bacillus ausgesetzt war.

Dagegen ist der Verlauf der Infektion und die Entscheidung darüber, ob und welche Schädigung des Körpers eintritt und welchen Ausgang die Krankheit nimmt, nicht allein von der Stärke und dem Ort der Infektion, sondern ganz wesentlich auch von der Körperbeschaffenheit abhängig. Während also von einer angeborenen Unempfänglichkeit gegen die Infektion nicht die Rede sein kann, spielt für den Verlauf der Krankheit die Konstitution zweifellos eine wichtige Rolle.

Diesen Einfluß der Konstitution hat man neuerdings genauer zu erkennen versucht; und insbesondere ist man darauf ausgegangen, zu ermitteln, welche Körperbeschaffenheit zu der am meisten gefürchteten Form der tuberkulösen Erkrankung, der von der Lungenspitze allmählich nach abwärts vorschreitenden Lungenschwindsucht, disponiert.

Dabei hat sich zunächst gezeigt, daß nicht etwa ausnahmslos ein besonders muskelkräftiger, abgehärteter Körper und blühendes Aussehen eine schützende Rolle zu spielen vermag; vielmehr zeigt die sog. „Athletenphthise" oft gerade einen sehr bösartigen Verlauf. Dagegen lassen sich wohl gewisse Kennzeichen angeben, deren Vorhandensein im allgemeinen eine ungünstige Prognose, deren Fehlen einen günstigen Verlauf wahrscheinlich macht. Dahin gehören (außer manchen chronischen Krankheiten, wie Diabetes) diejenigen Momente, die zu einer Hemmung der Lymphbewegung und namentlich des Lymphabflusses in der Lungenspitze führen. Eine solche kommt nach Bacmeister zustande 1. durch Verkürzung des ersten Rippenknorpels und Stenosierung der oberen Brustapertur, wie sie bei flachem, langem Thorax mit abstehenden Schulterblättern häufig gefunden wird (Freund, Hart). Es wird dann ein Druck auf die Lungenspitze in der Gegend der Schmorlschen Furche ausgeübt und dadurch der Lymphabfluß gehemmt. Bacmeister konnte experimentell bei Tieren durch eine künstliche entsprechende Kompression die Lungenspitze zur Ansiedlungsstätte von Tuberkelbacillen machen. 2. Durch eine Senkung der Aperturebene infolge von Muskelschwäche des Schultergürtels (Haltungsanomalie), wie sie bei schwächlichen, viel sitzenden Individuen gefunden wird. 3. Durch Atmungsanomalien infolge von chronischen Katarrhen, erschwerter Nasenatmung (skrofulöse Kinder), fortgesetzter Staubinhalation (Steinhauer). — Auch diese Kennzeichen eines „phthisischen Habitus" sind indessen oft trügerisch.

Ferner ist festgestellt, daß eine Reihe von äußeren Einflüssen einen ungünstigen Verlauf der Phthise unterstützt. Vor allem schlechte Ernährung und besonders Mangel an Eiweiß und Fett. Die günstige Wirkung reichlicher Eiweißzufuhr hat sich auch bei experimenteller Tuberkulose an Schweinen konstatieren lassen. Der Fetthunger, und überhaupt der starke Nahrungsbedarf der Phthisiker, wird von zahlreichen Lungenärzten hervorgehoben. Vielleicht spielt das Fett der Nahrung noch durch die Anregung zur Bildung lipolytischen Ferments, das für die Bekämpfung der Tuberkelbacillen in Betracht kommen könnte, eine besondere Rolle (v. WASSERMANN). Nach Tierversuchen und klinischen Erfahrungen wird auch vitaminarmer Kost ein ungünstiger Einfluß auf den Ablauf der Krankheit zugeschrieben. — Ein weiteres disponierendes Moment ist in dem Mangel an Bewegung im Freien und an Aufenthalt in der Sonne gegeben. Bei ungenügender Bewegung im Freien kommt es leicht zur Ausbildung der Haltungsanomalie; ferner zu Erkältungsneigung, chronischen Katarrhen und infolgedessen zu Atmungsanomalien. Aufenthalt in Sonne kann in spezifischer Weise zur Ausheilung tuberkulöser Herde beitragen.

Vielfach hat man Wohnungsverhältnisse als besonders verhängnisvoll für die Tuberkulosefrequenz bezeichnet. In Kap. VII ist bereits ausgeführt, daß die Einflüsse zum Teil auf die Fernhaltung vom Freien zurückzuführen sind; vor allem aber auf die verstärkte Exposition bei großer Wohndichtigkeit, die nicht als bleibende Eigenschaft einer Wohnung, sondern als mißbräuchliche Benutzungsart einer solchen anzusehen ist. Die Bezeichnung der Tuberkulose als einer „Wohnungskrankheit" ist daher unzweckmäßig und leicht irreführend.

Ferner kommt Überanstrengung und ungesunde Beschäftigung in Betracht, z. B. die berufsmäßige Einatmung von scharfem Staub (Steinhauer).

Liegen dagegen nach diesen Richtungen die äußeren Verhältnisse günstig, so sehen wir in der Regel einen milden Verlauf der tuberkulösen Erkrankung. Darin liegt der Grund für das von allen Seiten hervorgehobene gute Befinden der mit leichter Tuberkulose eingetretenen Kriegsteilnehmer, die bei guter Ernährung und viel Aufenthalt im Freien vielfach ein Schwinden ihrer Erkrankung erleben konnten; und andererseits für das starke Ansteigen der Todesfälle an Tuberkulose bei der unterernährten und zum Teil überangestrengten Bevölkerung in der Heimat. Die Abnahme der Tuberkulose-Todesfälle bis etwa auf die Hälfte, die im Laufe der letzten 4 Jahrzehnte vor dem Kriege festgestellt wurde, hat (in der Zivilbevölkerung) während der Kriegsjahre wieder einer Erhöhung weichen müssen, so daß die Frequenzziffer von 1890 erreicht wurde. Ob diese Zunahme der Todesfälle auch von einer entsprechenden Steigerung der Erkrankungen begleitet gewesen ist, läßt sich nicht feststellen. Übrigens ist die Zahl der Todesfälle in Deutschland in den Jahren 1919 und 1920 rasch wieder auf den Stand von 1914 ($12{,}4^0/_{000}$) zurückgegangen und hat ihn weiterhin noch unterschritten (1924: $10{,}3^0/_{000}$).

Von besonderer Bedeutung für den Verlauf der tuberkulösen Erkrankung ist dann aber noch die oft im Kindesalter erworbene spezifische Immunität.

Das Tierexperiment hat uns gelehrt, daß das Überstehen einer tuberkulösen Infektion eine relative Immunität gegen eine zweite Infektion gewährt; und das gleiche müssen wir bezüglich des infizierten Menschen annehmen, da bei diesem die Halsdrüsen, der Darm usw. oft lange Zeit von tuberkulösen Prozessen frei bleiben trotz vielfachen Kontakts mit Tuberkelbacillen, ebenso andere

Teile der Lunge, obwohl durch Einatmung der eigenen Hustentröpfchen massenhaft Gelegenheit zur Infektion gegeben ist. Andererseits muß angenommen werden, daß die im Kindesalter durch leichte Erkrankung erworbene Immunität einen unvollständigen Schutz gewährt und daß gelegentlich Reinfektion durch massiven Import entweder von eigenen Herden aus oder exogen von der Umwelt aus erfolgen kann. Gerade in diesen Fällen entsteht dann typische Lungenschwindsucht mit protrahiertem Verlauf, zumal auch bei solchen Kindern mit Drüsentuberkulose u. dgl. Haltungs- und Atmungsanomalien infolge von Muskelschwäche, chronischen Katarrhen usw. sehr verbreitet sind. — Fehlt die Durchseuchung im Kindesalter, dann sehen wir bei später eintretender Infektion meist eine anders verlaufende Tuberkulose auftreten, mit stark letaler Tendenz, in Form der käsigen Pneumonie oder sog. galoppierenden Schwindsucht, wie dies von METSCHNIKOFF in der Kalmückensteppe, von WESTENHÖFER in Chile beobachtet ist. — Vielleicht läßt sich diese spezifische Immunisierung zu einer praktischen Bekämpfung der Tuberkulose benutzen (siehe unten).

Bekämpfung der Tuberkulose.

Die Bekämpfung kann sich entweder gegen die Verbreitung und die Aufnahme des Bacillus richten, oder gegen die persönliche Empfänglichkeit.

1. Bekämpfung der Infektion. Nachdem die neueren Untersuchungen mit voller Deutlichkeit gezeigt haben, daß die wesentlichste Infektionsgefahr vom Kranken ausgeht, und daß die Tuberkelbacillen keineswegs ubiquitär verbreitet sind, müssen auch unsere Maßnahmen zur Verhütung der Weiterverbreitung sich wesentlich gegen den Kranken, gegen die von ihm gelieferten Infektionsquellen und gegen die Aufnahme der in diesen enthaltenen Erreger durch Gesunde richten.

Wie bei anderen kontagiösen Krankheiten kommt zunächst die Erkennung der Krankheit, dann die Meldepflicht und die Isolierung des Kranken in Frage.

Zur Erkennung dient 1. der mikroskopische Nachweis von Tuberkelbacillen im Sputum, nötigenfalls unter Zuhilfenahme der Homogenisierung des von mehreren Tagen gesammelten Auswurfs.

2. Die Prüfung mit Tuberkulin; auf das Einbringen kleiner Mengen dieses Kulturextraktes tritt bei Tuberkulösen eine Überempfindlichkeit zutage, die sich durch entzündliche Reaktion an der Impfstelle äußert; bei subcutaner Injektion (R. Koch) entsteht eine solche auch an der Stelle des tuberkulösen Herdes, außerdem etwas Fieber usw. Die Erklärung dieser Erscheinung ist schwierig; eine Auffassung geht dahin, daß bei Tuberkulösen durch die Tuberkelbacillen fortgesetzt Tuberkulin produziert und daß daraufhin Antituberkulin gebildet wird, das sich namentlich in den Herden, in kleinerer Menge in vielen anderen Körperzellen vorfindet. An dieses Antituberkulin wird das eingespritzte Tuberkulin fixiert, gleichzeitig wird Komplement absorbiert und es entstehen toxische Abbauprodukte. Bei fortgesetzter Behandlung mit Tuberkulin kann der Körper Tuberkulinimmunität erwerben, indem freies Antituberkulin im Säftestrom so reichlich zirkuliert, daß es das ganze Tuberkulin mit Beschlag zu belegen vermag. — Gegenwärtig wird das Tuberkulin zur Diagnose hauptsächlich in folgenden Formen angewendet:

Cuti - (Cutan-)reaktion nach v. PIRQUET. Mittels Impfbohrers 3 Scarificationen auf dem Oberarm, 2 auf Stellen mit je 1 Tropfen Alttuberkulin (KOCH), 1 ohne solches. Besichtigung nach 24 und 48 Stunden. — Percutanreaktion nach MORO, PETRUSCHKY. Salbe von Tuberkulin und Lanolin āā eine halbe Minute verrieben. — Intracutanreaktion (RÖMER), Einspritzung von verdünntem Tuberkulin in die Haut. Empfindlichste Reaktion.

Diese Methoden zeigen auch „passive" Herde an. „Aktive", vorschreitende Infektionen werden namentlich nachgewiesen durch die:

Ophthalmoreaktion (CALMETTE, WOLFF-EISNER). Von 1% Tuberkulin 1 Tropfen auf die Conjunctivalschleimhaut des unteren Lides. Nicht ohne Gefahr wegen schwerer Affektionen, die gelegentlich eintreten. — Subcutane Tuberkulinprobe (KOCH). Zuerst 1 mg, bei Kranken und Kindern 0,1 mg. Nach einigen Tagen Wiederholung.

Außerdem können zur Diagnose herangezogen werden:

3. Opsonischer Index des Serums nach Wright (s. S. 496);

4. Komplementfixierung mit Serum des Kranken und Tuberkelbacillen-Emulsion verschiedener Präparation (BESREDKA, v. WASSERMANN). Zwar nicht streng spezifisch (positiv auch bei manchen Fällen von Lues, Basedow u. a.), aber in manchen Fällen doch wertvoll (vgl. S. 505).

5. Anaphylaktischer Versuch. Serum des Kranken intraperitoneal injizieren = passive Anaphylaxie; nach 1—2 Tagen Tuberkulin.

6. Kobragift-Aktivierung (CALMETTE). Kobratoxin löst Pferdeerythrocyten nur bei Gegenwart von Lecithin. Serum Tuberkulöser ist besonders reich an Lecithin; daher bei Tuberkulose positive Hämolyse.

Ist Tuberkulose festgestellt, so kann man natürlich nicht für jeden Fall von beginnender, wieder ausheilender oder sich über viele Jahre hinziehender Phthise die Meldepflicht und die Isolierung des Kranken durchsetzen, soll dies aber wenigstens für diejenigen Fälle anstreben, welche ihre Umgebung besonders gefährden. Während man in Norwegen bei der Durchführung eines strengen Tuberkulosegesetzes auf keine erheblichen Schwierigkeiten gestoßen ist, gibt es ein solches für das Deutsche Reich noch nicht. Dagegen ist im Jahre 1923 vom Preußischen Landtag ein „Gesetz zur Bekämpfung der Tuberkulose" angenommen worden, nach welchem „jede ansteckende Erkrankung und jeder Todesfall an Lungen- und Kehlkopftuberkulose" meldepflichtig ist. (Näheres s. unten.)

Die Isolierung wird in Deutschland zur Zeit zu einem Teile verwirklicht durch die zahlreichen Lungenheilstätten, die nicht die vorgeschrittenen, sondern nur Anfangsstadien aufnehmen, bei diesen den Verlauf der Erkrankung günstig beeinflussen und außerdem die Kranken zu einem Verhalten erziehen, durch das späterhin die Gefahr für die Umgebung herabgemindert wird.

Rekonvaleszentenheime, ländliche Arbeiterkolonien nehmen einen Teil der bereits gebesserten Phthisiker auf und sorgen dafür, daß die Verstreuung des meist noch vorhandenen Kontagiums vorgebeugt wird. Einen ähnlichen Zweck erfüllen die Walderholungsstätten, in denen Phthisiker sich den ganzen Tag über aufhalten und wo sie ebenfalls ein die Gefahr für ihre Umgebung möglichst herabsetzendes Verhalten erlernen. Nach dem letzten, 1926 erschienenen „Geschäftsbericht des Deutschen Zentral-Komitees zur Bekämpfung der Tuberkulose" waren in Deutschland 1925 vorhanden: 186 Heilstätten für Erwachsene einschließlich der Versorgungs-Lungenkrankenhäuser mit 19 597 Betten, 318 Kinderheilstätten für Lungen-, Knochen- und Gelenktuberkulose und Skrofulose mit 26 803 Betten, 29 Genesungsheime mit 1494 Betten, 118 Walderholungsstätten und 29 Waldschulen.

Zur Unterbringung von Lungenkranken in vorgeschrittenem Stadium dienen gegenwärtig 444 besondere Krankenhäuser, Krankenhausabteilungen und Pflegestätten, die aber dem großen, gerade in dieser Richtung vorhandenen Bedürfnisse noch nicht entsprechen.

Außerdem bestehen in Deutschland 2040 Fürsorgestellen für Lungenkranke. Hier sollen nach der poliklinischen Feststellung des Leidens die häuslichen Verhältnisse des Kranken ermittelt werden, und falls die Gefahr der Kontagiumverstreuung erheblich befunden wird, sucht man entweder den

Kranken in eine der vorgenannten Anstalten zu überführen, oder sorgt dafür, daß Betten, Wäsche, Spucknäpfe usw. unentgeltlich geliefert, daß für die Kinderpflege, Reinigung usw. Hilfskräfte gestellt, Kinder evtl. zeitweise in anderen Familien untergebracht werden. Dazu kommt eine fortgesetzte Belehrung des Kranken über ein zweckentsprechendes Verhalten; in besonderen Fällen werden auch Mittel gewährt, um ein Zimmer zuzumieten. Durch diese Einrichtungen kann der Ausstreuung des Kontagiums sehr wirksam entgegengearbeitet werden.

Gegen die Infektionsquellen muß in der Weise vorgegangen werden, daß Warnungen vor dem Entleeren des Auswurfs auf den Fußboden von geschlossenen Räumen erlassen werden (auch in Restaurants, Wartehallen, Bahnwagen usw.). Stets sollen hier Spucknäpfe zur Aufnahme des Auswurfs bereit stehen, und zwar nicht auf dem Fußboden, sondern etwa 1 m über demselben; auch sollen sie mit einem Deckel versehen sein, der mittels Fußhebels bedient wird.

Meistens schreibt man die Füllung der Spucknäpfe mit Desinfektionslösungen vor und warnt vor trockener Füllung. Diese Warnung ist unbegründet; zu einem Verstäuben von Tuberkelbacillen aus einem Spucknapf heraus kommt es auch bei Füllung mit Sand, Kaffeesatz, Lohe, Sägespänen u. dgl. nachweislich niemals, außer wenn man unnatürlichste Versuchsbedingungen einführt. Trockene Füllung ist aus praktischen Gründen sogar meist vorzuziehen. — Die Entleerung, Desinfektion und Reinigung der Spucknäpfe bereitet viel Schwierigkeiten. Eine wirksame Desinfektion erfolgt durch Kochen in KIRCHNERS „Sputumdesinfektor", der in Krankenhäusern und Heilstätten viel verwendet wird, aber für private Haushaltungen nicht in Frage kommt. — Sicher (und billig) ist auch die Desinfektion durch die beim Löschen des Kalks entstehende, über 100^0 betragende Hitze; dem in $20^0/_0$iger Kalkmilch aufgefangenen und dadurch homogenisierten Sputum wird ungefähr die doppelte Menge guter ungelöschter Kalk zugesetzt; bei Beginn der Dampfentwicklung ist umzurühren (SCHUSTER). — Von chemischen Desinfektionsmitteln müssen selbst die gerühmtesten ($5^0/_{00}$iges Sublimat, $5^0/_0$iges Alkalysol) mindestens 4 Stunden einwirken, selbst wenn man nicht die praktisch übertriebene Forderung stellt, daß auch im Innern der dicksten Sputumballen „der letzte Bacillus" abgetötet sein soll. Überdies bleibt bei dieser Art der Desinfektion immer noch die für das Krankenpersonal gefahrvolle und ekelerregende Reinigung der Gefäße, an denen stets außen und oben vom Desinfektionsmittel unberührte Sputumteile haften. — Am einwandfreiesten vollzieht sich die Vernichtung des Sputums bei Verwendung von Karton-Spucknäpfen (Pappen-Industrie, Berlin, O 17), die, ohne daß das Personal damit in Berührung kommt, auf Papier-Tabletts gesammelt und samt ihrem Inhalt in der Zentralheizung verbrannt werden.

Statt der Spucknäpfe kann der Kranke ein Spuckfläschchen (aus Metall oder Glas, nach KNOPF oder DETTWEILER, besser gleichfalls aus Karton) benutzen. Nur ausnahmsweise ist der Auswurf in das Taschentuch zu entleeren, das für gewöhnlich nur dazu dienen soll, die Sputumreste von Mund und Bart abzuwischen. Diese Taschentücher sind höchstens einen Tag zu benutzen, weil sich namentlich bei stärkerem Austrocknen leicht Fasern mit Sputumteilchen ablösen; ferner soll sie der Kranke nicht achtlos umherliegen lassen. Empfehlenswert ist die Benutzung von Papiertaschentüchern, die nach dem Gebrauch verbrannt werden. — Sputumreste finden sich bei den meisten Kranken noch an den Kleidern (Tascheneingang) und an den Fingern. Letztere sind öfters, und jedenfalls nach merklicher Beschmutzung mit Sputum, zu reinigen bzw. zu desinfizieren; die Kleider sind von Zeit zu Zeit mit Sublimatlösung abzureiben; Wäsche ist in einem Sack zu sammeln und in diesem durchzukochen; Staubentwicklung in Räumen mit Phthisikern ist nach Möglichkeit zu vermeiden; die Reinigung ist stets feucht und unter tunlichster

Verwendung von Staubsaugern vorzunehmen; statt der Teppiche sollen abwaschbare glatte Auflagen den Fußboden bedecken. Ist der Kranke in ein Krankenhaus übergeführt oder gestorben, so ist die Bettwäsche durch Auskochen, die Kleider, Betten, Matratzen usw., bei starker Verschmutzung in der Desinfektionsanstalt, sonst durch Abreiben mit Sublimatlösung zu desinfizieren. Letzteres Verfahren ist auch für die Bettstelle, den Fußboden des Krankenzimmers, den Waschtisch und seine Ausrüstung zu benutzen. — Wechselt der Kranke seine Wohnung und hinterläßt nur die leeren Räume, so kann die Desinfektion sich auf ein Abwaschen des Fußbodens und der an das Bett angrenzenden Wandteile mit Sublimatlösung in den vom Kranken benutzten Räumen beschränken; nach frühestens 6 Stunden hat eine gründliche Reinigung mit Seife und heißer Sodalösung zu erfolgen, die auch auf die übrigen Wohnungsteile auszudehnen ist und in diesen als ausreichende Desinfektion angesehen werden kann.

Die Tröpfchenverstreuung soll dadurch möglichst eingeschränkt werden, daß der Phthisiker sich während der Hustenstöße auf Armlänge von anderen Menschen fernhält, den Kopf von diesen abwendet und die Hand (besser als das Taschentuch, weil von diesem nach dem Trocknen sich Fasern mit Tuberkelbacillen ablösen können) vor den Mund hält. In Arbeitsräumen, Geschäftszimmern u. dgl. betrage der Abstand zwischen den Köpfen der Arbeitenden mindestens 1 Meter. An Schreibpulten läßt sich eine trennende Glaswand von $^1/_2$ Meter über Kopfhöhe zwischen den einander gegenübersitzenden Schreibenden anbringen, zwischen benachbarten Arbeitern seitlich trennende Zwischenwände. — Auch im Krankenzimmer ist die Abgrenzung des Bettes durch einen durchsichtigen oder undurchsichtigen glatten Vorsetzer von Vorteil. Die Hauptsache bleibt indes stets die richtige Erziehung des Kranken zu einem die Umgebung möglichst wenig gefährdenden Hustenmodus und zu vorschriftsmäßiger Beseitigung des Sputums.

Gegen bovine Bacillen ist — neben Sterilisierung der Verkaufsmilch usw. — eine möglichste Tilgung der Rindertuberkulose anzustreben.

Diese soll nach Kochs Vorschlag dadurch erfolgen, daß eine Abschlachtung aller auf Tuberkulin reagierenden Kühe vorgenommen wird. Dabei sind indes die Verluste zu groß. — Nach dem Bangschen Verfahren sind die auf Tuberkulin reagierenden Tiere zu trennen und erst allmählich abzuschlachten; nur die nicht reagierenden sind zur Aufzucht zu verwenden. — Ostertag merzt nur die Rinder mit offener Tuberkulose (Darm-, Uterus-, Eutertuberkulose) aus auf Grund der Untersuchung von Kot, Scheidenschleim und Milch. Kälber verdächtiger Herkunft werden mit auf 85° erhitzter Milch aufgezogen und später mit Tuberkulin geprüft. — Auch aktive Immunisierung ist von vielen Autoren empfohlen, z. B: nach v. Behring mit Bovovaccin, nach Koch und Schütz mit Tauruman, nach Heymans und Klimmer mit Antiphymatol — sämtlich Impfstoffen, die aus abgeschwächten menschlichen Bacillen bestehen. Die Immunität ist bei allen unsicher, die eingebrachten Bacillen halten sich lange und bedingen dadurch Gefahr für den Menschen. — Beim Schwein erfolgt die Infektion stets durch Verzehren von Milch und Molkereiabfällen. Der Zentrifugenschlamm muß daher vernichtet werden, die Magermilch darf nur erhitzt von den Molkereien abgegeben werden.

Auch die Übertragungswege lassen sich einengen. Häufige Reinigung der Hände und Unterlassen häufiger Berührungen der Nasen- und Mundschleimhaut schützt gegen infektiöse Kontakte. Kindern in verdächtiger Umgebung muß Betasten von Taschentüchern und Kleidern des Kranken und besonders das Lutschen an den Fingern verboten werden; ihre Hände müssen häufig gereinigt werden.

Gegen die Einatmung von Hustentröpfchen kann der Gesunde sich dadurch schützen, daß auch er seinerseits, während der Kranke hustet, für einen Abstand von etwa 1 Meter sorgt, daß er aus der Richtung des Hustenstoßes heraustritt oder sich zur Seite wendet, oder wenigstens für kurze Zeit den Atem anhält, wenn diese Sicherungen versagen. Pflegerinnen sollen während der Hustenstöße des Kranken von rückwärts oder seitlich an ihn herantreten und sorgen, daß sie die mit Tröpfchen beladene Exspirationsluft nicht unmittelbar einatmen. Das ist möglich, ohne daß die Pflege des Kranken darunter leidet. — Ist in einer Phthisikerwohnung durch trockene Reinigung oder dgl. Staub aufgewirbelt, so soll der Gesunde das Betreten dieser Räume längere Zeit möglichst meiden oder durch Zuglüftung die Luft sofort reinigen.

Gegen die Aufnahme tuberkelbacillenhaltiger Nahrung schützt Abkochen der Milch, Genuß von Butter nur aus pasteurisiertem Rahm.

Bekämpfung der Disposition.

Wie oben gezeigt wurde, stellt die natürliche Disposition bzw. Konstitution einen schwer angreifbaren und dazu bei jedem Individuum zeitlich stark wechselnden Faktor dar, der für eine Bekämpfung der Tuberkulose bei weitem nicht so gute Aussichten bietet, wie das Vorgehen gegen die Übertragung des Bacillus. — Immerhin können und werden wir durch gute Ernährung des Kranken, namentlich mit Eiweiß und Fett, und durch viel Aufenthalt im Freien und in Sonne den Verlauf der Erkrankung nach Möglichkeit günstig zu beeinflussen suchen. Aber wir werden das schwerlich Jahre und Jahrzehnte lang für die Million Tuberkulöser, die mindestens ständig in Deutschland vorhanden sind, durchführen können; und wir werden in sehr vielen Fällen ein voll befriedigendes Resultat nicht erzielen. Noch weniger Aussicht bietet die prophylaktische Kräftigung der Konstitution der Gesunden. Gegen die Möglichkeit einer Ansiedlung bietet auch die beste Konstitution keinen Schutz; und aus jeder Infektion kann schwere Erkrankung entstehen, wenn aus irgendeinem Grunde (körperliche Anstrengungen, andere Krankheiten usw.) reichlichste Ernährung und sorgfältigste sonstige Körperpflege sich nicht wie sonst einhalten läßt.

Mehr Aussicht bietet die spezifische Immunisierung, über die in der Neuzeit sehr zahlreiche Untersuchungen angestellt sind.

Aktive Immunisierung beim Menschen ist versucht a) mit lebenden Kulturen. Perlsuchtbacillen wurden von BAUMGARTEN und von KLEMPERER (an sich selbst) versucht. MOELLER experimentierte an sich mit Blindschleichenbacillen. FRIEDMANN empfiehlt zur Immunisierung von Kindern Schildkrötenbacillen; an einer größeren Anzahl von Waisenkindern hat er festgestellt, daß durch die von ihm subcutan einverleibten Dosen einer Kultur Gesundheitsschädigungen nicht hervorgerufen werden. Ob und für wie lange ein Schutz erreicht wurde, hat sich bisher nicht mit Sicherheit feststellen lassen. Der Ausfall der Tierversuche mit derselben Kultur ist wenig ermutigend. Aussichtsvoller erscheint ein durch Züchtung auf Gallenährböden abgeschwächtes, lebendes Vaccin bovinen Ursprungs, das neuerdings CALMETTE auf Grund zahlreicher Tierversuche und umfangreicher Erfahrungen an Menschen empfohlen hat und bei Neugeborenen oral verabreicht werden soll. b) mit Kulturextrakten. Hierher gehört das KOCHsche Alttuberkulin; im wesentlichen ein Glycerin-Wasser-Extrakt aus 6—8 Wochen alten Kulturen; kann — neben der diagnostischen Erkennung der Tuberkulose — bei einer mit kleinsten Dosen beginnenden und lange fortgesetzten Therapie nach allen neueren Berichten in frühen Stadien der Krankheit Ausgezeichnetes leisten. — Zur Herstellung des KOCHschen Neutuberkulins werden die ganzen Kulturen getrocknet und dann trocken sehr fein verrieben; durch Aufschwemmen in

Wasser und Zentrifugieren erhält man zwei Schichten, oben (TO) die löslichen Bestandteile, unten (TR) den unlöslichen Rückstand; gerade letzterer soll von Bedeutung sein und
die relativ weitgehendste Immunität bei Versuchstieren ergeben. Auch die kombinierte
Anwendung beider Anteile in Form von Emulsion der zerriebenen Bacillen wird mit
Erfolg angewendet. — Ähnliche Präparate sind von Landmann, Buchner, Hahn, v. Behring,
Spengler, Klebs, Maragliano, Much („Partialantigene"), Selter und vielen anderen
wesentlich für therapeutische Zwecke hergestellt worden; von manchen Klinikern wird
hierfür die cutane Einverleibung (durch oberflächliche Scarificationen nach Ponndorf oder
durch bloßes Einreiben in Salbenform als „Liniment" nach Petruschky, eventuell unter
Zusatz von Salicyl zur Salbe nach Moro) der subcutanen Injektion vorgezogen.

Behufs passiver Immunisierung in früherer Zeit hergestellte Sera (durch Vorbehandlung von Pferden mit Toxalbuminen der Tuberkelbacillen und Tuberkulin nach Maragliano oder mit den Antigenen ganz junger Tuberkelbacillen nach Marmorek) haben sich
nicht bewährt und sind fast ganz in Vergessenheit geraten. Dagegen hat ein kürzlich von
Uhlenhuth durch Vorbehandlung von Rindern mit Tuberkelbacillen und Tuberkulin
gewonnenes Serum bei Kindern sehr beachtenswerte Ergebnisse gehabt (Czerny), bei
Erwachsenen allerdings „waren sie nicht ungünstig, jedoch nicht so überwältigende, daß
man die gleichen nicht auch mit irgendeiner anderen Methode ebenfalls hätte erzielen
können" (Wolff-Eisner).

Über die therapeutische Wirksamkeit verschiedener Chemikalien, insbesondere von
Goldsalzen (Feldts Krysolgan, Möllgards Sanocrysin), auf den Ablauf tuberkulöser
Prozesse sind die Ansichten noch geteilt. Bemerkenswert sind die ungemein günstigen
Berichte über die Krysolgan-Behandlung des Lupus erythematodes (Martenstein aus
Jadassohns Klinik u. a.).

Eine sichere und dauerhafte Immunisierung ist zur Zeit nicht einmal
bei Versuchstieren möglich, geschweige denn beim Menschen, dessen Empfänglichkeit gegen Tuberkulose offenbar sehr groß ist. Hinterläßt doch beim Menschen
selbst das Überstehen schwerer tuberkulöser Erkrankungen meist keine dauernde
Immunität, sondern es wird höchstens so lange ein gewisser Schutz gegen Neuinfektion gewährt, als der alte Herd noch besteht und der Neuansiedlung von
Tuberkelbacillen entgegenwirkt.

Nur eine unvollkommene und zeitlich beschränkte Immunität wird daher
durch Schutzimpfung zu erreichen sein; und zwar nicht durch totes Antigen,
sondern durch lebende, in geeignetem Grade abgeschwächte Bacillen, die für
einige Zeit eine Art Herdbildung veranlassen. — Aber auch eine solche teilweise
Immunisierung könnte immerhin unter Umständen praktischen Wert haben.
Nicht selten kommen verzweifelte Fälle vor, wo die Gefährdung der gesunden
Umgebung eines Kranken und namentlich kleiner Kinder außerordentlich
groß und Abhilfe durch Bekämpfung der Infektionsquellen und Übertragungswege ganz aussichtslos ist. In solchen Fällen wäre von einer gewissen Immunisierung, wenn auch nur für ein Jahr oder weniger, schon viel zu erhoffen.
Dagegen sind für eine allgemeine Immunisierung die erforderlichen Voraussetzungen noch nicht vorhanden, und der manchmal auftauchende Hinweis
auf die Analogie mit der Pockenschutzimpfung ist deshalb verfehlt, weil bei
den Pocken eine Krankheit vorliegt, die wirklich ausgesprochene langdauernde
Immunität nach dem Überstehen der Krankheit oder nach der Schutzimpfung
hinterläßt, und für die außerdem ein jederzeit herzustellender zuverlässiger
Impfstoff von längst bewährter gleichmäßiger Wirkung vorhanden ist.

Erfolge der Tuberkulosebekämpfung. Die in Abb. 187 wiedergegebene Kurve der Tuberkulosesterblichkeit in Preußen zeigt deutlich, daß
seit dem Jahre 1886 eine sehr erhebliche Abnahme der Todesfälle an Tuberkulose stattgefunden hat. Die Ursachen dieser Bewegung sind nicht leicht

zu erkennen. Aus einem Vergleich mit anderen Ländern ist zunächst zu entnehmen, daß in England und Schottland die gleiche Abnahme schon viel früher einsetzt und noch stärker fortschreitet. Andere Länder, in denen der Kampf gegen die Tuberkulose ebenso lebhaft wie in Deutschland geführt ist, wie Österreich, Frankreich, Norwegen, Schweden, zeigen diese Abnahme nicht; ebenso liefert Irland eher eine aufsteigende Kurve. NEWSHOLME hat den Unterschied zwischen England und Irland namentlich darauf zurückgeführt, daß die der Armenpflege anheimfallenden Phthisiker in vorgeschrittenen Stadien in England (und Schottland) geschlossenen Anstalten überwiesen und in diesen asyliert werden, während sie in Irland mit Geld unterstützt werden und in den Familien verbleiben. — Da die Abnahme der Todesfälle in Deutschland hauptsächlich die höheren Lebensalter betrifft, wird man hier an eine Wirkung der Fürsorge

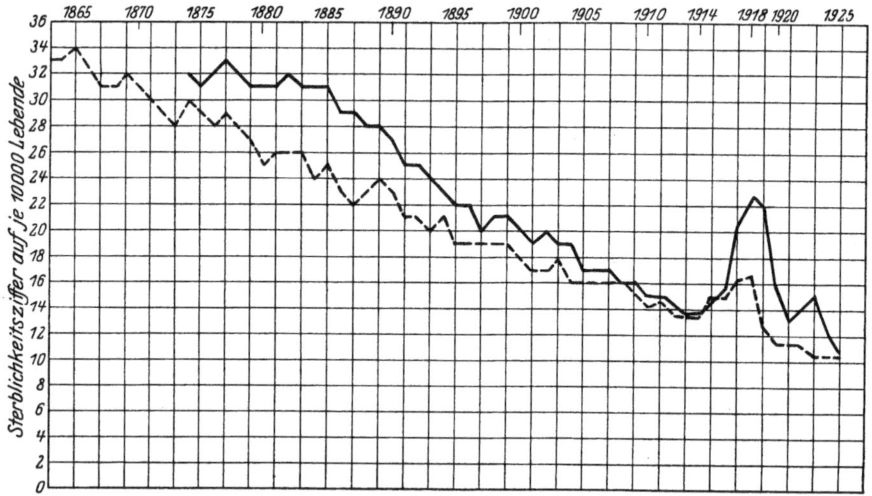

Abb. 187. Verlauf der Tuberkulosesterblichkeit in Preußen und in England.
——————— Preußen.
- - - - - - - England.

und Heilstättenbewegung, vor allem aber der 1883—1885 erlassenen Versicherungsgesetze denken müssen, die dem älteren Phthisiker eine bessere ärztliche Behandlung und Pflege schaffen und sein Leben verlängern, und außerdem viele Infektionsquellen isolieren und unwirksam machen. Hierfür kommen namentlich die Krankenhäuser in Betracht, die jetzt viel mehr Phthisiker in Pflege nehmen, als vor 40 Jahren (obschon sie leider für Angehörige des Mittelstandes zumeist noch wenig geeignet und schwer zugänglich sind). Die Heilstätten sind von diesem hygienischen Gesichtspunkt aus nicht von gleicher Bedeutung, weil sie, wie schon betont, nur Anfangsstadien heraussuchen, bei denen die Behandlung noch Erfolge bezüglich der Arbeitsfähigkeit verspricht; sie nehmen die Kranken auch nur für $^1/_4$ Jahr auf. Damit wird erzielt, daß die Phthisiker wohl länger am Leben erhalten werden, aber auch um so länger ihre Familien und besonders die Kinder gefährden, selbst wenn man in Rechnung zieht, daß bei einem Teil der aus den Heilstätten Entlassenen das erlernte Verhalten im Verkehr mit anderen Menschen vor einer Ausstreuung des Kontagiums schützen wird. Die Asylierung der vorgeschrittenen

Stadien in Krankenhäusern und Heimen gewährt gegen die von diesen Kranken ausgehende Infektion besseren Schutz.

Eine ausreichende Erklärung für den starken Abfall der Sterblichkeitskurve in Deutschland und den gleich starken, aber 40 Jahre früher einsetzenden in England geben aber im Grunde weder die Heilstätten- und Fürsorgebewegung, noch die Versicherungsgesetze, noch die bessere Asylierung, zumal alle diese Maßnahmen auch in den Ländern ergriffen sind, die den Abfall der Sterblichkeit nicht zeigen. Dagegen ist vermutlich ein Moment von größter Bedeutung: Die Industrialisierung und die mächtige Abwanderung der Bevölkerung vom Lande in die Städte und Industriezentren, die gerade in England und in Deutschland sich vollzogen hat, in England nur etwa 40 Jahre früher als in Deutschland. Diejenigen Länder, in denen sich die Verschiebung der ländlichen und städtischen Bevölkerung gar nicht oder nicht in dem Maße vollzogen hat (Irland, Österreich, Frankreich, Norwegen usw.), weisen merkwürdigerweise auch nicht die starke Abnahme der Tuberkulosesterblichkeit auf. Es läßt sich dies verstehen, wenn man bedenkt, daß nach zweierlei Richtungen die Industrialisierung auf die Tuberkulosefrequenz günstig eingewirkt haben kann. Einmal muß die Verbesserung der wirtschaftlichen Lage breiter Volksschichten, die mit der Industrialisierung verbunden ist, eine bessere Ernährung zahlreicher mit Tuberkulose behafteter Menschen und dadurch einen langsameren Verlauf der Erkrankung bewirkt haben. Und zweitens hat das stärkere Zusammendrängen der Menschen sicher zu einer Ausbreitung der Infektion, zu einer völligen Durchseuchung der städtischen Kinder, und damit zu der unvollkommenen Immunisierung geführt, auf deren Grundlage spätere Infektionen zu einer besonders chronisch verlaufenden Phthise Anlaß geben.

Genau genommen bedeutet dann die in Deutschland beobachtete Abnahme der Tuberkulosemortalität nicht etwa eine Abnahme der Häufigkeit der Krankheit. Es erkranken daran jetzt eher mehr als weniger Menschen; aber die Tuberkulose führt langsamer zum Tode, und es treten häufiger andere Krankheiten dazwischen, die als Todesursache registriert werden. Eine hygienische Besserung kann in den dadurch geschaffenen Zuständen kaum erblickt werden; die ausmerzende Wirkung der Tuberkulose tritt zurück, aber die entartende wird gesteigert (GROTJAHN).

In der gleichen Weise wirkt offenbar jede ausschließliche Bekämpfung der Konstitution. Mit guter Ernährung und selbst mit teilweiser spezifischer Immunisierung erreichen wir nur ein längeres Hinziehen der tuberkulösen Erkrankung. Aber der Kranke bleibt Infektionsquelle und verbreitet die Seuche sogar entsprechend länger; die Mehrzahl der Infizierten ist außerdem nicht voll leistungsfähig; und sobald die stete Berücksichtigung der Konstitution einmal nachläßt, sobald z. B. die Ernährung notgedrungen heruntergeht, erleben wir ein so bösartiges Emporschnellen der Todesfälle, wie es uns die Kriegszeit gebracht hat. Diese Erwägungen müssen uns daher immer von neuem veranlassen, die Bekämpfung des Krankheitserregers über der Beeinflussung der Konstitution nicht zu vergessen. Nur unter gleichzeitiger Bekämpfung der Infektionsquellen und durch Einengung der Ansteckungswege vermögen wir diese schlimmste Volksseuche wirklich in ihrer Ausbreitung zu hemmen und weittragende schädliche Folgen zu verhüten.

Das Preußische „Gesetz zur Bekämpfung der Tuberkulose" vom 4. August 1923 enthält (unter Berücksichtigung einiger, nachträglicher Änderungen) folgende hier interessierende Bestimmungen:

§ 1. Jede ansteckende Erkrankung und jeder Todesfall an Lungen- und Kehlkopftuberkulose ist dem für den Wohnort oder dem Sterbeort zuständigen beamteten Arzt innerhalb 8 Tagen, bei Todesfällen innerhalb 24 Stunden, schriftlich oder mündlich mitzuteilen.

Der Minister für Volkswohlfahrt kann zulassen, daß die Meldung an Fürsorgestellen, Gesundheits- oder Wohlfahrtsämter, die den nötigen Vorbedingungen entsprechen, statt an den beamteten Arzt gerichtet wird. Diese zugelassenen Meldestellen haben die ihnen zugehenden Mitteilungen an den beamteten Arzt weiterzugeben.

An eine Fürsorgestelle, die als Meldestelle nicht zugelassen ist, hat der beamtete Arzt einlaufende Mitteilungen weiterzugeben.

Zur Mitteilung verpflichtet ist der zugezogene Arzt.

§ 2. Wechselt ein solcher Kranker die Wohnung, so ist dieser Wechsel unverzüglich nach erlangter Kenntnis des beabsichtigten Wohnungswechsels unter Angabe der alten und der neuen Wohnung der für die alte Wohnung zuständigen Meldestelle mündlich oder schriftlich durch den Haushaltungsvorstand mitzuteilen.

Wechselt mit der Änderung der Wohnung zugleich der Haushaltungsvorstand, so liegt die Anzeigepflicht dem bisherigen Haushaltungsvorstande ob.

§ 3. Für Erkrankungen und Todesfälle, welche sich in Kranken-, Entbindungs-, Pflege-, Gefangenen- und ähnlichen Anstalten ereignen, ist der Vorsteher der Anstalt oder die von der zuständigen Stelle damit beauftragte Person innerhalb 24 Stunden zur Mitteilung verpflichtet.

§ 4. Die Kreise haben auf Verlangen Meldekarten für schriftliche Mitteilungen unentgeltlich zu verabfolgen.

§ 5. Die Fürsorgestellen für Lungenkranke haben die für notwendig erachteten Fürsorgemaßnahmen möglichst im Benehmen mit dem behandelnden Arzte zu treffen. Soweit die Gemeinden oder andere Stellen in Anspruch zu nehmen sind, haben die Fürsorgestellen entsprechende Anträge an diese zu stellen.

Ist keine Fürsorgestelle vorhanden, so hat der beamtete Arzt mit dem behandelnden Arzt die zur Verhütung der Weiterverbreitung der Krankheit und zur Fürsorge für den Kranken und seine Familie dienlichen Maßnahmen zu besprechen.

§ 6. Die Mitteilung vom Wohnungswechsel eines Kranken haben der beamtete Arzt und die bisher zuständige Fürsorgestelle auszutauschen und gegebenenfalls an die für die neue Wohnung des Kranken zuständige Meldestelle weiterzugeben. Diese hat das nach § 5 Erforderliche zu veranlassen.

§ 7. Die zuständige bakteriologische Untersuchungsstelle hat über jede Untersuchung des Auswurfes auf Tuberkelbacillen dem einsendenden Arzt und über jeden positiven Befund der zuständigen Meldestelle Mitteilung zu machen.

§ 8. Auf Antrag des beamteten oder behandelnden Arztes oder einer seitens des Ministers für Volkswohlfahrt zugelassenen Meldestelle (§ 1) kann die Ortspolizeibehörde eine Desinfektion nach den Vorschriften der Desinfektionsordnung ausführen lassen.

Von den gleichzeitig erlassenen Ausführungsbestimmungen zu diesem Gesetze seien folgende hervorgehoben:

Zu § 1: Als ansteckend im Sinne dieses Gesetzes sind anzusehen:

a) jeder Fall klinisch nachgewiesener Kehlkopftuberkulose, auch ohne Bacillennachweis im Auswurf,

b) jeder Fall von Lungentuberkulose, bei dem entweder im Auswurf Tuberkelbacillen nachgewiesen wurden, oder bei dem der bisherige Verlauf und klinische Befunde damit rechnen lassen, daß bacillenhaltiger Auswurf entleert wird. Hierbei kommen allgemein solche Fälle in Betracht, bei denen ein ungünstiger Allgemeinzustand durch sinkendes Körpergewicht, Auftreten fieberhafter oder leicht erhöhter (subfebriler) Körperwärme nachweisbar ist, oder in denen dauernder Husten bei klinisch sicher nachgewiesenen Verdichtungsherden des Lungengewebes (Dämpfung, kleinblasige Rasselgeräusche) besteht oder endlich bei denen der Röntgennachweis tuberkulöser Herde im Gebiete der Lunge und der zugehörigen Bronchialdrüsen bei gleichzeitiger positiver Tuberkulinprobe erbracht ist.

Zu § 5: Als Fürsorgemaßnahmen kommen insbesondere in Betracht:

1. Belehrung des Kranken und seiner Umgebung,

2. Schutz der Familienangehörigen und der sonstigen Umgebung vor Ansteckung und vorbeugende Behandlung der Bedrohten,

3. Verhütung der Weiterverbreitung der Krankheit in der beruflichen Tätigkeit des Erkrankten,

4. etwa notwendige Behandlung des Erkrankten und erforderlichenfalls dessen Unterbringung in einem Krankenhause oder in einer Lungenheilstätte.

Die Fürsorgemaßnahmen sind möglichst, d. h. wenn es die Verhältnisse irgend zulassen, im Benehmen mit dem behandelnden Arzte zu treffen.

Eine schulhygienisch wichtige Ergänzung hierzu bilden die nachstehenden, schon im Jahre 1907 durch Ministerialverfügung erlassenen Bestimmungen:

§ 4. Lehrer und Schüler, welche an Lungen- und Kehlkopftuberkulose leiden, dürfen, wenn und solange Tuberkelbacillen in dem Auswurf enthalten sind, die Schulräume nicht betreten.

§ 10. Es ist darauf zu halten, daß Lehrer und Schüler, welche unter Erscheinungen erkrankt sind, die den Verdacht der Lungen- und Kehlkopftuberkulose erwecken, — Mattigkeit, Abmagerung, Blässe, Hüsteln, Auswurf usw. — einen Arzt befragen und ihren Auswurf bakteriologisch untersuchen lassen. — Es ist Sorge dafür zu tragen, daß in den Schulen an geeigneten Plätzen leicht erreichbare, mit Wasser gefüllte Speigefäße in ausreichender Anzahl vorhanden sind. Das Spucken auf den Fußboden der Schulzimmer, Korridore, Treppen, sowie auf den Schulhof ist zu untersagen und nötigenfalls zu bestrafen.

18. Bacillus leprae (Aussatzbacillus).

Bei allen Formen des Aussatzes finden sich in den erkrankten Organen, z. B. in den Tumoren der Haut und auf den ulcerierenden Schleimhäuten (besonders der Nase), außerordentlich zahlreiche Bacillen, meist in Haufen gelagert und oft in eigentümliche große rundliche Zellen eingebettet (ARMAUER-HANSEN, 1873). Die Bacillen messen $3-6\ \mu$, nehmen Farbstoffe auch ohne Alkalizusatz auf, widerstehen aber der Entfärbung in ähnlicher Weise, wenn auch nicht so energisch, wie die Tuberkelbacillen. In künstlichen Kulturen kommt kein Wachstum, oder aber Wachstum nicht säurefester Bacillen zustande, deren Identität mit Leprabacillen nicht völlig gesichert ist. Auch bei Übertragungen auf Tiere hat man bisher nur ausnahmsweise ein undeutliches Wachstum der eingebrachten Knoten beobachtet. — Aus der Verbreitung der Bacillen in den erkrankten Organen, aus der Konstanz

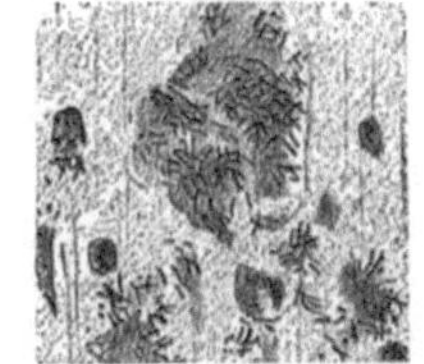

Abb. 188. Leprabacillen im Unterhautzellgewebe. 500:1.

und Ausschließlichkeit ihres Vorkommens dürfen wir trotzdem auf ihre ätiologische Bedeutung schließen.

Epidemiologie. Im Altertum und noch im Mittelalter war der Aussatz in Europa sehr stark verbreitet; jetzt findet man ihn in größerer Ausdehnung nur noch in Norwegen und in verschiedenen außereuropäischen Ländern, in Indien, China, Japan, Südamerika usw. Die Erreger gelangen am reichlichsten von den Geschwüren der Nasenschleimhaut aus durch Niesen und Husten nach außen. Die Einatmung oder auch einfache Berührungen reichen aber augenscheinlich noch nicht zur Infektion aus; Ärzte, Pfleger werden selten ergriffen. Eine im engsten Verkehr zustande kommende Masseninfektion oder eine besondere Disposition gehören dazu, um die noch nicht völlig aufgeklärte Übertragung zu bewirken.

Zur Bekämpfung hat sich die Isolierung der Erkrankten in „Leprosorien" am besten bewährt. Der starke Rückgang der Lepra in Europa ist offenbar auf diesem Wege erreicht. Auch in Norwegen sind seit den vor etwa 50 Jahren erfolgten strengen Isoliermaßregeln nur wenig neue Fälle zu verzeichnen. — In Deutschland gelten für Lepra die Bestimmungen des Reichsseuchengesetzes. Die wenigen reichsangehörigen Kranken wurden früher

in dem bei der Stadt Memel eingerichteten Leprösenheim verpflegt, die jetzt zu Litauen
gehört, und sind jetzt, soweit sie nicht dort verblieben sind, unter allen Vorsichtsmaßregeln
in Krankenhäusern untergebracht.

19., 20., 21. Die anaeroben Wundinfektionserreger.

Wunden, die ganz oder teilweise vom Luftzutritt abgeschlossen und mit
Teilchen von gedüngter Erde verunreinigt sind, erleiden leicht eine lebens-
gefährliche Verschlimmerung durch gewisse anaerobe Infektionserreger, den
Tetanusbacillus, den Gasbrandbacillus und den Erreger des Gasödems.
Während des letzten Krieges haben diese Komplikationen sehr zahlreiche Todes-
opfer gefordert und sehr häufig Anlaß zu Amputationen gegeben.

Für die Ansiedlung und Entwicklung dieser Infektionserreger sind besonders
Wundkanäle geeignet, die sich nach der Verletzung leicht wieder schließen oder
durch Blutgerinnsel ausgefüllt werden, wie Stichkanäle (durch Holzsplitter,
Mistgabeln und andere landwirtschaftliche Geräte, Bajonette, Lanzen), Schuß-
kanäle usw., oder größere Wunden mit Zerreißung der Weichteile und Bildung
von Buchten und Gängen, in welche die Luft nicht einzudringen vermag, wie
sie z. B. durch Granatsplitter, durch Überfahren u. dgl. hervorgerufen werden
können. Oft genug aber kommen diese schweren Infektionen auch unter weniger
streng anaeroben Bedingungen zustande, so daß in der Praxis jede mit Erde
verunreinigte Wunde als verdächtig betrachtet und der Verletzte dementsprechend behandelt werden muß. Endlich kommt es auch vor, daß die Infektionserreger zunächst symptomlos in die Wunde einheilen und nach langer
Zeit aus einem äußeren Anlaß, z. B. infolge einer nachträglichen Operation,
mobilisiert werden.

Die Infektion der Wunden erfolgt zuweilen durch die dem verletzenden
Material anhaftende Erde (z. B. mit Erde verunreinigte Holzsplitter beim
Barfußgehen); meistens dadurch, daß Erdteilchen, die schon vorher beim
Lagern auf dem Erdboden, durch verspritzte Erdteilchen oder durch Staub
auf die Körperoberfläche und in die Kleidung geraten waren, in die Wunde
hineingerissen werden; seltener durch nachträgliche Infektion.

Erde, die keine Düngung erfahren hat, verursacht keine Infektion; je stärker
und je häufiger die Düngung stattgefunden hat, um so mehr steigern sich die
Infektionsgefahren. Auf dem nicht intensiv bearbeiteten Ackerboden des
russischen Kriegsschauplatzes sind deshalb Infektionen viel seltener vorgekommen, als an der französischen Front, wo ein in alter Kultur stehender
Boden vorlag.

Daß die Gefahr nur von der Düngung des Bodens ausgeht, liegt daran,
daß die betreffenden Erreger eine anaerobe Wucherungsstätte fast nur im
Darmkanal der Pflanzenfresser finden. Namentlich im Blinddarm der
Pferde und Rinder haben die anaeroben Bakterien günstigste Lebensbedingungen; hier stellt sich Buttersäure-, Cellulosegärung und Fäulnis durch anaerobe
Bacillen ein, hier wuchern auch die Rauschbrand-, Gasbrand-, Tetanusbacillen
usw. Auch in den Faeces von Hunden und Menschen finden sich zuweilen
Tetanusbacillen. Mit dem Austritt des Darminhalts hört die Wucherung auf.
Wohl aber bilden die meisten dieser Bacillen in den Exkrementen und in den
oberflächlichen Bodenschichten widerstandsfähige Sporen, die lange lebensfähig
bleiben.

Die Art des infizierenden Materials bringt es mit sich, daß fast immer Mischinfektionen entstehen. Auch sind stets aerobe Bakterien zugegen, die zunächst wuchern und die letzten Sauerstoffreste aufzehren können; ferner entstehen bei vielen Wunden nekrotische Gewebsfetzen, in denen Fäulnisbacillen (B. putrificus coli), Bacillen der Buttersäuregärung usw. wuchern können. Sind erst die Gasbrand- und Ödembacillen vorgedrungen, so entstehen unter deren Einfluß neue nekrotische Teile, die wiederum saprophytischen Bakterien anheimfallen. Je nach der Art und Menge der beteiligten Bakterien wird der Verlauf der Infektion verschieden sein; und dementsprechend wird auch der bakteriologische Befund in verschiedenen Wunden, sowie bei der gleichen Wunde zu verschiedener Zeit, außerordentlich wechseln. Die drei hauptsächlich, aber keineswegs ausschließlich beteiligten Erreger dieser Gruppe sind folgende:

Bacillus tetani, Tetanusbacillus.

Schlanke, gerade, gramnegative, in jungen Exemplaren grampositive Bacillen (von NICOLAIER in FLÜGGEs Laboratorium 1884 entdeckt), beweglich durch zahlreiche peritriche Geißeln. Am einen Ende entsteht eine Spore, zunächst kuglig, später unter Dünnerwerden des Stäbchens etwas oval, den Durchmesser des Bacillus erheblich überragend (Abb. 189). Nur unter anaeroben Bedingungen wachsend (von KITASATO in R. KOCHs Institut 1887 rein gezüchtet).

Kolonien zeigen ein dichtes Zentrum und feinen Strahlenkranz; in zuckerhaltigem Substrat erfolgt starke Gasbildung. Gleichzeitige Anwesenheit anderer, den Sauerstoff absorbierender Bakterien erleichtert das Wachstum. Die Sporen sind ziemlich widerstandsfähig, halten Trockenheit sehr lange aus, 1 $^0/_{00}$ Sublimat 3 Stunden, 80° 1 Stunde,

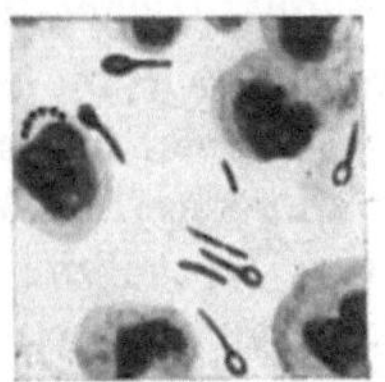

Abb. 189. Tetanusbacillen. Eiter. 500:1. (Nach GOTSCHLICH und SCHÜRMANN.)

100° in Wasser oder Dampf 5 Minuten. — Mit der Kultur gelingt es, die Krankheit bei Mäusen, Meerschweinchen, Kaninchen usw. durch subcutane Impfung hervorzurufen, am sichersten, wenn ein steriler Holzsplitter oder Wattebausch mit Kultur in eine tiefere Hauttasche eingeführt wird; dadurch sind die erforderlichen anaeroben Existenzbedingungen gewährt, die übrigens durch Wucherung aerober Eitererreger unterstützt werden. Die Versuchstiere erkranken nach 24—36 Stunden an rasch vorschreitendem und tödlich endendem Tetanus. — Hühner und Kaltblüter sind immun. — Die Tetanusbacillen finden sich in den verendenden Tieren meist nur an der Impfstelle; sie können daher nur durch dort produzierte lösliche Toxine wirken.

Die Toxine erhält man getrennt von den Bacillen in Bouillonkulturen, die durch Tonfilter geschickt sind. Nach der Wirkung lassen sich in der gewonnenen Substanz zwei Gifte unterscheiden, das Tetanospasmin, das durch den Achsenzylinder, auch wohl durch das Peri- und Endoneurium der peripheren Nerven zum Zentralnervensystem geleitet, hier verankert wird und nach einer gewissen „Inkubationszeit" die Krämpfe auslöst, und das hämolytisch wirkende Tetanolysin, das praktisch kaum von Belang ist.

Epidemiologie. Der Tetanusbacillus ist der am längsten haltbare unter den Wundinfektionserregern; er findet sich noch in Erde, die schon seit langer Zeit nicht frisch gedüngt war. Auch in beliebigem Wohnungs- und Kleiderstaub kann er enthalten sein. Einimpfung von gedüngter Erde und von Staubsorten verschiedenster Herkunft in eine Hauttasche ruft bei den Versuchstieren Tetanus hervor. Bei Mischinfektionen mit Gasbrand- und Ödembacillen gehen infolge der etwas längeren Inkubationszeit des Tetanus (1—3 Tage) die Tiere oft schon ein, ehe tetanische Erscheinungen auftreten.

Die früher vielfach vertretene Ansicht, daß zur Entwicklung des Tetanus-bacillus nur tiefe Wunden geeignet seien, ist nicht zutreffend; es können viel-mehr auch oberflächliche gefährlich werden, wenn die Sporen, die gegenüber den Abwehrkräften des Körpers (Blutserum und Leukocyten) ziemlich empfindlich sind, in reichlicher Menge in die Wunde gelangen und ihre Entwicklung durch Fremdkörper (Holz- und Granatsplitter, Tuchfetzen usw.), von denen die Leukocyten in höherem Maße angelockt werden als von den Sporen, oder durch ähnlich wirkende Gewebszertrümmerung, sowie durch Sauerstoff zehrende Mischinfektionserreger (Staphylo-, Streptokokken u. a.) begünstigt wird. Bei Neugeborenen wird manchmal die Nabelwunde mit Tetanus infiziert (Tetanus neonatorum). In einzelnen Fällen treten die Krankheitserscheinungen erst lange nach Verheilung der Wunde, gelegentlich im Anschluß an eine nach-trägliche Operation, oder aus anderer äußerer Ursache, auf, in anderen Fällen sogar ohne jede nachweisbare Verletzung, so daß man zu der Annahme neigt, daß auch durch Einatmung sporenhaltigen Staubes unter gewissen Bedingungen (Katarrhe u. dgl.) die Invasion des Erregers durch die Rachen-organe und Schleimhäute des Mundes und Respirationstractus erfolgen kann (sog. idiopathischer Tetanus).

Prophylaktische Vernichtung der Erreger ist meistens ausgeschlossen. Nur in seltenen Fällen kann der Erreger ausgeschaltet werden, wie z. B. durch Verwendung sterilen Materials zu den Platzpatronen. Bei „anaeroben" Wunden kann die Herstellung aerober Lebensbedingungen durch Offenlegen der Wunde und kräftige Antisepsis versucht werden; meist kommen diese Eingriffe aber zu spät.

Um so wichtiger ist die Beeinflussung der individuellen Empfänglichkeit durch Immunisierung. Wie bei den Diphtheriebacillen, die ebenso durch lösliches Ektotoxin wirken, ist auch bei Tetanus eine passive Immunisierung durch Antitoxin besonders aussichtsvoll und gleichzeitig mit dem Diphtherie-Serum eingeführt (v. Behring und sein Mitarbeiter Kitasato 1893).

Pferde werden zunächst aktiv immunisiert, indem man anfangs stark abgeschwächtes Toxin oder Mischungen von Toxin und Antitoxin, später vorsichtig steigende Dosen von vollwirksamem Gift injiziert. Prüfung durch die Mischungsmethode; als Grundlage dient trockenes Testgift. 20 (subcutan injizierte) Antitoxin-Einheiten genügen beim Menschen zur Immunisierung, therapeutisch sind mindestens 100—200 Einheiten zu verwenden und bis zu vielen Tausenden gesteigert worden.

Die Indikation für Anwendung der Schutzimpfung ist gegeben, sobald frische, mit Erde, Staub, Mist u. dgl. verunreinigte Wunden vorliegen. Die Seruminjektion muß möglichst früh (im Felde schon durch die Sanitäts-kompagnie) geschehen und nach 8 Tagen wiederholt werden. Nach dem ersten Beginn der tetanischen Symptome kann intralumbale, subdurale oder intraneurale Antitoxininjektion versucht werden; namentlich die erstere wird in Kombination mit täglichen intramuskulären Injektionen in die Um-gebung der Wunde und mit 1—2 intravenösen Injektionen sehr empfohlen. Im ganzen besteht therapeutisch wenig Aussicht. Auch im Tierversuch zeigt sich, daß das Toxin nicht mehr neutralisiert werden kann, wenn einige Zeit seit seiner Einverleibung verflossen und feste Verankerung des Gifts an die Zellen des Zentralnervensystems eingetreten ist.

Bacillus des Gasbrands.

Von WELCH entdeckt, von E. FRAENKEL in seiner ätiologischen Bedeutung erkannt. Dicke, plumpe Bacillen mit abgerundeten Enden, unbegeißelt, manchmal Fadenbildung. Sporenentwicklung sehr selten. Grampositiv. Streng anaerob; in Kulturen starke Gasentwicklung ohne Fäulnisgestank. Auf Meerschweinchen (nicht Kaninchen und Mäuse) übertragbar; zur Infektion genügt ein kleiner Einstich ohne stärkere Gewebsverletzung. Nach wenigen Stunden bereits Auftreten von verschieblicher Gasblase unter der Haut, zunderartiger Zerfall der Muskulatur, Tod. Der Gasbrandbacillus bildet wie der Tetanusbacillus ein schweres, ziemlich hitzebeständiges Gift, das im Tierkörper die typischen allgemeinen und lokalen Erscheinungen des Gasbrands hervorruft (KLOSE). — Bei natürlich infizierten menschlichen Wunden Gasentwicklung und trockener, zunderartiger Zerfall des Gewebes. Oft sehr schneller Verlauf mit tödlichem Ausgang. Antitoxische und antiinfektiöse Sera (auch multivalente) sind von KLOSE, von WASSERMANN, FICKER u. a. während des Krieges hergestellt und für prophylaktische und therapeutische Zwecke verwendet worden. Die Beurteilung ihres Wertes ist erschwert durch Mischinfektionen, insbesondere mit Ödembacillen und fäulniserregenden Erdbakterien (Putrificus, butyricus u. a.), die in der Praxis fast stets vorliegen. Gegen diese Begleitbakterien sowohl als auch gegen das Gasbrandgift soll die Behandlung mit MORGENROTHs Vucin (s. S. 525) sehr günstig wirken und die Serumtherapie außerordentlich unterstützen.

Bacillus des Gasödems (malignen Ödems).

Bacillen etwas schlanker als Milzbrandbacillen, Enden mehr abgerundet, Fäden biegsamer (Abb. 190). Grampositiv (jedoch wechselnd nach dem Alter),

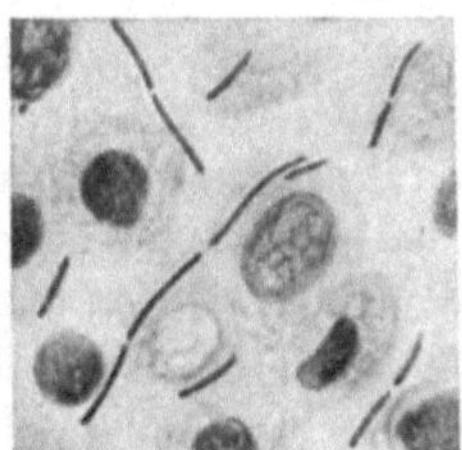

Abb. 190. Bacillen des malignen Ödems. Eiter. 500:1. (Nach GOTSCHLICH und SCHÜRMANN.)

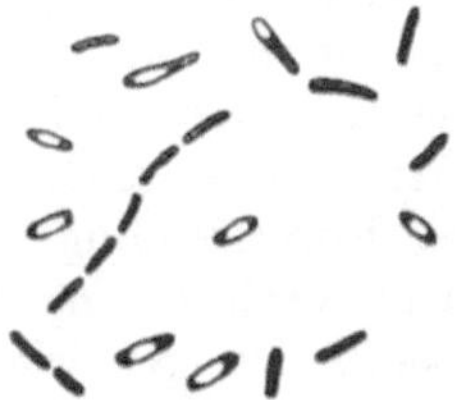

Abb. 191. Bacillen des malignen Ödems. Reinkultur. 500:1. (Nach GOTSCHLICH und SCHÜRMANN.)

beweglich, zahlreiche Geißeln. Sporenbildung in Clostridiumform (Abb. 191). Wachstum nur anaerob (Züchtung durch R. KOCH 1881) unter Gasentwicklung. Nach subcutaner Impfung (Taschen mit Fremdkörpern) Tod der Versuchstiere oft schon nach 16 Stunden; auf dem serösen Überzug der Milz usw. spärliche Bacillen und Fäden; reichlicher und auch in der Pulpa mehrere Stunden post mortem; unter der Haut ausgedehntes Ödem und blutigseröses Exsudat mit meist geringer Gasentwicklung.

In gedüngter Erde sehr verbreitet, mehrere Abarten.

22. Bacillus des Rauschbrands.'

Bewegliche Bacillen mit peritrichen Geißeln, grampositiv. Sporenbildung in keuligen Clostridiumformen, Wachstum nur anaerob, übelriechende Gase. Kaninchen, Hunde, Ratten usw., auch Schweine, Pferde sind unempfänglich, ebenso der Mensch. Meerschweinchen sind beschränkt, Rinder, Schafe, Ziegen leicht empfänglich. Bei diesen Tieren kommt natürliche Verbreitung vor; die Krankheit verläuft unter hohem Fieber und unter Entwicklung eines allmählich unter der Bauch- und Rumpfhaut sich ausbreitenden Emphysems. Die Infektion erfolgt in diesen Fällen von Wunden der Extremitäten aus, in welche die in gedüngtem Boden weit verbreiteten Sporen eindringen. Auch nach dem Tode noch Vermehrung der Bacillen und Gasentwicklung (sog. Schaumorgane). — Aktive Schutzimpfung ist in gefährdeten Viehherden durch Injektion zweier abgeschwächter Vaccins durchgeführt mit überwiegend gutem Erfolg. Auch eine Kombination von aktiver Immunisierung mit Injektion von Serum spezifisch vorbehandelter Tiere ist empfohlen.

23. Bacillus botulinus (Bacillus der Wurstvergiftung).

Der Bacillus botulinus (von v. ERMENGEM 1895 anläßlich einer Gruppenerkrankung durch Schinken entdeckt) ist ein Saprophyt, der im lebenden Warmblüter sich nicht vermehren und keine Infektion veranlassen kann. Bei gelegentlicher Wucherung in tierischen und pflanzlichen konservierten Nahrungsmitteln (dicken Würsten und Fleischstücken, Schinken, Pasteten, gesalzenen und geräucherten Fischen, Krebsen, Austern, Büchsengemüsen) bildet er aber ein Gift, welches beim Menschen die S. 182 aufgeführten (bereits 1817 von dem Dichter JUSTINUS KERNER, damals Oberamtsarzt in Württemberg, klassisch beschriebenen) Erscheinungen des Botulismus (Wurstvergiftung) hervorruft. Die Nahrungsmittel fallen meist (aber nicht immer!) durch ranzigen Geruch, Gasbildung und abnormen Geschmack auf. — Nach BITTER sind in Deutschland von 1897—1919, also in 23 Jahren, insgesamt 298 Erkrankungen an Botulismus mit 48 Todesfällen (= 16%) bekannt geworden. —

Der Bacillus, ein gerades Stäbchen mit abgerundeten Enden, ist beweglich, hat peritriche Geißeln, ist grampositiv, bildet endständige Sporen, die aber nicht sehr widerstandsfähig sind, und wächst unter streng anaeroben Bedingungen, am besten bei 25—30°. In flüssigen, bei dieser Temperatur gewachsenen Kulturen und in wässerigen Extrakten von ihm befallener Nahrungsmittel findet sich in reichlicher Menge ein Gift, das nach subcutaner und intravenöser Einverleibung und auch (im Gegensatz zu den echten Bakterientoxinen) nach Verfütterung bei Mäusen, Meerschweinchen und Affen ähnliche Krankheitserscheinungen wie beim Menschen hervorruft; Kaninchen sind weit weniger, Katzen, Hunde, Ratten und Hühner fast gar nicht, dagegen Tauben ziemlich empfindlich.

Das Gift, dessen chemische Zusammensetzung unbekannt ist, ist gegen Licht und Alkalien wenig widerstandsfähig, gegen Säuren (marinierte Heringe) nicht so empfindlich; dagegen wird es schon durch $\frac{1}{2}$stündiges Erwärmen auf 80°, durch Kochen in kürzester Zeit unwirksam. — Über den natürlichen Standort des Bacillus ist nichts bekannt. Sein Nachweis außerhalb von giftigen Speisen ist bisher nur ein einziges Mal geglückt, und zwar in normalem Schweinekot. Auch ist Vermehrung des Bacillus, Auskeimung von Sporen und Toxinbildung im lebenden Menschen oder Tier noch nie beobachtet worden. —

Als prophylaktische Maßregeln kommen in Betracht: Verwendung starker Salzlake (mindestens 10% Kochsalz) oder Marinade, längeres Durchkochen von Konserven, sorgfältiges Räuchern, kühles Aufbewahren von Nahrungsmitteln, Ablehnung ranziger und abnorm schmeckender Nahrungsmittel oder von Konserven aus Büchsen, die infolge von Gasbildung aufgetrieben sind, sowie Meldepflicht der Erkrankungen. Behandlung der Erkrankten mit einem antitoxischen Serum, das durch Vorbehandlung von Ziegen oder Pferden mit steigenden Toxinmengen gewonnen werden kann (KEMPNER); seine Wirksamkeit soll durch Verwendung mehrerer verschiedener Ausgangskulturen möglichst gesteigert werden.

24. Bacillus influenzae.

1891 gelang es R. PFEIFFER während der damals herrschenden Grippeepidemie, im Nasenrachensekret und besonders in dem eitrigen Kern des grüngelblichen Bronchialsekrets der Erkrankten regelmäßig einen Bacillus nachzuweisen und zu züchten, den er für den Erreger der Influenza ansprach. Es handelt sich um feine Stäbchen, die etwa die Dicke der Mäusesepticämiebacillen haben, aber kürzer sind. Oft findet man in Teilung begriffene Bacillen, die mit Diplokokken verwechselt werden können. In allen Kulturen und bei beginnender Involution treten längere Scheinfäden auf. Die Bacillen haben keine Kapseln; keine Eigenbewegung; keine Sporen (Abb. 192). Die Färbung gelingt am besten mit 1 : 20 verdünnter, erwärmter Carbolfuchsinlösung, nicht nach GRAM. Bei Influenza-Meningitis sind die Bacillen auch im Lumbalpunktat nachzuweisen, in pneumonischen Lungen von Leichen namentlich in den frischerkrankten Randteilen der Entzündungsherde und dem eitrigen Bronchioleninhalt, während sie in den länger erkrankten Partien oft von anderen Bakterien, namentlich Pneumo- und Streptokokken, überwuchert sind. Nach R. PFEIFFER treten sie hier oft nicht als Stäbchen, sondern in Form feinster Granula auf, die wiederum bei der Züchtung zu typischen Formen auswachsen und sich vermehren.

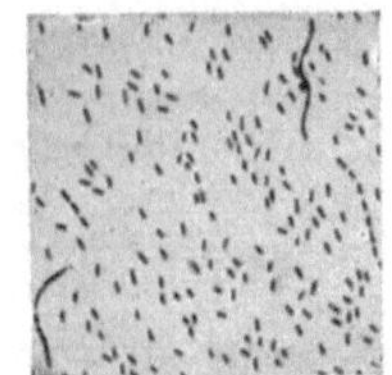

Abb. 192. Influenzabacillen. Reinkultur. 500:1. (Nach GOTSCHLICH und SCHÜRMANN.)

Die Züchtung gelingt nur auf einem Nährboden, der Hämoglobin enthält, d. h. Nähragar, der mit Blut (am besten von Tauben nach PFEIFFER) oder Hämoglobinlösung bestrichen oder (nach LEVINTHAL) mit flüssigem Blut gemischt und aufgekocht ist. Streicht man in steriler, warmer Kochsalzlösung gewaschene eitrige Flöckchen des Bronchialsekrets auf solchen Platten aus, so bilden die Influenzabacillenkolonien feine Tröpfchen von glasartiger Transparenz. Sie wachsen nur zwischen 27 und 42⁰ und sind streng aerob.

In der Kultur halten sie sich nur 14—18 Tage lebensfähig. Austrocknen in dünnen Schichten tötet sie rasch; im Auswurf halten sie sich länger lebendig, aber in völlig trockenem, verstäubbarem Sputum sind sie abgestorben. —

Meerschweinchen, Kaninchen und Mäuse gehen nach intraperitonealer Injektion großer Bacillenmengen unter (wohl durch Endotoxine bedingten) Vergiftungserscheinungen zugrunde, die an die menschliche Influenza nicht erinnern. Dagegen erzielte schon R. PFEIFFER und in neuerer Zeit BLAKE und CECIL bei Affen durch Auftragen von Reinkultur auf die Mund- oder Nasenschleimhaut dem menschlichen Krankheitsbilde sehr ähnliche Erscheinungen mit hohem Fieber, Kieferhöhlenentzündungen und Pneumonien, in denen sich Influenzabacillen teils in Reinkultur, teils mit Staphylo-, Streptokokken und gramnegativen Kokken zusammenfanden. Auch einige angebliche positive Selbstversuche und unabsichtliche Laboratoriumsinfektionen mit Reinkulturen sind berichtet, aber nicht voll beweiskräftig, eine Lücke, die außer anderen Einwänden manchmal auch gegen die vorbehaltlose Anerkennung des Bacillus als Krankheitserreger angeführt wird. Die in dieser Richtung am häufigsten geäußerten Bedenken sind folgende: 1. Das häufige Vorkommen des Bacillus bei anderen Erkrankungen (Tuberkulose, Masern, Keuchhusten) und bei Gesunden auch in grippefreier Zeit. Doch kennen wir in diesen Beziehungen Analogien bei anderen an-

erkannten Krankheitserregern (Diphtheriebacillen, Pneumokokken, Meningokokken u. a.);
auch liegen mannigfache Untersuchungen namentlich der PFEIFFERschen Schule vor,
daß sich die Anzahl der positiven Befunde beim Abklingen einer Epidemie außerordentlich
verringert. 2. Der Bacillus wurde manchmal selbst von zuverlässigen Untersuchern auch
bei sicheren Grippefällen nicht gefunden, sondern andere oder gar keine Mikroorganismen.
So wurden in der letzten Pandemie häufig nur Streptokokken, Pneumokokken und Staphylokokken festgestellt und den etwa gleichzeitig vorfindlichen Influenzabacillen nur eine
sekundäre Rolle beigemessen. Hiergegen machen PFEIFFER und seine Schüler geltend,
daß sie die Influenzabacillen in 75% der Fälle nachweisen konnten und daß in der unregelmäßigen Anwesenheit und Mischung der anderen Mikroorganismen der Influenzabacillus
das „einzig Konstante" sei.

v. ANGERER sowie PRELL wollen sehr feine, in Traubenzuckerbouillon sich vermehrende
rundliche Körperchen aus Blut und Sputum Influenzakranker gezüchtet haben; doch ist die
belebte Natur dieser Gebilde sehr zweifelhaft. Dagegen kultivierten in der Tat die amerikanischen Forscher OLITSKY und GATES aus filtrierter Nasenrachen-Spülflüssigkeit von
Frühfällen unter anaeroben Bedingungen (Ascitesflüssigkeit mit Nierenstückchen unter
Vaselineverschluß) ein feinstes, $0,15-0,3\,\mu$ langes, unbewegliches, gramnegatives Stäbchen,
das „Bacterium pneumosintes", das nach intratrachealer Verimpfung bei Kaninchen
und Meerschweinchen Fieber, Leukopenie, Lungenödem und Lungenhämorrhagien hervorrief,
bei zahlreichen Übertragungen des Saftes kranker Lungen von Tier auf Tier immer wieder
nachweisbar war und mit dem Serum der geimpften Tiere Agglutinin-, Präcipitin-, Opsonin-
und Komplementbindungsreaktion gab. Kaninchen, welche die Infektion überstanden,
waren für mehrere Monate immun. Auch Sera Influenzakranker agglutinierten das
Bacterium pneumosintes, allerdings nur in Verdünnungen 1 : 10—20, während Normalsera
unwirksam waren. OLITSKY und GATES sind geneigt, das Bacterium für den primären
Influenzaerreger anzusprechen. Da sie aber ganz ähnliche, gleichfalls filtrierbare Mikroorganismen auch bei gewöhnlichen Schnupfenkranken und Gesunden fanden, und da
ferner R. PFEIFFER und C. PRAUSNITZ ihre Befunde nur zum Teil bestätigten, zum Teil
sehr erhebliche morphologische und kulturelle Annäherung an den (manchmal, vielleicht
in seiner Granulaform, auch filtrierbaren) Influenzabacillus feststellen konnten, überdies
bei Selbstversuchen mit einer (allerdings auch für Kaninchen avirulent gewordenen)
Originalkultur OLITSKYs kein positives Ergebnis hatten, muß die Entscheidung über die
Natur des Bacterium pneumosintes weiteren Forschungen überlassen bleiben.

Übertragungsversuche mit filtriertem Influenza-Material (Nasenrachensekret, Sputum, Trachealschleimhautextrakt und Blut) sind außer von OLITSKY
und GATES noch von zahlreichen anderen Forschern an Tieren und Menschen
angestellt worden. Die amerikanischen Forscher hatten nach intratrachealer
Injektion bei Meerschweinchen und Kaninchen, nicht aber bei Affen, positive
Ergebnisse, während andere Autoren, z. B. bei subconjunctivaler und nasaler
Impfung, auch bei den letzten Krankheitserscheinungen auftreten sahen. Versuche an Menschen ergaben meist nur leichte, uncharakteristische Symptome.
Aber auch aus ganz sicheren positiven Ergebnissen mit filtriertem Material
könnte nach dem vorher Gesagten noch nichts Entscheidendes gegen den
Influenza-Bacillus zugunsten eines anderen filtrierbaren Virus geschlossen
werden. Jedenfalls ist, wie R. PFEIFFER neuerdings selbst schrieb, das Influenza-
problem noch nicht einwandfrei gelöst, wenn auch „der von mir vertretene
Standpunkt, wonach die von mir 1891 gefundenen feinen Bacillen als das
ätiologische Agens der Influenza zu betrachten sind, zur Zeit immer noch am
besten allen auch in dieser letzten Pandemie gemachten Erfahrungen entspricht."

Epidemiologie. Die Influenza (Grippe) ist von Zeit zu Zeit als Pandemie
aufgetreten; z. B. 1843, 1847—1848, 1850—1851, 1855, 1857—1858, 1873 bis
1875, 1889—1891, 1918—1920. Dazwischen liegen beschränktere Epidemien in
verschiedenen Ländern. Nach MÖLLERS starben 1918 in Deutschland 196 000
Menschen an Grippe.

Als Infektionsquellen sind das Bronchialsekret und das Nasensekret, sowie die damit beschmutzten Gegenstände, Wäsche usw. anzusehen. Nur relativ frische Sekrete scheinen gefährlich zu sein, da durch Objekte, die bereits vor einiger Zeit infiziert waren, niemals Verbreitung beobachtet wird. In der Hauptsache vollziehen sich die Übertragungen nur direkt von Mensch zu Mensch.

Als Infektionswege fungieren vielleicht hier und da Berührungen, z. B. der Taschentücher, der Hände des Kranken einerseits, der eigenen Schleimhäute der Nase oder des Mundes andererseits; in der Hauptsache aber die Einatmung frischer, vom Kranken versprühter Sputumtröpfchen. Das Virus scheint bei Gesunden sehr leicht zu haften.

Eine Verschleppung des Kontagiums auf weite Strecken durch die Luft im Freien wird nicht beobachtet. Die Ausbreitung der Krankheit erfolgt niemals schneller als der Verkehr und kann in gut übersehbaren Fällen stets mit aller Bestimmtheit auf Einschleppung durch Kranke zurückgeführt werden. Insbesondere ist an isoliert gelegenen oder gegen den Verkehr abgeschlossenen Orten der verschiedensten Länder (Gebirgsdörfer, Klöster, Gefängnisse) unzählige Male beobachtet, daß der Beginn der Erkrankungen erst von dem Zeitpunkt datiert, wo ein persönlicher Verkehr mit Influenzakranken stattgefunden hatte.

Die individuelle Empfänglichkeit erstreckt sich vom 2. Lebensjahre ab durch alle Alter und ist vielleicht in den mittleren Jahren am größten. — Über die nach Ablauf der Krankheit entstehende Immunität ist wenig Sicheres bekannt; eine gewisse Immunisierung für kurze Dauer scheint in den meisten Fällen einzutreten.

Eine örtliche Disposition oder Immunität wird nicht beobachtet. Kein Ort und kein Land hat sich den wiederholten Zügen der Influenza gegenüber dauernd immun gezeigt. Eine zeitliche Disposition ist ebenfalls nicht ausgesprochen. Die Influenza ist zu allen Jahreszeiten unter ganz verschiedenen klimatischen und Witterungsverhältnissen beobachtet.

Prophylaktische Maßregeln. Sperren und Isolierungen sind von geringem Wert, außer vielleicht in Anstalten, die wirklich abgeschlossen gehalten werden können. Aus demselben Grunde, dann aber auch, weil das Kontagium ohne unser Zutun so rasch abstirbt, ist eine Desinfektion nicht erforderlich. — Dagegen muß die Einschränkung der Tröpfcheninfektion durch Erziehung weitester Volkskreise zu einer rücksichts- und verständnisvollen Hygiene des Hustens und Niesens (namentlich in öffentlichen Versammlungsräumen und Verkehrsmitteln) mit allen nur erdenklichen Mitteln angestrebt werden. —

Prophylaktische aktive Immunisierung, im allgemeinen mit abgetöteten, multivalenten Vaccins aus Influenzabacillen, Pneumo- und Streptokokken, ist in Amerika in großem Umfange durchgeführt worden, anscheinend, soweit die sehr schwierige Beurteilung der Wirkung möglich ist, mit günstigem Ergebnisse.

Die passive Immunisierung für therapeutische Zwecke mittels multivalenter, von Pferden durch Vorbehandlung mit Influenza-Bacillen-Kulturen gewonnener Sera wirken unsicher und kurzfristig. Günstigere Ergebnisse scheinen mit Sera vorzuliegen, welche nicht nur auf Influenza-Bacillen, sondern auch auf Pneumo- und Streptokokken eingestellt sind. Andere „Grippesera“, die nur mit diesen Kokken gewonnen sind, werden gleichwohl zum Teil als recht wirksam gerühmt. Gute Erfolge hat man endlich, ähnlich wie bei Masern, auch hier bei der Verwendung von Rekonvaleszentenserum gesehen.

25. Bacillus des Keuchhustens.

Neben anderen influenzaähnlichen Bacillen finden sich im Keuchhusten-
sputum und zwar fast ausschließlich im Stadium catarrhale und in den ersten
Tagen des Stadium convulsivum kleine ovoide Stäbchen, oft in den Leukocyten
liegend, mit Polfärbung, gramnegativ, unbeweglich, sporenfrei (BORDET und
GENGOU 1906).

Kultur gelingt zunächst nur auf Agar mit Menschenblut; bei fortgesetzter Kultur
aber auch auf blutfreiem Agar; Kolonien dick, weißlich, auf Blutagar Hämolyse (Unterschiede gegenüber Influenzabacillen). — Durch intratracheale Injektion von Reinkultur
ist bei Affen, Hunden und Katzen typischer Keuchhusten auszulösen; nach Verimpfung
auf das Kaninchenauge tritt starke Conjunctivitis und Hornhauttrübung ein. In den
Kulturen findet sich ein Entzündung erregendes Endotoxin. Durch Immunisierung
von Pferden und Kaninchen ist ein Serum zu gewinnen, das die BORDETschen Bacillen
(allerdings nur, wenn sie auf Blutagar gezüchtet sind) agglutiniert, nicht aber die Influenzabacillen. Auch Rekonvaleszentenserum gibt, allerdings nur in Verdünnungen von 1 : 20—30,
Agglutination mit den BORDETschen Bacillen, sowie auch positive Komplementbindungsreaktion. — Die Bacillen sind gegen Eintrocknung und andere schädigende Einflüsse sehr
wenig widerstandsfähig.

Der Keuchhusten herrscht in Deutschland seit langer Zeit endemisch
und schwillt in kurzen Zwischenräumen (3—5 Jahren) zu kleineren oder größeren
Epidemien an. Er befällt namentlich Kinder vom 2. bis 5. Lebensjahre; gegen das
10. Lebensjahr klingt die Empfänglichkeit sehr ab, Erwachsene erkranken
äußerst selten. Eine stärkere Beteiligung der Mädchen ist mehrfach, aber nicht
überall beobachtet. Es ist bekannt, daß sich an dem dauernden Rückgang
aller Infektionskrankheiten in Deutschland Keuchhusten und Masern, die
auffallend oft in gemeinsamer Häufung auftreten, prozentual am wenigsten
beteiligt haben. Die Sterblichkeit ist besonders im 1. Lebensjahr sehr groß
(Durchschnitt etwa $50^0/_0$), aber auch vom 2. bis 5. Lebensjahr noch $9^0/_0$. Nach
Überstehen der Krankheit bleibt mit ganz seltenen Ausnahmen eine lebens-
längliche Immunität zurück. Sehr oft aktiviert der Keuchhusten eine bislang
latente Tuberkulose.

Die Übertragung findet durch Kontakte und vor allem durch ausgehustete
Tröpfchen statt, aus denen man auf vorgehaltenen, mit Blutagar beschickten
„Hustenplatten" die BORDET-GENGOUschen Bacillen namentlich im Frühstadium
der Krankheit oft leichter züchten kann als aus dem Sputum (CHIEVITZ und
MEYER).

Als prophylaktische Maßregel wird die Isolierung des Kranken auf
3—4 Wochen empfohlen, da etwa eine Woche nach Einsetzen des konvulsivischen
Stadiums kaum noch Übertragungsgefahr bestehen soll. Irgendwelche, mit
dem BORDET-GENGOU-Bacillus oder anderen Mikroorganismen hergestellte
Vaccins oder Sera haben sich bisher nicht bewährt; auch nicht Rekonvaleszentensera. Dagegen wird die merkwürdige, schon JENNER bekannte Tatsache, daß
die Erstimpfung (nicht die Wiederimpfung) mit Kuhpockenlymphe (s. unten)
günstig auf den Keuchhustenablauf wirke, immer wieder bestätigt und praktisch
verwertet, während das Blutserum vaccinierter Kälber unwirksam zu sein
scheint.

26. Bacillus conjunctivitidis R. KOCH-WEEKS.

Wie der vorige dem Influenzabacillus ähnlich. 1883 von R. KOCH in Ägypten, dann
von WEEKS in Nordamerika bei einer auch in Deutschland weitverbreiteten Bindehaut-

entzundung als Erreger erkannt. Etwas schlanker und langer als der Influenzabacillus, wachst besser auf Menschen- als auf Taubenblut-Agar und ubt im Tierversuch keine pathogene Wirkungen aus. Dagegen hatten Übertragungsversuche auf die menschliche Conjunctiva positive Ergebnisse. Haufung wahrend Grippeepidemien nicht beobachtet.

27. Bacillus pyocyaneus.

Feine bewegliche Stabchen mit einer Endgeißel, gramnegativ, ohne Sporen. Leicht zu zuchten; Gelatine wird verflussigt, Milch zur Gerinnung gebracht. Gruner fluorescierender Farbstoff durchsetzt das ganze Nahrsubstrat; eigentlich zwei Farbstoffe, von denen der eine, spezifische, das Pyocyanin, in Chloroform loslich ist. Aus alteren Bouillonkulturen laßt sich ein eiweißlosendes Ferment, die Pyocyanase, gewinnen, die auch Bakterien lost und daher fur Pinselungen und dgl. behufs Beseitigung von Diphtheriebacillen, Meningokokken u. a. auf der Rachenschleimhaut und innerlich zu Immunisierungs- oder Heilzwecken empfohlen wurde (EMMERICH und LOW), sich aber nicht bewahrt hat. — Bei Meerschweinchen, Kaninchen usw. laßt sich durch etwas größere Dosen Sepsis bzw. Toxamie hervorrufen. — Naturliche Verbreitung in Pferde- und Schweinekot, Dunger, Wasser, im Schweiß usw. Beim Menschen wurde der Bacillus fruher haufig im Eiter gefunden, jetzt selten, unter begunstigenden Umstanden, z. B. Operationswunden, kann er pyogen, toxisch und septisch wirken und ist gelegentlich bei Pyelitis, Otitis und bei Allgemeininfektionen namentlich bei kleinen Kindern als Erreger ermittelt.

28. Bacillus des Schweinerotlaufs.

Nur 0,6—1,0 μ lang und 0,2 μ dick. Findet sich regelmaßig im Blut und in den Organen an Rotlauf gefallener Schweine (Sepsis mit fleckigem Exanthem, Hyperamie und Geschwuren namentlich im Darm; es werden besonders edlere Rassen ergriffen). Oft in großer Zahl in den Leukocyten gelagert; diese zerfallen sichtlich unter dem Einfluß der Bacillen. Grampositiv. Leicht zu zuchten, schleierartige Kolonien. Übertragbar auf Mause, Kaninchen und Tauben; die anderen Versuchstiere meist refraktar. Gelegentlich werden auch beim Menschen Infektionen beobachtet, und zwar bei Schlachtern, Tierarzten usw. in Form von erysipelahnlichen, aber gutartigen Hauterkrankungen, bei Kindern in Form von infektiosen Darmaffektionen.

Die Virulenz gegen Schweine wird im Kaninchen abgeschwacht, angeblich in der Taube erhoht; hierauf beruhte die PASTEURsche Schutzimpfung. Jetzt wird kombinierte Immunisierung mit Serum von vorbehandelten Pferden und lebender Kultur nach LORENZ allgemein vorgezogen. — Sehr ahnlich und vielleicht nur eine fur großere Tiere abgeschwachte Varietat ist der Erreger der Mausesepticamie, der saprophytisch verbreitet ist.

29. Cholerabacillus, Vibrio Cholerae asiaticae.

Von KOCH 1883 entdeckt. In akuten Fallen asiatischer Cholera konnen die Vibrionen regelmaßig aus den Entleerungen des Kranken oder aus dem Darminhalt der Leiche gezuchtet werden; weniger leicht, aber dennoch sicher gelingt der Nachweis in den spateren Entleerungen eines langsam verlaufenden Falles; nicht mehr auffindbar sind sie oft in dem auf den eigentlichen Choleraanfall folgenden typhusahnlichen Zustand. Ihre eigentliche Wohnstatte ist der Dunndarm, sie dringen in die obersten Schichten der Darmschleimhaut ein. Auch in der Gallenblase werden sie regelmaßig gefunden. In der Agone dringen sie auch ins Blut und in die inneren Organe. — Der Nachweis gelingt namentlich in den Schleimflockchen des Darminhalts durch mikroskopische Untersuchung und durch Kultur, der Urin enthalt (im Gegensatz zum Typhus) fast nie Vibrionen.

Die Choleravibrionen sind seither ausnahmslos in jedem typischen Cholerafall jeder aufgetretenen Epidemie nachgewiesen; auch bei zahlreichen leichten diarrhoischen Erkrankungen, die wahrend einer Choleraepidemie vorkommen. —

Dagegen hat man niemals beim normalen Menschen oder wahrend irgendeiner anderen Krankheit, oder irgendwo in unserer Umgebung zu cholerafreier Zeit die gleichen Vibrionen auffinden konnen; diese Konstanz und Ausschließlichkeit des Vorkommens laßt keine andere Erklarung zu, als die, daß die Spirillen die Erreger der Krankheit darstellen.

Die Choleravibrionen erscheinen meist in der Form kurzer, schwach gekrummter Stabchen, die genau genommen Bruchstucke einer Schraube sind (vgl. Abb. 193). An den jungsten Individuen ist die Krummung kaum sichtbar, spater tritt sie starker hervor. In alteren Bouillonkulturen, mit Choleradejekten beschmutzter Wasche u. dgl. werden lange Schrauben von 10—20 Windungen und mehr gebildet. In alten Kulturen treten sie mehr als gerade große Stabchen auf. Die Vibrionen fuhren lebhafte Bewegungen aus, und zwar mit Hilfe einer am einen Ende haftenden Geißel. — Die Farbung der Vibrionen gelingt besonders gut mit verdunnter, leicht erwarmter Carbolfuchsinlosung. Sie sind gramnegativ. — In spateren Stadien kommt es leicht zur Bildung von Involutionsformen; teils quellen die Stabchen, teils zerfallen sie unter Bildung von Kugelchen.

Auf Gelatineplatten bilden sie nach 24 Stunden kleinste Kolonien, welche bei 60facher Vergroßerung als helle Scheiben mit glanzendhockeriger Oberflache erscheinen. Am zweiten Tage beginnt Verflussigung der Gelatine, die langsam fortschreitet. Nicht selten kommen

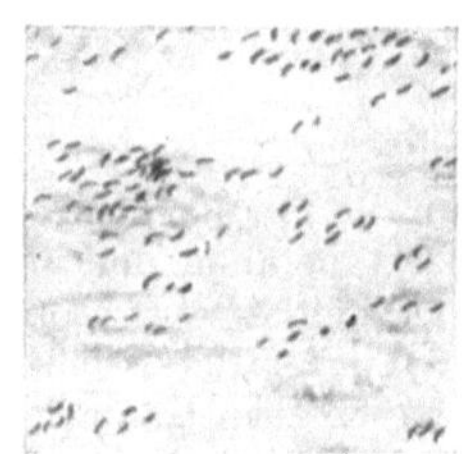

Abb. 193. Cholera-Vibrionen.
Schleimflocke. 500:1.
(Nach Gotschlich und
Schurmann.)

auch atypische Kolonien dunklerer Farbe und ohne Verflussigung der Gelatine vor. Auf Agarausstrichplatten bilden die Choleravibrionen flache, opalescierende, fast durchsichtige Kolonien. — Starke Änderungen im Aussehen der Kolonien und auch im mikroskopischen Verhalten der Vibrionen kommen zutage, wenn man von lange aufbewahrten Kulturen zuchtet (Baerthlein).

Auch auf anderen Nahrsubstraten wachsen die Choleravibrionen leicht, auf Kartoffeln bei hoherer Temperatur von 30—35° in Form einer graubraunen Auflagerung. In Milch vermehren sie sich lebhaft ohne sichtbare Veranderung, namentlich ohne Koagulation der Milch. In bluthaltigen Nahrboden bei manchen Stammen Hamolyse. — Die fruher herrschende Ansicht, daß der Choleravibrio ein obligater Aerobier sei, ist durch neuere Beobachtungen widerlegt, nach denen in zuckerhaltigen Nahrlosungen selbst bei strengster Anaerobiose lebhaftestes Wachstum zustandekommt, der Vibrio also seinen Energiebedarf durch anaerobe Glykolyse decken kann (Hirsch). — Über Vorkultur und Verwendung von Blutagar nach Dieudonné siehe im Anhang.

Setzt man zu einer 12 Stunden alten Kultur in peptonhaltiger Bouillon einige Tropfen Schwefelsaure, so entsteht innerhalb der nachsten 30 Minuten eine schone, rosa violette Farbung (Cholerarot). Die Reaktion kommt dadurch zustande, daß die Choleravibrionen Indol und salpetrige Saure als Stoffwechselprodukte liefern, wahrend andere Bakterien gewohnlich nur entweder Indol oder salpetrige Saure bilden; sie ist jedoch nicht vollig charakteristisch fur die Cholerakulturen.

Die Choleravibrionen halten sich bezw. wachsen noch in Wasser mit geringen Mengen organischer Stoffe. — 0,1 % freier Saure und 0,2 % Ätzkali genugen zu ihrer Abtotung. Die untere Temperaturgrenze, von welcher ab sie gedeihen, liegt bei 16°, reichliche Vermehrung erfolgt erst zwischen 22 und 25°; das Temperaturoptimum liegt bei 35°. Hitze von 60° totet sie bei 10 Minuten langer Einwirkung, ebenso kurz dauerndes Aufkochen einer Flussigkeit. Durch 2 % Carbolsaure oder 1:1000 Sublimatlosung werden sie binnen wenigen Minuten getotet.

Sehr empfindlich sind die Choleravibrionen auch gegen Austrocknen; in dunner Schicht völlig getrocknet, sind sie bereits nach 2—24 Stunden nicht mehr lebensfahig. Durch trockene Gegenstande oder auch durch Luftströmungen konnen daher die Choleravibrionen nicht verbreitet werden. An der menschlichen Hand sind die Cholerabacillen binnen 2 Stunden, auf Papier binnen 24 Stunden, auf trockenen Waren und Nahrungsmitteln binnen 8 Tagen abgestorben. Dagegen konnen sie in feuchter Wasche über 14 Tage lebendig bleiben.

Bei Tieren laßt sich eine der menschlichen Cholera ahnliche Erkrankung nur an ganz jungen Kanınchen, Katzen und Hunden durch Verfutterung reproduzieren. Eine solche Infektion gelingt auch bei Meerschweınchen dadurch, daß man ihnen zunachst Opıumtinktur in die Bauchhohle, dann Sodalosung (zur Neutralısierung des Magensaftes) und darauf Cholerakultur ın den Magen injıziert. — Ferner tritt bei Injektion von Kultur ın die Bauchhohle von Meerschweınchen eine (gewohnlıch auf die Endotoxıne der Vibrionen bezogene) Gıftwirkung hervor ın Form der sog. Meerschweınchencholera, gekennzeichnet durch rapıden Temperaturabfall, allgemeıne Muskelschwache, partielle Muskelkrampfe, Lahmung der Zentren der Zırkulatıon und der Temperaturregulıerung, so daß ın wenıgen Stunden Kollaps und Tod eıntritt. Von eıner vollvırulenten Kultur auf Agar bei 37°, die nicht alter als 18 Stunden ıst, genugt $1/_{12}$ Platinose (1 Öse = 2 mg Kulturmasse, enthaltend 200 Mıllıonen lebende Indıvıduen) zur todlıchen Wırkung. Bei alteren Laboratorıumsstammen ıst die Tiervırulenz gerınger. — Erhalt das Tıer gleichzeitig mıt der todlıchen Dosıs eine Kultur entsprechende Dosıs Immunserum von mıt Cholera vorbehandelten Kanınchen, so werden die Choleravıbrıonen aufgelost und eıne Vergıftung trıtt nıcht ein. Dieser Vorgang ıst streng spezıfisch, d. h. der Schutz erfolgt nur, wenn sıcheres Choleraserum mıt sıcheren Cholerabacıllen zusammentrifft (PFEIFFERscher Versuch); neben der Agglutınation haben wır darın das beste Mittel zur Verıfızierung eıner fraglıchen Kultur (siehe ım Anhang). — Die gleichen toxıschen Wırkungen wıe mıt den Vibrionen erhalt man, wenn man junge flussıge Kulturen (namentlıch ın zuckerhaltıgen Nahrboden unter sorgfaltıger Verhutung des Eıntritts saurer Reaktıon) bakterıenfreı filtrıert, das Fıltrat trocknet und von dem (sehr lange haltbaren) Pulver wenıge Mıllıgramme Meerschweınchen intraperıtoneal ınjızıert (HAHN und HIRSCH).

Übertragungen von Cholerakultur auf Menschen haben teils aus Unachtsamkeit, teils absichtlich mehrfach stattgefunden (Selbstinfektionsversuche von v. PETTENKOFER und EMMERICH, METSCHNIKOFF, STRICKER u. a). Der Erfolg war das Auftreten mehr oder weniger schwerer, zum Teil sehr schwerer Choleraerkrankungen. Einige zufallıg im Laboratorium zu cholerafreier Zeit erfolgte Infektionen verliefen todlich.

Dem Choleravıbrıo ahnlıche Spırıllenarten sınd mehrfach beobachtet, z. B. von FINKLER und PRIOR bei Cholera nostras. Diese Art ıst ındes bei Cholera nostras nicht wiedergefunden und also fur die Ätıologıe der Cholera nostras sowohl, wıe fur die der Cholera asıatıca bedeutungslos. — Ferner Spırıllum tyrogenum, ın Kase gefunden, den Choleravıbrıonen ahnlıch, aber durch das Wachstum auf Kartoffeln, ın Mılch, durch das Tierexperıment usw. leicht zu unterscheıden. — Vıbrıo METSCHNIKOFF, den FINKLERschen Spırıllen, zuweılen aber den Choleravıbrıonen ahnlıch; von letzteren unterschıeden durch die Vırulenz des Vıbrıo M. gegen Tauben, die nach Impfung mıt Vıbrıo M. an schwerer Septıcamıe erkranken. — Die wesentlıchste Fundstatte der verschıedensten Spırıllenarten ıst dıe Dungerjauche (und der Schweınekot). In Bachen und Flussen findet man namentlıch ım Spatsommer und Herbst eıne reıchlıche Ausbeute an choleraahnlıchen Vıbrıonen. Mehr als 30 Arten und Varıetaten sınd beschrıeben, von denen manche durch dıe Phosphorescenz der Kulturen, alle aber serodıagnostısch von Choleravıbrıonen zu unterscheıden sınd.

Epidemiologie. Die Cholera herrscht seit langer Zeit als endemische Krankheıt im Gangesdelta und in Bengalen. Von dort aus hat sie sich seit dem Jahre 1817 zunachst auf das ubrige Indien ausgedehnt und vom Jahre 1819 ab die Grenzen Indiens uberschritten.

Seıther ıst kaum eın Land von der Cholera verschont gebleben. Nur solche Gegenden, mıt welchen Indıen ausschließlich durch langdauernde Seereısen ın Verkehr steht, wıe Australıen und das Kapland, ferner vıele verkehrsarme Gegenden der arktıschen Zone und des Hochgebırges sınd bis jetzt von Cholera freıgeblıeben (s. S. 50, 53). — Europa wurde ın 7 Invasıonen heımgesucht, 1823, 1829, 1847—1858, 1865—1875; dann zum funften

Male 1882 und nach einer funfjahrigen Ruhepause im Fruhjahr 1892. Bei dieser sechsten Invasion rief sie die große Epidemie in Hamburg hervor. Die siebente Invasion betraf 1902 zunachst Ägypten, dann Kleinasien, ging von 1904 ab auf Rußland, Österreich, Italien und die Balkanhalbinsel uber und beteiligte gelegentlich auch das deutsche Weichselgebiet. Sie ist seitdem aus Rußland nie mehr ganz verschwunden und spielte auch wahrend des Weltkrieges auf dem ostlichen Kriegsschauplatz eine wichtige Rolle.

Über die Ursachen und die Verbreitungsweise der Seuche bestanden die widersprechendsten Ansichten, bis es KOCH gelang, die Erreger aufzufinden, ihre Lebenseigenschaften kennen zu lernen und die Verbreitungsart der Krankheit in allen wesentlichen Punkten aufzuklaren.

Die Infektionsquellen und Transportwege lassen sich leicht entnehmen aus den oben geschilderten Lebenseigenschaften des Kommabacillus.

Die konzentriertesten und gefahrlichsten Infektionsquellen sind selbstverstandlich die Dejekte des Cholerakranken und die mit diesen infizierte Wasche; gelegentlich verschiedenste andere Gegenstande. Bei unsauberen Hofen und Straßen finden sich auch Reste von Dejektionen auf der Oberflache des Erdbodens und in oberflachlichen Wasseransammlungen; gefahrlich sind ferner Bache und Flüsse, in welche Abwasser und Exkremente gelangen. — Nicht nur Schwerkranke, sondern auch Kranke im ersten Anfangsstadium, Leichtkranke, Rekonvaleszenten, ja sogar völlig Gesunde, welche mit ihren geformten Faeces Cholerabacillen entleeren, konnen zu Infektionen Anlaß geben. Doch pflegen die Bacillentrager die Krankheitserreger meist nach 2—3 Wochen zu verlieren; Dauerausscheider, wie bei Typhus so haufig, sind bei Cholera außerst selten.

Von den Dejekten des Kranken und den mit diesen beschmutzten Objekten aus kann der Transport der Bacillen zum Gesunden dadurch erfolgen, daß Menschen die Infektionsquellen einerseits, ihren Mund oder unmittelbar nachher genossene Nahrungsmittel andererseits berühren und so die Krankheitserreger in den Darm bringen. — Außerdem kann eine Verschleppung des Infektionsstoffs durch Fliegen erfolgen.

Nahrungsmittel konnen bei feuchter Aufbewahrung die Vibrionen noch bis zu 8 Tagen konservieren. Durch kurzes Kochen oder Braten verlieren sie die Infektionsgefahr. Zu huten hat man sich in Cholerazeiten daher nur vor Salat, Radieschen und anderen rohen Gemüsen und Fruchten (vgl. Typhus); ferner vor roher Milch und Butter. Brot lasse man nach dem Einkauf mindestens einen Tag lagern oder erhitze es kurze Zeit im Bratofen. — Besondere Gefahr bietet das Wasser. Gefahrlich sind namentlich Oberflachenwasser; ferner Flüsse, auf denen Schiffer und Floßer leben. Letztere pflegen ihre Dejektionen direkt in den Fluß zu schutten; sie sind aber andererseits nachweislich auffallig oft an Cholera erkrankt, weil sie das Flußwasser ohne jede Reinigung benutzen. Die Schiffer konnen außerdem durch das Bilgewasser (Kielwasser) die Kommabacillen verschleppen, das sie an infizierten Stellen des Flusses in das Schiff nehmen und an anderer Stelle wieder in den Fluß lassen.

Grundwasserbrunnen sind der Infektion mit Cholerakeimen nur ausgesetzt, wenn oberflachliche Rinnsale in den Brunnen führen (vgl. Kap. IV).

Von Einfluß auf die Ausbreitung der Cholera ist die individuelle Disposition. Sehr haufig sind bei ganz leichten Cholerafallen Kommabacillen festgestellt; ja sogar bei solchen Personen, welche mit Cholerakranken in Berührung gewesen waren, aber dauernd von allen Krankheitserscheinungen frei blieben. Infolge eines Exzesses oder einer Verdauungsstorung konnen sich aber aus den leichtesten Erkrankungen plotzlich schwere Choleraanfalle entwickeln.

Ferner verleiht nach allen Erfahrungen das einmalige Überstehen der Cholera in den meisten Fallen eine erworbene Immunitat; freilich tritt diese nicht bei allen Befallenen gleich deutlich hervor und ist von sehr verschiedener Dauer.

In der Praxis treten zwei verschiedene Verbreitungsweisen der Cholera hervor: die Kontaktepidemie und die explosive Epidemie (ahnlich wie beim Typhus):

Bei der Kontaktepidemie wird die Cholera vom Kranken auf die in seiner Nahe befindlichen Gesunden durch Berührungen ubertragen; neue Erkrankungen treten entsprechend der Inkubationszeit nach 2—6 Tagen auf. In dieser Weise erfolgt gewohnlich die erste Ausbreitung der Krankheit. Bei ungeschultem Pflegepersonal, bei armer unreinlicher Bevolkerung und in überfüllten Wohnungen, bei sorgloser Behandlung der Cholerawasche usw. haufen sich die Übertragungen durch Berührungen, Fliegen und Nahrungsmittel stark; bei geschultem Pflegepersonal und in einer Umgebung von reinlich erzogenen Menschen kann dagegen die Kette der Erkrankungen leicht wieder abreißen.

Zuweilen kommt es zu explosionsartig ausbrechenden Massenepidemien. Diese konnten bisher stets auf eine Infektion der gemeinsamen Wasserversorgung zurückgefuhrt werden. Ein klassisches Beispiel lieferte 1892 Hamburg. Hier kamen in wenigen Wochen 17000 Erkrankungen an Cholera vor. Diese entfielen fast samtlich auf das Stadtgebiet von Hamburg, wahrend das benachbarte und mit seinem Straßennetz vollstandig in Hamburg hineingebaute Altona nahezu gar nicht ergriffen wurde, weil Altona ein gut geleitetes Filterwerk besaß, Hamburg dagegen den Hausern seiner Gemeinde unfiltriertes Elbwasser zufuhrte. Stadte, die ein der Infektion nicht zugangliches Wasser benutzen, sind von explosionsartigen Choleraepidemien stets verschont geblieben, und früher ergriffene ·Stadte sind nicht wieder ergriffen, nachdem sie eine tadellose Wasserversorgung eingefuhrt hatten (Kalkutta, Hamburg, in spateren Jahren Waisenhaus in Halle a. d. S.).

Von verschiedenen Epidemiologen (v. PETTENKOFER) ist darauf hingewiesen worden, daß sich manche Eigentumlichkeiten in der ortlichen und jahreszeitlichen Verteilung der Choleraepidemien nicht mit Hilfe der Lebenseigenschaften des Kommabacillus genugend erklaren lassen, sondern daß dies nur gelinge unter der Annahme eines vom Boden ausgehenden ortlich und zeitlich wechselnden Einflusses.

Indes erklaren sich alle diese ortlichen und zeitlichen Differenzen sehr wohl aus Verschiedenheiten in bezug auf die Behandlung der Infektionsquellen, die Gangbarkeit der Transportwege und die personliche Empfanglichkeit, und es bleibt, wenn man diese Differenzen gebuhrend berucksichtigt, kein Raum fur irgendein anderes, neben dem Kommabacillus die ortliche und zeitliche Ausbreitung der Cholera in maßgebender Weise beeinflussendes Moment. Tritt hier und da das Bedurfnis hervor, mitwirkende Ursachen fur eine auffallige ortliche oder zeitliche Verteilung der Cholerafrequenz heranzuziehen, so liegt es am nachsten, auf die noch wenig erforschte individuelle Empfanglichkeit und auf die Moglichkeit einer Mitwirkung anderer Darmbakterien zuruckzugreifen.

Nach EMMERICH sollen die Dejektbakterien in den oberen Bodenschichten eine Art Reifung erfahren, durch die sie befahigt werden, Nitrate starker zu Nitriten zu reduzieren, und dies sei deshalb von Bedeutung, weil der Krankheitsprozeß bei Cholera wesentlich auf Nitritbildung durch die Vibrionen beruhe. Auch diese Annahme ist nicht richtig, weil die Bildung von Nitriten im Darmkanal keineswegs fur Cholera charakteristisch ist und weil auch bei vollig nitratfreier Nahrung (Milch) Cholera vorkommt.

Die prophylaktischen Maßnahmen sind im Reichsseuchengesetz geregelt. Wichtig ist die allgemeine Vorbereitung zum Teil schon in epidemie-freien Zeiten, vor allem aber bei drohender Choleragefahr durch scharfe Revision der Anlagen zur Wasserversorgung und zur Beseitigung der Abfallstoffe, Bereit-stellung von Isolier-Krankenhausern, Ausbildung von Reserve-Desinfektions-kolonnen sowie Kontrolle des gesamten Desinfektionswesens, Einrichtung von bakteriologischen Untersuchungslaboratorien mit eigens ausgebildetem Personal und von Flußüberwachungsstellen, Ansammlung von Impfstoff-Vorraten, Verbreitung gemeinverständlicher Belehrungen u. a.

An besonders gefahrdeten Stellen der Landesgrenzen empfiehlt sich eine Revision der im taglichen Verkehr die Grenze passierenden Arbeiter, Händler usw. und Isolierung der Erkrankten. Revision der Eisenbahnreisenden und Desinfektion ihres Gepacks lohnt sich kaum. — Strengere Maßregeln sind gegenuber dem Verkehr auf schiffbaren Flüssen angezeigt. Auf besonderen Kontrollstationen sind die Schiffe anzuhalten, das Personal arztlich zu unter-suchen; wenn Choleraverdächtige gefunden werden, sind diese nebst den ubrigen Insassen des Schiffs in eine Isolierbaracke zu schaffen, das Schiff ist zu desinfi-zieren und hat sechstägige Quarantane durchzumachen.

Kommen im eigenen Lande Falle von Choleraverdacht vor, so ist vor allem die Diagnose durch bakteriologische Untersuchung zu sichern. Bei gehauften Fallen empfiehlt sich die Entsendung sog. fliegender Laboratorien in das Seuchengebiet.

An die sichere Erkennung der Krankheit schließt sich die Isolierung des Erkrankten und die Durchführung der sonstigen Absperrungs- und Aufsichts-maßregeln gegen Krankheits- und Ansteckungsverdachtige nach den Bestim-mungen des Reichsseuchengesetzes.

Ferner ist fur Beschaffung unverdachtigen Wassers zu sorgen; nament-lich bei Flußwasserversorgungen, die ihr Wasser schiffbaren Flussen entnehmen, muß der Filterbetrieb sorgfaltig von einem Fachhygieniker kontrolliert werden. Steht kein anderes als verdachtiges Wasser zur Verfugung, so ist zentrale Des-infektion vorzusehen oder vom Konsumenten alles zur Verwendung gelangende Wasser 5 Minuten zu kochen. — Verdachtige Nahrungsmittel sind vor dem Genuß zu kochen bzw. trockener Hitze auszusetzen (siehe oben).

Die personliche Empfanglichkeit ist durch vorsichtige Lebensweise und sorgfaltige Beachtung jeder gastrischen Storung herabzusetzen.

Spezifische Immunisierung und Serumtherapie. Aktive Im-munisierung mittels subcutaner Injektion lebender (erst abgeschwachter, dann vollvirulenter) Vibrionen ist von HAFFKINE in Indien in großem Maßstabe mit Erfolg ausgefuhrt, nachdem FERRAN in Spanien schon 1885 solche Impfungen nach einem ahnlichen, aber weniger sicheren Verfahren vorgenommen hatte. PFEIFFER und KOLLE haben an Stelle der bedenklichen Verwendung lebender Kulturen auf Grund zahlreicher Versuche an Menschen und Tieren abgetotete Vaccins empfohlen, und mit diesem Verfahren sind wohl seit Beginn des Jahr-hunderts, namentlich auch im Kriege 1914—1918, die meisten Cholera-Imp-fungen ausgefuhrt worden. — BESREDKA hat neuerdings, wie fur Typhus, so auch für Cholera eine orale Immunisierung nach Gallesensibilisierung des Darms vorgeschlagen (Pastilles anticholériques biliées, je eine Pastille getrocknete Rindergalle und $^1/_4$ Stunde danach je 1 Tablette abgetotete Choleravibrionen an 3 aufeinander folgenden Tagen).

Zur Herstellung des PFEIFFER-KOLLEschen Impfstoffs legt man am besten von mehreren, „epidemieeigenen" Stammen große Agar-Platten (Kolle-Schalen) an, die man nach 18 stundigem Wachstum bei 37° mit so viel physiologischer Kochsalzlosung abschwemmt, daß 4 mg (= 2 Ösen) Kultur in 1 ccm Aufschwemmung enthalten sind; Abtotung durch Erwarmen auf 54° 1 Stunde lang, dann Zusatz von 0,5% Phenol. Kuhl und dunkel aufbewahren; vor dem Gebrauch kraftig schutteln. 2 Injektionen unter die Brust- oder Bauchhaut, die erste mit 0,5, die zweite nach fruhestens 5 Tagen mit 1,0 ccm. Nach der Injektion tritt an den Impfstellen eine maßige Infiltration mit Schmerzhaftigkeit bei Druck und bei Bewegungen auf, daneben kann sich Temperatursteigerung bis 39°, Frost, Mattigkeit, Appetitmangel und Durchfall einstellen; nach 2—3 Tagen ist die Reaktion abgelaufen. Dauer des Schutzes etwa $\frac{1}{2}$ Jahr.

Ungeachtet mannigfacher Zweifel sprechen doch genug Beobachtungen im Verlaufe von Choleraepidemien und namentlich wahrend der besonders schwierigen Umstande an der russischen und kleinasiatischen Front im letzten Kriege dafur, daß die natürliche Infektion durch diese Art der Immunisierung tatsachlich eingeschrankt und die Letalitat verringert werden kann. Absoluter Schutz wird nicht erreicht; auch Todesfalle von Geimpften kommen vor. Die wahllose Durchimpfung weitester Bevolkerungskreise ist nur unter besonderen Verhaltnissen ins Auge zu fassen und angesichts der Gefahr, dadurch die Entstehung ganz leicht oder gar nicht erkrankender Bacillentrager zu begünstigen, nicht unbedenklich. In Kulturlandern und in Friedenszeit sind die allgemeinen Schutz- und Aufsichtsmaßregeln ausreichend, und nur für solche Personen, die der Ansteckung in besonderem Grade ausgesetzt sind, Krankenpfleger, Ärzte, ferner fur Truppenteile, welche in verseuchte Gebiete entsendet werden, kann die Schutzimpfung in Frage kommen.

Passive Immunisierung oder therapeutische Anwendung von Serum vorbehandelter Tiere sind bisher nicht von Erfolg gewesen.

B. Protozoen als Parasiten.

Die Einteilung der Protozoen erfolgt nach morphologischen Gesichtspunkten. Nach DOFLEIN werden 2 Unterstamme unterschieden: I. Plasmodroma mit Pseudopodien oder Geißeln, mit einem oder mehreren blaschenformigen Kernen und einem Entwicklungskreis, in dem geschlechtliche und ungeschlechtliche Generationen abwechseln. Dieser Stamm umfaßt drei Klassen: Rhizopoda, mit Pseudopodienbewegung; Mastigophora, mit Geißelbewegung; Sporozoa, mit verschiedenartiger Bewegung und Vermehrung durch Sporen. II. Ciliophora, mit zahlreichen Cilien, dichten Haupt- und blaschenformigen Nebenkernen; Befruchtung durch anisogame Kopulation oder Konjugation, aber ohne besondere Fortpflanzungsform, Vermehrung nur durch Teilung oder Knospung. Dieser Stamm umfaßt die Ciliata, bei denen stets Cilien vorhanden sind und bei denen die Nahrungsaufnahme durch Osmose oder Mundoffnung erfolgt; und die Suctoria, die nur im Jugendzustand Cilien und fur die Nahrung rohrenartige Organellen besitzen. — Nur die wichtigeren infektiosen Protozoen konnen im folgenden kurz besprochen werden. Sie gehoren teils den Rhizopoden an: Dysenterieamoben; teils den Mastigophoren. Spirochaten und Trypanosomen; teils den Sporozoen. Bei letzteren unterscheidet man mehrere Unterordnungen, von denen die in fixen Gewebszellen schmarotzenden Coccidien beim Menschen nicht vertreten sind, wahrend die Hamosporidien, die Parasiten der roten Blutkorperchen, bei Kaltblutern ebenso wie bei Vogeln und Menschen eine wichtige Rolle spielen. — Die Spirochaten rechnet man jetzt zu den Protozoen, weil einige Arten (Sp. Balbiani) deutlich mit undulierender Membran versehen sind; ferner wollen verschiedene Autoren Langsteilung gesehen haben. Auch die Schwierigkeit der Zuchtung, die Übertragung der pathogenen Arten durch Zecken und Insekten, die Heilbarkeit der betreffenden Krankheiten durch Arsenpraparate usw. stellen sie den Trypanosomen nahe. Andererseits sind bei einigen Arten deutliche Querteilung und peritriche Geißeln beobachtet. — Unter den Spirochaten unterscheidet man saprophytische Arten

(Sp. plicatilis im Sumpfwasser), epiphytische (Sp. buccalis und denticola in der menschlichen Mundhohle) und parasitische (siehe unten).

1. Amöbendysenterie.

Bei der tropischen und subtropischen (agyptischen) Ruhr finden sich in den Dejekten und in Schnitten durch die Darmschleimhaut, ferner im Eiter der die Krankheit nicht selten begleitenden Leberabscesse, Amöben, und zwar stets die Entamoeba tetragena sive histolytica (Abb. 194) (VIERECK).

Die vegetative Form zeigt Amoben mit scharf abgesondertem Ektoplasma, deutlichem kugeligem Kern; Zweiteilung. Namentlich bei chronischer Ruhr kommen daneben Minuta-Formen vor, die viel kleiner sind und bei denen das Ektoplasma nicht deutlich hervortritt. Ferner Degenerationsformen mit Kernblahung, reichlichen Chromidien, Knospen an der Oberflache. Die Cysten, mit einfacher Membran und vier Kernen, bilden sich aus den Minutaformen.

Die naturliche Übertragung erfolgt hauptsachlich durch die Cysten, die nicht in trockenen Dejekten, aber im Wasser lange haltbar sind. Kunstliche Übertragung gelang auf Hunde, Affen und besonders auf junge Katzen mit nachfolgendem heftigen ulcerosem

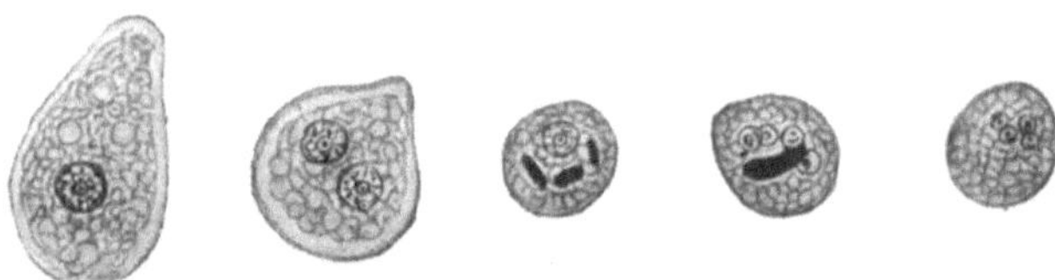

1   2   3   4   5

Abb. 194. Entamoeba tetragena. 500:1. 1 vegetative Form, 2 nach der Kernteilung, 3 junge Cyste mit einem Kern und 3 Chromidialkorpern, 4 altere Cyste mit 4 Kernen und einem Chromidialkorper, 5 vollentwickelte Cyste.

Dickdarmkatarrh (KRUSE); ferner auf Menschen (Straflinge in Manila, WALKER). Inkubation 1—6 Tage. Diagnose schwierig, namentlich Unterscheidung von Entam. coli. Bewahrte Therapie: Emetin (Ipecacuanhapraparat). — Nicht pathogen ist die Entamoeba coli LOESCH, die als harmloser Saprophyt im Dickdarm zahlreicher Menschen auch unserer Klimata lebt; sie weist in der Ruhe keine Differenzierung von Ekto- und Entoplasma auf, enthalt sehr zahlreiche Bakterien, besitzt eine deutliche Kernmembran, vermehrt sich im Darm durch Schizogonie (8 Schizonten) und amitotische Teilung und bildet große, achtkernige Cysten mit derber Hulle.

In Deutschland scheint, abgesehen von Fallen, die aus den Tropen stammen, nur bacillare Ruhr vorzukommen. Prophylaktisch ist gegen die Amöbenruhr ebenso vorzugehen wie gegen bacillare Ruhr, jedoch spielen bei ersterer Wasser und Nahrungsmittel eine größere Rolle.

2. Spirochaeten (Spirosomen) des Febris recurrens.

Das Ruckfallfieber, Febris recurrens, trat fruher in Deutschland epidemisch auf; beispielsweise in Breslau im Jahre 1868, 1873, 1879 in Epidemien von 400—600 Fallen. Dann ist es bei uns verschwunden und nur wahrend des Weltkrieges (als eine der wichtigsten Seuchen aller Kriege) da und dort aufgetaucht, ohne sich wieder einzunisten. Dagegen war es stets im ostlichen Europa sehr verbreitet, wo es noch heute herrscht.

Als Krankheitssymptome beobachtet man nach einer Inkubation von 5—8 Tagen Fieber bis 41°, Kopfschmerzen, starkeren („bilioses Typhoid" von sehr schlechter Prognose) oder geringeren Ikterus, Milzschwellung, Muskelschmerzen. Nach meistens 6 Tagen tritt ein kritischer Temperaturabfall ein und es beginnt eine 5—10tagige fieberfreie Periode; dann folgt in etwa 90% der Falle neuer Fieberanfall; oft wiederholt sich dies Spiel noch zum dritten, sehr selten zum vierten Male. Die Letalitat kann bis 10% und mehr steigen und hangt sehr von dem Ernahrungszustand der Erkrankten ab, weshalb man fruher die Krankheit, wie das Fleckfieber, vielfach auch als „Hungertyphus" bezeichnete.

Wahrend der Fieberperiode beobachtet man im Blut meist zahlreiche (manchmal allerdings auch nur sehr sparliche) Spirochaten, die schon ohne Farbung durch ihre Bewegungen ins Auge fallen (von OBERMEIER 1868 entdeckt, 1873 veröffentlicht), im Dunkelfeld eine korkzieherartige Gestalt und vorwiegend schraubenartige Bewegung erkennen lassen, wahrend sie in gefarbten Praparaten mehr wellig geschlangelte Fäden von 10—40 μ Lange und etwa 1 μ Dicke mit feinen fadenformigen Plasmafortsatzen an beiden Enden darstellen (Abb. 195). Farbung mit Carbolfuchsin, Gentianaviolett oder nach GIEMSA; auch Tuschepraparate geben oft sehr gute Bilder, bei sehr sparlichem Spirochatenbefund eventuell Anwendung des „dicken Tropfens" (s. Anhang), gramnegativ. Im fieberfreien Intervall verschwinden die Spirochaten aus der Blutbahn und fallen vermutlich der Phagocytose namentlich durch Makro- und Mikrophagen in Milz und Knochenmark zum größten Teile anheim. 48 Stunden nach der ersten Krise treten lytische und agglomerierende Antikorper im Blute auf. Diese versagen aber, wenn ein neuer Anfall eintritt, einem Teil der Spirochaten gegenüber, die nun gegen die Antikörper „fest" geworden sind.

Die Spirochaten sind in Blut oder Serum auch außerhalb des Korpers bei 20° wochen-, ja monatelang, in Blutegeln sogar unter Vermehrung uber 100 Tage haltbar. Kultur ist zuerst NOGUCHI durch Ubertragung von Herzblut einer infizierten Ratte im Serum oder Ascitesflussigkeit anaerob gelungen. Ubertragung der Recurrenserkrankung, oft mit todlichem Ausgang, auf Affen mit dem spirillenhaltigen Blut leicht moglich (R KOCH 1879), von Affen auch auf Meerschweinchen, Ratten und Mause, in denen sich nach subcutaner Verimpfung die Spirochaten im Blut oft sehr stark vermehren, ohne jedoch erhebliche Krankheitserscheinungen hervorzurufen.

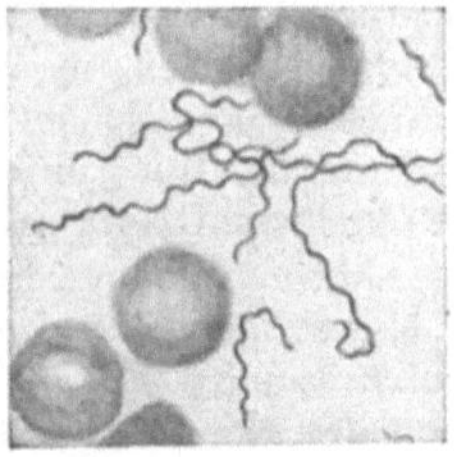

Abb. 195. Spiroch. febris recurrentis Obermeieri. Krankenblut. 700 : 1. (Nach GOTSCHLICH und SCHURMANN.)

Die ursachliche Bedeutung der Spirochaete Obermeieri für die Erkrankung ist durch Selbstversuche METSCHNIKOFFS gestützt, der sich zweimal spirochätenhaltiges Krankenblut injizierte und 3 bzw. 5 Tage danach erkrankte, sowie durch unabsichtliche Laboratoriumsinfektionen und endlich durch die neuerdings mehrfach ausgeführten Versuche, die Paralyse durch Recurrensinfektion günstig zu beeinflussen, wobei sich zeigte, daß die Übertragung ebenso gut nach langen Tierpassagen wie von Mensch zu Mensch, am besten mit Blut wahrend des Fieberanfalls, gelingt.

Die naturliche Übertragung auf den Menschen geht wahrscheinlich durch Ungeziefer, besonders Kleider-, vielleicht auch Kopflause vor sich, in denen sie sich vermehren. So wird es verstandlich, daß Herbergen niederster Art, Asyle fur Obdachlose u. dgl. gewohnlich die Zentren für die Weiterverbreitung bilden. Die Infektion scheint viel weniger mit dem Stich der Insekten, als vielmehr durch Einreiben ihrer zerquetschten Leiber und ihrer infektiosen Faeces in die aufgekratzte Haut zu erfolgen.

Außer diesem „europaischen Ruckfallfieber" gibt es noch mehrere, zum Teil klinisch etwas abweichende (kurzere Anfalle) und auch atiologisch nicht ganz identische Recurrens-Erkrankungen, die namentlich in Nordamerika, Nordafrika, Persien, Indien und anderen ausgedehnten Gebieten des Tropengurtels verbreitet sind.

Das afrikanische Ruckfallfieber (Tick-Fever) wird durch das Spirosoma Duttoni hervorgerufen, eine Spirochate, die manchmal etwas langer als die Spir.

Obermeieri erscheint und im Gegensatz zu dieser ohne Affenpassage auf Ratten und Mause ubertragbar ist. Ratten, die gegen die Spir. Ob. immunisiert sind, bleiben gleichwohl fur das Spirosoma Duttoni empfanglich. Seine Übertragung auf den Menschen erfolgt durch Vermittlung einer Zecke (Tick), Ornithodorus moubata (R. Koch). Diese lebt im Boden der Eingeborenenhutten, saugt nachts das Blut der Bewohner und verkriecht sich dann in die Erde. Die aufgenommenen Spirochaten verschwinden bald aus dem Blut der Zecke, finden sich aber gehauft an der Oberflache des Ovariums und demnachst in einem Teil der Eier, innerhalb welcher noch Vermehrung erfolgt. Mit den aus infizierten Eiern hervorgegangenen jungen Zecken konnten Affen infiziert werden. Die erwachsenen Eingeborenen erkranken nicht oder nur leicht an Recurrens, weil sie durch Überstehen der Krankheit in der Jugend immunisiert sind; der Europaer aber ist empfanglich und wird auf den Karawanenstraßen beim Ubernachten in den Hutten oder auf den ublichen Lagerstellen durch den Stich der Acarinen sehr haufig infiziert. Der Verlauf ist meist gunstig; als bemerkenswerte Komplikation soll oft Iritis auftreten. — Gleichfalls durch eine Zecke (Argas persicus) wird das persische oder mesopotamische Ruckfallfieber verbreitet.

Das amerikanische, dem europäischen klinisch sehr ahnliche, Ruckfallfieber wird durch das Spirosoma Novyi, das indische, oft bosartiger als die anderen verlaufende, durch das Spirosoma Carteri hervorgerufen; bei beiden spielen wahrscheinlich auch die Kleiderlause die Hauptrolle bei der Ubertragung.

Die prophylaktischen Maßregeln mussen vor allem auf die Beseitigung und Vernichtung jeglichen verdachtigen Ungeziefers abzielen, das man bei Menschen und an ihren Kleidungsstucken, in Wohnungen und Herbergen antrifft. Bei sicherer Befreiung des Kranken von solchen Ubertragern ist seine Isolierung nicht erforderlich. Gegen das afrikanische Ruckfallfieber Vermeidung der ublichen Lagerstellen und Eingeborenenhutten beim Übernachten.

Aktive Immunisierung (durch abgetotete, abgeschwachte oder sparliche Erreger) ist ebenso moglich wie passive (mit dem Serum vorbehandelter Tiere oder mit Rekonvaleszentenserum), tritt aber gegenuber der ausgezeichneten Wirkung des Salvarsans und mehr noch des Neosalvarsans zuruck, das bei intravenoser Injektion von mindestens 0,6 g in weitaus den meisten Fallen schnelle und dauernde Heilung unter Verschwinden der Spirochaten bewirkt.

Das Preußische Seuchengesetz trifft fur Recurrens ähnliche Bestimmungen wie fur Typhus, obschon, wie man sieht, die Verbreitungsweise beider sehr verschieden ist.

Eine dem Ruckfallfieber klinisch ahnliche Erkrankung ist die Rattenbißkrankheit, die namentlich in Japan haufig und dort ein von alters her sehr gefurchtetes Leiden (Sodoku, Sokoshio) ist. Im Blute und in den inneren Organen Kranker sind mehrere, sehr verschieden gestaltete Spirochaten beschrieben worden, von denen eine, die Spirochaete morsus muris, der Spir. Obermeieri ahnlich, aber etwas kurzer ist, auf Versuchstiere ubertragen werden kann und nach Verimpfung auf Kaninchen und Affen manchmal todliche Krankheitserscheinungen hervorruft, wahrend sie sich in Mausen und Ratten stark vermehrt, ohne daß die Tiere leiden. Die Spir. morsus muris ist in Japan bei freilebenden Ratten (in 1—3%) gefunden worden. — Auch bei dieser Krankheit wird von Heilerfolgen mit Salvarsan (und Quecksilber) berichtet.

Ferner kommen noch recurrensartige Erkrankungen mit der Spir. Obermeieri ahnlichen Spirochaten bei Gansen (in Rußland), bei Huhnern (in Brasilien) und bei anderen Tieren, Vogeln und Saugetieren, vor. Bei der Huhnerspirillose erfolgt die Übertragung auch durch eine Zecke (Argas miniatus) und auch bei ihr hat sich ein Arsenpraparat, das Atoxyl (Na-Salz der Aminophenylarsinsaure), therapeutisch und auch prophylaktisch sehr bewahrt (UHLENHUTH).

3. Spirochaete pallida (Treponema pallidum) bei Syphilis.

Der von SCHAUDINN 1905 entdeckte Erreger der Syphilis ist eine sehr zarte, schwer farbbare Spirochate mit zahlreichen steilen, tiefen und regelmäßigen Windungen (Abb. 196) und lebhaften Bewegungen, bei denen Rotationen um die Längachse und häufig eigentümliche fast rechtwinklige Abknickungen auffallen, ohne stärkere Ortsveränderung. An beiden Enden findet sich je ein langer, nach LÖFFLER farbbarer Geißelfaden. Andere Spirochäten haben flachere, nicht so zahlreiche Windungen, erscheinen, namentlich in der Mitte, dicker, farben sich kräftiger, so auch die Sp. refringens, die nicht selten neben Sp. pallida vorkommt. Der Nachweis gelingt am besten durch Untersuchung mit Dunkelfeldbeleuchtung (Gewebssaft von Primaraffekten und Schleimhautpapeln, Punktionssaft geschwollener Lymphdrüsen usw.), sowie im Tusche- oder gefärbten Praparat (Naheres s. im Anhang). Ferner sind die Spirochaten nach der LEVA-DITISchen Methode leicht nachweisbar in Haut und inneren Organen kongenital-syphilitischer Kinder und Feten. — Zur Diagnose der luetischen Erkrankung dient ferner die WASSERMANNsche, die SACHS-GEORGI-Reaktion u. a. (S. 504).

Die Spirochaten kommen stets und ausschließlich in syphilitischen Produkten vor. Außerdem ergibt sich ihre Erregernatur aus gelungenen Übertragungs-versuchen auf Affen (METSCHNIKOFF und ROUX 1903) und Kaninchen (BERTARELLI). Bei letzteren kommt es durch Hornhautimpfung oder Injektion in die vordere Augenkammer zu Keratitis syphilitica;
in der erkrankten Hornhaut treten massenhaft Spiro-chaten auf. Auch laßt sich von der Haut des Scrotums aus Scrotumsyphilis erzeugen; ferner durch Einfuhrung von Material in den Hoden Orchitis syphilitica (PARODI, OSSOLA, UHLENHUTH und MULZER, u. a.).

Hierbei hat sich gezeigt, daß auch beim Ausbleiben eines Primaraffektes (infolge chemotherapeutischer Vorbehandlung, z. B. durch ein Wismut-Depot, oder auch ohne diese) infek-tionsfahige Spirochaten an der Impfstelle oder in den benach-barten Poplitealdrusen lange persistieren und bei dem wieder schutzlos gewordenen Tiere (etwa nach Beseitigung des

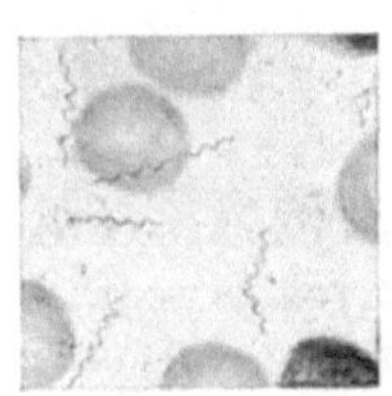

Abb. 196. Spirochaeta pallida. Reizserum. 1000.1. (Nach GOTSCHLICH und SCHÜRMANN.)

Wismut-Depots) oder nach Weiterimpfung von Gewebsstuckchen auf gesunde Tiere typische Primaraffekte hervorrufen konnen (KOLLE, WORMS). Solche „symptomlosen Infektionen", ohne Primaraffekt, aber mit allmahlich eintretender Allgemeininfektion, sind bei den als minder empfanglich geltenden Ratten, Mausen und Meerschweinchen offenbar haufiger als bei den Kaninchen und spielen wahrscheinlich auch bei der mensch-lichen Syphilis eine wichtige Rolle. Namentlich bei Meerschweinchen, denen in die scari-fizierte Hodenhaut Schankerstuckchen eingerieben sind, finden sich regelmaßig in den Kniefalten-(Subiliacal-)Drusen Spirochaten und zwar schon 5 Minuten nach der Ein-reibung. — Vom 90. Tage nach der Infektion ab reagiert das syphilitische Kaninchen nicht mehr auf eine Reinfektion. — Leider haben die Kaninchenversuche neuerdings durch die Entdeckung der „originaren" Kaninchensyphilis (s. unten) an Beweiskraft eingebußt.

Eine Zuchtung der Sp. pallida ist ahnlich wie bei der Sp. dentium in halb erstarrtem Serum unter strenger Anaerobiose gelungen (SCHERESCHEWSKY noch Misch-, MUHLENS Reinkultur) und wurde spaterhin namentlich durch NOGUCHI (Ascites-Agar mit Gewebs-stuckchen), UNGERMANN (frisch gewonnenes, inaktiviertes Kaninchenserum mit Paraffinol-Überschichtung) und REITER (Pferdeserum + 1 % iges Normosal $\overline{aa}$ mit Organstuckchen und Agar-Überschichtung) weiter ausgebildet. Die Kulturen lassen sich durch viele Generationen fortzuchten, die Feststellung ihrer Identitat mit der Sp. pallida ist durch erfolgreiche Tierimpfung und durch Erzeugung einer spezifischen Hautreaktion (Intracutanreaktion) bei Syphilitikern durch Kulturextrakte („Luetin") gelungen.

Atoxyl (UHLENHUTH, METSCHNIKOFF u. a.) und noch mehr das von EHRLICH hergestellte Salvarsan (Dioxydiamidoarsenobenzol), sowie Wismutpraparate (KOLLE) haben auch bei der Syphilis der Versuchstiere eine schutzende bzw. heilende Wirkung.

Die allgemeine Prophylaxe ist durch das Reichsgesetz zur Bekampfung der Geschlechtskrankheiten geregelt (S. 380). Zur individuellen Prophylaxe sind neben dem Gebrauch von Condomen besonders Kalomel- und Chininsalben empfohlen. Therapeutisch sind jetzt außer dem altbewahrten Quecksilber vor allem Salvarsan und Neosalvarsan geschatzt, bei deren Versagen Wismutpraparate.

In syphilisahnlichen Geschwursbildungen an den Genitalien und dem Anus, manchmal auch an anderen Haut- und Schleimhautstellen (namentlich der Nase, Schnauze und Augen) von spontan erkrankten Kaninchen fanden ARZT und KERL 1914 Spirochaten, die sich morphologisch und kulturell ganz ahnlich wie die Spirochaete pallida verhalten und bei Verimpfung von Reinkultur auf Kaninchen wie die letztere Primaraffekte hervorrufen, die allerdings weniger oft zur Allgemeininfektion fuhren sollen als bei Impfung mit der Spir. pall. Ob diese **Spirochaeta pallida var. cuniculi** mit der Spir. pallida der menschlichen Syphilis zu identifizieren ist, ist noch unentschieden; vielleicht liegen ahnliche Verwandtschaftsverhaltnisse wie bei dem Typus humanus und bovinus des Tuberkelbacillus vor. Jedenfalls ist diese als **Kaninchenspirochatose** oder originare **Kaninchensyphilis** (Lues, Paralues, Parasyphilis cuniculi) bezeichnete Genitalspirochatose des Kaninchens außerordentlich verbreitet und mahnt zu großer Vorsicht bei Verwendung dieses Tieres fur die experimentelle Erforschung der menschlichen Syphilis.

4. Treponema pertenue bei Framboesie.

Bei der ausschließlich unter den Tropen vorkommenden, im klinischen Bilde der Syphilis sehr ahnlich, aber meist ohne Tertiarerscheinungen verlaufenden **Framboesie**, einer Krankheit, die durch himbeerahnliche Hauteruptionen (Framboise = Himbeere) ausgezeichnet ist, ist als Erreger das der Spir. pall. sehr ahnliche **Treponema pertenue** von CASTELLANI entdeckt. Auf Affen leicht übertragbar, auf Kaninchen bei direkter Impfung in den Testikel, gleichfalls ganz ahnlich wie bei Verimpfung der Spirochaete pallida; doch ist die Verschiedenheit beider Spirochaten durch kreuzweise Immunisierungsversuche erwiesen. Übertragung beim Menschen durch Kontakte, aber nicht durch Geschlechtsverkehr. Vorzügliche Heilerfolge mit Salvarsan.

5. Spirochaete icterogenes bei WEILscher Krankheit (Icterus infectiosus).

Von WEIL ist 1886 eine Krankheit beschrieben, die besonders im Sommer in sporadischen Fallen oder in kleineren Epidemien auftritt, vorwiegend bei jungen Leuten. Nach Inkubation von 5—7 Tagen Schuttelfrost, Fieber, Erbrechen, Durchfalle, Muskel-, besonders Wadenschmerzen. Dann Ikterus, Leber- und Milzschwellung, Nephritis; oft Herpes, Erytheme, Blutungen auf Haut und sichtbaren Schleimhauten, Anginen. Fieberdauer 8—12 Tage, dann staffelformiger Abfall; haufig nach 5—8 Tagen kurzes Rezidiv. Meist Heilung mit nachfolgender Immunitat, selten Tod. Autoptischer Befund: Allgemeiner Ikterus, zahlreiche kleine Blutungen in allen Organen, schwere akute Nephritis, wachsige Degeneration der Muskeln, besonders der Waden.

Bei Übertragung (intraperitoneal oder besser intrakardial) von 0,5 bis 2 ccm defibrinierten Blutes frischer Krankheitsfalle erkranken Meerschweinchen fast regelmaßig nach 4—5 Tagen an Fieber, Haut- und Conjunctivalblutungen, Haut- und Skleralikterus, und gehen meist zugrunde. Sektionsbefund: allgemeiner Ikterus, Blutungen, Degenerationen, Zellinfiltrate und Ödem in Leber, Niere, Muskeln. Im Blut und zahlreichen Organen wurde fast gleichzeitig und unabhangig voneinander von japanischen (INADA, IDO und Mitarbeitern 1914) und deutschen Forschern (HUEBNER und REITER, UHLENHUTH und FROMME, 1915) eine zarte, schlanke Spirochate („Spirochaete icterogenes sive icterohaemorrhagica") entdeckt (Abb. 197) und unter Ablehnung des bisher als Erreger verdachtigten Wasser-Bacillus proteus fluorescens (Jaeger) ihre ursachliche Bedeutung fur die Entstehung der Krankheit erwiesen.

Die Spirochate besteht aus einem etwas dickeren und starreren Mittelstuck und zwei von ihm deutlich abgesetzten, hakenformig gekrummten, dunneren, verjungten Enden, die bisweilen an der Spitze ein rundes Korn tragen. Nach M. Zuelzer ist der ganze Spirochatenkorper — Mittelteil und Enden — aus einer ganz gleichmaßigen Plasmaspirale mit sehr engen, regelmaßigen Windungen gebildet, die sich gegenseitig beruhren und im Mittelteil einen zentralen, gerade gestreckten Achsenfaden umgeben. Im Dunkelfeld zeigen die lebenden Spirochaten eine quirlartige Bewegung der Enden, blitzschnelle Rotation um die Langsachse und maßig schnelle Vorwartsbewegung.

Die Reinzuchtung gelang als erstem Ungermann 1916 in frischem, inaktiviertem, flussigem Kaninchenserum (weniger gut in Meerschweinchen-, Hammel-, Rinderserum) mit Paraffinoluberschichtung, spaterhin u. a. Uhlenhuth in sterilem Leitungswasser mit Zusatz von 30% Kaninchenserum und Noguchi in einem halbstarren Gemisch von mit Ringer-Losung verdunntem Meerschweinchenserum und Agar. Rattenserum ist ganz ungeeignet. Die optimale Wachstumstemperatur liegt zwischen 22 und 30°. In gut wachsenden Kulturen beobachtet man zahlreiche, in Vermehrung begriffene Exemplare, die durch Querteilung meist in der Mitte des Mittelstuckes vor sich geht. Uber die Filtrierbarkeit der Spirochaeta icterogenes herrscht noch keine vollige Ubereinstimmung; doch sprechen einige sehr grundliche Arbeiten dagegen.

Verimpfung von Reinkultur auf geeignete Versuchstiere, namentlich junge Meerschweinchen, ruft das typische klinische und pathologisch-anatomische Bild der Weilschen Krankheit hervor. Auch ist ein deutscher Forscher (Gonder) einer Laboratoriumsinfektion mit einer, uber ein Jahr in Meerschweinchen bzw. auf kunstlichen Nahrboden fortgezuchteten, Kultur unter unzweifelhaften Krankheitserscheinungen zum Opfer gefallen.

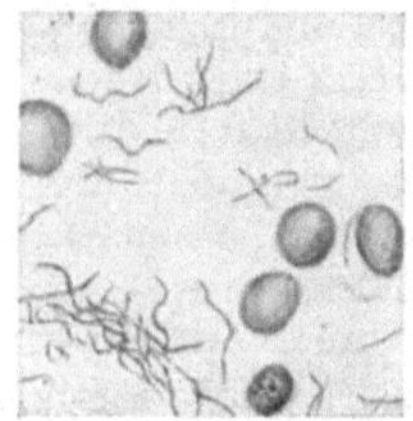

Abb. 197. Spirochaete icterogenes. Ausstrich von Meerschweinchen - Leber. 500 : 1. (Nach Gotschlich und Schurmann.)

Beim Menschen zirkuliert die Spirochate nur in den ersten Krankheitstagen im Blute und siedelt sich alsdann besonders in der Niere an. So erklart es sich, daß vom 10. bis 30. Krankheitstage in der Regel im Urinsediment zahlreiche Spirochaten gefunden werden; nach dem 40. Tage sind sie meist vollig verschwunden. Doch kann der positive Befund monatelang bestehen bleiben. Nach dem Überstehen der Krankheit bleibt eine (vielleicht bei Tieren auf die nachste Generation vererbbare) lebenslangliche Immunitat zurück. Wahrend der Krankheit und manchmal lange daruber hinaus enthalt das Blutserum spezifische agglomerierende und spirochaticide Immunstoffe. Ferner kommen unter Gesunden Spirochatentrager vor, die mit dem Urin große Mengen typisch geformte, aber avirulente Spirochaetae icterogenes ausscheiden. Weiterhin sind Spir. icterog. in den Faeces, im Erbrochenen und Sputum von Kranken nachgewiesen worden. In allen flussigen oder feuchten Substraten halt sich die Spirochate lange lebensfahig, wofern sie nicht sauer sind. Gegen Sauren (z. B. Salzsaure) ist sie außerst empfindlich. Ebenso gegen Austrocknung, direktes Sonnenlicht und Hitze.

Die Krankheit ist in Deutschland fruher namentlich beim Militar und zwar immer wieder in denselben Garnisonen beobachtet worden, solange bei ihnen Badeanstalten in durch Abwasser verunreinigten Flussen und in stagnierenden Gewassern (Wallgraben) benutzt wurden. In Japan beschuldigte man feuchte Kohlengruben und mit Fakalien gedungte Reisfelder als Ausgangspunkte der Krankheit. Doch ist ihre Verbreitungsweise noch recht unklar.

Von japanischen Forschern konnte zuerst nachgewiesen werden, daß wahrend einer Weil-Epidemie in der Stadt und den Kohlengruben von Kyushu gefangene Ratten zu 39,5 % mit hochvirulenten Spirochaten der WEILschen Krankheit infiziert waren. Eine Bestatigung dieser Befunde erfolgte alsbald auch von deutschen und anderen Autoren in der ganzen Welt mit der Erweiterung, daß sie auch in solchen Gegenden erhoben wurden, wo Erkrankungen bei Menschen nicht aufgetreten waren. Die Ratten (Mus decumanus und Mus rattus alexandrinus) bleiben, trotzdem sie reichlich in den Nieren Spirochaten beherbergen und massenhaft mit dem Urin ausscheiden, anscheinend meist gesund; eine Weil-Seuche bei Ratten ist bisher noch nie beobachtet worden. Die Identitat der aus Ratten und Menschen gezuchteten Stamme ist durch kreuzweise Immunisierungsversuche sichergestellt. Auch unter Mausen sind gelegentlich Spirochatentrager beobachtet worden. Es ist in hohem Grade wahrscheinlich, daß Ratten und Mause bei den Erkrankungen in den (besonders von ersteren heimgesuchten) Schutzengraben, in den japanischen Bergwerken usw. durch Verunreinigung von Nahrungsmitteln und Kontaktinfektionen eine große Rolle spielten.

Fur die Infektionen in den Badeanstalten kommen vielleicht noch Spirochaten in Frage, die UHLENHUTH und ZUELZER und nach ihnen zahlreiche andere Forscher in schlammigem und schmutzigem freiem Wasser, sowie besonders reichlich in dem meist aus Pilzfaden bestehenden organischen Filz von wenig benutzten, tropfenden Hahnen von Wasserleitungen gefunden haben. Diese weitverbreitete, zunachst avirulente Wasserspirochate, „Spirochaete pseudo-icterogenes", laßt sich nach UHLENHUTH und ZUELZER zu erheblicher Virulenz heranzuchten und ist vielleicht, sei es ohne, sei es mit Beteiligung der Ratte, an der Entstehung und Verbreitung der Krankheit beteiligt. Ob etwa noch stechende Insekten in Frage kommen, ist zweifelhaft und vorlaufig unwahrscheinlich. — Nach neuesten Untersuchungen von UHLENHUTH und GROSSMANN gibt es unter den von Menschen, aus Ratten und aus Wasser gezuchteten Stammen verschiedene Typen, die sich serologisch verschieden verhalten.

Bekampfung durch fruhzeitige Isolierung der Kranken, Desinfektion von Stuhl und Urin, Fernhaltung von Ratten und Mausen.

Zur prophylaktischen aktiven Immunisierung sind aus Spirochatenkulturen Vaccins hergestellt worden und sollen sich in Japan gut bewahrt haben. Auch die passive Immunisierung mit Serum, das durch Vorbehandlung mit Blut und Leberbrei WEILkranker Meerschweinchen besonders bei Pferden und Kaninchen gewonnen werden kann, wird fur therapeutische Zwecke sehr empfohlen.

Eine als Siebentagefieber (Nanukajami) bezeichnete, epidemisch in Japan, Vorderindien und Arabien auftretende Krankheit ohne Ikterus wird von einer der Spirochaete icterogenes sehr ahnlichen Spirochate (Sp. hebdomadis) verursacht, die sich in einer Mauseart (Kurzohrfeldmaus) sehr haufig findet und gleichfalls mit dem Urin ausgeschieden wird.

6. Leptospira (Spirochaete) icteroides bei Gelbfieber.

Die gleichfalls durch schweren Ikterus gekennzeichnete, oft todliche Krankheit ist namentlich in Brasilien und einigen anderen sud- und mittelamerikanischen Staaten verbreitet, kommt aber auch in kleineren Epidemien an den Kusten des tropischen Westafrikas vor. Im vorigen Jahrhundert haben sich einige Male auch in sudeuropaischen Hafen an Einschleppungen von Gelbfieber gehaufte Erkrankungen angeschlossen.

Als Erreger hat NOGUCHI 1919 eine sehr dunne, aus engen Windungen bestehende, mit feinen Endfaden versehene, schnell bewegliche Spirochate („Leptospira icteroides") festgestellt, die sich im Blute, Leber- und Nierengewebe kranker Menschen, bzw. infizierter empfanglicher Tiere (bes. Meerschweinchen) findet. Ihre Reinzuchtung gelang ihm in halbstarren, serumhaltigen Nährböden unter Paraffinolüberschichtung. Erfolgreiche Übertragung von Reinkultur auf Meerschweinchen und von Meerschweinchen auf Meerschweinchen. Übertragung der Krankheitserreger auf den Menschen nur durch eine zu den Culiciden gehorige, auf tropische Gebiete beschrankte Mückenart, Stegomyia callopus sive fasciata (Finlay). In den (allein blutsaugenden) Weibchen findet eine Entwicklung des Parasiten statt, die bis zur Infektionstüchtigkeit 12 Tage dauert. Von da ab enthalten auch die Eier, die in kleine stehende Wasseransammlungen abgelegt werden und sich dort entwickeln, und die daraus entwickelten Imagines das Virus, letztere 14 Tage nach dem Ausschlupfen, in infektionstüchtigem Zustand.

Zur Bekampfung werden Anzeigepflicht, Isolierung der Kranken, vor allem aber tunlichste Vernichtung der Stegomyia mit entschiedenem Erfolg herangezogen. Die fur Gelbfieberbekampfung besonders gut ausgebildeten Methoden der Muckenvernichtung sind im wesentlichen folgende: Besondere „Moskitobrigaden" machen die Brutplatze der Mucken durch Zuschutten, Petrolisieren, Besiedelung mit Muckenfeinden, Drahtschutz u. a. unbrauchbar, toten sie in den unterirdischen Kanalen, wo sie sich oft in Unmassen aufhalten, mit Clayton-Gas ab (s. unter Pest) und rauchern das abgedichtete Haus der Erkrankten mit SO_2 aus (10—20 g S auf 1 cbm; $1^1/_2$ Stunden Einwirkung). In den Gelbfieberkrankenhausern kommt der Kranke in einen „Netzkasten" mit Drahtgaze und sog. „Tambour"-Verschluß (der auch an den Außenturen angebracht wird). Ein solcher Tambour besteht aus einem mannshohen Kasten mit Wanden aus Metallgaze, dessen vordere und hintere Tur automatisch schließen und durch Bander derartig untereinander verkuppelt sind, daß stets nur eine Tur zur Zeit geoffnet werden kann.

Zur prophylaktischen Schutzimpfung hat Noguchi auf Grund zahlreicher gunstiger Erfahrungen ein aus seinen Kulturen hergestelltes Vaccin (2 ccm zweimal mit sechstagigem Abstand) sehr empfohlen. Auch hat er durch Vorbehandlung von Pferden ein Serum gewonnen, das innerhalb der ersten 3 Krankheitstage gute Erfolge gibt. Salvarsan hat sich im allgemeinen als unwirksam erwiesen.

In Deutschland gelten fur Gelbfieber die Bestimmungen des Reichsseuchengesetzes.

7. Spirochaten bei Plaut-Vincentscher Angina.

Bei einer, zuerst von Plaut (1894), dann von Vincent (1899) beschriebenen, eigenartigen diphtherieahnlichen, ulcerosen Form der Angina, bei der aber keine Diphtherie-Bacillen vorhanden sind und auch das Diphtherie-Heilserum wirkungslos ist, finden sich oft massenhaft feine, flachgewundene Spirochaten stets in Gemeinschaft mit langen, spindelformig zugespitzten, unbeweglichen, gramnegativen, oft streifig oder gebandet farbbaren Bacillen (Bacillus fusiformis) (Abb. 198). Die Spirochaten ahneln zwar sehr den fast in jeder normalen Mundhöhle nachweisbaren Spirochaten (Spir. dentium), spielen aber bei der Erkrankung wahrscheinlich doch eine ätiologische Rolle, weil die Salvarsan-Behandlung Erfolg hat.

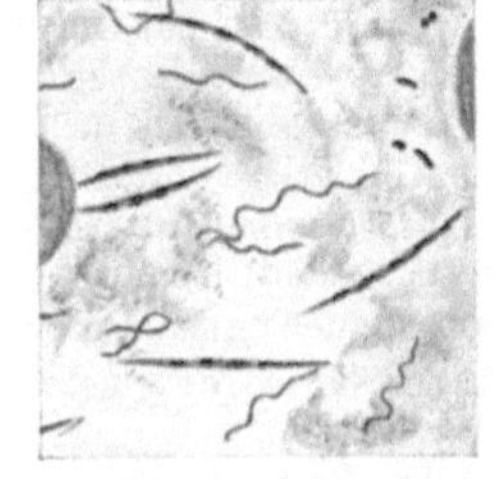

Abb. 198. Spirochaten und fusiforme Bacillen bei Angina Plaut-Vincenti. (Vergr. 1. 1000). (Nach Gotschlich und Schurmann).

Zuchtung gelingt in serumhaltigen Nahrboden unter Luftabschluß (Muhlens); die Kulturen haben einen faulnisartigen Geruch. Die vielfach angenommene Zusammengehorigkeit der beiden Mikroorganismen zu einem gemeinsamen Entwicklungskreis ist dadurch unwahrscheinlich geworden, daß Muhlens weder in den Spirochaten-, noch in den Bacillen-Kulturen Übergangsformen beobachten konnte. — Tierversuche negativ.

8. Spirochäten bei multipler Sklerose.

Bei multipler Sklerose des Hirns und Ruckenmarks, einer Krankheit, bei der zahlreiche sklerotische Herde (Wucherung der Neuroglia, Infiltration der Gefaßwande) der weißen Substanz entstehen, und die meist im mittleren Alter mit Zittern bei gewollten

Bewegungen, Nystagmus, lallender Sprache, Schwindel, Spasmen, auftritt, haben KUHN und STEINER die Übertragbarkeit auf Kaninchen und Meerschweinchen durch den Liquor cerebrospinalis nachgewiesen; es treten schwere Erkrankungen mit Lahmungen usw. ein. Im Blut finden sich intra vitam, ebenso nach dem Tode innerhalb der Gefaße in Organschnitten, eigentumliche Spirochaten, denen der WEILschen Krankheit etwas ahnlich. Einwandfreie Bestàtigungen sind bisher nicht erfolgt.

9. Trypanosomen.

Die Trypanosomen sind Flagellaten, die teils als harmlose Symbionten, teils als Krankheitserreger bei Warm- und Kaltblütern weit verbreitet sind. Sie haben eine langliche Gestalt und eine undulierende Membran, deren Randfaden einerseits in eine freie Geißel auslauft, andererseits an einem besonderen neben dem germinativen Hauptkern bestehenden, lokomotorischen Kern, dem Blepharoplast, inseriert (Abb. 199). Fortpflanzung durch Langsteilung; auch Rosettenstadium. Meist Wirtswechsel; im zweiten Wirt unter Umstànden Gametenbildung, Befruchtung und Ookinetenbildung (s. S. 447). Zur Zeit unter-

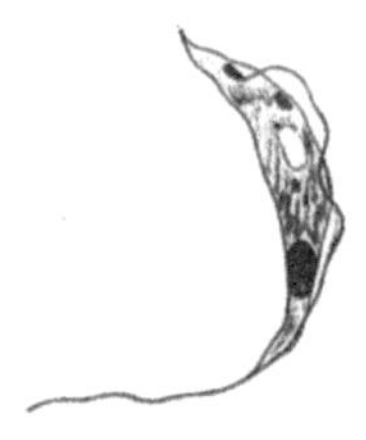

scheidet man acht Arten von Trypanosomen, die bei Saugetieren im Blutplasma wuchern und meist dadurch Krankheiten hervorrufen. Zum Teil sind sie durch Größe, Form und Lage des Blepharoplasten deutlich voneinander zu unterscheiden. Bei manchen Arten sind aber wegen ihrer Neigung zu variieren solche Kennzeichen nicht festzuhalten. — Alle werden durch stechende Insekten, namentlich durch Glossina-, Stomoxys-, Tabanusarten, ubertragen und machen in der Regel in diesen eine geschlechtliche Entwicklung durch. — Als therapeutisches Mittel haben sich bei verschiedenen derartigen Infektionen Arsenpraparate bewährt, eine Analogie mit den oben beschriebenen Spirochatenkrankheiten.

Abb. 199. Trypanosoma. 1000 : 1.

a) Tr. Lewisi bei Rattentrypanose. Unter den Ratten sehr verbreitet; durch subcutane oder intraperitoneale Impfung ubertragbar. Meist fehlen Gesundheitstorungen. Naturliche Übertragung durch eine Lauseart (Hamatopinus spinulosus) und durch Rattenflohe. In diesen Gameten- und Ookinetenbildung. — Im Blute oft multiple Teilung unter Bildung von Rosettenformen. Eine Art von Zuchtung gelingt im Kondenswasser von Blutagar (NOVY). Etwa 10 Tage nach der Übertragung auf eine Ratte gewinnt deren Serum schutzende Wirkung, auch enthalt es Stoffe, welche Agglomeration der Trypanosen in vitro herbeifuhren.

b) Tr. Theileri; sehr großes, 30—70 μ langes Trypanosom; bei Rindern beobachtet, nicht pathogen.

c) Tr. Brucei, Erreger der Tsetsekrankheit (NAGANA), 25—35 μ lang, undulierende Membran viel breiter wie bei Tr. Lewisi. In Afrika bei Rindern, Pferden, Eseln, Hunden, Schweinen usw. spontan auftretend, uberimpfbar auch auf Meerschweinchen, Ratten, Mause. Chronischer Krankheitsverlauf; unregelmaßiges Fieber, rote Blutkorperchen stark vermindert, starke Abmagerung, Ödeme an Bauch und Beinen. Selten Heilung. Übertragen durch die Tsetsefliegen (Glossinen) und zwar hauptsachlich durch Glossina morsitans, aber auch durch Gl. fusca und andere Arten. Die Glossinen haben ein Paar, in der Ruhe auf dem Rucken ubereinandergelegte Flugel. Sie produzieren nur alle 10—14 Tage eine Larve, die sich rasch verpuppt und nach 6 Wochen eine geschlechtsreife Fliege liefert. Die Fliegen halten sich in schmalen Waldstreifen entlang den Seen und Flussen auf; sie stechen vorzugsweise kurz nach Sonnenaufgang und vor Sonnenuntergang. — In den Fliegen bilden sich Mikro- und Makrogameten; ferner hat KOCH einfache kugelige Zellen mit Kern beschrieben, die er als Jugendformen anspricht; daneben eigentumliche lange bandartige Formen. Die Bekampfung kann sich gegen die so sparlich sich vermehrenden Glossinen richten (s. unter Tr. Gambiense). Aktive Immunisierung mit schwach virulenten Trypanosomen ist moglich; ebenso die Gewinnung eines an Schutzstoffen reichen, auch Pracipitin und

Agglutinin enthaltenden Serums. Praktische Erfolge sind damit jedoch noch nicht erzielt. Von Interesse ist, daß die Trypanosomen die Eigenschaft besitzen, gegen die trypanociden Serumkorper widerstandsfahig zu werden. Wie die Untersuchungen von EHRLICH, BRAUN und TEICHMANN ergeben haben, geht diese Serumfestigkeit mit einem Verlust von Antigenen und mit dem Neuerwerb bisher im Korper des Trypanosomas nicht vorhandener antigener Stoffe einher. Das serumfeste Trypanosoma ist befahigt, Antikorper zu bilden, und wieder gegen diese fest zu werden und von neuem andersartige Antigene zu bilden. Diese Tatsache bietet der aktiven Immunisierung gegen die Trypanosomen besondere Schwierigkeiten. Dagegen sind Arsenpraparate (BRUCE und LINGARD, LAVERAN und MESNIL, LOEFFLER) und gewisse Farbstoffe (Trypanrot, EHRLICH; Brillantgrun, WENDELSTADT) im Tierversuch wirksam befunden worden. Genugte die angewandte Dosis nicht zur Abtotung der Trypanosomen und wiederholt sich dieses Versagen mehrfach, so entstehen auch dann „giftfeste" Stamme, gegen die schließlich das betreffende Mittel uberhaupt nichts mehr ausrichtet.

d) Tr. Evansi, erzeugt die Surrakrankheit der Pferde, Esel, Kamele namentlich in Indien. Auf Rinder nicht ubertragbar.

e) Tr. equinum, erzeugt die unter dem Namen „Mal de Caderas" bekannte Kruppenkrankheit der Pferde in Sudamerika.

f) Tr. equiperdum. Erreger der Dourine, einer in Algier, Spanien usw. in den Gestuten auftretenden Beschalkrankheit der Pferde. 8—15 Tage nach dem Coitus entstehen Odem des Penis, Plaques auf der Haut und eigentumliche Affektionen der Schleimhaute. Im Blut massenhaft Trypanosomen von etwa 25 μ Lange. Auf Kaninchen, Meerschweinchen, Ratten ubertragbar, aber unsicher. Atoxyl hat im Tierexperiment Heilung ergeben (UHLENHUTH).

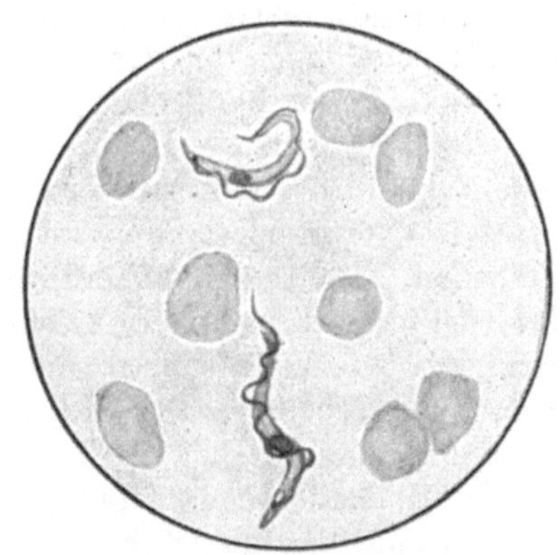

Abb. 200. Trypanosoma Gambiense. 1000 : 1. Blutausstrich.

g) Tr. Gambiense (FORDE 1901), 15—30 μ lang (Abb. 200), erzeugt in Afrika, namentlich in Britisch-Ostafrika und Uganda, bei Negern und auch bei Europaern eine Trypanose, welche haufig ihren Ausgang in die „Schlafkrankheit" nimmt. Die Trypanose macht sich bemerkbar durch unregelmaßiges Fieber, Abmagerung, Ödeme, Milzvergroßerung. Bald treten Drusenschwellungen an Hals und Nacken auf; durch mikroskopische Untersuchung von Punktionsflussigkeit aus solchen Drüsen, von Blut oder in spaterem Stadium auch von Lumbalpunktat gelingt der Nachweis der Trypanosomen, und damit die sicherste Diagnose der Krankheit. In einem Bruchteil der Falle treten allmahlich cerebrale Symptome hinzu, namentlich Schlafrigkeit, die in vollständiges Koma ubergeht.

Die Kultur dieses Trypanosoma auf toten Nahrboden ist noch nicht mit Sicherheit gelungen. Dagegen ist es leicht auf die ublichen Versuchstiere ubertragbar: Weiße Mause und Ratten erkranken an einer wochen- oder monatelang dauernden, letal endenden Infektion unter periodischem Auftreten der Parasiten im Blut; ahnlich Kaninchen, Meerschweinchen; besonders empfanglich sind auch Hunde, Katzen und Affen.

Die Übertragung auf den Menschen geschieht in der Regel durch Glossina palpalis; hochst selten auch durch den Geschlechtsverkehr (von R. KOCH in dem von Glossinen freien Kisiba beobachtet, wenn die in Uganda beim Gummisammeln beschaftigten und hier infizierten Manner nach Hause zuruckkehrten). In einigen Gegenden scheint auch die Glossina morsitans als Übertragerin auftreten zu können.

Zur Bekämpfung der Krankheit kommt außerdem Ausrottung der Glossinen durch Abholzen der See- und Flußufer und Verfolgung der Krokodile, von deren Blut sie hauptsächlich leben, in Betracht; ferner Grenzsperren und Konzentrationslager in glossinenfreier Gegend, in denen die Kranken bis zur Heilung bzw. bis zum Tode gehalten werden.

Therapeutisch ist Atoxyl, dessen Wirksamkeit von Thomas und Dutton, Broden und Ayres Kopke schon erkannt war, in großem Maßstabe von Koch (0,5 g alle 10 Tage durch 4—6 Monate) bei frühzeitiger Behandlung mit gutem Erfolg angewandt worden, kann aber zu Erblindung infolge Opticusatrophie führen; von manchen Tropenärzten sind intravenöse Injektionen von Brechweinstein (Tartarus stibiatus) empfohlen, denen aber auch manchmal Vergiftungserscheinungen (Muskelschmerzen, Nervosität, Erbrechen) folgen. Überdies gibt es Fälle, in denen beide Mittel völlig versagen.

Ein neuerdings von den Elberfelder Farbwerken Bayer & Co. hergestelltes Präparat („Bayer 205" oder „Germanin" genannt) wirkt sicherer und schneller und hat (abgesehen von gutartig verlaufender Albuminurie) keinerlei schädliche Nebenwirkungen. Auch scheint es als Prophylacticum brauchbar zu sein.

h) In Nordrhodesia und im südlichen Ostafrika ist bei sehr schnell verlaufenden Fällen von Schlafkrankheit ein Trypanosoma gefunden worden, das sich durch schlankere Gestalt, durch stärkere Annäherung des Hauptkerns an den Blepharoplast und durch starkere Tiervirulenz vom Tr. Gambiense unterscheidet. Der Übertrager dieses Tr. Rhodesiense ist Glossina morsitans. Auch kreuzweise Immunisierungsversuche haben die Sonderstellung des Tr. Rhodesiense dargetan.

i) Trypanosoma (Schizotrypanum) Cruzi. Von Chagas 1907 in einer brasilianischen, 3—3,5 cm langen geflügelten Wanzenart, Triatoma megista (Conorrhinus megistus), entdeckt und als Erreger der „infektiösen Thyreoiditis" erkannt. Außer dieser Wanzenart sind später noch einige andere Wanzenarten als beteiligt erkannt worden.

Besonders bei Kindern. Kropfartige Geschwulst, schwere Anämie, Verzögerung der Entwicklung, Ödeme, Lymphdrüsenschwellung, Milztumor, nervöse Störungen gehören zum Krankheitsbilde. Parasiten frei im Blutplasma und innerhalb der roten Blutkörperchen. in letzterem Falle häufig ohne Geißel. Die bei den anderen Trypanosomen stattfindende Vermehrung durch Langsteilung im Blutkreislauf des Warmbluters ist bei diesem Trypanosoma bisher nicht beobachtet, dagegen Eindringen in Gewebszellen unter Verlust der Geißel, Abrundung der Formen und Schizogonie im Lungenendothel, in Herzmuskel-, Neuroglia- und anderen Organzellen von Kranken und geimpften Tieren (Meerschweinchen, Katzen, Affen, Mäusen). Im Mitteldarm künstlich infizierter Wanzen (auch der gewöhnlichen Bettwanze) und Zecken (Ornithodorus und Ripicephalus) sehr starke Vermehrung durch Langsteilung und Entwicklung von länglichen Flagellaten mit deutlicher undulierender Membran, die auch in den Speicheldrüsen gefunden wurden und im Kot dauernd ausgeschieden werden. Bei Triatoma megista werden die Trypanosomen auch vererbt (M. Mayer). — Kultur auf Novy-Agar und Impfungen mit Kulturmaterial auf Meerschweinchen gelungen.

Bekämpfung durch Ungezieferernichtung. Die bei anderen Trypanosomen-Krankheiten therapeutisch brauchbaren Chemikalien versagen.

Zu den Trypanosomenkrankheiten ist wahrscheinlich auch das Kala-Azar zu rechnen, eine in China, Sudasien und den Mittelmeerländern weit verbreitete, unter Fieber, Ödemen, Haut- und Schleimhautblutungen, Durchfällen, Leber- und Milzschwellung oft letal verlaufende Krankheit. Von Jemma in Palermo häufig bei Kindern beobachtet (infantile Milzanämie). Als Erreger werden rundliche, den Schizotrypanum-Merozoiten sehr ähnliche Gebilde angesprochen, die von Leishman und Donovan im Blut (Leukocyten), im Endothel der Blut- und Lebergefäße, sowie in Milz und Leber von Kala-Azarpatienten fast gleichzeitig 1903 entdeckt wurden (Leishmania Donovani). In mit Menschen- oder Kaninchenblutagar (nach Novy oder Nicolle) angelegten Kulturen entwickeln und vermehren sich aus den geißellosen kleinen Formen langliche, mit einer von einem Blepharoplast ausgehenden Geißel versehene, membranlose Flagellaten, Leptomonas-Formen (ROGERS; vgl. Abb. 202). Als Zwischenwirte fungieren vielleicht Flohe von Hunden, in deren Milz NICOLLE die charakteristischen Gebilde fand und durch Zuchtung identifizierte. Übertragung von Menschen auf Affen und Hunde gelungen. Therapeutisch Antimon-praparate empfohlen.

Eine weitere, besonders in Kleinasien, aber auch, sogar in schwererer Form, in Sudamerika endemische, mit geschwurigen Knoten der Haut und Schleimhaute einhergehende, als „Orient"- oder „Aleppo-Beule" bezeichnete Krankheit wird von Parasiten verursacht, die (meist in Makrophagen eingeschlossen) von vielen Autoren mit der Leishmania Donovani identifiziert werden; andere trennen sie als Leishmania tropica ab. In Brasilien und Nordafrika ist die Übertragung der Erreger durch eine Stechmucke (Phlebotomus), in deren Darm sich die Leptomonas-Formen finden, nachgewiesen worden.

10. Piroplasmen (Babesien).

Birnformige Parasiten, welche in die roten Blutkorperchen eindringen und sie zerstoren. Übertragung durch Zecken (achtbeinige, den Spinnen nahe-

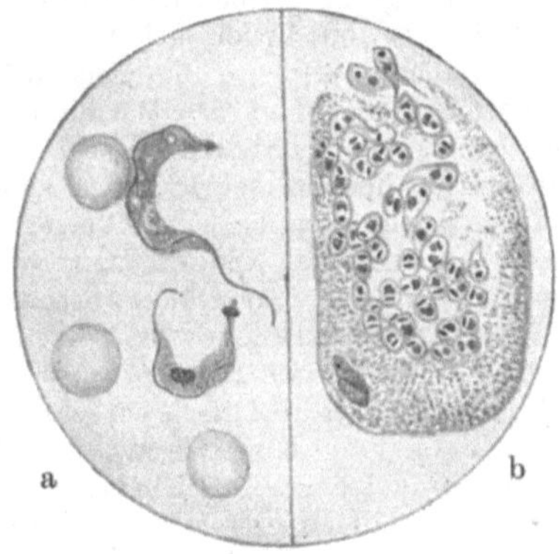

Abb. 201. Schizotrypanum Cruzi. 1000.1. a) Blut. b) Schnitt durch eine quergestreifte Muskelfaser. (Nach VIANNA.)

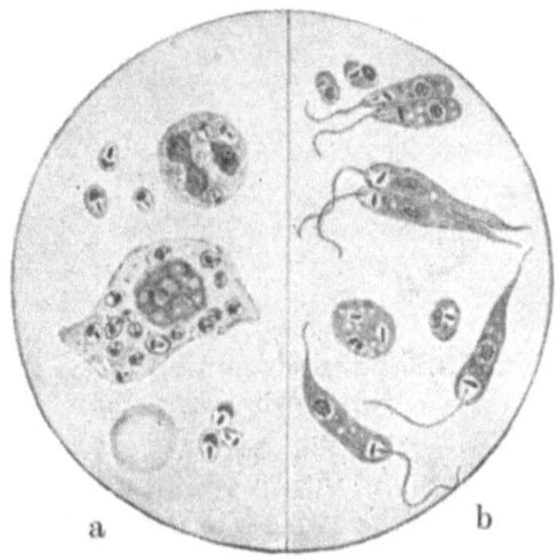

Abb. 202. Leishmania Donovani. 1000:1. a) Milzausstrich. b) Kulturformen in verschiedenen Entwicklungsstufen.

stehende Blutsauger), in welchen sie eine Entwicklung durchmachen. Krankheiten durch Piroplasma-(Babesia-)arten sind beim Rind, Schaf, Pferd, Hund, nicht beim Menschen, bekannt. Die wichtigsten sind:

a) Babesia bigemina (TH. SHMITH und KILBORNE), Erreger der Piroplasmose der Rinder (Texasfieber, Hamoglobinurie der Rinder). In allen Erdteilen und auch in Europa sehr verbreitet. Die Rinder erkranken unter Fieber, Blutharnen, Ikterus, starker Reduktion der roten Blutkorperchen. Im Blut finden sich in großer Menge in den Erythrocyten kleine, meist zu zweien gelagerte, birnformige Korperchen, etwa 3 μ lang, mit den spitzen Enden konvergierend. Übertragen durch Ripicephalusarten. Die sechsbeinigen jungen Larven dieser Zecken bohren sich unter die Haut der Rinder und leben von deren Blut. Nach mehrfacher Hautung innerhalb 14 Tagen sind sie gechlechtsreif; es erfolgt Befruchtung; nach Anschwellung bis zur Große eines Haselnußkerns fallt die Zecke ab, legt im Gras der Weiden 2—4000 Eier, aus denen nach 3—4 Wochen die jungen Larven mit infektionstuchtigen Parasiten auskriechen. — Nach KOCHs Beobachtungen werden im Mageninhalt der Zecken, welche Blut mit Parasiten gesogen haben, letztere bald frei und es bilden sich dann eigentumliche Stachelfiguren, deren Stacheln vom Chromatin ausgehen. Auch Kopulationszustande scheinen vorzukommen; ferner in den Eiern große birnformige Korper von noch unklarer Bedeutung. Kalber sind relativ wenig empfanglich; eine

Bekampfung der Krankheit ist daher (außer durch Absperrung und Einfuhrverbot gegenuber verseuchten Gegenden) durch absichtliche Übertragung von Piroplasmenblut auf Kalber
versucht, die nur leicht erkranken und dann immunisiert sind; aber Mißerfolge sind sehr
haufig. Chemotherapeutisch ist Trypanblau mit Erfolg versucht. Zur Vernichtung der
Zecken hat sich das Durchtreiben des Viehes durch mit Petroleum oder anderen Mineralolen
gefullte Bassins (Zeckenbader) bewahrt.

b) Babesia canis (PIANA und GALLI-VALERIO). In den Tropen und Subtropen sehr
verbreitete Hundepiroplasmose. Parasiten großer wie die vorigen. Zwischenwirte sind
Zecken, Ripicephalus sanguineus und andere, die aber erst nach vollig abgeschlossener Entwicklung zum geschlechtsreifen Tier die Krankheit ubertragen konnen.

c) Babesia parva (THEILER). Beim Kusten- oder Rhodesiafieber der Rinder in Ost-
und Sudafrika, Japan, Transkaukasien, auf den Philippinen usw. Sehr kleine, meist stab-
chenformige Parasiten. Vermehren sich nicht im
peripheren Blut, sondern in inneren Organen, besonders in Milz und Lymphdrusen, durch Schizogonie. Daher nicht, wie die vorigen, durch Injektion von Blut kranker Tiere auf gesunde ubertragbar. sondern nur durch Einbringung großerer
Milzstucke unter die Haut. In der Milz entstehen
sehr charakteristische, große, vielkernige Gebilde,
,,Plasmakugeln" (KOCH), aus denen sich Gametocyten entwickeln und ins periphere Blut gelangen.
Ihre weitere Entwicklung geht in den Darmblind-
sacken verschiedener Ripicephalusarten vor
sich; so entstehen schließlich sehr kleine, keil-
formige Keime, die wahrscheinlich durch Vermittlung der Speicheldrusen die Neuinfektion von
Rindern verursachen (GONDER). Spontan erworbenes
und uberstandenes Kustenfieber bewirkt lebenslangliche, auf die Kalber in etwa 25% vererbbare,
parasitenfreie Immunitat mit spezifisch wirksamen
Schutzstoffen im Blutserum. Ferner konnte KOCH

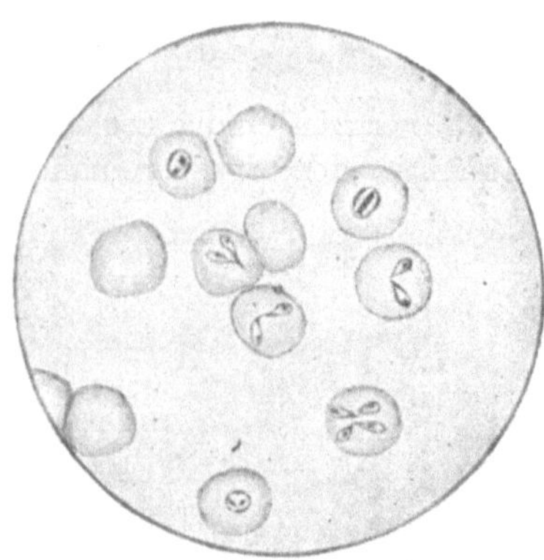

Abb. 203. Babesia bigemina. 1000 : 1.
Rinderblut.

mit parasitenhaltigem Blut in wenigen großen oder haufigeren kleinen Dosen Rinder vor
der naturlichen Infektion durch Zeckenbiß schutzen.

11. Hämosporidien.

Die Hamosporidien bilden in ihren jüngsten Stadien sehr kleine Ein-
schlusse in den roten Blutkörperchen des Zwischenwirts, z. B. des Menschen.
Dort wachsen sie allmahlich, zeigen amoboide Bewegungen, lagern Melanin in
sich ab und erreichen oft die volle Große des Blutkorperchens oder sogar mehr,
indem letzteres sich unter der Einwirkung des Parasiten vergroßert. Schließlich
tritt Schizogonie ein; vorher wird das Melanin in Häufchen oder Radspeichenform zusammengezogen, das Chromatin teilt sich in einzelne Portionen, von
denen je eine einem Schizonten zufallt. Die Schizonten lösen sich endlich los,
kommen in die Blutflüssigkeit und befallen wieder neue Erythrocyten. Beim
Zerfall des Parasiten und Freiwerden seiner Schizonten treten seine Stoffwechselprodukte ins Blut, und vermutlich hierdurch wird in diesem Stadium
Fieber ausgelost. — Das Heranwachsen und die Vermehrung der Schizonten
(endogene Entwicklung) wiederholt sich immer wieder, bis die Verhaltnisse
für den Parasiten ungunstig werden (Durchseuchung, wirksame Medikamente).
Die Übertragung auf einen neuen, bessere Verhaltnisse bietenden Wirt erfolgt
aber nur durch Stechmücken oder Stechfliegen, welche die Parasiten mit dem
Blut aufnehmen, zu weiterer Entwicklung kommen lassen und dann auf einen

neuen Zwischenwirt übertragen. Zu diesem plötzlichen Übergang von Warm-
und Kaltblüter oder umgekehrt würde die zarte Schizontenform des Parasiten
ungeeignet sein. Wir sehen daher, daß der Parasit in einem späteren Stadium
nicht nur Schizonten bildet, sondern daneben widerstandsfähigere Formen, die
sog. Gameten. Sie sind kenntlich daran, daß sie einen rundlichen kompakteren
Körper haben, ohne Vakuole; daß sie weniger beweglich sind; daß das Pigment
reichlicher und mehr stäbchenförmig auftritt; daß nach dem Größerwerden
das Pigment verteilt bleibt, das Chromatin dagegen zwar gelockert, aber nicht
verteilt wird, so daß also keine Vorbereitungen zur Schizogonie getroffen
werden. Von solchen Gameten unterscheidet man zwei deutlich verschiedene
Formen: bei der einen färbt Giemsalösung das Plasma entschieden blau, das
Chromatin ist zart; dies sind die weiblichen Makrogametocyten (bei voller
Reife und frei als Makrogameten bezeichnet). Bei der anderen Sorte färbt sich
das Plasma kaum blau, das Chromatin ist derb und kräftig; dies sind die
Mikrogametocyten. Nimmt das blutsaugende Insekt diese beiden Formen
in sich auf, so gehen in seinem Magen aus den Mikrogametocyten die Mikrogameten als kleine Spermatozoen-ähnliche Gebilde hervor, befallen Makrogameten, und nach der Kopulation vollzieht sich ziemlich schnell die Geburt
eines Würmchens, des Ookineten. Es folgt nun ein Cystenstadium in der
Magenwand der Mücken (Amphiont) und die Entwicklung von Sporoblasten
und schließlich von sichelförmigen Sporozoiten. Diese verbreiten sich
im Saftestrom der Mücke, kommen in die Speicheldrüsen und werden beim
Stechen eines neuen Zwischenwirts in dessen Blut gebracht. Die Sporozoiten
befallen dort Erythrocyten, wachsen wieder heran und vermehren sich durch
Schizogonie. — Die Zeit, welche von der Aufnahme der Gameten in die Mücke
bis zur Beendigung der Sporozoitenbildung verfließt, beträgt meist 10—12
Tage; diese Frist muß also mindestens zwischen den beiden Stichen der
Mücke, zuerst beim infizierten, dann beim gesunden Zwischenwirt, liegen. —
Von Schaudinn ist beobachtet, daß, wenn die Verhältnisse im Zwischenwirt
wieder günstiger werden, Makrogameten in Schizogonie übergehen und Schi-
zonten liefern können, die nur durch Schizogonie sich vermehren; in dieser Weise
erklären sich die bei Malaria oft beobachteten Fieberrezidive. — Für jede
Parasitenart kommen nur bestimmte Mückenarten als Wirte in Frage.

Zu den Hämosporidien gehören:

1. Familie Haemogregarinidae: Wurmähnliche längliche Parasiten. Hauptsächlich
bei Kaltblutern und Vögeln.

Gattungen: Drepanidium, z. B. ranarum; Haemoproteus (Halteridium), z. B. H. Dani-
lewskyi, bei Turmfalken, Buchfinken u. a.; H. noctuae, beim Steinkauz; H. columbarum
bei Tauben.

2. Familie Plasmodidae: Runde Parasiten. Bei Vögeln und Säugetieren.

Gattung Proteosoma, z. B. praecox bei Vögeln.

Gattung Plasmodium:

     a) Pl. vivax, Parasit der menschlichen Malaria tertiana,

     b) Pl. malariae quartanae, Parasit der menschlichen Malaria quartana,

     c) Pl. immaculatum, Parasit der menschlichen Malaria tropica sive perniciosa.

Von den aufgeführten Arten seien hier zunächst die oben genannten Vogel-Hämo-
gregarinen und das Proteosoma praecox kurz beschrieben, weil bei ihnen die gesamte
Entwicklung, einschließlich der geschlechtlich differenzierten Formen, besonders leicht
zu erkennen ist.

a) *Halteridium Danilewskyi.*

In unserem Klima wahrend des Sommers im Blut fast aller Turmfalken, Buchfinken u. a. Selbst bei reichlichem Parasitengehalt zeigen die Vogel wenig oder keine Krankheitserscheinungen. Kunstliche Übertragung durch Blut ist nicht gelungen. — In den Erythrocyten zahlreiche Parasiten, kurze oder langere Wurmchen, die bei ihrem weiteren Wachstum sich schließlich ganz um den Kern des Erythrocyten herumlagern, ohne ihn zu verschieben (Abb. 204). Am Schluß desWachstums mußte man Schizogonie und Freiwerden der Schizonten erwarten; dies ist aber bisher nicht beobachtet; man weiß nicht, wo die jungen Formen gebildet werden, die an manchen Tagen in Masse auftauchen. SCHAUDINN hat beim Steinkauz beobachtet, daß dort H. noctuae nur uber Tag in den roten Blutkorperchen festsitzt, uber Nacht als Trypanosoma außerhalb derselben lebt, und daß in letzterem Zustande nach etwa 6 Tagen durch Langsteilung Schizogonie eintritt. Bei Nachprufungen konnte dieser Befund von mehreren Beobachtern nicht bestatigt werden; die Moglichkeit einer zufalligen Anwesenheit von Trypanosomen bei den Versuchstieren ist schwer auszuschließen.

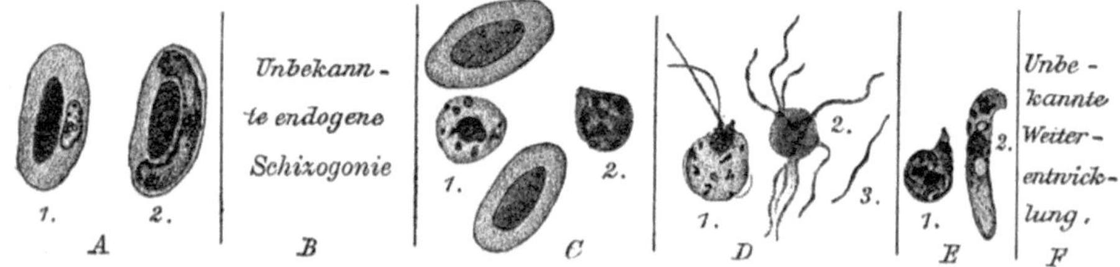

Abb. 204. Entwicklung von Halteridium. 1000:1. (Nach KOCH.) A Taubenblutkorperchen mit jungen (1.) und alteren (2.) Parasiten. C freie Gametocyten, 1. mannlicher, 2. weiblicher. D Aussendung der Mikrogameten: 1 zwei aus dem Mikrogametocyten hervorgehende Mikrogameten, 2. Parasit mit vollstandig entwickelten Mikrogameten, 3. freier Mikrogamet. E Wurmchenbildung: 1. weiblicher Parasit mit beginnender Wurmchenbildung, 2. fertiger Ookinet.

— Besonders leicht lassen sich dagegen bei Halteridium die Anfange der **geschlechtlichen Entwicklung** beobachten: Untersucht man das Blut nach Mischung mit einem Teil Serum von Taubenblut und neun Teilen 0,6%iger Kochsalzlösung im hangenden Tropfen, so tritt der Parasit aus den Blutkorperchen heraus, die Hantelform geht in Kugelform uber; man kann dann mit der GIEMSA-Farbung zwei Kategorien von runden Korpern unterscheiden, solche mit blaßblauem Plasma und kompakter Chromatinmasse, an deren Rand bald 4—8 fadenformige Gebilde auftreten, sich losreißen und frei in der Blutflussigkeit bewegen; und zweitens solche mit kraftig blauem Plasma und aufgelockertem Chromatin. Erstere sind als mannliche, letztere als weibliche Gametocyten anzusehen. Treffen die spermatozoenahnlichen Mikrogameten auf einen weiblichen Gameten, so entsteht an diesem binnen etwa 20 Minuten eine Vorwolbung, dann ein spitzer Zapfen, aus dem schließlich ein freies, wenig bewegliches Wurmchen (der Ookinet) hervorgeht. Dieses muß in Culexmucken seine weitere Entwicklung durchmachen, die aber noch unbekannt ist.

b) *Haemoproteus columbarum.*

Morphologisch dem vorigen sehr ahnlich; in Italien, Frankreich, Algier und Brasilien sehr haufig bei der Haustaube gefunden. Hier bildet die Stechfliege Lynchia den Wirt. In ihr findet die Reifung und Kopulation der Gameten, sowie die Bildung der Ookineten statt; dessen weitere Entwicklung zu einer vielkernigen, die Sporozoiten produzierenden Cyste erfolgt erst innerhalb von Leukocyten des Lungengewebes der Taube.

c) *Proteosoma praecox (Grassii).*

Kommt hauptsachlich in sudlichen Landern in Stieglitzen, Sperlingen usw. vor. Verursacht schwere Erkrankung, die sich durch Bluteinimpfung und durch Culexmucken experimentell auf gesunde Vogel ubertragen laßt. Meist findet sich reichlich Halteridium neben Proteosoma im Blut der Vogel. Letzterer Parasit zeigt nur runde oder ovale Formen; charakteristisch ist ferner, daß er den Kern des befallenen Blutkorperchens verdrangt, indem er ihn nach einem Pole zu verschiebt und dabei um seine kurze Achse dreht (Abb. 205). Bei den herangewachsenen Parasiten tritt Schizogonie ein, indem 16 kleine Schizonten das im Zentrum zusammengezogene Pigment rosettenartig umlagern. Neben dieser endogenen Vermehrung beobachtet man die Anfange der geschlechtlichen Entwicklung wie bei Halteridium in Serummischungen, nur daß es nicht bis zur Wurmchenbildung kommt. Diese findet vielmehr nur im Mageninhalt von Culex nemorosus statt, 12—15 Stunden nachdem die Mucke Blut der erkrankten Vogel eingesogen hat. Nach 48 Stunden sind die Wurmchen verschwunden; es bilden sich aber an der Außenseite des Muckenmagens kugelformige durchsichtige Gebilde, deren Inhalt sich in Sporoblasten

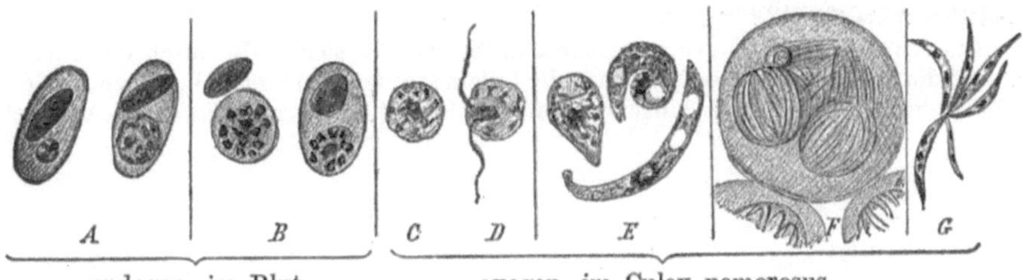

Abb. 205. Entwicklung von Proteosoma. 1000: 1, F 600: 1. (Nach Koch). A Sperlingblutkorperchen mit Parasiten. B Schizogonie. C und D freie Parasiten, nehmen spharische Form an, der mannliche mit Mikrogameten. E Wurmchenbildung. F Cysten in der Magenwand von Culex, sekundare Kugeln mit Sichelkeimen enthaltend. G freie Sichelkeime.

und am 6. bis 7. Tage in zahlreiche Sichelkeime verwandelt. Letztere uberschwemmen den ganzen Korper, sind aber vom 9.—11. Tage an fast nur noch in den Speicheldrusen nachweisbar. Von diesen aus gelangen die Keime beim Stich ins Blut gesunder Vögel und vermehren sich dort zunachst wieder durch Schizogonie.

d) *Plasmodium malariae hominis.*

In frischen ungefärbten Blutpräparaten sind die Parasiten durch ihre Pseudopodienbildung leicht kenntlich. — Färbung s. im Anhang.

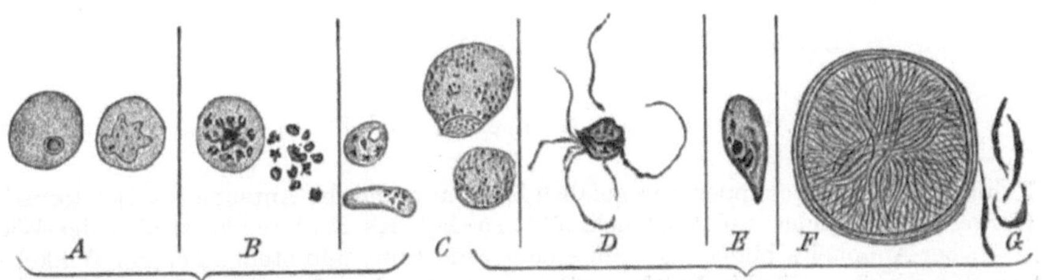

Abb. 206. Entwicklung der Malariaparasiten. 1000: 1, F 600: 1. [Teilweise schematisch. (F—G nach Grassi.) A menschliche Blutkorperchen mit Parasiten. B Schizogonie. C Mikrogometocyten (links) und Makrogameten (rechts). D Mikrogameten-Aussendung. E Wurmchen aus dem Darm von Anopheles. F Cyste in der Magenwand von Anopheles mit Sichelkeimen. F Freie Sichelkeime.

Die jüngsten Parasiten haben Napf- oder Ringform und füllen nur $^1/_{10}$ des roten Blutkorperchens. In etwas späterem Stadium tritt meist eine allmählich sich vergrößernde Vakuole hervor. Weiterhin wird das Hämoglobin der Wirtszelle im Innern des Parasiten zu Melanin und Hämosiderin umgewandelt, die in Form von goldgelben bis schwärzlichen, kleineren und größeren Stäbchen und Körnchen abgelagert werden. In einem noch späteren Stadium gruppiert sich das Chromatin in 2 Leisten, dann folgt stärkere Teilung und Schizogonie. Bei dieser wird das Pigment auf ein oder einige Zentren zusammengezogen, und der Korper des Parasiten zerfällt in 8—20 kleine Elemente, die rosettenartig das Pigmentzentrum umlagern können (Ganseblümchenstadium) und schließlich sich loslösen und ausschwärmen (vgl. Abb. 206). — Außerdem treten bei vorgeschrittener Krankheit (nach mindestens 5 Anfallen) mannliche und weibliche Gametocyten auf, deren Weiterentwicklung nur im Intestinaltractus von Anopheles-, nicht von Culexmücken erfolgt; namentlich in A. claviger sive maculipennis.

Genus Anopheles und Genus Culex unterscheiden sich z. B. durch die kurzeren Taster und die wenig gefiederten Antennen der (allein stechenden) Culex-Weibchen, wahrend beim Mannchen die Fuhlhorner langer sind als der Russel (siehe Abb. 207). Bei Anopheles

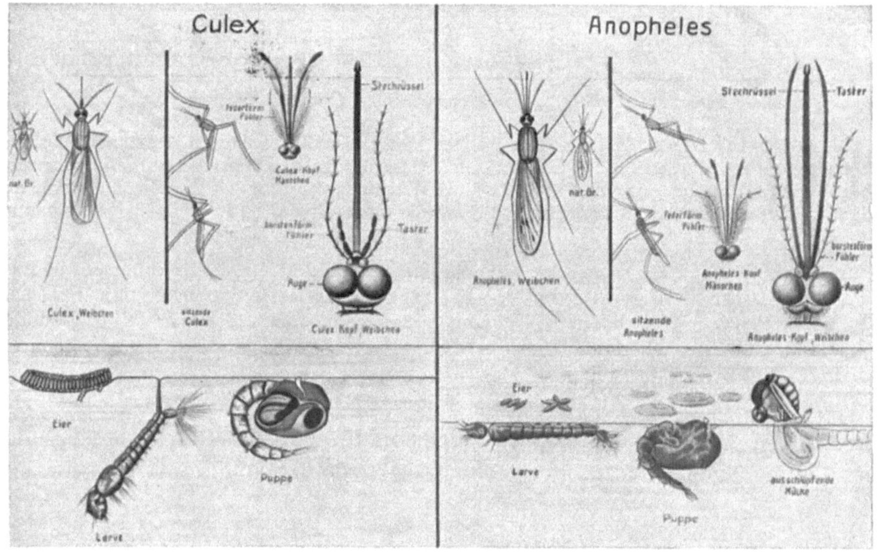

Abb. 207. Culex und Anopheles. (Nach FULLEBORN.)

sind Fuhlhorner und Stechapparat ungefahr gleich lang und die Antennen starker gefiedert. Der Korper des sitzenden Culex ist geknickt, so daß das Hinterende parallel der Wandflache ist; bei Anopheles bildet der Leib eine gerade Linie und steht in einem Winkel von 45° zur Wandflache. Beide Muckengattungen legen ihre Eier in seichten Gewassern, oft kleinsten Wasseransammlungen ab, jedes Weibchen etwa 300; aus jedem Ei kriecht eine etwa 1 cm lange Larve aus, die im Wasser lebt und zeitweise zur Atmung an die Oberflache kommt; dann folgt die Verpuppung und darauf Ausschlupfen des Insekts. Zur ganzen Entwicklung braucht Anopheles bei 20—25° etwa 30 Tage; die neuen Insekten legen nach 20 Tagen wieder Eier. Bei Culex bildet das Eiergelege sog. Kahne, die Larve hangt fast senkrecht von der Wasseroberflache abwarts; bei Anopheles liegen die Eier einzeln und die Larve halt sich parallel zur Wasseroberflache dicht unter dieser. Anopheles claviger ist speziell gekennzeichnet durch vier auf jedem Flugel befindliche, in Form eines T gestellte dunkle Flecke.

Die Malaria tritt in drei verschiedenen Typen auf, denen ebenso viele Abarten des Malariaparasiten entsprechen:

Der Parasit der Febris quartana (mit Wiederholung des Frost- und Fieberanfalls nach je 72 Stunden) zeigt grobe Pseudopodien, grobes Pigment, 8 bis

12 Schizonten; häufig bildet der Parasit mehr oder weniger deutlich ein **Band**
quer über den Leib des Erythrocyten (Abb. 208). **Gameten** sind sparlich;
sie werden nicht größer als ein rotes Blutkörperchen, zeigen grobes Pigment.
Keine Malariaform zeigt so häufige und hartnäckige Rezidive.

Bei Febris **tertiana** (Fieberanfall alle 48 Stunden) erscheint der Parasit,
Pl. vivax, zarter, Pseudopodien dünner (sog. „zerrissene" Formen), Pigment

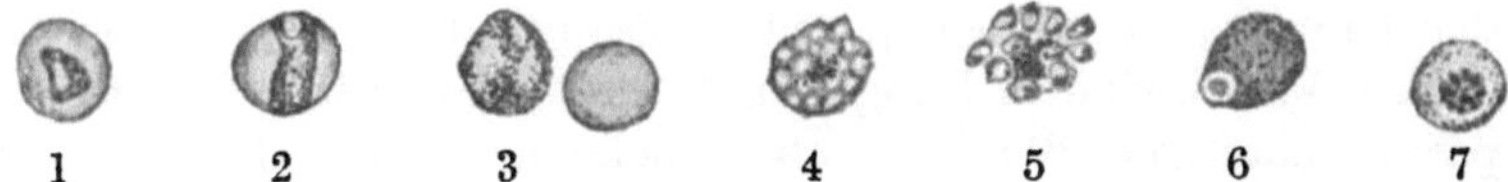

Abb. 208. Quartana-Parasiten. 800:1. 1 Junger Parasit, 2 alterer Parasit, 3 beginnende
Schizogonie, 4 vollendete Schizogonie, 5 ausschwarmende Schizonten, 6 Makrogamet,
7 Mikrogametocyt.

feiner (Abb. 209). Die befallenen roten Blutkorperchen nehmen an Größe zu;
zum Teil erscheinen sie bei der Farbung nach GIEMSA **rot getüpfelt** (SCHÜFF-
NERsche Tüpfelung, charakteristisch für Tertiana). Die Schizonten sind 16—20
an Zahl, unregelmaßig verteilt. Gameten größer als Erythrocyten, bis zur
doppelten Große; feineres verteiltes Pigment.

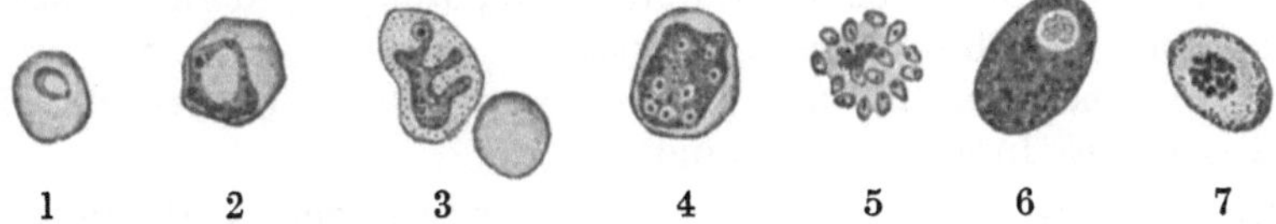

Abb. 209. Tertiana-Parasiten. 800:1. 1 Junger Parasit, 2 alterer Parasit, 3 alter
Parasit (Blutkorperchen geblaht, SCHUFFNER-sche Tupfelung), 4 Schizogonie,
5 ausschwarmende Schizonten, 6 Makrogamet, 7 Mikrogametocyt.

Die Malaria **tropica** (Aestivo-Autumnalfieber der Italiener) ist eine Tertiana,
bei der zwar ebenfalls alle 48 Stunden der Anfall sich wiederholt, bei der aber
das Fieber etwa 40 Stunden andauert, die Remission nur 6—8 Stunden. Zu
Anfang des Fiebers findet man hier den Parasiten in Form kleiner Ringe mit
deutlichem Chromatinkorn; zu Ende und wahrend der Remission größere

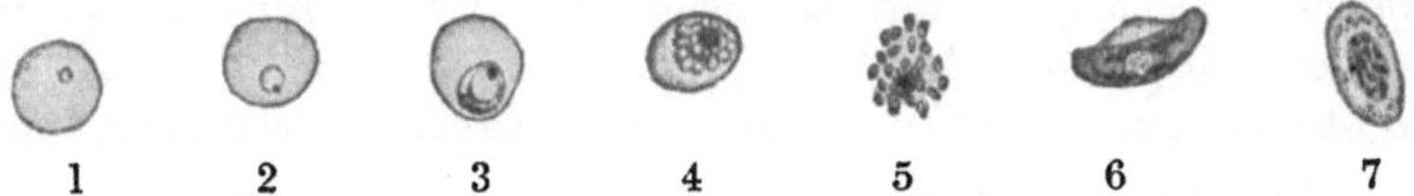

Abb. 210. Tropica-Parasiten. 800:1. 1 Junger Parasit, 2 alterer Parasit, 3 alter
Parasit, 4 Schizogonie, 5 ausschwarmende Schizonten, 6 Makrogametocyt, 7 Mikrogametocyt.

Ringe, aber immer nicht mehr als $1/_3$ der roten Blutkörperchen einnehmend,
mit einer Verbreiterung gegenuber dem Chromatinkorn (Abb. 210). Pigment-
körner sind meist nicht sichtbar, nur braune Verfarbung; ferner unregelmäßige
rote Fleckung der Blutkörperchen (MAURER). Schizontenbildung ist im peri-
pherischen Blut nur ausnahmsweise zu beobachten, erfolgt vielmehr nur in
inneren Organen, namentlich in den Gehirnkapillaren und in der Milz. Die
Gameten treten in Halbmond- oder Eiform auf. Die mannlichen zeigen ein

blasser gefärbtes Plasma und reichlicheres, kompakteres Chromatin, die weiblichen dunkler gefärbte Leiber, weniger Chromatin. Die Halbmonde schmiegen sich anfangs dicht an die Erythrocyten an, diese oft um das Doppelte in der Länge überragend; später sind sie ganz frei.

Die beschriebenen Parasiten sind als die Erreger der Malaria anzusehen, weil sie in jedem Einzelfall von Malaria, nie aber bei gesunden Menschen oder anderen Kranken gefunden werden; weil ferner die Menge der Parasiten der Intensität der Krankheit entspricht; weil wirksame Chininbehandlung auch die Parasiten zum Verschwinden bringt; und weil intravenöse Injektion kleiner Mengen parasitenhaltigen Blutes — aber auch nur solchen Blutes — bei Gesunden typische Malaria hervorruft.

Bass in New-Orleans hat kunstlich die Tropikaparasiten zur Schizogonie veranlassen können in defibriniertem Blut; wichtig ist dabei Einhaltung einer Temperatur zwischen 38 und 40°; ferner ein Zusatz von 0,1 ccm 50%iger Dextroselosung zu 8 ccm Blut, sowie sorgfältige Beseitigung der (phagocytierenden) Leukocyten durch Zentrifugieren. Nach 40—48 Stunden ist bei zahlreichen Tropikaparasiten Schizogonie festzustellen. — Von Ziemann bei Parasiten der heimischen Tertiana wiederholt.

Epidemiologie. Die Malaria ist von jeher als charakteristisches Beispiel einer nicht kontagiösen, ektogenen Infektionskrankheit aufgeführt. Die Krankheit wird niemals an beliebigem Orte vom Kranken auf den Gesunden direkt übertragen (es sei denn durch Überimpfung von Blut); sondern die natürliche Infektion erfolgt nur durch den Aufenthalt an einem Malariaorte; und man hat daher von jeher den örtlichen Verhältnissen, unter welchen Malaria vorkommt, besonderes Interesse zugewandt.

Die Krankheit ist weitaus am meisten in der tropischen und subtropischen Zone verbreitet, wo sie als die verheerendste unter allen Krankheiten auftritt; in der kalten Zone fehlt sie gänzlich, in der gemäßigten zeigt sie teilweise noch starke Verbreitung; innerhalb Europas besonders in Sudrußland, den Donauniederungen, in der Po-Ebene und an der Westkuste Italiens von Pisa abwärts, im Weichseldelta und in den Marschen Ostfrieslands und Hollands.

Ältere vergleichende Untersuchungen über die Eigenschaften des Malariabodens haben alle Beobachter zu der Anschauung geführt, daß nur ein Boden von relativ hoher Feuchtigkeit, von zeitweise großer Warme und von einem beträchtlichen Gehalt an organischen Stoffen für Malaria disponiert sei. Von diesen Bodeneigenschaften nahm man früher an, daß sie für das Gedeihen der Malariaerreger selbst erforderlich seien, wahrend man sie jetzt nur als die Entwicklungsbedingungen ihrer Wirte, der Anopheles-Mücken, anspricht.

Die notige Feuchtigkeit findet sich niemals auf kompaktem, selten auf zerkluftetem Felsboden, haufig dagegen in porosem Schwemmboden. Hier kann sie teils durch hohen Stand des Grundwassers, teils durch Austreten von Flussen, teils dadurch bewirkt werden, daß die schwer durchlassigen oberen Bodenschichten die Niederschlage lange zuruckhalten. Oft bietet geradezu sumpfiges Terrain, wie es sich auf Ebenen oder in muldenformigen Talern entwickeln kann, Malariagefahr; oft ist der betreffende Boden wahrend eines Teils des Jahres trocken und besitzt nur zeitweise den erforderlichen hohen Feuchtigkeitsgrad. Dauernd trockener Boden ist stets frei von Malaria; ebenso ein standig mit Wasser überflutetes Terrain. — Mancher scheinbar disponierte feuchte Boden laßt trotzdem Malaria vermissen, weil zufallig keine Anopheles dorthin gelangt sind, oder weil irgendeiner Lebensbedingung derselben nicht entsprochen ist, oder weil den Mucken keine Gelegenheit zur Aufnahme von Parasiten gegeben war. Die fur einen Malariaboden erforderliche Warme betragt mindestens 15—16°.

Neben der örtlichen Disposition gibt sich in den meisten Malariagegenden eine deutliche jahreszeitliche Disposition zu erkennen. In der nördlichen gemäßigten Zone zeigt die Malaria Maxima im Frühjahr und im Herbst; in südlicheren Ländern ist nur ein Maximum ausgeprägt, das den Sommer und Herbst umfaßt; in tropischen Malariagegenden treten häufigere Erkrankungen erst mit dem Beginn der Regenzeit auf, erreichen mit dem Nachlaß derselben ihr Maximum und nehmen dann wieder ab. — Die Witterung der einzelnen Jahre ist oft von entscheidendem Einfluß auf die Malariafrequenz, aber die gleiche Witterung wirkt an verschiedenen Orten sehr ungleich. Bei sehr feuchtem Terrain bringt anhaltender Regen Überflutung und damit ein Erlöschen der Epidemie zustande, bei trockenerem Boden wirkt er auslösend auf dieselbe. Trockenes Wetter kann bei sehr feuchtem Terrain die Malaria begünstigen, bei weniger feuchtem derselben ein Ende bereiten.

Man hat früher angenommen, daß in geeignetem Terrain Wasser und Luft die im Boden wuchernden Krankheitserreger verbreiten könne. Kritische epidemiologische Studien und Versuche von Celli machten aber eine Übertragung durch Wasser völlig unwahrscheinlich. Wasser aus schwer verseuchten Malariagegenden, in malariafreie Gegend transportiert und hier von Gesunden getrunken, hat keine Erkrankung ausgelöst; und die Zuleitung einwandfreien Trinkwassers zu Malariagegenden hat dort die Malariaverbreitung nicht vermindert. Gegen eine Übertragung der Keime durch Luft spricht die scharfe vertikale und horizontale Begrenzung des Infektionsbereichs, so zwar, daß z. B. eine gewisse Erhebung der Wohnungen über das Terrain bereits ausreicht, um Schutz gegen Infektion zu gewähren; ferner spricht dagegen die sehr erhebliche Steigerung der Infektionsgefahr zur Abend- und Nachtzeit.

Als einziger Übertragungsmodus kommt vielmehr die Einverleibung der Parasiten durch deren Wirt, den Anopheles, in Betracht. — Eine endemische Ausbreitung von Malaria kommt nur da vor, wo Anophelesmücken vorhanden sind und gute Existenzbedingungen finden. Sumpfiges Terrain fand Koch z. B. im Tengger-Gebirge auf Java; dorthin wird durch Kranke, die von den ausgedehnten Malariaherden der Insel kommen, wiederholt Malaria eingeschleppt, es findet aber keine Verbreitung auf seßhafte Bewohner statt, weil es dort an Anopheles fehlt.

Endemische Malaria hat demnach nach unseren heutigen Vorstellungen drei Voraussetzungen:

Erstens: Malariakranke mit Parasiten in Gametenform im Blut. Auch bei Malaria spielt somit der kranke Mensch eine bedeutsame Rolle bei der Verbreitung der Krankheit.

Zweitens: Anophelesmücken müssen gute Lebensbedingungen vorfinden und Gelegenheit haben, Blut von Gametenträgern aufzunehmen und die Parasiten (innerhalb 10—12 Tagen) bis zur Bildung freier Sichelkeime zur Entwicklung zu bringen.

Drittens: Empfängliche Menschen müssen von Anopheles, welche 10—12 Tage oder länger vorher Blut von Malariakranken aufgenommen hatten, gestochen und beim Stich mit Sichelkeimen infiziert werden.

Die Prophylaxis kann eine dieser drei Bedingungen auszuschalten versuchen.

Erstens läßt sich versuchen, die Malariaparasiten im erkrankten Menschen durch konsequente Chininbehandlung zu tilgen. Da diese nach den im letzten Kriege gemachten Erfahrungen nicht selten versagt, müssen Arsenpräparate (Neosalvarsan) unter Umständen zu Hilfe genommen werden. Um die widerstandsfähigen Gameten wieder in Schizonten überzuführen, müssen Rezidive provoziert werden, z. B. durch ultraviolettes Licht, Adrenalin, Eiweißinjektionen.

Zweitens: Die Betätigung der Anopheles-Mücken läßt sich dadurch ausschalten, daß man sie mit parasitentragenden Menschen nicht in Berührung kommen läßt. Dies ist bei bettlägerigen Kranken durch Unterbringung in mückensicheren Räumen unschwer zu erreichen, nicht aber für die weit größere Zahl der ambulanten Parasitenträger. — Eher kann man unter Umständen mit einer Vertilgung der Stechmücken bzw. ihrer Larven zum Ziele kommen.

Zur Larventötung in Wasser und Boden sind z. B. schweflige Saure, Saprol, Petroleum und gewisse Anilinfarben (Malachitgrun, Larvicid) empfohlen; ferner Aussetzen und Züchtung naturlicher Larvenfeinde, z. B. kleiner Karpfenarten, Stichlinge, gewisser Schwimmkäfer usw. Die ausgeschlupften Stechmucken konnen in der Luft geschlossener Räume durch Verstaubung oder Verbrennung guten Dalmatiner Insektenpulvers (Pyrethrum) oder durch schweflige Saure getotet werden; kraftige Wirkung kommt auch dem Tabaksrauch zu. Im Freien ist die Totung der Mucken nicht moglich. — In Gegenden mit starkerem Kontrast der Jahreszeiten fluchten sich zu Beginn der kalteren Jahreszeit die Mucken in die Keller der umliegenden Hauser; sie konnen dort durch Verstaubung von Insektenpulver, Räucherungen, Abbrennen, Bespritzen mit Formaldehyd-Kaliseife usw. getotet oder, wo alles dies nicht angangig ist, mit Staubsaugern entfernt werden.

In den meisten Malariagebieten wird indes eine Moskitovertilgung mit diesen Mitteln nicht vollstandig gelingen. Es wird aussichtsvoller sein, den Stechmucken ihre Existenzbedingungen dadurch zu beschranken, daß der Boden trocken gelegt wird. Insbesondere kleine Wassertumpel sind zu beseitigen; Unterholz ist zu entfernen, Drainage, Eucalyptuspflanzungen kommen in Frage. In Stadten kann auch durch dichte glatte Pflasterung von Straßen und Hofen und gute Entfernung des auf die Oberflache gelangenden Wassers Abhilfe geschaffen werden.

Drittens: Die empfänglichen Gesunden können gegen die Mückenstiche geschützt werden; z. B. durch engmaschige Drahtgaze und Netze an den Öffnungen der Wohnungen, ferner durch Schleier, Handschuhe usw. an den sonst unbekleideten Stellen des Körpers. Grassi und Celli haben in dieser Weise einen Malariaschutz z. B. bei dem Bahnpersonal in Malariagegenden mit Erfolg durchgeführt (siehe Gelbfieber). Auch durch gutschließende Moskitonetze an den Schlafstellen kann der einzelne innerhalb der Wohnung sich gegen Stiche zu schützen suchen. Einreiben der Haut zum Schutz gegen Mückenstiche ist mit allen möglichen Tinkturen, Pudern und Salben (aus Pyrethrum, Nelkenöl, Terpentin, Campher u. a.) versucht, ohne befriedigenden Erfolg.

Schließlich kann man darauf ausgehen, die Empfänglichkeit der Gesunden dadurch zu beseitigen, daß man sie unempfänglich gegen die Parasiten macht; z. B. durch fortgesetzte prophylaktische Chininbehandlung, alle 3 Tage 0,5 g. — Eine einfachere und zuverlässigere Immunisierung bleibt indes noch zu wünschen übrig. Vielleicht wird sie von dem neuerdings von Mühlens empfohlenen „Plasmochin", einem (von den Elberfelder Farbwerken) synthetisch hergestellten Chinolin-Derivat, geleistet.

C. Parasitäre Krankheiten mit schwer sichtbaren oder unbekannten, Bakterienfilter passierenden Erregern.

Eine wichtige Gruppe von Krankheitserregern, die so klein sind, daß sie mit den bisher bekannten Mitteln gar nicht oder nur sehr unvollkommen zu sehen sind, und die deshalb von Kruse als Aphanozoen bezeichnet werden.

Eine weitere Folge ihrer Kleinheit ist die, daß sie die für das Abfiltrieren von Bakterien benutzten Filter passieren. Jedoch machen sich in dieser Beziehung allerlei Abstufungen bemerkbar. Unter den Aphanozoen hat v. PROWAZEK diejenigen, welche grobere Zelleinschlüsse dadurch bilden, daß sie von Reaktionsprodukten der Wirtszelle umhullt werden, als Chlamydozoen (Manteltierchen) bezeichnet, LIPSCHUTZ diejenigen, welche in Form von feinsten Knotchen innerhalb von Zellen oder in Flüssigkeiten auftreten, Strongyloplasmen.

Zu den Aphanozoen gehören erwiesenermaßen oder wahrscheinlich die Erreger der Pocken und der Windpocken des Menschen, der Geflugelpocken, des Molluscum contagiosum und der gewöhnlichen Warzen des Menschen, der Masern, des gewöhnlichen Schnupfens (KRUSE), des Fleckfiebers, des Fünftagefiebers, der Dengue, des Pappatacifiebers, des Trachoms, der Hundswut, der epidemischen Kinderlähmung und Encephalitis, des Herpes simplex, der Maul- und Klauenseuche, der Lungenseuche der Rinder, der Rinder-, Schweine- und Huhnerpest u. a. m. Im folgenden können nur die wichtigsten dieser parasitaren Krankheiten genauer besprochen werden.

1. Variola, Pocken.

Im Gewebe der Pocken- und Kuhpockenpustel lassen sich zunachst rundliche Gebilde verschiedener Größe sichtbar machen, die nach mehrfacher Richtung Interesse haben. Sie wurden von GUARNIERI 1892 in den Zellen der MALPIGHIschen Schicht von Pockenpusteln entdeckt und als übertragbar erwiesen. Verimpft man namlich Inhalt von menschlichen Pockenpusteln (oder von Kuhpocken bzw. menschlichen Impfpusteln) auf die Hornhaut von Kaninchen, so entstehen auf ihr Knotchen, und man findet in den gewucherten Hornhautzellen die namlichen rundlichen Einlagerungen, welche GUARNIERI fur die Krankheitserreger ansprach und Cytoryctes (Zellaushöhler) variolae vaccinae benannte (vgl. Abb. 211). Diese gewohnlich als GUARNIERIsche Korperchen bezeichneten Gebilde vermehren sich mit dem Alter des Impfstichs und sind bei Weiterimpfungen unbegrenzt reproduzierbar. Durch abgeschabte Teilchen der Horn-

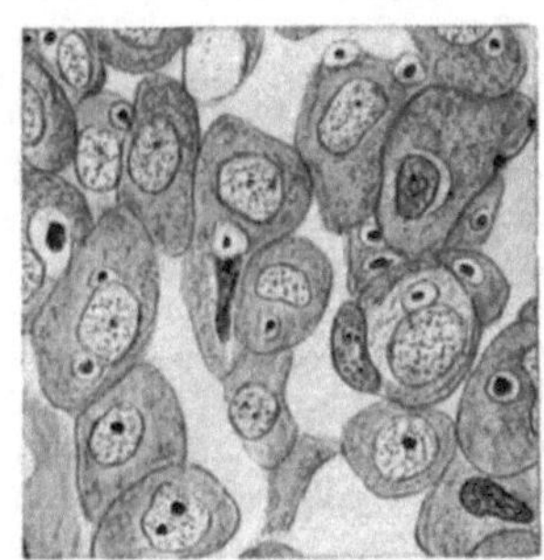

Abb. 211. GUARNIERIsche Korperchen. Kaninchenhornhaut. 1:1000. (Nach GOTSCHLICH und SCHURMANN.)

haut laßt sich derselbe Prozeß immer wieder bei neuen Kaninchen hervorrufen, und die Überimpfung von Abschabseln der Hornhaut auf Kalber und auf Kinder erzeugt Pusteln, welche eine Immunitat gegen spatere Impfungen mit animaler oder humanisierter Lymphe bewirken (v. WASIELEWSKI). Andere Substanzen oder unwirksam gewordene Lymphe sind nicht imstande, Vaccinekörperchen hervorzurufen.

Einige Beobachter wollen amoboide Bewegungen, ja Schizogonie usw. an den Korperchen gesehen haben und haben sich der Auffassung ihres Entdeckers von ihrer ursachlichen Bedeutung angeschlossen. PROWAZEK hat aber betont, daß durch Trypsin, Pepsin und Kochsalzlosung Auflosung der Korperchen eintritt und trotzdem die Lymphe wirksam bleibt, ferner daß ein Durchtritt des Virus durch die gewohnlichen, sehr engporigen Bakterienfilter stattfindet; er betrachtete daher die Korperchen nur als Reaktionsprodukte, die sich aus chromatin- und plastinartigen Stoffen das Zellplasmas unter dem Reize des eingedrungenen Virus bilden. Als die eigentlichen Parasiten sprach er äußerst kleine ($1/4 - 1/2 \mu$), kokkenartige Gebilde („Elementarkorper") an, die intracellular zu den etwas großeren „Initialkorpern" heranwachsen und hierbei die Bildung der GUARNIERI-schen Korperchen auslosen sollen, in deren Innerem sie liegen und durch hantelformige Teilungen wieder in Elementarkorper zerfallen. Mit diesen vielleicht identische feinste Elemente hat PASCHEN in Variola- und Vaccinepustel-Inhalt nachgewiesen und sie auch wiedergefunden, wenn er die Lymphe BERKEFELD-Filter passieren ließ und dann Ausstriche mit Ferrotannatbeize und Carbolfuchsin farbte; auch in Klatschpraparaten von geimpfter Kaninchenhornhaut sind sie vorhanden. Vielleicht sind sie auch identisch mit kleinen Korperchen, die von VOLPINO und CASAGRANDI in den Epithelzellen der Hornhaut bei Dunkelfeld-beleuchtung beobachtet wurden und sich nach GIEMSA blau farbten. — PROWAZEK und PAUL haben ferner die Lymphe zunachst durch BERKEFELD-Filter geschickt, und dann die passierte Flussigkeit durch engere Filter, namentlich Kolloidfilter aus $3^0/_0$igem Agar, gehen lassen; der Ruckstand auf letzteren soll mikroskopisch lediglich die „Elementarkorper" aufweisen. — Behufs Gewinnung von Reinkulturen totete FORNET zunachst alle begleitenden Bakterien durch Schutteln der Lymphe mit Äther ab, verdampfte alsdann den Äther, damit er nicht auch das Vaccine-Kontagium schadigte und legte anaerobe Kulturen in Rinder-serum oder Ascitesflussigkeit + Zuckerbouillon an. Nach 5—10 tagiger Bebrutung bei 37^0 trat eine wolkige Trubung auf, von der weitergeimpft wurde. Noch nach mehreren Übertragungen konnten zwar nicht regelmaßig, aber doch zuweilen mit diesen Kulturen Vaccinepusteln erzeugt werden. Mikroskopisch fanden sich in der Kultur $0,2—0,5\,\mu$ große runde Korperchen (angeblich sogar mit Entwicklungsstadien), die FORNET Micro-soma vaccinae benannte. — Auch diese Versuche sind noch nicht als beweisend anzu-sehen, da Verschleppung des unbekannten Kontagiums durch die Kulturen nicht sicher auszuschließen ist und die mikroskopischen Bilder zu unregelmaßige Formen zeigen. Viel-leicht wird es nie gelingen, den Erreger auf toten Nahrboden zu zuchten, weil er vermutlich sehr eng an den Stoffwechsel der lebenden Zelle gebunden ist. In diesem Sinne angelegte Gewebskulturen haben freilich bislang auch noch keine eindeutigen Ergebnisse geliefert. — Wohl aber gelingt es, im Tiere das Virus dadurch in Reinkultur zu erhalten, daß man nach FORNETs Äthermethode keimfrei gemachte Lymphe in den Hoden von Rinderbullen oder Kaninchenbocken injiziert, und auf diese Weise kann man es in beliebigen Passagen weiterzuchten (NOGUCHI). Bei intracerebralen Verimpfungen (MARIE, LEVADITI) werden, im Gegensatz zu den Hodenimpfungen, die oft ohne erhebliche Storungen verlaufen, die Tiere schwer krank und gehen unter Lahmungen nach wenigen Tagen zugrunde. Das Gehirn enthalt das Virus gleichfalls in Reinkultur und soll, ebenso wie das Hodenmaterial, zur Her-stellung praktisch verwendbarer Impfstoffe (Neurovaccine und -lapine, Testiculovaccine und -lapine) brauchbar sein; doch lassen sich im Hinblick auf die „originare Kaninchen-syphilis" (s. oben) Bedenken gegen die Lapinen nicht unterdrucken. — Bei Meerschwein-chen laßt sich das Virus sub- oder intracutan auf die Fußsohlen verimpfen und bildet dort typische Pusteln, die, abgesehen von Temperatursteigerungen, ohne weitere Storungen nach etwa 10 Tagen abheilen (GILDEMEISTER und HERZBERG).

Welche Auffassung man uber das Wesen der GUARNIERIschen Korperchen auch haben mag, von großer Bedeutung ist jedenfalls die unzweifelhafte Tatsache, daß sie ausschließ-lich durch Variola und Vaccine zustande kommen und daher bei abortiven Pocken- bzw. verdachtigen Varicellenfallen zur Differentialdiagnose (Impfung von Pustelinhalt auf die Hornhaut besonders empfanglicher junger Albinokaninchen) verwertbar sind. — Nach PAUL wird auch eine makroskopische Differentialdiagnose zwischen Pocken- und Varicellenmaterial am geimpften Kaninchenauge dadurch moglich, daß man den 48 (bei schwacher Reaktion 72) Stunden nach der Impfung herausgenommenen Bulbus in Sublimatalkohol einlegt. Nach $2—5$ Minuten erscheinen dann bei Verimpfung von Pocken-material die Impfstellen als runde, milchweiße Trubungen, die bei Varicellen (aber auch bei vereinzelten Pockenfallen!) nicht auftreten. Die Trubungen entsprechen den Entwick-lungsstatten der Cytorycteskorperchen.

Die Krankheit beginnt nach einer Inkubation von $9—13$ Tagen unter Schuttelfrost, hohem Fieber, Ruckenschmerzen u. a. oft mit Angina und schar-lach- oder masernartigem Exanthem (Initialstadium); am 3. bis 4. Krankheitstage unter Fiebernachlaß folgt der eigentliche Pockenausschlag (Eruptionsstadium) auf der Haut und den benachbarten Schleimhautgebieten, besonders den oberen Luftwegen und Augen. Es handelt sich um zunachst rote, derbe Knotchen, die sich im Verlauf von etwa 3 Tagen (Floritionsstadium) zu perlartigen, mit klarer Flussigkeit gefullten Blaschen entwickeln, zu Beginn der 2. Krankheitswoche unter neuem Fieberanstieg zu gelben, eitrigen Pusteln mit rotem Hof ausbilden (Suppurationsstadium), platzen und nach allmahlicher Abstoßung der dicken Borken mit tiefen Narben abheilen. Exitus haufig im Stadium des „Eiterfiebers". Besonders ungunstig ist die Prognose bei Fallen mit schweren, schon in fruhen Stadien eintretenden Blutungen (Variola haemorrhagica) und bei Fallen mit sehr zahlreichen, ineinander ubergehenden Pusteln (Variola confluens).

Das Virus ist im Pustelinhalt, in den Hautschuppen, im Sputum und Nasensekret und in den Hustentröpfchen der Kranken enthalten. Es ist gegenuber den meisten chemischen Desinfektionsmitteln maßig, gegen hohe Temperaturen recht empfindlich, dagegen gegen Kalte und Austrocknung hochst resistent, so daß es in trockenem Zustande uber 3 Jahre lebensfahig bleiben kann. Demgemaß stellen Wasche, Kleider, Betten und alle sonstigen vom Kranken benutzten Gebrauchsgegenstande für langere Zeit und auch nach weitem Transport gefährliche Infektionsquellen dar. So sind z. B. Epidemien von Bettfederreinigungsanstalten ausgegangen, in denen viel auslandisches, besonders aus Österreich-Ungarn, Rußland und China importiertes Material verarbeitet wird. — Die haufigste Infektionsquelle scheinen indes die Tropfchen zu sein, die vom Kranken beim Husten und Sprechen vermutlich schon im ersten Anfang bzw. vor Ausbruch der eigentlichen Krankheitssymptome, verspruht werden (FRIEDEMANN). Auch muß mit genesenen Virustragern gerechnet werden.

Als Transportwege fungieren vor allem Beruhrungen der verschiedensten Art, direkte und indirekte; ferner die Einatmung kontagiumhaltiger Tropfchen oder Staubchen. Auch die Luft im Freien soll in der Nahe von Pockenspitalern die Übertragung der Krankheit mehrfach bewirkt haben; jedoch ist in keinem dieser Falle jeder andere Infektionsmodus sicher auszuschließen. Gelegentlich kann der Transport der Erreger auch durch Nahrungsmittel (Milch) und durch Insekten erfolgen.

Die individuelle Empfanglichkeit erstreckt sich auf alle Lebensalter.

Durch Überstehen der Krankheit kommt eine mindestens 10 Jahre, nur in einzelnen Ausnahmefallen kurzer dauernde Immunitat zustande. Rezidive ebenso wie Erkrankungen Schutzgeimpfter verlaufen fast stets in milder Form (Variolois).

Eine ortliche Disposition tritt in manchen Landern und z. B. in den einzelnen Provinzen Preußens bis zu einem gewissen Grade hervor, ist aber nur abhangig von der Haufigkeit der Einschleppung aus verseuchten Landern und von wechselnden Sitten und Gebrauchen. Jahreszeitliche Schwankungen finden sich mehrfach, besonders da, wo starke Kontraste zwischen Sommer und Winter hervortreten. Die starkere Haufung der Pocken im Winter erklart sich durch den vermehrten Aufenthalt der Menschen in geschlossenen Raumen und die Erschwerung der Reinigung von Korper, Kleidern und Wohnung.

In neuerer Zeit sind in den verschiedensten Landern der Erde zum Teil sehr ausgedehnte Epidemien variolaahnlicher Erkrankungen beobachtet und unter mannigfachen Namen beschrieben worden („Alastrim" in Brasilien, die jetzt gebrauchlichste Bezeichnung „Whitepox, Mild-smallpox" in England, wo sie seit 1921 herrschen, „Weiße Pocken" in der Schweiz, gleichfalls seit 1921 u. a.). Sie sind durch gutartigen Verlauf ausgezeichnet und gehen nur sehr selten in die schwere Form uber. Da fast nur Menschen, die vor langerer Zeit oder gar nicht geimpft sind, an Alastrim erkranken und andererseits bei Alastrim-Erkrankten die Vaccination meist nicht angeht, auch GUARNIERIsche Korperchen bei Hornhautimpfungen nachweisbar sind, sind die Pocken und Alastrim wenn nicht fur vollig identisch, so doch fur sehr nahe verwandt anzusprechen. BLEYER beobachtete, daß sich unter den Affen des brasilianischen Urwaldes nach zufalliger Einschleppung menschenmilder Alastrim eine schwere Pockenepidemie mit hoher Letalitat entwickelte. Außer diesen Tieren konnen Rinder, Pferde (meist in Form der Stomatitis pustulosa contagiosa), Schweine und Ziegen von selbst an Pocken erkranken, Kaninchen und Meerschweinchen nur bei experimenteller Übertragung. Die vielfach als besondere Krankheit aufgefaßten Schafpocken sind nach neueren Untersuchungen von GINS nicht von den anderen Saugetierpocken abzutrennen; dagegen sind die Beziehungen der sog. „Vogelpocken", geschwulstartiger Veranderungen meist an den unbefiederten Hautteilen von Huhnern, Tauben und Gansen, zu den Saugetierpocken noch nicht hinlanglich geklärt, scheinen aber auch recht nahe zu sein. — Zwischen den Varicellen (Windpocken) und den Pocken besteht keine Verwandtschaft.

Die prophylaktischen Maßregeln haben sich nach Maßgabe des Reichsseuchengesetzes auf strenge Absperrung des Kranken, auf Pflege durch geschulte und gegen Pocken immune Warter, auf energische Desinfektion wahrend und nach der Krankheit und schleunige Schutzimpfung der einer Ansteckung ausgesetzten Personen zu erstrecken. Diese Maßnahmen zur Bekämpfung reichen aber nicht aus, wie durch die neuere Pockenstatistik derjenigen Länder und Städte bestätigt wird, in welchen nur eine solche Seuchenbekampfung bereits seit Jahren Eingang gefunden hat, ohne daß eine wesentliche Hemmung der Ausbreitung gelungen ware.

Dagegen bietet bei den Pocken eine Schutzimpfung besonders günstige Aussichten, weil hier eine aktive Immunisierung mit einem Impfstoff möglich ist, der mit außerordentlicher Zähigkeit seinen bestimmten Virulenzgrad beibehält, der ferner in der Regel eine sehr maßige, durchaus unbedenkliche Impfkrankheit erzeugt und schließlich einen sicheren Impfschutz auf die Dauer von 10 Jahren und länger gewahrt.

Der Vorlaufer der heutigen Schutzpockenimpfung war die „Variolation", die in der ersten Halfte des 18. Jahrhunderts vom Orient aus, wo sie schon lange geubt wurde, auch in Europa Verbreitung fand. Man hatte die Erfahrung gemacht, daß die Erkrankung bei kunstlicher Einimpfung des Pockenvirus in der Haut zumeist relativ leicht verlauft. Nach etwa dreitagiger Inkubation bilden sich an den Impfstellen Pusteln aus, die am 9. Tage den Hohepunkt der Entwicklung erreichen; am 7. und 8. Tage tritt heftiges Fieber ein und am 10. Tage eine allgemeine Eruption von Pusteln, die aber schon am 12. Tage zuruckgeht. — Der Erfolg der Variolation war jedoch keineswegs befriedigend: Erstens war die Erkrankung doch oft genug ziemlich schwer und hinterließ dauernde Schadigungen; selbst Todesfalle (etwa 1:300 Geimpfte) kamen vor. Zweitens aber trug die Variolation sehr zur Verbreitung der Pocken bei, da die von den Geimpften stammenden Erreger bei Ungeimpften nicht wieder gemilderte, sondern schwere typische Variola hervorriefen.

Die Variolation wurde daher verlassen, als man einen Impfstoff kennen lernte, dem diese schweren Mangel nicht anhaften.

Dieser Impfstoff ist von dem englischen Landarzt EDWARD JENNER (1749 bis 1823) im Inhalt („Lymphe") der Kuhpocke eingefuhrt worden. Als Kuhpocken (Vaccine) bezeichnet man eine vorzugsweise junge weibliche Tiere befallende Krankheit des Rindviehs, bei der unter 2—3tägigem Fieber am Euter zuerst pockenartige, jedoch bei normaler Weiterentwicklung nicht eitrig werdende Bläschen entstehen, die nach 8—10 Tagen eintrocknen und allmählich als brauner

Schorf abfallen, und deren Sekret beim Menschen ähnliche Pusteln
mit gleichem gutartigem Verlaufe hervorruft.

Daß zwischen der Vaccine und den Menschenpocken eine Verwandtschaft
besteht, war JENNER unbekannt. Er ging von dem Volksglauben seiner Heimat
aus, daß Menschen (Melkpersonal), die gelegentlich Kuhpocken durchgemacht
hatten, bei Pockenepidemien von der Krankheit verschont blieben, und gewann
in jahrzehntelangen Beobachtungen die Überzeugung von der Richtigkeit
dieser Tradition. Er lieferte schließlich, im Jahre 1796, den bestimmten Beweis
für die Schutzkraft der Kuhpocken gegen die Menschenpocken dadurch, daß
er mit Kuhpocken infizierte Menschen nachher der Variolation unterwarf,
und daß diese ohne Erfolg blieb. Ferner zeigte JENNER, daß die Übertragung
der Kuhpocken von Mensch zu Mensch möglich sei, und daß dieser humanisierte Impfstoff die gleiche Schutzkraft äußert, wie der vom Tier stammende
animale Impfstoff. Dadurch wurde in damaliger Zeit, wo man die Kuhpocken
für eine besondere, nur spontan und selten auftretende Krankheit hielt, und wo
man von deren künstlicher Übertragbarkeit von Tier zu Tier noch nichts wußte,
überhaupt erst die Ausführbarkeit der Impfung in großem Maßstabe und ein
Impfzwang möglich.

Neuerdings können wir auf die Verwandtschaft zwischen Variola und Vaccine
zunächst daraus schließen, daß die Ergebnisse der oben angeführten histologi-
schen und kulturellen Untersuchungen über das Kontagium und seine spezifische
Einwirkung auf die Zellen für beide durchaus übereinstimmen. Beweisender
sind aber die biologischen Beobachtungen, die sich aus Übertragungs- und Im-
munisierungsversuchen ergeben. Künstliche Übertragungsversuche von Variola
auf Kälber und Kühe fielen früher meist negativ aus, so daß viele an den Zusammenhang der Menschen- und Kuhpocken überhaupt nicht glauben wollten.
Erst durch FISCHER, HACCIUS, FREYER, VOIGT u. a. ist gezeigt worden, daß
bei richtiger Technik (Verimpfung junger Pockenpusteln samt ihrem Boden in
breiter Kontaktfläche) die Übertragung fast ausnahmslos gelingt, und daß
dadurch Immunität gegen Variola und Vaccine bewirkt wird. Der
Impfeffekt besteht darin, daß eine leichte Erkrankung eintritt mit lokaler
Pustelbildung (Variola-Vaccine), die durchaus dem Bilde der oben beschriebenen
Kuhpocken gleicht. Die bisher nur „originär" beobachteten Kuhpocken waren
früher offenbar unabsichtlich durch frisch variolisierte Melker entstanden.
Zweitens rufen weitere, nunmehr leicht haftende Übertragungen von Variola-
vaccine auf Kälber stets wieder Vaccine hervor, und diese Eigenschaft erhält
sich in weiteren Fortzüchtungen. Sie bewährt sich aber auch beim Menschen;
bei Infektion mit dem Vaccinevirus erkrankt dieser gleichfalls nur in leichter
Weise und wird gegen Vaccine und Variola immun. Der Vaccineerreger
ist demnach eine durch Tierpassage abgeschwächte Modifikation
des Variolaerregers, die als Antigen auf dem Wege aktiver Immunisierung einen Schutz gegen die virulentere Modifikation verleiht,
ähnlich wie die Kaninchenmodifikation des Schweinerotlaufs, der Tollwut
u. a. m. — Auch auf Kälber kann in jetziger Zeit leicht eine unabsichtliche
Übertragung von Vaccine stattfinden durch frisch vaccinierte Menschen; so
erklärt sich die heutige Entstehung der „originären" Kuhpocken.

Die klinischen Erscheinungen bei der künstlichen Vaccination
des Menschen sind verschieden, je nachdem es sich um eine Erst- oder um

eine Wiederimpfung (Revaccination) handelt (v. PIRQUET). Beim Erstimpfling folgt zunächst nach einer schnell vorübergehenden, nicht spezifischen
Hyperämie der Impfschnitte und ihrer Umgebung (der „traumatischen Reaktion") ein 3 Tage dauerndes Stadium der „Latenz". Alsdann röten sich die
Schnitte aufs neue und schwellen zu kleinen Knötchen an, die am 5. Tage hoch-
rote, flachhalbkugelige „Papeln" (Papillen) bilden, sich am 6. Tage abflachen
und kegelstumpfartig in die Ebene der geröteten, sonst aber normalen Haut
abfallen. Am 7. und 8. Tage vollzieht sich unter zunehmender Exsudation
ins Innere des Blaschens eine Differenzierung der zentralen, perlgrauen, in der
Mitte leicht eingezogenen Efflorescenz von dem schmalen, ziemlich scharfen,
hochroten Saum, der „Aula". Das Bläschen („JENNERsches Bläschen") enthält
die völlig klare, bakterienfreie „Lymphe", die beim Anstich in einzelnen Tröpfchen herausquillt und früher, nach JENNERs Vorgang, zur Übertragung auf
neue Impflinge diente. Am Abend des 9. Tages entwickelt sich plötzlich unter
Fieber, Schwellung und Druckempfindlichkeit der Achseldrüsen aus der Aula
eine erysipelartige, peripher schnell wachsende, weit ausgedehnte und von
derber, erhabener Infiltration des Untergrundes und kollateralem Ödem be-
gleitete düsterrote Hyperämie, die „Area" (Areola). Gleichzeitig trubt sich
der Inhalt des Blaschens eitrig und verliert die weitere Übertragbarkeit. Vom
11. Tage Abblassen der Area und Eintrocknen der gelblichen „Pustel" zu einer
braungelben bis schwarzbraunen Borke, die nach 3—4 Wochen unter Hinterlassung einer strahligen Narbe abfallt. Dieser Verlauf ist fast ausnahmslos bei
jedem Erstimpfling und jeder Impfstelle desselben zu beobachten.

Im Gegensatz hierzu beobachtet man bei vielen Wiederimpflingen
gewisse Erscheinungen, die aus der wiederholten Einbringung des gleichen
Antigens erklart und als anaphylaktische aufgefaßt werden können (v. PIR-
QUET). Ein gemeinsames Merkmal der Revaccination ist der schnellere Eintritt der spezifischen Reaktion, und zwar um so früher, je kürzer das
Intervall seit der ersten Impfung ist. v. PIRQUET unterscheidet zwei Haupttypen:
1. Die typische „Frühreaktion", bei kurzem Intervall seit der Erstimpfung:
Papelbildung schon am 2. Tage ohne Areola und Fieber. 2. Die beschleunigte
„Areareaktion", bei längerem Intervall seit der Erstimpfung: Nach 48stun-
diger Latenz Papel mit schmaler Aula, schon am 3. Tage allmahlicher Übergang
derselben in die Area von maßiger Ausdehnung und Rotung ohne oder unter
geringem Fieber, Akme am 7.—8. Tage, rasche Rückbildung, manchmal, besonders nach sehr langem Intervall seit der Erstimpfung, hohes Fieber und
noch starkere Area wie beim Erstimpfling („hyperergische beschleunigte Areareaktion").

v. PIRQUET hat diese Erscheinungen bei der Erst- und Wiederimpfung folgendermaßen
zu erklaren versucht: Bei der Erstimpfung vermehren sich zunachst die Erreger an der
Impfstelle ohne bemerkbare Reaktion. Erst nach 3 Tagen tritt eine solche — wahrscheinlich schon unter Antikorperbildung — in Gestalt der Papel und Aula auf; erstere nimmt in
den folgenden Tagen entsprechend dem Wachsen der Erreger zu; gleichzeitig gelangt ein
Teil von ihnen auf dem Blutwege in Milz und Knochenmark und regt hier die Bildung von
Lysinen an, die gegen die Hulle des Erregers gerichtet sind. Diese losen zunachst nur einzelne
Erreger im Kreislauf, machen aus ihnen pyrogene Endotoxine frei und rufen dadurch zuerst
nur maßiges, dann aber, beim Angriff auf die Hauptmasse des Erregers an der Impfstelle,
hohes Fieber und lokale Entzundung hervor. Unterdessen werden auch gegen die Endotoxine Antikorper gebildet, die schließlich, im Verein mit den Lysinen, den Mikrobenresten
und Krankheitserscheinungen ein Ende machen. Beide Antikorper bleiben alsdann in

den Geweben des Organismus lange Zeit erhalten, und zwar die Lysine langer als die Antitoxine, und bedingen das veranderte Verhalten („Allergie") des Wiederimpflings gegenuber dem Erstimpfling: Sind namlich beide Antikorper noch reichlich vorhanden, so werden wieder eingeimpfte Mikroben samt ihren Toxinen sehr schnell fast restlos vernichtet; ist aber schon relative Insuffizienz der Antitoxine eingetreten, so werden zwar die Erreger schneller abgetotet, aber der Überschuß der nicht neutralisierten Toxine bewirkt Areabildung und Fieber; versagen schließlich auch die Lysine, so wachsen zwar zunachst die Erreger im Gewebe, der Organismus hat aber die Fahigkeit zuruckbehalten, neue Antikörper rascher als bei der Erstimpfung nachzubilden und beseitigt daher schneller die Mikroben und Toxine. Dieser Zustand der „Überempfindlichkeit" schwankt individuell erheblich; er ist besonders ausgepragt bei den „hyperergischen" Reaktionen, die durch schnelle Lysinbildung ohne entsprechende Antitoxinproduktion bedingt werden, und steigert sich bei wiederholter Revaccination durch stetige Zunahme dieses Mißverhaltnisses.

Experimentell hat sich bezuglich der Antikörper folgendes ergeben: Im Blutserum von Pockenrekonvaleszenten und erfolgreich geimpften, sowie von variolisierten und vaccinierten Versuchstieren (Affe, Kalb, Kaninchen, Pferd) sind ofters virulicide (thermostabile) Antikörper etwa vom 7. Tage an nachgewiesen worden, die ungefahr am 14. Tage ihre größte Wirksamkeit erreichen und dann meist ziemlich schnell, manchmal schon nach wenigen Tagen, wieder verschwinden. Agglutinine und Pracipitine scheinen, wenn uberhaupt, nur in praktisch nicht verwertbarer Menge vorhanden zu sein. Komplementbindende Stoffe konnten bei Pockenrekonvaleszenten nur etwa 3 Wochen lang, bei Revaccinierten (nur in $^1/_3$ der Falle) vom 10.—16. Tage, bei lapinisierten Kaninchen etwa in derselben Zeit, bei Rindern überhaupt nicht oder nur in äußerst geringer Menge gefunden werden.

Gegen den Erklarungsversuch v. Pirquets laßt sich demnach geltend machen, daß bisher nur virulicide Stoffe nachgewiesen sind und daß auch sie nicht, mindestens nicht als freie Receptoren, der eigentliche Trager der Hautimmunitat sein konnen, da diese bereits vor dem Auftreten der Antikorper nachweisbar ist und lange nach deren Verschwinden fortbesteht. Diesen Tatsachen tragt folgende Vorstellung uber die Entstehung der Immunitat mehr Rechnung: Das Virus hat eine besondere Affinitat zu gewissen Deckepithelzellen, gelangt abgetotet oder bis auf seine als Antigen noch wirksamen Bestandteile abgebaut von der Impfstelle aus auf dem Blutwege zu jeder ihm spezifisch verwandten Deckepithelzelle und verleiht ihr nach Verankerung an praformierte Receptoren die neue „allergische" Fahigkeit, diese Receptoren im Überschuß zu bilden (histogene Immunitat) und in die Blutbahn abzustoßen, wo sie einige Zeit nachweisbar sind und durch Antigen-Antikorperreaktion zur Bildung der Area beitragen. Stellt die Zelle die Abstoßung freier Receptoren ein, so behalt sie doch die Fahigkeit, auf geringere oder, nach langerer Zeit, erst auf großere Antigenmengen mit beschleunigter Abstoßung von Receptoren zu antworten und den Erreger sofort, fast ohne Reaktion, oder etwas langsamer unter Eintreten ortlicher Reaktion, zu vernichten (Hallwachs). Nach neuerer Auffassung (Sobernheim u. a.) ist diese Vorstellung nicht auf die Haut zu beschranken, sondern wahrscheinlich noch auf innere Organe zu erweitern.

Die besondere Schwierigkeit einer Bekämpfung der Pocken führte bald zu der Überzeugung, daß nur die Einführung eines allgemeinen Impfzwangs imstande sein werde, diese Krankheit zu tilgen. Fallt der gesetzliche Zwang fort, so entziehen sich viele aus Leichtsinn oder Unglauben der Impfung; durch diese werden dann auch alle die zahlreichen Menschen in Gefahr gebracht, bei welchen durch ungenugend ausgeführte, erfolglose oder schon lange nicht wiederholte Impfung der Impfschutz ausgeblieben war.

Aus diesen Erwagungen heraus führten verschiedene Kulturländer schon wenige Jahre nach der Jennerschen Entdeckung den Impfzwang ein; 1807

Bayern, 1810 Schweden, 1835 Preußen. 1874 wurde fur Deutschland ein neues Impfgesetz erlassen.

Dieses Gesetz bestimmt, daß jedes Kind vor Ablauf des Kalenderjahres, welches auf das Geburtsjahr folgt, zum ersten Male, und vor Ablauf des Jahres, in welchem die Kinder ihr 12. Lebensjahr vollenden, zum zweiten Male (Revaccination) geimpft wird. Der gesetzlichen Pflicht ist genugt, wenn mindestens eine Impfpustel entwickelt ist; wunschenswert ist die Entwicklung von vier Pusteln, da der Grad der Schutzwirkung von der Zahl der entwickelten Pusteln abhangig ist. (Pockenkranke mit einer schlechten Narbe lieferten noch 12% Todesfalle, solche mit zwei guten Narben 2,3%, mit vier guten Narben 0,05%.)

Der Impfzwang erscheint indes nur dann gerechtfertigt, wenn der Schutz gegen Variola unzweifelhaft feststeht und andererseits die Gefahr einer Gesundheitsschadigung durch die Impfung auf ein verschwindendes Mindestmaß herabgedrückt ist.

Die Schutzkraft der Pockenimpfung geht zunachst hervor aus dem durchweg negativen Ergebnis der von JENNER und seinen Zeitgenossen in mehreren Tausenden von Fallen vorgenommenen Experimente, in welchem die geimpften Individuen nachtraglich der Variolation unterworfen wurden.

Ferner ergibt sich diese Schutzkraft aus den statistischen Zusammenstellungen. Freilich durfen diese nicht etwa in der Weise ausgefuhrt werden, daß nur eine Anzahl von Pockenkranken befragt wird, ob sie in der Jugend geimpft seien. Die so erhaltenen Aussagen sind stets unsicher, lauten aber meist, falschlicherweise, bejahend, da z. B. in Preußen seit 1835 das Unterlassen der Impfung mit Polizeistrafe bedroht war.

In richtigerer Weise hat man in Stadten, welche von starkeren Pockenepidemien heimgesucht waren, eine Statistik zu gewinnen versucht, indem man nach den amtlichen Impflisten die Zahl der uberhaupt Geimpften und die der Nichtgeimpften und ferner die Zahl der unter den Pockenkranken vorhandenen Geimpften und Ungeimpften feststellte. Bei einer solchen Zusammenstellung, z. B. 1873 in Chemnitz, hat sich ergeben, daß nur etwa 1,6% Erkrankungsfalle auf Geimpfte, dagegen 60% und mehr auf Nichtgeimpfte entfielen.

Starke Differenzen in der Pockenmortalitat treten ferner hervor, wenn dasselbe Land vor und nach der Einfuhrung des Impfzwanges verglichen wird. Da aber hierbei der Einfluß der Durchseuchung moglicherweise die Zahlen beeinflussen konnte, ist es noch richtiger, verschiedene Lander und Stadte von ungefahr derselben Bevolkerungsziffer und dem namlichen Kulturzustand zu vergleichen, und zwar einerseits solche, in welchen der Impfzwang besteht, andererseits solche, bei welchen die Impfung hochstens fakultativ eingefuhrt ist. Dabei zeigte sich in den vor und nach dem deutschen Impfgesetz liegenden Zeitraumen, daß in den Landern und Stadten ohne Impfzwang (Österreich, Prag) die fruhere hohe Pockenmortalitat sich erhielt, wahrend sie in den angrenzenden Landern und Stadten mit Impfzwang (Preußen, Dresden) sehr reduziert wurde (siehe nachstehende Tabelle).

Pockensterblichkeit auf 100 000 Einwohner.

Jahr	Preußen	Österreich	Dresden	Prag	Jahr	Preußen	Österreich	Dresden	Prag
1865	43,8	22,8	2,0	21,0	1880	2.6	64,7	3,6	290,2
1866	62,0	35,9	7,9	25,4	1881	3,6	81,4	2,7	64,6
1867	43,2	46,9	28,5	83,9	1882	3,6	94,8	1,3	57,8
1868	18,8	35,5	38,0	26,9	1883	2,0	59,2	0,9	225,5
1869	19,4	35,2	1,8	19,0	1884	1,4	50,8	0,4	359,9
1870	17,5	30,2	8,9	26,4	1885	1,4	57,8	1,2	57,3
1871	243,2	39,2	326,6	15,0	1886	0,5	38,2	0	55,5
1872	262,4	189,9	84,1	396,5	1887	0,5	41,4	0	84,9
1873	35,6	314,7	13,0	281,6	1888	0,3	60,5	0	250,0
1874	9,5	174,3	4,2	30,0	1889	0,5	52,5	0	118,3
1875	3,6	57,6	2,6	10,9	1890	0,1	25,0	0,4	1,2
1876	3,1	40,2	0,5	78,4	1891	0,1	28,5	0	36,1
1877	0,3	54,5	0,9	395,8	1892	0,3	25,1	0	101,4
1878	0,7	61,6	0	86,8	1893	0,4	23,8	0	39,0
1879	1,3	51,7	1,9	84,4	1894	0,3	10,2	0	0,9

Die fruheren deutschen Impfgesetze waren keineswegs geeignet, einen vollen Impfschutz zu erzielen; namentlich bestand fruher kein Revaccinationszwang, und es ist langst bekannt, daß eine einmalige Impfung nicht fur Lebenszeit Schutz gegen Pockenerkrankung gewahren kann. Deutlich ersichtlich wird diese Differenz durch einen Vergleich der Pockenerkrankungen in Preußen einerseits beim Zivil, andererseits beim Militar, bei dem bereits seit dem Jahre 1834 Revaccinationszwang bestand.

Erst das am 8. April 1874 in Kraft getretene Reichsimpfgesetz fuhrte den Revaccinationszwang ein. Der Erfolg war unzweifelhaft: Nachdem in den Jahren 1881/82 die Zahl der jahrlichen Todesfalle noch einmal 1000 uberschritten hatte, betrug sie wahrend des 25 jahrigen Zeitraums von 1886—1910 durchschnittlich nur 66,1, darunter zahlreiche zugereiste Auslander, und großere Epidemien sind in Friedenszeiten nicht mehr vorgekommen. Im Kriege 1914—18 und in den ersten Nachkriegsjahren ist allerdings eine Zunahme der Pockenerkrankungen und -Todesfalle eingetreten. Im Sommer 1916 durch wolhynische Ruckwanderer nach Ostpreußen eingeschleppt, wurde die Krankheit namentlich in Schleswig-Holstein durch landwirtschaftliche Wanderarbeiter und Obdachlose weiter verbreitet und fand auch unter den Arbeitern großer Fabrikbetriebe in Norddeutschland Eingang. So erkrankten im Jahre 1916 685 Personen (mit 93 Todesfallen), im Jahre 1917 sogar 3228 Personen (mit 456 Todesfallen). Nachdem im Jahre 1918 dank der energischen Maßnahmen die Zahl der Erkrankungen unter den Friedensdurchschnitt zuruckgegangen war, kam es, z. T. wohl infolge der Heeresabrustung und politischen Wirren namentlich in Oberschlesien, im Jahre 1919 und 1920 zu einer erneuten Steigerung (mit 707, bzw. 354 Todesfallen). Im Laufe der nachsten Jahre ist aber der gunstige Stand der Vorkriegszeit wieder erreicht und ungestort beibehalten worden.

Gins hat darauf aufmerksam gemacht, daß bei dieser letzten Epidemie Kinder bis zu 12 Jahren nur etwa 1% der Gestorbenen ausmachten, Personen im Alter von 13—39 Jahren etwa 8% und der Rest, uber 90%, 40 Jahre und mehr alt war, wahrend sich in der schweren Pockenepidemie der Kriegsjahre 1870/71 die Altersverteilung genau umgekehrt verhielt, — gleichfalls ein Beweis fur den Erfolg unseres jetzigen Impfwesens.

Ferner verdient hervorgehoben zu werden, daß sich im letzten Kriege auf dem ostlichen Kriegsschauplatze unter den deutschen Truppen nur 442 Pockenerkrankungen (mit 21 Todesfallen) bei einer durchschnittlichen Iststarke des Feld- und Besatzungsheeres von 6 370 954 Mann ereigneten, obwohl die Mannschaften oft der Ansteckungsgefahr ausgesetzt waren, manchmal sogar in pockenverseuchten Quartieren lagen.

Andererseits bewirkt die Impfung normalerweise nur die oben geschilderte lokale Reaktion und eine schnell vorubergehende Storung des Allgemeinbefindens. Schwerere Storungen, ja sogar Todesfalle, die unmittelbar oder mittelbar der Impfung zur Last gelegt werden mussen, kommen leider vor, aber nur ganz vereinzelt; in den 10 Jahren 1902—1911 ereigneten sich bei etwa 30 Millionen Erst- und Wiederimpfungen 120 Todesfalle (d. h. etwa 1:250 000), in den Jahren 1912—24 83 Todesfalle. Nach Czerny und Opitz, welche neuerdings die Impfschaden eingehend erortert haben (Lentz und Gins, Handb. d. Pockenbekampfung), sind dieselben bei den Erstimpflingen haufiger und ernster als bei den Wiederimpflingen und treten entweder als „spezifisch-vaccinale" oder als „nicht spezifisch-vaccinale" Komplikationen auf. Zu den ersteren gehoren, abgesehen von den harmlosen, manchmal in der Nachbarschaft der Impfpusteln auftretenden „Nebenpocken" und den gleichfalls harmlosen, gelegentlich erscheinenden, meist masernahnlichen, postvaccinalen Exanthemen, die Vaccina secundaria und die Vaccina generalisata. Erstere kommt dadurch zustande, daß der Impfling Impfstoff von den Impfstellen aus meist durch kleine Kratzwunden auf andere Korperstellen ubertragt. Die dort entstehenden sekundaren Impfpocken sind im allgemeinen etwas kleiner als die primaren und heilen an indifferenten und gesunden Hautstellen ohne besondere Storungen gleichzeitig mit den primaren ab. Nur an den Genitalien (Vulva kleiner Madchen), am Anus und an den Augen kann es zu sehr lastigen und folgenschweren Prozessen (Vaccine-Ophthalmie mit Beteiligung der Cornea) kommen. Besonders ernst aber sind solche Autoinokulationen, wenn sie auf ekzematosen Hautpartien großeren Umfangs erfolgen; in einzelnen Fallen von solchem Eczema vaccinatum ist leider der Tod eingetreten. — Bei der Vaccina generalisata handelt es sich um einen meist zur Zeit der Pustelreife plotzlich auftretenden Blaschenausschlag an den verschiedensten Korperstellen bei durchaus gesunder Haut infolge von Verschleppung des Virus auf dem Blut- oder Lymphwege. Die Abheilung erfolgt gleichzeitig mit den

primären Impfpusteln meist ohne Narbenbildung. Nach CZERNY und OPITZ kamen in den
Jahren 1912—24 22 Fälle zur Meldung, von denen 5 starben. Die Ursache dieser Kompli-
kation ist unbekannt und wird angesichts der meist verzögerten Entwicklung der primären
Impfpusteln in einer Störung des normalen Immunitatsvorgangs gesucht.

Zu den nicht spezifisch-vaccinalen Komplikationen gehören das sog. Früh-Erysipel,
das in den ersten 3 Tagen nach der Impfung auftritt und auf primäre Infektion der Impfschnitte durch unreines Impfgerät (nicht durch die Lymphe) zuruckzufuhren und selten
geworden ist (1902—1924 7 Todesfälle), und die verschiedenartigen, durch sekundäre Infektionen der Impfpusteln zustande kommenden Affektionen, vom Impfgeschwür evtl.
mit Lymphangitis und Lymphadenitis bis zu ausgebreiteten Phlegmonen und pyämischen
und septischen Prozessen. Hierher gehört auch das Spät-Erysipel, das, am 7.—10. Tage,
manchmal noch später, nach der Impfung beginnend, namentlich bei Wiederimpflingen
beobachtet wird und prognostisch ziemlich ernst ist (1912—1924 13 Todesfälle). Die Übertragung von Syphilis, Lepra und Tuberkulose war früher, bei der Überimpfung der Lymphe
von Arm zu Arm, möglich und hat z. B. mit luetischem Virus in etwa 700 gutbeglaubigten
Fällen stattgefunden, kann aber heute bei der allein zulässigen Verwendung von animaler
Lymphe angesichts der Unempfindlichkeit des Rindes für Syphilis und Lepra und Dank
den weitgehenden Vorsichtsmaßregeln behufs Ausschaltung tuberkuloser Tiere von der
Impfstoffgewinnung als ausgeschlossen bezeichnet werden. Eine Erhöhung der Disposition
zu Infektionskrankheiten oder eine Verschlimmerung schon bestehender Infektionskrankheiten lehnen CZERNY und OPITZ (höchstens mit Ausnahme der tuberkulosen Meningitis)
ab, während allerdings andere Autoren eine derartige ungunstige Beeinflussung für möglich
halten. Ob insbesondere, wie neuerdings von einzelnen Autoren behauptet ist, die Vaccination
an dem Ausbruch von Encephalitis und Poliomyelitis ursächlich beteiligt ist, ist — abgesehen
von der sehr großen Seltenheit des Zusammentreffens — höchst zweifelhaft. Dagegen vertreten Ärzte des öfteren die Ansicht, daß bei kleinen Kindern mit exsudativer Diathese
Hautleiden, namentlich Ekzeme, bei Kindern mit hamorrhagischer Diathese Skorbut mani-
fest oder verschlimmert und durch das Impffieber bei chronisch ernahrungsgestörten und
labilen Kindern Magendarmstorungen verursacht werden können.

Eine besondere Art von Impfschaden stellen endlich noch die Vaccine-Übertra-
gungen von Geimpften auf Nichtgeimpfte dar. Sie betreffen zumeist Erwachsene
oder ältere Kinder, kommen durch direkte Beruhrungen des Pustelinhalts oder durch Handtucher, Schwamme u. dgl. zustande und können alsdann die klinischen Erscheinungen der
Vaccina secundaria, manchmal mit schweren Komplikationen (Vaccine-Ophthalmie mit
Erblindung!), oder des Eczema vaccinatum darbieten.

Gegen diese Gefahren suchen die Vorschriften des Reichsimpfgesetzes möglichst große
Sicherheit zu gewähren.

Um die Lymphe von Kontagien frei zu halten, ist jetzt durchweg der
humanisierten Lymphe animale Lymphe substituiert, welche in Staats-
instituten unter besonderen Vorsichtsmaßregeln gewonnen wird; nach den
,,Beschlüssen des Bundesrats zur Ausführung des Impfgesetzes" vom 22. März
1917 ist die Impfung sowohl bei offentlichen als auch bei Privatimpfungen
nur mit Tierlymphe vorzunehmen; alle früher gestatteten Ausnahmen sind
aufgehoben.

Aus den Vorschriften für die ,,staatlichen Anstalten zur Gewinnung von Tierlymphe"
sei hervorgehoben, daß junge Rinder oder Kälber von mindestens drei, womöglich fünf
Wochen benutzt werden sollen; dieselben sind vor der Impfung vom Tierarzt zu untersuchen.
An den gesund befundenen Tieren wird die Impffläche (Unterbauch, innere Schenkelflächen)
rasiert, mit Seife und warmem Wasser gereinigt, mit 1 $^0/_{00}$ Sublimatlösung oder Carbolwasser
desinfiziert und das Desinfiziens mit sterilem Wasser wieder entfernt. Die Impffläche wird
dann mit zahlreichen Schnitten versehen und in diese humanisierte oder animale Lymphe
eingebracht. Bei Benutzung der humanisierten Lymphe als Impfstoff erhält man die sog.
Retrovaccine; dieselbe wird dem durch Weiterimpfen der animalen Lymphe gewonnenen
Impfstoff vielfach vorgezogen, weil dieser sich leicht abschwachen soll. Doch scheint die
Abschwachung durch Benutzung alterer Kälber und Auswahl der besten, schon am 4. Tage
entwickelten Impfpusteln vermeidbar. Neuerdings ist auch Kaninchenpassage (Lapine)

zur Kräftigung abgeschwächter Kälberlymphe empfohlen worden. — „Originäre" Lymphe,
von zufällig auftretenden (d. h. durch geimpfte Kinder übertragenen) natürlichen Kuhpocken
herrührend, bietet selbstverständlich keine besonderen Vorteile. Dagegen ist Impfung der
Kälber mit Menschenblattern zulässig, aber nicht immer empfehlenswert, weil die Gefahr
einer Ausstreuung des Pockenkontagiums meist nicht genügend ausgeschlossen werden kann.

Die Kälber werden nach der Impfung vom Tierarzt beobachtet, in besonderem Stall
gehalten und sofort ausrangiert, wenn ihre Temperatur 41,5° übersteigt; außerdem werden
sie nach der Lymphabnahme obduziert und die inneren Organe sorgfältig untersucht. Bei
irgendwie verdächtigem Befund wird die Lymphe verworfen.

Die Kälberlymphe wird am 4.—5. Tage abgenommen; da die Pusteln sehr saftarm
sind, wird nicht nur der Inhalt derselben entleert, sondern es werden mittels scharfen Löffels
oder Lanzette die Pusteln (möglichst blutfrei) abgekratzt. Die gewonnene Masse wird mit
60% Glycerin im Mörser oder besser in besonderen (sterilisierten) Mühlen innig verrieben,
so daß eine emulsionsartige, graugelbliche, trübe Flüssigkeit entsteht; seltener läßt man nach
der Verreibung durch Sedimentieren oder Zentrifugieren die festen Teile abscheiden und
benutzt nur die obere, klare Flüssigkeit. Zum Abfüllen und Versenden werden nur sterilisierte Glasgefäße benutzt.

Die frische animale Lymphe enthält stets zahlreiche Bakterien, meist Saprophyten,
häufig aber auch pyogene Staphylokokken, seltener Streptokokken. Diese Bakterien sind
ohne Einfluß auf die Entwicklung der Pustel und die Entzündungserscheinungen. Gewinnt man die Lymphe durch Desinfektion der Impffläche und ähnliche Maßregeln möglichst
keimfrei, so bewirkt das keinen Unterschied; selbst Impfung mit völlig keimfreiem Blut
geimpfter Kälber macht unter Umständen die gleichen Reizerscheinungen. Die Bakterien
der Lymphe dringen offenbar gar nicht in die tieferen Hautschichten ein, sondern bleiben
in der Epidermis; und der Pustelinhalt erweist sich bis zum 7. Tage als steril. Von dem
gewöhnlichen Keimgehalt der Lymphe droht daher keine Gefahr; immerhin wird man wünschen müssen, ihn nach Möglichkeit zu verringern, und dazu ist die längere Einwirkung des
Glycerins und Kälte geeignet. — Um die Lymphe lange haltbar zu machen und namentlich
dem raschen Verlust ihrer Wirksamkeit in den Tropen zu begegnen, hat man versucht,
chemische Mittel anzuwenden, die alle Bakterien abtöten, aber das Vaccinekontagium nicht
schädigen. Von FORNET ist dazu Ausschütteln mit Äther empfohlen; von SEIFFERT und
HUNE 3% Chinosol; von GEISSLER $H_2O_2 + CO_2$; von KIRSTEIN Eucupin; von FRIEDBERGER
ultraviolette Strahlen. Die praktische Verwertbarkeit dieser Methoden ist jedoch noch nicht
sicher erwiesen. Gut bewährt hat sich die Herstellung von Trockenlymphe in Pulverform
(zum Gebrauch mit Wasser und Glycerin anzureiben); namentlich aber die Aufbewahrung
im Kälteschrank bei etwa —20°. In den Tropen kann auch an Ort und Stelle gewonnene
Lymphe von Kaninchen (Lapine), Kamelen usw. in Betracht kommen.

Um die Wundinfektion zu vermeiden, ist in dem Gesetz angeordnet,
daß die Impfung nur von Ärzten und durchaus unter aseptischen Kautelen
vorgenommen wird. Der Arzt hat seine Hände vor der Impfung zu desinfizieren (Sublimatlösung, Carbolwasser, Alkohol); die Instrumente sind durch
Ausglühen (Messer mit Platin-Iridiumspitzen) oder Auskochen keimfrei zu
machen.

Der Arm des Kindes ist an der Impfstelle mit einem in 70%igen Alkohol getauchten
Wattebausch abzureiben; für jeden Impfling ist ein neuer Wattebausch zu nehmen. Auch
ist die Vorschrift, daß die Kinder rein gewaschen und mit reiner Wäsche zum Impftermin
kommen müssen, streng zu beachten. — Die Lymphe ist mit keimfreien Instrumenten
direkt aus dem Vorratsglas zu entnehmen oder ist von diesem erst auf ein keimfreies (ausgekochtes) Glasschälchen auszugießen, dann aber sorgfältig vor Verunreinigungen zu
schützen. Der Impfstoff darf durch Zusätze von Glycerin, Wasser oder anderen Stoffen
nicht verdünnt, übriggebliebene Mengen Impfstoff dürfen nicht in das Gefäß zurückgefüllt
und zu späteren Impfungen verwendet werden.

Die Impfung der Kinder erfolgt am Oberarm und zwar bei Erstimpflingen, die auf
dem linken Arm getragen werden, und bei den Wiederimpflingen auf dem linken Arm.
Es genügen vier seichte Schnitte von $^1/_2$—1 cm Länge. Die einzelnen Schnitte sollen
mindestens 2 cm Abstand voneinander haben. Stärkere Blutungen sind zu vermeiden.

Als Impfmesser benutzt man am besten glatte, leicht zu reinigende Instrumente; z. B. das Impfmesser von RISEL. Die Messer sollen nicht zu scharf sein, damit nicht Schnitte mit scharfen Wundrandern, sondern mehr scarifizierte Stellen, die zur Resorption besser geeignet sind, entstehen. — Niemals darf in Impfterminen das Messer, mit welchem die Schnitte gemacht sind, ohne erneute Desinfektion mit der gemeinsam verwendeten Lymphe in Beruhrung kommen, da sonst Kontagien von einem Kind auf das andere ubertragen werden könnten. In großeren Terminen benutzen viele Impfarzte zwei Messer, das eine zum Schneiden, das andere zum Auftragen der Lymphe; wahrend das eine benutzt wird, wird das andere desinfiziert; noch praktischer sind die stahlfederartigen Impffedern (SOENNECKEN u. a.), deren billiger Preis es ermoglicht, selbst in großen Terminen fur jedes Kind andere (schon vorher sterilisierte) Federn zu verwenden. Auch die gleichzeitige Anlegung der Schnitte und Eintragung der Lymphe mit dem lymphebeschickten Instrument ist zulassig.

Ein Schutzverband ist nicht allgemein eingefuhrt, aber oft wunschenswert. Er kann aus einem einfachen Verband aus steriler Gaze und daruber liegender steriler Watte bestehen, die durch Leukoplaststreifen fixiert werden. Dicht abschließende Verbande sind nicht zu empfehlen. Namentlich bei Revaccinierten schutzt ein Verband die Pusteln einigermaßen vor dem Aufkratzen und vor infizierenden Beruhrungen; dann aber wird auch Schutz gewahrt gegen eine Verbreitung des Vaccinekontagiums z. B. auf ungeimpfte Kinder mit Ekzemen, die dadurch, wie oben betont, schwer erkranken konnen.

Nach 6—8 Tagen, gewohnlich am gleichnamigen Tage der folgenden Woche, findet der Nachschautermin statt. Die Erstimpfung hat als erfolgreich zu gelten, wenn mindestens eine Pustel zur regelmaßigen Entwicklung gekommen ist. Bei der Wiederimpfung genugt schon die Bildung von Knotchen oder Blaschen an den Impfstellen.

Trotz aseptischer Ausführung der Impfung und einwandfreier Lymphe kommt es zuweilen zu starkeren ortlichen Reizerscheinungen; die Rote der Haut und eine gewisse Schwellung erstreckt sich uber das ganze Impffeld und noch um mehrere Zentimeter uber dasselbe hinaus. Aus den obigen Ausfuhrungen geht hervor, daß fur diese Erscheinungen nicht die gewohnlich in der Lymphe vorhandenen Bakterien verantwortlich gemacht werden durfen. Die Entzundung wird vielmehr durch das Vaccinekontagium selbst bedingt, und tritt um so starker hervor, je frischer und konzentrierter die Lymphe ist, namentlich aber je nachdem das geimpfte Kind individuell mehr oder weniger disponiert ist. Daß der letztere Umstand in erster Linie beteiligt ist, geht z. B. aus Versuchen hervor, bei welchen die Lymphe von Pusteln mit starker entzundlicher Reaktion und andererseits von normalen Pusteln auf je einen Arm desselben Individuums verimpft wurde; die auf beiden Armen entwickelten Pusteln zeigten keinen Unterschied, wahrend andere Individuen auch auf die Lymphe aus reizlosen Pusteln starker reagierten. Diese großere Empfanglichkeit kann sich auch darin zeigen, daß sich außer den Impfpusteln noch in deren naherer oder weiterer Nachbarschaft, manchmal uber den ganzen Arm oder die entsprechende Korperhalfte, ja uber den ganzen Korper (Vaccina generalisata) Pusteln entwickeln und schwere Allgemeinerscheinungen auftreten. Glucklicherweise sind solche Falle sehr selten. Immerhin muß man versuchen, die Reizwirkung der Lymphe moglichst zu mildern. Dies kann in erster Linie dadurch geschehen, daß man die Lymphe vor der Benutzung mindestens vier Wochen lagern laßt (bei einem Alter uber drei Monate kann indes der Impferfolg nachlassen). Ferner dadurch, daß man nur kleine Mengen Lymphe verwendet, und daß man die Schnitte mit moglichst großem Abstand voneinander anlegt. — Durch kuhlende Umschlage, z. B. mit Borsaure, pflegen ubrigens die Reizerscheinungen bald zuruckzugehen.

Wirkliches, fortschreitendes Erysipel wird jetzt eigentlich nur noch beobachtet, wenn die aufgekratzten Pusteln durch die Impflinge selbst oder deren Angehorige infiziert werden. Im Hinblick hierauf ist — abgesehen von dem Schutzverband — die Vorschrift zu betonen, daß Kinder aus einer Umgebung, in der roseartige Erkrankungen vorgekommen sind, nicht zur Impfung gebracht werden durfen. — Wichtig ist auch der Hinweis der „Verhaltungsvorschriften", daß einer Übertragung des Vaccinekontagiums unter Umstanden durch Isolierungsmaßregeln vorgebeugt werden muß. Auch werden die Pflegepersonen des Impflings dringend davor gewarnt, die Impfstellen zu beruhren oder die in den Impfpusteln enthaltene Flussigkeit auf wunde oder mit Ausschlag behaftete Hautstellen oder in die Augen zu bringen. Haben sie gleichwohl die Impfstellen beruhrt, so sollen sie die Hande sorgfaltig waschen.

Der Impfarzt ist verpflichtet, etwaige Storungen des Impfverlaufs, und jede wirkliche oder angebliche Nachkrankheit, ferner jede Erkrankung infolge Übertragung des Impfstoffs auf ungeimpfte Personen in der Umgebung des Impflinges, soweit sie ihm bekannt werden, tunlichst genau festzustellen und an zustandiger Stelle sofort anzuzeigen.

War die Impfung ohne Erfolg, so ist sie im nachsten Jahre zu wiederholen; bei nochmaligem Mißerfolg muß sie im folgenden Jahre nochmals versucht werden. War sie auch zum drittenmal ohne Erfolg, so ist der gesetzlichen Pflicht genugt, der Impfling wird dann als naturlich immun angesehen.

Die nunmehr ein halbes Jahrhundert umfassenden Erfahrungen, welche Deutschland mit der Durchfuhrung seines Impfgesetzes gemacht hat, berechtigen zu seiner weiteren grundsatzlichen Aufrechterhaltung und zur Ablehnung der von seinen Gegnern geforderten Erleichterungen (etwa im Sinne der englischen „Gewissensklausel", Streichung der Wiederimpfung u. dgl.) oder gar seiner ganzlichen Aufhebung. Die Opposition gegen den Impfzwang, welche noch immer teils von solchen, die in ihrer Familie einen jener bedauerlichen ernsteren Falle von vermeintlichen oder tatsachlichen Impfschaden erlebt haben, teils und wesentlich von prinzipiellen Gegnern des gesetzlichen Zwanges genahrt wird, verkennt den ungeheuren Nutzen der Impfung gegenuber ihren so seltenen schwereren Folgen und gegenuber der Willensbeschrankung des einzelnen im Interesse der Allgemeinheit. Die Schwachen aber, die unser Impfwesen heute noch aufweist, werden auch von den Impffreunden nicht verkannt, und ihre Beseitigung wird von allen zustandigen Stellen aufs ernsteste angestrebt.

2. Masern.

Kontagium unbekannt. Inkubation 10—14 Tage. Fruhdiagnose durch die sog KOPLIKschen Flecke, kleine weiße Stellen an der Wangenschleimhaut einwarts von den Mundwinkeln; jedoch meist erst 1—2 Tage nach Ausbruch der katarrhalischen Erscheinungen und nicht konstant. Die Masern treten, wie Scharlach, periodisch in Epidemien auf, wenn eine hinreichende Zahl empfanglicher Individuen zur Zeit der Einschleppung vorhanden ist. — Auch hier zeigt sich eine sehr verschiedene, meist geringe, Mortalitat in den einzelnen Epidemien. — Infektionsquellen: Nasenschleim, Sputum, Hustentropfchen, Hautschuppen, Betten, Wasche, Kleider. Das Kontagium ist filtrierbar, d h Excrete des Kranken konnten nach der Passage durch Filterkerzen mit Erfolg auf Affen ubertragen werden. Es ist gegen Hitze sehr empfindlich, aber im trockenen Zustand lange haltbar, zahlreiche Beobachtungen sprechen dafur, daß es in Form von flugfahigem Staub in den Wohnungen und Hausern verbreitet werden und daß daher Ansteckung auch bei solchen erfolgen kann, die nicht in die Nahe des Kranken oder in Beruhrung mit seinen Effekten gekommen sind Im ersten Stadium der Erkrankung kann besonders leicht Ansteckung erfolgen, vermutlich durch Einatmung der beim Niesen und Husten verschleuderten Tropfchen. — Die individuelle Disposition ist sehr ausgedehnt, nach langem Intervall seit der letzten Epidemie wird bei erneuter Einschleppung ein sehr hoher Prozentsatz der Menschen ergriffen Wo oftere Epidemien auftreten, werden vorzugsweise nur Kinder befallen, die Erwachsenen sind großtenteils durch das fruhere Überstehen der Krankheit immunisiert. — Lokale Einflusse fehlen; jahreszeitlich ist eine Zunahme der Frequenz im Herbst und Winter zu verzeichnen. — Die ubliche Prophylaxis kann wenig leisten. Isolierung des Kranken fuhrt selten zu einem Verschluß aller Transportwege; auch Desinfektion kann nicht viel helfen. Da die Krankheit unter sorgfaltiger Behandlung bei alteren und gesunden Kindern gunstig zu verlaufen pflegt, sieht man gewohnlich von prophylaktischen Maßregeln (mit Ausnahme des Verbots des Schulbesuchs) ganz ab, auch das neue preußische Seuchengesetz fuhrt Masern nicht unter den meldepflichtigen Krankheiten auf. Es ist aber zu beachten, daß die Prognose bei Kindern unter 5 Jahren ernst ist, und daß Masern nach alter Erfahrung die Disposition für andere Infektionskrankheiten, namentlich Tuberkulose, erhöhen. Durch die neueren Feststellungen, daß Masernrekonvaleszenten eine verminderte Tuberkulinempfindlichkeit besitzen, und daß bei ihnen die Phagocytose gegenüber Staphylo- und Streptokokken und gegen Tuberkelbacillen herabgesetzt ist, wird dieses Verhalten verständlich. Es ist daher von großer Bedeutung, daß nach DEGKWITZ zur prophylaktischen Behandlung besonders gefährdeter Kinder Blutserum kindlicher Masernrekonvaleszenten geeignet ist, das von unkomplizierten Fällen am 7.—9. Tage nach der Entfieberung steril entnommen und in Dosen von 4 ccm (am 5.—6 Inkubationstage 8 ccm) intramuskulär injiziert wird. Vom 7. Inkubationstage ab hat die Injektion selbst höherer Dosen gewöhnlich keinen Erfolg mehr. Der erlangte Schutz kann monatelang vorhalten. Über den Wert eines neuerdings empfohlenen, von Tieren gewonnenen Masern-Schutzserums sind die Ansichten noch geteilt.

3. Fleckfieber (Flecktyphus).

In Irland, Galizien, Rußland, auf der Balkanhalbinsel, an der Nordküste Afrikas, als „Tarbadillo" auf dem mexikanischen Hochplateau und im Felsengebirge, in manchen Teilen Chinas und Sibiriens endemisch. In Deutschland seit mehreren Jahrzehnten nur noch ganz vereinzelt. Auch während des Krieges 1914/18 keine größeren Epidemien unter der deutschen Bevölkerung.

Die Krankheit verschont fast ganz die Tropen und sucht in der subtropischen und gemäßigten Zone hauptsächlich Länder mit kulturell tiefstehender Bevölkerung oder, bei durchschnittlich höherer Kultur, nur diejenigen Volksschichten heim, die aus Unbildung oder Not Körperpflege und Kleidung vernachlässigen und dauernd (in den Proletariervierteln großer Städte) oder vorübergehend (in Nachtasylen, Kranken- und Armenhäusern, Gefängnissen, auf Schiffen, bei Belagerungen u. a.) eng gedrängt zusammenleben. In der Regel Anstieg der Epidemien während der kühlen Jahreszeit.

Nach einer Inkubation von durchschnittlich 10—14 Tagen hohes Fieber, am 3.—6. Tage roseolaartiges Exanthem, das später durch Blutaustritt in Petechien übergeht. Oft erfolgt schon in diesem Stadium unter schwerem Koma und Konvulsionen der Tod; oft aber erst Ende der zweiten oder im Verlaufe der 3. Woche unter sinkender Temperatur und unregelmäßiger Atmung, aber bei vollem Bewußtsein, infolge von Herzschwäche. Mortalität jenseits des 40. Lebensjahres bis 40%. Obduktionsbefund: Milzvergrößerung, Hyperämie der Leber, Nieren, des Zentralnervensystems; bronchopneumonische Herde; Ekchymosen am Perikard. Histologische Veränderungen: Blasige Auftreibung der Endothelien der kleinsten Gefäße in den Hautroseolen, im Gehirn (bes. Medulla oblongata und Boden des 4. Ventrikels) und in fast allen Organen konsekutive Proliferation der Adventitiazellen, der Zellen der Gerüstsubstanzen mit exsudativentzündlichen Prozessen und Leukocytenauswanderung, — Nach Heilung fast stets langdauernde Immunität.

Erreger nicht sicher bekannt. Versuche von NICOLLE, RICKETTS u. a. haben ergeben, daß das Kontagium auf Affen und Meerschweinchen und bei diesen fortgesetzt übertragbar ist; es haftet an den Leukocyten. Filtrierbarkeit zweifelhaft. Experimentell und durch epidemiologische Beobachtungen ist festgestellt, daß die Übertragung nur durch Kleiderläuse erfolgt, die das Virus mit dem Krankenblut aufnehmen und danach vom 4. Tage ab infektionstüchtig sind. In Ausstrichpräparaten solcher Läuse hatten schon früher RICKETTS und

Wilder, Prowazek u. a. Diplokokken oder diplobacillenahnliche Korperchen gesehen, die da Rocha-Lima 1916 in Lauseschnittpraparaten als zarte, feinkörnige Massen in den geblahten Epithelzellen des Magendarmkanals wiederfand und denen er eine gewisse Entwicklung (Streckung und Teilung) zusprach. Ihr Nachweis gelang auch in der Speicheldruse infizierter Lause. da Rocha-Lima vermutete in diesen Korperchen den Fleckfiebererreger und nannte ihn zu Ehren der oben genannten, an Fleckfieber gestorbenen Forscher Rickettsia Prowazeki. Ähnliche Gebilde sind auch im pathologisch veranderten Gewebe an Fleckfieber gestorbener Menschen und Tiere nachgewiesen. Auch werden die Körperchen mit Blutserum Fleckfieberkranker spezifisch agglutiniert (Otto). Gleichwohl ist ihre atiologische Anerkennung vorlaufig noch erschwert durch das Vorkommen ganz ahnlicher Körperchen in Lausen, die an Gesunden oder an mit Wolhynischem Fieber (siehe unten) erkrankten Menschen Blut gesogen haben.

Weil und Felix haben in einer kleinen Anzahl von Fallen aus Urin (spater auch aus Blut und Faeces) von Fleckfieberkranken verschiedene, zur Proteusgruppe gehorige Bacillen gezuchtet, von denen einige durch Fleckfieberblutserum in starker Verdunnung agglutiniert werden. Fur die praktische Diagnostik wird jetzt allgemein der Stamm X 19 (Weil-Felix) verwendet, der oft schon vor Ausbruch des Exanthems, nach Ablauf der 1. Krankheitswoche in 50 %, zu Beginn der Entfieberung in fast 100 % der Falle positive Reaktion gibt. Auch im bakteriolytischen, Komplementbindungs- und Pracipitierungsversuch wird der X 19 durch Fleckfieberserum spezifisch beeinflußt (Kolle, Friedberger). Ob der Proteusbacillus und die Rickettsia verschiedene Wachstumsformen des gleichen Mikroorganismus sind, wie Kuczinsky auf Grund von Beobachtungen an Rickettsia-Reinkulturen auf aminosaurereichen Serumagar-Nahrboden glaubt, ist vorlaufig noch nicht sicher erwiesen; in diesem Falle wurde sich die Weil-Felixreaktion leicht erklaren. Vielleicht aber handelt es sich nur um Paragglutination bzw. um eine im Fleckfieberkranken entstandene Proteusvarietat, die langere Zeit bestehende „Parareceptoren" erworben hat; oder um eine starke unspezifische Vermehrung normaler Agglutinine.

Die X 19-Stamme lassen sich von anderen Proteus-Stammen dadurch unterscheiden, daß nach Erhitzung auf 80° nur die X 19-Bacillen mit von Kaninchen gewonnenem X 19-Serum agglutiniert werden (Sachs). Die X 19-Bacillen mussen also neben thermolabilen noch spezifische thermostabile Receptoren besitzen, fur die wiederum im Fleckfieberserum die entsprechenden Antikorper in besonderer Menge vorhanden sind. Diese Auffassung wird auch durch Feststellungen von Weil und Felix gestutzt, nach denen es zwei verschiedene X 19-Typen gibt: der eine ist mit Geißeln versehen und breitet sich in der fur die Proteus-Gruppe charakteristischen Wachstumsweise unter Bildung von Auslaufern hauchformig („H-Form") uber die ganze Agar-Oberflache aus, der andere ist unbegeißelt, wachst in Form dichterer runder Kolonien („O-Form") ohne Auslaufer und ist nach Braun leicht auf nahrstoffarmen oder mit Carbolsaure, Thionin u. a. versetzten Nahrboden aus der H-Form zu gewinnen. Nach Weil und Felix u. a. enthalt die O-Form mehr spezifische Rezeptoren fur Fleckfieberserum als die H-Form. Auf Grund dieser Ergebnisse sind zur Anstellung der Weil-Felix-Reaktion durch Hitze abgetotete Dauersuspensionen (Csépai 2 Stunden 60°, Sachs 1 Stunde 80°, Schiff 2 Minuten 100°) empfohlen worden mit Bevorzugung solcher Kulturen, in welchen die O-Formen vorherrschen oder allein vorhanden sind.

Bekampfung. Das Fleckfieber ist als gemeingefahrliche, exotische Krankheit in das Reichsseuchengesetz aufgenommen; die Ausfuhrungsbestimmungen sind gemaß den neueren Erfahrungen kürzlich abgeändert worden. Die Bekämpfungs- und Verhutungsmaßregeln müssen in erster Reihe die Vernichtung der Kleiderlause anstreben.

Die Kleiderlaus (Pediculus vestimenti) bewohnt hauptsachlich die innersten Kleiderschichten ihres Wirts, die sie nur aus Hunger verlaßt, um nach der Sattigung sogleich wieder zuruckzukehren. Die Eier (Nissen) werden in die Kleidung (bes. Nahte, enge Spalten und Falten), bei starker Verlausung auch an behaarte Korperstellen, abgelegt und mittels einer Kittsubstanz fest mit der Unterlage verklebt. Zur weiteren Entwicklung ist eine Temperatur von mindestens 15—20° C erforderlich. Unter naturlichen Verhaltnissen, im Kleiderklima, schlupfen nach 5—6 Tagen sehr kleine, mit bloßem Auge kaum sichtbare, glashelle Larven aus, die alsbald stechen und Blut saugen. Nach drei Hautungen Kopulation, kurz danach neue Eiablage; Generationsturnus insgesamt etwa 3 Wochen. Die Tiere haben ein sehr starkes Nahrungsbedurfnis, so daß sie bei Zimmertemperatur nach 7—10 Hungertagen absterben. Bei niedrigen Temperaturen halten sie langer ohne Nahrung aus Auch die Eier bleiben in der Kalte, selbst bei mehrfachem Einfrieren und Wiederauftauen, lange lebensfahig Dagegen gehen sie in trockener Hitze von 60° in 45, von 80° in 15 Minuten, die Larven und Imagines noch schneller zugrunde. Stromender Wasserdampf totet alle Entwicklungsstufen fast augenblicklich ab. Von den ublichen Desinfektionslosungen sind Carbolsaure- und Kresolseifenlosung (5% 1 Stunde) brauchbar; Sublimat wirkt weniger sicher, Formaldehyd ist fast wirkungslos. Von gasformigen Desinfektionsmitteln sind Blausaure und schweflige Saure besonders wirksam. Die zahlreichen, zum personlichen Schutz empfohlenen Streupulver, Einreibungen u. dgl, erweisen sich im Versuch entweder nur in sehr großen Dosen wirksam oder ganz indifferent; kein einziges solches Mittel gewahrt vor dem Stich einen sicheren Schutz; hochstens konnen sie unter Umstanden die Plage auf einen ertraglichen Grad herabmindern. Hieraus lassen sich fur die Entlausungspraxis folgende Maßregeln ableiten:

1. **Entlausung von Wasche, Kleidern, Uniformen, Betten usw.**
   a) **Hitze:** Kochen 15 Minuten; stromender Wasserdampf in vorhandenen Desinfektionsofen oder als Dampfstrahl; trockene Hitze in besonderen Heißluftapparaten oder in Backofen (unter Kontrolle der Hitze durch eingelegtes weißes Schreibpapier), oder durch Ausbugeln.
   b) **Gasformige Desinfektionsmittel:** Blausaure (2 Vol.-%, 1 Stunde), in gasdichten Kammern, aus Cyannatrium durch Übergießen mit verdunnter Schwefelsaure entwickelt; Schweflige Saure (3 Vol.-%, 6 Stunden), in gleichen Kammern, aus Stangenschwefel, Bomben, Schwefelkohlenstoff oder aus „Salforkose" bzw. „Verminal" (beide SC_2 enthaltend) entwickelt. Dringt schwerer wie Blausaure ein, schadigt empfindliche Farben und feuchte Kleider, macht Metalle blind und hinterlaßt lange haftenden Geruch.
   c) **Flussige Desinfektionsmittel:** Carbolsaure, Kresolseifenlosung, 5%, mindestens 1 Stunde.
   d) **Aufbewahrung ohne Desinfektionsmittel** in dicht schließenden Kisten oder Kammern bei Zimmertemperatur 4 Wochen, bei kuhlerer Temperatur mindestens 6 Wochen, behufs Aushungerung der Lause.

2. **Beseitigung und Fernhaltung der Kleiderlause vom Menschen.**
   a) **Mechanische Reinigung:** In besonderen Entlausungsraumen oder -anstalten grundliche Waschungen, Wannen-, Brausebader unter Verwendung von Schmierseife; moglichst vollstandige Entfernung der Korperhaare, in schweren Fallen auch der Kopfhaare; evt. Wiederholung der Waschungen nach einer Woche.
   b) **Behandlung mit chemischen Mitteln:** In Erganzung der Reinigung: Kopfwaschungen und -verbande mit Sabadillessig, Perubalsam u. a.; Einreibung der anderen behaarten Stellen (auch nach Entfernung der Haare) mit Campherol oder grauer Salbe.
   c) **Anlegung neuer oder inzwischen grundlich entlauster Kleider.**
   d) **Schutzanzuge fur Ärzte, Pfleger, Desinfektoren** aus glatten Stoffen mit dichtem Schluß bes. um Hals, Hande und Fuße.

3. Vernichtung der Lause in Wohnungen.

Am besten Blausaureraucherungen, jedoch nur von besonders geschultem Persona·
und unter weitgehenden Vorsichtsmaßregeln ausgefuhrt.

Über den Wert der fur prophylaktische Zwecke angegebenen mannigfachen Impfstoffe, teils Kranken- oder Rekonvaleszentensera, teils aus Fleckfieberlausen (DA ROCHA-
LIMA) oder aus Rickettsia-Kulturen (KUCZYNSKI) gewonnenen Vaccins laßt sich mangels
ausreichender Erfahrungen vorlaufig kein Urteil abgeben.

4. Funftagefieber (Wolhynisches Fieber).

Wahrend des Krieges 1914/18 zuerst in Wolhynien beobachtet (HIS, WERNER),
dann auch in anderen Landern, besonders haufig in der kalteren Jahreszeit.
Ähnliche epidemiologische Verhaltnisse, wie beim Fleckfieber, nur keine so
schnelle und große Ausbreitung, sondern Beschrankung auf kleinere Herde
(Truppenteile, Wohngemeinschaften) — Unter heftigen Kopf- und Glieder-
(besonders Schienbein-)schmerzen Fieberanfalle von eintagiger Dauer in funftagigen Intervallen. Prognose gunstig. — Erreger unbekannt. Übertragung
von Menschen auf Tiere nicht sicher gelungen, dagegen von Mensch auf Mensch
durch intramuskulare Injektion von Patientenblut und durch Stich von Lausen,
die einige Tage vorher an fiebernden Kranken Blut gesogen hatten. In diesen
Lausen finden sich der Rickettsia Prowazeki ahnliche Gebilde (Rickettsia quin-
tana s. wolhynica, TOPFER), die sich aber nach DA ROCHA-LIMA dadurch von der
Rick. Prow. unterscheiden, daß sie nur selten in die Magendarmepithelien eindringen, dort nur grobere Massen auf ihrer Oberflache bilden. Ob sie die Erreger
sind, ist recht zweifelhaft, da ganz ahnliche Gebilde (Rickettsia pediculi) auch
bei gesunden Lausen vorkommen, die mit Kranken nicht in Beruhrung gekommen
sind. Immerhin sprechen die epidemiologischen Beobachtungen fur eine starke,
wenn nicht ausschließliche Beteiligung der Lause. — Bekampfungsmaßregeln
wie beim Fleckfieber.

5. Denguefieber.

Das Denguefieber tritt in weiter Verbreitung in der subtropischen und tropischen
Zone epidemisch auf. Die Hauptsymptome sind mehrtagiges Fieber, heftige Gelenkschmerzen,
Steifigkeit des Genicks und Ruckens, Exanthem. Starke Leukopenie mit Abnahme der
Segmentkernigen bis 40% und relativer Zunahme der Lympho- und Monocyten; Erythrocyten unverandert (DE JONGE). Todesfalle nicht haufig, aber sehr langsame Rekonvaleszenz. Das Virus passiert Berkefeld-Filter. Übertragung durch Culex fatigans und vielleicht
auch Stegomyia calopus; Bekampfung richtet sich gegen diese Stechmucken.

6. Pappatacifieber.

Das Pappatacifieber (Dreitagefieber), eine dem Denguefieber ahnliche und mit ihm
oft verwechselte Krankheit, ist in den Mittelmeerlandern, in Vorderindien, China, Ostafrika und Sudamerika weit verbreitet. Es geht mit hohem Fieber von gewohnlich dreitagiger Dauer und mit schwerer Storung des Nervensystems (heftigen Kopfschmerzen in
Stirn, Schlafen und Augenhohlen) einher; außerdem oft starke Muskelschmerzen. Nach
dem Fieberabfall haufig wochenlange hochgradige Neurasthenie und allgemeine Schwache.
Charakteristisch ist auch Schmerzhaftigkeit der Augen auf Druck und bei Bewegung der
Augenmuskeln, sowie Injektion der Conjunctiva. Kein Exanthem. Blutbild wie beim
Denguefieber oft starke Leucopenie mit initialer Vermehrung der stabkernigen Neutrophilen bei allgemeiner Neutropenie, Lympho- und Monocytose (V. SCHILLING). Das Blut
des Kranken bleibt auch nach dem Passieren von Berkefeldfiltern infektios. Übertragen
durch die nur 1,5—2,0 mm lange Mucke Phlebotomus (4 Arten), deren Brutplatze sich in
feuchten und dunklen Mauerritzen und Felsspalten finden. Am meisten ist wohl der

Phlebotomus papatasi beteiligt (DOERR). Zur Entwicklung der Erreger in der Mucke sind 8 Tage erforderlich. Die Erkrankung hinterlaßt haufig langdauernde Immunitat.

7. Körnerkrankheit (Trachom, Granulose und ahnliche infektiöse Augenkrankheiten).

Ansteckende Erkrankung der Conjunctiva von chronischem Verlauf. Schon im Altertum bekannt. 1798 aus Ägypten durch franzosische Truppen weit verschleppt. Jetzt in Deutschland zahlreiche endemische Herde, namentlich in Ost- und Westpreußen, auf dem Eichsfelde, im Großwartenberger Kreise usw.

Die Erreger sind nach v. PROWAZEK und HALBERSTÄDTER sehr kleine, mit GIEMSA-Lösung rot farbbare, oft von einem blauen Plastinmantel umgebene, vermehrungsfahige Kornchen, die sie 1907 in den Conjunctivalzellen Trachomkranker und mit Trachomsekret geimpfter Affen entdeckten und mit den Elementarkornchen der Variola auf eine Stufe stellten („Trachom-Chlamydozoon",

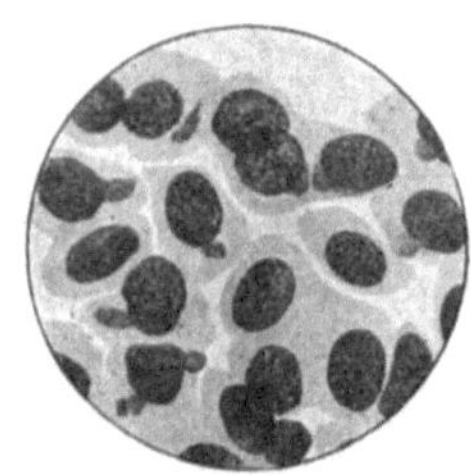

Abb. 212.
v. PROWAZEK-HALBERSTADTERsche Korperchen. Conjunctiva-Ausstrich. Vergr. 1:500.

Abb. 212). Indessen finden sie sich fast nur bei frischen Trachomfallen (auch hier nur in einem Bruchteil) und andererseits bei zahlreichen Neugeborenen-Blennorrhoen, manchmal mit Gonokokken, Pneumokokken, Diphtheriebacillen u. a. zusammen, oft aber ohne diese, seltener auch bei Follikularentzundungen alterer Kinder und Erwachsener (manchmal gehauft als „Schwimmbadconjunctivitis" beobachtet). Solche „Einschluß-blennorrhoen" verlaufen zwar zunächst mehr oder weniger trachomahnlich, heilen aber nach einiger Zeit fast stets aus. Bemerkenswert ist, daß die Eltern einschlußblennorrhoischer Neugeborener die gleichen Einschlüsse im Epithel der Urethra und Vagina haben, und ihre Genitalsekrete auf Augen und Genitalien von Affen mit gleichem Erfolge wie die Kindersekrete übertragen werden können. Da diese Erwachsenen und Sauglinge sicher keine Beziehungen zu Trachomkranken hatten, handelt es sich bei ihnen wahrscheinlich um ein besonderes, bisher unerkanntes Virus, das, wie die Gonokokken, seinen primaren Sitz in den Genitalien der Eltern hat und intra partum auf die Augen des Neugeborenen übergeht. Für eine Identifizierung des echten Trachoms mit diesen Einschlußaffektionen fehlt es vorlaufig durchaus an Anhaltspunkten (HEYMANN).

Die Erreger des Trachoms sind sehr wenig widerstandsfahig gegen Austrocknen; sie werden daher nie durch Utensilien auf weitere Entfernung verbreitet, sondern nur durch feuchtes Conjunctivalsekret und damit einigermaßen frisch beschmutzte Finger, Handtucher, Schurzen, Waschgerat, Bettwasche usw. Auch Fliegen konnen frisches Sekret auf gesunde Conjunctiven ubertragen; bei der indolenten Bevolkerung Ägyptens besorgen die Massen von Fliegen sogar sehr zahlreiche Transporte. — Eine erhebliche Rolle spielt anscheinend die individuelle Disposition; skrofulose, lymphatische, anamische Individuen werden besonders leicht ergriffen. Die vielfach betonte besondere Disposition der Armen beruht teils auf der großeren Zahl lymphatischer Individuen, teils auf der durch enges Beisammensein, Mangel an Wasche usw. sehr begunstigten Übertragung des Kontagiums. Eine ortliche Disposition von sumpfigen Niederungen, Flußdeltas usw. soll beobachtet sein, durfte sich aber wohl auf Wohnsitten und Gebrauche oder auf großere Mengen von Fliegen u. dgl. zuruckfuhren lassen.

Die **Prophylaxe** kann vor allem in der Ermittlung der Trachomkranken, sowie darin bestehen, daß diese einer Behandlung zugefuhrt werden. In Preußen sind in dem Hauptseuchengebiet **Trachomkurse** fur Kreisarzte und Ärzte eingefuhrt; letztere halten unentgeltlich offentliche Sprechstunden und untersuchen in regelmaßigen Zwischenraumen die Schulkinder der offentlichen Schulen. — Das **Preußische Seuchengesetz** schreibt fur Trachomkranke die Meldepflicht vor. Kranke und krankheitsverdachtige Personen konnen einer Beobachtung, und Kranke, wenn sie nicht glaubhaft nachweisen, daß sie sich in arztlicher Behandlung befinden, konnen zu einer solchen zwangsweise angehalten werden. An Kornerkrankheit leidende Lehrer und Schuler durfen, solange sie deutliche Eiterabsonderung haben, die Schulraume nicht betreten. — Auch eine Belehrung der Bevolkerung endemischer Trachomgebiete, Sorge fur gesonderte Wasche usw. ist zur Unterstutzung der Bekampfung heranzuziehen.

8. Hundswut, Lyssa.

Die Krankheit ist uberall verbreitet, außer in England, wo man die Seuche einmal durch energische Maßregeln ausgerottet und sich durch Hundeeinfuhrverbot gegen neue Einschleppung geschutzt hat, und in Australien, wo jeder eingefuhrte Hund einer Quarantane von 6 Monaten unterworfen wird. In Deutschland wurden 1886—1901 11 000 Tiere wegen Tollwut getotet, davon entfielen auf die ostlichen Provinzen 75%. Dank den energischen Bekampfungsmaßregeln ging die Krankheit im Laufe der nachsten Jahre erheblich zuruck (1910—1915 1912 wutkranke Tiere), fand aber wahrend des Krieges und in der Nachkriegszeit wieder neue Ausbreitung und hat sich auch in Gegenden eingenistet, die vor dem Kriege wutfrei waren.

Die Krankheit verbreitet sich vorzugsweise von Hund zu Hund; aber auch Katzen, Wolfe, Fuchse, Hyanen und Schakale werden infiziert und pflanzen die Krankheit durch Bisse fort; außerdem werden Rinder, Schafe, Pferde, Schweine, Ziegen, Kaninchen, Wild, Ratten, Mause, Meerschweinchen durch Bisse toller Hunde oder Katzen von Lyssa befallen.

Hunde (und andere Tiere) werden entweder von **rasender** oder von **stiller** Wut befallen. Der Erkrankung geht eine Inkubationszeit von 3—6, seltener 10 Wochen, zuweilen bis zu 7 Monaten voraus. Schon wahrend der Inkubationsperiode, etwa eine Woche vor Ausbruch der Krankheitssymptome, kann der Speichel der Tiere infektios sein. Nach 1—3tagigem Prodomalstadium, gekennzeichnet durch abnorme Reizbarkeit und Verdrossenheit, Geschmacksrichtung auf unverdauliche Gegenstande, tritt das 3—5 Tage dauernde **maniakalische** Stadium ein. Heulende Stimme, Angst, Bewegungsdrang, untermischt mit Wut- und Beißanfallen, sind die hervorstechendsten Symptome; eigentliche Wasserscheu tritt nicht hervor, auch das Geradeauslaufen mit eingezogenem Schwanz ist nicht charakteristisch. Nach diesem Stadium — das ubrigens auch ganz fehlen kann — kommt es zum **paralytischen** Stadium (stille Wut), mit verschiedenartigen Lahmungen und Exitus nach wenigen Tagen.

Beim **Menschen** dauert die Inkubation 20—40—60 Tage, kann sich aber bis zu einem Jahr ausdehnen. Bei schweren Verletzungen, ferner bei Kopf- und Gesichtsverletzungen pflegt die Inkubation relativ kurz zu sein. Prodrome von Kopfschmerz, Unruhe, Schlingbeschwerden, abnorme Empfindungen an der Bißwunde und von ihr ausstrahlend. Dann heftige Schlundkrampfe, namentlich beim Versuch, Wasser zu trinken; Angstanfalle, bis zu Delirien und Tobsucht gesteigert; schließlich Lahmungen; Tod nach 3—6 Tagen. In Deutschland starben an Tollwut 1901—1910 46, 1911—1920 44 Menschen Bißverletzungen von Menschen durch tollwutige Menschen kommen nicht sehr selten vor; 1902 wurden im Berliner Wutschutzinstitut allein drei Ärzte behandelt, die in dieser Weise infiziert waren.

Die unbekannten Erreger sind, wie durch Tierversuche erwiesen ist, im ganzen
Zentralnervensystem, besonders im verlangerten Mark, enthalten; außerdem in
den Speicheldrusen und deren Sekret, auch in Lymphe, Milch usw. Sie sind
ziemlich widerstandsfahig; 1 ⁰/₀₀ Sublimat vernichtet sie erst nach 2—3 Stunden;
60⁰ Hitze in wenigen Minuten; Faulnis schadigt sie nur außerst langsam. —
Die Virulenz scheint sehr ungleich zu sein, bei gleichen Dosen variiert bei geimpften Kaninchen der Eintritt des Todes zwischen 1 und 13 Wochen. „Straßenvirus", von einem nach zufalliger Infektion eingegangenen Hunde stammend,
totet Kaninchen in der Regel in 2—3 Wochen. Im Serum immunisierter
Menschen⋅und Tiere konnten rabicide Stoffe nachgewiesen werden. Komplementbindungsreaktion versagt.

Einen wichtigen Befund hat NEGRI 1903 erhoben. Er fand im Gehirn an
Lyssa gestorbener Menschen und Tiere, besonders in den großen Ganglienzellen
des Ammonshorns und deren Fortsatzen, rundliche elliptische oder birnformige

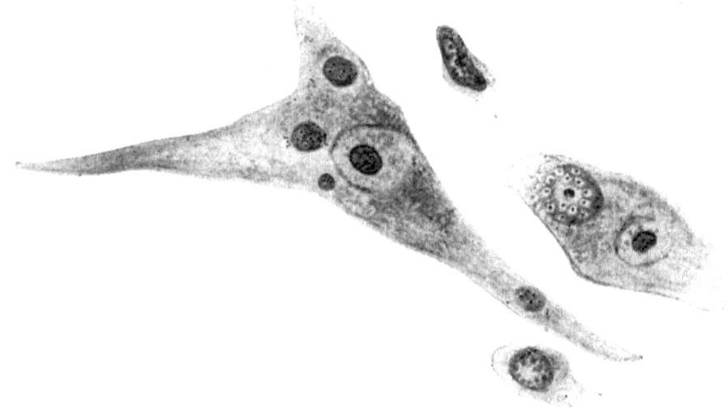

Abb. 213. Ganglienzellen mit Negrischen Korperchen. (Vergr. 1 : 1000.)
(Nach GOTSCHLICH und SCHURMANN.)

Gebilde von 1—27 μ Durchmcsser, oft von wabenartiger Struktur, von Vakuolcn
durchsetzt, die eine gewisse regelmaßige Anordnung zeigen sollen. Selten findet
man diese „NEGRISchen Korperchen" auch extracellular (Abb. 213). Ihr Nachweis gelingt in Ausstrichpraparaten schwierig, leicht dagegen in Schnitten rasch
eingebetteter Organstucke (Acetonparaffin), Farbung nach MANN oder besser
nach LENTZ (vgl Anhang). Hierbei werden im Innern noch kornchenartige
Elemente sichtbar, die vielleicht mit kokkenformigen Gebilden identisch sind, die
JOS KOCH herdweise oft in ungeheurer Zahl bei wutkranken Menschen und Tieren
innerhalb und außerhalb von Ganglienzellen des Gehirns, besonders des Ammonshorns, und des Ruckenmarks gefunden hat.

NEGRI war geneigt, seine konstant und ausschließlich bei Lyssa nachweisbaren Korperchen als die Erreger anzusprechen. Dagegen spricht aber, daß sie sich keineswegs uberall
in virulentem Material finden; z. B. beobachtet man sie fast nie im Ruckenmark, obwohl
gerade Ruckenmark zur Verimpfung hauptsachlich benutzt wird Ferner laßt sich virulentes Material, ohne daß Virulenzverlust eintritt, durch engporige Filter treiben, die sicher
nicht von den NEGRISchen Korperchen passiert werden konnen. Vermutlich handelt es sich
bei ihnen nur um spezifische Zellveranderungen, ahnlich wie bei Cytoryctes variolae, durch
ein, wie PROWAZEK auch hier annimmt, im Innern eingeschlossenes Chlamydozoon. Die angeblich gelungenen Kulturen kleinster protozoenartiger Korperchen in Ascites- oder Hydro-
celeflussigkeit unter anaeroben Bedingungen (NOGUCHI) bedurfen noch der Bestatigung. -

Zweifellos laßt sich aber auf den positiven Nachweis der NEGRIschen Korperchen die Diagnose Lyssa grunden; und darin liegt ein großer Vorteil namentlich fur die Entscheidung
daruber, ob eingesandte Kopfe von tollwutigen Hunden herruhren. Nur wenn keine
NEGRIschen Korperchen gefunden werden, ist das Ergebnis als unentschieden anzusehen
und durch die Verimpfung des Materials auf Kaninchen Entscheidung herbeizufuhren.

Im Ammonshorn solcher Kaninchen fand LENTZ neben den NEGRIschen
noch andere ahnliche Körperchen, die sich aber durch besondere Größe, klumpige,
basophile Anhaufungen im Innern und durch ihre Lage innerhalb stark degene-
rierter Ganglienzellen von jenen unterscheiden. Bei Weiterimpfungen nimmt
ihre Anzahl im Verhaltnis zu den NEGRIschen Körperchen standig zu. LENTZ
betrachtet sie als den morphologischen Ausdruck für die Umwandlung des
Straßenvirus in das Virus fixe und nannte. sie Passagewutkörperchen.

Prophylaxe. Da es sich bei Lyssa eigentlich um eine den Hunden eigentümliche Epizootie handelt, müssen in erster Linie veterinarpolizeiliche
Maßnahmen eingreifen.

Nach dem Reichs-Vieh-Seuchengesetz vom 21. Juni 1909 und den dazu erschienenen
„Ausfuhrungsvorschriften des Bundesrats" vom 7. Dezember 1911 geschieht dies durch
zwangsweise Kenntlichmachung jedes Hundes; Anzeigepflicht des Tierhalters bei Tollwut oder Tollwutverdacht; Verpflichtung des Tierhalters, den erkrankten oder verdachtigen
Hund tot oder lebend bis zum Einschreiten der Polizei sicherzustellen; zwangslaufige Feststellung der Diagnose durch den beamteten Tierarzt; Totung (nur ausnahmsweise drei-
monatige Einsperrung) von Hunden und Katzen, und 6- bzw. 3 monatige polizeiliche Überwachung aller wertvolleren Nutztiere, die mit wutkranken oder -verdachtigen Tieren in
Beruhrung gekommen sind; Verbot der Verwendung an Wut- oder unter Wutverdacht
eingegangener oder getoteter Tiere; Desinfektionsvorschriften; Anordnung der Hunde-
sperre und Maulkorbzwang in einem Umkreise von 10 km (evtl. mehr); Entschadigung
von Viehverlusten. — Maulkorbzwang und Wegfang maulkorblos umherlaufender Hunde
sollten gegenwartig zur Verhutung einer noch starkeren Ausbreitung der Krankheit in
Deutschland uberall und standig aufrecht erhalten bleiben. Eine Einschrankung der Hunde-
zahl bezwecken die fast uberall eingefuhrte Hundesteuer und die zivilrechtlich bestehende
Haftpflicht der Hundebesitzer, haben aber in Wirklichkeit wenig Erfolg. — Prophylaktische Schutzimpfungen der Hunde (s. unt.) sind schwer allgemein durchfuhrbar und mußten
haufig wiederholt werden.

Bezuglich der Tollwut beim Menschen sieht das Preußische Seuchengesetz
die Anzeigepflicht nicht nur fur die ausgebrochene Krankheit, sondern auch fur die Bißverletzungen durch tolle und der Tollwut verdachtige Tiere vor. Solche gebissene Personen konnen als krankheitsverdachtig einer Beobachtung (§ 12 des Reichsgesetzes), an
Tollwut Erkrankte einer Absonderung unterworfen werden. —

Energische Behandlung der Bißwunden, z. B. Ausbrennen mit rauchender Salpetersaure, scheint hochstens kurz nach dem Biß die Infektion verhuten zu konnen.

Das machtigste Schutzmittel gegen den Ausbruch der immer tödlichen
Krankheit ist die Vornahme der PASTEURschen Schutzimpfung an den gebissenen Menschen mittels eines durch Kaninchen-Passage abgeschwachten Virus.

Daß diese Schutzimpfung von Erfolg ist, hat PASTEUR zunachst an Kaninchen und
Hunden ausprobiert, welch letztere nach der Impfung auch bei absichtlicher naturlicher
Infektion durch tolle Hunde vollig gesund blieben. — Schwierig war nur das Herausfinden eines gleichmaßigen, hinreichend abstufbaren Impfstoffs zur Verwendung beim
Menschen. PASTEURs genialem Blick ist dies in ausgezeichneter Weise gelungen. PASTEUR
(mit seinen Mitarbeitern ROUX und CHAMBERLAND, 1883), fand, daß beliebiges Straßenvirus
durch fortgesetzte Passage von Kaninchen fur diese eine bestimmte maximale Virulenz
erlangt; die Kaninchen sterben schließlich bereits 7 Tage nach der Impfung (entweder
durch Trepanation und Injektion der Ruckenmarkverreibung unter die Dura, oder An-
bohren des Schadeldachs mittels Drillbohrer und Durchstoßen der Lamina interna mittels
starker Kanule; evtl. auch intramuskular, weniger sicher intraokular). Das so erhaltene
Virus wird als Virus fixe bezeichnet. Dasselbe wird alsdann abgeschwacht dadurch,

daß Ruckenmarkstucke in trockener Luft (Glaser mit Kalistucken) bei konstanter Temperatur verschiedenlange Zeit aufbewahrt werden. Es findet dabei nicht eine qualitative Virulenz-anderung statt, sondern eine Abnahme der Zahl der Erreger; denn Verdunnungen des virulenten Marks ergeben die gleichen Abstufungen der Virulenz wie die Trocknung der Markstucke. Nach achttagiger Trocknung ist die Virulenz fur Kaninchen bereits vollig verschwunden. — Übrigens ist durch die Passage und die Anpassung an das Kaninchen auch eine qualitative Änderung eingetreten; denn auch vollvirulentes Virus fixe ist, wie mehrfache Versuche gezeigt haben, fur den Menschen ohne Schaden.

Zur Schutzimpfung benutzte man ursprunglich ein Virus fixe, das 12—3 Tage getrocknet war; jetzt ist die Zeit auf 3—1 Tag herabgesetzt. Das getrocknete Virus kann in sterilem Glycerin bis 14 Tage aufbewahrt werden (CALMETTE). Ein 1 cm langes Stuck 3 Tage getrockneten Ruckenmarks wird in 5 ccm Bouillon verrieben und dem zu impfenden Menschen in die Bauchhaut gespritzt. Nach einem bestimmten ausprobierten Schema folgt am nachsten Tage 2 Tage getrocknetes Mark usw. Die ganze Behandlung umfaßt 21 Tage. In schweren Fallen, besonders Kopf- und Gesichtsverletzungen bei Kindern, empfiehlt sich nach Abschluß des ersten Turnus die sofortige Wiederholung. — Behufs genauerer Dosierung verreibt HOGYES 1 g frischer Ruckenmarksubstanz mit 10 ccm physiologischer Kochsalzlosung und stellt davon Verdunnungen her, die in allmahlich immer starkerer Konzentration (von 1:10000 bis zu 1:100) dem Gebissenen injiziert werden (Dilutions-Methode); PHILIPPS stellt die Verdunnungen aus in Glycerin konserviertem Kaninchengehirn her, ein Verfahren, dem sich im wesentlichen neuerdings die deutschen Institute angeschlossen haben. — Die Injektionen werden fast stets gut vertragen; schadliche Folgen (leichtere Neuritiden namentlich im Facialisgebiet, Paraplegien der Beine und prognostisch sehr ungunstige aufsteigende Lahmungen nach Art der LANDRYschen Paralyse, sowie psychische Storungen) sind außerst selten (etwa 40 Falle auf 100 000 Behandelte) und werden hauptsachlich bei einer durch Alkohol, Lues, Aufregungen (im Kriege und der Nachkriegszeit auffallig mehr Falle) gesteigerten Disposition beobachtet. Vermutlich handelt es sich um eine toxische Wirkung bei Injektion großerer Mengen artfremder Nervensubstanz; die mit kleineren Dosen arbeitende Dilutionsmethode scheint solche Impfschaden zu vermeiden.

Die Resultate sind befriedigend, falls die Behandlung spatestens am 2. Tag nach dem Biß begonnen ist. Bei spaterem Beginn, ferner bei schweren Verletzungen (besonders im Gesicht) kommen Mißerfolge vor. Immerhin sind auch unter der Gesamtzahl der Geimpften Todesfalle sehr selten; von 100000 in 38 Pasteurinstituten Behandelten starben 0,9%; dagegen von 15000 Gebissenen aber nicht Behandelten 9%. Zahlt man nur die von sicher tollen Hunden Gebissenen, so ist der Kontrast zwischen Behandelten und Unbehandelten viel großer.

Die Erfolge sind auf den verschiedenen PASTEURschen Instituten trotz mannigfacher Abweichungen in der Behandlung (altes PASTEUR-Verfahren, HOGYES Dilutionsmethode, in Paris Emulsion von fixem Virus in inaktiviertem Antilyssaserum vom Hammel, in Bukarest gleichfalls kombinierte Behandlung in schweren Fallen usw.) etwa die gleichen. Der Schutz dauert in der Regel nur 1—2 Jahre, selten langer. In Deutschland wurde 1898 eine Wutschutz-Abteilung am Institut fur Infektionskrankheiten ROBERT KOCH in Berlin errichtet; 1906 eine zweite fur die besonders heimgesuchten ostlichen Provinzen am hygienischen Institut in Breslau und neuerdings noch einige weitere in Munchen (mit mehreren Filialen), Stuttgart, Dresden und Freiburg i. B.

9. Poliomyelitis, epidemische Kinderlähmung (HEINE—MEDINsche Krankheit).

Die Krankheit, fruher nur in sporadischen Fallen als „spinale Kinderlahmung" (HEINE 1840) beschrieben, trat vor etwa 4 Jahrzehnten in Skandinavien in großerer Haufigkeit auf (MEDIN 1890) und verursachte dort seitdem schwere Epidemien, z. B. 1911 6000 Falle in Schweden. Seit 1907 sind in Nordamerika, Deutschland und Österreich großere Ausbruche dieser Krankheit vorgekommen, und auch in England, Schottland, Rußland, Frankreich, Belgien und der Schweiz sind gehaufte Falle beobachtet.

Krankheitsbild: Nach einer von Katarrhen der oberen Luftwege, manchmal auch von Gastroenteritis eingeleiteten und mit Fieber, Pulsbeschleunigung, Somnolenz, allgemeine Hyperasthesie und Neigung zum Schwitzen einhergehenden Inkubationsperiode von etwa einer Woche treten Lahmungen auf, die auf spinalen, manchmal auch auf bulbaren, pontinen, cerebralen Ursprung deuten, nicht selten auch das Bild der LANDRYschen Paralyse bieten und entweder zum Tode fuhren (10—20% und mehr, meist am 4.—5. Tage; Sektionsbefund: Ödem in Ruckenmark und Gehirn, entzundliche Infiltrate der Pia, der grauen Substanz in den Vorder- und Hinterhornern und Zerstorung der Ganglienzellen in den Vorderhornern) oder sich langsam bessern, haufig unter Hinterlassung dauernder Storungen. Fast stets resultiert eine langdauernde Immunitat; im Blutserum konnten noch nach Jahren virulicide Antikorper nachgewiesen werden (ROMER).

Die Übertragbarkeit konnte von WICKMANN durch Verfolgung einer größeren Epidemie von Fall zu Fall festgestellt und neuerdings experimentell erwiesen werden durch intracerebrale Übertragungsversuche an Affen (LANDSTEINER, LEVADITI, FLEXNER). Der Krankheitserreger findet sich im Mund- und Rachensekret (zuweilen im Darminhalt), und zwar nicht nur bei gelähmten Kranken, sondern auch bei lediglich abortiv Erkrankten, ja sogar bei ihrer gesunden Umgebung. Das Virus passiert Berkefeldfilter, ist gegen Austrocknung und Kalte wenig empfindlich, in Glycerin lange haltbar. Neuerdings ist der Krankheitserreger von FLEXNER und NOGUCHI aus erkrankten Gehirn- und Ruckenmarkstucken, die unter streng anaeroben Bedingungen in Ascites-Agar gehalten wurden, in Reinkultur gezüchtet worden. In den feinen Trubungen solcher Rohrchen zeigen sich nach einigen Tagen mikroskopisch sehr zahlreiche, kleinste ($0{,}2\,\mu$), rundlich ovale, zu zweien oder kettenformig angeordnete, unbewegliche, nach GIEMSA violett farbbare Korperchen, die sich bei weiteren Übertragungen vermehren und noch in der 20. Generation im Tierversuch Infektion bewirkten. — Der Transport des Krankheitskeims auf andere Personen findet durch Kontakt oder Hustentropfchen statt; Verbreitung durch Staub oder Hautschuppen ist nicht ganz auszuschließen. Nach amerikanischen Beobachtungen soll auch Blutubertragung durch Wanzen und namentlich durch die Stechfliege Stomoxys calcitrans infektios wirken.

Die individuelle Disposition ist am großten im Alter von 2—10 Jahren, besonders unter 5 Jahren; jedoch geben die hoheren Lebensalter bezuglich des Ablaufs eine ungunstigere Prognose. Eine ausgesprochen jahreszeitliche Disposition besteht insofern, als größere Epidemien meist im Spatsommer und Fruhherbst (August, September) auftreten.

Zur Schutzimpfung sind verschiedene, zumeist der PASTEURschen Wutschutzimpfung nachgeahmte Verfahren empfohlen. Am meisten Anspruch auf praktische Verwendung, weil ganz ungefahrlich, hat RÖMERs an Affen erprobte Behandlung mit auf 50° erwarmtem Virus. In einzelnen Fallen ist die intralumbale Injektion von Rekonvaleszentenserum mit Erfolg versucht worden. — Prophylaktisch wird, außer den gleichen Maßregeln wie bei der Genickstarre, die Desinfektion der Stühle anzuordnen sein; in Preußen besteht neuerdings auch Anzeigepflicht. Jedoch bereitet die Unsicherheit der Diagnose der gesetzlichen Bekampfung große Schwierigkeiten.

10. Encephalitis epidemica sive lethargica.

v. ECONOMO beschrieb 1917 gehauft auftretende Falle von eigenartigen akuten Erkrankungen, welche durch Schlafstorungen (oft Schlafsucht), Hirnnerven-

namentlich Augenmuskellahmungen, Hyperkinesen und amyostatische Symptome
charakterisiert sind. Die Krankheit zieht sich über mehrere Wochen bis Monate
hin und geht in etwa $^1/_3$ der Fälle in dauerndes Siechtum, insbesondere in chronischen Parkinsonismus über; $^1/_3$ der Fälle endet tödlich.

Pathologisch-anatomisch finden sich bei den akuten Fällen makroskopisch manchmal
nur ganz geringfügige Veränderungen, oftmals Hyperämie der Hirnsubstanz mit vielen
Blutpunkten, besonders in der Regio subthalamica und am Boden des 4. Ventrikels, mikroskopisch sehr zahlreiche kleine Entzündungsherde um die kleinen Gefäße, Gefäßwandver-
änderungen und Gliawucherung, in älteren Fällen auch Degeneration der Ganglienzellen
und Nervenfasern vorzugsweise in der grauen Substanz des Hirnstammes und der Stamm-
ganglien. In chronischen Fällen können große Gebiete der grauen Substanz ganz in Narben-
gewebe umgewandelt sein und Kalkablagerungen enthalten.

Die Ätiologie der Krankheit ist noch ungeklärt. Da sie öfters ungefähr gleichzeitig mit Influenza-Epidemien auftrat, wurde sie von manchen Autoren für eine
besondere Form der Grippe angesprochen; doch haben für diese Annahme die bakteriologischen und serologischen Untersuchungen keinen Anhalt ergeben, und
ferner ist die Krankheit auch ganz unabhängig von Influenza-Epidemien aufgetreten. Einen großen Fortschritt in der Erforschung der Krankheit bedeutete
es, als einerseits LEVADITI und HARVIER (1920) bei Kaninchen nach intracere-
braler Impfung mit dem Gehirn von zwei an Encephalitis Verstorbenen die gleiche
Krankheit erzeugen und das Virus passagenweise weiter übertragen konnten, und
andererseits gleichzeitig DOERR und VÖCHTING entdeckten, daß mit Blaseninhalt
von Herpes febrilis (s. unten) corneal geimpfte Kaninchen auch an einer Encephalitis erkranken, welche der von LEVADITI und HARVIER beschriebenen weitgehend
entspricht. Auch die zahlreichen weiteren Arbeiten der genannten und anderer
Forscher sprechen für eine Identität der beiden Virusarten. Jedoch ist damit
noch nicht erwiesen, daß die Encephalitis epidemica durch dieses Virus bedingt
ist; denn erstens ist sein Nachweis bisher beim Menschen nur in sehr wenigen
Fällen geglückt (bei Kranken im Mundspeichel, Liquor cerebrospinalis und Stuhl,
bei Leichen im Gehirn), zweitens aber gelang er auch im Liquor, ohne daß eine
Encephalitis vorlag, im Mundspeichel bei ganz Gesunden, und drittens liegt eine
Versuchsreihe vor, in der gesunde Menschen teils intracutan, teils corneal, teils
intralumbal mit einem virulenten Encephalitisstamm geimpft wurden mit dem
Ergebnis, daß zwar bei den in Haut und Hornhaut Geimpften typische Herpes-
blasen auftraten, dagegen die intralumbal Geimpften nicht erkrankten, obwohl
das Virus längere Zeit in der Lumbalflüssigkeit nachweisbar blieb.

Beziehungen zwischen dem Encephalitis- und dem Poliomyelitis-Virus haben sich
bislang nicht ergeben; ein deutlicher Unterschied zwischen beiden besteht darin, daß
ersteres auf Affen schwer, auf Kaninchen leicht übertragbar ist, während sich das letztere
umgekehrt verhält. Auch macht das Überstehen einer Encephalitis nicht für Poliomyelitis
immun oder umgekehrt.

11. Herpes simplex und Zoster.

Dem Augenarzt GRUTER (1912) verdankt man die Entdeckung, daß Bläschen-
inhalt von Herpes corneae des Menschen nach Verimpfung auf die Kaninchenhornhaut das gleiche Bild wie beim Menschen hervorruft und das Virus von Tier
zu Tier weiter übertragbar ist. Diese Tatsache ist späterhin von LÖWENSTEIN
auch auf den Herpes febrilis und von LIPSCHÜTZ auf den Herpes genitalis erweitert
und von sehr zahlreichen Forschern gründlich durchforscht und bestätigt worden

(DOERR und Mitarbeiter, LUGER und LAUDA, MARIANI u. a.). Die ätiologische Einheitlichkeit der Herpes-Bläschen verschiedener Lokalisation ist danach nicht zu bezweifeln und wird namentlich durch das Zurückbleiben einer spezifischen Immunität auf der Kaninchenhornhaut und das Auftreten charakteristischer Zellkernveränderungen (LIPSCHUTZ, LUGER und LAUDA) gestützt. Die Überimpfung des Virus gelingt bei Kaninchen auch auf der Haut, bei Meerschweinchen gleichfalls auf der Hornhaut und Haut, am besten auf den unbehaarten Sohlen der Hinterfüße (GILDEMEISTER und HERZBERG). Auch Ratten und weiße Mause sind für das Virus empfänglich. Manche Stamme („neurotrope“) sind dadurch ausgezeichnet, daß sie bei Kaninchen nach cornealer oder subduraler Impfung schwere, fast stets tödliche Encephalitis, bei plantar geimpften Meerschweinchen meist vorübergehende Lahmungen der Hinterbeine infolge von entzundlichen und degenerativen Veranderungen des Lendenmarks und der Nervenbahnen hervorrufen; manchmal kommt es bei den Meerschweinchen auch zu ausgedehnten, wohl trophisch bedingten „postherpetischen Geschwüren“, die zum Verlust der halben Extremitat führen konnen (FREUND und B. HEYMANN). Solche stark virulenten Stamme erhalt man nur bei Abimpfung von frischen und klaren, noch nicht eiterigen oder ulcerierten Bläschen; von der befallenen Körperstelle ist die Virulenz unabhangig. — Das Herpesvirus ist recht widerstandsfahig gegen Kalte und Austrocknung und laßt sich in Glycerin wochenlang infektionsfahig erhalten; gegen Warme und die üblichen antiparasitaren Chemikalien dagegen ist es recht empfindlich. Seine Filtrierbarkeit halt DOERR noch nicht für einwandfrei erwiesen.

Der Herpes Zoster, besser nur Zoster genannt, ist auf Grund der klinischen und experimentellen Beobachtungen von dem Herpes simplex (corneae, febrilis und genitalis) abzutrennen. Im Inhalt unzweifelhafter Zoster-Bläschen ist das Herpesvirus bisher nie gefunden worden. Wahrend Übertragungsversuche auf Tiere (Kaninchenhornhaut) nur in ganz vereinzelten Fallen geglückt zu sein scheinen und noch keine ganz eindeutigen Ergebnisse geliefert haben, ist es KUNDRATITZ gelungen, auf der Haut von Sauglingen und Kleinkindern nach Verimpfung von Zosterblaseninhalt blaschenformige Efflorescenzen, z. T. von varicellenahnlicher Beschaffenheit, zu erzeugen. Die geimpften Kinder erwiesen sich gegen Varicellen immun. Umgekehrt ging die Zoster-Impfung bei Kindern nicht an, die schon Varicellen überstanden hatten. Diese Versuche unterstützen die schon früher von BOKAY geaußerte Ansicht von Beziehungen zwischen beiden Krankheiten, bedürfen allerdings noch weiterer Bestatigung.

12. Maul- und Klauenseuche (Aphthenseuche, Stomatitis epidemica).

Die Maul- und Klauenseuche ist eine bei Rindern, Schweinen, Ziegen und Schafen häufige, bei Pferden, Hunden, Katzen und Geflügel seltener auftretende, übertragbare Krankheit, die durch ein akutes blasiges Exanthem an Maul und Füßen charakterisiert ist, die Tiere am Fressen hindert und oft genug unter schwersten Allgemeinerscheinungen dahinrafft oder im Falle des Überlebens dauernde Lahmheit der befallen gewesenen Gliedmaßen hinterläßt. Die nach Überstehen der Krankheit resultierende Immunitat halt manchmal Jahre, manchmal aber nur einige Monate vor und ist anscheinend nicht gegen alle

Virusstämme gleich wirksam. Bei weiblichen Tieren bilden sich häufig auch an den Eutern Blasen aus und führen zur Infektion der Milch und der aus ihr hergestellten Produkte. Solche Milch ist neben Kontakten bei Stall- und Schlachthofpersonal die wesentlichste Quelle für Erkrankungen von Menschen, wie Selbstversuche von HERTWIG, MANN und VILLAIN beweisen, welche samtlich am 2. Tage nach dem Genuß von roher Milch einer schwer kranken Kuh unter Fieber an der Mundschleimhaut und an den Händen erkrankten. Die Erkrankung kann sich beim Menschen auch auf weitere Hautpartien, ja über den ganzen Körper erstrecken, infolge von starkem Speichelfluß, mächtiger Zungenschwellung und schwerer Schmerzhaftigkeit der ergriffenen Mundschleimhaut sehr qualvoll sein und sogar bei sonstwie geschwächten Kranken, besonders Säuglingen, tödlich enden. —

Das noch unbekannte Virus ist in den Blasen, im Speichel, im Blut und in verschiedenen inneren Organen vorhanden und wird auch in Urin und Milch ausgeschieden. Es ist filtrierbar und auf Meerschweinchen übertragbar, welche bei Impfung z. B. an einer Fußsohle nicht nur an dieser, sondern auch an anderen unbehaarten Stellen, auf der Mundschleimhaut und Zunge Blasen bekommen können.

Die Bekampfung der Maul- und Klauenseuche bei den Tieren ist in Deutschland durch das Reichsviehseuchengesetz geregelt, welches Meldung und Isolierung der erkrankten Tiere, Absperrung der befallenen Gehöfte und zugehörigen Weideflachen von Verkehr, Beschränkung oder Verbot der Viehmarkte, Körungen usw., Stalldesinfektion, einwandfreie Beseitigung des Dungers und der der Seuche erlegenen Tiere anordnet. Die Abgabe von nicht abgekochter Milch und von Praparaten aus roher Milch ist verseuchten Gehöften verboten.

Prophylaktische Schutzimpfungen von Schweinen und Schafen sind nach LOEFFLER mit einem von Pferden gewonnenen Serum möglich, welche mit dem durch BERKEFELD-Filter geschickten Blaseninhalt infizierter Schweine in steigenden Dosen geimpft werden, doch halt der Impfschutz nur einige Wochen vor. Das Serum entfaltet bis zu einem gewissen Grade auch Heilwirkungen. Zur Immunisierung von Rindern dient von vorbehandelten Rindern gewonnenes Serum. Behufs Erzielung einer längeren, freilich auch nur $^1/_2$—1 Jahr anhaltenden Immunitat empfahl LOEFFLER ferner die kombinierte Immunisierung durch gleichzeitige Injektion des soeben genannten Serums und eines so stark verdünnten Blaseninhalts, daß das Virus nicht mehr krankheitserregend, aber noch als Antigen wirkt. Man läßt dann noch in Abstanden von 3 Wochen 3 Injektionen mit geringen Virusmengen folgen. Für eilige Notimpfungen kann man das Serum rekonvaleszenter Rinder verwenden und durch Einreiben von Speichel oder Blaseninhalt kranker Rinder die gleichzeitige aktive Immunisierung versuchen.

Bei erkrankten Menschen ist mehrfach Salvarsan bzw. Silbersalvarsan mit Erfolg verabreicht worden.

Anhang.

Die wichtigsten hygienischen Untersuchungs-
methoden[1]).

(Die Untersuchung von Milch, Butter und anderen Nahrungsmitteln, von Beleuchtungs- und Lüftungsanlagen, Abwässer usw. s. im Haupttext).

I. Allgemeine Methodik der bakteriologischen Untersuchung.

A. Mikroskopische Untersuchung.

1. Das Untersuchungsmaterial (Eiter, Blut u. dgl., Organstuckchen, kunstliche Kulturen) kann je nach seiner Konzentration unverdunnt oder mit $0{,}85^0/_0$iger Kochsalzlosung verdunnt verwendet werden. Über die Praparation von zahflussigem oder breiigem Material sowie Organstuckchen siehe unter 3.

2. Reagenzien: a) Einfache Farblosungen: 1—2 g Gentianaviolett oder Fuchsin oder Methylenblau oder Bismarckbraun in 100 ccm dest. Wasser gelost; vor jedem Gebrauch frisch filtriert. — Oder man halt sich gesattigte alkoholische Losungen — in 100 ccm Alkohol 15 g Fuchsin, 7 g Gentianaviolett, 15 g Methylenblau — in Vorrat („Stammlosungen") und setzt davon 20 ccm zu 80 ccm destillierten Wassers.

b) LOEFFLERS Methylenblau. Zu 100 ccm destillierten Wassers gibt man 2 Tropfen einer $10^0/_0$igen Kalilauge, mischt gut und setzt dann 30 ccm einer gesattigten alkoholischen Methylenblaulosung zu. Vor dem Gebrauch zu filtrieren, haltbar.

c) Carbolfuchsin (ZIEHL-NEELSENsche Losung): 100 ccm $5^0/_0$iger Carbolsaure und 10 ccm gesattigte alkoholische Fuchsinlosung werden gemischt. Die klare Losung halt sich sehr lange gebrauchsfahig. Außer der konzentrierten Losung wird auch die 10fach verdunnte vielfach benutzt.

d) Anilinwassergentianaviolett: 5 ccm Anilinol werden mit 100 ccm destillierten Wassers einige Minuten kraftig geschuttelt, dann durch ein angefeuchtetes Filter filtriert; in 100 ccm des klaren Filtrats wird 1 g Gentianaviolett gelost; oder man fugt zu 100 ccm Anilinwasser 11 ccm konzentrierte alkoholische Gentianalosung. Erst nach 24stundigem Stehen wird die Losung unter Absetzen eines Niederschlages vollig klar und soll erst dann (nach Filtration) benutzt werden.

e) Pikrocarmin nach WEIGERT: gebrauchsfertig von Grubler & Co., Leipzig, zu beziehen.

f) Eosin: 2 g in 100 ccm $96^0/_0$igem Alkohol losen und zum Gebrauch mit $96^0/_0$igem Alkohol 1 + 4 verdunnen.

g) Jodjodkaliumlosung nach GRAM: 1 g Jod und 2 g Jodkalium in 10—20 ccm destillierten Wassers losen, dann bis 300 ccm mit destilliertem Wasser nachfullen.

---

[1]) Für besondere Fragen sei auf die umfassenden neuen Werke: GOTSCHLICH, Handbuch der hygienischen Untersuchungsmethoden, und KRAUS-UHLENHUTH, Handbuch der mikrobiologischen Technik, nochmals hingewiesen.

41*

Ferner: 60%iger und 96%iger Alkohol. — Salzsaurer Alkohol: 100 ccm 90%iger Alkohol + 20 Tropfen konzentrierte Salzsaure. — Essigsaure: 0,5—1%ige waßrige Losung. — Xylol. — Kanadabalsam, am bequemsten in Blechtuben von Grubler & Co., Leipzig.

3. Anfertigung von Deckglaspraparaten.

a) Ungefarbte Praparate. Von Flussigkeiten wird, evtl. nach Verdunnung mit 0,85%iger Kochsalzlosung, ein Tröpfchen auf den Objekttrager gebracht, ein Deckglas aufgelegt und bei enger Blende das Praparat durchmustert.

Sollen Kulturen auf festem Nahrboden oder Organe untersucht werden, so bringt man zunachst auf den Objekttrager ein Tropfchen 0,85%iger Kochsalzlosung. Dann entnimmt man mit gegluhtem Platindraht eine kleine Menge der Kultur oder ein kleines Partikelchen des Organs und zerreibt dasselbe in der Kochsalzlosung, legt ein Deckglas auf und untersucht.

Soll die Beobachtung von Mikroorganismen in ungefarbtem, lebendem Zustande langere Zeit fortgesetzt werden, so geschieht dies „im hangenden Tropfen". In die Mitte eines gut gereinigten Deckglaschens wird ein kleiner Tropfen der zu untersuchenden Flussigkeit gebracht, sodann auf das Deckglaschen ein Objekttrager mit Hohlschliff, dessen Rand mit Vaseline umzogen ist, aufgedruckt, so daß das Deckglas fest an dem Objekttrager haftet. Nach dem Umdrehen des Praparates hangt der Tropfen, vor Verdunstung geschutzt, in der Hohlung des Objekttragers. Handelt es sich um die Untersuchung von Kulturen auf festem Nahrboden, so bringt man einen Tropfen 0,85%iger Kochsalzlosung oder neutrale Bouillon auf das Deckglaschen, impft ihn mit der gegluhten Platinnadel am Rande mit einer Spur Kulturmasse und verfahrt dann wie oben. Besichtigung im abgedunkelten Gesichtsfeld (tiefstehender Kondensor bzw. enge Blende).

b) Gefarbte Praparate. Von Flussigkeiten entnimmt man mit der Platinose ein kleines Tropfchen, bringt es in die Mitte des reingeputzten Deckglases und breitet es mit Hilfe des Platindrahtes in moglichst dunner Schicht aus.

Von zahflussigem oder breiigem Material, z. B. Sputum, entnimmt man ein kleines Partikelchen und bewirkt die Verteilung in dunner Schicht auf dem Deckglas entweder ebenfalls mit Hilfe des Platindrahtes oder, wo dieses nicht angangig, in der Weise, daß man die Partikelchen zunachst auf die Mitte eines Deckglases bringt, dann ein anderes Deckglas auflegt und andruckt und nun die beiden Deckglaser in horizontaler Richtung auseinanderzieht. Bei harteren Partikeln sind hierzu Objekttrager zu verwenden.

Aus Organen (Leber, Milz, Lunge, Niere) entnimmt man mit gegluhter Pinzette ein kleines Stuckchen von einer frischen Schnittflache und wischt damit einige Male uber das Deckglas (Ausstrichpraparat).

Zur Untersuchung von Kulturen auf festem Nahrboden bringt man zunachst auf die Mitte des Deckglases ein ganz kleines Tropfchen Kochsalzlosung mit Platinose, entnimmt dann mit der Spitze eines gegluhten Platindrahtes eine sehr kleine Menge der Kultur und verteilt diese in dem Flussigkeitstropfen. Der Tropfen wird dabei in sehr dunner Schicht uber die Oberflache des ganzen Deckglases ausgebreitet.

Die so hergestellte dunne Ausbreitung irgendeines beliebigen zu untersuchenden Materials muß nun zunachst vollstandig lufttrocken werden. Am besten erreicht man dies dadurch, daß man das Praparat mit der bestrichenen Seite nach oben auf den Tisch legt und ruhig trocknen laßt. — Soll das Antrocknen etwas beschleunigt werden, so erwarmt man das Deckglas gelinde, indem man es zwischen den Fingern etwa 40 cm uber der Spitze der Flamme hin- und herbewegt. Keinesfalls darf dieses Erwarmen so stark sein, daß die auf dem Deckglas befindliche Flussigkeit heiß wird oder gar anfangt zu sieden.

Die angetrocknete Schicht muß nun noch auf dem Deckglas fixiert werden, damit sich dieselbe bei der nachfolgenden Behandlung mit Farbstoff- und Waschflussigkeiten nicht wieder ablost. Es geschieht dies durch starkes Erwarmen der Schicht. Wahrend das nasse Praparat nicht erhitzt werden darf, vertragt das trockene Praparat relativ hohe Hitzegrade, ohne daß die Zellen und Bakterien eine Formveranderung erleiden.

Am sichersten wird die Fixierung erreicht, indem man die lufttrockenen Deckglaser im Trockenschrank 2—10 Minuten auf 120—130° erhitzt. — Fur die meisten Falle aber genugt folgendes Verfahren: Man faßt das Deckglas mit einer Pinzette und zieht es, die bestrichene Seite nach oben, dreimal in horizontaler Richtung durch die Flamme eines Bunsenbrenners, etwa mit Sekundenschnelligkeit. Es ist dazu etwas Übung erforderlich, damit das Durchziehen weder zu langsam (dann verbrennt das Praparat), noch zu schnell geschieht (dann wird keine Fixation erreicht). Fur empfindlichere Praparate empfiehlt sich Einlegen in Ätheralkohol āā 5—10 Min., oder in Methylalkohol 1—2 Min.

Das so praparierte Deckglas wird nunmehr gefarbt. Man gibt mit einer Tropfpipette einige Tropfen Farblosung darauf und laßt dieselbe einige Minuten einwirken; oder man läßt das Glas auf der in Schalchen gegossenen Farblosung schwimmen. — Will man die Farbung verstarken oder beschleunigen, so faßt man das Deckglas mit der Pinzette und erwarmt es uber der Flamme so lange, bis die Farbflussigkeit anfangt zu dampfen.

Hat der Farbstoff lange genug eingewirkt, so wird derselbe mit Wasser gut abgespult. Dann legt man das Deckglas zwischen zwei Blatter Filterpapier und druckt sanft an, um das Wasser aufzusaugen; schließlich laßt man das Deckglas an der Luft vollends trocken werden. Die Trockenheit muß eine absolute sein, da sonst mit dem Kanadabalsam Trubungen entstehen. Nachdem man dann auf den Objekttrager einen kleinen Tropfen Kanadabalsam (der evtl. mit Xylol zu verdunnen ist, oder Immersionsol) gebracht hat, druckt man das Deckglas vorsichtig auf, so daß sich der Balsam bis zum Rande verbreitet. In diesem Zustand muß das Praparat 8—14 Tage liegen bleiben, bis der Kanadabalsam erstarrt ist und der Überschuß mit dem Messer und Nachwischen mit Xylol entfernt werden kann. Besichtigung mit hohem Kondensor, offener Blende.

Fur Sputum, Eiter usw. ist es oft einfacher, die Praparate auf dem Objekttrager anzufertigen. Technik wie oben, nur beim Fixieren in der Flamme die Schicht nach unten halten. Öltropfen direkt auf das fertige Praparat. Vor dem Aufbewahren Ol abwischen, Kanadabalsam auftropfen und dunnes Deckglas auflegen.

4. Behandlung von Schnitten. Die Organstucke werden entweder mittels Gefriermikrotoms frisch geschnitten und gefarbt; oder in der ublichen Weise in Alkohol, Formalin, Muller, gehartet, in Paraffin oder Celloidin eingebettet und mit dem Mikrotom in Schnitte zerlegt. Eine beliebte Farbung ist die

Doppelfarbung nach WEIGERT (fur Schnitte). Die Schnitte zunachst auf 5 Minuten in Gentianalosung, dann Abspulen in Alkohol, den Alkohol durch Eintauchen in destilliertes Wasser entfernen; darauf fur 1—24 Stunden in Pikrocarminlosung, Auswaschen in Alkohol, Nelkenol, Xylol, Balsam. Die Mikroorganismen erscheinen blau, die Zellkerne rot. — Sehr geeignet fur Milzbrand, Mausesepsis, Schweinerotlauf usw.

5. Spezielle Farbemethoden. 1. GRAMsche Methode. Die Ausstrichpraparate auf Deckglasern bzw. die Schnitte kommen 2 Minuten in Anilinwassergentianalosung, dann (ohne vorher in Wasser abzuspulen) in Jod-Jodkaliumlosung (vgl. S. 643). In dieser Losung bleiben sie 2 Minuten, werden dann eine halbe Minute in $96^0/_0$igem Alkohol (evtl. unter Erneuerung desselben) bewegt, bis sie farblos oder blaßblau erscheinen. Dann Balsam bzw. Xylol, Balsam. — Die Bakterien treten im Praparat schwarzblau gefarbt auf farblosem Grund hervor. Statt des $96^0/_0$igen Alkohols verwendet man mit Vorteil auch eine Mischung von Alcohol. absolut. + 10—13 Volumprozent Aceton (NICOLLEsche Modifikation).

Sollen die Zellkerne des Gewebes mit einer Kontrastfarbe (rot) gefarbt werden, so legt man die Schnitte vor der GRAMschen Farbung einige Minuten in Wasser, dann 30 Minuten in Pikrocarminlosung; dann Auswaschen in Wasser, darauf in Alkohol und von da in die Gentianalosung wie oben. — Bei Ausstrichpraparaten auf Deckglasern gelingt die Gegenfarbung auch dadurch, daß man die nach GRAM fertig behandelten Deckglaser in dunne alkoholische Eosinlosung taucht, in Alkohol abspult und trocknet.

Anwendbar auf: Eiterkokken, Diploc. pneumoniae, Micr. tetragenus; Milzbrand-, Diphtherie-, Mausesepsis-, Schweinerotlauf-, Tuberkel-, Leprabacillen; Actinomyces, Gasbrandbacillen. — Es farben sich nicht nach dieser Methode: Typhus-, Coli-, Rotz-, Influenza-, Pest-, Huhnercholera-, Cholerabacillen; Gonokokken, Meningokokken; Recurrensspirillen; teilweise Tetanus-, Gasodembacillen.

2. Kapselfarbung (nach JOHNE): Die Praparate werden mit $20^0/_0$iger waßriger Gentianaviolettlosung unter Erwarmen 1—2 Minuten lang gefarbt, dann in Wasser abgespult. Darauf wird 6—10 Sekunden lang in $1—2^0/_0$iger Essigsaure entfarbt, in Wasser abgespult und dann untersucht. (Kanadabalsam laßt die Kapsel fast verschwinden.)

3. Sporenfarbung. Die Bedingungen reichlicher Sporenbildung und -reifung sind vorher fur die betreffende Bakterienart und Kultur zu bestimmen und das Material ist vor Anfertigung eines gefarbten Praparates im hangenden Tropfen auf seinen Gehalt an Sporen zu prufen. Sodann Deckglas reichlich mit Kulturmasse von der Oberflache oder

den Randpartien beschicken, trocknen, fixieren (Milzbrand funfmal durch die Flamme ziehen, Subtilis zehnmal usw., fur die einzelnen Bakterienarten verschieden); dann Einlegen in frische, dampfende Anilinwasserfuchsinlosung (100 ccm Anilinwasser + 11 ccm konz. alkohol. Fuchsinlosung), vorsichtig bis zur Blaschenbildung erhitzen, dann absetzen und kurze Zeit warten, dann wieder bis zur Blasenbildung erhitzen usf. im ganzen 5—10 Minuten; dann kurz eintauchen in absoluten Alkohol und Abspulen in 60%igem Alkohol, bis das Praparat Rosafarbung zeigt. Abtrocknen mit Fließpapier; Nachfarben mit waßriger Methylenblaulosung 5—10 Minuten; Abspulen in Wasser, trocknen, Kanadabalsam. — Oder: das fixierte Präparat 5 Sekunden bis 10 Minuten (je nach der Bakterienart verschieden) beizen mit 5% Chromsaure; abspulen in Wasser und trocknen; 2 Minuten farben mit konzentriertem Anilinwasserfuchsin unter Erhitzen; abspulen in Wasser; entfarben 5 Sekunden mit 5% Schwefelsaure; abspulen in Wasser; 5—10 Minuten Nachfarben mit verdunntem Methylenblau.

4. **Geißelfarbung. Reinigung der Deckgläser.** Die Deckglaser bzw. Objekttrager werden in einer Porzellanschale mit einer 5%igen Kaliumpermanganatlosung unter ofterem Umrühren mit Holzstab 1/2 Stunde gekocht. Die Flüssigkeit wird abgegossen und die Schale unter der Wasserleitung durchgespult, bis das Spulwasser ungefarbt ablauft; dabei muß ofter umgerührt und geschüttelt werden, damit die aufeinander liegenden Deckglaser gut gespült werden. Nach Beseitigung des Spulwassers werden sie unter dem Abzug 1/2 Stunde in einem Teile Salzsaure und vier Teilen destilliertem Wasser gekocht. Dann gießt man die Flussigkeit ab und spült so lange, bis sich das Lackmuspapier nicht mehr rotet. Nun drei- bis viermal in 90%igem Alkohol spulen, Deckgläser mit Pinzette herausholen, den Alkohol etwas abtropfen lassen und senkrecht in der Flamme abbrennen. In Glasschalen vor Staub geschutzt aufbewahren. Auch trub gewordene Deckgläser liefern noch gute Praparate.

a) **Nach PEPPLER.** Beize: Einer durch gelinde Erwarmung im Wasserbade bereiteten und auf 20° abgekühlten Losung von 20 g Tannin in 80 ccm destillierten Wassers werden 15 ccm einer waßrigen schwefelsaurefreien Chromsaurelösung 2,5:100,0 langsam in kleinen Portionen unter fortwahrendem Umschutteln zugefugt. Nach 4—6 tagigem Stehen bei Zimmertemperatur nicht unter 18° oder bei kalter Jahreszeit entsprechend weniger lange im Brutschrank von 20° wird die Beize durch doppeltes Faltenfilter filtriert, wobei starke Abkühlung zu vermeiden ist. Die fertige Beize ist eine klare, dunkelbraune Flussigkeit, welche, ohne an Beizkraft zu verlieren, mit der Zeit einen geringen, an der Glaswand haftenden Niederschlag ausfallen laßt. Sie wird bei Zimmertemperatur verschlossen aufbewahrt und vor Gebrauch filtriert. — Farbstofflosung: Carbolgentianalosung: konzentr. alkohol. Gentianaviolettlosung (5:100,0) 10,0, Acid. carbolic. liquef. 2,5, Aq. dest. ad 100,0. Die Losung bleibt einige Tage ruhig stehen und wird ohne zu schutteln filtriert; oder konz. alkohol. Fuchsinlosung 10,0, Acid. carbolic. liquef. 2,5, Aq. dest. ad 100,0. — Anfertigung des Praparates: Man entnimmt drei Deckglaschen mit der Pinzette und versieht Nr. 1 und 2 mit je einem Tropfen Leitungswasser, impft den Tropfen Nr. 1 mit einer Spur Kulturmasse (junge Kultur, z. B. Typhus 12 stundig) und bringt hierauf von Nr. 1 eine kleine Öse zum Tropfen 2 und hiervon wiederum eine kleine Öse auf das noch leere Deckglas 3, auf dem das Tropfchen sehr vorsichtig ohne Reiben etwas ausgebreitet wird. Nachdem dasselbe lufttrocken geworden ist, halt man (zur Fixierung) einen in der Flamme des Bunsenbrenners erwarmten Objekttrager in einer Entfernung von 2—3 cm 1/2—1 Minute uber das Praparat und ubergießt es dann mit filtrierter Beize. Nach 10—15 Minuten das Deckglaschen (beiderseits!) mit einem Strahl Wasser abspulen und das Wasser von selbst abfließen lassen (nicht zwischen Fließpapier abtrocknen!). Darauf fur 5 Minuten in die Farblösung (ohne Erwarmen), dann wie oben abspulen mit Wasser, letzteres moglichst ablaufen lassen und vorsichtig hoch uber der Flamme vollig trocknen.

b) **Nach ZETTNOW.** Beize: Auflosen von 10 g Tannin in 200 ccm Wasser, erwarmen auf 50—60°. Dann werden 36—37 ccm einer Losung von 2 g Tartarus stibiatus in 40 g Wasser zugefugt und wieder erhitzt, bis sich der Niederschlag lost. Ist die Trubung der erkalteten Beize sehr stark, so muß Tannin zugesetzt werden, ist die Beize klar, etwas Tart.-Losung. Die Beize soll keinen Bodensatz bilden und beim Erhitzen vollig klar werden. Sie wird heiß und klar angewendet. — Farbstofflösung: 2—3 g Silbersulfat (aus Silbernitratlösung durch Ausfallen mit Natriumsulfat gewonnen) mit 200 g Wasser kraftig schutteln. Eine beliebige Menge dieser gesattigten Losung wird zu gleichen Teilen mit Wasser gemischt und dann mit 33%iger Äthylaminlosung versetzt, bis ein anfanglicher Niederschlag eben wieder gelost ist. — Ausfuhrung der Farbung: 1. Herstellen der Praparate wie bei Peppler: 2. Beizen: Praparat mit Schichtseite in ein Blockschalchen legen, reichlich mit Beize ubergießen und 5—7 Minuten auf eine etwa 100° heiße Eisenplatte stellen. 3. Abkuhlen lassen, bis sich Beize trubt, dann sehr sorgfaltig abspulen mit Wasser. 4. Auf das Deckglas 3—4 Tr. Äthylaminsilberlosung geben und erhitzen, bis die Losung stark raucht und die Ausstrichrander (nur diese!) schwarz werden. 5. Abspulen in Wasser. Geißeln schwarz auf hellem Grunde.

5. Zum Farben von Blutausstrichen ist von R. May und L. Grunwald eine auch fur bakteriologische Zwecke brauchbare Farbmethode angegeben worden: 1,0 gelbes Eosin wird in einem Liter destillierten Wassers gelost, ebenso 1,0 Methylenblau medicinale. Beide Losungen werden zusammengegossen. Nach einigen Tagen wird mit Hilfe der Saugpumpe abfiltriert und der Ruckstand mit destilliertem Wasser so lange ausgewaschen, bis das Waschwasser fast farblos ablauft. Vom Ruckstand wird eine gesattigte Losung in Methylalkohol hergestellt (0,25 Farbstoff in 100 ccm Methylalkohol). — Die hiermit zu farbenden Praparate brauchen nicht fixiert zu werden. Die Farbung erfordert gewohnlich 2 Minuten (kann jedoch bei schwer farbbaren Objekten mehrere Stunden dauern). Nach dem Farben wird in neutralem destillierten Wasser abgespult, dem einige Tropfen der Farblosung zugesetzt sind. — Die fur Malaria u. a. allgemein benutzte Giemsa-Farbung s. S. 674.

B. Kulturverfahren.
Die Isolierung von Bakterien mittels der Plattenkultur.

Das Untersuchungsmaterial (Dejektionen, Wasser, Leichenteile, Sputum, Eiter u. dgl.) wird in einem sterilisierten Reagensglas ins Laboratorium gebracht. Man kann die Reagensglaser behelfsmaßig sterilisieren, indem man zunachst den verschließenden Wattepfropfen tief hineinschiebt, das Glas mit der Pinzette faßt und mit einer Gas- oder Spiritusflamme in seiner ganzen Ausdehnung kraftig erhitzt; wenn der Wattepfropf leicht gebraunt ist, zieht man ihn an die Mundung des Rohrchens vor. — Die Untersuchung muß stets sobald als moglich erfolgen, da sonst durch Vermehrung der Saprophyten das Auffinden der Krankheitserreger erschwert oder unmoglich wird.

Utensilien und Nahrsubstrat. Als sog. Platten benutzt man flache Glasschalen mit Deckel (Petrischalen). Fehlt es an den im Laboratorium ublichen Sterilisationsapparaten, so kann man die Schalen fur eine Stunde in Sublimatlosung (1:2000) einlegen, muß dann aber durch wiederholtes Übergießen mit gekochtem und wieder abgekuhltem Wasser das Sublimat sehr sorgfaltig entfernen; oder man kocht sie in schwacher Sodalosung eine Stunde und laßt in derselben erkalten.

Zum Einbringen des Materials verwendet man Platindrahte, die in ein Glasrohr oder einen Kolleschen Nadelhalter eingeschmolzen und am Ende zu einer 2 mm im Durchmesser haltenden Öse umgebogen sind. Die Drahtenden werden durch Ausgluhen in der Flamme sterilisiert.

Das Plattengießen. Drei Rohrchen mit Nahrgelatine werden in warmes Wasser von 35° gesetzt, bis die Gelatine flussig geworden ist. Dann faßt man eins (a) mit der linken Hand derart, daß es zwischen Daumen und nach oben gekehrter Hohlhand mit der Mundung nach rechts in schrager Lage ruht, dreht den Wattebausch heraus und nimmt ihn zwischen zwei Fingerspitzen der linken Hand so, daß die zum Einfuhren in die Rohrenmundung bestimmten Teile der Watte nach unten hangen und nicht beruhrt werden. Mit abgegluhter und wieder erkalteter Platinose nimmt man nun eine Spur Bakterienmaterial auf und verreibt diese an der Glaswand mit dem obersten Teile der Gelatine im Rohrchen. (Bei Wasseruntersuchungen Tropfen mittels kleiner Pipette.) Hierauf gluht man die Platinose ab und stellt sie fort, schließt alsdann das Rohrchen mit dem Wattebausch und sorgt fur grundliche Verteilung des Untersuchungsmaterials in der Gelatine durch Drehen, Neigen und Wiederaufrichten des Rohrchens (Schaumbildung vermeiden und keine Gelatine in den Wattepfropf eindringen lassen). Nun faßt man das Rohrchen wieder wie vorhin, offnet es und nimmt das zweite ebenso daneben. Mit ausgegldhter Platinose ubertragt man drei Osen Inhalt von Rohrchen a in Rohrchen b, gluht die Öse ab und schließt beide Rohrchen. Rohrchen a zuruck ins Wasserbad. Rohrchen b mischen wie vorher und von b 3—5 Osen Inhalt ins Rohrchen c ubertragen, dann dessen Inhalt mischen. Bei sehr bakterienreichem Material evtl. noch weitere Verdunnungen anlegen. — Darauf stellt man drei mit Deckel verschlossene Petri-Schalchen nebeneinander auf den Tisch (bei warmem Zimmer auf ein mit kaltem Wasser gefulltes flaches Blechgefaß) und signiert (auf der Außenseite des unteren Schalchens) mit a, b, c. Nun gießt man, nachdem man die Watte-stopfen der drei Glaschen entfernt und in Sublimat geworfen und den Rand der Rohrchen leicht abgegluht hat, unter vorsichtigem Luften des Deckels den Inhalt von Rohrchen a in Schalchen a, den von b in Schalchen b, den von c in Schalchen c. Nach 5—15 Minuten ist die Gelatine vollkommen erstarrt, und die Schalchen werden dann in den Brutofen von 22⁰ gesetzt. — Das Verfahren ist bei Benutzung von Agar das gleiche; nur mussen die Agarrohrchen bei 100⁰ verflussigt und dann bis auf 42⁰ abgekuhlt werden.

Die Feststellung des Resultats erfolgt nach 24—48—72 Stunden zunachst durch Betrachtung der Platte mit bloßem Auge, dann mit 60facher Vergroßerung. Gestalt, Farbe, Verflussigung der Kolonien, und zwar der tiefliegenden, wie der oberflachlichen, ist zu notieren. Zu genauerem Studium ist oft nur eine Platte geeignet, wahrend die anderen zu zahlreiche oder zu wenig Kolonien enthalten. Genauere Feststellung der Zahl erfolgt mittels einer in Quadrate von je 1 qcm Flache geteilten Glasplatte (Wolffhügels Zahl-apparat); man zahlt auf der zu untersuchenden Platte mit der Lupe in mindestens zehn verschieden gelagerten Quadraten die Kolonien, nimmt von diesen das Mittel und multi-pliziert mit der Schalchenflache (= r²π, r in cm ausgedruckt) in qcm. Eine bequemere und bei reichlichem Keimgehalt genauere Methode besteht nach M. Neisser in der mikroskopi-schen Auszahlung von 60 Gesichtfeldern und in der Bestimmung der Gesamtkolonienzahl auf der ganzen Platte unter Berucksichtigung der Große der Platte und des mikroskopischen Gesichtsfeldes an der Hand von Tabellen. — Interessierende Kolonien sind moglichst fruh in Reagensglaser mit Gelatine (oder anderen Nahrboden) weiter zu verimpfen, d. h. man taucht einen vorher gegluhten spitzen Platindraht, evtl. unter Leitung der Lupe oder des Mikroskopes, in die Kolonie und macht mit dem Draht dann einen Einstich in ein nicht ver-flussigtes Gelatinerohrchen, dessen Wattepfropfen man abgenommen und zwischen die Finger geschoben hat und das man mit der Mundung nach unten in der Hand halt. Unmittel-bar nach dem Einstich setzt man den Wattepfropfen wieder auf. Sehr oft macht man keine solche „Stichkultur", sondern streicht das Material auf der schrag erstarrten Nahrboden-flache aus.

Meistens ist der Ausstrich auf Platten den gegossenen Platten vorzuziehen. Man gießt die verflussigte Gelatine oder besser Agar, der bei 37⁰ fest bleibt und auf dem daher schnelleres Wachstum eintritt, zunachst in sterile Schalen aus, laßt erstarren und streicht dann das Untersuchungsmaterial (direkt oder nach vorheriger Verdunnung in steriler Bouillon) mittels eines Platinpinsels (Kruse) oder eines rechtwinklig gekrummten Glasstabes (v. Dri-galski-Conradi) auf 3 Platten aus, indem man auf der ersten das zu untersuchende Material gleichmaßig verteilt, von der ersten eine Probe auf die zweite, von der zweiten wieder auf die dritte verstreicht. Fur gewisse Falle benutzt man besser große Platten (vgl. unter „Typhusdiagnose").

C. Serodiagnostik.

1. Gewinnung diagnostisch verwertbarer Sera von Tieren.

Gewohnlich werden Kaninchen benutzt; bei manchen Mikroorganismen sind andere Tiere geeigneter, z. B. fur Pestbacillen Pferde, fur Milzbrand Esel.

Agglutinierende Sera. 16—24stundige Agarkulturen werden in 0,85⁰/₀iger NaCl-Losung aufgeschwemmt, eine Stunde im Wasserbade bei 58—60⁰ zwecks Abtotung gehalten und injiziert; die Aufschwemmungsflussigkeit betragt 1—5 ccm. Bei Typhus, Paratyphus A und B, Cholera, Meningitis, Dysenterie Flexner und Y beginnt man mit ¹/₂—1 Öse (= 2 mg), steigert in Zwischenraumen von 7—10 Tagen auf 1—2—4—6 Ösen und injiziert in die Ohrvenen. (1 Schragrohrchen = 10 Ösen, 1 Petrischale = 60 Ösen). Bei Dysenterie Shiga-Kruse beginnt man wegen der Giftigkeit der Kulturen mit kleinsten Dosen, hoch-stens mit ¹/₂₀—¹/₅₀ Öse und steigert auf ¹/₁₀—¹/₄—¹/₂—1 Öse bei subcutaner Einverleibung; erst dann spritzt man ¹/₅—¹/₂—1—2 Ösen intravenos. Etwa 10 Tage nach der letzten Ein-spritzung entnimmt man durch Einschnitt in die Ohrvene etwas Blut, stellt den Titer des Serums fest und entblutet das Tier (oder entnimmt großere Mengen Blutes) unter sterilen Maßregeln, wenn der Titer des Serums genugt.

Bakteriolytische Sera (Typhus, Cholera) werden in analoger Weise hergestellt; man beginnt mit den gleichen Mengen (die beim ersten Male abgetotet sein konnen, dann aber lebend verwandt werden) und injiziert intravenos oder intraperitoneal.

Hamolytische Sera. Gewohnlich wird Schafblut („Hammelblut") benutzt. Das defibrinierte Blut wird mit dem 10fachen Volumen $0,8^0/_0$iger NaCl-Losung versetzt und zentrifugiert, bis sich die Blutzellen vollig abgesetzt haben, dann gießt man die klare Flussigkeit ab, erganzt sie durch NaCl-Losung, mischt die Erythrocyten vorsichtig durch, zentrifugiert von neuem und verfahrt so dreimal. Die roten Blutkorperchen werden schließlich in soviel Kochsalz aufgenommen, als dem Serum entspricht; man erhalt alsdann gewaschenes Hammelblut in Blutdichte, das im Eisschrank 1—2 Tage haltbar ist. Man injiziert davon in siebentagigen Zwischenraumen intravenos 0,5—5,0 ccm und einmal intraperitoneal 2—5 ccm und entblutet 10 Tage nach der letzten Einspritzung.

Pracipitierende Sera. Das sterile (Menschen-, Pferde- usw.) Serum wird in Mengen von 1—3 ccm dreimal intravenos oder intraperitoneal in funftagigen Zwischenraumen injiziert. Entblutung 6—8 Tage nach der Einspritzung.

Gewinnung und Konservierung der Sera. Hat die Vorprufung des Serums einen genugend hohen Titer ergeben, so erfolgt die Entnahme großerer Blutmengen oder die Entblutung der Tiere aus der Carotis oder Iliaca unter sterlen Bedingungen. Es empfiehlt sich zumal bei pracipitierenden Seren, die Tiere 12 Stunden vor der Entnahme hungern zu lassen, da das Serum sonst oft opalesciert. Das in einem nicht zu weiten Meßcylinder aufgefangene Blut wird 1—2 Stunden nach der Entnahme mit einem sterilen Glasstabe von der Wand gelost und darauf in den Eisschrank gebracht, wo sich bis zum nachsten Tage das Serum absetzt; wenn notig wird es durch Zentrifugieren von Blutkorperchen befreit. Darauf versetzt man es mit $0,5^0/_0$ Carbol und fullt es in sterle, mit Gummistopfen versehene, braune Flaschchen (moglichst zu je 1 ccm) ab, die zwecks Zerstorung etwaiger Luftkeime eine Stunde bei 58^0 gehalten werden konnen. Oder man trocknet es schnell bei 37^0 und fullt die Trockensubstanz zu je 0,1 in braune Rohrchen, die sofort zugeschmolzen werden; je 1,0 flussiges Serum liefert 0,1 g Trockenserum. Pracipitierende Sera konnen nur steril aufbewahrt werden. In flussigem Zustand sind die Sera, kuhl und dunkel aufbewahrt, $^1/_2$—2 Jahre, im Trockenzustand noch langer haltbar.

Anforderungen an diagnostische Immunsera.

Der Titer soll mindestens betragen
   bei agglutinierenden Seren:
      bei Typhus: 1:5000,
      bei Paratyphus: 1:5000,
      bei Dysenterie KRUSE-SHIGA: 1:500,
      bei Dysenterie FLEXNER: 1:2000,
      bei Dysenterie Y: 1:1000,
      bei Meningitis: 1:200,
      bei Pest: 1:500,
   bei bakteriolytischen Seren:
      bei Typhus: 1:5000,
      bei Cholera: 1:5000,
   bei hamolytischen Seren (gegen Hammelblut): 1:1000,
   bei pracipitierenden Seren: 1:5000.

2. Gewinnung diagnostisch verwertbarer Sera vom Menschen.

Wenn das Blut zugleich zur Blutkultur benutzt werden soll (Typhus, Meningitis, Sepsis, Pest), bringt man von dem mittels Spritze aus der Armvene entnommenen Blute 1—1,5 ccm in ein Reagens- oder Zentrifugenglas; sonst entnimmt man es aus dem Ohrlappchen oder aus der Fingerbeere der linken Hand. Man reibt die Entnahmestelle mit einem mit Alkohol befeuchteten Wattebausch ab, laßt den Alkohol verdunsten, ritzt die Haut mittels steriler Nadel oder Skalpell am unteren Rande, befordert den Blutaustritt durch leichtes Drucken („Melken") des Ohrlappchens und fangt das Blut entweder in Glascapillaren auf (wobei das Blut die Capillare in einem Zuge fullen muß, andernfalls ist eine neue Capillare zu nehmen) oder mit dem Wattebausch CZAPLEWSKIscher Tupfer (Spitzglaschen, mit einem Kork verschlossen,

der eine mit Wattebausch versehene Nadel tragt; im ganzen sterilisiert). Fur eine
Agglutination sind 5—6 Tropfen Blut erforderlich. Die Capillaren werden mit Siegellack oder
Wachs verschlossen. Nach einigen Stunden, im Eisschrank schon nach einer Stunde, hat sich
das Serum klar abgesetzt. Man bricht die Enden der Capillare dicht uber dem Serum ab
und laßt das, evtl. noch durch Zentrifugieren von Erythrocyten befreite, Serum in die
Pipette laufen. Die CZAPLEWSKIschen Tupfer werden zentrifugiert, wodurch das Serum
in die Spitze des Glaschens geschleudert wird. Erfolgt die Serumabscheidung infolge zu
geringer Zentrifugengeschwindigkeit ungenugend oder gar nicht, so druckt man den Tupfer
in das Glaschen aus und zentrifugiert dann. Durch Venenpunktion gewonnenes Blut wird
nach dem Erstarren (1—2 Stunden nach der Entnahme) von der Glaswand, wenn notig,
abgelost, worauf sich das Serum abscheidet und evtl. noch durch Zentrifugieren von Blutkorperchen befreit wird.

3. Agglutinationsprobe.

a) Quantitative, makroskopische Probe zur Titerbestimmung von Immunseren. Erforderlich: saubere Reagensglaser, Pipetten von 1,0 ccm Fassungsvermogen, geteilt
in 0,01, vollig klare (wenn notig zweimal durch gehartete Filter geschickte) 0,85%ige NaCl-
Losung, Immunserum und zugehorige etwa 20stundige Agarkultur. Man stellt mit NaCl-
Losung je 1 ccm der Serumverdunnung 1:10, 1:20, 1:50, 1:100, 1:200 usf. her, verreibt in
jedes eine Normalose (= 2 mg) der Kultur, stellt das Rohrchen auf bestimmte Zeit in den
Brutschrank und liest ab, bis zu welcher Serumverdunnung noch gerade Haufchenbildung
(Agglutination) eingetreten ist. Die Rohrchen werden, evtl. mit schwacher Lupenvergroße-
rung, so betrachtet, daß man sie schrag uber Kopfhohe halt und das Licht von oben nach
unten durchfallen laßt, oder man benutzt das KUHN-WOITHEsche Agglutinoskop. Bei jeder
Untersuchung wird in einem Kontrollrohrchen eine Öse Kultur nur in Kochsalzlosung
verrieben, die vollig homogen trube erscheinen muß. Man untersucht die Rohrchen

bei Typhus und Paratyphus nach		3	Stunden	bei	37°
„ Meningitis		„ 24	„	„	37°
	oder	„ 3	„	„	55°
„ Ruhr		„ 3	„	„	37°
„ Cholera		„ 1	„	„	37°
„ Pest		„ $^{1}/_{2}$	„	„	37°

Als Titer des Serums gilt die Zahl der Verdunnung, in welcher gerade eben noch Agglutination eingetreten ist.

b) Orientierende (Agglutinations-) Probe (bei Typhus, Paratyphus, Ruhr,
Cholera). In einen Tropfen des 1:20 bis 1:100 verdunnten, hochwertigen Immunserums
wird auf dem Objekttrager oder Deckglas soviel von einer verdachtigen Kolonie gleichmaßig
verrieben, daß eine maßige Trubung entsteht. Werden die Bakterien rasch agglutiniert
(„sprechen sie auf das Serum an"), so gehoren sie hochstwahrscheinlich zu derjenigen Art,
mit der das Immunserum hergestellt war.

c) Mikroskopische Agglutinationsprobe. Von verschiedenen Verdunnungen des
Serums werden Hangetropfen angefertigt, in die eine geringe Menge Bakterien homogen
verteilt wird. Betrachtung mit schwacher Vergrößerung und Ölimmersion, sogleich und
nach $^{1}/_{2}$ Stunde Brutschrankaufenthalt. Kann mit b) kombiniert werden.

Anwendung der Agglutination.

a) Zur Identifizierung verdachtiger Reinkulturen. Die Kulturen werden
mittels der makroskopischen, quantitativen Methode unter Innehaltung der oben genannten
Temperatur- und der Zeitangaben gegen hochwertiges Immunserum austitriert. In jedem
Versuche sind als Kontrollen anzusetzen:

1. Ein Rohrchen mit Kochsalzlosung und der verdachtigen Kultur; muß homogen trube
erscheinen.

2. Ein Rohrchen mit normalem Serum der Tierart, welche das Immunserum lieferte,
aber in der Verdunnung 1:50; muß homogen trübe erscheinen.

3. Ein Rohrchen mit einer gleichalterigen, bekannten Kultur und dem Testserum in
der dem Titer entsprechenden Verdunnung; muß Agglutination ergeben.

Wird die verdachtige Kultur annahernd so hoch agglutiniert wie die bekannte Kultur,
so ist sie mit ihr identisch. Cholerakulturen von wenigen Stunden Alter agglutinieren

mitunter spontan in Kochsalzlosung; in diesem Falle ist der Versuch mit einer mindestens 15stundigen Kultur zu wiederholen. Nicht agglutinierte, aber durch ihr Wachstum als typhusverdachtig geltende Stamme sind an mehreren Tagen nacheinander auf Schragagar zu impfen und werden dann bisweilen agglutinabel.

b) **Zum Nachweis von Agglutininen im Kranken serum, WIDALsche Reaktion**, wird in einem wie oben angesetzten Versuch diejenige Bakterienart benutzt, welche die mutmaßliche Infektion des Kranken verursacht hat, bei Fleckfieber Bacillus Proteus X 19 (WEIL-FELIX, vgl. S. 631). Statt lebender Kultur ist auch FICKERs Diagnosticum fur Typhus, Paratyphus, Ruhr (haltbare Aufschwemmung abgetoteter Bakterien, zu beziehen von MERCK, Darmstadt) gut verwendbar. Die Ergebnisse der makroskopischen Methodik besagen

bei Typhus und Paratyphus A	1: 50 positiv = Verdacht	1:100 „ = Beweis
„ Paratyphus B	1:100 „ = Verdacht	1:200 „ = Beweis
„ Dysenterie	1: 25 „ = Verdacht	1: 50 „ = Beweis
„ Cholera	1: 5 „ = Verdacht	1: 10 „ = Beweis
„ Meningitis	1: 10 „ = Verdacht	1: 20 „ = Beweis
„ Pest	1: 1 „ = Verdacht	1: 3 „ = Beweis
„ Fleckfieber	1:100 „ = Verdacht	1:200 „ = Beweis

Positiver Ausfall der Probe bei fehlenden klinischen Erscheinungen beweist, daß der Untersuchte die Krankheit vor nicht langer Zeit uberstanden hat. Besonders bei Meningitis und Pseudodysenterie ist es ratsam, mehrere Normalsera heranzuziehen, da diese Bakterien mitunter dadurch verhaltnismaßig hoch agglutiniert werden.

4. Bakteriolytische Probe (PFEIFFERscher Versuch).

a) **Bei Cholera.** Fur die Anstellung des PFEIFFERschen Versuchs ist Kaninchenserum zu benutzen. Die in folgendem gemachten Zahlenangaben beziehen sich nur auf dieses Serum. Dasselbe muß moglichst hochwertig sein, mindestens sollen 0,002 g des Serums genugen, um bei Injektion von einer Mischung einer Ose (1 Ose = 2 mg) einer 18stundigen Choleraagarkultur von konstanter Virulenz und 1 ccm Nahrbouillon die Choleravibrionen innerhalb einer Stunde in der Bauchhohle des Meerschweinchens unter Kornchenbildung zur Auflosung zu bringen, d. h. das Serum muß mindestens einen Titer von 1: 5000 haben.

Zur Ausfuhrung des PFEIFFERschen Versuchs sind vier Meerschweinchen von je 200 g Gewicht erforderlich.

Tier A erhalt das funffache der Titerdosis, also 1 mg von einem Serum mit Titer 1: 5000. Tier B erhalt das 10fache der Titerdosis, also 2 mg von einem Serum mit Titer 1: 5000. Tier C dient als Kontrolltier und erhalt das 50fache der Titerdosis, also 10 mg vom normalen Serum derselben Tierart, von welcher das bei Tier A und B benutzte Serum stammt.

Samtliche Tiere erhalten diese Serumdosen gemischt mit je einer Öse der zu untersuchenden, 18 Stunden bei 37° auf Agar gezuchteten Kultur in 1 ccm Bouillon (nicht in Kochsalz- oder Peptonlosung) in die Bauchhohle eingespritzt.

Tier D erhalt nur eine Öse der zu untersuchenden Kultur in die Bauchhohle zur Prufung, ob die Kultur fur Meerschweinchen virulent ist.

Zur Einspritzung benutzt man eine Hohlnadel mit abgestumpfter Spitze. Die Einspritzung in die Bauchhohle geschieht nach Durchschneidung der außeren Haut; es kann dann mit Leichtigkeit die Hohlnadel in den Bauchraum eingestoßen werden. Die Entnahme der Peritonealflussigkeit zur mikroskopischen Untersuchung im hangenden Tropfen erfolgt vermittels Glascapillaren gleichfalls an dieser Stelle. Die Betrachtung der Flussigkeit geschieht im hangenden Tropfen bei starker Vergroßerung, und zwar sofort nach der Einspritzung, 20 Minuten und eine Stunde nach derselben.

Bei Tier A und B muß nach 20 Minuten, spatestens nach einer Stunde typische Kornchenbildung oder Auflosung der Vibrionen erfolgt sein, wahrend bei Tier C und D eine große Menge lebhaft beweglicher oder in ihrer Form gut erhaltener Vibrionen vorhanden sein muß. Damit ist die Diagnose gesichert.

Behufs Feststellung abgelaufener Cholerafalle ist der PFEIFFERsche Versuch in folgender Weise anzustellen:

Es werden Verdunnungen des Serums des verdachtigen Menschen mit 20, 100 und 500 Teilen der Bouillon hergestellt, und davon je 1 ccm mit je einer Öse einer 18stundigen Agarkultur virulenter Choleravibrionen vermischt, je einem Meerschweinchen von 200 g Gewicht in die Bauchhohle eingespritzt. Ein Kontrolltier erhalt eine Öse der gleichen Kultur ohne Serum in 1 ccm Bouillon aufgeschwemmt in die Bauchhohle eingespritzt.

Bei positivem Ausfalle der Reaktion nach 20 bzw. 60 Minuten ist anzunehmen, daß der betreffende Mensch, von welchem das Serum stammt, die Cholera uberstanden hat.

b) Bei Typhus. Wird in derselben Weise ausgefuhrt, nur tritt die Kornchenbildung bei Tier A und B, wenn es sich um echte Typhusbacillen handelt, nach 2—3 Stunden ein. Wird nur ausgefuhrt, wenn die Agglutinationsprobe zweifelhaft ist.

5. Präcipitation.

Titerermittlung der Immunsera. Erforderlich: Spitzglaschen, Pipetten von 1,0 ccm Fassungsvermogen, geeicht in 0,01, 0,8 %ige Kochsalzlosung, Reagensglaser, Immunserum und zugehöriges Antigen. Alle Gerate mussen absolut sauber, die Flussigkeiten vollkommen klar sein. Man stellt in Reagensglasern die Antigenverdunnung 1: 10, 1: 100, 1: 1000, 1: 10 000, evtl. noch Zwischenstufen her, fullt in die Spitzglaschen je 0,2 ccm Immunserum und uberschichtet es mit den Antigenverdunnungen; die Schichtungen mussen vollig scharf sein. Nach 20 Minuten langem Stehenlassen bei Zimmertemperatur wird abgelesen, bis zu welcher großten Antigenverdunnung noch eine hauchartige Trubung eingetreten ist; diese Verdunnungszahl heißt der Titer des Immunserums.

Anwendung der Pracipitation zur Bestimmung der Herkunft von Blutflecken oder zum Nachweis der Verfalschung von Fleischwaren mit minderwertigem Fleisch. Man stellt sich aus den Blutflecken bzw. Fleischwaren mit moglichst wenig NaCl-Losung einen Extrakt her, filtriert ihn bis zur volligen Klarheit und verdunnt ihn mit NaCl-Losung so lange, bis der Schuttelschaum noch langere Zeit stehen bleibt oder bei Unterschichtung mit Salpetersaure sich ein deutlicher Ring bildet. An einem 1: 1000 verdunnten Normalserum vergleicht man den Ausfall. Nunmehr fullt man in die Spitzglaschen 0,2 des pracipitierenden Immunserums, welches Eiweiß derjenigen Tierart fallt, von der die zu untersuchenden Proben mutmaßlich stammen, und uberschichtet mit dem Extrakt. Tritt nach 20 Minuten noch Schichtbildung ein, so wird das Extrakt weiter verdunnt. Als Kontrollen sind in jedem Versuch anzusetzen:

1. Immunserum, uberschichtet mit dem zugehorigen Antigen in der Titerverdunnung; muß Schichtbildung ergeben.
2. Normalserum derselben Tierart, welche das Immunserum geliefert hat, uberschichtet mit dem Extrakt; darf keine Schichtbildung ergeben.
3. Normalserum, mit NaCl-Losung uberschichtet }   dürfen keine Schicht-
4. Immunserum, mit NaCl-Losung uberschichtet }   bildung ergeben.

Verhalt sich der Extrakt wie die Kontrolle 1, oder wird er annahernd so hoch pracipitiert, so stammt der Blutfleck bzw. die Verfalschung der Fleischware von derjenigen Spezies, welche das Antigen geliefert hat. Fallt der Versuch mit dem Extrakt gegenuber einem Serum negativ aus, ist er mit verschiedenen Immunseren zu wiederholen.

6. Anleitung zur Ausführung der WASSERMANNschen Reaktion.
(Nach den Beratungen im Reichsgesundheitsrat; veroffentl. in „Volkswohlfahrt" 1920, Nr. 13.)

1. Zur Ausfuhrung der WASSERMANNschen Reaktion sind nur staatlich geprufte Extrakte und als Amboceptor nur staatlich geprufte hammelblutlosende Kaninchensera zu verwenden. Andere Extrakte und Amboceptoren durfen nicht benutzt werden.

2. Das Komplement muß von den Untersuchungsstellen selbst gewonnen, und die Hammelblutaufschwemmung muß von den Untersuchungsstellen selbst hergestellt werden.

Das Komplement darf nur von Meerschweinchen, die noch nicht zu anderen Versuchen verwendet worden sind, stammen. Es soll frisch oder hochstens am vorhergegangenen

Tage entnommen sein. Die Aufbewahrung des Meerschweinchenserums muß in letzterem Falle auf Eis oder im Eisschrank erfolgen. Es empfiehlt sich, das Komplement von mehreren Tieren zu mischen.

Die roten Hammelblutkorperchen mussen durch sorgfaltiges dreimaliges Waschen mit der mindestens funffachen Menge 0,85%iger Kochsalzlosung und nachfolgendes Ausschleudern von allen Resten anhaftenden Serums befreit werden.

Die als Bodensatz ausgeschleuderten Blutkorperchen sind mit steriler, 0,85%iger Kochsalzlosung derart aufzuschwemmen, daß die Blutkorperchenaufschwemmung stets in gleicher Dichte benutzt wird und der Mischung von 1 ccm Bodensatz und 19 ccm 0,85%iger Kochsalzlosung entspricht.

Bei der

Versuchsanordnung

sind folgende Vorschriften zu beachten:

3. Das menschliche Serum darf nur in inaktiviertem Zustand untersucht werden, d. h. nach einhalbstundiger Erhitzung im Wasserbade auf 55° bis 56° C.

Je ein Teil des inaktivierten Serums ist mit vier Teilen steriler 0,85%iger Kochsalzlosung zu verdunnen.

4. Jedes menschliche Serum muß gleichzeitig mit mindestens drei verschiedenartigen Extrakten, darunter moglichst einem aus syphilitischer Leber gewonnenen Extrakt, untersucht werden[1]). Es empfiehlt sich indessen, besonders auch bei Wiederholungen der Untersuchung und bei fruher bereits sicher festgestellter Lues, mit funf Extrakten zu arbeiten.

Die Gebrauchsdosis der einzelnen Extrakte ist durch Vergleichsprufung an einer großeren Reihe als „sicher positiv" und „sicher negativ" bekannter Menschensera ausprobiert. Auf den Flaschchen ist angegeben, mit wieviel physiologischer Kochsalzlosung 1 ccm des Extraktes verdunnt werden muß, damit die Gebrauchsdosis beim Arbeiten mit je 0,5 ccm der einzelnen Komponenten in 0,5 ccm der Verdunnung enthalten ist.

Die Extrakte mussen kurz vor Ansetzen des Versuchs durch Zugabe der entsprechenden Mengen steriler physiologischer Kochsalzlosung verdunnt werden.

In welcher Art (unter Schutteln, langsam oder schnell usw.) die Verdunnung zu erfolgen hat, geht aus der den Flaschchen beigegebenen Anweisung hervor.

5. Die WASSERMANNsche Reaktion wird in der Weise ausgefuhrt, daß jede der funf in Betracht kommenden Komponenten in einem Flussigkeitsvolumen von 0,5 ccm enthalten ist. Das Gesamtvolumen betragt demnach in jedem einzelnen Versuchsrohrchen 2,5 ccm.

Aus Sparsamkeitsrucksichten darf die Flussigkeitsmenge der einzelnen Komponenten auch auf 0,25 ccm, das Gesamtvolumen auf 1,25 ccm herabgesetzt werden. In diesem Falle sind die folgenden Zahlenangaben sinngemaß auf die Halfte zu vermindern.

Vor Ausfuhrung der WASSERMANNschen Reaktion ist jeweils die Wirksamkeit des benutzten Komplements und des hamolytischen Amboceptors in Vorversuchen zu bestimmen.

Das Komplement wird sowohl in den Vorversuchen wie auch im Hauptversuch in 10facher Verdunnung (1 Teil Meerschweinchenserum + 9 Teile steriler 0,85%iger Kochsalzlosung) bzw. in 20facher Verdunnung (1 Teil Meerschweinchenserum + 19 Teile steriler 0,85%iger Kochsalzlosung) verwendet.

Hämolytischer Vorversuch

6. Von dem hamolytischen Amboceptor (Hammelblutkorperchen losendes Kaninchenserum) werden, um die im Hauptversuch anzuwendende „Gebrauchsdosis" zu ermitteln, absteigende Mengen (bzw. verschiedene Verdunnungen) gepruft, um zunachst die kleinste vollig losende Dosis festzustellen.

Zugleich wird unter Verwendung eines Extrakts die eigenhemmende (antikomplementare) Wirkung der Extraktverdunnung auf das jeweils benutzte Komplement durch folgende Feststellung berucksichtigt. Es werden einerseits Mischungen von absteigenden Mengen von Amboceptor und Hammelblutaufschwemmung (sensibilisierte rote Blutkorperchen), andererseits ein Gemisch von Komplement und Extraktverdunnung hergestellt. Nach 45 Minuten langem Verweilen dieser Gemische im Brutschrank werden den Amboceptor und

---

[1]) Nach neueren Bestimmungen brauchen nur zwei von ihnen staatlich gepruft zu sein, wahrend der dritte vom Untersucher selbst hergestellt sein darf.

Hammelblutaufschwemmung enthaltenden Versuchsrohrchen gleiche Mengen des Gemisches von Komplement und Extraktverdunnung zugefugt, so daß die unter diesen Bedingungen vollig lösende Dosis des Amboceptors ermittelt wird.

Der Vorversuch gestaltet sich daher bei einem Titer des hamolytischen Amboceptors 1: 2000 folgendermaßen:

a) Bestimmung der völlig lösenden Dosis.

Röhr-chen	Hamolytischer Amboceptor	Koch-salz-losung ccm	Komple-ment 1 10 ccm	Hammel-blut-korperchen 1 20 ccm
1	1,5 ccm Verd. 1: 3000 [= 0,5 ccm 1: 1000][1]	0	0,5	0,5
2	1,0 „ „ 1: 3000 [= 0,5 „ 1: 1500]	0,5	0,5	0,5
3	0,75 „ „ 1: 3000 [= 0,5 „ 1: 2000]	0,75	0,5	0,5
4	0,5 ., „ 1: 3000 [= 0,5 „ 1: 3000]	1,0	0,5	0,5
5	1,5 „ „ 1:12000 [= 0,5 „ 1: 4000]	0	0,5	0,5
6	1,0 „ „ 1:12000 [= 0,5 „ 1: 6000]	0,5	0,5	0,5
7	0,75 „ „ 1:12000 [= 0,5 „ 1: 8000]	0.75	0,5	0,5
8	0,5 „ „ 1:12000 [= 0,5 „ 1:12000]	1,0	0,5	0,5
9	0	1,5	0,5	0,5

b) Bestimmung der vollig losenden Dosis nach vorherigem Zusammenwirken von Extrakt und Komplement unter Verwendung sensibilisierten Blutes.

Rohr-chen	Hamolytischer Amboceptor	Koch-salz-losung ccm	Hammel-blut-körperchen 1:20 ccm	
10	0,5 ccm 1:100 [1: 100]	0	0,5	Nach ³/₄stundigem Verweilen im
11	0,25 „ 1:100 [1: 200]	0,25	0,5	Brutschrank wird je 1,5 ccm
12	0,5 „ 1:300 [1: 300]	0	0,5	einer gleichfalls zuvor ³/₄ Std.
13	0,3 „ 1:300 [1: 500]	0,2	0,5	im Brutschrank gehaltenen Mi-
14	0,2 „ 1:300 [1: 750]	0,3	0,5	schung von gleichen Teilen Ex-
15	0,15 „ 1:300 [1:1000]	0,35	0,5	traktverdunnung, physiologisch.
16	0,1 „ 1:300 [1:1500]	0,4	0,5	Kochsalzlosung und 10fach ver-
				dunntem Meerschweinchenserum
				zugefugt.

Die fertig beschickten Rohrchen werden eine Stunde im Brutschrank oder $1/_2$ Stunde im Wasserbade bei 37⁰ gehalten. Danach wird im Vorversuch a die kleinste losende Dosis („Titerdosis") des Amboceptors bestimmt durch Feststellung desjenigen Rohrchens von 1—9, in dem gerade noch vollige Losung der Blutkorperchen eingetreten ist.

Die Blutkorperchen durfen bei alleinigem Komplementzusatze keine Lösung zeigen. Demgemaß muß in dem Rohrchen 9 die oberhalb der Blutkorperchen stehende Flussigkeit farblos bleiben.

Aus dem Vorversuche b (Rohrchen 10 bis 16) ergibt sich die vollig losende Amboceptor-dosis bei vorheriger Einwirkung des Extrakts auf das Komplement. Sie ist durch die anti-komplementare Extraktwirkung bzw. durch Abschwachung des verdunnten Komplements großer als bei der einfachen Bestimmung des Amboceptortiters. Es muß daher einerseits mindestens die im Vorversuche b vollig losende Amboceptormenge, andererseits mindestens das vierfache der in Reihe a ermittelten Titerdosis fur den Hauptversuch angewandt werden.

Enthalt z. B. im Vorversuch a Rohrchen 3 die kleinste vollig losende Dosis, im Vor-versuche b Röhrchen 13, so ergibt sich als Gebrauchsdosis 0,5 ccm der 500 fachen Amboceptor-verdunnung.

---

[1] Anmerkung: Die in eckigen Klammern beigefugten Verdunnungen stellen die Amboceptorenverdunnungen, auf ein Volumen von 0,5 ccm berechnet, dar, also auf die-jenigen Bedingungen bezogen, wie sie im Hauptversuche praktisch zur Anwendung gelangen.

Enthalt aber z. B. im Vorversuch a Rohrchen 3 die vollig losende Dosis, im Vorversuch b aber Rohrchen 11, so ergibt sich als Gebrauchsdosis fur den Hauptversuch 0,5 ccm einer Amboceptorverdunnung von 1 : 200.

Enthalt endlich z. B. im Vorversuch a Rohrchen 3 die vollig losende Dosis, im Vorversuch b aber Rohrchen 15, so ergibt sich als Gebrauchsdosis 0,5 ccm der Amboceptorverdunnung 1 : 500.

Zugleich sind die beiden Vorversuche a und b in gleicher Weise anzusetzen, nur mit dem Unterschiede, daß das Komplement anstatt in 10facher in 20facher Verdunnung zur Anwendung gelangt. Dabei ist in dem Versuchsteil b derjenige Extrakt zu verwenden, der auch im Hauptversuche bei 20facher Komplementverdunnung benutzt wird.

Die Gebrauchsdosis ergibt sich auch in diesem Falle aus den oben erorterten Regeln[1]).

7. Um eine Gewahr dafur zu haben, daß im Hauptversuch einerseits eine hinreichende Komplementmenge vorhanden ist, andererseits ein Komplementuberschuß vermieden wird, empfiehlt es sich, unter Verwendung der nach dem Verfahren in Ziffer 6 bestimmten Gebrauchsdosen des Amboceptors den Grad der Komplementwirkung quantitativ auszuwerten.

Ein derartiger Kontrollversuch gestaltet sich folgendermaßen:

Rohr-chen	Komplement					Koch-salz-losung	Amboceptor-Gebrauchsdosis ccm	Hammel-blut 1 : 20 ccm
1	1 ccm Verd.	1:20	= 0,5 ccm	1:10		0,5	fur Kompl.- Verd 1.10 0,5	0,5
2	0,5 ,,	,,	1·20	= 0,5 ,,	1:20	1	,, 0,5	0,5
3	0,25 ,,	,,	1:20	= 0,5 ,,	1:40	1,25	,, 0,5	0,5
4	1 ,,	,,	1:160	= 0,5 ,,	1:80	0,5	,, 0,5	0,5
5	0,5 ,,	,,	1:160	= 0,5 ,,	1:160	1	,, 0,5	0,5
6	1 ,,	,,	1:20	= 0,5 ,,	1:10	0,5	fur Kompl.- Verd 1 20 0,5	0,5
7	0,5 ,,	,,	1·20	= 0,5 ,,	1:20	1	,, 0,5	0,5
8	0,25 ,,	,,	1:20	= 0,5 ,,	1:40	1,25	,, 0,5	0,5
9	1 ,,	,,	1:160	= 0.5 ,,	1:80	0,5	,, 0,5	0,5
10	0,5 .,	,,	1:160	= 0,5 ,,	1:160	1	,, 0,5	0,5

Die fertig beschickten Rohrchen werden eine Stunde im Brutschrank oder eine halbe Stunde im Wasserbade bei 37° gehalten. Danach werden diejenigen Rohrchen der beiden Versuchsreihen bestimmt, in denen gerade noch vollige Losung der Blutkorperchen eingetreten ist. Diese beiden Rohrchen geben den Komplementtiter an und zeigen, ob in den Komplementverdunnungen 1 : 10 bzw. 1 : 20 hinreichend und nicht zuviel Komplement enthalten ist. Der Komplementgehalt ist sicher hinreichend, wenn die Komplementverdunnung 1 : 10 bzw. 1 : 20 das Doppelte des Komplementtiters enthalten, d. h. wenn in Rohrchen 2 bzw. in Rohrchen 8 gerade noch vollige Losung der Blutkorperchen eingetreten ist. Ist die hamolytische Wirkung geringer, so liegt ein schwacher Komplementgehalt vor, ist sie starker, so ist ein Komplementuberschuß vorhanden. Bei der Anordnung mit 20fach verdunntem Meerschweinchenserum kommt ein Komplementuberschuß nur in Ausnahmefallen in Betracht.

Dieser Versuch ist nur als Sicherung fur die Beurteilung einer Versuchsreihe an einem jeweiligen Tage zwecks Berucksichtigung des schwankenden Komplementtiters aufzufassen. Wenn also z. B. aus dem Versuche hervorgeht, daß das Meerschweinchenserum sehr komplementarm war, und im Hauptversuch eine auffallende Menge von partiellen Hemmungen vorhanden ist, so mahnt diese Kontrolle zur Vorsicht in der Beurteilung positiver Falle bzw. zur Neuanstellung des Versuchs mit anderem Komplement.

---

[1]) Wenn ausnahmsweise im Vorversuch b unter Verwendung 20facher Komplementverdunnung auch bei der großten Amboceptormenge in Rohrchen 10 keine vollige Losung eintritt, kann trotzdem der Hauptversuch mit der großten Amboceptormenge des Vorversuchs b ausgefuhrt werden. Tritt in derartigen Ausnahmefallen in den Kontrollrohrchen nicht vollstandige Hamolyse ein, so ist bei sich ergebenden Zweifeln die Untersuchung mit demselben Serum zu wiederholen.

Hauptversuch mit Kontrollen.

8. Außer der eigentlichen Prüfung der eingesandten menschlichen Untersuchungsflüssigkeiten muß durch Vergleichungsuntersuchungen festgestellt werden:

a) daß das verwendete hämolytische System durch alleinigen Zusatz der Extrakte in seiner Wirksamkeit nicht beeinflußt wird, „Extrakt - Kontrollen" (Röhrchen 1, 2 und 3)

b) daß ein aus früheren Versuchen als „sicher negativ" bekanntes Menschenserum bei richtiger Versuchsanordnung keine Hemmung der Hämolyse bewirkt, „Standard-Kontrollen" (Röhrchen 4, 5 und 6)

c) daß aber durch ein aus früheren Versuchen als „sicher positiv" bekanntes Menschenserum Hemmung der Hämolyse hervorgerufen wird, (Röhrchen 7, 8 und 9)

d) daß ohne Zusatz der Extrakte die zu untersuchenden Flüssigkeiten in der Menge von 1 ccm der Verdünnung 1 : 5 das hämolytische System in seiner Wirksamkeit nicht beeinträchtigen. „Serum-Kontrollen" (Röhrchen 19 bis 28).

9. Um eine gute Übersicht zu haben, empfiehlt es sich, in den Reagensglasgestellen die einzelnen, mit den entsprechenden Nummern versehenen Röhrchen so aufzustellen, daß alle das gleiche Serum enthaltenden Röhrchen hintereinander, alle den gleichen Extrakt enthaltenden Röhrchen nebeneinander stehen.

Die Ausführung der Hauptversuche gestaltet sich demnach bei der Untersuchung von drei Krankensera unter Verwendung von drei Extrakten folgendermaßen:

Röhrchen	Menschenserum (1 5)	Extrakte (A, B, C) ccm	Komplement (Verdünnung 1:10) ccm	Komplement (Verdünnung 1 20) ccm	Kochsalzlösung ccm	Amboceptor (Gebrauchsdosis) ccm	Hammelblut ccm
1	—	A 0,5	0,5	—	0,5	0,5	0,5
2	—	B 0,5	0,5	—	0,5	0,5	0,5
3	—	C 0,5	—	0,5	0,5	0,5	0,5
4	neg. Vergl. Ser. 0,5	A 0,5	0,5	—	—	0,5	0,5
5	„ „ „ 0,5	B 0,5	0,5	—	—	0,5	0,5
6	„ „ „ 0,5	C 0,5	—	0,5	—	0,5	0,5
7	pos. Vergl. Ser. 0,5	A 0,5	0,5	—	—	0,5	0,5
8	„ „ „ 0,5	B 0,5	0,5	—	—	0,5	0,5
9	„ „ „ 0,5	C 0,5	—	0,5	—	0,5	0,5
10	Krankenser. I 0,5	A 0,5	0,5	—	—	0,5	0,5
11	„ I 0,5	B 0,5	0,5	—	—	0,5	0,5
12	„ I 0,5	C 0,5	—	0,5	—	0,5	0,5
13	Krankenser. II 0,5	A 0,5	0,5	—	—	0,5	0,5
14	„ II 0,5	B 0,5	0,5	—	—	0,5	0,5
15	, II 0,5	C 0,5	—	0,5	—	0,5	0,5
16	Krankenser. III 0,5	A 0,5	0,5	—	—	0,5	0,5
17	„ III 0,5	B 0,5	0,5	—	—	0,5	0,5
18	„ III 0,5	C 0,5	—	0,5	—	0,5	0,5
19	neg. Vergl. Ser. 1,0	—	0,5	—	—	0,5	0,5
20	„ „ „ 1,0	—	—	0,5	—	0,5	0,5
21	pos. Vergl. Ser. 1,0	—	0,5	—	—	0,5	0,5
22	„ „ „ 1,0	—	—	0,5	—	0,5	0,5
23	Krankenser. I 1,0	—	0,5	—	—	0,5	0,5
24	„ I 1,0	—	—	0,5	—	0,5	0,5
25	Krankenser. II 1,0	—	0,5	—	—	0,5	0,5
26	„ II 1,0	—	—	0,5	—	0,5	0,5
27	Krankenser. III 1,0	—	0,5	—	—	0,5	0,5
28	„ III 1,0	—	—	0,5	—	0,5	0,5

Anmerkung: In denjenigen Röhrchen, die 20fach verdünntes Komplement enthalten (also in Röhrchen 3, 6, 9, 12, 15, 18, 20, 22, 24, 26 und 28) ist die Gebrauchsdosis des hämolytischen Amboceptors eine andere als in den übrigen Röhrchen, in denen die Komplementverdünnung 1 : 10 benutzt wird. Die Gebrauchsdosis ergibt sich aus den in Ziffer 6 beschriebenen Vorversuchen.

Auch bei Benutzung von mehr als drei Extrakten wird immer nur ein Extrakt mit der Komplementverdunnung 1:20 angesetzt.

10. Es werden zunachst nur das menschliche Serum, die Extrakte und das Komplement (in den Rohrchen 1, 2 und 3, außerdem die entsprechende Menge Kochsalzlosung) miteinander gemischt und alle Rohrchen eine Stunde bei 37° C im Brutschrank gehalten. Hierauf erfolgt der Zusatz des sensibilisierten Hammelbluts. Zur Sensibilisierung sind Amboceptorverdunnung und Hammelblutkorperchenaufschwemmung gut zu mischen und $1/_2$ Stunde bei 37° im Brutschrank zu halten. Die Rohrchen kommen nach kraftigem Durchschutteln ihres nunmehr 2,5 ccm betragenden Gesamtinhalts wiederum in den Brutschrank oder in das auf 37° C eingestellte Wasserbad.

Durch zeitweise Betrachtung der Rohrchen wird der Verlauf der Reaktion beobachtet und der Zeitpunkt festgestellt, an dem in den Kontrollrohrchen 1—6 und 19—28 die Blutkorperchen uberall vollig gelost sind. Alsdann wird das Ergebnis festgestellt[1]).

11. Bei der Untersuchung von Lumbalflussigkeiten werden absteigende Mengen der nicht inaktivierten Lumbalflussigkeit (0,5—0,4—0,3—0,2—0,1 ccm) mit dem Extrakt gemischt. Es genugt hierbei die Verwendung einer 10fachen Komplementverdunnung und die Benutzung von 2 Extrakten, wobei der 2. Extrakt nur in der Dosis von 0,5 benutzt wird. Die Untersuchung einer Lumbalflussigkeit gestaltet sich demnach folgendermaßen:

Rohr-chen	Lumbal-Flussigkeit (unverdunnt) ccm	Extrakte (A, B) Gebrauchsdosis ccm	Komplement (Verdunnung) 1.10 ccm	Kochsalz-losung	Hamolyt. Amboceptor (Gebrauchs-dosis) ccm	Hammelblut 1:20 ccm
1	0,5	A 0,5	0,5	—	0,5	0,5
2	0,4	A 0,5	0,5	0,1	0,5	0,5
3	0,3	A 0,5	0,5	0,2	0,5	0,5
4	0,2	A 0,5	0,5	0,3	0,5	0,5
5	0,1	A 0,5	0,5	0,4	0,5	0,5
6	—	A 0,5	0,5	0,5	0,5	0,5
7	0,5	B 0,5	0,5	—	0,5	0,5
8	—	B 0,5	0,5	0,5	0,5	0,5
9	1,0	—	0,5	—	0,5	0,5
10	0,6	—	0,5	0,4	0,5	0,5
11	0,4	—	0,5	0,6	0,5	0,5
12	0,2	—	0,5	0,8	0,5	0,5

Steht von der Lumbalflussigkeit zu wenig Material zur Verfugung, so genugt unter Umstanden, falls nicht eine Herabsetzung der Flussigkeitsmengen der einzelnen Komponenten auf die Halfte vorgezogen wird (vgl. Ziffer 5, Absatz 2) das Arbeiten mit einem Extrakt. In diesem Falle scheiden also die Rohrchen 7 und 8 aus.

Im ubrigen gilt fur die Untersuchung von Lumbalflussigkeiten das gleiche, was unter Ziffer 10 fur die Serumuntersuchung gesagt ist.

---

[1]) Unter Berucksichtigung der Tatsache, daß die Reaktion eine biologische ist und als solche trotz Einhaltung aller Kautelen eine gewisse Breite der Beurteilung verlangt, sei auf folgendes hingewiesen:

In den Versuchsreihen, die eine Komplementverdunnung 1:20 enthalten, tritt die Hamolyse in der Regel langsamer ein. Bei der Ablesung und Beurteilung mussen daher die Reihen mit der Komplementverdunnung 1:10 und 1:20 gesondert behandelt werden.

Wenn eine Serumkontrolle mit der Komplementverdunnung 1:10 zu einer Zeit nicht gelost ist, zu der die anderen Serumkontrollen bereits gelost sind, so ist das betreffende Serum als zu stark eigenhemmend nicht zu beurteilen. Die Beurteilung der ubrigen in dem gleichen Versuch angesetzten Sera wird dadurch nicht beeintrachtigt.

Die Eigenhemmung des Serums ist zuweilen bei der Komplementverdunnung 1:20 ausgesprochener als bei der Komplementverdunnung 1:10. Die Ergebnisse bei Verwendung 20fach verdunnten Komplements (Extrakt C) sind dann mit entsprechender Vorsicht zu verwerten und mussen unter Umstanden (bei unzureichender Losung in den Kontrollen) bei der Beurteilung ausgeschieden werden (siehe Ziffer 13).

12. Der Ausfall der Reaktion in den einzelnen Röhrchen ist in den Befundniederschriften
überall gleichmäßig in folgender Weise zu verzeichnen:

++++ bedeutet: Blutkörperchen ungelöst, darüberstehende Flüssigkeit farblos.

+++ bedeutet: Blutkörperchen fast ungelöst, darüberstehende Flüssigkeit schwach
rosa gefärbt.

++ bedeutet: zu etwa $^1/_2$ gelöst, sog. „Große Kuppe".

± bedeutet: zu $^3/_4$ oder mehr gelöst, sog. „Kleine Kuppe".

— bedeutet: völlig gelöst, klare, lackfarben-rote Flüssigkeit.

Beurteilung der Befunde.

13. Die Reaktion darf nur dann als positiv bezeichnet werden, wenn die Kontrollen
vollständig gelöst sind, d. h. wenn diejenigen Röhrchen, welche die doppelte Menge der
Untersuchungsflüssigkeit (ohne Extrakt) und die einfache Extraktmenge (ohne Serum)
enthalten, völlige Auflösung der Blutkörperchen aufweisen. Ist in den Serumkontrollen
nicht völlige Hämolyse eingetreten, so kommen folgende Möglichkeiten in Betracht:

a) In den Hauptversuchsröhrchen (Extrakt + Untersuchungsflüssigkeit enthaltend) ist
die Lösung der roten Blutkörperchen vollständig oder mindestens ebenso stark, wie in den
Kontrollen eingetreten: das Ergebnis ist dann als negativ zu bezeichnen.

b) In den Hauptversuchsröhrchen ist vollständige Hemmung der Hämolyse oder stärkere
Hemmung als in den Kontrollen eingetreten: das Ergebnis ist dann offen zu lassen. In
diesen verhältnismäßig seltenen Fällen kann durch Wiederholung der Versuche mit absteigenden Serummengen unter Umständen noch ein eindeutiges positives Ergebnis erhalten
werden.

Im übrigen gelten für die Beurteilung der Untersuchung folgende Grundsätze:

Das Ergebnis ist als „positiv", „verdächtig" oder „negativ" zu bezeichnen. Bei dem
biologischen Charakter der Methode soll der Erfahrung und dem Ermessen des Untersuchers
ein gewisser Spielraum gelassen werden. Insbesondere wird es sich für die Entscheidung
nicht selten empfehlen, mit der gleichen Probe am nächsten Tage die Untersuchung mit
absteigenden Serummengen zu wiederholen.

Bei dem Ergebnis „verdächtig" empfiehlt es sich, die Einsendung einer neuen Blutprobe nach etwa 14 Tagen zu veranlassen.

A. Beurteilung der mit Blutserum angestellten Wassermann-Reaktion.

Das Serum ist als positiv zu bezeichnen, wenn bei der Mehrzahl der verwendeten Extrakte
(also bei Verwendung von drei Extrakten bei zwei Extrakten, bei der Verwendung von
fünf Extrakten bei drei Extrakten) völlige oder fast völlige Hemmung der Hämolyse festzustellen war (++++ oder +++).

Ist nur bei der Minderheit der verwendeten Extrakte völlige Hemmung festzustellen,
oder ist bei allen bzw. der Mehrzahl der Extrakte eine Kuppe (++ oder ±) vorhanden,
so ist das Serum als „verdächtig" zu bezeichnen. Ergibt sich aus der Anamnese früher festgestellte Lues, so ist das Ergebnis nach der positiven Seite zu deuten.

Ist Hemmung der Hämolyse nur bei demjenigen Extrakte vorhanden, der mit 20fach
verdünntem Meerschweinchenserum angesetzt wird, so darf das Ergebnis nicht als positiv,
sondern nur als verdächtig bezeichnet werden.

Im übrigen sind für die Beurteilung die unter Ziffer 7 zur Komplementfrage beschriebenen
Ausführungen sinngemäß zu berücksichtigen.

B. Beurteilung der mit Lumbalflüssigkeit angestellten Wassermann-Reaktion (vgl. Ziffer 11).

Der Befund ist als positiv zu bezeichnen, wenn bei einem Extrakte vollständige Hemmung der Hämolyse eingetreten ist. Es genügt hierbei, wenn das in denjenigen Röhrchen,
die die größte Menge Lumbalflüssigkeit enthalten, der Fall ist. Die Versuchsreihen müssen
regelmäßig verlaufen, d. h. der Hemmungsgrad muß mit absteigender Menge der Lumbalflüssigkeit (Röhrchen 1—5) gleichbleiben oder abnehmen.

Ist die Hemmung der Hämolyse nur partiell, aber auch in den nur die geringeren Lumbal-
flüssigkeitsmengen enthaltenden Röhrchen vorhanden, so ist das Ergebnis im allgemeinen

als verdachtig und nur bei hinreichend anamnestischen Angaben bzw. bei gleichzeitig positivem Ausfall der WASSERMANNschen Reaktion mit Blutserum desselben Kranken als positiv zu bezeichnen. Ist nur bei Verwendung der großten Lumbalflussigkeitsmengen partielle Hemmung der Hamolyse eingetreten, so ist die Lumbalflussigkeit als negativ bzw. unter Umstanden (klinisch anamnestische Angaben) als verdachtig zu bezeichnen.

Sollen zum Zwecke der klinischen Differentialdiagnostik (sog. Auswertungsmethode) die geringsten Mengen der Lumbalflussigkeit, die noch positiv reagiert haben, bzw. die großten Mengen mit negativer Reaktion bezeichnet werden, so sind die Zahlenwerte, die sich aus der unter Ziffer 11 angefuhrten Tabelle ergeben, bei der Angabe zu verdoppeln (also 1,0—0,8—0,6—0,4—0,2 ccm).

Listenführung.

14. Über die ausgefuhrten Untersuchungen sind von den Untersuchungsstellen Listen zu fuhren, welche Herstellungsstatte, Operationsnummer und Verdunnungsgrad bzw. Gebrauchsdosen der Extrakte und des hamolytischen Amboceptors, mit denen die einzelnen Untersuchungen ausgefuhrt sind, ersehen lassen mussen.

Die Regeln, die die vorstehende Anleitung enthalt, stellen auf experimenteller Grundlage ruhende und durch Erfahrung bewahrte Vorschriften fur die Methodik der WASSERMANNschen Reaktion dar. Wenn daher die hier beschriebene Methodik als Mindestforderung fur offentliche und amtliche Untersuchungen betrachtet werden muß, so soll damit nicht ausgeschlossen werden, daß neben ihr bzw. zu ihrer Erganzung auch andere Methoden angewandt werden konnen.

Fur alle diese zusatzlich ausgefuhrten besonderen Verfahren bleibt aber auch die grundsatzliche Verantwortung dem ausfuhrenden Untersucher uberlassen. Insbesondere ist zu betonen, daß die staatlich gepruften Extrakte in ihren Gebrauchsdosen bzw. in den Verdunnungsgraden nur fur die hier beschriebene Methodik bestimmt sind, und daß daher die quantitativen Zahlenangaben keineswegs fur irgendwelche Abanderung der Technik und Methodik Geltung beanspruchen konnen.

Zur Technik der SACHS-GEORGI-, SACHS-KLOPSTOCK- und MEINICKE-Reaktionen vgl. S. 504.

7. Bestimmung des phagocytischen und opsonischen Index nach WRIGHT.

Hierzu wird gebraucht 1. Blutserum eines Kranken, 2. einer normalen Person, 3. gewaschene Blutkorperchen (Leukocyten) und 4. eine Aufschwemmung der betreffenden Bakterien.

Das Blut zur Serumbereitung wird durch Stich aus einem gesauberten Ohrlappchen oder der Fingerkuppe mit einer Capillare entnommen. Zur Gewinnung der Leukocyten werden einige Tropfen Normalblut in einer kleinen Glastube aufgefangen, die zu $^2/_3$ mit einer 1,5 %igen Losung von Natrium citricum gefullt ist, gut mit der Losung gemischt und dann zentrifugiert, bis die Blutkorperchen sich abgesetzt haben. Die klare Flussigkeit wird abpipettiert, die Blutkorperchen mit 0,85 %iger Kochsalzlosung gemischt, wieder zentrifugiert und die Flussigkeit abpipettiert. In der geringen noch nachbleibenden Flussigkeit werden die Blutkorperchen durch Schutteln gut gemischt und sind dann gebrauchsfahig. Zur Aufschwemmung der Bakterien wird eine Öse einer 24stundigen Agarkultur mit wenig 0,85 %iger Kochsalzlosung verrieben. Bei Tuberkelbacillen benutzt man die abgetöteten, getrockneten Tuberkelbacillen der Hochster Farbwerke. Bei Streptokokken mussen die Ketten durch Schutteln mit Glasperlen moglichst zertrennt werden. Zur Ausfuhrung der Reaktion zieht man eine Glasrohre zur Capillare aus. Auf der Capillare macht man etwa 1,5 cm vom Ende entfernt eine Marke, saugt nun (mit einem Gummihutchen, das auf das Rohr gesetzt wird) zunachst bis zu der Marke Blutkorperchen auf. Dann wird eine kleine Luftblase eingesaugt, dann Patientenserum bis zur Marke, dann wieder eine Luftblase, dann die Bakterienemulsion. Die ganze in der Capillare befindliche Flussigkeit wird dann auf einen gut gereinigten Objekttrager ausgedruckt, so daß ein Tropfen entsteht. Durch mehrmaliges Aufsaugen und wieder Ausdrucken mischt man alles gut durch, saugt wieder bis zur Halfte der Capillare ein und bringt diese, nachdem man das Ende zugeschmolzen,

20 Mınuten ın einen Thermostaten von 37⁰. Nach dieser Zeit, die genau innegehalten werden muß, bringt man den Tropfen wieder auf eınen Objekttrager und streicht ıhn mittels des „Ausbreiters“, eınes quer durchgebrochenen Objekttragers mıt leıchter Konkavitat, aus, fıxiert mıt gesattıgter Sublımatlosung 2—3 Mınuten lang und farbt. Nunmehr werden die ın etwa 100 Leukocyten enthaltenen Bakterıen gezahlt. Die gefundene Zahl durch die Zahl der Leukocyten dıvıdıert ergıbt den **phagocytischen** Index. — Zur Bestımmung des **opsonıschen** Index verfahrt man genau so unter Benutzung eınes normalen Serums. Dıvısıon des phagocytischen Index des Patıenten durch den phagocytischen Index eines Normalen ergıbt den opsonischen Index. Ist dıeser großer als 1, so bedeutet das Steigerung des opsonischen Index gegenuber dem Normalen, ıst er kleiner als 1, so besteht Herabsetzung.

II. Spezielle parasitologische Diagnostik.

1. Abdominaltyphus.

Anleitung fur die bakteriologische Feststellung des Typhus (und Paratyphus) fur die zur Typhusbekampfung eıngerıchteten Untersuchungsamter[1]).

I. Zur Untersuchung geeignetes Material.

1. **Stuhlgang;**
2. **Harn;**
3. **Blut aus Roseolaflecken** (gewonnen durch oberflachliche Scarifıcation der Flecken);
4. **Auswurf;**
5. **eıtrıge Absonderungen oder entzundliche Ausschwitzungen jeder Art;**
6. **Blut** a) durch Stich in das Ohrlappchen, b) ausnahmsweise durch Punktion der Armvene in der Menge von 2—3 ccm gewonnen;
7. **beschmutzte Waschestucke** (u. a. Wındeln), namentlich bei heftigen Durchfallen;
8. **von Leichen:** Milz oder auch (beı nıcht gestatteter Obduktion) Mılzsaft, durch Aspiration mit einer Injektionsspritze gewonnen, Dunndarmschlıngen oder Darmınhalt (namentlıch vom Zwolffingerdarm), Gekrosdrusen, Galle, Inhalt von Eiterherden, Lunge, Inhalt der Luftrohrenaste;
9. **Wasser** in der Menge von 3—5 Liter aus Kesselbrunnen a) von der Oberfläche, b) nach vorherigem Aufruhren des Grundes.

II. Gang der Untersuchung.

A. Kultur.

1. **Zu I. 1, 4, 5, 7, 8.** Anlegung von mindestens 2 Serien Platten auf v. Drigalski-Conradischem oder Endo-Nahrboden (siehe unten), Zuchtung bei 37⁰ 18—24 Stunden lang oder 2—3 Tage bei Zimmertemperatur.

Der Oberflachenausstrich geschieht mıt Hılfe des von v. Drigalski und Conradi angegebenen Glaspatels, nachdem der Stuhlgang mit steriler 0,8%iger Kochsalzlosung verdunnt und verrıeben ist.

Von jeder Stuhlprobe werden zweckmaßıg wenigstens zwei Plattenserien angelegt. Es empfıehlt sich, eine von den beiden Serien so anzulegen, daß die Öse Stuhlgang usw. in 4—6 Tropfen Bouillon oder Kochsalzlosung aufgeschwemmt und jeder Tropfen auf 1—2 Platten verteilt wird.

2. **Zu I. 2.** Untersuchung wie bei II.1. Die Aussaat erfolgt bei Harn, der durch Bakterıen getrubt ıst, unmıttelbar ın Menge von mehreren Ösen; bei klarem Harn zentrifugiert man und sat den Bodensatz aus.

3. **Zu I. 3 und I. 6a und 6b.** Aussaat ın schwach alkalıscher Fleischwasserpeptonbruhe, bei 3 und 6a ın Rohrchen mıt etwa 10 ccm Bruhe, bei 6b ın Kolben mıt etwa 150 ccm Brühe. Zuchtung beı 37⁰; nach etwa 20 Stunden Aussaat auf Platten wıe unter II. 1.

---

[1]) Teılweıse abgedruckt aus den „Veroffentl. des Kaıserl. Gesundheıtsamts“ 1904, Nr. 49.

Anreicherungsverfahren nach KAYSER und CONRADI: 1—2,5 ccm Blut werden zu 5 ccm sterilisierter Rindergalle, der evtl. noch je 10°/₀ Pepton und Glycerin beigemengt ist, zugesetzt. 12—24 Stunden bei 37° bebrutet, dann Aussaat auf Platten. Diese Gallenmischung empfiehlt sich bei Versendung des Blutes. (Gebrauchsfertige Rohrchen bei E. MERCK-Darmstadt oder F. und M. LAUTENSCHLAGER-Berlin erhaltlich.) Auch das bei der Blutentnahme fur die Widalprobe sich ergebende Blutgerinnsel kann zum Nachweis der Typhusbacillen benutzt werden, evtl. nach Anreicherung im Gallenrohrchen. — Zur Versendung des Blutes an die Untersuchungsstation kann man auch in Ermangelung von Galle das Blut in ein steriles Glaschen mit ausgekochtem Leitungswasser laufen lassen. Das Blut löst sich darin auf und dient den Bacillen zur Nahrung.

4. Zu I. 9. Es empfiehlt sich, das Wasser, namentlich wenn es klar ist, vor der Verarbeitung einige Tage bei Zimmertemperatur stehen zu lassen, alsdann einen bis mehrere Kubikzentimeter Wasser von der Oberflache zu entnehmen und auf je eine Platte zu verteilen.

Die auf den Platten gewachsenen Kolonien werden zunachst durch Betrachtung mit dem unbewaffneten Auge auf Große, Farbe und Durchsichtigkeit gepruft. Die auf Typhusbacillen verdachtigen Kolonien werden sodann auf dem Deckglas auf ihr Verhalten gegenuber stark agglutinierendem Typhusserum in einer Verdunnung 1 : 100 makroskopisch untersucht und Reinkulturen von einer Anzahl derselben auf schrag erstarrtem, alkalischem Fleischwasserpeptonagar angelegt. (Die Erkennung etwaiger Paratyphuskolonien wird erleichtert, wenn man die stehengelassenen Platten nach einigen Tagen nochmals auf schleimbildende Kolonien durchmustert.)

Zur genaueren Bestimmung einer auf die beschriebene Weise gezuchteten Reinkultur dient

    a) Prufung auf Gestalt und Beweglichkeit,
    b) die Agglutinationsprobe (siehe B. 1),
    c) Zuchtung auf 1. Bouillon, 2. schrag erstarrter Gelatine und Schrag-Agar, 3. Neutralrot-Traubenzuckeragar, 4. Lackmusmolke,
    d) Zuchtung auf Kartoffeln,   } kommen nur in Frage, wenn Zweifel bleiben
    e) Zuchtung auf Gelatineplatten   } oder die Typhuskolonie aus Wasser, Dung oder
    f) der PFEIFFERsche Versuch   } einem anderen ungewohnlichen Medium stammt.

Von jeder festgestellten Typhuskultur ist mindestens eine hochstens 20stundige Reinkultur auf schrag erstarrtem, alkalischem Fleischwasserpeptonagar durch Zuschmelzen des Rohrchens luftdicht zu verschließen und fur die spatere Nachprufung, vor Licht geschutzt, einen Monat lang bei Zimmertemperatur aufzubewahren.

B. Agglutinationsprobe.

Diese dient:

1. a) Zur orientierenden Vorprufung einer verdachtigen Kolonie (siehe oben unter 4), sowie
   b) zur endgultigen Bestimmung der aus ihr herausgezuchteten Reinkultur: Von einem agglutinierenden Typhusserum mit bekanntem, hohem Titer mischt man 0,05 ccm mit 4,95 Kochsalzlosung (= 1 : 100) in einem Reagensrohrchen, legt hiervon weitere Verdunnungen 1 : 200, 400, 800 usw. bis zur Titergrenze an und reibt in je 1 ccm dieser Verdunnungen 1 Öse 18stundige Kultur hinein. Tritt bei 37° nach langstens 3 Stunden Agglutination bis nahe an die Titergrenze ein, so handelt es sich um Typhus; geschieht dies trotz charakteristischen kulturellen Verhaltens nicht, so kann der Stamm zu den schwer agglutinablen gehoren und ist nach einigen, auf Agar fortgezuchteten Generationen nochmals zu prufen.

2. Zur Prufung des Serums eines typhusverdachtigen Menschen auf Typhusagglutinine (WIDALsche Reaktion); von dem (nach obiger Vorschrift gewonnenen) Blutserum werden 0,2 ccm mit 1,8 ccm Kochsalzlosung (= 1 : 10) gemischt, davon weitere Verdunnungen 1 : 50, 1 : 100, 1 : 200 und 1 : 400 hergestellt und in je 1 ccm jeder Verdunnung 1 Ose 18stundige Kultur verrieben. Tritt bei 37° nach langstens drei Stunden bei 1 : 100 Agglutination ein, so hat der Untersuchte Typhus oder eine solche Infektion uberstanden oder ist gegen Typhus schutzgeimpft (s. unten). Nur zuweilen, z. B. bei Pneumonie und noch haufiger bei Ikterus, kann die Reaktion auch positiv ausfallen, ohne daß eine Typhusinfektion vorliegt. Ferner

konnen Typhusagglutinine als Mitagglutinine bei einer Erkrankung an Paratyphus entstehen; liegt Anlaß zu einem solchen Verdacht vor, so ist das Serum auch mit Paratyphusbacillen zu prufen und festzustellen, fur welche Bakterien ein starkerer Agglutiningehalt besteht; evtl. ist der CASTELLANIsche Versuch anzustellen. — Bleibt die Reaktion trotz dringenden Verdachts der Typhusinfektion aus, so kann entweder die Untersuchung verfruht sein (in der ersten Krankheitswoche bilden 30% der Patienten noch kein Agglutinin) und muß spater wiederholt werden; oder es werden ausnahmsweise uberhaupt keine Agglutinine gebildet.

Nach der Schutzimpfung zeigen auch Gesunde noch lange Zeit starkere Agglutination. Bei wiederholter Blutuntersuchung geht aber hier die Reaktion eher zuruck, wahrend sie in Krankheitsfallen rasch zunimmt.

C. PFEIFFERscher Versuch.

Siehe oben im Abschnitt „Serodiagnostik".

III. Beurteilung des Befundes.

Eine vorlaufige Diagnose auf Typhus kann gestellt werden bei charakteristischer Beschaffenheit der Kolonien auf dem v. DRIGALSKI-CONRADIschen Nahragar (siehe unten) und bei positivem Ausfall der Agglutinationsprobe im hangenden Tropfen. Derartige Falle sind unter Vorbehalt sofort als Typhus zu melden.

Zur endgultigen Feststellung des Typhus ist der positive Ausfall der samtlichen unter II A und B angefuhrten Proben ausreichend; bestehen nach Vornahme dieser Proben noch Zweifel uber die Art der gezuchteten Bakterien, so ist der PFEIFFERsche Versuch vorzunehmen.

Zeigt das Serum der untersuchten Person in einer Verdunnung von 1:100 mit Typhusoder Paratyphusbacillen positive Reaktion, so ist der Fall als typhusverdachtig zu melden, wenn auch nur geringe Krankheitserscheinungen vorliegen oder ein Zusammenhang mit Typhusfallen nachweisbar ist.

Anhang: Nährbodenbereitung.

I. Herstellung des Nahrbodens zum Nachweis der Typhusbacillen nach v. DRIGALSKI-CONRADI (berechnet auf 2 Liter).

1,5 kg fettfreies gehacktes Pferdefleisch werden 24 Stunden mit 2 Liter kaltem Wasser ausgezogen. Das abgepreßte Fleischwasser wird eine Stunde gekocht, dann filtriert und mit 20 g Pepton sicc. Witte, 20 g Nutrose, 10 g Kochsalz versetzt. Darauf wieder gekocht und filtriert. Dann werden $60-70$ g zerkleinerten Stangenagars zugesetzt. Die Losung wird drei Stunden lang im Dampftopf gekocht, schwach gegen Lackmuspapier alkalisiert, filtriert und wieder $1/_2$ Stunde gekocht. Nachdem die Losung etwas abgekuhlt ist, wird sie mit 300 ccm Lackmus-Milchzuckerlosung (Lackmuslosung von O. KAHLBAUM, Berlin, 300 ccm 10 Minuten gekocht, dazu Milchzucker 30 g, abermals 10 Minuten kochen) versetzt, gut umgeschuttelt und dazu soviel einer sterlen Losung von 10% wasserfreier Soda in Wasser zugesetzt, daß der beim Schutteln entstehende Schaum blauviolett wird. Dann fugt man noch 20 ccm frisch bereiteter Losung von 0,1 g Krystallviolett B (Hochst) in 100 ccm warmer steriler Aqu. dest. hinzu. Die fertige Mischung wird in Mengen von etwa 200 ccm in ERLENMEYERschen Kolbchen aufbewahrt und zum Gebrauch nach Erwarmen in PETRIsche Doppelschalen gegossen.

Auf diesem DRIGALSKI-CONRADIschen Agar wachsen Typhuskolonien $1-3$ mm groß, blau, glasig, nicht doppelt konturiert, tautropfenahnlich, ebenso Paratyphuskolonien; Colikolonien, $2-6$ mm, leuchtend rot, nicht durchsichtig.

II. Bereitung des Neutralrotagars.

Zu 100 g gewohnlichen oder noch besser $0,5\%$igen Nahragars werden 0,3 g Traubenzucker und 1 ccm einer kalt gesattigten waßrigen Losung von Neutralrot hinzugesetzt.

Typhusbacillen lassen die Farbe des Agars unverandert und bilden kein Gas, bei den Coliarten tritt Verfarbung des Agars unter Bildung eines gelbgrunen fluorescierenden Farbstoffes und Vergarung des Traubenzuckers unter Gasbildung ein.

III. Bereitung der Lackmusmolke.

Milch wird mit der gleichen Menge Wasser verdunnt, schwach erwarmt, und dann mit so viel schwacher Salzsaure versetzt, daß alles Casein ausfallt. Ein Überschuß von Salzsaure ist zu vermeiden. Abfiltrieren vom Niederschlag, das Filtrat genau mit Sodalosung neutralisieren, 1—2 Stunden im Dampf kochen, wieder filtrieren und mit Lackmustinktur versetzen, so daß die Flussigkeit im Reagensglas einen neutral violetten Farbenton zeigt. Besser ist die von SEITZ empfohlene kunstliche Losung von 20 g Milchzucker, 0,4 Traubenzucker, 0,5 Dinatriumphosphat, 2,0 dreibasisches Natriumcitrat, 1,0 Ammonsulfat, 5,0 Kochsalz, 0,05 Wittepepton, 0,25 Azolitmin (KAHLBAUM), 1000 Aqu. dest. Nicht uber $1/2$ Stunde bei 100^0 sterilisieren. — Typhusbacillen bilden nur ganz wenig (hochstens 3% $1/10$ Normalsaure) Saure, Coli reichliche Mengen.

IV. Bereitung und Verwendung einiger anderer Nahrböden.

Von zahlreichen Untersuchern wird statt des v. DRIGALSKI-CONRADISchen Nahrbodens oder neben diesem der ENDOsche Fuchsin-Nahrboden verwendet.

Bereitung: 1 Liter 3%iger Agar, neutralisiert und mit 10 ccm 10%iger Sodalösung alkalisiert, wird versetzt mit 10 g chemisch reinem Milchzucker und 5 ccm gesattigter alkoholischer filtrierter Fuchsinlosung; dann mit 25 ccm frisch bereiteter 10%iger Natriumsulfitlosung. Aufbewahrung des heiß rosa gefarbten, kalt ganz oder fast farblosen Nahrbodens im Dunkeln. Ausgießen und Besaen wie bei dem v. DRIGALSKI-CONRADI-Nahrboden. Besichtigung nach 20—24 Stunden bei 37^0. Typhus und Paratyphuskolonien farblos, Colikolonien intensiv rot gefarbt.

Auch BITTERs Chinablau-Nahrboden, auf dem Saurebildner blau, Typhuskolonien farblos oder gelblich wachsen, sind sehr zu empfehlen.

LOEFFLER bevorzugte Malachitgrün-Nahrboden, die er folgendermaßen benützte: Zunachst Zuchtung auf Bouillonnutroseagar mit Zusatz von 3% Rindergalle und $1,9\%$ einer $0,2\%$igen Losung von „Malachitgrun cryst. chem. rein (Hochst)". Typhuskolonien nach 20—24 Stunden kleine matte Fleckchen, mikroskopisch von eigenartig geschnorkeltem Wachstum mit ausgesprochener Furchenbildung. Colikolonien sparlich und kummerlich gewachsen.

Darauf Überimpfen der verdachtigen Kolonien in kleine Rohrchen mit je 3 ccm „Typhuslosung I" (Nutrose 1%; Pepton 2%; Traubenzucker 1%; Milchzucker 5%; Malachitgrun 120 Hochst, 2%ige Losung, 3%; Normalkalilauge $1,6\%$). In dieser Losung tritt nach etwa 20 Stunden durch Typhusbacillen Gerinnung auf. Endgultige Bestatigung durch Prufung der aus dem Rohrchen gewonnenen Reinkultur mit Agglutination usw.

Bei Paratyphusverdacht werden die verdachtigen Kolonien in „Paratyphuslosung" gebracht (Nutrose, Pepton, Milchzucker wie oben; $1,5\%$ Normalkalilauge und 3 ccm einer 2%igen Malachitgrun 120-Losung). Paratyphus bewirkt keine Garung, aber allmahliche Entfarbung (helles Gelb); Coli vergart, Typhus laßt unverandert. Endgultige Differenzierung mittels spezifischer Sera.

2. Bacilläre Dysenterie.

1. Stuhl. Untersuchung moglichst schnell nach der Entleerung; am besten Geschwursekret nach unmittelbarer Entnahme mittels Mastdarmspiegels oder Schleim aus dem Darmspulwasser nach Spulung im Anschluß an eine Defakation. Bei langerem Transport des Untersuchungsmaterials empfiehlt sich die Versendung in einem Gemisch von 80 Teilen steril. Rindergalle + 20 Teilen alk. Bouillon.

a) Mikroskopisch: Untersuchung von Schleim- oder Eiterflockchen auf plumpe, in oder neben (zahlreichen) Leukocyten liegende Stabchen.

b) Kulturell: In sterilem Wasser abgespulte Schleim- oder Eiterflockchen werden auf DRIGALSKI-Platten oben angegebener Zusammensetzung, aber ohne Krystallviolett, ausgestrichen. Nach 24—48 Stunden werden verdachtige, typhusahnliche Kolonien im hangenden Tropfen untersucht und ihre Agglutinierbarkeit mit KRUSE-, FLEXNER- und Y-Serum vorgepruft. Unbewegliche und evtl. positiv reagierende Kolonien werden auf Schragagar, Milch, Neutralrotagar, Lackmusmolke, Lackmusnutrose-Mannit-, -Maltose- und -Rohrzucker-Agar ubergeimpft. Die Differentialdiagnose ist dann nach folgender Tabelle ermoglicht:

	Lackmus-Nutrose-Agar		
	Mannit	Maltose	Rohrzucker
Ruhr KRUSE	blau	blau	blau
Ruhr FLEXNER	rot	rot	rot
Ruhr Y	rot	blau	blau

Von der Schrágagarkultur wird gemaß dem Ausfall der orientierenden Vorprufung die quantitative Agglutination wie bei Typhus ausgefuhrt. Kruseserum agglutiniert nur Krusebacillen, Pseudodysenterieserum niemals Krusebacillen, aber meist außer der zugehorigen Pseudorasse auch, obschon weniger hoch, andere Pseudodysenterierassen.

Schließlich kann auch der Tierversuch zur Differentialdiagnose verwertet werden: 1 Öse Kultur des Krusebacillus totet nach intravenoser Injektion Kaninchen unter Lahmungen, wahrend die Pseudobacillen keine Wirkung ausuben.

2. Blutserum des Kranken. Gewinnung des Serums, Technik usw. wie bei Typhus. Doch gilt schon Agglutination bei 1:50 als positiv. Die Reaktion tritt vom 5. Krankheitstage an auf und ist nur bei echter Dysenterie sicher, da Pseudodysenteriebacillen oft auch durch normales Serum hoch agglutiniert werden.

Nach dem Vorgange von LENTZ und UHLENHUTH kann man fur die Untersuchung auf Typhus, Paratyphus und Ruhr die verschiedenen Verfahren folgendermaßen kombinieren:

Von dem mit Kochsalzlosung verruhrten Stuhl wird ein Tropfen auf einer Endo- oder Drigalskiplatte und 6—8 Tropfen auf einer Malachitgrunplatte nacheinander mit demselben Spatel verteilt. Trocknen; 20—24 Stunden 37⁰. Ergibt die Endo- bzw. Drigalskiplatte kein positives Resultat, so wird die Malachitgrunplatte mit so viel Kochsalzlosung ubergossen, daß die Oberflache eben bedeckt ist, dann 10 Minuten stehen gelassen und hierauf 15 Minuten schrag gestellt. Von der Oberflache der Kochsalzlosung werden danach mit einem Spatel aus einem Tropfen zwei neue Endoplatten angelegt.

Nach 24—48 Stunden wird auf einem Objekttrager in einer Reihe je ein Tropfen Typhus-, Paratyphus A- und B-, Ruhrserum (1:100) und Kochsalzlosung mittels Platinose aufgebracht, Proben der verdachtigen Kolonien darin verrieben und nach einer Minute mit Lupe betrachtet. Der Rest der Agglutination zeigenden Kolonien wird auf Schragagar, Milch, Neutralrotagar, Lackmusmolke, Lackmusmannit, evtl. noch auf 2⁰/₀ Traubenzuckerbouillon, Lackmus-Nutrose-Milchzucker (Barsiekow I) und Lackmus-Nutrose-Mannit (B II), Kartoffeln und LANGES Nahrboden verimpft. Endgultige Entscheidung durch quantitative Agglutination der Schragagarkulturen, evtl. PFEIFFERschen Versuch.

3. Cholera[1]).

A. Entnahme des Materials.

a) Vom Lebenden.

Etwa 50 ccm der Ausleerungen[2]) werden ohne Zusatz eines Desinfektionsmittels oder auch nur von Wasser aufgefangen. Ferner wird auf eine Anzahl Deckglaschen — von jeder Probe 6 — je ein kleines Tropfchen der Ausleerungen, womöglich ein Schleimflockchen, gebracht, mit einer Skalpellspitze fein verteilt und dann mit der bestrichenen Seite nach oben zum Trocknen hingelegt (Ausstrichpraparate). Endlich empfiehlt es sich gleich an Ort

---

[1]) Genaueres siehe in der „Anweisung des Bundesrates zur Bekampfung der Cholera“.
[2]) Ist keine freiwillige Stuhlentleerung zu erhalten, so gelingt es in der Regel, sie durch Einfuhrung von Glycerin zu bewirken.

und Stelle drei schräg erstarrte Agarrohrchen (ein Original und zwei Verdunnungen) mit einer Öse des Darminhalts oberflachlich zu impfen und mitzusenden. Die hierzu erforderlichen Agarröhrchen sind von der nächsten Untersuchungsstelle zu beziehen.

Frisch mit Ausleerung beschmutzte Waschestücke werden wie Proben von Ausleerungen behandelt.

Handelt es sich um nachtragliche Feststellung eines abgelaufenen choleraverdachtigen Falles, so kann diese durch Untersuchung einer Blutprobe vermittels des Pfeifferschen Versuchs und der Agglutinationsprobe geschehen. Man entnimmt mindestens 3 ccm Blut durch Venenpunktion am Vorderarm oder mittels keimfreien Schropfkopfes und sendet es in einem keimfreien zugeschmolzenen Reagensglas ein. Scheidet sich das Serum rasch ab, so kann zur besseren Haltbarmachung Phenol im Verhaltnisse von 1:200 hinzugesetzt werden: z. B. 0,1 ccm einer 50%igen Lösung von Carbolsaure auf 0,9 ccm Serum.

b) Von der Leiche.

Die Öffnung der Leiche ist sobald als moglich nach dem Tode auszufuhren und in der Regel auf die Eröffnung der Bauchhohle und Herausnahme von drei Dunndarmschlingen zu beschranken. Zu entnehmen und einzusenden sind drei doppelt unterbundene 10 cm lange Stücke, und zwar aus dem mittleren Teile des Ileum, etwa 2 cm oberhalb sowie unmittelbar oberhalb der Ileocococalklappe. Besonders wertvoll ist das letztbezeichnete Stuck, welches daher bei der Sendung niemals fehlen sollte.

Bez. der Auswahl der Gefaße und der Versendung s. die „Anweisung".

B. Anleitung für die bakteriologische Feststellung der Cholera.

I. Untersuchungsverfahren.

1. Mikroskopische Untersuchung

a) von Ausstrichpraparaten (wenn moglich von Schleimflocken). Farbung mit verdunnter Karbolfuchsinlosung (1:9);

b) eines hangenden Tropfens, anzulegen mit Peptonlosung. sofort und nach halbstundigem Verweilen im Brütschranke bei 37° frisch und im gefarbten Praparate zu untersuchen.

2. Gelatineplatten.

Menge der Aussaat eine Öse (womoglich eine Schleimflocke), zu den Verdunnungen je drei Ösen. Zwei Serien zu je drei Platten anzulegen, nach 18stundigem Verweilen im Brutschranke bei 22° bei schwacher Vergroßerung zu untersuchen, Klatsch- evtl. Ausstrichpraparate und Reinkulturen herstellen.

(Wegen Zubereitung der Gelatine s. Anhang zur Cholerauntersuchung, Nr. 1.)

3. Agarplatten[1]).

Menge der Aussaat eine Öse, mit welcher die Oberflachen von drei Platten nacheinander bestrichen werden. Zur großeren Sicherheit ist diese Aussaat doppelt anzulegen. Es kann auch statt dessen so verfahren werden daß eine Öse des Aussaatmaterials in 5 ccm Fleischbruhe verteilt und hiervon je eine Ose auf je eine Platte ubertragen wird; in diesem Falle genugen drei Platten. Nach 12—18stundigem Verweilen im Brutschranke bei 37° zu untersuchen wie bei 6. — Außerdem auf Blutagar nach Dieudonné oder Esch, evtl. Kombination von solchen Platten mit Agarplatten (etwa zuerst 2 Dieudonné-, danach 2 gewohnliche Agarplatten).

(Wegen Zubereitung des Agars und Blutagars s. Anhang zur Cholerauntersuchung, Nr. 2.)

4. Anreicherung mit Peptonlösung

a) in Rohrchen mit je 10 ccm Inhalt. Menge der Aussaat eine Öse, Zahl der Rohrchen 6; nach 6-, 12- und 18stundigem Verweilen im Brutschranke bei 37° mikroskopisch zu untersuchen; bei Entnahme der Probe darf das Rohrchen nicht geschuttelt werden; von einem Rohrchen, welches am meisten verdachtig ist, Cholerabakterien zu enthalten, werden fur die

---

[1]) Die Agarplatten mussen, ehe sie geimpft werden, eine halbe Stunde bei 37° im Brutschranke mit der Flache nach unten offen gehalten werden.

weitere Untersuchung mit je einer von der Oberflache der Flussigkeit entnommenen Öse drei Peptonrohrchen geimpft und je eine Serie Gelatine- und Agarplatten angelegt. Die Peptonrohrchen sind vor der Impfung im Brutschrank bei 37⁰ vorzuwarmen;

b) im Kolbchen mit 50 ccm Peptonlösung. Menge der Aussaat 1 ccm Kot, Zahl der Kolbchen 1; nach 6-, 12- und 24 stündigem Verweilen im Brutschranke bei 37⁰ zu untersuchen wie bei a).

(Wegen Zubereitung von Peptonlosung s. Anhang Nr. 3.)

5. Anlegen von Reinkulturen.

Dasselbe erfolgt in der bekannten Weise, am besten von der Agarplatte aus, durch Fischen und Anlegen von Gelatinestichkulturen und Kulturen auf schrag erstarrtem Agar.

6. Prüfung der Reinkulturen

a) durch Prüfung der Agglutinierbarkeit (siehe oben „Serodiagnostik");
b) durch den PFEIFFERschen Versuch (siehe ebenda).

II. Gang der Untersuchung.

1. Bei dem ersten Krankheitsfall an einem Orte.

Es sind samtliche Verfahren anzuwenden, und zwar in folgender Reihenfolge: 1. Impfung der Peptonröhrchen, 2. Herstellung der mikroskopischen Praparate, 3. Anfertigung der Gelatine-, Agar- und Blutagarplatten, 4. Untersuchung der mikroskopischen Praparate, 5. Herstellung von Reinkulturen, 6. Prüfung derselben vermittels des Agglutinations- sowie des PFEIFFERschen Versuchs.

2. Bei den weiteren Krankheitsfallen ist ebenso wie bei ersten Fallen zu verfahren, jedoch sind statt sechs nur drei Peptonrohrchen, statt je zwei nur je eine Serie der Gelatine- und Agarplatten, statt letzterer eventuell auch Rohrchen mit schrag erstarrtem Agar zu impfen. Prufung der verdachtigen Kolonien vermittels des Agglutinationsversuchs.

3. Bei Ansteckungsverdachtigen und bei Genesenen.

Die mikroskopische Untersuchung fallt fort, falls nicht die Ausleerungen choleraartig sind. Statt der sechs Peptonröhrchen ein Peptonkolbchen (siehe I. 4b). Von da aus Anlegen je einer Serie Gelatine- und Agarplatten. Prufung der verdachtigen Kolonien vermittels des Agglutinationsversuchs. Sonst wie bei 2.

4. Wasseruntersuchung.

Mindestens 1 Liter des zu untersuchenden Wassers wird mit einem Kolbchen (100 ccm) der Peptonstammlosung versetzt und grundlich durchgeschüttelt, dann in Kolbchen zu je 100 ccm verteilt und nach 8- und 12stundigem Verweilen im Brutschranke bei 37⁰ in der Weise untersucht, daß mit Tropfchen, welche aus der obersten Schicht entnommen sind, mikroskopische Praparate, und von demjenigen Kolbchen, an dessen Oberflache nach Ausweis des mikroskopischen Praparats die meisten Vibrionen vorhanden sind, Peptonröhrchen, Gelatine- und Agarplatten angelegt und wie bei 1 weiter untersucht werden. Zur Prufung der Reinkulturen Agglutinations- und PFEIFFERscher Versuch.

III. Beurteilung des Befundes[1]).

Zu II. 1. (bei den ersten Krankheitsfallen).

Die Diagnose Cholera ist erst dann als sicher anzunehmen, wenn samtliche Untersuchungsverfahren ein positives Ergebnis haben; wichtig ist namentlich eine hohe Agglutinierbarkeit (siehe serologischen Teil) und der positive Ausfall des PFEIFFERschen Versuchs. Ergibt sich bei der mikroskopischen Untersuchung eine Reinkultur von Vibrionen in der charakteristischen Anordnung und finden sich auf der Gelatineplatte Kolonien von

---

[1]) In allen Fällen, in denen bei der Untersuchung der Verdacht entsteht, daß aus irgendeiner Veranlassung, z. B. infolge von Zusatz eines Desinfektionsmittels, das Untersuchungsmaterial nicht einwandfrei ist, muß sofort telegraphisch neues Material eingefordert werden.

typischem Aussehen, so kann die vorlaufige Diagnose Cholera gestellt, vor Abgabe der endgultigen Diagnose muß aber das Ergebnis der ganzen Untersuchung abgewartet werden.

Zu II. 2. (bei den weiteren Krankheitsfallen).

Die Diagnose Cholera kann schon gestellt werden, wenn die mikroskopische Untersuchung, die Untersuchung der Kolonien in Gelatine und auf Agar und der Agglutinationsversuch im hangenden Tropfen positiv ausgefallen sind.

Gibt die Agglutinationsprobe im hangenden Tropfen nicht vollig einwandfreie Resultate, so ist die quantitative Bestimmung der Agglutinierbarkeit vorzunehmen, sobald eine Reinkultur von der verdachtigen Kolonie gewonnen worden ist.

Zu II. 3. (bei Ansteckungsverdachtigen und bei Genesenen).

Cholera ist bei Ansteckungsverdachtigen als nicht vorhanden anzusehen, wenn bei zwei, durch einen Tag voneinander getrennten Untersuchungen des Stuhlganges keine Cholerabakterien gefunden worden sind.

Genesene sind als nicht mehr ansteckungsfahig anzusehen, wenn dieselbe Untersuchung an drei, durch je einen Tag getrennten Tagen negativ ausgefallen ist.

Zu II. 4. (Wasser).

Etwa im Wasser nachgewiesene Vibrionen sind nur dann als Cholerabakterien anzusprechen, wenn die Agglutinierbarkeit eine entsprechende Hohe hat und der PFEIFFERsche Versuch positiv ausgefallen ist.

Anhang: Nährbodenbereitung.

1. Bereitung der Gelatine.

a) **Herstellung von Fleischwasserpeptonbruhe:** $\frac{1}{2}$ kg in Stucken gekauftes und im Laboratorium zerkleinertes fettfreies Rindfleisch wird mit 1 Liter Wasser angesetzt, 24 Stunden lang in der Kalte oder 1 Stunde lang bei 37^{0} digeriert und durch ein Seihtuch gepreßt. Von diesem Fleischwasser wird 1 Liter mit 10 g Peptonum siccum Witte und 5 g Kochsalz versetzt, $\frac{1}{2}$ Stunde lang gekocht, mit Sodalosung alkalisch gemacht, $^{3}/_{4}$ Stunde lang gekocht und filtriert.

b) **Herstellung der Gelatine:** Zu 1 Liter Fleischwasserpeptonbruhe werden 100 g Gelatine gesetzt, bei gelinder Warme gelost, alkalisch gemacht — die erforderliche Alkaleszenz wird erreicht, wenn nach Herstellung des Lackmusneutralpunkts auf 100 ccm Gelatine 3 ccm einer $10^{0}/_{0}$igen Losung von krystallisiertem, kohlensaurem Natrium zugesetzt werden — $^{3}/_{4}$ Stunden lang in stromendem Dampfe erhitzt und filtriert.

2. Bereitung des Agars.

a) **Herstellung von Fleischwasserpeptonbruhe:** Wie zu 1a.

b) **Herstellung des Agars:** Zu 1 Liter Fleischwasserpeptonbruhe werden 30 g Agar hinzugesetzt, alkalisiert wie bei 1b, entsprechend lange gekocht und filtriert.

c) **Blutagar:** Nach DIEUDONNÉ: Defibriniertes Rinderblut + Normalkalilauge ãã wird $^{1}/_{2}$ Stunde im Dampftopf sterilisiert; davon 30 Teile zu 70 Teilen neutralen Nahragars gegeben und in Schalen ausgegossen. Der Nahrboden wird im Brutschrank getrocknet. Nach 24 Stunden konnen Ausstriche darauf gemacht werden (bei fruherem Gebrauch wurde NH_3 die Entwicklung hemmen). Ein bereits nach 1stundigem Trocknen verwendbarer Nahrboden ist der von ESCH angegebene, der folgendermaßen hergestellt wird: 5 g Hamoglobin (MERCK-Darmstadt) im Morser verreiben, im Kolben unter Erwarmen losen, in 15 ccm normal $NaOH$ + 15 ccm Aq. dest. 1 Stunde sterilisieren und 15 ccm davon mit 85 ccm neutralem Nahragar mischen. — Diese Nahrboden befordern das Wachstum der Choleravibrionen, wahrend das Wachstum der gewohnlichen Darmflora gehemmt wird.

3. Bereitung der Peptonlosung.

a) **Herstellung der Stammlosung:** In 1 Liter destilliertem, sterilisiertem Wasser werden 100 g Peptonum siccum Witte, 100 g Kochsalz, 1 g Kaliumnitrat und 20 g krystallisiertes kohlensaures Natrium in der Warme gelost, die Losung wird filtriert, in Kolbchen zu je 100 ccm abgefullt und sterilisiert.

b) **Herstellung der Peptonlosung:** Von der vorstehenden Stammlosung wird eine Verdunnung von 1 + 9 Wasser hergestellt und zu je 10 ccm in Rohrchen und zu je 50 ccm in Kolbchen abgefullt und destilliert.

4. Pest.

Siehe „Anweisung des Bundesrats zur Bekämpfung der Pest". Die Untersuchung darf nur in einigen wenigen, besonders dafur eingerichteten Instituten vorgenommen werden.

5. Genickstarre.

I. Mikroskopische Diagnose.

Ausstrichpraparate von Lumbalpunktionsflussigkeit, womoglich von eitrigen Flöckchen, eventuell nach Zentrifugieren. Farbung mit LOEFFLERs Methylenblau und nach GRAM.

Die Meningokokken liegen zum größten Teil in den Leukocyten und sind streng gramnegativ. — In Fallen von epidemischer Genickstarre kommen zuweilen neben dem Meningokokkus, bei nicht epidemischer Genickstarre auch allein, andere ahnliche Kokken in den Ausstrichpraparaten aus Lumbalflussigkeit vor, z. B. der Diplococcus crassus. Dieser ist plumper, großer und runder, ferner fast stets grampositiv (nur vereinzelte Exemplare konnen gramnegativ sein).

Ausstrichpraparate von Rachenschleim sind meist zwecklos; nur ausnahmsweise liefern sie verwertbare Resultate.

II. Züchtung.

Der beste Nahrboden ist Ascitesagar; ein Teil Ascites vom Menschen (steril aufgefangen oder durch BERKEFELD-Filter filtriert) und 2 Teile 3%iger Nahragar.

Der Nahrboden wird in PETRI-Schalen ausgegossen. Das zu untersuchende Material (Lumbalflussigkeit oder Rachenschleim) wird auf der Platte ausgestrichen. Die Untersuchung, besonders des Rachenschleims, muß moglichst bald — wenige Stunden — nach der Entnahme geschehen. Nach 20—24 Stunden werden die gewachsenen Kolonien untersucht. Die Meningokokkenkolonien sind etwa 2—4 mm groß, kreisrund, hell durchscheinend schleierartig; bei schwacher Vergroßerung erscheinen die tiefliegenden oval, gelbbraun, grob granuliert, die oberflachlichen fast strukturlos feinkornig, glattrandig, leicht gelblich, mit nicht wesentlich dunklerem Zentrum. (Die Kolonien des Dipl. crassus sind kleiner, weißgrau, kompakter, bei schwacher Vergroßerung braun, granuliert.) Im Ausstrichpraparat liegen die rein gezuchteten Kokken haufig zu vieren und sind von etwas unregelmaßiger Größe und Farbbarkeit; auch in den Reinkulturen sind sie dauernd streng gramnegativ.

Verwechslung ist moglich mit verschiedenen „Pseudomeningokokken", die sich haufig durch Wachstum bei Zimmertemperatur und durch ausgesprochen gelbe Farbe unterscheiden. In den meisten Fallen, besonders wenn die Kokken aus dem Rachenschleim gezuchtet sind, ist die Agglutinationsprobe mit Meningokokkenserum notwendig. Ausfuhrung wie bei Cholera und Typhus, nur werden die Rohrchen erst nach 24 Stunden bei 55^0 (bei 37^0 kommen auch Pseudomeningokokken zur Agglutination) beobachtet. Positiver Grenzwert ungefahr 1 : 50, jedoch vom Titer des Serums abhangig. Kontrolle des verdachtigen Stammes mit Kochsalzlosung, moglichst auch mit normalem Serum, sowie Kontrolle des Serums mit einem zweifellosen Meningokokkenstamm ist unerlaßlich. — Eine Unterscheidung der Diplokokken ist ferner ermoglicht durch ihr Verhalten

1. in Lackmus-Zuckernahrboden (10%ige Zuckerlosungen in Lackmuslosung (KAHLBAUM) 2 Minuten gekocht, zu je 10 ccm nach Abkuhlen 0,5% Normalsodalosung gesetzt, davon 1,5 ccm zu 13,5 ccm Gemisch von 3 Teilen 3% Nahragar + 1 Teil Ascites). Es zeigt namlich:

	Saurebildung und Garung in			
	Maltose	Dextrose	Lavulose	Lactose
Meningokokkus. . .	+	+	0	0
Dipl. catarrhalis . .	0	0	0	0
Dipl. crassus . . .	+	+	+	+
Gonokokkus	0	+	0	0

2. in gallensauren Salzen. 2,5%ige Losung von Natrium taurocholicum (MERCK) in Bouillon wird zu gleichen Teilen mit der fraglichen Bouillonkultur gemischt und geschüttelt. Bei Meningkokken, Gonokokken und Pneumokokken Losung, bei Diplococcus crassus und Streptokokken keine Veranderung. Auch als orientierende Vorprobe im hangenden Tropfen anwendbar.

III. Untersuchung des Blutes auf Agglutinine.

Ausfuhrung genau wie beim Typhus, nur daß auch hier die Proben 24 Stunden bei 55° gehalten werden mussen. Benutzt man frische Aufschwemmung einer 24stündigen Agarkultur, so liefert normales Serum — das stets zum Vergleich herangezogen werden muß — hochstens in Verdunnung 1:5 (unvollstandige) Agglutination. Aufschwemmungen in 0,9%iger Kochsalzlosung mit 0,25% Formalinzusatz (nach v. LINGELSHEIM) verhalten sich von 4 Wochen ab konstant, sind aber etwa 5 mal leichter agglutinabel. Hier ist daher erst komplette Agglutination bei 1:25, inkomplette bei 1:50 als positiv anzusehen.

6. Diphtherie.

Zur Entnahme von diphtherieverdachtigem Material aus dem Rachen dient eine Stahlsonde mit festgedrehtem Wattebausch, die im Kork eines Reagensglases steckt; man fahrt mit dem Wattebausch uber Mandeln und weichen Gaumen hin, steckt die Sonde sofort in das Glas, letzteres kommt in ein Holzfutteral und dieses in ein festes Kuvert, in welches zugleich die Notizen uber die Entnahme gelegt werden. Die Entnahmeapparate lagern in den Apotheken und werden nach der Beschickung der Untersuchungsstation übermittelt.

Reagenzien zur Untersuchung:

1. Zur Farbung der mikroskopischen Praparate: a) Fuchsinlosung (siehe oben), b) Reagenzien zur GRAMschen Farbung (siehe oben), c) Reagenzien zur Doppelfarbung nach M. NEISSER: 1. 2 Teile Losung a: essigsaures Methylenblau, 1 g pulverformiges Meth. medicinale Hochst in 20 ccm 96%igem Alkohol gelost; dazu 950 ccm Wasser und 50 ccm Eisessig; dazu 1 Teil Losung b: Krystallviolett Hochst 1,0, Alc. absol. 10,0, Aq. dest. 300,0. 2. Chrysoidin, 1 g in 300 ccm kochendem Wasser gelost. Beide Losungen filtriert. Zur Farbung wird das Praparat zuerst 5—10 Sekunden in die Methylenblau-Krystallviolettlosung getaucht, dann Abspulen mit Wasser, sofort Aufgießen der Chrysoidinlosung fur 15—30 Sekunden, wieder Abspulen mit Wasser. Der Leib der Diphtheriebacillen erscheint schwach braun gefarbt; in demselben zeigen sich dunkelblau gefarbte ovale Kornchen, in der Regel an jedem Ende des Bacillus ein Korn, manchmal nur an einem Ende, zuweilen in der Mitte und an den Enden. (BABES-ERNSTsche Korner.) Viele Kokken und einzelne Bacillen zeigen ahnliche Farbung, aber nicht Bacillen, welche den Diphtheriebacillen morphologisch ahnlich sind. Letztere geben die Doppelfarbung jedoch nur dann sicher, wenn sie auf LOEFFLERschem Serum bei 35—36° mindestens 9 Stunden und nicht langer als 24 Stunden gezuchtet sind.

2. Zur Kultur: PETRI-Schalen mit LOEFFLERscher Serummischung (3 Teile Rinderserum + 1 Teil Dextrosepeptonbouillon), die bei der Hitzesterilisierung zu einer elfenbeinfarbenen Flache erstarrt.

Verfahren bei der Untersuchung: Mit dem Wattebausch werden zunächst 6—8 parallele Striche auf einer Serumplatte gemacht; diese bei 35—36° gehalten. Alsdann werden mit dem Rest des Materials Deckglaser bestrichen und gefarbt. Finden sich zahlreichere charakteristisch geformte und gelagerte Bacillen und fallt die Gram- und Doppelfarbung bei einem Teil der Bacillen positiv aus, so laßt sich schon aus diesem „Original-Praparat" die Diagnose auf Diphtherie stellen. Sind nur vereinzelte verdachtige Bacillen vorhanden, so ist es besser, das Resultat der Kultur abzuwarten.

Die Serumplatten sind nach 6—8 Stunden durch Klatschpraparate mit Fuchsin- und Gramfarbung zu untersuchen. Haufchen typischer Bacillen gestatten sichere positive Diagnose; nur bei Entnahme von der Conjunctiva oder von Nasen- und Ohrenerkrankungen ist einer Verwechslung mit ahnlichen Bacillen dadurch vorzubeugen, daß nach etwa 18stundiger Kultur Ausstrichpraparate mit Doppelfarbung gemacht werden. — Finden sich nach 6—8 Stunden vereinzelte verdachtige Bacillen, so sind die Platten nach weiterem 12stundigem Aufenthalt im Brutofen nochmals zu untersuchen, und zwar sind dann neben Klatschpraparaten auch Ausstrichpraparate anzufertigen, bei denen die Proben mehr vom Grunde der Striche entnommen sind. In diesem Stadium ist auch die Doppelfarbung zur Bestatigung heranzuziehen.

Bestehen auch jetzt noch Zweifel über die Natur der verdächtigen Bacillen, so sind sie durch Serum- oder Glycerinagarplatten rein zu zuchten und an Reinkulturen weiterhin zu prufen:

1. Die Wachstumseigentumlichkeiten der Kolonie, morphologisches Verhalten der Bacillen, ihr Verhalten gegen Farbungen.

2. Die Saurebildung, gepruft entweder in (frisch ausgekochten) Rohrchen mit je 15 ccm Fleischbouillon; mit je einer Nadelspitze der Kultur beschickt und bei 35—36° gehalten; nach 20 Stunden wird ein Rohrchen, nach 44—48 Stunden ein zweites mit $1\,^0/_0$iger Natronlauge unter Phenolphthaleinzusatz titriert; daneben Kontrolle mit zuverlassiger Diphtheriekultur und mit ungeimpfter Bouillon. — Oder auf THIELschem Nahrboden (Nutrose + Traubenzucker āā 1,0, Kochsalz 0,5, Lackmuslosung 0,5, Wasser 100; neutralisiert bis Lackmusneutralpunkt und 2 ccm $1\,^0/_0$ige Soda zugesetzt).

3. Anaerobes Wachstum, gepruft im tiefen Zuckeragarstich, mit Überschichtung von Agar. Pseudobacillen wachsen nicht.

4. Toxinbildung, gepruft a) mit etwa 20stundiger Bouillonkultur, von der einem Meerschweinchen von 200—300 g $0,5\,^0/_0$ seines Korpergewichts subcutan injiziert wird; b) mit dem Filtrat einer 10tagigen Bouillonkultur, von dem einem Meerschweinchen 0,1 ccm intracutan in die enthaarte Bauchhaut injiziert wird.

In den meisten Fallen wird dann auf Grund folgender Merkmale eine Trennung der wesentlich in Betracht kommenden diphtherieahnlichen Pseudo-Diphtheriebacillen (PDb) und Xerosebacillen (Xb) von den Diphtheriebacillen (Db) moglich sein:

Glycerinagarplatte: Db nach etwa 12 Stunden kleine graulichweiße Auflagerungen, die sich spater nur wenig weiter entwickeln. Bacillen meist kurzer und weniger keilformig wie auf Serum. — PDb schnellwachsende, feuchte, weißglanzende, leicht abnehmbare Auflagerungen. Bei schwacher Vergrößerung feinkornige, ansehnlichere Kolonien mit glatterem Rand wie Db, Bacillen regelmaßiger, meist etwas kurzer und dicker wie Db; Lagerung entweder in parallelen Reihen (Staketenform) oder in Radspeichenform. — Xb sehr langsam wachsende, trockene, schwer abnehmbare Kolonie. Lagerung und Form oft sehr Db-ahnlich.

LOEFFLERsche Serumplatte: Db nach 6—10 Stunden, kleine, weiße, schleimige Tropfchen, oft mit graulicher Verfarbung. Bacillen in jungen Kulturen meist Keilform, in alteren Kulturen oft an den Enden verdickt oder auch langs des Leibes aufgetrieben. Lagerung oft in spitzem Winkel zu zwei (V „Funferform") oder in wirren Haufchen, oft wie die ubereinandergelegten, gespreizten Finger beider Hande. (Nach KURTH mussen unter den Funferformen solche sein, deren einzelne Schenkel mindestens funfmal langer als breit sind, oder unter den nicht in Funferform gelagerten einzelnen Bacillen solche, welche siebenmal langer als breit sind.) Bei Farbung mit den gewohnlichen Farblosungen (siehe oben) neben intensiv gefarbten Stellen oft blaßgebliebene Teile. Bei genauer Innehaltung oben angefuhrter Bedingungen fast stets positive Doppelfarbung. — PDb rascher wachsende, feuchte Auflagerungen. Bacillen gleichmaßiger in Gestalt und Große wie Db, erreichen nie die oben erwahnten Maße, sind demnach etwas kurzer und plumper, liegen vorzugsweise nicht in Winkel-, sondern in Staketen- oder Radspeichenform. Bilden in alteren Stadien keine so großen Involutionsformen wie Db. Fast nie Doppelfarbung. — Xb sehr langsames Wachstum; matt aussehender, trockener, schwer abnehmbarer Belag, Form und Lagerung oft sehr Db-ahnlich. Aber in Serumkulturen nie in Involutionsformen und sehr selten in segmentiert zerfallenen Bacillen eine der Doppelfarbung bei Db ahnliche Farbung von Kornchen; letztere jedenfalls viel kleiner, sparlich und rund, erst nach 20—24 Stunden auftretend.

Gelatine: Db bei 18° geringes, PDb reichliches, Xb kein Wachstum.

Bouillon: Db schnelle, bald schwachere, bald starkere diffuse Trubung. Femer, sandartiger Beschlag, besonders an den Wanden des Gefaßes, seltener kleine Flockchen; oft ein feines Hautchen an der Oberflache. Meist starke Saurebildung; die Zunahme des Alkaliverbrauchs bis zum zweiten Tage betragt bei Diphtherie im Mittel 0,3 ccm $1\,^0/_0$iger NaOH auf 10 ccm Bouillon. — PDb schnelle, diffuse, kraftige Trubung. Massenhafter, schleimiger Bodensatz. Meist nur geringe Saurebildung, ja sogar Steigerung der Alkalescenz. — Xb meist gar keine Trübung der Bouillon. Feine kleine Flöckchen an den Wanden und auf dem Boden des Gefäßes. Meist geringere Saurebildung wie Db, sehr selten Steigerung der Alkalescenz.

Im THIELschen Nahrboden erfolgt in spatestens 3 Tagen Rotung und Trubung, wahrend die PDb in der Regel gar keine Änderung hervorrufen.

Tierversuch: a) mit lebender 24stundiger Kultur: Db fast stets Tod innerhalb 2 Tagen; bei der Sektion an der Impfstelle sulziges Ödem, Exsudate in Pleura und Perikard, Nebennieren geschwollen und hyperamisch; Magenblutungen und -geschwure. — b) mit Filtrat intracutan: nach 48 Stunden Quaddel und Nekrose. — PDb keine Reaktion. — Xb manchmal an der Impfstelle Infiltration und Tod der Tiere unter chronischem Marasmus nach einigen Wochen. Diphtherieantitoxinbehandlung ohne Wirkung.

Bei Rekonvaleszenten findet man in etwa 10% der Falle bei der ublichen mikroskopischen Untersuchung der angelegten Kultur nach 24 Stunden keine Diphtheriebacillen, wohl aber nach 48stundiger Bebrutung. Dieses verspatete Auftreten der Diphtheriebacillen ist nicht auf verlangsamtes Wachstum zuruckzufuhren, sondern darauf, daß die Zahl der Diphtheriebacillen bei Rekonvaleszenten im Verhaltnis zu den normalen Rachenbewohnern eine geringe geworden ist (NEISSER und SCHUSTER). In solchen Kulturen findet man haufig atypische verkummerte Diphtheriebacillen, die sich bei der Reinzuchtung als morphologisch typische, virulente Diphtheriebacillen erweisen. Die Verkummerung in der Kultur ist durch die Anwesenheit gewisser Kokken und Stabchen bewirkt (BRAUN).

7. Tuberkulose.

Zum Nachweis von Tuberkelbacillen in Sputum dienen folgende Methoden:

1. Originalausstrichpraparate: Das Sputum (womoglich Morgensputum) auf schwarzlackierten Tellern ausgießen und die verdachtigen gelbweißen Partikel („Linsen") auf Deckglasern oder Objekttragern dunn verstreichen, lufttrocken werden lassen, fixieren; dann farben mit konzentriertem Karbolfuchsin unter Erwarmen in einem Uhrschalchen oder Porzellantiegel uber kleiner Flamme, bis die Farblosung zu dampfen anfangt; dann noch einige Minuten in der Farbe lassen, fur einige Sekunden in salzsauren Alkohol (siehe oben) bringen, darauf $1/_2$ Minute in reinem Alkohol schwenken (EHRLICH); wenn das Praparat noch nicht genugend farblos ist, nochmals fur einige Sekunden in dem salzsauren und im reinen Alkohol bewegen; oder nach ZIEHL 10—20 Sekunden in 30% NHO_3, dann in 70% Alkohol. Nachfarben mit waßriger Methylenblaulosung, Abspulen in Wasser, Trocknen zwischen Fließpapier, Einschluß in Kanadabalsam.

Statt der Entfarbung in salzsaurem Alkohol usw. und der Nachfarbung in Methylenblau kann man zur gleichzeitigen Ausfuhrung beider das Praparat ohne Abspulen aus der Karbolfuchsinlosung sogleich in Schwefelsaure-Methylenblau (Schwefelsaure 10,0, Aq. dest. 30, Methylenblau 5, FRAENKEL), Salpetersaure-Methylenblau (Salpetersaure 20,0, Alkohol 30,0, Aq. dest. 50, Methylenblau 10, GABBET) oder in Corallin-Methylenblau (1 Teil Corallin [Rosolsaure], 100 Teile absol. Alkohol mit 6 g Methylenblau gemischt, dazu 20 Teile Glycerin, PAPPENHEIM) ubertragen, 1—3 Minuten darin bewegen, mit Wasser abspulen, trocknen, Einschluß in Kanadabalsam. — Die Tuberkelbacillen erscheinen nach diesen Methoden rot auf blauem Grunde.

Von den sonstigen sehr zahlreichen Modifikationen der zuerst empfohlenen, altbewahrten Farbeverfahren (nach EHRLICH-ZIEHL-NEELSEN) sei nur die folgende nach KONRICH angefuhrt: Farbung mit heißem Karbolfuchsin wie oben, Entfarbung mit 10%iger (frisch hergestellter) Natriumsulfitlosung, abspulen in Wasser, Nachfarbung mit Malachitgrun (50 ccm gesattigte waßrige Malachitgrunlosung + 100 Wasser) $1/_4$—$1/_2$ Min. — Die Tuberkelbacillen bleiben selbst bei stundenlanger Einwirkung des Natriumsulfits gefarbt, alle anderen Bestandteile dse Sputums werden entfarbt.

Gelingt der Nachweis durch Originalausstrichpraparate nicht, so bewirkt man eine Konzentrierung des Materials durch das

2. Anreicherungsverfahren (nach LORENZ): 2—10 ccm Sputum werden mit der 2—3fachen Menge 15%igen Antiformins 5 Minuten lang in einem mit Gummistopfen verschlossenen Reagensglase kraftig geschuttelt bis zur volligen Homogenisierung. Nach Entfernung des Stopfens kurz aufkochen und 15 Minuten zentrifugieren. Das Antiformin wird dann abgegossen und der Bodensatz unter Zusatz von einem Tropfchen Eiweiß-Glycerin oder Serum auf einem Objekttrager verrieben, fixiert und wie Sputum gefarbt.

Gelingt auch durch die Anreicherung der Nachweis nicht, so kommen weiter in Betracht:

3. Kulturverfahren: Ausstriche von Linsen nach mehrmaligem Abwaschen in sterilem Wasser — oder nach Vorbehandlung des Sputums mit Antiformin — auf Glycerinserum-, Glycerinagarrohrchen oder auf Platten mit HESSES Nahrboden (5 g Nahrstoff HEYDEN aus der Fabrik H. in Radebeul bei Dresden in 50,0 dest. Wasser unter Umruhren losen, dazu eine Mischung von 5,0 Kochsalz, 30 ccm Glycerin, 10—20 g Agar, 5 ccm Normalsodalösung und 950 dest. Wasser zusetzen und zusammen unter stetem Umruhren 15 Minuten kochen). Rohrchen und Platten durch Gummikappen und Einstellen in feuchte Kammern sorgfaltig vor Austrocknung hüten. Manchmal schon nach einigen Tagen (auf HEYDEN-Agar) makroskopisch sichtbare Kolonien; von den Platten evtl. Klatschpraparate; meist jedoch nur sehr langsames Wachstum, manchmal gar kein Wachstum selbst nach Ausstrich mit sicher tuberkelhaltigem Material. Neuerdings wird folgendes Verfahren besonders empfohlen (LOWENSTEIN-SUMIYOSHI, HOHN): Schutteln des Untersuchungsmaterials mit $10^0/_0$ bzw. $12^0/_0$iger Schwefelsaure 20 Minuten, dann 5 Minuten zentrifugieren. Sediment auf Eiernahrboden (3 Teile Ei [Eigelb und Eiweiß] + 1 Teil $5^0/_0$ige Glycerinbouillon, bei $85^0/_0$ in schragen Rohrchen erstarren lassen, in jedes Rohrchen 0,5 ccm natursaure Bouillon geben). In wichtigen Fallen ist als zuverlassigste Methode heranzuziehen:

4. Der Tierversuch: Meerschweinchen subcutan oder intraperitoneal mit Injektionsspritze impfen. Wenn Tuberkelbacillen vorhanden, so Tod der Tiere nach 4—8 Wochen, oft spater. Behufs Beschleunigung der Diagnose intracutane Tuberkulininjektion und Tötung bei positivem Ausfall. Bei den spontan gestorbenen Tieren Inguinal-, Mesenterialund andere Drusen stark geschwollen und verkast; in der stark vergroßerten Milz, in der Leber und in dem strangformig verdickten Netz meist sehr zahlreiche, zum Teil verkaste, in der Lunge meist einige frischere Tuberkel. Zum Nachweis von Tuberkelbacillen nehme man die noch nicht verkasten Partien des tuberkulösen Gewebes. — Bei Quetschung der zugehorigen Inguinaldruse ist diese ofters schon nach 8—10 Tagen deutlich geschwollen und enthalt reichlich TB (BLOCH).

Der Nachweis von Tuberkelbacillen im Eiter, Stuhl sowie von Organstuckchen (nach Zerkleinerung derselben in sterilen Mörsern) kann ganz ahnlich wie bei Sputum gefuhrt werden. Urin (nur mit dem Katheter zu entnehmen, um Smegmabacillen auszuschließen) sedimentiert man in Spitzgläsern oder mittels der Zentrifuge und untersucht das Sediment. Fur Organstückchen kommt noch die

Schnittfarbung in Betracht. Die am besten auf dem Objekttrager bereits aufgeklebten (siehe oben) Schnitte werden unter vorsichtigem Erwarmen in konzentriertem Karbolfuchsin 10 Minuten lang gefarbt, dann 3—5 Sekunden in salzsauren Alkohol getaucht, dann so lange in $60^0/_0$igen Alkohol, bis keine Farbe mehr abgeht. Nach vorsichtigem Trocknen mit Fließpapier waßrige Methylenblaulosung auftraufeln und 15 Sekunden einwirken lassen, sodann auf 10—15 Sekunden in $96^0/_0$igen Alkohol, dann trocknen zwischen Fließpapier, Aufhellen mit Xylol, Einbetten in Kanadabalsam. — Tuberkelbacillen rot, Gewebe blau.

8. Syphilis.

Zur Untersuchung syphilisverdachtiger Hautaffektionen auf Spirochaete pallida eignet sich am besten der aus der Tiefe stammende Gewebssaft, welchen man nach Reinigung der erodierten, nassenden Flache mittels steriler Tupfer durch Reiben mit einem starken Platindraht, scharfen Loffel u. dgl. leicht erhalt. Das erhaltene „Reizserum" kann man untersuchen 1. ungefärbt, evtl. nach Zusatz von physiologischer Kochsalzlösung oder Ascitesflussigkeit, im hangenden Tropfen oder auf planem Objekttrager, wobei sich, nach Umrandung des Deckglases mit Wachs oder Paraffin, die Spirochaten stundenlang beweglich halten konnen. Am besten bei Dunkelfeldbeleuchtung. 2. Gefarbt, in sehr dunnen, so schnell als moglich angelegten Ausstrichpraparaten, z. B. nach der fur Malariaplasmodien angegebenen Farbung nach ROMANOWSKY-GIEMSA; nur ist das zur Verdunnung der Farbe dienende Wasser mit einigen Tropfen einer 1 promilligen Kaliumcarbonatlosung zu versetzen und ferner die Farbedauer auf eine bis mehrere Stunden auszudehnen. In gut gelungenen Praparaten erscheinen dann die Spirochaten in zwar zarter, aber deutlicher Rotfarbung. Sehr empfehlenswert ist folgendes Verfahren nach GRIESBACH: Praparat kurz uber der Flamme fixieren, mit $5^0/_0$iger Kaliumpermanganatlosung 3 Minuten farben, mit Wasser

abspulen, mit Karbolfuchsin (1:10) 2 Minuten nachfarben und mit Wasser auswaschen. —
3. Tuscheverfahren nach BURRI: Auf einem Objekttrager wird ein Tropfen einer Mischung
von 1 Teil Pelikantusche GUNTHER und WAGNER 541 (zu beziehen z. B. von Dr. HOLLBORN,
Leipzig) und 9 Teilen Wasser gebracht. In diesen Tropfen bringt man etwas von dem zu
untersuchenden Material und streicht mit einem anderen Objekttrager nicht zu dünn aus.
Nach dem Trocknen Besichtigung mit Ölimmersion. Die Spirochaten erscheinen hell leuchtend
auf dunklem Grunde.

Durch Drusenpunktion erhaltene Gewebsflussigkeit wird auf gleiche Weise untersucht.

Zum Nachweis von Spirochaten in Organen ist die Methode von LEVADITI besonders
geeignet. Kleine Stucke werden in $10^0/_0$igem Formalin 24 Stunden fixiert, 24 Stunden in
$96^0/_0$igem Alkohol gehartet und hierauf in Wasser einige Minuten ausgewaschen. Alsdann
werden sie in eine Argentum nitric.-Losung von $1,5—3^0/_0$ eingelegt und darin bei 38^0 3—5 Tage
lang vor Licht geschutzt gehalten. Danach werden sie kurz mit destilliertem Wasser ausgewaschen und auf 24—48 Stunden in eine Losung von Acid. pyrogall. 2—4 g, Formalin
5 ccm, Aq. dest. 100 ccm gebracht; dann wiederum Abspulen in destilliertem Wasser, Ent-
wassern in Alcohol abs.; Einlegen in Xylol; Paraffineinbettung. Die Schnitte durfen nicht
uber 5 μ dick sein. Die Spirochaten erscheinen dicker als in gefarbten Ausstrichpraparaten
und sind als tiefschwarz gefarbte Gebilde zwischen den gelbbraunlichen Gewebselementen
leicht aufzufinden. Nachfarbung des Gewebes (mittels GIEMSA-Farbung oder Toluidinblau)
ist moglich, aber nur fur bestimmte Studien von Vorteil. Betr. Nahrböden zur Reinzuchtung vgl. S. 599. — WASSERMANNsche Reaktion und Fallungsreaktionen siehe oben.

9. Gonorrhöe.

Zum Nachweis der Gonokokken in Eiter, Faden oder Sediment aus Urin dienen folgende
Verfahren:

1. Mikroskopisch: Eiter wird in moglichst dunner, gleichmaßiger Schicht auf Deckglasern verteilt und nach der Auftrocknung in ublicher Weise fixiert. Faden und Sediment
aus Urin mussen vorsichtig in der Warme angetrocknet und darauf zur Entfernung der
Harnsalze mit Wasser abgespult werden. Farbung entweder mit waßrigem oder alkalischem
Methylenblau (LOEFFLER) oder mit Kontrastfarbungen, z. B. mit PAPPENHEIMs Methylgrun-
Pyroningemisch (Methylgrun 00 cryst. gelblich 0,15, Pyronin 0,25, Alkohol 2,5, Glycerin 20,0,
$0,5^0/_0$iges Karbolwasser 100; Farbdauer 2 Minuten), wobei die Zellkerne blaugrun, die Kokken
dunkelrot erscheinen. Bei unsicherem Befund, sparlichen oder nicht typisch geformten und
gelagerten Diplokokken ist Gramfarbung mit nachfolgender Fuchsinfarbung angezeigt
(Gonokokken gramnegativ!).

2. Kulturell: Ausstrich von Eiter usw. auf Gemischen von Nahragar mit Ascites oder
Menschenblutserum etwa zu gleichen Teilen oder auf WASSERMANNs Schweineblutserum-
Nutrose-Agar (15 ccm Schweineserum, 30—40 ccm Wasser, 2—3 ccm Glycerin, 0,8 g Nutrose
kochen 15 Minuten unter Schutteln. Am folgenden Tage nochmals unter Schutteln 15 Minuten kochen und zum Gebrauch vorratig halten. Zum Gebrauch auf etwa 60^0 erwarmen,
mit $2^0/_0$igem Peptonagar āā mischen und zu Platten ausgießen). — Auf allen Nahrboden
nur kleine, tautropfenartige Kolonien. Differentialdiagnose gegen Meningokokken siehe
Genickstarre.

10. Blutuntersuchung bei Malaria, Trypanosen usw.

Die Blutentnahme erfolgt bei Malaria nicht wahrend des Fieberanfalls bzw. kurz nach
demselben, sondern am besten 6—12 Stunden vor dem neuen Anfall. In eine mit Alkohol-
ather gereinigte, geeignete Hautstelle (Fingerbeere, Ohrlappchen) macht man mittels Nadel
oder Impflanzette einen Einstich, wischt den ersten Blutstropfen ab und betupft dann den
zweiten, neu hervorquellenden, noch kleinen Tropfen mit einem sorgfaltigst gereinigten
(Deckglaschen oder besser) Objekttrager. Hierauf halt man ihn, mit dem Tropfen nach
oben, horizontal in der linken Hand, fuhrt mit der rechten die Kante eines zweiten (geschlif-
fenen) Objekttragers unter einem Winkel von etwa 60^0 an den Tropfen heran, so daß das
Blut sich langs der Kante verteilt und laßt nun den zweiten Objekttrager langsam uber die
Flache des ersten hingleiten, wobei sich das Blut in sehr gleichmaßiger, dunner Schicht

auf ihr ausbreitet. Durch schnelles Hin- und Herschwenken des Objekttragers in der Luft erfolgt fast augenblickliche Trocknung. Will man die Praparate langere Zeit aufbewahren, so ist es zum Schutze vor Feuchtigkeit (besonders in den Tropen) nach KOCHs Vorschrift zweckmaßig, die Praparate in Fließpapier einzuhullen und in sehr gut schließenden Glasern über (mit Watte uberschichtetem) Chlorcalcium aufzubewahren. Nach dem Trockenwerden Fixation in Alcohol abs. oder Alc. abs. + Äther āā 10—15 Minuten oder in Methylalkohol 2—3 Minuten. Die sogenannte „Feuchtfixation" der frischen Praparate vor der Eintrocknung in warmer Sublimatlosung oder in Osmiumdampfen macht eine komplizierte weitere Behandlung notig und ist für die gewohnlichen diagnostischen Untersuchungen nicht erforderlich. — Zur Farbung dienen folgende Verfahren:

1. Farbung nach MANSON-KOCH mit Borax-Methylenblaulosung ($5\,^0/_0$ Borax, $2\,^0/_0$ Methylenblau medicinale Hochst, zur Farbung so weit mit Wasser verdunnt, daß sie in einer Schicht von 1 cm Dicke eben durchscheinend wird). Das vollkommen trockene Praparat einige Male eintauchen und mit gewohnlichem Wasser spulen, bis es einen grunlichblauen Farbton angenommen hat; zwischen Fließpapier trocknen, in Zedernol untersuchen. — Rote Blutkorperchen hellgrunblau, Leukocytenkerne dunkelblau, Plasmodien ebenfalls kraftig blau, auf den blassen Blutkorperchen sehr deutlich zu sehen. — Farbung besonders für Massenuntersuchungen geeignet.

2. Farbung nach ROMANOWSKY-GIEMSA: Sorgfaltig getrocknetes und gepulvertes Azur II—Eosin 3 g + Azur II 0,8 g werden in 250 ccm Glycerin (chemisch rein, MERCK) von 60^0 C unter Schutteln gelost und unter weiterem starken Schutteln 250 ccm Methylalkohol (I KAHLBAUM) von gleicher Warme hinzugefugt. Nach 24stundigem Stehen bei Zimmertemperatur wird das Gemisch filtriert, und von dem Filtrat fur den ofteren Gebrauch am besten eine kleine Menge in ein Tropfflaschchen (nie offen stehen lassen!) abgefullt. — Die fertige Farbe ist haltbar und kann gebrauchsfertig von Dr. HOLLBORN, Leipzig, bezogen werden. — Zur Farbung fullt man einen graduierten Meßzylinder mit Wasser von 30—40^0 C, fugt pro Kubikzentimeter 1 Tropfen Farblösung zu, mischt durch dreimaliges Umkehren des Meßzylinders schnell durch und gießt diese frisch bereitete Farbe sofort auf die Ausstrichpraparate. Nach mindestens 30 Minuten Abspulen mit kraftigem Wasserstrahl, vorsichtiges Abtupfen mit Fließpapier und Trocknen, Einlegen in Kanadabalsam oder besser in eingedicktes Zedernol. An gelungenen Praparaten sind die roten Blutkorperchen rosa, die Kerne samtlicher Leukocyten karminviolett; der Protoplasmaleib der Lymphocyten blau, der großen mononuklearen Leukocyten blaßblau, der neutrophilen Leukocyten blaßviolett; das Protoplasma der Plasmodien blau, das Chromatin leuchtend karminrot bis karminviolett. — Auch geeignet fur die Untersuchung des Blutes auf Trypanosomen, Piroplasmen u. a.

Oder: Schnellfarbung nach Giemsa: Die lufttrockenen, sehr dunnen Objekttragerausstriche kommen mit der Schicht nach oben in eine trockene PETRI-Schale und werden mit 10—15 Tropfen der konzentrierten GIEMSA-Losung, die mit gleichem Volumen reinen Methylalkohols versetzt ist, betropft. Nach 30 Sekunden wird so viel Aq. dest. in die Schale gegeben, daß der Objekttrager ganz mit Flussigkeit bedeckt ist. Wasser und Farbe durch Schwenken gleichmaßig mischen, 3 Minuten stehen lassen. Losung abgießen, abspulen im fließenden Wasser, trocknen, einbetten.

Oder (modifizierte GIEMSA-Farbung nach LEISHMAN): Von der kauflichen LEISHMAN-Farbe 20 Tropfen auf den Ausstrich gießen, 2 Minuten einwirken lassen. Dann 20 ccm destill. Wasser zugießen in flacher Glasschale. Hin- und Herschwenken. Nach 20 Minuten in dest. Wasser spulen bis zur Rotfarbung. Trocknen, Balsam.

Zu Massenuntersuchungen Malaria-Verdachtiger, besonders der Gametentrager, ist die Methode des „dicken Tropfens" sehr zu empfehlen. Man laßt einen oder zwei Tropfen Blut auf die Mitte des Objekttragers fallen, verstreicht ihn mit der Platinose zu einer Kreisflache von 10 Pfennigstuckgroße und laßt den Ausstrich (vor Fliegen geschutzt!) lufttrocken werden. Dann ohne Fixierung ubergießen mit GIEMSA-Losung (1 Tropfen auf 1 ccm Aq. dest.) 2—3 Minuten, bis der ganze Blutfarbstoff herausgewaschen ist. Abspulen mit neuer GIEMSA-Losung (1 Tropfen auf 1—2 ccm Aq. dest.), 30—45 Minuten weiterfarben, vorsichtig mit Wasser spulen, durch Aufstellen auf Fließpapier Wasser ablaufen und an der Luft trocknen lassen (nicht zwischen Fließpapier trocknen!).

III. Physikalisch-chemische Untersuchungsmethoden.

1. Bestimmung der Luftfeuchtigkeit mittels des Schleuderpsychrometers.

Man schwingt zunächst das trockene Thermometer in der S. 33 angegebenen Weise, liest nach $^1/_2$ Minute ab, schwingt wieder $^1/_2$ Minute und wiederholt dies so lange, als noch eine Änderung der Temperatur eintritt. Sodann nimmt man die gleiche Bestimmung mit dem Thermometer vor, dessen Kugel mit befeuchtetem Musselin umhüllt ist. Die Temperatur des trockenen Thermometers sei t, die des feuchten t_1; man berechnet daraus die Differenz $t—t_1$ und findet dann die absolute Feuchtigkeit F_0 nach der Gleichung:

$$F_0 = F_1 — k \cdot B(t—t_1)$$

wo F_1 die maximale Feuchtigkeit (Sättigungsmaximum) bei der Temperatur t_1 bedeutet; zu entnehmen aus der untenstehenden Tabelle 1. Spannungstafel

k = eine Konstante, bei der vorgeschriebenen Geschwindigkeit des Schwingens ermittelt zu = 0,0007;

B = Barometerstand, hat geringen Einfluß; kann innerhalb 10 mm Schwankung als konstant angesehen werden.

Nimmt man einen mittleren Barometerstand von 745 mm an, so ist der Wert des Faktors $k \cdot B \cdot (t—t_1)$ für Barometerstände zwischen 730 und 760 mm nur von dem für $(t—t_1)$ gefundenen Wert abhängig und läßt sich daher aus der umstehenden Tabelle 2 entnehmen.

In derselben sucht man zunächst in der ersten Kolumne die ganzen Grade von $t—t_1$ auf, und geht dann horizontal weiter bis zu der Kolumne, welche mit der Zahl der Zehntelgrade überschrieben ist. Man findet so den Wert $k \cdot B \cdot (t—t_1)$, zieht diesen gemäß der oben gegebenen Gleichung von dem Wert für F_1 ab und hat damit F_0 (in mm Hg). — Für stark abweichende Barometerstände muß die Rechnung ohne Benutzung einer Tabelle ausgeführt werden.

Um die Sättigungsprozente zu finden, rechnet man $\dfrac{100 \cdot F_0}{F}$, wo F die maximale Feuchtigkeit bei der Temperatur t bedeutet (zu entnehmen aus Tabelle 1). Das Sättigungsdefizit ergibt sich aus $F—F_0$. Um den Taupunkt zu finden, sucht man den Wert von F_0 unter den Spannungswerten der Tabelle 1 und findet daneben in der ersten Kolumne die zugehörige Taupunktstemperatur.

1. Spannungstafel.

Celsius	0,0	0,1	0,2	0,3	0,4	0,5	0,6	0,7	0,8	0,9
— 9	2,27	2,25	2,23	2,21	2,19	2,18	2,16	2,14	2,13	2,11
— 8	2,45	2,43	2,41	2,39	2,38	2,36	2,34	2,32	2,30	2,28
— 7	2,65	2,63	2,61	2,58	2,57	2,55	2,53	2,51	2,49	2,47
— 6	2,87	2,85	2,83	2,81	2,78	2,76	2,74	2,72	2,70	2,68
— 5	3,11	3,08	3,06	3,04	3,01	2,99	2,96	2,94	2,92	2,90
— 4	3,36	3,34	3,31	3,28	3,26	3,23	3,21	3,18	3,16	3,13
— 3	3,64	3,61	3,58	3,55	3,53	3,50	3,47	3,44	3,42	3,39
— 2	3,93	3,90	3,87	3,84	3,81	3,78	3,75	3,72	3,69	3,67
— 1	4,25	4,22	4,19	4,16	4,12	4,09	4,06	4,03	4,00	3,96
— 0	4,60	4,56	4,53	4,49	4,46	4,42	4,39	4,36	4,32	4,29
+ 0	4,60	4,63	4,67	4,70	4,73	4,77	4,80	4,84	4,87	4,91
+ 1	4,94	4,98	5,01	5,05	5,08	5,12	5,16	5,19	5,23	5,27
+ 2	5,30	5,34	5,38	5,42	5,45	5,49	5,53	5,57	5,61	5,65
+ 3	5,69	5,73	5,77	5,81	5,85	5,89	5,93	5,97	6,01	6,06
+ 4	6,10	6,14	6,18	6,23	6,27	6,31	6,36	6,40	6,45	6,49

Celsius	0,0	0,1	0,2	0,3	0,4	0,5	0,6	0,7	0,8	0,9
+ 5	6,53	6,58	6,63	6,67	6,72	6,76	6,81	6,86	6,90	6,95
+ 6	7,00	7,05	7,10	7,14	7,19	7,24	7,29	7,34	7,39	7,44
+ 7	7,49	7,54	7,60	7,65	7,70	7,75	7,80	7,86	7,91	7,96
+ 8	8,02	8,07	8,13	8,18	8,24	8,29	8,35	8,40	8,46	8,52
+ 9	8,57	8,63	8,69	8,75	8,81	8,87	8,93	8,99	9,05	9,11
+ 10	9,17	9,23	9,29	9,35	9,41	9,47	9,54	9,60	9,97	9,73
+ 11	9,79	9,86	9,92	9,99	10,05	10,12	10,19	10,26	10,32	10,39
+ 12	10,46	10,53	10,60	10,67	10,73	10,80	10,88	10,95	11,02	11,09
+ 13	11,16	11,24	11,31	11,38	11,46	11,53	11,61	11,68	11,76	11,83
+ 14	11,91	11,99	12,06	12,14	12,22	12,30	12,38	12,46	12,54	12,62
+ 15	12,70	12,78	12,86	12,95	13,03	13,11	13,20	13,28	13,37	13,45
+ 16	13,54	13,62	13,71	13,80	13,89	13,97	14,06	14,15	14,24	14,33
+ 17	14,42	14,51	14,61	14,70	14,79	14,88	14,98	15,07	15,17	15,26
+ 18	15,36	15,45	15,55	15,65	15,75	15,85	15,95	16,05	16,15	16,25
+ 19	16,35	16,45	16,55	16,66	16,76	16,86	16,96	17,07	17,18	17,29
+ 20	17,39	17,50	17,61	17,72	17,83	17,94	18,05	18,16	18,27	18,38
+ 21	18,50	18,61	18,72	18,84	18,95	19,07	191,9	19,31	19,42	19,54
+ 22	19,66	19,78	19,90	20,02	20,14	20,27	20,39	20,51	20,64	20,76
+ 23	20,91	21,02	21,14	21,27	21,41	21,53	21,66	21,79	21,92	22,05
+ 24	22,18	22,32	22,45	22,59	22,72	22,86	23,00	23,14	23,27	23,41
+ 25	23,55	23,69	23,83	23,98	24,12	24,26	24,41	24,55	24,70	24,48
+ 26	24,99	25,14	25,29	25,44	25,59	25,74	25,89	26,05	26,20	26,35
+ 27	26,51	26,66	26,82	26,98	27,14	27,29	27,46	27,62	27,78	27,94
+ 28	28,51	28,27	28,43	28,60	28,77	28,93	29,10	29,27	29,44	29,61
+ 29	29,78	29,96	30,13	30,31	30,48	30,65	30,83	31,01	31,19	31,37

2. Tabelle fur den Faktor k . B . (t—t₁).

t—t₁	0,0	0,1	0,2	0,3	0,4	0,5	0,6	0,7	0,8	0,9
0	0,00	0,06	0,11	0,16	0,21	0,26	0,32	0,37	0,42	0,48
1	0,53	0,55	0,63	0,69	0,74	0,79	0,84	0,90	0,96	1,00
2	1,05	1,11	1,16	1,21	1,26	1,31	1,37	1,42	1,47	1,52
3	1,58	1,63	1,68	1,74	1,79	1,84	1,89	1,95	2,00	2,05
4	2,10	2,16	2,21	2,26	2,31	2,37	2,42	2,47	2,52	2,57
5	2,63	2,69	2,74	2,79	2,84	2,90	2,95	3,00	3,05	3,10
6	3,16	3,21	3,26	3,37	3,37	3,42	3,47	3,52	3,58	3,63
7	3,68	3,73	3,79	3,84	3,89	3,95	4,00	4,05	4,10	4,15
8	4,21	4,26	4,31	4,37	4,42	4,47	4,52	4,57	4,63	4,68
9	4,73	4,79	4,84	4,89	4,94	5,00	5,05	5,10	5,15	5,20
10	5,26	5,31	5,36	5,42	5,47	5,53	5,58	5,63	5,68	5,73
11	5,79	5,84	5,89	5,94	6,00	6,05	6,10	6,16	6,21	6,26
12	6,31	6,37	6,42	6,47	6,52	6,57	6,63	6,68	6,73	6,78
13	6,84	6,85	6,94	6,99	7,05	7,10	7,15	7,21	7,26	7,31
14	7,36	7,42	7,47	7,52	7,57	7,63	7,68	7,73	7,86	7,83
15	7,89	7,94	7,99	8,05	8,10	8,16	8,21	8,26	8,31	8,36
16	8,42	8,47	8,52	8,57	8,63	8,68	8,73	8,79	8,84	8,89
17	8,94	8,99	9,05	9,10	9,15	9,21	9,26	9,31	9,36	9,41
18	9,47	9,52	9,57	9,63	9,68	9,73	9,78	9,83	9,89	9,94
19	9,99	10,04	10,10	10,15	10,20	10,26	10.31	10,36	10,41	10,46

Beispiel: t wird gefunden zu $20,5^0$; t_1 zu $15,4^0$; $t—t_1 = 5,1^0$.

In Tabelle 1 findet man $F = 17,94$ mm; $F_1 = 13,03$ mm. Aus obenstehender Tabelle entnimmt man $k \cdot B \cdot (t—t_1) = 2,69$, indem man in der ersten Kolumne $(t—t_1)$ die Zahl 5 aufsucht und von dieser aus horizontal weitergeht bis zu der 0,1 uberschriebenen Kolumne; als den der Temperaturdifferenz $5,1^0$ zugehorigen Wert findet man hier $= 2,69$. Folglich hat man:

$$F_0 = 13,03 — 2,69 = 10,34 \text{ mm.}$$

Die Sattigungsprozente sind $= \dfrac{100 \cdot 10,34}{17,94} = 57,6\%$; das Sattigungsdefizit $= 197,4 —$

$10,34 = 7,60$ mm; der Taupunkt $= 11,8^0$.

2. Bestimmung des CO_2-Gehaltes der Luft.
A. Genaue Bestimmung.

Als Reagenzien sind erforderlich: 1. Eine Oxalsaurelösung, die durch Auflösen von 2,864 g unverwitterter Oxalsaurekrystalle im Liter erhalten wird; 1 ccm davon entspricht 1 mg CO_2. 2. Eine Barythydratlosung von solcher Konzentration, daß 1 ccm durch etwa 1 ccm der Oxalsaure neutralisiert wird. Die Entnahme der Barytlosung erfolgt mittels Pipette, die in einen als Saugheber wirkenden Gummischlauch eingefuhrt wird. 3. Eine Losung von 1% Phenolphthalein in 70%igem Alkohol.

Vor der Bestimmung ist der Titer des Barytwassers zu kontrollieren. Dies geschieht, indem 25 ccm Barytwasser in einem Erlenmeyer-Kolben mit 2 Tropfen Phenolphtalein versetzt und mit der Oxalsaure bis zur verschwindenden Rotfarbung titriert werden. Dabei ist darauf zu achten, daß die Exspirationsluft moglichst wenig auf die Barytlauge einwirken kann. Die Titration wird ein zweitesmal rasch in gleicher Weise wiederholt.

Zur Ausfuhrung der CO_2-Bestimmung nimmt man einen langhalsigen Kolben von etwa 3—5 Liter Inhalt, dessen Kapazitat vorher durch Ausmessen mit Wasser genau bestimmt war. In diesen wird durch etwa 50 Stoße mit einem Blasebalg, der mit langem Ansatzrohre versehen ist, die Luft des Untersuchungsraumes getrieben. Jetzt wird der Kolben mit einer Gummikappe verschlossen und Barometerstand und Temperatur der Luft festgestellt. Nunmehr laßt man 100 ccm Barytwasser in eine Pipette einfließen und dieses unter leichtem Luften der Gummikappe in den Kolben laufen. Hierbei ist die Pipette moglichst tief einzufuhren. Dann wird der Kolben mit dem Barytwasser etwa 15 Minuten lang unter Drehbewegung geschuttelt. Hierbei wird alle im Kolben vorhandene CO_2 von der Barytlauge gebunden. $[Ba(OH)_2 + CO_2 = BaCO_3 + H_2O.]$ Jetzt wird der Inhalt des Kolbens in eine kleine Flasche ubergegossen und diese luftdicht verschlossen. Hier laßt man den weißen Niederschlag sich vollkommen absetzen. Von der daruberstehenden vollig klaren Flussigkeit werden 25 ccm abpipettiert und in der oben beschriebenen Weise zurucktitriert. — Gruber hat eine praktische Filtriervorrichtung angegeben, durch welche das Umgießen in die kleine Flasche vermieden wird. — Das Ergebnis wird folgendermaßen berechnet:

Waren z. B. bei der Titerstellung des Barytwassers auf 25 ccm desselben 24 ccm Oxalsaure, also auf 100 ccm 96 ccm Oxalsaure verbraucht, dagegen fur 25 ccm des mit der untersuchten Luft geschwenkten Barytwassers nur 22 ccm Oxalsaure, oder fur die ganzen verwendeten 100 ccm nur 88 ccm, so kommen 8 ccm auf Rechnung der CO_2 jener Luft, und diese entsprechen $= 8$ mg CO_2. Um die Milligramme CO_2 in Kubikzentimeter zu verwandeln, muß man erstere duch das Volumgewicht der CO_2 dividieren, das bei verschiedenen Temperaturen und verschiedenem Luftdruck folgenden Wert hat:

1 Liter CO_2 wiegt Gramm:

	740 mm	744 mm	748 mm	752 mm	756 mm	760 mm	764 mm	768 mm
10^0	1,82	1,83	1,84	1,85	1,86	1,87	1,88	1,89
12^0	1,81	1,82	1,83	1,84	1,85	1,86	1,87	1,88
14^0	1,79	1,80	1,81	1,82	1,83	1,84	1,85	1,86
16^0	1,78	1,79	1,79	1,81	1,82	1,82	1,83	1,84
18^0	1,76	1,77	1,77	1,79	1,80	1,81	1,82	1,83
20^0	1,74	1,75	1,75	1,77	1,78	1,79	1,80	1,81
22^0	1,73	1,73	1,74	1,75	1,76	1,77	1,78	1,79
24^0	1,71	1,72	1,73	1,74	1,75	1,76	1,76	1,77

Hatte man zur Zeit des Versuchs z. B. 15^0 und 760 mm Barometerstand, so sind die 8 mg CO_2 durch 1,83 zu dividieren, und man findet so 4,37 ccm CO_2. Enthielt die Sammelflasche beispielsweise 3420 ccm Luft, so war der Gehalt der Luft an CO_2: $\dfrac{4,37}{3420} = \dfrac{x}{1000}$, also 1,28 Promille.

B. Approximative Bestimmung.

Der Lunge-Zeckendorffsche Apparat wird entweder von Cramer in Zurich fertig bezogen, oder man stellt sich den Apparat folgendermaßen selbst zusammen: Zu einem Pulverflaschchen von etwa 80 ccm Kapazität wird ein passender doppelt durchbohrter Kautschukstopfen ausgesucht. Die eine Bohrung trägt ein gerades, bis zum Boden des Flaschchens reichendes Glasrohr und an dessen äußerer Spitze ein Stuck Gummischlauch; durch die andere Bohrung ist ein kurzes gekrummtes Glasrohr gesteckt, dessen äußeres Ende durch einen Kautschukschlauch mit einem Gummiballon (oder einer Spritze) von etwa 70 ccm Kapazität verbunden ist. Ein Langsschlitz in dem letzterwahnten Gummischlauch liefert ein Ventil, das beim Komprimieren des Ballons die Luft vollstandig austreten laßt, wenn gleichzeitig der Kautschukansatz auf dem geraden Glasrohr zugeklemmt wird; laßt man aber dann den Ballon los und hebt gleichzeitig jenen Verschluß auf, so geht alle Luft nur durch das gerade Glasrohr und das Pulverflaschchen in den Ballon, wahrend das Ventil keine Luft passieren laßt.

In das Flaschchen bringt man 10 ccm einer dunnen, mit Phenolphthalein rot gefarbten Sodalosung (man halt sich zweckmaßig eine Losung von 5,3 g wasserfreier Soda in 1 Liter $= ^1/_{10}$ Normalsodalosung vorratig, in welcher man 0,1 g Phenolphtalein aufgelost hat. Von dieser Losung verdunnt man am Versuchstage 2 oder, bei hoherem CO_2-Gehalt der Luft, 4 ccm mit 100 ccm destillierten, ausgekochten und wieder abgekuhlten Wassers). Sodann laßt man mit Hilfe des Ballons und der beschriebenen Ventilwirkung eine Ballonfullung Luft des Untersuchungsraumes nach der anderen durch die Sodalösung streichen; nach jeder frischen Fullung schließt man mit dem Finger den offenen Kautschukschlauch und schuttelt das Glaschen eine volle Minute lang, damit alle CO_2 der Luft absorbiert wird. In dieser Weise fahrt man fort, bis die Sodalosung entfarbt ist. Aus der bis dahin verbrauchten Zahl von Ballonfullungen laßt sich der CO_2-Gehalt der Luft annahernd entnehmen. Im Mittel braucht man

in einer Luft von				0,3	Promille	CO_2	48	Ballonfullungen
,,	,,	,,	,,	0,4	,,	,,	35	,,
,,	,,	,,	,,	0,5	,,	,,	27	,,
,,	,	,,	,,	0,6	,,	,,	21	,,
,,	,,	,,	,,	0,7	,,	,	17	,,
,,	,,	,,	,,	0,8	,,	,,	13	,,
,,	,,	,,	,,	0,9	,,	,,	10	,,
,,	,,	,,	,,	1,0	,,	,,	9	,,
,,	,,	,,	,,	1,2	,,	,,	8	,,
,,	,,	,,	,,	1,4	,,	,,	7	,,
,,	,,	,,	,,	1,5	,,	,,	6	,,

Geht der CO_2-Gehalt der Luft über 1,5 Promille hinaus, so ist es besser, den Versuch mit einer doppelt so starken Sodalosung (2 ccm der Stammlösung mit 50 ccm Wasser verdunnt) zu wiederholen. Bei Verwendung dieser Lösung zeigen an:

1,2	Promille	CO_2	16	Ballonfüllungen
1,5	,,	,,	12	,,
2,0	,,	,,	8	,,
2,2	,,	,,	7	,,
2,5	,,	,,	6	,,
3,0	,,	,,	5	,,
3,7	,,	,,	3	,,

Obige Tabellen geben nur Mittelwerte. Will man einigermaßen sichere Resultate haben, so muß man in Luft von verschiedenem CO_2-Gehalt die CO_2 mittels der oben angegebenen genauen Methode bestimmen, und gleichzeitig sehen, wieviel Ballonfullungen mit einem bestimmten Apparat auf diesen bekannten CO_2-Gehalt verbraucht werden. Fur den in dieser Weise in 2 oder 3 Luftarten geeichten Apparat entwirft man eine korrigierte Tabelle und erhalt dann befriedigende Resultate.

3. Untersuchung der Luft auf Kohlenoxyd.

Die auf CO verdächtige Luft wird, wie bei der CO_2-Bestimmung, in einem großen Glaskolben gesammelt und mit 50 ccm einer 10%igen Blutlosung 10 Minuten lang geschwenkt. Der Nachweis von CO kann alsdann erfolgen:

1. Chemisch: b) 15 ccm 1%ige Tanninlosung werden zu je 5 ccm der fraglichen Blutlosung und einer gleich starken normalen Blutlösung zugesetzt und geschuttelt. Bei CO-Blut entsteht ein Niederschlag, der nach 1—2 Stunden braunlichrot wird, beim Kontrollblut ein Niederschlag, der graubraun wird. (Die Probe ist monatelang haltbar.)

b) 5 ccm 20%ige Ferrocyankaliumlosung und 1 ccm 33%ige Essigsaure werden zu je 10 ccm der fraglichen Blutlosung und einer gleich starken normalen Blutlosung zugesetzt und geschuttelt. Bei CO-Blut bildet sich alsbald ein rotbrauner, beim Kontrollblut ein graubrauner Niederschlag. (Die Probe ist nicht haltbar.)

2. Spektroskopisch: Man verdunnt beide Blutlösungen etwa 200—300fach bis zu blaßroter Farbe und vergleicht sie im Spektroskop. CO-Blut gibt zwei Absorptionsstreifen im Gelb (zwischen den Linien D und E) wie das normale Oxyhamoglobinblut, nur etwas von D nach E hin verschoben. Dieser Unterschied ist jedoch nur mit sehr guten Instrumenten deutlich zu erkennen. Um leichter erkennbare Unterschiede zu erhalten, setzt man zu beiden Losungen einige Tropfen einer reduzierenden Flussigkeit, z. B. Schwefelammonium. Das CO-freie Blut weist alsdann nur einen breiten, dunklen Absorptionsstreifen etwa an der gleichen Stelle von D bis E bis in Grun hinein auf, wahrend das CO-Blut seine zwei Streifen beibehalt.

4. Untersuchung der Luft auf schweflige Säure.

Prinzip: Eine bestimmte Menge Luft wird durch $^1/_{50}$ Normaljodlosung geleitet und darin die SO_2 absorbiert: $SO_2 + J_2 + 2H_2O = SO_4H_2 + 2HJ$. Der unveranderte Jodrest wird alsdann durch Titration mit $^1/_{50}$ Normalnatriumthiosulfatlösung ($2Na_2S_2O_3 + 2J = 2NaJ + Na_2S_4O_6$) bestimmt und daraus die SO_2-Menge berechnet.

Ausfuhrung: Mittels eines Aspirators wird eine bestimmte Luftmenge durch eine PELIGOTsche Rohre mit 20 ccm $"/_{50}$ Jodlosung und weiterhin durch eine gleiche Vorlage mit 5 ccm $"/_{50}$ Natriumthiosulfatlosung gesaugt, durch welch letztere etwa mitgerissene Joddampfe zuruckgehalten werden. Nach dem Durchleiten gießt man beide Losungen in ein Becherglas zusammen, spult beide Vorlagen mit destilliertem Wasser aus und dieses gleichfalls in das Becherglas, setzt einige Tropfen Starkelosung als Indikator hinzu und titriert bis zur Entfarbung.

Berechnung: Gesetzt, nach dem Durchsaugen der Luft waren zur Titration der 15 ccm Jodlosung (namlich 20 ccm Jodlosung — 5 ccm Natriumthiosulfatlösung) nicht 15, sondern nur 10 ccm $"/_{50}$ Natriumthiosulfatlosung gebraucht worden, so waren 5 ccm der Jodlosung durch SO_2 gebunden worden. Nun entspricht 1 ccm der Jodlosung 0,64 mg SO_2, mithin 5 ccm 3,20 mg SO_2. Die durchgesaugte Luftmenge enthielt also 3,20 mg SO_2.

5. Chemische Trinkwasseranalyse.

A. Organische Stoffe (Sauerstoffverbrauch).

Reagenzien: 1. Oxalsaurelösung, 0,63 g im Liter gelöst. 10 ccm dieser Losung verbrauchen 0,8 mg Sauerstoff zur Oxydation. Die Losung ist etwa 2 Wochen haltbar. 2. Losung von 0,35 g Kaliumpermanganat ($KMnO_4$) in 1 Liter Wasser. Diese Losung ist in folgender Weise auf die Oxalsaure genau einzustellen: In einen Kochkolben von 300 ccm Kapazitat kommen 100 ccm reines destilliertes Wasser und 5 ccm verdunnte Schwefelsaure (1 Saure + 3 aq.). Man erhitzt und halt 5 Minuten im Sieden; fügt dann zur Zerstorung etwa noch vorhandener organischer Substanzen so viel $KMnO_4$ zu, bis bei weiterem Erhitzen schwache Rosafarbung bestehen bleibt. Dann fügt man 10 ccm der Oxalsaurelosung zu, und läßt in die heiße Flussigkeit aus der auf den Nullpunkt wieder aufgefullten Burette Chamaleonlosung zufließen, bis eben schwache Rotung eintritt. Die bis zu diesem Punkte verbrauchten Kubikzentimeter Chamaleonlosung vermogen dann gerade jene 0,8 mg Sauerstoff abzugeben, welche die 10 ccm Oxalsaure zur Oxydation erfordern. Die Chamaleonlosung wird eventuell der einfacheren Rechnung wegen noch weiter verdunnt, bis 10 ccm genau 0,8 mg O entsprechen.

Ausfuhrung: In dem vorhin gebrauchten Kochkolben werden 100 ccm des zu untersuchenden Wassers + 5 ccm verdunnte Schwefelsaure zum Sieden erhitzt; man fügt 7—8 ccm Chamaleonlosung hinzu und kocht genau 10 Minuten; wird wahrend des Siedens die Farbe erheblich blasser, so setzt man einige weitere Kubikzentimeter Chamaleonlösung zu. Nach Ablauf der 10 Minuten laßt man 10 ccm der Oxalsaurelösung einlaufen, worauf sofort Entfarbung eintritt, nimmt den Kolben von der Flamme fort und fugt nun tropfenweise Chamaleonlosung zu, bis schwache Rosafarbung bestehen bleibt. — Von dem Gesamtverbrauch an Chamaleonlosung zieht man die zur Oxydation der 10 ccm Oxalsaure verbrauchten Kubikzentimeter ab und erhalt so die Menge Chamaleon, welche von den organischen Stoffen der 100 ccm Wasser zur Oxydation konsumiert sind.

Beispiel: Titer der Chamaleonlosung: 9,4 ccm = 10 ccm Oxalsaurelosung = 0,8 mg Sauerstoff; 1 ccm Chamaleonlösung also = 0,085 mg Sauerstoff. — 100 ccm Wasser verbrauchten im Versuch im ganzen 17,6 ccm Chamaleonlösung; davon gehen 9,4 auf Rechnung der zugesetzten Oxalsäure: es bleiben = 8,2 ccm = 8,2 × 0,085 mg Sauerstoff. 100 ccm Wasser verbrauchen folglich = 0,697 mg, 1 Liter = 6,97 mg Sauerstoff. — Will man auf Verbrauch von Permanganat umrechnen, so ist die Sauerstoffmenge mit 3,94 zu multiplizieren.

B. Ammoniak.

Das NESSLERsche Reagens erzeugt mit den fast stets in Wassern vorhandenen Kalksalzen einen Niederschlag der die Abschatzung der mit NH_3 entstehenden Farbung hindert. Zur Entfernung der Kalksalze versetzt man daher zunächst 300 ccm des zu untersuchenden Wassers in einem hohen Zylinder mit 1 ccm Natronlauge (1 : 4) und 2 ccm Sodalösung (1 : 3). Nach 6—12stundigem Stehen und vollstandigem Absetzen des Niederschlages nimmt man von der klaren Flussigkeit 20 ccm und versetzt mit 1 ccm des NESSLERschen Reagens. Durch Gelbfarbung oder gelbrotlichen Niederschlag ist NH_3 nachgewiesen.

Zur quantitativen Abschatzung löst man 3,141 g Salmiak (= 1 g NH_3) in 1 Liter Wasser. Davon entnimmt man 50 ccm und verdunnt auf 1 Liter, so daß 1 ccm dieser Lösung 0 05 mg NH_3 enthalt. Nun fullt man in drei gleiche Zylinder je 100 ccm dest. Wasser, setzt dem einen 0,1 ccm, dem zweiten 0,5 ccm und dem dritten 1,0 ccm der NH_3-Losung zu, einem NH_3-Gehalt von 0,005, von 0,025 und von 0,05 mg in 100 ccm entsprechend. In jeden Zylinder gibt man ferner 1 ccm NESSLERsches Reagens. fullt nun einen vierten Zylinder mit 100 ccm des zu untersuchenden Wassers, versetzt auch dieses mit 1 ccm NESSLER und vergleicht die Farbung der Proben, indem man von oben durch die Hohe der Schicht gegen eine weiße Unterlage sieht. Ist die Farbe des Wassers keiner der Proben von bekanntem NH_3-Gehalt gleich, so werden weitere Stufen von letzterem hergestellt, bis das untersuchte Wasser und eine Probe von bekanntem Gehalt ubereinstimmen.

C. Salpetrige Säure.

100 ccm Wasser werden in einem Zylinder mit 1—2 ccm verdünnter SO_4H_2 und mit ungefähr 3 ccm Zinkjodidstarkelösung versetzt. Blaufärbung zeigt Nitrite an.

Quantitative Abschätzung erfolgt durch kolorimetrische Vergleichung, wie bei der Bestimmung des NH_3. Als Vergleichsflussigkeit dient eine Losung von 1,815 g $NaNO_2$ (= 1 g N_2O_3) in 1 Liter; zum Gebrauch werden 10 ccm auf 1 Liter verdunnt, so daß 1 ccm = 0 01 mg N_2O_3 enthalt. Von dieser Lösung fügt man zu je 100 ccm 0 2, 1,0 und 5,0 ccm, und schaltet nach Bedarf weitere Vergleichsstufen ein.

Oder: Etwa 10 ccm Wasser werden mit etwas Sulfanilsäurelösung (0,5 g Sulfanilsäure in 150 ccm verdünnter Essigsäure) versetzt und nach einiger Zeit etwas α-Naphthylaminlösung hinzugefügt. Rotfarbung zeigt N_2O_3 an. — Die α-Naphthylaminlösung wird hergestellt, indem man 0,2 g festes α-Naphthylamin mit 20 ccm Wasser kocht, die farblose Lösung vom Ruckstand abgießt und mit 150 ccm verdünnter Essigsaure versetzt.

D. Salpetersäure.

Man fullt in einen kleinen Meßzylinder 4 ccm des Diphenylamin-Nitratreagenses nach TILLMANS ein, fugt einen Tropfen Salzsaure, 1 ccm zu untersuchendes Wasser zu und schuttelt durch. Blaufarbung zeigt Salpetersaure an. Ist salpetrige Saure vorhanden, so ist diese zu entfernen, indem man zu 100 ccm des zu prufenden Wassers 5 Tropfen verdunnte Schwefelsaure und 200 mg Harnstoff zugibt. Nach 24stundigem Stehen in der Kalte ist die salpetrige Saure in elementaren Stickstoff zerlegt. — Zur Herstellung des Reagenses bringt man 0,085 g Diphenylamın in einen 500 ccm-Meßkolben, gießt 190 ccm verdunnte Schwefelsaure (1 + 3 Vol. Wasser) darauf und fullt mit konzentrierter Schwefelsaure vorsichtig zur Marke auf. Das Reagens ist unbeschrankt haltbar.

Quantitativ: Verfahren von NOLL mıt Brucinschwefelsaure. 10 ccm Wasser werden in ein kleines Porzellanschalchen gebracht. In ein zweites werden je nach dem vermuteten Gehalt 1—5 ccm einer Kaliumnitratlosung gebracht, welche genau 100 mg N_2O_5 im Liter enthalt. Dann wird soviel destilliertes Wasser zugefugt, daß der Inhalt des zweiten Schalchens ebenfalls 10 ccm betragt. Man gibt in jedes Schalchen einen kleinen Glasstab. Da das nun folgende Übergießen mit Brucinschwefelsaure in beiden Schalen genau gleichmaßig geschehen muß, so arbeiten am besten zwei Personen an der Ausfuhrung der Bestimmung. Jeder gibt in eines der Schalchen 20 ccm Brucinschwefelsaure und ruhrt sofort die Flussigkeit mit dem Glasstabe kraftig um. Das Ruhren wird genau $^1/_4$ Minute lang fortgesetzt. Dann fullt jeder seine in der Schale befindliche Wasser-Brucinschwefelsauremischung in einen HEHNER-Zylinder, der vorher schon mit 73 ccm destilliertem Wasser beschickt war, uber. Nun wird gewartet, bis die Luftblasen entwichen sind. Man sieht dann gegen eine weiße Unterlage von oben durch die je nach der Menge der vorhandenen Salpetersaure mehr oder weniger gelbgefarbten Flussigkeiten und laßt von der starker gefarbten Flussigkeit durch den unteren Hahn so viel ab, bis beide Farbungen dem Auge gleich erscheinen. Mußte zur Erzielung der Farbengleichheit aus einem Zylinder mehr als 50 ccm abgelassen werden, so muß die Bestimmung unter Verwendung anderer Mengen von Vergleichslosung oder von Wasser wiederholt werden.

Kalıumnitratlosung (Vergleichslosung): 0,1872 reinstes, krystallisiertes Kaliumnitrat wird zu einem Liter Wasser gelost. 1 ccm = 0,1 mg N_2O_5.

Brucın-Schwefelsaure: Eine Losung von 0,5 g Brucin in 200 ccm konzentrierte Schwefelsaure. Die Losung soll farblos bis schwach gelblich sein. Das Ragens muß jedesmal frisch bereitet werden.

E. Chloride.

Reagenzıen: 1. $^1/_{10}$ Normal-Sılberlosung (17,0 g $AgNO_3$ = 10,8 g Ag in 1 Liter Wasser gelost); 1 ccm der Losung sattigt 3,55 mg Cl bzw. 5,85 mg ClNa. 2. Neutrale Kaliumchromatlosung, etwa $10^0/_0$.

Ausführung: 100 ccm Wasser werden in eınem Wasserglas mit 3—5 Tropfen der Kalıumchromatlosung versetzt. Dann fugt man aus der Burette dıe Sılberlosung zu, bıs nach Umruhren mit einem Glasstabe dıe gelbe Farbe der ganzen Flussigkeit sich in einen gelbroten Farbenton verwandelt hat. Die Zahl der bis dahin verbrauchten Kubikzentimeter Silberlosung gibt, multiplizıert mit 3,55, die Milligramme Chlor an, die in 100 ccm Wasser enthalten waren.

F. Härte.

Seifenlosung, durch Auflosen von 20 g reiner Seıfe im Liter Alkohol von 56 Volumprozenten bereitet, wird gegen eine Kalk- oder besser Bariumlosung von bekanntem Gehalt titriert. Man lost zu dem Zweck 0,523 g $BaCl_2$ ın 1 Liter Wasser; diese Losung entspricht 12 (deutschen) Hartegraden, d. h. 100 ccm enthalten eine 12 mg BaO aquivalente Ba-Menge. Man fullt dann 100 ccm Bariumlosung in eine Glasstopfenflasche von 200 ccm Kapazitat, fugt Seifenlösung aus einer Burette zu, setzt den Stopfen auf und schuttelt kraftig, fahrt dann mit dem Zusatz der Seifenlosung fort, und zwar so lange, bis nach dem Schutteln ein feinblasiger Schaum auf der ganzen Oberflache der Flussigkeit etwa 5 Mınuten stehen bleıbt. Je nach dem Ausfall des Versuchs wird dann die Seifenlosung mit $56^0/_0$ıgem Alkohol so weit verdunnt, daß gerade 45 ccm derselben bis zur Schaumbildung erforderlich sind.

Von dem zu untersuchenden Wasser werden ebenfalls 100 ccm in eine Stopselflasche gefullt und allmahlich mıt Seifenlosung titriert, bis bleıbender Schaum auftritt. Werden mehr als 45 ccm verbraucht, so ist das Wasser zu verdunnen. Der Verbrauch an Seifenlosung ist dann nicht etwa der Harte des Wassers einfach proportional, sondern letztere ergibt sich aus folgender Tabelle:

Verbrauch an Seifenlosung		Harte in deutschen Hartegraden (Milligramm CaO in 100 ccm Wasser
3,4		0,5
5,4	0,4 ccm Seifenlosung entsprechen einer	1,0
7,4	Hartezunahme um 0,1°	1,0
9,4		2,5
11,3		2,5
13,2		3.0
15,1	0,38 ccm Seifenlösung entsprechen einer	3,5
17,0	Hartezunahme um 1,1°	4,0
18,0		4,5
20,8		5,0
22,6		5,5
24,4		6,0
26,2	0,36 ccm Seifenlosung entsprechen einer	6,5
28,0	Hartezunahme um 0,1°	7,0
29,8		7,5
31,6		8,0
33,3		8,5
35,0		9,0
37,6	0 34 ccm Seifenlösung entsprechen einer	9.5
38,4	Hartezunahme um 0,1°	10,0
40,1		10,5
41,8		11,0
43,4	0,32 ccm Seifenlosung entsprechen einer	11,5
45,0	Härtezunahme um 0,1°	12,0

Bestimmung der Gesamtharte nach der Methode von BLACHER: 100 ccm Wasser werden mit 1 Tropfen 1%iger alkoholischer Methylorangelosung versetzt und mit $^{n}/_{10}$ Salzsaure zunachst bis zum Umschlag auf deutlich rot titriert. Die Entfernung der freien Kohlensaure unterstutzt man, indem man durch die Flussigkeit mit Hilfe eines Luftgebläses Luft durchblast. Nun gibt man Phenolphthalein zu und stumpft den geringen Saureüberschuß durch Zufügen von einigen Tropfen $^{n}/_{10}$ alkoholischen Kali ab, indem man davon so viel zusetzt, daß zuerst die rote Farbe des Methylorange verschwindet und dann eine ganz schwach alkalische Reaktion des Phenolphthaleins eben auftritt. Darauf läßt man Kaliumpalmitatlosung aus einer Burette unter Umschwenken hinzufließen, bis eine deutliche Rotfarbung erscheint. Die verbrauchten Kubikzentimeter $^{n}/_{10}$ Kaliumpalmitat mit 2,8 multipliziert geben die Gesamtharte des Wassers in deutschen Graden an.

Kaliumpalmitatlosung: $^{1}/_{10}$ Losung. 25,6 g Palmitinsaure (rein) werden in einem Literkolben eingewogen und mit 500 ccm 96%igen Alkohols und 300 ccm destilliertem Wasser übergossen. Darauf wird auf dem Wasserbade bis zur Losung erwarmt, nachdem man vorher noch 0,1 g Phenolphthalein zugefügt hat. In einem Becherglase wagt man etwa 7—7,5 g festes Kalihydrat ab. Man lost in etwa 50 ccm 96% Alkohol und fugt nun von dieser Losung soviel zu der im Literkolben befindlichen Palmitinsaure hinzu, bis eben eine Rosafarbung auftritt. Nach dem Erkalten wird auf 1 Liter mit Alkohol aufgefüllt und gemischt.

Einstellung der Palmitatlösung: Man gibt 10—20 ccm gesattigtes Kalkwasser in 100 ccm neutrales kohlensaurefreies Wasser und titriert zunachst mit Phenolphthalein und $^{n}/_{10}$ Salzsaure auf farblos. Die so gegen Phenolphthalein neutralisierte Losung wird dann mit der Kaliumpalmitatlosung titriert. Ist die Kaliumpalmitatlosung genau $^{n}/_{10}$, so mussen ebensoviel Kubikzentimeter Kaliumpalmitat verbraucht werden, wie $^{n}/_{10}$ Salzsaure verbraucht werden. Ist die Lösung nicht genau $^{n}/_{10}$ normal, so rechnet man den Faktor zur Umrechnung auf $^{1}/_{10}$ normal aus.

G. Eisennachweis.

Qualitativ: 1. Bei Anwesenheit nicht zu kleiner Mengen von Ferrosalzen im Wasser erhalt man beim Einwerfen eines kleinen Krystalles Ferricyankalium (rotes Blutlaugensalz) grunblaue Farbung.

2. Kleine Eisenmengen (bis hinab zu 0,15 mg Fe) sind noch bei Zusatz einer $10^0/_0$igen Natriumsulfidlosung (etwa 1 ccm auf 100 ccm Wasser) an der entstehenden gelbgrunen bis braunen Farbung zu erkennen. Das entstandene Ferrosulfid ist in Salzsaure loslich zum Unterschiede von Blei- und Kupfersulfid.

3. Nachweis und Bestimmung mittels Rhodankalium nach HEUBLER. Ein ungefahr 150 ccm fassender Meßzylinder wird mit etwa 100 ccm des zu untersuchenden Wassers gefullt; man setzt 1 ccm $3^0/_0$ige H_2O_2-Losung zu und sauert nach dem Umschutteln mit etwa 3 ccm eisenfreier rauchender Salzsaure (1,19) an. Dann fugt man etwa 10 ccm $10^0/_0$ige Rhodankaliumlosung zu. Man bekommt noch Rosafarbung bei einem Gehalt von 0,2 mg in 1 Liter, rotgelbe Farbung bei 0,4 mg, rote Farbung bei 0,5 mg und daruber.

Quantitativ: Größere Eisenmengen konnen gleich nach der Entnahme durch Titrieren mit Chamaleonlosung unter Zusatz von Schwefelsaure in der Kalte ermittelt werden. — Man stellt sich eine Normal-Kaliumpermanganatlosung her durch Auflosen von 31,63 g Kaliumpermanganat im Liter. 10 ccm dieser Losung werden zu einem Liter aufgefullt. Dies ergibt eine Hundertstel-Normallosung, wovon 1 ccm 0,56 mg Fe entspricht. — 100 ccm des zu untersuchenden Wassers werden mit etwa 5 ccm Schwefelsaure versetzt und aus einer Burette die Permanganatlosung bis zur bleibenden schwachen Rotfarbung hinzugefugt. Die verbrauchten Kubikzentimeter, mit 0,56 multipliziert, ergeben den Gehalt des Wassers an Fe. — Eine annahernde colorimetrische Bestimmung gelingt bei scharferer Abstufung der oben angefuhrten HEUBLERschen Methode.

H. Mangannachweis.

1. Etwa 25 ccm Wasser werden mit etwa 10 ccm $25^0/_0$iger Salpetersaure in einem ERLENMEYER-Kolbchen etwa 5 Minuten lang gekocht. Jetzt laßt man etwas abkuhlen und kocht nach Zusatz von einer reichlichen Messerspitze Bleisuperoxyd nochmals 10 Minuten lang. Bei Anwesenheit von Mangan zeigt die Flussigkeit nach dem Absetzen der suspendierten Teilchen eine Rotfarbung infolge Bildung von Permangansaure.

2. Nach BAUMERT und HOLDEFLEISS: Man mischt 10 ccm des Wassers in einem Reagensglase mit einigen Tropfen $10^0/_0$iger Losung von Ammoniumpersulfat $S_2O_8(NH_4)_2$ und verdunnter Salpetersaure, fugt dann etwas mehr Silbernitratlosung, als zur Fallung des Chlors notwendig ist, hinzu und schuttelt um; tritt sogleich oder nach einigen Minuten eine mehr oder weniger deutliche Rotfarbung ein, so ist Mangan nachgewiesen.

3. Nach TILLMANS und MILDNER. In einen 25 ccm-Mischzylinder gibt man 10 ccm des zu untersuchenden Wassers, fugt einige Kornchen festes Kaliumperjodat hinzu und schuttelt etwa eine Minute lang kraftig durch. Bei Gegenwart von Mangan in Mengen von uber 0,5 mg/l nimmt die Flussigkeit eine braune Farbung von ausgeschiedenem Braunstein an. Man sauert nun mit 3 Tropfen (nicht mehr!) Eisessig an, schuttelt durch und gibt einige Kubikzentimeter einer Losung von Tetramethyldiamidophenylmethan in Chloroform (1 Messerspitze der ungefarbten Base in 4 ccm) zu und schuttelt abermals kurz durch. Bei Gegenwart von Mangan tritt sofort eine Blaufarbung der waßrigen Schicht auf.

Sachverzeichnis.

Grundriß der Hygiene für Studierende, Ärzte, Medizinal- und Verwaltungsbeamte und in der sozialen Fürsorge Tätige. Von Dr. med. **Oscar Spitta**, Geh. Reg.-Rat a. o. Professor der Hygiene an der Universität Berlin. Mit 197 zum Teil mehrfarbigen Textabbildungen. XII, 534 Seiten. 1920. RM. 13,50; gebunden RM 16,80

Soziale Pathologie. Versuch einer Lehre von den sozialen Beziehungen der Krankheiten als Grundlage der sozialen Hygiene. Von Professor Dr. med. **Alfred Grotjahn.** D r i t t e, neubearbeitete Auflage. Mit Beiträgen von Sanitätsrat Dr. med. C. H a m b u r g e r, Dr. med. et rer. pol. R. L e w i n s o h n, Sanitätsrat Dr. med. A. P e y s e r, Dr. med. W. S a l o m o n und Dr. med. G. W o l f f. VIII, 536 Seiten. 1923. RM 18,50; gebunden RM 21.—

Sozialärztliches Praktikum. Ein Leitfaden für Verwaltungsmediziner, Kreiskommunalärzte, Schulärzte, Säuglingsärzte, Armen- und Kassenärzte. Von Professor Dr. med. **A. Gottstein**, Ministerialdirektor der Medizinalabteilung im Preußischen Ministerium für Volkswohlfahrt, und Dr. med. G. **Tugendreich**, Abteilungsvorsteher im Medizinalamt der Stadt Berlin. Unter Mitarbeit zahlreicher Fachleute. Z w e i t e, vermehrte und verbesserte Auflage. Mit 6 Textabbildungen. X, 496 Seiten. 1920. RM 10.—

Hygienisches Taschenbuch für Medizinal- und Verwaltungsbeamte, Ärzte, Techniker und Schulmänner. Von Dr. **Erwin von Esmarch**, o. ö. Professor der Hygiene an der Universität Göttingen. F ü n f t e Auflage neubearbeitet von Geh.-Rat Prof. Dr. H. **Reichenbach** in Göttingen gemeinsam mit Prof. **Korff-Petersen.**
In Vorbereitung

Gedanken über hygienische Volksbelehrung, ihre Wege und Hilfsmittel. Von Dr. med. G. **Frey**, Direktor der Medizinischen Abteilung des Reichsgesundheitsamts. (Erweiterter Sonderabdruck aus „Arbeiten aus dem Reichsgesundheitsamte", Bd. 57, Festband anläßlich der Feier des 50jährigen Bestehens des Reichsgesundheitsamts 1926.) 38 Seiten. 1927. RM 2.—

Die Wohlfahrtspflege. Systematische Einführung auf Grund der Fürsorgepflichtverordnung und der Reichsgrundsätze. Von Dr. **Hans Muthesius**, Stadtrat in Berlin-Schöneberg. VII, 148 Seiten. 1925. RM 4.50

Kurzgefaßte Anleitung zu den wichtigeren hygienischen und bakteriologischen Untersuchungen. Von weil. Geh. Med.-Rat Prof. Dr. **Bernh. Fischer.** D r i t t e, wesentlich umgearbeitete Auflage von Prof. Dr. K a r l **Kisskalt.** VIII, 231 Seiten. 1918. Gebunden durchschossen RM 11.—
(Hirschwaldsche Buchhandlung, Berlin)

Vollständig liegt jetzt vor:

Handbuch der sozialen Hygiene und Gesundheitsfürsorge

In 6 Bänden

Herausgegeben von

Prof. Dr. med. A. Gottstein
Ministerialdirektor i. R.
Berlin-Charlottenburg

Prof. Dr. med. A. Schloßmann
Geh. Medizinalrat. Direktor der Kinderklinik in Dusseldorf

Dr. L. Teleky
Gewerbemedizinalrat
in Dusseldorf

Band I: Grundlagen und Methoden. Bearbeitet von E. Dietrich, A. Grotjahn, V. Haeker, F. Hueppe, P. Krautwig, R. Martin†, F. Prinzing, M. Vogel, W. Weinberg. Mit 37 Abbildungen. XII, 512 Seiten. 1925. RM 30.—; in Halbleder geb. RM 35.—

Band II: Gewerbehygiene und Gewerbekrankheiten. Bearbeitet von A. Alexander, E. Beintker, R. Bernstein, H. Betke, A. Bogdan, E. Brezina, H. Bruns, B. Chajes, R. Cords, A. Czech, M. Epstein, H. Fischer, G. Frey, H. Gerbis, B. Heymann, G. Hohmann, F. Holtzmann, G. Joachimoglu, R. Kaufmann, E. Koch, F. Koelsch, W. Mager, K. Mendel, A. Neumann, M. Oppenheim, A. Peyser, K. Sannemann, W. Schürmann, B. Sellner, O. Spitta, M. Sternberg, L. Teleky, A. Thiele, H. Zangger. Mit 56 Abbildungen. VIII, 816 Seiten. 1926. RM. 54.—; in Halbleder geb. RM 59.70

Band III: Wohlfahrtspflege, Tuberkulose, Alkohol, Geschlechtskrankheiten. Bearbeitet von E. G. Dresel, A. Goetzl, H. Haustein, H. Maier, S. Peller, G. Simon, L. Teleky, R. Volk. Mit 37 Abbildungen. VIII, 794 Seiten. 1926.
RM 54.—; in Halbleder gebunden RM 59.70

Band IV: Gesundheitsfürsorge, Soziale und private Versicherung. Bearbeitet von L. Ascher, H. Behrendt, H. Dersch, St. Engel, W. Feilchenfeld, G. Florschütz, A. Gastpar, A. Gregor, Fh. Hoffa, C. Kleefisch, H. Knepper, Ed. Martin, E. Matthias, A. Oebbecke, W. Prill, H. Rosenhaupt, C. Schloßmann†, E. Seligmann, W. V. Simon, G. Tugendreich, Mit 42 Abbildungen. XII, 874 Seiten. 1927. RM 63.—; in Halbl. geb. RM 69.—

Band V: Soziale Physiologie und Pathologie. Bearbeitet von R. Allers, A. Beythien, A. Czellitzer, A. Gottstein, A. Korff-Petersen, O. Krummacher, F. Lönne, A. Mallwitz, O. Neugebauer, A. Peyser, H. Rautmann, W. Schnell, O. Spitta, E. Stier, C. v. Tyszka, J. Zappert. Mit 77 Abbildungen. X, 807 Seiten. 1927. RM 57.—; in Halbl. geb. RM 63 —

Band VI: Krankenhaus-, Rettungs-, Bäderwesen, Sozialhygienische Bedeutung der Sozialversicherung, Berufsberatung, Gesundheit und Wirtschaft. Bearbeitet von F. Appelius, E. Aschenheim, E. Dietrich, K. Freudenberg, F. Goldmann, A. Gottstein, E. Koch, W. Korte, W. Poppelreuter, W. Pryll, J. Winter. Mit 70 Abbildungen. X, 600 Seiten. 1927. RM 48.—; in Halbleder gebunden RM 54.—

Über Rassenhygiene. Von Dr. **Kurt Goldstein**, Universitäts-Professor in Königsberg i. Pr. XI, 96 Seiten. 1913. RM 2.80

Sporthygiene. Von Dr. **Friedr. H. Lorentz**, wissenschaftlicher Mitarbeiter am Hygienischen Institut in Hamburg, Leiter der Sporthygienischen Untersuchungsstelle des Hamburger Ausschusses für Leibesübungen. IV, 132 Seiten. 1923. RM 3.—